名誉主编　唐祖宣　国医大师

张仲景方剂学

ZHANGZHONGJING FANGJIXUE

上册

总主编

杨建宇　杨　杰　郭振武

主　编

刘　浩　郑黎明　马丽红

河南科学技术出版社

·郑州·

内容提要

本书分上下两册，将仲景名著《伤寒论》《金匮要略》所创方剂进行重订整理，分类编排，归纳总结为十八大类，通过对其方剂组成、方药用法、方证释义、主治病证、历代名医方论及临床运用等详细阐述，突出体现了《伤寒杂病论》经方的组方原理、立法思路及配伍规律。为读者系统学习领悟经方的深邃内涵，提高临证遣方用药的综合能力提供帮助。本书适合中医基础研究人员，中医院校师生及临床医生阅读。

图书在版编目（CIP）数据

张仲景方剂学．上册/杨建宇，杨杰，郭振武总主编；刘浩，郑黎明，马丽红主编．--郑州：河南科学技术出版社，2024.11.

ISBN 978-7-5725-1633-7

Ⅰ.R222.16

中国国家版本馆 CIP 数据核字第 20242EE850 号

出版发行：河南科学技术出版社
北京名医世纪文化传媒有限公司
地址：北京市丰台区万丰路 316 号万开基地 B 座 115 室　　邮编：100161
电话：010-63863186　010-63863168

策划编辑：邓　为　赵东升
责任编辑：赵东升　王明惠
责任校对：龚利霞
封面设计：中通世奥
版式设计：崔刚工作室
责任印制：程晋荣
印　　刷：河南瑞之光印刷股份有限公司
经　　销：全国新华书店、医学书店、网店
开　　本：787 mm×1092 mm　1/16　　**印张：**50.25　　**字数：**1156 千字
版　　次：2024 年 11 月第 1 版　　2024 年 11 月第 1 次印刷
定　　价：348.00 元（上、下册）

如发现印、装质量问题，影响阅读，请与出版社联系并调换

上册编委会

名誉主编　唐祖宣　国医大师

总 主 编　杨建宇　《光明中医》杂志社

杨　杰　中国中医科学院中医药信息研究所（中医药数据中心）

郭振武　辽宁中医药大学附属第二医院

主　　编　刘　浩　四川省川北医学院中西医结合临床医学院

郑黎明　浙江省新昌县天姥中医博物馆

马丽红　中国医学科学院阜外医院

副 主 编　史国军　浙江省宁波市中医院

刘世威　河南省方城县中医院

王兴潮　云南省楚雄市东瓜镇彝人民居社区卫生服务站

闫世琛　山西中医药大学

孙琳琳　浙江省衢州市中医医院

范　斌　首都医科大学附属北京中医医院

黄建华　湖南省中医药研究院

黄启文　上海市东方医院

编　　委　（以姓氏笔画为序）

丁红平　湖北省武汉市洪山区中医医院

王　卫　辽宁省沈阳市第六人民医院

肖　亚　广汉市中医医院

李洪忠　四川省雅安市第二人民医院

张雪雷　浙江省台州市路桥区中医院

陈建强　山东省济南市中西医结合医院

陈　林　湖南省中医药研究院

罗学艺　湖北省武汉市东西湖区走马岭街中心卫生院

胡之纲　浙江省宁波大学附属第一医院中泰生命医学研究中心

裘　璟　浙江省新昌县天姥中医博物馆

总主编简介

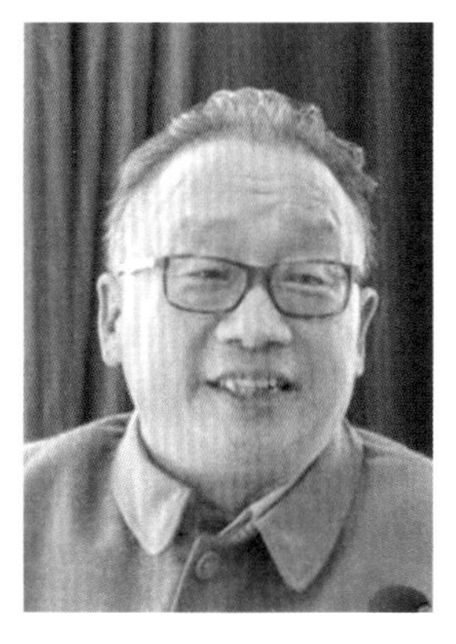

杨建宇，执业中医师，研究员。全国卫生产业企业管理协会治未病分会会长，中华中医药学会《光明中医》杂志主编，《中国中医药现代远程教育》杂志主编，世界中医药学会联合会中医疗养研究专业委员会副会长兼秘书长，中国医药新闻信息协会副会长，中国中医药信息学会人才分会常务副会长，中华国医膏方服务季执行主席，中华中医药中和医派创始人，国医大师孙光荣中和医派掌门弟子。主要从事中医药防治免疫性疾病的临床研究和理论探索，兼攻金元四大医家张子和攻邪学派的研究和传承，力创孙光荣教授中和医派的临床实践，重视治未病实用技术（疗法）的培训和临床推广应用，尤为重视医圣仲景文化、经方及白云阁藏本《伤寒杂病论》的学术传承和临床推广应用。

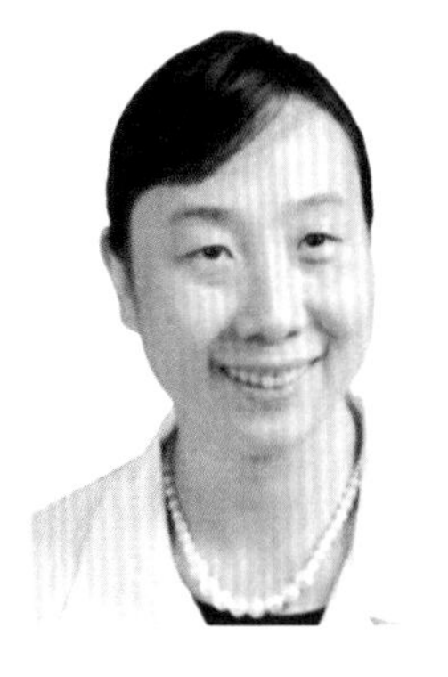

杨杰，中国中医科学院中医药数据中心，博士，博士后，主任医师，硕士研究生导师。“京城四大名医”孔伯华的第四代传人，全国第二批名老中医药专家孔令诩学术继承人。卫健委全国卫生健康技术推广传承应用项目传承人。中国医药教育协会中医药慢病防治与教育工作委员会副主任委员兼秘书长。临床擅长治疗各种癌前病变与癌症及术前、术中、术后姑息疗法。大力提倡“治未病”。科研从事中医大数据、真实世界中医临床研究，中医智能化研究，中医基础理论研究。主持科技部重点研发计划课题，骨干参与国家973项目、国家自然科学基金项目、国家中医药管理局课题。起草团体标准10余项。获得省部级科技进步奖4项，授权国外专利、国家专利、软件著作权20余项。

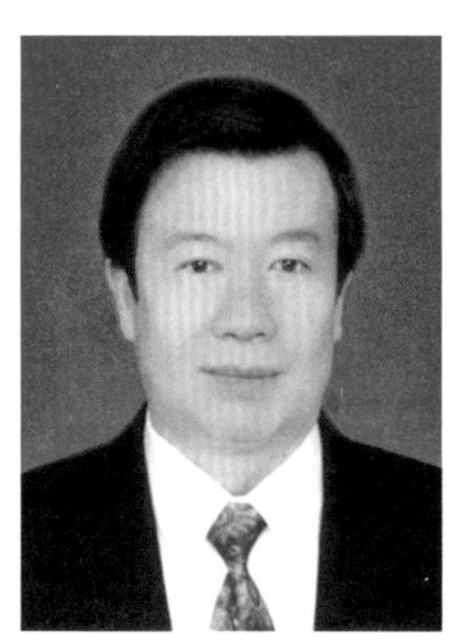

郭振武，从事中医临床工作50多年，国家二级教授，主任医师，辽宁中医药大学博士研究生导师，全国老中医药专家学术经验继承工作指导教师，辽宁省名中医，辽宁中医大师，国家临床重点学科、重点专科学术带头人。辽宁省中医药学会儿科分会名誉会长，辽宁省老科技工作者协会中医药分会会长。曾任辽宁省中医药学会副会长，省中西医结合学会副会长。三九天中药穴位贴敷治疗预防咳喘病发明人。擅长治疗气管炎、哮喘、肺炎、过敏性鼻炎、过敏性紫癜、紫癜肾炎、肾病综合征、血小板减少、多动症、抽动秽语综合征、小儿尿床、癫痫等成人和儿童的各种疑难病症。

主编简介

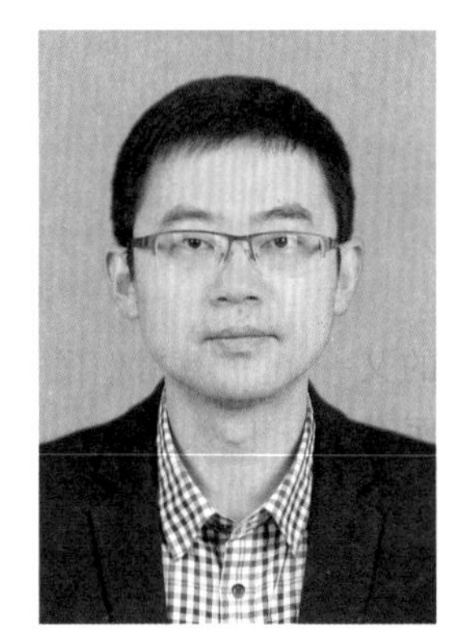

刘浩，中西医结合医学硕士，副教授，硕士生导师。四川省川北医学院中西医结合临床医学院教务科科长。毕业于成都中医药大学，师从消化病专家梁超教授、著名中西结合消化病专家王再谟教授，研究功能性胃肠病的中西结合治疗。进入川北医学院工作后，从事中医教学、临床及科研工作。先后在德国科隆、柏林及香港大学李嘉诚医学院进行学习交流。任四川省中医药学会儿童感染病专业委员会第一届常务委员；世界中医药学会联合会儿科专业委员会委员；中国中西医结合学会消化系统疾病专业委员会第一届急性胰腺炎专家委员会委员；中国医药教育协会呼吸病运动康复分会理事。发表学术论文30余篇，主持省部级课题3项；四川省线上线下一流课程《中医诊断学》科目负责人。

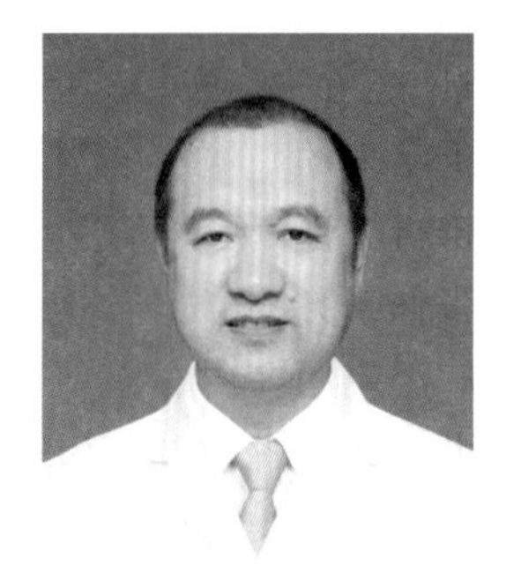

郑黎明，医学世家出身，副主任中医师，师承于全国名老中医施维群教授、王三虎教授。浙江省非物质文化遗产新昌郑氏中医传承人，浙江新昌天姥中医博物馆馆长，新昌县国医大师李佃贵传承工作室负责人。"首届全国民间名中医"，浙江省科普联合会科普公益导师，中国民族医药学会医史文化分会常务理事，中国中医药研究促进会肝胆病分会理事，世界中医药学会联合会中医疗养研究专业委员会理事，中国中医药研究促进会治未病与亚健康分会理事，世界中医药学会联合会亚健康专业委员会理事，中华中医药学会中医药非遗传承推广平台委员，中国民间中医医药研究开发协会民间疗法研究专业委员会委员，绍兴市越医研究会副会长，《民族医药报》授予"有专长的民族民间医生"。

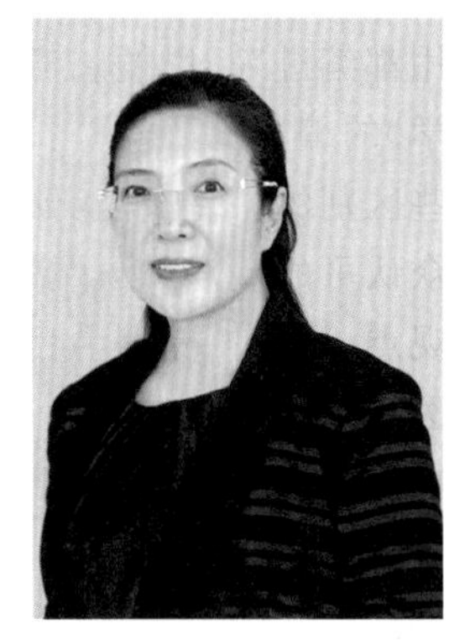

马丽红，中国医学科学院阜外医院中医科主任，主任医师，中国医学科学院阜外医院深圳医院中医科主任，北京协和医学院中西医结合学系教授、博士后及博士研究生导师，全国老中医药专家学术经验继承工作指导老师，首都优秀名中医，首都中医榜样人物。京城名医施今墨先生第三代传人，丁鸣九和李介鸣教授名家研究室负责人和学术继承人。从事中西医结合临床专业医、教、研工作37年，师从全国名中医危北海教授、国医大师翁维良教授、国医名师姚乃礼教授、郭维琴教授、李文泉教授。兼任中国医药教育学会中西医结合心血管病专业委员会主任委员，中国研究型医院中西医结合心血管专业委员会副主任委员，北京中医药学会心血管病专业委员会副主任委员，北京中西医结合学会心血管内科专业委员会副主任委员。

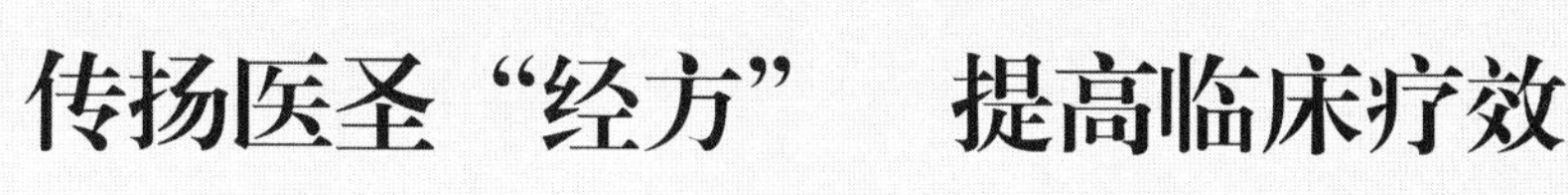

传扬医圣“经方”　提高临床疗效！

——写在中原版《张仲景方剂学》出版前

中原版《张仲景方剂学》马上就要出版了，可喜可贺必赞！这是中医药“经方”“经药”发展的又一新书！是中医方剂学发展的又一小步！是弘扬医圣张仲景学术的又一成果！是提高中医药临床疗效的又一部参考书！是中医药百花园内又一盛开的花朵！

一看到《张仲景方剂学》，好像有似曾相识的感觉。是的，因为有不少书都挂名医圣“张仲景”和“方剂学”，但是，我们的这本《张仲景方剂学》是有自己的独有特色的！10 多年前，曾为一出版社审读类似书名的稿件，发现其内容就是现行方剂学教材的大致内容的翻版，仅仅挂上了“张仲景”的名号而已。事实上，现行的中医方剂学是以方子的功效为主线进行分类编写的，这与数千年来的中医方书的编写主线是截然不同的，也就是说，此类编撰的引导，我们几乎不研究方子的本身，而仅仅是看到功效进而模仿应用，这不是中医的研究方法，更不是医圣张仲景“经方”的研究思考与分类方法。而我们的中原版《张仲景方剂学》，在传承精华方面，谨守数千年来的中医药方剂研究规律，以方子自身的组成为基本研究思路，以服务临床为基本宗旨，辨析方证，活学活用每一首方子，为临床遣方用药服务，此类研究方法才是中医研究方法，才是张仲景方剂学、经方学的正确思考。如小柴胡汤，此方法研究之下，在本书中可以看到小柴胡广泛应用在内、外、妇、儿各科杂病的治疗中，而现行的方剂学把小柴胡汤列入和解剂，临床上大多当成解表剂，这就局限了对小柴胡汤本身的认知和临床拓展应用的认知，而其长远效果就会影响小柴胡汤临床发挥。推而广之，直接影响着中医药治疗疾病使用的方剂的临床灵活应用。从根本上不大有利于中医药临床疗效水平的整体提高。这个问题值得中医药有识之士关注！

其次，本书体量偏大，尽可能多地把医圣张仲景经方都编进来，同时，尽可能多地把相关应用都编进来，以便临床参阅查询，服务于临床疗效水平的提升。换句话说，中原版《张仲景方剂学》的编写初心就是：为临床中医师服务，以提高临床疗效为宗旨，这与其他类似书肯定是有一些区别的！有一点必须要说明的是，在一些方子的方义阐释方面，本书仍然采用现行的一些大众认可的观点和方法，没有引进最新的学术观点，也没有引进古老的经典的医圣张仲景的学术观点，这主要是因为目前中医药院校现行方剂学教材和现在国家中医执业医师资格考试及中医师晋级考试的指导用书是这样的观点，否则直接影响着执业中医师的考试是否通过，直接影响着中医师是否可以晋升为更高一级医师的职称，所以只能是忍痛割爱，被最真实的现实安排。如，麦门冬汤，医圣张仲景明确是“止逆下气”，而现行的功效是“养阴润肺”，这些学术问题不是一本中原版《张仲景方剂学》可以解决的！只有在以后中医药方剂学发展中循序渐进，慢慢地解决，急是没有任何意义的！对此，我在“中医‘经方热’‘经药热’的冷思考”[《两岸医界》2023.02(总第 26 期)]中也提到了，可以参阅。

由中原出版传媒集团河南科学技术出版社推出的中原版《张仲景方剂学》，还有一点遗憾，那就是目前比较热门的“经药”没有纳入书中来。“经药”是我基于中和医派之中医临床中药学的一个新概念，近10年来，已被我的恩师祝之友教授列入其名老中医药专家传承工作室的重要内容，围绕《神农本草经》及识药采药活动，在中医药业界传承中和医派学验并推广“经药”理念，构建“经药”理论体系。“经药”直接影响着中医药的临床精准应用，直接影响着“经方”的临床疗效，如果不认知“经药”，就不可能正确理解“经方”，更不可能正确应用“经方”，临床疗效从何保障呢？还说“麦门冬”，现在的中医药人，一看到“麦门冬”三个字，直接就想到了“养阴止渴”，大家思考一下，麦门冬汤方证中有“渴”吗？应用麦门冬量最大的炙甘草汤的方证中有“渴”吗？炙甘草汤方证是寒凝脉络之危象，如果用大量的麦门冬“养阴”合适吗？而方中还用新鲜的生地黄又是怎么回事呢？如果麦门冬养阴止渴，为什么医圣张仲景在需要止渴时却明言用瓜蒌根、人参，而不用麦门冬呢？为什么《神农本草经》中也没有一点麦门冬养阴止渴的只言片语呢？显然，再讲麦门冬具有养阴止渴的功效既无经典理论支持，又无经典方证方药支撑，是值得反思的！诸如此类，都是“经药”理论体系致力研讨的问题。当然，许多“经药”的学术观点虽然与《神农本草经》《伤寒杂病论》保持了一致，但与现行的教科书和行政管理部门编写的考试指导用书是有很大差异的，当然也就只能留下一些遗憾了！而在此赘述，一是表示遗憾，向广大读者致歉；二是表达一种无奈的心情。更为关键的是，在此啰啰嗦嗦地讲述“经药”，是希望引起有志于中医药经典传承发扬的真正的中医药人，认认真真地读一读《神农本草经》，认认真真地读一读《伤寒杂病论》，只有这样，我们才能找回中医药真实的魂灵，真正地提高临床疗效！

弘扬医圣张仲景经方，可以提高中医临床疗效！这是中医药临床医师的共识。为了使大家对此有明确的认知，在此借用2017年我们主办的“一带一路”中医经方行活动中发布的“北京中关村宣言——经方是中医药临床之本”，在宣言中我们强调了经方在提高临床疗效中的重要意义，并且提出每年10月21日为“世界中医经方日”以期助推中医“经方热”的发展走向新的辉煌！

在此，还要感谢参与本书编撰的各位专家学者的辛苦，感谢参加本书出版编辑的各位出版人的努力！感恩所有历代名医名家和当代经方研究者，为经方发展的默默奉献！

最后，就用以下两句来结束本文：

经方永辉！

中医万岁！

杨建宇

2023年12月22日南阳医圣祠　冬至娇耳节

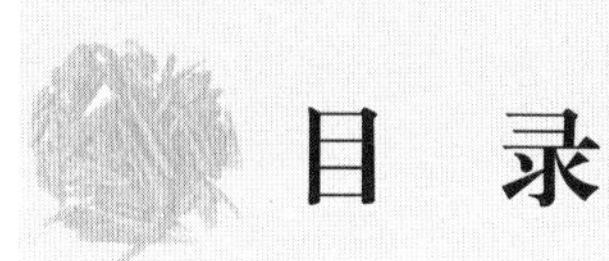

目　录

上　册

下 册

绪论　论经方学

一、经方的定义

经方的含义在历史中曾发生三次转变，在唐代之前经方一词是指古代医家的经验方或是一种医学流派，即广义经方，作为一般名词出现于不同书籍中，作为经方医学流派，东汉史学家班固《汉书·艺文志》将经方（十一家）论为“方技”四大类之一，在论述经方时有“经方者，本草石之寒温，量疾病之浅深，假药味之滋，因气感之宜，辨五苦六辛，致水火之齐，以通闭解结，反之于平”；作为经验方书，据记载，从汉晋南北朝至唐宋两朝的经验方书有475家之多[1]，如《肘后备急方》《千金要方》《千金翼方》《外台秘要》《太平圣惠方》等，孙思邈说：“凡欲为大医，必须谙《素问》《甲乙》……张仲景、王叔和、阮河南、范东阳、张苗、靳邵等诸部经方”。至宋代，经方逐渐由广义向狭义转变。明清之后，经方被清代医家徐大椿首次定义为东汉医家张仲景所撰《伤寒杂病论》里记载的古医方[2]，即狭义的经方——仲景方，包括《伤寒论》中的113方及《金匮要略》中的205方。经方的经，为经纬、经典之意，在中医临床中，常以经方为基础再根据四诊合参、辨证论治进行方药的加减，由此可见，经方在中医界的地位则为标准方、规范方，有着基础、典范的地位，具有权威性和广泛的适用性。

二、经方的源流

对于经方的源流，学术界大多集中于两种不同的观点，一种是《本经》起源论，一种是《汤液经》起源论，下文将分别对这两种观点进行论述。

1. 经方起源于《神农本草经》

《神农本草经》是我国最早的药学专著，相传为神农氏尝百草所写，后来经过后代口耳相传于东汉整理成书，虽表面上看晚于《伤寒杂病论》的成书年代，但据考证，《汉书·艺文志》经方十一家之中有《神农黄帝食禁》七卷的记载，虽于唐代初年佚失，最终流落民间传抄藏辑为《神农百草经》。其最大特点就是，将三百余种药物作了上、中、下三品分类，以其药物类属分为十部，此种分类方法简明实用，四气五味、有毒无毒、生长环境等阐释清晰，主治症针对性强，药物作用靶点明确，其为《伤寒杂病论》中经方配伍、性味主治、剂型确立、寒热药物运用的重要依据。

2. 经方起源于《汤液经法》

仲景本伊尹之法，王庆国教授在《刘渡舟医论医话100则》中提到经方一词来源于商代伊尹所撰的《汤液经法》[3]。《汤液经法》成书于秦汉时期，是张仲景“勤求古训，博采众方”的主要古代医书之一，《伤寒杂病论》中的主要方剂及其应用经验源自于《汤液经法》[1]。南朝陶弘景所著的《辅行诀腑脏用药法要》记载:"昔南阳张机,依此诸方,撰为《伤寒论》一部,疗治明悉,后学奉之",此处的"此"则指的是伊尹的《汤液经法》;元代医家王好古认为:"殷·伊尹用本草为汤液,汉·仲景广汤液为大法,此医家之正学";晋皇甫谧序《针灸甲乙经》曰:"汉张仲景论广汤液,为数十卷,用之多验。"这些都从侧面证实仲景继承伊尹的汤液经方之思想。由于经方疗效显著,后世将《伤寒杂病论》《金匮要略》两书中记载的古代经验方合称为经方,尊为"医方之祖",虽仲景之方同属经验方之范畴,但更符合经典之方的含义,因而本书的经方专指仲景之经验方。

此两种观点各持论据,但更推崇《汤液经》起源论的观点。《神农本草经》中主要是对于中药药物的记载,重于论述中药的三品九部、性味所属等,且经方所指为狭义经方对于《本经》中的借鉴,而《汤液经法》成书年代更早,且经方所指为广义与狭义并存。温桂荣[4]曾举证《中医名词术语选释》中所载:"①后汉·班固的《汉书·艺文志》医家类记载经方十一家。这是指汉以前的临床著作。②把《素问》《灵枢》记载的方剂和张仲景《伤寒论》《金匮要略》的方剂合称为经方。③把张仲景《伤寒论》《金匮要略》所记载的方剂称为经方"。邱明义教授[5]查《辅行诀》载:"此书引用《汤液经法》方60首,《伤寒论》中桂枝汤、大小青龙汤、白虎汤等皆出于《汤液经法》",足以证明《汤液经法》对《伤寒论》产生的影响是起源性的。由上述可知,"经方"来源于伊尹的《汤液经》是不容置疑的,也是由东汉的张仲景继承流传至今。

三、经方的特点与特色

经方的组方极为严谨、主治明确,具有普、简、廉、效的特征。经方药少而精,立意明确,常有"一剂知,两剂已"的说法,主要有组成精简、剂量严格、配伍严谨、方证相应、疗效显著五大特征,这些特征也从侧面显示出了仲景大医精诚、惠及于民的高尚的医者风范。

1. 组成精简

经方的组成十分简洁,少则一味(如甘草汤),多则十几味。在《伤寒杂病论》中,一味药的有15方,两味药的有40方,三味药的有45方,四味药的有30方,五味药的有28方,共计158方,约占全方(281首)的半数以上,方小且药种价廉。如白虎汤仅石膏、知母、粳米、炙甘草四味,其他如大柴胡汤、小建中汤、五苓散、四逆汤、吴茱萸汤、真武汤、茵陈蒿汤等著名经方,都不超过7味,但药味之少并不影响其药达病所,由此可见仲景方药之精纯、选方用药造诣之深。

2. 剂量严格

"汉方之秘在于量",在组成如此精简的经方中也不例外。如《伤寒论》中记载小柴胡汤的组成为柴胡(半斤)、人参(三两)、黄芩(三两)、半夏(半升)、甘草(三两)、生姜(三两)、大枣(十二枚),其中柴胡作为君药用量之大不可随意动摇,因仲景认为"观其脉证,知犯何逆,随证治之",讲求方证同一,小柴胡汤中的柴胡清透少阳半表之邪,从外而解,当达到原方剂量要求时,可达到事半功倍的临床疗效。后世的诸多经方派医家持有剂量不变、按照仲景原方剂量及比例严格把控的说法,如桂枝汤与桂枝加桂汤,两方的区别仅为桂枝用量不同,但功效及主治病证差异较大,桂枝汤中桂枝三两,起解肌发表,调和营卫的作用;桂枝加桂汤桂枝五两,起温通心阳、平冲降逆的作用。可见经方剂量的比例及用量正确与否是决定临床疗效的关键。

3. 配伍严谨

如桂枝汤的组成为桂枝(三两)、芍药(三两)、甘草(二两)、生姜(三两)、大枣十二枚,主要治疗太阳表虚证,若在桂枝汤原方基础上,将芍药加到六两,为桂枝加芍药汤,治疗

太阴病腹满时痛者；若把原方中的芍药去掉，为桂枝去芍药汤，治疗“太阳病，下之后，脉促胸满者”；若原方加葛根四两，就是桂枝加葛根汤，治疗太阳中风兼颈项强直不舒者；若把原方加炮附子一枚，则是桂枝加附子汤，治疗“太阳病，发汗，遂漏不止，其人恶风，小便难，四肢微急，难以屈伸者”。由此可见经方的配伍有其严谨的组成结构，加减药味中的任何一味，都有可能改变整个方子的治疗偏重点。

4. 方证相应

方证辨证不同于一般意义上辨证论治思路的辨治疾病方法，方证即为每个方药的适应证，用方的证据、征象，是以主治方剂来命名的证，如《伤寒论》的“柴胡证”、“桂枝证”。方证相应又名方证相对、方证对应、方证照合、汤证辨证、方证辨证等，重视方药与病机、证候之间的对应关系，若患者的症状、体征与方书中所载某方适应证相符，则径用该方，并不涉及理法方药的推理过程，此为经方独特的辨证方法，是经方具有显著疗效的要诀。《伤寒论》中第 317 条记载：“病皆与方相应者，乃服之”，第 15 条记载：“太阳病，下之后，其气上冲者，可与桂枝汤。方用前法。若不上冲者，不可与之”，都证实了仲景经方中方证相应、随证治之的核心地位。

5. 疗效显著

经方之所以流传千年、经久不衰、广受推崇，离不开其良好的疗效。关于经方的疗效，金元时期的医家张元素曾说：“仲景药为万世法，号群方之祖，治杂病若神”，清代医家徐灵胎说：“仲景之方，犹百钧之弩也。如其中的，一举贯革，如不中的，弓劲矢疾，去的弥远”，现代医家岳美中先生也曾经有“非经方不能治大病”的说法。仲景药方若只是方简价廉、也同样无法体现经方的精妙之处，若再加上疗效显著，则其地位之高也不法常可。

除了组成精简、剂量严格、配伍严谨、方证相应、疗效显著五大特点，张仲景在治疗疾病中还有将息法这一独特的学术思想。将息法有广义与狭义之别，将即养，息即停止，广义指根据患者的病情服药，以知为度、中病即止，以及护理饮食起居，提高临床疗效[6]；狭义是指按照桂枝汤煎服法服药，即“上五味，㕮咀三味，以水七升，微火煮取三升，去滓。适寒温，服一升。服已须臾，啜热稀粥一升余，以助药力。温覆令一时许，遍身漐漐微似有汗者益佳，不可令如水流离，病必不除。若一服汗出病差，停后服，不必尽剂；若不汗，更服，依前法；又不汗，后服小促其间，半日许令三服尽；若病重者，一日一夜服，周时观之，服一剂尽，病证犹在者，更作服；若汗不出，乃服至二、三剂。禁生冷、黏滑、肉面、五辛、酒酪、臭恶等物”，汉朝以竹简刻字的方法记录文字，但只有五味药的桂枝汤，在服药方面却用一百多个字来阐述服药的禁忌以及注意事项，可见仲景十分重视患者服药后的疗效，并根据其不同反应来调整治疗方案。

四、经方学的发展现状

经方在国内的发展现状：与 21 世纪初相比，近 10 年来国内经方的传承已经明显升温，由于经方的简洁及疗效的显著，无论是体制内的临床医生还是基层医生，亦或者是西学中的医生，都对经方的学习兴趣显得非常浓厚，掀起了“经方热”的学习思潮，主要可从经方研究的不同层面进行阐述。

1. 经药学

“经药”，即“经典之药”之简称。“经药”是中医临床药学的基础概念，是以中医药经典理论为指导，专门研究中医药传统精准用药的知识体系，经方理法方药体系的重要内涵之一，是对“经药”的正确认知与合理应用[7]，经方之所以能在药味少的情况下疗效显著，除了辨证准确，还在于经方中的中药之精纯、每味药的剂量比例之准确，故而在“经方热”的基础上，在中医临床药学的助力下，中药泰斗祝之友教授传承团队提出了“经药”

的概念,“经药”概念一经提出,立即在“经方热”的基础上,形成了新的“经药热”的潮流。众多医家投入到对于经药的研究中,由于古代汉语常使用简写,且部分中药古今有别,书中记载的一些药味的不同也会使得疗效减半。如经方中所指桂枝其实为肉桂,在北宋以前其实桂枝是不入药的,只有桂皮入药,众所周知桂枝有多个名字,可以写成肉桂,也可以写成桂,也可以写成桂心,若不加以考证,直接用现代之桂枝则无法达到应有之疗效。因而对于“经药”的研究是非常必要的,对经方在现代中的沿用与推广具有十分重要的意义。

2. 近现代经方大家传承经方的杰出贡献

近现代经方大家如胡希恕、刘渡舟、郝万山、岳美中、冯世纶、黄煌、李赛美等在经方传承中作出了一定的贡献,如胡希恕提出“方证为辨证的尖端”,认为六经辨证不是脏腑辨证而是八纲辨证[8],且认同《伤寒论》来源于《汤液经法》这一说法;岳美中结合时代“中学为体,西学为用”的医学特点,选方时经方与时方并用,形成了以仲景学说为核心,以传统医学为主体,以现代医学知识为补充的学术思想体系[9];刘渡舟善用经方力起沉疴,认为仲景诸方不仅在治疗外感病上疗效显著,还可以广泛用于治疗内伤杂病,且对于金元四大家以及明清温病学派医家的治疗思想颇有见地,被誉为“伤寒泰斗”“经方大家”,日本汉方界更称其为“中国治伤寒第一人”;黄煌结合经方方证的思想提出了“方-病-人诊疗模式”与方证体质结合辨证方法,将适用于某类群体特征的某一方证称之为某某体质,如小柴胡汤体质、小建中汤体质、葛根汤体质等,深受国内外经方派医家推崇。

3. 经方在海外的发展现状

除了在国内的发展,日本的汉方医家十分推崇经方,《伤寒论》的东传,在日本汉医界播下了古方派的种子,在当时汉方医学为日本医学主流的时代背景下,《伤寒论》被尊为日本的医学圣典,曾有如中西深斋(1725—1803)的经方医家,有“方技之于古,从闻其人,不见其书也,可见其书而言于今者,独有张仲景氏在焉”的观点,且著成《伤寒名数解》与《伤寒论辨正》二书[10];由于张仲景医学简明实用的特点,符合日本民族重视实用的民族性格,在当今社会,经方也随着历史的发展在日本得到很好的发展,《伤寒论》一书在日本广为流传,甚至成为日本高校医学学科的重要教材,而日本普通读者对《伤寒论》各文本形式的内容、在日本的译介与影响等亦会给予大量的讨论与评价[11],且由于日本汉方医家多推崇经方原方的使用,尊师宗古,疗效显著,形成了具有独特特色的体系,如重视《伤寒杂病论》中的腹诊,不同于国内的唯脉诊是用,因而经方在日本医学界得到了很好的发展效果。除了在日本的发展,经方或因国内中医药大学的主动传播,或因中医经方获得的良好疗效在海内外的良好声誉,在其他国家也相继得到推广,2016 年,南京中医药大学成立国际经方学院,相继在瑞士、美国、加拿大建立分院,在英国、德国、澳大利亚、新西兰、新加坡、马来西亚等国家设立经方教学点,定期举办讲座,黄煌教授带领下的教学团队在经方推广的过程中重视经典原文的解析,强调方证,并结合现代临床对经典方证进行一定的发挥,对经方在海外的发展起了一定的推动作用;瑞士、美国已经开始招收经方博士;广州中医药大学的国际经方班蜚声海内,成为推广经方的重要品牌[2]。

五、经方的学习与传承

现代经方家陈慎吾先生说:“全书(《伤寒论》)系根据汉代以前,通过亿万人的治疗经验的总结,实践证明,并无丝毫玄理羼入。直至两千年后之今日,仍不失为治疗万病之大法”。由于经方的临床疗效显著,从古至今诸

多医家对经方的理论进行挖掘与探究的同时，又在临床上进行大力的推广和应用，使得近年来不仅在国内乃至世界都掀起了“经方热”，中医界对于经方的推崇为经方的进一步深入研究营造了良好的环境。

无论是历代名医，还是现代的中医学子，学习中医都需从《伤寒论》《金匮要略》着手，原因即为经方不仅仅是一个个经验方，经方更是经方医学的略称，其强调方证相应的思维方式，给中医入门人展示了一种正确学习中医的思维范式，如经方派著名医家黄煌教授认为《伤寒论》中更多描述患者的体型体貌、脉证腹证、精神状态、好发症状等，而不是给人以许多理论概念和推理，这就使得对于经方的学习较为直观，容易理解。

1. 关于经方的剂量

在初学经方的阶段，为了避免对经方一知半解后误入歧途，必须认真按照经方的原貌、原量去使用，不应随意改动经方的用量及其配伍，然后标之为“经方”，对于君药及臣药之剂量，应当遵循原书之比例，方证相应。徐灵胎在《医学源流论・执方治病论》中曾言：“总之欲用古方，必先审病者所患之症，悉与古方前所陈列之症皆合，更检方中所用之药，无一不与所现之症相合，然后施用，否则必须加减。无可加减，则另择一方”，剂量是决定临床疗效的关键要素之一，只有在临床中反复实践、熟练应用之后，对其理解到位，才可再依据证候之变化和自己的经验体会，脉证结合，酌定药物分量之增减。

经方的剂量加减应用于当代，无非是两个问题，一是古今度量衡不同，二是用量的安全性。针对古今度量衡不同的问题，由于各个朝代计量标准不断变化，使得在经方出现后的千年中，虽然原书明确提到了具体剂量，但度量衡多有不同，会造成一定误差，因而把握度量衡的正确换算是学习经方剂量的重要步骤。经方中的药味多以“分”、“斤”、“两”、“升”、“枚”为计量单位，《药典》规定的平均阈值为 1 两≈6.61 克，现今国内多以 1 两约为 3 克，日本多以 1 两为 1.3 克折算[12]，若按照此标准对应经方中的剂量比例无疑有较大出入，应用于临床也很难做到立竿见影的疗效。现今诸多研究有各自的说法，多数医者惯用 1 两≈3 克折算，仝小林、李可、郝万山认可汉代度量衡一两约合今 15 克，学术界大多认可经方的 1 两约折合如今的 13.75 克到 15.6 克，更符合历史原貌[13]。

针对经方用量的问题，现代药典中设立每味药药量的范围为保证其用在患者身上的安全性，如 2020 年版《中华人民共和国药典》中记载桂枝的用量为 3～10 克，白芍用量为 6～15 克，生姜用量为 3～10 克[14]，但这就与经方中药量往往以量大为重的用药经验不符，仝小林院士致力于研究经方的剂量，提倡“重剂起沉疴”，他认为应用经方时用量大是达到临床疗效的重要经验[15]；李可先生认为没有特定的“量”便不能突破特定的“质”，他也曾多次用大剂量治疗急危重症。临床经方医家多遵从汉方用量，再根据临床的不同稍作化裁，郝万山先生曾有一案例为妇人产后身痛，但无论是用八珍汤或是人参养荣汤皆无明显疗效，刘老建议使用经方新加汤，即在桂枝汤里加重芍药的用量来养血柔筋止痛，加重生姜的用量来引药达表，另外加人参来益气，他听从建议使用该方，但顾忌到产妇在产后出汗较多，故只用了三小片生姜，还是无效，因生姜在此方中的意义为引药达表，加之方中原就有补气养血的药物，借助生姜使得补益肌表的气血来营养肌肤，治疗身痛，改方中生姜用量为 15 克，产妇仅用了两副药即身痛减轻，三副药即痊愈。由此可见，经方中用量之大自有其道理所在，但并不是所有经方都讲求量大生效，仲景认为观察患者服药后的反应极为重要[16]，因而对于用药剂量不能一概而论，而应该从宏观上把握用药剂量，以患者服药后的确切反应为基础，达到中医个体化治疗的目的，病重药轻则反生疑惑，病轻药重系医之大戒[17]，故药量更需谨慎斟酌，在学习过程中应仔细体会药物用量的意义，结合临床仔细斟酌，尤其针对孕妇、孩童等敏感人群，长期服用大剂量的中药甚至会造成中药中毒的不良反应，应在理解、尊重经方用量含义的基础上避免此等问题的发生。

2. 重视方证相应的辨证思路

如今高等中医药院校提供的中医教材中强调“辨证论治”治病思路的标准性[18]，即方药与一组固定的症状和体征的对应，认为只要辨证准确，不必拘泥于具体方子，其实不然，按照此思路用于临床上反而发挥不出方药应有的高疗效，此时就体现出经方中方证辨证的重要性。如腹泻一病，若辨证为里虚寒证，则是否治疗里虚寒证的理中汤、四逆汤都可应用于临床？按照方证辨证的思路来看，两方中都含有甘草干姜汤，但理中汤还含有人参和白术，说明偏重于治疗胃气虚的中焦症状，四逆汤还含有附子，说明偏重于治疗寒之剧烈的下焦症状，方证不一，自然不可不区别两方即用于临床，则其疗效会大大降低。《伤寒论》总结了六经辨证的规律，并于每方证中又厘定了主证、兼证、变证和夹杂证的层次，且每一个方证都有其理法方药，为正确地运用辨证论治提供了先决条件[19]，在多次、重复地学习《伤寒论》的过程中体会、理解方证辨证的思路，重视方证相应并应用于临床中。

3. 重视条文之间的排列顺序

仲景治疗思想中的思维性、逻辑性、科学性不仅体现在每一条经方中，还体现于条文排列时的前后意义。刘渡舟先生对于经方中的条文排列意义具有深刻见解，他认为凡是学习《伤寒论》，就必须弄清其条文的编排目的和意义，要从条文之中领会到条文以外的东西，看出仲景在每一部分内容的布局与目的，与其产生思想共鸣，才能登堂入室以窥仲景著书的精神实质[20]，曾提到“《伤寒论》有经有纬，发生着纵横的联系，或互相补充，或互相对比，或互相发明，做到了文以载道，以尽辨证论治之能事”，在《试论〈伤寒论〉条文组织排列的意义（一）》中阐述了太阳病篇177条的逐条内容及相互关系，认为在学习《伤寒论》时应该注重条文之间排列的意义，阅读学习时前后不能有偏差，也不宜从中间插入打乱顺序，又在《学习〈伤寒论〉厥阴病篇的一点体会》一文中全面细致地分析了条文与条文之间的承接、呼应、各有侧重而又互相鼎立、自成系统的深刻关系[21]。条文排列组合的意义也从另一个角度证明仲景所著《伤寒杂病论》是一个井然有序、首尾呼应的整体，使得学习与传承经方可以循序渐进。

经方的小方大效，不仅说明其辨证准确，并且也从侧面体现出并不是处方大、药味多才可以在治病过程中面面俱到。对于经方的学习与传承，不仅提倡研究条文、认准方证、熟记药味，而且还应该记住每味药的原剂量，通过原方剂量，掌握方中各药物之间的比例，再根据临床的实际按比例适当调整剂量。在学习经方的阶段，不仅需要重视对经方的理解，对中医扎实的功底，也需要在临床中反复实践，更需要对基层百姓的理解与同情，以人为本，才能真正理解经方普、简、廉、效四个特征所表示的含义，一些医生喜用大处方一方面是对于方证理解不到位，另一方面则是利用大处方利己，这就违背了经方原本之要义，即真正的大医只有设身处地为劳苦大众着想，发“大慈恻隐之心”，进而发愿立誓“普救含灵之苦”，才能利用其精湛的医术为百姓之苦做出贡献。

六、经方的发展方向

随着现代社会的发展，人类的疾病谱已经发生了巨大的变化，不同于仲景年代的急性病、外感病的高发[22]，当代慢性病、代谢性疾病、老年病已成为疾病主流，因而经方的广泛适用性与形式需结合时代的发展而变化，

经方单一的药用形式逐渐改变为与针灸等其他中医治疗形式相结合等，有利于经方新用适合现代社会疾病，实用性、适用性与推广性也进一步增大。

1. 经方与针灸相结合

经典针灸学理论是中医基础理论的重要构成部分，其以经络腧穴理论为核心，以刺灸为主要治疗手段，针灸与经方同为在中医土壤中孕育的精华，二者具有理论的共通性和高度的互补性，《医学入门》中云“凡病药之不及，针之不到，必须灸之”，互相结合可提高临床疗效。以《针灸甲乙经》为著的皇甫谧不仅擅长针灸治病，且对张仲景非常推崇，对仲景经方进行了深入的研究，开仲景经方研究之先河，比如明确了寒食散的出处、作用、用法、不良反应等，再比如将经方条文引入《针灸甲乙经》，张仲景曰：“太阳病，其证备，其身体强几几然，脉反沉迟者，此为痉”，其针药并用的学术思想值得借鉴与发扬[23]；陈敏等[24]用三个案例将针灸理论结合经方应用于临床中，并发挥了良好的疗效，比如利用子午流注理论结合乌梅丸治疗凌晨两点时病发的咳嗽，认为按照子午流注理论凌晨两点为足厥阴肝经，此时病发应予治疗厥阴咳嗽的乌梅丸，一剂之后未再复发；缪奇祥[25]结合方证相应的思路辨证患者为太阳泄泻，符合《伤寒论》第 32 条“太阳与阳明合病者，必自下利，葛根汤主之”，通过针刺外关、合谷、大椎、风门、太阳、后溪、申脉、足三里等穴位，再行捻转提插、分穴补泻的针灸方法，经服药 2 剂、针刺 3 次后，患者痊愈。

2. 经方中的药食同源

近代医家张锡纯在《医学衷中参西录》中提及药食同源，“病人服之，不但疗病，并可充饥；不但充饥，更可适口，用之对症，病自渐愈，即不对症，亦无他患”。随着时代的发展，人们对于疾病的认知偏重于养生以达到预防疾病的效果，因此通过饮食来达到强身健体、防病养护的食疗方法，逐渐受到人们的重视，而中医以安全性高、未病先防的治病理念为人们所熟知，其中被誉为“效如桴鼓”的经方与食疗的结合具有较大的临床意义。张仲景顾护脾胃的学术思想也很大部分体现在经方食疗药中，如使用甘味药达到调补脾胃、扶助正气，如胶饴、薯蓣（山药）、鸡子黄、粳米、小麦、大麦、大枣、甘草、薏苡仁等经方中常见药食同源的药物[26]。根据卫生部在 2002 年发布的“既是食品又是药品物品名单”进行统计，《伤寒杂病论》中有大枣、甘草、生姜、干姜、豆豉、蜂蜜、赤小豆、蜀椒、乌梅、紫苏、葛根等 26 种食疗药物，含有这些食疗药物的方剂多达 81 剂[27]，如《伤寒论》中治疗阴虚火炎咽痛证的猪肤汤，方中猪肤即去掉内层肥肉的猪皮，白粉即大米粉，白蜜即蜂蜜，三者皆是日常食物，尤其是大米粉与蜂蜜，因而此方堪称经方中典型的食疗方剂；如《金匮要略》中治疗血虚有寒引起的寒疝及产后腹痛的当归生姜羊肉汤，又名小羊肉汤，方中使用当归、生姜及羊肉，羊肉用量最大属血肉有情之品，当归与生姜也为日常煮肉的常用料物，由此可见三者皆为药食同源的食物；再如《伤寒论》中的黄连阿胶汤与苦酒汤，分别使用了鸡蛋清和鸡蛋黄，黄连阿胶汤中使用的是鸡蛋黄，用其血肉有情之品以养心滋肾；再如治疗咽中创伤，声不得出的苦酒汤，苦酒为米醋，味苦酸，活血止痛消疮肿，再加半夏涤痰开喉痹，最后以鸡蛋白作为稠合剂，使得药液变稠，以加强在咽部作用的时间。

3. 经方应用于当代新冠肺炎疫情

自 2019 年 12 月出现的在世界范围内流行的大规模的新型冠状病毒肺炎以来，经方派医家更加重视经方与疫情的联系。张仲景所著《伤寒杂病论》的背景即是在东汉末年自然灾害盛行、人民生活水平低下，大灾之后即有大疫，导致了传染病大规模流行，“家家有僵尸之痛，室室有号泣之哀”，张仲景在书中对时行瘟疫造成的感染现状描述为“余宗族素多，向余二百。建安纪年以来，犹未十稔，其死亡者，三分有二，伤寒十居其七”，关于疫病，《伤寒论·伤寒例》首次记载：“天有暴寒者，皆为时行寒疫也”，可见经方的创作背景与疫情存在紧密的联系。虽然《伤寒论》在内容中并未专门设传染病的章节，大多是六经传变，但可从序言部分及中医发展史中经方治疗疫病的成功案例看出经方应用于疫病中有显著疗效[28]，如南宋时期多次疫病流行，《三因极一病证方论》记载“大柴胡汤治燥疫、五苓散治冬发湿疫”。关于新型冠状病毒的病因病机，诸多医家持不同观点，仝小林[29]认为新冠肺炎为感受寒湿疫毒而发病，当属“寒湿疫”；黄煌[30]认为新冠肺炎的许多临床表现与《伤寒论》《金匮要略》等古代经典著作的记载相吻合；刘清泉[31]认为新冠肺炎主要证候要素是湿、热、毒、瘀及气虚，其中湿邪致病的特点明显，属于中医疫病范畴。据研究表明由于发病前期武汉地区长期阴雨，又现骤然寒湿天气，因而根据地域及气候的发展，病机最初为寒湿疫毒，逐渐发展为寒、湿、热夹杂的性质。经方应用于新冠肺炎体现为典型的经方创新——清肺排毒汤的出现，清肺排毒汤由麻杏石甘汤、五苓散、小柴胡汤、射干麻黄汤四首经方组成，内外同治，重点在肺，发挥疏散清热、宣肺解表、祛湿利尿、健脾化湿、止咳化痰等作用，既有治疗重点在肺的普遍性，又有正气不足、祛湿化热等分个体论治的个体性，符合新冠肺炎寒湿疫的核心病机[32]，作为此次抗击新冠肺炎疫情的通用方取得了良好疗效，为经方应用于当今疫情的经典成功案例。

参考文献

[1] 张薛光，张玲玲. 经方各家学说概论[J]. 中国中医基础医学杂志，2010，16(08)：633-635. DOI：10. 19945/j. cnki. issn. 1006-3250. 2010. 08. 001.

[2] 黄煌. 我国经方传承的历史现状与前景探讨[J]. 南京中医药大学学报，2019，35(05)：523-527. DOI：10. 14148/j. issn. 1672-0482. 2019. 0523.

[3] 王庆国. 刘渡舟医论医话 100 则[M]. 北京：人民卫生出版社，2015.

[4] 温桂荣. 近 5 年来经方的理论和内科杂病的临床应用研究进展[J]. 中华中医药杂志，2017，32(04)：1684-1687.

[5] 邱明义. 伤寒论精粹赏析[M]. 武汉：湖北科学技术出版社，2013.

[6] 金艳，李兵，张卫，等. 汉代经典名方复方制剂开发的用法用量分析与对策[J]. 中国实验方剂学杂志，2024，30(07)：1-10. DOI：10. 13422/j. cnki. syfjx. 20240146.

[7] 杨建宇，范竹雯. 中医万岁！仲圣永辉！——从“经方热”到“经药热”漫谈“经方医学”之中兴[J]. 光明中医，2018，33(16)：2436-2437.

[8] 林毅鹏，黄守清. 胡希恕《伤寒论》学术思想探析[J]. 中国中医基础医学杂志，2019，25(03)：300-301＋310. DOI：10. 19945/j. cnki. issn. 1006-3250. 2019. 03. 007.

[9] 李刚. 岳美中医学思想及临证经验研究[D]. 南京：南京中医药大学，2015.

[10] 李哲，李玉清. 中西深斋《伤寒论辨正》注释特色探析[J]. 浙江中医药大学学报，2023，47(12)：1485-1489. DOI：10. 16466/j. issn1005-5509. 2023. 12. 019.

[11] 王晓梅，张晋豪.《伤寒论》在现当代日本的传播与接受研究[J]. 医学语言与文化研究，2023，(02)：81-97.

[12] 黄英杰.《伤寒论》用药剂量及其相关问题的研究[D]. 北京：北京中医药大学，2008.

[13] 姬航宇，陈欣燕，焦拥政，等. 对药典规定中药饮片用量的分析[J]. 中国中药杂志，2013，38(07)：1095-1097.

[14] 陈少芳. 关于张仲景经方用量问题的再探讨[J]. 中华中医药杂志，2022，37(10)：5715-5717.

[15] 仝小林. 重剂起沉疴[M]. 北京：人民卫生出版社，2022.

[16] 陈琳，王敏，李宇航. 从《伤寒论》“以知为度”谈仲景对用药药量的宏观把握[J]. 世界中医药，2018，13(03)：585-591.

[17] 吴鞠通. 温病条辨[M]. 北京:中国医药科技出版社,2011.

[18] 刘观涛. 疗效大增的奥秘:"方证是辨证的尖端!"[J]. 中国民间疗法,2010,18(01):1. DOI:10.19621/j.cnki.11-3555/r.2010.01.001.

[19] 宫晴,赵进喜. 纲举目张——论三阴三阳与辨方证的临床意义[J]. 中华中医药学刊,2012,30(05):1120-1122. DOI:10.13193/j.archtcm.2012.05.194.gongq.011.

[20] 刘渡舟. 试论《伤寒论》条文组织排列的意义(一)[J]. 陕西中医,1980,(01):4-8.

[21] 宋佳,傅延龄. 刘渡舟教授对伤寒学派若干问题的再认识[J]. 西部中医药,2019,32(08):32-35.

[22] 丁齐又,李青伟,杨映映,等. 现代医学背景下经方新用的关键问题探讨[J]. 南京中医药大学学报,2023,39(03):201-204. DOI:10.14148/j.issn.1672-0482.2023.0201.

[23] 赵中玮,万健民,景选龙,等. 皇甫谧对张仲景经方运用浅析[J]. 中国当代医药,2024,31(01):93-97.

[24] 陈敏,肖璐. 以经典针灸学理论指导经方的临床运用举隅[J]. 中国针灸,2020,40(11):1237-1240. DOI:10.13703/j.0255-2930.20190920-k0007.

[25] 缪奇祥. 从《伤寒论》六经辨证浅论经方配合针灸治疗泄泻[J]. 成都中医药大学学报,2020,43(04):34-38. DOI:10.13593/j.cnki.51-1501/r.2020.04.034.

[26] 李超兰,刘珊,赵婷. 浅谈张仲景运用甘味食疗药顾护脾胃的思想[J]. 医学食疗与健康,2021,19(11):12-14.

[27] 周慧敏,胡旭. 仲景理论之"食疗"方剂临床运用[J]. 中医药临床杂志,2017,29(06):784-786. DOI:10.16448/j.cjtcm.2017.0260.

[28] 屈杰,文颖娟,李小会,等.《伤寒论》疫病理论辨治新冠肺炎的思路述要[J]. 陕西中医药大学学报,2022,45(04):8-12. DOI:10.13424/j.cnki.jsctcm.2022.04.002.

[29] 仝小林,李修洋,赵林华,等. 从"寒湿疫"角度探讨新型冠状病毒肺炎的中医药防治策略[J]. 中医杂志,2020,61(06):465-470+553. DOI:10.13288/j.11-2166/r.2020.06.003.

[30] 黄煌. 基于经方医学对新型冠状病毒肺炎的思考[J]. 南京中医药大学学报,2020,36(02):152-156. DOI:10.14148/j.issn.1672-0482.2020.0152.

[31] 刘清泉,夏文广,安长青,等. 中西医结合治疗新型冠状病毒肺炎作用的思考[J]. 中医杂志,2020,61(06):463-464. DOI:10.13288/j.11-2166/r.2020.06.002.

[32] 姚瑞元,杨帆,薛付忠,等. 从"经方"角度探讨清肺排毒汤的应用[J]. 时珍国医国药,2022,33(11):2707-2709.

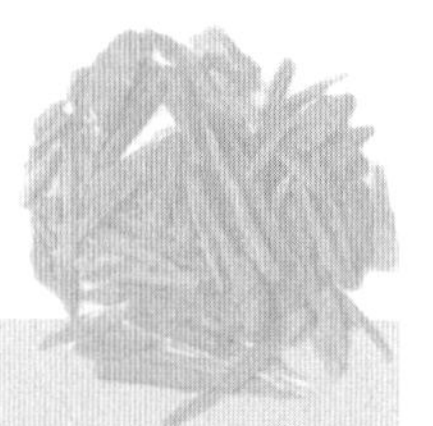

第1章　桂枝汤类方

桂枝汤

【方剂组成】

桂枝(去皮),芍药,生姜,大枣(切)各9克,甘草(炙)6克

【方药用法】

古代用法:上五味,㕮咀,以水七升,微火煮取三升,去滓,适寒温,服一升。服已须臾,啜热稀粥一升余,以助药力。温覆令一时许,遍身漐漐微似有汗者益佳,不可令如水流漓,病者必不除。若一服汗出病瘥,停后服,不必尽剂;若不汗,更服依前法,又不汗,后服小促其间,半日许令三服尽。若病重者,一日一夜服,周时观之。服一剂尽,病证犹在者,更作服;若汗不出,乃服至二三剂。禁生冷、黏滑、肉面、五辛、酒酪、臭恶等物。

现代用法:水煎服,温服取微汗。

【方证释义】

本方证为外感风寒,营卫不和所致。外感风邪,风性开泄,卫失固护,所谓"阳强而不能密",不能固护营阴,令营阴不能内守而外泄,故表现为恶风发热、汗出头痛、脉浮缓等;邪气郁滞,肺胃失和,则鼻鸣干呕;风寒在表,应辛温发散以解表,但属表虚证,腠理不固,故当解肌发表,调和营卫,即需外证解表以调和营卫,内证调和以平阴阳。方中桂枝为君,透营达卫,解肌散寒而祛在表之风邪。芍药为臣,益阴敛营,敛固外泄之营阴。桂枝和芍药等量配伍,散中有收,汗中寓补,相反相成。生姜辛温,既助桂枝辛散表邪,又兼和胃止呕;大枣甘平,健脾益气补中,又助芍药补营阴。姜枣相配,补脾和胃、调和营卫,共为佐药。炙甘草调和药性,合桂枝辛甘化阳扶卫,合芍药酸甘化阴和营,功兼佐使之用。本方为滋阴和阳,调和营卫,解肌发汗之总方,被誉为"为仲景群方之冠""解肌发汗,调和营卫之第一方"。根据《伤寒论》对本证的叙述,可归纳为:①太阳中风证。②表证或汗或下,而外证未解,脉浮弱者,需再汗者。③杂病中,脏无他病,常自汗出,或时发热汗出者。④太阳病兼里实证,表里同病,先表后里。⑤霍乱病里和而表未解,身痛不休者。⑥妇人产后病。

【主治病证】

太阳中风,阳浮而阴弱,阳浮者,热自发,阴弱者,汗自出,啬啬恶寒,淅淅恶风,翕翕发热,鼻鸣干呕者,桂枝汤主之。

太阳病,头痛,发热,汗出,恶风,桂枝汤主之。

太阳病,下之后,其气上冲者,可与桂枝汤,方用前法,若不上冲者,不得与之。

喘家作桂枝汤。

太阳病,外证未解,脉浮弱者,当以汗解,宜桂枝汤。

太阳病，外证未解，不可下也，下之为逆，欲解外者，宜桂枝汤。

太阳病先发汗不解，而复下之，脉浮者不愈，浮为在外，而反下之，故令不愈，今脉浮，故在外，当须解外则愈，宜桂枝汤。

脉浮者，病在表，可发汗，宜麻黄汤，一法用桂枝汤。

病常自汗出者，此为荣气和，荣气和者，外不谐，以卫气不共荣气谐和故尔，以荣行脉中，卫行脉外，复发其汗，荣卫和则愈，宜桂枝汤。

病人藏无他病，时发热，自汗出而不愈者，此卫气不和也，先其时发汗，则愈，宜桂枝汤。

伤寒不大便六七日，头痛有热者，与承气汤，其小便清者，一云大便青知不在里，仍在表也，当须发汗，若头痛者，必衄，宜桂枝汤。

伤寒发汗已解，半日许复烦，脉浮数者，可更发汗，宜桂枝汤。

伤寒，医下之，续得下利，清谷不止，身疼痛者，急当救里，后身疼痛，清便自调者，急当救表，救里，宜四逆汤，救表，宜桂枝汤。

太阳病，发热汗出者，此为荣弱卫强，故使汗出，欲救邪风者，宜桂枝汤。

伤寒大下后，复发汗，心下痞，恶寒者，表未解也，不可攻痞，当先解表，表解乃可攻痞，解表，宜桂枝汤，攻痞，宜大黄黄连泻心汤。

阳明病，脉迟，汗出多，微恶寒者，表未解也，可发汗，宜桂枝汤。

病人烦热，汗出则解，又如疟状，日晡所发热者，属阳明也，脉实者，宜下之，脉浮虚者，宜发汗，下之，与大承气汤，发汗，宜桂枝汤。

太阴病，脉浮者，可发汗，宜桂枝汤。

下利腹胀满，身体疼痛者，先温其里，乃攻其表，温里，宜四逆汤，攻表，宜桂枝汤。

吐利止而身痛不休者，当消息和解其外，宜桂枝汤，小和之。

太阳病，外证未解，脉浮弱者，当以汗解，宜桂枝汤。

脉浮而数者，可发汗，属桂枝汤，（一法用麻黄汤。）

阳明病，脉迟，汗出多，微恶寒者，表未解也，可发汗，属桂枝汤。

病人烦热，汗出即解，又如疟状，日晡所发热者，属阳明也，脉浮虚者，当发汗，属桂枝汤。

病常自汗出者，此为荣气和，荣气和者，外不谐，以卫气不共荣气谐和故尔，以荣行脉中，卫行脉外，复发其汗，荣卫和，则愈，属桂枝汤。

病人藏无他病，时发热自汗出而不愈者，此卫气不和也，先其时发汗则愈，属桂枝汤。

太阳病不解，热结膀胱，其人如狂，血自下，下者愈，其外未解者，尚未可攻，当先解其外，属桂枝汤。

太阴病，脉浮者，可发汗，属桂枝汤。

伤寒不大便六七日，头痛有热者，与承气汤，其小便清者，（一云大便青。）知不在里，续在表也，当须发汗，若头痛者，必衄，属桂枝汤。

下利腹胀满，身体疼痛者，先温其里，乃攻其表，温里，宜四逆汤，攻表，宜桂枝汤。

下利后，身疼痛，清便自调者，急当救表，宜桂枝汤发汗。

太阳病，头痛发热，汗出恶风寒者，属桂枝汤。

太阳中风，阳浮而阴弱，阳浮者，热自发，阴弱者，汗自出，啬啬恶寒，淅淅恶风，翕翕发热，鼻鸣干呕者，属桂枝汤。

太阳病，发热汗出者，此为荣弱卫强，故使汗出，欲救邪风，属桂枝汤。

太阳病下之后，其气上冲者，属桂枝汤。

太阳病初服桂枝汤，反烦不解者，先刺风池风府，却与桂枝汤则愈。

服桂枝汤，大汗出，脉洪大者，与桂枝汤……

伤寒发汗，已解半日许，复烦，脉浮数者，

可更发汗，属桂枝汤。

阳明病，脉迟，虽汗出，不恶寒者，其身必重，短气，腹满而喘，有潮热者，此外欲解，可攻里也手足濈然汗出者，……若汗出多，微发热恶寒者，外未解也，桂枝汤主之……

太阳病，先发汗不解，而下之，脉浮者，不愈，浮为在外，而反下之，故令不愈，今脉浮故在外，当须解外则愈，宜桂枝汤。

太阳病，下之后，其气上冲者，可与桂枝汤，若不上冲者，不得与之。

伤寒不大便六七日，头痛有热者，与承气汤，其小便清者，（一云大便青。）知不在里，仍在表也，当须发汗，若头痛者，必衄，宜桂枝汤。

伤寒医下之，续得下利，清谷不止，身疼痛者，急当救里，后身疼痛，清便自调者，急当救表，救里，宜四逆汤，救表，宜桂枝汤。

下利，腹胀满，身体疼痛者，先温其里，乃攻其表，温里宜四逆汤，攻表宜桂枝汤。

师曰：妇人得平脉，阴脉小弱，其人渴，不能食，无寒热，名妊娠，桂枝汤主之，于法六十日当有此证，设有医治逆者，却一月加吐下者，则绝之。

产后风，续之数十日不解，头微痛，恶寒，时时有热，心下闷，干呕汗出，虽久，阳旦证续在耳，可与阳旦汤，即桂枝汤。

【功用】

解肌发表，调和营卫。

【历代名医方论】

《千金方衍义》：桂枝汤风伤卫药也，以本方无治謦咳药，故去芍药、姜、枣，而易紫菀、门冬引领桂枝、甘草以开发肺胃逆气，皆长沙方中变法，岂特婴儿主治哉。

《医方考》：桂枝味辛甘，辛则能解肌，甘则能实表，经曰：辛甘发散为阳，故用之以治风；然恐其走泄阴气，故用芍药之酸以收之；佐以甘草、生姜、大枣，此发表而兼和里之意。

《伤寒附翼》：此为仲景群方之魁，乃滋阴和阳，调和营卫，解肌发汗之总方也。用桂枝发汗，即用芍药止汗，生姜之辛，佐桂以解肌，大枣之甘，佐芍以和里。桂、芍之相须，姜、枣之相得，阴阳表里，并行而不悖，是刚柔相济以为和也。甘草甘平，有安内攘外之功，用以调和气血者，即以调和表里，且以调和诸药矣。而精义尤在啜稀热粥以助药力。盖谷气内充，外邪勿复入，热粥以继药之后，则余邪勿复留，复方之妙用又如此。故用之发汗，自不至于亡阴，用之止汗，自不至于贻患。

《伤寒贯珠集》：此方用桂枝发散邪气，即以芍药摄养津气，炙甘草合桂枝之辛足以攘外，合芍药之酸足以安内，生姜、大枣、甘草相合补益营卫，亦助正气去邪气之用也。盖以其汗出而邪不出，故不用麻黄之发表，而以桂枝助阳以为表，以其表病而里无热，故不用石膏之清里，而用芍药敛阴以为里，此桂枝汤之所以异于麻黄、大青龙也。

《医宗金鉴》：太阳病，即上篇首条，头项强痛，恶寒之谓也。营，表阴也。寒，阴邪也。寒邪伤人则营受之，从其类也。已发热者，寒邪束于皮毛，元府闭密，阳气郁而为热也。未发热者，寒邪初入，尚未郁而发热，顷之即发热也。恶寒者，为寒所伤，故恶之也。必恶寒者，谓不论已热未热，而必恶寒也。寒入其经，故体痛也。胃中之气被寒外束不能发越，故呕逆也。寒性劲急，故脉阴阳俱紧也。

【临床运用】

《伤寒论》113 方中，以桂枝汤加减的方子就有 29 方，足以体现桂枝汤在《伤寒论》的重要位置。其药味组成及方义在方剂学中最有代表性，是最基本的方剂，为众方之首。桂枝汤对于治疗外感病功不可没，其中对于外感风寒表虚证的治疗是最基础、最普遍的，桂枝汤在临床应用范围其实颇为广泛，无论风寒、温热、各种杂病，凡是病机上具有卫阳受风、营气虚寒，或在里的阴阳不和，在外的营卫失调等，都可以本方化裁治疗，这对掌握运

用桂枝汤是极有启发意义的。

1. 外感病

（1）外感风寒表虚证。桂枝汤是一首临床主要用于治疗外感风寒表虚证的常用方剂。主要表现为恶风发热，头痛汗出，鼻鸣干呕，脉浮缓。患者因外感风寒，以风邪为主。风邪外感，风性疏泄，卫气因之失其固护之性而导致腠理疏松，营中阴弱不能内守致营阴外泄而汗出，腠理疏松不耐风邪侵袭导致恶风，正邪交争导致发热；肺和皮毛，其经脉还循胃口，邪气侵袭导致肺胃失和，肺失宣肃，胃失和降导致鼻鸣干呕；“伤于风者，先上受之”，受到风邪的侵犯，头部首当其冲，故头痛；风邪袭表脉象浮缓。《医宗金鉴》载：“桂枝辛温，辛能散邪，温能从阳而扶卫；芍药酸寒，酸能敛汗，寒走阴而益营，桂枝君芍药，是于发汗中寓敛汗之意，芍药从桂枝，是于固表中有微汗之道。”桂枝汤药虽五味但方中发中有补、散中有收、调和营卫、邪正兼顾、阴阳并调，是治疗外感风寒表虚的主要基本方剂。

（2）夏日好冷饮而得表证。提到夏日好冷饮而得表证，藿香、佩兰、银花、扁豆等轻清宣淡之品常被众人优先考虑。而近代大家曹颖甫先生则认为桂枝汤为夏日好冷饮而得表证者之第一效方。此言一出，众人皆言：“桂枝、生姜皆辛热之品，值此炎令，何堪抱薪救火？甘草、大枣又悉甘腻之物，甘增中满，腻能恋邪，若芍药之酸收更属不合，用药五味，无一味可用者”。而曹颖甫先生力排众议，他认为桂枝汤应为此证常用方，缘由夏日阳气盛于外，毛孔开泄，腠理疏松，夏日又易肠胃虚弱，且常贪凉喜饮，每致发热恶寒、汗出、头晕、腹痛、腹泻、纳差、食少、呕吐等症。其常以桂枝汤配伍健脾消食之品，方中生姜、甘草、大枣调和脾胃，桂枝、芍药解肌调畅营卫。从里到外，从气到血，使胃肠温和血运畅行，既可消内病，更可御外敌，所谓“进可以攻，退可以守”者是也。

2. 营卫阴阳不和证

《伤寒论》指出桂枝汤的病机之一有“卫强营弱”，其中“卫强”指卫中邪气盛，“营弱”指营中阴气弱。患者感受外寒或因素体卫阳偏虚，一旦感受风寒则会导致卫阳浮外，失去其固护之性，营阴因不能内守而导致外泄，故应营卫同治、调和营卫。刘渡舟对桂枝汤的功用作了归纳，他说：太阳病的中风证当用桂枝汤治疗但桂枝汤却不仅限于治太阳中风证。营卫阴阳不和证不仅仅体现在外感病中，虚劳、自汗、夫人产后病也可以营卫失调来辨证。桂枝汤在外有调和营卫之功，在内有调和气血之用。本证已有汗出，为何用桂枝汤发汗？为什么不用麻黄汤呢？这是因为病虽原属伤寒，但已经汗下，尽管表证仍在，也不宜再用峻汗之法。桂枝汤虽曰“发汗”，实则为解肌发表和调和营卫双重意义，外邪去则卫阳固摄，营卫和则津不外泄。用桂枝汤可解肌发表，调和营卫，虽汗出，但为“遍身漐漐，微似有汗”，不损正气，调和阴阳。另有患者并无外感，却因素体虚弱自汗或妇人产后有“头微痛，恶寒，时时有热，心下闷，干呕汗出”等症状，也是由于营卫不和。“卫气不共荣气谐和故尔”。卫气不能外固，营阴不能内守，因而“常自汗出”，或“时发热自汗出而不愈”。这种营卫不和证，也要用桂枝汤为基础方使营卫调和则愈。

【方后注】

桂枝汤方后注文中写道“上五味，㕮咀，以水七升，微火煮取三升，去滓，适寒温，服一升。服已须臾，啜热稀粥一升余，以助药力。温覆令一时许，遍身漐漐微似有汗者益佳，不可令如水流漓，病者必不除。若一服汗出病瘥，停后服，不必尽剂；若不汗，更服依前法，又不汗，后服小促其间，半日许令三服尽。若病重者，一日一夜服，周时观之。服一剂尽，病证犹在者，更作服；若汗不出，乃服至二三剂。禁生冷、黏滑、肉面、五辛、酒酪、臭恶等物。”后文中葛根汤、桂枝加葛根汤方后注也规定“余如桂枝法将息及禁忌”，桂枝麻黄各半汤、桂枝去芍药加附子汤、桂枝附子汤、麻黄汤、五苓散等也均效其法，方后注中表明“将息如前法”。

其方后注可概括为：①药后啜粥，以助药力：服药之后先使药汁停留在胃中，再饮米汤，使米粥鼓舞胃气，培养汗源，微微汗出以助解肌散寒，同时和胃气、调营卫。②温覆保暖，以助微汗：除饮热粥外，还应以厚衣物、被褥保暖，来帮助汗出，保护阳气使阳生阴长。③见效停服，中病即止：若发汗太过，大汗淋漓则伤津亡阳，病当不解，必生变证。若见效不停药则易损伤中气，产生其他疾病。④不效守方，小促其间：对病情重者，要加强护理观察，及时处置。⑤药后忌口，忌食黏滑：在疾病的情况下，若不忌口则会危害脾胃，影响气化，不利于病情恢复。

桂枝汤方后注体现了仲景治病紧随病机，随证应变，辨证论治，不但为治疗桂枝汤证提供了方法，也为治疗其他病证提供辨证思路。

【禁例】

《伤寒论》明确指出桂枝汤禁例。①伤寒表实证禁用。“桂枝本为解肌，若其人脉浮紧，发热汗不出者，不可与之也。常须识此，勿令误也。”“脉浮紧、发热、无汗”为伤寒表实证，需以麻黄汤发汗启闭解表，桂枝汤解散肌表之邪，不能启闭发汗，若误以桂枝汤，延误发汗的时机，表邪闭郁，则内传化热而加重病情。②内蕴湿热者禁用。“若酒客病，不可与桂枝汤，得之则呕，以酒客不喜甘故也。”酒客多为肠胃湿热之人而桂枝汤中桂枝、生姜辛温助热，大枣、甘草增湿，芍药敛阴，有助湿热，导致湿热加重，胃气上逆而呕吐。即使不是酒客而湿热内蕴，也当慎用桂枝汤。③里热壅盛者禁用。“凡服桂枝汤吐者，其后必吐脓血也。”内有毒热，甚至脓毒内盛，结合“喘家，作桂枝汤，加厚朴、杏子佳。”也可理解为肺热内盛（以药后反应推出）。若误用桂枝汤，辛温助热，又发汗伤津，必易导致毒热内盛，病情恶化，甚至肺痈。《伤寒例》故曰：“桂枝下咽，阳盛则毙，承气入胃，阴盛则亡”。由此可见，桂枝汤可治疗的疾病虽涉猎广泛，但不是“万金油”，在治疗中需辨证论治，合理运用。

【医案举例】

1. 太阳病汗出表虚证

熊某，女，56 岁，1964 年 8 月 20 日初诊：3 个月来，每日下午 3～5 点发热，两臂肘窝发紧，肩背拘急，热后汗出，舌苔薄白润，脉缓。发热、两臂肘窝发紧、肩背拘急，为太阳表证。脉缓、发热、汗出，为营卫不和津虚于表。发热、汗出，尤其午后定时发热，为太阳中风桂枝汤方证。予桂枝 9 克，白芍 9 克，生姜 9 克，大枣 4 枚，炙甘草 6 克。结果：服二剂而解。（《胡希恕医案》）

按：需要说明的是，本案未记录煎服法，胡老师对讲解桂枝汤方证有独特见解，可参见有关论述。这里要特别注意胡老师对《伤寒论》第 54 条的论述：“病人藏无他病，时发热、自汗出，而不愈者，此卫气不和也。先其时发汗则愈，宜桂枝汤。”长期定时发热的桂枝汤证，服桂枝汤当是“先其时发汗”，本案应是下午 3 点钟前服药。对此，胡老师特别指出，这是中医治未病的精神。

2. 营卫不和（刘渡舟医案）

李某某，女，53 岁。患阵发性发热汗出一年余，每天发作二到三次。前医按阴虚发热治疗，服药二十余剂无效。问其饮食、二便尚可，视其舌淡苔白，切其脉缓软无力。辨为营卫不和，卫不护营之证。当调和营卫阴阳，用发汗以止汗的方法，为疏桂枝汤：桂枝 9 克，白芍 9 克，生姜 9 克，甘草 6 克，大枣 12 枚，2 剂。服药后，吸热稀粥，覆取微汗而病愈。（《伤寒名医验案精选》）

按：发热汗出见舌不红而淡，苔不少而白，脉不细而缓，则非阴虚发热之证，乃营卫不和也。营卫，即人体之阴阳，宜相将而不宜

相离。营卫谐和，则阴阳协调，卫为之固营为之守。若营卫不和，阴阳相悖，营阴不济卫阳而发热，卫阳不固营阴则汗出。用桂枝汤。

3. 汗出偏沮

孙某，男，39岁。患病为左半身经常出汗，而右半身则反无汗，界限分明，余无不适。脉缓而略浮，舌苔薄白。此左右阴阳气血不相协和，此应调和阴阳，令气血和则愈，宜桂枝汤：桂枝9克，白芍9克，生姜9克，大枣12枚，炙甘草6克，3剂。服药后啜热粥，得微汗而愈。（《经方临证指南》）

按：《素问·阴阳应象大论》云："左右者，阴阳之道路也"。营卫阴阳于周身循环往复，周而复始。本案汗出偏沮，乃营卫不和，阴阳失调之例证。如不及时治疗，则营卫相悖，阴阳不维，就可能导致半身不遂之"偏枯"证。《素问·生气通天论》所谓"汗出偏沮，使人偏枯"，即为此意。本病往往由外感风邪引起，用桂枝汤祛风解肌，调和营卫，顺复阴阳，不失为正治之法，方证相对，故三投而愈。

4. 重症虚劳

刘某，男，18岁。早婚，素体气怯，后半年见腰酸腿软，头晕耳鸣，小便频数而短，淅淅恶寒，双下肢有麻冷感，夏伏天裹棉衣仍感肢冷，动则汗出，纳差腹胀，口中甜腻，夜寐多梦，思色欲动，体质日衰，进人参、鹿茸培补无效。刻诊：形瘦气怯，面萎神衰，语声低微，切两脉沉细而弱，验舌质红嫩，苔少。脉证合参，谓斯疾因房劳过度，耗气伤精，脏腑功能失调，阴阳亏损所致。理应补肾以培本，但参前医用人参、鹿茸不效，且以桂枝汤调理阴阳着手。予处方：桂枝15克，白芍15克，炙甘草6克，生姜6克，大枣10枚。5剂。药后诸症大减，但病属虚损，自难速效，继服上方加怀山药15克，炒白术12克，鸡内金10克，以培补后天，并加服桂附八味丸以补肾气，半月后告曰：药后精力充沛，饮食倍增，诸病皆除。［湖北中医杂志，1992(5)：6］

按：本案因早婚，纵欲伤精，渐成虚劳。观其夏天裹裘，动则汗出，舌质红嫩，脉象沉弱，乃阳虚之征；又腰酸腿软，头晕耳鸣，夜寐梦多，舌红少苔，为阴虚之象。阴阳不调，则营卫难和，法当调和阴阳为治，不然，难以奏效，前医用人参、鹿茸大补即是明鉴。刘老识证真切，巧用桂枝汤滋阴和阳，调和营卫，正中病鹄。待阴平阳秘，精神内守，则虚劳可愈。又于病去七八，增培土健脾之品，意在培后天以养先天也，俾肾之阴阳充盈，而顽疾尽拔。

【现代运用】

现代药理研究发现，桂枝汤主要功能在各药相互协同下，可有解热、抑菌、抗病毒、抗炎、改善神经系统功能、增强血液循环、解痉镇静止痛、调整胃肠功能和抗过敏等作用。在现代临床中运用广泛，可用于普通感冒，流行性感冒，上呼吸道感染；消化系统疾病，如下利、便秘、胃脘痛；神经系统和关节肌肉某些疾病；心血管疾病和泌尿系统疾病；五官科疾病和皮肤科疾病，如多形性红斑、湿疹、荨麻疹、皮肤瘙痒症。

桂枝加附子汤

【方剂组成】

桂枝（去皮）三两，芍药三两，甘草（炙）三两，生姜（切）三两，大枣（擘）十二枚，附子（炮，去皮，破八片）一枚

【方药用法】

上六味，以水七升，煮取三升，去滓，温服一升。本云：桂枝汤，今加附子。将息如前法。

【方证释义】

本方证为太阳病发汗太过致阳虚漏汗。太阳病发汗太过，出现汗漏不止，恶风。其中恶风本是太阳病之症，条文中又提出"其人恶风"，则说明其程度较前更重，原因有二：一为表邪未解，二为过汗伤阳，表阳已虚，腠理不固，故不耐风袭。《内经》曰："阳加于阴谓之

汗”，发汗太过，阳气受损，卫外不固，导致汗漏不止，汗漏不止是本方证的症状表现，同时也是小便难、四肢微急的原因之一。阳虚气化不利，阴虚膀胱津少导致“小便难”。《内经》曰：“四肢者，诸阳之本也”“阳气者，精则养神，柔则养筋”，汗后阳气虚不能温煦，阴津伤不能濡养，阴阳两虚，筋脉失养致使“四肢微急，难以屈伸”。本病病机为表证未除，阳气虚弱，阴亦不足，当以扶阳解表治疗。桂枝加附子汤即由桂枝汤加附子。用桂枝汤调和营卫，又加附子温经助阳，阳气恢复得以止汗。桂、附相合，温煦阳气，卫阳振奋，则漏汗自止。“凡阴阳之要，阳密乃固”，阳复汗止则阴液始复，小便自调，四肢亦柔，诸证自愈。

【主治病证】

太阳病，发汗，遂漏不止，其人恶风，小便难，四肢微急，难以屈伸者，桂枝加附子汤主之。

【功用】

温经复阳，固表驱风，复阳敛液。

【历代名医方论】

《圣济总录》：本方加地黄，名附子汤，治产后营血虚损，汗出日夕不止，形体困怠。

《医方考》：用桂枝汤，所以和在表之营卫；加附子，所以壮在表之元阳。与桂枝汤解在表之寒湿，加附子以温寒湿。

《伤寒来苏集》：用桂枝以补心阳，阳密则漏汗自止矣。坎中阳虚，不能行水，必加附子以回肾阳，阳归则小便自利矣。内外调和，则恶风自罢，而手足便利矣。

《古方选注》：桂枝加附子，治外亡阳而内脱液。熟附虽能补阳，终属燥液，四肢难以屈伸，其为液燥，骨属不利矣。仲景以桂枝汤轻扬力薄，必藉附子刚烈之性直走内外，急急温经复阳，使汗不外泄，正以救液也。

【医案举例】

1. 汗出畏寒

某某，男，40岁。感冒发热后，因多汗形寒不退前来诊。询知头不痛，不咳嗽，四肢不酸楚，但觉疲软无力。向来大便不实，已有十余年。诊其脉沉细无力，舌苔薄白而滑。有人因自诉感冒，且有形寒现象，拟用参苏饮，认为参苏饮乃治体虚而有外邪兼挟痰饮的方剂，今患者绝无外感证状，尤其是发热后多汗形寒，系属卫气虚弱，再予紫苏温散，势必汗更不止而恶寒加剧。改用桂枝加附子汤，因久泻中气不足，酌加黄芪，并以炮姜易生姜两剂见效。（《谦斋医学讲稿》）

按：本案从病史到病证，皆露一“虚”象。前医不问病史，不审病机，不察脉证，而妄投温散，主以参苏，致令汗更多而寒更甚。秦老详察舌脉，切切辨证，断为卫气虚弱，中气不足，改进桂枝加附子汤，并以炮姜易生姜，加黄芪，切中病本，两剂大效。

2. 阳虚感冒

顾某，卫气素虚，皮毛不固，动则汗出，忽感风邪，始则啬啬恶寒，淅淅恶风，继则翕翕发热，头项强痛，腰臀酸楚，间以恶心，自汗淋漓。迁延2日，病势有增，四肢拘急，屈伸不利，手足发凉，十指尤冷。延余就诊，见其面带垢晦，怯手，缩足，自汗颇多，气息微喘。此太阳表证，卫虚未厥，必需一鼓而克之，否则顾此失彼，难保肢厥脉沉之虞。乃处以桂枝加附子汤：桂枝三钱，赤芍四钱，炙甘草二钱半，熟附片五钱，生姜钱半，大枣十枚，一剂而愈。[余无言．江苏中医，1959(5)：16]

3. 房后伤风

王某某，男，25岁。患者身材高大，体魄雄伟。夏季某日与妻子同房后，因觉燥热而置两腿于窗户之上，迎风取爽。几天后，左腿疼痛，左小腿拘挛而屈伸不利。针、药屡治不效。脉弦迟，舌苔水滑。桂枝18克，附子12克，白芍9克，大枣7枚，生姜9克，炙甘草6克，木瓜9克，独活6克。服药2剂后，痛止腿伸而愈。（《经方临证指南》）

按：房事之后，精泄而内虚，不知慎护，但图凉爽，使风邪乘虚而入。《素问风论》云：“入房汗出中风，则为内风。”脉弦迟而舌苔水

滑，则阳气内虚。外有风邪，内有阳虚，治宜扶阳解表，两相兼顾。用桂枝加附子汤，再加木瓜以利筋骨，加独活以散风气。刘老还认为，本方有温经散寒之用，可治风寒肢痛。若因风寒痹阻之麻木不仁者，可酌加当归、红花等理血之品，则起效更捷。

4. 鼻衄

孙某某，男，35岁。10月病鼻衄，出血盈斗，两昼夜不止，曾服寒凉止血剂无效。脉微，口淡，身无热，二便自调，给服桂枝加附子汤2剂痊愈。[浙江中医杂志，1958(10)：35]

按：鼻衄属热者固多，属寒者亦有之。本案出血盈斗，用寒凉止血，寸功未建。又观脉微、口淡、身无热象、二便自调，虚寒之机明矣。阳虚不能固摄血液，亦致鼻衄，故服桂枝加附子汤药到病除。临床用本方治衄血，应以脉迟芤微、苔白、尿清为辨证要点。

【现代运用】

桂枝附子汤是治疗太阳病发汗太过、汗出不止证的常用方剂，主要以四肢微急、寒疝、腹痛、身痛不仁、难以屈伸、手足厥冷等为辨证要点。现代药理研究表明，本方具有抗炎、镇痛、提高免疫功能、强心、调节自主神经功能等作用。临床中常用于①素体阳虚或年高体弱之人外感后，护养不慎，或过用解热镇痛药或峻汗中药，发汗过度，而出现汗出不止，发热，恶风怕冷，手足凉，或手足拘急发紧等症。②由于阳虚而体液漏出，如溢乳、二便泄漏不禁、妇女漏经、带下。妇女漏经、带下者，可加阿胶、艾叶。③原发性坐骨神经痛、各种关节痛、风湿性及类风湿关节炎属阳虚寒痹者。④长期在空调下工作而致的“空调病”。⑤因寒涉水和房事不节而诱发的睾丸肿硬冷痛，以本方加黄芪。

桂枝加桂汤

【方剂组成】

桂枝(去皮)五两，芍药三两，生姜(切)三两，甘草(炙)二两，大枣(擘)十二枚

【方药用法】

上五味，以水七升，煮取三升，去滓，温服一升。本云：桂枝汤，今加桂满五两。所以加桂者，以能泄奔豚气也。

【方证释义】

本方证是以心阳不振，水寒之气上逆为主要病机的病证。证见气从少腹上冲心胸或咽喉，常兼见心悸或脐下悸、短气或窒闷、惊恐不安、腹痛、手足欠温等。其中出现奔豚证，“奔豚”是自觉有气从少腹上冲心胸，而后冲至咽喉，发病时非常痛苦，之后冲气逐渐消退，腹痛也随之减轻，直至恢复如常的一种病证。由于气冲如豚之奔突，故名奔豚。本方由桂枝汤加桂枝二两形成，桂枝汤外为调和营卫，解肌发表；内为温养阳气，补益脾胃。加重桂枝用量在于治内，下气、通阳散结作用更为突出，治下焦阴寒之气的上逆、上冲振奋心阳。故该方温阳祛寒，调和阴阳而平冲降逆以治。

【主治病证】

烧针令其汗，针处被寒，核起而赤者，必发奔豚，气从少腹上冲心者，灸其核上各一壮，与桂枝加桂汤，更加桂二两也。

发汗后，烧针令其汗，针处被寒，核起而赤者，必发奔豚，气从少腹上至心，灸其核上各一壮，与桂枝加桂汤主之。

【功用】

温通心阳，平冲降逆。

【历代名医方论】

《伤寒论》：桂枝汤今加桂满五两，所以加桂者，以泄奔豚气也。

《伤寒论本旨》：相传方中或加桂枝，或加肉桂。若平肾邪，宜加肉桂；如解太阳之邪，宜加桂枝也。

《绛雪园古方选注》：桂枝汤，太阳经药也。奔豚，肾邪上逆也。用太阳经药治少阴病者，水邪上逆，由于外召寒入，故仍从表治，惟加桂二两，便可温少阴而泄阴气矣。原文

云更加桂二两者，加其两数，非再外加肉桂也。

《伤寒附翼》：寒气外束，火邪不散，发为赤核，是将作奔豚之兆也；从少腹上冲心，是奔豚已发之象也。此因当汗不发汗，阳气不舒，阴气上逆，必灸其核以散寒，仍用桂枝以解外，更加桂者，补心气以益火之阳，而阴自平也。

《长沙方歌括》：少阴上火而下水，太阳病以烧针令其汗，汗多伤心，火衰而水乘之，故发奔豚，用桂枝加桂，使桂枝得尽其量，上能保少阴之火藏，下能温少阴之水藏，一物而两扼其要也，核起而赤者，针处被寒，灸以除其外寒，并以助其心火也。

【医案举例】

1. 患者，女，5 岁，于 2017 年 6 月 4 日初诊。主诉：气从左腹上冲左胸 1 个月。气上冲时伴左腹左胸胀痛、胸闷不适，继往有颈痛史 2 年，现今头项部明显强痛，转头不便，不渴，大便不干，舌紫黯，脉沉细。两天前症状加重，遂来医院就诊。中医诊断：奔豚（肾虚气逆，太阳经输不利）。治法：温阳散寒，平冲降逆。处方：桂枝加桂汤加减。方药：桂枝 45 克，白芍 15 克，生姜 15 克，大枣 15 克，炙甘草 10 克，生龙骨（先煎）20 克，生牡蛎（先煎）20 克，紫石英（先煎）20 克，全蝎 6 克，蜈蚣 2 条，砂仁（后下）10 克，3 剂，水煎服。3 周后复诊，患者症状有所改善，左胸胀痛好转。再加原方 3 剂。

数周后电话询问，患者气冲症状消失，头项痛大减，症状好转。[黄慈辉，林云鑫，温晓雯，等．桂枝加桂汤治疗奔豚证．中国民间疗法，2018，26(08)：60-61.]

按：患者气上冲时伴左腹左胸胀痛、胸闷不适，头项部明显强痛，转头不便，不渴，大便不干，舌紫黯，脉沉细。考虑患者为奔豚证。奔豚证见，从少腹起作痛，自觉有气从少腹上冲心胸，而后冲至咽喉，发病时痛苦。笔者以桂枝加桂汤治疗，具有温阳散寒、平冲降逆的疗效。在临床研究中，桂枝加桂汤治疗奔豚病，平冲降逆，可明显改善患者的临床症状，值得临床推广运用。

2. 北京崔某某，女，50 岁。其症颇奇，自觉一股气流，先从两腿内踝开始沿阴股往上滚动，至小腹则腹胀，至心胸则心悸不稳，头出冷汗，胸中憋气，精神极度紧张，有死的恐怖感。稍待一会，气往下行，症状随之减轻，每天发作三四次，兼见腰酸，白带较多。患者面色青黄不泽，舌胖色嫩，苔白而润，脉弦细数无力。辨证：此病名“奔豚气”。从内踝上冲（不从小腹）为仅见之症，凡犯上之气必因上虚所致。今心阳虚而火不旺，肾之阴气得以上犯，夫阴来搏阳，虚阳被迫而与之争，故脉虽数而按则无力。弦脉属阴，阴盛则上逆，舌质胖嫩，无非阳虚之象，阴来搏阳，凡阴气所过之处，则发胸闷心憋，心悸不安等，亦勿怪其然，治当助心阳伐阴降冲。疏方：桂枝 15 克，白芍 9 克，生姜 9 克，炙甘草 6 克，大枣 7 枚。另送服“黑锡丹”6 克，共服五剂，其病不发而愈。（刘渡舟医案）

3. 邓某，女，18 岁。无明显诱因出现食后倦怠思睡，渐至出现食后嗜睡，每次非睡半小时以上不可，醒后又如常人，经治疗效果不显，已病半年之久。伴有头晕目眩，面白，神倦乏力，四肢不温，时或发热，自汗，舌苔白而微腻，舌淡红，脉濡缓。处拟桂枝加桂汤：桂枝 15 克，白芍 10 克，炙甘草 6 克，生姜 10 克，大枣 5 枚，日 1 剂，水煎服。服药 3 剂后，伏案 20 分钟即醒，再予原方 5 剂，服后能坚持食后不睡，但仍有食后困倦思睡，又服 8 剂，诸症消失。随访 1 年，未见复发。（谢富晋医案）

【现代运用】

桂枝加桂汤主治奔豚气病，奔豚气病的在临床表现复杂多样。临床常见的某些心脏病、神经官能症患者，可出现。在临床还可用于治疗外感、头痛、膈肌痉挛等病证。

桂枝加桂去芍药汤

【方剂组成】

桂枝（去皮）三两，甘草（炙）二两，生姜（切）三两，大枣（擘）十二枚

【方药用法】

上四味，以水七升，煮取三升，去滓，温服一升。本云：桂枝汤，今去芍药。将息如前法。

【方证释义】

本方为太阳病误下后胸阳受损的证治。由于误下损伤胸阳，表邪内陷胸中，正气受挫，仍与邪争导致脉促；胸阳不振，失于布达出现胸满；胸阳损伤则导致恶寒，甚者脉象由脉促变为脉微。除脉促、胸满还常伴有气短，心悸，咳逆等症状。邪陷胸中，胸阳不振，表邪未解，应当温振阳气，祛邪达表，解肌祛风以桂枝去芍药汤治疗。本方功能解肌祛风，宣通胸阳。方中桂枝既走外解肌散风寒，又走胸而温通阳气。桂枝配甘草，辛甘化阳，宣通胸中阳气；生姜辛散，助桂枝解表通阳；大枣甘缓，合甘草益气和中；生姜、大枣以疗胸中阳气受损，即辛甘化阳以益胸阳。芍药味酸微寒，阴柔收敛，有碍宣通阳气，故去之不用。诸药相合，外散风寒，内益胸阳，然则营卫和，胸阳复，诸症悉平。若表无邪，则诸药尽走于里而温通阳气以除疾。

【主治病证】

太阳病，下之后，脉促胸满者。

【功用】

温振阳气，祛邪达表，解肌祛风。

【历代名医方论】

《尚论篇》：用桂枝之辛甘，以亟散太阳之邪；其去芍药之意，酸收二字不足尽之，以误下故不敢用，恐其复领阳邪下入腹中也。

《伤寒贯珠集》：邪气仍在阳分，故以桂、甘、姜、枣甘辛温药，从阳引而去之；去芍药者，恐酸寒气味，足以留胸中之邪，且夺桂枝之性也。

【医案举例】

1. **胸闷**

李某某，女，46岁。因患心肌炎而住院治疗，每当入夜则胸中憋闷难忍，气短不足以息，必须靠吸氧气才能得以缓解。舌质淡苔白，脉弦而缓。辨为胸阳不振，阴气内阻证。桂枝10克，生姜10克，大枣12枚，炙甘草6克。服药2剂后证状减轻，原方加附子6克，再服3剂后除。（《经方临证指南》）

2. **胸痛**

王某某，男，46岁。多年来胸中发满，或疼痛，往往因气候变冷而加剧。伴有咳嗽、短气，手足发凉，小便清长等证。舌质淡嫩，苔白略滑，脉沉弦而缓。此乃胸阳不振，阳不胜阴，阴气窃踞胸中，气血运行不利，治疗当以温补心阳，以散阴寒为主。桂枝9克，生姜9克，大枣12枚，炙甘草6克，附子10克，连服六剂，症状逐渐减轻，多年的胸中闷痛，从此得以解除。

3. **胸满痛**（刘渡舟医案）

王某，男，36岁。自诉胸中发满，有时憋闷难忍，甚或疼痛。每逢冬季则发作更甚，兼见咳嗽，气短，四肢不温，畏恶风寒等症。脉来弦缓，舌苔色白。参合上述脉证，辨为胸阳不振，阴寒上踞，心肺气血不利之证，治当通阳消阴。方用：桂枝9克，生姜9克，炙甘草6克，大枣7枚，附子9克。服5剂，胸满、气短诸症皆愈。（《刘渡舟临证验案精选》）

按：胸闷或胸痛，是胸痹之主症，其病机主要是上焦心胸阳气虚弱而阴寒之气内盛，《要略》云：阳微阴弦，即胸痹而痛。因为胸为阳位似天空，心肺二脏居其内，营卫二气由此而得以宣发。如果胸阳不振，阴寒内凝，阳气不能布达而痹阻，心肺之气血不畅。所以，胸痹的临床表现，轻者胸中满闷，重者则见疼痛，用桂枝去芍药汤治疗有好疗效。

【现代运用】

现代对于治疗病毒性心肌炎、腹部手术

后腹胀、类风湿关节炎等疾病有较好疗效。

桂枝去芍药加附子汤

【方剂组成】

桂枝(去皮)三两,甘草(炙)二两,大枣(擘)十二枚,附子(炮去皮,破八片)一枚,生姜(切)三两

【方药用法】

上五味,以水七升,煮取三升,去滓,温服一升。本云:桂枝汤,今去芍药加附子。将息如前法。

【方证释义】

由于太阳病误下损伤胸阳,阳虚较甚,无力鼓动血脉导致脉微;表证未罢,加之阳虚而致恶寒甚;表证仍在故头项强痛。于桂枝去芍药汤证脉促,胸满,心悸,短气等桂枝去芍药汤证的基础上,更兼畏寒等。本方证以阳气虚损,胸阳不振,或兼表邪未解为主要病机,当温补肾阳,祛邪达表,解肌祛风。桂枝芍药汤方以桂枝去芍药汤解表祛风,再加附子温经助阳。方中桂枝既可解肌调营卫,又可温通胸中阳气,有表邪则解表,无表邪则走里而温通。生姜解表散寒,温通阳气,与桂枝相用,既增强解肌散风寒,又可增强温通阳气。附子温壮阳气,通达胸阳,与甘草相用,温通阳气之中有补阳之用,故可疗胸中阳气虚弱证。甘草、大枣补益中气,既可益营,又可扶阳气,更可调和诸药。诸药相伍,重在温补阳气,解肌散邪,共建其功。

【主治病证】

若微恶寒者,桂枝去芍药加附子汤主之。

【功用】

解肌祛风,温经复阳。

【历代名医方论】

张琪《临证经验荟要》:张琪临床观察,心肌炎后遗症出现心律失常早搏、脉促多无力,以桂枝去芍药加附子汤为主方,用桂枝、附子以助心阳,合生脉散以益心气养心阴,调整心阴与心阳之平衡,辅以活血之剂收效甚佳。

《注解伤寒论》:与桂枝汤以散客邪,通行阳气;芍药益阴,阴虚者非所宜,故去之。阳气已虚,若更加之微寒,则必当温剂以散之,故加附子。

《内台方议》:阳虚阴盛,邪在胸中,不可发汗,只得与附子以复阳温经,与桂枝以散其邪也。

《伤寒来苏集》:桂枝汤阳中有阴,去芍药之酸寒,则阴气流行,而邪自不结,即扶阳之剂矣。若微恶寒,则阴气凝聚,恐姜、桂之力不能散,必加附子之辛热。

《古方选注》:桂枝汤去芍药加附子者,下后微恶寒,显然阳气涣散于中下矣。当急救其阳,毋暇顾恋阳气,以附子直从下焦温经助阳,臣以桂枝、甘草,载还中焦阴气,以杜亡阳之机,为御后之策。

【医案举例】

1. 伤寒阴结

刘景熹,30余岁。冬月伤寒,误服寒泻药而成。身体恶寒,腹胀满痛,不大便者二日,脉浮大而缓。显系伤风寒证,医家不察,误为阳明腑证,误用大黄、芒硝等药下之……以致寒气凝结,上下不通,故不能大便,腹胀大而痛更甚也……用桂枝汤去芍药加附子汤以温行之,则所服硝、黄,得阳药运行,而反为我用也。处方:桂枝尖一钱,黑附子一钱,炙甘草五分,生姜一钱,大枣二枚(去核)。服药后,未及10分钟,即大泻2次,恶寒腹胀痛均除而痊。(《重印全国名医验案类编》)

2. 胸痹

王某,男,36岁。自诉胸中发满,有时憋闷难忍,甚或疼痛。每逢冬季则发作更甚,兼见咳嗽,气短,四肢欠温,畏恶风寒等症。脉来弦缓,舌苔色白。参合上述脉症,辨为胸阳不振,阴寒上踞,心肺气血不利之证。治当通阳消阴。方用:桂枝9克,生姜9克,炙甘草6克,大枣7枚,附子9克。服5剂,胸满气短诸症皆愈。(《刘渡舟临证验案精选》)

3. **伤寒阴结**

刘某，男，30岁。患伤寒阴结。因冬月伤寒，误服寒泻药而成。证见恶寒，腹胀满痛，不大便二日，脉浮大而缓。显系伤风寒中证。医家不察，误为阳明腑证，误用大黄、芒硝等药下之，殊不知有一分恶寒，即表证未罢，虽兼有里证，亦当先解其表，仲景之遗法俱在。今因误用寒泻药，以致寒气凝结，上下不通，故不能大便，腹胀大而痛更甚矣，幸尚在中年，体质强健，尚为易治。用桂枝汤去芍药加附子以温行之，则所服硝、黄，得阳药运行，而反为我用也。桂枝尖3克，黑附子3克，炙甘草1.5克，生姜3克，大枣2个（去核）。服药后，未及10分钟，即大泻2次，恶寒腹胀痛均除而痊。（《重印全国名医验案类编》）

按：伤风寒中，误用攻下，则雪上加霜，阴凝而结，则大便不通，唯宜阳药温运，则阴结方开。桂枝去芍药加附子汤正为阳虚阴凝之证而设，虽多治胸满，但本证病机与之相同，故投之规效，足见仲景之方妙用无穷也。

4. **风寒痹阻**

患者，女，22岁。于秋末冬初，田间浇灌，忽然北风骤起，气温剧降，寒风袭表，周身寒战。夜半时分，头疼身痛，肢节疼痛，恶寒无汗，四肢拘急，屈伸不利。证属风寒痹阻经络，气血运行不畅，拟疏风和营，温经通络法，方投桂枝去芍药加附子汤增味。桂枝15克，甘草12克，生姜30克，葱白3寸，大枣6枚，细辛6克，羌活15克，独活12克，防风15克，秦艽15克，川芎15克，制附子12克，威灵仙18克。水煎早晚温服。复诊：药服1剂，当夜周身微微汗出，畏寒解。继服二三剂，肢节疼痛减缓，活动自如。续服3剂，病痛若失。桂枝去芍药加附子汤配羌活、独活各15克，川芎12克，细辛5克，治寒袭肌表之肢体冷痛。风寒袭表，肢节冷痛，脉络瘀阻，痹而不通。治当温经散寒，祛风止痛。投桂枝去芍药加附子汤，再配羌活、独活、川芎、细辛，辛散表寒，温经止痛。之所以去芍药，虑其酸寒恋邪，与寒湿痹不利，当以威灵仙代之为佳。

【现代运用】

现代可用于治疗肺心病之心悸，冠心病之胸闷、胸痛，风心病之心悸，气短，体虚型感冒，妇人产后汗出尤多等病证而见上述证机者。

桂枝加厚朴杏仁汤

【方剂组成】

桂枝（去皮）三两（9克），芍药三两（9克），生姜三两（9克），炙甘草二两（6克），大枣（擘）十二枚，厚朴（炙，去皮）二两（6克），杏仁（去皮尖）五十枚（6克）

【方药用法】

上七味，以水七升，微火煮取三升，去滓，温服一升，覆取微似汗。

【方证释义】

本方证是以外感后营卫失调，肺气不利为主要病机的病证。脉缓汗出恶风，本是桂枝汤的主症，如果患者患有哮喘，一旦感受新邪，旧病一定会趁势发作，这时病人除具有桂枝证外，还兼有气逆作喘。因此在治疗中就必须采取标本兼顾之法，一方面方用桂枝汤解肌发表，调和营卫；厚朴、杏仁降气平喘，化痰止咳，才能收到表邪解散，气机宣解，新感宿喘一并消除的疗效。

【主治病证】

素有喘病，又感风寒而见桂枝汤证者；或风寒证误用下剂后，表证未解而微喘，舌苔白滑，脉浮缓。

【历代名医方论】

成无己《注解伤寒论》：①太阳病为诸阳主气，风甚气壅，则生喘也，与桂枝汤以散风，加厚朴杏仁以降气。②下后大喘，则为里气大虚，邪气传里，正气将脱也。下后微喘，则为里气上逆，邪不能传里，犹在表也，与桂枝汤以解外。加厚朴、杏仁，以下逆气。

尤在泾《伤寒贯珠集》：桂枝汤解表散邪，加厚朴、杏仁下气定喘。

张志聪《伤寒论集注》：此承上文言皮毛之邪不从肌腠而入于中胃，则闭扰皮毛而为喘。夫喘家肺气之不利，由于脾气之不输，故桂枝汤加厚朴以舒脾气，杏子以利肺气乃佳，不宜但用桂枝以解肌也。

钱潢《伤寒溯源集》：此示人用药之活法，当据理合法加减，不可率意悖理妄加也。言凡作桂枝解肌之剂，而遇有气逆喘急之兼症者，皆邪壅上焦也。盖胃为水谷之海，肺乃呼吸之门，其气不利，则不能流通宣布，故必加入厚朴、杏仁乃佳。杏子，即杏仁也，前人有以佳字为仁字之讹者，非也。

陈修园《伤寒论浅注》：桂枝本为解肌，若喘则为邪踞于表，表气不通而作，宜麻黄而不宜桂枝矣。然亦有桂枝证悉具，唯喘一证不同，当知是平日素有喘之人，名曰喘家，喘虽愈，而得病又作，审系桂枝证，亦不可专用桂枝汤，宜加厚朴，从脾而输其气，杏子从肺以利其气佳。

黄元御《伤寒悬解》：平素喘家，胃逆肺阻，作桂枝汤解表，宜加朴、杏，降逆而破壅也。

【医案举例】

1. 戊申正月，有一武臣为寇所执，置舟中艎板下，数日得脱。乘饥恣食良久，解衣扪虱，次日遂作伤寒，自汗而膈不利。一医作伤食而下之，一医作解衣中邪而汗之。杂治数日，渐觉昏困，上喘急高，医者仓皇失措。予诊之曰：太阳病下之，表未解，微喘者，桂枝加厚朴杏仁汤，此仲景之法也。指令医者急治药，一啜喘定，再啜漐漐微汗，至晚身凉，而脉已和矣。（许叔微《普济本事方》）

2. 刘某某，男，33岁，1994年1月25日初诊。感冒并发肺炎，口服头孢氨苄，肌注青霉素，身热虽退，但干咳少痰，气促作喘，胸闷，伴头痛，汗出恶风，背部发凉，周身骨节酸痛，阴囊湿冷，舌苔薄白，脉来浮弦。证属太阳中风，寒邪迫肺，气逆作喘。法当解肌祛风，温肺理气止喘。桂枝10克，白芍10克，生姜10克，炙甘草6克，大枣12克，杏仁10克，厚朴15克。服药7剂，咳喘缓解，仍有汗出恶风，晨起吐稀白痰。上方桂枝、白芍、生姜增至12克。又服至7剂，咳喘得平，诸症悉除。医院复查，肺炎完全消除。（《刘渡舟临证验案精选》）

3. 1975年夏，到昌邑巡回医疗，遇一青年男子，在麦收劳动后大汗淋漓，口渴，饮大量生水，仍然热不可耐，为纳凉，跳进池塘沐浴。归后当晚，恶寒高热，咳嗽，气喘，请乡村医生注射青霉素。2天后热退，但哮喘不止，入夜加重，曾服各种西药，病未好。3个月来靠服氨茶碱缓解症状。查看病人时见微微作喘，伴有哮鸣，面带倦容，时而轻咳，吐出少量白黏痰，舌苔薄白，脉略数。结合病史，此病系哮喘无疑。病人年轻体壮，无宿痰，病因劳动后出汗，以冷水激之而发。劳动后腠理开，大汗出，以冷水洗澡，水寒之气从皮毛入侵，皮毛阻塞，肺气不利，上逆而致喘。《伤寒论》第75条说："以重发汗虚故如此。发汗后饮水多必喘，以水灌之亦喘。"部分注家认为饮水多之喘可用小青龙汤，遂用小青龙汤3剂以治。3日后病人复诊时说："服药后心中微微作悸，哮喘如故。"我反复斟酌，决定采用桂枝加厚朴杏子汤治疗，以辛温解肌，利气定喘。服3剂后复诊，病人症状大减，复开3剂，服后病愈。（《黄河医话》）

4. 赵某，男，9岁。1987年2月初诊。患儿自幼患咳喘病。今年春节外感，诱发咳嗽喘息，服药治疗未见病愈，近来数天，复感外寒，咳嗽喘息加重，夜卧难平，痰多稀白，喉中痰鸣，服抗生素等中西药效不显。故前来求诊，素体虚弱，脾胃不和，易患外感，舌尖略红，苔剥脱，中间苔淡黄，脉沉弦略数，证属寒邪束表，郁而化热，肺气不降，而致咳喘，拟调营和卫，理肺平喘，宗桂枝加厚朴杏子汤化

裁，处方：桂枝8克，杭芍10克，甘草4克，生姜3片，大枣5枚，浙贝10克，桔梗10克，川朴10克，杏仁8克。6剂，水煎温服，每剂分3次服用。药后喘平，夜卧亦安，唯晨起偶有咳嗽，前方不变，继服4剂，喘咳皆平。继调脾胃而安，5年未复发。（聂惠民医案）

【现代运用】

现代临床报道尚见于治疗喉源性咳嗽、感冒后咳嗽、慢性阻塞性肺气肿、肺源性心脏病等病症。现代实验研究证实，桂枝加厚朴杏子汤具有镇咳、祛痰、平喘、镇静等作用。

桂枝加芍药生姜人参新加汤

【方剂组成】

桂枝（去皮）三两（9克），芍药四两（12克），甘草（炙）二两（6克），人参三两（9克），大枣（擘）十二枚，生姜（切）四两（12克）

【方药用法】

上六味，以水一斗二升，煮取三升，去滓，温服一升。本云：桂枝汤，今加芍药、生姜、人参。

【方证释义】

本方简称桂枝新加汤，功能调和营卫，益气养血。方中桂枝汤调和营卫，重用芍药和营养血，重用生姜宣通阳气，加人参益气和营。全方为扶正祛邪并用，以扶正为主之剂。本方证是以发汗太过，营气虚损，筋脉失养为主要病机的病证。症见身疼痛，脉沉迟。本证还常见于妇人产后。其症还有四肢拘挛，恶风，舌淡等。身疼痛，为太阳表证，若发汗后，邪去病可解，则身疼痛可愈。此太阳病发汗后，身痛未愈，而脉反见沉迟之象，是汗后表邪不仅未解，反而损伤气血。脉沉主里，迟为气血虚亏。由于太阳中风表证仍在，加之气血耗损，经脉失养，故身疼痛不解。治用桂枝新加汤解肌祛风，调和营卫，益气养血，滋养经脉，解除疼痛。

【主治病证】

主发汗后，身疼痛，脉沉迟者。

【历代名医方论】

《尚论篇》：桂枝方中倍加芍药、生姜各一两以去邪，用人参三两以辅正。名曰新加汤者，明非桂枝汤中之归法也。

《古方选注》：桂枝汤调和营卫，一丝不乱，桂枝、生姜和卫，芍药、大枣和营。今祖桂枝人参汤法，则偏于卫矣。妙在生姜加一两，佐桂枝以大通卫气，不使人参有实邪之患；尤妙芍药亦加一两，仍是和营卫法。名曰新加者，申明新得其分两之理而加之也。

吴谦《医宗金鉴》：是主即桂枝汤倍芍药、生姜，加人参也。汗后身疼痛，是荣卫虚而不和也，故以桂枝汤调和其荣卫。倍生姜者，以脉沉迟荣中寒也；倍芍药者，以荣不足血少故也；加人参者，补诸虚也。桂枝得人参，大气周流，气血足而百骸理；人参得桂枝，通行内外，补荣阴而益卫阳，表虚身疼未有不愈者也。

《医学摘粹》：汗泄血中温气，阳虚肝陷，经脉凝涩，风木郁遏，故用甘草补其脾精，桂枝达其肝气，芍药清风木之燥，生姜行经络之瘀，人参补中气以充经脉也。

陈修园《长沙方歌括》：此言太阳证发汗后，邪已净而营虚也，身疼痛证虽似外邪，而血虚不能养营者必痛也。师恐人之误认为邪，故复申之日脉沉迟，以脉沉者病不在表，迟者血虚无以荣脉也。方用桂枝汤，取其专行营分，加人参以滋补血液生始之源，加生姜以通血脉循行之滞，加芍药之苦平，欲敛姜桂之辛，不走于肌腠而作汗，潜行于经脉而定痛也。曰新加者，言邪盛禁用人参，今因邪净而新加之，注家谓有余邪者误也。

【医案举例】

1. 产后身痛

兰某某，女，31岁。1993年5月8日初诊。产后1个月，身痛，腰痛，两脚发软如踩棉花，汗出恶风，气短懒言而带下颇多。曾服用“生化汤”5剂，罔效。视其舌体胖大，切其脉沉缓无力。刘老辨为产后气血两虚，营卫不和之证，为疏《伤寒论》"桂枝新加汤"加味，以调和营卫，益气扶营。桂枝 10 克，白芍 16 克，生姜 12 克，炙甘草 6 克，大枣 12 枚，党参 20 克，桑寄生 30 克，杜仲 10 克。服药 5 剂，身痛止，汗出恶风已愈，体力有增。口干，微有腰部酸痛，乃于上方加玉竹 12 克，再服 3 剂而愈。(《刘渡舟临证验案精选》)

2. 赵守真医案

朱某，中学教员。体羸瘦，素有遗精病，又不自爱惜，喜酒多嗜好，复多斫丧。平日恶寒特甚，少劳即喘促气上，其阳气虚微、肾元亏损也明甚。1947 年冬赴席邻村，醉酒饱食，深夜始归，不免风寒侵袭。次日感觉不适，不恶寒，微热汗出，身胀，头隐痛。自煎服葱豉生姜汤，病未除。精神不振，口淡不思食，舆而来诊。切脉细微乏力，参之前证，则属阳虚感冒，极似《伤寒论》太阳少阴两感证，其麻黄附子细辛汤、麻黄附子甘草汤两方，殊不宜阳虚有汗之本证。以麻黄发汗、细辛温窜，如再发汗则足以损其阴津，病转恶化，此所当忌。遂改用桂枝加芍药生姜人参新加汤，又增附子，并损益分量，斯与恰合证情：党参五钱，桂枝、芍药、甘草各三钱，生姜钱半，大枣五枚，附子三钱。嘱服三帖再论。复诊：诸症悉已，食亦略思，精神尚属委顿，脉仍微弱。阳气未复，犹宜温补，处以附子汤加巴戟天、枸杞子、鹿角胶、胡芦巴等补肾诸品，调理善后。(赵守真《治验回忆录》)

3. 胁痛

叶天士治施某，左胁肋痛 5 年余未愈。初服旋覆花汤未应，另更医谓是营虚，用参、当、熟地、桂、芍、炙草，服后大痛。医又转方，用金铃、半夏、延胡、桃仁、茯苓服之，大吐大痛。复延叶治，谓肝络久病，悬饮流入胃络致痛不已，议太阳、阳明开阖方法，即本方去芍加茯苓、生姜，易煨姜也。服苦药痛呕可知胃虚，以参、茯开阳明，用草、桂开太阳，并辛香入络，用姜、枣通营卫，生姜恐伐肝，故取煨以护元气，而微开饮邪也。(《伤寒论类方法案汇参》)

4. 误治伤正身冷痛

一老人，大便不通数日，上逆头眩。医与备急丸而自若，因倍加分量而投之，得利，于是身体麻痹，上逆益甚，而大便复结。更医诊之，与以大剂承气汤，1 服不得下利，服 3 帖，下利如倾盆，身体冷痛，不得卧，大便复结。又转医作地黄剂使服之，上逆尤剧，面色如醉，大便益不通。于是请治于先生，心下痞硬，少腹无力，即与桂枝加芍药生姜人参汤，服之 3 帖，冲气即降，大便通快；经过 2～3 日，冷痛止，得卧，大便续通快。二旬之后，诸证去而复常。(《皇汉医学》引《续建殊录》)

5. 妊娠恶阻

刘某某，24 岁。月经 3 月未行，四肢酸软无力，恶心呕吐，渴不欲饮，口淡无味，不思纳食，眩晕，嗜眠，形寒发热，脉滑而细，舌苔薄白，即予桂枝汤 1 剂。复诊：诸证较前有所减轻，脉滑而弱，舌质淡红，续予桂枝新加汤 2 剂，症状消失。于次年分娩，产后健康。[浙江中医杂志，1965(8)：26]

【现代运用】

现代临床将其应用于内外妇儿等多种系统疾病，特别是各种原因导致全身或局部营血不足所致的虚性疼痛、麻木、痉挛等。现代药理学还研究发现，桂枝新加汤能双向调节汗腺分泌、体温、免疫功能、胃肠蠕动及血压，还具有抗炎、镇痛、降血糖及保护心血管等作用。同时，动物实验表明桂枝新加汤还能提高大鼠颈交感神经干受损后的出汗电位，降低帕金森病自主神经功能量表评分，改善自主神经功能。

桂枝甘草汤

【方剂组成】

桂枝(去皮)四两(12 克)，甘草(炙)二两(6 克)

【方药用法】

上二味，以水三升，煮取一升，去滓，顿服。

【方证释义】

此方由二味药组成，其中的桂枝，辛甘，温通经脉，入心助阳，故以桂枝补心阳；甘草甘温，补心以益血脉，且二药相合，辛甘化合为阳，阳生阴化而奉心，心阳得复，心悸自愈。本方以复阳为主，阳生阴化是其宗旨，其助阳而不燥，滋阴而不寒，实为此方之特点。

【主治病证】

心下悸动，或空虚或空悬感，喜按，脉微缓或沉细或结代，舌苔白。

【历代名医方论】

《伤寒论》：桂枝甘草汤，桂枝(去皮)四两，甘草(炙)二两。治发汗过多，其人叉手自冒心，心下悸，欲得按者。以水三升，煮取一升，去滓顿服。

《古今选注》：桂枝复甘草，是辛从甘化，为阳中有阴，故治胸中阳气欲失。且桂枝轻扬走表，佐以甘草留恋中宫，载还阳气，仍寓一表一里之义，故得以外止汗而内除烦。

邢锡波：温补降纳用肉桂，疏风宣表用桂枝。因此，根据本方方证以用肉桂为宜。若脉微弱，自汗出，四肢逆冷，必须加附子，效果方能显著。

《肘后方》：治寒疝来去，每发绞痛方，即本方加牡蛎。

《备急千金要方》：治口中臭方，桂心、甘草各等分。上二味末之临卧以三指撮，酒服，二十日香。

《证治大还》：桂枝汤(即本方)治生产不快，或胎死腹中，桂枝一握，甘草三钱，水煎服。

【医案举例】

1. **心悸痛**(胡梦先医案)

林某，男，39岁，1960年8月10日就诊。自诉：心悸而痛喜按，服许多止痛药罔效，大小便正常，时有自汗出。诊其六脉微缓，苔白滑。断为虚痛，用桂枝甘草汤：桂枝18克，甘草9克，顿服。服后痛即消失。[福建中医药，1964(5)：封三]

按：凡痛，拒按属实，喜按属虚，又心悸汗出，显为心阳亏虚，络脉失煦疼痛，用桂枝甘草汤顿服，单刀直入，以振奋离宫之阳，药少力专，果一投而中。

2. **眩晕(体质性低血压)**(刘永会医案)

秦某某，男，46岁。因头晕乏力4年，近20余日加重，于1978年7月30日住院。4年来血压一直偏低，伴有头晕，眼花，失眠多梦，健忘，浑身乏力，心悸，心前区压迫感，用西药治疗无效。体检：血压85/58毫米汞柱，余无异常。诊断：体质性低血压。处方：甘草15克，肉桂15克，桂枝15克，五味子25克，水煎，早晚服2次。4日后血压有所上升，症状减轻。一周后血压升为110/85毫米汞柱，症状消失，睡眠明显好转，自觉周身有气力，精神愉快。巩固治疗一月出院，后未复发。(黑龙江医药)

按：本案为虚性眩晕，由清阳不升所致。《灵枢·口问》篇曰："上气不足，脑为之不满，耳为之苦鸣，头为之苦倾，目为之眩。"故以桂枝甘草汤温补上焦阳气；又加肉桂、五味子以阴阳并补。阴充阳升，清窍得养，而眩晕自除。

3. **癫疾**(李白召医案)

李某，女，21岁，1983年8月17日初诊。其母代诉：年前与母吵嘴而病，开始郁郁寡欢，不欲多言，后寐多不醒，呼之不应，或昏昏欲睡，或语无伦次，时轻时重。多次求医诊治，屡用理气泻下之品病无起色，迁延至今。见患者发育正常，面容呆板，两手交叉护胸，问其故，但言心中害怕，耳中如物阻塞，脉浮大，舌淡苔白。病为癫疾，证属心阳虚损。处方：桂枝45克，甘草20克，2剂，水煎。服1剂，精神好转。2剂而嗜睡除，言语增，病情稳定，耳塞消失，自云如梦一场。效不更方，继服2剂，彻愈。(国医论坛)

按：癫疾属阴，非阳药不化。本案原为肝郁，怎奈屡经泻下，心阳必伤。证见叉手按胸，心悸耳聋，乃桂枝甘草汤证无疑。然沉疴久病，又非重剂而不能起，故倍增药量，功专力宏，单刀直入，效如桴鼓。经方之妙，莫过于此矣。

4. **耳聋**（周福生医案）

周某某，男，29岁。因突起耳聋近一月，经他医用益气聪明汤等治疗，耳聋如故，痛苦不堪，后延余诊治。刻诊：自诉耳聋，并觉心悸乏力，稍有畏寒感，舌淡红，苔薄白。脉细软无力。细询知病起于感冒过汗之后，据其脉证之病史，以心阳虚为辨，用桂枝甘草汤加味。处方：桂枝12克，炙甘草8克，石菖蒲4克。首服2剂，自觉听力明显增强，心悸好转，寒感消失，药已对证，再服2剂，耳聋全除，诸症也平。（新中医，1989）

按：《素问·金匮真言论》云："南方赤色，入通于心，开窍于耳，藏精于心。"心阳不足，不能上冲于耳，可致耳聋失职。本案耳聋，正因发汗过多，损伤心阳所致。伤寒论云："未持脉时，病人手叉自冒心，师因教试令咳，而不咳者，此必两耳聋无闻也，所以然者，以重发汗虚故如此。"故投桂枝甘草汤温通心阳，少佐石菖蒲以开窍，果获良效。

5. **心悸**

张某，女，48岁。患者平素体弱多病，动则汗出，经常感冒，近一周来心慌心跳较重，夜间不能仰卧，曾用补心丹、柏子养心丸、安神补心丸治疗数日无效。望其舌质淡黯，苔白而润。乃心阳受损，心阴不足，中气偏虚。遂投桂枝甘草汤合生脉散加味：桂枝10克，甘草15克，党参15克，寸冬10克，五味子9克，茯苓15克，黄芪15克。服3剂后，心跳心慌立止而愈。（王占玺．张仲景药法研究．北京：科学技术文献出版社，1984）

6. **汗出过多**

邢氏报道，黄某，58岁。平素有心脏病，患太阳病中风。服疏风解表之剂，汗出多，而病不解，迁延多日，屡经发汗，胸阳损伤，有时心悸气短，头部眩晕，心悸重时则慌乱不敢仰息，身倦食少，精神不振。诊其脉沉细无力，左寸尤甚。此乃患病日久，气血较虚，更兼屡次发汗，心阳虚损，故心悸短气，头部眩晕。《内经》曰："上虚则眩"，上虚即心阳虚，不能迫血上行所致，心悸气短是其明证。故以桂枝甘草汤，佐以养心神之品。处方：肉桂6克，甘草15克，茯神12克，当归10克，野党参12克，生姜3克，大枣10枚。药后心悸稍安，而气短、头眩减轻。唯夜间不能安然入睡，须辗转2个小时方能朦胧入寐。此心气浮越不敛之故。于前方加酸枣仁15克，元参12克，育阴气而敛虚阳。连服3剂，则诸证均减，食欲增加，精神逐渐清健，后以养心健脾之剂，调理而愈。（邢锡波．伤寒论临床实验录．天津：天津科学技术出版社，1984）

【现代运用】

本方现代可用于治疗心律不齐、心肌缺血、心动过速、肺心病、风心病、冠心病、慢性胃炎等属上述证机者。

茯苓桂枝甘草大枣汤

【方剂组成】

茯苓半斤，桂枝（去皮）四两，甘草（炙）二两，大枣（擘）十五枚

【方药用法】

以甘澜水一斗，先煮茯苓减二升，纳诸药，煮取三升，每服一升，去滓温服，一日三次。

【方证释义】

方中重用茯苓为君，借其甘淡，归脾、膀胱、心、肺诸经，能渗湿健脾、祛痰化饮，使水饮从小便而出。臣以桂枝，以其辛温，归心、脾、肺、膀胱经，温阳化气，布化津液，并平冲降逆，协君药以加强化饮利水之力；佐以白术，健脾燥湿，助运化以杜绝痰饮生成之源，合桂枝以温运中阳，协茯苓以健脾祛湿。佐

使以炙甘草补脾益气，合桂枝助化阳气，佐茯苓，制其渗利太过而伤津，兼和诸药。四药合用，共奏健脾利湿、温阳化饮之功，使中阳得健，痰饮得化，津液得布，则痰饮病自愈。

【主治病证】

痰饮病。胸胁支满，目眩心悸，短气而咳，舌苔白滑，脉弦滑或沉紧。

【历代名医方论】

《注解伤寒论》：本方用茯苓以伐肾邪，桂枝能泄奔豚，甘草、大枣之甘滋助脾土以平肾水气。煎用甘澜水者，扬之无力，取不助肾气也。

《医宗金鉴》：此方即苓桂术甘汤去白术加大枣倍茯苓也。彼治心下逆满，气上冲胸，此治脐下悸，欲作奔豚。盖以水停中焦，故用白术，水停下焦，故倍茯苓。脐下悸，是邪上干心也，其病由汗后而起，自不外乎桂枝之法。仍以桂枝、甘草补阳气，生心液；倍加茯苓以君之，专伐肾邪；用大枣以佐之，益培中土；以甘澜水煎，取其不助水邪也。土强自可制水，阳建则能御阴，欲作奔豚之病，自潜消而默化矣。

《伤寒缵论》：茯苓桂枝甘草大枣汤：茯苓半斤，桂枝四两，甘草二两（炙），大枣十五枚（擘）。上四味，以甘澜水一斗，先煮茯苓减二升，内诸药，煮取三升，去滓，温服一升，日三服。作甘澜水法：取水二斗，置大盆内，以勺扬之，水上有珠子五六千颗相逐，取用之。汗后余邪，挟北方邪水为患，故取桂枝汤中之三以和营，五苓散中之二以利水，作甘澜水者，取其流利，不助肾邪也。

【医案举例】

1. 欲作奔豚证（聂惠民医案）

胡某某，男，34 岁，工人。1987 年 10 月初诊。自觉脐下跳动，有上冲之势，脐上有水声，坐卧难安、伴胃脘不和，畏寒喜暖，以手按之较舒，口不渴，素体较瘦，脉沉弦略细，舌苔薄白润滑，曾服中西药物不愈，病已两月有余。中医辨证为心阳不足，水邪上凌而致。拟温通心阳，化气行水之法。处方：茯苓 30 克，桂枝 12 克，炙甘草 6 克，大枣 10 枚，生姜 10 克。水煎服。服药三剂，诸证锐减，继服六剂而愈。（《聂氏伤寒学》）

论：本条言化气行水法，应改为泻水行气之法。气虚则水停，水停则阻气，气不能行，如何化气，必是泻水以行气，方名茯苓者，就是取泻水之义。水泄则气行，气行则水化。本条欲作奔豚，用苓桂术甘汤也行。本身患者较瘦，此是痰饮之体象。

2. 奔豚案（刘文瘗医案）

李某，男，38 岁。主诉脐下跳动不安，小便不利，自觉有气从小腹上冲，致心慌胸闷，呼吸不利，情绪不安，每天发作 4～5 次，上午轻而午后为重，脉沉弦略滑，舌质淡，苔白腻。辨证：此气从少腹上冲于胸，名曰奔豚，为心阳不足，坐镇无权，下焦水寒之邪得以上犯，仲景治此证有两方，若寒气冲而小便利者，用桂枝加桂汤；水寒之气冲而小便不利者，则用茯苓桂枝甘草大枣汤；症既见脐下悸，又有小便不利，此为水停下焦之苓桂枣甘汤证。处方：茯苓 30 克，桂枝 12 克，肉桂 7 克，炙甘草 6 克，大枣 10 枚。仅服 5 剂，小便畅通而诸症痊愈。（《经方临证实践录》）

按：“脐下悸动不安，小便为难”，而又有水气上冲之感，投茯苓桂枝甘草大枣汤获效。其中以小便难为辨证要点，否则便为奔豚，而用桂枝加桂汤。本方镇冲而伐水邪，较桂枝加桂汤为胜，故仅服 5 剂即小便畅通，病情告愈。

3. 奔豚证（刘渡舟医案）

郭某，男，56 岁。患奔豚证，发作时气从少腹往上冲逆，至心胸则悸烦不安，胸满憋气，呼吸不利，并见头身汗出，每天发作两三次。小便短少不利，有排尿不尽之感。舌质淡，苔水滑，脉沉弦无力。此水气下蓄，乘心脾阳虚而上冲。处方：茯苓 30 克，桂枝 12 克，大枣 15 枚，炙甘草 10 克，上方服用两剂，则小便畅通，奔豚气不再发作。《临证指南》

论：中气虚而水气停，所以小便不利，用茯苓以泻水行气，水有泻路，则小便自利。假如小便通利，仍要用茯苓泻水者，是行气之义，气降化水，水升化气，气水本是一物。

4. **奔豚证**（刘渡舟医案）

李某，男，43 岁。脐下悸动，欲作奔豚，伴小腹及胃脘胀闷不舒，心悸。寸脉软，关尺之脉俱弦。此心脾阳虚，水寒之气将欲上冲之证。处方：茯苓 30 克，桂枝 12 克，大枣 15 枚，炙甘草 6 克，肉桂 3 克，一剂而愈。一剂后冲逆之势平伏，转用真武汤加桂枝，三剂而愈。

解说：茯苓桂枝大枣甘草汤即苓桂术甘汤去白术而加大枣。本方临床治疗水气病中属于心脾阳虚，下焦水寒之气妄动所致的欲作奔豚或已作奔豚疗效甚佳。在此需要说明几个问题。第一个问题是为什么要去白术而加大枣？白术和大枣都具有健脾益气的作用，都可以用来治疗气冲上逆的病证。但张仲景用此二药却有所不同，治疗气从“心下”上冲者用白术，治疗气从“脐下”上冲者用大枣。这是因为气从心下上冲者，病机在于脾虚不运而使水气上冲，所以用白术健脾兼能行水；至于气从脐下上冲者，关键在于其人气水相搏，小便不利而脐下悸，所以重用茯苓至 30 克，桂枝至 12 克，则超过其他有关方剂，然利水去邪之力大犹恐津伤液脱，所以去白术而用大枣补脾胃，生津液，预防于治，从临床上来看，是很有实践意义的。第二个问题是如何判断欲作奔豚和已发奔豚？欲作奔豚的临床特点是脐下或脐周部位悸动不安，这是病人自己能感觉得到，这就说明了水与气相搏于脐下，欲上冲而未冲的情况；已作奔豚的临床特点是病人能明显地感觉到有一股气从脐下向上冲逆，随之而产生各种证情。虽然这是两种不同的临床特点，但都可以用苓桂甘枣汤治疗。第三个问题是桂枝加桂汤和本方都可用来治疗气从脐下往上冲逆的“奔豚”证，如何进行区别？根据临床观察，苓桂甘枣汤证除有脐下悸外，还有小便不利等证，而舌苔水滑，面色黧黑，这在辨证时是主要的区别点。

论：奔豚者，肝邪之冲也。大枣者，补脾精以滋肝血也。不用白芍，行血疏木，交通阴阳，而取甘澜水之象者，就是肾之积寒，取水抱阳气之象。（甘澜水之义，我也没有查资料，就是自己的理解）

5. **心悸**

丁某，男，79 岁，2018 年 2 月 10 日初诊。主诉：心悸 2 年余，加重半年。症见心悸，伴后背冷，双下肢浮肿呈凹陷状，按之不起，双足虚浮无力，畏寒，四肢不温。平素体虚乏力，饮食、二便尚可，睡眠较差，舌胖大，苔白，脉细滑。心电图示：缺血型 ST-T 段压低。心脏彩超：左室心肌缺血，左室舒张功能减低，左室射血分数减低（EF41%），二尖瓣轻中度反流，三尖瓣轻度反流。辨证属心阳不足、水气横溢、气虚血瘀、胸阳痹阻，治以温通心阳、利水平冲、益气活血、宣痹通阳。处方：茯苓 30 克，桂枝 30 克，炒白术 30 克，炙甘草 30 克，党参 15 克，麦冬 30 克，五味子 10 克，葛根 15 克，生黄芪 40 克，丹参 15 克，刺五加 15 克，薤白 30 克，川芎 20 克。7 剂，常法煎服。2 月 17 日二诊：心悸诸症均有好转，仍畏寒、乏力、双下肢水肿。舌淡红，苔白腻，脉细滑。原方加虎杖 15 克，淫羊藿 15 克，北沙参 15 克，仙鹤草 30 克。7 剂，常法煎服。2 月 24 日三诊：心悸、畏寒、乏力症状明显好转，双下肢见轻微水肿。舌淡红，苔白，脉弦滑。上方续服 7 剂。3 月 3 日四诊：诸症皆好转，复查心脏彩超：主动脉硬化，左室射血分数减低（EF53%），二尖瓣、三尖瓣轻度反流。守方再服 14 剂，巩固疗效。

按：本案患者呈一派心阳不足、水气泛溢之象，符合苓桂术甘汤证的核心病机，故用之温阳化气、利水降逆。笔者通过多年临床实践体会到：阴虚阳亢多动风，而阳衰阴盛多动水。苓桂术甘汤既能温心阳，又能利

水气、降逆气。患者症见心慌心悸、双足虚浮，平素体虚乏力，加用生脉散益气养阴固本，黄芪、葛根活血通脉、益气升清，再加丹参活血养血、除烦安神，刺五加益气健脾、补肾安神，薤白宣痹通阳，川芎活血行气。诸药相合，配伍巧妙，药量精准，恰对病机，故收佳效。

6. **奔豚(神经官能症)**(孙溥泉医案)

韩某，男，45岁左右，干部。自1970年下半年起，每逢夜半入睡之际，突然惊叫而醒，随之便有发作性气自下腹部上冲直达心下、咽喉，头昏目眩、胸闷心悸气急，神识模糊不清，有欲断气般难受，发作后如同常人，发作时间长短不一。这种间歇性发作有时与精神不愉快有关，有时与劳累有关。有时1～2个月犯一次，但至1972年初发作较频，有时一月2～3次，西医诊断为神经官能症，但久治不愈。患者平素有神经衰弱，两腿肿且发凉，但口唇有疮，口渴而不欲饮，腰酸、耳鸣、蹲久起来眼冒金花，舌体胖边有齿痕，舌质红，灰苔，脉沉细。患者之病，正如《金匮要略》云："奔豚病从少腹起，上冲咽喉，发作欲死，复还止，皆从惊恐得之。"诊其证乃肾阳衰微，上热下寒，内有水饮，根据《伤寒论》第65条："发汗后，其人脐下悸者，欲作奔豚，茯苓桂枝甘草大枣汤主之。"应用此汤加减：茯苓30克，桂枝9克，甘草9克，大枣10枚，水煎服。服十剂后腿肿消失，腿亦由凉转暖，发作间隔延长，发时亦较轻微，胸口紧迫感减轻，但腰酸、耳鸣、蹲久起来发晕等肾虚症状仍存在，口疮逐渐转愈。原方加麦冬、肉桂各9克，枸杞30克。又服十剂，诸症显著减轻，发作不但轻微，亦能自己控制发作，胸胁部烦闷感已消失，腰已不酸，腿亦有力，患者原来上四层楼亦感吃力，现在骑车外出亦不感累。后服河车大造丸以巩固疗效，神经衰弱亦随之而愈，追访五年，未见复发。

论：本条医案，非常典型。如有原方剂量，十剂后就能治愈，正是剂量太小，病不能愈，反误又加味麦冬与枸杞，为何说此为误，此乃是奔豚之病，二药性滋阴清虚热，与此病不相适合，且二药性凉，不宜中虚之证。阳亡土败，所以气虚水停，水寒木冲，泻水建中，疏木止冲，是其治法。本条医案，又接近阴癫的癫痫病。不懂中医的人，会误认为此患者病为先天性的癫风病。生活中总有偶然听闻，一个之前完全正常的人怎么会突然发生癫痫病了呢，非常不可思议，还有的女性，刚结婚嫁人之后发病，或结婚生孩子之后发病，婆家还以为是婚前隐瞒病史，从而变得整天忧心忡忡，灰心丧气。其实这就是一个正常奔豚病，即使真是癫痫病，也只是中医阴阳病的一种而已，中医是完全可以治好的，只是作为一个平常人不懂，所以更是畏惧。

7. **奔豚**(邢锡波医案)

刘某，年55岁，患奔豚证已六七月，外观尚健壮，而脉象细弱，每日下午觉腹部有硬块物，自少腹上冲心胸，发作突然，发作后神识昏聩，呼吸窒息，窒闷欲死，历时二三分钟，病过后，惟觉头眩，身倦腹块消失气不上逆，其余皆如常人。此证之表现与奔豚证完全相似，遂拟桂枝加桂汤与之。桂枝用至18克，以其能扶心阳而降冲逆，另加潜阳镇逆之紫贝齿、龙齿、磁石之类，连服三剂证候减轻，后以育阴潜纳镇摄之剂，调理而愈。《伤寒论临床实验录》论：此下腹部有硬块物，是区别于瘀血的硬块物，硬者，是木郁而急结，虽然都是木陷病理，区别就是木陷与瘀血木陷之别。腹有硬块，症是奔豚就治奔豚，症是血瘀就治血瘀。

8. **奔豚**(浅田宗伯医案)

烟田之妹，年20余。脐下动悸，任脉循行处(经腹正中线)拘急，时时上冲于心下，发作时背弓反张，不省人事，手厥冷，呼吸欲绝，数医治疗无效。余诊之，此为奔豚病，故与苓桂甘枣汤。服之数十日，病已减七八，只腹中常剧痛，或手足抽搐。于是，兼用当归建中汤，数月而痊愈。《橘窗书影》《经方直解》论：

腹拘急者，是木气不升，横逆少腹。木主升达，木气郁陷不升，则郁冲而发心悸。师解，奔豚者，风木奔腾，状如惊豚，上冲胸膈，及乎咽喉腹胁心首，诸病皆作，喘呼闭塞，七窍火生，病热凶恶，莫此为剧。

9. **奔豚**(刘渡舟医案)

张某某，男，54 岁。主诉脐下跳动不安，小便困难，有气从小腹上冲，至胸则心慌气闷，呼吸不利而精神恐怖。每日发作四五次，上午轻而下午重。切其脉沉弦略滑，舌质淡，苔白而水滑，乃水停下焦之苓桂枣甘汤证。疏方：茯苓 30 克，桂枝 10 克，上肉桂 6 克，炙甘草 6 克，大枣 15 枚。用甘澜水煮药。仅服 3 剂，则小便畅通而病愈。(《伤寒名医验案精选》)

按：此证气从少腹上冲于胸，名曰“奔豚”，乃因心阳上虚，坐镇无权，使下焦之邪得以上犯。仲景治此有两方，若气冲而小便利者，用桂枝加桂汤；气冲而小便不利者，则用苓桂甘枣汤。今脐下悸而又小便困难，与苓桂甘枣汤之证机合，用之果获捷效。

论：脉见滑象，此是沉滑，还是浮滑，还是痰饮水气，郁格之滑？还是滑在尺部？病奔豚者，当是沉滑，或在尺部，没有经验，不敢定论。上条也是脉滑。更能确定，茯苓泻水之用。在此再重复一遍《难经》十难：一脉十变者，何谓也？然：五脏各有邪，刚柔相逢之意也。刚柔相，故脉有十变，此可类比奔豚一病，而脉有十变。脉法三十二，凡脉大、浮、数、动、滑(五脉)，此名阳也，脉沉、涩、弱、弦、微，此名阴也。阴阳之脉，综述为十脉。五脏之邪，刚柔相适，此十为变。

10. **惊恐**(矢数道明医案)

32 岁妇女，数日来因感冒卧床不起，汗出，微热。3 日前在床上与其夫发生口角，而兴奋不已，翌日脐下紧张且动悸，鸠尾隆起，心跳欲止，咽塞不通，已似窒息而又骚动不宁。于是，发生恐怖症而不眠。翌日往诊，观其病情而告之，此为中医之奔豚病，令其服苓桂甘枣汤，服药 3 日病症治愈(《临床应用汉方处方解说》)

《经方 100 首》论：日本医家所论的恐怖，就是惊恐之义。《金匮》卷八，惊悸二提纲，惊怖之义。惊为胆木不降，失根而虚浮，恐为肝木不升，木陷于水，而见水沉之恐。也就是所说的肾虚则恐，恐从木陷而论，木发为怒，木陷为恐，不见木怒，而见水恐。

【现代运用】

本方以阵发性心动悸、发作性的“少胸中有物上冲”、剧烈腹痛作为辨证要点。临床上常用于治疗消化不良的呕吐和更年期综合征。

在实践应用中，用苓桂枣甘汤主要治疗以脐下动悸为主要症状的内有水邪的病证，例如风湿痹证、风湿性关节炎等可根据辨证看是用苓桂枣甘汤还是苓桂术甘汤。此外，还可以治疗神经性心悸、神经衰弱、慢性胃炎、慢性肠狭窄、胃酸过多这类疾病中有脐下悸动，小便不利，心慌心悸的那一类症状表现的病症。

桂枝麻黄各半汤

【方剂组成】

桂枝(去皮)一两十六铢(5 克)，芍药、生姜(切)、甘草(炙)、麻黄(去节)各一两(3 克)，大枣(擘)四枚，杏仁(汤浸，去皮尖及二仁者)二十四枚(5 克)

【方药用法】

以水五升，先煮麻黄一二沸，去上沫，纳诸药，煮取一升八合，去滓，温服六合。本云：桂枝汤三合，麻黄汤三合，顿服。将息如上法。

【方证释义】

本方系桂枝汤与麻黄汤相合，为小制其剂，以解表发汗而不伤正。调和营卫而不留邪为长。麻、桂、姜之辛甘发散，量小而微力以逐邪；芍药、甘草、大枣酸收甘缓，益营气以

扶正。诸药刚柔相济，成为发汗之轻剂。

身痒是因风寒束表，营卫郁滞，气血不能正常出入，冲击膜络所致。据此治宜祛其外束之寒，通其营卫之滞，缓其膜络之急，才与机理相符。是以方用麻黄、桂枝、杏仁、生姜辛温发汗，宣肺逐邪，令其寒邪外散，肺卫开宣，因寒而急脉络得舒，因寒而闭毛窍得开，则营卫出入之路无阻；麻黄、生姜发汗行津，杏仁宣降肺气，通其卫分津气之滞；桂枝温通血脉，通其营血之滞，气血津液齐通，则营卫运行无碍；芍药之酸以柔肝，甘草、大枣之甘以缓急，令脉络舒缓，毛窍开合自如，则气血通调，膜络不再受其冲击而身痒之疾愈矣！

此方与葛根汤的结构相同，葛根汤仅多一味葛根而少一味杏仁。两方都能治疗风丹、瘾疹，本方因有杏仁，开宣肺气力量较强，瘾疹身痒使用此方较为恰当；葛根汤因有葛根，缓解挛急力量较强，用于风丹较为恰当。

【主治病证】

太阳病，得之八九日，如疟状，发热、恶寒，热多寒少，其人不呕，清便欲自可，一日二三度发。脉微缓者，为欲愈也。脉微而恶寒者，此阴阳俱虚，不可更发汗、更下、更吐也。面色反有热色者，未欲解也，以其不能得小汗出，身必痒，宜桂枝麻黄各半汤。

【历代名医方论】

《注解伤寒论》：小发其汗，以解表邪。

《医宗金鉴》：小小汗之以和营卫。

《内台方议》：桂枝汤治表虚，麻黄汤治表实，二者均曰解表，霄壤之异也。今此二方合而用之者，乃解其表不虚不实者也。桂枝汤中加麻黄、杏仁，以取小汗也。

《伤寒贯珠集》：既不得汗出，则非桂枝所能解，而邪气又微，亦非麻黄所可发，故合两方为一方，变大制为小制。桂枝所以为汗液之地，麻黄所以为发散之用，且不使药过病，以伤其正也。

《伤寒论类方》：此方分两甚轻，计共约六两，合今之秤仅一两三四钱，分三次服，只服四钱零，乃治邪退后至轻之剂，犹勿药也。

《古方选注》：其法先煎麻黄，后纳诸药，显然麻黄为主，而以桂枝、芍药为监制也。盖太阳邪未解，又因阴阳俱虚，汗吐下皆禁，不能胜麻黄之说，故监以桂枝、约以白芍，而又铢两各减其半，以为小制，服后得小汗即已，庶无大汗亡阳之过尔。

《伤寒来苏集》曰：太阳病，得之八九日，如疟状，发热恶寒，热多寒少，面有赤色者，是阳气拂郁在表不得越。因前此当汗不汗，其身必痒。法当小发汗，故以桂麻二汤各取三分之一，合为半服而急服之。盖八九日来，正气已虚，表邪未解，不可不汗，又不可多汗。多汗则转属阳明，不汗则转属少阳。此欲只从太阳而愈，不再作经，故立此法耳。

【医案举例】

1. 风寒表证

例1：尝记一亲戚病伤寒，身热头痛无汗，大便不通，已四五日。予讯向之，见医者治大黄朴硝等欲下之。予曰：子姑少待，予为视之。脉浮缓，卧密室中，自称甚恶风。予曰：表证如此，虽大便不通数日，腹又不胀，别无所苦，何遽便下？大抵仲景法须表证罢方可下，不尔，邪乘虚入，不为结胸，也为热利也。予作桂麻各半汤与之，继以小柴胡汤，营汗出，大便亦通而解。［本事方释义．上海：上海千顷堂书局，1920］

例2：张某，自诉已违和乏力十余天，发热形寒近一星期，卧床4天，下午发热较高，微恶寒。我以芳香疏泄与之，2剂后再诊，热势更高，烦躁夜不安卧，渴不多饮，上腹部有红疹。病似西医之肠伤寒，乃嘱服合霉素，病仍不减。因之，病家改邀他医诊治，亦予前后共服百余粒，卧床28天，寒热依然不退，再邀我诊治。病者一般状况尚佳，唯每天发热2～3次，发热时则烦躁，皮肤灼热无汗，不恶寒，周身有痒感，因想到目前所学《伤寒论》第

23条条文，觉得症状颇相符合，乃毅然处桂枝麻黄各半汤与之。服后一小时许，得汗甚畅。次日，不再发，皮肤潮润而愈。[广东中医，1963(3)：39]

例3：某女，47岁。恶寒发热已9日。患者因三叉神经痛自服单方山茱萸汤，时痛时止，尚未停药复于熟睡时受凉。症见每日午后3时许微恶寒，并发热。入夜体温达38.5℃左右，随后汗出烧退，如是发作已9天。体检、血象、胸透均无异常，服用一般解表剂APC及抗生素无效。苔白，脉弦数。证属太阳伤寒，因病初误服补敛之剂，有碍“太阳为开”，以致邪留不退。给予桂枝麻黄各半汤1剂。服后恶寒加重，并作寒噤，继而发热，遍身微汗，次日即未再发。[贵阳中医学院学报，1979(2)：5]

例4：张某，男。3日来患者每到下午2—3时即感觉发热，余时热似有似无，终日恶风寒，着夜倍于常人，微有头痛，咳嗽，流鼻涕，不呕，大便溏，无汗，皮肤干燥，时觉全身发痒，并有红疹(患者因感冒，曾赴浴池淋浴，自疑感染皮肤病)，苔薄白，脉浮紧。

据谓：“常患感冒，服柴胡桂枝汤即愈，此次病已3日，曾服2剂，汗出甚微而不效。”观察其口不苦，胸胁不满，亦不呕，则非少阳证可知，而属《伤寒论》所述发热恶寒，一日二、三度发，如疟状，不能得小汗出，身必痒之桂麻各半汤证。因素体虚，加党参。处方：麻黄10克，杏仁10克，桂枝10克，芍药10克，炙甘草10克，党参10克，生姜10克，大枣6枚。次晨往访，据谓：“昨日中午服药后，从下午至夜全身汗出，咳除，身不痒，头不痛，今晨已不恶风寒矣。[福建中医药，1981(6)：25]

例5：某患者，感冒已四五日，仍发热恶寒，体温38.0℃，微汗出，虽经服感冒冲剂及解热镇痛剂而无效，身酸痛，二便正常，苔薄白，脉浮紧。随予桂枝麻黄各半汤加浮萍，嘱药后取微汗，2剂诸恙悉平。[伤寒论临床应用．北京：科学技术文献出版社，1990]

例6：吴某，60岁，1992年8月初诊。诊前十余日，恶寒，持续发热，头痛，经西药治疗，汗出热不解，面红耳赤，时有头痛，身痒难受，认为此乃药物过敏，服脱敏药无效。近日症状加重，头痛，头晕，发热，微恶寒，时发时止，无汗，胸闷，气喘，四肢酸懒，面潮红，全身刺痒，二便正常，舌苔白，脉浮缓。证属汗后邪热未尽，郁于体表。汗后正虚，邪气亦减，不可过汗，只宜微汗而已。处方：桂枝10克，麻黄5克，白芍6克，杏仁5克，荆芥6克，厚朴6克，炙甘草6克，生姜3片，大枣3枚。2剂痊愈。[国医论坛，1997(5)：16]

2. 产后发热

刘某，女，30岁。患者产后感冒，迭经用中西药治疗无效，已延及30余日。一直发热不解，头痛恶风，厌油纳呆，精神倦怠，四肢乏力，每热退之前出微汗，汗后热退身适，二便正常，夜寐较差。舌质淡，苔薄白，脉弱而缓。此乃产后体虚外感延久失治，风邪怫郁于表不解之故。宜调和营卫，解肌祛风为治。方用桂麻各半汤：桂枝4.5克，白芍4.5克，生姜3克，炙甘草3克，麻黄3克，大枣4枚，杏仁3克。水煎服。连进2剂，1剂后发热顿解，2剂后诸恙悉瘳。后来进补气补血之品，而起居饮食一如常人。[重庆医药，1975(4)：85]

3. 荨麻疹

例1：董某，男，27岁。患者自13岁时外出淋雨后，遍身荨麻疹，未经治疗，2日后自愈。但不时频作，诱因不明，仅觉阴天发作显著。每发时患母怕其着凉受风，闭户令在火炕上覆被静卧，未见效果。出诊时奇痒，虽搔破出血亦不能缓解。1959年频来我院门诊，曾用过苯海拉明、溴化钙，以及宣湿养血祛风和疏通肌表等中药、针灸治疗，皆无效。1962年经包头市某医院住院治疗，未获效果。1963年12月7日入我院中

医病房治疗，当时胸背、四肢可见浮肿样大片疹块。两唇及眼睑呈浮肿，皮色淡白，脉微弱。体温36.6℃，实验室检查均正常。续用四物消风饮、升降散、蝉退丸；外用生姜擦及针灸，还用血海、三阴交、曲池分别以苯海拉明、考的松穴位封闭注射，仍时发时止。后改用桂麻各半汤：麻黄3克，桂枝6克，赤芍9克，杏仁6克，生甘草4.5克，生姜6克，大枣3枚。2剂即获痊愈。停药1周观察而出院。出院后身体健康，虽先后于1964年5月27日下水修筑渠堤持续6个小时，及同月29日冒雨下水两次，随访至1964年8月底，未见复发。［浙江中医杂志，1965(5)：31］

例2：吕某，男，19岁。1985年10月19日诊。自诉发病4月余，经市级医院确诊为荨麻疹，服扑尔敏及中药未效。症见皮损呈扁平隆起，大如蚕豆，泛发全身，色淡红。诉剧痒，遇寒加重。脉沉迟，舌质淡红，苔薄白。证属风寒型荨麻疹。用桂麻各半汤加防风、川芎、苍耳，6剂。治疗1周后，皮疹消失告愈。［四川中医，1987(5)：40］

例3：叶某，女，20岁。1985年8月8日诊。自诉发病2月余，市三院皮肤科确诊为荨麻疹，用扑尔敏及针剂治而无效。症见疹色红，泛发全身，形如地图。言灼热，剧痒，昼重夜轻，口渴尿黄。脉数，舌质紫，苔稍黄，中有裂纹。证属风热型荨麻疹。处方：炙麻黄6克，炙甘草10克，杏仁6克，生石膏（先煎）30克，蝉衣12克，银花、连翘各15克，薄荷6克。服药1周后，皮疹消退而告愈。［四川中医，1987(5)：40］

例4：姚某，男，29岁，工人。1981年9月25日初诊。自诉患风疹十余日，全身瘙痒难忍，此起彼伏。曾服西药并中药三剂未见好转，惟静脉推注葡萄糖酸钙后可暂得小安，移时痒复如故，昼夜不休。诊时见皮肤有大小不一之风团，其色微苍，奇痒难忍，遇风更甚，身微热，恶风寒，伴心烦不安，胃纳佳，二便调，舌质淡红，苔薄白，脉浮缓。

诊为风寒外束，营卫失和之瘾疹。投桂枝汤加减3剂，以调和营卫，疏风止痒。药后瘙痒不减，上症依然，无汗，项强不适，胸膺及四肢等处因搔抓过多，风团及其周围皮肤色红，舌苔同前，脉浮迟而见弦象。此乃风寒闭塞肌腠之证，故非桂枝汤所能胜任者。然久病不变，必邪微证实，不汗不可，而峻汗非宜。宜桂枝麻黄各半汤加减：桂枝、白芷、蝉蜕各10克，麻黄、白芍、甘草、杏仁各6克，生姜2片，大枣4枚。3剂，水煎服。药后得汗，风团消失，痒止而诸症痊愈。［新中医，1987(1)：45］

4. 皮肤奇痒

例1：李某，女，52岁。1972年2月3日诊。自诉皮肤瘙痒4个月，白天皮肤奇痒难忍，至夜晚脱衣覆被睡觉则痒止，但喘促不宁。曾用中西药和民间单方等多法调治皆无寸效。刻诊：全身皮肤瘙痒，但无丘疹，不红不肿，皮肤略嫌干燥，抓痕累累，舌质微红，脉象浮涩。此为邪干皮腠，卫津郁滞，皮肤失去荣润所致。思仲景桂枝麻黄各半汤有“以其不能得小汗出，身必痒”之句，试投原方：桂枝12克，白芍12克，麻黄9克，杏仁12克，甘草5克，生姜3片，大枣4枚。2剂，日1剂，水煎服。2剂尽，患者喜悦不禁曰：药后几无痒、喘，主动索药再服。原方再投2剂，痒喘之苦霍然若失。随访3年，终无复发。［国医论坛，1996，(3)：22］

例2：刘某，男，72岁，农民。1984年3月15日诊。患者皮肤奇痒6个月余。曾在开封等处经多法治疗3个月不愈。诊见皮肤干燥无疹块，询知大便七八天一次，但不甚干结，脉象浮虚。此乃邪郁皮肤，肺失宣降所致。投桂枝麻黄各半汤：桂枝12克，白芍12克，麻黄9克，杏仁12克，甘草5克，生姜3片，大枣4枚。2剂。日1剂，水煎，分2次服。服后痒去大半。再投2剂，便通痒止。［国医论坛，1996，(3)：22］

按：上两例患者的共同特点为“奇痒但无丘疹，皮肤略有干燥”。在病因病机上均为感受风寒，郁于皮肤，卫津不行，正气不足，无力驱邪外出所致。桂枝麻黄各半汤本为太阳病日久不愈，邪郁太阳而设，与两案病机相合，故获佳效。

5. 面部瘙痒

张某，女，28 岁。1982 年 6 月 30 日初诊。素体尚健，忽觉恶寒无汗身疼，头昏如蒙，面部瘙痒如虫行，曾屡用中药治疗，延及 3 周未愈。刻下仍全身恶风，遇风而肢体冷痛，难指其定处，俨如《伤寒论》48 条“阳气怫郁不得越，当汗不汗……不知痛处，乍在腹中，乍在四肢，按之不可得……”自觉周身闷热如蒸，但测体温不高，无汗，口中自和而纳食较差，白带清稀量多，无腥臭气，经行正常，二便自调。观面色红润，神气不衰，亦如“面色反有热色者，未欲解也”之所论者。舌质淡红，苔薄白多津，脉浮细。此为风寒袭表，卫阳郁遏之证。良由病延 3 周，当汗不汗，风寒羁留，而形体不衰所致，故可小发其汗。惟肢体冷痛，又当别论，似属寒凝经脉，非温不通，故用麻桂各半汤加川乌，冀获其效。处方：麻黄、杏仁、甘草、白芍各 7 克，桂枝 12 克，生姜 2 片，大枣 4 枚，制川乌（先煎）9 克。3 剂，水煎服。服上药 1 剂后，周身得微汗出，面部虫行感及全身“热蒸”感若失，余症大减。服 3 剂尽，诸症皆除，惟觉腰部微痛，白带仍多，脉舌无明显变化。嗣以金匮肾气丸调理半月而愈。［新中医，1987(1)：45］

【现代运用】

1. 感冒、流感：本方用于感冒、流感，或其他发热性疾病。症见：表郁日久不解，恶寒发热，无汗，身痒，脉浮者。

2. 荨麻疹、皮肤瘙痒症：用于荨麻疹、皮肤瘙痒症，具有风寒束表，营卫不和之证者。本方酌加防风、蝉衣。

3. 产后发热。

4. 外感风寒证。

桂枝二麻黄一汤

【方剂组成】

桂枝（去皮）一两十七铢（9 克），芍药一两十六铢（9 克），麻黄（去节）十六铢（6 克），生姜（切）一两六铢（6 克），杏仁（去皮尖）十六个（6 克），甘草（炙）一两二铢（6 克），大枣（擘）五枚

【方药用法】

上七味，以水五升，先煮麻黄一二沸，去上沫，再诸药，煮取二升，去滓，温服一升，日再服。本云：桂枝汤二分，麻黄一分，合为二升，分再服，今合为一方。将息如前法。

【方证释义】

桂枝二麻黄一汤是从麻黄桂枝汤中化裁而来，原方能够解肌退表，疏散外邪，微发其汗。由于“邪气稽留于皮毛肌肉之间，固非桂枝汤之可解，已经汗过，又不宜麻黄汤之峻攻，故取桂枝汤三分之二，麻黄汤三分之一，合而服之，再解其肌，微开其表，审发汗于不发之中，此又用桂枝后更用麻黄法也”。（柯琴《伤寒来苏集・伤寒附翼》）

本方证是以发汗之后，仍有小邪郁于肌表不解为主要病机的病证。仲景原用治太阳病日久，正气略虚，邪气势减未解，以致营卫不和、表邪闭郁，出现发热恶寒等症状，用桂枝汤调和营卫，麻黄汤发汗解表。桂枝二麻黄一汤，小发其汗，则邪必从表解，以助正而兼散邪，为解表发汗之轻剂。本方与桂枝麻黄各半汤意略同，但此因大汗出后，故用桂枝汤略重，麻黄汤略轻。

【主治病证】

发汗之后，仍有小邪郁于肌表不解。

【功用】

解肌退表，疏散外邪，微发其汗。

【历代名医方论】

《宋本伤寒论注・辨太阳病脉证并治上》：服桂枝汤，大汗出，脉洪大者，如煎法，若

形似疟，一日再发者，汗出必解，宜桂枝二麻黄一汤。其注解为：意在解肌中少佐麻黄、杏仁之宣透，以散外邪。

成无己《注解伤寒论》经曰：如服一剂，病证犹在者，故当复作本汤服之。服桂枝汤汗出后，脉洪人者，病犹在也；若形如疟，日再发者，邪气客于荣卫之间也。与桂枝二麻黄一汤，解散荣卫之邪。

曹颖甫《伤寒发微》注解为：然必用桂枝二麻黄一汤者，则以营分之血热，胜予卫分之水气故也。

吴仪洛撰，史欣德整理《成方切用》注解引喻嘉言论：此亦风多寒少之证，服桂枝汤，治风而遗其寒，汗反大出．脉反洪大，似乎风邪再袭，故重以桂枝汤深之，若果风邪之故，立解矣，若形如疟，日再发，则邪本欲散，又且浅而易散，其所以不散者，终为微寒所持，故略兼治寒，而汗出必解也。

吴谦《医宗金鉴》：服桂枝汤，大汗出，病不解，脉洪大，若烦渴者，则为表邪已入阳明，是白虎汤证也。今脉虽洪大而不烦渴，则为表邪仍在太阳，当更与桂枝汤如前法也。服汤不解，若形如疟，日再发者，虽属轻邪，然终为风寒所持，非汗出必不得解，故宜桂枝二麻黄一汤，小发荣卫之汗。其不用麻黄桂枝各半汤者，盖因大汗已出也。

【医案举例】

1. 刘渡舟医案

刘某某，女，12 岁。初春感受风寒邪气，头痛发热，家人自购“平热散”，服药后汗出较多，随后发热消退。但第二天发热恶寒如疟疾之发作，上午一次，下午二次。脉浮略数，舌苔薄白而润。究其原因，属于发汗太过，在表之邪气反而稽留不解，当用桂枝二麻黄一汤小汗之法治疗。处方：桂枝 5 克，白芍 5 克，姜 5 克，大枣 3 枚，麻黄 3 克，杏仁 3 克，炙甘草 3 克，1 剂。药后得微汗出而解。（《经方临证指南》）

按：大凡先发热而后恶寒，或发热恶寒同时并存，寒热一天发作两次或数次，如疟状，大多属于太阳病变，多由表证发汗太过，损伤营卫，而邪气又得不到彻解所致，此类病证，或用桂麻各半，或用桂二麻一，效果理想。

2. 俞长荣医案

李某，男，49 岁，1963 年 4 月 10 日就诊。恶寒战栗，发热，热后汗出身凉，日发一次，连续三日。伴见头痛，肢楚，腰疼，咳嗽痰少，食欲不振，二便自调。脉浮紧，舌苔白厚而滑。治宜辛温解表轻剂，与桂枝二麻黄汤。处方：桂枝 9 克，白芍 9 克，杏仁 6 克，炙甘草 6 克，生姜 6 克，麻黄 4.5 克，大枣 3 枚。服药后，寒热已除，诸症悉减。现惟心悸少气，昨起腹中微痛而喜按。大便正常，脉转弦缓。此因外邪初解，荣血不足，气滞使然，遂与小建中汤，1 剂而安。（《伤寒论汇要分析》）

按：恶寒发热，头痛肢楚，日发一次，连续三日，但无心烦喜呕，胸胁苦满，知未入少阳；又二便自调，知未传阳明。邪在太阳之表，其脉浮紧，本当麻黄取汗，但虑已出汗，不便峻剂发表，故取桂二麻一汤以小发其汗，宣利肺气。

【现代运用】

现代临床报道桂枝二麻黄一汤用于治疗慢性荨麻疹和夏季慢性腹泻等。其中，周海虹用桂枝二麻黄一汤合桃红四物汤加减治疗慢性荨麻疹 32 例，每日 1 剂，每日 2 次，饭后服用，7 天为 1 个疗程，再经 1 到 3 个疗程治疗后，治愈 19 例，有效 10 例，无效 3 例，总有效率 90.6%；张红以桂枝二麻黄一汤治疗夏季慢性腹泻 23 例，疗效判定以大便次数减少至 1 到 2 次，大便成形即为取效，服药 1 剂取效 8 例，服药 2 剂取效 13 例，服药 3 剂取效 2 例，效果显著。

现代药理研究成果中，郭玉成实验表明，麻黄汤、桂枝汤及其相合方剂，可以减轻或消除过敏症状。

桂枝二越婢一汤

【方剂组成】

桂枝（去皮）、芍药、麻黄、甘草（炙）各十八铢（约10克），大枣（擘）四枚（15克），生姜（切）一两二铢（10克），石膏（碎，绵裹）二十四铢（15克）

【方药用法】

上七味，以水五升，煮麻黄一二沸，去上沫，内诸药，煮取二升，去滓，温服一升。本云：当裁为越婢汤、桂枝汤合之，饮一升。今合为一方，桂枝二分，越婢一分。

【方证释义】

桂枝二越婢一汤是治疗表郁轻证的代表方，其中桂枝汤解肌退热，调和营卫；越婢汤宣肺泄热，散水消肿。两方相合可解表祛邪，清肺卫郁热，使表邪去而郁热清。本方证是以微邪郁表，郁而化热为主要病机的病证。症见恶寒发热，热多寒少，脉略数，舌偏红苔微黄，或见口干，微渴，微烦，咳嗽等。本方与桂枝二麻黄一汤、桂枝麻黄各半汤相比，均是治疗微邪郁表的方剂，但桂枝二越婢一汤证已有化热趋势；本方与大青龙汤相比，则桂枝二越婢一汤治疗邪郁较轻的患者。

【主治病证】

微邪郁表，郁而化热。

【功用】

解表祛邪，清肺卫郁热。

【历代名医方论】

《古方选注》：桂枝二越婢一汤，治脉微无阳。无阳者，阳分亡津之剂，故于桂枝汤照原方用四分之二以和阳，越婢汤照原方用四分之一以行阴。行阴者，发越脾气而行胃中之津，俾阳和津生而脉复，因其病在阳，故有阳用二、阴用一之殊。

尤在泾《伤寒贯珠集》：本无热证而加石膏者，以其人无阳，津液不足，不胜桂枝之任，故加甘寒于内，少变辛温之性，且滋津液之用。而其方制之小，示微发于不发之中。

吴谦《医宗金鉴》：此方即大青龙汤以芍药易杏仁也。名虽越婢辅桂枝，实则大青龙汤之变制也。去杏仁，恶其从阳而辛散；用芍药，以其走阴而酸收，以此易彼，裁而用之，则主治不同矣。以桂枝二主之，则不发汗，可知越婢一者，乃麻黄石膏二物，不过取其辛凉之性，佐桂枝二以和表而清肌热，则是寓微汗于不发之中，亦可识也。非若大青龙汤以石膏佐麻黄，而为发汗驱热之重剂也。

成无己《注解伤寒论》：胃为十二经之主，脾治水谷为卑藏，若婢。《内经》曰：脾主为胃行其津液。是汤所以谓之越婢者，以发越脾气，通行津液。外台方，一名越脾汤，即此义也。

方有执《伤寒论条辨》：是汤也，名虽越婢之辅桂枝，实则桂枝麻黄之合剂，乃大青龙以芍药易杏仁之变制耳。去杏仁者，恶其从阳而主气也。用芍药者，以其走阴而酸收也。以此易彼而曰桂枝二，即主之以不发汗可知。而越婢一者，乃麻黄石膏之二物，则是寓发于不发之中亦可识也。寓微发者，寒少也。主之以不发者，风多而宿疾在少阴也。

柯韵伯《伤寒附翼》：考越婢方比大青龙无桂枝、杏仁，与麻黄杏子石膏汤同为凉解表里之剂。此不用杏仁之苦而用姜、枣之辛甘，可以治太阳阳明合病，热多寒少而无汗者，尤白虎汤证背微恶寒之类，而不可以治脉弱无阳之证也。

陈修园《长沙方歌括》：本方分两甚轻，大抵为邪气轻浅者设也。太阳以阳为主，所云热多寒少，是阳气欲胜阴邪之兆；所云脉微弱，是指脉不紧盛；所云无阳不可发汗，是指此证此脉，无阳邪之太盛，不可用麻黄汤发其汗，只用此汤清疏营卫，令得似汗而解也。书中阴阳二字，有指气血而言，有指元阴元阳而言，有指腑脏而言，有指表里而言，有指寒热而言，有指邪正而言，非细心如法者，每致误解。

许宏《金镜内台方议》：此汤亦即桂枝麻黄各半汤中减杏仁加石膏也，杏仁能发汗，去之；石膏能去虚热，故加之。

【医案举例】

1. 仲景方临床应用指导

董某某，女，54岁，1995年2月16日诊。主诉：经常感冒，服药则症状消除，停药则症状又出现，感冒药无论是中西成药，还是汤剂屡屡服用，但都未取得预期治疗效果。经朋友介绍，前来就诊。刻诊：轻微发热，啬啬恶寒，略微头痛，全身不舒，口干欲饮水，经常大便干，二三日一行，小便略黄，舌质红而干，尤其舌尖红明显，苔薄略黄，脉浮。辨证：风热袭表，卫热营灼。治疗当疏散风热，解表散邪。处方以桂枝二越婢一汤加味：桂枝6克，芍药6克，麻黄6克，炙甘草6克，大枣8枚，生姜9克，石膏30克，连翘15克，薄荷10克。3剂，每日1剂，水煎服。

二诊，病证全除，病者欲巩固治疗效果，又以前方剂量减少一半，3剂。随访半年，感冒未再反复发作。

2. 刘渡舟医案

刘某某，女，10岁。深秋感受寒凉之气，发热恶寒，每日发作好几次，拖延数月未愈。脉浮无力，舌质红，苔薄白。饮食及大小便基本正常。此乃风寒郁表，久不解，寒将化热之轻证。治用桂枝二越婢一汤，麻黄3克，桂枝5克，白芍5克，生姜3克，大枣4枚，生石膏6克，炙甘草3克，玉竹3克。共服2剂，得微汗出而解。(《伤寒论名医验案精选》)

按：本案发热恶寒，一日数发，表示太阳之邪未解；舌质红，反映表邪有入里化热趋势。脉本应浮紧而反无力，这是寒邪欲离肌表之征，即原文所谓"脉微弱者，此无阳也。所以治疗不用单纯辛温的麻桂合方，而用桂二越一汤另加玉竹以解表清里，生津养液为治。

3. 闫云科医案

白某，女，75岁，神头村人。因冠心病住本院内科，近发热五日，症见头痛骨楚，腰背疼痛，无汗恶寒，咽干微痛，口苦，口渴思饮，大便秘结。舌淡红，苔薄白，脉象浮细。

脉症相参，酷似太阳病表寒内热之大青龙汤证。然年高体弱，脉象浮细，大青龙汤发散峻猛，显然不宜。似此气血不足者，不予扶正，何以汗出热退？桂枝二越婢一汤，与大青龙汤功用相近，既能散表寒，复可清内热，惟力小性缓耳，体虚脉弱者，正所宜也。拟：麻黄6克，桂枝4.5克，白芍4.5克，甘草3克，石膏15克，生姜3片，大枣5枚，一剂症减，二剂痊愈。(《经方躬行录》)

【现代运用】

桂枝二越婢一汤在临床中可用于治疗表寒里热型感冒、过敏性疾病、荨麻疹、湿疹、产后手痒、老年性皮肤瘙痒症、鼻炎、肾病综合征等疾病，且治疗小儿外感发热的效果显著。

桂枝去桂加茯苓白术汤

【方剂组成】

芍药三两，炙甘草二两，生姜(切)、白术、茯苓各三两，大枣(擘)十二枚

【方药用法】

上六味，以水八升，煮取三升，去滓，温服一升。小便利则愈。本云：桂枝汤，今去桂加茯苓、白术。

【方证释义】

本方是由桂枝汤去桂枝加茯苓、白术组成。其功能不在解表，而在通阳利水。方中茯苓、白术甘温补益脾、肺，既温阳行气，又有利水之功，从而调和阴阳平衡；芍药、甘草滋补阴液；生姜、大枣调和营卫。本方证是以膀胱气化不利，水饮内停，太阳经气不利为主要病机，其证关键在于小便不利，这是水邪内停，膀胱气化失司的表现。而太阳经气不利，会出现发热，无汗，头项强痛等类似太阳经表证。因其病不在表，故服桂枝汤无效。本方温阳化气，通利小便，太阳经气通达，则内外

证俱除。历代医家对于本方颇有争议，成无已认为此方不应该去桂；而吴谦等认为去桂当是去芍之误；柯琴、陈修园则认为仲景之方正确，仍主去桂其说。

【主治病证】

主治膀胱气化不利，水饮内停，太阳经气不利。

【功用】

温阳化气，通利小便。

【历代名医方论】

成无己《注解伤寒论》：头项强痛，翕翕发热，虽经汗下，为邪气仍在表也。心下满微痛，小便利者，则欲成结胸。今外证未罢，无汗，小便不利，心下满微痛，为停饮也。与桂枝汤以解外，加茯苓白术利小便行留饮也。

方有执《伤寒论条辨》：去桂枝用芍药甘草者，收重伤之阴而益里伤之虚也。姜枣健脾胃而和中，下后用之更宜。故二物仍其旧也。茯苓淡渗以利窍，术能益土以胜水，本其有停饮之故，所以加之，以为拯前治之误也。

王子接《绛雪园古方选注》：苓、术、芍、甘，治太阳里水法也。解肌或下，水邪不去，而反变证，是非解肌者矣，当去桂枝，而以苓、术、生姜代桂枝行阳，存芍药以收阴，不取辛甘发散于表，取苓、芍约阴利水，甘、枣培土制水，即太阳入里用五苓表里两解之义也。

陈修园《长沙方歌括》：此治太阳里证，俾膀胱水利而表里之邪悉除，五苓散末云："多服暖水，汗出愈。"意重在发汗，故用桂枝。此方末云："小便利则愈。"意重在利水，故去桂枝，但既去桂枝，仍以桂枝名汤者，以头痛，发热，桂枝证仍在。但不在太阳之经，而在太阳之府。因变其解肌之法而为利水，水利则满减热除，而头项强痛亦愈矣。仲景因心下满加白术，今人以白术壅满，大悖圣训矣。

吴谦《医宗金鉴》：去桂当是去芍药。此方去桂，将何以治头项强痛，发热无汗之表乎？

柯韵伯《伤寒来苏集》：小便不利，病为在里，是太阳之本病，而非桂枝证未罢也，故去桂枝，而后以苓术，则姜芍即散邪行水之法，佐甘枣设培土制水之功。此水结中焦，只可利而不可散。

冉雪峰《冉注伤寒论》：邪的内陷，趋热很重，在这个状况下，谈不上治外，谈不上内外兼治，惟有从里设法。仲景用药凡例，腹痛加芍药，故本方用芍药。无汗不用桂枝，故本方去桂枝。

喻嘉言《尚论篇》：在表之风寒未除，而在里之水饮上逆，故变五苓两解表里之法，而用茯苓、白术为主治。去桂者，以已误不可复用也。然桂枝虽不可用，其部下诸属，皆所必需。倘并不用芍药以收阴，甘草、姜、枣以益虚而和脾胃，其何以定误汗、误下之变耶？故更一主将，而一军用命甚矣，仲景立方之神也。

尤在泾《伤寒贯珠集》：表邪挟饮者，不可攻表，必治其饮而后表可解。桂枝汤去桂加茯苓、白术，则不欲散邪于表，而但逐饮于里，饮去则不特满痛除，而表邪无附，亦自解矣。

《古方选注》：苓、术、芍、甘，治太阳里水法也。解肌或下，水邪不去，而反变症，是非解肌者矣，当去桂枝，而以苓、术、生姜代桂枝行阳，存芍药以收阴；不取辛甘发散于表，取苓、芍养阴利水，甘、枣培土制水，即太阳入里用五苓表里两解之义也。

徐灵胎《伤寒论类方》：凡方中有加减法，皆佐使之药，若去其君药，则另立方名。今去桂枝为名，所不可解。殆以此方虽去桂枝，而意仍不离乎桂枝也。

刘渡舟《伤寒挈要》：此证头项强痛、翕翕发热，为经气不利；心下满微痛、小便不利为太阳腑有水邪凝结，如不利其小便则经腑之证皆不能除。

【医案举例】

1. 陈修园医案

某，邪伤太阳，病在寒水之经，头痛项强，发热无汗，心下痞满，阴隐作痛，小便不

利，乃膀胱气化不行，营卫失调，是以不能作汗，此为太阳变证，宜从下焦施治，桂枝去桂加茯苓白术汤主之，用：芍药9克，炙甘草6克，生姜3片，茯苓9克，白术9克，大枣4枚。

2. 刘渡舟医案

刘某某，女，53岁。患低热（37.5℃左右波动）持续两个多月不退。伴见胃脘胀满，项部拘急不舒，询知小便短涩不利，有排而不尽之感。舌体肥大，苔水滑，脉弦。辨为水郁阳抑之发热，用桂枝去桂加茯苓白术汤治疗。茯苓30克，白术10克，白芍15克，生姜10克，大枣7枚，炙甘草6克。此方连服五剂后，小便畅利，发热等证皆愈。（《经方临证指南》）

3. 刘渡舟医案

金某某，女，42岁。患左侧偏头疼痛三年多，屡治不效。伴有项强，胸脘胀满不舒，小便频数短少，大便正常。脉弦紧，舌苔水滑欲滴。茯苓30克，白芍30克，白术10克，炙甘草10克，大枣12枚，生姜10克。服药六剂而愈。（《经方临证指南》）

4. 刘渡舟医案

郭某某，男，38岁。患头项强直不利，俯仰困难，并伴见胃脘疼痛，有诊断为颈椎病的，也有诊断为胃溃疡的，但屡治不效。脉沉弦，视其舌红而苔水滑，乃问其小便情况，告知白昼小便短少，夜间小便频多，但总有排尿不尽之感，大便偏干。辨为太阳膀胱停水不化，腑气不利，必及其经，所以项强而心下作痛。茯苓30克，白芍15克，白术10克，炙甘草10克，生姜10克，大枣7枚。上方共服六剂，项强变柔，小便畅利而胃脘亦舒。（《经方临证指南》）

【现代运用】

本方除用于治疗流行性感冒、发热等，还可用于治疗腹泻、胃脘痛、肩颈综合征、急性肾损伤等病症。其中，在用常规方法治疗急性肾损伤患者的基础上，加用桂枝去桂加茯苓白术汤，能在较短时间内明显降低血清尿素氮和肌酐，促进肾功能恢复。

桂枝去芍药加蜀漆龙骨牡蛎救逆汤

【方剂组成】

桂枝（去皮）三两，甘草（炙）二两，生姜（切）三两，大枣（擘）十二枚，牡蛎（熬）五两，蜀漆（洗去腥）三两，龙骨四两

【方药用法】

上七味，以水一斗二升，先煮蜀漆，减二升，内诸药，煮取三升，去滓，温服一升。本云：桂枝汤，今去芍药，加蜀漆、牡蛎、龙骨。

【方证释义】

本方在桂枝汤的基础上去芍药，加牡蛎、蜀漆、龙骨。因芍药性味酸苦，收敛之性有碍痰邪的祛除。方中桂枝、甘草相合，辛甘助阳，促进心阳恢复；生姜与大枣相配，补益中焦又有调和营卫之功；龙骨、牡蛎收敛浮越之神，重镇安神；蜀漆涤痰逐邪。诸药相合，共达补益心阳，镇静安神，涤痰定惊之功。本方证是以心阳不振，痰浊扰心，神气散乱为主要病机的病证，证见惊狂，卧起不安，以及胸满，心悸，胆怯，不寐，烦躁不安等，其舌苔多白润或滑腻，脉虚数，或弦滑。临床应用以心阳不振，心悸、惊狂、卧起不安为辨证要点。不必拘泥于火邪所致疾病，凡属心阳不足、痰浊扰心、神气散乱而见惊狂、卧起不安者，均可大胆使用。

【主治病证】

伤寒以火劫汗所致心阳不振，痰浊扰心，神气散乱。

【功用】

补益心阳，镇静安神，涤痰定惊。

【历代名医方论】

成无己《注解伤寒论》：与桂枝汤，解未尽表邪；去芍药，以芍药益阴，非亡阳所宜也；火邪错逆，加蜀漆之辛以散之；阳气亡脱，加龙骨、牡蛎之涩以固之。本草云：涩可去脱，龙

骨、牡蛎之属是也。

喻嘉言《尚论篇》：桂枝汤，阳药也。然必去芍药之阴重，始得疾趋以达以阳位；既达阳位矣，其神之惊狂者，漫难安定，更加蜀漆为之主统，则神可赖之以攸宁矣。缘蜀漆之性最急，丹溪谓其能飞补是也，更加龙骨、牡蛎有形之骨属，为之舟楫，以载神而反其宅，亦于重以镇祛、涩以固脱之外，行其妙用。

尤在泾《伤寒贯珠集》：被火者，动其神则惊狂，起卧不安，故当用龙、牡；其去芍药者，盖欲以甘草急复心阳，而不须酸味更益营气也，与发汗后，其人叉手自冒心，心下悸，欲得按者，用桂枝甘草汤同义。蜀漆，即常山苗，味辛，能去胸中邪结气。此证火气内迫心包，故须之以逐邪而安正耳。

庆云阁《医学摘粹》：用桂枝、甘草疏木而培中，生姜、大枣补脾而降逆，蜀漆吐腐瘀而疗狂，龙骨、牡蛎敛神魂而止惊也。

方有执《伤寒论条辨》：桂枝甘草，和伤寒之脉浮；蜀漆辛平，散火邪之错逆；龙骨牡蛎，固涩以收阳神之散乱；大枣生姜，醒脾以缓起卧之不安。去芍药者，嫌其主阴，则反得以胜阳也。

王子接《绛雪园古方选注》：火迫心经之阳，非酸收可安，故去芍药，而用龙牡镇摄，藉桂枝、蜀漆疾趋阳位，以救卒然散乱之神明。故先煮蜀漆，使其飞腾，劫去阳分之痰，并赖其急性，引领龙骨、牡蛎从阳镇惊固脱。方寸无主，难缓须臾，故曰救逆。

张锡驹《伤寒直解》：用桂枝以保心气。龙骨牡蛎水族中固重者也，因火为邪，以水制之，神气浮越，以重镇之。蜀漆乃常山之苗，山泽通气，取其苗以通泄阳热之法。芍药助阴亡阳，故去之。神气生于中焦水谷之精，故用甘草大枣生姜以资助中焦之气也。病在阳，复以火劫，此为逆也，故名曰救逆。

张璐《伤寒缵论》：火迫惊狂，起卧不安者，火邪于心，神明散乱也。夫神散正欲其收，何桂枝方中，反去芍药，而增蜀漆龙骨牡蛎耶？盖阳神散乱，当求之于阳，桂枝汤阳药也，然必去芍药之阴重，始得疾达阳位，加蜀漆之性最急者，以迅扫其阴中之邪，更加龙骨、牡蛎以镇固阴中之怯也。

【医案举例】

1. 产后伤寒

叶天士治某，产后神昏谵语，叶诊之曰：此血，痹之症。产后百脉皆动，春寒凛冽，客气乘隙袭入经络，始而热胜，继则寒多，邪转陷入阴络，夜分偏遽，汗多神昏谵语，由邪逼神明，岂是小病？正如仲景劫汗亡阳惊谵同例，议救逆汤减芍药方治之。(《伤寒论类方法案汇参》)

2. 刘渡舟医案

董某某，男，28 岁，包头人。因精神受刺激而成疾，自称睡眠不佳，心中烦躁，并有三幻(幻听、幻视、幻觉)症状，有时胆小骇怕，有时悲泣欲哭，胸中烦闷，自不能已。切其脉弦滑，视其舌苔白腻而厚。辨为痰热内阻，上扰心宫，而肝气复抑所致。疏方：蜀漆 6 克，黄连 9 克，大黄 9 克，生姜 9 克，桂枝 6 克，龙骨 12 克，牡蛎 12 克，竹茹 10 克，胆星 10 克，菖蒲 6 克，郁金 9 克。服两剂而大便作泻，心胸为之舒畅，上方减去大黄，又服三剂，突然吐出痰涎盈碗。从此，病情好转，后用涤痰汤与温胆汤交叉服用而获愈。(《经方临证指南》)

3. 心悸(心律失常)

路某某，中年患者，每日午后先微恶寒，旋即热作，并汗自出，历 2 小时许，热、汗渐止，心中怵惕，惴惴不安，多方求治，未尝一效。脉之，则三五动辄一止。此桂枝去芍药加蜀漆牡蛎龙骨救逆汤证也。因我处药房不备蜀漆，而易以常山。并嘱之曰："此方虽与汝证相合，然非常用者，效与不效，必来复诊。"越 2 日，路欣然而至，曰："药一帖，次日发热汗出俱止，惊悸亦大减。"脉之，仅稍涩，继服两帖，后未再作。三年之疾，一旦霍然，由是更知经方之妙，不可胜言。[《上海中医药杂志》1985(1)：34]

【现代运用】

本方临床主要用于治疗心脏神经症、精神病等病症。用桂枝去芍药加蜀漆牡蛎龙骨救逆汤治疗心脏神经官能症的患者，在临床上效果确切，可有效降低患者焦虑、抑郁的程度。

现代药理研究发现，本方具有降压、镇静、减少毛细血管通透性、抑制胃酸分泌等作用。

桂枝甘草龙骨牡蛎汤

【方剂组成】

桂枝（去皮）一两，炙甘草二两，牡蛎（熬）二两，龙骨二两

【方药用法】

上四味，以水五升（1000 毫升），煮取二升半（500 毫升），去滓，温服八合（160 毫升左右），日三服。

【方证释义】

本方以桂枝、甘草相合，辛甘助阳，促进心阳恢复，辅以龙骨、牡蛎收敛浮越之神，平肝潜阳，重镇安神，诸药相合，共达补益心阳，镇静安神之功。本方主治伤寒误下复因火致逆导致的心阳受损，心神被扰诸证，症见烦躁不安，心悸，怔忡，胆怯易惊，不寐，自汗等，其脉多数而无力，或缓弱、结代。所谓"因烧针烦躁"，是进一步说明火逆证的原因和症状，烦躁是心阳受伤，心神烦乱所致，故用桂枝甘草龙骨牡蛎汤以复阳安神。其中，肝阳上亢之实火所致的心悸、失眠者不宜用。

【主治病证】

主治因火逆、烧针烦躁者，症见心悸，失眠，遗精，阳痿，舌质淡红苔薄白，脉沉迟。

【功用】

潜阳镇惊，补心安神。

【历代名医方论】

成无己《注解伤寒论》：辛甘发散，桂枝、甘草之辛甘也，以发散经中火邪；涩可去脱，龙骨、牡蛎之涩，以收敛浮越之正气。

尤在泾《伤寒贯珠集》：桂枝、甘草，以复心阳之气；牡蛎、龙骨，以安烦乱之神。

《古方选注》：桂枝、甘草、龙骨、牡蛎，其义取重于龙、牡之固涩。仍标之曰桂、甘者，盖阴纯之药，不佐阳药不灵。故龙骨、牡蛎之纯阴，必须藉桂枝、甘草之清阳，然后能飞引入经，收敛浮越之火、镇固亡阳之机。

王子接《绛雪园古方选注》：桂枝、甘草、龙骨、牡蛎，其气取重于龙牡之固涩，仍标之曰桂甘者，盖阴纯之药，不佐阳药不灵，故龙骨、牡蛎之纯阴，必须借桂枝、甘草之清阳，然后能飞引入经，收敛浮越之火，镇固亡阳之机。

许宏《金镜内台方议》：先因火逆，复以下之。里气内虚，又加烧针，反为火热所烦，则心神不安，故烦躁。经曰：太阳伤寒者，加温针必惊也。故与桂枝以散经中之邪，除芍药恐益阴气，加龙骨、牡蛎以收敛浮越之正气也。

钱潢《伤寒溯源集》：以火劫变逆之证，而又下之，此一误再误矣，又因烧针而致烦躁者，盖因外邪未尽而阳烦，真阳欲亡而阴躁也。虽经屡误，但见烦躁而不至惊狂，则亦未若挟痰迷乱之甚，故不须蜀漆。止用去芍药姜枣之桂枝汤，以解其外，龙骨牡蛎以镇摄其内而已，此经所谓大小轻重，制方之法也。

陈修园《长沙方歌括》：太阳病因烧针而为火逆者多，今人不用烧针而每有火逆之证者，炮姜、桂、附、荆、防、羌、独之类逼其逆也。火逆则阳亢于上，若遽下之，则阴陷于下，阳亢于上，不能遇阴而烦，阴陷于下，不得遇阳而躁，故取龙、牡水族之物，抑亢阳以下交于阴，取桂枝辛温之品，启阴气以上交于阳，最妙在甘草之多，资助中焦，使上下阴阳之气交通于中土，而烦躁自平也。

【医案举例】

1. 宋先生与余同住一院，时常交谈中医学术。一日，宋忽病心悸，悸甚而神不宁，坐

立不安，乃邀余诊。其脉弦缓，按之无力。其舌淡而苔白。余曰：病因夜作耗神，心气虚而神不敛之所致。乃书：桂枝 9 克，炙甘草 9 克，龙骨 12 克，牡蛎 12 克。凡 3 剂而病愈。（《新编伤寒论类方》刘渡舟医案）

2. 殷某某，女，28 岁。患者心悸善惊，稍劳则惕惕而动，并喜手按其胸，时有虚烦，二年之久。近一年来上证增重，日轻夜重，睡眠后惊悸而醒。神志迟呆，记忆力锐减，失眠，自汗，胃纳不佳，手足易冷。曾多次用西药调治及服用中药安神养血之品不效。就诊时病情日渐加重，且常恐惧不安，天黑后一人不敢外出，在室中常幻听到有人呼唤她的名字，如无人伴随时，呼唤之声越来越大，惊惕更甚，以致每晚不敢独自在家，诊脉细而弱。考虑为心阳虚衰所致，给予桂枝甘草龙骨牡蛎汤 2 剂。服后自觉心悸善惊大有好转。又连服 5 剂，诸证悉愈。后宗此方配制丸药服一月之久，以后概未复发。（《经方发挥》）

3. 李某，男，40 岁。项部自汗，竟日淋漓不止，频频作拭，颇感苦恼，要求中药治疗。诊其脉浮缓无力，汗自出。分析病情：项部是太阳经脉所过，长期汗出，系经气向上冲逆，持久不愈，必致虚弱。因投以仲景之桂枝甘草龙骨牡蛎汤，和阳降逆，协调营卫，收敛浮越之气。先服 4 剂，自汗止。再服 4 剂，以巩固疗效。（《岳美中医案》）

【现代运用】

桂枝甘草龙骨牡蛎汤临床主要用于治疗失眠、心悸、自汗、盗汗等病症。本方加减治疗心肾阳虚之心力衰竭，亦见于遗精、遗尿、早搏、病毒性心肌炎等属于心阳不振，心神受扰者。实验研究表明本方有抗抑郁、改善更年期综合征等作用。

桂枝加葛根汤

【方剂组成】

桂枝（去皮）二两（6 克），芍药二两（6 克），生姜（切）三两（9 克），炙甘草二两（6 克），大枣（擘）十二枚（3 枚），葛根四两（12 克）

【方药用法】

上六味，以水一斗，先煮葛根减二升，去上沫；内诸药；煮取三升，去滓，温服一升。覆取微似汗，不须啜粥，余如桂枝法将息及禁忌。

【方证释义】

本方功能解肌祛风，调和营卫，生津舒经。方中桂枝汤解肌祛风，调和营卫，葛根甘辛而平，在此方中，一则能升阳发表，解肌祛风，助桂枝汤发表解肌。二则可宣通经气，解经脉气血之郁滞。三则生津液，起阴气，以缓解经脉之拘急。《伤寒论》说到本证见于以下几种成因：太阳病，项背强几几，反汗出恶风者，桂枝加葛根汤主之。

【主治病证】

太阳病，项背强几几，反汗出恶风者，桂枝加葛根汤主之。

【历代名医方论】

《注解伤寒论》：项背几几者，当无汗，反汗出恶风者，中风表虚也，与桂枝汤以和表，加麻黄葛根以祛风，且麻黄主表实，后葛根汤证云：太阳病，项背强几几，无汗恶风，葛根汤主之。药味正与此方同。其无汗者，当用麻黄，今自汗出，恐不加麻黄，但加葛根也。

《金镜内台方议》：汗出恶风者，乃中风症也，属桂枝汤主之。今此汗出恶风而反几几，又复项背强者，乃风盛于表也，此属桂枝汤中加葛根主之。几几者，如鸟飞伸颈之貌。既项背强几几，又复几者，当无汗，今反汗出恶风者，故知风盛于表也。葛根性平，能驱风邪解肌表，以此用之为使，而佐桂枝汤之用，以救邪风之盛行于肌表也。

《伤寒论宗印》：此论太阳之气受邪，而及于经输者，宜桂枝葛根汤主之。太阳之气主表，而经输在背。经曰：邪入于输，腰脊乃强。

几几，短羽之鸟，欲张不能之貌。太阳病项背强几几者，病太阳之表气，而经输之气不舒也。邪在表，则不当汗出，反汗出者，阳气陷于肌经之间，而表气虚也。经气畏邪，故恶风也。葛藤似络。而根白属金，是宜用桂枝汤以解肌，加葛根以疏经气。葛根入土极深，而性欲延蔓，属土与金，阳明之宣品也。阳明之气主经络，故太阳阳明合病，亦宜葛根汤主之。

《伤寒大白》：阳明无汗而恶寒，用前方葛根汤；若有汗恶寒，用此方主治。然此亦冬令治法，南方入里有热，以防风、羌活易去桂枝。口渴消水，加石膏、知母；积热重者，加栀、连。

《伤寒悬解》：阳明经行身之前，自头下膈而走足，太阳经行身之后，自头下项循背而走足。太阳经病，头痛项强而已，不至几几。缘太阳表病不解，郁遏阳明经腑之气，不得顺降，逆冲胸膈。背者，胸之府也，胸膈胀满，则项背壅阻，愈格太阳下行之路，故几几不柔。葛根泻阳明之经气，降逆而达郁也。

《医原》：见证恶寒汗出，又多项背强（伸颈之貌，因强所致）一条。汗出则邪未入经脉，不得用麻黄，而项背，邪近经脉，又非桂枝所能达，主桂枝加葛根汤，取葛根辛甘微润，气味俱薄，鼓舞胃气上行，随桂枝外达。若无汗者，及阳明病，目痛、鼻干、不得眠者，或太阳阳明合病，自下利者，主葛根汤（即桂枝汤加葛根、麻黄）。不下利而呕者，葛根加半夏汤。夫葛根汤中虽有麻黄，其意恰重在葛根，取其升胃中清阳以止利，辛甘凉润以清热。若太阳伤风证，医反下之，利遂不止，脉促，喘而汗出，此表邪未解，热又陷里，主葛根黄芩黄连汤（方中有甘草），取辛凉解表升清，苦寒入肠，燥湿、泄热、坚阴，此表里兼治法也。

《医学衷中参西录》：太阳主皮毛，阳明主肌肉，人身之筋络于肌肉之中，为其热在肌肉，筋被热铄有拘挛之意，有似短羽之鸟，伸颈难于飞举之状，故以几几者状之也。至葛根性善醒酒（葛花尤良。古有葛花解醒汤），其凉而能散可知。且其能鼓胃中津液上潮以止消渴，若用以治阳明之病，是借阳明府中之气化，以逐阳明在经之邪也，是以其奏效自易易也。

《伤寒论今释》：项背之肌肉神经强急，由于津液不达。津液即营养液也，其来源在消化器官，葛根能摄取消化器官之营养液，而外输于肌肉，故能治项背强急。《本草经》言葛根能起阴气，即输送津液之谓，张洁古谓葛根升阳生津，李东垣谓葛根之气轻浮，鼓舞胃气上行，生津液，皆体验有得之言。葛根与桂枝，皆能发表解肌，惟桂性温，葛性凉；病之性质，太阳属寒，阳明属热，热者宜凉，寒者宜温，故太阳解肌用桂枝，阳明解肌用葛根。东垣以葛根为阳明经药，说尚可通；洁古谓太阳初病，不可便服葛根，反引邪气入阳明，为引贼破家，则拘迂之论矣。桂枝加葛根汤及葛根汤，皆治项背强，仲景皆言太阳病，是知葛根为项强之特效药。太阳病兼见项背强，则于太阳方小加葛根以治之，正如呕者加半夏，恶寒者加附子，何引贼破家之有。注家方以项背强为太阳阳明合病者，袭张李之误也。

《冉注伤寒论》：葛根藤蔓延引，气质清轻，能起阴气，俾内陷之邪，由阴而出之阳，但葛根气味甘平，升举之力不大，故加麻黄之大有力者，与葛根提先同煮，浑合为一，助葛根直由经输深深之处，奋发而达于外。宋本有麻黄，即具此义。麻黄是助葛根升陷，不是助桂枝发表。麻黄汤中用桂枝，桂枝汤中不用麻黄，此则开桂枝汤用麻黄的变例。方名桂枝加葛根，葛根不与桂枝先煮，却与麻黄先煮，殊堪深味。宋林亿校正，疑此方为是桂枝中但加葛根，疑之诚是，但是浅一层，为中人以下说法则可，未足尽仲景深邃奥义。窃谓用麻黄不用麻黄，或麻黄多用少用，在审汗的多寡，邪的内外轻重，未可一概肯定。再桂枝汤，桂枝芍药均三两。此方既用桂枝名称，不知何以均减作二两，准之桂枝加附子，桂枝加人参，凡称桂枝汤，均不变易原有量数。此方可发汗篇，芍药作三两，《玉函》全书，桂枝均作三两，各有意义。二药以均作三两为近是，若葛根汤均作二两，则是方制已变，无所不可，且此二药若不作三两，则与葛根汤药品量数煮法服法均同，将何以别其为葛根汤，为桂枝加葛根汤，直是衍文重出。学者当密较量，实事求是。

【医案举例】

1. 刘渡舟医案

治某，男，48 岁，患项背拘紧而痛，几几然已限制活动，并见汗出恶风。脉浮弦，舌苔薄白而润。刘老辨为太阳中风，经输不利之证。

为疏：桂枝 15 克，白芍 15 克，生姜 10 克，炙甘草 10 克，大枣 12 枚，栝蒌根 30 克。

方服十剂，症状大减，但终不了了。左侧项部仍时发痛痛，并见体疲肢倦，少气无力。切其脉软大无力。辨为正虚邪留，清阳之气不能上升。

为疏：党参 15 克，黄芪 15 克，白术 10 克，炙甘草 10 克，当归 12 克，陈皮 10 克，升麻 3 克，柴胡 3 克，葛根 6 克，生姜 3 片，大枣 7 枚。此方服至六剂，以上诸症霍然而寥。（《临证验案精选》）

按：桂枝加葛根汤古方也；补中益气汤时方也。古方不全应，继之以时方而愈，此乃“古今接轨论”之义也。凡头目、项背在上之病，由于正虚而清阳不升，补中益气汤大有用武之地，不可不知也。

2. 耳鸣

穆某，女，年龄 32 岁，2013 年 3 月 27 日初诊。患者自诉无明显诱因于 2 个月前出现双侧耳鸣，进行性加重，经多方中西医治疗未见好转，遂邀陈师诊治。刻下症：双侧间断耳鸣，左侧尤甚，日作 10 余次，劳则加重，伴项背僵痛，汗出恶风，面部痤疮，形体偏胖，纳可，大便不成形，舌淡暗，苔白，脉沉。陈师认为患者项背僵痛，汗出恶风，病属太阳，观其脉证，可以桂枝加葛根汤开太阳表气，考虑患者兼有太阴水湿内停，少佐温脾化湿之法，药用：

桂枝 50 克，白芍 50 克，炙甘草 30 克，干姜 6 克，细辛 24 克，葛根 50 克，川芎 30 克，泽泻 45 克，红花 10 克。水煎服，日 1 剂，共 5 剂，以观后效。

二诊患者耳鸣减轻，舌苔黑润，不喜饮食，余症状同前。考虑太阴寒湿太重，减葛根为 40 克，加重干姜用量，以加大温脾化湿之力。药用：

桂枝 50 克，白芍 50 克，炙甘草 30 克，干姜 10 克，细辛 24 克，葛根 40 克，川芎 30 克，泽泻 45 克，桃仁 20 克，牡丹皮 20 克。水煎服，日 1 剂，共 5 剂。

三诊患者耳鸣明显减轻，寐差，遇劳则头痛。考虑患者虚象已显，去方中桃仁丹皮，予当归、吴茱萸补血降逆温阳。

药用：桂枝 50 克，白芍 50 克，炙甘草 30 克，干姜 10 克，细辛 24 克，葛根 40 克，川芎 30 克，泽泻 45 克，当归 30 克，吴茱萸 12 克，生龙骨 30 克，生牡蛎 30 克。水煎服，日 1 剂，共 7 剂。

四诊患者未诉不适，面部痤疮，原方加丹皮 15 克，续服 7 剂，巩固疗效，随访至今，耳鸣痊愈未曾再犯。（《四川中医》）

按：桂枝加葛根汤是《伤寒论》中治太阳中风病的经方。原文说：“太阳病，项背强几几，反汗出恶风者，桂枝加葛根汤主之。”即桂枝汤中桂枝、芍药均减为二两，加入葛根四两而成。《伤寒本论》谓桂枝汤立法，从脾胃以达营卫，周行一身，融表里，调阴阳，和气血，通经脉，非攻伐，非补助，而能使窒者通，逆者顺，格者和。是故无论外感内伤，皆可取法以治之。陈修园曰：“桂枝汤调阴阳、和营卫。”虽“为太阳中风之主方”，但强调在拓展应用中不必拘泥于“中风、伤寒、杂病”。葛根轻清宣散，解肌散邪、升举清阳，并能鼓舞胃气，使清阳之气升腾。不仅能够实现甘辛而上，升发清阳；还可以性凉入阳明而下，使亢盛之阳

得下，一升一降，调整体内阴阳平衡，起到荣养耳窍的作用。全方共奏解肌祛风、生津舒筋之功效，用于治疗太阳中风表郁重证，既能输布津液、解肌祛风，又能疏通经络，使津充而络通。

3. 感冒项强

(1)杨某，女，65岁。患高血压病，项背强，近日患感冒，有汗，鼻塞，头痛，舌淡，苔白，脉浮弦。

桂枝6克，芍药6克，葛根30克，甘草6克，生姜3片，大枣4枚，方3剂。(《经方发挥与应用》)

按：风寒感冒表虚有汗，宜用桂枝汤解表。高血压病项强，宜用葛根降血压并治项强。桂枝加葛根汤，药证相符，果服药后诸证悉除。

(2)马某，女，34岁。头痛已半年，项强，遇风冷则痛剧，得汗则稍减，舌淡苔白，脉弦。证属风寒入侵，阻遏脉络所致，拟以桂枝加葛根汤加味。

桂枝6克，芍药18克，炙甘草4.5克，葛根9克，川芎6克，细辛1.5克，生姜3片，大枣4枚，方3剂。(《经方发挥与应用》)

按：本案头痛，遇风冷则痛剧，得汗则稍减，辨证为风寒入侵，阻遏脉络所致。用桂枝加葛根汤去风寒项强，辅以川芎、细辛治风寒头痛。果一剂痛减，三剂诸症悉除，无复发。

【现代运用】

桂枝加葛根汤临证可以应用于感冒、颈椎病、落枕、肩周炎、病毒性痉挛性斜颈、菱形肌综合征、颈心综合征、冠心病、脑动脉硬化、脑震荡、血管神经性头痛、雷诺病等疾病辨证属于营卫失和，气血阻滞，筋脉失养者。

桂枝加芍药汤

【方剂组成】

桂枝(去皮)三两(9克)，芍药六两(18克)，甘草(炙)二两(6克)，大枣(擘)十二枚，生姜(切)三两(9克)

【方药用法】

古代用法：上五味，以水七升，煮取三升，去滓，温分三服。

现代用法：以水1400毫升，煮取600毫升，去滓，分二次温服，今加芍药。

【方证释义】

桂枝加芍药汤即桂枝汤倍用芍药而成，虽只有一味药量不同，但其配伍意义和方剂功效却有很大差别。桂枝加芍药汤重用芍药以导药入内，使整个药力在内发生作用。变桂枝汤解外为解内，变和外为和内。方中桂枝配甘草辛甘化阳，通阳益脾；生姜与大枣合用亦能辛甘合化，补脾和胃；重用芍药取其“主邪气腹痛，除血痹”的双重作用，一者与甘草配伍，缓急止痛，再者活血和络，经络通则满痛止。全方具有通阳活络、缓急止痛、建中益气之功，故用于腹满时痛十分恰当。《伤寒论》说到本证见于以下论述的成因：①本太阳病，医反下之，因尔腹满时痛者，属太阴也，桂枝加芍药汤主之……②太阴为病，脉弱，其人续自便利，设当行大黄、芍药者，宜减之。以其人胃气弱，易动故也。

【主治病证】

本太阳病，医反下之，因尔腹满时痛者，属太阴也，桂枝加芍药汤主之……

太阴为病，脉弱，其人续自便利，设当行大黄、芍药者，宜减之。以其人胃气弱，易动故也。

【历代名医方论】

《伤寒贯珠集》：桂枝所以越外入之邪，芍药所以安伤下之阴也。按《金匮》云：伤寒阳脉涩、阴脉弦，法当腹中急痛者，与小建中汤；不瘥者，与小柴胡汤。此亦邪陷阴中之故。而桂枝加芍药，亦小建中之意，不用胶饴者，以其腹满，不欲更以甘味增满耳。

《古方选注》：桂枝加芍药汤，此用阴和阳法也，其妙即以太阳之方，求治太阴之病。腹满时痛，阴道虚也，将芍药一味倍加三两，佐以甘草，酸甘相辅，恰合太阴之主药；且倍加芍药，又能监桂枝深入阴分，升举其阳，辟太阳陷入太阴之邪。复有姜、枣为之调和，则太阳之阳邪，不留滞于太阴矣。

清·喻嘉言《尚论篇》：太阳病之误下，其变皆在胸胁以上。此之误下而腹满时痛，无胸胁等证，则其邪已入阴位，所以属在太阴也。仍用桂枝解肌之法，以升举阳邪，但倍芍药，以收太阴之逆气。本方不增一药，斯为神耳！

《尚论后篇》：今不作结胸，而作腹满时痛，是属于太阴里气不和，故腹满时痛耳。时痛者，有时而痛，非大实之痛也，故但与桂枝汤以解表，加芍药以和里。

《伤寒括要》：按邪气入里，则为腹痛。盖邪气传里而痛者，其痛不常，法当下之。此因太阳误下而痛，故以桂枝汤和卫，芍药和营，中气受调，满痛自愈。

《伤寒论后条辨》：仍从桂枝例，升举阳邪，但倍芍药收敛之。盖邪陷已深，辄防脾阴随表药而外泄耳。

《伤寒来苏集》：腹满时痛，因于下后，是阳邪转属，非太阴本病，表症未罢，故仍用桂枝汤解外。满痛既见，故倍加芍药以和里。此病本于阳，故用阴以和阳。若因下后而腹大实痛，是太阳转属阳明而胃实，尚未离乎太阳。此之谓有表里症，仍用桂枝汤加大黄，以除实痛。此双解表里法也。凡妄下必伤胃气，胃气虚则阳邪袭阴，故转属太阴；胃气实则两阳相搏，故转属阳明。太阴则满痛不实，阴道虚也；阳明则大实而痛，阳道实也。满而时痛，下利之兆；大实而痛，是燥屎之征。桂枝加芍药，即建中之方；桂枝加大黄，即调胃之剂。

《伤寒论辨证广注》：琥按：上方乃治太阳表邪未尽，太阴里气虚热，而腹痛也。武陵陈氏云：上证原从误治，引太阳之邪入里，其邪未尽离乎太阳，未全归于太阴。自表而入，还欲其自表而出。故仍用桂枝汤，驱太阳未尽之邪。况桂枝辛温，建中亦可温中而救。误下之害其加芍药者，专主腹痛。腹痛宜和，凡属寒之痛，宜姜附之热以和之，而芍药在所不用。属热之痛，宜芍药之寒以和之，而姜附又非所宜。此阳经之邪，侵入太阴作痛者，故当以芍药和之。芍药性寒，寒能御热而泻侵脾之热邪。芍药味酸，酸能收敛脾气，使不受外邪所侵。此其所以用桂枝汤而加芍药也，后世不论寒痛热痛，而概用芍药者，岂不谬哉。

《医方集解》：表证未罢而误下，表邪乘虚而入里，当作结胸，则仍属太阳经。今不胸满而腹满，是邪已入太阴经，然但腹满时痛，尚非大实之痛，故但用桂枝以安太阳，倍芍药以和太阴。

《金匮要略集注》：此承上文腐秽当去之意，而推言本太阳病，医反下之，因尔腹满时痛者，乃太阳之邪入于地土，而脾络不通，故宜桂枝加芍药汤主之，此即小建中汤治腹中急痛之义也。大实痛者，乃腐秽有余而不能去，故以桂枝加大黄汤主之。

《伤寒论条辨续注》：此之误下而腹满时痛，则邪已入阴经，所以属太阴也。仍用桂枝解肌之法，以太阴被伤致痛，故倍芍药以收太阴之逆气也。

《伤寒溯源集》：故仍以桂枝汤解之，加芍药者，桂枝汤中已有芍药，因误下伤脾，故多用之以收敛阴气也。《神农本经》言其能治邪气腹痛。张元素云：与姜同用，能温经散湿通塞，利腹中痛，胃气不通，入脾经而补中焦，太阴病之所不可缺。得甘草为佐，治腹中痛。热加黄芩，寒加桂。此仲景神方也。李时珍云：白芍益脾，能于土中泻木，所以倍加入桂枝汤也。若下后脉沉迟而寒者，张元素之姜、桂，非谬言也。

《伤寒论本义》：仲师明其证属太阴，以桂枝汤加芍药为治。桂枝汤太阳治表邪之药也，用于此非治风也，其义前条已辨之，今于加芍药之中，更可见引阳入阴，由阴转阳之治

法与病机矣。病由太阳误下而归太阴，仍升而举之使返太阳，此理与风邪用桂枝，寒邪用麻黄，迥不相涉也，学者识之。

《金匮要略心典》：桂枝所以越外入之邪，芍药所以安伤下之阴也。按《金匮》云：伤寒阳脉涩，阴脉弦，法当腹中急痛者，与小建中汤，不差者，与小柴胡汤。此亦邪陷阴中之故，而桂枝加芍药，亦小建中之意。不用胶饴者，以其腹满，不敢更以甘味增满耳。

《绛雪园古方选注》：桂枝加芍药汤，此用阴和阳法也。其妙即以太阳之方，求治太阴之病，腹满时痛，阴道虚也。将芍药一味，倍加三两，佐以甘草，酸甘相辅，恰合太阴之主药，且倍加芍药，又能监桂枝深入阴分，升举其阳，辟太阳陷入太阴之邪，复有姜、枣为之调和，则太阳之阳邪，不留滞于太阴矣。

《伤寒方论》：太阴腹满时痛，有直中者，有传经者，有误下内陷者，惟误下为轻浅，盖太阳误下之变，每在胸胁，胸胁不虚，而脾独受伤，是越经而为变也，脾之受邪原浅，但邪虽入阴位，而太阳之邪毫未料理，故但倍芍药大和脾气以收太阴之逆，而仍以桂枝治其本经之邪，提之使出太阳，不比直中者，竟治太阴耳若传经者，虚热寒实所困不同，药亦不一矣。

《伤寒悬解》：本太阳表证，医不解表，而反下之，脾败肝郁，因而腹满时痛者，此属太阴也。桂枝加芍药汤，桂枝解太阳之表邪，芍药清乙木之风燥也。

《长沙药解》：治太阳伤寒，下后腹满痛，属太阴者。以木养于土，下败脾阳，己土湿陷，乙木遏郁，而生风燥，侵克己土，是以腹痛。木贼土困，便越二阳，而属太阴。姜、甘、大枣，补土和中，桂枝达肝气之郁，加芍药清风木之燥也。

《伤寒说意》：若本太阳之表病，医不解表，而反下之，土虚木贼，因而腹满时痛者，是属太阴脏病，宜桂枝加芍药汤，桂枝达肝气之郁，芍药清风木之燥也。

《伤寒指归》：主桂枝汤，温半里上之阴。加芍药，疏泄土气。半里上阴温土疏，阳气来复。

清·高学山《伤寒尚论辨似》：主桂枝加芍药汤者，因邪从太阳陷入，故仍主桂枝，加芍药者，太阴位低而在内，故加酸敛之品，引桂甘姜枣辛甘之性，下入脾脏而调畅之，则脾阳宣发，而腹之满痛可除，抑亦资其自汗，以解太阳之表热耳。

【医案举例】

1. 王某某，男，46岁。因患急性细菌性痢疾未经彻底治疗而转为慢性菌痢。大便下痢，挟有红白黏液，每日少则三四次，多则五六次。来势甚急，常常来不及登厕就内污衣裤，但又后重下坠，大便排而不尽。伴腹中隐隐疼痛，肠鸣作响，病程逾年，曾用真人养脏汤，以及芍药汤等治疗，皆无效可言。脉沉弦而滑，舌质红，苔白。再三审证，辨为脾胃阴阳失调，气血不利之证。

桂枝9克，白芍18克，生姜9克，大枣12枚，炙甘草9克。二剂后，下利次数减为一、二次，腹痛肠鸣消失。原方又进二剂，诸证皆消。（刘渡舟医案）

按：此案病机要点在于胃阴阳失调，中焦气血不利。脾胃居中，为气机升降之本，气血阴阳之所主。脾虚则清气不升，胃虚则浊气不降，土气不和。则必然导致肝木郁滞，疏泄失常。此类病证非寒非热，介于虚实之间，所以寒热之法治疗都不能取效。桂枝加芍药汤能够调和脾胃之阴阳，利血脉消瘀滞，并有平肝缓急之效，于调和脾胃中兼能疏泄肝木。

2. 蔡某，女，33岁，以阑尾炎术后8天、腹胀发作3天为主诉就诊。B超提示肠腔积气较多，血常规、电解质正常，曾口服中西药和静脉输液，症状有增无减，每于夜间为甚。查体：腹部胀满，不能系腰带，进食腹更胀，面色无华、神疲乏力、畏寒、大便溏，每天2次，得热胀减，舌质淡、苔薄白，脉沉细无力。中西四诊合参，症属虚寒腹痛，属西医的肠痉挛范畴。病因平素中阳虚弱，阑尾术后正气受损，正伤则虚寒更盛，脉络失于濡养，故腹胀痛绵绵，夜间尤甚。治以温中补虚、缓急止痛为法。

药用：桂枝 12 克，白芍 60 克，甘草 10 克，大枣 30 克，2 剂水煎服，每日 1 剂，分 3 次口服。服第一次后，自觉腹中温热舒畅，气从肛门频频排出，腹胀消除，进食腹不胀，食欲增加，为巩固疗效，再服 1 剂而愈。观察 1 个月，再未出现腹胀，正常工作。［实用乡村医生杂志，2003，10(5)］

3. 周某，男，62 岁，患急性肺炎，1 个月治愈后，体力衰弱，纳食甚少，每日不过三、四两，大便每十余日一行，或服用泻下药或开塞露始能解下，每解如球状，便难欲死。

初诊时主诉：纳少腹胀，大便难解，每解如球状。患者体质瘦弱，唇暗口干，但不多饮，舌质红，脉沉细。

中医诊断：便秘，营卫不和，伤伐脾胃证。

病机：大病后阴液内伤，肠燥津枯所致。

方药：桂枝加芍药汤加当归 15 克，肉苁蓉 30 克，水煎服。次日大便即下，腹不痛，胀亦消。连服五剂，每日均可排便，但大便量不多，食欲增，精神好。遂将原方加 5 倍药量，研细末，蜜丸，每丸重 9 克，早晚各服 1 丸，以巩固疗效。［齐齐哈尔医学院学报，2001，22(8)］

【现代运用】

本方以发热汗出恶风、腹满时痛、喜按为辨证要点，无表证者亦可使用。现代常用于治疗便秘、胃痛、胃肠痉挛、慢性痢疾、慢性胰腺炎、肠梗阻术后肠狭窄、肢体震颤等。

桂枝加大黄汤

【方剂组成】

桂枝（去皮）三两（9 克），大黄二两（6 克），芍药六两（18 克），甘草（炙）二两（6 克），大枣（擘）十二枚，生姜三两（9 克）

【方药用法】

古代用法：上六味，以水七升，煮取三升，去滓，温服一升，日三服。

现代用法：以水 1400 毫升，煮取 600 毫升，每服 200 毫升，去滓温服，一日三次。

【方证释义】

桂枝加大黄汤即桂枝加芍药汤再加大黄二两而成。加大黄亦有双重作用，其一因气血经络瘀滞较甚，腹满痛较重，故加大黄增强其活血化瘀、通经活络之功；其二因气滞不通，亦可导致大便不行，加大黄能导滞通便，邪气去则络脉和，其病自愈。《伤寒论》说到本证见于以下论述的成因：本太阳病，医反下之，因尔腹满时痛者，属太阴也，桂枝加芍药汤主之。

【主治病证】

本太阳病，医反下之，因尔腹满时痛者，属太阴也，桂枝加芍药汤主之；大实痛者，桂枝加大黄汤主之。

【历代名医方论】

《医方考》：表证未罢，因误下而大实痛者，此方主之。大凡表证未罢，仍当解表，若误下以虚其里，则余邪乘虚而入，内作大实痛。曰大实痛，则非有时而痛者可例矣；故前方但倍芍药，而此则加大黄。加大黄者，取其苦寒能荡实也。论又曰：太阴为病，脉弱，其人续自便利，设当行大黄、芍药者，宜减之，以其人胃气弱，易动故也。则夫俗医不辨虚实，而执方治病者，皆仲景之罪人矣！

腹中寒热不调而大痛者，此方主之。寒热不调而大痛者，先食热物，后食寒物，二者不调，而令大痛之类也。是方也，桂枝能散真寒，大黄能泻实热，芍药能健脾而和肝，甘草能调中而益气，生姜可使益胃，大枣可使和脾。

《伤寒来苏集》：腹满时痛，因于下后，是阳邪转属，非太阴本病，表症未罢，故仍用桂枝汤解外。满痛既见，故倍加芍药以和里。此病本于阳，故用阴以和阳。若因下后而腹

大实痛，是太阳转属阳明而胃实，尚未离乎太阳。此之谓有表里症，仍用桂枝汤加大黄，以除实痛。此双解表里法也。凡妄下必伤胃气，胃气虚则阳邪袭阴，故转属太阴；胃气实则两阳相搏，故转属阳明。太阴则满痛不实，阴道虚也；阳明则大实而痛，阳道实也。满而时痛，下利之兆；大实而痛，是燥屎之征。桂枝加芍药，即建中之方；桂枝加大黄，即调胃之剂。

《伤寒论辩证广注》：《内台方议》曰：表邪未罢，若便下之，则虚其中，邪气反入里。若脉虚弱，因而腹满时痛者，乃脾虚也，不可再下，急与桂枝加芍药汤，以止其痛。若脉沉实，大实而痛，以手按之不止者，乃脾实也，即胃实急宜再下，与桂枝汤以和表，加芍药大黄，以攻其里。且赤芍药性凉而能泻中，大黄苦寒而能除其实，泻其脾也。《内台方义》问曰：桂枝加芍药汤用白芍药，加大黄汤用赤芍药，二证皆同，何得有异？答曰：白芍药能补脾止痛，赤芍药能泻脾利痛。前证加芍药汤，乃治虚邪。后证加大黄汤，乃治实邪。以此虚实之不同，故补泻之有异，非明智者孰能辨之。

《绛雪园古方选注》：大黄入于桂枝汤中，欲其破脾实而不伤阴也。大黄非治太阴之药，脾实腹痛是肠中燥屎不去，显然太阴转属阳明而阳道实，故以姜、桂入太阴升阳分，杀太阴结滞，则大黄入脾反有理阴之功，即调胃承气之义。燥屎去，而阳明之内道通，则太阴之经气出注运行而腹痛减，是双解法也。如下文云：其人胃气弱者，大黄、芍药宜减之，岂非太阴属阳明之论治乎。

《伤寒悬解》：满痛而加大实，非泻不可，桂枝加大黄汤，倍芍药以清木燥，而加大黄，以泻土郁。

《长沙药解》：治太阳病，医反下之，因而腹满实痛，属太阴者。以太阳表病，误下而伤脾气，脾陷木遏，郁生风热，侵克己土，胀满而成实痛。桂枝和中而解表，芍药滋乙木而清风，大黄泻己土而消满也。

《伤寒论浅注》：大实痛，权借大黄、芍药之力，以行腐秽固已。然脾胃相连，而脾气又资藉于胃气也。胃之气贯于脉，胃之强弱，征于便之利不利。太阴为痛，脉弱，其人陆续自便利，其胃弱可知矣。设或不得已而通因通用，当行大黄、芍药者，亦宜减少其分两而用之，以其人胃气弱，大便易动故也。胃气为生人之本，太阴然，即六经亦莫不然也。

《伤寒寻源》：按此条之大实痛，则非腹满时痛之比矣。腹满时痛，是脾阴为虚阳所扰。大实痛则脾气与阳气俱实。大实大满，似宜亟下。但阳邪究从太阳陷入太阴，与阳明胃实不同。仍宜桂枝领出阳邪，但加大黄微导其滞，则表里两邪，各有去路。再按柯韵伯谓腹满时痛，是太阳太阴并病。若大实痛，是太阳阳明并病。满而时痛，下利之兆。大实而痛，燥屎之征。桂枝加芍药，小试建中之剂。桂枝加大黄，微示调胃之功。王晋三亦沿此论，然经文“大实痛”三字直接上文，并无转属阳明之说。而仲景于太阴病，亦有“当行大黄芍药”之条。若果阳明胃实，则大实痛正承气亟攻之证。而桂枝加大黄，究属和解之法，并非下夺之剂，恐柯氏所云，未免失之穿凿。

《伤寒论章句》：大黄气味苦寒，乃清肃中土之品也。其性走而不守，能下瘀血，破宿食，荡涤肠胃，推陈致新，勇悍之药，故别名将军。桂枝加大黄汤，通脾络、行腐秽之方也，凡误下邪陷，而脾家实者，宜之。本论曰：太阳病，医反下之，因以腹满时痛者；桂枝加芍药汤主之；大实痛者，此方主之。夫腹满时痛，只为脾络不通，至于大实大痛，不特脾络不通，且有腐秽不去矣。故加大黄以涤荡之。

【医案举例】

1. 下利（刘渡舟医案）

林某某，男，52岁，1994年4月18日就诊。大便下利达一年之久，先后用多种抗生素，收效不大。每日腹泻3～6次，呈水样便，并挟有少量脓血，伴有里急后重，腹部有压痛，以左下腹为甚，畏寒，发热(37.5℃左右)舌红，苔白，脉沉弦。粪便镜检有红、白细胞及少量吞噬细胞。西医诊为“慢性菌痢”。

辨证：脾脏气血凝滞，木郁土中所致。

治法：调脾家阴阳，疏通气血，并于土中伐木。

桂枝10克，白芍30克，炙甘草10克，生姜10克，大枣12枚。

服汤2剂，下利次数显著减少，腹中颇觉轻松。3剂后则大便基本成形，少腹之里急消失，服至4剂则诸症霍然而瘳。

按：患痢日久，致脾胃不和，气血不调。腹泻而痛，里急后重，痛则不通，为脾家气滞血瘀之象。脾为土，肝属木，脾家气血不利，而使肝木之气不达，故其脉见沉弦。又因久利伤阴，气血郁滞，脾阴不和，故见舌红。治用桂枝加芍药汤以调和脾胃，疏通气血，益脾阴，平肝急，兼能疏泄肝木。本方用于太阴病之下利、腹痛，别具一格，正如李东垣所说：“腹中痛者加甘草、白芍药，稼穑作甘，甘者己也；曲直作酸，酸者甲也。甲己化土，此仲景之妙法也。”临床运用本方时，如能抓住脾胃不和，气血不利和肝木乘土三个环节，则用之不殆，历验不爽。

2. 妊娠恶阻便秘

初诊：2006年7月10日。刘某，24岁，停经30天，尿妊娠试验阳性，恶心，口淡，多涎，纳欠，腹胀便结，呈羊矢状，2天一解，腰背酸。舌淡红，苔薄白，脉细滑。

治法：温胃降逆，益肾通便。

方剂：桂枝加大黄汤加味。

桂枝6克，炒白芍6克，炙甘草6克，炙大黄3克，生姜5片，大枣5个，半夏10克，陈皮10克，杜仲10克，续断10克，3剂。

二诊：2006年7月13日。恶心、口淡、多涎诸症均除，胃纳增加，大便正常，腰背酸痛减轻，小腹隐痛，舌脉如上。

治法：益肾安胎。

方剂：温肾安胎汤(经验方)加减，5剂。(《经心方裁》)

按：该方是治疗太阳病误下之后，表证未解，出现腹胀满痛，大便不通，秽积在里，病属阳明的方剂，仍以桂枝汤解其表，加大黄下其里，表里同治。

该案为妊娠恶阻兼便秘，症见恶心，口淡，多涎，纳欠，舌淡红，苔薄白，一派脾胃阳虚的症状，同时又见腹胀便秘，下如羊矢，此为脾阳不运，而非阳明腑实，颇似《素问·厥论》中“太阴之厥，则腹满胀，后不利，不欲食，食则呕”之所云。据《金匮要略·妇人妊娠病》文，“妇人得平脉，阴脉小弱，其人渴，不能食，无寒热，名妊娠，桂枝汤主之。”桂枝汤则是一张温养脾胃，治疗妊娠恶阻的方剂，且疗效卓如。以桂枝合少量炙大黄，即寓大黄附子汤温下之意，佐半夏、陈皮增强和胃降逆的作用，添杜仲、续断，以益肾安胎。

3. 便秘(祝谌予医案)

周某，男，62岁，1972年9月初诊。1970年3月患急性肺炎入院治疗，一个月后痊愈出院。此后体力衰弱，纳食甚少，每日不过四两左右，大便每每十余日一行，或服番泻叶，或用开塞露，始能解下大便，都如球状，颇以为苦。

刻诊：纳少腹胀，大便难解，每解如球状，形体瘦弱，唇暗口干但不多饮，舌质红，脉沉细。

诊为大病后阴液大伤，肠枯不润，以桂枝加芍药汤为主方加当归、肉苁蓉：

桂枝9克，白芍30克，甘草6克，红枣5枚，生姜3片，当归15克，肉苁蓉30克，6剂。

服药1剂，大便即下，腹不痛，胀亦消。连服6剂，每日均有大便，但量不多。食欲增，精神好。随将原方加5倍量，研为细末，蜜丸，每丸重9克，早晚各一丸，以巩固疗效。

按：桂枝汤有滋阴和阳之功，加芍药则滋阴力更强，盖阴充则肠润，阳和则肠通，而大

便徐下矣。

4. **荨麻疹**(顾介山医案)

苏某某,女,32岁。

主诉:患荨麻疹已达五年之久。

开始时每年发五六次,后来逐年加剧。今年起愈发愈频,竟至没有间歇。曾大量注射过葡萄糖酸钙、内服苯海拉明及驱风、活血之中药多剂,均归无效。症状:遍身有大小不等的疙瘩块,抓痒无度,此伏彼起,日夜无宁静之时。在发作剧烈时,特别怕冷,身必重裘,大便一直两天一次,且燥结难下,腹微痛。处方:

桂枝9克,芍药9克,甘草3克,生姜9克,大枣3枚,大黄9克,全瓜蒌12克,麻仁12克

服上药后约3小时,身痒渐止,疙瘩亦渐隐没,周身微汗,大便畅通,症状全部消失,迄今已半月余,未再发过。

按:畏寒怕冷,身必重裘,太阳证未罢;大便燥结,腹中微痛,阳明证已露。太阳阳明同病之候。夫太阳主一身之表,阳明主肌肉,邪侵太阳阳明之间,外郁肌肤而发痒疹。故以桂枝加大黄汤表里双解,邪去则疹消。

5. **呃逆**(王子融医案)

杜某某,男,38岁,1986年7月10日初诊。患者1986年6月28日与友人聚宴,宴前进食冰镇西瓜、汽水,宴中饱食,畅饮,外以电扇吹风。翌日晨起即现呃逆频作,影响睡眠、饮食、工作,感全身皮肤拘紧,恶风,汗出(以双下肢为著),低烧,体温37.2℃左右,胃脘部不适,大便秘结。曾采用多种方法治疗,未效,7月10日患者要求中医诊治。

刻诊:上述症状仍存在,舌质淡红、苔中部厚腻略黄,脉浮沉取有力略弦。辨证:内伤外感,寒热相杂,营卫失和,胃气上逆。

治法:解肌发表,清泻胃肠,平肝降逆。

方用《伤寒论》桂枝加大黄汤加味。

处方:桂枝9克,炒白芍9克,炙甘草6克,生姜15克,大枣3枚,生大黄6克,砂仁6克。3剂。水煎服,药后进热粥一碗以助药力。

次日,患者诉,昨晚如法服药后,全身津津汗出,呃逆随之而止,当晚安然入睡。今日解稀便二次,略感肠鸣不适,皮肤微感拘紧。嘱其不必尽剂,原方去大黄,再服一剂,以尽外邪,后以香砂养胃丸善其后。[中医杂志,1988(10):41](《伤寒名医验案精选》)

按:本案呃逆,乃外受风寒,内阻腑气所致。发热、汗出、恶风、脉浮,为伤寒表虚证;胃脘不适,大便秘结,则与腑实证类似。桂枝加大黄汤以桂枝汤疗表虚,以大黄通肠胃实邪,正与本案病机相合,故用之即效,于此可见仲景方妙义无穷之魅力。

论:食寒饮冷,则脾胃致虚,饱食壅满,亢则为害。外吹电扇,寒伤皮行,表里俱伤,气逆不降,此如霍乱。表伤外寒,内伤停积。桂枝解外寒,大黄泻内壅,双解表里。

【现代运用】

本方以发热恶风、汗出、腹胀痛拒按、便秘为辨证要点。现代常用于治疗感冒、慢性肠炎、阑尾炎、细菌性痢疾、胰腺炎、顽固性荨麻疹等。

栝楼桂枝汤

【方剂组成】

栝楼根二两(6克),桂枝三两(9克),芍药三两(9克),甘草二两(6克),生姜三两(9克),大枣十二枚

【方药用法】

上六味,以水九升,煮取三升,分温三服,取微汗。汗不出,食顷,啜热粥发之。

【方证释义】

本方所治,为外感风寒所致之,其病机为津液不足,外感风寒,邪阻经络而成。方中栝楼根味苦入阴,生津除热,甘寒润燥,为君;桂枝汤祛风解表,调和营卫,为臣使。全方合用,则经气流通,风邪自解,筋脉濡润,而痉自

愈矣。《金匮要略》说到本证见于以下论述的成因：太阳病，其证备，身体强，几几然，脉反沉迟，此为痉，瓜蒌桂枝汤主之。

【主治病证】

太阳病，其证备，身体强，几几然，脉反沉迟，此为痉。

【历代名医方论】

《金匮要略》：治太阳痉病，身体强几几然，脉反沉迟。方天花粉、甘草各二两，桂枝、芍药、生姜各三两，大枣十二枚。水煎，分三次服，取微汗；汗不出，食顷啜热粥发汗。

《医门法律》：本文云：太阳病，其证备，身体强。几几然，脉反沉迟，此为痉，瓜蒌根桂枝汤主之。伤寒方中，治项背几几，用桂枝加葛根汤矣。此因时令不同，故方亦少变，彼之汗出恶风，其邪在表。而此之太阳证，罔不具备，其邪之亦在于表可知也，但以脉之沉迟，知其在表之邪，为内湿所持而不解。即系湿热二邪交合，不当从风寒之表法起见，故不用葛根之发汗解肌，改用瓜蒌根味苦入阴，擅生津彻热之长者为君，合之桂枝汤，和荣卫，养筋脉，而治其痉，乃变表法为和法也。此方原是不欲发汗之意，以夏月纵不得汗。服药亦易透出也。若服此食顷不得汗，当食热粥发之。所以桂枝有汗能止，无汗能发也。然既以瓜蒌根为君，当增之；桂枝为臣，当减之。大约瓜蒌根三钱，桂枝一钱五分，芍药二钱，甘草一钱五分，生姜三片，大枣二枚。无汗发以热粥，连服三剂可也。盖湿持其汗，或兼微受风寒，荣卫者难愈矣。凡用古方，分两当仿此裁酌。

《金匮要略论注》：其原由筋素失养而湿复挟风以燥之，故以桂枝汤为风伤卫主治，加栝楼根以清气分之热而大润其太阳经既耗之液，则经气流通，风邪自解，湿气自行，筋不燥而痉愈矣。

《金匮发微》：太阳病，其证备，则颈项强痛、发热、自汗、恶风之证也。身体强，几几，背强急而不能舒展，邪陷太阳经也。自非将成痉证，则有汗之中风，脉宜浮缓，而不宜沉迟。夫痉脉伏弦，沉即为伏，迟为营气不足，此正与太阳篇无血尺中迟者同例。血不养筋，而见沉伏之痉脉，故以培养津液为主，而君栝楼根，仍以太阳中风之桂枝汤，以宣脾阳而达营分，使卫与营合，汗出热清，筋得所养，而柔痉可以不作矣。

《金匮心释》：本节指出柔痉的脉症和治疗处方——瓜蒌桂枝汤。本人临床体会，柔痉症状近似现代医学的乙型脑炎或脑室炎，多由蚊子传染而引起，发病期多在长夏伏暑至秋末冬初。柔痉治则为养阴增液，息风清脑。仲景提出的瓜蒌桂枝汤方，在今天已不适用。瓜蒌虽能润燥，但养阴生津作用甚微，桂枝化燥力强，使病人津液更加亏损，因此，此方治疗柔痉无多大效果。本人以羚羊角散犀角地黄汤，佐以虫类药物，治疗本病有较好的疗效。

【医案举例】

1. **柔痉**（赖良蒲医案）

丁某某，男，半岁。1931 年初夏，身热，汗出，口渴，目斜，项强，角弓反张，手足搐搦，指尖发冷。指纹浮紫，舌苔薄黄。此为伤湿兼风，袭入太阳卫分，表虚液竭，筋脉失荣。拟用调和阴阳，滋养营液之法，以瓜蒌桂枝汤主之。

瓜蒌根 6 克，桂枝 3 克，白芍 3 克，甘草 2.4 克，生姜 2 片，红枣 2 枚，水煎服。

3 剂，各证减轻。改投：当归、川贝、秦艽各 3 克，生地、白芍、瓜蒌根、忍冬藤各 6 克，水煎服，4 剂而愈。

按：患儿身热汗出致使阴津受损不足，筋脉失养。故口渴、项强、角弓反张、手足抽搐，指纹浮紫提示病位在表，符合瓜蒌桂枝汤证。

2. **产后发痉**（席梁丞医案）

秦某某，女，20 岁。1948 年秋，因产后七八日，头晕眼花，不能坐起。临证时忽见患者手指抽掣，相继呵欠，张大其口，越张越大，竟

至口角裂破流血，急令人以手按合，亦竟不止。复现面色淡白，目瞪流涎，冷汗时出，神识昏迷，脉弦缓无力。

辨证：新产亡血伤阴，汗多伤阳；复受外感，风入经俞而发痉，势有阴竭阳脱之象。

治法：回阳固脱，祛风镇痉。

方药：急煎高丽参15克与服，半小时后稍有好转，续用栝蒌桂枝汤加味。高丽参9克，炙黄芪30克，桂枝6克，杭芍9克，附片4.5克，栝蒌根12克，炙甘草9克，生姜9克，大枣5个。2剂，水煎服。

二诊：服1剂后，汗出渐少，2剂服完，抽搐亦缓解，惟感眩晕疲乏，乃表固阳回，阴血仍亏。拟以养血镇痉，气血并补之剂。方药：栝蒌桂枝汤合四物汤加减。炙黄芪30克，当归9克，桂枝4.5克，杭芍9克，栝蒌根9克，生地15克，川芎4.5克，钩藤9克，炙甘草6克，高丽参9克。连服2剂后，眩晕减轻，精神日趋恢复。(《席梁丞治验录》1978年版)

按：新产之妇，亡血伤津，汗多伤阳，复加外感。风邪鼓荡，则汗出有加，更伤其津，经脉液竭，阳气脱逸，而痉病由生。古圣有训："有形之血，不能速生；无形之气，当急所固。"故先急煎大剂独参汤以补气固脱，待气回津生，再以栝蒌桂枝以祛风邪，舒筋脉，并合四物汤以养血活血，此"治风先治血，血行风自灭"之又一范例也。

3. **急惊风**(马骥医案)

金某某，男，4岁。发烧头疼，频繁呕吐，儿科以流脑收入院治疗，给予磺胺、抗生素及对症疗法。10余天后呈昏睡状态，神志不清，不吃不喝，并出现频频抽风。每日约抽10余次，抽时两眼上吊，角弓反张，牙关紧闭，四肢抽搐，每次约数分钟即自行缓解。给予输液打针用各种镇静剂40多天效果不佳。

一直处于昏迷状态，遂停西药，改用中药治疗。患儿发烧比前有所好转，但如不用退烧药时，体温仍然上升，易汗，唇干裂，舌上少津，脉数。治以银翘散加花粉，因吞咽困难，用鼻饲灌入。每日一剂，并送下安宫牛黄丸半粒。经服上药3剂后，抽风逐渐减少，持续时间缩短，神志渐清，会哭，并能稍进食。继以上药加减化裁，减去安宫牛黄丸，每日1剂，体温降至正常，四肢抽搐虽减，但仍未痊愈。家属再三要求出院调养。时过2个月，患儿复来就诊治疗。抽风与出院时无甚差别。据家属叙述，2个月以来，在外一直未停止过治疗。多以寒凉生津之品或以羚羊钩藤息风解痉之类治疗，少有效验。

患儿面色苍白，唇舌色淡，精神疲惫，大便溏，手足不温。据此，为过用寒凉，挫伤阳气，不仅脾胃损伤，而且气阴皆虚，不能濡养经脉，抽风终难治愈。遂以栝蒌桂枝汤治疗，连服5剂。十数日后复诊，抽搐次数显著减少，程度也轻。宗此方加白术、当归、党参等调治一月痉愈。(《医方发挥》1984年版)

按：风淫发烧，又加频繁呕吐，则里津早虚，筋脉失养。经用银翘、安宫牛黄类治疗，热虽撤而津未回，同时，过用寒凉，又必伤阳，更累筋脉拘急，《内经》所谓"阳气者，精则养神，柔则养筋"之论。故用栝蒌桂枝汤以温阳解肌，柔润经脉，待阳复津生，风邪得解，则抽风自愈。

【现代运用】

栝楼桂枝汤多用于太阳中风兼阴津不足者(太阳柔痉体强证)。症见：发热，恶风寒，汗出，身体强，筋脉拘急不舒，肌肤不荣，舌淡少津，苔薄而干，脉沉迟。辨证为风寒表虚，津亏失养。临床上，本方可用于外感病出现头痛项强，发热恶风，汗出，咽干口渴等外有表邪兼内伤津液者。本方亦有用于小儿抽搐、小儿急惊风、席汉综合征等病症者。

桂枝芍药知母汤

【方剂组成】

桂枝四两(12克)，芍药三两(9克)，甘草二两(6克)，麻黄四两(12克)，生姜五两(15

克)，白术五两(15克)，知母四两(12克)，防风四两(12克)，附子(炮)二枚(10克)

【方药用法】

古代用法：上九味，以水七升，煮取二升，温服七合，日三服。

现代用法：上九味，以水700毫升，煮取210毫升，每次温服70毫升，日三服。

【方证释义】

桂枝芍药知母汤祛风除湿，温经散寒，滋阴清热。方中麻黄开发腠理，透邪风，散寒湿；桂枝祛风散寒，通阳气，行血脉；防风辛甘微温，祛风胜湿，止骨节疼痛，缓筋脉挛急；炮附子温经散寒，除湿解痛；白术健运脾土，运化肌腠水湿；芍药养血和血，缓急止痛；知母养阴清热，并能防辛温药燥化太过；生姜、甘草和胃降逆止呕。另外，芍药与白术又可制约麻黄、桂枝发汗太过，使其方成微汗除湿之剂。本方将汗、温、清、利、补之法融为一体，相辅相成，可达祛风除湿不伤阴、温经散寒不助热、滋阴养血不恋邪之效。《金匮要略》说到本证见于以下论述的成因：诸肢节疼痛，身体尪羸，脚肿如脱，头眩短气，温温欲吐，桂枝芍药知母汤主之。

【主治病证】

诸肢节疼痛，身体尪羸，脚肿如脱，头眩短气，温温欲吐，桂枝芍药知母汤主之。

【历代名医方论】

《金匮方论衍义》：用桂枝治风，麻黄治寒，白术治湿。防风佐桂，附子佐麻黄、白术，其芍药、生姜、甘草，亦如桂枝汤之类，和发其荣卫也。知母治脚肿，引诸药下行，祛邪，益气力。此方有附子，以行药势，开痹之大剂。然分两多而水少，恐分其服，而非一剂——《三因方》以每服四钱。

《医门法律》：诸肢节疼痛，身体尪羸，脚肿如脱，头眩短气，温温欲吐，桂枝芍药知母汤主之是也。短气，中焦胸痹之候也。属连头眩，即为上焦痹矣。温温欲吐，中焦痹也。脚肿如脱，下焦痹也。肢节疼痛，身体尪羸，筋骨痹也。荣、卫、筋、骨、三焦俱病，又立此法以治之，合四法以观精微之蕴，仲景真百世之师矣。

《本经疏证》：于此见凡肿在一处，他处反消瘦者，多是邪气勾留水火相阻之候，不特《千金方》："水肿腹大，四肢细"，即《金匮要略》中桂枝芍药知母汤，治"身体尪羸，脚肿如脱"，亦其一也。《金匮方》邪气水火交阻于下，《千金方》邪气水火交阻于中。阻于下者，非发散不为功；阻于中者，非渗利何由泄，此《千金方》所以用五苓散，《金匮》方所以用麻黄、附子、防风，然其本则均为水火交阻，故其用桂、术、知母则同也。桂、术治水之阻，知母治火之阻，于此遂可见矣。

《高注金匮要略》：知母色白，而味淡气薄。色白应西金，气味淡薄，则轻清应在天之象，故为肺家第一专药。此救肺之白虎汤用知母，补肺之百合知母汤用知母，又其确证也。以辛温之桂枝，与之平配，则桂枝因知母直入肺家，是以桂枝之辛，挑动肺气，而以其温通和肺神也。又恐辛甘之性，从上发汗，而不下入肾经之骨缝，故又佐以酸敛之芍药，少少下引之。而使辛咸温热之附子，一直接入肾脏，然后君以燥湿之白术，散湿之生姜，臣以甘缓之甘草，使培骨节之土气，总交于发越之麻黄，又从筋骨间，而徐徐透为微汗也。殿之以防风者，防风能密卫气，恐风湿去，而复为风所袭耳。然则以附子为入肾之向导，以白术、生姜、甘草为除湿之中军，以麻黄为班师之首领，以防风为留镇之善后，以桂枝、芍药、知母，原为后军之督率，而不意便道中，却收去风之奇捷矣。神哉方也。

【医案举例】

1. **鹤膝风**(易华堂医案)

周奠章，年二旬。因远行汗出，跌入水中，风湿遂袭筋骨而不觉。其证始则两足酸麻，继而足膝肿大，屈伸不能，兼之两手战掉，时而遗精，体亦羸瘦，治疗3年罔效，几成废人。诊脉左沉弱，右浮濡，脉证合参，此鹤膝

风症也。由其汗出入水，汗为水所阻，聚而成湿，湿成则善流关节。关节者，骨之所凑，筋之所束，又招外风，入伤筋骨，风湿相搏，故脚膝肿大而成为鹤膝风。

前医见病者手战遗精，误认为虚，徒用温补，势濒于危。岂知手战者，系风湿入于肝，肝主筋，而筋不为我用。遗精者，系风湿入于肾，肾藏精，而精不为我摄。溯其致病之由，要皆风湿之厉也。设非驱风去湿，其病终无已时。择用桂芍知母汤。桂、芍、甘草调和营卫，麻黄、防风驱风通阳，白术补土去湿，知母利溺消肿，附子通阳开痹，重用生姜以通脉络，间服芍药甘草汤补阴以柔筋，外用麻黄、松节、白芥子包患处，开毛窍以去风湿。

处方：桂枝 12 克，生白芍 9 克，知母 12 克，白术 12 克，附子（先煎）12 克，麻黄 6 克，防风 12 克，炙甘草 6 克，生姜 15 克。

次方：生白芍 18 克，炙甘草 9 克。

外用方：麻黄、松节、芥子各 30 克，研匀，用酒和调，布包患处。

服前方半日许，间服次方 1 剂，其脚稍伸，仍照前法再服，半月其脚能立，又服 1 个月，渐渐能行，后守服半月，手不战，精不遗，而足行走如常，今已 20 余年矣。（《重印全国名医验案类编》1981 年版）

按：本案当以足膝肿大，屈伸不能，肢体羸瘦等风湿侵入筋骨之症为主证，虽兼手战、遗精，不可误认为虚也，实为实证中见羸状也。对此，易氏有精辟之论，“手战者，系风湿入于肝，肝主筋，而筋不为我用；遗精者，系风湿入于肾，肾藏精，而精不为我摄。溯其致病之由，要皆风湿之厉也。”可谓认证准确，一语中的，其治用桂枝芍药知母汤原方，并合以次用、外用方，循皆有序，干净利落而无拖泥带水之嫌，临床值得效法。

2. 寒痹（赵明锐医案）

任某，男，54 岁。六、七年来，两膝关节疼痛，初起轻微，逐渐加重，伸屈不便，虽扶杖行走，也是颠跛蹒跚，遇冷则甚。盛夏也需穿棉裤，继发两踝关节疼痛，局部不红肿，两腿脚冰凉，脉迟缓，舌淡苔白。

曾服乌头汤 5 剂，证状毫无改善，改服桂枝芍药知母汤。桂枝 30 克，白芍 10 克，甘草 10 克，知母 10 克，防风 10 克，麻黄 30 克，淡附子 30 克，白术 15 克。上药为末。半个月内分次服完。

服药疼痛大减，下肢松动轻健，行走已不需扶杖，两腿脚冷也较前减轻，并能挑两半桶水，唯屈伸时仍有中度疼痛。原方再服 3 周后，上述证状消失，至今未发，照常参加劳动。（《经方发挥》）

按：痹证日久，正气渐虚，治疗不可单攻邪气，而宜在祛邪同时施以扶正之品，桂枝芍药知母汤邪正兼顾，既可养阴气，又能助阳气，适于久痹正虚的治疗。

3. 风湿热痹（岳美中医案）

陈某，女，50 岁，1960 年 11 月为风寒所袭，发热，左肩关节疼痛不能活动，左拇指第一指节红肿热痛，两膝关节不可屈伸，至 1961 年 3 月来诊已难自己行走，当时上午体温 38℃，脉象细弱而数，92 次/分，据自诉午后每发寒热。投与桂枝芍药知母汤后，热通，3 剂后自己能行动，继服 10 余剂，诸症皆除。（《岳美中医案集》1978：84）

按：本案关节红肿热痛、发热，风寒湿化热之象，故用桂枝芍药知母汤祛风除湿，兼清里热。岳老常将此方用于热痹初起之关节红肿热痛、屈伸不利之治疗，每获良效。

4. 肩周炎（傅春梅医案）

周某某，男，48 岁，干部。右肩疼痛，活动受限 1 年余，起于肩部外伤，疼痛以夜间为重，夜间常痛醒，天气变化时尤甚。肩外展 80°，前屈 70°，患肢内旋后伸肘拇指及骶部。舌淡胖，脉细弦。曾经推拿、理疗治疗，效不显，遂来求治。给予桂枝芍药知母汤加减：桂枝 10 克，淡附片 9 克，麻黄 3 克，黄芪 10 克，知母 12 克，白术 10 克，防风 10 克，生姜 10

克，赤白芍各10克，甘草9克，制川乌8克。并配合手法治疗每日1次。

5剂后疼痛减轻，夜寐转安，以原方随症加减，继进30剂，疼痛消失，肩活动功能明显改善，惟有时感觉酸楚。肩外展上举140°，前屈上举110°，内旋后伸肘拇指达第四腰椎棘突。(《江西中医药》)

按：(原按)肩周炎，本病俗称"肩凝症""五十肩"，属中医痹症范畴，多发于中老年人。气虚血弱，肝肾不足为其内因；寒湿凝聚，阳气郁遏为其外因。本病起病缓慢，病程绵长，疼痛多昼轻夜重，后期常出现肩部肌肉萎缩。《金匮》桂枝芍药知母汤，仲景以之治"诸肢节疼痛"之"历节病"，临床上，援引本方加减治疗肩周炎极合本病病机，疗效较佳。

【现代运用】

本方可用于感受风湿，化热伤阴之痹证。其症见发热恶寒，遍身关节疼痛、肿大并伴有灼热，或全身表现为虚寒之象而局部有热者。若掣痛难以屈伸，得热痛减者，重用麻黄、附子；身体关节重着肿胀，遇阴雨加剧者，重用白术；湿已化热，关节红肿热痛者，重用芍药、甘草、知母。目前常用本方治疗急慢性风湿性关节炎、类风湿关节炎及神经痛等。本方治疗类风湿关节炎发热者，加生石膏、薏苡仁；血虚肢节肥大者，加鸡血藤、鹿衔草；湿盛肢节肿大者，加萆薢、泽泻、防己；气虚者，加黄芪。若服药后见胃脘不适，可重用白芍，并加入蜂蜜。

桂枝去芍药加皂荚汤

【方剂组成】

桂枝三两(9克)，生姜三两(9克)，甘草二两(6克)，皂荚(去皮，炙焦)一枚，大枣十二枚

【方药用法】

上五味，以水七升，微火煮取三升，分温三服。

【方证释义】

方由桂枝去芍药加皂荚而成，有温阳行气，消除顽痰的功用。皂荚，辛温有温化痰饮，排痰排脓功能，除壅以治其标。加于桂枝去芍药汤中，则有解表化痰作用。本方实为补中兼攻之剂，对于肺气虚寒当温补、痰涎壅遏又非涤不可者尤为适宜。用于痰涎壅盛的咳喘、肺痿等证。用皂荚的方剂不多，《本草》说它主风痹、死肌、利九窍。书中描述，中风昏迷可以用皂荚粉吹鼻，有嚏者生，无嚏者死。另外，稀涎散(皂荚、白矾)可以涌吐痰涎。另外，皂角刺可以溃散痈疽，皂荚子可以治大便燥结。再另外，皂荚恶麦冬，畏人参、苦参。痈疽已溃禁用，孕妇忌用。(大黄汤送服皂角刺粉治胞衣不下)《金匮要略》说到本证见于以下论述的成因：《千金》桂枝去芍药加皂荚汤，治肺痿，吐涎沫。所谓肺痿者，《金匮》曰：热在上焦，因咳为肺痿……咳唾脓血，脉数虚者为肺痿。浅田氏云：热在上焦，肺气痿弱，咳有浊唾涎沫，脉数者，名曰肺痿……故以为虚证，后世所谓劳嗽是也。《尊生书》云：劳伤脾肺，甚者多吐脓血，渐成为肺痿，将成劳瘵与肺痿者，可视为劳嗽之一证也。据上所云，肺痿即现今之肺结核。然丹波氏在所著《金匮要略述义》本方条有"按此方……盖亦属肺冷之痿"。由是观之，则肺痿有冷、热二种，而本方能治肺冷之痿，然不可用于发热不热的现时之肺结核矣。

【主治病证】

《千金》桂枝去芍药加皂荚汤，治肺痿，吐涎沫。

寸口脉数，其人咳，口中反有浊唾涎沫者何？师曰：为肺痿之病。

【历代名医方论】

《千金方衍义》：桂枝汤和营卫药，《千金》去芍药之酸收；参入皂荚一味，即《金匮》皂荚丸，不用蜜丸，而入汤液，然不若用汤送丸，不使皂荚之味棘喉，尤为得宜。此唯肥盛多湿

浊垢支塞肺胃者，方为合剂；若瘦人津液素槁，虽有痰血，亦难胜皂荚之荡涤也。

《金匮要略心典》：以上诸方，俱有辛甘温药，以肺既枯萎，非湿剂可滋者，必生气行气以致其津。盖津生于气，气至则津亦至也。又方下俱云：吐涎沫不止，则非无津液也。乃有津液而不能收摄分布也。故非辛甘温药不可。加皂荚者，兼有浊痰也。

【医案举例】

弥漫性支气管炎

日本一项案例报道介绍了使用桂枝去芍药加皂荚汤治疗红霉素疗效欠佳的 DPB 一则病例。患者是一位 71 岁女性，诊断为 DPB 并接受家庭氧疗和红霉素治疗，但咳嗽、咯脓痰、劳作时呼吸困难未改善。

四诊信息：体形消瘦（149.5 厘米，38.1 千克），颜面热感、手足心热感、四肢冷感，口渴、自汗、有气上冲感，胸闷，心下痞、腹直肌挛急，脉数、结代促，舌淡红，苔少，地图舌样。

患者症状冬季加重，温浴后舒适。因此考虑寒证，服用桂枝去芍药加皂荚汤，联合针刺。上述症状逐渐减轻，治疗 30 天后，肺功能显著改善，6 分钟步行距离显著延长。

【现代运用】

此方临床多用于虚寒肺痿而痰浊涌盛，或挟表虚者。如慢性支气管炎、慢性咳嗽、咯痰、吐有涎沫，顽痰等疾病。本方亦可用于治疗肋间神经痛、冠心病心绞痛、肺心病、急性气管、支气管炎、上呼吸道感染等。

桂枝生姜枳实汤

【方剂组成】

桂枝三两（9 克），生姜三两（9 克），枳实五枚（15 克）

【方药用法】

古代用法：上三味，以水六升，煮取三升，分温三服。

现代用法：上三味水煎温服。

【方证释义】

本方用于痰饮滞胃导致胃脘痞满的证治。正如《心典》所言“诸逆，该痰饮，客气而言。心悬痛，谓如悬物摇而痛，逆气使然也。”寒饮停于胃脘，或外感风寒或内伤饮食或劳力引动寒饮上冲，故觉心中悬痛。治以桂枝生姜枳实汤行气消痞，温中化饮。方中重用枳实，苦泄消痞，散除气结；桂枝辛温宣复心阳，温通血脉而上逆之饮气；生姜温胃化饮，降逆通滞，与桂枝同为性温之品，正如《金匮要略》所言：“病痰饮者，当以温药和之”；三药合用，消痞平逆，心痛自止。

【主治病证】

心中痞，诸逆心悬痛，桂枝生姜枳实汤主之。

【历代名医方论】

《金匮玉函经二注》：枳实、生姜，原以治气塞，况于痞乎？故较前条稍减轻分两，使痞者下其气以开之。悬痛属饮者，得生姜以散之，既足建功矣。乃去橘皮而用桂枝者，以所逆非一，或肾气上冲，正未可知，桂伐肾邪，正其能事，不但调和营卫，为去痞臣也。

《金匮要略心典》：诸逆，该痰饮、客气而言；心悬痛，谓如悬物动摇而痛，逆气使然也。桂枝、枳实、生姜，辛以散逆，苦以泄痞，温以祛寒也。

《医宗金鉴》：心中痞，即上条心中痞气也。诸逆，诸气上逆也。上条之逆，不过撞心而不痛；此条之逆，则心悬而空痛，如空中悬物动摇而痛也。用桂枝生姜枳实汤，通阳气破逆气，痛止痞开矣。

《经方例释》：此桂枝去芍药汤去甘、枣加枳实也。《千金》曰：心下痞，诸逆悬痛，桂枝三物汤主之。其方则此方无枳实，有胶饴半升，义与《经》异。考《外台》引此经作心下痞，诸逆心下悬痛，大虚者，此方主之。云大虚则宜用胶饴。《千金》不为无。据《肘后·卷一》治心下牵急懊痛方，与此全同。且云：亦可加术二两，胶饴半斤（斤当为升），是此方本有加胶饴之理，故《千金》如此欤。又《卷二》以此方加厚朴四两，名厚朴汤，治霍乱，烦呕，腹胀，是合用承气之半也。《外台》引延年，以此方加参、术，治风痰、饮气逆满，恶心不能食，是合用理中之半也。

《金匮要略》：对胸痹病机“阳微阴弦”的认识《灵枢·本脏》云：“肺大则多饮，善病胸痹，喉痹，逆气。”《金匮要略》胸痹心痛短气病篇第一条开宗明义，直述胸痹由来“夫脉当取太过不及，阳微阴弦，即胸痹而痛。”本条以脉衡量虚实病位，胡希恕指出本条以微属于不及主虚，今微见于寸，知上焦阳气不足；弦属于太过主寒，今弦见于尺，知下焦阴寒内盛。阴寒乘虚而上犯，痹阻胸阳，不通则痛，故使胸痹而痛也，表明仲景认为胸痹多是内伤基础上邪气客于胸中，即胸阳不足，阴邪内盛所致。近现代医家多认为气虚血瘀是胸痹心痛病的基本病机。

【医案举例】

1. 吐水（吉益南涯医案）

一妇人患吐水，水升胸间，漫漫有声，遂致吐水。每日晡而发，至初更乃已。诸医与大、小柴胡汤及小半夏汤之类，无效。先生诊之，用桂枝枳实生姜汤，乃痊愈。（《金匮要略今释》卷三引《成迹录》）

2. 胸痛吐水（吉益南涯医案）

贾人津国屋某者之仆，谒曰：吾疾常起于薄暮，逮初更而止。其初起，横骨（谓肋骨也）下边有声，渐升至心下，此时必胸痛，大吐水，而后如平日，其他无所苦。众医交疗，五旬而不差。先生诊之，与桂枝枳实生姜汤，三服，病顿除。（《金匮要略今释》卷三引《成迹录》）

3. 吐水（吉益南涯医案）

一男子，患吐水数十日，羸瘦日加。其症每至黄昏，脐傍有水声，扬腾上迫，心下满痛，吐水数升，至初更必止。饮食如故。先生投桂枝枳实生姜汤，其夜水虽上行，然遂不吐。翌夜，诸症尽退，五六日而痊愈。（《金匮要略今释》卷三引《成迹录》）

4. 妊娠恶阻

金某，27岁，2005年9月13日初诊。妊娠43天，9月8日曾经出现阴道少量出血，当天出血即止。嘈杂，恶心，口不渴，纳欠，二便正常。舌淡红，苔薄白，脉细。治法：温中和胃降逆。方用桂枝生姜枳实汤加味：桂枝6克，生姜5片，枳实5克，半夏12克，茯苓10克。3剂。2005年9月16日二诊。恶阻好转，纳可，嗳气，舌脉如上。上方加砂仁（冲）5克，3剂。2005年9月23日三诊。恶阻继续减轻，嗳气已除，纳可，多涎唾，二便正常。舌略红，苔薄白，脉细。治法：温中健脾降逆。方用桂枝人参汤加味：桂枝6克，党参12克，炒白术10克，干姜5克，炙甘草6克，半夏15克，茯苓10克，生姜6片。3剂。2005年10月5日4诊。恶阻消失，口燥，纳欠，大便疏，舌脉如上。治法：健脾助运。参苓白术散加鸡内金6克，炒谷芽10克，炒麦芽各10克，5剂而愈。

按：此方仅桂枝、生姜、枳实3味，列于《金匮要略·胸痹心痛短气病脉证治》之下，不言胸痹而言“心中痞”，唐容川曰：“痹与痞轻重之间耳。痞言其塞，痹言其闭也。”可见虽称为痞，也不过是痹之轻者也。方中枳实以泄痞，桂枝以下逆，生姜以散寒气。其实，此方何尝不是一首温中降逆，化饮又利气的方剂呢！正因如此，该方可以治疗中寒饮停气阻的妊娠恶阻。

【现代运用】

现代药理研究表明，桂枝具有增加冠状动脉血流量和健运脾胃的作用，可增强心脏功能，促进血液循环，胃肠蠕动也随之增强。同时，相关研究发现枳实中的黄酮类成分如橙皮苷对胃肠有兴奋性作用。生姜可以促进消化液分泌，保护胃黏膜，具有抗溃疡、抗炎、抗菌、镇吐的作用。桂枝生姜枳实汤现代主要用于治疗冠心病、胆汁反流性胃炎、浅表性

胃炎、胃神经官能症等疾病。

苓桂术甘汤

【方剂组成】

茯苓四两(12克),桂枝三两(9克),白术二两(6克),甘草(炙)二两(6克)

【方药用法】

古代用法:上四味,以水六升。煮取三升,分温三服,小便则利。

现代用法:水煎服。

【方证释义】

本方功能温阳化饮,健脾利水,用于治疗中阳素虚,脾失健运,气化不利,水湿内停所致的痰饮。“脾者,谏议之官,知周出焉”,脾位于中焦,主运化水谷精微,为气机升降之枢纽,是人身气血生化之源,若脾阳不足,健运失职,则湿凝聚停滞为痰为饮。痰饮随气机升降布散,阻滞中焦,清阳不升,可以出现头晕目眩;停于胸胁,可以出现胸胁支满;上凌心肺,则可以导致心悸、短气而咳;舌苔白滑,脉沉滑或沉紧均为痰饮内停之征象。《金匮要略》指出:“病痰饮者,当以温药和之。”故治当以温阳化饮。

方中重用茯苓为君,性味甘平可健脾,利水渗湿化饮,既能消除积聚之痰饮,又善于平降上逆之饮邪。桂枝为臣,功善温阳化气,平冲降逆,苓桂相合通阳化饮,平冲降逆。白术为佐,功可健脾燥湿,“脾为生痰之源”,以苓术相合健脾化饮治生痰之源以治本,同时二药利小便,给水邪出路以逐饮。炙甘草用于本方,作用有三:一合桂枝辛甘化阳,以助温补中阳之力;二合白术健脾益气,培土制水;三可调和诸药。全方四药合用,健脾渗湿以助化饮,温阳益气以平冲逆,标本兼顾,药物性温,符合“病痰饮者,以温药和之”这一基本治法,为治疗痰饮病之和剂。

苓桂术甘汤服药后反应

此方服后,小便增多,是饮从小便而去,病势向愈之征,故原方用法之后有“小便则利”。此亦即《金匮要略》“夫短气有微饮者,当从小便去之”之意。“从小便去之”,是指让水饮邪气从正常水液运化的道路自去。水饮之邪本是阳气失于运化产生的病理产物,若能使之重得阳气运化,则能重入三焦水道而得于正常运行,使其循水液运化渗入膀胱,并得气化而出。因此时水饮轻微,外证不明显,仅见短气,通过直接恢复水道通调而使“微饮”自去,而不必攻积消导如治疗饮邪伏匿或上溢之甚者,不仅徒伤正气,也失去了治病以人为本的本义。

【主治病证】

伤寒若吐,若下后,心下逆满,气上冲胸,起则头眩,脉沉紧,发汗则动经,身为振振摇者,茯苓桂枝白术甘草汤主之。

心下有痰饮,胸胁支满,目眩,茯苓桂枝白术甘草汤主之。

夫短气有微饮,当从小便去之,茯苓桂枝白术甘草汤主之,肾气丸亦主之。

【历代名医方论】

《伤寒明理论》:伤寒振者,何以明之?振者森然若寒,耸然振动者是也。伤寒振者,皆责其虚寒也,至于欲汗之时,其人必虚,必蒸蒸而振,却发热汗出而解。振近战也,而轻者为振矣。战为正与邪争,争则为战栗而战。振但虚而不至争,故止耸动而振也,下后复发汗振寒者,谓其表里俱虚也。亡血家发汗,则寒栗而振者,谓其血气俱虚也,诸如此者,止与振耸尔。其振振欲擗地者,有身为振振摇者,二者皆发汗过多,亡阳经虚,不能自主持,故身为振振摇也,又非若振栗之比,经曰:“若吐若下后,心下逆满、气上冲胸、起则头眩、发汗则动经,身为振振摇者,茯苓桂枝白术甘草汤主之。

《医门法律》:《内经》湿土太过,痰饮为病,治以诸热剂,非指痰饮为寒。后人不解,妄用热药,借为口实,讵知凡治下淫之邪,先从外解,故治湿淫所胜,亦不远热以散其表邪，及攻里自不远于寒矣。况于先即不可表，而积阴阻遏身中之阳，亦必借温热以伸其阳，阴邪乃得速去。若遂指为漫用常行之法，岂不愚哉！论苓桂术甘汤痰饮阴象，阻抑其阳，用此阳药化气，以伸其阳，此正法也。兹所主乃在胸胁支满，目眩者何耶？《灵枢》谓心包之脉，是动则病胸胁支满，然则痰饮积于心包，其病自必若是目眩者，痰饮阻其胸中之阳，不能布水精于土也。茯苓治痰饮，伐肾邪，渗水道；桂枝通阳气，和荣卫，开经络；白术治风眩，燥痰水，除胀满；甘草得茯苓，则不资满而反泄满，本草亦曰甘草能下气，除烦满，故用之也。

《金匮要略直解》：心下有痰饮，即支饮也，散于上焦，则胸胁支满。支满则隔碍清气，不得上通于头目，故目眩也。经曰："心下有支饮，其人苦眩冒"，用苓桂术甘汤利水饮。

《金匮要略心典》：气为饮抑则短。欲引其气。必蠲其饮。饮、水类也。治水必自小便去之。苓、桂、术、甘。益土气以行水。肾气丸。养阳气以化阴。虽所主不同。而利小便则一也。

《医宗金鉴》：《灵枢》谓心胞络之脉动则病胸胁支满者，谓痰饮积于心胞，其病则必若是也。目眩者，痰饮阻其胸中之阳，不能布津于上也。茯苓淡渗，遂饮出下窍，因利而去，故用以为君。桂枝通阳输水走皮毛，从汗而解，故以为臣。白术燥湿，佐茯苓消痰以除支满。甘草补中，佐桂枝建土以制水邪也。

伤寒若过发汗，则有心下悸，叉手冒心，脐下悸，欲作奔豚等证。今误吐下，则胸虚邪陷，故心下逆满，气上冲胸也。若脉浮紧，表仍不解，无汗当用麻黄汤，有汗当用桂枝汤，一汗而胸满气冲可平矣。今脉沉紧，是其人必素有寒饮相挟而成。若不头眩，以瓜蒂散吐之，亦自可除。今乃起则头眩，是又为胸中阳气已虚，不惟不可吐，亦不可汗也。如但以脉之沉紧为实，不顾头眩之虚，而误发其汗，则是无故而动经表，更致卫外之阳亦虚，一身失其所倚，故必振振而摇也。主之以苓桂术甘汤者，涤余与扶阳并施，调卫与和荣共治也。

水停心下，甚者病悸，已明其治矣。微者短气，其治有二：气虚短气，是气少不能长息而短也；微饮短气，是水停阻碍呼吸而短也。若呼之气短，是心肺之阳有碍也，用苓桂术甘汤以通其阳，阳气通则膀胱之窍利矣。吸之气短，是肝肾之阴有碍也，用肾气丸以通其阴，阴气通，则小便之关开矣。故曰：苓桂术甘汤主之，肾丸亦主之也。

苓桂术甘汤，利小便药也，故短气微饮者主之。肾气丸亦主之者，以脾胃喜温而恶寒。方中附子、桂枝之辛热可以温脾逐饮，茯苓、泽泻之甘咸可以通利水道，如虚劳小便不利，转胞不得溺者，皆用之也。

苓桂术甘汤，实脾饮，肾气丸，皆治阳虚水气之证。苓桂术甘汤，治上焦阳虚不能输布，水留于上，心下逆满，气上冲胸，故用苓、桂、术、甘之品，扶阳通气输水道也。实脾饮，治中焦阳虚不能蒸化，水渍于中，外泛作肿，二便通利，故用姜、附、苓、术之剂，培土温中，胜寒湿也。肾气丸，治下焦阳虚，不能行水，小便不利，肢体浮肿，喘急腹胀，故用桂、附、地、苓之辈，温而补之，以行水也。

《临证指南医案》：《内经》止有积饮之说，本无痰饮之名。两汉以前谓之痰饮，仲景始分痰饮，因有痰饮、悬饮、溢饮、支饮之义，而立大小青龙、半夏、苓桂术甘、肾气等汤，以及内饮、外饮诸法，可谓阐发前贤，独超千古，与后人所立风痰、湿痰、热痰、酒痰、食痰之法迥异。总之，痰饮之作，必由元气亏乏及阴盛阳衰而起，以致津液凝滞，不能输布，留于胸中，水之清者悉变为浊，水积阴则为饮，饮凝阳则为痰。

若果真元充足，胃强脾健，则饮食不失其度，运行不停其机，何痰饮之有？故仲景云：病痰饮者，当以温药和之。乃后人不知

痰饮之义，妄用滚痰丸、茯苓丸消痰破气，或滋填腻补等法，大伤脾胃，堆砌助浊，其于仲景痰饮之法岂不大相乖谬乎？然痰与饮虽为同类，而实有阴阳之别。阳盛阴虚，则水气凝而为痰；阴盛阳虚，则水气溢而为饮。

故王晋三先生取仲景之小半夏、茯苓及《外台》饮三汤，从脾胃二经分痰饮，立治法，而先生又取仲景之苓桂术甘、《外台》茯苓饮、肾气丸、真武汤，分内饮、外饮治法，而于痰饮之症无遗蕴矣。愚历考先生治痰饮之法，则又有不止于此者。然而病变有不同，治法亦有异。如脾肾阳虚，膀胱气化不通者，取仲景之苓桂术甘汤、茯苓饮、肾气、真武等法，以理阳通阳及固下益肾、转旋运脾为主；如外寒引动宿饮上逆，及膀胱气化不通，饮逆肺气不降者，以小青龙合越婢等法开太阳膀胱为主；如饮邪伏于经络，及中虚湿热成痰者，则有川乌、蜀漆之温经通络，《外台》茯苓饮去甘草，少佐苦辛清渗理湿之法；其饮邪上冲膻中，及悬饮流入胃中而为病者，又有姜、附、南星、菖蒲、旋覆、川椒等驱饮开浊、辛通阳气等法。丝丝入扣，一以贯之，病情治法，胸有成竹矣。

《金匮玉函要略辑义》：心下有痰饮。胸胁支满目眩。苓桂术甘汤主之。(脉经。作甘草汤。)(徐)心下有痰饮。心下非即胃也。乃胃之上心之下。上焦所主。唯其气挟寒湿阴邪。冲胸及胁。而为支满。支者。撑定不去。如痞状也。阴邪抑遏上升之阳。而目见玄色故眩。苓桂术甘汤。正所谓温药也。桂甘之温化气。术之温健脾。苓之平而走下。以消饮气。茯苓独多。任以君也。灵经脉篇云。包络是动。则胸胁支满，心中大动。

《伤寒寻源》：战邪向外者也。若邪向内者，则不名之曰战，而名之曰栗。战者身战也，栗者心战也。经云：阴中于邪，必内栗也。又云：胃无谷气，脾涩不通，口急不能言，其人则战而栗。战与栗有阴阳之分，不可不知。又有名为振者，与战相近，但战则身为之战摇，振但森然耸动而已。其人素虚，至欲汗之时，必蒸蒸而振，却发热汗出而解，是振较之战为轻也。如经所云：亡血家发汗则寒栗而振，与夫下后复发汗其人振寒者，皆虚象也，然此犹浅焉者也。若经云：若吐若下后。心下逆满。气上冲胸。起则头眩。发汗则动经。身为振振摇者。茯苓桂枝白术甘草汤主之。

五苓散并茯苓桂枝甘草大枣汤、茯苓桂枝白术甘草汤俱相类。五苓散，散太阳之水停。苓桂术甘汤，泄太阴之水蓄。茯苓桂枝甘草大枣汤，防少阴之水逆……数方增减，不过一二味，而主治各别。能解此，自不敢孟浪处方矣。

《伤寒发微》：苓桂术甘为痰饮主方。心下逆满，气上冲胸，起则头眩，为水气凌心，此与痰饮篇胸胁支满目眩苓桂术甘汤主之者，其病正同……盖发汗阳气外泄，水气乘虚而上，则为头眩，阳气散亡，气血两虚，故气微力弱，不能自持，而振振动摇，若欲倾仆者然。

【医案举例】

1. **惊悸**(吉益南涯医案)

某妇人，郁冒上逆，平常善惊，闻足音瞿然即惊悸怵惕，故不欲见人，常独处深闺。其家富有，家有咸敷既以步，使其不闻席音，摄养修治，无微不至，但不见寸效。在床已数年矣，于是请诊于先生，与以苓桂术甘汤，积年之病，以之渐愈。

2. **叶天士医案**

白二六：脉沉小弦，为阴浊饮邪，禀质阳不充旺，胸中清气不得舒展旷达，偶触入寒冷，或误进寒物饮邪暴冷，凝结胸痞。当平日食物忌用酒肉腥浊，便清阳流行。常服仲景苓桂术甘汤百剂。若病来因冷，即服大顺散。

味过甘腻，中气缓，不主运，延绵百天，聚

气结饮。东垣云：病久发不焦，毛不落，不食不饥，乃痰饮为患。饮属阴类，故不渴饮。仲景五饮互异，其要言不烦，当以温药和之。通阳方法，固无容疑惑。大意外饮宜治脾，内饮治肾，是规矩准绳矣。议用苓桂术甘汤。

甘缓颇安，辛泄不受。此阳分气衰，将来饮邪日聚，然卧着咳多，清气失旋。先用苓桂术甘汤，继进《外台》茯苓饮。

某三一：疟邪由四末以扰中宫，脾胃受伤无疑，但寒暑更迁，病邪既久，脏腑真气自衰。两年来纳谷不运，渐觉衰微，不耐风冷之侵，并无凝痰聚气见症，此必胸中宗气自馁，致清阳不司转运。当以仲景苓桂术甘汤。又六君子汤去甘草，加檀香泥、桂枝木。

3. **水心病/冠心病**（刘渡舟医案）

陆某某，男，42岁。形体肥胖，患有冠心病心肌梗死而住院，抢治两月有余，未见功效。现证：心胸疼痛，心悸气短，多在夜晚发作。每当发作之时，自觉有气上冲咽喉，顿感气息窒塞，有时憋气而周身出冷汗，有死亡来临之感。颈旁之血脉又随气上冲，心悸而胀痛不休。视其舌水滑欲滴，切其脉沉弦，偶见结象。辨为水气凌心，心阳受阻，血脉不利之“水心病。”

处方：茯苓30克，桂枝12克，白术10克，炙甘草10克。

此方服3剂，气冲得平，心神得安，诸症明显减轻。但脉仍带结，犹显露出畏寒肢冷等阳虚见证。乃于上方加附子9克，肉桂6克，以复心肾之气。服3剂手足转温，而不恶寒，然心悸气短犹未痊愈，再与上方中加党参、五味子各10克，以补心肺脉络之气。连服6剂，诸症皆瘥。

4. **目疾**（王维澎医案）

陈某某，男，38岁。昔日两眼视力均为1.2，半年来，视力骤减，左目0.6，右目0.1。某医院眼科诊为“视神经乳头水肿”，于1985年3月5日来诊。患者形体肥胖，行步不稳，头晕且重，倦怠无力，食少，便溏。舌淡苔白，脉沉弦。脉证相参，乃脾失健运，饮邪上犯之证。治宜健脾利湿，升清降浊，予方苓桂术甘汤。

5. **呕吐**（岳美中医案）

卢老太太，1967年五六月间来诊。身体矮瘦，患心下水饮已数年。平日心下觉寒，稍胀满，西医确诊为幽门狭窄。积五六日则头晕呕吐清水，吐尽方休。如此反复数年，愈演愈重，近又犯病而住院，服中西止呕药无效。余虑其胃寒积饮而吐，且心下有时逆满，颇与苓桂术甘汤证相近，此证非温阳涤饮莫治，因久病寒甚，稍加干姜。拟方如下：

茯苓30克，桂枝10克，焦白术24克，甘草10克，干姜5克，嘱服3剂，以观后效。

时隔10余日，其夫告余：仅服2剂呕吐立止，近2日仅有泛酸感。拟前方量减半并加吴茱萸，水炒黄连少许，牡蛎12克，常服。［江苏医药·中医分册，1979(1):27］

【现代运用】

苓桂术甘汤现代药理实验证明其主要有利尿、祛痰止咳、镇静镇痛、强心、改善消化系统功能及抗炎抗过敏作用。本方临床应用十分广泛，常用于慢性支气管炎、支气管哮喘、心源性水肿、脑积水、内耳眩晕症、梅尼埃病、神经衰弱等属脾虚有痰饮和冠心病、风心病、肺心病、心肌炎等水饮停滞中焦而上泛者。

黄芪芍桂苦酒汤

【方剂组成】

黄芪五两（15克），芍药三两（9克），桂枝三两（9克），苦酒一升

【方药用法】

古代用法：上三味，以苦酒一升，水七升，相和，煮取三升。温服一升，当心烦，服至六七日乃解。若心烦不止者，以苦酒阻故也。

现代用法：加入米醋30克，水煎两次，温服。

【方证释义】

本方主用黄芪益气固表补虚，行表祛湿；以桂枝、芍药调和营卫，苦酒即醋味酸收敛，既可以清泻血分之热，又可以收敛止汗，制其汗出而救阴液，故治黄汗表虚多汗以至口渴者。本方为桂枝加黄芪汤化裁，去甘草大枣因其味甘易致壅满，去生姜因辛温偏辛散，桂枝加黄芪汤主身体疼痛，脉多浮，而本方口渴脉多沉，方主“水从汗孔入得之”，病从外来，加入苦酒因其“散水气”。

【主治病证】

问曰：黄汗之为病，身体肿，一身作重，发热汗出而渴，状如风水，汗沾衣，色正黄如柏汁，脉自沉，何从得之？师曰：以汗出入水中浴，水从汗孔入得之，宜黄芪芍药桂枝苦酒汤主之。

【历代名医方论】

《金匮要略论注》：谓身肿似皮水，发热汗出而渴如风水，则脉不宜沉而自沉，使非风湿相搏，何以有此，故问所从得，度有不止于风者也。所以仲景答汗出入水中浴，水从汗孔入得之。盖汗出则膝疏，客水之气，从毛孔而伤其心，故水火相争而色黄，水气搏结而脉沉，此证亦有从酒后汗出当风所致者，盖虽无外水所出之汗，因风内反，亦是水也。但此只就入水浴者而言之，其理当参会耳。药用黄芍桂酒，盖桂芍乃祛风圣药，得酒而遍走肌肉，不治湿而湿去，风能胜湿也。然心得补气热药当暂烦，病去方解，故曰当心烦至六七日乃解。然非增病，故但日苦酒阻故也。

《千金方衍义》：水湿从外渐渍于经，非桂之辛温无以驱之达表；既用桂、芍内和营血，即以黄芪外壮卫气以杜湿邪之复入；犹恐芪、芍固护不逮，而用苦酒收敛津液不使随药外泄。乃服药后每致心烦，乃苦酒阻绝阳气不能通达之故，须六七日稍和，心下方得快，然非若水煎汤液之性味易过也。

《金匮要略心典》：邪之所凑，其气必虚。以其人汗出，则表气本虚，浴之则水气乘虚而入，故用黄芪以固其卫，芍药苦酒以收其荣，桂枝以散其水。如是，则发中有补，邪去正安矣。苦酒味酸，其气涩以收，故令人心烦。六七日乃解者，待其正气复也。湿就下而流关节，故黄汗病两胫冷，若两胫热，则属历节之病。其食已汗出，为胃气外泄，暮而盗汗，为荣气内虚，又属虚劳之证。二者俱汗出，皆非黄汗也，欲作黄汗之证，汗出已而热不为汗衰，反发热而热不止，薄于外则销烁皮肤，故令身体枯槁；薄于里则溃脉烂筋，故令生恶疮也。夫湿胜则身重，汗出虽湿去身轻，而正气未必不损，如此久久，必耗散诸阳，故身瞤而脑痛。是以上焦阳虚，则腰以上汗出；下焦湿胜，而为腰髋弛痛，如有物在皮中状也。剧则内伤于脾，而不能食；外伤肌肉，而身体疼重。若烦躁小便不利，则水气无从出，蕴蓄肌中，必为黄汗。

黄汗之病，与风水相似，但风水脉浮，而黄汗脉沉，风水恶风，而黄汗不恶风为异，其汗沾衣色正黄如柏汁，则黄汗之所独也。风水为风气外合水气，黄汗为水气内遏热气，热被水遏，水与热得，交蒸互郁，汗液则黄。黄芪、桂枝、芍药行阳益阴，得酒则气益和而行愈周，盖欲使荣卫大行，而邪气毕达耳。云苦酒阻者，欲行而未得遽行，久积药力，乃自行耳，故曰服至六七日乃解。

《医宗金鉴》：服后心烦者，以苦酒止汗太急也，盖汗出于心，急止之，则不得出，故心烦也。至六、七日乃解者，正复而邪自退也。魏荔彤曰：古人称醋为苦酒，非另有所谓苦酒也。美酒醯，即人家所制社醋，即镇江红醋是也。又醋之劣者，即白酒醋，各处皆是，总以社醋入药。尤怡曰：苦酒阻者，欲行而未得遽行，久积药力乃自行耳。故曰：服至六、七日乃解。

黄芪桂枝解肌邪以固卫气。芍药苦酒。止汗液以摄营气。营卫调和。其病已矣。李升玺曰。按汗出浴水。亦是偶举一端言之耳。大约黄汗。由脾胃湿久生热。积热成黄。湿热交蒸而汗出矣。

《金匮玉函要略辑义》:问曰。黄汗之为病。身体肿。(一作重。)发热汗出而渴。状如风水。汗沾衣。色正黄如柏汁。脉自沉。何从得之。师曰。以汗出入水中浴。水从汗孔入得之。宜芍桂酒汤主之。(身体肿。脉经。千金。作身体洪肿而渴。脉经注云。一作不渴。沉下。外台有也字。脉经作黄芍药桂枝苦酒汤。赵本柏作药。非。)(尤)黄汗之病。与风水相似。但风水脉浮。而黄汗脉沉。风水恶风。而黄汗不恶风为异。其汗沾衣。色正黄如柏汁。则黄汗之所独也。风水为风气外合水气。黄汗为水气内遏热气。热被水遏。水与热得。交蒸互郁。汗液则黄。按前第二条云。小便通利。上焦有寒。其口多涎。此为黄汗。第四条云。身肿而冷。状如周痹。此云。黄汗之病。身体肿。发热汗出而渴。后又云。剧者不能食。身疼重。小便不利。何前后之不侔也。岂新久微甚之辨欤。夫病邪初受。色正黄如柏汁。则黄汗之所独也。风水为风气外合水气。黄汗为水气内遏热气。热被水遏。水与热得。交蒸互郁。汗液则黄。按前第二条云。小便通利。上焦有寒。其口多涎。此为黄汗。第四条云。身肿而冷。状如周痹。此云。黄汗之病。身体肿。发热汗出而渴。后又云。剧者不能食。身疼重。小便不利。何前后之不侔也。岂新久微甚之辨欤。夫病邪初受。其未郁为热者。则身冷。小便利口多涎。其郁久而热甚者。则身热而渴。小便不利。亦自然之道也。

《金匮方歌括》:桂枝行阳,芍药益阴,黄芪气味轻清,外皮最厚,故外达于皮肤最捷,今煮以苦酒,则直协苦酒之酸以止汗……桂枝汤虽调和营卫,啜粥可令作汗,然恐其力量不及,故又加黄芪以助之,黄芪善走皮肤,故前方得苦酒之酸而能收,此方得姜桂之辛而能发也,前方止汗是治黄汗之正病法,此方令微汗,是治黄汗之变证法。

【医案举例】

1. **长期低热**(胡希恕医案)

李某某,女性,30 岁,工人。因长期低烧来门诊治疗,屡经西医检查未见任何器质性病变,经服中药未效。证见口渴,出黄汗,恶风,虚极无力,下肢肿重,舌苔薄白,脉沉细。查黄疸指数正常,身体皮肤无黄染。此为黄汗表虚津伤甚者,拟黄芪芍桂苦酒汤。生黄芪 15 克,芍药 10 克,桂枝 10 克,米醋 30 克。上药服 6 剂,诸症尽去。[北京中医,1983(4):7]

2. **凹陷性浮肿**(刘景祺医案)

周某,女,48 岁,1979 年 6 月初诊。去年深秋,劳动后在小河中洗澡,受凉后引起全身发黄浮肿,为凹陷性,四肢无力,两小腿发凉怕冷,上身出汗,下身不出汗,汗发黄,内衣汗浸后呈淡黄色,腰部经常窜痛,烦躁,下午低烧,小便不利。检查:肝脾未触及,心肺听诊无异常,血、尿常规化验正常,黄疸指数 4 单位。脉沉紧,舌苔薄白。服芪芍桂枝苦酒汤。黄芪 30 克,桂枝 18 克,白芍 18 克。水二茶杯,米醋半茶杯。头煎煮取一杯,二煎时加水二杯,煮取一杯,合汁,分二份,早晚各一次。共服 6 剂,全身浮肿消退,皮肤颜色转正常,纳食增加。[山东中医学院学报,1980(2):55]

【现代运用】

本方与桂枝加黄芪汤皆用于黄汗,本方更常用于风湿痹痛、口渴明显者。同时,不仅用治黄汗,凡是营卫不和,表气虚损不固而汗出、发热、恶风者均可使用,临床中应用黄芪芍桂苦酒汤治疗诸多杂病,如男性早泄、中风后遗症、风湿关节痛、多汗盗汗等。

黄芪桂枝五物汤

【方剂组成】

黄芪三两(9 克),芍药三两(9 克),桂枝

三两(9克),生姜六两(18克),大枣(擘)十二枚(三枚)

【方药用法】

古代用法:上五味,以水六升,煮取二升。温服七合,日三服。

现代用法:加水煎煮,每日1剂,分3次温服。

【方证释义】

《素问·痹论》:"营气虚则不仁",阳虚营血瘀滞,肌肉失于濡养,故见肌肤麻痹。方中黄芪为君,甘温益气,肥腠理充实在表之卫气,桂枝散风寒而祛邪外出,温经通痹,收敛气阴而荣血,与黄芪配伍,交通阴阳,益气和血,温阳通经。桂枝得黄芪,益气而振奋在表之卫阳;黄芪得桂枝,固表而不致闭门留寇。芍药荣养阴血而通血痹,与桂枝合用,调和营卫,两药共为臣药。生姜辛温,疏散风邪,助桂枝解表祛邪之力;大枣甘温,益气养血,资黄芪、芍药荣养阴血之功;与生姜为伍,又能和上焦营卫,调诸药,共为佐使。全方固表而不留邪,祛邪而不伤正,兼顾正邪。

【主治病证】

血痹阴阳俱微,寸口关上微,尺中小紧,外证身体不仁,如风痹状,黄芪桂枝五物汤主之。

【历代名医方论】

《金匮要略论注》:此由全体风湿血相搏,痹其阳气,使之不仁。故以桂枝壮气行阳,芍药和阴,姜、枣以和上焦荣卫,协力驱风,则病原拔,而所入微邪亦为强弩之末矣。此即桂枝汤去草加芪也,立法之意,重在引阳,故嫌甘草之缓小。若黄芪之强有力耳。

《金匮要略直解》:阴阳俱微,寸关上微,则三部脉俱微也。尺中小紧者,承上章而言,以血痹之病,不惟寸关小紧,而尺中亦小紧也。不仁者,不知痛痒也。《内经》曰:卫气有所凝而不行,故为不仁。今风寒客于肌肤,凝其血脉,故外证身体不仁如风痹状,用黄芪桂枝五物汤,以通行荣卫而治血痹。

血痹不仁,则荣卫不利。黄芪走卫,芍药走荣,得桂枝宣导,则能出入阴阳,而调荣卫。辛以散风邪,甘以缓肌肉,姜、枣辛甘,佐诸药以逐风邪,而和肌肉。

论曰:仲景桂枝汤治伤寒中风,以为只治伤寒中风而已。及观夫阳明、太阴、少阴、厥阴诸证,率用桂枝,而《要略》又以治虚劳诸证,则未尝少缺,不独只以治伤寒中风也。余尝因是而得仲景之心法矣,乃《本草》所谓温中利气,通血脉,宣导百药者也。惟其性热大辛,故能通利诸气,无所畏避。血脉和顺,则邪无所藏,自然荣卫强盛,疾病不作矣,经曰"辛以散之""辛以润之"是也。夫诸病之作,皆气逆而壅塞不通,今能散其逆气,而使血脉融合。虽有经络风邪,无由而藏蓄矣。故知仲景用之以通行血脉,而诸邪自去。又与诸攻击者不同,是何病之不可用也。由是而观,则知《素问》治鼓胀以鸡矢醴,治脾瘅以兰草,治怒狂者以生铁落,治目不瞑者以半夏,用之如响应桴,考之《本草》,并无是能,然则皆因其所利而导之,未尝任药性以攻击之也。夫意不尽言,言不尽意者,药性也。犹将军之操刃而不杀人者,以决胜在乎谋也。得药性而不敢遽用者,以传化由脏腑也。故兵家有言曰:"兵无常势,水无常形"。制敌之妙,在乎人心,此意又在方法之外也。

《张氏医通》:人卧血归于肝,汗出而风吹之,血凝于肤者为痹是也,黄芪桂枝五物汤,昼轻夜重加当归。

《医宗金鉴》:此承上条。互详脉证。以明其治也。上条言六脉微涩。寸口关上小紧。此条言阴阳。寸口关上俱微。尺中亦小紧。合而观之。可知血痹之脉。浮沉寸口关上尺中。俱微俱涩俱小紧也。微者。虚也。涩者。滞也。小紧者。邪也。故血痹应有如是之诊也。血痹外证。亦身体顽麻。不知痛痒。故曰如风痹状。

以黄芪固卫;芍药养阴;桂枝调和营卫,托实表里,驱邪外出;佐以生姜宣胃;大枣益脾，为至当不易之治也。

《金匮玉函要略辑义》：案据桂枝汤法。生姜当用三两。而多至六两者何。生姜味辛。专行痹之津液。而和营卫药中用之。不独专于发散也。成氏尝论之。其意盖亦在于此耶。

血痹。乃阴阳营卫俱微。邪入血分。而成血痹。中上二焦阳微。所以寸口关上脉。亦见微。微邪下连营血主病。故尺中小紧。是因气虚受邪而成血痹也。用桂芍姜枣。调和营卫。而宣阳气。虽然。邪痹于血。因表阳失护而受邪。故以黄。补其卫外之阳。阴阳平补。俾微邪去。而痹自开矣。

【医案举例】

1. **血痹**（岳美中医案）

郭某某，女性，33岁，北京某厂干部。于1973年6月间，因难产使用产钳，女婴虽取下无恙，但出血达1800毫升之多，当时昏迷，在血流不止的情况下，产院用冰袋敷镇止血，6个小时，血始止住。极端贫血，血色素3克，需要输血，一时不易找到同血型的供血者，只输了400毫升，以后自觉周身麻痹不遂，医治未效，在弥月内于6月28日即勉强支持来求诊治。患者脉现虚弱小紧，面色苍白，舌质淡，是产后重型血虚现象，中医诊为“血痹”，以黄芪桂枝五物汤补卫和营以治之。（《岳美中医案集》1978年版）

2. **低热**（刘殿青医案）

朱某某，女，35岁，教师。1982年10月5日初诊。低热二年余，体温常在37.5℃左右，偶尔达38℃。伴有怯风怕冷，自汗津津，声低气短，纳谷不香，大便溏薄，周身乏力等证。舌苔薄白，舌质淡红而胖，脉细缓无力。

证属气虚身热。拟取甘温除热法，黄芪桂枝五物汤加味。处方：黄芪30克，桂枝10克，白芍10克，焦白术10克，炙甘草3克，生姜3克，大枣5枚。服上方12剂后，症状基本消失。改用补中益气丸调服半月以善其后，随访至今未发。［江苏中医杂志，1984(1)：37］

3. **中风后遗症**（钟耀奎医案）

陈某，62岁，广州江门。1947年由美返国后，迷信风水，每日与地理师访寻龙穴，连续数月。某日，寻穴方定，突然中风倒地，抬返家，延医诊治。醒后，口眼向右歪斜，右半身瘫痪，不知痛觉。舌微强，言语不能流利，病约50余日，数易医，未效。

初诊：六脉微细，便秘，两日一行，诊属气血俱虚，拟方大剂黄芪桂枝五物汤加味。黄芪750克，桂枝750克，杭白芍750克，生姜750克，大枣100枚，虎胫骨300克，桑寄生300克。上药用水一大锅，煎取12碗，每小时服1碗。五诊病者能行前来门诊。此后以黄芪建中汤、黄芪桂枝五物汤、真武汤等三方每日轮服。服20天，各证均如常人，惟口眼微向右歪，不能复原，停药。

【现代运用】

现代药理研究表明黄芪桂枝五物汤在保护血管内皮、抗炎镇痛、改善血管纤溶系统功能、防治微血栓等方面具有显著疗效。

主治血痹，肌肤麻木不仁。现代临床常用于治疗背肌劳损、皮肌炎、多发性末梢神经炎、中风后遗症、肢端血管舒缩功能障碍、类风湿关节炎、肩周炎、血管神经性水肿、原发性低血压、糖尿病周围神经病变、心肌缺血、弥漫性脑萎缩等见有肢体麻木疼痛，属气虚血滞，外感风邪者。

桂枝加黄芪汤

【方剂组成】

桂枝三两(6克)，芍药二两(6克)，甘草二两(6克)，生姜三两(9克)，大枣(擘)十二枚(三枚)，黄芪二两(6克)

【方药用法】

古代用法：上六味，以水八升，煮取三升。温服一升，须臾饮热稀粥一升余，以助药力，

温服取微汗；若不汗，更服。

现代用法：水煎两次，温服。

【方证释义】

方中黄芪益气固表，桂枝、白芍温阳益阴，甘草调和中焦脾胃、调和诸药，生姜、大枣调和营卫。全方合用宣通营卫，解除表邪。

【主治病证】

黄汗之病，两胫自冷。假令发热，此属历节。食已汗出，又身常暮盗汗出者，此劳气也。若汗出已，反发热者，久久其身必甲错；发热不止者，必生恶疮。若身重，汗出已辄轻者，久久必身瞤。瞤即胸中痛，又从腰以上必汗出，下无汗，腰髋弛痛，如有物在皮中状，剧者不能食，身疼重，烦躁，小便不利，此为黄汗。桂枝加黄芪汤主之。

诸病黄家，但利其小便。假令脉浮，当以汗解之，宜桂枝加黄芪汤主之。

【历代名医方论】

《医方考》：客者除之，故用桂枝之辛甘，以解肌表之邪；泄者收之，故用芍药之酸寒，以敛营中之液；虚以受邪，故用黄芪之甘温，以实在表之气；辛甘发散为阳，故生姜、甘草可为桂枝之佐；乃大枣者，和脾益胃之物也。

《证治准绳·类方》：黄疸，脉浮，而腹中和者。

《静香楼医案》：面目身体悉黄，而中无痞闷，小便自利，此仲景所谓虚黄也，即以仲景法治之。桂枝、黄芪、白芍、茯苓、生姜、炙草、大枣。

《医门法律》：若身重汗出已辄轻者，久久必身，即胞中痛，又从腰以上必汗出，下无汗，腰髋弛痛，如有物在皮肤中状，剧者不能食，身疼重，烦躁，小便不利，此为黄汗，桂枝加黄芪汤主之。

《金匮要略直解》：于桂枝汤方中，加黄芪二两，余如桂枝法取微汗。风能胜湿，桂枝、生姜以散水邪。土能胜水，甘草、大枣以益脾土。酸以收之，甘以缓之，黄芪、芍药之甘酸，以收敛其荣卫，温覆取微汗而解也。

《金匮要略心典》：黄汗之病。两胫自冷。假令发热。此属历节。食已汗出。又身尝暮盗汗出者。此营气也。若汗出已反发热者。久久其身必甲错。发热不止者。必生恶疮。若身重。汗出已辄轻者。久久必身。即胸中痛。又从腰以上汗出。下无汗。腰弛痛。如有物在皮中状。剧者不能食。身疼重。烦躁。小便不利。此为黄汗。桂枝加黄芪汤主之。两胫自冷者。阳被郁而不下通也。黄汗本发热。此云假令发热。便为历节者。谓胫热。非谓身热也。盖历节黄汗。病形相似。而历节一身尽热。黄汗则身热而胫冷也。食已汗出。又身尝暮卧盗汗出者。营中之热。因气之动而外浮。或乘阳之间而潜出也。然黄汗、郁证也。汗出则有外达之机。若汗出已反发热者。是热与汗俱出于外。久而肌肤甲错。或生恶疮。所谓自内之外而盛于外也。若汗出已身重辄轻者。是湿与汗俱出也。然湿虽出而阳亦伤。久必身而胸中痛。若从腰以上汗出。下无汗者。是阳上通而不下通也。故腰弛痛。如有物在皮中状。其病之剧而未经得汗者。则窒于胸中而不能食。壅于肉理而身体重。郁于心而烦躁。闭于下而小便不通利也。此其进退微甚之机。不同如此。而要皆水气伤心之所致。故曰此为黄汗。桂枝、黄。亦行阳散邪之法。而尤赖饮热稀粥取汗。以发交郁之邪也。

《医宗金鉴》：诸黄家病，谓一切黄家病也。黄病无表里证，热盛而渴者，当清之，湿盛小便不利者，但当利其小便。假令脉浮则为在表，当以汗解之，宜桂枝加黄芪汤。于此推之，可知脉沉在里，当以下解之也。

高世栻曰：利小便，乃黄家一定之法，故曰诸病黄家，但利小便。然亦自有宜汗者，故又曰：假令脉浮为在表，当以汗解之。汗解之法，宜桂枝加黄芪汤，用桂枝汤以解肌，肌解则汗自出，加黄芪以助表，表和则荣卫亦通矣。

【医案举例】

1. **黄汗**(胡希恕医案)

韩某某,女性,41岁,哈尔滨人,以肝硬变来门诊求治。其爱人是西医,检查详尽,诊断肝硬变已确信无疑。其人面色黧黑,胸胁窜痛,肝脾肿大,腰胯痛重,行动困难,必有人扶持,苔白腻,脉沉细。黄疸指数、胆红素皆无异常,皮肤、巩膜无黄染。曾经多年服中西药不效,特来京求治。初因未注意黄汗,数与舒肝和血药不效。后见其衣领黄染。

细问乃知其患病以来即不断汗出恶风,内衣每日更换,每日黄染。遂以调和营卫、益气固表以止汗祛黄为法,与桂枝加黄芪汤治之。桂枝10克,白芍10克,炙甘草6克,生姜10克,大枣4枚,生黄芪10克。嘱其温服之,并饮热稀粥,盖被取微汗。上药服3剂,汗出身痛减,服6剂汗止,能自己行走,继以转治肝病乃逐渐恢复健康,返回原籍。2年后特来告知仍如常人。[北京中医,1983(4):7]

2. **自汗**(叶天士医案)

某,21岁,脉细弱,自汗体冷,形神疲瘁,知饥少纳,肢节酸楚。病在营卫,当以甘温。生黄芪,桂枝木,白芍,炙草,煨姜,南枣。(《临证指南医案》)

【现代运用】

现代药理学研究表明黄芪具有促进肾血管扩张、降低心肌细胞对病毒的敏感性、抑制心肌细胞氧化应激反应、抗纤维化、增强机体免疫力等作用。

临床中主要使用桂枝加黄芪汤治疗糖尿病多汗症、支气管哮喘、慢性鼻炎、肩周炎、冠心病等。

桂枝去芍药加麻黄附子细辛汤

【方剂组成】

桂枝三两(9克),生姜三两(9克),甘草二两(6克),大枣(擘)十二枚(3克),麻黄二两(6克),细辛二两(6克),附子(炮)一枚(4克)

【方药用法】

古代用法:上七味,以水七升,煮麻黄,去上沫,内诸药,煮取二升。分温三服,当汗出,如虫行皮中,即愈。

现代用法:先以水煮麻黄去上沫,内诸药再煎,温服。当汗出,如虫行皮中即愈。

【方证释义】

本方是桂枝去芍药汤合麻黄细辛附子汤两方相合而成,桂枝去芍药汤主治表证而兼振奋心胃阳气;麻黄细辛附子汤主治素体阳虚(主要为肾阳虚)而外感风寒者,以麻黄附子细辛汤温振里阳。今两方合用,通彻表里阳气。

方中麻黄配伍桂枝,辛温发汗,行散水气;附子温经助阳,与细辛相合可祛寒化饮。阳虚之体,邪气伏藏较深,取细辛可通达表里,搜邪外出。佐以生姜、大枣,合麻黄以宣发水气,伍桂枝以调达营卫;佐以甘草,调和诸药。同时,附子、细辛得大枣甘草的辅助,不但能助不足之少阴,更有温补脾肾之阳的作用。全方既能宣散水气,又不伤正,适用于阳虚水气上乘,障碍气机运行之证。

《金匮要略方论》:本方是桂枝去芍药汤合麻黄细辛附子汤两方相合而成,桂枝去芍药汤主治表证而兼心阳不足者;麻黄细辛附子汤主治素体阳虚(主要为肾阳虚)而外感风寒者。今两方合用,殆为心肾阳虚、外感风寒之证而设。方中桂枝配伍麻黄,辛温发汗,宣散水气;附子温经助阳,与细辛相合可祛寒化饮。盖阳虚之体,邪客较深,取细辛可通彻表里,搜邪外出。佐以生姜、大枣,伍麻黄发越水气,合桂枝温通营卫;佐以甘草,调和诸药。

【主治病证】

师曰:寸口脉迟而涩,迟则为寒,涩为血不足。趺阳脉微而迟,微则为气,迟则为寒。寒气不足,则手足逆冷,手足逆冷,则营卫不

利，营卫不利，则腹满胁鸣相逐；气转膀胱，荣卫俱劳；阳气不通，即身冷，阴气不通即骨疼；阳前通则恶寒，阴前通则痹不仁，阴阳相得，其气乃行，大气一转，其气乃散，实则失气，虚则遗溺，名曰气分。气分，心下坚，大如盘，边如旋杯，水饮所作，桂枝去芍药加麻黄附子细辛汤主之。

【历代名医方论】

《古今名医方论》：引柯琴：用附子、姜、桂以生阳之气，麻黄、细辛以发阳之汗，甘草、大枣以培胃脘之阳，使心下之水饮外达于皮毛，必如虫行皮中，而坚大如盘者始散。

《医门法律》：本文云：气分，心下坚，大如盘，边如旋杯，水饮所作，桂枝去芍药加麻黄附子汤主之。又云：心下坚，大如盘，边如旋杯，水饮所作，枳术汤主之。心下，胃之上也。胃中阳气不布，心下乃为水饮之阴占据，坚大如盘，阻其上下出入之坦道，只从边旁辗转，虽总一阳气之权不伸所致。然有阴阳二候，阳气虚而阴气乘之，结于心下，必用桂枝汤去芍药之走阴，而加麻黄、附子、细辛，其散胸中之水寒。以少阴主内，水寒上入，即从少阴温经散寒之法而施治也。所以方下云：当汗出如虫行皮中即愈。可见胃中之阳不布，即胸中之阳亦虚，胸中阳虚，并卫外之阳亦不固，故其汗出时，如虫行皮中，尚显阳气滞涩之象，设非桂、麻、细辛，协附子之大力，心下水寒，能散走皮中乎？水寒散，斯重云见，而心下之坚大者，豁热空矣，此神治也。其有阳邪自结于阳位，阴寒未得上入者，但用枳术二味，开其痰结，健其脾胃，而阳分之阳邪，解之自易易耳。

《内经》明胀病之旨，而无其治。仲景微示其端，而未立法，然而比类推之，其法不啻详也。仲景于气分心下坚大如盘者，两出其方，一方治阴气结于心下，用桂枝去芍药加麻黄附子细辛汤；一方治阳气结于心下，用枳术汤。夫胸中阳位，尚分阴气阳气，而异其治，况腹中至阴之处，而可不从阴独治之乎？阴气包裹阴血，阴气不散，阴血且不露，可驱其血乎？舍雄入九军单刀取胜之附子，更有何药可散其阴气，破其坚垒乎？推之两胁皆然，但分气血阴结之微甚，而水亦必从其类矣。此等此类之法，最上一乘，非中材所几，和盘托出，为引伸启发之助。

《金匮要略直解》：心下者，上焦之阳分也，故为气分。如盆、如杯，皆水气凝坚不散，故用辛甘大热之剂，以散寒去水。

《金匮要略心典》：微则为气者，为气不足也，寒气不足，该寸口、趺阳为言寒，而气血复不足也。寒气不足，则手足无气而逆冷，荣卫无源而不利，由是藏府之中，真气不充，而客寒独胜，则腹满肠鸣相逐，气转膀胱而下输也。荣卫俱劳者，荣卫俱乏竭也。阳气温于表，故不通则身冷；阴气荣于里，故不通即骨疼；不通者，虚极而不能行，与有余而壅者不同。阳前通则恶寒，阴前通则痹不仁者，阳先行而阴不与俱行，则阴失阳而恶寒；阴先行而阳不与俱行，则阳独滞而痹不仁也。盖阴与阳常相须也，不可失，失则气机不续而邪乃着，不失则上下交通而邪不容，故曰：阴阳相得，其气乃行，大气一转，其气乃散。矢气遗溺，谓分虚实而散也。曰气分者，谓寒气乘阳之虚，而病于气也。

当汗出，如虫行皮中者，盖欲使既结之阳，复行周身而愈也。

《医宗金鉴》：寸口脉迟为寒，脉涩少血，趺阳脉微乏气，迟亦为寒。是则气血俱虚，为寒气所干，荣卫不利，阴阳不通，故身寒骨痛，手足逆冷，腹满肠鸣，恶寒麻痹，矢气遗溺也。此气血俱虚，寒气内客之气胀，故曰气分。而下条发明主治，用桂枝去芍药加麻黄附子细辛汤者，温养荣卫，阴阳发散，寒邪之气也。

《金匮要略浅注补正》中说："此证是心肾交病，上不能降，下不能升，日积月累，如铁石之难破。方中麻黄、桂枝、生姜以攻其上，附子、细辛以攻其下，甘草、大枣补中焦以运其气，庶上下交通，所谓大气一转，其气乃散也。”

病人服用药物之后会出现相应的反应，根据反应可以判断是否发生疗效。桂枝去芍药加麻黄附子细辛汤服用后出现“如虫行皮中”，这种现象为服药后卫阳振奋，鼓邪外出达于肌腠而见，是药已中病的反应。

《金匮要略》中服药后的中病反应，还可从出汗、二便、阴道出血、温度、瞑眩和口中津液等情况判断是否产生药效。如桂枝汤治疗外感风寒，当服药后“微似有汗者宜佳，不可令如水淋漓”。又如苓桂术甘汤服药后“小便则利”为分消水饮，饮邪自小便而去的表现，还有以薏苡附子败酱散、大黄牡丹汤治疗肠痈，胆当“有脓当下，如无脓当下血。”

【医案举例】

1. **腰痛**（相见三郎医案）

自2月中旬出现腰痛，第4～5腰椎附近剧痛，步行弯腰，上身不能伸直。在聚会席上，听到清水藤太郎先生用桂姜枣草黄辛附汤轻易治疗自己“脊椎滑脱症”之介绍，余立刻试之。

仅服1日，腰痛大有起色，高兴不已；2日即治愈，甚为惊奇。（《临床应用汉方处方解说》）

2. **臌胀**（刘渡舟医案）

丁某某，男，43岁。胁痛三年，腹臌胀三个月，经检查诊为“肝硬化腹水”，屡用利水诸法不效。就诊时见：腹大如鼓，短气撑急，肠鸣漉漉，肢冷便溏，小便短少。舌质淡，苔薄白，脉沉细。诊为阳虚气滞，血瘀水停。疏方：桂枝10克，生麻黄6克，生姜10克，甘草6克，大枣6枚，细辛6克，熟附子10克，丹参30克，白术10克，三棱6克。服药30剂，腹水消退，诸症随之而减，后以疏肝健脾之法，做丸善后。（《刘渡舟临证验案精选》1996:75）

3. **脱疽**（井田怀翁医案）

60岁男子。距今5～6年前，左足小趾突发疼痛，经30日医治而愈。其后再发，疼痛剧烈，小趾端糜烂，因此入院进行手术。然而糜烂侵蚀渐增，灼痛不堪，眠食俱废。顷诊：体无血色，骨瘦如柴，精神恍惚，舌苔白，脉微细，日杯粥难进。局部炎症扩展至膝，呈紫暗色，腐肉凹凸，烂如鱼肠，可见胫骨露出至膝。院长主张必须截腿。此时给予桂姜枣草黄辛附汤加人参，以左突膏与蛋白混匀外用。经2～3日疼痛减轻，6～7日出现腐肉与健康肉之分界，食欲增进，仅30日腐肉脱落，逐渐趋向好转。（《临床应用汉方处方解说》）

4. **肺源性心脏病**（朱良春医案）

一妪，61岁，夙患肺源性心脏病，3个月前，因咳喘、心悸、腹水而住院治疗月余，诸恙均已平复。近因受寒、劳累，诸恙复作，咳喘较剧，夜难平卧，心下坚满，按之如盘如杯，腹大如鼓，下肢浮肿，小便不多，面色灰滞。舌质黯紫，苔薄，脉沉细。心阳不振，大气不运，水邪停聚不化。予桂枝去芍药加麻黄附子细辛汤原方。连进5剂，咳喘遂平，心下坚满已软，腹水稍退，但下肢依然浮肿。继予原方加黄芪、防己、椒目。连进8剂，腹水退净，下肢浮肿亦消十之七八。再以温阳益气，调补心肾之剂以善其后。[江苏中医杂志，1982(5):35]

【现代运用】

现代药理学表明，方中麻黄含有的麻黄碱，其作用与肾上腺素相似，主要作用为松弛支气管平滑肌和兴奋心脏，附子则有强心作用。

本方可用于治疗肺源性心脏病、慢性阻塞性肺气肿、慢性胃炎、肝硬化腹水、肾小球肾炎、肾病综合征、慢性胆囊炎、肾下垂、风湿性关节炎等属上述证机者。

桂枝救逆汤

【方剂组成】

桂枝（去皮）三两（9克），甘草（炙）二两（6克），生姜三两（9克），牡蛎（熬）五两（15克），龙骨四两（12克），大枣（擘）十二枚（3枚），蜀漆（洗去腥）三两（9克）

【方药用法】

上七味，以水一斗二升，先煮蜀漆，减二升，内诸药，煮取三升，去滓，温服一升。

【方证释义】

伤寒脉浮，邪在表也；以火劫汗，火热与心同气，汗为心之液，汗出则心体虚，火邪易于乘虚而袭入。火邪入心，则神不宁而惊狂，卧起不安，治以桂枝去芍药加蜀漆牡蛎龙骨救逆汤解表温阳，潜镇安神。

本方由桂枝汤去芍药加蜀漆和大剂量牡蛎、龙骨组成。方中桂枝汤去芍药之苦寒酸柔，恐其收敛火邪外出，以求气机顺畅无碍；桂枝解表而温通心阳以复其虚；佐生姜、大枣振奋中焦营卫之气，以求气血生化之源，并助桂枝甘草温复心阳；蜀漆辛平开泄涤痰而散邪，使邪热从上而出；龙骨、牡蛎重镇潜阳，安神定志。

【主治病证】

伤寒脉浮，医以火迫劫之，亡阳必惊狂，卧起不安者，桂枝去芍药加蜀漆牡蛎龙骨救逆汤主之。

火邪者，桂枝去芍药加蜀漆牡蛎龙骨救逆汤主之。

【历代名医方论】

《注解伤寒论》：与桂枝汤，解未尽表邪；去芍药，以芍药益阴，非亡阳所宜也；火邪错逆，加蜀漆之辛以散之；阳气亡脱，加龙骨、牡蛎之涩以固之。本草云：涩可去脱，龙骨、牡蛎之属是也。

《尚论篇》：桂枝汤，阳药也。然必去芍药之阴重，始得疾趋以达以阳位；既达阳位矣，其神之惊狂者，漫难安定，更加蜀漆为之主统，则神可赖之以攸宁矣。缘蜀漆之性最急，丹溪谓其能飞补是也，更加龙骨、牡蛎有形之骨属，为之舟楫，以载神而反其宅，亦于重以镇怯、涩以固脱之外，行其妙用。

《金匮要略心典》：此但举火邪二字。而不详其证。按伤寒论云。伤寒脉浮。医以火迫劫之。亡阳。必惊狂。起卧不安。又曰。太阳病。以火熏之。不得汗。其人必躁。到经不解。必圊血。名为火邪。仲景此条。殆为惊悸下血备其证欤。桂枝汤去芍药之酸。加蜀漆之辛。盖欲使火气与风邪一时并散。而无少有留滞。所谓从外来者。驱而出之于外也。龙骨、牡蛎则收敛其浮越之神与气尔。

《伤寒贯珠集》：被火者，动其神则惊狂，起卧不安，故当用龙、牡；其去芍药者，盖欲以甘草急复心阳，而不须酸味更益营气也，与发汗后，其人叉手自冒心，心下悸，欲得按者，用桂枝甘草汤同义。蜀漆，即常山苗，味辛，能去胸中邪结气。此证火气内迫心包，故须之以逐邪而安正耳。

蜀漆能吐疟痰，痰取则阳伸而寒愈，取龙骨者，以蜀漆上越之猛，恐并动心中之神与气也。

《临证指南医案》：又云：邪浅则一日一发，邪稍深则间日一发，邪最深则三日一发，古称为三阴大疟，以肝脾肾三脏之见症为要领，其补泻寒温亦不离仲景治三阴之法为根蒂。可知阳经轻浅之方，治之无益也。所云移早则邪达于阳，移晏则邪陷于阴，阴阳胜复，于此可参。若久而不已，必有他症之虞。太阴之虚浮胀满，有通补之理中法，开腑之五苓汤；少阴之痿弱成劳，有滋阴之复脉汤，温养之升奇法；厥阴之厥逆吐蛔，及邪结为疟母，有乌梅丸与鳖甲煎法。又如心经疟久，势必动及其营，则为烦渴见红之累，肺经疟久，理必伤及其津，则为胃秘肠痹之候，一则凉阴为主，一则清降为宜。然而疟之名目不一，而疟之兼症甚多，若不达权通变，而安能一一尽善？即如暑湿格拒三焦，而呕逆不纳者，宗半夏泻心法；秽浊蒙蔽膻中，而清灵昧甚者，用牛黄清心丸；心阳暴脱，有龙、蛎之救逆；胃虚呕呃，有旋覆代赭之成方。如表散和解、通阳补气、滋阴化营、搜邪入络、动药劫截、辛酸两和、营气并补、及阳疟之后养胃阴、阴疟之后理脾阳等法，已全备矣。

《方机》：火逆烦躁，胸腹动剧者；及疟疾

而有上冲者。

《医学摘粹》：用桂枝、甘草疏木而培中，生姜、大枣补脾而降逆，蜀漆吐腐瘀而疗狂，龙骨、牡蛎敛神魂而止惊也。

【医案举例】

1. **暑病误治坏证**（王孟英医案）

胡秋纫于酷热时，偶有不适，医以柴、葛、香薷散之，反恶寒胸痞，更医用枳、朴、槟榔以泻之，势日剧。延孟英视之，自汗不收，肢背极冷，奄奄一息，脉微无神。曰：禀赋素亏，阳气欲脱，此必误认表证使然。与救逆汤加参、芪，服之渐安，继以补气生津，调理匝月而痊。（《王氏医案》卷二）

2. **惊悸**（胡希恕医案）

王某，女性，26 岁，空军翻译。旁观修理电线而受惊吓，出现惊悸心慌，失眠，头痛、纳差恶心，时有喉中痰鸣，每有声响则心惊变色，躁烦骂人不能自控，逐渐消瘦，由两人扶持而来诊。苔白腻，脉弦滑寸浮。此寒饮郁久上犯，治以温化降逆，与桂枝去芍药加蜀漆牡蛎龙骨汤加减。桂枝 10 克，生姜 10 克，炙甘草 6 克，大枣 4 枚，半夏 12 克，茯苓 12 克，生牡蛎 15 克，生龙骨 15 克。结果：上药服三剂，心慌、喉中痰鸣减轻，服六剂，纳增，睡眠好转，再服 10 剂诸症皆消。（《经方传真》）

3. **惊怖**（万友生医案）

梁某，男，36 岁，病因大惊而起，日夜恐惧不安，晚上不敢独宿，即使有人陪伴，也难安寐而时自惊醒，白天不敢独行，即使有人陪伴，也触目多惊而畏缩不前。每逢可怕之事（即使并不足怕的事也常引以为怕），即自发呆而身寒肢厥拘急并引入阴筋，手足心出汗，发作过后则矢气、尿多。饮食减少，舌淡苔白，脉弦。初诊投以桂枝汤去芍药加龙牡等（桂枝四钱，炙甘草八钱，生姜三钱，大枣六枚，生龙骨一两，生牡蛎一两，远志三钱，桂圆肉二两，小麦二两）。连服三剂，夜寐渐安。恐惧感明显减轻，发呆次数大减，可以独自出外行走，不再需人陪伴；但时当夏令，犹穿夹衣，自汗恶风，复诊守上方加生黄芪五钱，白芍三钱，再进数剂而病获痊愈。（《伤寒知要》）

4. **叶天士医案**

周：脉革无根，左尺如无，大汗后，寒痉，头巅痛，躁渴不寐。此属亡阳。平昔饮酒少谷，回阳辛甘，未得必达，有干呕格拒之状，真危如朝露矣。勉议仲景救逆汤，收摄溃散之阳。冀有小安，再议治病。救逆汤加参附。

曹：寒从背起，汗泄甚，面无淖泽，舌色仍白。邪未尽，正先怯，心虚痉震，恐亡阳厥脱。议用仲景救逆法加参。阳虚。又舌绛口渴，汗泄，疟来日晏，寒热过多，身中阴气大伤。刚补勿进，议以何人饮。（《临证指南医案》）

【现代运用】

现代药理研究表明本方具有发汗解热、抗疟、抗病毒等药理作用，常用于心脏神经官能症、失眠、眩晕、癔症、遗精、心律失常、遗尿、带下病等病症。

【异同辨析】

1. **桂枝生姜枳实汤与橘枳姜汤辨异**

对于本段中提到的桂枝生姜枳实汤与橘枳姜汤之间的关系，尚炽昌老先生的观点颇有建树，桂枝生姜枳实汤与橘枳姜汤同治痰阻气逆胸痹证，主治病理均为气与痰，但不同的是：桂枝生姜枳实汤主要是气逆胸中而上冲，症以胸中逆满、气上冲为主，治在平冲降逆；而橘枳姜汤主要是气机郁阻胸中而滞塞，症以胸部满闷为主，治以理气散结。

《金匮要略论注》："此已下，不言胸痹，是不必有胸痹的证矣。但心中痞是阴邪凝结之象也，非因初时气逆不至此，然至心痛如悬，是前因逆而邪痞心中，后乃邪结心中，而下反如空矣：故以桂枝去邪，生姜、枳实宣散而下其气也。"

《金匮要略方义》曰："桂枝生姜枳实汤方中重用枳实快气消痞，以桂枝通阳降逆，以生姜散寒化饮，三药相合，使气行则痞消，阳盛则饮化，气畅饮消则诸逆痞痛自愈。即本方

具有通阳散寒，开结下气的功效，主治寒邪或水饮停留于胃，向上冲逆，心下痞闷，并向上牵引疼痛者。"

2. 桂枝生姜枳实汤方证分析

段治钧对桂枝生姜枳实汤的证候与功用作了深入分析，对于痞证，形容其为痞塞、气机阻塞不通，患者自觉有时心胸不宽快。诸逆，包括气逆、呕逆、冲逆等多个方面。悬痛，段治钧将其形象地形容为"像揪着那么痛"。从这三方面分别的为证，都可以用桂枝生姜枳实汤辨证施治，因为：治痞需要行气，方中有枳实破气散痞；诸逆需要降逆，方中有桂枝平降冲气而治逆，同时生姜也可以治疗"胸满咳逆上气"；心悬痛者，方中桂枝温通心阳而镇痛。段治钧认为三者虽然都有对症的药物，但桂枝生姜枳实汤若作为治疗三者中某一方面的专方，显然有其不足之处。当寒饮、客气冲逆，以致心中痞塞而心区一侧疼痛者，三者作为一个症候群同时存在时，以本方主之疗效可观。(《胡希恕金匮要略学习笔记》)

3. 枳实薤白桂枝汤和桂枝生姜枳实汤两方辨异

枳实薤白桂枝汤和桂枝生姜枳实汤虽然都出自《金匮要略·胸痹心痛短气病脉证治第九》，皆可心胃同治，具有温阳下气的功效，但在病机和药势上都有所区别。枳实薤白桂枝汤更偏于行和散，而桂枝生姜枳实汤更偏于降。临床上，又因配伍、辨证要点不同，应用也有所差别。前者更多用于治疗心脏系统疾病，而后者更多应用于脾胃失调的治疗。

4. 苓桂术甘汤与真武汤

苓桂术甘汤与真武汤均用茯苓白术以运脾利水，前者伍以桂枝、甘草，则温脾阳以化饮，治脾阳虚而饮逆，心下逆满，气上冲胸，起则头眩等证；后者伍以附子、芍药、生姜，则温肾阳而散水，治肾阳虚而水泛，心下悸，头眩，身动，或四肢沉重疼痛，腹痛下利。(《〈伤寒论〉求是》，作者陈亦人)

5. 以黄汗病论治辨析黄芪芍桂苦酒汤与桂枝加黄芪汤

《素问·阴阳别论》曰："阳加于阴，谓之汗"。阴虚不能济阳，虚火伏藏于阴分，而与阴交争，寐则卫气行阴，助长阴分伏火，两阳相加，故阴液失守外走而汗出，阴虚则盗汗，汗为阴液，汗出伤阴。阴虚则阳相对偏亢，虚阳外越，蒸腾阴津而汗出。阳加于阴则汗，汗为心之液，阴虚汗出责之于营。

黄汗病首载于《金匮要略·水气病脉证并治篇》："黄汗之为病，身体肿，发热汗出而渴，状如风水，汗沾衣，色正黄如柏汁，脉自沉，从何得之"。因脾胃里虚，津血化生不足，故卫表不足失司，水湿犯溢周身，因此可见身重；又因卫阳被水湿阻遏于内不得行而久久蕴热，水热交蒸，迫津外泄而津液耗伤，因此又可见发热汗出而渴。故而黄汗为病，里虚水饮泛溢，表虚水湿困遏，湿热内蕴。治以祛风解表，清热利水，生津降火，主方有桂枝加黄芪汤和黄芪芍桂苦酒汤，两者同用黄芪、桂枝、芍药，前者有生姜、大枣、甘草，后者有苦酒，均用啜热稀粥发微汗助药力。脾热不重，邪偏于表，水饮内停、津损虚热，表现为身痛、如有物在皮中，汗出不透，腰以上有汗，腰以下无汗，则应以桂枝加黄芪汤调和营卫，另加黄芪以走表祛湿；而当风邪束表，水饮内停，湿热内蕴，虚热火旺，周身汗出，表气已虚，可选用黄芪芍桂苦酒汤，加苦酒以收敛止汗。

6.《金匮要略》中论及痹证施治的经方

《内经》指出："风寒湿三气杂至，合而为痹也。"痹证发病的原因是多方面的，正气不足是发病的根本原因，肝肾亏虚，营卫气血失调，外邪易于趁虚而入，痹证因此而生，外邪干犯是发病的重要条件。本虚标实是本病的病机特点。《金匮要略》中论及痹证辨证施治的条文分布在《痉湿暍病脉证治第二》《中风历节病脉证并治第五》及《血痹虚劳病脉证并治第六》三篇，治法治则集中于祛风除湿，温经散寒等几个方面，可见以下八首方剂。

(1)麻黄加术汤:“湿家身烦疼,可与麻黄加术汤发其汗为宜,慎不可以火攻之。”“身烦疼”“身烦”为寒湿邪气客于肌表,阳气被阻遏而出现的疼痛。寒湿在表,当取微汗,故以麻黄加术汤发汗解表,散寒除湿。

(2)麻黄杏仁薏苡甘草汤:“病者一身尽疼,发热,日晡所剧者,名风湿。此病伤于汗出当风,或久伤取冷所致也。可与麻黄杏仁薏苡甘草汤。”风湿之邪痹阻经脉,营卫气血不和,而见“一身尽疼”“发热”。“日晡所剧”因“日晡”为阳明旺时,脾胃相表里,脾为湿滞,郁而不得伸,故见日晡,治以麻黄杏仁薏苡甘草汤祛风除湿,解表通阳。

(3)甘草附子汤:“风湿相搏,骨节疼烦,掣痛不得屈伸,近之则痛剧,汗出短气,小便不利,恶风不欲去衣,或身微肿者,甘草附子汤主之。”本方证可见表里阳气俱虚,风寒湿三气杂至搏结,寒湿阻滞筋脉而见拘挛牵引疼痛,重则“不得屈伸”,方以甘草附子汤温阳散寒,固表除湿。

(4)防己黄芪汤:“风湿,脉浮,身重,汗出恶风者,防己黄芪汤主之。”素体卫阳不足,腠理疏松,加之风湿侵袭而见表虚风湿的证候。治以防己黄芪汤益气祛风,健脾利水。方中重用黄芪为君,入脾肺二经,补肺健脾,实卫敛汗。

(5)桂枝附子汤:“伤寒八九日,风湿相搏,身体疼烦,不能自转侧,不呕不渴,脉浮虚而涩者,桂枝附子汤主之;若大便坚,小便自利者,去桂加白术汤主之。”风寒湿邪客于肌表,阳气虚弱邪不得化而见“身体疼烦,不能自转侧”,故治以祛风温经,助阳化湿。

(6)桂枝芍药知母汤:“诸肢节疼痛,身体尪羸,脚肿如脱,头眩短气,温温欲吐,桂枝芍药知母汤主之。”风湿之邪侵入机体,留滞关节,阳气不得外达而痹阻,故见“肢节疼痛”,阳气郁久可蕴热,湿阻中焦可使阴阳气血输布失衡,治以桂枝芍药知母汤通阳行痹,祛风除湿,和营止痛。

(7)乌头汤:“病历节,不可屈伸,疼痛,乌头汤主之。”寒湿之邪侵袭凝碍关节,阻滞气血,可见关节剧烈疼痛,不可屈伸。治以乌头汤温经散寒,除湿宣痹。

(8)黄芪桂枝五物汤:“血痹,阴阳俱微,寸口关上微,尺中小紧,外证身体不仁,如风痹状,黄芪桂枝五物汤主之。”气虚血滞,肌肤失去濡养而见肌肤麻木,如“风痹状”见肌肤麻木不仁,治以黄芪桂枝五物汤益气温经,和血通痹。

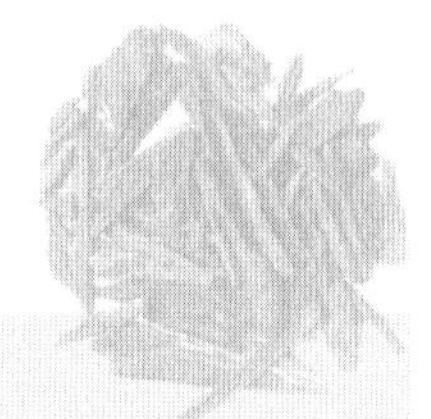

第2章　麻黄汤类方

麻黄汤

【方剂组成】

麻黄(去节)三两(9克)，桂枝(去皮)二两(6克)，杏仁(去皮尖)七十个(9克)，甘草(炙)一两(3克)

【方药用法】

上四味，以水九升，先煮麻黄，减二升，去上沫，内诸药，煮取二升半，去滓，温服八合。覆取微似汗，不须啜粥，余如桂枝法将息。

【方证释义】

条文指出病位在太阳，病因为外感风寒，肺气失宣。证见头痛恶寒，为风寒外束，肌表受邪，卫阳被遏，正邪交争所致；卫伤寒邪之后，腠理致密，阳气和水分不能正常外散，郁于皮下，故见发热、无汗、身体疼痛、脉浮紧等症；身疼腰痛、骨节疼痛，乃寒邪侵犯太阳经脉，经气运行不畅；肺主气，合皮毛，毛窍闭塞，肺气不宣，则上逆为咳喘。诸症反映本证的病机为：风寒外束，致卫阳郁遏，腠理闭塞，营阴郁滞，太阳经脉不通，病为太阳伤寒证。其病机的关键在寒邪袭表，故用麻黄汤解表发汗，宣肺平喘。

本方用于外感风寒表实证，为辛温发汗之峻剂。方中麻黄味苦辛性温，归肺与膀胱经，《本草纲目》谓其"肺经之专药"，《本草正义》曰："麻黄轻清上浮，专疏肺郁，宣泄气机，是为治外感第一要药。虽曰解表，实为开肺；虽曰散寒，实为泄邪。风寒固得之而外散，即温热亦无不赖之以宣通。"一方面，"肺主皮毛"，麻黄善于开发腠理、疏通毛窍，发汗以祛在表之风寒；另一方面，又可以宣发肺气，疏散肺经风寒、郁闭之肺气而平喘，为君药。又因风寒外束，卫郁营滞，单以麻黄发汗散寒，只能疏郁闭之卫气，于是又加以辛温而甘之桂枝解肌发表，透营达卫，既助麻黄散寒解表，增加发汗之力。又可温通营卫之郁，使营阴得畅，缓解身体疼痛之症。麻桂枝相须而用，既可以发卫气之郁而开腠理，又可透营达卫而使营卫自和，增强发汗解表之功。

肺气郁闭，宣降失常，因此又佐以杏仁降利肺气以平喘，与麻黄相伍，一宣一降，以复肺气宣降之权而增强宣肺平喘之功，使邪气去而肺气和。使以炙甘草，既能调和药性，又可缓和麻、桂峻烈之性，使汗出过多而致耗伤正气。四药相伍，麻桂相须，营卫得和，麻杏相使，肺气宣通，使风寒得散，肺气得和，诸症可平。

【主治病证】

太阳病，头痛发热，身疼腰痛，骨节疼痛，恶风无汗而喘者，麻黄汤主之。

太阳与阳明合病，喘而胸满者，不可下，宜麻黄汤。

太阳病，十日以去，脉浮细而嗜卧者，外

已解也。设胸满胁痛者，与小柴胡汤。脉但浮者，与麻黄汤。

太阳病，脉浮紧，无汗，发热，身疼痛，八九日不解，表证仍在，此当发其汗。服药已，微除。其人发烦，目瞑，剧者，必衄，衄乃解。所以然者，阳气重故也，麻黄汤主之。

脉浮者，病在表，可发汗，宜麻黄汤。（一法用桂枝汤）

脉浮而数者，可发汗，宜麻黄汤。

伤寒脉浮紧，不发汗，因致衄者，麻黄汤主之。

脉但浮，无余证者，与麻黄汤。若不尿，腹满加哕者，不治。

阳明病，脉浮，无汗而喘者，发汗则愈，宜麻黄汤。

【历代名医方论】

《伤寒论条辨》：头痛已见太阳病。而此犹出者。以其专太阳而主始病也。上条先言或已发热。或未发热。而此先言头痛。次言发热者。则是以其已发热者言也。身疼腰痛。骨节疼痛。即上条之体痛而详言之也。上条言必恶寒。而此言恶风者。乃更互言之。与上篇啬啬恶寒。淅淅恶风。双关互文之意同。无汗。乃对上编之有汗而言。以见彼此两相反。所以为风寒之辨别。不然无是证者。则不言也。然所以无汗者。汗乃血之液。血为荣。荣强则腠理闭密。虽热。汗不出也。喘。气逆也。卫主气。卫弱则气乏逆。呼吸不利而声息所以不遂也。然上条言呕而此言喘。呕与喘。皆气逆。亦互言以明互见之意。麻黄味苦而性温。力能发汗以散寒。然桂枝汤中忌麻黄。而麻黄汤中用桂枝。何也。曰。麻黄者，突阵擒敌之大将也。桂枝者，运筹帷幄之参军也。故委之以麻黄。必胜之算也。监之以桂枝。节制之妙也。甘草和中而除热。杏仁下气而定喘。惟麻黄有专功之能，故不须啜粥之助。

《证治准绳》：此方为元气不虚者设也。如挟时气者宜十神汤，挟暑湿者宜正气汤，挟寒者宜五积散，挟热者宜通圣散，挟食者宜养胃汤，挟痰者宜芎苏散。按肯堂之议诚当矣。然必证兼表里，邪因错杂，似伤寒而非伤寒者，乃可于诸方中斟酌选用。若脉证与麻黄桂枝吻合，自当遵仲景之法治之。即元气素虚，或平素有热，不宜麻桂者，亦必如刘完素、张洁古法，缓缓消息治之，庶不误人。临病之工，宜详审焉。

《尚论篇》：伤寒之脉，阴阳俱紧，其脉但浮，及浮数而不兼紧，似可不用麻黄汤，然寒既入营，舍麻黄汤定法，别无他药可代，故重申其意，见脉紧固当用麻黄汤，而脉浮不紧者，乘其邪方在表，当用麻黄汤托出其邪，不使得入，即脉浮数而不紧者，乘其势正欲传，当用麻黄汤击其半渡，而驱之使出，参看中风证，脉浮宜用桂枝汤，可见天然一定之法，不因邪势之浅深，辄可变易也。服麻黄汤得汗后，察脉辨证有次第不同三法。一法汗解后，复感复烦，脉浮数者，宜更药解散；一法脉浮数而烦加渴者，宜两解表里，一法具两解证，不渴者用药宜里少表多。

《伤寒来苏集》：太阳主一身之表，风寒外束，阳气不伸，故一身尽疼，太阳脉抵腰中，故腰痛，太阳主筋所生病，诸筋者，皆属于节，故骨节疼痛，从风寒得，故恶风，风寒客于人则皮毛闭，故无汗，太阳为诸阳主气，阳气郁于内，故喘，太阳为开，立麻黄汤以开之，诸症悉除矣。麻黄八症，头痛发热恶风，同桂枝症，无汗身疼，同大青龙症，本症重在发热身疼，无汗而喘。本条不冠伤寒，又不言恶寒，而言恶风，先辈言麻黄汤主治伤寒，不治中风，似非确论，盖麻黄汤、大青龙汤，治中风之重剂，桂枝汤、葛根汤，治中风之轻剂，伤寒可通用之，非主治伤寒之剂也。

风寒本自相因，必风先开腠理，寒得入于经络，营卫俱伤，则一身内外之阳不得越，故骨肉烦疼，脉亦应其象而变见于寸口也，紧为阴寒，而从浮见，阴盛阳虚，汗之则愈矣。紧者急也，即数也，紧以形象言，数以至数

言，紧则为寒，指伤寒也，数则为热，指发热也，辞异而义则同，故脉浮数浮紧者，皆是麻黄症。

麻黄色青入肝，中空外直，宛如毛窍骨节状，故能旁通骨节，除身疼，直达皮毛，为卫分驱风散寒第一品药，然必藉桂枝入心通血脉，出营中汗，而卫分之邪，乃得尽去而不留，故桂枝汤不必用麻黄，而麻黄汤不可无桂枝也，杏为心果，温能散寒，苦能下气，故为驱邪定喘之第一品药，桂枝汤发营中汗，须啜稀热粥者，以营行脉中，食入于胃，浊气归心，淫精于脉故耳，麻黄汤发卫中汗，不须啜稀热粥者，此汗是太阳寒水之气，在皮肤间，腠理开而汗自出，不须假谷气以生汗也。

一服汗者，停后服，汗多亡阳，遂虚，恶风烦躁不得眠也，汗多者，温粉扑之。此麻黄汤禁也，麻黄汤为发汗重剂，故慎重如此，其用桂枝汤，若不汗更服，若病重更作服，若不出汗，可服至二三剂，又刺后，可复汗，汗后可复汗，下后可复汗，此麻黄汤但云温服八合，不言再服，则一服汗者，停后服，汗出多者，温粉扑之，自当列，此后大青龙烦躁在未汗先，是为阳盛，此烦躁在发汗后，是为阴虚，阴虚则阳无所附，宜白虎加人参汤，若用桂附以回阳，其不杀人者鲜矣。

历代研究，麻黄汤有九大“禁忌”。其一，《伤寒论》第 49 条云：“脉浮数者，法当汗出而愈。若下之，身重心悸者，不可发汗，当自汗出乃解。所以然者，尺中脉微，此里虚。须表里实，津液自和，便自汗出愈。”此处关键点在“里虚”，尺部脉微是肾元不足、命火衰微的表现，因为命火气不足，无法运行生气，导致病人身体重，而命火更是心火之根本，命火不足，自然心阳虚衰不振，因此出现心悸症状。麻黄汤是发越阳气之药，峻汗之剂，阳虚者用之，阳亡而竭是其必然结果，此为麻黄汤的首禁。其二，《伤寒论》第 50 条云：“脉浮紧者，法当身疼痛，宜以汗解之。假令尺中迟者，不可发汗，何以知然？以营气不足，血少故也。”此处强调的是尺中脉迟所提示的“营气不足，血少故也。”麻黄汤主要作用在于发汗，而汗血同源，互相转化，营血不足，再汗则夺血，营血愈虚，而导致虚上加虚，所以凡营血不足者，麻黄汤不可用，此为麻黄汤之二禁。其三，《伤寒论》第 83 条云：“咽喉干燥者，不可发汗。”咽喉乃肺胃之门户，肝肾之脉亦绕行于喉咙，咽喉干燥说明肺胃肝肾津液不足，不足以上润，此类病人如患外感，亦不可用麻黄汤，用麻黄汤发汗是重夺其津，所以此乃麻黄汤之三禁。其四，《伤寒论》第 84 条云：“淋家，不可发汗，发汗必便血。”淋病是膀胱有热，淋病久则膀胱及肾津阴必有所损，麻黄汤温热夺汗，一定导致热愈而阴更亏，热盛则导致迫血妄行，所以出现尿血。此麻黄汤禁忌之四。其五，《伤寒论》第 85 条云：“疮家，虽身疼痛，不可发汗，汗出则痉。”疮疡会排出大量脓血，阴血已伤，麻黄温热发汗之药，用之则津血干枯，热极生风，筋脉挛急为痉，此麻黄汤之五禁。其六，《伤寒论》第 86 条云：“衄家，不可发汗，汗出必额上陷脉急紧，直视不能眴，不得眠。”经常失血的人，阴血必亏虚，火热愈炽，煎熬营血，凶险骤生，此乃麻黄汤之六禁。其七，《伤寒论》第 87 条云：“亡血家，不可发汗，发汗则寒傈而振。”大出血的人，方以麻黄汤峻汗之药，用之则阳随外亡，而会发生阳失温煦的寒傈而振等变证。此为麻黄汤之七禁。其八，《伤寒论》第 88 条云：“汗家，重发汗，必恍惚心乱，小便已，阴疼，与禹余粮丸。”汗家，阳气每随之而外逸，以麻黄汤处之易使心肾阳气外亡，阴血干枯。阴血涸竭，不能滋润水道，尿后会有尿道涩痛之证。此乃麻黄汤之八禁。其九，《伤寒论》第 89 条云：“病人有寒，复发汗，胃中冷，必吐蛔。”这条论述里虚中寒者，用发汗剂易使中阳更虚，寒冷益甚，中寒则蛔不安，故易生吐蛔之变证。此乃麻黄汤之九禁。

《医宗金鉴》：太阳经脉起于目内眦，上额

交巅，入络脑还出，别下项，循肩膊内，挟脊抵腰中，至足小指出其端。寒邪客于其经，则荣血凝涩，所伤之处，无不痛也。荣病者恶寒，卫病者恶风，今荣病而言恶风者，盖以风动则寒生，恶则皆恶，未有恶寒而不恶风，恶风而不恶寒者。所以仲景于中风、伤寒证中，每互言之，以是知中风、伤寒，不在恶寒、恶风上辨，而在微甚中别之也。无汗者，伤寒实邪，腠理闭密，虽发热而汗不出，不似中风虚邪，发热而汗自出也。阳气被寒邪所遏，故逆而为喘。主之以麻黄汤者，解表发汗，逐邪安正也。

名曰麻黄汤者，君以麻黄也。麻黄性温，味辛而苦，其用在迅升；桂枝性温，味辛而甘，其能在固表。证属有余，故主以麻黄必胜之算也；监以桂枝，制节之师也。杏仁之苦温，佐麻黄逐邪而降逆；甘草之甘平，佐桂枝和内而拒外。饮入于胃，行气于元府，输精于皮毛，斯毛脉合精，溱溱汗出，在表之邪，必尽去而不留；痛止喘平，寒热顿解，不须啜粥而借汗于谷也。必须煮掠去上沫者，恐令人烦，以其轻浮之气，过于引气上逆也。其不用姜、枣者，以生姜之性横散于肌，碍麻黄之迅升；大枣之性泥滞于膈，碍杏仁之速降，此欲急于直达，少缓则不迅，横散则不升矣。然此为纯阳之剂，过于发汗，如单刀直入之将，用之若当，一战成功；不当，则不戢而召祸。故可一而不可再。如汗后不解，便当以桂枝代之。此方为仲景开表逐邪发汗第一峻药也。庸工不知其制在温覆取汗，若不温覆取汗，则不峻也，遂谓麻黄专能发表不治他病。熟知此汤合桂枝汤，名麻桂各半汤，用以和太阳留连未尽之寒热；去杏仁、加石膏，合桂枝汤，名桂枝二越婢一汤，用以解太阳热多寒少之寒热；若阳盛于内，无汗而喘者，又有麻黄杏仁甘草石膏汤，以解散太阴肺家之邪；若阴盛于内而无汗者，又有麻黄附子细辛甘草汤，以温散少阴肾家之寒。

《伤寒悬解》：寒为阴邪，营为阴气，寒邪中人，则阴分受之，故伤营血。血秉肝气，其性疏泄，寒闭营阴，失其疏泄之权，是以无汗。寒愈闭而营愈泄，则外束卫气，闭藏而为寒。是营血被伤而卫气受病者也，故伤在营血而治在卫气。麻黄汤，甘草保其中气，桂枝发其营郁，麻黄泻其卫气，杏仁利其肺气，降逆而止喘也。孔窍一开，而卫郁外达，则伤寒愈矣。

卫气为阳，外行皮毛，营血为阴，内行经络。肺藏气而主卫，肝藏血而司营，肺金收敛，肝木疏泄，阴阳自然之性也。肝性疏泄，而营血之内守者，肺气敛之也，肺气收敛，而卫阳之外发者，肝气泄之也，收敛则无汗，疏泄则有汗。风伤卫气，卫病而非营病也，然卫被风敛，则内闭营阴，营气不通，是以发热，故以桂枝泄经热而达营郁。气病而用血药者，以气伤而累血也。寒伤营血，营病而非卫病也，然营为寒束，则外闭卫阳，卫阳不宣，是以恶寒，故以麻黄泻表寒而达卫郁。血病而用气药者，以血伤而累气也。桂枝泻其肝血，麻黄泻其肺气，营卫分属于肺肝，而统司于太阳，故太阳风寒之初治，首以桂枝、麻黄二方，为定法也。

《伤寒说意》：营秉木气，其性温散，温散则窍开，开则有汗。寒以敛之，营血不达，则无汗。营以发达为性，寒愈敛而营愈发，发而不透，故裹束卫气，而生表寒。寒气闭藏，卫阳郁陷，是以恶寒。寒性闭涩，是以脉紧。经气迫束，则见体痛。胃主降浊，阳明不降，浊气上涌，则生呕逆。卫司于肺，肺气阻逆，故作喘促。麻黄汤，麻黄泻卫气之郁，杏仁降肺气之逆，桂枝通经，甘草培土，此伤寒之法也。

《医法圆通》：一治痘初出而忽隐、壮热、无汗者。盖痘之初出，全借太阳一点真气鼓动，运毒外出，今壮热而痘忽隐，是因其感受外寒，闭束气机，抑郁生热。麻黄汤能开腠理，祛寒外出，邪去则正安，痘自外出，而人自平安。若壮热太甚，烦躁饮冷者，又可于方内加石膏。

一治肩背沉重，觉内冷者。盖肩背之沉重，寒之滞也。寒滞于内，故觉内冷。麻黄汤轻清属阳，力能祛寒外出，肩背正属太阳所主，故治之而愈。

一治两脚弯发起红块，痛甚。脚弯地面，乃太阳经循行之道，今为寒邪闭束，阻其气机，遏郁而起红块，痛甚。麻黄汤力能散太阳之寒，故治之而愈。

《医学衷中参西录》：太阳与阳明合病，是太阳表证未罢，而又兼阳明之热也。其喘者风寒由皮毛袭肺也。其胸满者胸中大气因营卫闭塞，不能宣通而生胀也。其言不可下者，因阳明仍连太阳，下之则成结胸，且其胸本发满，成结胸尤易，矧其阳明之热，仅在于经，亦断无可下之理，故谆谆以不可下示戒也。仍治以麻黄汤，是开其太阳而使阳明初生之热随汗而解也。

证兼阳明，而仍用麻黄汤主治，在古人禀赋敦厚，淡泊寡欲，服之可以有效。今人则禀赋薄弱，嗜好日多，强半阴亏，若遇此等证时，宜以薄荷代方中桂枝。若其热稍剧，而大便实者，又宜酌加生石膏（宜生用不可煅用理详白虎汤下）数钱，方能有效。

【医案举例】

1. **曹颖甫医案**

（1）黄（汉栋）夜行风雪中，冒寒，因而恶寒，时欲呕，脉浮紧，宜麻黄汤。

生麻黄（三钱），川桂枝（三钱），光杏仁（三钱），生甘草（钱半）。

拙巢注：汉栋服后，汗出，继以桔梗五钱、生草三钱，泡汤饮之，愈。

佐景按：麻黄汤全部脉证固如前案拙按所云，但并不谓必如此诸状悉具，乃可用本汤，若缺其一，即不可施也。反之，若病者体内之变化，确属麻黄汤证之病理，则虽见证稍异，亦可以用之而效。缘病者体气不同，各如其面，加以受邪有轻重之别，时令有寒热之殊，故虽同一汤证，彼此亦有差池。若前按所引，有喘而无呕，本案所载，则有呕而无喘是也。大论曰："太阳病，或已发热，或未发热，必恶寒，体痛，呕逆，脉阴阳俱紧者，名为伤寒。"窃谓此"必"字，犹言"多"也，并非一定之谓。盖其人胃气本弱，或有湿痰，故牵引而作呕。若夫喘，则实为麻黄汤之主证，较呕著要多多，此吾人所当了然于胸中者也。

舍亲童君公邃供职江都营业税征收局，客冬来函告云："弟日前亦患伤寒，初起头痛、发热、胸闷、咳多而喘、脉浮而紧。微风著身，即毛骨悚然。服豆豉、葱白、杏仁、桑枝等二剂，汗仍不出，反恶寒加甚。叠被三床，亦不觉其暖。于是乃疏麻黄汤方三分之二量（佐景注：此所谓量，谅系指本书样本中本汤之药量）。半服而汗出，愈矣。当其未服之先，同事无不阻之。而阅历深富之邗上名医亦言不可服。弟以各证既具，长沙必不我欺，毅然决然而行之。不及二小时之久，而疾顿瘳。可见时医不读书往往如此，可叹也。"如皋姚世琛先生亦惠书相告，曰"客冬余与内人形影同患伤寒，发热无汗，体痛呕逆，呼吸窒促，乃共以麻黄治之。一剂既已，因笃信仲圣之学"云云。足见有此证，用此方，得此方，消此证，时不分古今，地不分中外，曾无二致也。

（2）师曰予忆得丁甘仁先生逝世之一年，若华之母于六月二十三日亲至小西门外观看房屋。迨回家，已入暮。曰：今夜我不能亲视举炊，急欲睡矣。遂盖被卧，恶寒甚，覆以重衾，亦不温。口角生疮，而目红，又似热证。腹中和，脉息浮紧有力。温覆已久，汗仍不出，身仍无热。当以天时炎暑，但予：

麻黄（二钱）、桂枝（二钱）、杏仁（三钱）、甘草（一钱）。

服，温覆一时，不动声色。再作一剂，麻桂均改为三钱，仍不效。更予一剂，如是续作续投，计天明至中午，连进四剂，了无影响。计无所出，乃请章生次公来商。次公按脉察证，曰：先生胆量，何其小也？曰：如之何？曰：当予麻桂各五钱，甘杏如前。服后，果不满半小时，热作，汗大出，臭气及于房外，二房东来视，掩鼻而立。人立房外内望，见病者被上腾出热气。于是太阳病罢，随转属阳明，口干渴，脉洪大，而烦躁。乃以调胃承气下之。嗣后病证反复，调理月余方愈。周身皮肉多作紫黑色，历久乃退。

佐景按：本案示证重药轻难能去病之例，医者所当深晓。惟窃意药之能起瞑眩，亦当待相当时间。麻黄汤虽号峻方，其服后之致汗当亦须三五小时。若分量过峻，求功过急，则出汗固得，而汗后之过分化燥，亦当并顾及之。故医者宜权衡轻重，不当有偏执之见也。若夫世之一般时医，视麻黄若蛇蝎，终身不以入药笼者有之，或谓麻不过三(分)、桂不过五(分)者有之，是所谓畏首畏尾，身其余几？余恐一家之言犹不足以信服读者，爰再引选论一则，以为佐证。

埜烨先生作《麻黄用量实验记》曰："麻黄为利尿发汗药，表剂之猛将。然其用量尚未有确切之考定也。仲景大青龙汤麻黄之药用量多至六两，近世医家之用麻黄，其量自三分至钱半而止，未闻有至三四钱者。然以余近日所身受之经验考之，则麻黄之药用量固不止钱半已也。今岁季夏六月，壮暑酷热，挥扇成风，汗下如雨。余性好游泳，体格壮实，腠理坚强，苦热尤甚。每日必泳水三四小时，始能适意。否则郁郁终日，神气不舒也。某日假期往浴，入水凡七小时。泳时赤日悬空，赤帝施威。归途忽密云作态，沛然下雨。地上起白气一阵，余大意吸之，归而遂病。脉浮而紧，一息六至，头疼恶寒，发大热，全体如焚，神思情瞶，昏不知人，但全身干燥无汗，口亦不渴耳。

请甲医诊之，投以桑菊饮加栀子五钱，二剂热退，而他证如故。乙医以杏苏饮、新加香薷饮投之，亦如故。后续投以清络饮，倍其分量，二剂弗效。迁延二来复，热虽退而胸满气喘，兼有咳声无痰。至三星期后，乃就诊于本地颇负时誉之刘医，断为伤暑伏热，脉沉紧而微，法仍当主表，投以滑石、羌活等清暑利湿之药，用麻黄三钱半。余初意颇畏之，后以古人用之有至六两之先例，且现今医界正以其用量未得解决，亦何妨亲身一行实验也，遂如量煎服之。服后三十分钟，觉脉搏增加，血行旺盛，体温略觉增高，出汗三次，量不甚多，微透衣襟而已。五小时内，小便者三次，量较未服药前约增二分之一。此外并未感觉其他不良副作用之发生。翌日复诊，脉之紧张者已去其泰半，后进以他剂，二服而安，今已还我康健矣。以余之实验推之，则麻黄之药用量可至四钱也。海内贤彦其有所研究讨论而昭示焉，斯不独余个人之幸，亦医林之幸也。"(录《医界春秋》第六十四期)。经验之言，弥足珍贵。所谓"出汗三次，量不甚多，"堪作"微似汗"或"微续汗"三字之无上妙注。然则大论麻黄汤方后云"覆取微似汗"，又岂非至真之言？我愿天下医士，遇麻黄汤重证，能大胆用麻黄汤！

(3)师曰：予友沈镜芙先生之房客某君，十二月起即患伤寒。因贫无力延医，延至一月之久。沈先生伤其遇，乃代延予义务诊治。察其脉，浮紧，头痛，恶寒，发热不甚，据云初得病时即如是。因予：

麻黄(二钱)、桂枝(二钱)、杏仁(三钱)、甘草(一钱)。

又因其病久胃气弱也，嘱自加生姜三片，红枣两枚，急煎热服，盖被而卧。果一刻后，其疾若失。按每年冬季气候严寒之日，患伤寒者特多，我率以麻黄汤一剂愈之，谁说江南无正伤寒哉？

佐景按：内经一日太阳，二日阳明，三日少阳……之说，殊不足以为训。若本案所示，其人作麻黄汤证，不服药者一月之久，而麻黄汤证依然存在。及投以麻黄汤，一剂而愈，其效又依然如响。是盖其人正气本旺，故能与邪久持也。余在广益医院施诊，曾遇一小儿惊厥之恙。目瞠神呆，大便不行，危在旦夕。迭用承气下之，白虎清之，数日方定。旋竟转

为少阳寒热往来之证，予以小柴胡汤加味。如是数日，又略安，意其愈矣。某日偶巡视邻近某善堂，惊见此儿又在。

其母曰：多谢先生再造之恩，活此小犬。昨日作卦占兆，谓有方向吉利故，改就此处调理为吉云云。予更细察其病情，则寒热日数度发，又是麻桂各半汤之证矣。屈指计之，距其起病之日，已近一月。观其病变曲折，仿佛“离经叛道”，是又岂一日二日之说，所得而限之哉？

(4)范(左)伤寒六七日，形寒发热，无汗而喘，头项、腰脊强痛，两脉浮紧，为不传也，麻黄汤主之。

麻黄(一钱)、桂枝(一钱)、炙草(八分)、杏仁(三钱)。

佐景按：此吾师早年之方也，观其药量之轻，可以证矣。师近日所疏麻桂之量，常在三五钱之间，因是一剂即可愈疾。师常诏余侪曰：“予之用大量，实由渐逐加而来，非敢以人命为儿戏也。夫轻剂愈疾也缓，重量愈病也迅。医者以愈病为职者也，然则予之用重量，又岂得已也哉？”

何公度先生作《悼恽铁樵先生》文中之一节云：“……越年，二公子三公子相继病伤寒殇。先生痛定思痛，乃苦攻《伤寒论》……如是者有年，而四公子又病伤寒。发热，无汗，而喘。遍请诸医家，其所疏方，仍不外乎历次所用之豆豉、山栀、豆卷、桑叶、菊花、薄荷、连翘、杏仁、象贝等味。服药后，热势依然，喘益加剧。先生乃终夜不寝，绕室踌躇。迨天微明，乃毅然曰：此非《伤寒论》‘太阳病，头痛，发热，身疼，腰痛，骨节疼痛，恶风，无汗，而喘者，麻黄汤主之’之病而何？乃援笔书：麻黄七分，桂枝七分，杏仁三钱，炙草五分。持方与夫人曰：‘吾三儿皆死于是，今四儿病，医家又谢不敏。与其坐而待毙，曷若含药而亡！’夫人默然。嗣以计无他出，乃即配药煎服。先生则仍至商务印书馆服务。及归，见病儿喘较平，肌肤有润意，乃更续予药，竟得汗出喘平而愈。四公子既庆更生，先生乃益信伤寒方……”(录《现代中医月刊》第二卷第九期)。以上所引文字，不过寥寥数行。然而以吾观之，其中含蓄之精义实多。时医遇风热轻证，能以桑菊栀翘愈之，一遇伤寒重恙，遂不能用麻黄主方。罹其殃者，夫岂惟恽氏三儿而已哉？此其一义也。恽先生苦攻《伤寒论》有年，及用轻剂麻黄汤，尚且绕室踌躇，足见医学之难。此其二义也。然此诸义非吾所欲讨究，吾之所求者，借以表白麻黄汤全证耳。

麻黄汤之全部脉证，厥为喘，其甚者鼻扇，两脉浮紧，按之鼓指，头痛，恶寒，无汗，或已发热，或未发热，呕逆，身疼腰痛，骨节酸疼等等。考其简要病理：厥为寒气外犯皮毛，内侵肺脏。肺脏因寒而闭，呼吸不利，故上逆而作喘。肺脏既失职，鼻管起代偿动作，故鼻扇。皮毛因寒而收，排泄失司，故凛冽而恶寒。血液循环起救济，故发热。血运呈紧张，故脉紧。胃受影响，故呕。神经不舒，故痛。若欲求其详，虽长篇累牍难以尽之。但凭脉证以施治，已足以效如桴鼓，此仲圣之教，所以为万世法也！

(5)俞(右)(住高昌庙维德里一号)伤寒头项强痛，恶寒，时欲呕，脉紧，宜麻黄汤。

麻黄(五钱)、桂枝(五钱)、杏仁(三钱)、生草(三钱)。

佐景按：病者服此方后，绝不汗出。阅者或疑余作诳言，安有服麻桂各五钱，而无反响者乎？非也，有其故在。缘病者未进药之先，自以为大便不通，误用泻盐下之。及其中气内陷，其脉即由浮紧转为微细，故虽服麻黄汤，而汗勿出。

二诊，师加附子以振心阳，救逆而差，此不汗出之因于误治者也。余更目睹师治史惠甫君之弟，发热，恶寒，无汗，用麻桂各三钱，一剂，亦绝不汗出。二剂加量，方得微似汗解。其故安在？盖史君弟执业于鸿昌造船厂，厂址临江，江风飒飒，史弟平日督理工场之间，固曾饱尝风露者，此不汗出之因于地土者也。又余在广益医院治一人，衣冠楚楚，发热，恶寒，无汗，头痛，与麻桂各三钱，余药称是。次日二诊，谓服药后，了无变化。嘱再服原方。

三诊又然。予疑院中药量不足，嘱改从药铺购服。四诊，依然未汗出，予百思不得其故。及细询其业，曰："吾包车夫也。"至是，予方恍然。盖若是之人，平日惯伍风寒，本不易受风寒之侵袭。若果受其侵袭，则其邪必较常人为重，此不汗出之因于职业者也。然凡此诸例，其不汗出，犹可理解。

余又曾治一妊妇肿病，面目手足悉肿。一时意想所至，径予麻黄汤加味。次日复诊，肿退其半。问曾汗出否？曰否。问小便较多否？又曰否。然余未之信也，予原方加减。三日，肿将退净，仍问其汗与小便各如何？则又绝口否认。倘其言果属真切，则若不曰：水化为气，无形外泄，而承认生理学上之所谓"潜汗"直无理足以释之。嘻，病情万变，固有不可以常理格之者，惟亲历者能信是言。

(6)曹颖甫曰发热恶寒无汗，而两脉浮紧者，投以麻黄汤，无不应手奏效。辛未六月，有乡人子因事居舍弟裔伯家，卒然觏病，发热恶寒，拥被而卧，寒战不已。长女昭华为疏麻黄汤。服后，汗出神昏，裔伯大恐。不逾时，沉沉睡去，日暮始醒，病若失。大约天时炎热，药剂太重，以致神昏，非有他也。今年阴历十一月初一日，予在陕西渭南县，交通银行行长曹欣庄之弟志松病，发热无汗脉浮紧，予用麻黄三钱，桂枝四钱，生草三钱，杏仁五钱，服后，微汗出，脉微，嗜卧，热退，身凉，不待再诊，病已愈矣。又记昔在丁甘仁先生家，课其孙济华昆季，门人裴德炎因病求诊于济万，方治为荆防等味，四日，病无增减，亦不出汗。乃招予往诊，予仅用麻黄二钱，桂枝一钱半，杏仁三钱，生草一钱。明日，德炎不至，亦不求再诊，予甚疑之。越日，德炎欣然而来曰，愈矣。予按伤寒始病脉之所以浮紧者，以邪正交争于皮毛肌腠间，相持而不下也。一汗之后，则皮毛肌腠已开，而邪正之交争者解矣。世人相传麻黄多用亡阳，而悬为厉禁，然则病太阳伤寒者，将何自而愈乎？

佐景又按：以上录桂枝麻黄二汤证既竟，请再略伸数语，以明二汤之异趣。前人恒谓桂枝汤治风伤卫，麻黄汤治寒伤营，即今日之学子亦有笃奉此说者，窃意此说大非，当辟之。

余曰：桂枝汤为治太阳病之属于肠胃虚寒者，麻黄汤为治太阳病之属于肺脏寒实者。故余伸述桂枝汤之义，凡六则，计八千余言，独不一及肺字。及述麻黄汤证，即着重肺字，此其彰明较著者也。为桂枝汤为治虚，故余曰桂枝汤为补方；麻黄汤为治实，故余曰麻黄汤为攻方。为其为补方，故桂枝汤可以常服；为其为攻方，故麻黄汤未可妄试。攻补互异，此二汤之所攸分。惟其对象同是寒，故曰二汤为伤寒(广义的)之主方；为此二证常见于伤寒(广义的)之初起。故曰二汤为太阳之主方。试更以西医之名词为说，则可曰桂枝汤为消化器系之感冒方，麻黄汤为呼吸器系之感冒方。学者能知乎此，方明二汤之真趣，更当审风寒营卫之旧说，将不堪一击矣！

夫曰风以喻邪之轻，曰寒以喻邪之重，犹可说也，独不闻卫气为肺所主，既知麻黄汤为治肺之良方，当曰麻黄汤主治寒伤卫乎？独不闻营气为血之精，既知桂枝汤有活血之桂芍，当曰桂枝汤主治风伤营乎？明明颠倒是非，人乃熟视无睹，抑亦何哉？岂其见大论《辨脉法篇》有"风则伤卫，寒则伤营"之文，遂致贤贤相传，造成此失耶。然而《辨脉法篇》非仲圣原文，又固尽人所知也。即《太阳篇》中言营卫处，每亦自相矛盾。例如原文曰："病常自汗出者，此为营气和，营气和者外不谐，以卫气不共营气和谐故尔。

以营行脉中，卫行脉外，复发其汗，营卫和则愈，宜桂枝汤。"又曰："太阳病，发热汗出

者，此为营弱卫强，故使汗出。欲救邪风者，宜桂枝汤。”夫首条言桂枝汤治营和卫不谐，次条又言本汤治营弱卫强。强固不谐之谓，若夫弱又安得谓之曰和？仲圣之言岂竟若是纷乱耶？又《太阳篇》原文，营卫必相提，且必与桂枝汤并论。若言麻黄汤，既不及卫，更不及营。岂后人嫌麻黄汤之寂寞寡伴，乃强分桂枝汤之营以归之耶？故精凿言之，《伤寒论》中言营卫处既不多，且决不似仲圣口吻。然则营卫云何哉，我宁暂舍之！

或曰：子以为营卫不足恃，拜闻命矣。然则太阳经病府病之说如何？谨答曰：是说之谬较营卫尤甚，其入人之深，贤者不免。余每笃信章氏太炎之医论，然而章氏曰：“《伤寒论》之太阳病，应分别论之。初起时之麻黄汤证桂枝汤证，仅为太阳之前驱证，犹非太阳正病也。惟水蓄膀胱之五苓散证，及热结膀胱之桃核承气汤证，斯为太阳正病。”窃意未敢赞从。考此所谓经病府病蓄水蓄血说之失，其因有三。

一为本《内经》经络之旧说，二为五苓散及桃核承气汤悉列《太阳篇》中，而条文复冠以太阳病三字。三为五苓散及桃核承气汤中，悉有桂枝。夫处处本《内经》之说以释《伤寒论》，无异御锦绣之衣，行荆棘之途，将无往而不掣肘，此其失一也。小柴胡汤，人皆知为少阳病之主方，四逆汤，人皆知为少阴病之主方，而悉列在太阳篇中，与五苓桃核并肩，故以所列篇章而论方，此其失二也。

乌梅丸中有桂枝，将以为太阳方乎？半夏散中有桂枝，将亦为太阳方乎？此其失三也。欲免诸失，当曰：桃核承气汤为阳明方，五苓散为少阳方。夫桃核承气汤中有硝黄，与大承气汤同例，谓为阳明方，似犹近是，人或信之。独谓五苓散为少阳方，得毋离经叛道，故作惊人之论乎？曰：非也。余作此言，有实验以为征，有病理以为说，悉详本录第二集中，兹不先赘。或曰依君之论，太阳将仅余麻桂二方矣。曰容或近之。故若谓麻桂二汤证为太阳正病，为六经病之前驱也可；谓麻桂二汤证仅为太阳病之前驱，犹非太阳正病，实不可也。

叙述至此，不能不连及太阳病三纲鼎立之说。孙思邈《千金翼方》首谓伤寒全论不过三方，桂枝、麻黄、大青龙汤是也，其余均为救逆之方云云。夫桂枝汤为风伤卫，麻黄汤为寒伤营，大青龙汤为风寒两伤营卫，成氏、许氏、方氏诸贤，或述于先，或继于后，千百年来，播为医林美谈。幸生韵翁快人，发为快语，曰：“既云麻黄汤治寒，桂枝汤治风，而中风见寒，伤寒见风者，曷不用桂枝麻黄各半汤，而更用大青龙汤主治耶？”吾知主三纲鼎立说之古人一闻此语，得毋俯首耶？韵翁谓大青龙汤为麻黄汤加味，不愧名言，其不能与麻桂二汤相鼎足者，彰彰明甚。若夫麻桂各半汤之所治虽与麻黄汤及桂枝汤悉异，然以其证情之重要言，以其病例之多寡言，更不能与二汤并驾齐驱。然则太阳病之主方似仅余麻桂二汤矣。

虽然尚有第三方在。但今者吾举其名以告，又恐滋君之疑，无从解君之惑。好在吾《经方实验录》一书，以经方为经，以实验为纬，以理论为花纹。敢请诸公先察经纬，慢赏花纹，而容吾述葛根汤证治如下。

2. 伤寒表实证

刘某某，男，50 岁。隆冬季节，因工作需要出差外行，途中不慎感受风寒之邪，当晚即发高烧，体温达 39.8℃，恶寒甚重，虽覆两床棉被，仍洒淅恶寒，发抖，周身关节无一不痛，无汗，皮肤滚烫而咳嗽不止。

视其舌苔薄白，切其脉浮紧有力，此乃太阳伤寒表实之证。治宜辛温发汗，解表散寒。

用麻黄汤：麻黄 9 克，桂枝 6 克，杏仁 12 克，炙甘草 3 克，1 剂服药后，温覆衣被，须臾，遍身汗出而解。

按：麻黄汤为发汗之峻剂，用之不当，易生他变，不少临床医生畏惧麻、桂，不敢投用。一见发热，便认为是温热之证，滥用辛凉之品，反令表寒闭郁，久久不解，或致久咳不已，或致低烧不退，或致咽喉不利等，不一而足。盖表实证之发热，乃由卫阳闭郁，正邪交争所致，故发热必伴有恶寒。这与温热病的发热不恶寒，并伴有口渴伤津之候，有其本质的区别。风寒郁闭卫阳，故直须辛温发汗，寒随汗出，卫气一通，则发热自退，即《内经》所谓“体若燔炭，汗出而散”也。

3. **咳喘**(姜春华医案)

胡某某，女，46岁。咳喘已七年，近受风寒侵袭，胸闷窒塞，呼吸不利。咳喘多痰，喉间作水鸣声，苔白，脉软。

以麻黄汤加味，处方：麻黄6克，桂枝9克，川朴9克，枳实9克，杏仁9克，甘草6克，2剂。药后咳喘减轻，上方去川朴，加陈皮3克，又服2剂，咳止喘平，呼吸通畅。

按：本案为冷风哮喘。肺内素有痰饮内伏，受风寒外感引发。麻黄汤外解风寒，内宣肺气，又加枳实、厚朴以肃肺下气，药中其鹄，则其效如神。

4. **寒闭失音**

汪某以养鸭为业，残冬寒风凛冽，雨雪交加，整日随鸭群蹀躞奔波，不胜其劳。某晚归时，感觉不适，饮冷茶一大钟，午夜恶寒发热，咳嗽声嘶，既而语言失音。曾煎服姜汤冲杉木炭末数钟，声亦不扬。晨间，其父伴来就诊，代述失音原委。因知寒袭肺金，闭塞空窍，故咳嗽声哑。按脉浮紧，舌上无苔，身疼无汗，乃太阳表实证。其声喑者，非金破不鸣，是金实不鸣也。《素问·咳论》云：“皮毛者，肺之合也。”又《灵枢·邪气脏腑病形》云：“形寒寒饮则伤肺。”由于贼风外袭，玄府阻闭，饮冷固邪，痰滞清道，治节失职之所致。治宜开毛窍宣肺气，不必治其喑。表邪解，肺气和，声自扬也。疏麻黄汤与之：麻黄9克，桂枝、杏仁各6克，甘草3克。服后，复温取汗，换衣两次。翌日外邪解，声音略扬，咳仍有痰，胸微胀。又于前方去桂枝，减麻黄为4.5克，加贝母、桔梗各6克，白蔻3克，细辛1.5克，以温肺化痰。续进2帖，遂不咳，声音复常。

按：《灵枢·忧恚无言》说：“人卒然无音者，寒气客于厌，则厌不能发，发不能下，致其开阖不致，故无音。”今患者外感风寒，复饮冷茶，寒饮相搏，阻塞肺窍会厌，故致音哑，所谓“金实不鸣”也。故以麻黄汤宣通肺气开散“金实”，候邪气外解，则会厌动利，音声能发。

【现代运用】

随着麻黄汤及其类方的应用拓展，如今麻黄汤加减方已经广泛应用于中西医各种疾病的治疗中，如可用于治疗内科的呼吸系统疾病、风湿性疾病等，外科方面可用于治疗腰扭伤、骨折、腰痛、坐骨神经痛等疾病，还可用于治疗耳鼻喉科的耳聋、鼻炎等。

国内外药理研究表明，麻黄汤具有利尿、发汗以及促进腺体分泌、解热、镇咳、扩张支气管和平喘、抗炎、抗病毒、抗过敏及抗癌等多种功效。

麻黄杏仁甘草石膏汤

【方剂组成】

麻黄(去节)四两(9克)，杏仁(去皮尖)五十个(9克)，甘草(炙)二两(6克)，石膏(碎，绵裹)半斤(18克)

【方药用法】

上四味，以水七升，煮麻黄，减二升，去上沫，内诸药，煮取二升，去滓。温服一升。

【方证释义】

本方用于外感风邪，邪热壅肺导致的咳喘的证治。风热袭表，表邪不解而入里，或风寒之邪郁而入里化热，邪热充斥内外，故身热不解、汗出、口渴、苔黄、脉数；热壅于肺，肺失宣降，故咳逆气急，甚则鼻煽。若表邪未尽，可因卫气被郁，毛窍闭塞而无汗；苔薄白，脉浮亦是表证未尽之征。治当辛凉宣泄，清肺平喘。

方中麻黄辛温，宣肺平喘，发汗解表。石

膏辛甘大寒，清泄肺热以生津。二药相伍，麻黄以宣肺为主，石膏以清肺为主，既宣散肺中风热，又清宣肺中郁热，共为君药。石膏倍于麻黄，相制为用，麻黄得石膏，宣肺平喘而不助热；石膏得麻黄，清解肺热而不留邪。杏仁苦温，宣利肺气以平喘，与麻黄相配则宣降相协，与石膏相伍则清肃协同，是为臣药。炙甘草既能益气和中，又防石膏寒凉伤中，更能调和于寒温宣降之间，为佐使药。四药合用，共奏辛凉宣肺，清热平喘之功。

【主治病证】

发汗后，不可更行桂枝汤。汗出而喘，无大热者，可与麻黄杏仁甘草石膏汤主之。

下后，不可更行桂枝汤；若汗出而喘，无大热者，可与麻黄杏仁甘草石膏汤。

【历代名医方论】

《伤寒论条辨》：不当用桂枝。桂枝固卫。寒不得泄。而气转上逆。所以喘益甚也。无大热者。郁伏而不显见也。以伤寒之表犹在。故用麻黄以发之。杏仁下气定喘。甘草退热和中。本麻黄正治之佐使也。石膏有彻热之功。尤能助下喘之用。故易桂枝以石膏。为麻黄汤之变制。而太阳伤寒。误汗转喘之主治。所以必四物者而后可行也。

《伤寒来苏集》：发汗后，不可更行桂枝汤，无汗而喘，（旧本有无字），大热者，可与麻黄杏子甘草石膏汤，下后不可更行桂枝汤，若无汗而喘，大热者，可与麻黄杏子甘草石膏汤。二条无字，旧本讹在大热上，前辈因循不改，随文衍义，为后学之迷途，仲景每于汗下后，表不解者，用桂枝更汗而不用麻黄，此则内外皆热而不恶寒，必其用麻黄汤，后寒解而热反甚，与发汗解半日许复烦，下后而微喘者不同，发汗而不得汗，或下之而仍不汗，喘不止，其阳气重也，若与桂枝加厚朴杏仁汤，下咽即毙矣，故于麻黄汤去桂枝之辛热，加石膏之甘寒，佐麻黄而发汗，助杏仁以定喘，一加一减，温解之，方转为凉散之剂矣，未及论症，便言不可更行桂枝汤，见得汗下后，表未解者，更行桂枝汤，是治风寒之常法。

《医宗金鉴》：治温热内发，表里俱热，头痛身疼，不恶寒反恶热，无汗而喘，大烦大渴，脉阴阳俱浮者，用此发汗而清火。若脉浮弱沉紧，沉细恶寒，自汗出而不渴者，禁用。

柯琴曰：石膏为清火之重剂，青龙、白虎皆赖以建功，然用之不当，适足以召祸。故青龙以无汗烦躁，得姜、桂以宣卫外之阳也；白虎以有汗烦渴，须粳米以存胃中之液也。此但热无寒，故不用姜、桂，喘不在胃而在肺，故不须粳米。其意重在存阴，不必虑其亡阳也，故于麻黄汤去桂枝之监制，取麻黄之专开，杏仁之降，甘草之和，倍石膏之大寒，除内外之实热，斯溱溱汗出，而内外之烦热与喘悉除矣。

《长沙方歌括》：此借治风温之病。《论》曰：太阳病发热而渴、不恶寒者为温病，若发汗已，身灼热者名风温一节，未出其方，此处补之。其文略异，其实互相发明。不然，汗后病不解，正宜桂枝汤，曰不可更行者，知阳盛于内也。汗出而喘者，阳盛于内，火气外越而汗出，火气上越而喘也。其云无大热，奈何？前论温病曰发热而渴不恶寒者，邪从内出，得太阳之标热，无太阳之本寒也。今曰无大热，邪已蕴酿成热，热盛于内，以外热较之而转轻也。读书要得间，不可死于句下，至于方解，柯韵伯最妙，宜熟读之。

柯韵伯曰：此方为温病之主剂。凡冬不藏精之人，热邪伏于脏腑，至春风解冻，伏邪自内而出。法当乘其势而汗之，热随汗解矣。此证头项强痛与伤寒尽同，惟不恶寒而渴以别之。证系有热无寒，故于麻黄汤去桂易石膏，以解表里具热之证。岐伯所云，未满三日可汗而已者，此法是也。此病得于寒时，而发于风令，故又名曰风温。

其脉阴阳具浮，其证自汗身重。盖阳浮则强于卫外而闭气，故身重，当用麻黄开表以逐邪；阴浮不能藏精而汗出，当用石膏镇阴以清火；表里具热，则中气不运，升降不得自如，故多眠鼻鼾，语言难出，当用杏仁、甘草以调气。此方备升降轻重之性，足以当之，若攻下、火熏等法，此粗工促病之术也。盖内蕴之火邪与外感之余热，治不同法。

是方温病初起，可用以解表清里，汗后可复用以平内热之猖狂，下后可复用以彻伏邪之留恋，与风寒不解用桂枝汤同法。例云：桂枝下咽，阳盛则毙。特开此凉解一法，为大青龙汤之变局、白虎汤之先著也。然此证但热无寒，用青龙则不宜姜、桂，恐脉流薄疾，斑黄狂乱作矣；此证但热不虚，用白虎则不宜参、米，恐食入于阴则长气于阳，谵语腹胀矣。此为解表之剂，若无喘、鼾、语言难出等证，则又白虎之证治矣。凡治温病表里之实，用此汤；治温病表里之虚，用白虎加参、米，相须相济者也。若葛根黄芩黄连汤，则治痢而不治喘，要知温病下后，无利不止证，葛根黄连之燥，非治温药。且麻黄专于外达，与葛根之和中发表不同；石膏甘润，与黄连之苦燥悬殊。同是凉解表里，同是汗出而喘，而用药有毫厘之辨矣。

《医学衷中参西录》：方中之义，用麻黄协杏仁以定喘，伍以石膏以退热，热退其汗自止也。复加甘草者，取其甘缓之性，能调和麻黄、石膏，使其凉热之力溶和无间以相助成功，是以奏效甚捷也。

此方原治温病之汗出无大热者，若其证非汗出且热稍重者，用此方时，原宜因证为之变通，是以愚用此方时，石膏之分量恒为麻黄之十倍，或麻黄一钱、石膏一两，或麻黄钱半、石膏两半。遇有不出汗者，恐麻黄少用不致汗，服药后可服西药阿司匹林瓦许以助其汗。若遇热重者，石膏又可多用。曾治白喉证及烂喉痧证(烂喉痧证必兼温病、白喉证，亦多微兼外感)，麻黄用一钱，石膏恒重至二两，喉证最忌麻黄，而能多用石膏以辅弼之，则不惟不忌，转能借麻黄之力立至于肺病之起点，恒有因感受风温，其风邪稽留肺中化热铄肺，有时肺中作痒，即连连喘嗽者，亦宜投以此汤，清其久蕴之风邪，连服数剂其肺中不作痒，嗽喘自能减轻，再徐治以润肺清火利痰之剂，而肺病可除矣。盖此麻杏甘石汤之用处甚广，凡新受外感作喘嗽，及头疼、齿疼、两腮肿疼，其病因由于外感风热者皆可用之，惟方中药品之分量，宜因证变通耳。

【医案举例】

1. 曹颖甫医案

(1)冯蘅荪(嵩山路萼庐账房十月廿九日)始而恶寒，发热，无汗，一身尽痛。发热必在暮夜，其病属营，而恶寒发热无汗，则其病属卫，加以咳而咽痛，当由肺热为表寒所束，正以开表为宜。

净麻黄(三钱)，光杏仁(四钱)，生石膏(五钱)，青黛(四分，同打)，生甘草(三钱)，浮萍(三钱)。

佐景按：本案脉案中所谓营卫，盖本《内经》“营气夜行于阳，昼行于阴；卫气昼行于阳，夜行于阴”之说。余则谓本案乃麻黄汤证化热而为麻杏石甘汤证耳。观其恶寒、发热、无汗、身疼，非麻黄汤证而何？观其咳而咽痛，非由寒邪化热、热邪灼津而何？方依证转，病随药除。

桂枝汤证，或以服药故，或以病能自然传变故，可一变而为白虎汤证。同理，麻黄汤证可一变而为麻杏石甘汤证。此可证之以大论。曰：“发汗后不可更行桂枝汤，汗出而喘，无大热者，可与麻黄杏仁甘草石膏汤。”此言本属麻黄汤证，予麻黄汤发汗，孰知药剂太重，竟致肺部转热，虽汗出而仍喘。浅人无知，见无汗变为有汗，疑麻黄汤证转为桂枝汤证。初不知身无大热，热反聚于肺脏，而肺脏之邪，并非传于肠胃也。经文俱在，可以复按。

余前谓白虎汤为桂枝汤之反面，今当续曰：麻杏甘石汤为麻黄汤之反面。此说当更易明了。何者？二汤中三味相同，所异者，一为桂枝，一为石膏。而后知麻黄汤证为寒实，

麻杏甘石汤证为热实。攻实虽同，寒热不一。麻黄汤证有喘，麻杏甘石汤证亦有喘。其喘虽同，而其喘之因不一。喘为肺闭，而其所以闭之因不一。人当健时，肺部寒温调匀，启阖合度，无所谓闭。及其受寒则闭，受热则亦闭。闭者当开，故均用麻杏以开之，甘草以和之，而以桂枝、石膏治其原。于是因寒而闭者开，因热而闭者亦开，仲圣制方之旨，于焉大明！

(2)钟(右住圣母院路大千世界隔壁福新电料行楼上)

初诊(十一月初三日)伤寒七日，发热无汗，微恶寒，一身尽疼，咯痰不畅，肺气闭塞使然也。痰色黄，中已化热，宜麻黄杏仁甘草石膏汤加浮萍。

净麻黄(三钱)，光杏仁(五钱)，生石膏(四钱)，青黛(四分，同打)，生草(三钱)，浮萍(三钱)。

佐景按：据史惠甫师兄言，钟姓少妇先因外出探望其父疾，心滋忧戚，归途白雪纷飞，到家即病。曾经中西医师杂治未全，又因身怀六甲，家人忧惧万分。耳师名，叩请出诊，惠甫兄随侍焉。初诊时，病者面赤气喘，频频呼痛，腹部尤甚，按脉浮紧。师谓此证易治，不足忧，径疏本方。

二诊(十一月初四日)

昨进麻杏甘石汤加浮萍，汗泄而热稍除，惟咳嗽咯痰不畅，引胸腹而俱痛，脉仍浮紧，仍宜前法以泄之。

净麻黄(三钱五分)，生甘草(二钱)，生石膏(六钱)，薄荷末(一钱，同打)，光杏仁(四钱)，苦桔梗(五钱)，生薏仁(一两)，中川朴(二钱)，苏叶(五钱)

佐景按：据史惠甫兄言，二诊时病者已能与师对语，神情爽适，不若初诊时之但呼痛矣，稔知服药后，微汗出，一身尽疼者悉除。惟于咳嗽时，胸腹部尚觉牵痛耳。师谓本可一剂全愈，适值天时阴雨，故稍缠绵，乃加苡仁、厚朴、苏叶等与之。

自服第二方后，又出微汗，身热全除，但胸背腹部尚有微痛，游移不居。又越一日，病乃全瘥，起床如常人。

(3)佐景曰：前年三月间，朱锡基家一女婢病发热，请诊治。予轻剂透发，次日热更甚，未见痧点。续与透发，三日病加剧，群指谓猩红热，当急送传染病医院受治。锡基之房东尤恐惧，怂恿最力。锡基不能决，请予毅然用方。予允之，细察病者痧已发而不畅，咽喉肿痛，有白腐意，喘声大作，呼吸困难不堪，咯痰不出，身热胸闷，目不能张视，烦躁不得眠，此实烂喉痧之危候，当与：

净麻黄(钱半)，生石膏(五钱)，光杏仁(四钱)，生草(一钱)。

略加芦根、竹茹、蝉衣、蚤休等，透发清热化痰之品。服后，即得安睡，痧齐发而明，喉痛渐除。续与调理，三日全愈。事后婢女叩谢曰：前我病剧之时，服药(指本方)之后，凉爽万分，不知如何快适云。意者醍醐灌顶可以仿佛形容之欤！

佐景按：夫麻疹以透净为吉，内伏为凶，尽人所知也。而透之之法却有辨别。盖痧毒内伏，须随汗液乃能外出。而汗液寄汗腺之内，须随身热乃能外泌。故痧前之身热乃应有之现象，惟此种身热亦有一定之标准，过低固不可，过高亦不佳。事实上过高者少，过低者多，故用药宜偏于温，万不可滥用凉剂以遏之。及痧毒正发之时，小儿身热往往过度，与未发前成反比。不知身热过重又妨痧毒之外透。此时热迫肺部则喘急，热蒸汗腺则汗出，热灼心君则神昏，热熏痰浊则干咳，此为麻杏甘石之的证，重剂投之，百发百中，又岂平淡之药所能望其项背哉？

2. **肺劳**(张锡纯医案)

林某某，年近五旬，因受风温，虽经医治愈，而肺中余热未清，致肺阴铄耗，酿成肺病，屡经医治无效。其脉一息五至，浮沉皆有力，自言喉连肺际，若觉痒则咳嗽顿发，剧时连嗽数十声，周身汗出，必吐出若干稠痰其嗽始止。问其心中常觉发热，大便燥甚，四五日一行。

因悟其肺际作痒，即顿发咳嗽者，必其从前病时风邪由皮毛袭入肺中者，至今犹未尽除也。因其肺中风热相助为虐，宜以麻黄祛其风，石膏清其热，遂为开麻杏甘石汤方，麻黄用钱半，生石膏用两半，杏仁三钱，甘草二钱，煎服一剂，咳嗽顿愈。诊其脉仍有力，又为开善后之方，用生山药一两，北沙参、天花粉、天冬各五钱，川贝、射干、苏子、甘草各二钱，嘱其多服数剂，肺病可从此除根。

后阅旬日，林某某又求诊视，言先生去后，余服所开善后方，肺痒咳嗽仍然反复，遂仍服第一次方，至今已连服十剂，心中热已退，仍分毫不觉药凉，肺痒咳嗽皆愈，且饮食增加，大便亦不甚干燥。闻其所言，诚出愚意料之外也。再诊其脉已不数，仍似有力，遂将方中麻黄改用一钱，石膏改用一两，杏仁改用二钱，又加生怀山药六钱，俾煎汤接续服之，若服之稍觉凉时，即速停止，后连服七八剂似稍觉凉，遂停服，肺病从此竟愈。

按：治肺劳投以麻黄杏仁甘草石膏汤，且用至二十余剂，竟将肺劳治愈，未免令阅者生疑，然此中固有精细之理由在也。盖肺病之所以难愈者，为治之者但治其目前所现之证，而不深究其病因也。如此证原以外感受风成肺劳，且其肺中作痒，犹有风邪存留肺中，且为日既久则为锢闭难出之风邪，非麻黄不能开发其锢闭之深，惟其性偏于热，于肺中蕴有实热者不宜，而重用生石膏以辅弼之，既可解麻黄之热，更可清肺中久蕴之热，以治肺热有风劳嗽者，原为正治之方，故服之立时见功。

至于此药，必久服始能拔除病根，且久服麻黄、石膏而无流弊者，此中又有理由在，盖深入久锢之风邪，非屡次发之不能透，而伍以多量之石膏以为之反佐，俾麻黄之力惟旋转于肺脏之中，不至直达于表而为汗，此麻黄久服无弊之原因也。至石膏性虽寒凉，然其质重气轻，煎入汤剂毫无汁浆（无汁浆即是无质），其轻而且凉之气，尽随麻黄发表之力外出，不复留中而伤脾胃，此石膏久服无弊之原因也。所遇之证，非如此治法不愈，用药即不得不如此也。

3. 咳喘

张某某，男，18 岁。患喘证颇剧，已有五六日之久，询其病因为与同学游北海公园失足落水，经救上岸则一身衣服尽湿，乃晒衣挂于树上，时值深秋，金风送冷，因而感寒。请医诊治，曾用发汗之药，外感虽解，而变为喘息，撷肚耸肩，病情为剧。其父请中医高手服生石膏、杏仁、鲜枇杷叶、甜葶苈子等清肺利气平喘之药不效。经人介绍，延余诊治。

切其脉滑数，舌苔薄黄。余曰：肺热作喘，用生石膏清热凉肺，本为正治之法，然不用麻黄之治喘以解肺系之急，则石膏弗所能止。乃于原方加麻黄 4 克，服 1 剂喘减，又服一剂而愈。(《刘渡舟临证验案精选》)

按：肺喘一证，从外邪论有寒、热之分；从内因言则有虚、实之不同。本案为肺热作喘，以表证已解，舌苔薄黄，脉象滑数而为验也。本当用麻杏甘膏汤清热宣肺以止喘，可惜前医不识本方运用之真谛，一见热象，便弃去麻黄，只用石膏清肺热，不用麻黄宣肺气，肺系之急不得解，则气喘终不能愈。故刘老于原方中补入麻黄一味，全其仲景之意，故仅服两剂即安。足见仲景方配伍之奥妙也。

刘渡舟教授认为，麻黄为治喘之良药，寒热咸宜。与干姜、细辛、五味子相配则治寒喘；与石膏、桑皮配伍则治热喘；与杏仁薏苡仁相配则治湿喘。除心、肾之虚喘必须禁用外，余则无往而不利。

4. 水肿

李某某，男，35 岁。主诉：患水肿已三个月。开始因感冒风寒，咳嗽气喘，骨节痛，恶风寒，小便减少，逐渐全身浮肿。现仍恶风，口渴，尿少，全身骨节痛，难于转侧，胸满气急，汗多，经常湿透衣食。检查：体温 38℃，

呼吸40次/分，苔白，脉浮缓。呈慢性病容，全身浮肿，溃溃有汗，肾区无叩击痛，心律齐、无杂音，肺部有湿性啰音。此病先喘后肿，责当在肺，今医不宣肺，徒知投利尿之品，于事当无济……法当开腠理，导水速行。遂用麻杏甘石汤合越婢汤去姜、枣加姜皮与服。

麻黄15克，杏仁15克，甘草6克，石膏24克，生姜皮9克，3剂。

服药后汗出更多，小便亦多。第二日汗减少，小便仍通利。体温36.8℃，呼吸正常，肿胀全消，喘平汗止，啰音消失，能下床慢行。惟全身乏力，消瘦。遂处以调和脾胃，增进饮食之品，又半月而安。[辽宁中医杂志，1979(6)：22]

5. 喘咳

喘咳息促，吐稀涎，脉洪数，右大于左，喉哑，是为热饮，麻杏石甘汤主之。

6. 哮喘

关某，24岁，女，未婚。初诊1978年6月16日。体格、营养、面色均普通。主诉2岁开始患哮喘至今，易感冒，感冒后又引发哮喘，迄今未能根治。易出汗，口渴，但咳嗽及痰均不多，呼吸困难并伴有喘鸣。患者曾翻阅杂志，自行试服小青龙汤治疗，但效果不明显。

皮肤易粗糙，几年前起脸上又长白斑，同时脚底又长鸡眼，手指尖则生湿疹，不能作沾水的工作，十分困扰。腹部平坦，脉偏弱，血压110/70毫米汞柱。

根据哮喘而有呼吸困难，但咳嗽及痰不多，多汗口渴者，可用麻杏甘石汤的经验，投给了麻杏甘石汤提取物粉末剂1.5克；对皮肤粗糙另加薏苡仁粉末0.5克。服药后，哮喘有明显好转。鸡眼外用紫云膏，对颜面白斑外用石膏的醋溶液涂搽，不久均好转，白斑很快消失。

其后，又患过敏性鼻炎，喷嚏及鼻涕增多，患者又自购小青龙汤提取物粉末剂服用，仍不见效，而改服麻杏甘石汤提取物粉末剂后，却明显见效。自服用后方以来，既不常感冒，哮喘也未再发作。

【现代运用】

现代研究表明，麻杏石甘汤具有良好的解热、抗炎、抗病毒作用。在临床中本方常用于感冒、急性支气管炎、上呼吸道感染、大叶性肺炎、支气管肺炎、支气管哮喘、麻疹等。

大青龙汤

【方剂组成】

麻黄（去节）六两（12克），桂枝二两（6克），甘草（炙）二两（6克），杏仁（去皮尖）四十粒（6克），石膏（如鸡子大，碎）（18克），生姜（三两）（9克），大枣十二枚（擘）（6克）

【方药用法】

上七味，以水九升，先煮麻黄，减二升，去上沫，内诸药，煮取三升，去滓，温服一升，取微似汗。汗出多者，温粉扑之。一服汗者，停后服。若复服，汗多亡阳，遂虚，恶风烦躁，不得眠也。

【方证释义】

本方证为风寒束表，卫阳被遏，热伤津液所致。风寒束表，卫阳被遏，营阴郁滞，毛窍闭塞，故见恶寒发热、头身疼痛、无汗、脉浮紧之风寒表实证。阳盛之体，外受风寒，寒邪较甚，致使阳气内郁而化热，热邪伤津则口渴；热无宣泄，扰于胸中则烦躁。治以发汗解表，兼清郁热。

方中用麻黄为君，发汗解表、宣肺平喘、利水消肿。桂枝辛温发汗以疏散外感风寒，使内热随汗而外泄，助麻黄解表而调和营卫。生姜、大枣甘温补养脾胃、益阴血，以补热伤之津液；无津不能作汗，又可以补充汗源。石膏甘寒清解里热，与麻黄配伍能透达郁热，既无助热之弊又无凉遏之虞。杏仁配麻黄，一收一散，宣降肺气利于达邪外出。甘草益气和中，既缓辛温峻散之力，又调和诸药，且防石膏寒凉伤中，为佐使药。诸药配伍，一是寒热并用，表里同治；二是祛中寓补，汗出有源，祛邪而不伤正。

【主治病证】

太阳中风，脉浮紧，发热恶寒，身疼痛，不汗出而烦躁者，大青龙汤主之。若脉微弱，汗出恶风者，不可服。服之则厥逆，筋惕肉瞤，此为逆也。

伤寒脉浮缓，身不疼，但重，乍有轻时，无少阴证者，大青龙汤发之。

病溢饮者，当发其汗，大青龙汤主之，小青龙汤亦主之。

【历代名医方论】

《医方集解》：大青龙为发汗之重剂。陶节庵曰：此汤险峻，须风寒俱甚，又加烦躁，乃可与之。喻嘉言曰：解肌兼发汗，义取青龙者，龙兴而云升雨降，郁热顿除，烦躁乃解，匪龙之为灵，何以得此乎？青龙汤为太阳无汗而设，与麻黄证何异？因兼烦躁一证，烦为风，躁为寒，非此法不解也。然不汗出之烦躁，与发汗后之烦躁迥别，下后之烦躁与未下之烦躁亦殊，若少阴烦躁而误服此，则有亡阳之变矣。又曰：石膏一物，入甘温队中则为青龙，从清凉同气则为白虎。夫风寒皆伤，宜从辛甘发散矣。而表里又俱热，则温热不可用，欲并风寒表里之热而俱解之，故立白虎一法，以辅青龙之不逮也。

《汤头歌诀》：烦为阳、为风，躁为阴、为寒。必太阳证兼烦躁者，方可用之。以杏、草佐麻黄发表，以姜、枣佐桂枝解肌，石膏质重泻火，气轻亦达肌表。义取青龙者，龙兴而云升雨降，郁热顿除，烦躁乃解也。若少阴烦躁而误服此则逆。

太阳底面便是少阴。少阴证本无汗，而烦躁证少阴与太阳具有之。若太阳中风脉浮，为肌病有欲汗之势，紧为表实，仍不得有汗，是肌与表兼病也。发热为太阳之标病，恶寒为太阳之本病，是标与本具病也。太阳之气主周身之毫毛，太阳之经挟脊抵腰，身疼痛是经与气并病也。风为阳邪，病甚而汗不出，阳邪内扰，不可认为少阴之烦躁，以致议温有四逆汤，议寒有黄连阿胶汤之误。只用麻黄汤以发表，桂枝汤以解肌，而标本经气之治法具在其中。去芍药者，恶其苦降，恐引邪陷入少阴也。加石膏者，取其质重性寒，纹理似肌，辛甘发散，能使汗为热隔之症，透达而解，如龙能行云而致雨也。更妙在倍用麻黄，挟石膏之寒尽行于外而发汗，不留于内而寒中。方之所以入神也。下节言脉即不紧而缓，身即不疼而但重且有轻时，虽无若上节之甚，而无汗与烦躁，审非少阴证，亦可以此汤发之。《论》云：无少阴证者，此“者”字，承上节不汗出而烦躁言也。

《医宗金鉴》：何以知风寒两伤，营卫同病？以伤寒之脉而见中风之证，中风之脉而见伤寒之证也。名大青龙汤者，取龙兴云雨之义也。治风不外乎桂枝，治寒不外乎麻黄，合桂枝、麻黄二汤以成剂，故为兼风寒中伤者主之也。二证俱无汗，故减芍药，不欲其收也。二证俱烦躁，故加石膏以解其热也。设无烦躁，则又当从事于麻黄桂枝各半汤也。仲景于表剂中加大寒辛甘之品，则知麻黄证之发热，热全在表；大青龙证之烦躁，兼肌里矣。初病太阳即用石膏者，以其辛能解肌热，寒能清胃火，甘能生津液，是预保阳明，存津液之先着也。粗工疑而畏之，当用不用，必致热结阳明，斑黄狂冒，纷然变出矣。观此则可知石膏乃中风伤寒之要药，得麻、桂而有青龙之名，得知、草而有白虎之号也。服后取微汗，汗出多者，温粉扑之。一服得汗，停其后服，盖戒人即当汗之证，亦不可过汗也。所以仲景桂枝汤中不用麻黄者，是欲其不大发汗也；麻黄汤中用桂枝者，恐其过汗无制也。若不慎守其法，汗多亡阳，变生诸逆，表遂空虚而不任风，阴盛格阳而更烦躁不得眠也。

《伤寒悬解》：太阳中风，脉缓头痛，汗出而不烦躁，此其脉紧身痛，无汗而烦躁者，卫

闭而营不能泄也，故其脉证似伤寒，太阳伤寒，脉紧身疼，此其脉缓而身不疼者，营闭而卫不能泄也，故其脉证似中风。中风卫闭而营郁，阳盛者固宜青龙，然当防其肾阴之旺，故立真武之法，伤寒营闭而卫郁，阴盛者固宜真武，然当防其胃阳之旺，故垂青龙之方，灵通变化，玄妙无穷也。首章名曰中风，次章名曰伤寒，俗手妄谬，以为风寒双感，误世非小也。

营性发扬而寒性固涩，伤寒营欲发而寒闭之，故脉紧而无汗。卫性敛闭而风性疏泄，中风卫欲闭而风泄之，故脉缓而有汗。太阳中风，脉紧身痛，寒热无汗，脉证悉同伤寒，此卫阳素旺，气闭而血不能泄也。卫气遏闭，营郁热甚，故见烦躁。大青龙汤，甘草、大枣，补其脾精，生姜、杏仁，降其肺气，麻、桂，泻其营卫之郁闭，石膏清神气之烦躁也。盖气欲闭而血欲泄，血强而气不能闭，则营泄而汗出，气强而血不能泄，则营闭而无汗。营热内郁，外无泄路，是以脉紧身痛，寒热无汗，而生烦躁。异日之白虎、承气诸证，皆此经热之内传者也，早以青龙发之，则内热不生矣。若脉微弱而汗出恶风者，中风之脉证如旧，而阳虚阴旺，不可服此。服之汗出亡阳，则四肢厥逆，筋惕肉瞤，为害非轻矣。盖四肢秉气于脾胃，阳亡土败，四肢失温，所以逆冷。筋司于肝，肝木生于肾水而长于脾土，水寒土湿，木郁风动，故筋脉振惕而皮肉瞤动。真武汤，苓、术燥土而泻湿，附子温经而驱寒，芍药清肝而息风也。

伤寒，脉浮紧，身疼痛，缘表被寒束，而经气壅塞也。此脉浮缓而身不痛，但觉体重而已，然亦乍有轻时，是非外寒之微，而实里热之盛，再于他处征之，别无少阴证者，宜大青龙，外发表寒而内清里热也。

《伤寒说意》：中风，脉浮缓而有汗，伤寒，脉浮紧而无汗，若中风脉紧身疼，发热恶寒，无汗而烦躁者，是卫气闭敛，风不能泄，营热郁遏，莫由外达，故证似伤寒，而加以烦躁。经热不解，内传于胸，则见燥渴。宜大青龙汤，麻黄泻其卫郁，石膏清其肺热，经热清散，燥渴自止。

然青龙发汗，最善亡阳，必无少阴证者，而后可用。若脉微而弱，汗出恶风者，是肾阴盛而卫阳虚，风能疏泄而卫不闭敛，慎勿服此。服之汗多阳亡，遂入少阴之脏，则四肢厥逆，筋惕肉瞤。此为逆治，宜以真武汤救之。盖四肢秉气于脾胃，汗泻中焦温气，阳亡土败，寒水上凌，四肢失秉，故手足厥逆。水寒土湿，木郁风动，经脉撼摇，故筋肉动惕。真武汤燥土泻湿，温寒水而滋风木也。真武汤在“少阴”。

《本草思辨录》：伤寒太阳病将入阳明，则石膏为必用之药。大青龙汤中风二字，是与小青龙汤伤寒二字为互举之文。麻黄汤治伤寒，曰脉浮紧无汗，此亦浮紧无汗。大青龙别一条曰伤寒脉浮缓，浮缓有伤寒，浮紧岂反无伤寒。况伤寒一日太阳受之，脉若静者为不传，颇欲吐若躁脉数急者为传。此之烦躁，自因表实而邪不得泄，传入阳明所致。沈尧封以烦躁为内伏之暍热，不知阳明非腑实不至烦躁，安有内已腑实而外尚发热恶寒之理。

以石膏治烦躁，谓之治太阳传入阳明之烦躁，与仲圣诸说无不吻合，复有何疑。且烦躁在心肾而治则在阳明者，非无谓也。太阳本寒标热，上与心下与肾为缘，太阳热闭，则心肾皆为之扰。太阳不治，则阳明亦所必传。是烦躁非心肾之自病，而阳明乃去路之宣肃。泄其热于表，清其热于里，则烦躁不治而自治。抑石膏者，泄肺即所以泄太阳也，太阳卫外之气，从皮毛而合肺，而石膏亦轻亦重，泄肺清胃，两擅其长，故独用治汗出之热，佐麻黄又治不汗出之热。若离太阳入阳明而成腑实之证，则石膏非所克任矣。

《医学衷中参西录》：此大青龙汤所主之证，原系胸中先有蕴热，又为风寒锢其外表，致其胸中之蕴热有蓄极外越之势。而其锢闭之风寒，而犹恐芍药苦降酸敛之性，似于发汗不宜，而代以石膏，且多用之以厚其力，其辛散凉润之性，既能助麻、桂达表，又善化胸中蕴蓄之热为汗，随麻、桂透表而出也，为有云腾致雨之象，是以名为大青龙也。至于脉微弱汗出恶风者，原系胸中大气虚损，不能固摄卫气，即使有热亦是虚阳外浮，若误投以大青龙汤，人必至虚者益虚，其人之元阳因气分虚极而欲脱，遂致肝风萌动而筋惕肉也。夫大青龙汤既不可用，遇此证者自当另有治法，拟用生黄芪、生杭芍各五钱，麻黄钱半，煎汤一次服下，此用麻黄以逐其外感，黄芪以补其气虚，芍药以清其虚热也。为方中有黄芪以补助气分，故麻黄仍可少用也。若其人已误服大青龙汤，而大汗亡阳，筋惕肉瞤者，宜去方中麻黄加净萸肉一两。

《伤寒论》原文：伤寒脉浮缓，身不疼，但重，乍有轻时，无少阴证者，大青龙汤发之。

细思此节之文，知所言之证原系温病，而节首冠以伤寒二字者，因中风、温病在本书之定例，均可名为伤寒也。凡外感之脉多浮，以其多兼中风也。前节言伤寒脉浮紧，是所中者为凛冽之寒风，是中风兼伤寒也。后节言伤寒脉浮缓，知所中者非凛冽之寒风，当为柔和之温风，既中柔和之温风，则即成风温矣。是以病为伤寒必胸中烦躁而后可用石膏，至温病其胸中不烦躁，亦恒可用石膏，且其身不疼但重，伤寒第六节温病提纲中，原明言身重此明征也。况其证乍有轻时，若在伤寒必不复重用石膏，惟温病虽有轻时，亦可重用石膏。又伤寒初得有少阴证，若温病则始终无少阴证(少阴证有寒有热，此言无少阴证，指少阴之寒证而言，少阴寒证断不可用大青龙汤，至少阴热证，原为伏气化热窜入少阴，虽在初得亦可治以大青龙汤，此又不可不知)，此尤不为伤寒而为温病之明征也。由此观之，是此节原为治温病者说法，欲其急清燥热以存真阴为先务也。至愚用此方治温病时，恒以薄荷代方中桂枝，尤为稳妥。

凡发汗所用之药，其或凉或热，贵与病适宜。其初得病寒者宜用热药发其汗，初得病热者宜用凉药发其汗。如大青龙汤证，若投以麻黄汤则以热济热，恒不能出汗，即或出汗其病不惟不解，转益增烦躁，惟于麻、桂汤中去芍药，重加石膏多于麻、桂数倍，其凉润轻散之性，与胸中之烦躁化合自能作汗，矧有麻黄之善透表者以助之，故服后覆杯之顷，即可周身得汗也。

曾治一人冬日得伤寒证，胸中异常烦躁，医者不识为大青龙汤证，竟投以麻黄汤，服后分毫无汗，胸中烦躁益甚，自觉屋隘莫能容，诊其脉洪滑而浮，治以大青龙汤，为加天花粉八钱，服后五分钟，周身汗出如洗，病若失。

或问：服桂枝汤者，宜微似有汗，不可令如水流漓，病必不除，服麻黄汤者，复取微似汗，知亦不可令汗如水流漓也。今于大青龙汤中加花粉，服汤后竟汗出如洗而病若失者何也？答曰：善哉问也，此中原有妙理，非此问莫能发之。凡伤寒、温病，皆忌伤其阴分，桂枝汤证与麻黄汤证，禁过发汗者恐伤其阴分也。至大青龙汤证，其胸中蕴有燥热，得重量之石膏则化合而为汗，其燥热愈深者，化合之汗愈多，非尽量透发于外，其燥热即不能彻底清肃，是以此等汗不出则已，出则如时雨沛然莫可遏抑。盖麻黄、桂枝等汤，皆用药以祛病，得微汗则药力即能胜病，是以无事过汗以伤阴分。至大青龙汤乃合麻、桂为一方，又去芍药之酸收，益以石膏之辛凉，其与胸中所蕴之燥热化合，犹如冶红之铁沃之以水，其热气自然蓬勃四达，此乃调燮其阴阳，听其自汗，此中精微之理，与服桂枝、麻黄两汤不可过汗者，迥不侔也。

或问：大青龙汤证，当病之初得何以胸中即蕴此大热？答曰：此伤寒中伏气化热证也(温病中有伏气化热，伤寒中亦有伏气化热)。因从前所受外寒甚轻，不能遽病，惟伏藏于三焦脂膜之中，阻塞升降之气化，久而化热，后又因薄受外感之激动，其热陡发，窜入胸中空旷之府，不汗出而烦躁，夫胸中原为太阳之

府，为其犹在太阳，是以其热虽甚而仍可汗解也。

【医案举例】

1. **伤寒烦躁**

曾治一人冬日得伤寒证，胸中异常烦躁。医者不识大青龙证，竟投以麻黄汤。服后分毫无汗，胸中烦躁益甚，自觉屋隘莫能容。

诊其脉洪滑而浮，治以大青龙汤加天花粉24克。服后5分钟，周身汗出如洗，病若失。

按：大青龙证与麻黄证表实虽同，而烦躁一证为麻黄证所不备也，此内有郁热之象，治宜解表同时兼清其里。麻黄汤有发汗之用而无清里之功，用之不惟不切病情，反增内热，故烦躁益甚，当以大青龙汤发表清里，待龙腾雨降，郁热顿除，则烦躁自解。

2. **夏季伤寒**

邓某，男。身体素壮，时值夏令酷热，晚间当门而卧，迎风纳凉，午夜梦酣，渐转凉爽，夜深觉寒而醒，入室裹毯再寝。俄尔寒热大作，热多寒少，头痛如劈，百节如被杖，壮热无汗，渐至烦躁不安，目赤，口干，气急而喘。脉洪大而浮紧。

此夏气伤寒已化烦躁之大青龙证，为书大青龙方治之。生麻黄12克，川桂枝12克，生石膏120克，杏仁泥12克，炙甘草9克，生姜9克，鲜竹叶15克。服昨方，汗出甚畅，湿及衣被。约半小时，渐渐汗少，高热已退，诸症爽然若失。又为处一清理余邪之方，兼通大便，其病果瘥。

3. **流行性脑脊髓膜炎**

庄某，女，8岁，1965年3月7日初诊。昨夜突然发热畏寒，头痛项强，喷射性呕吐，吐出宿食、痰涎，周身出现紫色瘀斑，神志时清时昧。体温40.1℃，血检：白血球28.700/立方毫米，中性93%，淋巴7%；脑脊液检查：浑浊，乳白色，白血球1.200/立方毫米，中性96%，淋巴4%，糖10毫克%以下，蛋白(+++)。

初步印象：流行性脑脊髓膜炎。其家属要求中药治疗。刻诊：上证依然，无汗心烦，口渴欲饮，咽喉红痛，肢冷，舌赤，苔薄白、脉浮缓。证属太阳少阴两感，拟大青龙汤加附子。

处方：麻黄(去节，先煎，去上沫)9克，桂枝9克，炙甘草9克，光杏仁9克，生石膏45克，熟附片6克，红枣6枚，生姜3片，水煎，每隔2小时服1次。服2帖，头痛项强、发热恶寒等症减退，肢冷转温，呕吐亦止，体温降至39.4℃，但紫斑未消。

血检：白血球15.100/立方毫米，中性88%，淋巴12%。原方加石膏30克。再服2帖，诸症基本消退，但头仍有阵发性轻度疼痛，原方再服1帖，诸症消失，神情活泼。

4. **溢饮**

某女，32岁。患两手臂肿胀，沉重疼痛，难于抬举。经过询问得知，冬天用冷水洗衣物后，自觉寒气刺骨，从此便发现手臂肿痛，沉重酸楚无力，诊脉时颇觉费力。但其人形体盛壮，脉来浮弦，舌质红绛，苔白。

此乃水寒之邪郁遏阳气，以致津液不得流畅，形成气滞水凝的“溢饮”证。虽然经过多次治疗，但始终没有用发汗之法，所以缠绵而不愈。处方：麻黄10克，桂枝6克，生石膏6克，杏仁10克，生姜10克，大枣10枚，炙甘草6克。服药1剂，得汗出而解。

5. **产后浮肿**(中神琴溪医案)

一妇人，产后浮肿，腹部胀满，大小便不利，饮食不进。其夫医也，躬亲疗之，不效。年许，病愈进，短气微喘，时与桃花加芒硝汤无效。

于是请救于师，师往诊之，脉浮滑。按其腹，水声漉漉然。谓其主人曰：子之术当也，然病犹未知时，则当更求他法，夫当下而不下，即当更吐之、和之；不当，即当发之，所谓开南窗而北窗自通。又张机所谓与大承气汤不愈者，瓜蒂散主之之类也。主人曰：善。

因与大青龙场，温覆之，其夜大发热，汗

出如流。翌日，又与之如初，三四日后，小便通利，日数行。五六日间，腹满如忘。与前方百余帖，复原。

【现代运用】

现代药理研究表明大青龙汤具有明显的解热、抗病毒、抗炎等药理作用，在现代临床中主要应用于呼吸系统疾病，如流行性感冒、过敏性鼻炎、哮喘、支气管肺炎等。同时也可应用于免疫系统、泌尿系统疾病，如风湿性关节炎、肾炎等。

其中的生麻黄含有麻黄碱类生物碱，这些生物碱都有拟交感和抗变态反应活性，这与本方治疗皮肤疾患可能有一定关系。

小青龙汤

【方剂组成】

麻黄（去节）三两（9克），芍药三两（9克），细辛三两（3克），干姜三两（6克），甘草（炙）三两（6克），桂枝（去皮）三两（9克），五味子半升（9克），半夏（洗）半升（9克）

【方药用法】

上八味，以水一斗，先煮麻黄，减二升，去上沫，内诸药，煮取三升，去滓，温服一升。

【方证释义】

本方功可解表散寒，温肺化饮。主要用于外寒内饮证。风寒束表，皮毛闭塞，卫阳被遏，营阴郁滞，故见恶寒发热、无汗、身体疼痛。其人素有水饮，感受外邪后，导致表寒引动内饮，《难经·四十九难》指出："形寒饮冷则伤肺"。水寒相搏，内外相引，饮动不居，水寒射肺，肺失宣肃，故咳喘痰多而稀；水停心下，气机不畅，故胸痞；饮动则胃气上逆，而出现干呕；水饮溢于肌肤，故浮肿身重；舌苔白滑，脉浮为外寒里饮之佐证。对此外寒内饮之证，若不疏表而徒消散其饮邪，则表邪难解；不化饮而专发散表邪，则水饮不除。故治应解表与化饮配合，表里双解。

方中麻黄、桂枝相须为君，发汗散寒以解表，且麻黄又能宣发肺气而止咳平喘，桂枝化气行水以利里饮之消解。干姜、细辛为臣，温肺化饮，兼助麻桂解表散邪。然而素有痰饮，脾肺本虚，若纯用辛温发散，恐耗伤肺气，故佐以五味子敛肺止咳、芍药和营养血，二药与辛散之品相配，一散一收，既可增强止咳平喘之功，又可制约诸药辛散温燥太过的弊端；半夏燥湿化痰，和胃降逆，亦为佐药。炙甘草兼为佐使之药，既可益气和中，又能调和辛散酸收之品。诸药配伍严谨，散中有收，开中有合，使风寒解，水饮去，宣降复，则诸症自平。

【主治病证】

伤寒表不解，心下有水气，干呕发热而咳，或渴，或利，或噎，或小便不利，少腹满，或喘者，小青龙汤主之。

伤寒心下有水气，咳而微喘，发热不渴，服汤已，渴者，此寒去欲解也，小青龙汤主之。

肺痈胸满胀，一身面目浮肿，鼻塞清涕出，不闻香臭酸辛，咳逆上气，喘鸣迫塞，葶苈大枣泻肺汤主之。（方见上，三日一剂，可至三四剂，此先服小青龙汤一剂乃进。小青龙汤方见咳嗽门中）。

病溢饮者，当发其汗，大青龙汤主之，小青龙汤亦主之。

咳逆倚息不得卧，小青龙汤主之。

妇人吐涎沫，医反下之，心下即痞，当先治其吐涎沫，小青龙汤主之；涎沫止，乃治痞，泻心汤主之。

【历代名医方论】

《伤寒论条辨》：水气。谓饮也。咳与喘。皆肺逆也。盖肺属金。金性寒。水者金之子。故水寒相抟则伤肺也。或为多证者。水流行不一。无所不之也。夫风寒之表不解。桂枝麻黄甘草所以解之。水寒之相抟。干姜半夏细辛所以散之。然水寒欲散而肺欲收。芍药五味子者。酸以收肺气之逆也。然则是汤也。乃直易于散水寒也。其犹龙之不难于翻江倒海之谓欤。夫龙。

一也。于其翻江倒海也。而小言之。以其兴云致雨也。

《尚论篇》：风寒不解，心下有水气，水即饮也，水寒相搏，必伤其肺，或为多证者，人身所积之饮，或上或下或中，或热或冷，各不相同，而肺同为总司，但有一二证见，即水逆之应也，于散风寒涤水饮药中，加五味子之酸，以收肺气之逆，干姜之辛，以泻肺气之满，名曰小青龙汤，盖取其翻披逐浪以归江海，不欲其兴云升天而为淫雨之意也，后人谓小青龙汤为发汗之轻剂，毋乃昧其旨乎。

《医方集解》：发热恶寒，头痛身痛，属太阳表证。仲景书中，凡有里证兼表证者，则以“表不解”三字该之。内有水饮，则水寒相搏，水留胃中，故干呕而噎；水寒射肺，故咳而喘；水停则气不化，津不生，故渴；水渍肠间，故下利；水蓄下焦，故小便不利而少腹满。短气者，气促不能相续，与喘不同，有实、有虚、有表、有里。此为水停心下，亦令短气。水气内渍，所传不一，故有或为之证。

此足太阳药也。表不解，故以麻黄发汗为君，桂枝、甘草佐之，解表为佐；咳喘，肺气逆也，故用芍药酸寒，五味酸温以收之；（经曰：肺欲收，急食酸以收之。发汗以散邪水，收敛以固真水。）水停心下则肾躁，细辛、干姜辛温，能润肾而行水；（经曰：肾苦燥，急食辛以润之。细辛又为少阴肾经表药。）半夏辛温，能收逆气，散水饮，为使也。外发汗，内行水，则表里之邪散矣。

《绛雪园古方选注》：小青龙汤，治太阳表里俱寒，方义迥异于大青龙之治里热也。盖水寒上逆，即涉少阴，肾虚不得已而发表，岂可不相绾照，独泄卫气，立铲孤阳之根乎？故于麻、桂二汤内，不但留芍药之收，拘其散表之猛；再复干姜、五味摄太阳之气，监制其逆；细辛、半夏辛滑香幽，导纲药深入少阴，温散水寒从阴出阳。推测全方，是不欲发汗之意。推原神妙，亦在乎阳剂而以敛阴为用。偶方小制，故称之曰小青龙。

《伤寒说意》：太阳表证不解，阳虚之人，积水郁动，或热渴饮冷，新水不消，乘表邪外束，泛滥逆行，客居心下，阻阴阳交济之路，致令胃气上逆，而为呕噫，肺气上逆，而为咳喘，胆火上逆，而为燥渴，土湿木贼，而为泄利，土湿木郁，而少腹胀满，小便不利。里水外寒，缠绵不解，是为异日内传三阴之根。小青龙汤，麻、桂，发汗以泻积水，半夏降逆而止呕噫，姜、辛、五味，下气而平咳喘也。

《伤寒论辑义》：伤寒表不解。谓头痛项强。发热体痛。无汗之证。未得汗解也。心下。心之下。胃脘之分也。水气。水饮之属也。干呕发热。太阳表证也。喘咳。水寒伤肺而气逆也。以肺主皮毛。寒邪在表。水气停蓄。故伤肺气也。或利者。水溜于肠。而下流也。或噎者。水气寒邪。窒碍胃中。气不通行也。或渴。或小便不利者。水寒固闭于中焦。则下焦之阳气。不得上腾而为津液。故渴。上焦之清气。不得下降而为渗利。其升降之气化不行。故小便不利。而少腹满也。或者。或有或无。非必诸证皆见也。前以风寒郁热之邪。不得外泄而烦躁。故以大青龙汤。汗泄凉解之。此条以寒邪未解。水饮停蓄。肺脏伤而喘咳。并见中气寒而气滞不行。宜温宜散。可发可收。故以小青龙汤主之。

《伤寒来苏集》：小青龙与小柴胡，俱为枢机之剂故皆设或然症，因各立加减法，盖表症既去其半，则病机偏于向里，故二方之症多属里，仲景多用里药，少用表药，未离于表，故为解表之小方，然小青龙主太阳之半表里，当用麻黄、桂枝，还重视其表，小柴胡主少阳之半表里，只用柴胡、生姜，但微解其表而已，此缘太少之阳气不同，故用表药之轻重亦异。

水气在心下则欬，为必然之症，喘为或然之症，亦如柴胡汤症，但见一症即是，不必悉具，欬与喘，皆水气射肺所致，水气上升，是以不渴，服汤已而反渴，水气内散，寒邪亦外散也，此条正欲明服汤后渴者，是解候，恐人服止渴药，反滋水气，故先提不渴二字作服，后提出渴者以明之，服汤即小青龙汤若寒既欲解，而更服之，不惟不能止渴，且重亡津液，转属阳明而成胃实矣。

《长沙方歌括》：此寒伤太阳之表不解，而动其里水也。麻、桂从太阳以祛表邪，细辛入少阴而行里水，干姜散胸前之满，半夏降上逆之气，合五味之酸、芍药之苦，取酸苦涌泄而下行。既欲下行，而仍用甘草以缓之者，令药性不暴，则药力周到，能入邪气水饮互结之处而攻之。凡无形之邪气从肌表出，有形之水饮从水道出，而邪气、水饮一并廓清矣。喻嘉言云：方名小青龙者，取其翻波逐浪以归江海，不欲其兴云升天而为淫雨之意。若泥麻黄过散减去不用，则不成其为龙，将何恃以翻波逐浪乎？

《医学衷中参西录》：水散为气，气可复凝为水。心下不曰停水，而曰有水气，此乃饮水所化之留饮，形虽似水而有粘滞之性，又与外感互相胶漆，是以有以下种种诸病也。干呕者水气粘滞于胃口也，发热者水气变为寒饮，迫心肺之阳外越也，咳者水气浸入肺中也，渴者水气不能化津液上潮也，利者水气溜入大肠作泻也，噎者水气变为寒痰梗塞咽喉也，小便不利少腹满者，水气凝结膨胀于下焦也，喘者肺中分支细管皆为水气所弥漫也。

小青龙汤所兼主诸病，喘居其末，而后世治外感痰喘者，实以小青龙汤为主方，是小青龙汤为外感中治痰饮之剂，实为理肺之剂也。肺主呼吸，其呼吸之机关在于肺叶之阖辟，其阖辟之机自如，喘病自愈。是以陈修园谓：小青龙汤当以五味、干姜、细辛为主药，盖五味子以司肺之阖，干姜以司肺之辟，细辛以发动其阖辟活泼之机，故小青龙汤中诸药皆可加减，独此三味不可加减。按：陈氏此论甚当，至其谓细辛能发动阖辟活泼之灵机，此中原有妙理。盖细辛人皆知为足少阴之药，故伤寒少阴证多用之，然其性实能引足少阴与手少阴相交，是以少阴伤寒，心肾不交而烦躁者宜用之，又能引诸药之力上达于脑，是以阴寒头疼者必用之，且其含有龙脑气味，能透发神经使之灵活，自能发动肺叶阖辟之机使灵活也。

邹润安谓：凡风气寒气，依于精血、津液、便溺、涕唾以为患者，并能曳而出之，使相离而不相附，审斯则小青龙汤中之用细辛，亦所以除水气中之风寒也。

仲景之方，用五味即用干姜，诚以外感之证皆忌五味，而兼痰嗽者尤忌之，以其酸敛之力甚大，能将外感之邪锢闭肺中永成劳嗽，惟济之以干姜至辛之味，则无碍。诚以五行之理，辛能胜酸，《内经》有明文也。徐氏《本草百种注》中论之甚详。而愚近时临证品验，则另有心得，盖五味之皮虽酸，其仁则含有辛味，以仁之辛济皮之酸，自不至因过酸生弊，是以愚治劳嗽，恒将五味捣碎入煎，少佐以射干、牛蒡诸药即能奏效，不必定佐以干姜也。

特是医家治外感痰喘喜用麻黄，而以小青龙汤治外感之喘，转去麻黄加杏仁，恒令用者生疑。近见有彰明登诸医报而议其非者，以为既减去麻黄，将恃何者以治外感之喘乎？不知《神农本草经》谓桂枝主上气咳逆，吐吸，是桂枝原能降气定喘也。诚以喘虽由于外感，亦恒兼因元气虚损不能固摄，麻黄虽能定喘，其得力处在于泻肺，恐于元气素虚者不宜，是以不取麻黄之泻肺，但取桂枝之降肺，更加杏仁能降肺兼能利痰祛邪之品以为之辅佐，是以能稳重建功也。

【医案举例】

1. 曹颖甫医案

张志明先生（住五洲大药房）

初诊（十月十八日）暑天多水浴，因而致咳，诸药乏效，遇寒则增剧，此为心下有水气，小青龙汤主之。

处方：净麻黄（钱半），川桂枝（钱半），大白芍（二钱），生甘草（一钱），北细辛（钱半），五味子（钱半），干姜（钱半），姜半夏（三钱）。

2. 肺劳痰喘证

天津徐某某，年三十四岁，得肺劳痰喘证。

病因：因弱冠时游戏竞走，努力过度伤肺，致有喘病，入冬以来又兼咳嗽。

证候：平素虽有喘证，然安养时则不犯，入冬以来，寒风陡至，出外为风所袭，忽发咳嗽。咳嗽不已，喘病亦发，咳喘相助为虐，屡次延医，服药不愈，夜不能卧。其脉左部弦细而硬，右部濡而兼沉，至数如常。

诊断：此乃气血两亏，并有停饮之证，是以其左脉弦细者，气虚也。弦细兼硬者，肝血虚津液短也。其右脉濡者，湿痰留饮也。濡而兼沉者，中焦气化亦有所不足也。其所以喘而且嗽者，亦痰饮上溢之所迫致也。拟用小青龙汤，再加滋补之药治之。

处方：生怀山药一两，当归身四钱，天冬四钱，寸麦冬四钱，生杭芍三钱，清半夏三钱，桂枝尖二钱五分，五味子（捣碎）二钱，杏仁（去皮）二钱，干姜钱半，细辛一钱，甘草钱半，生姜三片。

共煎一大盅温饮下。

方解：凡用小青龙汤，喘者去麻黄加杏仁，此定例也。若有外感之热者，更宜加生石膏，此证无外感之热，故但加二冬以解姜桂诸药之热。

3. 叶天士医案

徐四二：色痿膝疏，阳虚体质，平昔喜进膏粱，上焦易壅，中宫少运，厚味凝聚蒸痰，频年咳嗽。但内伤失和，薄味自可清肃。医用皂荚搜攒，肺伤气泄，喷涕不已，而沉锢胶浊仍处胸背募俞之间。玉屏风散之固卫，六君子汤之健脾理痰，多是守剂，不令宣通，独小青龙汤彻饮以就太阳，初服喘缓，得宣通之意。夫太阳但开，所欠通补阳明一段工夫，不得其阖，暂开复痹矣。且喘病之因，在肺为实，在肾为虚。此病细诊色脉，是上实下虚，以致耳聋鸣响。治下之法，壮水源以熄内风为主，而胸次清阳少旋，浊痰阻气妨食，于卧时继以清肃上中二焦，小剂守常，调理百日图功。至于接应世务，自宜节省，勿在药理中也。

【现代运用】

现代药理研究表明，小青龙汤具有明显的抗过敏、抗炎、止咳平喘、强心宣肺作用。在临床中本方广泛应用于呼吸、循环、消化等多个系统的疾病治疗，如常用于支气管炎、咳嗽变异性哮喘、支气管哮喘、肺炎、百日咳、慢性肺源性心脏病、过敏性鼻炎、眼炎、中耳炎、肠易激综合征等。

【异同辨析】

《医宗金鉴》：黄连解毒汤、白虎汤、三黄石膏汤、大青龙汤，皆治表里俱热证。然大青龙汤治表实壮热，里热之浅在肌；三黄石膏汤治表实壮热，里热之深在胃。故一以石膏佐麻、桂，一以石膏佐麻、豉，均发太阳之表，解阳明之里也。大青龙汤，则更以杏、草、姜、枣佐麻黄，其意专发热郁之在肌也。三黄石膏汤，则更以芩、连、栀、柏佐石膏，其意专泻热深之在胃也。白虎汤治表热在肌，里热在胃，所以不用麻、桂以发太阳，专主石膏而清阳明也。解毒汤治表热在三阳，里热在三焦，所以亦不以麻、桂发太阳表，亦不以石膏清阳明里，而专以三黄泻上下内外之实火也。此皆太阳之邪，侵及阳明，而未入腑成实者也。若已入腑成实，则又当从事乎三承气汤，以下其热也。

小青龙加石膏汤

【方剂组成】

麻黄（去节）二两（9克），芍药三两（9克），细辛三两（9克），干姜三两（9克），甘草（炙）三两（9克），桂枝（去皮）三两（9克），五味子半升（12克），半夏（洗）半升（12克），石

膏二两(6克)

【方药用法】

古代用法:上九味,以水一斗,先煮麻黄,去上沫,内诸药,煮取三升。强人服一升,羸者减之,日三服,小儿服四合。

现代用法:上九味药,先煮麻黄去上沫,后入诸药煎煮,取汁温服。服药可根据身体强弱老幼增减服量,一日服三次。

【方证释义】

小青龙加石膏汤解表化饮,兼清郁热。心下有水,方中麻黄、桂枝发汗以泄水于外,半夏、干姜、细辛温中以散水于内,芍药、五味子收逆气以平肝,甘草益脾土以制水,加石膏以去烦躁,兼能解肌出汗也。方中主用麻黄、桂枝相伍,发散风寒,宣通肺气;辅以干姜、细辛、半夏温肺通阳,化饮祛痰;佐以芍药益阴敛营,五味子温敛肺气,兼制君臣药之辛散温燥;更用甘草甘缓益气,调和于辛散与酸收、解表与温里之间。小青龙加石膏汤治肺胀,表寒里饮化热证。症见咳而上气,烦躁而喘,脉浮。此肺胀为心下有水,复感风寒,引动水饮内作化热,形成表里合邪。心下有水,指胸膈素有痰饮宿疾;咳而上气,指咳嗽气喘,为水饮内作,表气不宣,肺气上逆;烦躁,为痰饮郁久化热;脉浮,为风寒袭表,正气抗邪于外。本证可伴胸满,发热恶寒,无汗,舌淡苔薄白或薄黄,脉浮紧而略带数象。治用小青龙加石膏汤解表化饮,清除郁热。此方证与小青龙汤证比较,烦躁为新增之症,石膏为新加之药。《金匮要略》说到本证见于以下论述的成因:①肺胀,咳而上气,烦躁而喘,脉浮者,心下有水,小青龙加石膏汤主之。②小青龙加石膏汤方:《千金》证治同,外更加胁下痛引缺盆。

【主治病证】

肺胀,咳而上气,烦躁而喘,脉浮者,心下有水,小青龙加石膏汤主之。

小青龙加石膏汤方:《千金》证治同,外更加胁下痛引缺盆。

【历代名医方论】

《金匮要略集注》:宜小青龙汤,启一阳之气以上升,而兼制水邪之妄逆;加石膏以助发阳明之土气焉。夫肾为水脏,受五脏之精而藏之,精盛而后气生也。味子能资生五脏之精,而酸味独厚,酸乃曲直之味,又能泄母之精气上行。细辛臭香味辛,一茎直上,具东方甲木之体,能启发水中之生阳。半夏感一阴初生之气,能大阴气以上达。干姜温中土之阳;麻黄通里阴之气;芍药配甘草,化土气以御水邪;桂枝保心主,防奔豚之上逆。《平脉篇》曰:肾气微,少精血,奔气促迫,上入胸膈。盖精血少,则虚气反上奔;精气虚,则水邪反上逆,是以小青龙汤。乃启发生阳之气,而兼御其水邪者也。上章越婢汤,加青龙之半夏,此章青龙汤,加越婢之石膏,盖助土以兼肾,助肾以兼土,水土生阳之气,交相生旺者也。

《金匮玉函经二注》:故前方于麻黄以杏仁易石膏,加姜、枣,发散之力微且缓。此于麻黄药中加石膏,其力转猛,然监以芍药、五味、干姜,其势下趋水道,不至过汗也。然后知小青龙亦能翻江倒海,引水潜藏,不若大青龙之腾云致雨也。夫越婢汤有石膏、半夏;小青龙方有半夏,无石膏。观二方所加之意,全重此二物协力建功,石膏清热,藉辛温亦能豁痰;半夏豁痰,藉辛凉亦能清热。石膏可无虑,半夏不在所禁乎。仲景加减一味,已见因心化裁矣。

《金匮要略方论本义》:肺胀,咳而上气,烦躁而喘,脉浮者,心下有水,小青龙加石膏汤主之。肺胀咳逆,犹前证也。加以烦躁,内热炽盛乎前矣。脉浮者,仍外感也;心下者水,湿邪也。湿邪上甚为热,足以令肺中外受郁闭,内纳瘀填,而成肺痈也。小青龙升邪散表,除湿利水,为正治矣;加石膏以清热,一方而表寒里热、上热下湿俱理也,又预防肺痈之一法也。此证较前热甚,则肺痈更易成,故以清热为尤急焉。

《金匮要略心典》：此亦外邪内饮相搏之证，而兼烦躁。则挟有热邪，麻、桂药中必用石膏，如大青龙之例也，又此条见证，与上条颇同，而心下寒饮则非温药不能开而去之，故不用越婢加半夏，而用小青龙加石膏，温寒并进，水热俱捐，于法尤为密矣。

《长沙药解》：治心下有水，咳而上气，烦躁而喘，肺胀脉浮者。以水饮内阻，皮毛外阖，肺气壅遏，而生咳喘。小青龙发汗以泻水饮，石膏清热而除烦躁也。

《金匮悬解》：肺胀，咳而上气，烦躁而喘，脉浮者，此心下有水，阻格金火降路，气阻而发喘咳，肺热而生烦躁也。小青龙加石膏汤，甘草、麻、桂，补中气而泻营卫，芍药、半夏，清胆火而降胃逆，姜、辛、五味，下冲气而止咳喘，石膏凉肺蒸而除烦躁也。积水化汗而外泄，诸证自愈矣。

《金匮要略正义》：犹是肺胀，咳而上气也。前条目如脱状，明是风热上壅，肺气作胀。今咳喘而至烦躁，烦为阳烦，躁为阴躁，风从阳，水从阴，风与水搏之病象也。脉但浮者，可知风邪上淫于肺，而水邪则在心下，心下已属里分，不可但从表解，故用小青龙以两解之，令风从表散，水从里行。加石膏者，烦喘必挟火邪，先藉清寒以降之也。

《伤寒论章句》：五味子气味酸温，五味咸备而酸为多，禀五运之精，能敛肾藏之水精，上交于肺，而止咳逆上气，强阴益精。瓜蒌根气味苦寒，得地水之精气，能启在下之水精，上滋而止烦渴。荛花气味苦寒，禀太阳水寒之气，而合太阳之标阳，能行十二经之水。其作丸如鸡子大者，取象心也。熬令赤色者，取象火也，故能泻心下之水气。小青龙汤散行心下水气之方也，凡太阳寒水之气，著于心下者宜之。本论曰：伤寒表不解，心下有水气，干呕发热而咳，或渴，或利、或噎、或小便不利、少腹满，或喘者，此方主之。又曰：伤寒心下有水气，咳而微喘，发热不温。服汤已，渴者，此寒去欲解也，此方主之。夫太阳秉膀胱寒水之气，出入于胸膈，运行于肌表者也。今寒伤太阳之正气，不能运行出入，故发热，此表不解麻黄解表，桂枝解肌。甘草干姜助中焦之火土，以散水邪。五味细辛，启下焦之阳，以温肺气。半夏降逆以旋转。芍药和阳以解肌。太阳之正气运行，而心下之水气散，呕与咳俱平矣。谓之小青龙者，取龙能行水，善于变化，小无不破也。故纵有或然之变证，则随其变而治之，此命小青龙之义也。其或渴者，水气逆而不行，火郁于上，故去半夏之燥，加瓜蒌根，启阴液以止渴。或利者，水气下趋，君火不能下济，故加荛花导君火而下行以止利。或噎者，心下之水与少阴之水相搏也，故加附子以温之。或小便不利少腹满者，水气下逆也，故加茯苓，助脾气以利之。或喘者，水气上乘也，故加杏仁以利肺气而定喘。此皆水气内逆之病，无与麻黄，故皆去之。

《高注金匮要略》：盖桂芍甘草，透微汗以去风。已见《伤寒注》。加石膏者，因症中之带烦也，余皆肾家治水之药。其意以为肾中不寒，阴水之气，断不上升。故用干姜、细辛之辛温者，温之所以燥之也。然后以半夏降逆阴之上冲。五味敛黄泉之倒涌。其悬于肺肾之夹空，而已成雨形者，使麻黄一泄而旁散矣。肺胀而发汗则愈者。

【医案举例】

1. 张锡纯医案

病者郝姓幼子，年五岁，住天津小南关柴市旁。

病名：风温喘促。

原因：季春下旬，感冒风温，医治失宜，七八日间，喘逆大作。

证候：面红身热，喘息极促，痰声辘辘，目似不瞬，危至极点。

诊断：脉象浮滑，重按无力，启口视其舌苔，色白而润，问其二便，言大便两日未行，小便微黄，然甚通利，且视其身体胖壮，阴分犹足，知犹可治。

疗法：欲治此症，当用《伤寒论》小青龙

汤，然须重加凉药以辅之。

处方：麻黄一钱，桂枝尖一钱，五味子一钱，清半夏二钱，川贝母二钱（去心），光杏仁二钱，生白芍三钱，干姜六分，细辛六分，生石膏一两（研细）。煎汤一大茶盅，分两次温服下。

效果：将药服尽一剂，喘愈强半，痰犹壅盛，肌肤犹灼热，大便犹未通下，遂用生石膏、瓜蒌仁各二两，代赭石一两，煎汤两茶盅，徐徐温服之，痰少便通而愈。

按：此方即小青龙汤加贝母、生石膏。《金匮》治肺胀作喘，原有小青龙加石膏汤，然所加石膏之分量甚少。今所以重用生石膏至一两者，为其面红身热，脉象有力，若不重用石膏，则麻黄、桂枝、干姜、细辛之热，即不能用矣。又《伤寒论》小青龙汤加减之例，喘者去麻黄加杏仁，今加杏仁而不去麻黄者，因重用生石膏，麻黄即可不去也。

2. 老年咳嗽

患者：李某，女，78岁。患者咳嗽痰多，经输液治疗1周后效果不佳，慕名前来就诊。

刻诊：身材偏胖，咳嗽1周多，痰多，口苦，脉弦滑，舌淡苔腻。

中医辨证：外感风寒，引动内饮，郁久化热。

治法：解表散寒，温肺化饮，清解郁热。

处方：小青龙加石膏汤合“三板斧”加减。处方如下：

桂枝15克，生麻黄10克，干姜10克，白芍15克，生甘草10克，细辛6克，清半夏30克，五味子15克，生石膏30克，金荞麦30克，黄芩30克，鱼腥草30克，杏仁10克，桔梗10克，3剂，水煎服，每日3次。

另口服复方鲜竹沥口服液2盒，每次2支，每日4次。3剂药后诸症消失。

王朝按：小青龙汤出自《伤寒论》，能够解表散寒、温肺化饮，是治疗外感风寒，内有痰饮的常用方。患者口苦提示寒饮已有郁久化热之势，小青龙汤虽可治外寒内饮证；然全方偏温，宜在方中加入清热化痰之品，以清解郁热。加入大寒之石膏，清肺热而定喘，即为小青龙加石膏汤。再加入金荞麦、黄芩、鱼腥草（用量在30克以上）三药来增加清热的力量兼以化痰，即王老师书中所提的清肺热“三板斧”，其清热化痰之效显著。杏仁降气止咳平喘，桔梗宣肺祛痰利咽，一升一降，是宣降肺气的常用基本组合。且桔梗、甘草，即《伤寒论》之甘草桔梗汤，亦能清热解毒，宣肺利咽。复方鲜竹沥口服液只要是针对痰多、痰稠、痰黄者，每次服用2支以增强其清热化痰的力量，病情严重者亦可每2小时服用1次，直至症状缓解。仲景有言：“病痰饮者，当以温药和之”，这不仅是治疗痰饮的重要原则，也是治疗咳嗽的重要原则。痰饮形成之根本，是由于肺脾肾阳气不足，失去调节、排泄水液的功能，水湿停聚于某一部位而无以温化所致；且痰饮为阴邪，遇寒则聚、则凝，得温则化、则行，故化饮之药必温。然而患者经输液治疗1周而不愈，反徒伤人体阳气而使痰饮加重，痰饮久久停滞不祛，郁而化热，证应属外寒内饮兼有郁热，故为小青龙加石膏汤方证。

【现代运用】

小青龙加石膏汤与小青龙汤，其适应证大同小异，均为表寒里饮证，但前者有水饮化热而有别于后者，故加用少量石膏以清里热，临证也可加黄芩、连翘、鱼腥草以清热化痰。临床应用参见小青龙汤。小青龙汤临床用于治疗急慢性支气管炎、支气管哮喘、过敏性哮喘、喘息性支气管炎、慢性阻塞性肺病、肺心病、胸膜炎、病窦综合征、卡他性中耳炎、过敏性鼻炎、荨麻疹等疾病。

麻黄附子细辛汤

【方剂组成】

麻黄（去节）二两（6克），细辛二两（6克），附子（炮，去皮，破八片）一枚（10克）

【方药用法】

古代用法：上三味，以水一斗，先煮麻黄，减二升，去上沫，内诸药，煮取三升，去滓，温服一升，日三服。

现代用法：在水中浸泡30分钟，煎30分钟，入约600毫升，然后分三次加热：早上、下午和晚上。

【方证释义】

麻黄发散太阳在表之邪。附子温少阴在里之阳。麻黄，附子相配伍，温经通脉，助阳发表。细辛辛温拔出寒邪。三药合用，内温少阴的里阳，外发太阳表邪，助正而祛邪，温经中解表，在解表中温阳。《伤寒论》说到本证见于以下论述的成因：少阴病，始得之，反发热，脉沉者，麻黄细辛附子汤主之。

【主治病证】

少阴病，始得之，反发热，脉沉者，麻黄细辛附子汤主之。

【历代名医方论】

《医方考》：少阴病，始得之，反发热，脉沉者，此方主之。病发于阴者，当无热。今少阴病始得之，何以反发热也？此乃太阳经表里相传之证故耳！盖太阳膀胱经与少阴肾经相为表里，肾经虚，则太阳之邪由络直入肾脏。余邪未尽入里，故表有发热，真寒入肾，故里有脉沉。有太阳之表热，故用麻黄以发汗；有少阴之里寒，故用辛、附以温中。

《伤寒来苏集》：太阳主表，病发于阳，故当发热；少阴主里，病发于阴，只当内热。今始得寒邪，即便发热，似乎太阳，而属之少阴者何？《内经》曰：逆冬气则少阴不藏，肾气独沉。故反热而脉则沉也。肾为坎象，二阴不藏，则一阳无蔽，阴邪始得而内侵，孤阳因得以外散耳。病在表脉浮者，可发汗可知；病在表脉沉者，亦不可不汗矣。然沉为在里，而反发其汗，津液越出，亡阳则阴独矣。故用麻黄开腠理，细辛散浮热，而无附子固元阳，则热去寒起，亡可立待也。其人不知养藏之道，逆冬气而伤肾，故有此证。

《伤寒辨证》：故用麻黄以发汗，有少阴之里寒，故用辛、附以温中。三阴之表法，与三阳不同。三阴必以温经之药为表，故麻黄与附子合用，方是少阴表法之正也。

《医方集解》：此足少阴药也。太阳证发热，脉当浮，今反沉；少阴证脉沉，当无热，今发热，故曰反也。热为邪在表，当汗；脉沉属阴，又当温。故以附子温少阴之经，以麻黄散太阳之寒而发汗，以细辛肾经表药，联属其间，是汗剂之重者。

《伤寒论集注》：始得之，言寒邪始伤少阴；是当无热，反发热者，太阳标阳外呈也；脉沉者，少阴生气不升也。夫标阳外呈，生气不升，阴阳外内不相接矣，故以麻黄附子细辛汤主之。炮熟附子助太阳之表阳而内合于少阴，细辛、麻黄启少阴之水阴而外合于太阳。按《本草》细辛气味辛温，一茎直上，端生一叶，其色赤黑，黑属水而赤为阳，一主天而辛上达，能启水中之生阳，上与天气相合，植麻黄之地。冬不积雪，其体空通亦主从里阴而外达于毛窍。盖少阴之气主水阴，太阳之气主天表也。“少阴篇”中凡云反发热者，皆在太阳上看。

《伤寒方论》：三阴必以温经之药为发散，使邪出而真阳不出，故麻黄附子细辛汤，人皆知附子温经，麻细表散而不知寒邪必由皮毛，皮毛者肺之合也，麻黄为肺家专药，故以治寒所从入，非即解少阴之寒也，附子入少阴固矣，细辛为手少阴引经之药，而香味俱细能入肾，且力兼驱表邪，散浮热，是从内达外，赖此以为旋鼓，故较麻黄附子甘草汤，此为重剂，然少阴病，明有脉细沉数，病为在里，不可发汗之禁，又有八九日，一身手足尽热者，以热在膀胱，必便血之条，此脉沉身热，似乎非麻附所宜，岂知阴病难于得热，脉虽沉而发热，则邪犹在表矣，况日初得之，则客邪尚浅非七八日，邪已入里之比耶。

《医理真传》：麻黄附子细辛汤一方，乃交阴阳之方，亦温经散寒之方也。夫附子辛热，能助太阳之阳，而内交于交于太阳，仲景取微发汗以散邪，实以交阴阳也。阴阳相交，邪自立解，若执发汗以论此方，浅识此方也。又曰温经散寒：温经者，温太阳之经；散寒者，散太阳之寒。若此病腰痛，乃由寒邪入太阳之外府，阻其少阴出外之气机，故腰痛作。少阴与太阳为一表一里，表病及里，邪留于阴阳交气之中，故流连不已。今得附子壮太阳之阳，阳旺则寒邪立消。更得麻、细二物，从阴出阳，而寒邪亦与之俱出。阴阳两相鼓荡，故寒邪解而腰痛亦不作矣。

【医案举例】

1. 寒积头痛

吴某，女，57 岁，2008 年 11 月 15 日初诊。反复头痛 20 年。曾就诊于多家医院，头颅 CT、脑电图等检查均未有器质性病变，脑血流图提示脑血管供血不足。诊断血管性头痛，神经性紧张性头痛，服用脑复康、谷维素、脑心舒口服液无效。症见头冷痛如凉水浸淫，痛如锥刺，疼痛难忍，恶风怕冷，以左侧为甚，得温痛减，每遇冬季而发作或加重，伴体倦懒动少言，似寐，舌淡苔白脉沉细。

辨证：阳虚寒头痛。

治法：温阳散寒，活络止痛。

药用：麻黄 10 克，附子(先煎)20 克，细辛 10 克，淫羊藿 30 克，葛根、白芷、川芎各 15 克，柴胡 10 克，蜈蚣 1 条(研末，分 3 次冲服)。

每日一剂，水煎取汁 300 毫升，加白酒 20 毫升，分早、中、晚 3 次温服。

二诊：服药 7 剂，头痛减半，头颅觉温，效不更方，上方去白酒，去麻黄易蜜炙麻黄，又服 7 剂，头痛若失，病已告瘥。但避风寒，继以全鹿丸，每服 6 克，每日两次，淡盐水调服，巩固一月善后。一年后随访未见复发。

按：患者反复头痛 20 年，原系年轻时产后疏于调养，触冒风寒，陈寒痼积，损伤阳气，遇冷加重或复发，常求西医而临时取效。中医认为头为诸阳之会，督脉总督一身之阳气。阳虚不能温煦脑之脉络，故头颅冷痛如凉水浸淫，病久入络则痛如锥刺，阳虚不能卫外则恶风怕冷，虚阳得温似补而痛减，阳气不伸则体倦懒动少言，《伤寒论》“少阴之为病，脉微细，但欲寐。”舌淡苔白脉沉皆阳虚寒气痹阻之象。故主方以麻黄、附子、细辛汤温阳散寒，淫羊藿助麻黄、附子、细辛温补阳气，疏通脑之脉络，葛根止痛效佳，得白芷、川芎、柴胡共同对症止痛，蜈蚣祛风通络以搜邪，白酒加强活血化瘀又散寒，诸药合用，共奏温阳散寒、通络止痛之效。故不论久病新疾，只要辨证准确，用药得当，则可收到药到病除之良效。

2. 脏病连经

扬某，女 30 岁，1979 年 11 月 7 日，患头痛项强，恶寒发热，无汗咽痛，经治三日，注射青霉素 800 万单位，服银翘散 2 剂，病势有增无减，邀余诊视。见患者面壁蜷卧，盖两床棉被仍寒战不已。面色青灰，白睛尽赤，扁桃体微肿，色鲜红，体温 39.5℃，查其双膝冰冷，腰痛不能转侧。饮些许橘子汁，便觉胃寒嘈杂。时时思睡，又难以入寐。苔白润而不渴，脉沉细微。从症状看，有太阳伤寒表实证，从脉象沉细，欲寐蜷卧看，又为少阴之本证；而目赤，咽痛，高热则又似温邪。当时正值流感流行，门诊病人十之八九，属银翘汤证。而前医用银翘汤 2 剂，病反加重，颇滋疑惑。乃详询病史，始得悉素有食少便溏，五更泄泻之恙。较常人畏风冷，腰困痛，时欲躺卧等情，此证素体阳虚无疑。肾元虚惫之人，感邪多从寒化。《伤寒论》辨内外之热，病人身大热，反欲得近衣者，热在皮肤，寒在骨髓也。可见此目赤，咽痛，高热俱属假象。咽部之鲜红色，等同“面赤如妆”(曹炳章云：舌红并非火)也是寒象。乃断为寒邪直中少阴，心肾交虚，妄用寒凉，重伤肾阳，致正气不支，无力鼓邪外达。伤寒少阴篇有“少阴病脉沉反发热者，麻黄附子细辛汤主之”一条，基本合拍，但仍偏于攻邪。患者虚多邪少，亟需顾护下焦元气。乃疏一方：

麻黄10克，附子18克，细辛10克，肾四味120克，当归30克，仙茅、巴戟各15克，乃麻附辛合二仙汤去知柏，加肾四味，以鼓舞肾气。服后得汗，安睡一夜，次日痊愈，目赤咽痛也退。因脾肾久虚，嘱原方去麻附辛，加党参30克，灵脂15克，生芪30克，炮姜10克，5剂，以健固脾肾。4年后偶遇街头，见患者面色红润，精力充沛。据云：其多年缠绵不愈之五更泻竟也获愈，体质增强。往昔每月患感冒三五次，病愈之后4年来只感冒一二次。肾者本也，本固则枝荣。古人谓：万病不治，求之于肾。洵非虚语。

按：本条病例，非常典型，脉沉反发热者，脏病连经，咽痛者，少阴脏寒，亡阳之象也，此在少阴篇已经说明；又在太阳篇说明，太阳之为病，头项强痛而恶寒，又在太阳总纲二，申明寒热，热在皮肤，寒在骨髓也，在太阳篇已经把太阳证说明，故在少阴篇就不再重复太阳证，对于脏病连经的，辨证与病理方药，也给出了提纲，剩下就是要多读病例多临床，积累经验，融会贯通。（论：舌红并非火，此是脏寒，亡阳之火。对比参考，肾气丸下医案，血枯木燥，失藏之火。与结尾五则知）头痛项强，恶寒发热，是为太阳之表证，脉沉细微，寒战蜷卧，时时思睡但欲寐，又阳气离根而难以入寐者，皆是少阴之脏寒。而咽痛红肿，舌红体温高，此为少阴脏寒，亡阳之象也，脏寒火逆，亡阳之证候也。或起卧不安，五更泄泻，畏风寒冷，腰困痛，时欲躺卧，本气之阳虚也。先以麻附辛汤，双解表里，后去麻附辛汤，培元固本。前边用两剂银翘汤，是误诊误用，典型的见热清热，治热在皮肤而失寒在骨髓之过。故师解为重申，申明寒热之义。本条众家皆言，此为直中少阴，此种理解不妥，外有三阳之卫御，还有太阴经在前，何能直中少阴，就是本气之里虚，当以黄师为准，此为少阴病，脏病连经。太阳与少阴，互为表里，太阳之阳外伤，则少阴之阴内寒，此即是少阴，脏病连经，太阳之阳伤则发热，少阴之阴盛则内寒，故麻附辛汤，双解表里。太阳之阳伤，是为外寒，少阴之阴盛，是为内寒，内寒也就是人虚，再俗套一点就是肾虚，典型的外感内伤之证。《四圣心源》六气解：内伤者，病人气之偏，外感者，因天地之气偏，而人感之。此用白话解，就是皮毛伤外寒，肾虚伤内寒。伤内外之寒，故师经典名《伤寒论》。脏病连经，发表之寒，则里阴愈盛，温里之阴，则表寒不解，麻附辛汤，双解表里之寒。

【现代运用】

本方临床主要用于治疗慢性咳嗽、哮喘病态窦房结综合征荨麻疹、风湿关节炎等病症。

麻黄附子甘草汤

【方剂组成】

麻黄（去节）二两（6克），甘草（炙）二两（6克），附子（炮，去皮，破八片）一枚（10克）

【方药用法】

古代用法：上三味，以水七升，先煮麻黄一二沸，去上沫，纳诸药，煮取三升，去滓，温服一升，日三服。

现代用法：在水中浸泡30分钟，煎30分钟，大约600毫升，然后分三次加热：早上、下午和晚上。

【方证释义】

本方是麻黄附子细辛汤去细辛易甘草组成，病情轻缓，故去辛窜之细辛，易甘草之甘缓，缓解麻黄发汗之力，以求微发汗而解。其中炙甘草的作用有三：一是甘缓之性缓麻黄发汗之力，以求微微得汗而解；二是配附子辛甘化阳，顾护少阴阳气；三是补中焦，助汗液之源。《伤寒论》说到本证见于以下论述的成因：少阴病，得之二三日，麻黄附子甘草汤，微发汗，以二三日无（里）证，故微汗也。《金匮要略》说到本证见于以下论述的成因：水之为病，其脉沉小，属少阴；浮者为风，无水虚胀者，为气。水，发其汗即已。脉沉者，宜麻黄附子汤……

【主治病证】

少阴病，得之二三日，麻黄附子甘草汤，微发汗，以二三日无（里）证，故微汗也。

水之为病，其脉沉小，属少阴；浮者为风，无水虚胀者，为气。水，发其汗即已。脉沉者，宜麻黄附子汤……

【历代名医方论】

《伤寒证治准绳》：麻黄、甘草之甘以散表寒，附子之辛以温寒气。

《沈注金匮要略》：麻黄附子汤中以附子固护表里之阳，且助麻黄、甘草通阳散邪。俾邪出而真阳不出，即开鬼门之变法也……麻黄、附子一散一补，固本通阳，则病去而不伤阳气。

《医宗金鉴》：此少阴脉而表反热，便于表剂中加附子以预固其阳，是表热阳衰也。夫发热无汗太阳之表，脉沉但欲寐少阴之里，设用麻黄开腠理，细辛散浮热，而无附子以固元阳，则太阳之微阳外亡。惟附子与麻黄并用，则寒邪散而阳不亡，此里病及表，脉沉而当发汗者，与病在表脉浮而发汗者径庭也。若表微热则受寒亦轻，故以甘草易细辛，而微发其汗，甘以缓之与辛以散之者，又少间矣。

《医门法律》：少阴病得之二三日，麻黄附子甘草汤微发汗，以二三日无里证，故微发汗之法。得病才二三日，无吐利躁烦呕渴里证，其当从外解无疑。然少阴绝无发汗之法，汗之必至亡阳。惟此一证，其外发热无汗，其内不吐利躁烦呕渴，乃可温经散寒，取其微似之汗，此义甚微。在太阳经但有桂枝加附子之法，并无麻黄加附子之法。盖太阳病无脉微恶寒之证，即不当用附子。及见脉微恶寒吐利躁烦等证，亡阳已在顷刻，又不当用麻黄。即此推之，凡治暴病而用麻黄者，其杀人不转睫矣。治伤寒少阴经，二三日无里证。用此方温经，微发其汗。《金匮》用治少阴水病，少气脉沉虚胀者，发其汗即已。又少阴无里证，而有表证，反发热者，去甘草加细辛，名麻黄附子细辛汤，二方皆少阴表法也。

《伤寒论集注》：此言二三日乃承上文而言也。夫二三日无里证，则病少阴而外合于太阳，故以麻黄附子甘草汤微发其汗也。夫少阴之气外合太阳，三日在外，三日在内，少阴之汗乃心肾精血所化，故用熟附以资肾脏之精，麻黄以开心脏之血，合并于中胃而为汗，故用炙草和中以滋其微汗。上节麻黄附子细辛汤主助太阳之阳，内归于少阴，少阴之阴外通于太阳，非为汗也；此麻黄附子甘草汤主开通心肾之精血。合于中土而为汗，故此则曰微发汗，而上文不言也。宋元诸家谓麻黄配细辛乃发汗之重剂，麻黄配甘草乃发汗之轻剂，又谓生附配干姜补中有发，熟附配麻黄发中有补。是皆不明撰论本义，不体立方大旨而妄生臆说，后人从而和之，此又不能探本澄源，而随人颦笑耳。夫舍正路而不由，蔽其心而不知求，哀哉！

《古方选注》：以熟附固肾，不使麻黄深入肾经劫液为汗，更妙在甘草缓麻黄，于中焦取水谷之津为汗，则内不伤阴，邪从表散，必无过汗亡阳之虑矣。

【医案举例】

1. 痛经

初诊：2005 年 12 月 27 日。陈某，18 岁，未婚。自初潮起至今痛经 3 年未愈就诊。经潮第 1、第 2 天下腹痛甚，并呈进行性加剧，伴恶心，呕吐食物，四肢逆冷，出冷汗，下腹喜温喜按，有便意。曾服用止痛片治疗。平素月经提前一周来潮，经量正常，经色鲜红，夹血块，6～7 天净，经前小腹和腰坠胀，带下不多，纳可，二便正常，痤疮多。末次月经 12 月 4 日来潮。从 12 月 13 日起服用清经散治疗，以调整月经周期。现为经前一周许。舌淡红，苔薄白，脉细。

西医诊断：①痛经。②功能性子宫出血。

治法：温经散寒，和营止痛。

方剂：麻黄附子甘草汤合桂枝加桂汤

加味。

炙麻黄6克，淡附片6克，炙甘草6克，桂枝9克，炒白芍6克，生姜5片，大枣6个，益母草30克，鹿衔草20克，九香虫10克，延胡索10克，6剂。

二诊：2006年1月3日。月经12月31日来潮，以往痛经时出现的一切症状均消失，经量中等，有小血块，今经量已少。舌稍红，苔薄白，脉细。

治法：清热凉血调经。清经散(《傅青主女科》)加味，21剂。

三诊：2006年1月23日。经期将近，舌脉如上。

治法：温经散寒止痛。

方剂：麻黄附子甘草汤合桂枝加桂汤加味。

中药守12月27日方，7剂。

四诊：2006年2月6日。月经1月28日来潮，无痛经。

按：麻黄附子甘草汤是《伤寒论》治疗“少阴病，得之二三日”，“无证，故微发汗”的方剂；《金匮要略》以此方治疗阳气虚而有水邪。以麻黄表散风寒利水，附子温阳，甘草缓诸药之急。此痛经一案已经3年，经潮腹痛甚剧，呕逆出汗，下腹喜温喜按，系寒湿之邪盘踞胞宫，阻碍阳气血脉流通，非温经散湿除寒，不足以活其血而通其脉也，故以麻黄附子甘草汤合桂枝加桂汤散寒湿，温卫阳，益母草、鹿衔草、九香虫、延胡索和气血止痛。麻黄味辛、苦，性温，张锡纯说：“谓其破癥瘕积聚者，以其能透出皮肤毛孔之外，又能深入积痰凝血之中，而消坚化瘀之药可偕之以奏效也。”《外科全生集》的阳和汤中配麻黄以散寒通滞，正本此意。虽然麻黄很少在传统的中医妇产科疾病中运用，但据《中药药理与应用》(王浴生主编，人民卫生出版社1983年出版)记载，麻黄对人子宫一般表现为抑制，曾用于缓解痛经。而附子的散寒止痛作用，以及甘草的甘缓止痛作用，都是已有共识的，故麻黄附子甘草汤可以视为一张温经散寒治疗痛经的方剂；而桂枝加桂汤更可以暖其宫，散其寒而止其痛，两方相合，散寒力宏而功效倍增，经过药物加味，三载苦痛消于一旦。

2. 郁证

邓某，女，75岁，初诊日期：2016年4月15日。

主诉：情绪低落，对事物缺乏兴趣1个半月。

现病史：患者1个半月前因感冒反复发作而情绪低落，对事物缺乏兴趣，全身乏力，患者甚为苦恼，遂求诊于我处。

刻下症：情绪低落，对事物缺乏兴趣，严重时不欲与人交流，不想干活，如上网和看书。心前区疼痛不适，1天发作3～4次，全身乏力，全身怕热，汗出，口干，晨起口苦，大便日1次，偏稀，小便可。

查体：脉沉细。

诊断：郁病，麻黄附子甘草汤证，柴胡桂枝干姜汤证。

治疗：方用麻黄附子甘草汤合柴胡桂枝干姜汤。

生麻黄6克，甘草15克，柴胡18克，附子(先煎半小时)10克，桂枝12克，干姜8克，天花粉16克，黄芩12克，炙甘草15克，煅牡蛎(先煎半小时)8克。7剂，水煎服，分2次早、晚温服。

随诊：患者服药5剂后反映效果很好，情绪低落明显好转，现喜与人交流，对事物有兴趣，能干活，能上网、能看书，全身乏力明显减轻，心前区疼痛不适明显减轻，近7天仅发作1～2次，口干好转。遂守原方再服7剂。

按：《伤寒论·辨少阴病脉证并治第十一》说：“少阴之为病，脉微细，但欲寐也”“少阴病，得之二三日，麻黄附子甘草汤，微发汗。以二三日无证，故微发汗也。麻黄附子甘草汤方：麻黄二两(去节)，甘草二两(炙)，附子一枚(炮，去皮，破八片)。上三味，以水七升，先煮麻黄一两沸，去上沫，内诸药，煮取三升，去滓，温服一升，日三服。”清·张志聪《伤寒论集注》说：“微者，神气微也，细者，精气虚也，此少阴水火为病而见于脉也。少阴主枢，外内出入，但欲寐，则神气不能外浮而阴阳枢转不利，此少阴阴阳为病而见于证也。”可见张氏指出少阴病表现为但欲寐，是因为阴阳枢机不利而致。清·吕震名《伤寒寻源》说：“按少阴与太阳为表里。三阴经中，惟少阴尚有汗解之理。以二三日之少阴病，而无吐利烦躁呕渴之里证。则邪未深入。微发汗者，即和解之义。故可撤细辛之向导，而但以甘草梢杀麻黄之力，更得熟附固阳。自无强责汗之弊。此又少阴温经散邪之缓法也。”吕氏认为麻黄附子甘草汤为和解微发汗散邪之法。清·张璐《伤寒缵论》说：“其所以但欲寐者。以卫气行阳则寤，行阴则寐也。”笔者认为少阴病的主要表现是“但欲寐”，即情绪低落，对事物缺乏兴趣，脉微细，而少阴病的主方之一是麻黄附子甘草汤，有鉴于此，笔者认为麻黄附子甘草汤的方证是：情绪低落，对事物缺乏兴趣，脉微细。本案患者有对事物缺乏兴趣，全身乏力，严重时不想与人交流，不想上网和看书，脉沉细。符合麻黄附子甘草汤的方证。

【现代运用】

麻黄附子甘草汤临床应用比较广泛，常用于感冒、流行性感冒、支气管炎、风湿性关节炎，过敏性鼻炎、皮肤瘙痒等病属阳虚感寒者。王丽芳、苏彩霞用麻黄附子甘草汤加减与雷火灸联合治疗荨麻疹 50 例，治疗组总有效率(100%)高于对照组(92%)。冯艳霞、任郭英等用麻黄附子甘草汤治疗绝经前后诸证 42 例，结果：痊愈 9 例，显效 12 例，有效 15 例，无效 6 例，总有效率 85.7%。黄晓峰用麻黄附子甘草汤加味治疗糖尿病周围神经病变 200 例临床观察，将 200 例患者随机分为 2 组，治疗组 100 例在常规西医降糖配合下服用麻黄附子甘草汤加味，对照组 100 例在常规西医降糖配合下口服维生素 B_{12} 片。结果：总有效率治疗组为 90.0%，对照组为 82.0%，2 组比较，差异有统计学意义($P<0.05$)。彭礅用麻黄附子甘草汤加味治疗哮喘症 82 例，总有效率为 90.2%。

麻黄加术汤

【方剂组成】

麻黄(去节)三两(9 克)，桂枝(去皮)二两(6 克)，甘草(炙)一两(3 克)，杏仁(去皮尖)七十个(6 克)，白术四两(12 克)

【方药用法】

上五味，以水九升，先煮麻黄，减二升，去上沫，纳诸药，煮取二升半，去滓，温服八合，覆取微似汗。

【方证释义】

本方是麻黄汤加白术组成。方用麻黄汤发汗解表，以散寒湿；配白术甘苦温，以利肌腠湿邪，并能防麻黄发汗太过，以取微汗除湿。喻嘉言《医门法律》云：“麻黄得术，则虽发汗不至多汗，术得麻黄，并可行表里之湿。”仲景用术尚无苍白之分，术分苍白，始于《本草经集注》。苍术辛苦温，功能燥湿健脾，祛风湿。若欲取走表祛风除湿，苍术胜过白术，亦可白术、苍术共用；欲健脾除湿白术优于苍术。本证为久患湿病而又复感寒邪。寒湿凝滞肌表，腠理毛窍闭塞，经气郁遏，营卫运行不畅，故全身疼痛较甚，并伴烦扰不宁。又因寒邪束表，毛窍闭塞，当见发热恶寒、无汗等症。此身痛与《伤寒论》麻黄汤证身痛有别，湿家突出身重滞疼痛，具有湿病之特征。治宜发汗除湿，故与麻黄加术汤微发其汗。湿家慎不可用火攻之，假若火攻发汗，则会大汗淋漓，使风去湿存，而病不得尽解；或火攻之热与体内之湿邪相加，形成湿热郁蒸，引起发黄或衄血等病变。《伤寒论》第 116 条“火气虽微，内攻有力，焦骨伤筋，血难复也”的告诫，可佐证“慎不可以火攻之”的禁忌原理。《金匮要略》说到本证见于以下论述的成因：

湿家身烦疼，可与麻黄加术汤发其汗为宜，慎不可以火攻之。

【主治病证】

湿家身烦疼，可与麻黄加术汤发其汗为宜，慎不可以火攻之。

【历代名医方论】

《张氏医通》：用麻黄汤开发肌表，不得白术健运脾气，则湿热虽以汗泄，而水谷之气依然复为痰湿，流薄中外矣。然术必生用，若经炒焙，但有健脾之能而无祛湿之力矣。

《成方便读》：方中用麻黄汤祛风以发表，即以白术除湿而固里，且麻黄汤内有白术，则虽发汗而不至多汗，而术得麻黄并可以行表里之湿，即两味足以治病。况又有桂枝和营达卫，助麻黄以发表；杏仁疏肺降气，导白术以宣中；更加甘草协和表里，使行者行，守者守，并行不悖。

《金匮要略广注》：麻黄、桂枝发邪于表，杏仁利气于中。然恐过于发散，故加甘草，甘以缓之，所以缓麻黄之峻烈也。白术苦以燥之，所以燥脾土之湿滞，且白术益脾，又有无汗则发，有汗则止之功。

《金匮要略集注》：盖气病之在头者，使鼻受其气即愈，头主天气也。气病之在表者，又宜五味入口，以养五气，气和津生，汗出乃解，故当用麻黄汤发汗为宜，加白术培土以生津液。慎勿以火攻之，而伤其胃气也。麻黄通泄皮毛，以宣表阳，杏子疏利肺经，以通内窍，盖里窍通而外窍始泄也。夫心主血，血之液为汗，故佐桂枝之辛赤，辅心气而宣发其荣液，配甘草之辛甘发散，而调和其气血焉。

《金匮玉函经二注》：故用麻黄汤治寒，加术去湿，使其微汗尔。然湿邪在表者，惟可汗之，不可火攻，火攻则增其热，必有发痉之变，所以戒人慎之。

《医通祖方》：治湿家身体烦疼，日晡发热。湿家身疼烦热，浑是躯壳受伤，即用麻黄汤开发肌表，不得白术健运脾气，则湿热虽从汗泄，而水谷之气依然复为痰湿流薄中外矣。然术必生用，若经炒焙，但有健脾之能，而无祛湿之力矣。

《金匮要略方论本义》：此条乃申明湿家寒湿在表，为之立散寒除湿发汗之法；复明寒湿无可攻下之理，以示禁也。湿家身烦疼，外感寒湿也。其内有湿，不必论其何因，惟以先治其表之寒湿为急也。仲景所以云可与麻黄加白术汤发其汗为宜也。麻黄散太阳表寒，桂枝驱太阳表湿，杏仁降泄逆气，甘草、白术燥补中上，更以取微汗为治表之金针。此固以之治表邪也，而内因之湿为寒因、为热因，俱兼理而无妨碍矣。故治湿病之里，以利水为第一义；而治湿病之表，以取微汗为第一义也。

《伤寒经解》：用麻黄以解肌表之郁，肺合皮毛，皮毛理，则肺气通调，水道利而湿解矣。又恐汗之太过，有亡阳之患，故以桂枝监之，甘草和之，杏仁利气以通水。身烦疼者，脾主肌肉，脾湿津液不行而烦疼，故以白术散太阴之精，而行津液也。

《金匮要略心典》：身烦疼者，湿兼寒而在表也。用麻黄汤以散寒，用白术以除湿。喻氏曰：麻黄得术，则虽发汗，不至多汗；而术得麻黄，并可以行表里之湿。不可以火攻者，恐湿与热合而反增发热也。

《长沙药解》：治湿家身烦疼者。以湿郁经络，皮毛不泄，故身烦疼。麻黄汤泄皮毛以驱湿，恐汗去而津亡，故加白术，以益津也。此即里水之证，小便不利者也。

《金匮悬解》：湿郁经络，卫气壅遏，而生烦疼，可与麻黄加术汤，麻、桂、杏仁，泻营卫而利肺气，甘草、白术，补中脘而燥土湿。汗出湿消，烦痛自止。慎不可以火攻之，生其内热也。

《杂病证治》：麻黄发表于外，桂枝温营于经；白术建中燥湿，杏仁降气化痰；甘草以调和中外也。俾表里交通，则营卫合治，而中外之邪湿悉除，何有身疼晡热乎！此建中散表之剂，为脾弱感湿之专方。

《金匮要略正义》：风胜则烦，湿胜则疼，风湿两胜，自宜两解，麻黄汤以驱风，加白术以胜湿，治极明当。

《金匮方歌括》：身烦疼者，寒湿之邪著于肤表也，肤表实故无汗，无汗则邪无从出矣，方用麻黄汤发肤表之汗，以散表寒。又恐大汗伤阴，寒去而湿反不去，加白术补土生液而助除湿气，此发汗中寓缓汗之法也。又白术补脾驱湿之功甚大，且能助脾土之转输而利水，观仲祖用术各方可知，今人炒燥、炒黑、上蒸、水漂等制，皆失经旨。

《金匮方歌括》：张隐庵《本草经注》云：防己生于汉中者，破之纹如车辐，茎藤空通，主通气行水，以防己土之药，故有防己之名。《金匮》治水治痰诸方，盖取气运于上而水能就下也。李东垣谓防己乃下焦血分之药，上焦气分者禁用等论。张隐庵历历指驳，使东垣闻之，当亦俯首无词噫。不读《神农本经》，而妄为臆说，甘为伊岐之罪人，复可责焉？防己功用，余先君注有《神农本草经》，议论甚详，毋庸再赘。

【医案举例】

1. **水肿案**（刘渡舟医案）

高某某，女，37 岁。患浮肿八年，每每因遇寒冷而加剧，曾经西医诊断为黏液性水肿，多方求治无效。患者全身浮肿，以颜面部为甚，伴恶寒，肢体沉重疼痛，无汗，胸脘痞满，小便不利，大便常秘。舌苔白滑，脉浮紧。

麻黄 9 克，桂枝 6 克，杏仁 10 克，炙甘草 3 克，苍术 10 克，三剂。每次服药后，均有微汗出。三剂服尽，肿消，其他各症亦随之而愈。为巩固疗效，以苓桂术甘汤善后。

按：麻黄加术汤是张仲景用来治疗“湿家，身烦疼”的一张方剂，具有发散寒湿的治疗作用。本案所治的水肿，属于《金匮要略》中“水气病”的范畴。在《水气病篇》中，张仲景并没有提出麻黄加术汤这一治法：为什么在此却用本方治疗？患者全身浮肿，但以颜面部为甚，张仲景在论治水气病时提出：“诸有水者，腰以下肿，当利小便；腰以上肿，当发汗乃愈”。麻黄汤为发汗之剂，所以用来发汗以消肿，此其一；本案除浮肿外，还见有明显的肢体沉重疼痛，恶寒无汗，舌苔白滑等寒湿在表的症状，符合麻黄加术汤所治寒湿郁遏卫阳这一病机，此其二；服用麻黄加术汤后，不但能够发散在外的寒邪湿气，而且可以宣畅肺气，恢复肺的治水功能，使其通调水道，下输膀胱，驱湿邪从小便而出，此其三。所以，临床审证施治，贵在证机相符，方证合拍，切不可拘泥而失其变通之义。

2. **头痛案**（刘渡舟医案）

张某某，男，38 岁。初春之时，因骑自行车过猛，汗出而受风。自诉左侧风池穴处疼痛剧烈，以致夜不成眠。无其他证状，但不汗出。舌苔滑腻，脉弦紧有力。予麻黄加术汤原方：麻黄 10 克，桂枝 6 克，杏仁 15 克，苍术 10 克，炙甘草 3 克。每次服药后皆得微汗出，服一剂后，疼痛明显减轻，二剂服尽，头痛已消。

按：本案辨证关键在于疼痛部位在风池穴处。该穴位于后项，属太阳经所主，虽然证状不齐备，但由于表实无汗，所以用麻黄汤治疗。加苍术是因为舌苔滑腻，兼有湿象，因而用苍术以化湿。随诊：患者服药 5 剂后反应效果很好，情绪低落明显好转，现喜与人交流，对事物有兴趣，能干活，能上网、能看书，全身乏力明显减轻，心前区疼痛不适明显减轻，近 7 天仅发作 1～2 次，口干好转。遂守原方再服 7 剂。

【现代运用】

麻黄加术汤发汗除湿，既能开发腠理，使风寒湿从肌表发散，同时又能使部分湿邪从小便排泄，实为发汗佐以利小便之剂。临证若寒邪偏重，可配附子、细辛；若湿邪偏重，可配苍术、薏苡仁、防己。本方临床用于治疗风湿、风湿性关节炎、类风湿性关节炎、荨麻疹、小儿急性肾炎等疾病。

麻黄杏仁薏苡甘草汤

【方剂组成】

麻黄(去节,汤泡)半两(1.5克),杏仁(去皮尖,炒)十个(1.8克),薏苡仁半两(1.5克),甘草一两(3克)

【方药用法】

上锉麻豆大,每服四钱匕,水盏半,煮八分,去滓,温服。有微汗,避风。

【方证释义】

麻黄杏仁薏苡甘草汤解表祛风除湿,轻清宣利燥热。方中用少量麻黄,配甘草微汗除肌表风湿,且甘草用量倍于麻黄,意在制约麻黄以达微汗除湿;杏仁宣肺利气;薏苡仁治风湿痛证,筋脉拘挛,不可屈伸,其性味甘淡微寒,能利能清能补,且与杏仁相配,既可宣泄肌表水湿,又能轻清渗利燥热。《神农本草经》云:"薏苡仁气味甘,微寒,无毒。主筋急拘挛,不可屈伸,久风湿痹,下气。"诸药合用,微微汗出以发散风湿,轻宣淡化以利燥热。麻黄杏仁薏苡甘草汤治湿病,风湿表实证。症见病者一身尽疼,发热,日晡所加剧。风湿之发生,乃因汗出腠理疏松,风邪乘隙而入,致离经之汗滞留肌腠而生湿,使风湿相合;或久居湿地,或贪凉受冷,风湿之邪从外而入。此证为风与湿合,郁遏阳气,出现轻度化热化燥。一身尽疼,为风湿相搏,滞留肌表,阳气痹阻不通;发热,日晡所加剧,为风湿化热,加之日晡时阳明之气旺盛,正邪抗争激烈,故发热加剧。陈元犀《金匮方歌括》云:"晡,申时也,阳明旺于申酉戌,土恶湿,今为风湿所干,当其旺时,邪正相搏,则反剧也。"治宜微汗除湿,兼以宣化清热,可与麻黄杏仁薏苡甘草汤。《金匮要略》说到本证见于以下论述的成因:病者一身尽疼,发热,日晡所剧者,名风湿。此病伤于汗出当风,或久伤取冷所致也。可与麻黄杏仁薏苡甘草汤。

【主治病证】

病者一身尽疼,发热,日晡所剧者,名风湿。此病伤于汗出当风,或久伤取冷所致也。可与麻黄杏仁薏苡甘草汤。

【历代名医方论】

《金匮方论衍义》:方用麻黄治寒湿,取汗为主;杏仁利气,薏苡仁除风热湿痹为臣;甘草和脾胃,解肌肉为使。

《伤寒绪论》:方中用麻黄、杏仁、甘草以开发腠理而泄风邪,即以薏苡之通利水道而去湿,大意与麻黄加术汤不殊,但其力稍逊耳。

《金匮要略广注》:麻黄发表,杏仁利气。甘草和荣卫,又以缓麻黄之迅烈。薏仁去湿,入肺脾二经,肺主通调水道,脾土既燥,则自能制湿矣。

《金匮要略集注》:卫气者,所以温分肉,充皮肤。形寒,则伤卫矣。夫邪在太阳之表者,宜桂枝宣助心脏之血液,以资微汗;卫乃阳明之所生,故易薏苡以助胃气。此即麻黄汤去桂枝易薏苡。

《金匮要略方论本义》:此条又申明湿家寒湿在表、内有湿热之因,预防水逆之治,立法以示人知所辨验也。寒湿在外,湿热在内,外郁者,内热必愈甚,热愈甚者,其势必上冲为水逆之证,不可不防也。知病者一身尽疼,外感寒湿也;发热、日晡所剧者,内热甚而阴虚也……仲景于此证,言可以与麻黄杏仁薏苡甘草汤。以麻黄散寒驱湿于表,以甘草温中除湿于里,以杏仁、薏苡降泄其逆气,使内因之湿不致成水逆诸证,更以微汗避风为戒,为湿家内外兼理,一了百当之法也。

《伤寒经解》:麻黄以发其汗,甘草以和其中,苡仁祛风湿,杏仁利肺气,肺合皮毛,故用之以去湿也。

《金匮要略心典》:病者一身尽疼,发热,日晡所剧者,此名风湿。此病伤于汗出当风,或久伤取冷所致也,可与麻黄杏仁薏苡甘草汤，此亦散寒除湿之法。日晡所剧，不必泥定肺与阳明，但以湿无来去，而风有休作，故曰此名风湿。然虽言风而寒亦在其中，观下文云：汗出当风，又曰久伤取冷，意可知矣。盖痉病非风不成，湿痹无寒不作。故以麻黄散寒；薏苡除湿；杏仁利气，助通泄之用；甘草补中，予胜湿之权也。

《长沙药解》：治风湿发热身疼，日晡所剧。以汗出当风，闭其皮毛，汗热郁遏，淫溢窍隧，日晡湿动，应候而剧。甘草、薏苡，补土而燥湿，杏仁利气而破壅，麻黄开窍而发汗也。

《金匮悬解》：汗出当风，闭其皮毛，汗液郁遏，流溢经隧，营卫壅滞，故发热身疼。午后湿土当令，故日晡所剧。麻黄杏仁薏苡甘草汤，麻黄、杏仁，破壅而发汗，薏苡、甘草，燥湿而培土也。

《金匮要略正义》：夏月暑湿用事，肺金最易受伤，形寒饮冷，肺气壅遏，故一身尽疼也。发热甚于日晡时者，以申酉为金之气主事也，故以麻、杏利肺气，薏苡利湿，甘草清热足矣。清·陈元犀，《金匮方歌括》(1811 年)：(参)以上二方，为湿家立法也，又有风湿之证，其痛轻掣不可屈伸，非如湿家之痛重著不能甚。晡，申时也，阳明旺于申酉戌，土恶湿，今为风湿所干，当其旺时，邪正相搏，则反剧也。湿无去来，风有休作，故名风湿，然言风，寒亦在其中。观原文云：汗出当风或久伤取冷，意可知矣。盖痉病非风不成，湿痹无寒不作。方中麻黄散寒，薏苡除湿，杏仁利气，助麻黄驱寒之力，甘草补中，予薏苡胜湿之权，制方之精密如此。

《本经疏证》：发汗所以泄阳邪，清热所以折阳邪，质之以用术用桂者为发汗，薏苡则为清热矣。虽然薏苡既治风湿，又主筋急拘挛不能屈伸，彼"风湿相搏，骨节疼烦，不得屈伸""风湿相搏，身体疼烦，不能自转侧"，独不用薏苡何耶？夫适固言之矣。薏苡是治久风湿痹，非治暴风湿痹者也，然则麻黄杏仁薏苡甘草汤证，非暴病耶？玩"汗出当风，久伤取冷"之因，决知其似暴病，实非暴病也。发热，日晡所剧，风与湿势将化热，故以薏苡合麻黄、杏仁、甘草迎其机而夺之，彼"风湿相搏"者上既冠以"伤寒，八九日已"，可知其非久病，下出所治之方，或有取乎附子、生姜，或有取乎附子、桂枝，且俱用术，其不能杂入薏苡决矣。术与薏苡非相反相恶也，既用此即不用彼者无他，术性急薏苡性缓，合而用之，恐其应速，则嫌于缓，应迟又伤于躁也。

《高注金匮要略》：主麻杏薏甘汤者，甘草属土，为内主脾胃，外主肌肉之药。以之为君，盖欲其由脾胃以达肌肉之意。薏苡甘温，善燥中土，且趁甘草浮缓之性，则能从下从里，而熏蒸其湿于在上在表也。杏仁通利肺窍，以引其机，为薏、甘熏蒸之接应。麻黄发越毛孔，以开滞郁之障，譬之驱贼，薏、甘为内室之传呼，杏仁为中途之援引，麻黄直开大门以放其去路耳。

【医案举例】

1. 张建荣医案

(1)司某，女，25 岁。2008 年 11 月 13 日初诊。全身散在丘疹 1 月余。丘疹高出皮肤，2～3 天丘疹变紫，出水疱，奇痒。舌淡苔薄，脉浮滑。处方麻黄杏仁薏苡甘草汤加味：炙麻黄 8 克，杏仁 10 克，薏苡仁 30 克，生甘草 10 克，升麻 10 克，玄参 10 克，地肤子 10 克，白鲜皮 10 克，夜交藤 20 克。6 剂，水煎服。

2008 年 11 月 20 日复诊：丘疹好转，继用前方加土茯苓 15 克，杏仁减至 5 克。再服 6 剂病痊愈。

(2)王某，女，49 岁。2013 年 3 月 10 日初诊。双手掌侧散在成片状疱疹样皮肤病 1 年余。疱疹呈蜂窝状，破溃后流浊水，皮肤皲裂皮、再生，手指甲亦受影响而变形。自用大蒜捣烂涂抹可缓解症状，但病始终不愈。西医诊为湿疹、脓疱疮、真菌感染，未能最后确

诊。检查:双手大拇指与食指掌侧皮肤脱皮泛红,并见点状白色疱疹,双手大拇指与食指甲床呈灰黄色。舌淡略胖,脉沉滑。辨为湿热遏郁皮腠。

处方:内服剂取麻黄杏仁薏苡甘草汤加味:炙麻黄5克,杏仁6克,薏苡仁50克,大青叶10克,板蓝根15克,木贼10克,桑白皮10克,土茯苓15克,白鲜皮15克,生甘草10克,生黄芪12克。10剂,水煎服。外用剂:苦参30克,白鲜皮30克,花椒10克,蛇床子30克,地肤子30克,黄柏20克,艾叶10克,白矾20克。5剂,每2日用1剂,水煎去滓,浸手外洗。

2013年3月24日二诊:用上药有效,停外用药,续用内服药10剂。

2013年4月4日三诊:病情基本好转,惟右手拇指甲床色略暗黄,舌淡苔薄,脉细弱。病人要求继续服药巩固疗效,故守方续服20剂,病痊愈。

2. 风湿热痹(赵守真医案)

农人汤瑞生,40岁。夙患风湿关节病,每届严冬辄发,今冬重伤风寒,复发尤剧。证见发热恶寒,无汗咳嗽,下肢沉重疼痛,腓肌不时抽掣,日晡增剧,卧床不能起,舌苔白厚而燥,《内经》所谓"风寒湿杂至合而为痹"之证。但自病情观察,则以风湿之成分居多,且内郁既久,渐有化热趋向,而不应以严冬视为寒重也。法当解表宣肺,清热利湿,舒筋活络,以遏止转化之势。窃思《金匮》之麻黄加术汤原为寒湿表实证而设,意在辛燥发散,颇与本证风湿而兼热者不合,又不若用麻黄杏仁薏苡甘草汤为对证。再加苍术、黄柏、忍冬藤、木通以清热燥湿疏络则比较清和,且效力大而更全面矣。上方服3剂,汗出热清痛减。再于原方去麻黄加牛膝、丹参、络石藤之属,并加重其剂量,专力祛湿通络。日服2剂,3日痛全止,能起床行动,食增神旺。继进行血益气药,1个月遂得平复。(《治验回忆录》)

按:本案久患风湿痹证,邪郁既久,渐有化热之象,其辨证眼目是发热恶寒无汗、下肢沉重疼痛于日晡增剧,舌苔白厚而燥。当以清热燥湿为治,故投本方合二妙散加减而愈。

3. 颈椎病

患者甲,女,38岁,颈项僵硬不适,伴左上肢酸痛、麻木1年,多次到外院诊治,经针灸、推拿、理疗及内服中药、西药治疗,颈项僵硬不适改善,但左上肢酸痛、麻木无好转。

初诊:2018年11月13日初次就诊,症见:左上肢酸痛、麻木,如蚁行感,疼痛由颈根部沿上臂、前臂桡侧放射至手的背侧以及拇指、食指,伸腕及伸拇肌力减弱,前臂桡侧及手部桡侧二指感觉减退;椎间孔挤压试验(+)、左侧臂丛神经牵拉试验(+)。纳眠可,小便调,大便黏腻,舌淡红、苔白腻,脉弦。颈椎X线:颈椎生理曲度变直,钩椎关节增生,C5-6椎间孔狭窄;查看患者既往服用的中药,主要为祛风湿药、补气血药、活血化瘀药,包括:川乌、羌活、伸筋草、独活、秦艽、防风、威灵仙、续断、海风藤、木瓜、细辛、葛根、桑枝、丹参、川芎、牛膝、蜈蚣、当归、路路通等。结合患者舌脉象,四诊合参,此为风湿在表,风湿相搏之证,选麻黄杏仁薏苡甘草汤内服。

处方:麻黄10克,杏仁5克,炙甘草5克,薏苡仁30克。3剂,每天1剂,水煎服。温服,覆取微汗,避风。

二诊:2018年11月17日复诊,服用上药病症大减,左上肢酸痛明显减轻,麻木、如蚁行感减半,纳眠可,小便调,大便成形已利,舌淡红,白腻苔渐退,脉弦。病机与治则:风寒之邪已祛,湿邪渐退,继选麻黄杏仁薏苡甘草汤内服,改麻黄为6克,加桑枝15克。处方:麻黄6克,杏仁5克,炙甘草5克,薏苡仁30克,桑枝15克。5剂,每天1剂,水煎服。温服,避风。

三诊:2018年11月23日三诊,以上方内服5剂，左上肢已无酸痛及麻木感，活动自如，病痊愈。

按：患者左上肢酸痛、麻木，如蚁行感，疼痛由颈根部沿肱二头肌、前臂桡侧放射至手的背侧以及拇指、食指，伸腕及伸拇肌力减弱，前臂桡侧及手部桡侧二指感觉减退；纳眠可，小便调，大便黏腻，舌淡红、苔白腻，脉弦。属风湿在表，风湿相搏之证。湿为阴邪，其性重浊，入侵人体，易致气机阻滞，风湿痹阻，不通则痛，则见左上肢酸痛。风性轻扬，善行数变，风邪致病，病位游移，行无定处，风湿二邪入侵人体，痹阻经脉，则见左上肢酸麻、如蚁行感。又因湿性黏滞，湿滞大肠，便见大便黏腻不爽，且湿邪致病，病后缠绵不愈，难以除去，故前医虽多次以祛风除湿药内服均无效。该患者辨证属风湿在表之证，当以汗解之，《金匮要略·痉湿暍病脉证治篇》第18条："风湿相搏，一身尽疼痛，法当汗出而解，值天阴雨不止，医云此可发汗。汗之病不愈者，何也？盖发其汗，汗大出者，但风气去，湿气在，是故不愈也。若治风湿者，发其汗，但微微似欲汗出者，风湿俱去也。"风湿之治疗应该取微汗为主，而之前医家所用祛风湿药如羌独活、细辛、防风等，属温燥之药，其发散力强而缺少兼制，不能达到小汗即止的要求；更兼因药多，主次不明，反而相互掣肘。此风湿相搏之证，麻黄杏仁薏苡甘草汤符合其证候，故选用此方，小发其汗祛风除湿，故患者1年痼疾服药8剂后见痊愈。

【现代运用】

麻黄杏仁薏苡甘草汤治风湿痹证，有一定发散清热作用，临证凡风湿化热，或风湿夹热，皆可随证化裁治疗；若湿热较甚，重用薏苡仁，加防己、木瓜、秦艽等。另外，对体表肌腠的湿热病证，或体表疹、痘、疣及疮肿等，亦可用麻黄杏仁薏苡甘草汤随症加味治疗。本方临床用于治疗急慢性风湿性关节炎、急性风湿热、结节性红斑、急性肾小球肾炎、荨麻疹、多发性疣、扁平疣等疾病。

防己黄芪汤

【方剂组成】

防己一两(12克)，黄芪(去芦)一两一分(15克)，甘草(炒)半两(6克)，白术(9克)七钱半

【方药用法】

上锉麻豆大，每抄五钱匕(15克)，生姜四片，大枣一枚，水盏半，煎八分，去滓温服，良久再服。服后当如虫行皮中，以腰下如冰，后坐被上，又以一被绕腰以下，温令微汗，瘥。

【方证释义】

方中重用黄芪补气固表，健脾行水消肿，为君药；以防己祛风行水，与黄芪相配，补气利水作用增强，且利水而不伤正，为臣药；佐以白术健脾胜湿，与黄芪相配，益气固表之力更大；使以甘草培土和药，生姜、大枣调和营卫。诸药配用，表虚得固，风湿得除，脾气健运，水道通利，则表虚水肿、风湿之证自愈。本方为表虚不固，外受风邪，水湿郁于肌表经络而设。益气固表与扶风行水除湿并投。本方所治风水或风湿，乃由表虚不固，外受风邪，水湿郁于肌表经络之间所致。表虚不固，则汗出恶风；水湿停滞肌腠，则身体重着；苔白脉浮，为风邪在表之象。风邪在外，法当汗解，但其人表虚，若强汗之，必重伤其表，反招风邪，表虚当固，单纯固表，则风邪不除，水湿不去，因此，必须益气固表与祛风行水并用。方中以防己祛风行水；黄芪益气固表，且能行水消肿，两者配伍，祛风不伤表，固表不留邪，且又行水气，而共为君药。臣以白术补气健脾祛湿，与黄芪为伍则益气固表之力增，与防己相配则祛湿行水之功倍。使以甘草，培土和中，调和药性。煎加姜、枣为佐，解表行水，调和营卫。诸药相合，共奏益气祛风、健脾利水之效，使风邪得除，表气得固，脾气健旺，水湿运化，于是风水、风湿之表虚证悉得痊愈。《金匮要略》说到本证见于以下论述的成因：

①风湿，脉浮，身重，汗出恶风者，防己黄芪汤主之。②风水，脉浮，身重，汗出恶风者，防己黄芪汤主之，腹痛者加芍药。③《外台》防己黄芪汤：治风水，脉浮为在表，其人或头汗出，表无他病，病者但下重，从腰以上为和，腰以下当肿及阴，难以屈伸。

【主治病证】

风湿，脉浮，身重，汗出恶风者，防己黄芪汤主之。

风水，脉浮，身重，汗出恶风者，防己黄芪汤主之，腹痛者加芍药。

《外台》防己黄芪汤：治风水，脉浮为在表，其人或头汗出，表无他病，病者但下重，从腰以上为和，腰以下当肿及阴，难以屈伸。

【历代名医方论】

《金匮方论衍义》：由是以黄芪实卫，甘草佐之；防己去湿，白术佐多，知其风已不留；恶风者，以表虚而风出入乎其间，因之恶风耳。惟实其卫，正气壮，则风自退。此不治而治者也。若其有喘者，湿中兼寒也，则加麻黄以散之；若风内应肝木，伤其胃，中不和者，则加芍药以泻之。芍药味酸，能自土中泻木；若气上冲者，则加桂枝以散其逆；若下有陈寒者（下谓下焦，肝肾之分），则加细辛以温之。细辛，散里之表药也。服后云云者，方中另作一段，然考之，当在下有陈寒加细辛之后，连为一段。何则？细辛佐防己去寒湿，黄芪实表表尚全实，则湿不退，所以皮中如虫行；表实未全，则阳气未周，于是从腰以下其陈寒者，犹得如冰，必以被令温，助接其阳，使之微汗。防己者，《本草》谓其能疗风肿、水肿，通腠理，是以为君；黄芪人皮毛，补虚，为臣；白术治皮间风，止汗；甘草和药，助白术益土养肌；生姜、大枣辛甘发散，为使。其有气塞中焦，阴阳不得升降而痛者，加芍药，合生姜扶阳收阴。是方制之如此。

《医门法律》：本文云：风水脉浮，身重汗出恶风者，防己黄芪汤主之。腹痛加芍药。脉浮，表也。汗出恶风，表通腠理。黄芪温分肉，补卫虚，白术治皮风止汗。甘草和药益土。生姜、大枣辛甘发散，腹痛并阴阳气塞，不得升降，再加芍药收阴。喘者加麻黄半两。胃中不和者加芍药三分。气上冲加桂枝三分。下有沉寒者加细辛三分。方下云：服后当如虫行皮中，从腰以下如冰，暖坐被上，又以一被围腰以下，温令微汗差。可见汗出乃是阳虚自汗，而腰以下属阴之分，则无汗也。服此虽动其湿，而卫外之阳，尚不足以胜之。故皮中如虫行，较前遍身如冒之状，为少杀矣。故以暖被围腰以下，致令微汗，以渐取差。亦从下受者，从下出之之法也。

《医门集解》：此足太阳、太阴药也。防己大辛苦寒，通行十二经，开窍泻湿，为治风肿、水肿之主药；黄芪生用达表，治风注肤痛，温分肉，实腠理；白术健脾燥湿，与黄芪并能止汗为臣；防己性险而捷，故用甘草甘平以缓之，又能补土制水为佐；姜、枣辛甘发散，调和荣卫为使也。

《金匮要略集注》：按本经立方命名，及分两奇偶之数，并汤丸散剂之法，各有意存，学者皆当体会。如此章乃邪伤荣卫，用防己以疏经荣，黄芪以助卫气，用二药为主治，故方以二药命名。荣乃阴气，一两者，阴数之终，故用防己一两，取其阴极而上升也。卫出下焦，黄芪用一两一分者，取其阴中之生阳也。甘草助胃气，用半两者，取其利五脉也。脾为至阴而湿土主气，借木火以制化，术字从木，而性味甘温，有木火土相生之气，故用七钱半者，七乃火之成数，五乃土之生数，盖木火相成，土得制而生化矣。用锉抄钱匕而复煎汤者，取其散于经络气分也。盖专于散气者用散，兼于经络者用汤，此荣卫经气之兼剂，故锉用钱匕而复煎汤也。上章取地气之上升，故用四钱匕之偶数，此章取阳明之利五脉，故用五钱匕也。生姜四，大枣一，又合奇偶而为五也。先圣立方，各有深意，学者当类而推之（眉批：取阴气升，故用一两。取阴中之生阳升故用一两一分。阳明主脉，故又宜四之偶。

太阴主气，故又宜一之奇。然荣卫经脉，皆主于阳明，故偏取于五也）。……邪闭而在表者，宜麻黄、杏子，以疏通。此已入于肌腠络脉，卫气已弛，故宜防己黄芪汤，疏通经络，而补助其卫气焉。防己味辛臭香，内黄外白，中通藤蔓，经名解离，能解经络之邪，阳明之通剂也。黄芪皮革柔固，肉理如肌，表白中黄，甘温绵软，服之能令人肥，主补卫气者也。卫气者，所以温分肉，充皮肤，肥腠理而司开阖，故用黄芪资卫气以解肌腠之邪。夫荣卫气血，皆生于中焦水谷之精，然肌腠之气，脾所主也，故配白术以补脾。经络之气，阳明之所生也，故用甘草以资胃。生姜加大枣，宣通其脾胃之气焉。喘者，邪闭于外，故加麻黄以疏气。胃不和者，邪伤经络，故加芍药以资荣。气上冲者，上焦之气不降也，故加桂枝以宣通。下有陈寒者，下焦之气不升也，故加细辛以生发。盖荣卫气血，虽资生于中焦，然发原于下，化赤于上，根本于内，运行于外，故当兼理其外内上下焉。如虫行皮肤中者，邪在肌腠络脉之间，正气宣通而欲出也。身半以上为天，身半以下为地，脾胃居中土也。此宜助脾胃之气以祛邪，故从腰下如冰者，中气先上升于天，而后温及于下也。甘草黄中通理，入土极深，大小不齐，傍多须络，有若络脉之行地中，资通经络者也。是以炙甘草汤，一名通脉汤。大枣，脾之果也，主通利九窍。经云：脾为孤脏，中央土，以灌溉四旁。其不，则令人九窍不通。生姜味辛，中焦阳明之宣品也。桂枝性温色丹，枝性在上，主行行心气者也。细辛一名少辛，味辛臭香，一茎直上，得东方甲木之气、能升发水中之生阳（眉批阳气伤则恶寒，阴气伤则恶风，阴阳邪邪正之不相合也。防己内纹如车辐行运之药也。脾胃之药，各有分属，桂属木而色赤，故能行心气，母能令子实也）。

【医案举例】

1. **水肿失眠案**（*唐医易*）

患者，女，1934 年 2 月 18 日生。2012 年 5 月 24 日初诊。

主诉：睡眠差、失眠数月。数月来睡眠差，难入眠，肝胆科检查未见异常，足肿数月，早起眼睑浮肿，稍后消失。

刻下症：足肿，按之凹陷，心慌、紧张，食欲正常，二便正常。平素血压 160/90 毫米汞柱（1 毫米汞柱≈0.133 千帕）左右，舌色暗，苔白厚腻，脉弦滑，至数平。

西医诊断：失眠。

中医诊断：不寐（水饮内扰证）。

治法：利水消肿，安神助眠。

方用防己黄芪汤加味。

组成：防己 15 克，甘草片 8 克，白术 12 克，黄芪 15 克，生姜 6 克，大枣 2 个，茯苓 12 克，薏苡仁 20 克，桂枝 10 克，6 剂。

2012 年 5 月 31 日复诊：前药有效，服后能入眠，足肿也消，但停药 2 天又复脚肿，睡眠差。守方再进 6 剂。

2012 年 6 月 14 日家属来电，药后诸症痊愈。

按：此案患者失眠、水肿乃因水饮上扰所致，水饮上冲则睡眠差、难入眠、眼睑浮肿，水饮扰心则心慌、紧张。唐师用防己黄芪汤加茯苓健脾利水，桂枝振奋心阳，薏苡仁淡渗除湿，使心阳振，脾气旺，转输速，使水有下行之势而无上凌之患，故虽无一味安神之品，然饮去则神自安，不但肿消，眠亦佳，其症愈。经方防己黄芪汤由防己、甘草、白术、黄芪、生姜、大枣组成，方中防己祛风除湿，黄芪固表止汗、利水消肿，白术燥湿利水、益气止汗，生姜、甘草、大枣调和诸药，共奏祛风除湿、固表止汗、利水消肿之功。此方原不治失眠，唐师运用此方治疗水肿失眠，正是借其利水消肿之效，乃活用经方之法。

2. **黄带案**（*唐医易*）

患者，女，2016 年 5 月 25 日初诊。

主诉：闭经、黄带 4 个月。患者近 4 个月闭经，全身不适，西医检查盆腔有“巧克力囊肿”，多次建议手术治疗。

刻下症：白带偏黄，睡眠差，夜尿频繁，纳可，大便基本正常，舌质淡瘀，尖边绛，有齿痕，苔白灰腻，右脉浮弦长细紧，左脉浮弦长紧，至数平。西医诊断：非炎性带下病。中医诊断：黄带(肝郁湿热证)。

治法：疏肝解郁，清热止带。

方用加味逍遥散。

组成：柴胡12克，当归9克，白芍9克，白术6克，茯苓12克，甘草片6克，煨姜9克，薄荷(后下)9克，牡丹皮12克，酒栀子9克，6剂。水煎，每日1剂，分早晚2次服用。

2016年6月4日二诊：患者睡眠好转，夜尿明显减少，夜尿后可再入睡，月经量少，色偏黑，纳可，大便正常，晨起口干喜饮，舌质略淡暗，有齿痕，苔白厚腻，六脉浮弦紧，至数平。

改用防己黄芪汤加味。

组成：防己15克，甘草片8克，白术15克，黄芪15克，知母10克，茯苓12克，生姜6克，大枣2个，6剂。水煎，每日1剂，分早晚2次服用。

2016年6月18日三诊：患者黄带症状减轻，精神、睡眠好转，纳可，大便正常，夜尿，晨起口干喜饮水，舌质略暗，有齿痕，苔白腻，有脉浮弦细紧，左脉浮弦紧，至数平。守二诊方再进6剂。

2016年6月25日四诊：前药后带下量少，眠差，纳可，晨起口干，大便正常，偶有夜尿，舌质略暗，有齿痕，苔薄白腻，右脉浮弦长紧，左脉浮弦长细紧，至数平。改用一诊方再进6剂。

2016年7月2日五诊：月经第5日，经量增多，经色无瘀黑，黄带消失。至此黄带和闭经皆愈。

按：该案患者4个月来一直有黄带，夜尿频繁，苔腻，双手脉弦，说明是由水湿内扰所致，湿久化热，故带下见黄，且女性带下虽有虚实、寒热之分，然多以湿邪为患。《素问玄机原病式》曰："下部任脉湿热甚者，津液涌溢而为带下也。"初则湿热明显，故用加味逍遥散疏肝解郁、清热止带，热清后睡眠尚可，夜尿明显改善，转以除湿为主，故改用防己黄芪汤。唐师应用防己黄芪汤正是借其除湿之功，治疗带下病而获良效。唐师据带下之五色酌情加味，如见白带下则合苓桂术甘汤或加苍术、山药、白芍等疏肝理脾，见青带下则合茵陈蒿汤或加柴胡、茵陈、栀子等品清热祛湿，见黄带下则合百合知母汤或加芡实、茯苓、知母等补脾益肾、清热燥湿，见黑带则合黄连解毒汤或加大黄、黄连、车前子等泻火解毒、除湿止带，见赤带下则合三物黄芩汤或加当归、生地黄、牡丹皮等清肝解郁。

【现代运用】

本方为治风水、风湿属表虚证的代表方，以汗出恶风，小便不利，苔白脉浮为辨证要点。现代运用本方常用于治疗慢性肾小球肾炎、心源性水肿、风湿性关节炎等属表虚湿盛者。

乌头汤

【方剂组成】

麻黄三两(9克)，芍药三两(9克)，黄芪三两(9克)，甘草(炙)三两(9克)，川乌(㕮咀，以蜜二升，即出乌头)五枚(9克)

【方药用法】

上五味，㕮咀四味。以水三升，煮取一升，去滓，纳蜜煎中，更煎之。服七合；不知，尽服之。

【方证释义】

本方功用温经散寒，除湿宣痹。本方证是因寒湿之邪痹阻关节所致，寒湿之邪痹阻关节，气血运行不畅，则关节疼痛剧烈，屈伸不利。方中乌头辛苦热，有毒，可祛寒逐湿，凡凝寒痼冷皆能开之通之；麻黄辛微苦而温，入肺、膀胱经，其性轻扬上达，可通阳行痹。二者配伍，同气相求，外能宣表通阳达邪，内可透发凝结之寒邪。芍药宣痹行血，配伍甘草可发挥缓急止痛之功；黄芪益气固卫，助麻黄、乌头温经止痛，又可防麻黄发散太过；白蜜甘缓，可减轻乌头的毒性。诸药配伍，使寒湿去而阳气宣通，关节疼痛解除而屈伸自如，共奏温经散寒，除湿宣痹之功。

【主治病证】

病历节不可屈伸，疼痛，乌头汤主之。乌头汤方：治脚气疼痛，不可屈伸。

【历代名医方论】

《金匮要略心典》：此治寒湿历节之正法也。寒湿之邪，非麻黄、乌头不能去；而病在筋节，又非如皮毛之邪，可一汗而散者。故以黄芪之补、白芍之收、甘草之缓牵制二物，俾得深入而去留邪。如卫瓘监钟、邓入蜀，使其成功而不及于乱，乃制方之要妙也。

《成方切用》：历节病即行痹之属也。乃湿从下受，挟风流注，故或足肿而必发热，且更不可屈伸而疼痛，故以甘、芍和阴，麻黄、黄芪通肌肉之阳气，而借川乌之迅发，以行其痹着。

《退思集类方歌注》：方中余四味用水煮，乌头用蜜煎，蜜煎则乌头之性出，而乌头之气不散，正取其气味俱全，而雄入之势更壮，非徒以蜜能解乌头之毒之谓也，故以乌头名方。细剖其义，芪、芍、甘草牵制麻黄之表散，白蜜牵制乌头以温经，无非欲使寒湿之邪，从关节徐徐而解耳。

《金匮要略直解》：寒淫于内，则腹中痛，寒胜于外，则手足逆冷，甚则至于不仁而身疼痛，此内外有寒也。乌头煎，热药也，能散腹中寒痛。桂枝汤，表药也，能解外证身疼痛。二方相合，则能达脏腑而利营卫，和气血而播阴阳。其药势翕翕行于肌肉之间，恍如醉状，如此则外之凝寒以行，得吐则内之冷结将去，故为中病。

《医略六书》：寒邪外束，营血不能统运于经府之间，故身腹疼痛，寒疝厥冷不仁焉。乌头祛风逐冷，治疝除痹；白蜜润燥益虚，缓中止痛；加入桂枝、白芍以调和内外。务使寒邪外解则营气内和，而阳得敷于肢体，何思逆冷不仁，身腹疼痛之不除哉。

【医案举例】

1. **痹证(关节炎急性发作)**(王海洲医案)

王某某，女，23岁，农民。1977年10月18日就诊。自诉3天前因挖井下水、又感风邪而致双膝关节冷痛难忍，不能行走，伸屈痛甚，关节肿胀，右膝明显，急赴本院求治，服桂枝芍药知母汤之类2剂后，痛非减轻，反而加重。现症膝部痛如锥刺，局部发凉，不时呼叫，屈伸不利，不能坐、立、行，只能取卧位。检查：血白细胞计数12 000/立方毫米。中性75%，血沉24毫米/小时，舌质淡，苔白，脉沉紧。证属气血亏虚，寒湿阻络。治宜补气养血，散寒除湿，活络止痛。遵《金匮要略》乌头汤加味：黄15克，白芍30克，制乌头12克，麻黄15克，桂枝10克，木瓜30克，防己20克，炙甘草6克，生姜3片、大枣5枚为引。上方服2剂(一日量)后，膝关节疼痛明显减轻，肿消其半，能坐、站一时许，行走丈余，但夜间仍痛，舌质淡，苔白，脉沉细微迟。寒湿未尽，原方加干姜12克，又服4剂，膝关节痛肿基本消失。为巩固疗效，又以前方加减服5剂，痛止行便。[王海洲. 国医论坛. 1990(1):17]

2. **寒湿历节(寒痹)**

徐某某，男，42岁，司机。1983年8月17日诊。半月前因夜间行车受凉，次日晨起双膝关节疼痛，不可屈伸，行走艰难，每遇风冷则剧痛难忍，得温稍减。虽初入孟秋，已厚衣裹身，仍感下肢冷凉重着，舌质淡红，苔薄白，脉沉紧，证属寒痹，治宜温经散寒，祛风除湿止痛：川乌头6克，细辛3克，麻黄6克，白芍10克，黄芪15克，甘草6克，独活12克。2剂。复诊：关节疼痛大减，自觉下肢轻温，能缓步行走，舌脉同前。痛势既减，效不更方，守方再服5剂痊愈。追访一年未复发。[河北中医，1989(3):10]

3. **肩周炎**

徐某某，女，45岁。患肩周炎两个月。十年前初冬曾因夜间肩胛外露而受风，晨起时即觉肩臂痛，时时麻木，以左肩为甚。近几个月来疼痛明显加重，夜不成寐，疼痛难忍，痛时连及颈项和腰背，四肢关节亦痛，肩关节活动受限。曾拍片确诊为“颈椎、腰椎骨质增生”。血沉和抗“O”正常。舌质淡苔白而滑，脉象沉细稍弦。此乃寒湿阻络，证属“寒痹”。随投乌头汤合蠲痹汤二方加减：麻黄9克，川乌9克，白芍12克，赤芍12克，黄芪15克，甘草9克，姜黄10克，羌活9克，防风9克，当归10克，川芎6克，制乳没各10克，灵仙9克。服药3剂后，疼痛大减，白天已不痛，只有夜间轻微疼痛，又用前方继服10剂，疼痛消失，肩关节运动功能明显好转，又服7剂，共服20剂，基本痊愈。稍有功能障碍，自己锻炼和配合按摩以善其后。(《张仲景药法研究》科学技术文献出版社，1984)

4. **腹痛(蛔虫性肠梗阻)**(陈寿永医案)

闻某某，女，14岁。1984年9月14日初诊。患者六七天前曾腹痛，呕吐一次，经当地医生用驱虫药治疗，排出蛔虫四五十条，但腹痛未见好转，昨日起更加剧烈，经用阿托品等解痉药罔效，西医诊为肠梗阻，拟用手术疗法。患儿及家长畏惧手术，要求用中药治疗。患者面色萎黄，表情痛苦，呻吟不休，四肢清冷，脐腹疼痛，可触及条索状硬块，脉沉细，舌淡苔白腻。乃阳虚寒凝，腑气不通所致，治当温阳散寒，理气通便。拟乌头汤去麻黄加炮姜、枳壳试投：制川乌12克，蜂蜜10克，白芍10克，炙甘草10克，炙黄芪12克，炮姜3克，炒枳壳9克，共煎，温饮。药入未吐，腹痛未再增剧，病有转机。配合灸中脘，针足三里(双)，痛势稍缓。再服二剂。药后1小时，四肢渐温，矢气频传，腹中包块消失，疼痛亦止。后以姜汤送服香砂六君子丸调理而愈。[河南中医，1988(4)：23-24]

5. **偏头痛**(白光辉医案)

田某某，男，21岁，1983年3月31日入院，住院号83/116。患者右侧颜面发作性刺痛2年余，疼时伴局部抽掣，日渐加重。入夜甚痛，不能安寐。近日来一直数发疼痛难忍，不能正常工作。经西医检查诊断为二叉神经痛，曾每次服用安痛定、止痛片苯妥英钠，及局部封闭治疗均无效，乃求治于中医。今停用一切西药止痛剂。查舌质淡，苔薄白，脉沉细。处方：制川乌10克，白芍40克，细辛5克，丹参30克，制乳香、制没药、麻黄、甘草各6克，元胡12克。服3剂，疼痛大减，颜面部稍有麻木感，抽掣消失，大便溏，日行2次。上方加白术15克连服12剂，疼痛不作，停药半月，痊愈出院，随访1年未复发。

按：三叉神经痛，属中医“头风”“偏头痛”范围。采用本方，取乌头辛散定痛之性，芍药、甘草缓急止痛之功，用细辛祛风通络，丹参活血化瘀，而收良效。[浙江中医杂志，1986(6)：281]

6. **委中毒**(华隆虎医案)

胡某某，男，12岁。1985年6月11日诊。九天前右膝弯肿胀麻木，在附近医院打针服药一周未愈，由其父背来门诊。查：右脚委中漫肿无头，皮色不红，扪之欠温轻按胀木，重按呼痛继之痛减。面色淡滞，神情痛苦，不能站立，唇色暗滞，舌质淡白，苔白滑薄腻，六脉沉紧缓。委中为太阳经脉所过，本寒而标阳，中见少阴。经云：“经脉流行不止，环周不休，寒气入经而稽迟，泣而不行，客于脉外则血少，客于脉中则气不通，故卒然而痛也。”此寒伤血脉，凝血滞气，气血流通被阻，经络痹阻，郁久酿热，蕴结成毒聚于经络所过之处则发委中毒。治当扶阳散寒，宣痹通脉，化阴托毒。方用《金匮》乌头汤：黄芪50克，白芍30克，麻黄(另包后下)、生甘草、炙川乌各10克。头煎40分钟，二、三煎各20分钟，三次煎液混合后入麻黄煎，10分钟后取其煎液一日三次温服。1剂后，委中胀痛

大减，肿消过半，已能站立。继服原方3剂病愈。随访3月，行动如常。［四川中医，1990(12)：38］

按：乌头汤，本为寒湿历节而设。然仲景论疾，每详于变而略于证，故寒湿下注，阳气不得温通，经脉寒湿阻滞之脱疽、委中毒，虽病不同，但病理上同为寒湿阻滞所致，仍用是方。推而广之，凡寒湿所致的其他杂证亦可投之。即病皆与方相应者乃服之。然本方系辛温大热之剂，临证使用故当审慎，须辨明寒热之真假，不可孟浪。其辨证要点：须见面色苍白，手足厥冷，舌淡苔白，脉沉细或沉迟无力，确属寒湿者方可使用。

【现代运用】

本方现代常用于治疗风湿性关节炎、类风湿关节炎、肩关节周围炎、三叉神经痛、腰椎骨质增生等症属寒湿痹阻者。

三黄汤

【方剂组成】

麻黄五分(10克)，独活四分(9克)，细辛二分(4克)，黄芪三分(6克)，黄芩三分(6克)

【方药用法】

上五味，以水六升，煮取二升，分温三服，一服小汗，二服大汗。

加减：心热加大黄二分，腹满加枳实一枚，气逆加人参三分，悸加牡蛎三分，渴加栝蒌根三分，先有寒，加附子一枚。

【方证释义】

本方功用益气解表，除湿疏风，适用于中风之轻症，用于治历节疼痛、手足拘急，无汗恶寒而烦热者。其患者素体虚而阴阳偏盛，今复感风湿之邪，故百节疼痛，手足痉挛。方中独活辛散温通，为风寒犯经而设，善祛风湿，止痹疼，疗风湿痹病；细辛辛散，祛风散寒，通窍止痛，温肺化饮；麻黄、独活、细辛解表祛风，并引诸药，直达百节，使经络通行。黄芩清热除湿，为湿郁于下，热盛于上者所设；黄芪益气固表，一则防麻黄、细辛疏散太过，二则有扶正除邪之功。诸味相伍，共奏益气解表，疏风除湿之功。如里热内结成实，发热便秘，则用大黄泻热通腑。

【主治病证】

《千金》三黄汤治中风手足拘急，百节疼痛，烦热，心乱，恶寒，终日不欲饮食。

【历代名医方论】

《金匮要略方论本义》：亦为中风正治，而少为变通者也。以独活代桂枝，为风入之深者设也。以细辛代干姜，为邪入于经者设也。以黄芪补虚以熄风也；以黄芩代石膏清热，为湿郁于下，热甚于上者设也；心热加大黄，以泄热也；腹满加枳实，以开郁行气也；气逆加人参，以补中益胃也；悸加牡蛎，防水邪也；渴加栝楼根，以肃肺生津除热也……先有寒，即素有寒也，素有寒则无热可知，纵有热亦内真寒外假热而已。云加附子，则方中之黄芩亦应斟酌矣，此仅为虚而有寒者治也。

《医门法律》：此方治风入荣卫肢节之间，扰乱既久，证显烦热恶寒不食，邪盛正虚可知。其用麻黄为君者，以麻黄能通阳气而开痹也；故痹非得汗不开，然内虚当虑，须用参、芪以佐之；而虚复有寒热之不同，虚热则用黄芩，虚寒则加附子。

徐忠可云：此风入营卫肢节之间，扰乱既久，因而邪袭肾府，手足拘急，阳不运也；百节疼痛，阴不通也；烦热心乱，热收于心也；恶寒经日，不欲饮食，肾家受邪，不能交心关胃也。故以麻黄通阳开痹，而合黄芪以走肌肉，合黄芩以清邪热，独活、细辛专攻肾邪为主，而心热腹满，气逆悸渴，及先有寒，各立加法，为邪入内者，治法之准绳也。

《张氏医通》：此方备急千金要方云仲景三黄汤，治恶寒经日不止，不欲饮食，全似内外虚寒之候，而方中仅用黄芩之苦寒，岂不疑麻黄辈之温散乎？既用麻黄，复用黄芪，岂不

疑表气之闭拒乎？易知恶寒经日不止，虽有似乎虚寒。而实卫虚不能胜邪所致；不欲饮食，亦是风热内蕴之故；观烦热心乱一语，病情灼然。故方中虽以麻黄、独活、细辛开发腠理于外；即以黄芩清解风热于内，更虑卫虚难于作汗，乃以大剂黄芪助之，与黄芪建中之义不殊。其用黄芪之意有二：一以佐麻黄开发之权，一以杜虚风复入之路也。方后复云，心热加大黄，言服前药后心中烦热不除，知黄芩不能祛之外散，即以本方加大黄以引之下泄也。其加枳实、加人参、加牡蛎、加栝楼等法，或治旺气，或助本原，各随标本而施。加附子者，专佐麻黄之蒸发，助黄芪温经，殊非阴寒之谓，与麻黄附子细辛汤同源异流。

刘渡舟：本方是论述中风偏枯，风寒深入，郁而化热的证治。病人营卫素虚，外感风寒邪气，故恶寒，手足拘急，百节疼痛。风寒外闭，阳气内郁而化热，则烦热心乱，经日不欲饮食。治以三黄汤，散寒清热，补益卫虚。

【医案举例】

1. 中风手足拘挛

许某某，男，52岁，工人。患脑血管意外已有半年之久。左侧半身不全瘫，手足时时拘挛，并在夜间疼痛较重，经治不愈。于1977年6月12日就诊。血压150/90毫米汞柱，心电图正常，心肺(一)，左手尚能自举活动，走路蹒跚，自觉诸肢节疼痛，尤以患侧为重，其脉浮大，舌质淡暗，舌苔薄白。乃风中经络，湿留肢节，试投千金三黄汤加味：麻黄9克，独活12克，黄芪30克，细辛5克，黄芩9克，秦艽15克，木瓜15克，当归15克，赤芍12克，甘草10克。服3剂，疼痛减轻，手足挛急亦有好转，但上肢进展较慢，又以上方加桂枝、灵仙、姜黄、羌活，取蠲痹汤之义，连服6剂，疼痛已基本消失。后又以千金三黄汤合补阳还五汤，共服30余剂，基本恢复正常。随访至一年后，因精神不佳，劳累过度而前症有些复发。(《张仲景药法研究》)

2. 外寒内热之痹痛，或风寒而有化热之中风轻证(刘渡舟医案)

李某，女，25岁。1993年9月29日初诊。患周身疼痛半年，肩、肘、膝关节无一处不痛，西医检查未见明显异常，曾服“身痛逐瘀汤”不效。现周身疼痛、无汗、恶风、心烦、食少，大便干燥、数日一行。月经后期，经来时小腹疼痛。舌质红、苔白、脉弦细小数。此风寒湿痹阻经络关节，兼有里热之证，治宜祛风散寒清热。处方：黄芩10克，黄芪10克，麻黄3克，细辛3克，独活6克。七剂。服三剂，疼痛大减。七剂服完身痛若失，诸症亦随之而愈。

按：本案为风寒湿邪在表，而内有蕴热之证。可见于素有内热之人，感受风寒湿邪气；或外邪入里化热，又复感于风寒湿等。风寒湿外侵，三气杂而合至，痹阻于经络关节，故见周身关节疼痛；风寒外束，营卫郁闭，则见无汗、恶风等表证。心烦、便干、舌红、脉数，为热蕴于里之象。证属表里同病，寒热并存。故在治疗上就不能像一般寒痹或热痹那样单纯使用温热药或寒凉药，而是要寒温并用，表里同治，拟散外寒，清内热之法。所用方药为《千金翼方》之“三黄汤”。本方善治“中风手足拘挛，肢体疼痛，烦热心乱，恶寒，不欲饮食”等症。方用麻黄外散风寒；黄芩内清里热；细辛助麻黄发散风寒止痛为佳；独活祛风胜湿，善搜体内之伏邪，为身痛之要药；妙在黄芪一味，既能扶正走表益卫气，又能散寒祛湿而驱邪气，况麻、辛得黄芪，则发散有力；黄芩得黄芪，则清热不伤中。一味黄芪能一统寒热。刘老常用本方治疗外寒内热之痹痛，或风寒而有化热之象，其疗效可佳。

3. 双膝关节疼痛

患者，郝之堂，男，38岁，初诊：2006年6月22日。患者于5天前淋雨后，发热、头痛、周身酸痛，体温38.5℃，曾输液治疗3天，发热已退，但全身酸痛加重，特别是双膝关节疼痛，难以下蹲，蹲下后自己不能起立，需由人搀扶方能站立。在市人民医院检查结果示：白细胞、淋巴细胞降低，抗“O”正常，类风湿因子(—)，诊断为：风湿性关节炎。诊见：痛苦病容，全身关节酸痛，膝关节痛甚，不能下蹲，头痛、咽干、微咳，舌淡白，脉浮紧。此病为风寒湿三气杂至之痛痹症。病机为：气虚血弱，卫阳不足，腠理空虚，风寒湿乘虚侵袭，阻于脉络，而致气血运行不畅，即成为风寒湿痹。治宜补气活血，温经散寒，佐以祛风、除湿。治宜《千金方》三黄汤加味。药用：麻黄15克，黄芪15克，黄芩10克，独活20克，细辛6克，附子10克，白术15克，薏米15克，云苓15克，羌活10克，当归15克，鸡血藤20克，大枣5枚，水煎服，2剂。6月24日二诊：全身酸痛减轻，上身关节肌肉疼痛已痊愈，唯下肢两膝关节疼痛，不能下蹲，其他症亦皆减轻，上方去羌活，减麻黄为10克，加川牛膝15克，生姜3片，3剂。6月27日三诊：膝关节已不痛，蹲起自如，全身不适症状皆已缓解，自觉如常人。为巩固疗效，上方稍作加减，嘱再服2剂。药用：麻黄10克，黄芪15克，黄芩10克，独活20克，细辛5克，山萸肉10克，白术15克，薏米15克，云苓15克，川牛膝15克，当归15克，鸡血藤20克，川断15克，寄生15克，大枣5枚，生姜3片。水煎服，2剂。

按：风湿性关节痛，中医又名“痹症”。本病主要是由于风寒湿邪侵袭人体，流注经络，致气血不和而成，三气感受大都合并而来，故《内经·痹论》曰：“风寒湿三气杂至，合而为痹也，”其临床表现轻者，只在某些肢体、关节等处，感到酸楚、疼痛，并在气候变化时加剧，严重者则疼痛、酸楚显著，关节肿大，并因反复发作而致关节挛急，屈伸不利。

【现代运用】

本方适用于中风之轻症，或偏瘫患者而肌肉肢节疼痛者，以及风痹热痹皆可酌用之。麻黄是消化道感染的有效药物，故该方可治疗上消化道部位相关感染，如急性胃炎、胰腺炎、胆道感染等，且寒热虚实错杂的痛风可以选用该方。

越婢汤

【方剂组成】

麻黄六两(18克)，石膏半斤(24克)，生姜三两(9克)，甘草二两(6克)，大枣三枚(5克)

【方药用法】

上以水六升，先煮麻黄，去上沫，纳诸药，煮取三升，分温三服。

【方证释义】

本方之所以名“越婢汤”，成无已认为“脾治水谷，为卑脏若婢，内经曰，脾主为胃行其津液，是汤所以谓越婢者，以发越脾气，通行津液”。本方功用宣肺泄热，行水消肿。方中重用麻黄，既取其发汗、利水之功，又取其开宣肺气之能，发汗解表，宣肺行水，从而除去在表之水气；配伍石膏，清泻肺胃郁热；生姜助麻黄宣散水湿；甘草、大枣补脾和中，培土胜湿。诸药配伍，有散风清热，宣肺行水之效用。若风水肿势较甚，可加白术健脾除湿；恶风则加附子。

【主治病证】

风水，一身悉肿，发热或无大热，恶风，自汗出，口渴，小便不利，或咳喘，脉浮。

【历代名医方论】

《医方集解》：此足太阳药也，风水在肌肤之间，用麻黄之辛热以泻肺；石膏之甘寒以清胃；甘草佐之，使风水从毛孔中出；又以姜枣为使，调和营卫，不使其太发散耗津液也。

《金匮要略方义》：本方为治疗风水而肺胃有郁热之主要方剂。风水为病，乃风邪外袭，肺气不宣，水道失调，风水相击于肌表所致。治当解表祛风，宣肺行水。方中以麻黄为君药，发汗解表，宣肺行水；佐以生姜、大枣则增强发越水气之功，使风邪水气从汗而解，

尤可藉宣肺通调水道之力，使水邪从小便而去。因肺胃有热，故加石膏以清其热。使以甘草，调和药性，与大枣相伍，则和脾胃而运化水湿之邪。综合五药，乃为发越水气，清泄里热之剂。

喻昌《尚论篇》：越婢者，石膏之辛凉也，胃得之则热化津生，以此兼解其寒，柔缓之性比女婢尤为过之。

赵以德曰：五脏各一其阴阳，独脾胃居中而两属之，故土不独成四气，土亦从四维而后成，不惟火生而已。于是四方有水寒之阴，即应于脾；风热之阳，即应于胃。饮食五味之寒热，凡入于脾胃者亦然。一有相干，则脾气不和，胃气不清，而水谷不化其精微，以行营卫，以实阴阳也。甘者是土之本味，所以脾气不和，和以甘热；胃气不清，清以甘寒。麻黄之甘热，走手足太阴经，连于皮肤，行气于三阴，以祛阴寒之邪；石膏之甘寒，走手足阳明经，达于肌肉，行气于三阳，以祛风热之邪。既用其味甘以入土，用其寒热以和阴阳，用其性善走以发越脾气，更以甘草和中缓急，调二药相协而成功。大枣之甘，补脾中之血；生姜之辛，益胃中之气。恶风者阳虚，故加附子以益阳。风水者，则加术以散皮肤间风水气，发谷精以宣荣卫，与麻黄、石膏为使，引其入土也。越婢之名，不亦宜乎！（《古今名医方论》）

【医案举例】

1. **肾炎水肿**（胡希恕医案）

佟某，男，63岁，初诊日期1965年7月6日。因慢性肾炎住某医院，治疗3个月效果不佳，尿蛋白波动在（＋）～（＋＋＋），无奈要求服中药治疗。近症：四肢及颜面皆肿，皮肤灰黑，腹大脐平，纳差，小便量少，汗出不恶寒，舌苔白腻，脉沉细。此属水饮内停，外邪郁表，郁久化热，与越婢汤方：麻黄12克，生姜10克，大枣4枚，炙甘草6克，生石膏45克。上药服2剂，小便即增多，喜进饮食，继服20余剂，浮肿、腹水消，尿蛋白（－），病愈出院。（冯世纶，等．经方传真（修订版）．北京：中国中医药出版社，2008：93）

2. **急性支气管炎**

刘某，女，35岁，教师。发热，咳嗽，咳黄痰，胸闷气急4天，体温最高达39℃，舌苔黄腻，脉数有力。查体：两肺散在哮鸣音。胸透：两肺纹理增重。辨证：风热壅盛，肺气上逆。治宜宣肺平喘，止咳化痰。麻黄15克，石膏15克，甘草6克，前胡12克，桔梗12克，黄芩12克，杏仁9克，桑白皮5克，鱼腥草30克。共服10剂，诸症悉平。［李跃进．越婢汤治验2则．河北中医，1998，20(4)：5］

3. **肝硬化（臌胀）**

李某，男，48岁，1999年10月6日初诊。主诉：腹胀、尿少、下肢浮肿间作2年，加重1月。患者2年前因劳累后出现腹胀，神疲乏力，尿黄少。某医院诊断为：肝炎后肝硬化。住院后经输注白蛋白，口服氢氯噻嗪、安体舒通等治疗，腹水消失，症状减轻出院。1月后上症复作，转求中医治疗。曾服小柴胡汤、胃苓汤、枳术散等，同时间断抽取腹水，输注白蛋白，口服利尿药，症状反复发作。1月前因饮食不节，情志不舒，症状加剧，经多方求治无效来诊。诊见：腹胀如鼓，青筋显露，双下肢可凹性水肿，尿少色黄，大便燥结，形寒肢冷，舌紫暗，苔厚腻水滑，脉沉细涩。慢性病容，心肺未见异常，肝未触及，肝区叩击痛，腹壁静脉曲张，腹大至脐，质软无结节，移动性浊音存在，腹围110厘米，双膝关节以下高度可凹性水肿。B超检查示：肝脏大小正常，表面粗糙，肝实质回声增强增粗，门静脉内径1.4厘米，脾大，大量腹水。肝功能检查：谷丙转氨酶120单位/升，白蛋白26克/升，总蛋白56克/升。乙肝两对半：HBsAg（＋），HBe Ab（＋），HB cAb（＋）。肾功能、电解质、血尿便常规、心电图、X线胸片均正常。胃镜检查示：食道静脉曲张（中度）。西医诊断：肝炎后肝硬化。中医诊断：臌胀，证属肝郁脾虚，肾阳衰微，水湿内聚。治以温肾健脾，疏肝活血，利水消肿。处方：麻黄、生姜、附子各15克，石膏、炙甘草、白芥子、牵牛子、柴胡、赤芍、鳖甲、槟榔各10克，白术、泽兰、桃仁、大腹皮各30克，车前子20克，大枣6枚。

每天1剂，水煎服。服3剂后大便通泻4次，小便畅利，微汗出。服7剂后腹胀明显减轻，下肢水肿消退，腹围缩小至98厘米。坚持服药1月余，腹水消失，下肢水肿亦消退，腹围缩至80厘米。B超复查腹水消失。建议患者行食道静脉硬化或套扎治疗，因患者自身原因未予治疗。以上方改汤为散，每服6克，每天3次，随访2年未发。后患者于2003年秋收劳累，进食坚硬食物导致上消化道大出血，未及抢救而死亡。［曹生有．越婢汤加味治疗肝硬化．新中医，2009，41(11)：129-131］

4. 甲状腺功能减退症(水肿)

阮某，女，52岁，2002年3月5日初诊。主诉：疲乏、畏寒、无汗、周身渐进性水肿近1年。患者1年前因情志不调而出现神疲乏力、纳差、少言懒动，在当地卫生院曾以感冒经治疗1月余无效，且全身发紧，水肿后经检查甲状腺功能：血清促甲状腺素(TSH)。36单位/升；T_4 47纳摩/升；T_3 0.8纳摩/升。诊为甲状腺功能减退症。曾以甲状腺素片，中药金匮肾气汤、羌活胜湿汤、阳和汤加减等治疗半年余，症状无明显改善而来诊。诊见：周身呈非可凹性水肿，畏寒无汗，手足不温，乏力懒言、便秘、纳差、皮肤干燥粗糙，舌淡青胖，边有齿痕，脉沉迟。心电图、血尿便常规均正常，B超检查示：肝、胆、脾、双肾、输尿管均无异常。西医诊断：甲状腺功能减退症；黏液性水肿。中医诊断：水肿，证属脾肾阳虚，水湿内停。治以温肾健脾，逐水利湿。

处方：麻黄、石膏各20克，生姜、附子、桂枝各15克，白术、泽兰、桃仁各30克，车前子18克，白芥子10克，细辛9克，通草6克，大枣12枚。每天1剂，水煎服。西药维持服甲状腺素片。服7剂后，周身汗出，大便通畅，小便清利，畏寒水肿有所减轻。连服60余剂，诸症消失，仍维持服甲状腺素片。复查：TSH 9单位/升，T_4 123纳摩/升，T_3 1.8纳摩/升。随访3年无复发。［曹生有．越婢汤治疗特发性水肿81例．新中医，2005，37(4)：76-77］

【现代运用】

临床主要用于治疗类风湿关节炎、特发性水肿、急性肾炎等病症。现代临床研究后，越婢汤对治疗哮喘、外感高热、荨麻疹、急性支气管炎、肝硬化、甲状腺功能减退症等病症均有良好效果。

越婢加术汤

【方剂组成】

麻黄6两(18克)，石膏半斤(25克)，生姜3两(9克)，甘草2两(6克)，白术4两(12克)，大枣15枚(12克)

【方药用法】

上六味药，先煮麻黄去上沫，后加入其他药同煮，去滓，分三次温服。

【方证释义】

本方功用疏风泄热，发汗利水。本方乃越婢汤加白术而成，可用于治疗皮水，一身面目悉肿，发热恶风，小便不利，苔白，脉沉者。方中重用麻黄发汗散寒，宣肺利水；白术乃脾家要药，善于健脾化湿，与麻黄相伍，能外散内利，祛一身皮里之水；石膏清泻肺热；生姜开胃散水。本方治证，乃脾气素虚，湿从内生复感外风，风水相搏，发为水肿之病。方以越婢汤发散其表，白术治其里，使风邪从皮毛而散，水湿从小便而利。诸药配伍，有表里双解，表和里通之功。

【主治病证】

里水者，一身面目黄肿，其脉沉，小便不利，故令病水。假如小便自利，此亡津液，故令渴也，越婢加术汤主之。

《金匮要略·水气病脉证并治》：里水，越婢加术汤主之，甘草麻黄汤亦主之。

《金匮要略·中风历节病脉证并治》：《千金方》越婢加术汤治肉极热，则身体津脱，腠理开，汗大泄，厉风气，下焦脚弧。

【历代名医方论】

《金匮要略方义》：本方乃越婢汤加白术而成。白术乃脾家正药，健脾化湿是其专长，与麻黄相伍，能外散内利，祛一身皮里之水。本方治证，乃脾气素虚，湿从内生复感外风，风水相搏，发为水肿之病。方以越婢汤发散其表，白术治其里，使风邪从皮毛而散，水湿从小便而利。二者配合，表里双解，表和里通，诸症得除。

《金匮要略心典》：越婢加术，是治其水，非治其渴也。以其身面悉肿，故取麻黄之发表。以其肿而且黄，知其湿中有热，故取石膏之清热，与白术之除湿。不然，则渴而小便利者，而顾犯不可发汗之戒耶。或云：此治小便利，黄肿未去者之法。越婢散肌表之水，白术止渴生津也。亦通。

【医案举例】

1. **水肿**(胡希恕医案)

宋某，男，19岁，1966年3月18日初诊。半月来发热，服APC热不退，渐出现眼睑浮肿，经某医院检查尿蛋白(＋＋＋＋)，红细胞满视野，管型2～4/HP，嘱住院治疗。因无钱，经人介绍而来门诊治疗。症见：头面及四肢浮肿，头痛发热38～38.5℃，小便少，甚则一日一行，苔白腻，脉沉滑。此属外寒里饮、饮郁化热，治以解表利水、佐以清热，与越婢加术汤：麻黄12克，生姜10克，大枣4枚，炙甘草6克，生石膏45克，苍术12克。结果：上药服2剂后，浮肿大减，尿量增多，3剂后肿全消，6剂后尿蛋白减为(＋)。因出现腰痛，合服柴胡桂枝干姜汤，不及1个月，尿蛋白即转为阴性。休息1个月后参加工作。1966年12月6日复查尿常规全部正常。[冯世纶，等．经方传真(修订版)．北京：学苑出版社，2008：95]

2. **水疱**

高某，男，44岁。患者周身起大小不等的水疱已4个多月，虽经治愈，但外出见风即发。全身水疱大小不等，透明，疱破后流水清稀，微痒，上半身较多。身体健壮，食欲正常，脉大有力，舌红润苔少。此乃外风里水，风水相搏，壅于皮肤而发为水疱。治以散风清热，宣肺行水，用越婢加术汤。服1剂夜尿增多，继服6剂而愈，未再复发。[杨培生．越婢加术汤的临床运用．河南中医，1984(4)：25]

3. **角膜炎**

患者，41岁，女，初诊于1974年3月。病历：患者于19年前接受了右眼手术。以后看电灯时有像虹的七色光，头痛。被诊断为青光眼，又一次接受手术，手术后有眼角膜混浊，结膜红，充血，眼球疼痛。怕光而不敢出去，常流眼泪和有眼屎。眼睛疲劳，全身倦怠。经过十几年，结果右眼的视力几乎等于零。

现症：体格矮小，稍肥胖，虚胖状。脸色一般，脉平，无舌苔，血压130/80毫米汞柱，两眼睑结膜充血，以右眼严重，角膜混浊，像只死眼。

《金匮要略》水气门记有"里水者，一身面目黄肿"，中风门记有"治肉极(目翳，角翳)……腠理开，汗大泄"。本患者属水毒体质，两眼结膜充血、流泪、怕光，相当于此条文。因而用《金匮要略》越婢加术汤治疗。服14日后长年苦恼的怕光消除，服40日后右眼视力稍能看见。5月22日来我院时结膜充血减少，视力恢复很多，10月30日来我院时患者说服药前的怕光、流泪、眼屎多、眼疲劳现象全部消失，右眼视力全部恢复，实在太感谢了。虽然此例不能认为痊愈，但从其恢复情况来看，疗效显著。(汉方的临床，1974：352)

4. **慢性阻塞性肺气肿(肺胀)**

王某，男，76岁，因"反复咳嗽咯痰20

年，复发加重伴喘息，双下肢水肿1周”入院，查体：精神差，体型偏瘦，端坐位，急性病容，口唇紫绀，颈静脉充盈，双下肺可闻及湿啰音。咳嗽、咯痰、色黄黏稠。纳呆，舌质暗红，少苔，脉浮数。西医诊断：①慢性阻塞性肺疾病急性发作；②Ⅱ型呼吸衰竭；③右心衰。中医诊断：①肺胀(痰热蕴肺)；②肺阴虚。治疗：支气管舒张药，利尿药，糖皮质激素，抗生素及无创呼吸机辅助通气等。经治5天后，喘息缓解，纳差，双下肢水肿减轻。停用糖皮质激素，其余治疗不变。病程中患者乏力，食欲不振。第14天夜间病情加重，喘憋欲死，立即给予氨茶碱、糖皮质激素静脉推注后缓解。次日予糖皮质激素维持静滴。并给予越婢加术汤3剂：麻黄9克，石膏18克，生姜9克，白术20克，甘草5克，大枣5枚。

每日1剂，水煎服，不定时服。并逐渐减少糖皮质激素用量。3天后患者食欲增加，乏力减轻，精神明显好转，舌质红，苔微白，脉缓。继续以上治疗，20天后病情好转，要求出院。[李东方．越婢加术汤治疗慢性阻塞性肺疾病急性发作1例．吉林中医药，2009，29(4)：322]

5. 氨苄青霉素过敏(药毒)

高某，女，40岁，中药师。因“膀胱炎”住入内二科，注射氨苄青霉素后，面部呈凹陷性浮肿、泛黄、有点片状红斑，全身瘙痒，腰酸腿软，纳差尿少，少腹胀满，苔薄白腻，脉沉滑。法宜宣肺运中利湿，予越婢加术汤。麻黄、生姜各9克，生石膏30克，白术10克，大枣10枚，生甘草10克。服3剂后诸症基本消失。[姚建国．越婢加术汤治疗氨苄青霉素过敏．新疆中医药，1995(1)：58]

【现代运用】

本方为较强的宣肺利水方剂。治皮水泛滥之阳水，以眼睑面目及下肢浮肿，恶寒发热，小便不利为据，治从太阴，以疏风泄热，发汗利水为法。方用越婢汤宣肺行水，加白术以健脾渗利水湿，今多用于治疗急性肾炎水肿或慢性肾炎急性发作等。

越婢加半夏汤

【方剂组成】

麻黄6两(12克)，石膏半斤(25克)，生姜3两(9克)，大枣15枚(12克)，甘草2两(6克)，半夏半升(9克)

【方药用法】

上六味，以水六升，先煮麻黄，去上沫，内诸药，煮取三升，分温三服。

【方证释义】

本方功用宣肺泄热，清热化痰。本方所治之肺胀，系饮热内蕴，复感风邪所致。方中用麻黄、生姜为主药解表，散外来之风寒，麻黄宣肺平喘，发散风邪；生姜辛散，与麻黄相配发越水气，与半夏相配降逆化饮；石膏辛、甘、大寒，清泄内热；佐以半夏降逆散结，燥化痰湿；大枣滋补脾气，与生姜合用，调和营卫；甘草调和诸药，防麻黄发散太过，使攻邪而不伤正。

【主治病证】

咳而上气，此为肺胀，其人喘，目如脱状，脉浮大者，越婢加半夏汤主之。

【历代名医方论】

《金匮方歌括》：此肺胀，原风水相抟，热气奔腾，上蒸华盖，走入空窍，故咳而上气，喘，目如脱状证，脉浮大者，风为阳邪，鼓荡于其间故也。方用麻黄、生姜直攻外邪，石膏以清内热，甘草、大枣以补中气，加半夏以开其闭塞之路，俾肺窍中之痰涎净尽，终无肺痈之患也。

《金匮要略方义》：本方所治之肺胀，系饮热内蕴，复感风邪所致。风邪外束，肺气不宣，饮热内蕴，肺失通调，故上气喘咳，身形如肿，其目如脱。治当宣肺平喘，清热化痰。方中麻黄宣肺平喘，发散风邪；臣以石膏清泄内热；佐以半夏降逆散结，燥化痰湿；更以生姜

之辛散，外配麻黄发越水气，内助半夏降逆化饮；大枣补脾制水，与生姜合用，调和营卫；使以甘草调和诸药，且缓麻黄之散，石膏之寒，使攻邪而不伤正。

《医学衷中参西录》：《伤寒论》有桂枝二越婢一汤，治太阳病发热恶寒，热多寒少。《金匮》有越婢汤，治受风水肿。有越婢加半夏汤，治外感袭肺，致肺中痰火壅滞，胀而作喘。今因其人素患劳嗽，外感之邪与肺中蕴蓄之痰，互相胶漆，壅滞肺窍而劳嗽益甚。故用越婢加半夏汤，以祛外袭之邪，而复加山药、玄参、麦冬、牛蒡子，以治其劳嗽。此内伤外感兼治之方也。

【医案举例】

1. 咳喘（胡希恕医案）

詹某，女，39 岁，1964 年 10 月 12 日初诊。昨晚受凉，咽痛，咳喘，喉中痰鸣，服氨茶碱 2 片喘稍缓解，但仍咳重，咳则两眼发胀、头痛，自感呼吸不畅，苔白腻，脉浮弦。

此属外寒内热、饮气上逆，治以解外化饮、清热降逆，与越婢加半夏汤加杏仁：麻黄 12 克，生石膏 45 克，炙甘草 6 克，大枣 5 枚，半夏 12 克，杏仁 10 克。结果：上药服 2 剂咳喘减，咽痛、目胀、头痛已，继服 2 剂，诸症皆消。[冯世纶．经方传真(修订版)．北京：中国中医药出版社，2008：96]

2. 肺胀

张某，男，71 岁。患慢性支气管炎、阻塞性肺气肿 30 余年，咳痰喘反复发作，经常应用抗生素治疗。今年春季又因外感而宿痰复发，咳喘不得平卧。西医给予头孢唑钠、氨茶碱等西药抗炎、平喘治疗半月，病情无缓解，症状如故，故转中医诊治。查体：咳嗽痰白质稠，喘促不得平卧，目如脱状，口干、口渴、便干，时有发热，微恶风寒，舌质红少津，苔黄腻，脉浮数而滑。辨证分析该患者久患肺疾，肺气已虚，肺失宣降之职，津液不得输布，痰湿内生，蕴于肺内，久则成为宿痰，当时乃阳春三月，阳气上升，外感风温之邪，肺为华盖，首当其冲，内外合邪，引发宿痰，痰热上逆，而成本证，此乃痰热郁肺之肺胀。越婢加半夏汤加减：麻黄 10 克，石膏 40 克，半夏 10 克，生姜 6 克，红枣 4 枚，甘草 5 克，另加海浮石 25 克。服 1 剂后，热退喘减，已能着枕，又连服 5 剂咳喘已消失，纳增，睡眠良好，大便亦正常。继服六君子汤加减培土生金以善其后。[蔡丽威，于殿宏，于敏，等．越婢加半夏汤治愈肺胀两则．吉林中医药，2002，22(5)：55]

3. 哮喘(支气管哮喘)（吕志杰案）

傅某，男，15 岁。1999 年 6 月 10 日。自幼患咳喘病，多年来反复发作，常因外感风寒而诱发。发时咳嗽，喘息，甚则喉中哮鸣，或兼发热等表证。西医诊断：支气管哮喘。近 4～5 年来每年复发数次，常由吕志杰诊治，辨证以小青龙汤或射干麻黄汤加减治之，多 3～5 剂而愈。本次复发以小青龙加石膏汤治之，服药 3 剂，咳喘明显缓解，但仍感胸部憋闷，鼻流涕，脉沉滑，舌暗红苔薄黄。听诊：胸背部可闻及哮鸣音。以越婢加半夏汤再加厚朴宽胸利气。处方：麻黄 15 克，生石膏 60 克，清半夏 15 克，厚朴 24 克，炙甘草 9 克，生姜 30 克，大枣 6 枚。水煎，日 3 次温服。服 2 剂诸症缓解。(吕志杰，等．仲景方药古今应用．北京：中医古籍出版社，2000：504)

4. 妊娠水肿(风水)

刘某某，女性，35 岁。因妊娠 8 个月，全身浮肿，咳嗽气逼，入省妇幼保健院，住院治疗已 7 天，曾服氢氯噻嗪以及中药五皮饮加白术、当归、黄芪等剂，全身浮肿加剧，腹水增加，病情严重，正在考虑引产未决之际，经该院应邀会诊。诊得患者颜面及全身浮肿，恶风鼻衄，咳喘不已，呕逆不能食，大便尚通，小便短赤，舌苔白尖红，脉浮数有力，虽未见发热口渴等症，而肺经风水交冲挟有胃热之候显然可见。遂从《金匮》风水论治。处方：越婢加半夏汤。麻黄 4.5 克，生石膏 12 克，法半夏6克，生甘草3克，生姜4.5克，红枣4枚，加杏仁9克。连服6剂，虽汗出不多，而尿量增加，输出量大于输入量，每天高达2900毫升，全身浮肿消失，腹水亦除，体重由61千克减至46千克，心肺正常，咳喘见平，饮食睡眠均恢复正常。[杨志一．医案札记．江西医药，1963(9)：29]

5. 急性肾小球肾炎

患者，女，21岁。患急性肾小球肾炎，伴有上呼吸道炎症，症见发热微恶寒，咳嗽气粗，痰多欲呕，头痛目眩，心悸烦躁，面睑浮肿，小便量少有白沫。尿检：蛋白(＋＋＋)，红白细胞各(＋)，颗粒管型(＋＋)。血检：白细胞14.7×10^9/升，中性粒细胞0.80，淋巴细胞0.20。舌质红，薄黄苔，脉浮滑而大。辨证：时邪犯肺，肃降失司，痰阻气逆，小便不利。治法：疏风宣肺，通利水道，泄热止咳。方药：越婢加半夏汤加味。组成：麻黄6克，生石膏30克，生姜30克，甘草15克，杏仁12克，半夏12克，大枣10枚，桑白皮30克，茅根40克，益母草40克，冬瓜皮30克，车前子(布包)30克，金银花30克。1剂/日，水煎分早午晚3次服。复诊：服药1周，浮肿消退，咳嗽减轻，身热表证消失，尿量多，白沫少，继服原方1周，诸症尽失。血检：正常。尿检：蛋白阴性，颗粒管型消失，红细胞少许。患者仍有疲乏感，气短汗出，腰膝酸软，下肢无力，上方去麻黄、石膏易黄芪30克，白术15克，沙苑子15克，杜仲炭18克，旬余而安。[陈锐．越婢加半夏汤临床新用．中国社区医师，2011(3)：18]

【现代运用】

肺胀，咳嗽上气，胸满气喘，目如脱状，脉浮大者，眼球震颤，甲状腺毒性突眼。宣肺清热，降逆平喘。主肺胀。咳而上气，其人喘，目如脱状，脉浮大者。现常用于治疗急慢性支气管炎、支气管哮喘、百日咳、肺气肿、肺心病等疾病。

射干麻黄汤

【方剂组成】

射干十三枚(9克)，麻黄四两(12克)，生姜四两(12克)，细辛三两(9克)，紫菀三两(9克)，款冬花三两(9克)，五味子半升(12克)，大枣七枚(7枚)，半夏(大者，洗)八枚(12克)

【方药用法】

以水一斗二升，先煎麻黄二沸，去上沫，纳诸药，煮取三升，分温三服。

【方证释义】

射干麻黄汤属解表化饮方剂，是在小青龙汤基础上减桂枝、芍药、甘草，加入祛痰利肺，止咳平喘的药物，如射干、冬花、紫菀等药。本方功用温肺化饮，下气祛痰。所治之证乃寒饮郁肺，痰结咽喉所致。方中麻黄发汗解表，宣肺平喘，开达气机；射干开结消痰，以射干泻肺降逆，利咽散结，祛痰化饮；细辛温肺化饮，温宣肺气；款冬花宣肺化饮止咳；紫菀泻肺止咳，降逆祛痰，温化寒饮，调畅气机；紫菀与款冬花相配，一宣一降，调理肺气；半夏燥湿健脾，降气化痰，温肺化饮，利喉涤痰；生姜助半夏降逆化痰；五味子收敛肺气，并防宣发降泄药伤肺气；大枣补益中气，为佐使药。诸药配伍，以奏温肺化饮，下气祛痰之功。

【主治病证】

咳而上气，喉中水鸡声，射干麻黄汤主之。

【历代名医方论】

《千金方衍义》：上气而作水鸡声，乃是痰碍其气，气触其痰，风寒入肺之一验。故于小青龙方中，除桂心之热，芍药之收，甘草之缓，而加射干、紫菀、款冬、大枣。专以麻黄、细辛发表，射干、五味下气，款冬、紫菀润燥，半夏、生姜开痰，四法萃于一方，分解其邪，大枣运行脾津以和药性也。

《金匮要略心典》：射干、紫菀、款冬降逆

气；麻黄、细辛、生姜发邪气；半夏消饮气。而以大枣安中，五味敛肺，恐劫散之药并伤及其正气也。

张路玉：上气而作水鸡声，乃是痰碍其气，风寒入肺之一验，故于小青龙方中，除桂心之热、芍药之收、甘草之缓，而加射干、紫菀、款冬、大枣。专以麻黄细辛发表，射干五味下气，款冬、紫菀润燥，半夏生姜开痰，四法萃于一片，分解其邪，大枣运行脾津和药性也。(《张氏医通》)

胡希恕：射干、紫菀、冬花、五味子均主咳逆上气，而射干尤长于清痰泄火，以利咽喉。麻黄、生姜发表散邪。半夏、细辛、大枣降逆逐饮，故亦是外邪内饮而致咳逆的治剂，与小青龙汤所主大致相同，而侧重于上气痰鸣者(《经方传真》)。

浅山宗伯：本方用于后世之哮喘。水鸡声者，形容哮喘之呼吸也。射干、紫菀、冬花利肺气；合麻黄、细辛、生姜之发散；与半夏之降逆，五味子之收敛，大枣之安中，而成一方之妙用。比西洋合炼之制药，较胜多矣。故恩师和田曰：本方用于急性肺炎，大势解后，有妙效(《勿误药室方函口诀》)。

高学山：此即前小青龙，并越婢汤之兼证也。小青龙汤为肾中水寒之气上犯，越婢汤为胃中燥热之气上蒸。本方足手太阴阴阳两虚，合子母而两吸之。遂令水土之邪，交并于清虚，肾中浊阴，胃中浊阳，双起而乘之，而成稠黏黄滞之痰。呼吸激之，则有声矣。此咳而上气，喉中如水鸡声之应也。盖因手太阴之阴阳两虚，故以凌冬驽芽，从大寒中生具生阳之气之款冬花，挑动其阳神；以润软柔宛，而善于补血之紫菀，深滋其津液；因肾家之浊阴上泛，故以细辛、五味子温敛下焦；因胃家热气上侵，用半夏、麻黄降散中焦；射干多节，而性尤专于祛湿，故以名汤，是取其走肺，开拓其痰气之意明矣；再加辛甘发散之姜枣为佐，则肾胃之逆下消，肺中之满外泄。其咳而上气，喉中如水鸡声，有不帖然自静者乎。此比前小青龙条无躁证，故去干姜。尤风因，故去桂芍及石膏尔。(《高注金匮要略》)

【医案举例】

1. **治疗咳嗽**(蒲辅周医案)

谢某某，男，年龄8个半月。因感冒咳嗽4周，高热4天，于1961年4月17日住某医院。住院检查摘要：体温39℃，脉搏104次/分，发育营养中等，两肺呼吸音粗糙，有散在中小水泡音。血化验：白细胞总数11 500/mm^3，中性58%，淋巴41%，单核1%。尿蛋白(++)。咽拭子培养为金黄色葡萄球菌，凝固酶试验(+)，少数绿脓杆菌，药物敏感试验：对各种抗生素均为阴性，咽拭子病毒分离为Ⅲ型腺病毒，补体结合试验效价1∶32倍。胸透：右上肺有片状阴影。临床诊断：腺病毒肺炎。

病程与治疗：入院前2周咳嗽痰多，至第10天突然高热持续不退，伴有呕吐夹痰奶等，食纳差，大便黄色黏稠，日一二次，精神萎靡，时而烦躁，入院后即用中药桑菊饮、葛根芩连汤加味、安宫牛黄散以及竹叶石膏汤等均未效，于4月21日请蒲老会诊：体温38～40℃，无汗，呕吐，下利，每日平均十多次，呼吸不畅，喉间痰阻，喘促膈动，面色苍白，胸腹微满，脉虚，舌红无苔。此属表邪郁闭，痰饮阻肺，正为邪遏之候。

治宜辛温开闭，涤痰逐饮。方用射干麻黄汤加减。处方：射干2克，麻黄1.5克，细辛1.5克，五味子30粒，干姜1克，紫菀2.4克，法半夏3克，大枣4枚。进2剂后体温由40℃降至正常，烦躁渐息，微咳不喘，喉间痰减，呼吸较畅，面色渐荣，手足心润，胸腹已不满，下利亦减，脉缓，舌质红，苔少。郁闭已开，肺气未复。宜益气化痰为治，方宗生脉散加味。处方：沙参6克，麦冬3克，五味子20粒，紫菀2.4克，法半夏3克，枇杷叶9克，生姜2片，大枣2枚。进2剂后咳止，一切正常，观察4天，痊愈出院。(《蒲辅周医案》

1975 年版）

按：本案咳嗽发热，前医作温热病论治，给以辛凉解表或辛寒清气之法，未得其要也。蒲老据其高热无汗、喉间痰阻、喘促膈动、面色苍白之症，断为表邪郁闭，痰饮阻肺之候，以射干麻黄汤治之，真可谓胆识超群，不愧为大家风范。

2. **治疗哮喘**（张德超医案）

陈某，女，53 岁。患慢性气管炎已八年，发则咳嗽哮喘，昼夜不休，颇为痛苦。今冬数因感寒复发，咳嗽哮喘，喉中痰鸣如水鸡声，咯出痰沫稀薄，入暮加剧，不能平卧，形寒不发热，目胞微见浮肿，胸膈满闷，舌苔白滑，脉浮紧而滑。此次发作已十余日，曾用二陈、三子等方，咳痰量虽减，但哮喘等症依然。辨证为寒饮内停，肺失肃降，属寒饮咳喘症。用射干麻黄汤 3 剂后，喘咳缓解，痰量减少，再守原方增损，又 3 剂，喘咳等症基本控制。（《经方应用》1981：127）

按：感寒而发，又见咳喘喉中痰鸣，舌苔白滑，脉紧而滑，寒饮郁肺之征甚明，直投射干麻黄汤，果霍然而解。

【现代运用】

射干麻黄汤具有调节免疫功能、发挥抗过敏作用，能改善患者肺通气功能，故在现代临床上运用于慢性支气管炎，支气管哮喘，毛细支气管炎；急性支气管炎，小儿肺炎，变应性咳嗽、老年肺部感染后咳嗽，慢性阻塞性肺疾病等疾病。

厚朴麻黄汤

【方剂组成】

厚朴五两（15 克），麻黄四两（12 克），石膏如鸡子大，杏仁半升，半夏半升，干姜二两（6 克），细辛二两（6 克），小麦一升，五味子半升

【方药用法】

用水一斗二升，先煮小麦，后去滓，内诸药，煮取三升，温服一升，一日三服。

【方证释义】

厚朴麻黄汤的功用为宣肺降逆，化饮止咳。厚朴作为该方的君药可以降肺气；麻黄可解表寒；石膏作为臣药能够清里热；半夏及杏仁可化痰并助厚朴平喘降肺气；干姜、细辛和五味子为佐药，能够通降肺气，加入小麦甘平养正为使药，能够助五味子补益肺气，加强人体的抗病能力。因此，本方具有温燥但不伤阴气的功效。《金匮要略》中说到本证见于以下论述的成因：咳而脉浮者，厚朴麻黄汤主之。病在肺，“脉浮”大多主风主表，本证为饮热上迫，肺气壅闭，邪在肺、在上而致。

【主治病证】

咳而脉浮者，厚朴麻黄汤主之。咳者，水寒射肺也，脉浮者，停水而又挟风以鼓之也。

咳而上气作声，脉浮者，是属外邪鼓动下焦之水气上逆。

【历代名医方论】

《金匮要略释义》：厚朴麻黄汤中，麻黄散表邪，杏仁润肺止咳，半夏，干姜，细辛之温以涤饮降逆，石膏能消浮热，五味子敛肺气，免伤正气，尤妙在用小麦保护心主，除咳热咽燥，领诸药上行下出，攘外安内，惟邪聚致胸中逼仄，故主以厚朴耳。

《医门法律》：若咳而其脉亦浮，则外邪居多，全以外散为主，用法即于小青龙汤中去桂枝，芍药，甘草；加厚朴，石膏，小麦，仍从肺病起见。以故桂枝之热，芍药之收，甘草之缓，概示不用，而加厚朴以下气，石膏以清热，小麦引入胃中，助其升发之气，一举而表解脉和，于以置力于本病，然后破竹之势可成耳。一经裁酌，直若使小青龙载肺病腾空而去。

《沈注金匮要略》：此以脉之浮沉而分肺之营卫受病也。咳而脉浮，风邪在卫，即肺胀之类，其病尚浅当使邪从表出。故以厚朴、杏仁下泄胸中气实，麻黄开腠驱邪，石膏以清风化之热，细辛半夏，干姜兼驱客寒而涤痰饮，五味子收肺之热，小麦以调脾胃也。

《绛雪园古方选注》：厚朴麻黄汤，大、小青龙之变方也。咳而上气作声，脉浮者，是属外邪鼓动下焦之水气上逆，与桂枝、芍药、甘草和营卫无涉。故加厚朴以降胃气上逆，小麦以降心气来乘，麻、杏、石膏仍从肺经泄热存阴，细辛、半夏深入阴分，祛散水寒，干姜、五味摄太阳而监制其逆，一举而泄热下气，散邪固本之功皆备，则肺经清肃之令自行，何患咳逆上气作声有不宁谧者耶？

苏涛谈厚朴麻黄汤治疗慢性支气管炎的临床观察：慢性支气管炎归属于中医咳嗽、喘证的范畴。寒热湿邪入侵机体内，聚积在肺，使肺气不畅，津液聚成痰饮，继而引发咳嗽，咳痰，喘息等症状，急性发作时可致气阴损耗、肺脏虚弱、伤及脾肾。对患者进行治疗时应当以温肺平喘、止咳化痰、发表散寒、消宿根为主。该方中厚朴能够行气平喘，降逆消痰；麻黄则利水消肿、宣肺平喘；杏仁可以止咳润肺平喘；石膏能够清热泻火；半夏则燥湿化痰，和胃止呕；小麦可润肺健脾，除热益肾；干姜解表散寒，温中止呕；细辛能解表散寒，祛风温肺；甘草祛痰止，清热解毒，调和诸药。诸药并用，共同起到祛痰，止咳，温肺，平喘的作用。药理研究也证实厚朴麻黄汤具有抑制血小板聚集的功效，同时还可增强人体的免疫力、抗菌。且厚朴麻黄汤能够治疗慢性支气管炎等疾病，可以提高临床治疗效果，缩短病情的恢复时间，并且具有较高的安全性。

梁炜琦论厚朴麻黄汤所治为肺胀病外邪夹饮证：《金匮要略》中有关肺胀病的论述，该病基本临床特征为咳逆上气。仅分析“咳而脉浮者，厚朴麻黄汤主之”，好像难以全面反映其临床特征。但是假若结合《千金要方》所记载的内容，厚朴麻黄汤为“治咳逆上气胸满，喉中不利如水鸡声，其脉浮者方”，便可推断《金匮要略》里的“咳”应当包含了“咳逆上气”的意思。因为肺胀病是邪气壅盛阻塞肺中，进而阻碍肺气，使其主气和通调水道功能失常为主的疾病。是故邪盛于肺，则作胸满。肺不主气，无法通调水道，那么痰饮壅塞肺气，让阳气郁闭不得出入，呼吸的气不利，因此喉中不利如水鸡声。通过参考《诸病源候论》曰：肺主于气，邪乘于肺则肺胀，胀则肺管不利，不利则气道涩，故气上喘逆，鸣息不通。这不仅言及肺胀之状，为“气上喘逆，鸣息不通”，更明确地指出了邪乘于肺而令肺胀。

自《肺痿肺痈咳嗽上气病》篇中治疗咳逆上气相关疾病的方药来看，有“咳而上气，喉中水鸡声，射干麻黄汤主之”，亦有“咳逆上气，时时吐浊，但坐不得眠，皂荚丸主之”。由此观之肺胀病可从最初的咳逆上气、“喉中不利如水鸡声”，进一步发展成为“喉中水鸡声”“时时吐浊，但坐不得眠”，反映出水饮痰浊阻塞气道越来越严重的状况。

尝试通过将《金匮要略》和《备急千金要方》两书所记载的内容相结合，从肺胀病的发生和发展过程中，重新进行解析厚朴麻黄汤所治病证的病机和其治法。我认为肺气令其主气和通调水道功能失常是发展主线，同时以咳嗽上气作为主要临床表现的一种疾病。且厚朴麻黄汤所治应当为肺胀，作为一种独立的疾病，是因外邪引起，“以邪气壅盛阻塞肺中，阻碍肺声”，因此用厚朴麻黄汤来达到散邪化饮开郁的功效。

【医案举例】

1. 咳证

患者，女，24 岁。于 1984 年 4 月 10 日入院。间断喘憋胸闷十余年，且生气、着凉后加重。曾被诊断为支气管哮喘，并予以治疗，现维持 10 毫克，每日 2 次，病情维持较为稳定。昨日因与家人争吵，导致病情复发，喘憋窒闷，呼吸急促，张口抬肩，大汗淋漓，喉中痰鸣，胸胁胀满，心悸而烦，大便干燥，舌质暗红，苔白腻，脉弦滑略数，听诊两肺满布哮鸣音。证属肺气郁痹，清肃失司，上逆致喘，法宜肃肺开郁，降逆平喘。生石膏 30 克，桑白皮 30 克，淮小麦 30 克，厚朴 15 克，紫菀 15

克，地龙15克，炙麻黄10克，杏仁10克，半夏10克，郁金10克，干姜6克，细辛3克，五味子3克。服药6剂，患者喘止大半，胸闷略畅、汗出停止、大便通。原方续进12剂，咳止喘平，胸胁胀闷之感消失。上方酌加理气活血之品，加减调理二个月，临床治愈出院，随访至今未发。

按：喘证是临床常见病证之一，每因外感易为诱发，临床观察本虚标实者较多，急性发作期多由于邪郁于肺，宣肃失司，由邪实为主。肺主一身之气，其气以下降为顺，如外邪犯肺或者情志失调都会致肺气壅滞，清肃失司，上逆致喘。因此，肃降肺气是治喘证的关键所在。仲景厚朴麻黄汤用厚朴来下气除满，降逆平喘，用急则治标，匠心独运。厚朴麻黄汤治疗喘证急性发作期效果甚好，缓解期若运用得当同样能收到良好疗效。只要支气管哮喘，喘息型支气管炎，肺气肿，肺心病，以喘咳憋气为主要症状的患者，都可以采用该方进行加减施治。方中厚朴用量10～15克的平喘效果尤为突出，如果烦躁汗出，痰黄黏稠的，生石膏可用至45～60克，还可酌情使用桑白皮、全瓜蒌、芦根以清化痰热、泻肝平喘。

2. 哮喘病

患儿，男，9岁。患儿自3岁起便患哮吼喘咳，6年来发病频繁。每至冬日必大发作，几乎不间断。病发时表现为痰鸣如拽锯、张口抬肩、不能仰卧、饮食俱废、大汗淋漓、面唇暗紫、痛苦莫名。每月由于急性发作曾进医院抢救2至3次，缓解时仍呼吸困难、喘促气堵、胸腹翕张、喉中痰鸣如笛、气短声微；稍微运动便胸闷憋气、汗出涔涔。平时容易患感冒，经常发寒热，导致患儿形瘦体弱，影响其正常发育，常因病辍学。患儿脉细，舌暗、苔薄白。辨证为痰浊壅阻，肺失肃降。治法：降肺化痰，止逆平喘，采用苏子降气汤合厚朴麻黄汤化裁。用药：苏子叶9克，半夏9克，杏仁9克，麻黄6克，茯苓6克，甘草6克，沙参15克，前胡9克，苇茎24克，橘红9克，厚朴9克。服药三十余剂，哮喘症状得到明显改善，患儿能够在室内活动，不像以前痛苦。服药到六十余剂时，证情基本得到控制，如不做剧烈活动几乎和正常人一样。到服药九十剂时，能够一气登上三楼，除了稍微感到心慌、心跳快之外，其他没有不舒适的地方，并且已经上学复课。

按：哮喘一证，大都视为顽固疾病，临证时颇感棘手。患儿3岁就已经患病，已持续六年之久，加之小儿为稚阴稚阳之体，因此选方用药特别难以入手。案中选用的苏子降气汤，为化痰止逆的良方；而厚朴麻黄汤，治表邪不除，而水寒射肺，乃表里寒水两解之剂也。《素问·咳论》云："此皆聚于胃，关于肺，盖土能治水，地道壅塞则水不行，故君厚朴以疏敦阜之土，俾脾气健运，而水自下泄。"两方共用，效果十分显著。其中，厚朴对于哮喘确实为要药。因此去姜、辛、桂、味、石膏等寒热敛散之品，是纠其偏颇之弊的举措。后加苇茎、沙参的清润，正适肺脏清宣柔润之性。综观本案，用药意在灵动轻巧，不使寒、热、燥、腻太过，同时考虑到小儿稚体，也顾及肺为娇脏。因此服药九十余剂，哮喘的症状发生稳步好转，沉痼之疾得到完全控制。

【现代运用】

本方现代常用于哮喘性支气管炎、上呼吸道感染、慢性支气管炎肺炎、阻塞性肺气肿、胸膜炎、肺结核、矽肺等呼吸系统疾病；其他如心功能不全、肺心病、心脏神经官能症，神经衰弱、围绝经期综合征、脏躁症、慢性萎缩性胃炎、肝硬化腹水、结核性腹膜炎、十二指肠憩室、非溃疡性消化不良等疾病也常用该方治疗。

木防己汤

【方剂组成】

木防己三两（9克），桂枝二两（6克），人

参四两(12克)，石膏鸡子头大(12克)

【方药用法】

水煎服。上四味，以水1.2升，煎取400毫升，分二次温服。

【方证释义】

此方功能行水散结，补虚清热，通经活络。主治支饮，其人喘满，面色黑而晦暗，心下痞坚，脉沉紧，病程已达数十日之久，且经前医吐下不愈，属虚者。桂枝、防己一辛一苦，辛开苦降来散结气，行水饮；石膏辛凉之性可清郁热，人参甘润，扶正补虚，益气养心，两者同伍，一补一清，扶正以清热。桂枝和石膏相伍，起化气通阳而不燥，清热而不伤阴之功；桂枝与人参相伍，寒热并用，补清兼施，可补益心肺之气，通心阳化饮。诸药并用，起到补虚清热，化饮行水的功效。《金匮要略》说到本证见于以下论述的成因：膈间支饮，其人喘满，心下痞坚，面色黧黑，其脉沉紧，得之数十日，医吐下之不愈，木防己汤主之。虚者即愈，实者三日复发，复与不愈者，宜木防己汤去石膏加茯苓芒硝汤主之。

【主治病证】

膈间支饮，其人喘满，心下痞坚，面色黧黑，其脉沉紧，得之数十日，医吐下之不愈，木防己汤主之。虚者即愈，实者三日复发，复与不愈者，宜木防己汤去石膏加茯苓芒硝汤主之。

【历代名医方论】

《医门法律》：木防己辛温，能散留饮结气，又主肺气喘满；石膏辛甘微寒，主心下逆气，清肺定喘；人参甘温，治喘消膈饮，补心肺不足；桂枝辛热，通血脉，开结气，宣导诸气，在气分服之即愈。

《千金方衍义》：用木防己以散留饮结气；石膏主心肺逆气；人参助胃祛水；桂心和荣开结，且支饮得温则行。若邪客之浅，在气分多而虚者，服之即愈；若邪客之深，在血分多而实者，则愈后必复发。

尚国旗谈木防己汤中之石膏：此方不曾提热字，也未曾见热象，且脉沉紧并非热，却执意说为“内有郁热”，仅以石膏性味寒凉，是臆测仲景之意，“以方测证”大约有牵强的地方。临床应用虽然兼有郁热之候，疗效可以肯定，但并非仲景之意，而后人经常把木防己汤应用在兼有郁热之膈间水饮，虽然能够起到良好的疗效，但未有郁热之水饮亦可应用。石膏除了能够清解郁热，降逆平喘之外，还有辛以助阳通阳的功效。此方应用于误吐误下之后的气虚，阳虚的膈间支饮，可兼热邪，亦可无热邪。仲景用木防己的宣通来行膈间水饮，用石膏之辛来通阳助阳利水，同时降逆平喘，用以桂枝来通阳利水助阳化气，人参甘润，可补气，气生则阳长。“虚者”石膏配桂枝辛通阳气，桂枝与石膏可以辛通助阳更盛，同时避免了过于燥热，此过程体现了仲景治病掌握分寸，把握尺度，温热适中，因此称其为和。但相对于水邪偏盛且夹有腑实之邪的实，张仲景则因石膏性味辛凉，向悖“温药和之”不用，且加茯苓令水邪自小便去，加芒硝助肠腑之实随大便解，使邪有出路，足见仲景的至深用意。且仲景在此方中使用石膏取其辛性以助阳，并非仅用于定喘的功效。本方中石膏能起到降逆平喘的作用，并非局限于清解郁热，体内无热者也可使用。

江远立足李可中医学术思想谈木防己汤：防己纹理像车辐一样，通过取类比象的原则，可推断防己具有散结、通腠理、利九窍的功效。对防己的理解即苦能降，辛能通，外祛风寒热邪气，内利一身上下之水湿。《神农本草经》中如是描述桂枝：味辛，温。主治上气咳逆，结气，喉痹，吐吸，利关节，补中益气。桂枝性味辛温，可通阳化气，辛温的桂枝与苦温的防己相伍，辛开苦降，调整气机，起散结、通阳、祛湿之功，使滞留于胸膈间的饮邪消散。而石膏味甘，性大寒，可主治各种热证。《神农本草经》如是描述：气味辛，微寒，无毒。主治中风寒热，心下逆气，惊喘，口干舌焦，不能息，腹中坚痛。人参则可扶助正气，同时制约石膏的寒凉之性。

老中医李可与第一代传人立足于临床经验,坚定不移走汉代之前的古中医的道路,创建了“逐症分析,由博返约,一门深入,实证体悟,活学活用,行之有效”的师承模式,构建了“一元,二仪,三观,四律,五道,六径”的中医思维体系。木防己汤作为治疗膈间支饮的重要方剂,可以治疗心衰以及咳喘。历代中医名家对于木防己汤的运用也都有独特的经验及感悟。叶天士将木防己汤方作为基本方剂,通过灵活加减,取法辛苦宣通,用以治疗痹证。吴鞠通则将叶氏医案的处方整理为具体方剂,在《温病条辨·中焦》中曾提出:暑湿痹者,加减木防己汤主之,此治痹之祖方也。叶天士和吴鞠通对防己类方剂的理论总结以及临床发挥,使木防己汤方不仅仅拘泥于治疗痰饮病。笔者立足于李可古中医思维体系,采用木防己汤类方治疗失眠,咳嗽,虚劳,胁痛,风湿痹病,痛风,肝炎,胃痞,肝硬化等临床疾病,治疗效果良好显著。

【医案举例】

1. 水肿

患者,女,89岁,2019年9月24日以“全身浮肿发作反复3个月余”为主诉入院。该患者在3个月前没有明显诱因却全身浮肿,西医检查为患者多个脏器损伤,无法确定水肿的来源。患者曾补充白蛋白,使用利尿药以及服用五苓散等中药进行治疗,全身水肿的情况有所缓解。而患者停药后周身水肿的情况反复出现,逐渐发生利尿药抵抗的情况,四处求治但疗效不佳。且患者憋喘不断加重,呼吸困难。9月27日其肾功能受损程度加剧,进行床旁连续性静脉血液滤过模式的治疗,脱水量为每小时150毫升,血液流速为每分钟150毫升,最初脱水效果尚可,血压稳定,未见明显变化,一天后患者床旁血液滤过脱水量变少,但血液滤过机滤器并未出现血液凝块堵塞情况,血液滤过设备管路通畅,患者体内液体无法顺利滤过清除,高钠血症加重。刻下症见:周身水肿,按压后没有明显凹陷,腹部呈下垂性水肿,皮下有明显的液体波动感。面色黧黑,偶有憋喘,痰多且稀,纳食欠佳,经过胃管营养的支持出现过呕吐情况。患者无尿,大便质稀,4次每日。舌质淡黯,苔薄白,脉沉紧。西医诊断为电解质代谢紊乱、心律失常、阿尔茨海默病、心脏起搏器植入术后、慢性肾功能不全(慢性肾脏病3期)、高血压病。中医诊断为水肿,寒湿痹阻,少阳表里相兼,水饮内停证,采用木防己汤合五苓散加减,药用:防己15克,桂枝10克,人参15克,石膏20克,茯苓30克,泽泻30克,黄芪30克,猪苓30克,炒白术15克,桑白皮12克。共3剂,每日1剂,水煎服,早晚分服。

回访于2019年9月30日:患者的血液滤过净脱水量为每小时150毫升,腹部水肿已明显减轻,双下肢微显浮肿,双上肢已消浮肿,脱水正常,憋喘症状得以缓解,胃管营养支持未发生呕吐情况,痰液量减少,憋喘情况缓解,大便每日2次,患者的生命体征情况逐渐恢复稳定,在上方加入石膏15克,继续服用7剂。在此以后用木防己汤加减进行治疗,患者肾功能恢复,水肿逐渐消失,能排出尿液,此后未行血液滤过治疗,疗效佳。

按:老年女性,久病卧床,因外邪打击使病情加重。进行诊断时,患者在呼吸机辅助通气的条件下伴有憋喘的状况发生,少阳表里侵袭机体,气机的升降枢纽受阻,正气聚集在表,和邪气相争于皮肤骨肉,而肺主皮毛,受阻使肺主气司呼吸功能受影响,风湿热邪进而痹阻少阳之表,三焦通调受阻,使水津难以输布。痰多质稀,腹部水肿情况严重,皮下有明显液体波动感,和木防己汤证的膈间支饮相呼应,为少阳之里寒饮郁热,脾虚湿盛,兼脾气虚证,寒凝而脉紧。患者因久病气虚,脏腑温养失常,机体的阳气虚衰,气血水液输布失司,不仅仅位于单一的脏腑,而水液凝聚

在体表，阻止气机正常升降出入，使病情加重。采用血液滤过的治疗方法来替代肾脏代谢利水，早期效果良好，后期因长时间血行于体外，气不能行血摄血，而血也不能养气载气，进而导致水液输布失司无法得到明显减轻。因此应当透热温阳、扶正补虚。因该患者肾损伤程度严重，膀胱的气化不利，全身浮肿程度严重。

猪苓、白术、泽泻、桂枝、茯苓五味药物构成五苓散，该方能够起到温阳化气，利水解表的作用，大多用于太阳蓄水证。临床研究证实五苓散利水消肿，健脾化湿的良好作用，可应用在治疗特发性水肿，效果佳，同时具有反弹性低，复发少等优良特点。单独使用五苓散的情况下，温阳化气利水使水液运行，但是三焦病证未能得到有效的治疗，身体内外交流仍旧受阻，皮毛开泻无法有效发挥。该病的关键之处在于木防己汤将皮肤腠理的开阖功能和体内肾气的行水疏泄功能相互贯通，使得三焦输布代谢水液之路通畅，散布真元。因此木防己汤与五苓散合用能够透热利水，助阳行气，最后使水肿情况得到显著好转。且危重症患者不能够从单一的脏器出发考虑，以避免伤及其他的脏腑，应当以整体观念进行辨证论治。

2. **咳喘**

患者，男，85岁。初诊2015年6月22日。主诉为胸闷，步行20米即喘。夜尿频繁，约5至6次，白天尿少，大便可。痰多且难咯，凌晨两三点方得入睡，仅可入睡4小时。有慢性心力衰竭史两年，房颤五年余，高血压史三十余年。长期服用马来酸左氨氯地平、缬沙坦等降压药物，服地高辛抗心力衰竭。曾在2015年3月19日于医院检查，胸部CT结果显示为右下肺结节、右下支肺炎。双侧胸膜轻度肥厚，冠状动脉钙化。腹部彩超显示为胆结石。心脏彩超显示为左心增大、主动脉窦部增宽、主动脉瓣及二尖瓣钙化伴反流、三尖瓣及肺动脉瓣少量反流、心房纤颤。初诊当日胸部CT结果显示为①右肺斜裂胸膜小结节；②左肺上叶炎症；③心影增大，心包局限性增厚；④双肺间质改变；⑤新增双侧胸腔积液。患者脉象为双寸浮且按之弦涌盛，参伍不调。舌少苔且伴有裂纹。中医诊断为痰热壅肺，水热互结。治法为清热涤痰。药用：木防己汤合小陷胸汤加减：木防己15克，石膏30克，桂枝10克，太子参10克，葶苈子15克，黄连10克，瓜蒌30克，清半夏10克。7剂，水煎服，每日1剂。

二诊于2015年6月29日：用药后无咳喘，无喉鸣情况，痰量减少，无胸闷情况，但仍睡眠质量差，昼尿少、夜尿频。用药后每日腹泻3至4次。脉象为弦硬盛涌大，参伍不调，舌红苔薄白。药用：木防己汤合葶苈大枣泻肺汤：木防己15克，西洋参15克，炙甘草8克，生石膏30克，葶苈子15克，大枣10枚，桂枝10克，知母6克。共7剂，用水煎服，每日1剂。患者服药后感觉身体舒适，常复诊预防再喘。

按：由于病情极重，服药后效果显著，该案患者双寸脉浮并且左寸旺，结合喘证为主证，由此说明病机存在上焦的气逆。胸闷，步行20米就喘则进一步证实了这一病机。舌少苔伴有裂纹则说明热盛的病机。脉象弦涌盛是因为痰热蒸迫于上所导致。参伍不调则是因为痰热扰动心气，导致心气紊乱，现代医学检查结果也可见心脏病变。

【现代运用】

本方现代常用于治疗慢性心力衰竭、冠状动脉粥样硬化性心脏病、缺血性心肌病、酒精性心肌病、心肾综合征、心脏瓣膜疾病、湿热痹证、顽固性水肿、糖尿病胸水等疾病。

木防己汤去石膏加茯苓芒硝汤

【方剂组成】

木防己2两(6克)，桂枝2两(6克)，人参4两(12克)，芒硝3合，茯苓4两(12克)

【方药用法】

上 5 味，水 6 升，煮取 2 升，去滓，内芒硝，再微煎，分温再服，微利则愈。

【方证释义】

该方具有通阳破饮，益气利水的作用。木防己汤中桂枝与防己相伍辛开苦降来散结气，行水饮；石膏与人参相伍一补一清，扶正以清热。诸药并用，起到补虚清热，化饮行水的功效。该方去石膏之凉，恐其郁热已消，痰饮复聚，使心下坚满蓄结，因此加入芒硝以达到软坚散结的作用，加入茯苓来导水下行。此证本虚标实，阳衰血瘀，心肺气虚，痰饮结癖于肺，进而导致喘满。而心下痞坚则为肝脏的瘀血导致。在蠲饮化痰，益气温阳，保证心肺功能的同时，配合适当的活血化瘀药，例如：桃仁、杏仁、红花、赤芍、水蛭、丹参之类，效果较为良好。且芒硝虽然具有软坚的作用，但其缺乏活血的效果，倘若峻利攻下，与正虚不妥。此证为支饮造成的肺水不利，心肺血瘀之肺心衰证。表现为面色黧黑，心下坚满，喘咳逆满外，且有面肿目脱，手足厥冷，额出冷汗，小便不利，颈脉动，胁下硬，按之痛，倚息难卧等症状。《金匮要略》说到本证见于以下论述的成因：膈间支饮，其人喘满，心下痞坚，面色黧黑，其脉沉紧，得之数十日，医吐下之不愈，木防己汤主之。虚者即愈，实者三日复发，复与不愈者，宜木防己汤去石膏加茯苓芒硝汤主之。

【主治病证】

膈间支饮，其人喘满，心下痞坚，面色黧黑，其脉沉紧，得之数十日，医吐下之不愈，木防己汤主之。虚者即愈，实者三日复发，复与不愈者，宜木防己汤去石膏加茯苓芒硝汤主之。

【历代名医方论】

《医门法律》：木防己味辛温，能散留饮结气，又主肺气喘满；石膏辛甘微寒，主心下逆气，清肺定喘；人参甘美，治喘消膈饮，补心肺不足；桂枝辛热，通血脉，开结气，宣导诸气。在气分，服之即愈。若饮在血分，深连下焦，必愈而复发，故去石膏气分之药，加芒硝入阴分，开痞结，消血。石膏与茯苓，去心下坚，且伐肾邪也。

《金匮方论衍义》：是以用木防己者，味辛温，能散留饮、结气，又主肺气肿满，所以用其主治。石膏味辛甘，微寒，主心下逆气，清肺定喘；人参味甘，温，治喘，破坚积、消痰饮，补心肺气不足——皆为防己之佐。桂枝味辛，热，通血脉，开结气，且支饮得温则行，又宣导诸药，用之为使。若邪之浅，在气分多而虚者，服之即愈；若邪客之深，在血分多而实者，则愈后必再发，故石膏是阳中之治气者，则去之；加芒硝，味咸寒，阴分药也，软坚，消血癖；茯苓伐肾邪、治心下坚满，佐芒硝，则芒硝行水力益倍。

《高注金匮要略》：木防己，蔓生而中通，性寒而味辛苦。且其形色，又外白内黄者。夫蔓生中通，则走脉络之内道。性寒则沉降，味辛则散、苦则泄。外白内黄，又上泄肺、而下泄脾胃者可见矣。以之为主病之君，则支饮之在膈间心下，以及肠胃脉络，岂有不尽下者哉？但饮久必化标热，故以石膏之辛凉下行者佐之，然后以人参提气，桂枝行阳，趁水饮之下落。而胸中之阳气，得参桂助之，而下展有力。倘胃中但有水饮，而无干结之积聚，是谓胃邪未实。故水饮一去，别无余累而愈矣。然又有水饮虽满，而曾经先结之宿垢自在者，是谓胃实。实者水去而结粪未下，则肠胃之气，滞而难行。三日之水饮再聚，故复发。复与原汤而并不暂愈者，以水落水起，而干结者较胀，以为水饮之根据辅故也。仍主此汤者，始终以去饮为本治也。特去石膏者，饮新复而无化热之标病也；加芒硝者，所以软坚化硬而并去其宿垢也；更加茯苓者，恐芒硝下润之外，其味咸寒聚饮，故以淡渗之品，补救其偏弊也。不观防己二汤之重用人参桂枝乎，又何疑于仲景下之，则中气不伤而皆愈也，若夫攻下之理。显而易见苦寒趋下，咸寒

破结。医虽以苦寒下之，而遗咸寒之性，故结者未下耳。此长沙独用芒硝之精意也语未及终，客唯唯而退。

胡希恕谈木防己汤去石膏加茯苓芒硝汤：木防己可利二便，逐水饮在下，桂枝降气冲，止饮逆在上。石膏可下气解烦，也可治喘满。人参可健胃，主心下痞硬。诸药合用，可治支饮喘满，心下痞坚，烦渴而脉沉紧者。如果实，则为大便秘结，二便不利，仅用此方里实下不去，可令加茯苓以加强利水，加芒硝软坚泻实，此二方可合用。注：①人参应用东北人参，②心下痞坚甚合枳术汤，③肺心病桶状胸合苓桂术甘汤，④心烦及咳吐黄黏痰合小陷胸汤，⑤喘息及心胸壅塞合葶苈大枣泻肺汤。

刘渡舟、苏宝刚、庞鹤谈木防己汤去石膏加茯苓芒硝汤的应用：服用木防己汤后，痞坚消散，若变成柔软，则为病已愈。倘若服药后心下仍旧痞坚，且几日后复发，在此使用本方却无法痊愈者，则可用木防己汤去石膏加茯苓芒硝汤。此方加入芒硝，软坚则可以破凝结之邪；加入茯苓，则能够行水化饮，导水下行；去出石膏，能够避其气寒，同时穷尽防己、桂枝温通的功效。

【医案举例】

1. 支饮喘悸

患者，女，49岁，诊于2017年2月9日。患者患有风心病二尖瓣狭窄二十年，长年口服改善心脏负荷的西药，用来维持心脏的代偿功能。近2年轻微活动便会胸闷憋气，心悸心慌，呼吸困难。该患者双下肢水肿，并且逐渐加重。去年秋天诊断为风心病心力衰竭并心房纤颤，使用真武汤合四参转律汤，葶苈大枣泻肺汤十余剂，病情得以控制及缓解。又因忙于家务未曾复诊，诊诉去年用药后病情稳定且得以控制，但因春节期间过于劳累导致病情复发，呼吸困难，自身活动时加重，走路稍快便胸闷、心前区闷痛且身倦乏力、后背怕冷、夜尿多而清长。刻诊为两颊紫红，面色晦暗，口唇发绀，心尖部可闻及三级混合性杂音，心率为130次/分，心律快慢、强弱、心脉不齐。肝剑突下3厘米，Ⅱ度硬。上腹部压之则痛，双下肢肌肤甲错，伴有轻度水肿，舌质呈淡紫，舌尖有瘀斑，脉涩。予以真武汤合四参转律汤、木防己汤治之。药用：附子25克，白芍15克，白术15克，茯苓60克，干姜15克，丹参30克，红参15克，苦参15克，玄参15克，肉桂15克，炒枣仁15克，柏子仁12克，龙骨30克，牡蛎30克，琥珀10克，汉防己15克，生石膏20克，半夏20克。共5剂，水煎服。

二诊：因患者病情改善并不明显，剂量略加以调整，继服5剂。

2月21日三诊：呼吸困难的状况略有改善，房颤仍旧如从前。询问患者后知其原委：①地高辛已停止服用；②原方没有合葶苈大枣泻肺汤。于是调整治疗方案：西药服用地高辛每天0.25毫克，每服用3天便停1天。中药则改为木防己汤合真武汤、四参转律汤、葶苈大枣泻肺汤。药用：粉防己15克，生石膏20克，肉桂15克，红参20克，炒葶苈子(包煎)40克，附子30克，茯苓60克，白芍15克，白术15克，生姜50克，丹参20克，苦参15克，玄参15克，琥珀(冲服)12克，炒枣仁12克，炒柏子仁12克。共10剂，水煎服之。另加服大黄䗪虫丸，每次1丸，每日2次，以改善因长时间缺氧而造成肝脾充血肿大，消化道淤血，肌肤甲错等血瘀状态。

3月23日复诊：患者经上述调整中西用药后，第三天便感呼吸困难改善，疲劳感得以减轻。自身食量增加，尿量增多；五天后胸闷、心悸等情况消失，活动后不再感到劳累。检查心率为80次/分，房颤明显减少，恢复正常心律，口唇发绀的情况消失。腹诊：肝在剑突下3厘米，Ⅱ度硬，压痛不明显。腿诊：双下肢肌肤甲错情况得以改善，水肿消失。

按：本案呼吸困难，胸闷憋气，面色紫黯，发绀，下肢水肿则为木防己汤证；呼吸困难、平卧加重同时伴有下肢肿为葶苈大枣泻肺汤证;双下肢水肿,身倦乏力,心悸心慌,后背怕冷,夜尿多而清长则为真武汤证;重度房颤、心律不齐加调整心律之四参转律汤。前三诊不效之因,一是忽视支饮阻肺之病机;二是停用西药地高辛。

2. 肺胀、支饮

患者,男,25岁,首诊于2017年10月18日。主诉为胸满气促反复十年余,再发二十余天。患者诉自2006年反复出现胸闷气促的情况,在当地医院经过肺部CT及X线检查并诊断为"左侧气胸",且每次必须经过住院或门诊治疗数余月后才可得以缓解,但极容易反复发作,最近二十余天因劳累后再次出现胸闷气促,且活动后加重,在医院经过肺部CT检查并诊断为"左肺血气胸",当地医院医生建议该患者进行保守治疗。其在当地中医行针灸以及汤药进行治疗,效果均不佳。近四年以来,患者体重明显下降、形体消瘦。现症见形体消瘦、面色少华皖白、颜面痤疮、精神疲惫。观察患者舌体淡胖且苔白滑。其自诉形寒畏冷、食少纳差、进食稍多则腹胀、甚则呕吐。排便难,动则胸满气促,体重下降明显,日常说话交流明显中气不足。药用:茯苓50克,桂枝15克,炙甘草10克,杏仁10克,防己15克,人参15克,芒硝(兑服)4克,葶苈子(包)20克,生姜3片,大枣5粒。共3剂,水煎服之,分3次服,每日1剂。

二诊于2017年10月20日,服药后大便恢复通畅,每日1至2次,患者自诉精神、纳食均转佳,胸满气促症状有所改善,其余症状仍旧同前。药用:茯苓50克,桂枝15克,炙甘草10克,杏仁10克,防己15克,人参15克,芒硝(兑服)4克,神曲(包)10克,生姜3片,大枣5粒。共五剂,水煎服,分3次服之每日1剂。

三诊于2017年10月25日。患者服用后精神明显转佳,胸满气促得到改善,但在其活动时仍伴有胸轻微疼痛的情况。形寒畏冷明显减缓解。胃口转好,二便正常,大便每日1至2次,便溏稀。药用:茯苓50克,桂枝15克,炙甘草10克,白术30克,杏仁10克,生姜3片,大枣5粒(大便干加芒硝3克)。共5剂,水煎服,分3次服,每日1剂。

四诊于2017年10月31日。患者服药后精神持续得到改善,胸满气促胸痛、形寒畏冷等状况已经不明显。胃口甚佳且二便正常。大便每日1至2次,溏稀。复查肺部X线结果正常。药用:炙甘草10克,白参15克,炮姜6克,炒白术15克,淮山20克,茯苓15克,莲子15克,炒扁豆15克,陈皮6克,砂仁6克,桔梗10克,薏苡仁30克,大枣5粒。共10剂,分3次服,每日1剂。随访,患者间断服用理中丸、参苓白术散等温中健脾之品。2018年末患者表示未再出现胸闷气促的情况,病情无反复,且体重明显增加。

按:患者胸满气促,经肺部CT检查诊断为左肺血气胸,即液体积聚胸腔,从中医角度诊断为支饮,其病位在肺。又因该患者形体消瘦,食少纳差,形寒畏冷,中气不足等都是虚寒之象,由此可推知患者脾失健运,进而导致水饮停留。且木防己汤乃支饮代表方,常治疗肺心病,慢性心衰,胸水;木防己去石膏加茯苓芒硝汤,可导痰饮二便中走。故首诊用木防己汤加茯苓芒硝汤主之,患者胸闷气促症状很快得到缓解。待其痰饮消除后(复查X线胸水消失)病情缓解后与理中汤,参苓白术散善后,杜脾胃生痰之源。

【现代运用】

本方现代常用于治疗慢性充血性心衰合并全身体液淤滞所致的体循环淤血,肺源性心脏病,心脏瓣膜病;渗出性心包炎等出现的右心功能不全,渗出性胸膜炎,关节炎,尿毒症等也可见到本方证。

甘草麻黄汤

【方剂组成】

甘草二两(6克),麻黄四两(12克)

【方药用法】

上二味，以水五升，先煮麻黄，去上沫，内甘草，煮取三升。温服一升。重覆汗出，不汗，再服。慎风寒。

【方证释义】

甘草麻黄汤的功效为理脾散寒，发越郁阳。寒湿侵袭，脾胃阳郁，浊气不降，便会饮食不振；寒湿困阻脾胃，气机壅滞，便会脘腹胀满；阳不化气，水气内盛外溢，便会四肢困重，或周身水肿，或腰以上水肿明显；水气内结不得下行，便会小便不利或少；舌淡苔薄白，脉象缓或者迟都是脾寒阳郁水气之证。该方中麻黄作为君药可宣畅气机、发越阳气、辛散升浮上开肺气而发汗，苦降下行通调水道下输膀胱而利水，让水湿之邪从上下分消。甘草作为佐使药可以补中益气、调和脾胃，又可缓解麻黄辛散太过之性，使汗不伤正。诸药合而用之，发汗利水不伤正，使水湿迅速从上下分消。无桂枝便不治气上冲，无杏仁则治喘的作用减弱，其中甘草用量增大，加强了缓中养液的作用。因此不名"麻黄甘草汤"，而名"甘草麻黄汤"，有除邪要先行扶正之意。《金匮要略·水气病脉证治》说到本证见于以下论述的成因：里水，越婢加术汤主之，甘草麻黄汤亦主之。

【主治病证】

里水，越婢加术汤主之，甘草麻黄汤亦主之。

【历代名医方论】

《济阴纲目》：甘草麻黄汤，治水肿从腰以上俱肿，以此汤发汗。

曹颖甫注：里水一证，用越婢加术，使水湿与里热，都从汗解。此节特补出甘草麻黄汤方治，用麻黄汤之半以发表汗为急务，盖专为无里热者设也。

王付谈甘草麻黄汤：本方与越婢加术汤均能治疗脾胃阳郁水气证，而甘草麻黄汤主治脾胃阳郁夹寒，以身重、肢体困重而恶寒等为特点；越婢加术汤便能够主治脾胃阳郁夹热之证，以身重、肢体困重而有郁热、心烦等为特点。因此甘草麻黄汤具有散寒的作用，越婢加术汤便能够清热。

【医案举例】

1. 水肿

患者，男，3 岁。1983 年 10 月 27 日就诊。患儿一周前发热，咽疼。经过治疗后热退，但因其汗出过多，其母用凉毛巾敷之。第二日下午，患儿脸部出现浮肿，到某院被确诊为急性肾炎。服用西药四日效果甚微，转本院中医进行诊治。症状见脸如卧蚕，全身浮肿，头面以及下肢尤为严重。其睾丸肿大如同小杯，尿二日来几闭，食欲不振，呼呼作喘。证属《金匮》所云"气强则为水""风气相击"，药用：麻黄 15 克，甘草 15 克。水煎服，徐徐喂服。患儿父母每十几分钟喂一匙，半剂尽，患儿尿道口淋滴尿液。半个小时后，第一次排尿（300 毫升）。又隔四十五分钟后，第二次排尿（700 毫升）。此时患儿喘促减，叮嘱其尽剂，夜间服 5 至 6 次。第二天日清晨，患儿肿大消，身溃溃汗出，改培土利湿剂善后。

按：本案为风邪伤表，服退热剂汗大出，突然遭到凉遏，采用"启上闸而开下流"的方法，气行则水去。

2. 哮喘

患者，男性，33 岁。哮喘病反复发作多年，久治不得痊愈。患者舌质干燥、白苔、脉浮弦。且两肺闻有湿啰音。服用柴胡桂枝汤与半夏厚朴汤合方后，发作次数虽然减少，但仍有急剧发作的时候，呼吸困难。经过改用甘草麻黄汤，药用：甘草 5 克，麻黄 10 克。用药二周之后，患者只有轻微发作。该方继服数月后，发作完全停止，效果显著。

按：甘草麻黄汤原为治风水表实之证，而医者深刻领会仲景之意，将甘草麻黄汤的临床应用扩大，故而效验凡响。

【现代运用】

本方现代常用于治疗急性肾小球肾炎、慢性肾盂肾炎、血管神经性水肿、支气管哮喘等伴有喘息的疾病，以及上半身水肿、呼吸困难者。

麻黄附子汤

【方剂组成】

麻黄三两(9克)，甘草二两(6克)，附子(炮制)一枚

【方药用法】

上三味，以水七升，先煮麻黄，去上沫，内诸药，煮取二升半，温服八分，日三服。

【方证释义】

麻黄附子汤的功用是温阳发汗，化气行水。该方为麻黄附子甘草汤增量麻黄而成。麻黄附子汤证为水肿病，见少阴阳虚而水饮闭表，宜“发其汗”，开表闭而发越水气，此即麻黄附子甘草汤而增量麻黄，同样也和桂枝去芍药加附子汤与桂枝附子汤的组方相类。本方是为发散水气，麻黄的用量须大。该方以附子补阳益火，散寒除湿，肾阳之气充。麻黄发表通阳而利水，附子与麻黄配伍为表里兼顾，温经助阳、发表利水。加以甘草补脾和中，并缓麻黄发汗之力，解附子之毒。此方虽与麻黄附子甘草汤药味相同，但用量不同，为增强发汗之力，使水从汗泄，故用麻黄三两。《金匮要略·水气病》第24条说到本证见于以下论述的成因：水之为病，其脉沉小属少阴，浮者为风，无水虚胀者为气。水发其汗即已，脉沉者，宜麻黄附子汤，浮者宜杏子汤。

【主治病证】

水之为病，其脉沉小属少阴，浮者为风，无水虚胀者为气。水发其汗即已，脉沉者，宜麻黄附子汤，浮者宜杏子汤。

少阴病，得之二三日，麻黄附子甘草汤微发汗。以二三日无证，故微发汗也。

【附方】

加味麻黄附子汤

组成：麻黄、附子、乌豆、车前子、甘草。

用量：麻黄4.5克，附子9克，乌豆30克，车前子12克，甘草5克。

用法：水煎服，每日1剂，每日3次。

功用：温阳利水。

主治：真阳虚衰。

【历代名医方论】

《沈注金匮要略》：肾虚而受风寒，都住卫气，胃关不利，水邪泛溢，以致通身肿满，故当补阳之中兼用轻浮通阳，开都利窍之剂，则真阳宣而邪自去。所以麻黄、附子，一散一补，固本通阳，则病去而不伤阳气之妙。

张甦颖对麻黄附子汤证辨析：麻黄附子汤出自《金匮要略·水气病脉证并治第十四》第26条，由麻黄三两(9克)，甘草二两(6克)，炮附子一枚组成。对于该方的适应证，清代医家张璐玉曾说：此论少阴正水之病，其脉自见沉小，殊无外出之意……当效伤寒少阴例，用麻黄、附子、甘草，荡动其水以救肾邪；七版教材也从其说，认为“水气病身肿者，若脉见沉小，则多与少阴肾相关，与篇中所述正水相当……当斟酌病情，选择麻黄附子汤类方药，以温经助阳发汗为宜”。另外，有云其治石水者，正如徐彬提出：“此方或即所谓石水之主方也”；陈修园谓“此为石水证出其方也”；丹波元简云其治少阴表寒证，“少阴，即与伤寒少阴病同义，系于表虚寒之谓。其用麻黄附子甘草汤，取之温发”；而喜多村直宽则明确表示：“脉沉者为表寒，故宜麻附甘草汤温发之”。以上各类说法，虽然各有所长，但因为麻黄附子汤是温经发汗的方剂，而发汗乃风水，皮水的正治法，因此将麻黄附子汤列为正水主治方剂显然有失允当。

综上所述，我认为，《金匮要略·水气病》第26条原文当是论风水兼少阴虚寒及风水表实的不同治疗方法。“水之为病，其脉沉小，属少阴。浮者为风，无水虚胀者为气”，系借助于脉象阐明：风水为病，有单纯感受风邪，水盛于表而致者；有肾阳不足、气化不行、复感风邪所致者；而“水，发其汗即已。脉沉者，宜麻黄附子汤；浮者，宜杏子汤”，则更加

强调汗法虽为风水的基本治法，但怎样发汗，便将取决于水肿的部位，病因，病机以及患者的体质等实际情况。杏子汤疏风散邪，发汗行水，可用于风水表实证；麻黄附子汤温经发汗，宣肺散邪，则主治肾阳不足，复感风邪所致之风水，即风水兼少阴虚寒者。正如《医宗金鉴》所指："风水发其汗即已。风水脉沉者，宜麻黄附子汤汗之；脉浮者，宜杏子汤汗之。"

【医案举例】

1. **痹证**

患者，男，50岁。于2009年1月2日就诊。寒伏三阴，有从太阳外透之机。药用：麻黄10克，蝉蜕30克，制天雄45克，高丽参（冲）15克，当归30克，吴茱萸30克，干姜45克，生地黄250克，止痉散（研冲）3支，肾四味30克，炙甘草60克，山茱萸60克，乌梅30克，桂枝45克，杭白芍各45克，生半夏45克，生姜45克，大枣25枚，核桃仁6枚。每旬7剂，服至立春止，即2月4日立春。

按：本案以麻黄附子汤合黄芪五物汤、四逆汤为主。该方有三个难点：一是为何用乌梅，二是为何用蝉蜕，三是为什么服至立春？从"服至立春"来看，该患者很可能是肝阳之体，为避免在立春时血压升高而停用服药；因为乌梅和山茱萸列，该患者很大可能性有热象或者潮热。如治肺结核潮热是乌梅、山茱萸同用。最后分析蝉蜕，《李可要旨》中指出：李老凡用油桂反佐，均列在反佐药黄连之后，这一特殊笔法，值得注意。而蝉蜕恰好在"麻黄"之后，意在反佐麻黄（个别病人服麻黄10克，即可引起心悸烦躁感）有升高血压及引起心动过速之弊，加入轻灵透窍之蝉蜕，可以避免其副作用。该方用四逆汤、肾四味温里；参、萸甘温除热；黄芪五物汤补大气、调营卫；吴茱萸、生姜祛沉寒冷；止痉散透邪止痛；小半夏汤温化痰湿。

2. **少阴阳虚外感**

患者，男，65岁，于2019年3月7日就诊。患者平时无病，昨日受凉感冒，今来求诊。主诉为鼻塞流清涕、头懵痛、怕冷无汗、困倦思睡、提不起精神，观察其身体虽健康但面黄，食欲、二便可，口中和，舌淡苔白，脉象浮细弱而无力。辨证为少阴阳虚外感，方用麻附甘草汤。药用：麻黄12克，附子10克，炙甘草10克。水煎服，2剂，服1剂后患者精神转佳，2剂尽而出微汗，诸证均得痊愈。

【现代运用】

本方现代常用于阳虚感冒、慢性肾盂肾炎急性发作等，合桂枝甘草汤可治冠心病、低血压；加黄、人参可治冠心病并心律失常。

杏子汤

【方剂组成】

人参（去芦），半夏（汤洗七次），茯苓（去皮），芍药（去粉），官桂（去皮，不见火），干姜（炮，洗），细辛（去苗），甘草（炙），五味子（去苗），各等分

【方药用法】

每服四钱，水一盏半，杏仁去皮尖，五枚，姜五片，煎至六分，去滓，食前服。或感冒得之，加麻黄等分。如脾胃素实者，用罂粟壳去筋，碎，以醋淹、炒，等分加之，每服添乌梅一个煎服，其效尤验。

【方证释义】

杏子汤的功用是温肺止咳，补气化饮。《金匮要略·水气病》说到本证见于以下论述的成因：水之为病，其脉沉小属少阴，浮者为风，无水虚胀者为气。水发其汗即已，脉沉者，宜麻黄附子汤，浮者宜杏子汤。

【主治病证】

水之为病，其脉沉小属少阴，浮者为风，无水虚胀者为气。水发其汗即已，脉沉者，宜麻黄附子汤，浮者宜杏子汤。

【历代名医方论】

《金匮方论衍义》：故用麻黄散水，附子治寒。脉浮者，为其水已从肾上逆于肺之标，居于阳矣。变而不寒，于是用香子汤，就肺中下

逆气。注谓未见其方，恐是麻黄杏子石膏甘草汤也。观夫二方，皆发汗散水者也，独在附子、杏仁分表里耳。

《金匮指归》：阳浮半表上，不阖半里下者，关节之气不利，适麻黄苦温，杏子柔润，发扬阴土水气，外利半表。石膏甘寒，甘草甘平，外固阳土之阳，内利半里，曰：浮者，宜香子汤。

《金匮述义》：魏念庭曰："浮者为风，仲景自言其证矣。香子汤方，内水湿而外风寒，挟热者，麻杏石甘；不热者，麻草杏仁。"颇有见地。从肺利气行水，从肺达于皮毛。汗皮毛以利肺，利肺即以通水道也。

胡希恕注：水气病，脉沉小，即脉微细，属少阴病，若脉浮则是太阳病，二者皆属表，均可发为风水，发汗则愈。但仅是虚胀，内无水饮，外无水证者为气病，不可发汗。可发汗者，少阴脉沉者，宜麻黄附子汤；太阳脉浮者，宜杏子汤。香子汤后世有人认为即麻杏石甘汤，也有人认为是甘草麻黄汤加杏子，但均属臆测，而无实据。根据《伤寒论》第39条既言水气为病，又与少阴证相鉴别且方证相配合理，方中又有杏仁，恐当是大青龙汤。

【医案举例】

暴喑

1977年冬，患者23岁，女青年，声音沙哑不出，已持续3日，以手指喉，泪流满面。患者干咳无痰，且喉间辣痛，大渴引饮。舌红少津、脉细而数、寸部不扬。当年冬，应寒反温，风热上受，肺气闭阻，所谓"金实不鸣"，宜肺滋燥，其音自出。药用：生石膏30克，麻黄10克，杏仁10克，桔梗10克，胖大海15克，蝉蜕各15克，牛蒡子10克，芦根30克，天花粉18克，玄参18克，木蝴蝶10克，诃子10克，甘草10克，粉葛根30克。上药以水煎服1次，患者汗出咳止，稍能出声，安睡一夜，第二日清晨已能正常讲话。又进二煎，下午5时已经如同常人。

按：用麻杏石甘汤曾治愈多名患者。无条件煎药者，可使用开水冲泡，加冰糖代茶饮也佳。症状较轻者可去石膏、麻、杏，加薄荷6克，桑叶6克，在临床治疗中也颇有效果。

【现代运用】

本方现代常用于肺痰饮水气证、咳嗽、胸满、胸闷、气喘、四肢水肿；慢性阻塞性肺疾病、肺源性心脏病、习惯性便秘、产后便秘等临床表现符合肺痰饮水气证者。

麻黄醇酒汤

【方剂组成】

麻黄三两，醇酒五升

【方药用法】

上一味，以酒五升，煮取二升半，顿服尽。冬月用酒，春月用水煮之。

【方证释义】

本方功用主为发汗解表，利湿退黄。这里的黄疸，当指表实无汗而湿热在表之证，即单纯的太阳表实证，湿热在表郁积成黄，故用麻黄发汗解表、祛湿，使黄从表解。

【主治病证】

黄疸初起，身目发黄，色泽浅淡，恶寒重，发热轻，无里热证，胸满不得汗，脉浮紧。

【临证要点】

黄疸，见发热、恶寒、无汗、口不渴者。这里值得注意的是，仲景治病非常重视病位，黄疸多是湿热盛于里，而多呈阳明里热证，但黄疸初起，亦可见无里热证而以表实证明显者，则应试用本方。

【临证加减】

1. 治伤寒热出表，发黄疸，加茵陈、车前子，以清热利水。

2. 治喘而发黄，或身疼痛者，加杏仁、紫苏子，以定喘止痛。

3. 治伤寒瘀热不解，郁发于表为黄疸，其脉浮紧者，加桂枝、茵陈，以汗解之。

4. 治以湿邪明显时，加茵陈、五苓散以利湿为宜。

半夏麻黄丸

【方剂组成】

半夏，麻黄等分

【方药用法】

上二味，末之，炼蜜和丸小豆大，每服三丸，饮送下，一日三次。

【功用】

温阳化饮。

【主治病证】

水饮内停，心阳被遏，心下悸动。

【方证释义】

心下悸者，半夏麻黄丸主之（《金匮要略第十三》）本条论述为水饮致悸。本证为水饮停于心下，上凌于心，使心阳遏阻，肺气郁闭，故见心下悸动，可伴气喘、呕逆、舌淡苔滑、脉沉弦等症。用半夏之蠲饮降逆，麻黄以宣发阳气，二者相合，用于饮盛而阳郁的病变。但阳气不可过发，停水未易速消，故以丸剂小量，缓缓图之。

痰饮心悸，一般多采用桂枝、茯苓通阳利水，而半夏麻黄丸证，则属饮盛而阳郁的病变，且应有喘、呕等肺气闭郁、胃失和降的表现，故用麻黄通阳宣肺以泄水气，半夏降逆和胃以蠲痰饮。心悸之证不一定都是气血亏虚所致，也有因水饮内停等实邪为患的。本篇举此例，正所以推广悸证的治法。

【辨证要点】

表实见心下悸。

【补述】

《伤寒论》治痰饮心下悸，多用桂枝茯苓，而此用半夏麻黄，究其原因，正如《金匮要略浅注补正》指出"《伤寒论》心下悸，用桂枝以宣心阳，用茯苓以利水邪；此用半夏、麻黄，非故歧而二之也。盖水气凌心则心下悸，用桂枝者，助心中之火以敌水也，用麻黄者，通太阳之气以泄水也。彼用茯苓，是从脾利水以渗入膀胱，此用半夏，是从胃降水以抑其冲气，冲降则水随而降，方意各别，学者正宜钩考，以尽治法之变。"

【临证加减】

1. 慢性支气管炎偏寒者与三拗汤同用；偏于饮邪而咳者，与茯甘五味姜辛仁汤用之；偏于热咳者，与麻黄杏仁甘草石膏汤用之。

2. 呕恶者，加陈皮、生姜，以降逆行水。

3. 伴有下肢水肿者，加泽泻、猪苓、车前子等以利水。

4. 口渴者，加党参或人参，以益气生津。

5. 本方去麻黄，加天南星、黄芩各等份，为末，姜汁浸蒸饼为丸。每服40～50丸，姜汤送下。治热痰，其色赤，结如胶而坚，多烦热，心痛，口干唇燥，善笑，脉洪者，名半黄丸。

【医案举例】

何任医案

顾某某，男，58岁。住杭州建国中路。患者夙有慢性支气管炎，入冬以来，自感心窝部悸动不宁，久不减轻，心电图检查尚属正常。脉滑苔白，宜蠲饮治之。姜半夏、生麻黄各30克。上两味各研末和匀，装入胶囊中。每次服2丸，蜜糖冲水吞服，1日3次。胶丸服完后，心下悸动已瘥。又续配一方，以巩固之。[浙江中医杂志，1988(4)：178]

按：本案辨证眼目：脉滑、苔白，为水饮内停之证。又心悸入冬而发，阳郁之宣，故用半夏麻黄丸属方证相对，两剂而愈。

【现代运用】

临床用于治疗支气管炎、支气管哮喘、肺心病、冠心病、贲门痉挛、幽门水肿、室性心动过速、心律不齐、心肌炎、风湿性心脏病等病证而属水饮内郁致心悸等疾病。

文蛤散

【方剂组成】

文蛤五两

【方药用法】

上一味为散，以沸汤和一方寸匕服，汤用五合。

【方证释义】

湿热侵袭而壅滞肌肤营卫，营卫被湿热所壅滞而不得行，营卫经脉郁阻滞涩，则皮肤肌肉上粟起，或皮肤瘙痒；若湿热困扰脾胃，脾不运津，胃不纳降，则口渴欲饮水，或呕吐；其治当清热利湿，调和营卫。方中文蛤味苦性寒而燥，寒则清热，苦则燥湿。

【主治病证】

营卫湿热证。伤寒病在阳，应以汗解之，反以冷水潠之，若灌之，其热被劫不得去，弥更益烦，肉上粟起，意欲饮水反不渴者；渴欲饮水不止者。

【功用】

清热利湿，调和营卫。

【用方思路】

1. 文蛤散既是辨治营卫湿热证的重要代表方，又是辨治诸多杂病如肺病、心病的重要基础方。

2. 方中文蛤既可治表，又可治里；从方中用药用量及调配分析得知，文蛤散的应用并不局限于营卫湿热证，还可用于辨治诸多杂病，如内分泌疾病、代谢障碍疾病等。

3. 运用文蛤散辨治的基本病证（无论病位是在表还是在里）是湿热；根据方中用药分析，本方重在清热化湿。

【临证加减】

1. 若夹寒，可同桂枝麻黄各半汤合方共用之；若夹湿热，可同牡蛎泽泻散合方共用之。

2. 若热郁者，加石膏、知母，以清解郁热；若肌肤疹者，加玄参、升麻，以凉血透疹；若口渴者，加天花粉、芦根，以清热生津；若湿疮者，加滑石、甘草，以利湿清热解毒等。

【历代名医方论】

《伤寒论》第 141 条：病在阳，应以汗解之，反以冷水潠之，若灌之，其热被劫不得去，弥更益烦，肉上粟起，意欲饮水，反不渴者，服文蛤散。若不差者，与五苓散。寒实结胸，无热证者，与三物小陷胸汤，白散亦可服。

方有执《伤寒论条辨》：文蛤，即海蛤之有纹理者。咸寒走肾而利水，以之导任者，取督肾而行水也。

柯韵伯《伤寒附翼》：文蛤生于海中而不畏水，其能制水可知。咸能补心，寒能胜热，其壳能利皮肤之水，其肉能止胸中之烦，故以为君。然阳为阴郁，非汗不解，而湿在皮肤，又不当动其经络，亦不可发以大温，故于麻黄汤去桂枝而加石膏、姜、枣，此亦大青龙之变局也。按本论以文蛤一味为散，以沸汤为方寸匕，服满五合，此等轻剂，恐难散湿热之重邪。《金匮要略》云：渴欲饮水不止者，文蛤汤主之。审证用方，则此汤而彼散，故移彼方补入于此。

陈修园《伤寒真方歌括》：此方取其生于海中，能软坚，利皮之水；肉能滋阴，止胸中之烦。不过指示其意，非治病之方也。《金匮》有文蛤汤，方用文蛤、麻黄、石膏、杏仁、甘草、生姜、大枣七味，柯韵伯采补，有意义。

【临床运用】

用方点拨：用文蛤散加味治疗小儿湿疮，若皮肤局部潮红溃烂，以外用药涂撒患处，一般需要治疗 3 周左右，即能取得预期治疗效果。方中文蛤清热利湿调理营卫，加滑石利湿清热，生甘草清热解毒。方药相互为用，以取其效。

中医辨证：营卫湿热证，皮肤、肌肉上粟起即鸡皮疙瘩症，或皮肤瘙痒。

用方思路：正确使用文蛤散，既是主治营卫湿护证的基础方，又是主治脾胃湿热证（热重于湿者推荐欲饮水不止，以湿重于热者，意欲饮水，反不渴者）的基础方，还能治疗湿热引起的湿疮、结疖等。

病变证机：湿热侵袭肌肤营卫，壅滞气血而胶结。以此而演变为湿热浸淫肌肤营卫的病理病证。

审证要点：根据皮肤、肌肉瘙痒，或溃烂，

舌淡红，苔薄，脉浮为用方审证要点。

西医辨病：皮肤过敏症，淋浴后肌肤凸起症，过敏性风团疹，以及皮肤结核，结疖等。

衷中参西：合理运用文蛤散指导中医辨证与西医辨病，无论是治疗过敏疾病，还是治疗炎症疾病或是治疗内分泌系统疾病等，都必须符合文蛤散主治病变证机与审证要点，以此才能取得治疗效果。临证选用文蛤散治疗西医疾病还可用于：①消化疾病：慢性胃炎，慢性胰腺炎等。②内分泌疾病：甲状腺功能亢进症，糖尿病等。

方药西用：具有抗炎、抗过敏、抑制气管平肌痉挛、调节内分泌等作用。

【医案举例】

小儿湿疮

康某，女，2岁。其母代诉：在1年前（即女儿出生3个月左右）发现女儿大腿内侧及臀部潮红夹溃烂。虽经外用药治疗，可湿疮时轻时重，没有达到治愈目的。刻诊：局部潮红，溃烂，舌尖红，苔无明显变化脉略数。辨为营卫湿热证，给予文蛤散加味：文蛤100克，滑石100克，生甘草50克。2剂，共研细粉，将药粉涂撒覆盖疮面，每日数次外用。用药1周后，电话告知，湿疮已基本痊愈，又嘱其继续用前方治疗2周但要减少涂撒次数，之后，达到预期治疗目的。

【现代运用】

皮肤过敏症，淋浴后肌肤凸起症，过敏性风团疹，以及皮肤结核、结疖，慢性胃炎，慢性胰腺炎，甲状腺功能亢进症，糖尿病等临床表现符合营卫湿热证者。

麻黄连轺赤小豆汤

【方剂组成】

麻黄（去节）二两，连轺（连翘根是）二两，杏仁（去皮尖）四十个，赤小豆一升，大枣（擘）十二枚，生梓白皮（切）一升，生姜（切）二两，甘草（炙）二两

【方药用法】

上八味，以潦水一升，先煮麻黄再沸，去上沫，内诸药，煮取三升，去滓，分温再服，半日服尽。

【方证释义】

湿热内阻，风寒束表，当见无汗、恶寒、身痒、头痛等表证，内有瘀热湿邪，可见心烦懊侬、小便不利等症状。外有风寒郁闭，内则湿热互结，熏蒸肝胆，势必发黄。

麻黄连轺赤小豆汤为表里双解之剂。本汤原为湿热黄疸偏表而设，七分清利湿热，三分表散外寒。现被较广泛地应用于风水等症。汤中麻黄、杏仁、生姜为一组，辛温宣发，散寒表邪，以解阳郁之热；连翘、桑白皮、赤小豆为一组，皆苦寒而清利湿热，连翘透邪热之结，赤小豆清中而又活血；甘草、大枣健脾和胃，其药物组合成为共奏辛温解表散邪，解热祛湿之效，以补后天。阳黄为湿热侵袭机体，兼有外感证时应用麻黄连翘赤小豆汤既可散外邪又可内清湿热。

【主治病证】

身黄目黄如橘子色，小便不利而色黄，寒热恶寒无汗，或见身痒。

【功用】

湿热蕴郁于内，外阻经络肌肤之病候。外感风邪所致的风水，皮肤湿热疹毒、湿热壅滞的水肿等。常用于荨麻疹、急性肾炎初起或慢性肾炎急性发作等病（利水）。肝功能异常、咳嗽。

【临证加减】

1. 荨麻疹：应用本方加减：炙麻黄10克，连翘10克，银花10克，三角胡麻10克，蝉衣10克，蛇床子10克，牛蒡子10克，赤芍10克，赤小豆50克，小蓟30克，浮萍草20克。用文火煎煮赤小豆，熟后滤汁去豆纳诸药，再煎半小时即可，一次性煎约500毫升。分早晚2次服。

2. 风寒袭表加荆芥10克，防风10克；风热加菊花10克，减炙麻黄为5克。

3. 腹痛加白芍30克。

4. 瘙痒难忍加地肤子10克，白鲜皮10克；

5. 反复发作的慢性荨麻疹加防风10克，黄芪30克。

【医案举例】

1. **周身瘙痒**（刘渡舟医案）

高某某，男，20岁。周身泛起皮疹，色红成片，奇痒难忍，用手搔之而画缕成痕而高出皮面。举凡疏风清热利湿之药尝之殆遍而不效。微恶风寒，小便短赤不利，舌苔白而略腻，切其脉浮弦。辨为风湿客表，阳气拂郁而有郁热成疸之机。方药：麻黄9克，连翘9克，杏仁9克，桑白皮9克，赤小豆30克，生姜12克，炙甘草3克，大枣7枚。仅服2剂，微见汗出而瘥。

按：皮肤瘙痒之证，凡见脉浮、苔腻者，皆可考虑使用本方。

2. **肾风水肿**（张东军医案）

樊某，男，28岁。患慢性肾炎两年余，先后在市级医院住院治疗两次，用抗生素、激素及利尿药治疗，症情缓解。但尿化验始终PRO（＋＋＋），下肢轻、中度浮肿不消。缘气候变化而患感冒使病情加重，经用青霉素一周病无缓解，故于1985年11月5日前来就诊。症见：颜面虚浮，眼睑浮肿，双下肢浮肿，按之没指，腰胀痛，左侧尤甚，小便量少，色如茶，腹胀食少，舌边尖红，苔黄而黏，脉滑少力。尿化验PRO（＋＋＋），WBC：3～5，RBC：1～2，颗粒管型0～1。证属邪热入里与水壅结而成湿热内盛，治以清热利水解毒。方药：麻黄10克，连翘15克，赤小豆50克，杏仁15克（捣），茯苓20克，泽泻15克，白花蛇舌草35克，生姜1克，大枣5枚。医案跟踪：服药5剂，尿量大增，肿消大半，尿化验PRO（＋＋＋＋），余正常，舌苔趋净。上方增党参15克，炒山药20克，山萸肉15克。服7剂，病情稳定，病者只有活动后下肢有轻度浮肿，尿化验PRO（＋）继以补益肾气法，巩固疗效。

按：张氏认为，麻黄连轺赤小豆汤治疗湿热内盛之肾风水肿，尤以服用激素后水肿不退而有湿热之证者为宜。凡湿热蕴结于里，不论表邪有无，均可投用本方。

3. **浮肿紫斑（紫癜肾炎）**（李浩然医案）

何某某，女，15岁，1981年3月14日诊。发病前三天曾感冒发热，未治而热退。继则面部四肢浮肿，下肢发生紫斑，纳减，苔薄，脉小滑。检查：扁桃体轻度充血，心肺（－），腹软，肝脾未触及。双下肢有散在性黄豆大小紫斑数十枚，不痛不痒，面部和四肢浮肿。血象正常，血小板20万/立方毫米。尿检：蛋白（＋＋），白细胞（＋＋），红细胞（＋＋＋）。临床印象：①急性肾小球肾炎；②急性过敏性紫癜。处方：麻黄9克，连翘12克，赤小豆30克，桑皮12克，桃仁、杏仁各10克，姜皮3克，大枣5枚。3剂，浮肿、紫斑全消。尿检：蛋白（＋），白细胞（＋）。继服5剂尿检正常，随访一年正常。

按：本案为外感引动湿热，肺肾同病，水气不化而见水肿；湿热迫血妄行，外发紫斑。总以解表化湿，宣肺利水为宜，麻黄连翘赤小豆汤主之。

4. **肌衄**（于世楼医案）

张某某，女，14岁，1984年3月8日诊。初起身有寒热，体温39℃，纳呆，呕吐，四肢关节肿痛，以膝踝关节较剧，继在膝、小腿部出现对称性、大小不等、稍隆起之出血性丘疹，苔白腻，脉沉细数。证属外邪束表，湿热郁蒸，热迫血溢而致肌衄。治宜疏风清热，祛湿凉血。处方：麻黄3克，连翘12克，杏仁、甘草、白鲜皮、黄柏、赤芍各10克，茵陈15克，紫草、赤小豆各30克，生姜5片，红枣12枚。煎服。服药3剂后紫癜略退，诸症亦减轻，关节疼痛仍在，照原方加防己、木通各10克，续服3剂而愈。

按：外有邪气束表，内有湿热蕴结。寒热无汗，则湿热无外泄之路，郁蒸肌表，损伤阳

络，而致肌衄。治宜外散表邪，内利湿热，麻黄连轺赤小豆汤与之相宜，果三投而愈。

5. **咳嗽(慢性支气管炎)**(王忠民医案)

孙姓，男，59岁，1980年2月2日就诊。夙病慢支12年。3日前不慎受凉后宿疾再作，发热恶寒，无汗而咳，头痛身重，喘不得平卧，胸闷气急，咳吐痰量多而黏，色微黄，纳呆恶心，小便不利，下肢浮肿，舌质红，苔黄腻，脉浮略数。闻心音轻远、律整。呼吸音减弱，呼气延长，肺底闻及湿啰音和哮鸣音。体温38.7℃。化验：白细胞18 200/立方毫米，中性78%，淋巴16%，酸性29/5，单核4%。胸透：双肺纹理增强，轻度肺气肿。证属风寒犯肺，湿聚化热，肺失和降。拟麻黄连轺赤小豆汤加味：麻黄9克，连翘12克，杏仁、炙桑白皮、甜葶苈各15克，赤小豆30克，甘草、生姜各6克，双花24克，陈皮10克。水煎。分二次服。

医案跟踪：进上方3剂症即缓解，咳吐减轻，已能平卧，痰渐少，水肿消失，气急亦明显好转，体温降至正常。宗前方增损复进5剂，咳嗽悉平。

按：内有湿热，复感外邪，内外相合，闭阻于肺，致发咳嗽。故拟本方以外散寒邪，内清湿热。据王氏经验，运用本方应据其病位、轻重与久暂，决定剂量大小和加减。湿热在上，偏于清泄；在中，佐以理气；在下，重用利导。外邪不除者，加金银花、桂枝；痰湿阻肺地龙加地骨皮10克，取麻黄连轺赤小豆汤合泻白散意，又服2剂，诸症消失，继以玉屏风散调理月余，1年后寻访，哮喘未发。

6. **哮喘**(蒋昌福医案)

吴某，男，16岁，1987年3月2日初诊。患者幼时即患哮喘病，以往较轻，近年来，症状加重，每因受凉即发。发时呼吸迫促，胸闷喘咳，咳痰不畅，头部出汗，不能安卧。此次发作已经1周，除上述症状外，还伴有轻度发热恶风，喉间哮鸣，吸气困难，口干，纳食不香，脉象滑数，舌苔薄黄。此乃寒郁发热，痰热夹外邪阻塞息道，以致肺失宣肃，取麻黄连轺赤小豆汤加减宣肺祛痰清热。药用：麻黄8克，杏仁10克，连轺15克，赤小豆10克，桑白皮10克，甘草6克，地龙3克。

医案跟踪：上方连服2剂，痰畅，喘定咳减，右寸脉仍现滑大而数。原方去地龙加地骨皮10克，取麻黄连轺赤小豆汤合泻白散之意，又服二剂，诸症消失，继以玉屏风散调理一个月，一年后寻访，哮喘未发。

按：运用本方，以表邪与湿热共存为要点。本案哮喘内有湿热，外受凉而发，与此病机相合，故以本方清宣利湿。盖湿热郁蒸肌表，气机被阻，既不能过于寒凉清热，以免气机被遏，亦不能滥用温运、苦燥化湿，以防伤津化燥，惟以清宣为宜。此外，本案亦有痰热之征，故去生姜之温，加地龙以增清热平喘之力。

7. **晨间喷嚏(过敏性鼻炎)**(蒋昌福医案)

张某，女，27岁，1988年3月3日初诊。患者晨间喷嚏已经2年，每天早晨起床，即作喷嚏，连连十数声，甚至数十声，经本院五官科诊断为“过敏性鼻炎”。多方医治疗效不佳，脉象平和，舌尖略红，苔薄黄，牙龈紫赤，患者曾因连续喷嚏，引起腹肌强烈收缩，致流产两胎。此乃邪热相争于肺窍，拟麻黄连轺赤小豆汤加薏苡仁，宣散肺部郁邪。处方：麻黄5克，连轺15克，赤小豆10克，桑白皮6克，杏仁8克，甘草3克，薏苡仁15克，生姜3片，大枣5枚。服上方3剂，晨起喷嚏大减，继原方连服1周而痊愈，后改用玉屏风散巩固疗效，至今已半年未发。

按：邪热郁闭肺窍，作嚏不止，本方以辛宣开散为主，能助肺气开发，透窍达邪，是获其效。痰涎壅盛者，加苏子、甜葶苈等。

【现代运用】

麻黄连轺赤小豆汤治疗小儿湿疹、荨麻疹，其组方特点有三：一是宣展肺气，发散外邪以和外(如方中用麻黄宣肺解表，透疹止痒为主药，桂枝可助麻黄增强解表散邪之力以和外)；二是健脾化湿，清热解毒以畅内[如方中以连翘味辛苦凉，清热解毒利湿，既能监制麻黄之悍，又能透发内在火热或清利湿热，配赤芍、赤小豆、紫草、苦参以清热凉血、清化湿热，合大青叶、蒲公英、天葵子、地丁以清热解毒，茯苓、党参、焦三仙(焦山楂、焦神曲、焦麦芽)健脾利湿化滞，诸药合用使湿、热、毒之邪得祛以畅内]；三是疏风活血，调和营卫以通经脉(如方中蒺藜、白鲜皮、地肤子、蝉蜕助麻黄疏风止痒透疹，桂枝既可散外邪以和卫，又通行经脉，配当归养血活血，使营卫和调，气机通畅)，“血活风自灭”。全方共奏疏风活血、清热解毒化湿、止痒透疹之功。如此则内外和畅，气机通畅，营卫调和，肌肤濡润丰满，外不得侵，则皮肤安康无患矣。药证合拍，故屡奏佳效。

麻黄升麻汤

【方剂组成】

麻黄二两半，升麻、当归各一两一分，知母、黄芩、葳蕤各十八铢，芍药、天门冬、桂枝、茯苓、甘草、石膏、白术、干姜各六铢

【方药用法】

以水一斗，先煮麻黄一两沸，去上沫，纳诸药，煮取三升，去滓，分三次温服，相去如炊三斗米顷令尽。汗出愈。

【方证释义】

该方剂主要用于治疗风水或寒热水肿，具有发表透疹、温中散寒、助阳化气等功效。集温、清、补、散于一体，共奏发越郁阳、清上温下之功。李时珍言“麻黄乃发散肺经火郁之药”，升麻主解百毒，辟温疫、瘴邪，为治咽喉肿痛的要药，方中用麻黄、升麻、桂枝汗之解其表，以发越其阳气。然则病已阴伤络损，故佐以石膏、黄芩、知母、葳蕤、天冬、当归、芍药等育阴清热，润肺解毒。此与发越郁阳之品似乎性味相反，但对此复杂之病，正可相得益彰。泄利不止，为脾伤气陷，故用小量之白术、干姜、甘草、茯苓等温中健脾寒，以补下后之虚。药味虽多，并无杂乱。

【主治病证】

伤寒六七日，大下后，寸脉沉而迟，手足厥逆，下部脉不至，咽喉不利，吐脓血，泄利不止。

【功用】

《伤寒论讲义》：发越郁阳，清上温下。

【药味加减】

1. 如果有水肿，可以加入车前草、猪苓、泽泻等中药。

2. 如果患者有表证，可以加入紫苏叶、陈皮、桔梗等中药。

3. 如果患者有里证，可以加入石膏、知母、贝母等中药。

【医案举例】

1. **肺热脾寒(肺结核、慢性肠炎)**(张玉明医案)

高某，男，38岁。患者素有脾虚便溏(慢性肠炎)，去年10月曾因潮热盗汗，经拍片诊断为肺结核。今感冒十日。初发热恶寒，头痛无汗，后渐有胸闷，咳嗽，痰多色黄。目下：发热恶寒，头痛无汗，胸闷喘咳，痰稠黄，带血丝，口渴不欲多饮，咽痛烦躁，肠鸣腹痛，大便溏薄，舌苔薄白，舌尖稍红，脉寸浮滑，关尺迟缓。证属表里同病，宜表里同治，用麻黄升麻汤，外可解太阳寒邪，内可清阳明之热，下可温太阴之寒，又配有养肺阴之品，实为恰当，便处：麻黄、桂枝、白术、茯苓各8克，知母、黄芩、干姜、天冬、葳蕤、白芍、炙草各6克，升麻、当归各3克，生石膏20克，水煎服。1剂后，全身汗出，2剂后表证尽解，共服3剂后，诸证悉平，再以金水六君子汤善其后。

按：胸闷咳喘，痰黄带血，咽痛口渴，肺有热也；腹痛肠鸣，大便溏薄，脾有寒也；发热恶寒，头痛无汗，表有邪也。肺脾同病，上热下寒，外兼表邪，故用麻黄升麻汤外解太阳寒邪，上清肺中之热，下温脾土之寒，表里同治，寒热并调，面面俱到，庶病可愈。

2. 经断前后诸症(更年期综合征)(李寿山医案)

韩某某,女,50 岁。以往健康,生育一男二女健在,经水尚未断绝。近六年来,经常头昏脑胀,面部烘热汗出,口燥咽干,但不欲饮,口舌时有糜烂溃疡,胸闷烦热,心神不安,少寐多梦。半月前外感风寒,发冷热,头痛,身痛,服羚翘解毒丸等药表不解,且增咽痛,泛恶欲吐,大便溏薄日二三行。曾就诊于西医。诊断:上呼吸道感染,自主神经功能紊乱。肌注青霉素,口服解热片、镇静药等不愈,迁延三周不解。于 1981 年 12 月 1 日来诊。诊脉两寸弦大,关尺细弱,舌红尖赤、根部苔白腻,咽红而不肿,体温 37.8℃,血压 140/90 毫米汞柱,白细胞总数 12 800/立方毫米,余无异常。

脉证合参,证系素有阴虚火旺,复感风寒外闭,表邪郁久不解,内外合邪,以致虚实兼夹寒热错杂。治以外宣郁阳,内调寒热,益气养阴,清上温下兼顾之法,方用麻黄升麻汤加减。炙麻黄、升麻各 7.5 克,干姜 5 克,桂枝、白芍、白术、茯苓、党参、天冬、玉竹各 15 克,生石膏 25 克,知母、甘草各 10 克。水煎服,2 剂。药后诸症减轻,继进清热和胃之竹叶石膏汤调理数剂而安。

按:上热下寒,挟有外感,正为本方所切。据李氏经验,凡具有清阳被郁、虚火妄动、上热下寒诸证者,随证加减,常有奇效。

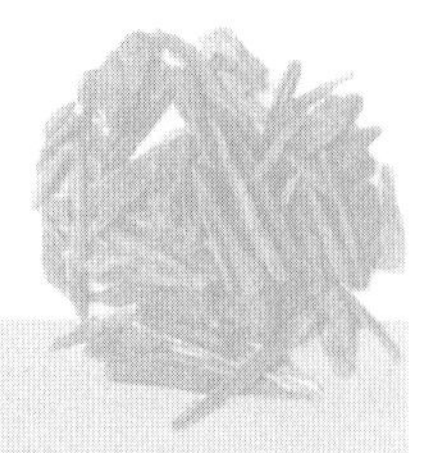

第3章　葛根汤类方

葛根汤

【方剂组成】

葛根四两(12克),麻黄(去节)三两(9克),桂枝(去皮)二两(6克),芍药二两(6克),甘草二两(6克),炙生姜三两(9克),大枣十二枚

【方药用法】

上七味,哎咀,以水七升,先煮葛根、麻黄,减二升,去沫,内诸药,煮取三升,去滓免温服一升,覆取微似汗,不须啜粥,余如桂枝法将息及禁忌。

【方证释义】

葛根汤配伍巧妙,不仅为太阳伤寒的制剂,既能发汗解肌、疏通经络,又可调畅经脉血气。葛根汤中葛根为主药,《神农本草经》云:"葛根,味甘平,主消渴,身大热,解诸毒",葛根具有升津液、濡经脉的作用。能生津润燥、清解阳明气分之热,亦可疏通经络、濡养经脉;麻黄、桂枝辛温发散,解表通络,助君药葛根发汗解表,以疏散风寒为臣药。芍药、甘草生津养液,缓急止痛为佐药。白芍活血通络,甘草调和诸药,助葛根清解血分郁热;生姜、大枣外和营卫,内调脾胃,鼓舞脾胃生发之气为使药。葛根汤诸药合用,调和表气,通畅里气,使表里双解,治疗风寒外侵、内热郁闭之病。

【主治病证】

太阳病,项背强几几,无汗恶风,葛根汤主之。

太阳与阳明合病者,必自下利,葛根汤主之。

太阳病,无汗而小便反少,气上冲胸,口噤不得语,欲做刚痉,葛根汤主之。

【历代名医方论】

《伤寒论类要注疏》:此方药品,即本桂枝汤,加葛根、麻黄二味是也。今则列于麻黄兼证者,以无汗恶风,为麻黄证特点也……夫风寒之邪,既属两经合病,见恶寒无汗,头痛、项强之太阳病;复循传经之位次而内合阳明,陷入大肠而为利,逆于胃而为呕,均主以葛根汤。

《伤寒挈要》:此方即桂枝汤加葛根、麻黄而成。麻黄、桂枝发汗解表;葛根疏通经脉治项背强几几;芍、甘调荣,姜、枣和卫。

《删补名医方论》:是方也,即桂枝汤加麻黄、葛根。麻黄佐桂枝发太阳营卫之汗,葛根君桂枝解阳明肌表之邪。不日桂枝汤加麻黄、葛根,而以葛根命名者,其意重在阳明,以呕利属阳明多也。二阳表急,非温服覆而取汗,其表未易解也。或呕或利,里已失和,虽粥而胃亦不能输精于皮毛,故不须粥也。柯琴曰:此证身不疼、腰不疼、骨节不疼、不恶寒,是骨不受寒矣。头项强痛,下连于背,牵动不宁,是筋伤于风矣。不喘不烦躁,不干

呕，是里不病，无汗恶风，病只在表。若表病而兼下利，则是表实里虚矣。比麻黄、青龙二证较轻，然项强连背拘强，更甚于项强无汗，不失为表。但脉浮不紧，故不从乎麻黄，而于桂枝方加麻黄倍葛根以去实，小变麻桂之法也。盖葛根为阳明主药，凡太阳有阳明者，则佐入太阳药中；凡少阳有阳明者，则佐入少阳药中，无不可也。

《古方今释》：此桂枝汤加麻黄、葛根之制，以治太阳项背强几几，无汗恶风。桂枝汤之用，在谐和营卫，故云解肌。《伤寒论》中，有汗用桂枝，无汗用麻黄，此仲圣一定成法，以其恶风无汗，故加麻黄之辛散；以其项背强几几，故加葛根，以葛根能达项背俞穴也。但从桂枝汤可以无麻黄，麻黄汤不能无桂枝之体例而论，则葛根汤应归属于麻黄汤范畴。

《伤寒来苏集·伤寒附翼》：此开表逐邪之轻剂也。其证身不疼，腰不痛，骨节不痛，是骨不受寒矣。头项强痛，下连于背，牵引不宁，是筋伤于风矣。不喘不烦躁，不干呕，是无内症；无汗而恶风，病只在表；若表病而兼下利，是表实里虚矣。比麻黄、青龙之剂较轻，然几几更甚于项强，而无汗不失为表实，脉浮不紧数，是中于鼓动之阳风，故以桂枝汤为主，而加麻、葛以攻其表实也。葛根味甘气凉，能起阴气而生津液，滋筋脉而舒其牵引，故以为君。麻黄、生姜，能开玄府腠理之闭塞，祛风而出汗，故以为臣。寒热俱轻，故少佐桂、芍，同甘、枣以和里。此于麻、桂二方之间，衡其轻重，而为调和表里之剂也。故用之以治表实，而外邪自解，不必治里虚，而下利自瘳，与大青龙治表里俱实者异矣。要知葛根秉性轻清，赋体厚重，轻可去实，重可镇动，厚可固里，一物而三美备。然唯表实里虚者宜之，胃家实者，非所宜也。故仲景于阳明经中不用葛根。东垣用药分经，不列于太阳，而列于阳明。喻氏谓“仲景不用于阳明，恐亡津液”与本草生津之说佐。又谓“能开肌肉”又与仲景治汗出恶风桂枝汤中加葛根者佐矣。盖桂枝葛根俱是解肌和里之剂，故有汗无汗，下利不下利，皆可用，与麻黄专于治表者不同。麻黄葛根俱有沫，沫者浊气也。故仲景皆以水煮去其沫，而后入诸药，此取其轻扬发腠理之义。

《金匮要略方论本义》：葛根，阳明发汗之药也，何以用之于刚痉？盖痉病多在太阳、阳明之交也，颈项强急，所以连身体皆强也。且风湿之邪中于太阳，不过在卫，故以桂枝之力可胜驱弛之任。如再兼寒邪，则凝滞又在营分矣。营卫合病而湿入隧道，非葛根发肌肉中之邪者，不足为君主之品矣。且非兼用麻黄，亦不足治兼感之寒邪矣。而太阳、阳明并感并治，又为法中用法也。其用桂去皮，又不同于柔痉之用桂枝，意在温中助阳以除内湿，因有小便反少，气上冲胸二证故耳。若无此二证，则亦桂枝是用，又何必用桂去皮乎？去皮者，治表者半，而治里者半也。芍药等四物，其意不出前条所论。服法亦悉以桂枝汤为程式，意在微汗而无取于发汗过多也，何非前条申戒之旨乎？此乃仲景为太阳中风湿兼寒之刚痉立治法也。

《伤寒论条辨》：麻黄散太阳之表，葛根解阳明之肌，桂枝主营卫之和，姜、枣健脾胃之弱，甘草者，和中之国老，芍药者，缓中而佐使。夫如是而经中之邪散，则胃中之正回，不分清者自分清，不显治者而治在其中矣。

《绛雪园古方选注》：葛根汤即桂枝汤加麻黄、倍葛根，以去营实，小变麻、桂之法也。独是葛根、麻黄治营卫实，芍药、桂枝治营卫虚，方中虚实互复者，其微妙在法。先煮麻黄、葛根减二升，后纳诸药，则是发营卫之汗为先，而固表收阴袭于后，不使热邪传入阳明也。故仲景治太阳病未入阳明者，用以驱邪，断入阳明之路。若阳明正病中，未尝有葛根之方。东垣谓葛根是阳明经主药，误矣。

《金镜内台方议》：葛根性平，能祛风，行于阳明之经，用之为君；麻黄为臣，辅之发汗解表；桂枝、芍药为佐，通行于营卫之间；甘草、大枣之甘，生姜之辛，以通脾胃之津为使。此方乃治其表实，而兼治其合病、并病者也。

《历代名医良方注释》：查本方，麻桂二方合裁，衡其轻重，而为调和表里之方也。《伤寒论》此方，上条有桂枝加葛根汤。上方应属桂枝系，此方应属麻黄系。所以然者，服麻黄后，可服桂枝，服桂枝后，不可服麻黄。且麻黄汤，有用桂枝法。桂枝汤，无用麻黄法。故本方原系桂枝加葛根，再加麻黄。不曰桂枝加麻黄、葛根，而另标葛根为汤名者，义例不容自乱也。无汗为邪闭皮毛，项背为邪入经输。麻黄只能开皮毛，而不能达经输。葛根既能达经输，又可通皮毛，但葛根解表力弱。解表须兼麻桂，清里力弱，清里须兼连芩。所谓病机变，则方制即变。病进一层，则方药即进一层也。再伤寒此方下，尚有葛根黄连黄芩甘草汤。在伤寒，则本方与葛芩连草汤对举。在《金匮》痉病门，则本方又与栝蒌桂枝汤对举。一温一清，一刚一柔，理愈求而愈精，功愈推而愈宏。学者合诸条比拟互参，则本方真精神，跃跃纸上矣。

柯韵伯解读《伤寒论》中葛根汤条文：几几更甚于项强，而无汗不失为表实，脉浮不紧数，是中于鼓动之阳风，故以桂枝汤为主，而加麻、葛以攻其表实也。葛根味甘气凉，能起阴气而生津液，滋筋脉而舒其牵引，故以为君。麻黄、生姜能开元府腠理之闭塞，祛风而出汗，故以为臣。寒热俱轻，故少佐桂、芍，同甘、枣以和里。此于麻、桂二方之间，衡其轻重而为调和表里之剂也。故用之以治表实而外邪自解，不必治里虚而下利自疗。予大青龙汤治表里俱实者异矣。桂枝、葛根俱是解肌和里之剂，故有汗无汗、下利不下利皆可用，与麻黄专治表者不同。

方有执解读《伤寒论》中葛根汤条文：太阳病项背强几几与上篇同者，风寒过太阳之荣卫，初交阳明之经络，经络同，所以风寒皆然也。无汗者，以起自伤寒，故汗不出，乃上篇有汗之反对，风寒之辩别也。恶风乃恶寒之互文，风寒皆通恶，而不偏有无也。夫以太阳中风，项背强几几，汗出，恶风，用桂枝加葛根而论之，则此太阳伤寒，项背强几几，无汗，恶风，当用麻黄加葛根，而用葛根汤者何哉？盖几几乃加阳明之时，喘已不作，故去杏仁，不用麻黄汤之全方，不可以麻黄加为名，而用麻黄桂枝甘草葛根以为汤者，实则是麻黄加之规制也。用姜枣芍药者，以阳明属胃，胃为中宫，姜枣皆和中之物，芍药有缓中之义也，不须粥，麻黄类例也。

祝味菊解读《伤寒论》中葛根汤条文：本方以葛根为主药，麻黄为重要副药。其适用标准加桂枝加葛根汤证所不同处在无汗，故加入麻黄一味以发之也。于此尤可反证太阳病上十四条桂枝加葛根汤方中麻黄之当去也。如其不然，则与本方何异？岂有二方之组织，其药味皆为同一之理耶！煮服法中所云“先煮麻黄、葛根，减二升，去白沫”，《玉函》《千金翼》《外台》皆作上沫，参诸麻黄汤，自应以去上沫为是。太阳病三十条、三十二条皆为葛根汤所主之证。（《伤寒方解》）

徐大桂解读《伤寒论》中葛根汤条文：是病虽内合阳明，而治法则纯主乎太阳。以葛根深引麻、桂，循经以提出肤表也。原文连及之而归纳于太阳者，所以推广葛根汤之用也。（《伤寒论类要注疏》）

陈亦人辨《伤寒论》中葛根汤与桂枝加葛根汤之别：二方均能治疗太阳病兼项背强几几证，应用区别只在有汗无汗上分，有汗表虚用桂枝加葛根汤，无汗表实用葛根汤。照理来讲，表虚有汗的项背强用桂枝汤加葛根，表实无汗的项背强则应当用麻黄汤加葛根，何以不用麻黄汤加味，却用桂枝汤加麻黄葛根，这是因为项背强几几一证，是太阳经俞失却津液的濡养所致。麻黄汤作用在宣开肺气，发汗力强，津液外泄过甚，则经俞更失濡养而更加不利；桂枝汤能内调脾胃而外和营卫，有

利于葛根升发津液外达经俞，虽有麻黄，却与芍药姜枣相伍，发中有收，散中有补，而不会过汗伤津，受其功而免蹈其弊，对于如何择方选药才能收到最佳效果，具有启发意义。（《伤寒论译释》）

刘渡舟辨《伤寒论》中葛根汤与桂枝加葛根汤之别：从用药来看，葛根汤即桂枝汤加麻黄、葛根。其中葛根为主药，既能配麻桂解肌发表，又能升津液、滋筋脉以治项背强几几。表虚之项背强几几，用桂枝加葛根汤，本证属表实经输不利，为何不用麻黄汤加葛根呢？这是因为，麻黄汤发汗力强，再加入葛根之升阳发表，恐汗出太多。此证为经输不利，应发输经之汗，但也应看到筋脉失滋，拘紧不柔，用麻黄汤加葛根极易造成汗多津伤，而达不到滋津润燥，缓和筋脉拘挛的目的。故选用桂枝汤加麻黄、葛根，既可发汗散寒而又不致大汗伤津，且有芍药、甘草、大枣滋津化阴以缓和筋脉之急，甚合病情。本方煎服法，要注意先煎麻黄、葛根，去上沫，然后入诸药。这样做一方面可以缓麻黄、葛根辛散之性，防止发汗力太强而汗出过多；一方面可以减弱麻黄走散之悍，以免药后发生心、心烦、头晕等副作用。服药后不必粥，温复即可出汗。（《伤寒论诠解》）

【医案举例】

1. 李士懋医案

杨某，男，30岁。主诉：胃脘疼痛，饭前、饭后均痛，食不消化，不能吃肉食已有3个月。诊舌红、苔白，脉沉弦拘紧而数。

处方：葛根15克，麻黄8克，桂枝12克，炙甘草7克，生姜10片，白芍12克。2剂，水煎服，嘱每3小时服用一煎，温覆取汗，汗透停后服。

服药2剂，药后已汗，胃脘部疼痛缓解，仅饥饿时胃略有不适，再服中药7剂调理，后诸症消。

2. 急性上呼吸道感染

李某，女，21岁。主诉：发热、恶寒、无明显汗出、鼻塞、流涕、头痛，口不渴，咽不红，舌脉均正常。6天前患者不慎感冒，出现发热、怕冷、鼻塞、流涕等症状，在某诊所输液4天，第1天输液后体温下降，但次日体温又升，再输液2天体温仍高。后转至某医院，给予维C银翘片、阿莫西林等治疗2天，仍未好转而来诊治。

处方：葛根30克，麻黄15克，桂枝10克，肉桂5克，白芍10克，干姜10克，大枣20克，炙甘草6克。

4剂，水煎服，每日分2次服用，嘱服药后覆被取汗，汗后病解，余药弃之。2天后，患者言，诊后当晚服药1次，出汗较多，汗后诸症消失。

3. 颈椎病

患者，女，42岁。主诉：头晕6年，转头则头晕加重，乏力，颈项酸楚，得风寒则加重，纳食欠香，夜寐不实，二便正常。患者无明显诱因，而出现头晕目眩、浑身无力等症状，在当地医院治疗后有所缓解，但仍反复发作。舌质淡红、苔薄白，脉弦细。

处方：葛根20克，生麻5克，桂枝15克，生白芍20克，当归15克，川芎10克，蔓荆子10克，生姜15克，大枣15克，炙甘草10克。

服药7剂后，患者自诉头脑清爽，周身轻松，颈项舒适，饮食、睡眠均好转。6个月后患者因劳倦，头晕乏力复发，症状同前，医者嘱在上方中加入黄芪20克，服用7剂后，病情痊愈，随访1年，未见复发。

4. 过敏性鼻炎

患者，女，41岁。主诉：反复鼻塞、流涕3年余，阵发性干咳，胸闷，身重疼痛，口渴欲饮，纳寐均可，二便正常，舌胖，苔腻略黄，脉浮紧。服用氯雷他定配合滴鼻制剂，病情稍有好转。半个月前因受凉导致上述症状复发，患者服用抗过敏药、速效感冒胶囊，症状无好转。

处方：葛根25克，麻黄10克，桂枝10克，白芍10克，辛夷10克，苍耳子10克，生石膏15克，黄芩10克，牛蒡子10克，生甘草12克。

患者服药6剂后，全身微汗出，身重疼痛缓解，鼻塞减轻。上方去牛蒡子、黄芩，服6剂，患者症状又明显好转。喷嚏、清涕症状明显减少。复诊，上方去石膏，加白芷10克，再服6剂，又随证治疗半个月，诸症消失。

5. 急性胃肠炎

田某，男，52岁。主诉：发热、恶寒、无汗，头痛，身疼，口干不欲饮水，腹泻水样便1天，身体轻微抽搐，牙齿撞击作响，舌质淡红、苔薄白，脉浮弦。既往确诊为乙型肝炎肝硬化10年。

处方：针灸患者双手少商、商阳、中冲、少冲针刺放血，大椎穴、双侧曲池、合谷以降温。用葛根（先煎，去上沫）32克，麻黄（先煎，去上沫）24克，桂枝16克，生姜24克，甘草16克，白芍16克，大枣30克。

患者服药2剂后，汗出、腹泻、周身疼痛等症状消失。3剂后外感病治愈。

6. 风湿性脊柱炎

冯某，男，36岁。主诉：反复腰背部脊柱疼痛10余年，端坐体位，脊柱活动受限。有压痛，局部怕冷，皮色正常。10余年前无明显诱因出现腰背部疼痛，在当地医院诊断为风湿性脊柱炎，接受相关治疗后症状缓解，平常症状控制较好。1个月前因在店铺打地铺睡数日，导致脊柱疼痛加重，影响转侧和仰俯动作。

处方：葛根汤加细辛3克，附子10克，独活15克，蜈蚣2条，水煎服，每日1剂。

服药1个月后症状消失，嘱患者继服2个月巩固。随访1年，未再复发。

【现代运用】

1. 表现为发热无汗的疾病，如感冒、疔疮初起、麻疹初期等。

2. 表现为项背腰腿强痛的疾病，如颈椎病、落枕、慢性腰肌劳损、肩周炎、急性腰扭伤、背肌拘挛等。

3. 表现为五官感觉的疾病，如失灵，如耳聋、颞下颌关节紊乱、面神经麻痹等。

4. 表现为月经不调的疾病，如多囊卵巢综合征、闭经、痛经等。

5. 表现为头昏重为表现的疾病，如脑梗死、高血压病、脑动脉硬化症、醉酒等。

6. 表现为头面部的慢性炎症，如痤疮、毛囊炎、鼻窦炎、过敏性鼻炎等。

7. 表现为呼吸系统的疾病，如急性上呼吸道感染、急性支气管炎、肺炎、过敏性鼻炎、慢性副鼻窦炎等。

葛根黄芩黄连汤

【方剂组成】

葛根半斤（24克），甘草二两（6克），黄芩三两（9克），黄连三两（9克）

【方药用法】

上四味，以水八升，煮葛根，减二升，纳诸药，煮取二升，去滓，分温再服。

【方证释义】

本方为解表清里之剂。主治伤寒头痛发热，恶风自汗，口干作渴，汗出而喘者，苔黄脉数者，里热炽盛。这是表证误用攻下，导致邪热内陷阳明，遂成表邪未解而里热盛。风热表证，致肠胃虚弱，热邪乘虚入里，造成患者下利不止，脉促，喘而汗出。

方中重用葛根，既解表之风热，解阳明之肌表，升阳明清气，而治泻利，又使枢转阳明之邪以外达，使表解里和而为君。黄芩、黄连苦寒燥湿，清里热、治下利，苦坚里虚，并燥肠胃之湿，两者同为臣药。甘草益气建中，可视为佐药与使药，甘缓和中，协调诸药。四药相合，解肌表而清里热，表解和里，达到太阳阳明表里双解的效果，不治热而热自退，不治喘而喘自安，不治利而利自止。

【主治病证】

太阳病，桂枝证，医反下之，利遂不止，脉促者，表未解也。喘而汗出者。

【历代名医方论】

《金镜内台方议》:用葛根为君,以通阳明之津而散表邪,以黄连为臣,黄芩为佐,以通里气之热,降火清金而下逆气;甘草为使,以缓其中而和调诸药者也。且此方亦能治阳明大热下利者,又能治嗜酒之人热喘者,取用不穷也。

《医方考》:病在表而下之,则虚其里,阳邪乘虚而入,故协热而利不止;表有头疼,发热恶寒,故曰表证尚在;里有热邪,故喘而汗出。表证尚在,故用葛根、甘草之辛甘以解表;里有邪热,故用黄芩、黄连之苦寒以清里。

《伤寒附翼》:君气轻质重之葛根,以解肌而止利;佐苦寒清肃之芩、连,以止汗而除喘;用甘草以和中。先煮葛根后纳诸药,解肌之力优,而清中之气锐,又与补中逐邪之法回殊矣。

《古今名医方论》:太阳病原无里证,但当用桂枝解外,若反下之,则邪热之在太阳者,未入阳明之经,已入阳明之府,所以其脉促急,其汗外越;其气上奔则喘,下奔则泻,故舍桂枝而用葛根,以专主阳明之表。加芩连以清里热,则不治喘而喘自止。不治利而利自止。此又太阳两解表里变法也。

《医方集解》:此足太阳、阳明药也。表证尚在,医反误下,邪入阳明之府,其汗外越,气上奔则喘,下陷则利,故舍桂枝而用葛根,专治阳明之表,加芩、连以清里热,甘草以调胃气,不治利而利自止,不治喘而喘自止矣。又太阳表里两解之变法也。

《伤寒溯源集》:葛根解阳明之表,芩连清邪热之盛,而和之以甘草者,所以抚定中州也。

《医宗金鉴》:太阳病,桂枝证,宜以桂枝解肌,而医反下之,利遂不止者,是误下,遂协表热陷入而利不止也。今下利不止,脉促有力,汗出而喘,表虽未解而不恶寒,是热已陷入阳明,即有桂枝之表,亦当从葛根黄芩黄连汤主治也。方中四倍葛根以为君,芩、连、甘草为之佐。其意专解阳明之肌表,兼清胃中之里热,此清解中兼解表里法也。

《伤寒贯珠集》:太阳中风发热,本当桂枝解表,而反下之,里虚邪入,利遂不止,其证则喘汗出。夫促为阳盛,脉促者,知表未解也。无汗而喘,为寒在表;喘而汗出,为热在里也。是其邪陷于里者十之七,而留于表者十之三,其病为表里并受之病,故其法亦宜表里双解之法。葛根解肌于表,芩、连清热于里,甘草则合表里而并和之耳。盖风邪初中,病为在表,一入于里,则变为热矣。故治表者,必以葛根之辛凉;治里者,必以芩、连之苦寒也。

《长沙方歌括》:方主葛根,从里以达于表,从下以腾于上。辅以芩、连之苦,苦以坚之,坚毛窍而止汗,坚肠胃以止泻。又辅以甘草之甘,妙得苦甘相合,与人参同味同功,所以补中土而调脉道,真神方也。

《伤寒论辩证广注》:甘发散为阳,表未解者,散以葛根甘草之甘。愚以葛根味甘而带辛,坚以黄芩黄连之苦。愚以肠胃协热,阳邪亢盛,则阴气自弱。芩连虽非补药,其力能抑阳而扶阴,阴气得扶则利自止,喘自息。成氏云苦以坚里者,乃固其入肠胃中阴气之谓也。

《退思集类方歌注》:此条喘汗为轻,下利不止为重,故药亦先治其利。但下利乃寒热虚实俱有之证,脉促急者,则为热邪无疑。表虽未解,则不当用桂枝之辛热,故用葛根之甘凉以解表。因喘汗而利,用芩、连之苦以坚阴。甘草不特和胃,且以和表里也。若脉微弱,则属桂枝人参汤矣。

《汉方简义》:方以甘平之葛根,能散阳邪,兼能起阴气者,用至半斤,且先煮之,奉以为君。更以甘平之甘草,能缓中,以解风热之搏结;苦平之黄芩,能疗胃中热,且以清肺止喘;苦寒之黄连,取其形之生成相连属,而名之曰连者,以清其自胃及小肠与大肠三府,亦生成相连属者之热。得胃调肠，厚以止其利，更清心以止汗。且三物平配，既入胃又解肌，既散阳又起阴之葛根，不但误入阳明之邪解，而太阳之经邪亦解。立方者圣乎而至于神矣！

《伤寒论方解》：本方是解热剂而不是解表剂。前贤因葛根能协助麻、桂以发汗解肌，便误认葛根为解表药。但《本经》只说它发汗解表。尽管《别录》曾说它解肌发表出汗，但根据临床经验，葛根必须在麻、桂配合之下，才可以起一些解肌发汗作用，否则只能解热、解毒、解渴而已。本方里的葛根不配以麻、桂而配以芩、连，可见其主要作用是解热而不是解表。如误用于发热而恶寒未罢的太阳病，就非但无效，反可能撤其热而招致不良的后果。

陈修园解读葛根黄芩黄连汤：太阳桂枝证而反下之，邪由肌腠而内陷于中土，故下利不止。脉促与喘汗者，内陷之邪欲从肌腠外出而不能出，涌于脉道，如疾行而蹶，为脉促；涌于华盖，肺主气而上喘，肺主皮毛而汗出，方主葛根从里以达于表，从下以腾于上。

方有执解读葛根黄芩黄连汤：脉促已下，言变殊，故治异也。促为阳邪上盛，阳主表故为表未解之诊。喘汗者，里虚阴弱而表阳不为之固护也。夫表未解而利则属胃，有阳明之分也，故肌之当解者，从葛根以解之，以喘汗不独表实而有里虚也，故但从中治而用甘草以和之。然利与上条同，而上条用理中者，以痞硬也，此用芩连者，以喘汗属热为多也，然则四物之为用，其名虽与上条殊，其实两解表里则一耳。

徐灵胎论述葛根黄芩黄连汤方药组成：因表未解，故用葛根，因喘汗而利，故用芩、连之苦以泄之坚之。芩、连、甘草为治痢之主药。

【医案举例】

1. 小儿热痢

患者，男，5岁。主诉：发热、脓血便，汗出烦躁，频频渴饮，里急后重，头痛烦躁，神识昏蒙，泄利腹痛，舌红，苔黄厚腻，脉滑疾。

处方：葛根、连翘、金银花、川黄连、白头翁各9克，佩兰、黄芩各6克。

每日1剂，水煎，每4小时服药1次。服药3剂后，热退渴止，便血减轻，神志恢复正常，能饮稀粥。再进3剂后，病愈。

2. 聂惠民医案

丛某，男，1岁。主诉：病已一周，身有低热（37.4℃），腹泻呕吐，稀便日行20余次，挟有不消化食物，食入即吐，吐为胃内容物。指纹略紫，舌红苔淡黄。某院诊为急性胃肠炎。经服用解热消炎等西药，效果不显。

处方：葛根10克，黄芩3克，黄连3克，茯苓4克，淡竹茹5克，炙甘草3克，清半夏3克，神曲6克。

水煎温服，进3剂而愈。

3. 张灿玾医案

宁某，男，中年。主诉：突发泄泻，肛门灼热，口渴，身热，小便黄赤，舌红苔黄，脉沉数。因饮食不当，食入不洁之物，乱于肠胃。

处方：黄连二钱，黄芩二钱，葛根二钱，白芍三钱，广木香一钱，生甘草一钱。

水煎温服，每日1剂。复诊：服上方1剂后，泄泻即轻，2剂病即愈。

4. 丁甘仁医案

许某。主诉：咳嗽膺痛，身热轻而复重，大便溏泄。舌苔灰腻而黄，脉滑数。风温伏邪，挟滞交阻，邪不外达，移入大肠。拟葛根芩连汤加减。

处方：粉葛根二钱，淡豆豉三钱，枳实炭三钱，酒黄芩一钱五分，炒银花四钱，赤苓三钱，香连丸一钱，炒赤芍一钱五分，桔梗八分，荷叶一角，象贝母三钱。

5. 麻疹

李孩，疹发未畅，下利而臭，日行二十余次，舌质绛，而苔白腐，唇干，目赤，脉数，寐不安，宜葛根芩连汤加味。粉葛根六钱，细川连一钱，怀山药五钱，生甘草三钱，淡黄芩二钱，

天花粉六钱，升麻钱半。（《经方实验录·附列门人治验》）

6.《**治验回忆录**》

黄儿3岁，夏月伤于饮食，寻患泄泻，心烦口渴，便利腥黄，小便赤短，病经旬日。医用胃苓汤治之，利稍减，渴加剧，声嘶不食，日多不少效，易余诊治。患儿僵卧不语，视目尚有神光，白珠微现红丝，舌质红，唇绛，苔干黄，口常作饮状，头额略热，腹肤热犹剧，呼之不应，现昏迷状，指纹青紫。正沉思间，值小儿大便，下如黄水，腥秽难闻，仍憬然慧悟。盖由肠胃积热之为祟也，疏导之则愈。处葛根黄芩黄连甘草汤、小承气合剂，加花粉、前仁生津利尿。谓曰："服此泻增勿惊，药以逐积，故利多，积去则利止。"果一剂而利剧，再剂寝减，神清思食，三剂利全止，能起坐。继以滋阴养胃剂清补，半月而安。

【现代运用】

1. 表现为小儿常见疾病，如小儿麻痹症、小儿病毒性肠炎、婴幼儿秋季腹泻等。

2. 表现为炎症的疾病，如溃疡性结节炎、放射性直肠炎等。

3. 表现为消化系统的疾病，如嗜酸性胃炎、痢疾等。

4. 表现为伤寒、副伤寒。

葛根加半夏汤

【方剂组成】

葛根四两（12克），麻黄（去节）三两（9克），甘草（炙）二两（6克），芍药二两（6克），桂枝（去皮）二两（4克），生姜（切）二两（6克），半夏（洗）半升（10克），大枣（擘）十二枚

【方药用法】

上八味，以水一斗，先煮葛根、麻黄，减二升，去白沫，内诸药，煮取三升，去，温服一升，覆取微似汗。

【方证释义】

本方由葛根汤加半夏组成。方中葛根为主药，生津液，舒筋脉；桂枝汤解肌发表，调和营卫；加麻黄增强发汗解表之力；半夏降逆止呕。葛根汤证兼有呕吐者，乃外邪不解，内迫阳明，上逆于胃所致。与下利之证虽殊，但均为太阳阳明合病而病偏于太阳之表，故仍用葛根汤解表，加半夏以降逆止呕。

【主治病证】

太阳与阳明合病，不下利但呕者，葛根加半夏汤主之。

【历代名医方论】

《注解伤寒论》：邪气外甚，阳不主里，里气不和，气下而不上者，但下利而不呕；里气上逆而不下者，但呕而不下利。与葛根汤，以散其邪，加半夏以下逆气。

《金镜内台方议》：故与葛根汤以散其邪，加半夏以下逆气也。半夏味辛，能逐水饮，止逆气，故用之也。

《伤寒括要》：太阳表症与阳明里症，合同而见。其邪甚于里者必由利，与葛根汤，以彻二阳之邪。其不下利而呕者，里邪稍轻，故加半夏以理逆气。外症必头痛腰痛，肌热甘痛，鼻干不眠。

《伤寒论后条辨》：两阳交应，骤盛于表，则里气暴虚，升降不及，故不利则呕，治法只须解表，表解而里自和，葛根汤从升，利则主之，呕加半夏，所以降也。

《伤寒来苏集》：太阳阳明合病，太阳少阳合病，阳明少阳合病，必自下利，则下利似乎合病当然之症。今不下利而呕，又似乎与少阳合病矣。于葛根汤加半夏，兼解少阳半里之邪，便不得为三阳合病。

《医方集解》：此又以利、不利辨伤寒、伤风之不同也。寒为阴，阴性下行，里气不和，故利而不呕；风为阳，阳性上行，里气逆而不下，故呕而不利，加半夏以下逆气。

《伤寒经解》：盖太阳膀胱主水，阳明胃主谷，寒为阴，阴气主下降，故太阳阳明合病，则水谷不分而下注，所以谓之必也。但用葛根汤，散经中之寒邪，而以不治治利者，麻黄疏

利太阴，则水道通而湿去。葛根升提阳明，则真胜而寒解，寒湿消而利自止矣。寒湿在下，则下注；在上，则上逆。葛根汤，寒湿药也。加半夏，下气止呕也。取微似汗，寒湿从皮毛解也。

《伤寒贯珠集》：葛根汤合用桂枝、麻黄而加葛根，所以解经中两阳相合之邪，其不下利而但呕者，则加半夏以下逆气，而葛根解外，法所不易矣。

《伤寒论诠解》：太阳与阳明合病，表邪不解，两经的阳气抗邪于表，不能内顾于里，造成里气不和，升降失常。有时可见下利，有时可见呕吐，有时则吐利并见。呕吐是胃气不降之证，由于发生于太阳，阳明表邪不解以致里气不和，升降失常，故其治疗仍当解两经之表，故用葛根汤加半夏和胃降逆以止呕吐。

【医案举例】

1. 胃肠型流感

何某，男，38岁。患者恶寒、发热、无汗，浑身酸痛，腹痛，泻水样便，一日5～6次，胃中嘈杂不适，呕吐恶心，纳谷不香，舌淡，苔薄腻，脉浮紧。患者因前天饮酒过多，酒醉入睡，加流行性感冒流行时期。

处方：粉葛40克，麻黄15克，桂枝12克，白芍12克，炙甘草10克，生姜18克，大枣6枚，姜半夏15克，焦三仙各15克。

2剂，水煎服。1剂证减过半，2剂愈。

2. 臂痛

周某，男，23岁。主诉：恶寒无汗，骨节酸楚，右臂尤甚，纳便如常，舌红润苔薄，脉弦细紧。因患者劳作至子夜，外出感受风寒，当晚腰背四肢疼痛不已，不能持物，不能穿衣。

处方：葛根15克，麻黄6克，桂枝10克，白芍10克，甘草（炙）4.5克，生姜6片，大枣5枚。一剂。

复诊，患者自诉药后遍身汗出，臂痛大减，关节屈伸自如，夜间微恶寒，医者诊脉其脉弦细。拟桂枝加葛根汤加味。

处方：葛根15克，桂枝10克，白芍10克，甘草（炙）4.5克，当归10克，生姜6片，大枣5枚。二剂。

三诊：患者自诉臂痛已止，偶尔微汗出。为外邪已净，正气虚弱，拟桂枝新加汤补之。

处方：桂枝10克，白芍15克，甘草（炙）6克，党参10克，生姜3片，大枣5枚。三剂。

3. 胡希恕医案

任某，女，21岁。主诉：感冒，头痛头晕，恶寒，身疼腰痛，恶心呕吐，并素有腹痛大便溏泄，苔白，脉浮数。

处方：葛根12克，麻黄10克，桂枝10克，生姜10克，白芍10克，大枣4枚，炙甘草6克，半夏12克。

服1剂症大减，2剂症已。

4. 伤寒

族某，冬季伤寒，发热头痛，拘急无汗，呕吐自利，脉右紧左浮。用葛根加半夏汤，再服症退。

【现代运用】

1. 表现为呼吸系统的疾病，如上呼吸道感染、哮喘等。

2. 表现为消化系统的疾病，如痢疾、消化性溃疡、慢性胃炎等。

3. 表现为其他疾病：如麻疹、荨麻疹、痛风、颈椎病、急性肾小球肾炎等。

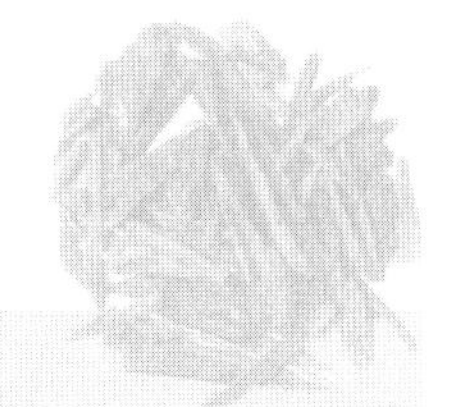

第4章　柴胡汤类方

小柴胡汤

【方剂组成】

柴胡半斤(24克),黄芩三两(9克),人参三两(9克),甘草(炙)三两(9克),半夏(洗)半升(9克),生姜(切)三两(9克),大枣(擘)十二枚

【方药用法】

上七味,以水一斗二升,煮取六升,去滓,再煎取三升,温服一升,日三服。

【方证释义】

本方为治疗邪入少阳之症。方中柴胡疏邪透表,轻清升散,黄芩苦寒泻火,善清胆经,治半表之邪的同时,还清半里之热;配合生姜、半夏以止呕,人参以健胃,甘草、大枣可缓和生姜、半夏的刺激;人参、生姜加大枣益胃气,调和营卫,扶正祛邪;炙甘草调和诸药,益气和胃。诸药合用,达到和解少阳,扶正祛邪的功效。

【主治病证】

伤寒五六日,中风,往来寒热,胸胁苦满,嘿嘿不欲饮食,心烦喜呕,或胸中烦而不呕,或渴,或腹中痛,或胁下痞硬,或心下悸、小便不利,或不渴、身有微热,或咳者,小柴胡汤主之。

血弱气尽,腠理开,邪气因入,与正气相搏,结于胁下。正邪分争,往来寒热,休作有时,嘿嘿不欲饮食,藏府相连,其痛必下,邪高痛下,故使呕也,小柴胡汤主之。服柴胡汤已,渴者属阳明,以法治之。

伤寒四五日,身热恶风,颈项强,胁下满,手足温而渴者,小柴胡汤主之。

伤寒,阳脉涩,阴脉弦,法当腹中急痛,先与小建中汤;不差者,小柴胡汤主之。

太阳病,过经十余日,反二三下之,后四五日,柴胡证仍在者,先与小柴胡汤;呕不止,心下急,郁郁微烦者,为未解也,与大柴胡汤下之则愈。

伤寒十三日,不解,胸胁满而呕,日晡所发潮热．已而微利,此本柴胡证,下之以不得利,今反利者,知医以丸药下之．此非其治也。潮热者,实也。先宜服小柴胡汤以解外,后以柴胡加芒硝汤主之。

妇人中风七八日,续得寒热,发作有时,经水适断者,此为热入血室。其血必结,故使如疟状,发作有时,小柴胡汤主之。

伤寒五六日,头汗出,微恶寒,手足冷,心下满,口不欲食,大便硬,脉细者,此为阳微结,必有表,复有里也。脉沉,亦在里也。汗出,为阳微。假令纯阴结,不得复有外证,悉入在里,此为半在里半在外也。脉虽沉紧,不得为少阴病。所以然者,阴不得有汗,今头汗出,故知非少阴也。可与小柴胡汤。设不了了者,得屎而解。

阳明病,发潮热,大便溏,小便自可,胸胁

满不去者，与小柴胡汤。

阳明病，胁下硬满，不大便而呕，舌上白苔者，可与小柴胡汤。上焦得通，津液得下，胃气因和，身濈然汗出而解。

阳明中风，脉弦浮大而短气，腹都满，胁下及心痛，久按之气不通，鼻干，不得汗，嗜卧，一身及目悉黄，小便难，有潮热，时时哕，耳前后肿。刺之小差，外不解。病过十日，脉续浮者，与小柴胡汤。

本太阳病不解，转入少阳者，胁下硬满，干呕不能食，往来寒热。尚未吐下，脉沉紧者，与小柴胡汤。

呕而发热者，小柴胡汤主之。

伤寒差以后，更发热，小柴胡汤主之。脉浮者，以汗解之；脉沉实者，以下解之。

诸黄，腹痛而呕者，小柴胡汤主之。

【历代名医方论】

《伤寒明理药方论》：柴胡味苦平微寒，黄芩味苦寒。《内经》曰："热淫于内以苦发之"，邪在半表半里则半成热矣，热气内传之不可，则迎而夺之，必先散热，是以苦寒为主，故以柴胡为君，黄芩为臣，以成彻热发表之剂。人参味甘温，甘草味甘平，邪气传里则里气不治，甘以缓之，是以甘物为之助，柴胡邪气传里则里气不治，故用人参、甘草为佐，以扶正气而复之也。半夏味辛微温，邪初入里则里气逆，辛以散之是以辛物为之助，故用半夏为佐以顺逆气而散邪也，里气平正则邪气不得深入，是以三味佐柴胡以和里。生姜味辛温，大枣味甘温。《内经》曰："辛甘发散为阳"，表邪未已，迤逦内传，既未作实，宜当两解，其在外者，必以辛甘之物发散，故生姜、大枣为使辅柴胡以和表，七物相合两解之剂当矣，邪气自表未敛为实，乘虚而凑，则所传不一，故有增损以御之，胸中烦而不呕去半夏、人参加瓜蒌实，烦者热也，呕者气逆也，胸中烦而不呕，则热聚而其不逆，邪气欲渐成实也。人参味甘为补剂，去之使不助热也。半夏味辛为散剂，去之以无逆气也，瓜蒌实味苦寒，除热必以寒，泄热必以苦，加瓜蒌实以通胸中郁热。若渴者，去半夏加人参、瓜蒌根，津液不足则渴。半夏味辛性燥，渗津液物也，去之，则津液易复。人参味甘而润，瓜蒌根味苦而坚，坚润相合，津液生而渴自已，若腹中痛者，去黄芩加芍药，宜通而塞为痛，邪气入里，里气不足，寒气壅之，则腹中痛。黄芩味苦寒，苦性坚而寒中，去之则中气易和。芍药味酸苦微寒，酸性泄而利中，加之则里气得通而痛自已，若胁下痞硬，去大枣加牡蛎。《内经》曰："甘者令人中满"。大枣味甘温，去之则硬浸散。咸以软之。牡蛎味酸咸寒，加之则痞者消、硬者软。若心下悸，小便不利者，去黄芩加茯苓，心下悸，小便不利，不蓄而不行也。《内经》曰："肾欲坚，急食苦以坚之"，坚肾则水益坚。黄芩味苦寒，去之，则蓄水浸行。《内经》曰："淡味渗泄为阳"。茯苓味甘淡，加之则津液通流。若不渴，外有微热，去人参加桂，不渴则津液足，去人参，以人参为主内之物也；外有微热则表证，多加桂枝以取汗发散表邪也。若咳者，去人参、大枣、生姜，加五味子、干姜，肺逆则咳，甘补中则肺气愈逆，故去人参、大枣之甘。五味子酸温，肺欲收，急食酸以收之，气逆不收，故加五味子之酸。生姜、干姜一物也，生者温而干者热，寒气内淫，则散以辛热。盖诸咳，皆本于寒，故去生姜加干姜，是相假之，以正温热之功，识诸此者，小小变通，触类而长焉。

《医方考》：伤寒，寒热往来，胁痛，口苦，脉弦者，此邪在少阳经，半表半里之证也，本方主之。伤寒，寒热往来，胁痛，口苦，脉弦者，此邪在少阳经，半表半里之证也，本方主之。邪在表则恶寒，邪在里则发热，邪在半表半里则恶寒且热，故令寒热往来。少阳之脉行于两胁，故令胁痛；其经属于胆，胆汁上溢故口苦。胆者，肝之，在五行为木，有垂枝之象，故脉弦。柴胡性辛温，辛者金之味，故用之以平木，温者春之气，故就之以入少阳；黄芩质枯而味苦，枯则能浮，苦则能降，君以柴

胡，则入少阳矣。然邪之伤人，常乘其虚，用人参、甘草者，欲中气不虚，邪不得复传入里耳。是以中气不虚之人，虽有柴胡证俱，而人参在可去也。邪初入里，里气逆而烦呕，故用半夏之辛以除呕逆，邪半在表，则荣卫争，故用姜、枣之辛甘以和荣卫。仲景云：胸中烦而不呕，去半夏、人参，加瓜蒌实一枚；若渴者，去半夏，更加人参一两五钱、瓜蒌根四两；若腹中痛者，去黄芩，加芍药三两；若胁下痞硬，去大枣，加牡蛎四两；若心下悸，小便不利者，去黄芩，加茯苓四两；若不渴，外有微热者，去人参，加桂枝三两，温覆取微汗；若咳者，去人参、大枣、生姜，加五味子半斤、干姜二两。以上加减法，皆去气所，加其所宜，兹惟名者求之，不复赘也。

《医方集解》：邪入本经，乃由表而将至里。当彻热发表，迎而夺之，勿令传太阴。柴胡味苦微寒，少阳主药以升阳达表为君；黄芩苦寒，以养阴退热为臣；阳不足则阴凑之，故发寒，用黄芩降阴气，使不陷入阳中，则不寒；阴不足则阳凑之，故发热，用柴胡升阳气，使不陷入阴中，则不热。又曰：柴胡、黄芩之苦寒以退热，半夏、生姜之辛温以退寒。人参、大枣、甘草之甘温以助正气。半夏辛温，能健脾和胃以散逆气而止呕，人参、甘草以补正气而和中，使邪不得复传入里为佐；二药固太阴，使木邪不致克土，然必虚人方可用参。邪在半表半里，则营、卫争，表属卫，里属营。故用姜、枣之辛甘以和营卫为使也。

《伤寒论类方》：此汤除大枣，共廿八两，较今秤亦五两六钱零，虽分三服，已为重剂，盖少阳介于两阳之间，须兼顾三经，故药不宜轻。去渣再煎者，此方乃和解之剂，再煎则药性和合，能使经气相融，不复往来出入。古圣不但用药之妙，其煎法俱有精义。

陈亦人关于小柴胡汤的方解论述：柴胡黄芩合用，清解少阳半表半里之热，半夏、生姜，和胃降逆，人参、炙草、大枣益气助正以达邪向外，庶邪从外解而不致内传。小柴胡汤的应用范围极广，不论外感热病，内伤杂病，临床各科病证，只要出现少阳机不利证候，用之都有良效。

陈亦人关于小柴胡汤的药物、配比论述：小柴胡汤由柴胡、黄芩、半夏、生姜、甘草、人参、大枣七药组成。方中柴胡、黄芩两味苦药以清少阳之热，柴胡解经热；黄芩清热，这是治疗的功效之一。然少阳以疏泄为常，以抑郁为病，用柴胡、黄芩不但能解少阳之热，更能疏解少阳之气郁，这也是柴胡的另一功效。据《神农本草经》记载：柴胡治“肠胃中结气，饮食积聚”等病，说明它可促进六府的新陈代谢，有消积化食的作用，因而也就能推动少阳的枢机而和表调里的功效。柴胡一药而有三用，足见其在本方中的重要作用，故小柴胡汤以柴胡名方。半夏、生姜这两味药都是辛温之品，能开能降，善于和胃治呕，又能外疏风寒，内消痰饮。因少阳胆病，以喜呕为多见，故以二药治呕健胃用意良深。人参、甘草、大枣这三味药都属甘温之品，用以扶正祛邪，以助柴芩之治；更能预先实脾，以杜少阳之传，实有“治未病”的意义。由此可见，小柴胡汤的七味药物以和解少阳之邪为主，而又旁治脾胃，和中扶正为辅。清解邪热，而又培护正气，不通过汗、吐、下的方法，而达到祛邪的目的，故叫作和解之法。此方的剂量，柴胡应大于人参、甘草一倍以上，方能发挥治疗作用。若误将人参、甘草的用量大于或等于柴胡，则达不到和解少阳邪热的目的。因此，用本方时务须注意剂量的比例。

【医案举例】

1. 厌食

马某，男，6 岁。主诉：不思饮食 4 月余，伴烦躁易怒，头发稀黄，夜卧不安，大便干燥如羊粪，舌尖红，脉细数。

处方：拟小柴胡汤加郁金 5 克，鸡金 5 克，神曲 10 克，麦芽 10 克，陈皮 5 克，茯苓 10 克，灯心草 2 克。

2 剂，每日 1 剂。

复诊：患儿食欲稍增，夜已能安卧，大便成形，舌尖红，脉细数，复服 2 剂后患儿饮食恢复正常。

2. 伤寒邪入少阳(感冒合并胃炎)

余某，男，7 岁。主诉：适逢流感季节感寒而发热，恶寒，呕恶不食，剑突下疼痛，两胁胀满，精神不振，时有心烦不安，舌红而苔白，脉浮弦。

处方：方用小柴胡汤。柴胡 30 克，黄芩 10 克，党参 10 克，半夏 10 克，炙甘草 8 克，生姜 9 克，大枣 4 个。2 剂，按小柴胡汤去渣再煎，分 3 次服。

服 1 剂，汗出热退，呕止纳开，2 剂服完，病若失。

3. 过敏性哮喘

赵某，女，55 岁。主诉：哮喘反复发作 5 年余。哮喘夜间尤重，不能平卧。喉中痰鸣，咳痰微黄，微恶风，口苦，两胁疼痛，食欲差，苔白腻，脉浮细数。每年秋末冬初季节交替之时，易发哮喘。

处方：方用小柴胡汤加味。柴胡、党参、苏子、黄芩各 12 克，法半夏、杏仁、茯苓、防风各 15 克，枳壳、旋覆花、代赭石各 10 克，甘草 6 克，大枣 3 枚。

每日 1 剂，水煎服。服药 2 剂后，哮喘减轻，夜间已能入睡。续服 3 剂后，哮喘痊愈，后嘱服用金匮肾气丸，以巩固疗效。

4. 产后发热、头痛

妇人在草蓐，自发露得风，四肢苦烦热，头痛者，与小柴胡汤。头不痛，但烦者，三物黄芩汤主之。(《金匮要略》)

5. 失明

一妇人发黄，心中烦乱，口燥，胸胁苦满，不能食，数日后，两目不得见物，乃与小柴胡汤及芎黄散(川芎、大黄)，目遂复明。一月余，诸症痊愈。(《古方便览》)

【现代运用】

1. 表现为肺部疾病，如初期肺病、肺门淋巴腺结核、肺尖炎，身体衰弱而又感冒有微热者。

2. 表现为出现炎症的疾病，如急性淋巴腺炎、中耳炎蓄脓症、肋膜炎、胃炎、肝炎、扁桃腺炎、亚急性甲状腺炎等。

3. 反复发作的过敏性疾病，如过敏性鼻炎、花粉症、日光性皮炎、哮喘、湿疹等。

4. 以发热为表现的疾病，如感冒、流行性感冒、疟疾等。

5. 以淋巴结肿大为特征的疾病，如恶性淋巴瘤、淋巴结肿大、淋巴结炎、淋巴结核、肿瘤的淋巴结转移、慢性淋巴细胞白血病等。

6. 表现为其他疾病，如衰弱体质易发下痢神经质者、热性神经性高血压、经期发热、失眠、肾病综合征、脱发等。

大柴胡汤

【方剂组成】

柴胡半斤(24 克)，黄芩三两(9 克)，芍药三两(9 克)，半夏(洗)半升(10 克)，生姜(切)五两(15 克)，枳实(炙)四枚，大枣(擘)十二枚，大黄二两(6 克)

【方药用法】

上八味，以水一斗二升，煮取六升，去滓，再煎，温服一升，日三服。

【方证释义】

本方主治少阳阳明合病，以少阳为主。症见往来寒热、胸胁苦满，不但两胁肋充实，并连及心下急迫、腹部拘挛结实。口苦，咽干，目眩，呕不止、郁郁微烦，心下痞硬或满痛，或便秘或下利。

本方系小柴胡汤去人参、甘草，加大黄、枳实、芍药而成，也是小柴胡汤与小承气汤化裁加减合成，以和解为主，与泻下并用。本方的柴胡、黄芩解热，重用柴胡为君药，配臣药黄芩和解清热；枳实、大黄治痞坚，轻用大黄配枳实以内泻阳明热结，行气消痞，亦为臣药；半夏开痞降逆，白芍敛阴缓急，共为佐药；生姜、大枣调和营卫，为使药。

【主治病证】

伤寒十余日，热结在里，复往来寒热者，与大柴胡汤。

伤寒发热，汗出不解，心下痞硬，呕吐下利者，大柴胡汤主之。

伤寒后脉沉，沉者内实也，下之解，宜大柴胡汤。

按之心下满痛者，此为实也，当下之，宜大柴胡汤。

太阳病，过经十余日，反二三下之，后四五日，柴胡证仍在者，先与小柴胡汤；呕不止，心下急，郁郁微烦者，为未解也，与大柴胡汤，下之则愈。

【历代名医方论】

《注解伤寒论》：若呕不止，郁郁微烦者，里热已甚，结于胃中也，与大柴胡汤下其里热则愈。柴胡、黄芩之苦，入心而折热；枳实、芍药之酸苦，涌泄而扶阴。辛者散也，半夏之辛，以散逆气；辛甘和也，姜枣之辛甘，以和荣卫。

《伤寒明理药方论》：柴胡味苦平微寒，伤寒至于可下，则为热气有余，应火而归心苦，先入心折热之剂，必以苦为主，故以柴胡为君。黄芩味苦寒，王冰曰："大热之气寒以取之，推除邪热必以寒为助"，故以黄芩为臣。芍药味酸苦寒，枳实味苦寒，《内经》曰："酸苦涌泄，为阴泄实，折热必以酸苦"，故以枳实、芍药为佐。半夏味辛温，生姜味辛温，大枣味甘温，辛者散也，散逆气者必以辛甘者缓也，缓正气者必以甘，故半夏、生姜、大枣为使也。一方加大黄，以大黄有将军之号而功专于荡涤，不加大黄恐难攻下，必应以大黄为使，也用汤者审而行之，则十全之功可得以。

《医学衷中参西录》：方中以柴胡为主药，原欲升提少阳之邪透膈上出，又恐力弱不能直达。故小柴胡汤中以人参助之。今因证兼阳明，故不敢复用人参以助热，而更加大黄以引阳明之热下行，此阳明与少阳并治也。然方名大柴胡，原以治少阳为主，而方中既无人参之助，若复大黄、枳实并用，既破其血，又破其气，纵方中有柴胡，犹能治其柴胡未罢之证乎？盖大黄虽为攻下之品，然偏于血分，仍于气分无甚伤损，即与柴胡无甚龃龉，至枳实能损人胸中最高之气，并不宜与柴胡并用明矣。愚想此方当日原但加大黄，后世用其方者，畏大黄之猛烈，遂易以枳实，追用其方不效，不得不仍加大黄，而竟忘去枳实，此为大柴胡汤或有大黄或无大黄。以致用其方者恒莫知所从也。

《伤寒论诠解》：大柴胡汤是柴胡剂群的重要方剂之一，由小柴胡汤去人参、甘草加大黄、枳实、芍药而成。方用小柴胡汤以和解少阳，因已见里实之证，故去参草之甘补；大黄配枳实，犹如半个承气汤，以泻阳明之实热，芍药配大黄，酸苦涌泄，能于土中伐木，平肝胆之气逆。方中生姜之量，较小柴胡汤中生姜用量为大，一因生姜辛散，能散结去饮以止呕；二因本证邪热聚结在于心下，病位偏上，故重用生姜上行和胃，借以牵制大黄峻猛速下之力，使之"载药上行"而达到调和胃气的目的。如果说桔梗能载诸药上浮而有舟作用，此方生姜配大黄也有这种妙用。然而本方中有无大黄，曾有过争议，或云有，或云无，陈修园对此有个折中的意见，他说临证时根据需要而决定取舍。考原文有"下之，则愈"一语，则知方中自然当有大黄。本方与大承气汤相较，泻下之力虽稍逊一筹，但药力也相当可观，临证亦不可轻举妄用。

【医案举例】

1. 肝损伤

某女，45 岁。主诉：右上腹肝区胀痛伴严重乏力，食欲减退 2 周，皮肤及巩膜黄染金黄色 3 日。

处方：以大柴胡汤合茵陈蒿汤加减。柴胡 15 克，黄芩 20 克，半夏 15 克，枳实 15 克，大黄（后下）15 克，大枣 3 枚，生姜 10 克，白芍 15 克，赤芍 15 克，茵陈 30 克，栀子 15 克，金钱草30克，芒硝粉10克，甘草10克。

服上方1剂后，患者泻下干结热臭大便2次，继续服用3剂后，皮肤及巩膜黄染明显减轻，乏力恶心略有好转，继续服用7剂后体温降至正常，食欲大为改善。

2. 胆囊炎

女，39岁，江阴人。主诉：胆囊结石，右胁胀痛不适，苔薄舌暗。

处方：大柴胡汤加减。柴胡10克，炒黄芩10克，生赤芍15克，炒当归10克，鸡内金10克，炒枳实10克，木香10克，金钱草30克，鸡骨草30克，陈皮6克，半夏6克，青皮6克，制大黄（后入）15克。

7剂，加入生姜、大枣，水煎服。

复诊：患者服药后疼痛未作，大便间日一行，苔薄，舌质暗红。

方药：上方加广郁金10克，虎杖10克。10剂，水煎服。后病愈。

3. 急性胰腺炎

马某，女，41岁。主诉：左上腹出现阵发性疼痛，按之更甚。呈痛苦容貌，腹肌拘紧。发热不退，恶心呕吐，时而吐出黄绿色酸水，口渴欲饮，大便秘结，数日未行，小便黄赤。舌质偏红，苔黄厚腻，脉弦数。

处方：方用大柴胡汤加芒硝、延胡索、川楝子。柴胡9克，芍药15克，黄芩12克，半夏9克，枳实15克，延胡索9克，川楝子9克，大黄9克，芒硝12克，大枣3枚，生姜3片。

服药3剂后，大便通畅，各种症状均有缓解。继服3剂，症状有进一步改善。嘱再服7剂，药后痊愈出院。

4. 妊娠下利

一妇人妊娠数月。适当夏月，下利呕哕，终日唏嘘，嗳气不已，诸医踌躇，家人狼狈而不得救，寻至。发晕如眠，乃以醋淬炭火熏之，晕乍止，别作大柴胡汤与之而安。

5. 腹满下利

大坂赤石家仆人，病疫十五日不解。见面赤微喘，潮热，舌强狂吼，而脉数急，胸腹硬满，时有微利，医以麻杏石甘汤，病益剧。乃与大柴胡汤，翌日大便下二次，胸满渐减，下利亦断。再以小柴胡汤加枳实与之，两三日大便复秘。复与大柴胡汤十余剂始愈。

【现代运用】

1. 表现为高血压血管硬化、中风后半身不遂的疾病，证见胸胁心下逆满，腹直肌拘挛，按之痛，大便秘结，精神不安，喜怒无常者。

2. 表现为赤痢疾病，证见心下痞满，呕吐，口渴，舌有黄苔，里急后重者。

3. 表现为肝胆疾病，如急性胆道炎、胆石疝痛等。

柴胡桂枝汤

【方剂组成】　桂枝（去皮）一两半（4.5克），黄芩一两半（4.5克），人参一两半（4.5克），甘草（炙）一两（43克），半夏（洗）二合半（6克），芍药一两半（4.5克），大枣（擘）六枚，生姜（切）一两半（4.5克），柴胡四两（12克）

【方药用法】

上九味，以水七升，煮取三升，去滓。温服一升。本云，人参汤作如桂枝法，加半夏、柴胡、黄芩，复如柴胡法。今用人参作半剂。

【方证释义】

柴胡桂枝汤为小柴胡汤和桂枝汤合方而成。方中小柴胡汤寒温并用，攻补兼施，升降协调。用柴胡、黄芩寒凉祛邪，配半夏、生姜作为辛温之品；在清散祛邪的同时配以党参、甘草、大枣等甘平药益气养营，从而扶助正气；柴胡、黄芩寓一表一里，一升一降，柴胡、黄芩升降相配，合以黄芩、半夏辛开苦降，共调气机之逆乱。此方适用于邪热侵犯，正气略有不足，邪正分争之证。桂枝辛温、发散，能够卫表，祛风寒之邪；芍药收敛营阴。生姜、大枣可桂枝散邪，亦能够芍药养正；甘草

甘平，配桂枝辛甘通阳，配芍药以酸甘化阴。柴胡桂枝汤是中医八法中和法的代表复合方剂，它的配伍规律表现在平调阴阳、用药缓和。补泻兼施，扶正祛邪，辛开苦降，辛散酸敛。柴胡桂枝汤的适应证是治疗病情较轻缓，脏腑阴阳、营卫气血偏盛偏衰而不能自和者，多表现为邪气不盛，或正气微虚，或两者兼有之，或者病情虽不轻缓，但不宜用峻剂治疗的病症。

桂枝汤重于解肌，柴胡汤重于和里，仲景用此二方最多，乃以开解少阳，不必另用其他方剂。佐以桂枝，即可解太阳未尽之邪发散，仍用人参、白芍、甘草，以奠安营气。

【主治病证】

伤寒六七日，发热，微恶寒，支节烦疼，微呕，心下支结，外证未去者，柴胡桂枝汤主之。

柴胡桂枝汤方，治心腹卒中痛者。

【历代名医方论】

《温知堂杂著》：风湿病肢节烦疼，而有恶风自汗者，用本方，不必拘泥于风湿门中诸方，余近来屡以此方得奇效。

《方极》：妇人无故憎寒发热，头痛眩晕，心下支结，呕吐恶心，肢体酸软，郁郁恶对人，或频频欠伸者，俗谓血之道，用本方有效。

刘渡舟解读柴胡桂枝汤：柴胡桂枝汤是小柴胡汤与桂枝汤的合方，既能够利用小柴胡汤的解郁利枢之功，又兼有桂枝汤调和营卫的效用，从而调理气血阴阳。小柴胡汤与桂枝汤两方合一，人身表里内外、气血上下，调理人体的范围相当广泛。而柴胡桂枝汤在临床上多用于以下4种病：一是少阳病症与太阳病症同时并见，即胸胁苦满，或胁背作痛并见发热恶寒，或肢节烦疼等。二是肝气窜证，发病特点为患者自觉有一股气在胁下胸背，甚至流窜在四肢，凡气所窜之处，则觉胀满或疼痛，用柴胡桂枝有特效。三是用柴胡桂枝汤去大枣、人参，加鳖甲、牡蛎、红花、茜草、土鳖虫等治疗慢性肝炎、肝脾肿大、早期肝硬化等。四是根据条文中“支节烦疼”来治疗痹证。

【医案举例】

1. 面瘫

韩某，女，80岁。主诉：三叉神经痛。睡眠极差，晚上咽干、盗汗，入睡后小腿易抽筋，足冷，纳食尚可，饮食不慎易腹泻。右侧颈部淋巴结肿大。舌苔白，脉细弦。

处方：柴胡12克，黄芩10克，清半夏15克，党参10克，桂枝10克，白芍10克，炙甘草6克，生石膏（先煎）45克，生姜15克，大枣4枚。6剂，水煎服。

2. 肩周炎

王某，女，56岁。主诉：双侧肩关节疼痛不适2年余。痛不可举，颈项僵硬酸胀，太阳穴胀痛，两胁稍胀，恶风寒，纳寐可，二便正常，舌质淡红，舌苔白腻，脉弦，寸浮。

处方：柴胡、法半夏、党参、桂枝、白芍、熟地黄、桑枝、海桐皮各10克，黄芩、炙甘草各6克，生姜2片，大枣1枚。

7剂，水煎，早晚饭后温服，日1剂。

复诊：双侧肩关节疼痛有所好转，恶风寒减轻，时有腰酸，劳累后尤甚，舌质淡红，苔白腻，脉弦，寸微浮。嘱上方加桑寄生15克，怀牛膝10克，7剂。

三诊：诸症均较前减轻，按上方续服30余剂而愈，随访半年未再发作。

3. 慢性胃炎

张某，女，27岁。主诉：胃脘部隐痛1年余。食欲欠佳，饭后脘腹胀满，恶心欲呕，易汗出，恶风寒。近来常感全身酸痛不适，腰酸，月经前乳房胀痛，大便偏稀，舌质淡红，苔薄白腻，脉稍弦，寸脉浮。

处方：柴胡、法半夏、党参、桂枝、白芍、熟地黄、厚朴、陈皮各10克，焦三仙各15克，黄芩、炙甘草各6克，生姜2片，大枣1枚。7剂，水煎，早晚饭后温服，日1剂。

二诊：胃脘胀痛好转，全身酸痛及恶风寒症减轻，大便转干，舌质淡红苔薄白，脉稍弦，寸微浮。嘱上方去厚朴，7剂。

三诊：仅有轻微饭后脘腹不适，续服20余剂以巩固，半年后随访未再发作。

【现代运用】

1. 表现为发热性疾病及感染性疾病，如普通感冒、流感、肺炎、肺结核、胸膜炎、疟疾、斑疹伤寒、恙虫病、登革热、肝炎、产后感染发热等。

2. 表现为突发性、痉挛性腹痛为特征的疾病，如慢性胃炎、消化性溃疡、胆石症、急性胰腺炎后巨大假性囊肿、肠易激综合征等。

3. 表现为各种综合征，如肠易激综合征、更年期综合征及经前期紧张综合征。

4. 表现为各种发热的疾病，如病毒感染性发热、感冒并发症等。

5. 表现为风湿、类风湿引起的疾病，如肢体关节疼痛和末梢神经炎、中风后遗症等引起的手足麻木等。

6. 表现为心血管疾病，如心律失常、冠心病心绞痛、高血压等。

柴胡加龙骨牡蛎汤

【方剂组成】

柴胡四两(12克)，龙骨一两半(4.5克)，牡蛎(熬)一两半(4.5克)，生姜(切)一两半(4.5克)，人参一两半(4.5克)，桂枝(去皮)一两半(4.5克)，茯苓一两半(4.5克)，半夏(洗)二合半(9克)，黄芩一两(3克)，铅丹一两半(1克)，大黄二两(6克)，大枣(擘)六枚(2克)

【方药用法】

上十二味，以水八升，煮取四升，内大黄，切如棋子，更煮一二沸，去滓，温服一升。

【方证释义】

柴胡加龙骨牡蛎汤系和解少阳，通阳泻热，重镇安神之剂。

本方由小柴胡汤加减变化而成。该方以小柴胡汤和解枢机，扶正祛邪为主，加大黄泄下泻热清里，桂枝通阳和表，龙骨、牡蛎、铅丹安神镇惊，平镇肝胆，茯苓宁心安神且通利小便。诸药合用，共奏和解清热，镇惊安神之功。

【主治病证】

伤寒八九日，下之，胸满烦惊，小便不利，谵语，一身尽重，不可转侧者，柴胡加龙骨牡蛎汤主之。

本方的具体适应症状：口苦，咽干，目眩，往来寒热，或不发热，胸胁苦满，厌食，心下痞硬，冲气上逆，烦惊不安，失寐多言，时时错语，脐腹动悸，二便不利，身重难以转侧，舌苔黄厚黏腻，脉沉而弦细或动数。

【历代名医方论】

徐灵胎《伤寒论类方》：此方能下肝胆之惊痰，以治癫痫必效。

《经验集录》：治小儿连日壮热，实滞不去，寒热往来，惊悸。

《类聚方广义》：治狂症，又治痫症。狂癫二症，亦当以胁胁苦满，上逆，胸腹动悸为目的。癫痫居常胸满上逆，胸腹有动，每月及二三发者，常服此汤勿懈，则免屡发之患。

《方函口诀》：此方为镇坠肝胆郁热之主药，故不但治伤寒胸满烦惊，亦治小儿惊病，大人癫病。又有一种中风，名热癫痫者，用此方亦有效，又加铁砂，治妇人发狂。

黄煌方证分析：柴胡加龙骨牡蛎汤是古代的抗抑郁方。抑郁症是常见的一种情感性障碍，以情感低落为主要特征，患者常常诉说疲倦乏力、头晕头痛、胸闷心悸、失眠、便秘、性欲抑制、体重减轻等，但各种检查无明显异常。本方对伴随较明显的焦虑症状的抑郁症者效果显著，能改善睡眠质量，减轻疲劳感，提高意欲，消除惊恐不安感。

本方亦可治疗睡眠质量低，睡眠障碍、梦游症、小儿夜惊等。营卫调和、阴阳平衡是寤寐正常的基础，而五脏六腑功能正常、经络通畅是营卫和谐的重要保障，正如《灵枢·大惑论》所云："卫气不得入于阴，常留于阳，留于阳则阳气满，阳气满则阳跷盛；不得入于阴则

阴气虚，故目不瞑矣。”可见失眠皆为阳不入于阴。现代人的生活特点，易出现肝气瘀滞，气机不畅，肝失疏泄，枢机不利。目前不寐最常见的病因为肝失疏泄、枢机不利，日久则会化火上扰心神。因此，常选用柴胡加龙骨牡蛎汤治疗失眠，通过调五脏之枢，调和营卫，来引阳入阴。

本方能促进大脑功能的恢复，无论疾病、毒品或者外伤手术导致的脑实质以及功能的损伤，都可考虑本方。本方对小儿脑病有效，如小儿脑瘫、小儿癫痫、夜惊夜游症、小儿舞蹈症、小儿多动症等，以体格较壮实、睡眠不安、大便干结者为适宜。本方用大黄，就是为了醒脑，临床用量应调整。身体壮实、便秘、舌苔焦黄者，用生大黄，量可大于半夏、黄芩；消瘦、食欲不振或腹泻者，可用制大黄，并酌情减量，甚至不用大黄，加甘草，此方对肠易激综合征以及害怕大黄者也适用。

临证柴胡加龙骨牡蛎汤与大小柴胡汤的方证需要鉴别。从抑郁程度看，柴胡加龙骨牡蛎汤证最重，大柴胡汤证最轻；从往来寒热来看，小柴胡汤证最明显，而脐腹动悸是柴胡加龙骨牡蛎汤证所特有的。（《黄煌谈柴胡加龙骨牡蛎汤》）

刘祖发方药分析：该方主治因伤寒太阳表证误下，邪热内陷，三阳经均受邪，形成表里错杂，虚实互见之证。治疗宜和解少阳，清肝胆郁热，安镇烦惊。柴胡加龙骨牡蛎汤是小柴胡汤去甘草，加桂枝、茯苓、龙骨、牡蛎、铅丹、大黄而成。以小柴胡汤和解少阳，疏利气机，清肝胆郁热，加桂枝、大黄、茯苓去邪清热，利小便，使少阳气和，三焦通利；加龙骨、牡蛎取其重镇作用，龙骨偏于重镇安神，敛浮阳而止汗，牡蛎偏于益阴潜阳、软坚散结，二者相须为用，有益阴敛阳、镇静安神之功。方中桂枝合龙牡、铅丹，能通心阳，重镇制惊；柴胡配龙牡，和解表里，镇摄安神。去甘草之甘缓，以防留邪。该方具有和解枢机、镇惊安神之功，适用于少阳兼烦惊证。（《刘祖发教授运用柴胡加龙骨牡蛎汤的临床经验》）

【医案举例】

1. 外感案

张意田治一人，戊寅三月间，发热胸闷不食，大便不通，小便不利，身重汗少，心悸而惊。于疏散消食药，证不减，更加谵语叫喊，脉弦缓，乃时行外感，值少阳司天之令，少阳证且少，其机显然。脉弦发热者，少阳本象也，胸闷不食者，逆于少阳之枢分也。少阳三焦，内含心包，不解则烦而惊，甚则阳明胃气不和而谵语，少阳循身之侧枢机不利，身痛不能转侧；三焦失职，则小便不利，津液不下，则大便不通。此证宜以伤寒例八、九日下之，胸满烦惊，小便不利，谵语，一身尽重，不能转侧者，柴胡加龙骨牡蛎汤主之。果愈。（《名医类案》）

2. 癫痫案（刘渡舟医案）

尹某某，男，34岁。因惊恐而患癫痫病，发作时惊叫，四肢抽搐，口吐白沫，汗出。胸胁发满，夜睡呓语不休，且乱梦纷纭，精神不安，大便不爽。视其人神情呆滞，面色发青，舌质红，舌苔黄白相兼。脉象沉弦。辨为肝胆气郁，兼有阳明腑热，痰火内发而上扰心神，心肝神魂不得潜敛之故。治宜疏肝泻胃，涤痰清火，镇惊安神。

处方：柴胡12克，黄芩9克，半夏9克，参10克，生姜9克，龙骨15克，牡蛎15克，大黄(后下)6克，铅丹(布包)3克，茯神9克，桂枝5克，大枣6枚。

服1剂则大便通畅，胸胁之满与呓语皆除，精神安定，惟见欲吐不吐，胃中嘈杂为甚，上方加竹茹16克，陈皮10克服之而愈。

3. 郁证案

魏某某，女，32岁。精神不畅，时有哭笑，喃喃自语，入夜尤甚，已10余日。病因人工流产术后，情志不遂而出现上证。曾经医院治疗，服大量安定剂无效。于1983年4月20日来诊。舌质红苔黄腻，脉弦无力。

处方：柴胡10克，桂枝10克，龙骨15

克，牡蛎 15 克，大黄 7.5 克，黄芩 10 克，半夏 10 克，大枣 10 克，合欢 20 克，茯苓 20 克，生地 25 克，党参 20 克，日服 3 次。

药后精神有所好转，哭笑已止，但仍觉胸中闷塞；时有心烦意乱等症。术后已断之恶露复来，量一般，血色暗紫，有血块。舌质微红苔腻转薄，脉略弦。继服上方 3 剂，诸证明显减轻，精神畅快，只偶有心烦，恶露已绝，舌质淡红苔薄白，脉已有缓和之象。上方继服 3 剂以善其后。

4. 狂证案

彭某某，男，32 岁，1963 年 11 月 27 日诊治。患者在 1959 年因精神受刺激，导致精神失常，狂躁妄动，打人骂人，久治不愈，住精神病院多方治疗无效，到医院就诊。证见面红目赤，狂躁妄动，打人骂人，毁坏器物，撕衣裸体，目光炯炯，少睡少食，哭笑无常，舌质红苔黄腻，脉洪数。症属肝郁化火，痰火上扰。治宜舒肝利胆，祛痰泻火。

处方：柴胡、黄芩各 24 克，半夏 21 克，生姜 15 克，茯苓、龙骨、牡蛎各 30 克，桂枝 9 克，铅丹 6 克，大枣 12 枚，大黄 18 克。

服上方后，涌吐痰涎二碗余，泻下风沫，夜能安睡，诸证减轻。后减铅丹为 3 克，大黄为 9 克，连续服用 4 剂，继以他药调治而愈。

5. 惊悸怔忡(频发性室性期前收缩)

毕某某，男 .41 岁。心前区憋闷，时有心跳暂停之感。某院心电诊为“频发性室性期前收缩”，住院治疗四月余无效。头晕失眠，心烦而悸，嘈杂泛酸，四肢乏力，口苦口干，苔薄白，脉弦而结涩。证脉相参，诊为邪入少阳，心阳不振，水饮不化。

处方：用柴胡加龙骨牡蛎汤加减：柴胡 15 克，半夏 10 克，党参 10 克，黄芩 10 克，桂枝 15 克，茯苓 15 克，甘草 6 克，生姜 9 克，大枣 7 枚，大黄 3 克，龙骨 15 克，牡蛎 15 克。

服药 3 剂诸症均减，继服 40 剂诸证消失而煎。

6. 失眠案

梅某某，女，42 岁。长期失眠四年多，近年来病情加剧，甚则彻夜目不交睫。患者四年前，正值产月之中，因患怒争吵而是夜即通宵失眠，嗣后常犯此疾。初服安眠剂尚能入睡三四小时，后服药亦无济于事。曾去芜湖市某医院诊治，皆以鲜效而丧失治疗信心。近年来病情有增无减，每夜几乎不能寐，甚则彻夜目不交睫。曾一度夜晚外出劳动至深夜方归。冀以过度疲劳来达到稍睡片刻之目的，仍是毫无效果。由此体力日衰，精力愈疲，几不欲生，经人介绍而来试诊。

初诊：患者形体肥胖，肤色晦暗不华，眼泡浮肿睡眼惺忪红筋攀附，精神颓唐近于呆滞，一经追询病史则娓娓不绝，情绪无常，时而大笑，时而抽泣。自谓胸胁满闷，喜太息，肌肉瞤动，头昏身重，难以转侧，大便稍硬，饮食略减，脉细弦舌苔白薄微腻。查阅所携药方，有温胆汤、酸枣仁汤、柏子养心丸及归脾汤者，皆不获效。窃思此病于患怒之后，肝气怫郁胆气不宁，肝胆内寄相火妄升。心神受扰，魂不守舍，神不安宅，失眠由此而生，肝失疏泄，脾失健运，水湿不化湿被郁火煎熬而成痰，痰随气升而扰乱神明，故成此顽疾，宗柴胡加龙骨牡蛎汤以观进退。

处方：柴胡 9 克，龙骨 15 克，牡蛎 15 克，大黄 6 克，桂枝 6 克，辰砂拌茯神 10 克，竹沥拌半夏 9 克，磁石 15 克，党参 9 克，远志 9 克，生姜 3 片，红枣 3 枚 5 剂。

二诊：患者五日后欣喜来告曰：“此方服完 3 剂后夜晚即可入睡二三小时，胸胁觉畅，情绪较前安定，服完 5 剂后已能入睡四五小时，头昏减轻”脉舌变化不大，前方既效，精神充沛。原方加酸枣仁 9 克，续进 5 剂。

三诊：两眼泡浮肿见消，两眼红筋亦退，面色转润，精神益沛，已能安静入寐。但若受惊动易醒，脉已和缓，诸症皆已见愈，投悦脾养心以资巩固。

7. **眩晕案**(朱进忠医案)

傅某某,女,21岁。眩晕两个多月,某院诊为“美尼尔氏病”,久治不效。头晕时轻时重,严重时天旋地转,不敢睁眼,甚至恶心呕吐,耳如蝉鸣,胸满心烦,心下悸动,舌苔薄白,脉弦细涩。综合脉证,诊为肝郁气结,痰湿不化,寒热挟杂之证。

处方:柴胡加龙骨牡蛎汤加甘草,去铅丹2剂后诸证减轻,10剂后消失,继服20剂而愈。

8. **妄动症(小儿舞蹈病)**(朱进忠医案)

张某某,女,12岁。手足乱动,行走不稳,挤眉弄眼等五个多月。某院诊为“舞蹈病”。烦躁易怒,时时叹气,脉弦而细。综合脉证,诊为邪入少阳,痰湿内郁,风邪外客。故拟柴胡加龙骨牡蛎汤加减,解少阳,化痰湿,疏风定痉。

处方:柴胡3克,桂枝6克,白芍6克,黄芩6克,半夏6克,党参6克,茯苓6克,生龙骨6克,生牡蛎5克,甘草6克,生姜2片,大枣2枚。

服药3剂诸证好转,继服30剂而愈。

9. **治疗精神分裂症**

彭某,女,26岁,未婚,职工。头痛,昼夜不眠,精神恍惚,语无伦次,惊惧避人,独居暗处郁郁不乐,遇事多猜疑,口干苦,大便燥结已数年,2～4日1行。舌质微红、苔黄薄而腻,脉弦而数。西医诊为精神分裂症。拟柴胡加龙骨牡蛎汤加胆星、菖蒲,并仿甘麦大枣汤意。

处方:柴胡15克,黄芩12克,法夏9克,党参24克,生姜9克,大枣15克,茯苓12克,桂枝6克,生白芍24克,龙、牡各24克,猪石24克,大黄3克,胆星9克,菖蒲9克,炙甘草9克,小麦30克,服30余剂而愈。

【现代运用】

以抑郁为表现的疾病,如抑郁症、恐惧症、神经性耳聋、高血压、脑动脉硬化等。以精神障碍为表现的疾病,如精神分裂症、老年性痴呆、脑萎缩、小儿大脑发育不良等。以动作迟缓、抽动震颤为表现的疾病,如帕金森综合征、脑损伤、癫痫、小儿多动症、小儿脑瘫等。伴有睡眠障碍的性功能障碍、闭经、更年期综合征、肠易激综合征、脱发、痤疮等。以惊恐动悸为表现的心律不齐、心脏神经症、房颤、早搏等。

现代临床上,本方多用于治疗精神、神经方面的疾病,治效是显著的,在病初起时用本方数剂即可见效,病久或重者须持续服用本方二星期后始显疗效。

柴胡桂枝干姜汤

【方剂组成】

柴胡半斤(24克),桂枝(去皮)三两(9克),干姜二两(6克),瓜蒌根四两(12克),黄芩三两(9克),牡蛎(熬)二两(6克),甘草(炙)二两(6克)

【方药用法】

上七味,以水一斗二升,煮取六升,去滓再煎,取三升,温服一升,日三服。初服微烦,复服,汗出便愈。

【方证释义】

柴胡桂枝干姜汤系和解少阳,温化水饮之剂。

伤寒五六日,已发汗,医复下之,往来寒热,胸胁微满,小便不利,是病入少阳兼见水饮内结。热郁津伤,故头汗心烦口渴,胃有水饮,虽渴必不多饮,胃气不逆,故不呕。用柴胡、黄芩和解少阳,桂枝、干姜温化水饮,瓜蒌根、甘草养津润燥,牡蛎软坚散结。

【主治病证】

伤寒五六日,已发汗而复下之,胸胁满微结,小便不利,渴而不呕,但头汗出,往来寒热,心烦者,此为未解也。柴胡桂枝干姜汤主之。

本方的具体适应症状:伤寒少阳证,往来寒热,寒重热轻,胸胁满微结,小便不利,渴而不呕，但头汗出，心烦；牡疟寒多热少，或但寒不热。

【历代名医方论】

《医宗金鉴》认为：少阳表里未解，故以柴胡、桂枝合剂而治之，即小柴胡之变法也。去人参者，因其气不虚，减半夏者，以其不呕恐助燥也，加栝楼以其能止渴，兼生津液也，倍柴胡加桂枝，以主少阳之表，加牡蛎以软少阳之结，干姜佐桂枝，以散往来之寒，黄芩佐柴胡，以除往来之热，上可制干姜不益心烦也，诸药寒温不一，必需甘草以和之。

柯韵伯认为：此方全是柴胡加减法，心烦不呕而渴，故去参夏加栝楼根；胸胁满而微结，故去枣加蛎；小便虽不利而心下悸，故不去黄芩不加茯苓；虽渴而表未解，故不用参而加桂，以干姜易生姜，散胸胁之满结也。认为本方是由小柴胡汤变化而来，诸家看法是一致的。

《医宗金鉴》提出：柴胡、桂枝合剂，提示了本方适用于半表半里证，但认为散结不在干姜而在牡蛎，轻视干姜易生姜。柯韵伯注意到干姜易生姜，是为散胸胁之满结，注意到了寒饮在下是满结的主因，故不能用生姜之散，而必用干姜之温，因此干姜易生姜是柴胡桂枝干姜汤区别于小柴胡汤的大眼目，提示后人，小柴胡汤重在和解半表半里热，而柴胡桂枝干姜汤偏于祛半表半里寒。

柴胡桂枝干姜汤由小柴胡变化而来，该方证的病位仍与小柴胡汤一样属半表半里。而两者有不同，如《刘渡舟伤寒临证指要》记有："当年刘渡舟老师与经方名家陈慎吾先生请教本方的运用时，陈老指出：柴胡桂枝干姜汤治疗少阳病而又兼见阴证机转者，用之最恰。"张路玉指出："小柴胡汤本阴阳二停之方，可随疟之进退，加桂枝、干姜，则进而从阳，若加栝楼、石膏，则进而从阴。"阴证机转是什么？从阴从阳是什么？经方大师胡希恕在所著《伤寒约言录》中把柴胡桂枝干姜汤放在少阳病篇讲解，当讲解柴胡桂枝干姜汤方证时明确指出：伤寒五六日，为表病常传少阳之期，因已发汗而复下之，使津液大伤，使半表半里的阳证变为半表半里的阴证。可知小柴胡汤从阴，是适应治疗半表半里阳证，从阳则适应治疗半表半里阴证。也可知，阴证机转是指病位在半表半里由阳证转为阴证。《金匮要略·疟病》附方(三)："柴胡桂姜汤方治疟寒多，微有热，或但寒不热，服一剂如神效。"疟病是往来寒热为特点的疾病，柴胡桂枝干姜汤适应于寒多热少，或但寒不热之疟疾，说明该方重在温下祛寒。这里可看出该方与小柴胡汤证的病位相同，皆用于半表半里证；而病性不同，小柴胡汤用于阳证，而柴胡桂枝干姜汤用于阴证。

【医案举例】

1. 刘渡舟医案

刘某，男，54岁。患乙型肝炎，然其身体平稳而无所苦。最近突发腹胀，午后与夜晚必定发作。发时坐卧不安，痛苦万分。刘老会诊经其处，其家小恳请顺路一诊。患者一手指其腹曰：我无病可讲，就是夜晚腹胀，气聚于腹，不噫不出，憋人欲死。问其治疗，则称中西药服之无算，皆无效可言。问其大便则溏薄不成形，每日两三行。凡大便频数，则夜晚腹胀必然加剧。小便短少，右胁作痛，控引肩背酸楚不堪。切其脉弦而缓，视其舌淡嫩而苔白滑。

刘老曰：仲景谓"太阴之为病，腹满，食不下，自利益甚"。故凡下利腹满不渴者，属太阴也。阴寒盛于夜晚，所以夜晚则发作。脉缓属太阴，而脉弦又属肝胆。胆脉行于两侧，故见胁痛控肩背也。然太阴病之腹满，临床不鲜见之，而如此证之严重，得非肝胆气机疏泄不利，六腑升降失司所致欤？后刘老选用《伤寒论》的柴胡桂枝干姜汤。

处方：柴胡16克，桂枝10克，干姜12克，牡蛎(先煎)30克，天花粉10克，黄芩4克，炙甘草10克。

此方仅服1剂，则夜间腹胀减半，3剂后

腹胀全消，而下利亦止。［陈明．刘渡舟临证验案精选．北京：学苑出版社，1996:77-78.］

2. **右胁疼痛（肋膜炎）**

患者，男，32岁。初诊于1997年7月5日。1周前，因劳动汗出，洗冷水澡着凉而感冒，发热怕冷，头痛，右胁痛甚，丁某医院诊断为"肋膜炎"，服抗生素、输液等，头痛虽止，胁痛不除，不敢深呼吸，往来寒热，口苦咽干，口渴不多饮，纳呆不呕，头汗出而身无汗，大便略干，2日1行，舌淡边红苔白滑，脉弦紧。辨为少阳枢机不利，津伤饮结证。

处方：柴胡24克，黄芩9克，桂枝9克，干姜6克，天花粉12克，牡蛎5克，炙甘草6克。

以水2000毫升，煮取1000毫升，去渣，再煮取500毫升，每日分3次温服。

服3剂后，寒热除，口已不苦不渴，咽亦不干，头汗止，胁痛亦轻，舌淡苔薄，脉沉弦，继上方4剂而愈。

3. **心慌心悸（冠心病）**

患者，男，73岁。初诊于1988年4月1日。4年前患冠心病，曾住院治疗3个多月。近日来因情绪波动、劳累，心慌心悸又作，曾服消心痛、复方丹参片、生脉饮等药不效。诊见神情抑郁，肢体倦怠，身重乏力，胸胁满微结，口苦咽干，口渴心烦，但不欲饮，小便不利，大便溏软，1日2次。舌淡边红苔白，脉沉弦细滑。

辨为胆热肝郁，脾寒不运，津伤饮结。

处方：柴胡24克，黄芩9克，桂枝9克，干姜6克，天花粉12克，牡蛎6克，炙甘草6克。

上药以水2000毫升，煮取1000毫升，去渣，再煎取500毫升，每日分3次温服。9剂而痊愈。

4. **小便不利（泌尿系感染）**

患者，女，34岁，初诊于1998年3月13日。2年前患尿急、尿频、尿疼，在某某医院诊为泌尿系感染，用抗生素、输液等治疗已愈，半年后每因劳累而作，同样治疗又愈。上周洗澡受凉，头痛，发热恶寒，小便急而频数，自服速效伤风胶囊、奥复星等不愈。现症：尿急，尿频，往来寒热，胸胁满闷，心烦起急，少腹胀痛，月经尚常，大便溏软，日行2次，纳食不甘，身倦乏力，舌淡边红苔白滑，脉沉细弦滑。

诊为少阳失和，津伤饮停。

处方：柴胡24克，黄芩9克，桂枝9克，干姜6克，天花粉12克，牡蛎6克，炙甘草6克。

上药以水2000毫升，煮取1000毫升，去渣，再煎取500毫升，日3次温服。

服3剂后，尿急、尿频大为好转，寒热亦消，他症亦轻，继服3剂而痊。

5. **眩晕（梅尼埃综合征）**

患者，女，29岁，初诊于1998年3月5日。自诉患梅尼埃综合征已2年半，近因家事烦扰，郁怒而诱发。诊见：眩晕阵作，发时耳堵耳鸣，恶心欲吐，闭目休息片刻方止；口苦咽干，口渴心烦，烘热汗出，胸闷以长出气为快，不欲饮食，食不甘味，腹胀便溏，日行3次，月经2月1行，舌质淡暗，苔腻，脉沉细弦滑。

辨证为胆热肝郁，脾虚不运，津伤饮留。

处方：柴胡24克，黄芩9克，桂枝9克，干姜6克，天花粉12克，牡蛎6克，炙甘草6克。

上7味，以水2000毫升，煮取1000毫升，去渣，再煮取500毫升，每日分3次温服。7剂而痊愈。

6. **血热夹蓄饮**（浅田宗伯医案）

一妇女，产后恶露既尽，时时恶寒面热，舌上赤烂，头汗出，心下微结，腹满，小便不利，腰以下微肿，医或以为蓐劳，或以为黄胖，杂治之，不验。

予诊为血热夹蓄饮之证，与柴胡桂姜汤，加吴萸、茯苓，自丁酉之秋，迄戊戌之春，旧疴已愈过半，尚守前方，遂痊愈。

7. **邪热水饮并郁之证**(浅田宗伯医案)

一妇人外感不解,日日恶寒,发热有定时,状如类疟,汗出不止。众医治之月余,或以为风劳,或以为血热,纷无定论。予诊之曰:脉沉弦,且心下微结,恐有蓄饮动悸,此为邪热水饮并郁之证。

乃与柴胡桂姜汤加鳖甲、茯苓;又以时时气郁干呕,兼用三黄泻心汤,加香附、槟榔、红花为泡剂。

服之二三日,诸证减半,不数旬而痊愈。

8. **胁痛(胸膜炎)**

1954 年 11 月,车坊镇中新街金某,男,46 岁。就诊时右乳下肋间疼痛已旬余(十多天),时觉恶寒不发热,脉象沉弦,舌苔白腻而厚,夜卧自汗,体温 35.5℃,胃纳日减,大便每日一次,略带咳呛,曾服药 3 剂无效。

处方:柴胡、桂枝各 9 克,天花粉 12 克,黄芩 6 克,干姜 4.5 克,煅牡蛎 21 克,大枣 5 枚,炙甘草 4.5 克。

服两剂,恶寒较轻,自汗亦止,肋膜间刺痛依然如前。给十枣丸 6 克分二天服,处方如前。第三次来诊时,据云:服十枣丸后,便泻稀水一次,肋痛比前几天减轻,尚余十分之二三。即于前方中酌加健胃剂而康复。[江苏中医,1964(2):26-27]

【现代运用】

(1)消化系统疾病:如胃、十二指肠溃疡、慢性胃炎、胃下垂、急慢性胆囊炎,胆石症、胆道感染、急慢性肝炎、肝硬化、亚急性腹膜炎等。

(2)呼吸系统疾病:如肺炎、肺结核、肺门淋巴炎、胸膜炎等。

(3)泌尿系统疾病:如泌尿系感染、急慢性肾炎、肾病综合征、尿毒症等。

(4)神经系统疾病:如神经衰弱、癔病、神经质、癫痫、心悸、不寐、脏躁等。

(5)妇科疾病:如附件炎、子宫功能性出血、乳腺增生等。

(6)其他疾病:如急慢性中耳炎、结膜炎、湿疹、头部疖肿、梅尼埃综合征、阳痿、糖尿病、放疗后味觉缺乏症等。均可取得良好疗效。

柴胡加芒硝汤

【方剂组成】

柴胡二两十六铢(8 克),黄芩一两(3 克),人参一两(3 克),甘草(炙)一两(3 克),生姜(切)一两(3 克),半夏二十铢(3 克),大枣四枚,芒硝(擘)二两(6 克)

【方药用法】

上八味,以水四升,煮取二升,去滓,内芒硝,更煮微沸。分温再服,不解更作。

【方证释义】

伤寒十三日不解,只说明病程时间,并不肯定病在何经,当根据临床症候作具体分析,从胸胁胀满而呕,日晡所发潮热来看,是少阳、阳明两经同病,也就是大柴胡证,照理治宜大柴胡汤。既然兼阳明里实,一般不应下利,现在反而见到下利,这可能是因丸剂误下所致,提示应当询问治疗用药的经过。然而仅是微利,并且潮热等症仍在,表明除微利之外,其他症情未变,但是既经丸药误下,正气必然受伤,因而非大柴胡所宜,治当先用小柴胡汤助正达邪以和解少阳,再用柴胡加芒硝汤兼下阳明燥实。

【主治病证】

伤寒,十三日不解,胸胁满而呕,日晡所发潮热,已而微利。此本柴胡证,下之以不得利,今反利者,知医以丸药下之,此非其治也。潮热者,实也。先宜服小柴胡汤以解外,后以柴胡加芒硝汤主之。

【历代名医方论】

《伤寒论·辨太阳病脉证并治》提出:胸胁满而呕,日晡所发潮热,此伤寒十三日不解之本证也,微利者,已而之证也。本证经而兼腑,自是大柴胡,能以大柴胡下之,本证且罢,何有于已而之下利?乃医不以柴胡之辛寒

下，而以丸药之毒热下，虽有所去，而热以益热，复还留中而为实。所以下利自下利，而潮热仍潮热。盖邪热不杀谷，而逼液下行，谓云热利是也。潮热者实也，恐后人疑攻后之利为虚，故复指潮热以证之。此实得之攻后，究竟非胃实，不过热邪搏结而成，只须于小柴胡解外，后但加芒硝一洗涤之，以从前已有所去，大黄等并可不用，盖节制之兵也。

刘渡舟方药分析：伤寒时过十三日而病仍不解，出现"胸胁满而呕"的少阳证，"日晡所发潮热"的阳明证。"日晡"，指午后申时，大约三点至五点的时间；"所"是不定之词，在此指申时左右；"发潮热"，谓其发热像潮水一样按时而至。中医有天人相应，六经合于六气的理论。阳明之气主燥，午后申时，正是自然界燥气旺盛之时，此时人体阳明之气最为强盛，故而抗邪有力，正当其时则发热。这就是日晡所发潮热的缘由。根据上述见证，可断为少阳不和兼阳明里实之证，当用大柴胡汤治疗。若确属大柴胡汤证，本应见大便秘结，而今为何汤药未服却反见下利？查究其因，原来是前医误用丸药泻下所致。丸药多系巴豆制剂，其性辛热燥烈，以丸药泻下，肠道虽通，但燥热不去，少阳证亦不能解除，故曰"非其治也"。因已经泻下，故虽兼有阳明燥热内结，亦不能再用大柴胡汤峻下，可先用小柴胡汤以解少阳，不愈者，再用柴胡加芒硝汤兼治阳明。柴胡加芒硝汤，即小柴胡汤加芒硝。芒硝咸寒，善能泄热软坚以润燥。本方攻下之力虽不及大柴胡汤，但去燥热以治潮热的作用，却优于大柴胡汤。据赵本所载，本方只取小柴胡汤原剂量的三分之一，又不减甘草、人参等补药，故对正气较虚，里实而不甚的，比大柴胡汤更为适宜。

程应旄方证分析：胸胁满而呕，日晡所发潮热，此伤寒十三日不解之本证也。微利者，已而之证也。本证经而兼腑，自是大柴胡。能以大柴胡下之，本证且罢，何有于已而之下利？乃医不以柴胡之辛寒下，而以丸药之毒热下，虽有所去，而热以益热，遂复留中而为实。所以下利自下利，而潮热仍潮热。盖邪热不杀谷，而逼液下行，谓协热利是也。潮热者，实也，恐人疑攻后之下利为虚，故复指潮热以证之。此实得之攻后，究竟非胃实，不过邪热搏结而成，只须于小柴胡解外，后但加芒硝一洗涤之。以从前已有所去，大黄并可不用，盖节制之兵也。

蔡长友方药分析：此方主要是治疗少阳外感，小柴胡汤证携带未罢少阳经虚邪入里化燥热；或阳明经素有积热，忽而少阳又感受邪气二阳同病的方子。证见口苦咽干，心烦，胁肋胀痛，呕吐；或日晡所发潮热，大便燥结或便黏腻稀溏等。柴胡是少阳经主药，是疏解少阳邪气，生发少阳本能之气必不可少之药，与黄芩相伍可清少阳经虚热，人参扶正祛邪顾护中焦，柴胡与人参相伍，可使其气随少阳经行走充盈，从而驱少阳邪气于外。炙甘草、生姜、大枣共为益气和营，祛邪扶正。此方妙在加入芒硝一味，在和解少阳的同时，又泻少阳、阳明之积热燥热。柴胡芒硝汤是治少阳虚邪的同时，泄二阳燥热积滞，是以小柴胡汤合方调胃承气汤之意，可见仲景遣方组药之殊妙哉。

【医案举例】

1. 牙龈肿痛赤烂

闫某，男，45 岁。牙龈反复肿痛赤烂，妨碍饮食。口服过消炎药、牛黄解毒片等不效。

刻诊见胖瘦适中，心烦焦虑，口苦；燥热汗出；大便臭秽、黏腻稀溏；脉弦略大，舌苔略黄腻。

用柴胡芒硝汤 7 帖 7 天，芒硝每天一次冲服，每次 20 克，隔日一服。

7 帖药服完，牙龈肿痛赤烂痊愈，余诸证减轻。

2. 阵发性出汗

张女，65 岁。阵发性出汗一年余，汗来燥热，汗去身冷。

刻诊：患者形体较胖，胸胁满闷，口苦、咽

时痛，眠差；大便干，解而不尽，小便黄。投柴胡芒硝汤合方桂枝汤，10 帖 10 天。

药后阵发性出汗基本痊愈，大便通畅，胸闷大减。

3. 肛门肿痛

秦某某，女，48 岁，主诉：肛门肿胀疼痛三天。

刻诊：混合痔反复发炎，出血，疼痛多年。近日饮食不慎，肛门有一疙瘩肿胀脱出，疼痛难忍，不能坐立。平时心烦急躁，晨起口苦，大便黏腻沾便池，擦不干净。脉弦细数，舌红苔略黄腻。

处方：柴胡芒硝汤加黄连、生甘草。8 帖 8 天。

服药一天疼痛减，三天肛门疙瘩肿胀消。8 帖服完肛门不再肿胀，身体轻松。

4. 右胁下疼痛

胡某，女，平时右胁下常胀痛，常在生气时、劳累时、饮食肥腻时疼痛发作，发作时用手按之舒适。常夜间口苦，心烦、嗳气。大便时干时稀，小便黄，有泡沫。

处方：柴胡芒硝汤加炒内金、郁金。10 帖 10 天。

服药后胁下痛渐减轻，后经继续调治痊愈。

【现代运用】

(1)素体偏虚，胆腑常病之人，如胆囊炎、胆结石、胆壁毛燥患者。

(2)证见口苦、心烦，胁下满胀，大便不爽，而又不宜大补大泄者。

(3)用于胃肠燥热，胃气偏弱，兼见口苦、胁肋胀、呕逆之人。

(4)用于长期口苦口臭，大便黏腻不爽，或大便时干时稀之人。

柴胡去半夏加栝楼根汤

【方剂组成】

柴胡八两，人参、黄芩、甘草各三两，栝楼根四两，生姜二两，大枣十二枚

【方药用法】

水煎，分三次服，日二次。

【方证释义】

本方由小柴胡汤加减而成。盖小柴胡汤为治疟之主方，又因兼见发渴之症，乃津伤也，故去温燥之半夏，而加栝楼根以生津止渴。本方即小柴胡汤原方去半夏加栝蒌 4 两。方中有柴胡、黄芩，可以清少阳之邪热；有栝蒌根，可以生液养筋；有人参、甘草，可以补虚祛劳；有大枣、生姜，可以调荣益胃。又曰：参、草、姜、枣，胃家药也。能精于肝，淫气于筋，惟胃能之，故用此方以调劳疟。方中小柴胡汤去半夏和解少阳；栝蒌根清热生津以止渴，故本方有和解少阳，清热生津之功，适应邪在少阳，热盛津伤的疟病，其症状是往来寒热，发作有时，口渴欲饮。若疟久不愈，正虚邪实者，亦可用本方治之。

【主治病证】

论邪在少阳，热盛津伤之疟病的治疗。治疟病发渴者，即治疟疾有渴证者之意。但此渴证，是虚热所致，非实热使然，故不加石膏而加瓜蒌根。去半夏者，因体液已枯竭，非有水毒也。又治劳疟者，乃治疲劳困惫之义。仲景就本方之应用，不言及疟疾以外者，是仲景将托此病而述其用途，非本病之外，不可用之之意也。故宜用小柴胡汤之病证而无半夏证，有瓜蒌根证者，或加有疲劳困惫之状者，特不限于疟疾焉。凡一切病证而宜与此方者，即用之为佳。也有医家定义：治小柴胡汤证渴而不呕者。此方与小柴胡汤异者，惟渴与呕耳，宜照小柴胡标准而运用之。

【历代名医方论】

《金匮要略》：柴胡去半夏加栝楼汤。治疟病发渴，亦治劳疟方。柴胡八两，人参、黄芩、甘草各三两，栝楼根四两，生姜二两，大枣十二枚。水煎，分三次服，日二次。

《绛雪园古方选注》：柴胡去半夏加栝楼

汤。柴胡八两，人参、黄芩、甘草各三两，栝楼根四两，生姜二两，大枣十二枚，上七味以水一斗二升羹煮取六升，去滓再煎，取三升，温服一升，日二服。正疟，寒热相间，邪发于少阳，与伤寒邪发于少阳者稍异。《内经》言：夏伤于大暑，秋伤于风，病以时作，名目寒疟。《金匮要略》云：疟脉多弦，弦数者风发。正以凄怆之水寒，久伏于腠理皮肤之间，营气先伤，而后风伤卫，故仲景用柴胡汤去半夏，而加栝楼根，其义深且切矣。盖少阳疟病发渴者，由风火内淫，劫夺津液而然，奚堪半夏性滑利窍，重伤阴液？故去之，而加天花粉生津润燥，岂非与正伤寒半表半里之邪，当用半夏和胃而通阴阳者有别乎？

《金匮玉函经二注》：《内经》谓：渴者，刺足少阳。此证胃土被木火之伤，则津液涸而燥渴，故因柴胡、黄芩治木火，人参、甘草补胃，枯楼生津益燥，姜、枣发越荣卫。若劳疟由木火盛，荣卫衰，津液竭者，亦治以此。

【医案举例】

1. 劳疟

伍某某，女，40岁。患劳疟已半年。每日下午开始畏冷，旋即头痛发烧，汗出口渴，小便短赤，舌红苔薄，脉弦细数，每次服奎宁可止，但遇劳即发，此体质虚弱，正不胜邪，拟扶正祛邪，用柴胡去半夏加栝蒌汤：党参15克，柴胡10克，黄芩10克，栝蒌根12克，甘草5克，生姜3片，加醋炒常山10克，服三剂疟止，继用秦艽鳖甲汤（秦艽、鳖甲、地骨皮、柴胡、青蒿、当归、知母、乌梅）加首乌、党参、甘草服七剂后未再发（谭日强，金匮要略浅述. 北京：人民卫生出版社，1981）

本医案就是柴胡去半夏加栝蒌汤在劳疟上很好的应用。有少阳证往来寒热但不呕而渴故用柴胡去半夏加栝蒌汤，在原方的基础上加了醋炒常山更增强了药物止疟的效果，有现代研究表明，常山搭配柴胡两药与奎宁治疟的疗效进行对比观察认为，常山柴胡对抑制症状，杀灭血中疟原虫有良好而迅速的效果。两药治后复发率均比奎宁为低。两药对间日疟的疗效比较好，这里劳疟柴胡搭配常山疗效也不错，并且用秦艽鳖甲汤善后以巩固疗效。

2. 子宫肌瘤并乳原结节

李某，女，年龄31岁，主诉：子宫肌瘤，乳腺结节。

一诊2021年8月19日：当时询问症状如下：月经延后二三日，量少色红无血块，白带量多，行经7～9日，腰痛，腹痛，径前乳房胀痛，口渴多饮喜凉，口苦，眠可，心易怒，乏力，黄褐斑，大便可、尿黄。柴胡15克，黄芩10克，太子参10克，天花粉15克，香附10克，郁金10克，白芥子6克，当归10克，白芍15克，丹皮、栀子各10克，炙甘草6克，生姜15克，大枣3枚，五剂，日一剂。

二诊：2021年8月27日。白带减少，腰痛，腹痛减，经前乳房胀痛减，口渴多饮喜热，口稍苦，心烦易怒减。乏力稍好，黄褐斑，二便可，胃偶涨痛。守方加僵蚕继续。

本案属于小柴胡去半夏加瓜蒌根，清热生津润燥，还能散结，适合乳腺增生子宫肌瘤；因为肝郁气滞化热血瘀，所以又用傅青主宣郁通经汤，一诊五天就取得良效，二诊守方加僵蚕加强散结之力！（吴修飞医案）

【现代运用】

中药方剂的发展在现代科技的支持下取得了越来越好的前景，疗效的提高，副作用的进一步减少都昭示着其正确性。

我们相信类似于柴胡去半夏加栝楼汤等中药方剂在现代医学的研究下一定会发挥越来越大的作用。

柴胡桂姜汤

【方剂组成】

柴胡半斤，桂枝（去皮）三两，干姜二两，瓜蒌根四两，黄芩三两，牡蛎（熬）二两，甘草

(炙)二两

【方药用法】

上七味,以水一斗二升,煮取六升,去滓,再熬,取三升,温服一升,日三服。初服微烦,复服,汗去便愈。

【方证释义】

和解少阳,温阳化饮生津将其药物分为三组。一是柴胡、黄芩,清解少阳邪热,以除少阳半表半里未尽之邪。二是桂枝、干姜、栝蒌根、牡蛎温阳生津,以治饮结津伤,桂枝、干姜温通化饮,栝蒌根、牡蛎生津散结。三是炙甘草和中调和诸药。三组药物相合,寒温并用,攻补兼施,既有和解少阳之功,又有温阳化饮生津之效。药证相符,则少阳得和,枢机畅达,诸证悉除。方后云:"初服微烦,复服汗出",这是药后表里阳气畅通、津液布达、正复邪退的表现。刘渡舟教授论此方病机为胆热脾寒,认为柴胡桂枝干姜汤为小柴胡汤减半夏、人参、甘草、大枣,加桂枝、干姜、牡蛎、栝蒌根而成。柴胡配黄芩以和解少阳之邪;桂枝、干姜、炙甘草补脾散寒,温通阳气;栝蒌根生津止渴,配牡蛎以软坚散结。不呕,故去半夏;因气机受阻,故去参枣之滞,而加桂枝、干姜之行。此方既解少阳之行,又能温脾散寒通阳。

【主治病证】

伤寒少阳证,往来寒热,寒重热轻,神经官能症,胸胁满微结,小便不利,渴而不呕,但头汗出,心烦;牝疟寒多热少,或但寒不热。

关于本方的临床应用,刘渡舟教授在《伤寒论十四讲》中写道:"余在临床上用本方治疗慢性肝炎,证见胁痛、腹胀、便溏、泄泻、口干者,往往有效。若糖尿病见有少阳病证者,本方也极合拍。"

刘渡舟教授初用本方取效,是用于治疗肝炎腹胀。肝炎病人,由于长期服用苦寒清利肝胆之药,往往造成热毒未清,而脾阳已伤,出现肝胆有热,脾胃有寒的胆热脾寒证。临床不但可见肝区不适,口苦纳差的肝胆热郁、气机不疏之证,且常常见到腹胀便溏的脾胃虚寒证。肝胆气机疏泄不利,加之脾虚不运,脾胃气机升降失司,故以腹胀殊甚。又因太阴虚寒,故腹胀多于夜间发作或加重。此时治疗,但清热则脾阳更伤,温脾阳则又恐助热生毒,加重肝炎症状。而刘老则能于经方中选择柴胡桂枝干姜汤治疗该证,并且取得神奇疗效,决非偶然,乃刘老精研经方,感悟而得。

【历代名医方论】

王晋三云:夏月暑邪,先伤在内之伏阴,至秋复感凉风,更伤卫阳,其疟寒多微有热,显然阴阳无争,故疟邪从卫气行阴二十五度,内无捍格之状,是营卫俱病矣。故和其阳即当和其阴。用柴胡和少阳之阳,即用黄芩和里;用桂枝和太阳之阳,即用牡蛎和里;用干姜和阳明之阳,即用天花粉和里;使以甘草调和阴阳。其分两阳分独重柴胡者,以正疟不离乎少阳也;阴药独重于花粉者,阴亏之疟以救液为急务也。和之得其当,故一剂如神。

元犀按:先贤云:疟病不离少阳,少阳居半表半里之间,邪入与阴争则寒,出与阳争则热,争则病作,息则病止,止后其邪仍居于少阳之经。愚意,外为阳,内为阴。先寒者邪欲出,其气干于太阳,冲动寒水之气而作也。后热者,以胃为燥土,脾为湿土,湿从燥化,则木亦从其化,故为热为汗也。汗后木邪仍伏于阳明之中,应期而发者,土主信也。盖久疟胃虚,得补可愈,故先君用白术生姜汤多效。

【医案举例】

1. **眩晕**(陈津生医案)

衡某,女,65岁,1987年6月4日就诊。自诉:眩晕已有数年之久,时轻时重,甚则必平卧,缓则虽可坐立,但步履维艰,伴恶寒、无汗、面赤、胸闷、烦躁、纳呆、失眠、乏力等症。舌略红,苔薄白,舌心少苔,脉弦细数。予柴胡桂姜汤合甘麦大枣汤,3剂。6月7日复诊:前方不效,诸症如故。再详审诸症,仍应用柴胡桂姜汤,并遵原方之量:柴胡25克,桂

枝10克，干姜10克，花粉12克，黄芩10克，牡蛎6克，炙草6克。3剂。

该方仅服1剂，眩晕即止。3剂毕，纳增，眠好，精神转佳，行走自如，唯微觉胸闷。继予原方，连服10余剂，以为善后。［内蒙古中医药1989，(2)：28］(《伤寒论名医验案精选》)

按：日人矢数道明《汉方辨证治疗学》认为，本方属"气水剂"，可治疗各种气水失调之证，本案眩晕即是气水失调之主要证状。临床上这类眩晕多有精神因素刺激，或处于更年期，柴胡桂枝干姜汤具有调和阴阳、解郁散饮之功，对这类眩晕有较好疗效。

2. **头晕**(姜元安医案)

王某，男，68岁。患头晕已数年，近期加剧，脑电图提示脑血管供血不足。伴有口干苦，心烦，偶或右胁作疼，大便稀溏，每日二次，有下坠感，绕脐腹痛，下肢怕冷。舌质胖红，脉弦。服用柴胡桂枝干姜汤原方加白芍15克，七剂后，大便转为正常，不下坠，胁腹疼痛止，头晕亦随诸证而有明显减轻。上方去白芍，续服七剂而安。

3. **心悸**(刘渡舟医案)

史某，女，60岁。三年前确诊为冠心病，近两个月来心悸明显，心电图提示为频发性室性早搏。症见：心悸心烦，手指麻木，伴口苦口干，不欲饮食，两胁疼痛连及后背。大便稀溏，每日三四次，午后腹胀，小便不利。舌质红苔白滑，脉弦缓而结代。

柴胡12克，黄芩6克，干姜6克，桂枝10克，花粉10克，牡蛎30克，茯苓30克，炙甘草12克，四剂。服药后心悸明显减轻，便溏、腹胀等证也减。

上方又服七剂后，诸证皆消，心电图检查提示大致正常。因改为苓桂术甘汤加太子参以善其后。

4. **心悸**(陈津生医案)

康某某，男，20岁，1984年11月13日就诊。观其形瘦、颧红、唇燥，谓半年来胸闷、心悸，甚则左乳下其动应衣，每入夜即身冷寒战，至子时以后汗出身热而寒解，昼日无寒热，伴脘痞、纳呆、口干等症，脉弦细疾数。舌红、舌体略胖，苔薄白(心电图：窦性心动过速)。投柴胡桂姜汤加味：柴胡25克，桂枝10克，花粉15克，黄芩10克，干姜10克，龙牡各25克，五味子12克，炙草10克。3剂。

11月16日复诊，夜间寒热已止，胸闷心悸大减，纳增，脉转和缓，上方用量减半，继服3剂而愈。［内蒙古中医药，1989(2)：28］(《伤寒论名医验案精选》)

按：仲景谓该方可治"心烦"一证，据陈氏经验，本方用于治疗窦性心动过速、室性期前收缩等心律失常伴有少阳证候者有特效。本案心悸见有夜间寒热，即属少阳证，故投柴胡桂枝干姜汤应手而愈。

5. **惊恐**(吉益东洞医案)

备中某村村长，常易惊恐，胸腹动悸，里急恶寒，手足冷，夏日亦着厚衣。惊后必下利，服大黄剂下利尤甚，10余年不差，甚为痛苦。与柴胡姜桂汤而痊愈。(吉益东洞翁《建殊录》)

6. **惊恐颤抖**(闫云科医案)

段某，32岁，石家庄村人。绝育手术时，胆怯恐惧，如刃在颈，肢体颤抖不已，术后一年余，时仍颤抖。若耳闻巨响，目睹异物则抖动尤甚，强行按压可得暂止。素日心烦易怒，胸胁苦满，喜太息。生气则四末厥冷。纳便尚可，食冷则泄泻。口干口苦，舌淡红润。脉象沉弦。腹诊：心下冲逆悸动。

沉主里，弦应肝，今从脉症分析，胸胁苦满者，郁也；心烦口苦者，火也；食冷泄泻者，寒也。结合病史，此乃惊气所伤。惊则气乱，郁则气结，一乱一结，故有上述怫郁逆乱、寒热错杂之证。治当舒肝解郁，镇惊安神。拟柴胡桂枝干姜汤：柴胡12克，桂枝6克，干姜6克，黄芩6克，牡蛎30克，天花粉15克，甘草6克三剂

二诊：三剂未尽，颤抖已止，胸膈松快。

为巩固其效，嘱再服三剂。(《临证实验录》)

按：惊恐、恼怒引起之诸症，临床上凡脉上鱼际，及胸满烦惊者，余多用柴胡加龙牡汤治疗。本案躯体往弱，且有得冷即泻之寒证，故不宜大黄攻下。柴胡桂枝干姜汤舒肝镇惊，调理上热下寒，对柴胡加龙骨牡蛎汤证而体虚脉弱者，用之最宜。

论：本案为标准的惊吓致病。

7. **口吃**(吉益南涯医案)

一人居恒口吃，谒先生曰：仆患口吃已久，自知非普通医药可效，特来求先生，幸勿以为罪也。先生问曰：其吃日日相同否？士曰：否，时有剧易。若心气不了了时，则必甚。先生曰：可。乃诊之。心胸之下，无力，胸腹动甚。因与柴胡姜桂汤，告之曰：服之勿惰。士受剂，去后，贻书谢曰：积年之病，全得复原矣。(皇汉医学，1956：299)(吉益东洞翁《建殊录》)

按：治疗机理不明，值得进一步研究。(《伤寒论名医验案精选》)

《汉方临床应用解说》某武士，因长久口吃而窘，特来乞诊。口吃时轻时重，若心情不安时，则口吃尤甚。诊之，心胸之下无力，胸腹动气甚。故与柴胡姜桂汤，长服而逐渐痊愈。

8. **扁桃体炎**(刘景祺医案)

杨某，男，15 岁，1976 年 8 月 3 日初诊。咽部痛、发烧已三天。因感冒后引起发热恶寒，晚上体温 39.6℃，白天在 38℃左右。现咽部甚痛，吞咽困难，口苦咽干，头晕目眩，两胁胀满。咽后壁发红充血，扁桃腺肿大，有白色脓点。舌红苔白，脉弦数。中医诊断：乳蛾。辨证：表里不和，毒蕴于喉。治则：和解表里，解毒清咽。处方：柴胡 24 克，桂枝 9 克，干姜 6 克，花粉 12 克，黄芩 9 克，生牡蛎 6 克，炙甘草 6 克，青黛 8 克，山豆根 9 克，服二剂烧退，又服二剂痊愈。(《经方验》)

9. **咳嗽**(杨秀俊医案)

朱某某，男，59 岁，1984 年 2 月 15 日初诊。患者自诉三年前患有“慢性支气管炎”，近日因情志不畅，咳嗽增剧。数医诊治，累服中西药未效，故转求医于吾。证见：咳嗽痰多，胸胁满闷不适，嗳气纳呆，舌质淡红，苔薄腻微黄，脉弦。细揣其症，其起因固然是木郁不舒，条达功能失职。然“见肝之病，知肝传脾”，且“脾为生痰之源”，痰随肝气上逆于肺，则呛而咳。治宜疏肝健脾，化痰止咳。投柴胡桂枝干姜汤加减，处方：柴胡、桂枝、半夏、栝蒌仁(打碎)、枳壳、花粉各 9 克，生牡蛎(打碎)12 克，黄芩、炙甘草各 6 克，干姜 4.5 克。三剂，水煎服。

2 月 18 日复诊：咳嗽痰量减少。胸胁满闷等症均减轻，舌苔白微腻，脉滑。药中病机，续拟上方去花粉加陈皮 9 克，3 剂。

2 月 21 日三诊：食欲增加，微有咳嗽、痰少，余症消失。后以香砂六君子丸、尖化合冬散等调理善后以巩固疗效。随访一年未见复发。[新中医，1986(9)：46](《伤寒论名医验案精选》)

按：本案咳嗽乃肝、脾、肺三脏同时受累，然其本在肝、脾，其标在肺。用柴胡桂枝干姜汤加减治疗，使肝郁得舒，脾湿得化，肺气复其清肃，咳嗽痊愈。

10. **哮喘**(史锁芳医案)

朱某，女，47 岁，2006 年 5 月 29 日初诊。患者有哮喘病史 10 余年，现咳嗽，有清痰，气喘，口干，口苦，便稀，背心冷，时感心烦，寐差，舌质淡黯红、苔薄，脉细弦。查体：咽部淡红，肺部未闻及明显哮鸣音。辨为脾虚寒饮，久郁化热，肺失肃降，心君受扰。治宜健脾化饮，疏和清肃，并佐以宁心安神。

处方以柴胡桂枝干姜汤加减：柴胡 8 克，桂枝 6 克，干姜 4 克，黄芩 10 克，生牡蛎 20 克，天花粉 10 克，炙甘草 5 克，生龙骨 20 克，茯神 10 克，云苓 10 克，远志 6 克，夜交藤 15 克，7 剂。

7 日后复诊，诉咳嗽、便稀、背心冷、寐差等症均已好转，但觉活动后胸闷，遂以原方加

全瓜蒌10克，薤白10克，石菖蒲5克，钩藤20克，石韦15克，继服7剂后诸症即除。(《经方验案评析》)

【现代运用】

现代主要用于疟疾，神经官能症，肝硬化，胆囊炎，精神分裂症等病症。

柴胡桂枝汤

【方剂组成】　桂枝(去皮)一两半(4.5克)，黄芩一两半(4.5克)，人参一两半(4.5克)，甘草(炙)一两(3克)，半夏(洗)二合半(6克)，芍药一两半(4.5克)，大枣(擘)六枚，生姜(切)一两半(4.5克)，柴胡四两(12克)

【方药用法】

上九味，以水七升，煮取三升，去滓，温服一升。

【方证释义】

本方为少阳、太阳表里双解之轻剂，取小柴胡汤、桂枝汤各半量，合剂制成。桂枝汤调和营卫，解肌辛散，以治太阳之表，小柴胡汤和解少阳，宣展枢机，以治半表半里。

方用柴胡透泄少阳之邪从外而散，疏泄气机之郁滞，黄芩助柴胡以清少阳邪热，柴胡升散，得黄芩降泄，则无升阳劫阴之弊；半夏、生姜降逆和胃，人参、大枣扶助正气，俾正气旺盛，则邪无内向之机，可以直从外解。

【主治病证】

柴胡桂枝汤作为小柴胡汤和桂枝汤的合方，源为伤寒太阳少阳合病而设。既有和解少阳，解肌发表之功，可治外感伤寒太少两阳之病，又有外和营卫，内调气血之效，可治内外杂病营卫气血经脉不通之病。

【历代名医方论】

《伤寒论类方》：此小柴胡与桂枝汤并为一方，乃太阳、少阳合病之方。柴胡(四两)，黄芩、人参、桂枝、芍药、生姜(切，各一两半)，半夏(二合半)，甘草(一两，炙)，大枣(六枚)。上九味，水七升，煮取三升，去渣，温服一升。伤寒六、七日，发热微恶寒，肢节疼烦，以上太阳症。微呕、心下支结，以上少阳症。外证未去者、太阳症为外症。柴胡桂枝汤主之。发汗多，亡阳语者，此亡阳之轻者也。不可下，勿误以为有燥屎之语，故以为戒。与柴胡桂枝汤和其营卫，以通津液，后自愈。桂枝汤，和营卫；柴胡汤，通津液，深着二汤合用之功效，而阳亡可复。

《退思集类方歌注》：治伤寒六七日，发热微恶寒，肢节烦疼，微呕，心下支结，外证未去者。柴胡(四两)，黄芩、人参、桂枝、芍药、生姜(各一两半)，甘草(一两)，半夏(二合半)，大小柴胡合桂枝汤，(名柴胡桂枝汤)太少二阳合病方。和其营卫通津液，(二汤合用之功如此)肢节烦疼(太阳证)痞呕(少阳证)康。太阳热重寒轻者，脉弱阳微宜此匡。阳微切勿重发汗，误汗伤津阳必亡。(太阳热多寒少，脉弱无阳之证，仲景主以桂枝二越脾一汤。柯韵伯曰："脉弱阳微，不可发汗，何得更用麻黄、石膏，重竭其阳。审证用方，惟柴胡桂枝汤为恰当。")。

《伤寒贯珠集》：伤寒六七日。发热微恶寒。肢节烦疼。微呕。心下支结。外证未去者。柴胡桂枝汤主之。发热微恶寒。肢节烦疼。邪在肌表。所谓外证未去也。伤寒邪欲入里。而正不容则呕。微呕者。邪入未多也。支结者。偏结一处。不正中也。与心下硬满不同。此虽表解。犹不可攻。况外证未去者耶。故以柴胡、桂枝合剂。外解表邪。内除支结。乃七表三里之法也。

《古今名医方论》：伤寒六七日，发热，微恶寒，肢节烦疼，微呕，心下支结。此太阳、少阳并病也，柴胡桂枝柴胡(四两)黄芩人参生姜芍药桂枝(各一两半)甘草(一两)半夏(二合半)大枣(六枚)上九味，水煎服。柯韵伯曰：柴、桂二汤，皆是调和之剂。桂枝汤重解表，而微兼清里；柴胡汤重调里，而微以调之任重注释；柴胡亦本渴而之时微，则表证虽少阳微仍用人。

《长沙方歌括》：治伤寒六七日。发热微恶寒。肢节烦疼。微呕。心下支结。外证未去者。此汤主之。又发汗多。亡阳谵语。不可下。与柴胡桂枝汤和其营卫以通津液。后自愈。柴胡(四两)，黄芩(一两半)，人参(一两半)，半夏(二合半)，甘草(一两)，桂枝。上九味，以水七升，煮取三升，去滓温服。歌曰小柴原方取半煎。桂枝汤入复方全。(生姜、大枣、甘草二方俱有。只取桂枝汤之半蔚按。小柴胡汤解见本方。此言伤寒六七日。一经已周。又当太阳主气之期。其气不能从胸以转出。

【医案举例】

1. **感冒**(董正平医案)

我在北中医读博士期间，曾与 W 大哥一家 3 口合租一套房子。W 大哥自己开了一家网络公司，工作繁忙。某日晚上，他回到家中，跟我说："这两天可能是慢性胆囊炎犯了，心口部位不舒服，略有恶心。"

我再进一步询问，大哥还有：自觉微微怕冷，肩、肘、膝关节酸疼等症。体温：37.5℃。

大哥的临床表现基本上跟柴胡桂枝汤原文"发热，微恶寒，支节烦疼，微呕，心下支结"的描述一致，所以，我当时满怀自信地跟他说："我给你开个方子，吃 4 副肯定能好。"

果然，大哥服 4 副柴胡桂枝汤原方，所有症状均消失。

这种"按照条文得病"的患者，本人此前曾治疗多例，疗效都非常好，所以比较有把握。(《经方浅悟》)

2. **感冒**(陈瑞春医案)

胡某，女，46 岁，工人。1984 年 5 月 10 日就诊。病者已病月余，由数人抬来就诊。诉低热多时，每于午夜热度升高，一般体温 37.5～38.3℃，询其病史，20 多天前，感冒发热，服强力银翘片、板蓝根冲剂、退热片等药，热已退，人稍安。随之低热，每日从上午 11 时许自觉诸身酸痛，洒淅恶寒，继之发热。至午夜体温可升至 38.6℃左右，后半夜热退。精神疲乏，食纳差，进食则呕，大便半个月不畅，身寒畏风，身穿棉袄，口不渴，脉浮弦而虚，舌薄润。查血象正常，疟原虫阴性，拟诊为感冒(属表里不和，营卫不足)。处方：柴胡 6 克，桂枝 6 克，西党参 15 克，白芍 10 克，法半夏 10 克，黄芩 10 克，生姜 3 片，炙甘草 5 克，大枣 3 枚。嘱服 2 剂。

二诊：服前方 2 剂，发热已退，发热时间缩短，热度在 37.6℃左右，身体酸胀减，脱去棉袄，身感暖和，不呕，能食稀饭，大便解少许，脉缓弦而虚，舌苔白润。守原方桂枝、柴胡加至 10 克，加葛根 15 克，嘱服 4 剂。

三诊：服前方 8 剂，身无不适，饮食增加，热退未反复，睡眠安静，脉缓而平，舌苔薄润。处方补中益气汤加味：生黄芪 15 克，西党参 15 克，白术 10 克，柴胡 6 克，升麻 5 克，炙甘草 5 克，当归 10 克，广陈皮 10 克，桂枝 6 克，枳壳 10 克，广木香 10 克，生姜 3 片，1 大枣 3 枚。嘱服 10 剂以资巩固。此后，病者一切如常，恢复健康。(《伤寒实践论》)

按：凡感冒初起，如失于辛散解表，多酿成凉遏留邪。复不可攻表，又难于和里，补之碍邪，清之伤胃，唯有用柴胡桂枝各半汤，小制其剂，无须取汗，切忌攻里，期待取效。

论：本案诸身酸痛，洒淅恶寒，继之发热，身寒畏风，脉浮弦而虚，就是一外感病。柴胡汤解少阳，桂枝汤解太阳。

3. **感冒**(刘含堂医案)

郑某某，男，42 岁，农民。1999 年 2 月 16 日初诊。10 日前因家务事劳累汗出，脱去衣服，致感受风寒，第二天出现恶寒发热，鼻塞流涕，村医予西药安乃近片，服后汗出，但未愈。现症：恶风寒，发热(体温 38.3℃)，鼻塞流涕，背痛，胸胁满闷，口苦，呕吐。舌偏红，苔薄白，脉浮弦数。诊为感冒，证属风寒在肺卫，兼太阳、少阳二经病变。治宜和解少阳、解肌散风寒。拟柴胡桂枝汤，处方：柴胡 15 克，黄芩 10 克，党参 10 克，清半夏 15 克，炙甘草 6 克，桂枝 10 克，生白芍 10

克，生姜10克，大枣6枚。水煎服。服3剂，病愈。

论：汗出脱衣，致受风寒，典型的伤寒。恶寒发热，此为表闭，肺主皮毛，而窍于鼻，肺气不降，上冲鼻窍，则鼻塞流涕。胸胁满闷，口苦，呕吐，这是少阳经证。柴胡桂枝汤，和解少阳，外解太阳。

另外虽然用安乃近之后汗出，但表寒凝滞不去，病仍不愈。这就是桂枝汤解表与西药后汗出的区别，还有就是中药方九味羌活汤，也是发汗的，但也是很多汗出之后，表仍未解，终不如桂枝汤。伤寒，发汗已，半日许复烦，脉浮数者，可更发汗，宜桂枝汤。伤寒发汗已，此就是用麻黄汤发的汗，为何半日许复烦，就是虽然汗出，卫气也泄，但是表寒凝滞不去，所以复热复烦，所以桂枝解表寒，通经解肌，加上生姜，行经络之寒涩。所以安乃近与九味羌活汤，虽然可以出汗，但也有一半的情况，汗出之后，表病仍不解。另外张锡纯的书中，也有写的把西药当中药用，发汗的医案。中药还有很多发汗方，有的是看过不敢用，谓麻黄如虎狼之药。

4. 经常感冒咳嗽（大塚敬节医案）

患者为五岁的男孩，三岁时曾患胸膜炎，四岁时曾患腹膜炎并有腹水形成。今年一月患肺炎，其后经常感冒，常有咳嗽。一旦出现咳嗽，便久治不愈。一直处于这样一种状态，血色不佳，发育不良。

初诊于一九五一年十一月三十日。患者本人无不适主诉，其母介绍说，食欲不振，没有精神。听诊，右侧胸背部呼吸音稍减弱。腹部脐两旁压痛，大便一天一次，其他无异常。

我投予了成人量三分之一的柴胡桂枝汤加黄芪1.0克，直至一九五三年三月下旬，持续服药一年四个月。在此期间，或感冒，或咳嗽，使用该处方一贯到底。完全恢复了健康，现在是家里精力最充沛的人，已入学。

柴胡桂枝汤是小柴胡汤与桂枝汤合二为一的方剂，其腹证与小柴胡汤证类似，可触得腹直肌在皮下膨突的感觉。另外该方还可用于感冒用桂枝汤、葛根汤、麻黄汤等治疗后，仍残留少许恶寒和发热、轻微头痛、手足关节疼痛，并且口中发黏、食欲减退时。

柴胡桂枝汤还可治疗突发性腹痛，应用于胆石症、肾结石、阑尾炎、胃溃疡、胃炎、肠炎、胸膜炎、腹膜炎等疾病。

柴胡桂枝汤加黄芪是因为黄芪具有补益强壮作用，并非必加黄芪。

论：表不解，肺不降，则常有咳。表不解则营郁生风，风泄皮毛，则常自汗而孔窍常开，卫气不固，一有外寒，即能感冒。柴胡桂枝汤，小柴胡与桂枝汤二合一之方。小柴胡内和阴阳，桂枝外解表寒，调和营卫。

5. 自汗恶风（梁苹茂案）

张某，女，59岁。2007年6月28日初诊。2年前在某西医院诊断为甲状腺功能减退症。现症见时时汗出，渐渐恶风多年，尤以背部为甚，虽夏日仍欲近厚衣被方觉舒适；咽干，咽疼，胸胁脘腹胀满疼痛，腹中肠鸣，时腹泻；身痛，腰疼，四肢沉重，舌红苔白微腻，脉浮细而弦。证属太阳少阳合病，拟调和营卫、疏泄少阳之法。处方：桂枝6克，白芍药10克，炙甘草10克，柴胡10克，黄芩10克，半夏10克，党参10克，茯苓15克，炒白术10克，佛手花10克，生姜3片，大枣2枚。3剂。

再诊：汗出明显减少，恶风大减，咽干咽痛、腹满肠鸣、腹泻等症消失，仍觉腰疼，四肢沉重，舌稍红，苔薄白，脉浮小弦。原方加狗脊15克，菟丝子20克，炙黄芪15克，继服7剂诸症消失。（《经方治验内分泌代谢病》）

按：患者汗出恶风，身痛脉浮系太阳表证；咽干咽痛，胸胁脘腹胀痛，舌红、脉弦系少阳之证，此属《伤寒论·辨少阳病脉证并治》146条柴胡桂枝汤证，用此方可两解太阳少阳之邪。腹满腹泻肠鸣为阳气不运，水饮为患，“水走肠间，则沥沥有声”之谓，故方中寓苓桂术甘汤，温阳化饮。再诊时诸症减而腰痛明显，“腰者，肾之府”，肾阳虚腰府失养故腰疼，阳气不得周流全身故四肢沉重，酌加狗脊、菟丝子、炙黄芪益肾温阳，通络止痛，诸症自消。切勿以咽痛、舌红则重用苦寒之品而畏用温热，以致陷误病情。摘自：白君伟，梁苹茂治疗内分泌疾病医案4则，上海中医药杂志，2008，42(1)：15-16.

6. **外感鼻衄谵语**（江篁南医案）

吴氏子年三十余，病发热，医用药汗之，不效。又投五积散，其热益甚，兼汗多足冷。江诊其脉，告曰：此内伤外感也。

用参、芪、归、术以补里，防风、羌活以解其表，加山楂以消导之，一服病减半。所以知吴子病者，六脉皆洪大搏指，气口大于人迎一倍也。

既而更医，热复作，且头疼口干鼻衄，谵语昏睡。江曰：此汗多亡阳也。投柴胡桂枝汤，和其荣卫，诸症减半，唯口干不除。乃以麦冬、生地、陈皮、生甘草、茯神、人参、柴胡、白芍、干葛、五味、黄芩，一服食进，诸症皆除。所以知之者，诊其脉，两手皆洪盛，按之勃勃然也。出处：《名医类案·内伤》卷二。（《经方一剂起沉疴》）

7. **发热**（程刘海医案）

陈某，女，22岁，四川人，学生。初诊：2009年10月18日。病史简要：病人述1周前受凉，随之出现发热，波动在38～39℃，服用西药后汗出热退，但旋而回升，并且近段时间“甲流”（甲型H1NI流感）横行，甚是担心，遂找我治疗。刻诊：发热、汗出、咽干、塞、流涕、小便偏黄，大便正常。舌脉：舌质淡尖偏红，苔薄白少，脉浮弦细。六纲辨证：太阳少阳并病。处方：柴胡桂枝汤（一两合10克，原方）。桂枝15克，黄芩15克，白人参15克，炙甘草10克，半夏15克，白芍15克，大枣10克，生姜15克，柴胡40克。3剂，水煎服。

二诊：2009年10月22日。病人自诉，服用首次药汁后，汗出热退，但精神不佳，服完3剂，上述症状皆除。病愈，不处方。（《刘志杰师徒经方医案集》）

8. **小儿低烧咳嗽**（黎崇裕医案）

林某，女，1个月大2012年10月6日就诊，其家长代述：低烧3天，偶尔有点儿咳嗽，昨晚开始胃纳不佳，不喜欢喝水，今晨体温37.3℃，昨日有两次大便，大便正常。背部摸之潮润，精神不佳，脉浮数，指纹浮红限于风关。

柴胡6克，黄芩2克，太子参3克，姜半夏5克，红枣3枚，炙甘草3克，桂枝3克，白芍3克，干姜3克，五味子3克，神曲6克，3剂。

2012年10月27日回访，前药2后诸症愈。（《100首经方》）

9. **瘾疹**（温桂荣医案）

患者，男，30岁。2012年5月21日初诊。主诉：四肢躯干皮肤瘙痒反复发作2年余。曾经西医治疗，诊为慢性荨麻疹。经治病情暂时缓解，但病根未除。

现症见全身皮肤瘙痒，有片状红斑，形态不一，压之褪色，搔抓后痒甚，时起时消时轻时重，伴有口苦咽干。舌质淡红、苔薄白，脉弦数。中医诊为“瘾疹”“风疹块”。

证属太少合病，邪滞少阳。治宜疏风泄热、和解少阳，方用柴胡桂枝汤化裁：柴胡、黄芩、生姜、（制）半夏、桂枝、白芍、僵蚕、连翘、金银花各9克，党参15克，炙甘草5克，全蝎3克，大枣5枚。3剂。每日1剂，水煎服。药后症状明显减轻，照上方加减出入，12剂而愈。5个月后因感冒咳嗽来诊，诉皮肤瘙痒未再发作。[中医杂志，2012，53(20)：1777]（《仲景病案学》）

论：本案也是外感，太阳统于营卫，营热外蒸，透出皮毛，则见瘾疹。还是表证，表不解，则风不息，痒者，名为泄风。伴有咽干口苦者，太阳不解，少阳也病也。柴胡桂枝汤，双解表里，桂枝解表寒，则营热解，柴胡解少

阳，则经气降。

10. **瘾疹**（刘永军医案）

韩某，男，48岁，2015年5月20日初诊。荨麻疹反复发作多年，每次多因受凉或劳累诱发，此次亦因受凉而诱发，在家自服抗过敏药，见效不明显，特慕名来诊。发病以来精神一般，浑身有痒感，双腕关节部位有数个红色风团状皮疹，口苦口干，饮食尚可，二便正常。舌红，苔黄腻，脉浮。中医诊断：瘾疹（腠理不固，外感风邪，内有蕴热）。西医诊断：慢性荨麻疹急性发作。治则：散风清热止痒。

处方：柴胡12克，黄芩9克，半夏15克，党参15克，生姜9克，大枣9克，桂枝9克，白芍9克，石膏35克，荆芥9克，炙甘草6克，白蒺藜15克，3剂，免煎剂。

5月23日二诊：浑身已无痒感，皮疹消失，略口干口苦，黄腻苔开始消退，脉浮。症状均改善，但方证未变。继服上方3剂，免煎剂。（《经方临证实践录》）

论：受凉而发，脉浮，皮疹，此为皮毛病也。口苦口干，少阳经证也。内有少阳经郁，用柴胡与黄芩，外有太阳不解，用桂枝与白芍，本案瘾疹的核心药物。也是柴胡桂枝汤，双解二阳之经的思路。

很多人不理解这个太阳中风的病理，本案的瘾疹血热，如果没有寒闭，何来营郁血热，如有汗出，那不就是中风的病理么。如有汗出，还会有血热内蒸之瘾疹吗？大部分人中风的理解，是伤于风，而不知伤于寒。还是有很多人，即使看了我的中风注解，仍然不认可，认为我的注解是错误的，就是坚定地认为太阳伤寒，就是伤于寒；太阳中风，就是伤于风。说明这里面有三个弯，都没有转过来，第一个就是太阳为经阳，经阳病一定是伤寒，此为定理，这也就是太阳以寒水主令之义。第二个弯就是先伤于寒，后而生风。最后一个弯，太阳统于营阴与卫阳，这个所谓的太阳中风，就是营阴之病。这个营阴病的弯，没能转来。正是因为这么绕，所以太阳中风，真正理解的此病理，说明白此病理的注解，在当下的注解书中几乎没有。我能说明此理，关键在于读黄师的书，不然也是随波逐流了。即使这样，很多人还是认为我的注解是错误的。

11. **银屑病**（欧阳卫权医案）

黄某，男性，41岁，2005年3月26日初诊。患银屑病多年，皮疹反复发作。近来再发四肢、躯干点滴状红斑，上覆银白色鳞屑，轻痒。门诊曾以中西药治疗1个月，无改善。患者体瘦，面色无华，平素微怕冷，因皮疹多年未愈而情绪抑郁，口干，口苦，舌质稍红，苔薄微黄，脉细弦。四诊合参，当属太阳、少阳合病，兼入阳明，予柴胡桂枝汤加味：柴胡12克，党参12克，黄芩10克，法半夏10克，桂枝10克，白芍10克，大枣20克，生石膏30克，生姜10克，炙甘草5克，4剂。外用消炎止痒洗剂，外擦羌月软膏（含有羌活、月见草等）。

二诊：药后部分皮疹隐退，继予7剂。

三诊：皮疹颜色明显消退，口干、怕冷等症消失，前方加苍术10克，茯苓12克，7剂。

四诊：药后大部分皮疹消退。前方去石膏，继服7剂。后未再复诊。（《经方辨治皮肤病心法》）

按：本案以望诊为主考察其属小柴胡汤体质，兼见易怕冷恶风、微汗出，此太阳表虚证，故合用桂枝汤；口干，加石膏。

全方以不治皮而皮疹得退，实得方证对应之趣。

论：银屑病，病在皮毛也。怕冷者，此是恶寒，表未解也。口干口苦者，少阳合病也。

12. **癫痫**（陈宝田医案）

张某，女，73岁。1980年1月10日初诊。发作性左侧面肌和手抽搐1周。每次发作均从左侧口角开始抽搐，随之左拇指、手、臂抽搐，持续约2分钟，24小时内发作13～16次。发作时神志清楚，无尿失禁，无肢体麻木。检查：神志清楚，语言流利；眼底视网膜动脉变细，反光强，交叉征（+），视网膜动

脉硬化（Ⅱ）度；发作间歇期神经系统检查均正常。诊断为局限性运动性癫痫，原因可为动脉硬化所致。某医院曾予抗癫痫药治疗1周，症状未改善而来诊。经检查，其症同上，但有胸胁苦满、少寐、口苦、时腹痛、脉弦。投加味柴胡桂枝汤合甘麦大枣汤：柴胡12克，桂枝10克，半夏10克，白芍12克，党参10克，黄芩10克，甘草6克，生姜3片，大枣7枚，浮小麦30克，生龙骨30克，生牡蛎30克，钩藤（后下）30克，水煎服。

复诊：连服6剂，其症有减。再投4剂，其症大减。连服26剂而愈（在服中药期间停西药），追踪2年未复发。（《经方临床应用》）

13. 神经兴奋

一男孩，11岁，1977年4月3日初诊。患儿3年前于两侧肩部和颈部出现酸懒疼痛，身体弯曲，非常痛苦。一天中尤以晨起最为不适。睡眠不佳，每晚着床竟长达两个小时不能入睡。平素情绪不安定，一刻也不能平静。一坐在桌旁便频频欠伸，身体骚动，旋即称累离开，不能安静读书。易怒，常与弟兄朋友打架，学习亦无办法。以往亦曾经许多医院诊治，毫无效果。据说患儿常于疲劳后出现不整脉，心电图亦有所见。屡次发作头痛，腹内急痛，心部苦闷，动悸明显，此时多伴有发汗症状。行脑电图检查，并无变化。患儿面色略显苍白，身体适中，双目无神。在诊室初诊记病历时，患儿还比较安稳，未曾乱动。诊其脉象为迟脉。患儿父母代诉，入夜则脉迟，不出现不整脉。腹诊所见：右胁下有抵抗及轻微压痛，但腹直肌却不甚紧张。无舌苔，大小便正常。曾考虑是否痉挛症，但在诊察过程中却丝毫未发现相应症状。血压为150/70毫米汞柱。

综合以上症状，究竟以投何方为宜，作者首先考虑的是柴胡桂枝汤或抑肝散，其次还可选择柴胡桂枝干姜汤、柴胡加龙骨牡蛎汤和甘麦大枣汤等，最后决定先试投柴胡桂枝汤。以本方散剂1.5克投之，日服2次。柴胡桂枝汤证为：胸胁苦满、时发心腹卒中痛，有头痛及发汗之表证；患者多怒、不眠、性急，病症样神经兴奋显著。

二诊：4月29日。两周过后，其父母吃惊地发现，患儿已不再打呵欠了。服药后也不像以前那样发怒，且已能安寝。肩、颈之痛亦大为减轻。更加令人惊讶的是，他竟能自觉地坐下来学习，这使他的双亲感到非常高兴。

三诊：6月5日。其后治疗经过更加顺利，头痛、腹痛完全消失，动悸、发汗亦皆好转。双目顾盼有神，完全判若两人。连邻居和学校的老师也都为他的变化而吃惊。（《汉方治疗百话摘编》）（《经方研习》）

14. 抑郁头晕痛（郝万山医案）

管某某，女，42岁。1994年4月16日初诊。患者因心情抑郁、头晕头痛5个月，加重3个月，由家属陪同来就诊。5个月前，因不明原因的疲劳无力，反应慢，完不成工作而心情郁闷，并常有自责自疚感。后渐见头痛，失眠，早醒，醒后懒床难起，甚至至午仍未起床，食欲不振，疲乏无力，四肢麻木，肩背疼痛或窜痛，时而觉酸痛如压重石，对周围事情失去兴趣，至就诊时已逾3个月不能正常工作及料理家务，因痛苦不堪忍受，时时有自杀念头。在某精神病院诊为精神抑郁症，用抗抑郁药后，出现眩晕、口干、恶心等反应，遂拒绝服药。

现症见两目呆滞、愁容满面、端坐不动、问而不答。病情由家属代述。且手足冰凉、脉细小而弦而数，舌体胖大，舌质暗淡，舌苔白厚腻。西医诊断：躁狂抑郁性精神病，抑郁型，重证。中医诊断：郁证，辨证为心胆阳虚，脑神失养，肝虚气郁，神窍痰蒙。治疗即用温补心胆，舒郁涤痰之法。方用柴桂温胆定志汤和西药多虑平。中药处方如下：柴胡、黄芩、桂枝、赤白芍、半夏、生姜、陈皮、枳壳、竹茹、远志各10克，茯苓20克，人参5克，菖蒲6克，炙甘草6克，大枣5枚，水煎两次，分两

次服，每日1剂。

用药后3日，头痛身痛已减，用药5日，上午可起床活动，食欲不振好转，不再想死。用药后4周诸症已得到控制。此时中药去菖蒲、远志，以太子参易人参，桂枝减量，隔日服1剂，继服两周。用药6周后已可正常上班，停服中药。多虑平逐渐减量，每减25毫克维持5天。约4周后以维持量12.5～25毫克继续服4周停药。随访至今无复发。[摘自：贯春节、郝万山教授治疗精神抑郁症的思路与经验．光明中医，2001，16(3)：54，《经方治验精神神经类疾病》]

论：合方温胆汤的依据，就是舌苔白厚腻。此也是上焦不通，也是陈皮汤竹茹汤的汤证。合方小柴胡，则肺胆胃通治，浊气之上逆也。为什么手足冰凉？隧道不通，阳不四达？此是四逆散证，三焦不通。）

15. **面瘫**（刘景祺医案）

王某，男，66岁，农民，1984年8月11日初诊。左侧面瘫已五天。在眼裂增术不能闭合，左额纹消失，口角牵向右侧，饮水时自左口角向外流，头眼发胀，口苦咽干。舌苔薄白，脉弦。印象：面瘫。辨证经络空虚，太少两感。治则：解表祛风，和解少阳。处方：柴胡4克，黄芩9克，半夏9克，党参15克，桂枝9克，白芍15克，蝉蜕9克，白术18克，泽泻45克，服六剂后左眼已能闭合，口角不歪，口苦减，又服前方六剂，痊愈。（《经方验》）

论：面瘫，用柴胡桂枝汤，外解太阳之寒，调和表里阴阳也。面瘫，是中医的常见病、基础病，每一个中医都应掌握。

16. **痛经**（陈宝田医案）

李某，女，21岁。1980年1月24日初诊。痛经3年，每次月经来潮前腹痛难忍，甚时翻身打滚，肌内注射杜冷丁方可止痛。月经净则痛缓解，经血色暗有血块，量适中，素有少腹凉，脉弦有力，舌质稍暗，苔薄白。投柴胡桂枝汤：柴胡12克，半夏10克，党参12克，甘草12克，黄芩10克，生姜3片，大枣7枚，白芍12克，桂枝10克，水煎服。复诊：服上方4剂后，此次来月经腹痛减十分之八九，连续调治3个周期（即每次月经来潮前服4剂柴胡桂枝汤）后痛经完全消失，追访1年多未复发。（《经方临床应用》）

17. **不孕不育**（娄绍昆医案）

柴胡桂枝干姜汤合当归芍药散，治月经后期兼不孕症（少阳太阴同病）案

娄某，27岁。初诊于1984年5月10日。婚后4年未孕，自诉月经愆期，40～50日一行，量少不畅，经前1周乳房胀痛，西医妇科诊为卵巢囊肿并不孕症。现症见：神情忧郁，心悸而烦，口干苦而不欲饮，喜叹息，肩背拘急凝重，纳呆，大便溏薄，小便短黄。脉弦长，舌淡红，苔白腻而厚。腹诊：胸胁苦满，脐上动悸，脐周及左少腹广泛性压痛。经络压诊：腰俞穴处有显著压痛。证属肝郁饮停，瘀阻冲任。先投柴胡桂枝干姜汤合当归芍药散合方：柴胡、黄芩、当归、赤芍、川芎、白术、泽泻各10克，桂枝12克，干姜5克，生牡蛎30克，天花粉12克，茯苓15克。

同时在其腰俞压痛点上给予刺血后拔罐，并以言语疏导，使其消除心理负担，加强治疗信心。

经如此连续服药30多天和刺血、拔罐3次后，诸症渐减，经前乳胀亦缓。原方再服2个月，终于在1984年9月受孕，来年得一男婴。（《娄绍昆经方医案》）

按：此案根据患者口苦、咽干、目眩、胸胁苦满、脉弦等诊断为少阳病柴胡证，又根据纳呆、便溏、小便频短而涩、右下肢略有浮肿、舌淡白有齿痕、苔白而腻、脉弦紧而滑等脉症诊为太阴寒湿为盛，予以柴胡桂枝干姜汤疏解少阳并温散太阴；由于月经衍期而量少的原因常常是因为血虚，患者也存在着当归芍药散的腹证，故投与当归芍药散养血活血利水；因为血虚会导致水湿相对地盛，所以投与当归芍药散和柴胡桂枝干姜汤的合方，这样不仅疏经活血，急则治标，同时养血行水，兼顾

治本。

当归芍药散的腹证，《金匮》中仅提到"腹中绞痛"，语焉不详。日本汉方家稻叶克、和久田寅经长期研究得知其具体的腹证是"脐旁、脐上脐下、四周拘挛，按之痛而彻背"（《腹证奇览》），刺血通络亦是治疗中重要的一环。本案就是综合利用内外合治而取效。

【现代运用】

临床常用治太少同感、发热、咳嗽、喘证、胁痛、胃脘痛、呕吐、痹症、水肿等病症。也有报道可治疗癫痫、夜尿症、胆石症，胆囊炎，肝炎、胰腺炎，眩晕症、胸膜炎、肋间神经痛、胃及十二指肠溃疡，急性肾盂肾炎，流行性出血热轻型、慢性鼻窦炎、荨麻疹、产后发热、原因不明的发热、儿童精神性起立调节障碍、小儿厌食证等病症，具有少阳兼太阳病机者。

1. 治疗肩背疼痛

肩背疼痛是临床常见的一种症状，多因落枕、长时间伏案写作、打字、劳作等原因引起。另外颈椎病、肩周炎等疾病都会引起这种症状。

刘老认为，太阳经脉走循人体之颈项后背部位，所以，太阳经脉不舒时，多出现颈项以及背部的不舒感，甚至出现疼痛。张仲景在《伤寒论》中主要采用解肌祛风、生津疏络的治疗方法，依据有汗无汗而出两方，有汗者用桂枝加葛根汤；无汗者用葛根汤。如颈项背部和两肩部同时出现疼痛，则上述两方的疗效就不太理想。因为两侧不属于太阳经脉循行的部位，而是少阳经脉所过之处，这时宜用小柴胡汤疏利少阳经脉，故用桂枝汤疏利太阳经脉，太少两经之经脉之气运行正常，则肩背疼痛自止。临床应用时，又常加入葛根、姜黄、红花、羌活、独活、川芎加强活血、止痛之功，不论新久疼痛，多能应手而愈。

2. 治疗肝气窜证

肝气窜是自觉有一股气流在周身窜动，或上或下，或左或右，凡气窜之处，则有疼痛或发胀之感，此时患者用手拍打痛处，则伴有嗳气、打饱嗝，随之其症状得以缓解。此病多属西医所谓的神经功能之类，以老年妇女为多见，中年妇女以及男性偶见。此病单纯采用疏肝理气的方法治疗往往效果不好，刘老经过多年实践，总结出用柴胡桂枝汤调气活血，而能效如桴鼓。本方用小柴胡汤和解少阳而能疏肝理气，用桂枝汤调和营卫而能通阳活血，气血调和，则诸证自愈。临床中常加入佛手、香橼，则疗效尤佳。

3. 癫痫

研究认为癫痫放电现象是细胞内贮存的钙在释放过程中，钙结合状态的改变使与钙相关的细胞内蛋白质、细胞膜离子通道也发生变化，出现了神经元突发型病理放电。柴胡桂枝汤每日 1 剂，10 剂为 1 疗程，结果治愈 25 例，显效 41 例，好转 13 例，无效 5 例，总有效率高达 94.05%。

4. 反复感冒

反复感冒多与人的机体免疫功能低下有关，有研究发现柴胡桂枝汤能增强机体的免疫功能。实验表明柴胡桂枝汤可使造血干细胞向淋巴细胞分化，并使正常幼鼠的免疫功能活化。据报道柴胡桂枝汤治疗易感冒儿童急性上呼吸道炎症患者 18 例，结果显效 12 例，有效 4 例，无效 2 例，并且发现症状改善最明显的是发热，其次是食欲、咳嗽、喷嚏、清涕。

5. 病毒感染致发热

柴胡桂枝汤有良好的解热、抗病毒、抗感染的作用。用于治疗某些病毒感染引起的发热有良好的效果，并对感染引起的惊厥有效。据报道有人以本方加生石膏、川芎和苍术治疗病毒感染致发热 112 例，每日 1 剂，重者可 1 日 2 剂，一般服药 5 剂有效，总有效率为 87.5%。

6. 神经衰弱

神经衰弱是大脑皮质兴奋和抑制过程失去平衡所致，多见头痛头昏，焦虑烦躁，疲倦乏力，注意力不集中，失眠健忘，心悸气短，胃

纳减退，脘腹痞满，甚至皮肤过敏、遗精等。研究表明柴胡桂枝汤对人体内分泌系统有一定的调节作用，尤对脑皮质的兴奋和抑制有双向调节作用，可调节和消除神经衰弱引起的一系列症状。有人以柴胡桂枝汤加味治疗神经衰弱 60 例，每日 1 剂，14 天 1 疗程，一般 1～2 疗程即可获效。

7. 十二指肠溃疡

柴胡桂枝汤对用 H_2 受体拮抗药治疗无效的十二指肠溃疡有良好效果，每日 1 剂，水煎服，10 天为 1 疗程。研究表明柴胡桂枝汤可抑制胃蛋白酶的分泌，从而减低胃液对黏膜的损害作用，同时柴胡桂枝汤能影响促胃泌素的分泌，加强十二指肠黏膜的防御作用。

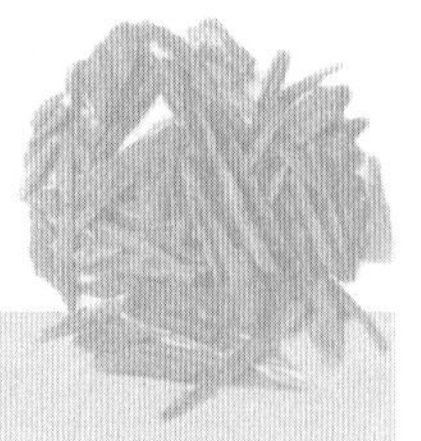

第5章　栀子豉汤类方

栀子豉汤

【方剂组成】

栀子(擘)十四个(约14克),香豉(绵裹)四合(约10克)

【方药用法】

上二味,以水四升,先煮栀子,得二升半,内豉,煮取一升半,去滓。分为二服,温进一服。得吐者,止后服。

【方证释义】

方中栀子味苦性寒,泄热除烦,降中有宣,为君药;香豉体清气寒,升散调中,宣中有降,为臣药,二药相合,共奏清热除烦之功。栀、豉清虚烦客热,服而探吐。俾误下表邪,一涌而出,去邪存正,此为上策。栀子既能上入心胸清透郁热以除烦,又可导火下行以除热。豆豉俱轻,辛凉宣散,透邪畅中,既能宣泄胸中郁热而助栀子除烦,又能开壅散满而和胃。栀子味苦,性寒。苦寒相济旨在清热泻火。香豉味辛、甘、苦,寒(用青蒿、桑叶炮制)或微温。辛以透散,甘以补益,苦以降泄,性寒者偏于清,性温者偏于散寒。

【主治病证】

热郁胸膈不寐证。症见身热心烦,虚烦不得眠,或心中懊侬,反复颠倒,或心中窒,或心中结痛,舌红苔微黄,脉数。

1. 发汗吐下后,虚烦不得眠,若剧者,必反覆颠倒,心中懊侬,栀子豉汤主之;若少气者,栀子甘草豉汤主之;若呕者,栀子生姜豉汤主之。

2. 发汗,若下之,而烦热,胸中重者,栀子豉汤主之。

3. 伤寒五六日,大下之后,身热不去,心中结痛者,未欲解也,栀子豉汤主之。

4. 阳明病,脉浮而紧,咽燥,苦,腹满而喘,发热汗出,不恶寒反恶热,身重……若下之,则胃中空虚,客气动膈,心中懊侬,舌上苔者,栀子豉汤主之。

5. 阳明病,下之,其外有热,手足温,不结胸,心中懊侬,饥不能食,但头汗出者,栀子豉汤主之。

6. 下利后更烦,按之心下濡者,为虚烦,栀子豉汤主之。

【历代名医方论】

《金匮要略研究》:上二味,以水四升,先煮栀子,得二升半,内豉,煮取一升半,去滓,分为二服,温进一服,得吐者,止后服。此处"进"一词,可能是指不得已的事情。另外,可能因药中含有香豉,所以后人添加"得吐则止"一句。有人据此而认为该方为吐剂,但栀子豉汤并非吐剂。

《伤寒缵论》:栀子涌膈上虚热,香豉散寒热恶毒,能吐能汗,为汗下后虚烦不解之圣药。若呕,则加生姜以涤饮。

《目经大成》:表证未退,医早下之,阳邪

乘虚入里，固结不能散，烦热懊侬，更以陷胸汤继投，愈虚其虚，病不起尔。

《经方合方技巧》：张仲景论栀子豉汤是辨治郁热证的重要基础方，运用基础方欲取得最佳治疗效果，必须重视因病变证机及病证表现而加减变化。栀子豉汤是辨治热郁证的重要的基础方，由栀子擘、十四个（14克），香豉绵裹、四合（10克）所组成，以清透郁热为主。

左季云《伤寒论类方汇参》：栀子苦能泻热，寒能胜湿，主治心中上下一切证。豆制而为豉，轻浮上升，化浊为清。……剂分量最小，凡治上焦之药皆然。

程应旄《医宗金鉴》：盖栀子气味轻越，合以香豉能化浊为清，但使涌去客邪，则气升液化，而郁闷得舒矣。

《目经大成》卷之三：若未经下，烦闷及多痰头痛，以赤小豆、苦瓜蒂为散主之。盖苦能涌泄，瓜蒂苦物也；燥可去湿，赤小豆燥物也。夫病未经下，元气虽虚未损，头痛挟痰，又似实症，故用二物在上，吐而夺之，诚为快利。今人唯知汗、下，而吐法全不能讲究，何哉？丹溪曰：吐中就有发散之义。戴人亦谓吐法兼汗。镜虽不敏，请事斯语矣。烧盐调热童便，本治霍乱搅肠，愚以治伤食睑肿，痛连胸膈，饮而三吐之，亦效。所谓死方活用，全者多矣。

《消化病经方治验》：栀子豉汤为“虚烦”火郁证而设。其病机为火热邪气蕴郁，而使胸膈气机阻塞不利。火当清之，郁当发之，故用栀子豉汤清宣郁火。可用于火郁之呕吐、胃痛等。

颜氏内科学术经验丛书《颜乾麟医话医论医案集》第一辑：外敷治疗癃闭的方法。具体用法为黑山栀9克，豆豉12克，研末，用青葱一握，食盐一匙共捣成，外敷于脐下关元穴。然即将此方告知彭教授。让其试用之。1周后，戚女士前来复诊，告知用外敷方后，小便随即通畅，腹胀等诸症也随之消失，跟随抄方的学生听了也众口称奇。栀子性滑向下，故张仲景有“病人旧微溏者不可与”之说，豆豉性轻浮上行，二药同用，升清降浊，调畅气机，气化则尿能出矣。

刘渡舟：栀子豉汤以善治虚烦证而著称。“虚烦”是一种证候名称，其病理特点为火热邪气蕴郁，而使胸膈气机阻塞不利。“虚”是指无形火热邪气，“烦”是指心烦主证。“虚烦”并非一般的心烦，仲景称之为“心中懊侬”，形容其心中烦乱，难以名状，而又不能制止，无可奈何，往往使人坐卧不安。由于是火郁气结，所以有时可兼见“胸中窒”，“心中结痛”或“心烦腹满”等气血郁滞不利的特点，可统称之为“火郁证”。火当清之，郁当发之，所以用栀子豉汤清宣郁火。栀子苦寒清热，但因其体轻而上行，清中有宣，与芩、连苦降直折不同。凡火热郁而烦者，非栀子不能清，所以丹栀逍遥散及越鞠丸的火郁用栀子而不用其他。豆豉气轻味薄，既能宣热透表，又可和降胃气，宣中有降，善开火郁，同栀子合用治疗火郁虚烦甚为合拍。（《刘渡舟经方医案》）从条文来看，本方证由全身证和局部证两部分构成。全身证是以“烦”为特点的精神状态，局部证则表现为胸中（或心中）的堵塞、懊侬。就本方证的病机而言，注家们大都认为是“火郁”所致。此“火”可来自外感，如刘渡舟治一男性患者，因外感风寒，发热不退，数日后出现心中懊恼，坐卧不安。脉数、苔黄，遂辨为“火郁”之证。乃予栀子豉汤一帖。患者服药后，约食顷而烦乱更甚，未几即吐，吐时气往上涌而头身汗出，病从此而愈。（《刘渡舟伤寒：临证指要》）

徐忠可：虚实皆有烦，在下利已属虚边，更按之心下濡，则非痞结痛满之比，故以栀豉轻涌之，以彻其热。盖香豉主烦闷，亦能调中下气，而栀子更能清入心肺、胃、大小肠郁火也。（《金匮要略论注》）

程门雪：按原文曰“病人旧微溏者，不可与之服。”重在一旧字，其语盖谓素来便溏之人也。素来便溏，即是脾阳素虚，栀子苦寒伤阳故不可与。推之一切阳虚者，及一切苦寒伤阳者，均用其例也。若是湿热热陷，则非但不忌，且为必用矣。(《书种室歌诀二种》)

吴谦：未经汗吐下之烦，多属热，谓之热烦；已经汗吐下之烦，多属虚，谓之虚烦。不得眠者，烦不得卧也，若剧者，较烦尤甚，必反复颠倒，心中懊侬也。烦，心烦也；躁，身躁也。身之反复颠倒，则谓之躁无宁时，三阴死证也。心之反复颠倒，则谓之懊侬者，即心中欲吐不吐，烦扰不宁之象也，因汗吐下后，邪热乘虚客于胸中所致，既无可汗之表，又无可下之里，故用栀子豉汤顺其势以涌其热，自可愈也。(《医宗金鉴》)

【医案举例】

1. **虚烦**(刘渡舟医案)

王某某，男，28 岁。病症始于外感，数日后，心中烦郁之极，整日坐卧不安，懊恼难眠，辗转反侧。家人走近与其交谈则挥手斥去，喜独居而寡言，全家人为之惶惶不安。询知大便不秘，但小便色黄，脉数而舌苔薄黄，这种情况张仲景称之为“虚烦”，治当清宣郁火。生山栀 9 克，淡豆豉 9 克。服药后不久，心胸烦乱反而更加严重，继而气机涌逆而作呕吐，伴随全身汗出。家人唯恐服药有误，派人前来询问。被告知服药后得吐而汗出，乃是气机调畅，郁热得以宣透的好现象，其病将愈，不用惊慌。果如所言。

按：服用栀子豉汤后有“得吐”的反应，这并不是药物本身能催吐，而是火郁作解的一种表现形式。因为火热郁于胸膈，气机被困，服药后火郁得以宣发，气机得以伸展，正气拒邪外出所以会发生呕吐的情况。临床所见，凡是郁烦证情越严重，服药后得吐的机会也就越多。如果郁烦并不严重，那么服药后也有不吐而愈，不可绝对而论。

2. **余热扰乱心神**

袁某某，男，24 岁。患伤寒恶寒，发热，头痛，无汗，予麻黄汤一剂，不增减药味，服后汗出即瘥。历大半日许，患者即感心烦，渐渐增剧，自言心中似有万虑纠缠，意难摒弃，有时闷乱不堪，神若无主，辗转床褥，不得安眠，其妻仓皇，恐生恶变，乃复迎余，同往诊视。见其神情急躁，面容怫郁。脉微浮带数，两寸尤显，舌尖红，苔白，身无寒热，以手按其胸腹，柔软而无所苦，询其病情，曰：心乱如麻，言难表述。余曰无妨，此余热扰乱心神之候。乃书栀子豉汤一剂为栀子 9 克，淡豆豉 9 克。先煎栀子，后纳豆豉。一服烦稍安，再服病若失。

按：伤寒发汗后出现心烦，可有两种情况，一种是表邪仍不解，表证仍在，可改用桂枝汤调和营卫之法，如《伤寒论》57 条：“伤寒发汗，已解，半日许复烦，脉浮数者，可更发汗，宜桂枝汤”；另一种是汗后邪去，表证已解但有余热留扰胸膈，则用栀子豉汤以清热除烦。本案汗后心烦，而身无寒热，舌尖发红，邪气入里化热之象，则属于后一种，故用栀子豉汤取效。

3. **小儿夜啼**(魏蓬春医案)

龙某某，男，11 个月，1983 年 10 月 4 日就诊。患儿入夜则躁动不安、啼哭一周余。曾经他医用导赤散等治疗无效，因而来诊。小儿除上述症状外，伴有纳减，大便正常，小便赤而异臊，舌质红、苔薄黄，指纹紫红。此属热扰胸膈证，治宜清热除烦。山栀子 4 克，淡豆豉 8 枚，2 剂，诸症消失。

按：患者系婴儿，不会诉说，医者难知其患懊烦证，但联系到他医用导赤散无效，小便赤而异臊，舌红、苔薄黄等一派热象，旦入夜则躁扰啼哭，应视之为热扰胸膈，虚烦懊烦证，故投本方获效。

【现代运用】

临床主要用于治疗抑郁症、焦虑症、失眠、反流性食管炎、小儿睡惊症等病症：

(1)抑郁症：以本方治疗 44 例，与盐酸氟西汀治疗 46 例对照，15 日为 1 个疗程，治疗 3 个疗程后，结果：在改善某些症状体征方面

栀子豉汤与盐酸氟西汀疗效相当，在对全身症状的综合改善上优于盐酸氟西汀，副作用比盐酸氟西汀少。(《中医临床研究》2012 第1期)

(2)焦虑症：以加味栀子豉汤治疗焦虑症50例，结果：痊愈5例，显效26例，有效17例，无效2例，总有效率为96%。(《湖南中医杂志》2009 第6期)

(3)失眠：本方合甘麦大枣汤加减治疗更年期失眠症30例，对照组30例，予地西泮5毫克/次，每晚睡前30分钟口服；谷维素20毫克、维生素 B_1 20毫克，每日3次。结果：治疗组总有效率为73.30%。(《中国医药导报》2008年第34期)

(4)反流性食管炎：以本方加味治疗184例，与奥美拉唑治疗184例对照，疗效判定标准以症状完全消失为显效。结果：治疗组和对照组的临床痊愈、显效、有效例数分别为147、21、11例和115、33、22例。治疗组愈显率91.30%，对照组愈显率80.43%，治疗组明显优于对照组($P<0.01$)。(《海峡医学》2004年第5期)

(5)小儿睡惊症：以本方加减治疗小儿睡惊症57例。结果：治愈37例，有效16例，无效4例，总有效率92.98%。(《中国中医急症》2009年第4期)

栀子甘草豉汤

【方剂组成】

栀子(擘)十四个(14克)，甘草(炙)二两(6克)，香豉(绵裹)四合(10克)

【方药用法】

古代用法：上三味，以水四升，先煮栀子、甘草，取二升半，内豉，煮取一升半，去滓。分二服，温进一服。得吐者，止后服。

现代用法：以水800毫升，先煮栀子、炙甘草，取500毫升，再加入豆豉，煮取300毫升，分为两份，温服一份。

【方证释义】

本方由栀子豉汤加甘草而成，为清热除烦补虚之剂。方中栀子豉汤以清胸膈之烦热，甘草甘温，补中益气，以扶正虚。栀子色赤象心，味苦属火，性寒导火热之下行，豆形象肾，色黑入肾，制造为豉，轻浮引水液之上升，阴阳和水火济，而烦热懊恼结痛等证俱解矣。栀、豉解见上。汗、吐、下后中气虚，不能交通上下，故加甘草以补中。呕者汗、吐、下后胃阳已伤，中气不和而上逆，故加生姜暖胃解秽而止逆也。栀子甘草豉汤证为栀子豉汤证兼见少气而设。盖少气是邪热伤气的表现，胸为气海，火郁于胸膈极易伤气，气虚则见少气。少气与短气不同，少气是指呼吸低弱，自觉气不够用；而短气则是呼吸促迫，似有所阻，故一般认为少气属虚，短气属实。火热伤气，治应泻火、补气，然补气药中参芪温补，难以选用，唯甘草味甘性平而和缓，益气缓急且不助烦热，再配栀、豉清宣郁热，方与证情相宜。

【主治病证】

栀豉证之若少气者。虚烦不得眠，心中懊恼，或反复颠倒，卧起不安，或身热，兼少气等证候。伤寒、温病，经汗、下后，心中懊恼，虚烦不得眠，短气。

发汗吐下后，虚烦不得眠，若剧者，必反覆颠倒，心中懊侬，栀子豉汤主之；若少气者，栀子甘草豉汤主之；若呕者，栀子生姜豉汤主之。

【历代名医方论】

《中医学用心得集·伤寒温病讲稿》：发汗吐下后，虚烦不得眠……心中懊侬……若少气者，栀子甘草豉汤主之。

《伤寒论》：发汗后，水药不得入口为逆，若更发汗，必吐下不止。发汗、吐、下后，虚烦不得眠，若剧者，必反复颠倒，心中懊侬，栀子豉汤主之；若少气者，栀子甘草豉汤主之；若呕者，栀子生姜豉汤主之。

《绛雪园古方》：栀子甘草豉汤，吐胸中热

郁之剂。加甘草一味，能治少气，而诸家注释皆谓益中，非理也。盖少气者，一如饮家之短气也，热蕴至高之分，乃加甘草载栀、豉于上，须臾即吐，越出至高之热。

《伤寒论方循证医学研究》：栀子甘草豉汤主治无形邪热陷于胸膈，兼中气不足者，除上述栀子豉汤的症状外，尚有气短表现，故在栀子豉汤证的基础上，加炙甘草以益气和中，即为栀子甘草豉汤。

《伤寒来苏集》：阳明病，下之，其外有热，手足温，不结胸，心中懊侬，饥不能食，但头汗出者，栀子豉汤主之。

《伤寒论汤证论治》：栀子甘草豉汤治疗急性食道炎：用栀子甘草豉汤治疗急性食道炎，指出无论因热汤烫伤或吞咽烧酒引起，均一二剂收效。

《近代中医珍本集・伤寒分册》：栀子甘草豉汤，交水火兼和中气之方也，凡栀子豉证而见中气不足者用之。

《中医历代良方全书》：近代临床有用治食道炎、胃炎，吞咽不爽，食道灼热，胸中窒痛及食物中毒者，可参考。

《伤寒论汤证论治》：《备急千金要方》治食宿饭，陈臭肉及羹、宿菜等而发病者。《方极》治栀子豉汤证而急迫者。治膈噎食不下者。现代临证，可用于急性食道炎、急性胃炎、产后血虚气陷、神经官能症、神经衰弱、肛门周围瘙痒、急性黄疸性肝炎、急性胆囊炎、急性菌痢、急性泌尿系感染、高血压病等病症而见本方证者。

王晋三：栀子豉汤，吐胸中热郁之剂。加甘草一味，能治少气。而诸家注释皆谓益中，非理也。盖少气者，一如饮家之短气也。热蕴至高之分，乃加甘草载栀、豉于上，须臾即吐，越出至高之热。（《绛雪园古方选注・卷上》）

汪琥：愚以少气者，乃热伤气而气促急，非真虚乏也。加甘草者，以甘缓之义。服汤后，宜徐徐吐之妙。（《伤寒论辨证广注・卷四》《实用经方集成》）

【医案举例】

1. 舌下长出的唾石（大塚敬节医案）

十五六年前的事情，一位在锦丝街经营美容店的妇人，两三天前发现舌头下面长出一个小舌，疼痛，影响睡眠。（我想过去所说的重舌大概就是指这种情况吧。）模仿治疗食道息肉的例子，对该患者投予了栀子加甘草。于是在服药的第二天，患者拿来了蚕豆大的淡褐色石头。原来服药后第二天早上，患者对着镜子看到新出的小舌端有个破口，有个硬东西要冒出来，随即用镊子夹了出来，便是这个石头。是一块唾石，这是一个使用栀子剂去除舌下腺结成唾石的病案。前年，有一例与上述相同的病案。患者是埼玉县某镇一个蔬菜店的女主人。前一段时间，舌下长出一个小肿物，数天前突然增大，渐渐地疼痛加重，甚至合不上口了。外科医生说不做手术治不好。我诊察后，认为与前例相同，也是唾石。这次以栀子代替排脓散的桔梗，制成栀子枳实芍药汤给予了患者。前例的患者并没有清楚的诊断是唾石，给予栀子加甘草的目的是为消炎，如果确实是唾石的话，还应当加入枳实和芍药为好。该患者也是在服药的第二天，自然排出一个蚕豆大的唾石而愈。（《汉方诊疗三十年》）

2. 自患急性扁桃体炎的经过（大塚敬节医案）

数年前的一个三月上旬，我时隔很久地参加了一个聚会，深夜才回到家中。因为太疲劳，就合衣睡着了。天快亮时醒来，感觉从喉咙至口腔非常干燥，并有灼热感。大概是因为平时入睡时把取暖炉挪开，而这一天因为太累，就这样睡着了的缘故。早饭进食很少，几乎是用茶冲下去的。从下午开始发热，超过 38.0℃，变成了急性扁桃体炎的状态，咽痛难忍，咽口唾液就疼得掉眼泪。于是试用桔梗汤和半夏散来缓解咽痛，但没有效果。到了第二天，咽痛更甚，黏稠的分泌物覆在扁

桃体的周围，想咯出黏痰而咳嗽时，全身汗出，痛苦不堪。这一天用了祛风解毒汤，也无效。这时忽然想到对食道癌患者使用利膈汤去除黏稠的黏液，减轻通过的困难，现在覆在扁桃体周围的黏稠分泌物能否用它来去除呢？自己现在的苦痛不也正是栀子剂使用指征之一的“心烦”表现吗？栀子豉汤是以“心中结痛”和“胸中窒”为应用指征的，咽痛不是可以看作是其延长吗？唾石之类的病变，栀子剂不也是有效的吗？这样一考虑，便觉得自己早就应该想到栀子剂了。于是，迅速取栀子 3.0 克，半夏 3.0 克，甘草 2.0 克水煎，慢慢地喝下去。随着一口一口地咽下，咽喉部的烦热得以去除，咽下也轻松了，第二天已基本痊愈。没有比此时更能够亲身体会到栀子的难能可贵之妙处了。(《汉方诊疗三十年》)

3. **十二指肠溃疡**(大塚敬节医案)

四十三岁男性，约一个月前被诊断为十二指肠溃疡而进行治疗，但效果不明显。初诊为一九五八年九月十五日。主诉食后三十分钟左右上腹部疼痛。这种疼痛在安静睡眠时不发生。其他有眩晕、肩凝、背痛。大便一天一次，潜血阳性。小野寺氏压痛点(肢体深部按压感知点——译者注)左右均为强阳性。腹诊，上腹部正中线略偏右处有压痛。我投予甘草 4.0 克，栀子 2.0 克，黄连 2.0 克治疗，服药四五天后疼痛减轻。但大便变硬，有便秘倾向。于是给予栀子 3.0 克，黄连 1.0 克。大便每天有，并且排便舒畅。服药二周后疼痛完全消失，小野寺氏压痛点亦转阴性。继续服药一周，心窝部疼痛完全消失，大便潜血转阴性，工作时也没有疲劳感了。

4. **胃溃疡和痔疮**(大塚敬节医案)

四十八岁男性，曾进行痔疮手术。三四年前胃部不适，曾被诊断为胃酸增多症。现痔疮发作，在服用民间疗法的鱼腥草及其他药草，服药后大便通畅。约三个月前因背部疼痛，在某医科大学附属医院被诊断为胃溃疡，服用某药物治疗，好转了一段时间后又再发。现在症状除胃痛外，后背部也疼痛，身体极感疲惫。左下肢有痉挛感觉并无力。二三天前呕吐过一次，脉略数。腹诊，心窝部略膨满，幽门部周边有压痛。我对此投予了甘连栀子汤，仅服用一次，胃痛即消失，胸中舒。

5. **产后血晕**(松川世德治验云)

伴藏之妻，产后下血过多，唇舌色白，气陷如眠。脉若有若无，殆将死。乃以栀子甘草豉汤加川芎苦酒与之。半时许尽五六帖，忽如大寐而寤。(《伤寒论今释》)

医案解要：《经》曰：“气为血帅，血为气母”。病妇产后失血犹甚，气随血陷，神明失养，其人昏昏如眠，盖骤然失血于顷刻间，气血不及重新分布脏腑经络之故；气血不相顺接而脉若有若无。方用栀子甘草豉汤加川芎、苦酒，以甘草甘平补气之虚，以栀子豉之升散带动下陷之阳气，川芎为血中气药，在此气行则血行，血行以养五脏百骸神明，又因出血之证初起，离经之血常瘀血留滞，加川芎以防留滞之弊。因其产后宜温，又以苦酒温经助阳，至此病妇方能如梦初醒。

【现代运用】

临床常用于胸膈烦热而兼乏力气虚者。近代临床有用治食道炎、胃炎，吞咽不爽，食道灼热，胸中窒痛及食物中毒者，可参考。

栀子生姜豉汤

【方剂组成】

栀子(擘)十四个(约 14 克)，香豉(绵裹)四合(约 10 克)，生姜五两(15 克)

【方药用法】

上三味，以水四升，先煮栀子、生姜，取二升半，内豉，煮取一升半，去滓。分二服，温进一服。得吐者，止后服。

【方证释义】

方中栀子为苦寒之品，具有清热泻火解毒的作用，而且可以清泄人体上中下三焦的火热；淡豆豉为辛温之品，具有发散之性。所以栀子和淡豆豉可以发散郁火，适用于有情志不遂所导致的无形的郁火，或者人们常说的无名之火。栀子生姜豉汤是在栀子和淡豆豉的基础上加上了生姜，其作用就是止呕。所以本方具有清宣郁热、降逆止呕的作用，适用于情绪不稳定，且长时间反复存在同时伴有呕吐或者总有呃逆、打嗝的病症。本方于栀子豉汤加大量止呕逆的生姜，则为栀子豉汤证兼见呕吐而设。盖热能耗气，亦可动饮。《医宗金鉴》即认为："热邪迫胃，饮气上逆，可以致呕。"本条之"呕"，即是郁热迫胃气挟饮气上逆所致，故在栀子豉汤的基础上加用生姜降逆止呕，和胃散饮，并协同栀、豉宣泄火郁之邪。在此不选半夏止呕，可能是因其温燥而不利于火郁之证的缘故。

【主治病证】

热郁胸膈，胃气上逆证。

发汗吐下后，虚烦不得眠，若剧者，必反复颠倒，心中懊憹，栀子豉汤主之；若少气者，栀子甘草豉汤主之；若呕者，栀子生姜豉汤主之。

【历代名医方论】

许宏《金镜内台方议》：若又呕者，为热搏逆不散，加生姜之辛，以散其气，以正其呕也。

陈蔚《长沙方歌括》：呕者，汗吐下后胃阳已伤，中气不和而上逆，故加生姜暖胃解秽而止逆也。

左季云《伤寒论类方汇参》：虚热相搏者多呕，生姜散逆止呕，栀，豉泄热化浊，而虚热自平，胃气自调，呕无不止。

【医案举例】

1. **外感烦热懊憹**（王桂芝医案）

方某，伤寒五六日，始则头痛，发热无汗，经发汗后，头痛恶寒已解，而发热依然，懊憹不得眠，时作呕恶，不思食，大便两日未行，小便黄，舌苔微黄，脉浮数。王桂芝用栀子生姜豉汤，服两剂而热退，懊憹解除，呕恶亦止，仍守原方加减治愈。

2. **哽噎**（叶天士医案）

张五，切脉小弦，纳谷脘中哽噎。自诉因平素悒郁强饮。则知木火犯土，胃气不得下行。议苦辛泄降法：栀子，香淡豆豉，生姜汁，加黄连，郁金，竹茹，半夏，丹皮。

医案解要：此案为木火犯土所致的噎膈证。脉弦脘满，其则哽噎，张五平素郁闷不舒，肝失疏泄，七情可化火，强饮更助热，热心炼液为痰为饮，热迫其饮上干哽噎。

事案病机：肝郁气结为首，热扰其中，木火犯土为次，饮邪上犯为末。

叶氏以辛开苦降法治之，立法与辨证丝丝入扣。方中栀子苦泄肝木，加黄连苦折之品，恐栀子力单不足以除肝火泄热；豆豉、竹茹，一升一降，宣清降浊并可安胃；辛温之生姜汁，苦温之半夏降逆和胃，散结行气；郁金、丹皮，凉血活血而解郁平肝。肝气条达，郁闷得解，热清饮散，气机升降复常，哽噎当除。本病案提示栀子生姜豉汤，不仅对上逆作呕证有良效，而且对纳呆哽噎不止证亦为良方。（《名医经方验案》）

3. **心肌炎**（魏蓬春医案）

陈某某，男，13 岁，1983 年 11 月 5 日初诊。一周前感冒发热，家长给服感冒药后好转（药名不清），五天前晚上发热又起，仍给服前药，但热不退，且见心烦、心悸、寐差。经某医院西医检查：体温 37.8℃，心率 132 次/分，律整，第一心音稍弱，各瓣膜区未闻及杂音，心界不增大。心电图检查：一度房室传导阻滞，T 波低平，诊断为"病毒性心肌炎"。因家属不同意住院，门诊医生给予青霉素等抗生素、维生素 C、三磷酸腺苷、乙酰辅酶 A 等治疗三天，症状无改变而来就诊。现症：发热，心烦闷，心悸心慌，寐差纳呆，恶心呕吐，二便正常，舌苔薄黄，脉数。证属邪热内羁，热扰心窍，治宜清宣邪热，宁心除烦。处方：山栀子 10 克，淡豆豉 15 克，淡生姜 3 片，姜竹茹 6 克。3 剂。11 月 8 日二诊：心烦、心悸、恶心、呕吐见减，仍食欲缺乏，苔薄

黄，脉稍数，守上方加鸡内金6克，怀山药15克。再进2剂。11月10日三诊：心烦，心悸，恶心，呕吐止，饮食渐增。复查心电图：窦性心律。予一味薯蓣饮调理善后。（《伤寒名医验案精选》《经方临证集要》）

按：病毒性心肌炎属西医的一种心脏疾病，中医虽无此病名，但本患者病机系热邪内羁，内扰心窍，故仅投以栀子豉汤加味清宣邪热而起沉疴。

4. **心胸烦闷**（袁超明医案）

袁某，女，31岁，2009年5月24日。2天前受凉后，出现发热，故去某中医院看病。找了一个内科的某教授，教授一见发热便开抽血化验单，说恐怕感染甲流（甲型H1N1流感）。病人听了不依，怕抽血，而且费用又高。教授不肯为其看病。于是转找了另一个内科医生，给开了3剂药，写了病假单，但药费也花了近二百元。回到家里服了一剂药后大汗出，开始感觉心闷，一剂后，大便也不通，心胸烦闷难受，脘腹胀满，欲便则不得便。为求治疗，故电话求诊（舌脉无法诊视）。刻诊：发热、心胸烦闷难受，头晕欲吐，无汗出、口渴，脘腹胀满，大便不通，欲便则不得便，小便微黄。处方枳实栀子汤加生姜：枳壳45克，栀子20克，香豉60克，生姜20克。1剂。一煎分三服。服完药告知，1剂则便通胀消，心胸烦闷得解。（《刘志杰师徒经方医案集》）

按：甲流期间，可以说是谈甲流色变。现在的中医受温病学派和西医"抗病毒"的思维影响，要么就是银翘散，要么就是清营汤等，效果并不是太好。现在的中医认为"古方不能治今病"，或温病之邪"从口鼻而入"，发于手六经，与仲景《伤寒》不同，真是不明六纲之理，经方之法则。六纲，统御万病，不管是外感，还是内伤，不管是伤寒，还是温病，不管是新疾，还是旧患，都无法逃离经方六纲。仲景以《伤寒论》阐述其规律，以《金匮要略》具体应用六纲，字字珠玑，不胜枚举。而甲流，乃是外感之病，也遵循六纲法则。

【现代运用】

本方药理及临床应用可参见栀子豉汤。应用本方，生姜量宜大，或酌加竹茹。

栀子干姜汤

【方剂组成】

栀子（擘）十四个（约14克），干姜二两（6克）

【方药用法】

古代用法：上二味，水煮，去滓，温服。

现代用法：用水700毫升，煮栀子、干姜，取300毫升，去药渣，分为两份，温服一份。

【方证释义】

本方即栀子豉汤去豆豉加干姜而成，为寒温并用，上清下温之剂。栀子苦寒，清胸膈之烦热，干姜辛热温中焦脾胃，以除寒。用于寒热错杂之证。方中栀子苦寒清降，入心、肺、三焦经，功擅清泻三焦之火，宣散胸膈郁热而除烦，为君药。干姜辛热燥烈，入脾胃，既散脾胃之寒，又温脾胃之阳，为臣药。二药相伍，清上热，温下寒，寒温同化，调和脾胃，运用之妙，存乎一心，此乃仲景组方奇妙之处。苦以涌之，栀子之苦以吐烦，辛以润之，干姜之辛以益气。栀子干姜汤由栀子和干姜组成，治身热、溏利、微烦。病机是上焦有热，中焦有寒。栀子苦寒以清上焦之热，干姜辛热以暖中焦之寒，寒热并用，寓有苦降辛开之义。二药一清一温，一治上，一治下，各司其职，且有相互监制之妙。

本方原治"伤寒，医以丸药大下之，身热不去，微烦者"。其证由表证误下，中阳受损，余热留扰胸膈所致。表邪不解，余热未尽，故身热；余热扰及胸膈，故心烦；中焦虚寒，水湿不运则便溏。以寒凉药清热，则更伤中阳，若单以温热药散寒，则易助上热，治宜寒热并用，清上温下并举。本方用法云："得吐者，止后服。"言本方虽非吐剂，却可以吐取效。

【主治病证】

伤寒,医以丸药大下之,身热不去,微烦者,栀子干姜汤主之。

治木火犯中,呕吐等症。上热下寒证。身热,微烦,便溏。

【历代名医方论】

本方见于《伤寒论》80条:伤寒,医以丸药大下之,身热不去,微烦者,栀子干姜汤主之。此伤寒病在表,误用丸药大下,为治不得法,徒伤中气,以致太阳之邪内陷胸中,而见身热不去,微烦。言"微烦",似较上述心烦不得眠,心中懊侬,反复颠倒之烦略轻一点而已。大下之后,脾阳受伤,运化失职,故当有续自下利之证。治以栀子干姜汤,方中栀子苦寒,以清胸膈之邪热,则心烦可止;干姜辛热,以温脾胃之虚寒,则中阳可复。本方寒温并用,正邪兼顾,清上温中而相反相成。《医宗金鉴》曾言"栀子干姜汤当是栀子豉汤",其认为"断无烦热用干姜之理"。刘渡舟对此不甚赞同,他认为,伤寒误下之后,而形成上热下寒,或脾胃素虚之人又感外邪,则热扰于上而寒凝于中,临床都可见到,仲景立寒热并投、上下两解之法甚是合拍。再联系论中"病人旧微溏者,不可与服之"的禁例,可以看出,仲景立方有常有变,运用之妙,存乎一心,而不拘于寒热一格,确属有得之谈。

据张令韶《阎德润伤寒论评释》谓:栀子导阳热下行,干姜温中土以上达,上下交而烦热止矣。陆渊雷谓:此条之微烦,乃寒热交错者,故以栀子清上热,干姜温下寒,与泻心、黄连等汤同意。二氏所论,皆以清热温寒为说也。我以为大下之后,肠胃涤荡一空,勿庸再取消化酵素以助消化,故此方去香豉也。干姜之辛热力较生姜尤大,故可利用其辛性,兴奋心脏机能,舒张血管,使血行旺盛而治下后之虚。

《伤寒论三家注》:成无己:丸药不能除热,但损正气。邪气乘虚留于胸中治中而未入深者,则身热不去而微烦。与栀子干姜汤,吐烦益正气。柯韵伯:攻里不远寒,用丸药大下之,寒气留中可知。心微烦而不懊侬,则非吐剂所宜也。用栀子以解烦,倍干姜以逐内寒而散表热。寒因热用,热因寒用,二味成方,而三法备矣。尤在泾:大下后身热不去,证与前同,乃中无结痛,而寒烦又微而不甚,知正气虚,不能与邪争,虽争而亦不能胜之也。故论以栀子彻胸中陷入之邪,干姜复下药损伤之气。

《伤寒论直解》:上二味,以水三升半,煮取一升半,去滓,分二服,温进一服。此言下后脾气虚寒,又宜配以干姜也。伤寒以丸药大下之,则丸缓留中而陷于脾矣,太阴脾土本脏之热发于形身,故身热不去;脾为至阴,内居中土,上焦之阳不得内归于中土,故微烦。此热在上而寒在中也,故用栀子导阳热以下行,用干姜温中土以上达,上下交而烦热止矣。按:栀子干姜,一寒一热,亦调剂阴阳,交媾坎离之义也。

凡用栀子汤,病人旧微溏者,不可与服之。此承上文栀子干姜汤而言,栀子虽能止烦清热,然性苦寒,不可轻用,又当审量病人平素之寒热而用之也。病人旧微溏者,脾气素虚寒者也,虚寒之人,病则不能化热,必现虚寒之症,故不可与服也。按:上节栀子干姜汤,已于热证之后,结寒证一条矣。又恐人不问寒热,一见虚烦便用栀子,故又复结一条,其叮咛致戒也切矣。读者宜三致意焉。

《祝味菊伤寒新义》:本方以栀子为主药。其适用标准在伤寒误下,胃肠已伤,表热郁滞,寒气留中而见微烦者。故与栀子泄热,干姜温中,此盖泻心之变法也。

【医案举例】

1. **误下发热心烦**(姬元璋医案)

魏某,女,11岁,1993年10月6日初诊。其母代诉,3天前发热,某医生认为有积,给肥儿片泻下3次,今日更不安,现发热37.9℃,心烦不安,并有肠鸣腹泻,舌质红,苔

白，脉浮，此乃误下后的上热中寒，宜清上温中：炒栀子6克，干姜6克，炒白扁豆6克，炒山药6克。水煎2次，分服。10月7日二诊：已不腹泻，虚热已退，体温36.7℃，依方再服1剂而愈。（《解读张仲景医学》）

论：本案发热，是外感发热，还是食积发热？就看泻后证，此应是外感发热。泻后发热，心烦不安，舌质红，苔白，脉浮，就是胸膈热盛之象。栀子干姜汤，温中而清上。

2. **腹泻心烦热**（顾老师医案）

李某，男，42岁，2001年5月13日就诊。病史：10个月前因食不洁海鲜，发生严重恶心呕吐，腹痛泄泻。经西医应用输液疗法，给服小檗碱、诺氟沙星等治疗，5日后症状明显好转，但大便仍溏泻，且感胃中寒冷隐痛不止。近5日来常感心中烦热不安，胃中寒冷隐痛，大便溏泻，日3～4次。舌质淡红，苔白微腻，脉弦细。胸部X线摄片及心电图均属正常，大便常规为白细胞少许。西医诊断：急性胃肠炎（轻症）。中医辨证：上热中寒。治法：清上温中。处方：栀子干姜汤：生栀子15克，淡干姜10克。每日1剂，以水350毫升，煎取150毫升，去渣，分早、中、晚3次服完，每次饭前半小时温服50毫升。疗效：上方连服3剂，患者即感心中烦热去，胃中冷痛止，大便也成形。（《经方讲习录》）

论：心中烦热用栀子，胃中寒冷用干姜。

3. **胸腹痞胀**（孙溥泉医案）

黄某，男，大学生，福建人。1977年夏病泄泻，服氯霉素后，利止而胸闷腹胀，食后加重，口苦欲呕，烦躁不安，苔微黄，大便正常，小便清利。分析病情，乃由泄泻伤脾胃，使寒湿积胃，造成食入则胸腹胀，舌质红、口苦、苔微黄，乃肝胆之热上扰胸膈，引起发热烦躁致呕。根据《伤寒论》第80条："伤寒，医以丸药大下之，身热不去，微烦者，栀子干姜汤主之。"应用此汤：栀子9克，干姜9克，水煎服。栀子可清上焦胸膈烦热，干姜能温脾祛腹中之寒。服三剂后诸症减轻，又服六剂而愈。（《经方研习》）

论：栀子干姜汤，干姜救中气之虚寒，栀子清火逆之烦热。夏病泄泻，要么本气之虚寒，要么寒凉之伤阳，故干姜是对症用药，泄泻也是虚寒之象。

4. **胃痛**（陈松筠医案）

肖某，工人。壮年体健，初秋患胃脘剧痛，先服止痛药无效，后往某医院诊断为"急性胃炎"。经注射镇静、镇痛药及配合针灸治疗，3日夜痛不稍止。诊其脉象弦数有力，舌赤苔黄，心烦，口苦，时欲呕，脘中剧痛不可按。此火郁中脘，胃气失和，法当清降。拟方：栀子、川楝子各15克，炮姜3克，水煎服。午后3时许进药，黄昏痛减，午夜痛全止。2剂获痊愈。（《名医经方验案》）

5. **胃痛心烦**（张志民医案）

患者，男性，四十五岁。初诊：一九六四年六月九日。素有胃痛，时发时止。今日端午节，中午食粽子多只，又饮烈酒。醉后午睡，忽然大声呼胃痛。医者适在其邻家做客，即往诊治。患者面赤，唇赤，舌红，苔黄，脉弦数。诉说胸中烦热疼痛，心烦急躁，向其爱人发脾气。腹痛欲大便，便溏。手不温，胸腹不拒按。据患者诉述，向来消化不良，大便日两次而稀清者居多数。患者面赤、唇赤、舌红等，宜苦寒之剂以清火，素体大便溏，手不温，似属脾阳虚，又宜温运剂。见患者家前晒着老生姜不少，受到启发。苦寒可用栀子，温脾阳可用干姜，止胃痛可用枳壳，醒酒可用葛花。遂急开一方，用此四药，各9克，嘱即往附近中药店买药。服后半小时，患者胸痛渐减，安然入睡，亦不欲大便。两小时后辞别时，病者笑脸相送。（张志民《伤寒论方运用法》）

医案解要：此病人胸中烦热疼痛，心烦急躁，面赤，唇赤原因在于胸膈之郁热，宜用苦寒清热泻火。但病人素体脾虚，大便溏泄，手不温，宜温补脾阳。综合辨证为上热中寒，治疗当清上热用栀子，温中寒用干姜。因胃脘疼痛用枳壳止疼痛，加之病人是饮烈酒后发病故加葛花醒酒。辨证准确，疗效颇佳。(《名医经方验案》)

论：素有胃痛，又食伤之。脉弦数为火升，便溏手不温为中虚。

6. **噎塞(食管憩室)**

卢某，女，55岁。胸憋，呃逆，吞咽噎塞由偶作至频发，由轻微至明显，业已3月。做X光造影，显示食管憩室2处，钡剂充盈1厘米左右，建议手术治疗。彼不愿手术，求诊于余。询知胸部发热，口苦口干，胃纳可，吞咽时胸部有压迫、窒塞感，其则汗出心烦。心下沉重，烧灼。时恶心。大便溏而不畅，一两日一行。食水果、油腻即肠鸣泄泻。神疲乏力，上午尤其。舌尖红，苔薄白。诊得脉沉滑，腹软无压痛。中医无食管憩室一说，从脉证观之，此脾胃虚弱，上热下寒证也。热郁胸膈，是以口苦心烦，寒邪留中，故而肠鸣泄泻。中虚而上热下寒，为黄连汤，半夏泻心汤之证，然黄连汤以腹痛欲呕为标的，半夏泻心汤以心下痞作靶眼，本案胸中窒塞，心烦下利，显宜栀子干姜汤。拟：栀子10克，干姜10克，炙甘草10克，五剂。二诊：噎塞明显减轻，仍口苦便溏，舌脉如前，守方续服。三诊：上方已服30剂，噎塞偶见，大便成形，时恶心，原方加半夏15克。之后，烦热加豆豉，恶心加半夏，神疲加党参。噎膈、灼心、便溏遂依次消失。治疗3月余，共服60剂，复作X光线检查，病灶处微有钡影，憩室几乎不见。

论：《伤寒论》栀子干姜汤为主治上焦有热、中焦有寒病证之处方，栀子清泄上焦之热，干姜温散中焦之寒。此为张仲景创立的“寒热药共用组方法则”之一“寒热并调法”之代表方。

【现代运用】

本方为治上热下寒证的基础方剂。现代临床常用于急慢性肠胃炎、食道炎、慢性痢疾、胆囊炎、胆石症急性发作、胆道蛔虫病感染等。栀子酸寒而涌泄。病人旧微溏者，里气本虚而脏腑寒也。里虚则易涌，内寒则易泄，故此示禁。脾胃阴虚证，慎用本方。素体阳虚、大便溏者慎用，孕妇及有表证，见发热恶寒脉浮者禁用。脏器虚寒者及有形实邪者，不宜单用。

栀子厚朴枳实汤

【方剂组成】

栀子(擘)十四丸(14克)，厚朴(姜炙)四两(12克)，枳实(炒黄，水浸去瓤，一作炙)四枚(4克)

【方药用法】

清水三升(一作三升五合)，煮取一升五合，去滓分二服，温进一服，得吐者止后服。

【方证释义】

本方是栀子豉汤去豆豉加枳实、厚朴组成，主治邪热内扰、气机壅滞的心烦腹满证。用栀子泄热除烦，厚朴行气除满，枳实破结下气，共奏解热除烦、行气消满之功效。方中枳实、厚朴行气导滞，枳实偏于清热，厚朴偏于温通；栀子清泻郁热，降泄结气。

若心烦甚者，加大栀子用量，再加黄连，以清泻胃热；若脘腹胀满者，加木香、砂仁，以行气除胀；若呕吐者，加竹茹、半夏，以降逆和胃；若大便干结者，加大黄、芒硝，以泻热通便；若不思饮食者，加山楂、麦芽，以消食和胃等。

本方为阳明病方。方药组成与小承气汤只一味之别，小承气汤中有枳实、厚朴、大黄，栀子厚朴汤为枳实、厚朴、栀子，二方仅栀子和大黄的区别，二者都为清热之阳明之药，大黄侧重阳明腑实，偏于下，而栀子侧重胸中烦热，偏于上。

【主治病证】

伤寒下后，心烦腹满，卧起不安者。黄疸。

【历代名医方论】

《伤寒论》：伤寒下后，心烦腹满，卧起不安者，栀子厚朴汤主之。……心烦腹满，不能平卧，失眠，正合“伤寒下后，心烦腹满，卧起不安者，栀子厚朴汤主之”，舌胖考虑太阴里虚，此太阴阳明合病，予栀子厚朴汤合厚朴生姜半夏甘草人参汤。

《一百天学中药（第3版）》：栀子厚朴汤（《伤寒论》）：栀子、厚朴、枳实各10克。水煎服。主治烦热、腹满而痛者。可用于多种消化道疾病、发热性疾病。

《白话汤头歌诀》：方剂组成：栀子10克，豆豉10克。栀子厚朴汤（《伤寒论》）即本方加厚朴10克、枳实10克，去豆豉。功能清热除烦，理气破结。适用于本方证而气滞壅塞，心烦胸痞腹满者。

《伤寒来苏集》：栀子厚朴汤，以枳、朴易豉，是取其下泄，皆不欲上越之义。

《甲子试效方》：本证为伤津失液，治以栀子厚朴汤者，破结下气，腹胀满，则其证即愈。郁热壅遏气机，津亏热结证。凉血清热，除气机壅遏，而消腹胀满，则其证即愈。

《简明方剂手册》：适用于伤寒下之后，心烦，卧起不安，腹满，大便实，舌苔微黄腻，脉濡数。

《中华医学大辞典》：心烦则难卧，腹满则难起，起卧不安是心移热于胃。与反覆颠倒之虚烦不同。栀子治烦，枳朴泄满，此两解心腹之妙剂也。

《中医系统辨证学》：热郁胸膈兼腹满型。主症：胸中烦热，卧起不安，腹胀满，苔黄，脉数。从症：食纳不佳。分析：邪热在里，扰于胸膈，故胸中烦热，卧起不安。误下邪乘，热邪壅滞于腹，气机不畅，则腹胀满、食纳欠佳。苔黄、脉数乃热郁之故。治法：清热除烦，行气消满。方药：方取栀子厚朴汤（《伤寒论》）。

吴谦《医宗金鉴》：热与气结，壅于胸腹之间，故宜栀子、枳、朴涌其热气，则胸腹和而烦自去，满自消矣。此亦吐中寓和之意也。

左季云《伤寒论类方法案汇参》：热气入胃之实满，以承气汤下之；寒气上逆之虚满，以厚朴生姜甘草半夏人参汤温之，然皆下后满而不烦也。热邪入胃之虚烦，以竹叶石膏汤清之；懊恼欲吐之心烦，以栀子豉汤吐之，然皆下后烦而不满也。今因妄下既烦且满，既无三阳之实证，又非三阴之虚证，惟热与气结壅于胸腹之间，故用栀子厚朴枳实汤，涌其热气，则胸腹和而烦自去，满自消矣，此亦吐中寓和之意也。

成无己《注解伤寒论》：酸苦涌泄。栀子之苦，以涌虚烦；厚朴、枳实之苦，以泄腹满。

尤在泾《伤寒贯珠集》：下后心烦，症与上同，而加腹满，则邪入较深矣……故去香豉之升散，而加枳、朴之降泄。若但满而不烦，则邪入更深，又当去栀子之轻清，而加大黄之沉下矣：此栀子厚朴汤所以重于栀豉而轻于承气也。

张志聪《伤寒论集注》：此言伤寒下后，余热留于胸腹胃者，栀子厚朴汤主之也。夫热留于胸则心烦，留于腹则腹满，留于胃则卧起不安。

【医案举例】

1. **狂证**（萧美珍医案）

萧某，男，17岁，1987年3月19日初诊。患者于1983年因受刺激致精神失常，狂言奔走。1986年病情加重，某精神病院诊为“精神分裂症”，经用镇静药等治疗可暂时缓解，近1个月来又因情志不遂而复发。现脘腹痞满，卧起不安，甚则彻夜不眠，稍不遂愿即怒不可遏，詈骂不休，心烦口渴，溲黄便干，舌质红、苔黄，脉滑数。辨为热郁胸膈，痰蒙心窍，腑气不通，神明逆乱。治以清热除烦，镇心涤痰。方药：栀子20克，枳实12克，厚朴15克，生铁落（先煎）30克。日1剂，水煎早晚顿服。3剂后便泻如风泡，日3～5次，臭秽异常，狂躁遂减，诊其舌质红，苔薄黄，脉弦数。效不更方，仍宗上方加麦冬15克养心安神，继进7剂。药后精神状态明显好转，安然入睡，仍心烦、寐差、腹满，脉舌同前，以上方稍有出入，继进20剂，诸症若失，病告痊愈。十年后信访未复发，现在某院校读书，成绩优良。(《伤寒名医验案精选》)

论：本条医案，上焦热盛，热极则烦怒，热极失控，不见懊恼，则见发狂，此是典型的阳盛则狂的病例。舌质红为心火不降，苔黄为热壅胸膈，气不化津，而生凝瘀，脉滑数者，数为心火不降，所以舌质红，滑为腐败壅塞而内阻，栀子20克，清上热之极而泻阳狂，生铁落，是重镇安神之药，厚朴枳实，泻痞满而降逆。本方也可以加豆豉。脉滑数，舌质红，苔黄者，是为胸膈壅热栀子证的辨证依据。《金匮》痰饮十二：水饮在中，郁格阳气，升浮不归，故如循贯珠，累累连属，流利不停，其诊曰滑，而其中实有捍格之象。外感之脉滑，浮见一沉也，此是阳盛热滑，内伤之滑者，沉见一浮，此是木气下陷。本条之滑，津液凝瘀，而腐败壅塞，宫城不清也。如桂枝去芍药加蜀漆龙牡汤的病理，浊气上逆，化生败浊，迷塞心宫，是以狂作。但栀子之狂，此有热象。栀子类汤——浊阴不降，腐败壅塞，宫城不清，心烦不眠，胸中窒塞。桂枝去芍药加蜀漆龙牡汤——浊气上逆，化生败浊，迷塞心宫，是以狂作。

2. **精神失常**(萧美珍医案)

任某，女，26岁，1982年4月5日初诊。2年前因情志不遂致精神失常。发病前先觉胸中烦乱异常，脘腹胀满，坐卧不安，时常悲伤啼哭不能自控，继而两目不睁，呼之不应，移时症消如常人。一周或半月发作1次，遇精神刺激则发作更趋频繁。某医院诊断为“癔病”，经暗示治疗稍有好转。近月来诸症加重，精神恍惚，终日烦闷不安，哭笑无常，口渴纳差腹满，尿黄便干。经色黑量少，经期正常。舌质红、苔黄，脉弦数。诊为郁证，证属肝郁化火，上扰心神。方药：山栀子15克，厚朴12克，炒枳实10克。日1剂，水煎服。10剂后自感腹内舒适，情志舒畅，食欲增进，舌红、苔黄，脉数。继以上方合甘麦大枣汤，进20剂后，症消病除，随访已结婚生子，至今未复发。(《伤寒名医验案精选》)

按：本案是火升烦热，又加变化，而见妇人脏躁之病。也没有腐败壅塞，填于心窍，胸中穿窒塞。胸热为主症，脏躁为副症，火旺刑金也。虽时常啼哭不能自控，是甘麦大枣的脏躁证，但治却不从脏躁论治，也不用甘麦大枣汤，而是用栀子汤泻火。胸膈烦热，热极则烦乱失常也。栀子厚朴汤，泻火除烦，热泄津生，脏躁自愈。或后再用甘麦大枣，滋润脏燥。正是火热不除，肺燥失润，五脏失养，则一周或半月发作一次脏躁之怪症。舌质红，苔黄，脉弦数，是其辨证依据，胸中烦乱异常，坐卧不安，是提纲证。这些症状，都是互相交织在一起，所以辨证，是中医最难的。

3. **胸满心烦**(姬元璋医案)

田某，男，43岁，工人，1980年4月5日初诊。前天发热，西医给退热药，汗后热退，但觉胃中不舒，自服硫酸镁泻下数次，今早更不舒，心内烦躁不安，胸下满闷虚胀，舌质红，苔白，脉濡。乃下后的热扰胸腹证：栀子12克，厚朴9克，枳实9克。水煎2次分服。2剂即愈。(《解读张仲景医学》)

论：心内烦躁不安，胸下满闷虚胀，此是痞证。胃气不降，火升则烦热，肺阻则满闷。栀子泻火除烦，厚朴枳实，破中气胀满以降。栀子类汤——火升不降，虚烦，不得眠。泻心类汤——火升不降，结热，心痞。胸满心烦，上阳之盛——栀子类汤；胸满短气，上阳之虚——瓜蒌薤白类汤。

4. **虚烦腹满**(刘渡舟医案)

曹某某，女，72岁，1995年10月26日初诊。心烦懊恼持续2年，近有逐渐加重之势。西医诊断为神经官能症，给服用镇静安神药，未见好转，转请中医治疗。刻下心烦，苦不堪言，家人体恤其情，谨慎扶持，亦不能称其心，反遭斥呵。烦躁不宁，焦虑不安，烦急时欲用棍棒捶打胸腹方略觉舒畅。脐部筑动上冲于

心，筑则心烦愈重，并有脘腹胀满如物阻塞之感。伴失眠，惊惕不安，呕恶纳呆，大便不调，溺黄。舌尖红，苔腻，脉弦滑。辨证：火郁胸膈，下迫胃肠。治法：宣郁清热，下气除满。处方：栀子 14 克，枳实 10 克，厚朴 15 克。7 剂药后，心烦减半，心胸霍然畅通，性情渐趋平稳安静，夜能寐，食渐增，获此殊效，病家称奇，又自进 7 剂。复诊时仍有睡眠多梦，口舌干燥，口苦太息，小便黄赤等热未全解之症。转方用柴芩温胆汤合栀子厚朴汤，清化痰热，治疗月余而病除。（《刘渡舟临证验案精选》《经方临证集要》）

按：本案以心烦懊侬，脘腹胀满为主要表现，为热郁胸膈，下及脘腹。虽腹满，但无疼痛拒按，大便不通等实证，犹为无形邪热之郁结，非阳明可下之证。故治以栀子厚朴汤清热除烦，宽中消满。

论：本案心烦懊侬之提纲主症。心烦者，胸膈有热，烦极则懊侬。此脉弦滑，胸中腐败壅塞阻格，阳气上盛也。本方可以加豆豉，或许能吐此脉滑。若心烦懊侬，是为主症，余下之症，皆是副症。脘腹胀满如物阻塞之感，此就是单纯的胀满不通，区别与胸痞结硬的如有物阻格，真有痞硬。

5. **热邪壅遏胸腹**（古人杰医案）

郭某某，男，工人。于 1960 年患伤寒，发热，至第三日寒热往来，胸胁满闷不欲食。在厂卫生所注射青霉素，发烧未退，遂转纺织职工医院住院治疗。住院用各种抗生素，烧仍然不退，医生认为有蓄食，应用“一轻松”泻剂，泻后烧不但不退，又增加了腹满胀而痛，烦躁不安等证。时而抓胸，时而搔头，坐卧不安。诊其脉滑数，140 次/分，舌苔灰黄厚腻，腹胀拒按。分析病情，既无三阳之实证，又非三阴之虚证，惟热与气结，壅塞于胸腹之间。根据《伤寒论》第 79 条“伤寒下后，心烦腹满，卧起不安者，栀子厚朴汤主之”以此汤治之，一服后，至夜间腹中响动，放屁后，腹满减轻，心烦稍安，二服热退身凉，复诊时患者下床，可在屋中散步。仍用前方一剂，服后放屁，又打喷嚏，这时七窍、上下已通，腹中知饥，一顿可以吃碗多饭，遂痊愈出院。（《实用经方集成》）

论：本条医案，伤寒、发热，第三日寒热往来，胸胁满闷，不欲食，这是少阳病，小柴胡汤证。伤寒、中风，有柴胡证，但见一证便是，不必悉具。此是少阳经病而禁下，误下之后，胃中上逆，不能降火，热壅于胸膈，心焦火燎，则烦躁不安，烦热久不除，则抓胸搔头，坐卧不安，此是烦极之象。典型的坏病，中虚则胀，阳格上盛，经脉壅迫，则脉滑数。栀子厚朴汤，泻阳热上盛，破中气胀满。

6. **暑邪入心胃**（刘含堂医案）

范某某，女，36 岁，农民。1996 年 7 月 21 日初诊。3 天前冒着时令之暑热在菜地干活，至晚上即感心中烦躁，第二天又出现脘腹胀满，前来求治。查其小便黄赤，大便正常，食欲不振。舌质红，苔黄腻，脉濡数。证属暑邪犯入心胸，下及于胃与湿相合。治宜清心解暑，燥湿和胃。用栀子厚朴汤加味，处方：栀子 10 克，厚朴 15 克，枳实 12 克，淡竹叶 10 克，飞滑石（包煎）20 克。水煎服。服 4 剂而愈。（《经方治病经验录》）

按：本例暑季感受暑邪，因暑与心通，故其暑邪首先犯入心胸，而又下入胃，与胃湿相合，障碍气机，胃气不和，出现心烦，脘腹胀满等症。治用栀子厚朴汤加味，以栀子、竹叶清心解暑除烦，厚朴、枳实燥湿和胃、消除胀满，滑石可使暑湿自小便而去。

按：本案应是暑蒸太过，以汗出过多，君火失敛证。脉濡数者，数为火升而上热。肺气失敛，所以胃逆作胀。栀子泻火，竹叶清肺。栀子类汤——泻火除热。金燥火克，泻火；白虎类汤——清肺敛火。润肺失敛，润肺。

7. **胁痛胆囊炎**（刘含堂医案）

郑某某，男，46 岁，工人。1999 年 4 月 13 日初诊。两年前曾因上腹部疼痛、食欲欠佳而在市内某医院做B超检查，提示胆囊壁增厚、毛糙，回声欠佳，诊为慢性胆囊炎，用中西药治疗一段后，症状消失。3天前生气后喝酒，以致旧病复发。现症：心烦，脘腹胀满，右胁疼痛，食欲不振，小便黄赤。舌红，苔黄腻，脉弦细。中医诊断为胁痛，辨证为湿热滞胃、肝气郁结。治宜清热燥湿，和胃消胀，疏肝行气。用栀子厚朴汤合金铃子散加味，处方：生栀子10克，厚朴15克，枳实12克，黄连6克，川楝子10克，延胡索10克，青陈皮各10克，黄芩10克，茵陈20克。水煎服，4剂。二诊：药后脘腹胀满及胁痛均减轻，再用前药，又服6剂，诸症悉退。为巩固疗效，将前药去芩、连、青陈皮，加丹参、泽兰，改汤为散，每服10克，日3次，开水冲服，续服3个月。后做B超复查，胆囊大小形态正常，囊壁光滑，回声正常。(《经方治病经验录》)

按：本例胁痛(慢性胆囊炎急性发作)，其证型为湿热滞胃、肝气郁结，治用栀子厚朴汤合金铃子散，以栀子厚朴汤清热燥湿和胃，金铃子散疏肝解郁止痛，加芩、连、茵陈以助清热燥湿、利湿，青陈皮以助疏肝解郁、行气消胀。服用10剂药后，所有症状均消失。似无症可辨，但考虑本病为慢性胆囊炎，绝非10剂药所能胜任，故继以前药去芩、连(因湿热已退)、青陈皮(因气机已畅通)，改汤为散，续服3个月。后做B超复查，证实慢性胆囊炎确已治愈。本方现代多用于黄疸、伤寒、发热、胃肠疾病、冠心病、心绞痛、神经衰弱症候群、菌痢、脱肛、疝气、子宫脱垂等，辨证要点为心烦，腹胀满，大便不秘者。

论：附，金铃子散：金铃子(又名川楝子)、延胡索各一两。用法：上药研细末。每次服用6～9克，酒调下，或用温开水送下。亦可改用饮片作汤剂，水煎服，每日2次，各药剂量按比例酌减至汤剂常用量。功效：泄热疏肝，行气止痛。主治：肝郁化火证，症见脘腹胁肋心胸疼痛、时发时止，口苦，舌红苔黄，脉弦数。临床主要用于治疗胃脘痛、带状疱疹、反流性食管炎、慢性胆囊炎等病症。

8. **黄疸肝炎**(萧美珍医案)

李某，男，27岁，1986年2月27日初诊。近1月来脘腹胀满，右胁下隐痛，心烦失眠，卧起不安，经常自服安眠药才能入睡。一星期前恶心呕吐，口苦口渴，厌油腻，小便短黄，大便秘结。昨在某医院肝功能检查异常，诊为“急性黄疸肝炎”，查眼白睛及全身皮肤轻度黄染，舌质红，苔黄腻，脉滑数。诊为黄疸阳黄，湿热熏蒸，热重于湿。治宜清热利湿除烦，行气宽中消满。方药：生山栀15克，枳实10克，厚朴10克，茵陈蒿30克。水煎，日服1剂。服药7剂后，口苦及腹满减轻，纳可，心情舒畅，安卧如常，继以原方及甘露消毒丹加减交替服用2月余而愈。一年后随访，曾在某医院多次复查肝功能正常，至今体健。(《伤寒论名医验案精选》)

论：滑数者，也是阳盛之脉，而黄疸者，从湿而来，湿热外蒸，所以发黄。加茵陈，泻其湿热也。附，甘露消毒丹：飞滑石、淡黄芩、绵茵陈、石菖蒲、川贝母、木通、藿香、连翘、白蔻仁、薄荷、射干。湿温时疫，邪在气分，湿热并重证。发热倦怠，胸闷腹胀，肢酸咽痛，身目发黄，颐肿口渴，小便短赤，泄泻淋浊，舌苔白或厚腻或干黄，脉濡数或滑数。

9. **热病后食复**(张志民医案)

患者，男性，十八岁。初诊：一九六一年三月二十二日。二十日前染副伤寒，服氯霉素。热退净九日，患者不守医嘱，私食番茄、香蕉等，复发热。第一日，37.5℃，第二日，38.5℃，第三日，39.5℃，不恶寒，头晕，面红，口淡，腹微满，大便两日未行，舌红苔薄边黄中白，脉弦数。病属食复。方用：枳实12克，栀子13克，豆豉15克，厚朴6克。服两剂。两日后热退净而愈。(《伤寒论方运用法》)

论：栀子类汤，还真不是内伤之杂病。都是中气不降，火盛于上也。误下中寒(干姜)，气滞不行，则脘腹胀满(厚朴)火炎于上，则心

烦懊恼(栀子),肺逆津凝,填于心窍,则胸中如窒(豆豉),气逆不降,又见满闷少气(甘草),胃气上逆,又见呕逆(生姜)。

10. **便秘**(黄煌医案)

林某,男,30岁。初诊日期:2011年2月19日。体貌:形体壮实,肤黄色润;神情紧张而烦忧,眼睛有神而灵动,思维敏捷,语速快。现病史:习惯性便秘多年,多方求治不效。就诊时症见:大便干结,时有便血,并有排不尽感,腹胀,矢气少;易出汗,晨起口中涎多,心烦难静;舌红、苔厚腻。既往有急性前列腺炎史。查体:咽部暗红,腹肌紧。处方:栀子20克,厚朴20克,枳壳20克,连翘30克。每日1剂,水煎,分3次服;症状缓解后,隔日1剂。复诊(6月13日):断续服药20余剂后,大便已恢复正常,现已停药3周;服药时常感到饥饿。近因小腹部时有胀感不适、按之疼痛来诊,诉洗澡时小便频数达四五次,夜有磨牙;舌苔中部厚腻。予原方加六一散20克,7剂。

辨治方法分析:①方证解析:本例顽固性便秘实为焦虑性神经症的肠道表现。栀子厚朴汤是黄煌教授临床应用率较高的理气除烦方,有良好的抗焦虑效果。该方在《伤寒论》中用于"伤寒下后,心烦腹满,卧起不安者"。方中栀子除心烦,厚朴消胸腹胀满,枳实除心下痞闷。其清透理气,则窒火自散。黄师用本方治疗以烦热、胸闷、腹胀、舌红、苔黏腻而厚为特征的疾病。②类证鉴别:此方与小承气汤组成仅一味之差,但主治不同。二方均能治疗腹满,然小承气汤所治病位偏下,本方所主则病位偏上;且小承气汤用大黄,其目的在于通腑行便,而栀子厚朴汤用栀子,是治疗心烦失眠、焦虑不安状态。栀子、黄连、连翘均可除烦,但各有特性。黄连证为烦而悸、伴心下痞;栀子证为烦而闷、伴胸中窒;连翘证为烦而汗出、伴咽中痛,此为鉴别要点,但临床常有合用的机会。③经验拓展:栀子厚朴汤是一张小方,但黄煌教授却喜用此方,常以此方治焦虑性失眠症,往往药后腹胀消除、大便舒畅,睡眠改善、神清气爽。(《经方治验消化病》)

11. **胃痛**(刘文蕴医案)

王某,女,52岁,2013年12月5日初诊。自诉胃脘部疼痛反复发作数年,多方医治不效,反增大便秘结,腹胀,伴胸中满闷不舒,心烦欲呕,神疲食少,遂来就诊。舌红,苔浊腻,脉沉滑。处方:栀子12克,厚朴12克,生姜10克,淡豆豉10克,制半夏10克,生薏仁30克,枳实10克,3剂,水煎服,日1剂。二诊:药后胃脘疼痛、胸中满闷不适、腹胀明显缓解,食欲好转,且能安然入睡。效不更方,继服上方5剂。药后告愈。(《经方临证实践录》)

按:该患者胃脘疼痛数年,经多方诊治不效。观前医诸方,多用桂枝、附子、制香附、砂仁等药。该病迁延多日,为夹食致虚,纯用补泻之法颇为不适,察其有"心中懊恼,欲呕"之症,故投栀子厚朴汤加生姜加减获效。

论:观按语中言,也是抓主症。必问其病,最早先出的症状。胃痛者,胃逆而木贼也。舌红,苔浊腻,脉沉滑,也是上盛之脉症,栀子豉汤,除热吐瘀,还心下清虚之地。热清瘀涌,胆胃顺降。

【现代运用】

临床用于治疗急性食道黏膜损伤、食道炎、急慢性胃炎、慢性支气管炎、支气管哮喘、焦虑症、抑郁症、神经症、睡眠障碍、精神分裂症、老年性痴呆、更年期综合征、胆囊炎、胆道感染、急性肝炎、慢性肝炎急性发作、鼻出血、舌痛、多汗症、麻疹、妊娠期肝内胆汁淤积症、新生儿黄疸、小儿肺炎、小儿支气管炎、小儿哮喘、小儿厌食等。山栀子久服易导致眼圈发黑或面色发青,停服后可以消退。

栀子柏皮汤

【方剂组成】

栀子(擘)十五个(15克),甘草(炙)一两

(3克),黄柏二两(6克)

【方药用法】

上以水四升,煮取一升半,去滓。分二次温服。

【方证释义】

本方以苦寒之栀子清泄三焦而通调水道,使湿热从小便而出。黄柏苦寒,善清脏腑结热,且能泄湿退黄。甘草甘平和中,防栀、柏苦寒伤胃。三药配伍,达到以清泄里热为主,兼以祛湿的功效。此方之用意,欲以分消上中下之热也。是以方中栀子善清上焦之热,黄柏善清下焦之热,加甘草与其三药并用,又能引之至中焦以清中焦之热也。且栀子、黄柏皆过于苦寒,调以甘草之甘,俾其苦寒之性味少变,而不至有伤于胃也。本方主要用于治疗湿热黄疸,方中栀子清三焦湿热、泻肝胆之火,佐以黄柏清热除湿,两药俱能退黄。临床应用以发热、小便黄赤、周身面目俱黄、苔黄质红为辨证要点。如见大便秘结,加生大黄、枳实泻火通便;湿热重,加龙胆草、黄芩清热泻火燥湿等。

【主治病证】

伤寒黄疸发热,小便黄赤,舌红苔黄,脉滑数。

【历代名医方论】

许宏《金镜内台方议》:此身黄发热者,为表里有热,其热未宣,不可汗之,故与栀子为君,能泻相火,去胃热,利小便;黄柏为臣,能去郁滞之热;甘草为佐为使,能缓其中,以泻经中之热也。

舒驰远《伤寒论集注》:栀子苦寒,能使瘀壅之湿热屈曲下行,从小便而出,故以为君。黄柏辛苦入肾,益水以滋化源,除湿清热为臣,甘草和中,为清解湿热之佐使也。

钱潢《伤寒溯源集》:栀子苦寒,解见前方。黄柏苦寒,《神农本草》治五脏肠胃中结热黄疸,泄膀胱相火,故用之以泻热邪,又恐苦寒伤胃,故以甘草和胃保脾,而为调剂之妙也。

李中梓《伤寒括要》:身黄者,本于湿热,去湿热之道,莫过于清膀胱,故投黄柏直入少阴,以达膀胱之本;投栀子导金水而下济;甘草入中宫,调和升降,剖别清浊,庶几直捣黄症之巢矣。

柯韵伯《伤寒附翼》:因于伤寒而肌肉发黄者,是寒邪已解而热不得越,当两解表里之热,故用栀子以除内烦,柏皮以散外热,佐甘草以和之,是又茵陈汤之轻剂矣。

王子接《绛雪园古方选注》:栀子、柏皮,表剂也,以寒胜热,以苦燥湿,已得治黄之要矣,而乃缓以甘草者,黄必内合太阴之湿化。若发热者,热已不瘀于里,有出表之势,故汗下皆所不必,但当奠安脾土,使湿热二邪不能复合,其黄自除。

【医案举例】

1. **黄疸型传染性肝炎**(王琦医案)

盛某某,男,28岁。初起发热恶寒,体温38.2℃,浑身骨节酸痛,汗出不畅,诊为感冒而投发散之剂,发热缠绵周余不退,继则出现胸脘痞满,不思饮食,食入加胀,身面渐黄,尿色如浓茶样,经肝功能检查,黄疸指数20单位,谷丙转氨酶600单位,诊断为急性黄疸型肝炎。舌苔黄腻,脉滑数。中医辨证为湿热黄疸属阳黄之证。方用栀子柏皮汤合茵陈五苓散加减:茵陈18克,栀子12克,黄柏9克,泽泻9克,猪、茯苓各12克,生麦芽15克,甘草4.5克。上方随证出入服10余剂后,黄疸消退,肝功能恢复正常。后以原法更小其制,并配入运脾和胃之品,调理月余,身体康复。(《经方应用》)

按:本方功在清热利湿,适用于湿热内郁,热重于湿而里无结滞的阳黄证。然本方药少力逊,临床常合茵陈五苓散类,以增强其清利湿热之效。

2. **黄疸**(姜春华医案)

康某,男,32岁。患者于一周前即突然中脘胀满不适,发热曾至38.5℃,在本厂医务室治疗,服西药无效,4天后热退,巩膜及

皮肤即出现黄疸，经某某医院检查谷丙转氨酶为300单位，黄疸指数为80单位，西医诊断为黄疸型肝炎，现住院治疗，不思饮食，泛泛欲吐，小便色深似浓茶，大便3日未解，舌红、苔黄，脉弦数，证属湿热俱重型黄疸，拟以栀子柏皮汤及茵陈蒿汤加减：生大黄18克，山栀15克，黄柏9克，川楝子6克，茵陈蒿30克，田基黄15克，木通9克，鲜茅根30克。方7剂服1剂后，大便即通，小便亦利，照原方加减，治疗一周后，遍身黄疸大减，胸闷烦恶亦舒，谷丙转氨酶下降至70单位，黄疸指数下降为40单位，减大黄，加重健脾利湿药物，续服药7剂后，黄疸全退，黄疸指数为10单位，谷丙转氨酶下降至30单位，食欲增加，于住院三周后出院。(《经方发挥与应用》)

按：本例为急性黄疸型肝炎属于湿热俱重型，本方重用大黄、黄连、黄柏、山栀清热解毒，田基黄亦为治疗肝炎常用的主药，有清热解毒利湿作用，以上5味药物以治肝炎为本，利胆药物有大黄、山栀、茵陈等；利水的药物则有茵陈、木通及鲜茅根；大黄通便，这样可以使黄疸从二便中分消。

3. **黄疸**(邢锡波医案)

曹某，男，42岁，干部。病史：患早期肝硬化，午后轻度潮热，胃脘满，巩膜及皮肤发黄，小便赤涩。肝功能检查：黄疸指数32单位。脉弦数，舌苔滑腻而黄。以栀子柏皮汤加疏肝和胃之剂治之。辨证：湿热蕴于肝胆。治法：清泻湿热。处方：茵陈15克，桃仁15克，生栀子12克，黄柏10克，甘草3克。服药3剂，午后潮热不作，小便增多，巩膜及皮肤的黄疸逐渐减轻。后服13剂，巩膜、皮肤和舌苔黄色均已减退。血液检查：黄疸指数已降至3单位以下。后以健脾和胃之剂调理。(《邢锡波医案集》)

按：黄疸多属于湿热郁蒸，故以栀子泻三焦之热。三焦热清，则小便自畅，不但热可由小便下行，而黄疸亦可由小便排出体外，栀子对消除黄疸有很好的效果。黄柏治胃中结热，消黄疸，是一种清热燥湿药，而黄柏和栀子同用，消除黄疸之力尤强。唯栀子柏皮属于苦寒之品，多用、常用恐伤其胃，故用缓中益胃之甘草和之。

《伤寒论》治阳黄证共有三方。由于湿热部位、程度不同，而在药物的选用上，根据具体情况，应加以适当配伍。在三方中有的偏重于表，有的偏重于里，有的独取于中。栀子柏皮汤证，是取中的方法，是消灭病因的基本治法。栀子、黄柏都属苦寒清热之品，苦以燥湿，寒可清热。此外，二者都有利尿的作用，湿热消除，则黄疸自然逐渐消失。

4. **久黄案**(刘渡舟医案)

唐某某，男，17岁。患亚急性重型肝炎，住某传染病院治疗已三个多月，周身发黄如烟熏，两足发热，夜寐时必须将两足伸出被外，脘腹微胀，小便黄赤。舌质红绛，脉弦。此为湿热久蕴，伏于阴分，正气受损。处方：栀子9克，黄柏9克，炙甘草6克。服药六剂后，病情好转，但又显现阴液不足之象，至夜间口干咽燥，津液不滋，上方合大甘露饮法：栀子、黄柏、黄芩、茵陈各3克，枳壳、枇杷叶、丹皮、石斛、麦冬赤芍各9克。上方连服十二剂后，黄疸基本消退，因而改用和胃健脾，化湿解毒等法，调治达半年之久而愈。

按：栀子柏皮汤的组方妙在用炙甘草和中健脾，益气补虚，并可监制栀子，黄柏苦寒伤胃之弊。但临床上如何使用本方，却难为医家所掌握。一般来说，凡湿热黄疸不是表里之证，或用茵陈蒿汤等清热利湿之后，黄疸未尽，而人体正气已损，阴分尚有伏热，如见五心烦热等证，用本方效果较好。

5. **痢疾**(陈石兴医案)

李某某，男，21岁。初病只感到脐周不适，隐隐作痛，每天稀便3～4次，未予注意。第3天自觉症状加重，腹泻带黏液，日20余次。伴有里急后重，四肢无力。体温37.5℃。即投予SG，按常规服法，服药一天，体温正常，大便次数减少至15次左右，其他诸症未见好转。遂改用栀子柏皮汤治疗。仅服1剂，全部症状消失，观察5个月，未见复发。（福建中医药病案）

按：本案叙证较简，以方测证，还当有心烦懊恼、口渴、舌红苔黄、脉滑数等症，为湿热内蕴，热重于湿之候。湿热下注肠道，故见下利。用栀子柏皮汤治之，若合黄芩汤，则其效更佳。

6. **左颊赤红**（姜春华医案）

蒋某，女，41岁。右颊皮肤焮红，皮色红赤，形如云片略肿，灼手，颌下淋巴结肿胀，初发时每半年发作一次；近半年来几乎每月均有发作，这次来诊已发病3天，体温38.5℃，证属丹毒，治宜清热解毒，解表祛风，用栀子柏皮汤加减。处方：栀子9克，黄柏9克，荆芥9克，防风9克，薄荷（后下）9克，牛蒡子9克，玄参9克。方5剂。服药后红肿渐退，肿胀全消。（《经方发挥与应用》）

按：本例丹毒，中医认为湿热化为火毒，以栀子、柏皮泻火解毒，佐以荆、防、牛蒡、薄荷等解表祛风之品，逐邪从皮毛出。本方为治疗丹毒的有效验方，曾治愈丹毒多例。

论：这应该不是丹毒，应是外胃热。胃热多种多样，有燥热湿热、瘀热，内伤外感，都会导致胃热。用栀子柏皮汤，湿热为主，用荆芥、防风、薄荷，还是解表祛风。本条医案比较典型，很多人都有面赤这个症状。如太阳病，桂枝麻黄各半汤面赤，阳明病来路，面缘缘正赤者，都是外感胃热，本案用清热解毒，是属湿热面赤，也是胃热，解表祛风，还是有表证。淋巴结肿胀，就是少阳经气不降。面赤要别于少阴脏寒，下焦阳虚阳郁的面赤。

【现代运用】

现代常用于治疗急性黄疸型肝炎、胆囊炎、重症肝炎、胰腺炎等。本方合茵陈蒿汤加黄芩、黄连可用于重症肝炎、新生儿溶血性黄疸。本方加茵陈、茜草、郁金等可治钩端螺旋体病发黄。黄疸初起兼表者，阳黄湿重热轻者不适合用。此方可煎汤外洗。

枳实栀子豉汤

【方剂组成】

枳实（炙）三枚（6克），栀子（擘）十四枚（3克），豉（绵裹）一升（9克）

【方药用法】

上三味，以清浆水七升，空煮取四升，内枳实、栀子，煮取二升，下豉，更煮五六沸，去滓，温分再服，复令微似汗。若有宿食者，内大黄如博棋子大五六枚。服之愈。

【方证释义】

本方用于热病愈后，因余热尚未尽除，气血未复，过劳或过食而导致疾病复发者。病后邪退正复，清气流通，浊阴消散。若因劳而复，则浊阴凝聚，清气郁滞而生里热，壅闷又作，因其愈后气血未盛，中气尚虚，易于感伤故也。治宜清热除烦，理气和中。方中枳实行气宽中、宣通中焦气机，泻其壅满，栀子清其郁热而除烦，香豆豉透邪散热，同时以清浆水煮药，取其性凉善走，能调中以助胃气。如兼有宿食难消，阻滞中脘，再加大黄以荡涤肠胃，推陈致新，本方清解邪热，于大病后劳复者用纸，是祛邪安正之法。

本方药味组成与栀子厚朴汤仅一味之差，其主治有所不同。彼方枳实、厚朴同用而不用豆豉，重在行气宽中，消胀除满，故其症以腹满为主；本方用豆豉且量大，重在清宣胸膈之郁热，更以清浆水煮药，取其调中开胃，对于瘥后复热、烦闷懊恼、脘痞食少胃呆者，尤为适宜。

【主治病证】

大病差后，劳复者，枳实栀子汤主之。

【历代名医方论】

《注解伤寒论》：病有劳复，有食复。伤寒新瘥，血气未平，余热未尽，早作劳动病者，名曰劳复。病热少愈而强食之，热有所藏，因其谷气留搏，两阳相合而病者，名曰食复。劳

复，则热气浮越，与枳实栀子豉汤以解之；食复，则胃有宿积，加大黄以下之。

枳实栀子豉汤，则应吐剂，此云覆令微似汗出者，以其热聚于上，苦则吐之；热散于表者，苦则发之。《内经》曰：火淫所胜，以苦发之。此之谓也。

《金镜内台方议》：以枳实为君以下气，以栀子为臣而散劳热，以豉为佐而泄热。若有宿食者，加大黄以利之也。此本栀子豉汤加枳实，则应吐下，今反吐汗者，乃热聚于表，若以发之也。

《伤寒论条辨》：枳实宽中破结，栀子散热除烦，香豉能解虚劳之热，清浆则又栀子之监制，故协三物之苦寒，同主劳伤之复热，而与发初病之实热不同论也。宿食，陈宿之积食也。食能生热，故须去之，大黄者，去陈以致新也。

《伤寒论辨证广注》：劳复证，以劳则气上，热气浮越于胸中也。故用枳实为君，以宽中下气；栀子为臣，以除虚烦；香豉为佐，以解劳热，煮以清浆水者，以瘥后复病，宜助胃气也。

《伤寒贯珠集》：大病新差，血气未复，余热未尽而强力作劳，为其余热之气因劳而外浮也。枳实、栀子所以下热，豆豉所以散热，盖亦表里之剂，而气味轻薄，适宜于病后复发之体耳。

《绛雪园古方选注》：枳实栀子豉汤，微汗、微下方也。大都瘥复必虚实相兼，故汗之不欲其大汗，下之不欲其大下。栀豉，上焦药也，复以枳实宣通中焦，再用清浆水空煮，减三升，则水性熟而沉，栀、豉轻而清，不吐不下，必发于表，故覆之必有微汗。若欲微下，再加大黄围棋子大，佐枳实下泄，助熟水下沉，则栀豉从上泻下，三焦通畅，营卫得和，而劳复愈，故云微下。

《医宗金鉴》：是方也，用清浆水七升，空煮至四升者，是欲水之熟而趋下，不欲上涌作吐也。下豉煮五六沸即去滓者，取其清腐之气走表，易于取汗也。太阳用之以作吐，劳复用之以作汗。仲景用方之妙，药品虽同，煎法各异，故施用不同也，于此可类推矣。

新愈之后，脏腑气血皆不足，营卫未通，肠胃未和，惟宜白粥静养；若过食胃弱难消，因复烦热，名曰食复；若过劳役复生热烦，名曰劳复；劳复者，宜枳实栀子豉汤汗之；食复者，宜枳实栀子豉加大黄汤下之；脉浮有表者，宜枳实栀子豉汤以汗解之；脉沉有里者，宜枳实栀子豉加大黄汤以下解之；若无表里证者，宜小柴胡汤以和解之；口燥烦渴喜呕者，宜竹叶石膏汤主之；若内伤气虚劳复者，宜补中益气汤主之；若犯内事阴亏者，宜六味生干地黄汤，气少者，倍加人参汤主之。

《伤寒悬解》：病后邪退正复，清气流通，浊阴消散矣。若因劳而复，则浊阴凝聚，清气堙郁，里热重生，壅闷又作，缘其中气新虚，易于感伤故也。宜枳实栀子豉汤，枳实泻其壅满，栀子清其郁热，香豉散其滞气也。若有宿食不消，阻碍中脘者，加大黄下其郁陈，以还其气化之新也。

《伤寒类方》：栀子汤加减七方，既不注定何经，亦不专治何误，总由汗吐下之后，正气已虚，尚有痰涎滞气，凝结上焦，非汗下之所能除。经所云：在上者，因而越之，则不动经气，而正不重伤，此为最便，乃不易之法也。古方栀子皆生用，故入口即吐。后人作汤，以栀子炒黑，不复作吐，全失用栀子之意。然服之于虚烦症亦有验，想其清肺除烦之性故在也。终当从古法生用为妙。（清浆水：徐大椿认为即米泔水放酸。“浆中即淘米泔水，久贮味酸为佳。）

《伤寒论辑义》：凡大病新瘥，真元大虚，气血未复，精神倦怠，余热未尽，但宜安养，避风节食，清虚无欲，则元气日长，少壮之人，岂惟复旧而已哉。若不知节养，必犯所禁忌，而有劳复、女劳复、食复、饮酒复剧诸证矣。夫劳复者，如多言多虑，多怒多哀，则劳其神，梳洗澡浴，早坐早行，则劳其力。皆可令人重复发热，如死灰之复燃，为重复之复，故谓之复。但劳复之热，乃虚热之从内发者，虽亦从汗解，然不比外感之邪，可从辛温发散取汗也，故以枳实栀子豉汤主之。惟女劳复，虽为劳复之一，而其见证危险，治法迥别，多死不救。所以吴绶谓前人有大病新瘥，如大水浸墙，水退墙苏，不可轻犯之喻也。

《长沙方歌括》：大病瘥后，则阴阳水火始相交会。劳其形体，则气血内虚，其病复作，其证不一，故不著其病形，只以此方统治之。方中栀子清上焦之烦热，香豉散下焦之水津，枳实炙香宣中焦之土气。三焦和而津液生，津液生而气血复矣。若有宿食，则三焦未和，加大黄以行之，令燥屎行而三焦气血自相和矣。今之医辈，凡遇此证，无不以补中益气汤，误也！

“清浆水”辨析释义“清浆水”又被称为酸浆水，在《伤寒论》中，枳实栀子豉汤以清浆水煎服，取其性凉之用。同时《金匮要略》中的赤小豆当归散、蜀漆散及矾石汤均使用浆水，或煎煮药物，或送服。

在徐大椿的著作《伤寒论类方》中曾提到“浆水即淘米之泔水，久贮味酸为佳”。至于其性味，《嘉祐本草》言：“味甘酸，微温，无毒。”《本草衍义补遗》言：“味甘酸而性凉。”《金匮玉函经二注》载：“浆水味酸，解热疗烦，入血为辅使也。”故清浆水味甘酸而性凉。

关于清浆水的功用，《本草纲目》提到“甘、酸，微温，无毒……调中引气，宣和强力，通关开胃止渴，霍乱泄利，消宿食。”可健脾益气，清热疏肝，枳实栀子豉汤即以清浆水煎服，取其性凉善走之意，与其他药物合用，可健脾清热除烦，无滞脾腻胃之弊。同时清浆水还具有止呕利小便、解渴等作用。

在临床应用中，如《太平圣惠方》以清浆水煎煮丁香丸治中焦热盛之口气臭秽。《本草纲目》用浆水加盐含漱治口疮。《备急千金要方》用白芷、苦参等同清浆水煎，除小儿发热。《外台秘要》以清浆水煮苦参、漏芦根、枳实、蒺藜、楮茎叶，治皮肤风瘙瘾疹。《备急千金要方》也记载了芥子成粉，用浆水服之以治皮肤瘙痒。《本草纲目》用防己加浆水治肺痿喘嗽等。

【医案举例】

1. 热病食复

治疗一男性患者，18 岁，20 日前感(副)伤寒服氯霉素而差，热退净 9 日，患者不守医嘱，私食番茄、香蕉等，复发热。症见发热不恶寒，头晕、面红、口淡、腹微满，大便两日未行，舌红，苔薄边黄中白，脉弦数。病属食复，方用枳实豉汤加厚朴，服 2 剂，两日后热退身凉而愈。

2. 胸中烦热噎塞

患者，男性，39 岁。初诊：1980 年 6 月 6 日。患者病起数月，自觉吃饭时吞咽不顺，胸中噎塞，逐渐胸中烦热隐痛。自疑患食道肿瘤，心情焦虑，苦思少寐，后经 X 线食道钡餐透视，排除食道癌，诊断为食道炎。

来诊时仍胸中窒痛，咽食时更甚，因而仍自疑生癌，心有余悸。面瘦神疲，纳僻寐劣，大便干少，忧而易怒，舌红苔黄，脉细数。治拟清宣泄热：焦山栀 15 克，淡豆豉 10 克，连翘 12 克，生大黄(后下)6 克、炒枳实 16 克，黄芩 12 克，太子参 15 克，全瓜蒌 10 克，蒲公英 20 克。服三剂。

二诊：六月十日。服药一剂，大便通行，胸痛即减。三剂服完，胸痛几无，烦热稍存，吞咽复畅，忧虑情绪亦为之一扫。舌红退，黄苔薄，脉数减。原方中生大黄改制大黄 10 克，加郁金 10 克，续服五剂，诸症若失。

3. 春温食复

许某，女，28 岁，工人。病史：曾患春温证，治疗近月余，病体才得恢复正常。初愈后，终觉腹空而索食，家人因遵循医师告诫，始终给容易消化之食物，后因想吃水饺，家人认为病愈近旬，脾胃恢复而予食。由于患者贪食不节，午后感觉胃脘膨闷，噫气不除，入

夜心烦不寐，身现发热，体温38℃，头部眩晕，不思饮食，脉象浮大，此时家人恐慌，认为气血虚弱至此，而宿疾复发。

辨证：食热壅滞。治法：消滞清热。处方：枳实10克，生栀子10克，淡豆豉15克，建曲10克，生山药15克，广郁金6克，生姜3片，甘草3克。

服药1剂后，热退而烦满大减。连服两剂，诸症消失。后以养阴清热和胃之剂，调理而愈。

按：凡大病之后，元气虚弱，津液损伤，必须谨慎调摄，方能逐渐康复。此时如稍有饮食不节，思虑过度，愤怒忧抑等扰动，最容易诱起发热，以致病复发。因久病之后，阴气大虚，阳气浮越，稍有不适最易引起内外疾病的发作。尤其在病体初愈之后，体内气血都待恢复，而需要的营养就较迫切，机体为了维持人身生理的需要，每出现善饥嗜食的现象。此时由于脾胃运化功能尚未完全恢复，多食之后，常常发生停食、发热的症状。因此在病后，令病人节食澄思，愉快地调摄疾病，是医者最宜谆谆告诫的。

此患者由于饮食不节，停食化热，食热壅滞则心烦，食滞不化则发热。脉症相参，知为食复，宜予枳实栀子汤，以消滞清热。枳实栀子汤，即栀子豉汤加枳实，用枳实宽中行气，栀子清热除烦，豆豉透邪散热。枳实栀子汤对于病后停滞发热，是非常有效的，甚至对郁滞动火，怒火壅滞，都可用来消滞宣郁，以清余热。

临床所见，大病差后，因劳作不慎，而发劳复；或因饮食不节，而发食复，均不少见。其他如结核病、肝硬化腹水等病，经治疗得以缓解，却因不忌房事而使病情复发致死，也曾有所见。因此，病后宜慎养，避免过劳、过食，忌房事。

4. 差后劳复

胡老讲述治验：陈慎吾母亲，90岁。外感发热，发汗后热更甚，他医视其年迈气虚以小建中汤甘温除热，热益盛，诊其脉弦细数，苔白而干，与小柴胡加石膏汤1剂，热退。第3天因过食厚味而复高热，心烦，口渴，腹胀，大便干，苔白而干，脉细数。此证为阳明余热与新邪相加，属栀子大黄汤的适应证：淡豆豉18克，大黄6克，枳实10克，栀子10克。结果：上药服1剂而愈，嘱慎饮食，未再复发。

5. 发热

治曹近轩感后食复。夏月患感证，自用白虎汤治愈后，因饮食不节，病得发热，腹胀，服消导药不效，再服白虎汤亦不效，热盛口渴，舌黄便秘。程曰：此食复也。投枳实栀豉汤加大黄，一剂知，二剂已。仲景祖方，用之对证，无不桴鼓相应。

6. 愈后食复

黎某，男，35岁。患湿热病治愈出院后，5天又微发热，心烦，腹微满，额头痛。察其舌，质红而苔心黄浊；诊其脉，滑而略数；询其情，因虑病后体虚而肉食多。此属“热病少愈，食肉则复”之证，方用枳实栀子豉汤加大黄等味治之。

用米泔水煎服。进一剂即头汗出，进二剂则大便畅解甚多，热退，烦满解。嘱其大病新愈，宜淡泊为养。

【现代运用】

栀子具有保肝利胆、抗菌消炎、抗氧化、镇静、抗惊厥、抗肿瘤等药理作用。淡豆豉具有调节血脂、抗动脉硬化、降糖、抗肿瘤等药理作用。枳实中的化学成分主要包括黄酮类、生物碱类、挥发油类等成分。现代研究表明，枳实的药理作用表现为调节胃肠道、抗炎、保肝、抗溃疡等。

枳实栀子豉汤在现代临床中常用于治疗急慢性胃炎、慢性肝炎、慢性胰腺炎、肋间神经痛郁热虚烦、失眠等病症，方中主要成分如橙皮苷、新橙皮苷、柚皮苷、栀子苷均具有抗抑郁的作用。

栀子大黄汤

【方剂组成】

栀子十四枚(7 克),大黄一两(3 克),枳实五枚(15 克),豉一升(10 克)

【方药用法】

上四味,以水六升,煮取二升,分温三服。

【方证释义】

本方为栀子豉汤加大黄、枳实组成。方中栀子、豆豉清心除烦,透发郁热;大黄、枳实泄胃肠瘀热积滞,导引邪热下行。诸药合用具有清上、开中、导下之功。

【主治病证】

酒黄疸,心中懊侬,或热痛,栀子大黄汤主之。

【历代名医方论】

《医门法律》:合论《金匮》大黄硝石汤、栀子大黄汤、茵陈蒿汤三方湿热郁蒸而发黄,其当从下夺,亦须仿治伤寒之法,里热者始可用之。重则用大黄硝石汤,荡涤其湿热,如大承气汤之例;稍轻则用栀子大黄汤,清解而兼下夺,如三黄汤之例;更轻则用茵陈蒿汤,清解为君,微加大黄为使,如栀豉汤中加大黄如博棋子大之例。是则汗法固不敢轻用,下法亦在所慎施,以瘅证多夹内伤,不得不回护之耳。

栀子大黄汤,此治酒热内结,昏惑懊侬之剂。然伤寒证中有云:阳明病无汗,小便不利,心中懊侬者,身必发黄。是则诸凡热甚于内者,皆足致此,非独酒也。

《长沙药解》:《金匮》栀子大黄汤,栀子十四枚,香豉一升,枳实五枚,大黄三两。治酒疸,心中懊侬,或热痛者。酒疸湿热郁蒸,故心懊侬。甲木冲击,故生热痛。香豉、枳、黄,降浊而泻热,栀子清心而除懊侬也。

《金匮》栀子大黄汤方在栀子。用之治酒疸,心中懊侬热痛,以湿热熏冲,心君郁痞,香豉排郁陈而宁神宇也。香豉调和中气,泻湿行瘀,扫除败浊,宿物失缘,自然涌吐,实非吐剂。肃清脏腑,甚有除旧布新之妙。

【医案举例】

1. 酒疸

万某某,64 岁。此人好饮酒,数斤不醉,适至六月暑湿当令,又饮酒过量,遂致黄疸重症。壮热不退,面目遍身色如老橘,口渴思饮,大小便不利,日渐沉重,卧床不起。六脉沉实而数,舌苔黄燥。察其致病之由,参以脉症,知系湿热阳黄重症也。阳黄症宜清解,因仿仲景茵陈蒿加大黄栀子汤主之。处方:茵陈 30 克,生锦纹 9 克,川朴 4.5 克,炒黑山栀 9 克,汉木通 4.5 克。连进 2 剂,二便均通,黄亦消褪,脉象亦较前柔和。依照原方减去木通,加茯苓 9 克,六一散(包煎)12 克,续进 2 剂。至 4 日黄疸已褪过半,但年高气弱,不宜过于攻伐,因照原方减去大黄,加薏苡仁 12 克。又服 4 剂,未 10 日而黄疸逐渐痊愈矣。

2. 复发性口腔溃疡

张某,女,51 岁。1997 年 7 月 5 日初诊。3 年前患口腔黏膜溃疡后即反复发作,期间曾服用中药及多种维生素并外用溃疡膜,虽治疗期间略有好转,但不久即又行发作,反复迁延不愈已 3 年。刻诊可见口颊黏膜、软腭及舌面散在分布黄豆大小溃疡多处,溃疡表面覆盖有黄色假膜,周缘充血明显而形成环状红晕,灼痛难忍,难以进食,大便干燥难解,心烦口渴,夜卧不宁。舌红苔黄腻,脉滑数。给予栀子大黄汤加味内服,处方:栀子 10 克,枳实 10 克,大黄(后下)6 克,黄芩 10 克,青黛(包煎)3 克,合欢皮 10 克,麦冬 10 克,菖蒲 10 克,乌梅 10 克,甘草 5 克。同时予以 0.5%的普鲁卡因 50 毫升,令其每日饭前以 10 毫升含漱 3 分钟。经上述方法治 1 个疗程,溃疡全部愈合。为巩固疗效,守方继续治疗 2 个疗程,随访至今未见复发。

3. 食复

曹翁,夏月患感冒,自用白虎汤治愈,后

因饮食不节，病复发热腹胀，服消导药不效，再服白虎汤亦不效，热盛口渴，舌黄，便闭。予曰：此食复也。投以枳实栀子汤加大黄，1剂知，2剂已。

按：《伤寒论》第392条说："大病瘥后，劳复者，枳实栀子豉汤主之。"方后云："……若有宿食，内大黄如博棋子大五六枚，服之愈。"本案所述之病情，即病瘥之后，余热未尽，气血未复，胃气未充，因饮食不节，宿食停滞所致的"食复"。所处之方，即枳实栀子豉汤加大黄，亦即本条的"栀子大黄汤"。由此可见，仲景以一方治多病，即"异病同治"的法则。

栀子大黄汤是以栀子豉汤为基础方。《伤寒论》有关栀子豉汤的类方有8方，计13个条文，8个汤证。分别载于太阳病篇、阳明病篇、厥阴病篇、阴阳易瘥后劳复病篇。本方证以病后无形郁热结于胸膈为基本病机。

《金匮》除本篇外，《呕吐哕下利病》篇亦有论及（"下利后更烦，按之心下濡者，为虚烦也，栀子豉汤主之。"）栀子豉汤类方药少功专，组方巧妙，用途广泛，无论热病、杂病，凡以"虚烦"证候为主者，皆可变通使用。后世医家，尤其是温病学家多有发挥。

【现代运用】

化学成分分析研究表明了栀子大黄汤含有环烯醚萜苷类、蒽醌类、黄酮类、单萜苷类、香豆素类、单宁类和有机酸类等多种化学成分。临床用本方治疗病毒性肝炎、黄疸重症、急性胰腺炎、传染性肝炎及酒精性肝炎等肝胆疾病。

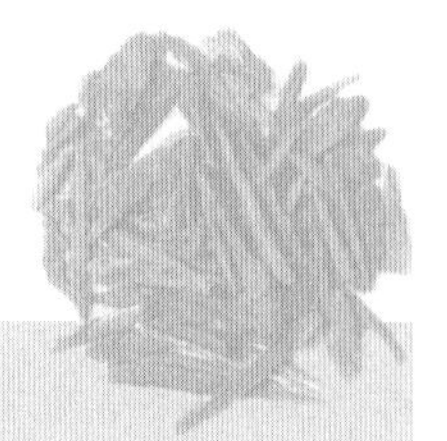

第6章　承气汤类方

大承气汤

【方剂组成】

大黄(酒洗)四两(12克),厚朴(炙,去皮)半斤(24克),枳实(炙)五枚(12克),芒硝三合(7克)

【方药用法】

上四味,以水一斗,先煮二物,取五升,去滓,内大黄,更煮取二升,去滓,内芒硝,更上微火一二沸,分温再服,得下,余勿服。

【方证释义】

本方为治疗阳明腑实证的主方。外感伤寒之邪内传阳明之腑,入里化热,或温病邪入胃肠,热盛伤津,燥屎乃成,邪热与肠中燥屎互结成实所致。实热内结,胃肠气滞,腑气不通,故大便秘结不通、频转矢气、脘腹痞满胀痛;燥屎结聚肠中,则腹痛拒按,按之坚硬;里热炽盛,上扰神明,故而谵语;四肢皆禀气于阳明,阳明经气旺于申酉之时,热结于里,郁蒸于外,故潮热、手足濈然汗出;舌苔黄燥或焦黑燥裂,脉沉实是热盛津伤,燥实内结之征。

前人将本方证的证候特点归纳为"痞、满、燥、实"四字。所谓"痞",即自觉胸脘闷塞不通,有压重感;"满",是脘腹胀满,按之有抵抗感;"燥",是肠中燥屎干结不下;"实",是实热内结,腹痛拒按,大便不通,或下利清水而腹痛不减,以及潮热谵语,脉实等。

至于"热结旁流"证,乃燥屎坚结于里,胃肠欲排不能,逼迫津液从燥屎之旁流下所致。热厥、痉病、发狂等,皆因实热内结,或气机阻滞,阳气受遏,不能外达于四肢;或热盛伤津劫液,筋脉失养而挛急;或胃肠浊热上扰心神,神明昏乱等所造成。证候表现虽然各异,然其病机则同,皆是里热结实之重证,法当峻下热结,急下存阴,釜底抽薪。

方中大黄苦寒通降,泻热通便,荡涤胃肠实热积滞,是为君药。芒硝咸寒润降,泻热通便,软坚润燥,以除燥坚,用以为臣。硝、黄配合,相须为用,泻下热结之功益峻。实热内阻,腑气不行,故佐以厚朴下气除满、枳实行气消痞,合而用之,既能消痞除满,又使胃肠气机通降下行以助泻下通便。四药相合,共奏峻下热结之功。本方峻下热结,承顺胃气之下行,故名"大承气"。

【主治病证】

阳明病,脉迟,虽汗出,不恶寒,其身必重,短气,腹满而喘,有潮热者,此外欲解,可攻里也。手足濈然汗出者,此大便已鞕也,大承气汤主之。若汗多,微发热恶寒者,外未解也,其热不潮,未可与大承气汤。若腹大满不通者,可与小承气汤,微和胃气,勿令至大泄下。

阳明病,潮热,大便已硬者,可与大承气汤;不硬者,不可与之。

伤寒，若吐，若下后，不解，不大便五六日，上至十余日，日晡所发潮热，不恶寒，独语如见鬼状。若剧者，发则不识人，循衣摸床，惕而不安，微喘，直视，脉弦者生，涩者死。微者，但发热，谵语者，大承气汤主之，若一服利，止后服。

阳明病，谵语，有潮热，反不能食者，宜大承气汤下之，胃中必有燥屎五六枚也。

汗出谵语者，以有燥矢在胃中，此为风也，须下者，过经乃可下之。下之若早，语言必乱，以表虚里实故也。下之愈，宜大承气汤。

二阳并病，太阳证罢，但发潮热，手足漐漐汗出，大便难而谵语者，下之则愈，宜大承气汤。

阳明病，下之，心中懊憹而烦，胃中有燥屎者，可攻。腹微满，初头硬，后必溏，不可攻之。若有燥屎者，宜大承气汤。

病人烦热，汗出则解，又如疟状，日晡所发热者，属阳明也；脉实者，宜下之；脉浮虚者，宜发汗。下之与大承气汤。发汗宜桂枝汤。

大下后，六七日不大便，烦不解，腹满痛者，此有燥屎也。所以然者，本有宿食故也，宜大承气汤。

病人小便不利，大便乍难乍易，时有微热，喘冒(一作怫郁)不能卧者，有燥屎也，宜大承气汤。

得病二三日，脉弱，无太阳柴胡证，烦躁，心下硬。至四五日，虽能食，以小承气汤少少与微和之，令小安。至六日，与承气汤一升，若不大便六七日，小便少者，虽不受食，但初头硬，后必溏，未定成硬，攻之必溏，须小便利，屎定硬，乃可攻之。宜大承气汤。

伤寒六七日。目中不了了。睛不和。无表里证。大便难。身微热者。此为实也。急下之。宜大承气汤。

阳明病。发热汗多者。急下之。宜大承气汤。

发汗不解。腹满痛者。急下之。宜大承气汤。

腹满不减。减不足言。当下之。宜大承气汤。

阳明少阳合病。必下利。其脉不负者。为顺也。负者。失也。互相克贼。名为负也。脉滑而数者。有宿食也。当下之。宜大承气汤。

少阴病。得之二三日。口燥咽干者。急下之。宜大承气汤。

少阴病。自利清水。色纯青。心下必痛。口干燥者。急下之。宜大承气汤。

少阴病。六七日。腹胀不大便者。急下之。宜大承气汤。

痉为病，一本痉字上有刚字，胸满口噤，卧不着席，脚挛急，必齘齿，可与大承气汤。

腹满不减，减不足言，当须下之，宜大承气汤。

问曰：人病有宿食，何以别之？师曰：寸口脉浮而大，按之反涩，尺中亦微而涩，故知有宿食，大承气汤主之。

脉数而滑者，实也，此有宿食，下之愈，宜大承气汤。

下利不饮食者，有宿食也，当下之，宜大承气汤。

下利，三部脉皆平，按之心下坚者，急下之，宜大承气汤。

下利，脉迟而滑者，实也。利未欲止，急下之，宜大承气汤。

下利，脉反滑者，当有所去，下乃愈，宜大承气汤。

下利已差，至其年月日时复发者，以病不尽故也，当下之，宜大承气汤。

病解能食，七八日更发热者，此为胃实，大承气汤主之。

产后七八日，无太阳证，少腹坚痛，此恶露不尽。不大便，烦躁发热，切脉微实，再倍发热，日晡时烦躁者，不食，食则谵语，至夜即愈，宜大承气汤主之。热在里，结在膀胱也。

【历代名医方论】

《医方考》：伤寒阳邪入里，痞、满、燥、实、坚全具者，急以此方主之。厚朴苦温以去痞，枳实苦寒以泄满，芒硝咸寒以润燥软坚，大黄苦寒以泄实去热。

《景岳全书》：凡阳明、太阴伤寒，及各经实热内结者宜此。

《医宗金鉴》：诸积热结于里而成痞、满、燥、实者，均以大承气汤下之也。满者，胸胁满急胀，故用厚朴以消气壅；痞者，心下痞塞硬坚，故用枳实以破气结；燥者，肠中燥屎干结，故用芒硝润燥软坚；实者，腹痛大便不通，故用大黄攻积泻热。然必审四证之轻重，四药之多少，适其宜，始可与之，若邪重剂轻，则邪气不服；邪轻剂重，则正气转伤，不可不慎也。

《医宗金鉴》：诸病皆因于气，秽物之不去，由气之不顺也，故攻积之剂，必用气分之药，故以承气名；汤分大小，有二义焉。厚朴倍大黄，是气药为君，味多性猛，制大其服，欲令大泄下也；大黄倍厚朴，是气药为臣，味少性缓，制小其服，欲微和胃气也。煎法更有妙义，大承气汤之先后作三次煎者，何哉？盖生者气锐而先行，熟者气钝而和缓，欲使芒硝先化燥屎，大黄继通地道，而后枳朴除其痞满也。

诸积热结于里，而成满痞燥实者，均以大承气汤下之也。满者，腹胁满急胀，故用浓朴，以消气壅。痞者，心下痞塞硬坚，故用枳实，以破气结。燥者，肠中燥屎干结，故用芒硝，润燥软坚。实者，腹痛大便不通，故用大黄，攻积泻热。然必审四证之轻重，四药之多少适其宜，始可与也。若邪重剂轻，则邪气不服，邪轻剂重，则正气转伤，不可不慎也。

《本经疏证》：厚朴倍大黄为大承气，大黄倍厚朴为小承气，是承气者在枳、朴，应不在大黄矣。曰：此说亦颇有理。但调胃承气不用枳、朴，亦名承气，则不可通耳！三承气汤中有用枳、朴者，有不用枳、朴者；有用芒硝者，有不用芒硝者；有用甘草者，有不用甘草者，唯大黄则无不用，是承气之名，固当属之大黄。况厚朴三物汤，即小承气汤，厚朴分数且倍于大黄，而命名反不加承气字，犹不可见承气不在枳、朴乎！

《医学衷中参西录》：大承气汤方，所以通肠中因热之燥结也。故以大黄之性善攻下，且善泻热者为主药。然药力之行必恃脏腑之气化以斡旋之，故佐以朴、实以流通肠中郁塞之气化，则大黄之攻下自易为力矣。用芒硝者，取其性寒味咸，善清热又善软坚，且兼有攻下之力，则坚结之燥粪不难化为溏粪而通下矣。方中之用意如此，药味无多，实能面面精到，而愚对于此方不无可疑之点，则在其药味分量之轻重也。

《神农本草经》谓：大黄能推陈致新，是以有黄良之名，在阳明蕴有实热大便燥结者，原宜多用。至厚朴不过为大黄之辅佐品，竟重用至半斤，较大黄之分量为加倍，若按一两为今之三钱折算，复分两次服之，则一次所服之药，当有厚朴一两二钱。夫厚朴气温味辛，若多用之，能损人真气，为人所共知，而其性又能横行达表，发出人之热汗。忆愚少时，曾治一阳明实热大便燥结证，方中用大黄三钱，服后大便未通下，改延他医，方中重用厚朴一两，服后片时出热汗遍体，似喘非喘，气弱不足以息，未逾半日而亡矣。此诚可为前车之鉴也。是以愚谓此方之分量必有差误，愚疑此方厚朴之分量，当亦如小承气汤为大黄分量之半，其原本或为厚朴之分量半大黄，大抵由此半字而误为半斤也。

《伤寒论》原文：少阴病，自利清水，色纯青，心下必痛，口干燥者，急下之，宜大承气汤。

此证乃伏气之热窜入肝肾二经也。盖以肾主闭藏，肝主疏泄，肾为二便之关，肝又为肾行气，兹因伏气之热，窜入肾兼窜入肝，则肝为热助疏泄之力太过，即为肾行气之力太过，致肾关失其闭藏之用，而下利清水。且因

肝热而波及于胆，致胆汁因热妄行，随肝气之疏泄而下纯青色之水。于斯，肾水因疏泄太过而将竭，不能上济以镇心火，且肝木不得水气之涵濡，则在下既过于疏泄，在上益肆其横恣，是以心下作痛口中干燥也。此宜急下之，泻以止泻，则肾中之真阴可回，自能上济以愈口中干燥、心下作痛也。

【医案举例】

1. **阳明腑实**

一武弁李姓，在宣化作警。伤寒五六日矣。镇无医，抵郡召予。予诊视之：脉洪大而长，大便不通，身热无汗，此阳明证也，须下。病家曰：病者年逾七十，恐不可下。予曰：热邪毒气并留于阳明，况阳明经络多血少气，不问老壮，当下，不尔，别请医占。主病者曰：审可下，一听所治。予以大承气汤。半日，殊未知。诊其病，察其证，宛然在。予曰：药曾尽否？主者曰：恐气弱不禁，但服其半耳。予曰：再作一服，亲视饮之。不半时间，索溺器，先下燥粪十数枚，次溏泄一行，秽不可近，未离已中汗矣，濈然周身。一时顷，汗止身凉，诸苦遂除。次日予自镇归，病人索补剂，予曰：服大承气汤得差，不宜服补剂，补则热仍复，自此但食粥，旬日可也。故予治此疾，终身止大承气，一服而愈，未有若此之捷。

2. **燥屎内结**

予尝诊江阴街肉庄吴姓妇人，病起已六七日，壮热，头汗出，脉大，便闭，七日未行，身不发黄，胸不结，腹不胀满，惟满头剧痛，不言语，眼胀，瞳神不能瞬，人过其前，亦不能辨，证颇危重。余曰：目中不了了，睛不和。燥热上冲，此《阳明篇》三急下证之第一证也。不速治，病不可为矣。于是，遂书大承气汤方与之。大黄 12 克，枳实 9 克，川朴 3 克，芒硝 9 克。并嘱其家人速煎服之。竟一剂而愈。

3. **胸痹**

方(左)病延二候，阙上痛，渴饮，大便八日不行，脉实，虽今见心痛彻背，要以大承气汤主治。

生川军(四钱，后入)，小枳实(四钱)，中川朴(一钱)，芒硝(二钱，后入)，全瓜蒌(五钱)

拙巢注　下后胸膈顿宽，惟余邪未尽，头尚晕，乃去硝黄，再剂投之，即愈。

佐景按　大论曰："问曰，阳明病外证云何？答曰，身热，汗自出，不恶寒，反恶热也。"此概统白虎承气而言之。若求大承气汤之全部症状，当为：一、大便不行，腹痛拒按，此以胃中有燥矢故也。二、阙上痛，《内经》以阙上属喉间病，此概以气色言之，若阳明燥气上冲及脑，则阙上必痛，其不甚者则但胀耳，王慎轩先生首言之，而吾师亲验之。三、右髀有筋牵掣，右膝外旁痛，此为吾师所独验而得之者。四、脉洪大而实，然亦有迟者。五、日晡潮热。他若舌苔黄燥厚腻，大渴引冷，当在应有之例。然此不过言其常耳，若下列诸案所引，则其变也，知常知变，乃可与言大道。

4. **头痛**

若华忽病头痛，干呕，服吴茱萸汤，痛益甚，眠则稍轻，坐则满头剧痛，咳嗽引腹中痛，按之，则益不可忍，身无热，脉微弱，但恶见火光，口中燥，不类阳明腑实证状。盖病不专系肠中，而所重在脑，此张隐庵所谓阳明悍热之气上循入脑之证也。按即西医所谓脑膜炎之类。及其身无热、脉微弱之时，而急下之，所谓釜底抽薪也。若身有大热、脉大而实，然后论治，晚矣。生川军(三钱)芒硝(三钱)枳实(四钱)厚朴(一钱)

曹颖甫曰：阳明证之头痛，其始则在阙上，甚则满头皆痛，不独承气汤证有之，即白虎汤证亦有之。且阳明府实证燥气上冲，多致脑中神经错乱，而见谵语头痛。或反在大便之后，无根之热毒上冒，如大便已，头卓然而痛可证也。惟肠中有湿热蕴蒸，其气易于犯脑，为水气易于流动，正如汤沸于下，蒸气已腾于上，不似燥矢之凝结必待下后而气乃上冲也。此证但下浊水，即可证明湿热之蕴蒸阳明。不然，目中不了了，无表里证，大便难，身微热者，何以法当急下乎？

5. **阳明悍热**

黄某某，15 岁。四日患发热，口渴，咳嗽，大便三四日一行，十余日不愈，始延余诊。以大柴胡汤退热止咳，五月四日热退尽，可食饭，惟青菜而已。六日晚，因食过饱，夜半突然腹痛甚，手足躁扰，循衣摸床，肆咬衣物，越日午刻延诊。诊时手足躁扰，惕而不安，双目紧闭，开而视之，但见白睛，黑睛全无，其母骇甚，惊问何故？余曰："此阳明悍热也，僳悍滑疾之气上走空窍，目系为其上牵而黑睛为之抽搐，故只见白睛也。其母曰："可治否乎？"余曰："急下则可医，如救焚之救，稍缓则无及也。"即立大承气汤一剂，嘱其速煎速服，务必大下乃有生机。

其母畏惧，留余座医。三时服药，四时未下，再与大承气汤一剂，五时依然未动，再照此方加重其量，七时许，腹中雷鸣，转矢气，知为欲下之势，当乘机直鼓而下，惟大承气汤已服数剂，始欲下而未下，遂嘱其将全数药渣煮，半敷脐上，半熏谷道。不及二十分钟即下泥浆状黑粪一大盆。一般大承气所下为水，此连服数剂而仅下泥浆，其悍热之凶险可知。下后，手足安静，宁睡一宵。次早诊之，人事虽醒，两目依然白睛。悍热已退，大势安定，毋庸再下。但热极伤阴，燥极伤络，阴伤无以荣筋，故目系急而睛未下耳，当清热养阴为要。遂拟竹叶石膏汤去半夏加竹茹，或黄连阿胶汤，或芍药甘草汤加竹茹、丝瓜络，交替煎服，十五日黑睛仅露一线，十六、七日再露一半。十八日晨，黑睛全露，并能盼顾自如，再调理数日而愈。

6. **多食多便**

赵某某，女，32 岁。因病住铁路医院内科病房前后达一年之久，先是内服西药，后又经该院中医科会诊，服中药十数剂，仅睡眠稍有好转，其他诸证均乏效验，于 1963 年 3 月出院。出院时经内科确诊为"神衰、肝炎、内分泌失调、胃神经官能症（似柯兴氏综合征）"。

4 月 6 日迎余诊治：症见多食多便，每日进餐十余次，甚至口不离食，不吃则心慌无主，日食量达 3 斤半许……且食后即感腹隐痛而里急，每天入厕亦达十余次之多，所便量少，再便辄晕厥，少时自苏，故入厕必须有人扶持。面胖如圆月，色现晦滞，腹大似鼓，肢体丰硕，体重大增，经常心悸失寐，胸闷腹胀而气短，右胁疼痛，头目眩晕，只能多卧少坐，无力下榻活动。脉见右缓、左沉涩，舌苔中黄厚而燥。生大黄 9 克，姜川朴 4.5 克，炒枳实 4.5 克，元明粉 3 克，生甘草 6 克，水煎频服。

上方连进 4 剂，每天大便 8 至 10 数次。续服 4 剂，大便逐渐减为 3 次，均系软便挟有脓污胶质，食量次数均减少，惟便时排泄迟钝，约半小时方可。守方进药至 4 月 17 日，大便下一块状物，长可达尺，色黑如酱（医者未查系何物），觉腹内轻舒，但多食一症，去而不彻。

7. **蛔虫性肠梗阻**

胡某某，男，10 岁，1979 年 8 月 13 日诊。5 天前患儿因脐周阵发性疼痛伴吐蛔，在校医务室服"宝塔糖"10 个，第二天早晨感腹部呈持续性胀痛，伴恶心呕吐，急送某卫生院就诊。该院以"肠蛔虫"病给予肌注"654-2"5 毫克，非那根 25 毫克及补液、消炎药治疗，4 天来，病情未见好转，且逐渐加重，遂请余诊治。证见：急性重病容，发热，脘腹胀满疼痛，拒按，烦躁不安，手足抖动，几天未进食，水入即吐，口渴，下痢稀水，小便短赤，舌苔黄厚，脉滑数。

证属阳明腑实，予大承气汤急下之。药用：枳实 10 克，厚朴 6 克，生大黄 12 克，芒硝 15 克。以朴、枳先煎，大黄后下，芒硝兑药水冲服，1 日 1 剂。服 1 剂后，患儿即解出少量硬大便，并下死蛔虫数十条，腹胀痛有所减轻，继进 1 剂。8 月 15 日复诊：腹痛消失，稍感脘腹胀满，大便日 4 行，并又下死蛔虫数十

条，发热烦躁已除，能进食少量稀饭，倦怠乏力，舌质淡红、苔薄白，脉细无力。此脾胃气虚，给柴芍六君子汤治之，并配合西药补液、消炎治疗，5天后痊愈。

8. 狂证(精神分裂证)

何某某，女，19岁。发狂两月，语无伦次，近十天病情加重，四天不语，来院求治。余诊：不进饮食，性情急躁，两目怒视，狂乱无知，不避亲疏，弃衣欲走，叫喊不已，大便秘结，脉象浮滑洪紧，舌苔黄糙。

证系怒伤肝脾，聚液成痰，痰气郁结于包络而发狂。法当降气以泻阳明实热，以大承气汤加味治之：芒硝9克，大黄12克，枳实12克，厚朴12克，当归15克。服1剂，即便数次，浊去清升，较为安静。连服3剂，病情大减，神志较清，语言正常。上方加甘草6克，又服1剂，神识清楚，语言正常。

9. 热厥

一人伤寒，八九日以来，口不能言，目不能视，体不能动，四肢俱冷，咸谓阴证。诊之六脉皆无，以手按腹，两手护之，眉皱作楚，按其趺阳，大而有力，乃知腹有燥屎也。欲与大承气汤，病家惶惧不敢进。李曰：君郡能辨是证者，惟施笠泽耳，延诊之，若合符节遂下之。得燥屎六七枚，口能言，体能动矣。故按手不及足者，何以救垂厥之证耶。(《续名医类案》)

10. 肠梗阻

张某，男，57岁。因急腹痛四日，于1959年5月6日求治。无热，初起呕吐频频，均为胃内容物。现仅见干呕，渴欲饮水，饮后而吐，因此病人畏惧饮水。大便已三日不解，小便一日内点滴全无。精神萎顿、唇干舌绛，被黄燥苔，口喷臭气，上腹部膨胀如鼓，腹硬拒按，脐下有一黄瓜状物，压痛明显。

听诊：隆起处时有金属音及水过气声发生，发生时剧烈绞痛，呼号甚惨。面色苍白，头汗淋漓，四肢厥冷、脉弦紧数。诊为“肠梗阻”，《外台秘要》列为“关格，嘱住院开刀。因病人家境困难，年老病重，无法开刀，为处一方：

生军15克，芒硝(冲服)15克，厚朴9克，枳实9克，蒌仁(细捣)30克，法半夏9克。煎药两碗。服第一碗，本未呕，因饮水作呛，呕出大半。又缓服第二碗，病人感腹部大痛。听诊得水过气声如潮，其后疼痛逐渐消失。后下硬粪块，然后稀便，腹部大舒松。夜半，病人饥饿索食，喝稀粥一碗入睡，后调理而愈。

11. 肝昏迷前期

曹某某，女，10岁。因身黄、目黄、尿黄，伴呕吐、乏力6天，诊为“急性黄疸型肝炎”，于1989年11月10日入院。B型超声：肝脏大小正常，肝实质炎性损害，重度胆囊炎。肝功能化验：黄疸指数110单位，麝浊17单位，锌浊15单位，麝絮(卅)，谷丙转氨酶181单位。中医以清热解毒，利湿退黄之法，用茵陈四苓散加减。西医以护肝、补能等处理，黄疸愈深，精神愈差，第三天出现神志模糊，循衣摸床，撮空理线，烦躁谵语，不饮不食，渐至神志不清，狂躁不安，拟诊为“急重肝”“肝昏迷前期”。

中医诊断为“急黄”，仍坚持中西医结合治疗。清洁洗肠，每日二次，均无大便。其舌苔黄燥，脉数有力，腹部虽无胀满，但隐隐约约有碍手之物，且患儿父母诉其已七日未大便，故辨证为阳明实热、燥屎内结。即投大承气汤一剂。5小时后间断解出如桃核大燥屎六枚，坚硬如石，次日神志清楚，言语正常，并欲饮食，黄疸亦渐渐消退。

12. 遗尿

患儿，女，8岁4个月，于1987年8月2日初诊。二年来睡中遗尿，一夜三四次，甚则五六次，每因腹胀便秘而遗尿加重，曾服缩泉丸及桑螵蛸散数十帖，治疗罔效。平素小便臊臭，色黄量少，大便干燥，三四日一行，面赤唇红，舌苔薄黄，脉滑数。证属里热炽盛，大肠腑气失畅，肺气失宣，以致膀胱气化失职。

拟方通腑缩泉，大承气汤加味治之。处方：厚朴10克，枳实10克，生大黄（后下）8克，芒硝（冲服）6克，桑螵蛸10克，益智仁10克，炙甘草6克。服药一帖，大便畅通，解稀大便五六次，小便气味明显改善，色亦转清，当天夜间遗尿减至二次，原方继进一帖，遗尿已止。转投益气养阴剂，以善其后，随访半年，遗尿未作。

13. 痢疾

寇某，男，11岁，1985年9月8日初诊。患儿持续高热8小时，伴阵发性腹痛，恶心、呕吐1次，而来就诊。曾有不洁饮食史。体温40.2℃，痛苦表情，舌尖红，苔黄腻，咽不充血，心肺正常，下腹压痛，以左下腹较为明显，可触及条索状物。大便常规：白细胞10～15，诊为“痢疾”。证属食积内停，生湿化热，湿热挟滞，互阻肠胃，通降失司。治宜通腑导滞，清热利湿。方用大承气汤：生大黄（后下）10克，玄明粉（冲服）10克，枳实6克，厚朴6克。1剂，水煎服。

复诊：昨天药后，第1次大便开始为脓血便，后为稀便，以后连续3次水样便，量多，其味臭秽，入暮身热已解，夜间再未解大便，已能上学。

14. 咳嗽

张某，男，3岁。患儿受凉伤食，发热汗出，气逆咳嗽，病已七日。曾服疏表理肺之剂数剂，病仍不解，每日午后壮热尤甚，彻夜咳嗽不休，不能合目。小便黄少，大便秘结三日。舌苔微黄而燥，指纹色紫，脉滑数。此表邪不解，入里化热，而成阳明燥实之候。当上病下取，釜底抽薪，急下存阴以拯津液，宜大承气汤急下之。大黄6克，枳实3克，厚朴6克，芒硝6克，玄参3克，甘草3克，水煎服。上方服1剂，当晚咳嗽大减，能食入睡，翌晨得大便，下燥粪一次，午后咳嗽，高热亦平，竟1剂收功。

15. 风火牙痛

张某某，女23岁。于1988年2月患牙痛，头痛头昏，不思饮食，痛不得眠。检查：牙无龋齿，左下第1、第二磨牙牙龈红肿充血，予青霉素、庆大霉素、安痛定注射五天无效，要求中药治疗。询知病人腹胀，四天没解大便，腹下可扪及硬结粪块。中医辨证：热结阳明、风火牙痛。即用大承气汤2剂，服第一剂后解下燥屎十余枚、腹胀大减，牙痛减轻，得眠；第2剂后续之泻下恶臭大便，周身舒服，牙痛止，告愈。

16. 咽痛

余某，男，5岁，于1987年9月4日初诊。其母代诉：咽痛3天，在当地医院予肌注青霉素、口服六神丸治疗，效果不显。刻下吞咽不利，喉核红肿，不咳，口臭，烦渴喜冷饮，纳少，小便色黄，大便干结，4日未行，舌质红、苔黄厚，脉滑数。查：体温38.6℃，咽部充血，两侧扁桃体肿大。血检：白细胞12 400，中性74，淋巴26。

治宜通腑泻火，方选大承气汤：生大黄（后下）8克，厚朴、枳实各10克，芒硝（冲服）6克。1帖后泻下热臭便4次，热度正常，咽痛明显减轻，饮食见增，前方去芒硝，加玄参、麦冬各10克，继进1帖而收功。

17. 头痛头晕

陈某，男，59岁，1983年7月13日入院。头痛且胀2天。1977年以来血压波动在150～170/90～98毫米汞柱，时觉头晕而胀，平时间歇自服复方罗布麻等药。前晚因暴饮，头痛且胀，口苦口干，纳呆，腹胀眠差，大便3日未解，小便短赤。检查：血压192/110毫米汞柱。痛苦病容，面红体壮，腹胀拒按，口气臭秽，舌红苔粗黄，脉弦数。西医诊断：原发性高血压。

中医辨证，阳明腑证，肝火上扰。专用中药治疗，治宜先攻下实热。方选大承气汤：大黄15克，厚朴12克，枳实15克，芒硝10克。1剂。煎取250毫升，分2次服。次日解稀

烂便数次，腹胀大减，血压降至 132/94 毫米汞柱，后改用平肝潜阳法调治。于第 7 天症状消失而出院。

18. **低热**

李某，女，40 岁，1985 年 4 月就诊。患者间断性低热年余，发热多在下午 3 时许，有时夜间亦作，体温 37～38℃之间，曾按阴虚治疗而无效。内服消炎药（土霉素、四环素，磺胺）和中药清热剂，其热可停，五六日或十余日复作，用攻下剂可使发作间隔时间延长。由于时间已久，其效不显，改为输液，其热也可暂停，如此反复年余，多次检查原因不明。来郑再查，除胆囊收缩功能差外，无异常发现，邀余诊治。

症见低热 37.5℃，口干舌燥，食少不馨，心烦腹满，大便秘结，三至五日一次，有时下硬粪数枚，入梦则喃喃自语，如见鬼状，舌红苔黄，脉沉实有力。根据《伤寒论》212 条"不大便五六日，上至十余日，日晡所发潮热"为阳明腑实证的论述，予以大承气汤一剂。处方：大黄（后下）12 克，芒硝（冲化）15 克，厚朴 12 克，枳实 9 克。服药后 2 小时许，腑气转动，肠鸣漉漉，大便日行八次，所下之物，为污浊之水和硬粪。陈积已除，脉静身和，其病获愈。

【现代运用】

现代药理研究表明大黄中的蒽醌类成分有抗细菌感染、抗炎、改善肠道水肿、促进胃肠蠕动等作用；厚朴能够抑制胃酸分泌，改善胃肠功能，并具有一定的杀菌、抗炎作用；芒硝可以镇痛、抗炎性反应、通便；枳实含有橙皮素衍生物，能调节肠道蠕动和胃肠平滑肌，缩短胃排空时间，保护肠道环境，这些药物的作用对于炎症性肠梗阻的病理改变均有一定针对性，在治疗中可发挥重要作用。

本方常用于急性单纯性肠梗阻、粘连性肠梗阻、蛔虫性肠梗阻、急性胆囊炎、急性胰腺炎、幽门梗阻，以及某些热性病过程中出现高热、神昏谵语、惊厥、发狂而见大便不通、苔黄脉实者。

小承气汤

【方剂组成】

大黄（酒洗）四两（12 克），厚朴（炙，去皮）二两（6 克），枳实（大者，炙）三枚

【方药用法】

上三味，以水四升，煮取一升二合，去滓，分温二服，初服当更衣，不尔，尽饮之。若更衣者，勿服之。

【方证释义】

小承气汤泄热通便，行气除满。本方即大承气汤去芒硝，减少枳实、厚朴用量组成。方中大黄苦寒，泄热祛实；厚朴苦辛温，行气除满；枳实苦微寒，理气破结消痞。三味药合用具有泄热通便、行气除满消痞之功。本方不用芒硝者，是燥坚不甚；减枳实、厚朴用量者，是痞满不甚。本方剂量小，通腑攻下之力较大承气汤和缓，故称之为小承气汤，亦有缓下剂之称。

【主治病证】

发汗后，恶寒者，虚故也。不恶寒，但热者，实也。当和胃气，与调胃承气汤。玉函云，与小承气汤。

阳明病，脉迟，虽汗出，不恶寒，其身必重，短气，腹满而喘，有潮热者，此外欲解，可攻里也。手足濈然汗出者，此大便已鞕也，大承气汤主之。若汗多，微发热恶寒者，外未解也，其热不潮，未可与大承气汤。若腹大满不通者，可与小承气汤，微和胃气，勿令至大泄下。

阳明病，潮热，大便已硬者，可与大承气汤；不硬者，不可与之。若不大便六七日，恐有燥屎，欲知之法，少与小承气汤，汤入腹中，转矢气者，此有燥屎也，乃可攻之，若不转矢气者，此但初头硬，后必溏，不可攻之，攻之必胀满不能食也，欲饮水者，与水则哕。其后发

热者，必大便复硬而少也，以小承气汤和之。不转矢气者，慎不可攻也。

阳明病，其人多汗，以津液外出，胃中燥，大便必硬，硬则谵语，小承气汤主之。若一服谵语止，更莫再服。

阳明病，谵语，发潮热，脉滑而疾（一云虚）者，小承气汤主之；因与承气汤一升，汤入腹中转矢气者，更服一升；若不转矢气，勿更与之。明日不大便，脉反微涩者，里虚者，为难治，不可更与承气汤也。

太阳病，若吐，若下，若发汗后，微烦，小便数，大便因硬者，与小承气汤和之。

得病二三日，脉弱，无太阳柴胡证，烦躁，心下硬，至四五日，虽能食，以小承气汤少少与微和之，令小安，至六日，与承气汤一升。若不大便六七日，小便少者，虽不受食，但初头硬，后必溏，未定成硬，攻之必溏，须小便利，屎定硬，乃可攻之，宜大承气汤。

下利，谵语者，有燥屎也，宜小承气汤。

《千金翼》小承气汤，治大便不通，哕数谵语。

【历代名医方论】

《金镜内台方议》：证属阳明者，皆为可下也，若大满、大实者，属大承气汤。今此大热，大便硬，未至于大实，只属小承气汤也。以大黄为君，而荡除邪热；以枳实为臣，而破坚实；以厚朴为佐使，而调中除结燥也。

《医方考》：邪在上焦则作满，邪在中焦则作胀，胃中实则作潮热，阳乘于心则狂，热干胃口则喘，枳、朴去上焦之痞满，大黄荡胃中之实热。此其里证虽成，病未危急，痞、满、燥、实、坚犹未全俱，以是方主之，则气亦顺矣，故曰小承气。

《景岳全书》：凡病在太阴，无表证，潮热脉实，狂言腹胀者宜此。

《伤寒附翼》：夫诸病皆因于气，秽物之不去，由于气之不顺、故攻积之剂，必用行气之药以主之，亢则害。承乃制，此承气之所由。又病去而元气不伤，此承气之义也；大黄倍厚朴，是气药为臣，名小承气。味少，性缓，制小，其服欲微和胃气也，故名曰小。三物同煎，不分次第，而服只四合，此求地道之通，故不用芒硝之峻，且远于大黄之锐矣，故称为微和之剂。

《重订通俗伤寒论》：小肠火腑，非苦不通，故君以生军之苦寒，以涤小肠；臣以枳实之苦降，直达幽门；但苦非辛不通，故佐以厚朴之苦辛，助将军一战成功也。此为阳明实热，蕴结小肠之良方。

《绛雪园古方选注》：承气者，以下承上也，取法乎地，盖地以受制为资生之道，故胃以酸苦为涌泄之机，若阳明腑实，燥屎不行，地道失矣，乃用制法以去其实。大黄制厚朴，苦胜辛也；厚朴制枳实，辛胜酸也。酸以胜胃气之实，苦以化小肠之糟粕，辛以开大肠之秘结。燥屎去，地道通，阴气承，故曰承气。独治胃实，故曰小。

《通俗伤寒论》：大肠与胃同为燥金之腑，《易》曰：燥万物者莫熯乎火。燥非润不降，火非苦不泻，故君以元明粉润燥软坚，生川军荡实泻火；臣以枳实去痞，原朴泄满，合而为痞满燥实坚，大肠实火之良方。加甘草名三一承气汤。

《医学衷中参西录》：大承气汤所主之病，大肠中有燥粪，是以用芒硝软坚以化其燥粪。小承气汤所主之病为腹大满不通，是其病在于小肠而上连于胃，是以但用大黄、朴实以开通其小肠，小肠开通下行，大便不必通下，即通下亦不至多，而胃中之食可下输于小肠，是以胃气得和也。此大、小承气汤用法之分别也。而二承气汤之外，又有调胃承气汤，更可连类论及之。

【医案举例】

1. **热结旁流**

梁某，男，28 岁。住某医院，诊断为流行性乙型脑炎。病程与治疗：病已六日，曾连服中药清热、解毒、养阴之剂，肺势有增无减。会诊时，体温高 40.3℃，脉象沉数有力，腹满

微硬，哕声连续，目赤不闭，无汗，手足妄动，烦躁不宁，有欲狂之势，神昏谵语，四肢微厥，昨日下利纯青黑水，此虽病邪羁踞阳明，热结旁流之象，但未至大实满，而且舌苔秽腻，色不老黄，未可与大承气汤，乃用小承气汤法微和之。服药后，哕止便通，汗出厥回，神清热退，诸症豁然，再以养阴和胃之剂调理而愈。

按：此患者证见腹满微硬，谵语欲狂，热结旁流，目赤肢厥，身热无汗，脉沉数有力，乃里闭表郁之征，虽屡用清热、解毒、养阴之剂，而表不解，必须下之，下之则里通而表自和。若泥于温病忌下之禁，当下不下，里愈结而表愈闭，热结精伤，造成内闭外脱。说明脑炎治疗并非绝对禁用下法，唯非下证而误下，酿成内陷则属非是。

2. 痉病实证

1979 年 8 月 10 日晨，众人抬来一张姓男孩，9 岁，持继高热六日不退。刻诊：壮热无汗，体温 39℃，腹肌烙指，鼻干口燥，干咳，腹痛拒按，溺黄，偶有稀粪自流，四肢厥冷如冰，时发瘛疭，神志不清，脉沉数，舌苔焦黄老燥。此系伏暑蕴结阳明之腑实证。治当通腑导滞，取急下存阴之意，用小承气汤加味。处方：酒洗大黄（后下）12 克，厚朴、枳实各 6 克，生石膏 60 克，酒芩、栀子、连翘各 9 克。

服 1 剂后，当天下午即泻下很多黑色酱粪，臭味熏人，热势遂降，四肢厥回转温，但瘛疭仍作。此表气通、里气和，阳明积痼开也，当续入虎穴以荡根蒂。处方：酒大黄（后下）、石斛各 12 克，生石膏 45 克，金银花 18 克，连翘 9 克，厚朴、枳实、僵蚕、钩藤各 6 克。又服 1 剂，热退。体温正常，黑粪已尽，瘛疭不作，神志清醒。但舌苔仍燥。干咳甚剧，不欲进食。治当急养肺胃之阴。处方：西洋参、麦冬、天冬、竹叶、内金各 6 克，党参、山药、滑石、杏仁各 9 克，黄芪 12 克，五味子、甘草各 3 克。再服 1 剂，咳减思食，再进上方，以资巩固，又 2 剂而瘳。

3. 头痛

卢某某，男，33 岁，1991 年 4 月 6 日来诊。一周前出现头痛，尤以左前额至眉棱骨痛甚，不可近手。曾经某乡卫生所西医治疗，未见痛减。证见：头痛，痛甚处有灼热感，大便秘结不通，不思饮食，舌苔黄燥，脉实。证属阳明热结，法当清泄阳明，兼以止痛。小承气汤：大黄、枳实各 12 克，厚朴 10 克，细辛 3 克。服 1 剂痛大减，2 剂痊愈。

4. 头晕

宋某某，女，86 岁，主诉：头晕 2 年，加重 2 天。既往有高血压病 10 年。2013 年 12 月 8 日初诊。刻下：头晕头胀不适，口干，时觉面部发热，潮红，便干，腹部饱满有底力，舌质偏红，苔薄黄，脉右弦滑细左滑，重按有力。中医诊断：头晕。六经辨证分析：时觉面部发热，潮红，便干，为阳明病的舌脉。舌质偏红，苔薄黄，脉右弦滑细左滑，重按有力，为阳明病的六经辨证：阳明病。生大黄 15 克，厚朴 30 克，枳壳 30 克，天麻 15 克，钩藤 30 克，石决明 30 克，4 剂服完、患者头晕头胀明显减轻，面部发热消失，大便通畅，舌脉同前；效不更方，原方再予 4 剂。1 剂服完，患者头晕头胀消失而愈。

5. 眩晕伤食

任某，女，36 岁，1991 年 9 月 25 日初诊。因连食浆面条而引起眩晕，自觉眼花，视物旋转，闭目即止，恶心呕吐，苦不堪言，并觉腰酸、烦躁，脘闷不舒，腹部臌胀。舌红、苔黄厚，脉弦滑。此乃气阻肠腑，传导失职，浊气上逆所致。急宜轻下热结，投加味小承气汤。大黄、木香各 10 克，枳实、厚朴、姜半夏各 15 克。水煎服。药后 1 小时许，患者言腹中雷鸣，矢气奇臭，随即眩平呕止，既而大便，便后神清气爽如常人，经随访未曾复发。

6. 胃热便结

尹某，男，25 岁，工人。病史：下腹部胀痛两个月，近 1 周加剧，恶心，呕吐，发热。患者经常高温作业，汗出过多，大便干燥，常每四五日1行，下腹满，胀闷，食欲减少，烦躁不得卧。脉沉滑有力，舌质红，苔薄黄。X线钡剂灌肠检查：可见充盈钡剂的袋状突出，诊断为结肠憩室炎。辨证：胃热炽盛，燥屎初结。治法：泻热通便，破滞除满。处方：生大黄15克，枳实12克，厚朴10克。

连服2剂，泻燥屎甚多，继又泻稀便4次，热退神安，但腹胀如故，嗳气不食，脉缓而濡，腹部喜按，叩之呈鼓音。此为脾虚作胀，积食停滞，拟健脾以除虚胀，治当攻补兼施，枳术丸加减治之。处方：炒白术24克，生山药15克，枳实12克，茯苓12克，厚朴10克，青皮10克，紫豆蔻10克，大腹皮10克，莱菔子10克，二丑面6克，木香6克。服药10剂，腹胀减轻，饮食恢复，痞闷已消，诸症均消。

嘱患者注意调养，1年来大便一直正常，腹胀未再复发。

按：本例为典型的阳明病之小承气汤证。方中以大黄攻积泻热，厚朴行气宽中，枳实破结除满。本方泻下作用较慢，适用于阳明腑实而以气滞胀满为甚，燥热次之的证候。本方与调胃承气汤相比，调胃承气汤以治胃肠燥实为主，痞满不甚，故不用枳实、厚朴以行气破滞，只用硝、黄、甘草泻热软坚。本方以治痞满为主，烦躁不甚，故不用芒硝软坚润燥，只用枳实、厚朴破结除满。

7. 呕吐胃扭转

陈某，男，35岁，农民，1977年2月22日就诊。主诉：上腹部疼痛不适，进食后不久即呕吐食物已经6个多月。1976年初开始上腹部疼痛，进食后似稍减轻，半年多来，进食后疼痛不减，亦兼呕吐。同年9月至12月底，曾先后在当地两个医院治疗。

经X线钡剂透视：胃泡呈圆柱形，侧位见2个胃泡，胃大弯翻向上方与膈肌相接，胃小弯成胃的下缘，贲门位于胃的下方，胃窦区及幽门位于十二指肠壶腹部上方，胃张力高，蠕动快，黏膜皱襞大小排列无异常，幽门一时性痉挛，十二指肠壶腹部外形无异常，未见龛影。诊断为胃扭转（牛角型胃，扭转180°）。考虑外科手术治疗，病者及家属拒绝，经中西医保守治疗，症状无好转而出院。

近两个月来，上腹部依旧疼痛，胀闷不适，食后片刻即全部吐出，少许汤液缓缓点滴而下，还可以受纳，口苦，大便稀水样，量不多，体重由原来65千克减至45千克。卧床不起，少气懒言，自汗出，四肢不温，上腹部肌肉有些紧张，剑突下轻度压痛，舌苔略黄而粗腻，脉沉细。西医诊断为慢性胃扭转。

中医辨证：属胃腑热结，上下升降不通，扭转成实，因而旁流浊液，上腹部胀闷疼痛，进食即吐。沉疴久病，阳损及阴，所谓“大实有羸状”。治当通下结热，调胃降浊，存阴复元，方用小承气汤加味。生大黄（后下）15克，黄芩、枳实、川厚朴各12克，半夏30克，竹茹9克，生姜3片。水煎，分3次温服，用汤匙慢慢喂进，以防吐出。每天服1剂，或隔天服1剂。进上方10天后，上腹部疼痛、胀闷已经消除，进食后已不见呕吐。遂停药，养胃为本，以饮食调理之。以后，经X线钡剂透视复查，胃及十二指肠未见异常。病者饮食消化正常，体重逐日增加，渐渐恢复健康。1979年9月追访，2年多来，病者能正常进行体力劳动。

8. 术后胀满不通

温某，男，37岁，铁路工人，1973年8月12日初诊。腹胀发烧已三日，急性阑尾炎手术已六天。术后三天开始腹胀，体温达39.4℃左右，曾注射抗生素，行胃肠减压术无效，腹胀日重。呼吸短促，腹胀痛，口渴不欲饮，饮则益胀，肠鸣音消失，腹部有压痛，但无波动感和移动性浊音。无大便，无矢气。舌苔黄厚，脉沉滑有力。印象：腹胀。

辨证：腑气不通，实邪塞滞。治则：泻热通便，消胀除满。处方：大黄12克，厚朴6克，枳实6克，双花30克，红藤30克，黄芩9

克，服一剂后，出现肠鸣，三小时后大便通，首次泻下黑臭便很多，泻三次后腹胀大减，高烧退，开始进食。又服一剂，又下泻三次，诸症状消失。

9. **术后肠梗阻**

范某，男，60岁，工人。一个月前患"早期绞窄性肠梗阻"，手术治疗后，热退痛减。术后十余日，复觉腹痛、腹胀，由轻渐重，原创伤处及左下腹有压痛及反跳痛。曾用胃肠持续减压、肛管排气等法治疗无效。故延余治疗。

刻诊：表情痛苦，腹胀，疼痛拒按，大便二日未下，小便黄甚，肠间漉漉之声可闻，呕吐，口渴，发热，舌质红，苔黄腻，脉洪滑而数。

诊证合参，此为术后损伤脾气，水湿停聚，与羁留之余热交结，使肠道积热，通降失调，气血凝滞，闭塞不通，不通则痛。清气不能上升，浊气不能下降，气热积于肠内则胀；肠道传导失职，故大便矢气不下。治当攻积导滞，泻下通腑，拟小承气汤加味：大黄（后下）12克，枳实9克，川朴9克，二丑9克，车前子（布包）9克，桃仁7.5克，急煎一剂。服药后即排稀便，腹胀减轻，痛势随缓。原方继进一剂，热势基本消除，胀痛渐止，大便通畅。嘱其调以稀粥，暂行休息。后经随访，痰尽康复。

10. **痿废**

朱修之八年痿废，更医累百，毫未无功。予诊六脉有力，饮食若常，此实热内蒸，心阳独亢，证名脉痿。用小承气汤，下六七行，左脚便能伸缩。再用大承气汤，又下十余行，手可持物。更用黄芩、黄连各一斤，酒蒸大黄八两，蜜丸，日服四钱，以人参汤送。一月之内，去积滞不可胜数，四肢皆能展舒。余曰：积滞尽矣，煎三才膏十斤，服毕应酬如故。

11. **妊娠腹痛昏厥**

夫人妊，腹痛昏厥者五日。名医如高陈二公者，沈姻娅，无巨细悉任之，亦不能措乎。予至诊之，两手脉皆洪大，法当下。众佥以妊难之。予曰："经云：有故无殒，亦无殒也"。妊已九月将解，即胎动奚伤。若当下不下，不独其痛难忍，而变且不测。考功是于言而请药。予即用小承气汤加苏梗、砂仁下之而安。

《赤水玄珠》医案解要：本案之腹痛，系实热结滞胃肠而致；昏厥为实热上扰心神造成，其辨证要点仅为六脉洪大，可见切脉在临证之时不可缺少，是不容置辩的。既有实热之邪结滞于内，自当用攻下之法驱邪外出，即使有孕之妇，下法亦在所不禁。盖有胎之人，邪扰则胎不安，邪去胎自安，攻邪即所以安胎也。案中以小承气汤加理气安胎之砂仁、苏梗为治，攻邪而不伤胎，安胎而不留邪，更属万全之策，真可谓善用古方之范例。

【现代运用】

现代研究发现，小承气汤主要化学成分有蒽醌及蒽酮类、黄酮类及苯丙素类等化学成分，分别来自大黄、枳实及厚朴。起泻下作用的主要成分为大黄中的蒽醌衍生物，枳实与厚朴中的挥发油也具有促进胃肠运动的作用，助君药大黄轻下热结，治疗阳明腑实轻症。

经后世不断地发展变化，小承气汤的应用范围也不断扩大，在临床使用时多根据患者病情适当加减药味。在众多消化系统疾病中，最常用于肠梗阻和便秘的治疗；术后患者胃肠功能减退，小承气汤能恢复平滑肌运动，因此也常用于术后胃肠功能紊乱患者的治疗和预防；肺与大肠相表里，对于痰热郁肺所致的呼吸系统疾病也可采用小承气汤泻下通腑，效果良好；此外小承气汤还可抑制炎症因子的释放，也减轻部分炎症性反应。

调胃承气汤

【方剂组成】

大黄（去皮，清酒浸）四两（12克），甘草

(炙)二两(6克),芒硝半升(12克)

【方药用法】

以水三升,煮二物至一升,去滓,内芒硝,更上微火一二沸,温顿服之,以调胃气。

【方证释义】

大黄苦寒以泄热通便,荡涤肠胃;芒硝咸寒以泻下除热,软坚润燥;以炙甘草调和大黄、芒硝攻下泄热之方,使之和缓。邹澍云本方其所以名调胃承气,其承气之功皆在于大黄。本方与大、小承气汤相比,泻下导滞之方弱,尤适于症轻而体弱者。由于本方能调和肠胃,承顺胃气,驱除肠胃积热,使胃气得和,气机相接,从而诸证蠲除,故名调胃承气汤。

【主治病证】

伤寒脉浮,自汗出,小便数,心烦,微恶寒,脚挛急,反与桂枝汤,欲攻其表,此误也,得之便厥。咽中干,烦躁,吐逆者,作甘草干姜汤与之,以复其阳。若厥愈、足温者,更作芍药甘草汤与之,其脚即伸。若胃气不和,谵语者,少与调胃承气汤。若重发汗,复加烧针者,四逆汤主之。

发汗后,恶寒者,虚故也;不恶寒,但热者,实也。当和胃气,与调胃承气汤。

太阳病未解,脉阴阳俱停(一作微),必先振栗,汗出而解。但阳脉微者,先汗出而解;但阴脉微者,下之而解。若欲下之,宜调胃承气汤。

伤寒十三日,过经,谵语者,以有热也,当以汤下之。若小便利者,大便当硬,而反下利,脉调和者,知医以丸药下之,非其治也。若自下利者,脉当微厥,今反和者,此为内实也,调胃承气汤主之。

太阳病,过经十余日,心下温温欲吐,而胸中痛,大便反溏,腹微满,郁郁微烦。自欲极吐下者,先此时,与调胃承气汤;若不尔者,不可与。但欲呕,胸中痛,微溏者,此非柴胡证,以呕极吐下,故知也。

阳明病,不吐,不下,心烦者,可与调胃承气汤。

太阳病三日,发汗不解,蒸蒸发热者,属胃也,调胃承气汤主之。

伤寒吐后,腹胀满者,与调胃承气汤和之则愈。

【历代名医方论】

《绛雪园古方选注》:调胃承气者,以甘草缓大黄、芒硝留中泄热,故曰调胃,非恶硝、黄伤胃而用甘草也。泄尽胃中无形结热,而阴气亦得上承,故亦曰承气。其义亦用制胜,甘草制芒硝,甘胜咸也;芒硝制大黄,咸胜苦也。去枳实、厚朴者,热邪结胃劫津,恐辛燥重劫胃津也。

《伤寒说意》:阳明病,自经传腑之始,发表宜彻,汗出不彻,则经热郁蒸,自表传里。阳气怫郁,不得汗泄,身热面赤,烦躁短气,疼痛不知处所,乍在腹中,乍在四肢,此必入胃腑。若以表药发之,汗出热退,犹可不成腑证,迟则传腑,而成承气汤证,较之在经,顺逆攸分矣。缘其里阳素盛,而皮毛不开,经热莫泄,则腑热续发,表里感应,自然之理也。

究其由来,或失于发表,或发表而汗出不彻,或发汗利水,津亡土燥,皆能致此。其自太阳来者,寒水之衰也,谓之太阳阳明。自少阳来者,相火之旺也,谓之少阳阳明。自阳明本经来者,谓之正阳阳明,全缘燥金之盛也。

其始腑热未盛,犹见恶寒,及其腑热已盛,则恶寒自罢。内热蒸发,汗出表退,风寒悉去,全是一团燥火内燔。俟其手足汗流,脐腹满痛,日晡潮热,烦躁谵语,喘满不卧,则大便已硬,当服下药。轻者用调胃承气汤,早和胃气,不令燥结,其次用小承气汤,重者用大承气汤,下其结粪,以泻胃热也。

《通俗伤寒论》:小肠火腑,非苦不通,故君以生军之苦寒,以涤小肠;臣以枳实之苦降,直达幽门;但苦非辛不通,故佐以厚朴之苦辛,助将军一战成功也。此为阳明实热蕴结小肠之良方。若热结旁流,加川连一钱

尤妙。

《血证论》:三承气汤,不但药力有轻重之分,而其主治,亦各有部位之别。故调胃承气汤,仲景提出"心烦"二字,以见胃络通于心,而调胃承气,是注意在治胃燥也,故以大黄、芒硝泻热润燥,合之甘草,使药力缓缓留中以去胃热,故名调胃也。

大承气汤,仲景提出"大便已硬"四字,是专指大肠而言,大肠居下,药力欲其直达,不欲其留于中宫,故不用甘草,大肠与胃,同禀燥气,故同用硝、黄以润降其燥,用枳朴者,取木气疏泄,助其速降也。

若小承气汤,则重在小肠,故仲景提出"腹大满"三字为眼目,盖小肠正当大腹之内,小肠通身接连"油网","油"是脾所司,"膜网"上连肝系,肝气下行,则疏泄脾土,而膏油滑利,肝属木,故枳、朴秉木气者,能疏利脾土,使油膜之气下达小肠而出也:又用大黄归于脾土者,泻膏油与肠中之实热,此小承气所以重在小肠也;其不用芒硝,以小肠不秉燥气,故不取硝之咸润。至大承气亦用枳、朴者,以肝木之气,从油膜下接大肠,《内经》所谓"肝与大肠通"也。三承气汤,药力皆当从胃中过,从大肠而去,但其命意,则各有区别,用者当审处焉。观此,则吴鞠通调胃承气、导赤承气二方,似觉多事。

《医学衷中参西录》:大黄虽为攻下之品,原善清血分之热,心中发烦实为血分有热也。大黄浸以清酒,可引其苦寒之性上行以清心之热而烦可除矣。证无大便燥结而仍用芒硝者,《内经》谓热淫于内治以咸寒。芒硝味咸性寒,实为心家对宫之药(心属火,咸属水故为心家对宫之药),其善清心热,原有专长,故无大便燥结证而亦加之也。用甘草者,所以缓药力之下行,且又善调胃也。不用朴、实者,因无大便燥结及腹满之证也。

【医案举例】

1. 阳明燥实

李某长子,19岁。四月病伤寒九日,医作阴证治之,与附子理中丸数服,其证增剧。更医又作阳证,议论差互,不敢服药,决疑于罗。坐有数人,罗不欲直言其证,但细为分解,使自度之。凡阳证者,身须大热而手足不厥,卧则坦然,起则有力,不恶寒,反恶热,不呕不泻,渴而饮水,烦躁不得卧,能食而多语,其脉浮而数者,阳证也。凡阴证者,身不热而手足厥冷,恶寒卧,恶闻人声,或自引衣盖,不烦渴,不饮食,小便自利,大便反快,其脉沉细而迟者,阴也。今诊其脉沉数,得六七至,夜叫呼不绝,全不睡,又喜饮冷冰水,阳证悉具。三日不见大便,宜急下,乃以:酒煨大黄18克,炙甘草6克,芒硝15克,煎服。至夕,下数行,燥屎二十余块,是夜大汗出。明日又往视之,身凉脉静矣。

2. 便秘

沈宝宝(上巳日)病延四十余日,大便不通,口燥渴,此即阳明主中土,无所复传之明证。前日经用泻叶下后,大便先硬后溏,稍稍安睡,此即病之转机。下后,腹中尚痛,余滞未清,脉仍滑数,宜调胃承气汤小和之。

生川军(二钱,后入),生甘草(三钱),芒硝(一钱,冲)

佐景按:调胃承气汤、小承气汤并前大承气汤为三承气汤。三者药味各异,分量不同,煎法既殊,服法亦差,仲圣分之至详,用之至精。历来注家能辨之至稔,言之至明者,当推柯氏韵伯,学者当细心参究。惟窃有一二小议,当略略补充如下:仲圣常言"胃中有燥矢",此"胃中"二字,当连读成一名词,即"肠"字之别称,并非言"胃之中",故"调胃承气"之胃,"微和胃气"之胃,均可作"胃中",或径作"肠"字解,此其一。

柯氏谓调胃承气汤为太阳阳明并病之和剂,并谓"此外之不解,由于里之不通,故太阳之头项强痛虽未除,而阳明之发热不恶寒已外见。"不知阳明亦有头痛,惟痛在阙上,而不在太阳穴;阳明亦有发热,惟热属蒸蒸,而不属翕翕,故大论曰:"太阳病,三日,发汗不解,蒸蒸发热者，属胃也，调胃承气汤主之。”此“不解”二字并非表不解，乃太阳热去，阳明热继，亦不解之谓也。柯氏硬加“头不痛”句，反逆，此其二。柯氏谓厚朴倍大黄是气药为君，大黄倍厚朴是气药为臣。谓之曰“气”，似尚见含糊，盖厚朴是肠药，能直达肠部，宽放肠壁。彼肠结甚者，燥矢与肠壁几密合无间，硝黄虽下，莫能施其技，故必用厚朴以宽其肠壁，而逐其矢气，如是燥矢方受攻而得去，此其三。

3. **呕吐**(王常勇医案)

万某某，女，23 岁。因长期低热，胸痛咳嗽而入本院肺科，诊断：肺结核，经临床治疗病情好转。但于五天前始出现呕吐，逐渐加重，一日数次，食入即吐，食水难进，经用西药镇静、止吐等均无效，而要求中医诊治。1984 年 4 月 28 日诊察，证见：精神不振，消瘦乏力，面色潮红，发热，不思饮食，频发呕恶，食入即吐。自诉从呕吐始，至今六七日大便未解，查舌质红，苔微黄而腻，脉弦细数此为久病体虚，内热伤阴，中焦热结，腑气不通，胃气不降，浊气上逆所致。治宜通府降逆，投方调胃承气汤加当归：大黄(后下)10 克，芒硝(冲服)10 克，甘草 15 克，当归 15 克。一剂，水煎频服，每次少量。

患者于睡前服完，服药间未见呕吐，一夜较安，次日清晨，解较稀软便一次，自觉胃脘舒适，身热亦退，口干微渴，早饭进稀饭半碗，饮水少量，此后一直未再呕吐。

4. **呃逆**

严某，男，50 岁，1986 年 10 月 25 日诊。患者 3 天前饮酒饱食后，胃院胀闷不舒，继之呃呃连声，不能自制。自用多种单方治疗未愈，服西药颠茄类及镇静药不见好转。到某乡卫生院诊治，医生给予丁香柿蒂汤加半夏、旋覆花等 2 剂，服后呃逆愈频而求余诊治。闻其呃声接连不断，甚是痛苦。询问知其 3 日来未大便，脘腹胀满，口渴心烦。查舌苔黄厚，脉象滑数。

处方：大黄、芒硝各 15 克，甘草 6 克。上 3 味兑入开水 500 毫升，盖严浸泡 30 分钟后滤出，1 次服完。服后泄下大便甚多，臭秽异常，呃逆自止，腹胀满等症亦消。

5. **气喘**

康某某，女，29 岁。1989 年 6 月 29 日诊。患者以心慌气短，四肢关节疼痛住我院内科治疗，诊断为风湿性关节炎、神经官能症。经治疗后关节疼痛减轻，但气短喘促时作，不得平卧。服西药不效，故请中医会诊。诊见：气短喘促不得卧，潮热口干，全身汗出，腹胀便秘，小便黄赤，舌质红、苔黄腻，脉滑数。诊为喘证，属热结肠胃，腑气不通，气机不得通降所致，治拟通腑泻热，降气平喘。方用调胃承气汤加减：大黄、杏仁、甘草各 6 克，芒硝(冲)、厚朴各 10 克。

服药 2 剂，便出水样粪便并挟有燥屎，汗出止，腹胀除，潮热喘促大减，能平卧入睡。后以调胃承气合香砂六君子汤调服 7 剂，诸症痊愈而出院。

6. **眩晕(高血压)**

王某，男，52 岁，1976 年 9 月就诊。头晕头痛血压高已两年。胃脘憋胀，纳呆，夜间和饭后脘胀较剧，经常服西药，血压稍降，停药后则血压复升，曾服天麻钩藤饮和镇肝息风汤等疗效不著。血压 190/120 毫米汞柱，大便二日一次，稍干。舌苔黄，脉上关上滑。印象：眩晕。辨证：阳明腑实，胃热上蒸。治则：泻热通便。处方：大黄 12 克，芒硝 6 克，炙甘草 6 克，代赭石 12 克，钩藤 24 克。服 3 剂，大便通，日 3 次稀便，胃憋胀除，头晕大减，血压 150/100 毫米汞柱，脉上关上滑。上方略事加减，再服 9 剂，诸症消失，血压 130/90 毫米汞柱，追访二年无复发。

【现代运用】

现代药理研究证明，本方具有促进胃肠蠕动，改善胃肠道血液循环，抗菌消炎等作用。

现代常用于治疗急性胰腺炎、流行性乙

型脑炎、肺炎、肠梗阻、胆系感染、不明原因高热、牙周炎、便秘、鼻衄、糖尿病、妊娠黄疸、流行性结膜炎、稻田皮炎、湿疹、传染性软疣等。

桃核承气汤

【方剂组成】

桃仁(去皮尖)五十个(12克),桂枝(去皮)二两(6克),大黄四两(12克),芒硝二两(6克),甘草(炙)二两(6克)

【方药用法】

上五味,以水七升,煮取二升半,去滓,内芒硝,更上火,微沸下火,先食温服五合,日三服,当微利。

【方证释义】

证属瘀热互结下焦,治当因势利导,逐瘀泻热,以祛除下焦之蓄血。方中桃仁苦甘平,活血破瘀;大黄苦寒,下瘀泻热。二者合用,瘀热并治,共为君药。芒硝咸苦寒,泻热软坚,助大黄下瘀泻热;桂枝辛甘温,通行血脉,既助桃仁活血祛瘀,又防硝、黄寒凉凝血之弊,共为臣药。桂枝与硝、黄同用,相反相成,桂枝得硝、黄则温通而不助热;硝、黄得桂枝则寒下又不凉遏。炙甘草护胃安中,并缓诸药之峻烈,为佐使药。

【主治病证】

太阳病不解,热结膀胱,其人如狂,血自下,下者愈。其外不解者,尚未可攻,当先解外。外解已,但少腹急结者,乃可攻之,宜桃核承气汤。

【历代名医方论】

《医方考》:桃仁,润物也,能泽肠而滑血;大黄,行药也,能推陈而致新;芒消,咸物也,能软坚而润燥;甘草,平剂也,能调胃而和中;桂枝,辛物也,能利血而行滞。又曰:血寒则止,血热则行。桂枝之辛热,君以桃、消、黄,则入血而助下行之性矣,斯其治方之意乎!

《伤寒来苏集》:若太阳病不解,热结膀胱,乃太阳随经之阳热瘀于里,致气留不行,是气先病也。气者血之用,气行则血濡,气结则血蓄,气壅不濡,是血亦病矣。小腹者,膀胱所居也,外邻冲脉,内邻于肝。阳气结而不化,则阴血蓄而不行,故少腹急结;气血交并,则魂魄不藏,故其人如狂。治病必求其本,气留不行,故君大黄之走而不守者,以行其逆气;甘草之甘平者,以调和其正气;血结而不行,故用芒硝之咸以软之;桂枝之辛以散之;桃仁之苦以泄之。气行血濡,则小腹自舒,神气自安矣。此又承气之变剂也。此方治女子月事不调,先期作痛,与经闭不行者最佳。

《绛雪园古方选注》:桃仁承气,治太阳热结解而血复结于少阳枢纽间者,必攻血通阴,乃得阴气上承,大黄、芒硝、甘草本皆入血之品,必主之以桃仁,直达血所,攻其急结,仍佐桂枝泄太阳随经之余热,内外分解,庶血结无留恋之处矣。

《伤寒说意》:太阳表寒不解,经热内传,结于膀胱。膀胱者,太阳之腑,经腑合邪,热结血分,则其人如狂,以心主血而藏神,血热则神乱也。其结血自下者愈,结血不下,必须攻之。若经证未解,不可攻也,攻之恐卫气内陷,当先解其表,表解后,但觉少腹急结者,乃可攻之。宜桃核承气汤,破其结血。

如日久病重,身黄而脉沉结,其人发狂者,此热在下焦,少腹必当硬满。其血海结燥,桃核承气不胜其任,非抵当汤不能开。须验其小便,小便不利者,是膀胱湿热,非血证也,若小便自利,则血证无疑。宜抵当汤、丸,相其缓急治之,少腹石硬者,用汤,满而不硬者,当用丸药缓攻也。

《本草思辨录》:桃核承气汤,即调胃承气汤加桃仁桂枝,加桃仁桂枝而仍名承气,明示此证之有关于阳明。盖太阳病汗解之后,原有阳明腑实之虑,今不腑实而少腹急结,未始非肠胃之热下迫膀胱,以桃仁协调胃承气,则下逐膀胱之血瘀,亦上清阳明之热迫。

加桂枝者，膀胱寒水之腑，热结初萌，骤以黄硝折之，气必先郁，故以桂枝化膀胱之气。且桂枝协甘草，能散结缓急，又为少腹急结之要药。

观桂枝茯苓丸之下症，温经汤之瘀血在少腹不去，土瓜根散之少腹满痛，皆用桂枝，即可知此之非为解表矣。彼用桂枝敛以芍药，此用桂枝引以黄硝，桂枝所以能抵少腹也。下瘀血汤，瘀血在脐下不在少腹，不曰蓄而曰著，是其血瘀未久，腹痛亦新著之故。况在产后，岂宜峻攻。既服枳实芍药散而不愈，其为血被热灼而不行无疑矣。治以大黄桃仁涤热逐瘀，䗪虫导血通络，蜜丸和药而不伤液，酒煮行药而不疾下，合之则共成脐下去著之功。此与抵当汤丸之用虻蛭，顾可以同年语乎。

桃核承气汤之治，愚既辨之详矣，惟此条热结膀胱四字，前人多看作太阳传本之公共语，谓热邪随经入于膀胱，有水结，有血结，五苓散所以治水结，桃核承气汤抵当汤丸所以治血结。不知热结膀胱，但有血结，并无水结。盖膀胱为津液之腑，气化则能出，故小便不利，是气病非血病。按巢氏病源，淋病至于热甚则变尿血，何尝非膀胱之热由气入血。而外台治血淋诸方，无用桃仁虻蛭者，以尿血而非蓄血也。血不蓄，则热可谓之盛，不可谓之结。且五苓散之不治膀胱热结，固显有可证者。

【医案举例】

1. 惊狂

杜某某，女，18 岁。因遭受惊吓而精神失常，或哭或笑，惊狂不安。伴见少腹疼痛，月经衍期不至。舌质紫暗，脉弦滑。此乃情志所伤，气机逆行，血淤神乱。桃核承气汤主之。

桃仁 12 克，桂枝 9 克，大黄 9 克，炙甘草 6 克，柴胡 12 克，赤芍 9 克，水蛭 9 克，2 剂。药后经水下行，少腹痛止，精神随之而安。

2. 腹满

罗夫人（七月二十三日），腹满胀，转矢气则稍平，夜不安寐。大便行，则血随之而下。以证状论，有似脾虚不能统血。然大便鞕，则决非脾脏之虚，以脾虚者便必溏也。脉弦，宜桃仁承气汤。

桃仁泥三钱，生川军（后下）二钱，川桂枝三钱，生草一钱，芒硝（冲）钱半

佐景按：病者服二剂后，大便畅而血止矣。

3. 月经不调

曹（右住林荫路）。

初诊（十月二十二日），经事六七月不来，鼻衄时作，腹中有块，却不拒按，所以然者，鼻衄宣泄于上故也。阙上痛，周身骨节烘热而咳，此病欲作干血，以其体实，宜桃核承气汤加味，上者下之也。

川桂枝二钱，制川军三钱，枳实二钱，桃仁泥四钱，生甘草钱半，牛膝二钱，全当归二钱，大白芍二钱。

4. 惊狂

师曰住毛家衖鸿兴里门人沈石顽之妹，年未二十，体颇羸弱。一日出外市物，骤受惊吓，归即发狂，逢人乱殴，力大无穷。石顽亦被击伤腰部，因不能起。数日后，乃邀余诊。病已七八日矣，狂仍如故。石顽扶伤出见。问之，方知病者经事二月未行。遂乘睡入室诊察，脉沉紧，少腹似胀。因出谓石顽曰：此蓄血证也，下之可愈。遂疏桃核承气汤与之。

桃仁（一两），生军（五钱），芒硝（二钱），炙甘草（二钱），桂枝（二钱），枳实（三钱）

翌日问之，知服后下黑血甚多，狂止，体亦不疲，且能啜粥，见人羞避不出。乃书一善后之方与之，不复再诊。

佐景按：狂止体不疲者，以病者体弱不甚，而药复适中病也。即使病者体气过虚，或药量过剂，致下后疲惫者，不妨用补剂以调之。病家至此，慎勿惊惶，反令医者不克竟其

技也。

5. **腰痛**

张令施乃弟伤寒坏证，两腰偻废，卧床彻夜痛叫，百治不效，求诊广余。其脉亦平顺无患，其痛则比前大减。余曰：病非死证，但恐成废人矣。此证之可以转移处，全在痛如刀刺，尚有邪正互争之象，若全然不痛，则邪正混为一家，相安于无事矣。今痛觉大减，实有可虑，宜速治之。病者曰：此身既废，命安从活，不如速死。

余蹙额，欲为救全，加无治法，谛思良久，谓热邪深入两腰，血脉久闭，不能复出，只有攻散一法，而邪既入久，正气全虚，攻之必不应。乃以桃仁承气汤多加肉桂、附子二大剂与服，服后即能强起。再访前意为丸，服至旬余全安。

6. **癃闭(淋病性尿道狭窄、尿潴留)**

患者，男性，74岁。突然小便癃闭，当地医院导尿多次，均因剧痛未成，乃行膀胱穿刺，排去尿液后，转我院治疗，诊断为淋病性尿道狭窄伴发尿潴留。按其少腹硬满拒按，小便癃闭，大便十余日未行，身热38℃，弛张不退。处方用桃仁承气汤加滑石、木通、车前子。1剂即大便下如羊矢，小便也涓滴而下，但不通利。再服一剂，二便皆畅。

7. **热入血室**

李某某，女，28岁。春三月经水来多，八日方止，因当烈日摘茶，忽然小腹急痛，上冲心膈，寒热往来。喜呕，药不得入口，手足厥冷，气闭神昏。医以附子五积散加减等方治之不效，更延余诊。

脉象沉伏，舌苔黄，质暗红。查此病经水大来八日，医者无不以虚治之，岂知热邪乘虚内入血室。仲景治热入血室有小柴胡法，然小柴胡乃和解之方，今热邪势急，必用急攻。况血海隶于阳明，以少阳为来路，当以阳明为去路。宜泄热逐淤，拟桃仁承气汤。方用：桃仁12克，桂枝6克，大黄12克，芒硝6克，炙草6克。

连服3剂，厥回呕平，粪下黑物，痛缓神清。惟肚腹胀大改进小柴胡汤加山楂、益母草、当归、川芎、广皮、厚朴、云连，两周全安。

8. **妊娠腹痛**

刘某某，女，38岁。已产两胎。今又停经八月，但腹不甚大。自觉胀满不舒，医投以疏气行血之药而见减，后经某医院确诊为“妊娠”，乃身体虚弱，胎儿不能正常发育之故。诊其脉涩不滑，按脐下膨硬而有痛感，此乃气血停滞不能胎。因思前医用行血之药既已见效，法当取用桃仁承气汤以调之。处方：

大黄12克，桃仁9克，桂枝、芒硝、甘草各6克，水煎分三次。药后腹中感痛，翌晨下腻便颇多，腹部顿爽。嘱以饮食调养，逾月产下一男婴，母子平安。

9. **产后发热**

邱某，产后六七日，午后发热，既而但热不寒，少腹感觉胀满。自恃体壮，不以为病。病数口张益甚，其夫始来邀诊。询之，产后三四日恶露即止。遂与桃仁承气汤，晚间进药，至夜半腹中痛不可忍。约二小时后，排下脓血极多，次日往诊，其病快然如失。

10. **哮喘**

焦某某，女，65岁。胃强健啖，体瘦面苍。1964年中秋，因过食羊肉，致病哮喘，医予麻杏石甘汤，其势弥甚。症见：痰声雷鸣，气逆难降，苔黄舌紫，脉象沉数。大便艰涩而味臭质黏。此为大肠实热上干肺金，用釜底抽薪法，使肺气降而喘自止。以桃核承气汤加葶苈子，蠲痰泻热，直取阳明，2剂便下喘定，苔退食进。嗣后予泻白散加知母、花粉、大贝清阳明而肃肺金，4剂痊愈。

11. **牙病**(徐光华医案)

王某，男，45岁，1977年10月17日就诊。患牙痛有旬，服清胃补肾药不应，投麻镇止痛药乏效。诊之，有下齿6、7、8均有龋洞，不红不肿，面颊亦无着变，望其面色微黑，舌有瘀斑，苔微腻，脉来弦涩，大便秘结，思《伤寒论今释》陆渊雷有用桃仁承气汤治龋齿说，予之，3 剂始觉轻快，连用 12 剂痛愈，未复发。

【现代运用】

本方常用于急性盆腔炎、胎盘滞留、附件炎、肠梗阻、子宫内膜异位症、急性脑出血等属瘀热互结下焦者。

抵当汤

【方剂组成】

水蛭(熬)三十个(60 克)，虻虫(熬，去翅足)三十个(6 克)，桃仁(去皮尖)二十个(4 克)，大黄(酒洗)三两(9 克)

【方药用法】

上四味，以水五升，煮取三升，去滓，温服一升，不下更服。

【方证释义】

抵当汤破血逐瘀，泄热祛实。方中水蛭、虻虫相配，直入血络，破恶血，逐瘀血；桃仁活血祛瘀，兼润肠通便；大黄泄热凉血，逐瘀通经。药仅四味，但破血逐瘀之力甚为峻猛，可直抵病所荡涤瘀血从下而解，使瘀血去而新血生。李中梓《伤寒括要》云："气不行者易散，血不行者难通，血蓄于下，非大毒驶剂，不能抵挡其邪，故名抵当汤。"《伤寒论》说到本证见于以下几种成因：①太阳病六七日，表证仍在，脉微而沉，反不结胸，其人发狂者，以热在下焦，少腹当硬满，小便自利者，下血乃愈，所以然者，以太阳随经，瘀热在里故也。抵当汤主之。②太阳病，身黄，脉沉结，少腹硬，小便不利者，为无血也，小便自利，其人如狂，血证谛也，抵当汤主之。③阳明病，其人喜忘者，必有蓄血，所以然者，本有久瘀血，故今喜忘，屎虽硬，大便反易，其色必黑者，宜抵当汤下之……④病人无表里证，发热七八日，虽脉浮数者，可下之。假令已下，脉数不解，合热则消谷喜饥，至六七日不大便者，有瘀血，宜抵当汤。《金匮要略》说到本证见于以下几种成因：妇人经水不利下，抵当汤主之。

【主治病证】

太阳病六七日，表证仍在，脉微而沉，反不结胸，其人发狂者，以热在下焦，少腹当硬满，小便自利者，下血乃愈，所以然者，以太阳随经，瘀热在里故也。抵当汤主之。

太阳病，身黄，脉沉结，少腹硬，小便不利者，为无血也，小便自利，其人如狂，血证谛也，抵当汤主之……

阳明病，其人喜忘者，必有蓄血，所以然者，本有久瘀血，故今喜忘，屎虽硬，大便反易，其色必黑者，宜抵当汤下之。

病人无表里证，发热七八日，虽脉浮数者，可下之。假令已下，脉数不解，合热则消谷喜饥，至六七日不大便者，有瘀血，宜抵当汤。

妇人经水不利下，抵当汤主之。

【历代名医方论】

《伤寒明理药方论》：水蛭味咸、苦，微寒，《内经》曰："咸胜血，血蓄"，于下胜血者，必以咸为主，故以水蛭为君。虻虫味苦、微寒，苦走血，血结不行，破血者必以苦为助，是以虻虫为臣。桃仁味苦，甘平，肝者血之，源血聚，则肝气燥，肝苦急，急食甘以缓之，散血缓急，是以桃仁为佐。大黄味苦，寒，湿气在下，以苦泄之，血亦湿频也，荡血逐热，是以大黄为使。四物相合，而方剂成病与药对药与病宜，虽痾毒重疾必获济之功矣。

《伤寒括要》：气不行者易散，血不行者难通，血蓄于下，非大毒驶剂，不能抵挡其邪，故名抵当汤。经曰：咸胜血。去血必以咸，是以水蛭咸寒为君。经曰：苦走血。散血必以苦，是以虻虫苦寒为臣。血结则干燥，以桃仁之润滑为佐。血结则凝泣，故以大黄之荡涤为使。

《伤寒来苏集》：太阳病发黄与狂，有气血之分。小便不利而发黄者，病在气分，麻黄连翘赤小豆汤症也。若小便自利而发狂者，病在血分，抵当汤症也。湿热留于皮肤而发黄，卫气不行之故也。燥血结于膀胱而发黄，营

气不敷之故也。沉为在里，凡下后热入之症，如结胸、发黄、蓄血，其脉必沉。或紧、或微、或结，在乎受病之轻重，而不可以因症分也。水结、血结，俱是膀胱病，故皆少腹硬满。小便不利是水结，小便自利是血结。蛭，昆虫之饮血者也，而利于水。虻，飞虫之吮血者也，而利于陆。以水陆之善取血者，用以攻膀胱蓄血，使出乎前阴。佐桃仁之苦甘而推陈致新，大黄之苦寒而荡涤邪热。名之曰抵当者，直抵其当攻之处也。

《伤寒论宗印》：病也。太阳病六七日，表证仍在者，经转一周，而仍复于太阳也。邪在表而脉反微沉者，盖缘里气虚微，故沉而内陷也。此在表气分之邪从胸而入，反不结胸，其人发狂者，直入于下焦也。下焦乃血海之分，阳热侵之，则所生受病，阴不胜其阳，故其人发狂。病热在里，故少腹当硬满，然此因气以伤血，故当验其小便焉。如小便清者，气分之邪并于血分矣，下血乃愈。所以然者，以太阳随经瘀热在里故也，抵当汤主之。所谓经者，太阳之经气也。经曰：三焦膀胱者，腠理毫毛其应。盖太阳之气，由水中所生，从下而上，自内而外，循于胸胁，达于皮毛。如在气分，而过经不解，里气虚微，则邪随气而归于下焦矣。虻虫、水蛭，一飞一潜，吮血之虫，具生动之性，血中之气药，气中之血药也。潜者，如水中之阳；飞者，如气之游行于上下也。配大黄、桃仁之苦寒，清瘀热以破血，能解血中之青，抵当气分之邪，故名之曰抵当汤也。夫桃仁承气汤证，热在于经中血分，由背臂而下入膀胱，故曰外、曰结。其汤曰承气，谓解其血中之结，得以外承阳气也。抵当汤证，乃邪热在于气分，由胸膈而下伤于血海，故曰表、曰结胸、曰硬满。其汤曰抵当，谓清解其血青，而能抵当其阳邪，盖承气者，迎合之意也；抵当者，拒敌之辞也。读论者，当以二证分别解释，庶为得之，成氏互相牵引，亦简忽矣。（眉批：反不结胸者，谓邪从胸之气分而入，非在背之经脉也。经气化，故小便清。）

《伤寒论集注》：太阳病六七日环运已周，又当来复于太阳，表证仍在者，太阳之气运行于外内，而病气仍在表也；脉微而沉者，太阳之气随经脉而沉以内薄也；夫太阳之气从胸出入，今反不结胸者，循背下入而不从于胸胁也；其人发狂者，阳热之气薄于血室，阴不胜其阳则脉流薄疾，并乃狂非若如狂之在气分也；以热在下焦，小腹当有形之硬满，盖血瘀则硬，气结则满，非若无形之急结也；小便自利者，不在气分而归于血分矣，下血乃愈。所以然者，以太阳随经，瘀热在里故也。抵当汤主之，虻虫、水蛭皆吮血之虫，一飞一潜，潜者下行在里之瘀，飞者上承随经之热，配桃仁以破瘀，大黄以行血。名曰抵当汤者，谓抵当随经之热，而使之下泄也。

《温热经纬》：徐洄溪曰：凡人身瘀血方阻，尚有生气者易治。阻之久，则无生气而难治。盖血既离经，与正气全不相属，投以轻药，则拒而不纳。药过峻，又能伤未败之血，故治之极难。水蛭最喜食人之血，而性又迟缓善入。迟则生血不伤，善入则坚积易破，借其力以攻积久之滞，自有利而无害也。雄按：王肯堂云：人溺、蜂蜜，皆制蛭毒。章虚谷曰：经言阳络伤则血外溢，阴络伤则血内溢。外溢则吐衄，内溢则便血。盖阴阳手足十二经交接，皆由络贯通接连，细络分布周身，而血随气行，必由经络流注，表里循环，是故络伤则血不能循行，随阴阳之部而溢出，其伤处即瘀阻，阻久而蓄积，无阳气以化之，乃成死血矣。故仲景用飞走虫药，引桃仁专攻络结之血。大黄本入血分，再用酒浸，使其气浮，随虫药循行表里，以导死血归肠腑而出，岂非为至妙至当之法哉！由是类推，失血诸证，要必以化瘀调经络为主矣。余每见有初治即用呆补之法，使瘀结络闭，不能开通，终至于死，良可慨也！雄按：王清任论虚劳，亦主瘀阻。盖本大黄䗪虫丸虫丸之义而言也。

《伤寒论今释》(1930 年)：《本经》，水蛭，味咸平，主逐恶血，月闭，破血瘕积聚，无子，利水道；虻虫，味苦微寒，主逐瘀血，破下血积，坚痞癥瘕，寒热，通利血脉及九窍，是二药之效略同。西人往昔常用活蛭吮血，以消炎症，日本猪子氏试验水蛭之浸出液，谓可缓解血液之凝固。然则抵当汤用此二药，盖取其溶解凝固之血，以便输送排泄也。柯氏云：蛭，昆虫之巧于饮血者也。虻，飞虫之猛于吮血者也。滋取水陆之善取血者攻之，同气相求耳。更佐桃仁之推陈出新，大黄之苦寒，以荡涤邪热。

【医案举例】

1. **闭经**

患者穆某，女，36 岁，于 2019 年 8 月初以“闭经 3 月余”为主诉就诊。患者 2 年前月经曾 2 月未至，后服用达英-35 配合中成药治疗，月经来潮，1 年后症状又有反复。经 B 超检查提示：多囊卵巢。

刻诊：月经 3 月余未至，心烦，易怒，梦多，口渴欲饮水，舌质暗红、边有瘀斑、苔白，脉沉弦。

中医诊断：闭经，辨属胞宫瘀热证。治宜理气活血、清热通经。方选抵当汤加味。

处方：当归 15 克，生地黄 9 克，桃仁 9 克，酒大黄 9 克，水蛭 6 克，虻虫 9 克，茯苓 15 克，牡丹皮 15 克，三棱 9 克，莪术 9 克，白芍 9 克，醋郁金 9 克，桂枝 6 克，炙甘草 6 克。7 剂，每日 1 剂，水煎取汁 600 毫升，分早中晚 3 次温服。后电话告知，患者照此方连续用药近 2 月，月经来潮，经 B 超复查，多囊卵巢基本消失。为巩固疗效，上方改汤为丸，继续治疗 6 月余，月经周期恢复正常，卵巢囊肿渐消。

按：闭经从中医理论分析，主要与热瘀、寒瘀相关，根据仲景治“瘀”理念，选用抵当汤治疗，方证相符。患者心烦、易怒、渴欲饮水则辨证为热；闭经月余，舌质瘀斑则为瘀血内阻。方中桃仁、水蛭、虻虫、三棱、莪术，破血逐瘀；大黄攻下泻热；牡丹皮凉血散瘀；醋郁金、桂枝，行气散瘀；茯苓渗湿逐瘀；白芍养阴缓急；炙甘草益气和中。诸药共奏理气活血、清热通经之效。

2. **外伤性癫痫**

患者，单某，女，11 岁，于 2020 年 5 月 10 日以“间断癫痫发作伴头痛 5 年余，加重 1 月”为主诉就诊。患者 4 岁时曾因发生交通事故导致癫痫发作，双肩不受控制自主抖动，入睡后下肢抽搐持续 2～5 秒后停止，每天发作 5～6 次。常伴面红，流涎，呕吐，记忆力差及间断性头痛，服用止痛药（不详）后症状有所缓解。依据脑电图确诊为癫痫。核磁共振检查示：颅颈交界未见明显异常，提示双侧海马体头部代谢异常。

刻诊：患者近 1 月癫痫间断发作，期间头痛难忍，流涎，面红，呕吐，记忆力差，舌质紫暗、苔薄黄，脉细。

中医诊断：痫病，辨证属痰瘀交阻证。治宜化痰逐瘀、滋阴熄风。方选抵当汤加味。

处方：水蛭 6 克，虻虫 6 克，桃仁 10 克，生地黄 20 克，熟地黄 6 克，生大黄 5 克，炙甘草 3 克，钩藤 15 克，清半夏 6 克，炒枳壳 5 克，白芍 15 克，土鳖虫 5 克。7 剂，每日 1 剂，水煎取汁 400 毫升分早晚 2 次温服。药尽二诊，患者诸症较前显著缓解，抖动次数明显减少，遂守上方加郁金 9 克，砂仁 6 克，谷芽 9 克，天竺黄 5 克。7 剂，煎服法同上。后经随访，患者痫病头痛未再复发。

按：该患者癫痫发生于外伤后，开始有抽搐、间断头痛，除阵挛性抽搐发作外，伴随健忘、流涎等症状，与《伤寒论》237 条描述方证颇合。广义之蓄血，不止局限于下焦，也可发生于胸腹腔等空腔脏器。外伤所致的出血，形成的“内结之血”，也属蓄血范畴。治疗癫痫，中医治疗多从肝风、痰凝方面入手，以熄风化痰为主要治疗方法，然从逐瘀熄风入手治疗癫痫的也不在少数。笔者认为，诸多痫病以肝风内动为主要表现时，其治疗从瘀血入手，效果更佳。心主血脉，主神明，血脉瘀

滞，清窍受阻是辨证的关键所在。

【现代运用】

抵当汤主治下焦蓄血，少腹硬满疼痛，小便自利，喜忘发狂，大便色黑，舌淡紫，苔白，脉沉迟或弦细涩。临床主要用本方治疗脑梗死、脑出血、老年性痴呆、精神分裂症、周期性精神紊乱、痛经、闭经、急性盆腔炎、子宫内膜异位症、子宫肌瘤、卵巢囊肿、前列腺炎等疾病。

抵当丸

【方剂组成】

水蛭(熬)二十个(40克)，虻虫(熬，去翅足)二十个(4克)，桃仁(去皮尖)二十五个(5克)，大黄三两(9克)

【方药用法】

古代用法：上四味，捣，分为四丸，以水一升，煮一丸，取七合服之。晬时当下血，若不下，更服。

现代用法：上四味药，共研为细末，捣分四丸。以水一升，煮一丸，取七合服之。晬时当下血，若不下者，更服。蓄血不下，再服一丸，以下为度。

【方证释义】

方中水蛭破血逐瘀，利水；虻虫破血逐瘀通经，二药相伍，善于治疗瘀血内阻血结证，桃仁逐瘀破血，大黄泻热祛瘀，利血脉。本方组成及功效与抵当汤同，改汤为丸，剂量较小，且煮丸服用，不去滓，药汁与药渣同时服下，取峻药缓攻之义。《伤寒论》说到本证见于以下几种成因：太阳病，身黄，脉沉结，少腹硬，小便不利者，为无血也；小便自利，其人如狂者，血证谛也，抵当汤主之。伤寒有热，少腹满，应小便不利；今反利者，为有血也，当下之，不可余药，宜抵当丸。

【主治病证】

太阳病，身黄脉沉结，少腹硬，小便不利者，为无血也；小便自利，其人如狂者，血证谛也，抵当汤主之。伤寒有热，少腹满，应小便不利；今反利者，为有血也，当下之，不可余药，宜抵当丸。

【历代名医方论】

《伤寒论条辨》：名虽丸也，犹煮汤焉。夫汤，荡也；丸，缓也。变汤为丸而犹不离乎汤，其取欲缓不缓，不荡而荡之意欤？

《伤寒贯珠集》：此条证治，与前条大同，而变汤为丸，未详何谓，尝考其制，抵当丸中水蛭、虻虫，减汤方三分之一，而所服之数，又居汤方十分之六，是缓急之分，不特在汤丸之故矣。此其人必有不可不攻，而又有不可峻攻之势，如身不发黄，或脉不沉结之类。

《伤寒直解》：余者，多也，以三分余之汤药而分为四丸，是丸少于汤也，故曰不可余药，言其少也。

《伤寒来苏集》：太阳病发黄与狂，有气血之分。小便不利而发黄者，病在气分，麻黄连翘赤小豆汤症也。若小便自利而发狂者，病在血分，抵当汤症也。湿热留于皮肤而发黄，卫气不行之故也。燥血结于膀胱而发黄，营气不敷之故也。沉为在里，凡下后热入之症，如结胸、发黄、蓄血，其脉必沉。或紧、或微、或结，在乎受病之轻重，而不可以因症分也。水结、血结，俱是膀胱病，故皆少腹硬满。小便不利是水结，小便自利是血结……有热即表症仍在。少腹满而未硬，其人未发狂。只以小便自利，预知其为有蓄血，故小其制而丸以缓之。蛭，昆虫之饮血者也，而利于水。虻，飞虫之吮血者也，而利于陆。以水陆之善取血者，用以攻膀胱蓄血，使出乎前阴。佐桃仁之苦甘而推陈致新，大黄之苦寒而荡涤邪热。名之曰抵当者，直抵其当攻之处也。

《伤寒经解》：肝藏血也，当下其血乃愈。不可余药，宜抵当丸者，以他药下之，不足胜病，惟丸可以去厥阴之瘀也。厥阴肝，其位下，与太阳阳明不同，所以药不更易，减分两成丸也。煮丸成糊，连渣而服者，盖汤用气而亲上，丸则用质而亲下，煮糊则直走血分也。晬时，周时也。下血，血瘀行也。所以不可余药，惟宜丸也。

《伤寒尚论辨似》：抵当之义，已见汤下。易汤为丸者，喻注曰：阴邪入阴，更为凝滞，恐以汤荡之而不尽，故以丸缓而攻之，加水蛭者，以其具沉潜之性，其偏于击下焦之意益见矣。愚谓血症见如狂发狂者，是败浊之血气，熏蒸心主，其症与下焦并急，必当用汤，以飞扬之虻虫与水蛭均用也。若结血而未至于狂，则下焦之势独重，偏用水蛭之丸为的当矣。喻氏以此条有伤寒字样列此，误。盖中风伤寒，既不可分篇，而抵当丸，犹不可分伤寒中风也，明者详之。

《伤寒指归》：适抵丸，圆转半里下阴络中血瘀也。右四味，捣分四丸，象阴阳血气圆转八方也。以水一升，煮一丸，取七合，服之，象二阴，耦一阳，从子左开阖午也。晬时，周十二时也，服一丸，环转一周，至半里下，当运其瘀。如少腹满，阳气不藏半里下者，再服。太阳病少腹硬满，其人发狂，乃瘀血坚结藏里，液不左行，阳不右阖，四肢九窍血脉相传，壅塞不通，为外皮肤所中也，故主抵当汤。汤，荡也，取速荡其瘀，使血液和阳气明半表上阖午，否则血气逆藏即死。伤寒病少腹满，其人不狂，乃阳气浮半里上，半里下血瘀不运，非瘀血坚结于里，阴液不和阳气明半表上，阳不阖午，神志昏乱，发狂可比也，故主抵当使阳气内藏，温通半里，回还半表。此二病，用汤丸之不同也。

《长沙方歌括》：师又立抵当丸法者，著眼在有热二字，以热瘀于里而仍蒸手外，小腹又满，小便应不利而反自利，其证较重，而治之不可急遽，故变汤为丸，以和洽其气味，令其缓达病所。曰不可余药者，谓连滓服下，不可留余，庶少许胜多许，俟醉时下血，病去而正亦无伤也。

【医案举例】

1. 陈葆厚医案

常熟鹿苑钱钦伯之妻，经停九月，腹中有块攻痛，自知非孕。医予三棱、莪术多剂，未应。当延陈葆厚先生诊。先生曰：三棱、莪术仅能治血结之初起者，及其已结，则力不胜矣。吾有药能治之。顾药有反响，受者幸勿骂我也。主人诺。当予抵当丸三钱，开水送下。入夜，病者在床上反复爬行，腹痛不堪，果大骂医者不已。天将旦，随大便，下污物甚多。其色黄白红夹杂不一，痛乃大除。次日复诊，陈先生诘曰：昨夜骂我否？主人不能隐，具以情告。乃予加味四物汤，调理而瘥。

曹颖甫曰：痰饮证之有十枣汤，蓄血证之有抵当汤丸，皆能斩关夺隘，起死回生。近时岐黄家往往畏其猛峻，而不敢用，即偶有用之者，亦必力为阻止，不知其是何居心也。

2. 许叔微医案

治一人，病伤寒七八日，脉微而沉，身黄，发狂，小腹胀满，脐下冷，小便利。许投以抵当丸，下黑血数升，狂止，得汗解。水蛭（熬令入水不转色）1.5 克，炙虻虫 1.5 克，大黄 9 克，桃仁 9 克。共为末，白蜜炼为丸，每服 3 克，开水下。

3. 结核性腹膜炎

王某，男，24 岁，工人。1994 年 9 月 18 日初诊。本所病房住院，脐左侧有一块状物，大如鞋底，有明显压痛，痞而不舒，午后潮热盗汗。经西医诊断为结核性腹膜炎（干性），历经抗结核药治疗无效，脉象弦滑。本症坚硬而不移位，当属积症。必以消坚化积为主治。观其人体质尚健，初用三棱、莪术、鸡内金等数剂，积块不缩，症状不减。因思此属陈久积血，营阴气血受阻，非寻常化积药所能治，必须用峻剂方能取效。用生水蛭 25 克研面，每次 2.5 克，日 2 次，服药后自觉腹部有气体自向下移动，硬痛减轻，继用前药硬块明显缩小，但连续按常规服用此药则效不著，考虑此属药轻病重，须水蛭与虻虫合用方能进一步收效，遂拟抵当丸方。

处方：水蛭 25 克，虻虫 15 克，桃仁 20 克，大黄 15 克，研面蜜丸为梧桐子大，每次服 10 克。服药后硬块逐渐缩小，从 10 月 16 日

服本药，至11月8日硬块完全消失而痊愈。

按：抵当丸出自仲景《伤寒论》，原为太阳邪随经入里，与瘀血相结所设，“所以然者，以太阳随经，瘀热在里故也”，瘀热在里，蓄血既重且急，攻逐之法不可稍缓，亦为里证急者，先治其里以为重，以汤为丸，峻药以缓图之，方中水蛭、虻虫为虫类破血药，破血逐瘀之力峻猛，配大黄、桃仁以加强活血清热之力。以本方原药原量治疗积聚，辨证以瘀热蓄血聚而成积，大胆投以抵当丸，收到较好疗效。

【现代运用】

太阳蓄血证，瘀热内结的病情有轻重缓急，其治法与用药亦有所不同。太阳蓄血轻证，其人如狂状，方用桃核承气汤活血化瘀，通下瘀热；太阳蓄血重证，其人发狂，病势急迫者，方用抵当汤破血逐瘀，泄热祛实；若太阳蓄血证，而病势较缓者，方用抵当丸泄热逐瘀，峻药缓攻。临床应用参见抵当汤。

十枣汤

【方剂组成】

芫花（熬）、甘遂、大戟各等分

【方药用法】

上三味，等分，分别捣为散。以水一升半，先煮大枣肥者十个，取八合，去滓。内药末，强人服一钱匕（1.5～1.6克），羸人服半钱，温服之，平旦服。若下少病不除者，明日更服，加半钱，得快下利后，糜粥自养。

【方证释义】

方中甘遂善行经隧水湿，大戟善泄脏俯水湿，芫花善消胸胁伏饮，三药合用，逐水之力甚强。然三药皆有毒性，故又用大枣益气护胃，缓和诸药之毒，减少药后反应。《伤寒论》说到本证见于以下论述的成因：太阳中风，下利，呕逆，表解者，乃可攻之。其人折折汗出，发作有时，头痛，心下痞硬满，引胁下痛，干呕短气，汗出，不恶寒者，此表解里未和也，十枣汤主之。《金匮要略》说到本证见于以下论述的成因：①病悬饮者，十枣汤主之。②咳家其脉弦，为有水，十枣汤主之。③夫有支饮家，咳，烦，胸中痛者，不卒死，至一百日或一岁，宜十枣汤。

【主治病证】

太阳中风，下利，呕逆，表解者，乃可攻之。其人折折汗出，发作有时，头痛，心下痞硬满，引胁下痛，干呕短气，汗出，不恶寒者，此表解里未和也，十枣汤主之。

病悬饮者，十枣汤主之。

咳家其脉弦，为有水，十枣汤主之。

夫有支饮家，咳，烦，胸中痛者，不卒死，至一百日或一岁，宜十枣汤。

【历代名医方论】

《金镜内台方议》：故用芫花为君，破饮逐水。以甘遂、大戟为臣，佐之以大枣，以益脾而胜水为使。经曰：以辛散之者，芫花之辛，散其伏饮。苦以泄之者，以甘遂、大戟之苦，以泄其水。甘以缓之者，以大枣之甘，益脾而缓其中也。

《医方考》：伤寒表证已去，其人汗出，心下痞硬，胁痛，干呕，短气者，此邪热内蓄而有伏饮也，本方主之。芫花之辛能散饮，戟、遂之苦能泄水。又曰：甘遂能直达水饮所结之处。三物皆峻利，故用大枣以益土，此戎衣之后而发巨桥之意也。是方也，惟壮实者能用之，虚羸之人，未可轻与也。

《本草纲目》：十枣汤驱逐里邪，使水气自大小便而泄，乃《内经》所谓洁净府、去陈莝法也……芫花、大戟、甘遂之性，逐水泄湿，能直达水饮窠囊隐僻之处。但可徐徐用之，取效甚捷。不可过剂，泄人真元也。

《伤寒论条辨》：此盖邪热伏饮，抟满胸胁，与结胸虽涉近似，与胃实则大不相同。故但散之以芫花，达之以甘遂。泻虽宜苦，用则大戟。胜之必甘，汤斯大枣。是皆蠲饮逐水之物，而用情自尔殊常。羸，瘦劣也。糜粥，取糜烂过熟易化，而有能补之意。

《尚论后篇》：大枣纯得土之中气，兼感天

之微阳以生，故味甘气平又温。气味俱厚，阳也，入足太阴、阳明经。经曰：里不足者，以甘补之。又曰：形不足者，温之以气。甘能补中，温能益气，甘温能补脾胃，故主治安中补脾，朴中益气。此方三味皆峻利，故用肥枣十枚，盖戎衣一着，大发钜桥之意，所以题之曰十枣汤，表其用之重也。

《医门法律》：伤寒病，其胁痞满而痛，用十枣汤下其痰饮。杂病虽非伤寒之比，而悬饮内痛，在胁则同，况脉见沉弦，非亟夺其邪，邪必不去，脉必不返。所以用十枣汤，不嫌其过峻也。凡病之在胁而当用下者，必仿此为例也。外邪入而合之固嗽，即无外邪，而支饮渍入肺中，自足令人咳嗽不已，况支饮久蓄膈上，其下焦之气逆冲而上者，尤易上下合邪也。夫以支饮之故，而令外邪可内，下邪可上，不去支饮，其咳终无宁宇矣。去支饮取用十枣汤，不嫌其峻。岂但受病之初，即病蓄已久，亦不能舍此别求良法。其曰：咳家其脉弦，为有水，十枣汤主之。正谓急弦之脉，必以去支饮为亟也，犹易知也。其曰：夫有支饮家咳烦，胸中痛者不卒死，至一百日一岁，宜十枣汤。此则可以死而不死者，仍不外是方去其支饮，不几令人骇且疑乎？凡人胸膈间孰无支饮，其害何以若此之大？其去害何必若此之力？盖膈上为阳气所治，心肺所居，支饮横据其中，动肺则咳，动心则烦，搏击阳气则痛，逼处其中，荣卫不行，神魄无根据，则卒死耳。至一百日一年而不死，阳气未散，神魂未散可知。惟亟去其邪，可安其正，所以不嫌于峻攻也。扫除阴浊，俾清明在躬，较彼姑待其死，何得何失耶？

《伤寒来苏集》：中风下利呕逆，本葛根加半夏症。若表既解而水气淫溢，不用十枣攻之，胃气大虚，后难为力矣。然下利呕逆，固为里症，而本于中风，不可不细审其表也。若其人汗出，似乎表症，然发作有时，则病不在表矣。头痛是表症，然既不恶寒，又不发热，但心下痞硬而满，胁下牵引而痛，是心下水气泛溢，上攻于脑而头痛也。与"伤寒不大便六七日而头痛，与承气汤"同。干呕汗出为在表，然而汗出而有时、更不恶寒、干呕而短气为里症也明矣。此可以见表之风邪已解，而里之水气不和也。然诸水气为患，或喘、或渴、或噎、或悸、或烦、或利而不吐、或吐而不利、或吐利而无汗。此则外走皮毛而汗出，上走咽喉而呕逆，下走肠胃而下利，浩浩莫御，非得利水之峻剂以直折之，中气不支矣。此十枣之剂，与五苓、青龙、泻心等法悬殊矣。太阳阳明合病、太阳少阳合病，俱下利呕逆，皆是太阳中风病根。

《金匮要略集注》：芫花、甘遂、大戟，皆有下水破饮之功。芫花辛温色赤，从上而下也；甘遂苦寒，苦能能上达，寒能泻下；大戟浸水，其色青绿，能泻胁下肝胆之邪，此大泄胸胁水邪之劫剂也。夫内膈上连于胸，下连于胁，上下之相通也，故重言病悬饮者，盖谓悬饮虽在胁在络，而亦宜此汤王之。枣为脾果，脾为阴中之至阴，十乃阴数之终极，阴极阳生。用十枣者，取其助脾土之生气，以制胜其水焉。《伤寒论》曰：心下痞鞕满。引胁下痛，干呕，短气，十枣汤主之。此治胸胁气分之剂也。故复曰：病悬饮者，十枣汤主之。盖言悬饮留悬于胁下，须疏泄肝气以解之，有若下节之泽泻汤、葶苈大寒泻肺汤，皆行气以解经也。

清・张志聪《伤寒论集注》：此言太阳痞硬之证，表解而邪实于内，乃可攻之。太阳中风，表证也；下利呕逆，则太阳之邪陷于中土，似乎可攻，然表解者，乃可攻之之；其人漐漐汗出者，风伤肌腠也；发作有时，头痛者，随太阳气旺之时而头痛也；心下痞鞕满，引胁下痛，干呕短气，乃太阳之邪逆于中土而不能枢转于外。夫漐漐汗出而不恶寒，虽头痛痛时作，此为表解。其痞鞕满痛、干呕等证，为邪实于内，而里未和也，十枣汤主之。芫花气味辛温，花性在上，熬令赤色，皆取象心从上而下之意；甘遂、大戟其味苦寒，其性下泄，心下之痞鞕满痛，可以直遂而下，邪气下行太阳正

气上出；用十枣者，助脾土之气也；糜粥自养者，养其胃气焉。观此则凡攻痞鞕者，虽有实证，须顾其脾胃之土气矣。

《本经疏证》：仲景于饮之剧者，类萃甘遂、大戟、芫花为十枣汤，解之者咸谓病既急迫，用药不嫌其峻是已，然终无以三味之殊，体贴病情而为之说者。夫谓不嫌峻，则驱饮之物，岂止三味，若谓以其功用相近，则一味足矣，何必三味。愚因此细参而后知三味之蠲逐饮邪，用各不用，其与病情甚为帖切也。夫甘遂用根，且须形类连珠体实重者，是其性为著里。再贼之以甘遂半夏汤治"虽利心下续坚满不可知"，其为饮在里，纵不利而不减者用乎！大戟用根皮，其茎中空，是其性为著表，再参之以治一身十二经之水，及中风，皮肤疼痛，吐逆。又不可知其为饮在表，而兼吐逆者用乎！芫花用花，且其物先花后叶，是其性为著上。再其主治为"咳逆上气，喉鸣喘咽肿短气"，更不可知其为饮横于上者用乎！曰：太阳中风，下利呕逆表解者，乃可攻之。其人漐漐汗出，发作有时，头痛下痞硬满，引胁下痛，干吐，下为利，外为汗出，内仍心下痞硬满引胁下痛，自非甘遂、大戟、芫花，何以使净尽无余，而后知仲景之用药，决非漫无分别也。

《伤寒寻源》：下利呕逆，明是水邪为患，但病属太阳中风而来，必须表罢可攻。汗出，有似表证，但发作有恶寒非表矣。头痛有似表证，但汗出不恶寒，则非表矣。而心下痞，硬满引胁下痛，干呕短气诸证，全是水邪内壅之状。乃知汗出亦属水气外蒸头痛亦属水邪上逆，主里而不主表，里未和则宜攻下，但邪在胸胁，与攻胃实不同法。胃实者邪劫津液，责其无水，此则邪搏胸胁。责其多水，若施荡涤肠胃之药，诛伐无过，反滋变逆。故用芫花甘遂大戟三味，皆逐水之峻药。别捣为散，而以大枣作汤，取其甘味载药入至高之分。分逐水邪，从上而下。此法今人多畏而不敢用，岂知不如此，水邪何由攻下耶。

《伤寒论章句》：十枣汤，逐水行结之方也，凡病无表证，水邪内伏者用之。本论曰：太阳中风，下利呕逆，表解者，乃可攻之。其人漐漐汗出，发作有时，头痛，心下痞硬满，引胁下痛，干呕短气，汗出不恶寒，反恶热者，此表解里未和也，此方主之。夫下利呕逆，乃太阳寒水之邪，陷于中土也。头痛似表证，然不恶寒反恶热，则此头痛不得为表证。且有心下痞，且硬而满，引胁下痛，则里之寒水已结矣。故用三味之逐水者，以破其结。又虑其过伤胃气，故以大枣浓煎为汁，以监制之，则病去而正不伤矣。此方通治咳逆水饮，凡水邪内结者每验。《金匮》多用之。

《伤寒尚论辨似》：主十枣汤者，另有妙义，非平常下药之例。盖此症起于下利呕逆，肠胃之宿食几净，所为害者，不过阳虚阴结，其一时外水内饮，总总为风邪勾结而不可解，其祸最烈，故以逐水至急之品，托于甘温之十枣，则唐虞恺悌之时，正不妨于皋陶之杀，以三物之干烈而驱湿，枣汤之滋润而复保脏府之真阴也。喻注：邪结于胸，其位至高，此在心下及胁，其位卑。又曰：症在胸胁，而不在胃，故荡涤肠胃之陷胸无取，混甚。论药之高卑，下药中，惟十枣汤为最高。盖三者，俱至急之性，过嗓即发，而十枣汤颇具留恋之意也。其次，则陷胸汤，以甘遂葶苈之性固急，又趁硝黄下趋之势耳。其次，才是承气，见承气汤下。论病之高卑，结胸与此症为最高，特其倒顺不同耳。盖结胸之根，在心肺上之夹空处，其头向胃，以其从外陷入也。故陷胸用急性药者，拔其根以为下也。此症之头，在心肺上之夹空处，其根在胃，以其从下冲上也，故十枣用急性药者，击其头以为下也。至于诸承气等汤症，大概俱在肠胃之间，则降胸一等矣。

或问曰：十枣汤，重芫花等三物耶？重十枣耶？以为重十枣，则十枣不能力驱痰饮；以为重三物，而何不以三物名汤乎？余曰：古人评曹操，为治世之能臣。三物者，曹操也。惟有十枣之能治世，故三物得为能臣。否则，奸雄而已矣。此推锋陷阵之功,总归莲花幕内耳。或又曰:是则取十枣者,以其甘而浮缓也。不识甘草胶饴可代乎?曰:不可。盖二物甘而腻,此则甘而爽;二物浮缓而柔,此则浮缓而断也。夫腻而柔者,可以守太平,而戡乱之才,不得不推爽断,以其得秋令而承金气,为肺与大肠之果,故也。且其初病,既曰呃逆,即其近症,犹然干呕。夫酒客不可与桂枝,呕家不可与建中,非谓甘草胶饴之能动呕耶,其缓急之相反,又其余事也矣。

《金匮指归》:化生万物,悉主元阳,系阴于里,元阳开则气浮,以芫花辛温气味,散半里所系之阴;系阴于里,土味不能转运四方,逐其生发之气,以甘遂辛甘气味,逐其水而遂其生;系阴于里,以大戟苦寒气锐,逐其水,毋使稍停,无系阴于里,元阳开则不浮。一升,十合也,半物中分也,以水一升半,象天生地成十数,从中土分运四方,复合为一也。水藏土中,逐其停水,恐伤脾土之真水。先煮大枣肥者十枚,意先取味厚气浓之物,培固四方土气,毋使真水下泄,取八合,象阴数得阳正于八,复合为一开于子也。强人服一钱匕,羸人服半钱匕,平旦温服,平旦,晨明也,晨明时,阳气引达半表下。服此方,逐半里停水,不伤其阳,故取平旦温服。若下少病不除者,明日平旦,更加半钱匕,得快下利,毋使气味留连,后以糜粥自养,助胃中之阴,和阳气内阖午也。

水气内拒,以芫辛温气味,散其水气;水拒半里,土味不能转运四方,遂其生发之气,以甘遂辛甘气味,逐其水而遂其生;水拒半里,以大戟苦寒气锐,逐其水,毋使稍停。先煮大枣肥者十枚,取味厚气浓,培固四方土气,毋使真水下泄。

【医案举例】

癌性胸腔积液

患者,男,60岁,主因"发现双肺占位病变2年,喘憋咳痰带血伴发热1周"以"左肺下叶恶性占位,化疗后,多发转移,胸腔积液"收入我院住院治疗。期间予以常规化疗、抗肿瘤治疗,辅以增强抵抗力,化痰解痉平喘等治疗。2013年11月1日,患者入院第3天,喘憋明显加重,脉氧饱和度降至70%左右,心率130次/分左右,血压为168/98毫米汞柱。入院时患者喘憋明显,呼吸困难,心电监测示:BP 170/120毫米汞柱,HR 120次/分,SpO_2 90%。立即予无创呼吸机CPAP模式辅助呼吸。查体患者左肺呼吸音消失,右肺呼吸音低,床旁胸腔超声示:双侧胸腔积液,左侧上下径5.4厘米,内可见分隔;右侧上下径3.7厘米。患者双侧胸腔积液,可见分隔,抽取积液效果不佳,故暂缓胸腔穿刺,予解痉平喘、抗感染等治疗,并给予中药治疗。

2013年11月4日查房,患者自觉喘憋,无创呼吸机CPAP模式辅助呼吸,肩背部疼痛,纳差口干,眠差,大便3日未行。查舌胖色暗红,苔薄黄干有裂纹,脉细滑数。四诊合参,中医辨证为气阴两虚、痰饮瘀阻证,治以益气养阴、化痰活血逐饮法,方选十枣汤加味,方药:甘遂(研末调冲)3克,西洋参60克,女贞子30克,生黄芪90克,葶苈子30克,生大黄15克,黑丑10克,白丑10克,山萸肉30克。因原方中大戟、芫花两药我院药房不可供,故以甘遂加倍代替。浓煎取汁200毫升,调入甘遂末,分2次口服,连服3剂。

2013年11月7日查房,患者面色紫红,动则气喘,无创呼吸机辅助呼吸,气短,胸闷,肩背部疼痛,纳差口干,眠差,服上剂后大便1次,质稀,量500毫升,后大便2日未行,6日当天尿量1370毫升。查舌胖色暗红苔薄黄干有裂纹,脉细滑数。继予十枣汤合大陷胸丸化裁:甘遂(研末调冲)3克,大枣30克,杏仁15克,葶苈子30克,生大黄30克,水蛭粉6克,元明粉5克。连服4剂后,患者呼吸明显改善,予2013年11月11日摘除呼吸机,复查胸腔超声示:左侧胸腔少量积液,前后径1.6厘米;右侧胸腔未见游离液性暗区。遂于当日转肿瘤科病房继续专科治疗。

按：癌性胸腔积液的常规处理是：①胸腔穿刺抽除积液和胸腔闭式引流；②胸腔内注射化疗药物等；③切除肿瘤及其转移灶。此案患者因其胸腔积液分隔，故抽取效果不佳，化疗药物在肿瘤科已用，疗效不显，故选择中药保守治疗。本案患者表现为水邪壅盛和水热互结的悬饮证，治疗本证非一般化饮渗利之品所能胜任，当以峻剂攻逐，即《素问·汤液醪醴论》之"去宛陈莝"法，以祛皮里膜外之水，邪去则正安。如因其为逐水峻剂而弃之不用，则贻误战机，病势必加重；而用之得当，则于危处力挽狂澜，也是经方魅力所在。

【现代运用】

本方临床常用于治疗渗出性脑膜炎、结核性胸膜炎、肝硬化、慢性肾炎所致的胸水、腹水或全身水肿，以及晚期血吸虫病所致的腹水等属水饮内停里实证者。

大陷胸汤

【方剂组成】

大黄（去皮）六两（18克），芒硝一升（24克），甘遂一钱匕（1.5克）

【方药用法】

古代用法：上三味，以水六升，先煮大黄取二升，去滓，内芒硝，煮一两沸，内甘遂末，温服一升。得快利，止后服。

现代用法：上三味药，先煮大黄，去滓，再加入芒硝溶化，煮一两沸，后入甘遂末，温服。

【方证释义】

大陷胸汤功能泄热逐水破结。方中甘遂苦辛性寒，为峻逐水饮之要药，擅长逐泻胸腹积水；大黄苦寒，泄热荡实；芒硝咸寒，软坚破水热结聚。三药相配，共奏泄热逐水开结之功，使水热从大便而去。钱潢《伤寒溯源集》云："陷胸者，谓能治热邪陷入胸中而名之也。邪陷胸膈，犹大敌入寇，绝我津梁……故用苦寒涌泄之将为君，咸寒软坚之副为佐。然邪结胸中，胃气不行，津液不流，水饮并结，故又以逐水利痰之奇兵为使，鼎足之形已定，犄角之势已成，然后建大将旗鼓，水陆并进，而成冲锋陷阵之功，岂不伟哉！"本方力峻效猛，应中病即止，不可过服，以免伤正，故曰："得快利，止后服。"《伤寒论》说到本证见于以下论述的成因：①太阳病，脉浮而动数，浮则为风，数则为热，动则为痛，数则为虚。头痛发热，微盗汗出，而反恶寒者，表未解也。医反下之，动数变迟，膈内拒痛，胃中空虚，客气动膈，短气躁烦，心中懊憹，阳气内陷，心下因鞕，则为结胸，大陷胸汤主之。若不结胸，但头汗出，余处无汗，剂颈而还，小便不利，身必发黄。②伤寒六七日，结胸热实，脉沉而紧，心下痛，按之石硬者，大陷胸汤主之。③伤寒十余日，热结在里，复往来寒热者，与大柴胡汤；但结胸，无大热者，此为水结在胸胁也，但头微汗出者，大陷胸汤主之。④太阳病，重发汗而复下之，不大便五六日，舌上燥而渴，日晡所小有潮热，从心下至少腹硬满而痛不可近者，大陷胸汤主之。⑤伤寒五六日，呕而发热者，柴胡汤证具，而以他药下之，柴胡证仍在者，复与柴胡汤。此虽已下之，不为逆，必蒸蒸而振，却发热汗出而解。若心下满而鞕痛者，此为结胸也，大陷胸汤主之。但满而不痛者，此为痞，柴胡不中与之，宜半夏泻心汤。

【主治病证】

太阳病，脉浮而动数，浮则为风，数则为热，动则为痛，数则为虚。头痛发热，微盗汗出，而反恶寒者，表未解也。医反下之，动数变迟，膈内拒痛，胃中空虚，客气动膈，短气躁烦，心中懊憹，阳气内陷，心下因鞕，则为结胸，大陷胸汤主之。若不结胸，但头汗出，余处无汗，剂颈而还，小便不利，身必发黄。

伤寒六七日，结胸热实，脉沉而紧，心下痛，按之石硬者，大陷胸汤主之。

伤寒十余日，热结在里，复往来寒热者，与大柴胡汤；但结胸，无大热者，此为水结在胸胁也，但头微汗出者，大陷胸汤主之。

太阳病，重发汗而复下之，不大便五六

日，舌上燥而渴，日晡所小有潮热，从心下至少腹硬满而痛不可近者，大陷胸汤主之。

伤寒五六日，呕而发热者，柴胡汤证具，而以他药下之，柴胡证仍在者，复与柴胡汤。此虽已下之，不为逆，必蒸蒸而振，却发热汗出而解。若心下满而鞕痛者，此为结胸也，大陷胸汤主之。但满而不痛者，此为痞，柴胡不中与之，宜半夏泻心汤。

【历代名医方论】

《伤寒论条辨》：芒硝之咸，软其坚硬也。甘遂之甘，达之饮所也。然不有勇敢之才，定乱之武，不能成二物之功用。故必大黄之将军，为建此太平之主将。若不结胸至末，以变之亦有轻者言，盖谓邪之内陷，或不结于胸，则无有定聚。但头汗出者，头乃诸阳之本。阳健其用，故汗出也。余处无汗者，阴脉上不过颈。阳不下通，阴不任事，故汗不出也。小便不利者，阳不下通，阴不任事，化不行而湿停也。湿停不行，必反渗土而入胃，胃土本湿，得渗则盛，既盛且停，必郁而蒸热，湿热内发，色必外夺，身之肌肉，胃所主也，胃土之色黄，所以黄发于身为可必也。发黄可必而不言其治者，以有其条也。

《伤寒贯珠集》：大陷胸与大承气，其用有心下胃中之分，以愚观之，仲景所云心下者，正胃之谓，所云胃中者，正大小肠之谓也。胃为都会，水谷并居，清浊未分，邪气入之，夹痰杂食，相结不解，则成结胸。大小肠者，精华已去，糟粕独居，邪气入之，但与秽物结成燥粪而已。大承气专主肠中燥粪，大陷胸并主心下水食；燥粪在肠，必借推逐之力，故须枳朴，水食在胃，必兼破饮之长，故用甘遂。且大承气先煮枳朴而后纳大黄，大陷胸先煮大黄而后纳诸药，夫治上者制宜缓，治下者制宜急，而大黄生用则行速，熟则行迟，盖即一物而其用又有不同如此。

《伤寒括要》：邪在上者，宜若可吐。然谓之结者，固结在胸中，非虚烦膈实者比也。上焦为高邪，必陷下以平之，故曰陷胸。荡平邪寇，将军之职也，所以大黄为君；咸能软坚，所以芒硝为臣；彻上彻下，破结逐水，惟甘遂有焉，所以为佐。

《伤寒论后条辨》：(底本眉批：未下之来路，曰脉浮而动数。痞证未下之来路，曰脉浮而紧。然"阴阳"二字，亦可从气血分。结胸属气分，故汤名陷胸。痞属血分，故汤名泻心。所以风寒皆有二证，视邪之虚实如何，不可执也。此证后人有用枳实理中汤、丸获屡效者，亦是阴虚于下而为寒之故，但欲破上焦之结而软其坚，无如加黄芩、瓜蒌、牡者为佳)。(底本眉批：大陷胸汤重在破结，破则必胡之破，使表分无留邪，大陷胸之破，使高分无留邪)。

《伤寒论宗印》：此论中风之结胸也。风气浮越，故浮则为风，气热则数，故数则为热也。数见于关，则为动脉。阳热之邪，欲侵于阴，阴阳相搏，是则为动。血气淖击，则为痛也。阳热甚，则正气虚，故数则为虚也。阳热之气在巅，故头痛发热也。夫邪并于内，气归于阴，则盗汗出，今反恶寒者，尚在表而未解也。医反下之，像邪正相持之动数，变而为迟矣。高表之阳，内陷于中膈之间，而为痛矣。中胃既虚，则客气乘虚而动膈矣。膈气虚，故气短。上下水火之气不交，故躁烦。邪在心下，故懊憹也。此邪结于胸，故宜大苦咸寒之剂以攻之。盖苦寒清热，咸能破结，佐甘遂之毒，能引咸寒之药，直达胸所，而复下行，此急方之泄剂也。若不结胸，但头汗出者，此邪不结于有形，而入系于太阴之分。盖胸下为腹，太阴之所主也。热邪下胸，则太阴之气受伤，不能转输水来寒热者，与大柴胡汤。若结胸无大热者，此为水结在胸膈也，但头微汗出者，大陷胸汤主之。观此条云，水结胸胁，而仍主此者，则全资甘遂逐水之功也。

《医方论》：伤寒下之早，则反为结胸。盖缘邪尚未入阳明，若先下之，则邪未去而徒伤胃气，邪反得乘虚入胃，而为结胸。或热胜、寒胜、痰胜、湿胜，诸泻心汤参酌用之，最为妥

善。此症仲景用泻心、承气诸法，而用大陷胸汤者，因三焦俱实，而又有水气，故不得不改用此方。观注中："日晡潮热，从心至小腹鞕满，痛不可近"，只此一症，与此方对。盖误下之后，胃气虽虚，而邪入胃中，则正经所谓"邪往从之，虚处转实"，故药虽极峻，不犯虚虚之戒。至前后两条，有云："或重汗而复下之，不大便，五六日，舌上燥渴"，此则津液大伤，近于阳结。又云："或无大热，但头微汗出，脉沉"，为水结胸，则近于阴结。此二条，似不堪此峻剂矣！丹溪亦微有不满之意，后人自当以慎重为宜。

《伤寒尚论辨似》：主大陷胸汤者，以邪从表而入于胸，从胸而注于胃，则所结虽在胸，表为邪之后路，胃为邪之前路。若表已解，再无从前路而转于表之理，乃胃中之前路，却又燥结不通，势不得不开胸中之后路，索性从胃之下口而出也。故以硝黄为主，然又恐硝黄之直性下行，而胸分至高之处，必有邪之殿后者，勾结痰饮，倘过此才发，宁不遗此后路一截乎？故少用逐水极急之甘遂，直从后路扫起，则一下自净耳。名曰陷胸，陷即《纲目》贼陷京城之义，以胸为君相所居之地，今为邪陷，犹云失陷京城，勤王之义旗也。以下又另接下之二句来，言幸而胸中之阳气有余之人，其胸不利，则热无从发越，必至身从火化而发黄，其早下之害尚如此。喻注：懊侬，为神明不安方寸之府，此躁扰发狂，非懊侬也。

《伤寒指归》：主表流遍周身，其汗只从头上出，如是，半里阴液不利半表，土失水荣，其身发黄，曰：若不结胸，但头汗出，余处无汗，剂颈而还，小便不利，身必发黄也。金气不右行半表，阳气不阖于午。阳不阖午，脾水气不左行，主大黄六两，苦寒气味，固金气以阖阳。阳得阴则刚，得阳则健，阳固于土，刚健之气不息，阴土之水自不陷，胸中之阴自不结。芒硝咸寒，咸能软坚，寒从其类，水气坚结心脾间，得芒硝同类相从之气味，合甘遂直达水气坚结之处，甘遂专于行水攻决，生用研末内和，取其生性，达病所最速，毋使气味留连，再伤土之阴液。右三味，以水六升，三，阳数也。六，阴数也，象阳数得阴阖于午，阴数得阳变于六。先煮大黄，取二升，内芒硝，煮一二沸，内甘遂末，温服一升。二，阴数也。一，阳数也，象二阴耦一阳从子左开，得快利，止后服，谓脾土所停之水，下利，即止后服。

《长沙方歌括》：大黄芒硝，苦咸之品，借甘遂之毒，直达胸间之饮邪，不专荡胃中之邪秽也。汤与丸分者，丸恐下之太急，故连滓和蜜服之，使留中之邪从缓而下；汤恐下之不急，取三味之过而不留者，荡涤必尽也。

《医学衷中参西录》(1918年)：结胸之证，虽填塞于胸中，异常满闷。然纯为外感之风热内陷，与胸中素蓄之水饮结成，纵有客气上干，至于动膈，然仍阻于膈而未能上达。是以若枳实、厚朴一切开气之药皆无须用，唯重用大黄、芒硝以开痰而清热，又虑大黄、芒硝之力虽猛，或难奏效于顷刻，故又少佐以甘遂，其性以攻决为用，异常迅速，与大黄、芒硝化合为方，立能清肃其空旷之府，使毫无障碍。制此方者，霹雳手段也。

《伤寒发微》(1931年)：是故大陷胸汤，用大黄、芒硝，以除内陷之阳热；用甘遂以祛膈下之浊痰，而结胸自愈矣。设因误下之后，不病结胸，则寒湿内陷，而上无津液，证情与火劫发汗但头汗出剂颈而还相似。惟火劫发汗者，津液已涸，故阴虚不能作汗。此证为阴液内陷，故亦见但头汗出剂颈而还之证。阴液与湿热并居，故小便不利而身发黄，但令小便一利，则身黄自退。太阳腑气通，阴液得随阳上升，而汗液自畅，此又为五苓散证，而无取大陷胸汤者也(不内误下之结胸，予屡见之)。中脘气阻，故心以下痛。水气与热结而成痰，故按之石硬。但用硝、黄以去实热，甘遂以下湿痰，而结胸自愈。此证不由误下而成，治法与之相等，学者于此，可以悟参变矣。

【医案举例】

1. **胸满**(曹颖甫医案)

沈家湾陈姓孩,年十四,独生子也。其母爱逾掌珠。一日忽得病,邀众出诊。脉洪大,大热,口干,自汗,右足不利伸屈,病属阳明。然口虽渴,终日不欲饮水,胸部如塞,按之似痛,不胀不硬,又类悬饮内痛。大便于工作五日未通,上湿下燥,于此可见。且太阳之湿内入胸膈,与阳明内热同病,不攻其湿痰,燥热焉除?于是,遂书大陷胸汤与之。

制甘遂 4.5 克,大黄 9 克,芒硝 6 克。

服后,大便畅通,燥屎与痰涎先后俱下其它诸症,均各霍然。

按:上有痰饮内停,下有燥屎结聚,外有太阳之湿,内有阳明之热,相互结聚于胸膈脘腹,而见上证。当与大陷胸汤攻其湿痰,下其燥热,待邪从前后分下,则体腔坦荡,诸症自消。

2. **脑膜炎**(张挚甫医案)

何某,男,3 岁,于 1938 年诊于重庆。病发热气急,呕吐颇频,迷睡昏沉,咬牙面青,角弓反张,手足抽搐,胃脘坚硬如石,病情险恶。其父母惊慌万状,手足无措,曾抱孩至医院请求急诊。

经化验检查:诊断为脑膜炎,必须住院医治。因所需费用太巨,一时无法筹措,故服中药。乃书一大陷胸汤:

制甘遂 0.9 克,大黄 4.5 克,芒硝 4.5 克(冲)。

前后连进 3 剂(制甘遂加至 1.5 克,大黄、芒硝各加至 6 克),服后下粪水及痰涎其多,抽搐止,呼吸平,病有转机。续与甘寒生津之剂而告愈。(《哈尔滨中医》1960 年)

按:《素问・至真要大论》云:"诸热瞀瘛,皆属于火。"然本案除有火邪上攻外,亦有痰涎内停,痰涎内阻于胸脯,则胃脘坚硬如石,呕吐频频。当用攻逐泻下之法,持有形之邪尽去。则无形邪热无所依附,其症自除。鉴于邪结部位在于胸脯,故用大陷胸汤治疗。固本方药力峻猛,故中病即止,改用祛寒滋润之品调理善后。

3. **喘息型支气管炎**(林文谋医案)

林某某,2 个月,1985 年 7 月 27 日入院。患儿咳嗽 6 天,气急 3 天,伴发热、烦躁不安、厌食。当地医疗站治疗无效后转入我院。

查体:体温 38℃,气急,烦躁不安,鼻翼煽动,口唇红,咽部轻度充血。双肺弥漫性痰鸣、湿呼及喘鸣音;心音强,140 次/分。

胸片:双肺纹理增粗模糊。

西医诊断:喘息型支气管炎。

经抗生素、激素、补液等处理 3 天乏效,病情转危,邀余会诊。

诊见:神志欠清,脸色苍白,胸满腹胀如球,脐外突约 1.5 厘米,呈透明状。咳嗽,气急而喘,鼻翼煽动,大便 3 天未通,舌质红,苔薄腻,指纹紫红在风关。证系痰热内结。治宜清上泻下。

用大黄(后入)、杏仁、桑白皮、葶苈子(布包)各 3 克煎服。

2 剂后,便泻 3 次,神志转清,喘息平,腹胀消;再服 2 剂,体温下降,咳嗽止,能吸乳,肺部痰鸣、湿啰音消失,住院 9 天出院,至今未再复发。(《四川中医》1985 年)

按:本案咳喘为痰热壅肺。肺与大肠相表里,痰热壅肺,肺失宣降,肠腑不通,浊气上攻,咳喘更甚。治宜大陷胸丸清上泻下,使太阴肺热随阳明胃肠邪热下行而去,以复肺主肃降之权,达到平喘目的。又虑小儿形气未充,肺娇胃弱,故去芒硝与甘遂,代之于桑白皮清泄肺热,协同葶苈子发挥效用。

补述:尤在泾曰:"按大陷胸与大承气,其用有心下与胃中之分。以愚观之,仲景所云心下者,正胃之谓;所云胃中者,正大小肠之谓也。胃为都会,水谷并居,清浊未分,邪气入之,夹痰杂食,相结不解,则成结胸。大小肠者,精华已去,糟粕独居,邪气入之,但与秽物结成燥粪而已。大承气专主肠中燥粪,大陷胸并主心下水食。燥粪在肠,必借推逐之

力，故须积朴；水食在胃，必兼破饮之长，故用甘遂。且大承气先煮枳朴，而后内大黄；大陷胸先煮大黄，而后内诸药。夫治上者制宜缓，治下者制宜急，而大黄生则行速，熟则行迟，盖即一物，而其用又有不同如此。”

4. **鼓胀**（范中林医案）

范某，女，22 岁。两岁时开始腹胀，其后发展到全身皆肿，肌肉变硬。下阴常流黄水，臭味异常。十多年来，病魔缠身，其父为之四处求医，未见显效。前来就诊：腹胀如鼓，胸胁满闷；皮色苍黄，全身肌肤胀硬，大便常秘结，所下如羊粪，已 4 日未行；下阴不断渗出臭黄水。舌质深红，苔黄燥，脉沉实有力。此为阳明腑证兼水热互结。法宜峻下热结，兼逐积水，以大承气并大陷胸汤加味主之：

生大黄 18 克，厚朴、枳实、芒硝各 30 克，甘遂（冲服）1.5 克，芫花（冲服）1.5 克，桑皮 60 克。

先服 1 剂，泻下燥屎 10 余枚，并臭秽黄水甚多，腹部硬胀消失大半。续服 1 剂，胸腹肿胀皆消，全身肌肤变软，下阴外渗之黄水亦止。因自觉病势顿减，加以客居成都，经济困难，遂自行停药回家。不久患者邻友来告，已康复如常。

追访 10 年来身体一直很好，病愈结婚，并生一子。

按：鼓胀系内科之重症，论治之关键首在辨其虚实。一般而言，鼓胀初起，气实病实，宜峻剂攻逐；若久病脏气日虚，则不宜峻消其胀。本例患者，虽病久而形瘦弱，但邪实而阳旺，故不可按久病多虚之常规论治。本案虽病程颇长，因正值青春，素体阳旺。胸腹胀满，皮色苍黄，大便秘结，舌红苔燥，脉沉实有力，显然属阳属热、属里属实，正所谓“大实有羸状”。再观之大便硬结如羊屎，几日未行，应为阳明腑实，痞满燥实具备无疑。然此证又现全身肌肤肿胀，从心下连及少腹，胀满尤甚，同时下阴流黄水而恶臭，皆为热结水积之象，即燥热结胸之证。由此形成阳明腑实为主，太阳结胸相兼，邪实病深、错综复杂之局面。热结须峻下，积水宜攻逐，病重不可药轻。因此，大承气与大陷胸汇成一方，大剂猛攻之，取其斩关夺隘之力。

5. **巨大卵巢囊肿**

胡某某，女，82 岁。1993 年 5 月 25 日就诊。腹部包块时聚时散，伴便秘近 20 年，常服大黄浸泡液或果导片导泻。1993 年 2 月下腹包块增大如鹅卵，下腹隐痛，经乡医院诊治后建议到上级医院手术。诊见患者腹痛剧烈，低热，口渴，便秘，无尿，平卧全腹膨大，有隆起呈球形且表面光滑，边界清楚。触按下腹肌紧张并有压痛。叩诊脐周为浊音，腹两侧呈鼓音，无移动性浊音。体温 38℃。导出少量混浊尿后诸症未消。B 超查提示腹腔内有 20.0 厘米×3.0 厘米巨大囊肿。西医诊断：卵巢囊肿并蒂扭转，建议立即外科手术。子女虑及年事已高，请求笔者以中药治疗。根据患者以上见证及舌红苔黄腻、脉沉紧有力的分析，此属腹部水热互结兼阳明腑实重证。遂予大陷胸汤泻热逐水。先煎大黄 10 克，去滓后放入烊化之芒硝 10 克再煎令沸，放置待温后冲服甘遂末 1 克。服药当晚，大便泻下如水注，量多，小便通利，腹膨隆消除。触按腹肌变软，无压痛，下腹可扪及鸡蛋大包块。仍照原方减半量，服 10 剂而愈。随访 2 年未复发。

【现代运用】

大陷胸汤是将峻逐痰水的甘遂与攻逐邪热结滞的大黄、芒硝共用于一方，主治结胸热实，膈内拒痛、心下痛、按之石硬是其主要症状特征。结胸证病在胸膈，涉及心下脘腹，以痰水结聚为关键，但胃肠尚无宿食或燥屎，故与阳明承气汤有别。大陷胸汤临床用于治疗渗出性胸膜炎、胸腔积液、肝硬化腹水、急性胆道感染、急性胰腺炎、胃十二指肠溃疡病穿孔、急性肠梗阻、蛔虫性肠梗阻、肠扭转、结核性腹膜炎、化脓性阑尾炎等疾病。

大陷胸丸

【方剂组成】

大黄半斤(24克),葶苈子(熬)半升(12克),芒硝半升(12克),杏仁(去皮尖,熬黑)半升(12克)

【方药用法】

上四味,捣筛二味,内杏仁、芒硝,合研如脂,和散,取如弹丸一枚,别捣甘遂一钱匕,白蜜二合,水二升,煮取一升,温顿服之。一宿乃下,如不下,更服,取下为效,禁如药法。

【方证释义】

本方由大陷胸汤加杏仁、葶苈子、白蜜而成。方中大黄苦寒,荡涤饮邪,泻下邪热,使水饮之邪从大便而去。葶苈子辛散苦降,性寒清热,泻胸肺水饮,使水饮之邪从小便而去。芒硝润燥软坚。杏仁宣肺利气,葶苈子泻肺通调水道。甘遂逐水饮,散结泻热。白蜜甘缓和中,使峻药缓攻。《伤寒论》说到本证见于以下论述的成因:病发于阳,而反下之,热入因作结胸;病发于阴,而反下之,因作痞也;所以成结胸者,以下之太早故也。所以成结胸者,以下之太早故也。结胸者,项亦强,如柔痓状。下之则和,宜大陷胸丸。

【主治病证】

病发于阳,而反下之,热入因作结胸;病发于阴,而反下之,因作痞也;所以成结胸者,以下之太早故也。所以成结胸者,以下之太早故也。结胸者,项亦强,如柔痓状。下之则和,宜大陷胸丸。

【历代名医方论】

《注解伤寒论》:大黄、芒硝之苦咸,所以下热;葶苈、杏仁之苦甘,所以泄满;甘遂取其直达,白蜜取其润利,皆以下泄满实物也。

《伤寒论条辨》:名虽曰丸,犹之散耳,较之于汤,力有加焉,此诚因病制胜之良规,辟则料敌添兵之妙算。

《医方考》:伤寒结胸项强,如柔痓状,此方下之则和。结胸项强者,胸满硬痛,能仰而不能俯也。有汗项强为柔痓。此虽有汗,其项强乃胸中满实而不能俯,非是中风痓急,故曰如柔痓。不用汤液而用丸剂,何也?汤主荡涤,前用大陷胸汤者,以其从心下至少腹皆硬痛,三焦皆实,故用汤以荡之。此惟上焦满实,用汤液恐伤中、下二焦之阴,故用丸以攻之。大黄、芒硝之苦寒,所以下热;葶苈、杏仁之苦甘,所以泄满;甘遂取其直达;白蜜取其润利。

《尚论篇》:观方中用大黄、芒硝、甘遂,可谓峻矣。乃更加葶苈、杏仁,以射肺邪,而上行其急。煮时又倍加白蜜,以留恋而润导之,而下行其缓,必识此意,始得用法之妙。

《伤寒括要》:病发于阳之表,未传于阴之里,但当汗解。今早下之,热气乘虚,陷入于里,邪热凝聚,结于胸中。项强如柔痓者,邪气甚也,大黄、芒硝之苦咸,善于散结;葶苈、杏仁之苦甘,长于泄满;甘遂取其直达,白蜜取其润利,皆为散结之品,而葶苈尤专主胸中也。

《伤寒来苏集》:头不痛而项犹强,不恶寒而头汗出,故如柔状。此表未尽除而里症又急,丸以缓之,是以攻剂为和剂也。此是结胸症中或有此状。若谓结胸者必如是,则不当有汤、丸之别矣。硝、黄血分药也,葶、杏气分药也。病在表用气分药,病在里用血分药。此病在表里之间,故用药亦气血相须也。且小其制而复以白蜜之甘以缓之,留一宿乃下,一以待表症之先除,一以保肠胃之无伤耳。

《伤寒论辩证广注》:成注云:大黄、芒硝之苦咸,所以下热;劳、杏仁之苦甘,所以泄满。甘遂取其直达,白蜜取其润利,皆以下泄实满之物也。琥按:大陷胸汤,止硝、黄、甘遂三物,兹方中更加葶苈、杏仁、白蜜,是名虽为丸,比汤倍有力焉。大抵结胸证,水逆于肺,喘胀胸满者,宜用之。

《伤寒论宗印》:此论痞结之因证。发于阳者,邪伤阳气,若下之太早,则表气邪热。

并结于胸，因作结胸也。发于阴者，邪伤阴气，不当下而反下之，致邪留于心下，因作痞也。结胸者，项亦强，如柔痉状者，论太阳之气也。太阳主气而主筋，气结而不能和养筋脉，故项强之如柔痉也。是以用葶苈以泻气结，大黄以泄热邪，芒硝之盐寒以软坚而荡涤，杏子之走手太阴，疏肺金而通泄其表阳，肺主周身之气也。佐甘遂之毒，直达胸所以破坚。此太阳之气，因邪而结，故用气分之药，取丸缓加蜜以理中，气疏则结自解矣。如后之陷胸汤证乃邪结而非气结，故惟用大苦寒之剂，一鼓而攻下之也（眉批：阳气者，柔则养筋。经曰：太阳是动，则病冲头痛，项似拔。盖项强者，病太阳之气也。柴胡结胸痞证，皆首论气而末结经）。夫太阳之气，有同邪而内入者，有邪入而气不陷者，是以本经先理其气，而后论其邪焉。如《太阳篇》首章，先论太阳之气，次分风寒之邪。

《伤寒论集注》：结胸者，项亦强如柔痉状，所以然者，太阳之气运行于肤表，气结于胸则通体之气机不转，是以项亦强如柔痉之几几然。故下之则和，宜大陷胸丸。芒硝、大黄上承太阳之邪热以下行，葶苈、杏仁和肺气以解太阳之气结，盖太阳之气主通体之皮毛，肺主气而主皮毛也。甘遂气味苦寒，主破坚积，利水道，太阳气结则水道不利，内之邪结，疏太阳之表气，故不第曰下之，而曰下之则和者，缓下也，若用汤则必一鼓而下矣。

《长沙方歌括》：太阳之脉，上循头项，太阳之气，内出于胸膈，外达于皮毛，其治法宜从汗解。今应汗而反下之，则邪气因误下而结于胸膈之间，其正气亦随邪气而内结，不能外行于经脉，以致经输不利，而头项强急如柔痉反张之状。取大黄、芒硝苦咸以泄火热，甘遂苦辛以攻水结。其用杏仁、葶苈奈何？以肺主皮毛，太阳亦主皮毛，肺气利而太阳之结气亦解也。其丸而纳蜜奈何？欲峻药不急于下行，亦欲毒药不伤其肠胃也。

《冉注伤寒论》：大黄、芒硝、甘遂三药，即大陷胸汤。本丸方制，并加葶苈、杏仁，利肺泻水力量更大。但重药轻投，每服只用一弹丸，又加白蜜缓和，既丸之而又煎之，两扼汤丸之要，急不伤峻，缓不伤怠，殊费斟酌。所以然者外证已罢，太阳隐去不见，故条文称病发，不称太阳病。但内的证急，已成结胸。外的邪在，仍有项强。是外证已罢，尚未全罢，全盘卷入，其陷愈深，其结愈大，故不可无此丸剂斡旋方法。一宿乃下，于峻攻之中，仍寓不过急。不太早意义，盖既反下而使邪内陷，安能径情直遂，再急下而使邪尽陷。柯韵伯谓以待表证之先除，以保胃肠之无伤，体会较深。且只用弹大一丸，合今权不过一二钱许。若抵当全剂分四丸，合今权不下二三两。彼已犯脑发狂，故大其制。此仅牵项如痉，故小其制。

【医案举例】

1. 刘渡舟医案

罗某，素有茶癖，每日把壶长饮，习以为常。身体硕胖，面目光亮，每以身健而自豪。冬季感受风寒后，自服青宁丸与救苦丹，病不效而胸中硬痛，呼吸不利，项背拘急，俯仰为难。其脉弦而有力，舌苔白厚而腻。辨为伏饮踞于胸膈，而风寒之邪又化热入里，热与水结于上，乃大陷胸丸证。

为疏：大黄9克，芒硝6克，葶苈子9克，杏仁9克，水2碗，蜜半碗，煎成多半碗，后下甘遂末1克。服1剂，大便泻下两次，而胸中顿爽。又服1剂，泻下4次，从此病告愈，而饮茶之嗜亦淡。

2. 失语

马某，女，21岁，农民，1980年元月2日就诊，因受精神刺激而突然失语，在本乡卫生院针灸药物治疗（药名不详）三天不效，求余诊治。证见：面色潮红，头汗微出，烦躁易怒，手捶胸腹，上腹部拒按，喘急气短，坐卧不宁，问之以手势对答，舌边尖红，苔黄腻，两寸脉浮弦滑，关脉沉。辨证为痰气热郁，凝结于胸胁，壅塞肺气，治宜泄热涤痰，宽胸降逆，大陷胸丸主治。大黄 20 克，芒硝 20 克，杏仁 12 克，葶苈子 12 克，醋制甘遂末（冲服）0.5 克，瓜蒌 60 克，半夏 12 克，代赭石（先煎，水煎服）60 克，一剂后泻黏粪液 100 毫升余，语言恢复，嘱原方剂量减半续服 2 剂，诸证皆愈。

3. 肺梗死

韩某，女，60 岁，农民，1983 年 11 月 20 日初诊。患者素有重症肌无力之宿疾，5 天前恶寒发热在村卫生所治疗（药物不详），寒退热去而咳嗽气短加重。而住院治疗十余天病反剧，经与某县医院会诊为肺梗死，重症肌无力病至危期，嘱其出院，备办后事，家属无奈，求中药治疗。证见面色萎黄，眼睑下垂，口松白黏痰液吐之不绝，甚则顺口角外流，喉中痰鸣，气短胸闷，心中懊恼，坐卧不安，两手捶胸，胸腹拒按，疼欲闭气，口唇微绀，食欲不振，四肢无力，舌淡红苔白滑，诊其脉寸浮滑关沉无力。辨证为表邪内陷，痰饮结胸，治宜逐水破结，大陷胸丸主之，大黄 10 克，芒硝 12 克，杏仁 10 克，葶苈子 12 克，醋制甘遂末（冲服）0.5 克，力参 10 克，黄芪 15 克，白术 30 克，丹参 30 克水煎服。一剂后泻下黏粪液 600 毫升余，病减大半，原方减半量续服二剂而愈。其后用补中益气汤加减治疗一年，重症肌无力也获痊愈。

4. 喘证

杨某，男，28 岁，农民。1980 年 4 月 20 日初诊患者阵发性气短月余，迭进中药瓜蒌薤白半夏厚朴汤、血府逐瘀汤之类。西药抗生素扩张血管药，皆无效，求余诊治。证见急性病容，阵发性呼吸短促，气急，胸疼胸闷气短。观其症，呼之难出，吸之难入，张口难闭，懊恼不安，痛苦难忍，舌淡红苔白腻。拟针刺膻中穴与大陷胸丸加味。大黄 30 克，芒硝 15 克，杏仁 15 克，葶苈子 15 克，醋甘遂末（冲服）1 克，桔梗 30 克，檀香 12 克，丹参 30 克，水煎服。一剂药后泻下稀黏粪 1000 毫升，病情大减。原方减半续服 2 剂而愈。后以香砂六君子汤调理巩固，一年未复发。

【现代运用】

上海名医姜春华认为，本方可通治胸水、腹水。

小陷胸汤

【方剂组成】

黄连一两（3 克），半夏（洗）半升（12 克），瓜蒌实大者一枚（40 克）

【方药用法】

古代用法：上三味，以水六升，先煮瓜蒌，取三升，去滓，内诸药，煮取二升，去滓，分温三服。

现代用法：先煮瓜蒌，后内他药，水煎温服。

【方证释义】

本方原治伤寒表证误下，邪热内陷，与痰浊结于心下的小结胸病。痰热互结心下或胸膈，气郁不通，故胃脘或心胸痞闷，按之则痛。治宜清热涤痰，宽胸散结。方中全瓜蒌甘寒，清热涤痰，宽胸散结，用时先煮，意在“以缓治上”；而通胸膈之痹。臣以黄连苦寒泄热除痞，半夏辛温化痰散结。

【主治病证】

小结胸病，正在心下，按之则痛，脉浮滑者，小陷胸汤主之。

【历代名医方论】

《注解伤寒论》：心下硬痛，手不可近者，结胸。正在心下，按之则痛，是热气犹浅，谓之小结胸。结胸脉沉紧，或寸浮关沉，今脉浮滑，知热未深结，与小陷胸汤，以除胸膈上结热也。苦以泄之，辛以散之；黄连瓜蒌实苦寒以泄热，半夏之辛以散结。

《金镜内台方议》：故用瓜蒌为君，其味苦性寒，能破胸膈结气。半夏为佐为使，以辛能散气也。黄连为臣，苦以泄之，以辅君主之药，而下心下之结也。

《医方考》：伤寒，下之早，热结胸中，按之

则痛者，小结胸也，此方主之。三阳经表证未去而早下之，则表邪乘虚而入，故结胸。结胸者，阳邪固结于胸中，不能解散，为硬为痛也；按之则痛者，不按犹未痛也，故用小陷胸汤。黄连能泻胸中之热，半夏能是证，若未经下后，则不曰结胸。

《伤寒悬解》：小结胸病，正在心下，位与大结胸同。但按之则痛，未如大结胸之不按亦痛也，脉则浮滑，亦不如大结胸之寸浮关沉。白虎汤证，脉浮滑者，此里有热，表有寒也。此虽不如大结胸之热实，而亦有里热，较之大结胸，证同而病轻。小陷胸汤，黄连泄热，半夏降逆而涤饮，瓜蒌清金而去垢，是即大陷胸之制，变而从轻者也。

若寒邪上逆，实结胸膈，肺郁生热，而外无热证，则表邪已退，宜与小陷胸汤，黄连、瓜蒌，泻热而涤郁，半夏降逆而开结也。白散，桔梗、贝母清降其虚热，巴豆温破其实寒，令其涌泄而去，以绝根株，亦可服也。

《温热经纬》：邹润安曰：观仲景之用瓜蒌实，在此汤曰小结胸，正在心下，按之则痛；在瓜蒌薤白白酒汤曰喘息咳唾，胸背痛短气，而其脉一则曰浮滑，一则曰寸口沉迟，关上小紧数，是皆阴中有阳，且踞于阳位者也。夫胸背痛，较按之方痛则甚，痹则较结为轻，咳唾喘息，是其势为上冲，而居于心下，按之才痛，似反静而不动，此其机总缘气与饮相阻，寒与热相纠。热甚于寒者，其束缚反急而为结；寒甚于热者，其蔽塞自盛而为痹，是故结胸之病伏，胸痹之病散。伏者宜开，散者宜行，故一则佐以连、夏之逐饮泄热；一则佐以薤、酒之滑利通阳。瓜蒌实之裹无形攒聚有形，使之滑润而下则同，能使之下，似是治实之方，仅能使之下，不能使其必通，又非纯乎治实之道矣。何以知不能使之必通？盖有停饮痛甚，至不得卧，即当加半夏。若兼胸满胁下逆抢心，则仍加枳、朴、桂枝，倘竟能通，又何必如是哉？是知瓜蒌实之治，大旨在火与痰结于阳位，不纯乎虚，亦不纯乎实者，皆能裹之而下，此其擅长矣。

《伤寒发微》(1931 年)：小陷胸汤，黄连苦降，以抑在上之标热；半夏生用，以泄水而涤痰；瓜蒌实以泄中院之浊。按此即泻心汤之变方，后文半夏泻心汤、生姜泻心汤、甘草泻心汤，皆黄连半夏同用，是其明证也。意此证里实不如大结胸，而略同虚气之结而成痞。方中用黄连以降上胃之热邪，用瓜蒌实以通胃中之积垢，与后文治痞之大黄黄连泻心汤相类。但此证为标热陷于心下，吸引痰涎水气，而腑滞稍轻，故以黄连半夏为主，而以瓜蒌实易大黄。后文所列之痞证，关上脉浮者，腑滞较甚，而又为标热吸引，故以大黄为主，而黄连副之，不更纳去水之半夏也。

《冉注伤寒论》：本条乃水热相搏，热胜于水，水化为痰，故脉浮滑。按之痛，不是石鞕，不是痛不可近。病区亦未越出胸的范围，只在心下。水已变质，等于无水，故不用甘遂葶苈。胶黏浊邪，非一涤荡可了，故不用硝黄。水不重热重，故不用大黄而用黄连。黄连苦寒除热，胜过大黄，注家多谓小陷胸热轻，不用大黄，亦属非是，热固有只宜清，而不宜下者。瓜蒌滑利，本利膈要药。观《金匮》瓜蒌薤白苦酒汤，瓜蒌薤白桂枝汤可知，小陷胸以瓜蒌为主药。故先煎瓜蒌，俾连夏一从瓜蒌的干旋，与大陷胸方制迫异，是小结胸为大结胸的变证，小陷胸汤为大陷胸的变法，不仅轻重而已。太阳病以麻桂为正治，但麻桂各方有加减法。大小陷胸为救治，但大小陷胸无加减法。规律森严，不稍移易，学者均不可不辨。

【医案举例】

1. **肿瘤**(刘嘉湘医案)

张某，女，时年 69 岁，原发性右肺腺癌，临床分期 C-T2N1M1a(左侧胸膜)，Ⅳ期。初诊日期：2015 年 3 月 18 日。患者 2014 年 12 月 24 日因胸闷住上海市闵行区中心医院，发现“左侧胸腔积液”，2015 年 1 月 21 日上海 455 医院查 PET-CT：左上肺结节，直径约13mm,FDG升高,肺癌可能大;左侧胸膜不规则增厚伴结节,FDG升高,转移可能;左侧胸水,左下肺部分不张。2015年2月胸科医院行胸膜活检病理:见恶性肿瘤细胞,倾向腺癌。已行化疗3次。2015年3月2日胸CT:两肺少许浸润性病变,右侧叶间胸膜结节,左肺上、下叶节段性实变不张,左侧肺门及纵隔小淋巴结,两侧胸膜增厚,左侧胸水。

来诊时诉:左胸疼痛,咳嗽有痰,色淡黄,量少,神疲乏力,纳呆,大便秘结,脉滑尺弱,苔薄腻,质黯红。证属脾虚气弱,痰毒内结,治拟益气健脾,化痰解毒。

药用四君子汤合小陷胸汤加减:太子参9克,生白术9克,茯苓15克,瓜蒌30克,黄连6克,半夏9克,枳实9克,杏仁9克,象贝母12克,鱼腥草30克,薏苡仁30克,石上柏15克,石见穿15克,山慈菇15克,紫菀15克,徐长卿15克,生山楂15克,鸡内金12克。

3月31日二诊:患者服药后,大便渐畅,胸痛轻减,咳嗽仍作,痰少色白,神疲乏力,脉细尺弱,苔薄白,质黯红。原方加桔梗9克,莱菔子9克。

4月14日三诊:胸痛未作,胃纳好转,咳嗽稍作,痰少,二便调,脉细,尺弱,苔薄白,质淡红。药用:生黄芪30克,生白术9克,茯苓15克,杏仁9克,象贝母12克,鱼腥草30克,石上柏30克,石见穿30克,七叶一枝花15克,山慈菇15克,淮山药15克,生薏苡仁30克,淫羊藿15克,菟丝子15克,紫菀15克,鸡内金15克,大枣15克。

按:患者来诊时脾胃气虚,运化乏权,机体失养而见神疲乏力,不思饮食。饮邪留滞胸胁、胸膜结节等有形实邪导致局部气血瘀阻不通,郁而化热,察其病位,正在心下。水热互结,凝滞成痰,留于膈上,胃气不行,则纳呆便秘。故四诊合参,本病以胸痛,痰黄,便秘,纳呆,脉滑,苔薄腻为辨证要点。药用黄连苦寒散结以清之,半夏化痰蠲饮以散之,瓜蒌清化痰瘀以利之。合用四君子汤益气健脾,一则固护脾胃,健运后天之本,二则截生痰之源,助小陷胸清化痰热,标本兼顾。佐用杏仁、象贝母、鱼腥草宣肺化痰止咳,石上柏、石见穿、七叶一枝花等清热解毒,化积散结。服药后,热除痰去,大便通畅,胸痛之症随之而愈。

2. **肿瘤**(刘嘉湘医案)

顾某,女,时年50岁。初诊日期:2009年7月15日。患者2009年4月,出现咳嗽伴痰中带血。2009年4月23日上海胸科医院CT示:左肺上叶块影2.4厘米×2.3厘米。可见分叶与毛刺,局部胸膜黏连,两肺小结节多个。肺穿刺病理:腺癌。诉低热缠绵20余日,37.5~38.6℃波动,神疲乏力,口苦口干,胸宇如窒,咳嗽痰黄,心悸,胃纳欠馨,脉细,苔薄腻,质黯红。

诊断:胸痹(内伤发热型)。

治则:清热化痰,清解少阳。

药用小陷胸汤合蒿芩清胆汤加减:黄连6克,半夏9克,瓜蒌15克,青蒿30克,黄芩9克,陈皮9克,茯苓15克,前胡9克,象贝母12克,鱼腥草30克,开金锁45克,陈胆星9克,冬瓜子30克,紫菀15克,枳实9克,石见穿30克,白花蛇舌草30克,夏枯草15克,生薏苡仁30克,莱菔子15克,干芦根15克。

8月19日二诊:续用上方3周后热退。药用沙参麦冬汤加减:北沙参30克,天冬15克,麦冬15克,杏仁9克,鱼腥草30克,象贝母12克,五味子9克,太子参9克,莱菔子15克,石见穿30克,淮山药15克,银柴胡30克,胡黄连9克,生薏苡仁30克,紫菀15克,鸡内金15克,石韦30克,红枣9克,鸡血藤30克。

9月23日三诊:药后合度,续用中药治疗,神清热平,咳嗽痰少,纳可,二便调畅,治守原法加减。

按:本患者为肺癌晚期,肺气亏虚,阴液暗耗,虚热内生,炼液生痰,法当养阴解毒,化

痰散结论治，然患者痰湿郁热，阻于少阳，蕴蒸发热，缠绵不愈，故辨证当考虑不在其病而在其证，以清化痰热，通利少阳为先，养阴清热，化痰解毒为后。治疗时选用小陷胸汤清化中焦痰热，蒿芩温胆汤清利少阳湿热，两方相得益彰，立竿见影。经方是祖国医学的宝库，在现代各系统疾病的临床诊疗中依然具有突出的指导意义。只有以辨证论治为主，灵活应用，才能最好地发挥医学经典、经方的应用价值。

【现代运用】

现常用于急性支气管炎、胸膜炎、心绞痛、急性胃炎、慢性胃炎、胰腺炎、肋间神经痛等属痰热内结者。

麻子仁丸

【方剂组成】

麻仁二升(48克)，芍药半斤(24克)，枳实(炙)半斤(24克)，大黄(去皮)一斤(48克)，厚朴(炙，去皮)一尺(30克)，杏仁(去皮、尖，熬，别作脂)一升(24克)

【方药用法】

上六味，蜜和丸，如梧桐子大。饮服十丸，日三服，渐加，以知为度。

加减：兼血虚，加熟地黄、当归；兼气虚，加人参、白术、黄芪；便血，加槐花、地榆。

【方证释义】

本方功用润肠泻热，行气通便，主治肠胃燥热，津液不足，大便秘结，小便频数，临床常用于治疗虚人及老人肠燥便秘、产后便秘、习惯性便秘、痔疮以及术后便秘等胃肠燥热者。本方是小承气汤加麻仁、杏仁、芍药而组成，方中麻子仁润肠通便为君药；杏仁降气润肠，芍药养阴和营为臣药；枳实、厚朴消痞除满，大黄泻下通便，共为佐使。诸药配伍，共奏润肠通便之功。

【主治病证】

趺阳脉浮而涩，浮则胃气强，涩由小便数，浮涩相搏，大便则硬，其脾为约，麻子仁丸主之。

【历代名医方论】

成无己《伤寒明理论》：约者结约之约，又约束之约也。《内经》曰：饮入于胃，游溢精气，上输于脾，脾气散精，上归于肺，通调水道，下输膀胱，水精四布，五经并行。是脾主为胃行其津液者也。今胃强脾弱，约束津液，不得四布，但输膀胱，致小便数而大便硬，故曰其脾为约。麻仁味甘平，杏仁味甘温。《内经》曰：脾欲缓，急食甘以缓之。麻仁、杏仁，润物也，本草曰：润可去枯，脾胃干燥，必以甘润之物为之主，是以麻仁为君，杏仁为臣。枳实味苦寒，厚朴味苦温。润燥者必以甘；甘以润之；破结者必以苦，若以泄之。枳实、厚朴为佐，以散脾之结约。芍药味酸微寒，大黄味苦寒，酸苦痛泄为阴，芍药、大黄为使，以下脾之结燥。肠润结化，津液还入胃中，则大便利，小便少而愈矣。

《伤寒论讲义》：本方是小承气汤加麻仁、杏仁、芍药而组成。取麻仁润肠滋燥通利大便为主药，配以杏仁润肺沉降，使气下行，并具有润肠道、通大便的作用。芍药和营而缓急。大黄、枳、朴泄热去实，行气导滞。以蜜和丸，渐加，以知为度取其缓缓润下之义。

《绛雪园古方选注》卷上：下法不曰承气，而曰麻仁者，明指脾约为脾土过燥，胃液日亡，故以麻、杏润脾燥，白芍安脾阴，而后以枳朴大黄承气法胜之，则下不亡阴。法中用丸渐加者，脾燥宜用缓法，以遂脾欲，非比胃实当急下也。

柯韵伯《伤寒附翼》：凡胃家之实，多因于阳明之热结，而亦有因太阴之不开者，是脾不能为胃行其津液，故名为脾约也。承气诸剂，只能清胃，不能扶脾。如病在仓卒，胃阳实而脾阴不虚，用之则胃气通而大便之开阖如故。若无恶热、自汗、烦躁、谵语、潮热等症，饮食小便如常，而大便常自坚硬，或数日不行，或出之不利，是谓之孤阳独行，此太阳之病不开，而秽浊之不去，乃平素之蓄积使然也。慢而不治，则饮食不能为肌肉，必至消瘦而死。然腑病为客，脏病为主，治客须急，治主须缓。病在太阴，不可荡涤以取效，必久服而始和，盖阴无骤补之法，亦无骤攻之法。故取麻仁之甘平入脾，润而多脂者为君；杏仁之降气利窍，大黄之走而不守者为臣；芍药之滋阴敛液，与枳、朴之消导除积者为佐。炼蜜为丸，少服而渐加焉，以和为度。此调脾承气，推陈致新之和剂也。使脾胃更虚更实，而受盛传道之官各得其职，津液相成，精血相生，神气以清，内外安和，形体不敝矣。

尤在泾《伤寒贯珠集》：大黄、枳实、厚朴，所以泻令胃弱；麻仁、杏仁、芍药，所以滋令脾厚。用蜜丸者，恐速下而伤其脾也。盖即取前条润导之意，而少加之力，亦伤寒下药之变法也。

陈修园《长沙方歌括》：脾为胃行其津液也，今胃热而津液枯，脾无所行而为穷约，故取麻仁、杏仁多脂之物以润燥，大黄、芍药苦泄之药以破结，枳实、厚朴顺气之药以行滞。以蜜为丸者，治在脾而取缓，欲脾不下泄其津液而小便数，已还津液于胃中，而大便难已也。

《类聚方广义》：谨按此节之语气，疑非仲景之言，方意亦不明，然赋质脆弱之人，或久病虚羸，及老人血枯者，以此方缓缓泻之，亦佳。

《古方药囊》：胃中有热，小便频数，大便坚者，汗出皮肤湿润者为宜。无汗皮肤干者无效。

李冠杰讲述：麻子仁丸，主要用来治疗习惯性便秘。我在临床当中，单独用的机会不是很多。因为这个常常出现在年老体弱的这些病人身上。而且像这种病人，单纯就是习惯性便秘，没有其他病的很少。他还会有别的方证。那么，他有什么证，合上麻子仁丸就行了，也比较好用。但前提是，你得把别的方证都得排除掉，他得没有其他的那些，像咱们说的承气汤证的里热，他不能有这个。

恽铁樵讲述：麻仁丸之用，自较承气为平善，然必用之于阳证。若阴证误施，为害亦烈。今人往往见十余日不大便，即恣用此药。又当用大承气时，不敢用，而避重就轻，亦复误事。是故医术之精粗，在能辨证，辨证之真确，在能明理，能明理，然后古书所言，知所择别，是今日中医之立脚点也。（《冉注伤寒论》）

王占玺讲述：综观本条是以脉联系证与病机，浮为阳脉，涩为阴脉。趺阳脉浮而涩，则提示了胃气强，脾气弱。即胃中有热，脾阴不足。脾既不能上输精以养肺，又不能为胃行其津液，只能下输膀胱导致小便数。脾阴穷约，胃阳恃强，故见大便坚硬。因此证乃证乃脾先穷约所致，故用麻子仁丸以缓润为治。余临床常用于习惯性便秘，特别是迟缓性便秘其效更佳，更用于热病后期津液受灼，或气阴两伤以阴虚为主及虚人、产后便秘更为相宜。（《伤寒论临床应用》）

关于对脾约的认识：历代医家对脾约的见解不一，自从成无己提出“胃强脾弱”是脾约的病机后，被大部分人所认可。虽有人把脾约解释为“脾阴虚”“燥热伤阴”者，但均属“脾弱”的范畴。到目前为止，“胃强脾弱”的说法仍被多数医家所采用。然而，我们从麻子仁丸的组方看，该方用麻子仁、杏仁、白芍、白蜜益阴润燥，滑肠通便；大黄配伍枳实、厚朴而成缓下之剂。所治之证，肠中必有燥结，但此时患者并不如承气之证急迫，故以此方为缓攻。若我们把脾约解为“脾弱”，大黄、枳实、厚朴还可以用吗？从本方的服法上看，《伤寒论·辨阳明病脉证并治》“饮服十丸，日三服，渐加，以知为度”，可见用麻子仁丸的目的是下肠胃燥结，通腑泄热，且并没有补脾之意。故“脾弱”之说法是难与其相符的。

关于麻子仁丸的应用，由于受“脾弱”之说的影响，目前临床上不少医家对年老之体弱，津亏血枯，或脾虚气弱所致的便秘当作

“脾约”证，用麻子仁丸治疗，这就违背了仲景麻子仁丸的组方与应用原则。

由上可知，麻子仁丸是用于治疗肠胃燥热之便秘，并非治疗脾虚便秘之剂。所以，凡肠胃燥热，津液不足。大便秘结，又非承气汤所宜者，均可用麻子仁丸治之。若年老体弱，津亏血枯，或脾虚气弱所致的便秘，均非所宜。正如恽铁樵所说：“麻仁丸之用，自较承气为善，然必用之阳证。若阴证误施，为害亦烈”。（《伤寒论辑义按》）

【医案举例】

1. **治疗脾约**（许叔微医案）

一豪子郭氏，得伤寒数日，身热头疼恶风，大便不通，脐腹膨胀，易数医，一医欲用大承气，一医欲用大柴胡，一医欲用蜜导。病家相知凡三五人，各主其说，纷然不定，最后请予至。问小便如何？病家云：小便频数。乃诊六脉，下及趺阳脉浮且涩。予曰：脾约证也。此属太阳阳明。仲景云：太阳阳明者，脾约也。仲景又曰：趺阳脉浮而涩，浮则胃气强，涩则小便数，浮涩相搏，大便则硬，其脾为约者，大承气、大柴胡恐不当。仲景法中，麻仁丸不可易也。主病亲戚尚尔纷纷。予曰：若不相信，恐别生他证，请辞，无庸召我。坐有一人，乃弟也，逡巡曰：诸君不须纷争，既有仲景证法相当，不同此说何据？某虽愚昧，请终其说，诸医若何，各请叙述，众医默默，纷争始定。予以麻仁丸百粒，分三服，食顷间尽，是夕大便通，中汗而解。

2. **尿失禁**（王三虎医案）

刘某，女，29 岁。产后小便失禁两月。患者自诉产后出现小便频数且站立行走时即有小便流出，无其他明显不适。经在本地中西药治疗无效，于 1991 年 3 月 5 日来西京就诊。尿外科诊断为压力性尿失禁，建议保守治疗三个月，若无效则进行手术治疗，遂来中医科求治。患者体质中等，面色略显苍白虚肿，自汗，舌质偏红，苔微黄，脉细弱。又诉大便二三日一行，质地干硬。思此证尿失禁、频数、大便秘结、自汗，与脾约证相似，尿失禁乃系小便频数之甚者，乃投麻子仁丸加味：麻子仁 15 克，大黄 8 克，枳实 10 克，芍药 12 克，厚朴 12 克，金樱子 12 克，4 剂。3 月 12 日复诊，谓服药后大便通畅，小便即恢复正常。停药后大便又干结难下，小便也不能自控。药证相符，嘱常服麻子仁丸，保持大便通畅，携药回家。后托人来告，病愈两月，未再复发。[实用中医内科杂志，1992(2)：30]

3. **刘渡舟医案**

刘某某，男，28 岁。大便燥结，五六日一行。每次大便困难异常，往往因用力太过而汗出如雨。口唇发干，以舌津舐之则起厚皮如痂，撕则唇破血出。其脉沉滑，舌苔干黄，是属胃强脾弱之脾约证。因脾荣在唇，故脾阴不足，则唇燥干裂。为疏麻子仁丸一料，服之而愈。

4. **燥咳**（蒋卫东医案）

张某某，女，74 岁，1988 年 11 月 8 日诊。患者近 2 个多月来，咳嗽胸痛，曾服中西药，收效甚微。症见咳嗽胸痛，痰少带血丝，不易咯出，咽干口燥，形体消瘦，神委，食欲不振肚脐部疼痛，按之痛甚，大便八日未解。舌淡红、苔薄，脉细软微数，此系患者年老阴亏，虚热内生，肠失濡润，大便秘结，腑气不通肺失肃降，复感燥热之邪，更耗阴液，最终导致阴虚燥咳，故治以滋阴通腑，润肺止咳。处方：麻仁丸合麦门冬汤加减：麻仁、麦冬、沙参、紫菀、百合各 15 克，白芍 20 克，生大黄(泡)、甘草各 5 克，枳实、黄杏仁各 10 克。药进 2 剂，咳嗽大减，大便通畅。药已中病，恐大黄泻下伤正厚朴温燥伤阴，故去之，又进 2 剂，诸症基本消失，继以麦门冬汤善后[江苏中医，1990(5)：25]

【现代运用】

麻子仁丸现代临床上主要用于虚人及老人便秘，习惯性便秘，痔疮便秘等属胃肠燥热，津液不足者。

经研究，消化系统疾病及肛肠科疾病，如

蛔虫性肠梗阻、不完全性肠梗阻、手术后肠麻萎缩性胃炎、胆汁反流性胃炎、痔疮、痔疮术后出血等，以及其他如噎膈、肺心病、支气管哮喘、膀胱炎、神经性尿频、冠心病、糖尿病等只要有便秘、小便数者都有用到本方的机会。

大黄䗪虫丸

【方剂组成】

大黄十分(75克)，黄芩二两(60克)，甘草三两(90克)，桃仁、杏仁各一升(各60克)，芍药四两(120克)，干地黄十两(300克)，干漆一两(30克)，虻虫一升(60克)，水蛭百枚(60克)，蛴螬一升(60克)，䗪虫(土鳖虫)半升(30克)

【方药用法】

上十二味，末之，炼蜜和丸小豆大，酒饮服五丸，日三服。

【方证释义】

本方特点是以通为补，祛瘀生新，缓中补虚，功用破血消癥，祛瘀通经，主要治疗干血内结，五劳虚极，瘀结成块，妇女经闭，肌肤甲错，两目黯黑，潮热消瘦等。方中大黄凉血清热，起破积聚，推陈致新，䗪虫咸寒入血，有破瘀血，消肿块，通经脉之功，合大黄可以通达三焦以逐干血，共为君药；桃仁、干漆、水蛭、虻虫、蛴螬活血通络，消散积聚，攻逐瘀血；黄芩配大黄，清上泻下，共逐瘀热；桃仁配杏仁降肺气，开大肠，祛瘀血；地黄，甘草、芍药滋阴补肾，养血濡脉，和中缓急；黄芩、杏仁清宣肺气而解郁热；用酒送服，以行药势。诸药合用，共奏祛瘀血、清瘀热、滋阴血、润燥结之效。主要用于五劳虚极所致正虚而致血瘀之证。

【主治病证】

五劳虚极羸瘦，腹满不能饮食、食伤、忧伤、饮伤、房室伤、饥伤、劳伤、经络营卫气伤，内有干血，肌肤甲错，两目黯黑。缓中补虚，大黄䗪虫丸主之。

【历代名医方论】

张璐《张氏医通·诸伤门》：举世皆以参、芪、归、地等以补虚，仲景独以大黄䗪虫丸补虚，苟非神圣，不能行是法也。夫五劳七伤，多系劳动不节，气血凝滞，郁积生热，致伤其阴，世俗所称干血劳是也。所以仲景乘其元气未离，先用大黄、䗪虫、水蛭、蛇虫、蛴螬等蠕动吸血之物，佐以干漆、生地、桃仁、杏仁行去其血，略兼甘草、芍药以缓中补虚，黄芩开通瘀热，酒服以行药势，待干血行尽，然后纯行缓中补虚之功。

吴昆《医方考》：腹胀有形块，按之而痛不移，口不恶食，小便自利，大便黄色，面黄肌错者，血证谛也，此丸与之。腹胀有形块，按之而痛移者，气与火也。今痛不移，则属有形矣。然食与血皆有形，食而腹胀则恶食，今不恶食，则知其为血矣。小便自利者，血病而气不病也；大便色黑者，病属于阴也；面黄肌错者，血病则不能荣养其容，濡泽其肤，故令萎黄甲错耳。大黄，攻下之品也，引以干漆、虻虫、蛴螬、水蛭、䗪虫、桃仁之辈，则入血而攻血；芍药、地黄生新血于去瘀之际；杏仁、甘草致新气于逐败之余；而黄芩之苦，又所以厚肠坚胃，而不为攻下所伤耳。

徐彬《金匮要略论注》：五劳者，血、气、肉、骨、筋各有虚劳病也，然必至脾胃受伤而虚乃难复。故虚极则羸瘦，大肉欲脱也；腹满，脾气不行也；不能饮食，胃不运化也。其受病之源，则因食、因忧、因饮、因房室、因饥、因劳、因经络荣卫气伤不同，皆可以渐而至极。若其人内有血在伤时溢出于肌肤之间，干而不去，故使病留连，其外证必肌肤甲错。甲错者，如鳞也。肝主血主目，干血之气内乘于肝，则上熏于目而黯黑。是必拔其病根，而外证乃退。故以干漆、桃仁、四虫破其血；然瘀久必生热，气滞乃不行，故以黄芩清热，杏仁利气，大黄以行之，而以甘、芍、地黄救其元阴，则中之因此而里急者，可以渐缓，虚之因此而劳极者，可以渐补，放曰缓中补虚，大黄

䗪虫丸。

尤在泾在《金匮要略心典》：虚劳症有挟外邪者，如上所谓风气百疾是也；有挟瘀血者，则此所谓五劳诸伤、内有干血者是也。夫风气不去，则足以贼正气而生长不荣；干血不去，则足以留新血而渗灌不周，故去之不可不早也。此方润以濡其干，虫以动其瘀，通以去其闭，而仍以地黄、芍药、甘草和养其虚。

《医林改错·论抽风不是风》：瘀血病症状万千，变幻莫测，临床上因各种不典型表现，而变成形形色色的怪症、顽症、难症。"此案系血瘀之奇症，故选用大黄䗪虫(丸)汤以疏理气机，活血化瘀，而使房事后阴部奇痒之顽症得除。

《金匮悬解》：大黄䗪虫丸，甘草培土而缓中，杏仁利气而泻满，桃仁、干漆、虻虫、水蛭、蛴螬、䗪虫，破瘀而消癥，芍药、地黄，清风木而滋营血，黄芩、大黄，泻相火而下结块也。养中而滋木，行血而清风，劳伤必需之法也。

程门雪《书种室歌诀二种》：肌肤粗糙如鳞甲，环目一圈紫黑色者，内有干血，名曰干血痨。盖有血结日久，郁热内蒸，津液日枯，失其濡润，而成干血痨证，室女患之者为多。仲圣大黄䗪虫丸治此为专方也。方中用诸虫蚁动物，走窜飞腾，诸毒品引其深入血分之意。此破瘀结之峻方也，非证确勿妄用之。观其选方之精，玩其配合之法，无一味可少，自是仲圣经方圣法，后人之方不能及者也。其用生地、黄芩、大黄而不杂一温辛药品，即余前所谓郁结久必从热化之意，此最注意研求之也。

大黄止吐衄：《医学衷中参西录》谓"味苦，气香，性惊。能入血分，破一切瘀血。性虽趋下而又善清在上之热，故目疼齿疼，用之皆效。又善解疮疡热毒，以治疗毒尤为特效之药其性能降胃热，并能引胃气下行，故善止吐衄"。

【医案举例】

1. **慢性肝炎**(胡希恕医案)

武某，男性，24岁，1961年4月6日初诊。1960年7月确诊为慢性肝炎，经服中西药治疗效果不明显。现仍肝脾肿大，两胁痛闷，左侧尤甚，倦怠乏力，四肢皮肤甲错，色紫暗黑，二便如常，苔白，舌有瘀斑，脉弦细。证属虚劳挟瘀，治以缓中补虚、活血祛瘀，与四逆散合桂枝茯苓丸加减，兼服大黄䗪虫丸：柴胡12克，枳实10克，炙甘草6克，桂枝10克，茯苓12克，丹皮10克，桃仁10克，茵陈15克，丹参20克，王不留行10克。大黄䗪虫丸每早1丸。

结果：上药加减服用约3个月，6月28日来诊，胁痛已，肌肤甲错消失，继用丸药调理巩固。[冯世纶，等．经方传真(修订版)．北京：中国中医药出版社，2008：176-177]

2. **肝硬化腹水**(白炳森医案)

王某某，男，47岁。1975年7月19日诊。患肝炎5年余，前年见胁痛、腹水、鼻衄、肌衄，经诊断为肝硬变腹水、脾亢，治后症状好转。近2月来又右胁刺痛，腹胀，纳呆，鼻衄，面色晦黯。查两胁拒按，肝肋下二指，剑突下五指，脾肋下五指，血小板5万。舌体胖大色紫黯有瘀点、苔厚腻，脉沉弦滑细。用大黄䗪虫丸，早晚各1丸，配服三甲散(穿山甲、龟甲、鳖甲等各份)。服药后泻下棕褐色黏冻状大便，污气逼人。1月后诸症悉减，腹胀消退。查肝脾缩小二指，血小板8.3万。连服2月后改服归脾丸、逍遥丸、三甲散，半年告愈。随访多次，未见复发，并可参加体力劳动。[浙江中医杂志，1988(4)：177)

3. **糖尿病**(唐丽医案)

患者，女，55岁，工人，初诊日期1988年1月29日。糖尿病患三年。就诊时只觉口干渴，多食、多尿不明显。大便干，伴阵发性胸背刺痛，舌紫暗，苔白腻，脉弦缓。查血糖149毫克，尿糖(卌)，24小时尿糖定量30克。心电图示慢性冠状动脉供血不足。参其脉证，考虑为瘀血所致。胸背刺痛亦为瘀血之征。故给予大黄䗪虫丸一剂，每日二次。服药后口渴较前减轻，大便不干。服药一周后查尿糖阴性，两周后查血糖正常，且自觉胸背痛亦较前明显好转。嘱其出院后继续服药以巩固疗效，两月后复查心电图较前明显改善。[天津中医，1988(6)：38]

4. **头痛**（唐丽医案）

患者，男，30 岁，工人，初诊日期 1987 年 4 月 20 日。无明显诱因而致头部阵发性剧痛五个月，经检查排除外伤、肿瘤、高血压、动脉炎、五官科疾患等。做脑血流图为血管波动性供血不足。诊时其诉头部剧烈疼痛，为钝痛，固定于头顶及头后部。每当发作时痛苦不堪，寝食不安，观其面色晦暗，形体消瘦，舌瘦小少津，脉弦细涩。此为瘀血所致，久病入络，脉络瘀阻，不通则痛。学习叶天士治气血瘀痹之头痛，每用虫蚁搜逐之法，今取其意投以大黄䗪虫丸每日一剂。服药后患者无便溏、便次增多现象，即增至每日二次各一剂。服药三天后患者自觉疼痛较前减轻，服药半月后疼痛完全缓解，寐安，纳佳，面色转华，做脑血流图示恢复正常。一年后随访，未再复发。[天津中医，1988(6)：38]

5. **子宫肌瘤**（石瑕医案）

曹某，女，48 岁，未婚，因劳累而出现阴道大流血，经用止血剂，症情缓解。其后月经量明显增多，经期延长。诊断：子宫肌瘤、继发性贫血。诊见：颜面苍白，口唇淡红，月经量多，腰腹痛，不能下地行走，舌质淡，苔薄黄，脉沉细。证属虚劳挟瘀，选用大黄䗪虫丸，1 次 1 丸，日服 3 次。服药 3 周后，丸剂每日加至 6 丸；共服药 88 天，月经来潮三次，后二次月经不超过一周，经血量明显减少，腰腹痛消失，食增，体重增加。

6. **闭经**

王某，女，28 岁，未婚，住北京市海淀区。闭经 3 个月，肌内注射黄体酮无效。患者常感周身乏力，心烦，性情急躁，少腹拘急，大便干结不爽，小便赤黄，口唇干燥，不时舐润。望其两目发青，面色不荣，皮肤干燥角化，舌色红绛，无苔，中有裂纹，脉沉。刘老辨为血热相搏，日久变成干血内结。治当泻热逐瘀，嘱病人购服同仁堂产的大黄䗪虫丸 180 克，每次 6 克，每日服 3 次。二诊，服药不久，月经来潮，周期 5 天，经量中等，颜色暗红，其他诸症亦随之减轻。视其舌色仍然红绛，脉沉而略涩，此乃干血尚未尽化，瘀热犹存之象，令其仍服“大黄䗪虫丸”。观其诸症皆愈，又疏“圣愈汤”一方（党参、黄、生地、川、白芍、当 3 剂，以善其后。（陈明，刘燕华，李方．刘渡舟验案精选．北京：学苑出版社，2007：160）

7. **干血痨**

陈镜湖，万县人，半业医，半开药铺，有女年十七，患干血痨。经停逾年，潮热盗汗，咳逆，不安寝，皮肉消脱，肌肤甲错，腹皮急，唇舌过赤，津少，自医无效，住医院亦无效，抬至我处，不能下轿，因就轿边诊视。脉躁急不宁，虚弦虚数，予曰：脉数，身热，不寝，为痨病大忌，今三者俱全，又加肉脱皮瘪，几如风消，精华消磨殆尽，殊难着手。渠乃为敷陈古今治痨方治，略以《金匮要略》以虚劳与血痹合为一篇颇有深意，仲景主小建中汤，阴阳形气俱不足者调以甘药，唐·孙氏又从小建中悟出复脉汤，仲景用刚中之柔，孙氏用柔中之刚，功力悉敌。究之死血不去，好血无由营周，干血不除，新血无由灌溉，观大黄䗪虫丸，多攻破逐瘀之品，自注缓中补虚，主虚劳诸不足，乃拟方：白芍 18 克，当归、生地各 12 克，鳖甲 15 克，白薇、紫菀、百部各 10 克，甘草 3 克，大黄䗪虫丸 10 粒，煎剂分 2 次服，丸药即 2 次用药汁吞下。10 日后复诊，咳逆略缓，潮热、盗汗渐减，原方去紫菀、百部加藏红花、琥珀末各 2.4 克，丸药米酒下，又 10 日复诊，腹皮急日渐宽舒，潮热盗汗止，能安寝，食思渐佳，改用复脉汤嘱守服久服。越三月……已

面有色泽，体态丰腴，不似以前尫羸。虚劳素称难治，然亦有短期治愈者。（冉雪峰．冉雪峰医案．北京：人民卫生出版社，1965：25）

【现代运用】

现代临床诊治中内外妇儿皮肤各科均有应用，可谓经典的破血逐瘀之圣药。

可以用于治疗乙型病毒性肝炎、子宫肌瘤、肝硬化、乳腺增生、糖尿病等病症，还可以治疗肝纤维化、高脂血症、黄疸、银屑病、口周皮炎、异位妊娠、月经失调、闭经慢性前列腺炎、慢性浅表性胃炎、慢性肾功能衰竭、脑动脉硬化症、脑出血等病症。

厚朴七物汤

【方剂组成】

厚朴半斤（24克），甘草三两（9克），大黄三两（9克），大枣十枚，枳实五枚（5克），桂枝二两（6克），生姜五两（15克）

【方药用法】

上五上药以水一斗，煮取四升。每服八合，温服，每日三次。

加减：呕者，加半夏五合；下利，去大黄；寒多者，加生姜至半斤。

【方证释义】

本方功用解肌散寒，和胃泻肠，主治太阳中风证与阳明热证相兼或阳明肠胃寒证。方中厚朴行气消满，导滞而和畅腑气；大黄泻热通便，通降浊气，使浊气借气机通畅而下出，物以藉气而行也；桂枝解肌散风寒，使营卫之气和合，与生姜相用，使解肌之力专，散寒之力强，散邪之中以和营卫；实泻热消痞，与厚朴相用，增强调达气机，并使厚朴温而不助热；与大黄相用，则泻热通便，寓清热之中以调气，使邪不得集聚而消散；甘草、大枣益气，一助桂枝、生姜借卫气调和以抗邪驱邪，一使厚朴、大黄、枳实泻热通下而不伤正气，还可以调和诸药，以奏其效。诸药合用，共奏清热泻下，解表降逆之功，适用于肠胃有积热，兼有表证气逆者。

【主治病证】

病腹满，发热十日，脉浮而数，饮食如故，厚朴七物汤主之。

【历代名医方论】

《沈注金匮要略》：此有表证腹满也。发热十日之久，脉尚浮数，当责风邪在表。然风气内通于肝，肝盛乘胃，故表见发热，而内作腹满；风能消谷，即能食而为中风，所以饮食如故。用小承气荡涤肠胃之热，桂、甘、姜、枣调和营卫，而解在表之风耳。

《张氏医通》：此本小承气合桂枝汤，中间裁去白芍之酸收，不致引邪入犯营血。虽同用桂枝、甘草，与桂枝汤泾渭攸分。其厚朴独倍他药，正以泄气之浊逆耳。

尤怡《金匮要略心典》：腹满，里有实也。发热脉浮数，表有邪也。而饮食如故，则当乘其胃气未病而攻之。枳、朴、大黄，所以攻里。桂枝、生姜，所以攻表。甘草、大枣，则以其内外并攻，故以之安脏气，抑以和药气也。

刘渡舟讲厚朴七物汤：厚朴七物汤是张仲景的方子，见于《金匮·腹满寒疝宿食篇》。这个方子具有表里两解的作用，所以治疗腹满便秘而发热脉浮者有效。厚朴七物汤由厚朴、甘草、大黄、大枣、枳实、桂枝、生姜七药所组成。从药味上不难看出，此方是小承气汤与桂枝汤减芍药合为一方。尤在泾注解此方有“枳朴大黄，所以攻里；桂枝、生姜，所以攻表；甘草、大枣则以其内外并攻，故以之安脏气，抑以和药气也”。我认为：此方虽表里两解，但厚朴原方为半斤，桂枝则仅为二两，此方善治腹胀而偏于里证则不言而喻。

【医案举例】

1. **挟滞伤寒案**（刘渡舟医案）

某男孩，8岁。外感风寒，发热头痛，无汗，又内挟食滞，腹中胀痛，大便不通。脉浮紧，舌苔黄白杂腻。处方：大黄6克，厚朴9克，枳实6克，桂枝3克，杏仁3克，甘草3克。服药一剂，大便通达，汗出热退而解。

2. **痹证(关节炎急性发作)**(谭日强医案)

潘某某,男,43岁。先因劳动汗出受凉,又以晚餐过饱伤食,致发热恶寒,头疼身痛,脘闷恶心。单位卫生科给以藿香正气丸3包,不应,又给保和丸3包,亦无效;仍发热头痛,汗出恶风,腹满而痛,大便3日未解。舌苔黄腻,脉浮而滑,此表邪未尽,里实已成,治以表里双解为法。用厚朴七物汤:厚朴10克,枳实6克,大黄10克,桂枝10克,甘草3克,生姜3克,大枣3枚,白芍10克。嘱服2剂。得畅下后即止后服,糜粥自养,上证悉除。(《金匮要略浅述》1981:159)

3. **完全性肠梗阻**(陈会心医案)

关某某,男,3个月。其父代诉:目前原因不明的阵发性哭闹,当时腹胀,可能有腹痛,3日不大便,吐奶不止,以后吐出黄色如大便样物,此间未曾进食,症状日益加剧。曾经两个医院诊治,检查腹部可见肠影,腹壁紧张而拒按,经X线腹部透视,发现有液平面六七个,并充满气体,确诊为完全性肠梗阻,经灌肠下胃管等对症治疗,不见好转,终于决定手术疗法。患者家属考虑到小儿只3个月,不同意手术,而来中医处诊治。1974年4月5日来诊,患儿面色苍白,精神萎靡,时出冷汗,腹胀拒按,大便不通,脉微,舌苔灰白,系脾阳不运,积滞内停所致。治以行气泄满,温中散寒,厚朴七物汤治之。厚朴10克,桂枝7.5克,甘草10克,枳实10克,川军2.5克,生姜5克。按上方服1次即效。服药后1～2小时内,排出脓块样大便,以后2小时内,共排出3次稀便,随着腹胀消失,腹痛减轻。经10余日,逐渐好转,与健康婴儿无异。(《老中医医案选编》)

4. **食积发热**(王占玺医案)

王某,女性,6岁。发烧,纳差一周。其母代诉,自1978年患急性肝炎,愈后经常感冒发烧,每次发烧少至4～5天,多达两周以上,患儿平素爱哭偏食,情性急躁,近一周来,发烧纳差,食后即吐,体温39.5℃,大便三日未排,小便黄赤,阵阵烦躁不安,但无咳嗽等症状,曾用中药清热解表药和注射青霉素无效。腹部触诊有胀气,拒按。舌苔白厚,脉象滑数。此夹食上感,遂处以厚朴七物合保和丸加减。厚朴3克,生大黄2克,甘草6克,桂枝1克,枳壳3克,焦三仙各30克,茯苓9克,半夏1克,陈皮6克,莱菔子5克,连翘9克,内金3克,藿香3克。服药1剂,当晚体温降至37.5℃,又进1剂,大便泄下如败卵,腹部柔软,胀气已消,呕吐已止,体温36.5℃,诸症消失。(《张仲景药法研究》1984:596)

5. **呕吐(胃扭转)**

夏某,女,26岁,农民。就诊时脘腹胀满、饭后2小时余即吐、呃逆频作,大便干结已半月,伴烦热。口干口苦,诊见面潮红、腹痛拒按、舌红、苔黄,脉弦数。经上消化道钡餐透视诊为胃扭转。给予厚朴七物汤加味治之,处方:厚朴20克,生大黄(后下)9克,枳壳15克,半夏12克,桂枝6克,白芍15克,甘草3克,生姜3片,代赭石15克。水煎服日1剂,服4剂后呕吐止,大便通,腹满消,此方大黄减至3克继服6剂,腹痛,呃逆诸症皆除。[张燕.经方治疗重症呕吐3例,实用中医药杂志,1998,14(1):29]

6. **崩漏**(戴丽三医案)

侯某某,女,30岁。患者经漏二月余,曾经中西医治疗,而经漏如故,且脐腹绞痛难忍,用吗啡止痛,收效不大,反而出现口干、舌燥、自汗、发热等症。症见脉弦细,舌苔白腻少津。结合上述诸症,显系血枯化燥,血室瘀热所致。势非攻下,莫可救治。但患者体质虚损,用下恐再伤正气,经漏更甚,以致危殆。治法当分两步:先从健脾、养肝,恢复机体功能,待体质好转,方再议下,处方用逍遥散加胡黄连。数剂后,果现脉数,舌转黄燥,发热,自汗,腹痛拒按,大便秘结,数日未解。此瘀热伤津,而肠燥之征象已备,体质已趋好转,

清下之条件已具，乃用仲景厚朴七物汤。川厚朴9克，枳实9克，大黄9克，桂枝9克，甘草9克，生姜3片，大枣3枚。嘱服1剂。次日来诊，大为好转，自诉大便已通，下黑粪两次，每次半痰盂之多，且汗止舌润，脉静身凉。两月多来之经漏已随之而止。继以归芍六君子汤调理而愈。[云南中医学院学报，1980(2)：36)]

【现代运用】

厚朴七物汤临床上主要用于治疗腹胀，还可以治疗老年人习惯性便秘，痔疮，慢性结肠炎，慢性肠胃炎或溃疡，肠痉挛，胃痉挛，幽门水肿以及肠胃型感冒等病证且符合其病机者。

厚朴三物汤

【方剂组成】

厚朴八两(24克)，大黄四两(12克)，枳实五枚(9克)

【方药用法】

上三味，以水一斗二升，先煮二味，取五升，内大黄，煮取三升。温服一升，以利为度。

【方证释义】

本方功用行气除满，去积通便，用于治疗实热内积，气滞不行，腹部胀满疼痛，大便不通者。厚朴三物汤与《伤寒论》小承气汤药味相同，但药量不同，小承气汤意在荡积攻实，故以大黄为君；厚朴三物汤意在行气泄满，以厚朴为主。方中厚朴行气消满；大黄、枳实泻热导滞。三药相合，使气滞通畅，实积消除，腑气得以通畅，则诸症自除。

厚朴三物汤证为实热内结，气滞不通，是由于气滞严重，腹胀出现胀满疼痛，实热与燥屎内积，则导致大便不通。方选取厚朴三物汤，发挥其行气导滞，攻下积结之功。

【主治病证】

痛而闭者，厚朴三物汤主之。

支饮胸满者，厚朴大黄汤主之。

注解：厚朴大黄汤是厚朴三物汤的别名，支饮上迫而胸胀满者，三物厚朴汤主之。

【历代名医方论】

《金匮玉函经二注》：闭者，气已滞也。《经》曰塞也，通因通用，此之谓也。于是以小承气通之。乃易其名为三物汤者，盖小承气君大黄以一倍，三物汤君厚朴以一倍者，知承气之行，行在中下也；三物之行，因其团在中上也。绎此，可启悟于无穷矣。

《金匮要略心典》：痛而闭，六腑之气不行矣。厚朴三物汤与小承气同，但承气意在荡实，故君大黄；三物意在行气，故君厚朴。

《金匮玉函经衍义》：凡仲景方，多一味，减一药，与分两之更重轻，则异其名，异其治，有如转丸者。若此三味，加芒硝则谓之大承气，治内热腹实满之甚；无芒硝，则谓之小承气，治内热之微甚；厚朴多，则谓之厚朴三物汤，治热痛而闭。今三味以大黄多，名厚朴大黄汤，而治是证。上三药皆治实热而用之。

《千金方衍义》：此即小承气汤，以大黄多，遂名厚朴大黄汤；若厚朴多，即名厚朴三物汤。此支饮胸满，必缘其人素多湿热，浊饮上逆所致，故用荡涤中焦药治之。

周禹载《金匮玉函经二注》：此又言痛之实证也。闭者，气已滞也，塞也。经曰：通因塞用，此之谓也。于是以小承气通之，乃易其名为三物汤者，盖小承气君大黄以一倍，三物汤君厚朴以一倍者，知承气之行，行在中下也；三物之行，因其闭在中上也。绎此可启悟于无穷矣。

陈修园《金匮要略浅注》：以上厚朴七物汤，以其发热，尚有表邪也；今腹痛而不发热，止是大便闭者，为内实气滞之证也。通则不痛，以厚朴三物汤主之。

高汉峙《高注金匮要略》：此及下条，当从上文作一节。盖腹中寒气之证治，上文已完。此又因上文之证，旁及风寒入腹而化热者，与下卷十六篇吐衄门病人面无血色一条同例。

金匮之省笔，多用此法，细读前后三条之文气自见。言下利里虚，固宜大温大补如彼。若雷鸣等症全具，其人痛而便闭者，则又以气不下通，而实热之邪势由上逆，故见种种急切之候也。厚朴降气，枳实泻气，大黄下气，则闭者下通，而诸症自息，岂止痛止云乎哉。

厚朴三物汤、小承气汤、厚朴大黄汤的区别：厚朴三物汤、小承气汤、厚朴大黄汤三方均由厚朴、大黄、枳实这三味药组成，但由于三方中三药的用量等变化，治疗的疾病也有所不同。其中，小承气汤以大黄为主，功用是泻热通便；厚朴三物汤以厚朴为主，功用是行气消胀；厚朴大黄汤，以厚朴、大黄为主，功用在开胸泄饮。

刘渡舟讲述："厚朴三物汤，出自《金匮·腹满寒疝宿食病篇》。这个方子是治疗腹痛便闭，而六腑之气不行之证。它的药物组成与小承气汤同，唯剂量上有差别。小承气汤的厚朴为二两，而厚朴三物汤的厚朴则为八两，因而就决定了两方的治疗不同。尤在泾有两句精辟之言："三物汤与小承气同。但承气意在荡实，故君大黄；三物意在行气，故君厚朴。"为此，若腹胀为甚，而大便闭者，应以此方为宜矣。"

【医案举例】

1. 便秘、腹满（张海峰医案）

张某，男，47岁，1973年3月就诊。大便如羊屎，数日一行，已经四五个月。腹中胀满不舒，腰部如有物箍紧感，左少腹更觉胀满、难受，饮食时好时差，四肢无力。容貌外观壮实，舌苔白而厚腻、中心更甚，脉见弦滑有力。西医诊断为"肠功能紊乱症"。辨证：肠间气滞。治法：行气通肠。处方：川朴25克，枳实9克，大黄（泡水冲服）9克，炒莱菔子16克。复诊：服3剂后，大便见畅，腹胀少减，舌脉如前，原方大黄改为12克，厚朴改为19克，加台乌16克，广木香（后下）9克。3剂后，大便得泻数次，腹胀全消，舌腻全消，精神饮食正常。恢复工作，后未复发。（《伤寒论通释》）

2. 宿食病

张某，男，12岁。1961年9月6日住本院外科病房。2天前因食韭菜饺子过量，腹部作痛，大便秘结。今日阵发性腹痛，逐渐加重，伴有恶心欲吐，小便黄。检查：腹部膨隆，小腹结硬更甚，疼痛拒按，腹部听诊：肠鸣音亢进，有气过水声。经X线透视，诊为"机械性肠梗阻"。患儿家属要求中医治疗。9月8日夜12时初诊，腹满疼痛，少腹坚硬而痛不可按，小便自利，烦躁不安，脉弦而短。此为腑气闭塞不通。虽不谵语，但躁扰不宁，除食滞蕴结外，有蓄血之兆。治仿《金匮》厚朴三物合《伤寒论》桃核承气汤加减。处方：桃仁泥9克，大黄12克，甘草6克，莱菔子30克，厚朴9克，枳实9克，桂枝3克，木香4.5克。9月9日二诊：药后大便已解，矢气连续，腑气得行，自觉腹痛、腹满消失，恶心已止，惟感肛门处疼痛，大便时有下坠感，小便黄而涩痛，脉转沉弦而略数，舌苔微干。再予清小肠之热，行大肠之滞。处方：车前子12克，淡竹叶6克，生白芍12克，莱菔子12克。上药连服3剂，痊愈出院。［姚兴华，等．上海中医药，1966(2)：62］

3. 腹胀、呕吐

张某，女，20天。1987年6月12日诊。口吐泡沫10天，腹胀呕吐3天，当地医院给青霉素、庆大霉素治疗7天，并用肛管排气、腹部热敷等方法辅助，病情不见好转，转来我院就诊。诊见呼吸急促，口唇中度发绀，心脏无殊，双肺呼吸音粗糙；腹膨隆，叩诊鼓音，肠鸣音消失。X线检查：可见大量肠胀气和7～8个不典型液平面。诊为"新生儿肺炎、中毒性肠麻痹"。遂用先锋霉素Ⅴ、丁胺卡那霉素抗感染，并用厚朴三物汤加味治疗肠麻痹。药用：厚朴、枳实、生大黄（后入）、红花、桃仁各3克，丹参4克，黄芪6克。水煎至50毫升，5次分服。1剂服毕，大便2次，肠鸣音及矢气出现，腹胀大减。次日原方续进1剂，呕吐腹胀平息。继用人参健脾丸，每天

2次，每次1/6丸，连服5天，痊愈出院。［李德启．浙江中医杂志，1988(10)：446］

4. **腹满、腹痛**（冉雪峰医案）

武昌俞君，劳思过度，心绪不宁，患腹部气痛有年，或三月五月一发，或一月数发不等，发时服香苏饮、越鞠丸、来苏散、七气汤等可愈。每发先感腹部不舒，似觉内部消息顿停，病进则自心隔以下，少腹以上，胀闷痞痛，呕吐不食。此次发而加剧，欲吐不吐，欲大便不大便，欲小便亦不小便，剧时口噤面青，指头和鼻尖冷，似厥气痛、交肠交结之类。进前药，医者又参以龙胆泻肝汤等无效。诊脉弦劲中带滞涩象，曰：痛利为虚，痛闭为实，观大小便俱闭，干呕和指头、鼻尖冷，内脏痹阻较甚，化机欲熄，病机已迫，非大剂推荡不为功。拟厚朴三物汤合左金丸为剂：厚朴八钱，枳实五钱，大黄四钱，黄连八分，吴茱萸一钱二分。服一剂，腹中鸣转，痛减；二剂，得大便畅行一次，痛大减，续又畅行一次，痛止。后以澹寮六合、叶氏养胃方缓调收功。嗣后再发，自服此方一二剂即愈。此后病亦发少、发轻、不大发矣。（冉雪峰．冉雪峰医案．北京：人民卫生出版社，2006：46）

【现代运用】

厚朴三物汤现代临床上主要用于以脐腹痞满胀痛、便秘为主要表现的病证，如痢疾、急性肠炎、不完全性肠梗阻、肠功能紊乱等。

临床中在厚朴三物汤基础上随症加味，可以获取较好疗效。

1. 伴有胁肋痛苦显然者，加川楝子、延胡索，以增其疏肝止痛行气之力。

2. 腹窜痛，攻冲不定，加木香、乌药、沉香、郁金，以助理气止痛之功。

3. 腹胀痛而引少腹睾丸者，加橘核、荔枝核、小茴香等，以温化少腹之气。

4. 腹痛而肠鸣者，加陈皮、香附、大腹皮，以行气止痛。

5. 本方治疗肠阻塞：本组患者临床表现均以腹痛、腹胀、呕吐、便秘四大症状为主。药用厚朴35克，枳实30克，生大黄30克。肠腑气滞加莱菔子30克；气滞血瘀加桃仁8克，丹参15克；热结阳明加芒硝30克；寒凝肠腑加附片9克，细辛3克；蛔虫阻塞肠道加槟榔10克，川楝子12克，花椒3克；食滞胃肠，加山楂9克，麦芽10克，莱菔子20克。（湖北中医杂志）

6. 本方加味治疗小儿中毒性肠麻木：药用厚朴、桃仁各5～8克，枳实4～6克，生大黄（后下）4～8克，丹参3～10克，红花3～6克。气虚加党参、黄芪；阴虚津亏加玄参、麦冬、生地；大便次数增加去大黄。此为6～12个月小儿剂量。每天1剂，水煎分3～6次口服或鼻饲，一般2～3剂即可见效。（浙江中医杂志，1988：446）

走马汤

【方剂组成】

麻黄巴豆（去心皮，熬）2枚，杏仁（去尖皮）1枚

【方药用法】

上二味，以绵缠，捶令碎，热汤二合，捻取白汁，饮之当下，老小量之，通治飞尸鬼击病。

【方证释义】

本方功用温经散寒，除湿宣痹。本方证是因寒湿之邪痹阻关节所致，寒湿之邪痹阻关节，气血运行不畅，则关节疼痛剧烈，屈伸不利。方中乌头辛苦热，有毒，可祛寒逐湿，凡凝寒痼冷皆能开之通之；麻黄辛微苦而温，入肺、膀胱经，其性轻扬上达，可通阳行痹。二者配伍，同气相求，外能宣表通阳达邪，内可透发凝结之寒邪。芍药宣痹行血，配伍甘草可发挥缓急止痛之功；黄芪益气固卫，助麻黄、乌头温经止痛，又可防麻黄发散太过；白蜜甘缓，可减轻乌头的毒性。诸药配伍，使寒湿去而阳气宣通，关节疼痛解除而屈伸自如，共奏温经散寒，除湿宣痹之功。

【主治病证】

治中恶，心痛，腹胀，大便不通。

【历代名医方论】

《金匮要略心典》：此治寒湿历节之正法也。寒湿之邪，非麻黄、乌头不能去。

【医案举例】

1. 肺胀寒痰内闭案

翟某，女，65岁，农民。2007年10月11日就诊，患慢性支气管炎21年，慢性阻塞性肺气肿9年，慢性肺源性心脏病4年，均经过正规医院多次确诊。5日前不慎感受风寒，出现咳嗽阵作、气紧、胸闷、动则气促、心悸累，伴恶寒无汗，头身疼痛等症，在家服草药单方。中午进食后一小时突然出现呼吸困难、喉中痰鸣、漉漉有声、口角流痰涎、神志恍惚、言语不清，伴面色青灰，四肢发凉，冷汗不断，卧床不起等症。急诊接入我科抢救，查体：T：36.5℃，P：96次/分，R：24次/分，BP：120/80毫米汞柱，体胖、神识模糊、高枕卧位、指端及口唇明显紫绀。舌质黯红苔白厚腻，脉滑有力。口中多白稀痰、喉中痰鸣漉漉；气管居中，桶状胸、肋间隙增宽，双肺呼吸动度一致急促，语颤减弱，叩诊为过清音，双肺呼吸音减弱、满布喘鸣音和痰鸣音；剑突下心搏明显，心率96次/分、律齐，心音遥远，P2＞A2，各瓣膜听诊区无病理性杂音；腹部饱满，按之有抵抗、肝脾(－)，移浊(－)，肠鸣音活跃。余(－)。拟诊：西医诊断：慢性肺源性心脏病，肺心功能失代偿，急性右心衰竭；慢性支气管炎急性发作；慢性阻塞性肺气肿。中医诊断：肺胀，脾肾阳虚，寒痰内闭。立即行西医抢救：间断吸痰，保持呼吸道通畅，持续低流量给氧，利尿强心等，虽经抢救半小时患者病情无好转，特别是喉中痰涎不断上涌，呼吸道不能持久保持通畅。给予走马汤[杏仁2粒，巴豆(去皮心熬)一枚，二味以纱布包裹捣碎，加鲜开水50毫升，绞取白汁30毫升]20毫升顿服，十余分钟后开始腹泻，排出大量气体及稀大便，随后排出痰涎约400毫升。患者随即喉中痰鸣消失，紫绀迅速减轻，呼吸困难缓解，神志清楚，无须吸痰和吸氧而呼吸匀和。查患者生命体征平稳，自诉感觉良好。停止抢救，给予抗感染、化痰止咳平喘、对症、补液等西医治疗，同时以华盖散合三子养亲汤口服，治疗5日出院。[梁尚军．走马汤急重症验案三则．内蒙古中医药，2009，28(07)：53.]

2. 积寒实腹痛案

李某，男，23岁，教师。因“突发腹痛，伴腹胀”在某个体诊所行输液、消炎、止痛等治疗三日，病情未见好转。经询问患者平时身体强壮，无有他疾。发病前一晚饮大量啤酒和进食约1斤李子后一小时发病，脘腹胀痛，阵发性绞痛加剧，难以忍受，伴恶寒肢冷，纳差腹胀，头昏乏力等症。三日内在当地医院门诊经血常规、B超、X线腹片等检查已经排除了阑尾炎、胃肠穿孔、肠梗阻等急腹症。刻诊：脘腹胀痛不休，阵发加重，腹胀，口渴口干，恶心欲吐，恶寒肢冷，纳差，倦怠乏力，且病后一直无大便，偶有矢气。查：生命体征稳定，神清神倦，痛苦病容，舌质淡红苔白厚，脉沉紧。双肺心脏(－)。腹部饱满，脐周及上腹、左中下腹压痛惧按，无反跳痛，肝脾(－)，墨非征(－)，叩之呈鼓音，听诊肠鸣音活跃。余(－)，根据症、舌、脉，辨证为腹痛，食积寒实证。不通则痛，宜热下法，方选走马汤(制法同前)顿服30毫升，服药后十余分钟开始腹泻，排出大量气体和大便，内夹多量未消化的李子残粒。患者泻后腹痛腹胀马上消失，感倦怠乏力，嘱其以稀粥调养，并服用保和丸汤剂一剂后恢复。[梁尚军．走马汤急重症验案三则．内蒙古中医药，2009，28(07)：53]

3. 小儿肺炎寒实结胸案

欧某，男，7岁，因“咳嗽、喘气伴发热”在我院儿科住院治疗。经确诊为支气管肺炎后给予抗感染，对症，补液等治疗一周后发热、咳嗽、气促等症状消失。但患儿不哭不闹、不饮不食、不眠睡、数日无大便。虽经继续抗感

染、对症、补液支持等治疗三日，上述情况无好转。该科邀请我会诊，见神识清楚，表情淡漠，呼吸平稳，体温正常，舌质淡红舌苔满布白厚腻；听诊呼吸音增粗，双下肺有少量湿鸣音，心率 90 次/分，律齐，心音有力，脘腹膨隆，压之有抵抗，但无压痛和反跳痛，叩之呈鼓音，肠鸣音减弱。我根据症、舌、脉诊断为寒实结胸证，方选桔梗白散，但念其仓促之间制作麻烦，选用走马汤(制如上法)5 毫升，服药后五六分钟出现呕吐，吐出白稠痰约 30 毫升，随即出现腹泻，大便泻下黏痰甚多，患儿便后精神好转，饥饿索食，进食少量冷开水，给予三拗汤合三子二陈汤两剂治疗三日后全愈出院。[梁尚军．走马汤急重症验案三则．内蒙古中医药，2009，28(07)：53]

瓜蒂散

【方剂组成】

瓜蒂(熬黄)一分(3 克)，赤小豆一分(3 克)

【方药用法】

上二味，各别捣筛，为散已，合治之，取一钱匕(2 克)，以香豉一合(9 克)，用热汤七合，煮作稀糜，去滓。取汁合散，温，顿服之。不吐者，少少加，得快吐者乃止。

【方证释义】

本方功用涌吐痰涎宿食，可用于治疗痰涎壅滞于胸中，或宿食停积上脘之证，在运用此方治疗疾病时，应该遵《素问·至真要大论》“其高者，因而越之”的原则，用涌吐痰食的方法治疗。方中瓜蒂味苦，善于涌吐痰涎宿食，为君药；赤小豆味酸平，能祛湿除烦满，为臣药，瓜蒂与赤小豆两药相配，酸苦涌泄，相须相益，可增强催吐之力；佐以豆豉，一可安中护胃，使在快吐之中兼顾护胃气，二能宣解胸中邪气，利于涌吐。三药相合，涌吐痰涎宿食，宣越胸中邪气，使壅滞胸脘之痰食得以涌吐排出，胸痞懊憹诸症自解。

【主治病证】

宿食在上脘，当吐之，宜瓜蒂散。

病如桂枝证，头不痛，项不强，寸脉微浮，胸中痞硬，气上冲喉咽不得息者，此为胸中有寒也，当吐之，宜瓜蒂散。

病人手足厥冷，脉乍紧者，邪结在胸中，心下满而烦，饥不能食者，病在胸中，当须吐之，宜瓜蒂散。

【历代名医方论】

《注解伤寒论》：《千金》曰：气浮上部，填塞心胸，胸中满者，吐之则愈。与瓜蒂散，以吐胸中之邪。其高者越之，越以瓜蒂，豆豉之苦、在上者涌之以赤小豆之酸。《内经》曰：酸苦涌泄为阴。

《伤寒来苏集》：瓜为甘果，由熟于长夏，清胃热者也；其蒂，瓜之生气所系也，色青味苦，像东方甲木之化，得春升生发之机，故能提胃中之气，除胸中实邪，为吐剂中第一品药，故必用谷气以和之。赤小豆甘酸，下行而止吐，取为反佐，制其太过也。香豉本性沉重，糜熟而使轻浮，苦甘相济，引阳气以上升，驱阴邪而外出。作为稀糜，调二散，虽快吐而不伤神，仲景制方之精义，赤豆为心谷而主降，香豉为肾谷而反升，既济之理也。

《千金方衍义》：瓜蒂之苦寒，以吐胸中寒实，兼赤小豆之甘酸，以清利心包余热，所谓酸苦涌泄为阴也。

《医宗金鉴》：瓜蒂极苦，赤豆味酸，相须相益，能疏胸中实邪，为吐剂中第一品也。而佐香豉汁合服者，藉谷气以保胃气也。服之不吐，少少加服，得快吐即止者，恐伤胸中元气也。此方奏功之捷，胜于汗下。诸亡血虚家，胸中气液已亏，不可轻与也。

成无己《伤寒明理论》：瓜蒂味苦寒，《内经》曰“湿气在上，以苦吐之”，寒湿之气，留于胸中，以苦为主，是以瓜蒂为君。赤小豆味酸涩，《内经》曰：“酸苦涌泻为阴”，分涌膈实，必以酸为佐，是以赤小豆为臣。香豉味苦寒，苦以涌泄，寒以胜热，去上膈之热，必以苦寒为辅，是以香豉为使，酸苦相合，则胸中痰热涌吐而出矣。其于亡血虚家，所以不可与者，以瓜蒂散为峻剂，重亡津液之药。亡血虚家，补养则可，更亡津液，必不可全，用药君子，必详究焉。

柯韵伯《伤寒来苏集》：瓜蒂色青，像东方甲木之化，得春升生发之机，能提胃中阳气，以除胸中之寒热，为吐剂中第一品。然其性走而不守，与栀子之守而不走者异，故必得谷气以和之。赤小豆形色像心，甘酸可以保心气，黑豆形色像肾，性本沉重，霉熟而使轻浮，能使肾家之精气交于心，胃中之浊气出于口。作为稀糜，调服二味，虽快吐而不伤神，奏功之捷，胜于汗下矣。

许宏《金镜内台方议》：用瓜蒂为君，味苦寒；赤小豆为臣，味酸温；淡豉为臣佐。三味之酸苦，合而用之，以吐其上膈之实者也。经曰：酸苦涌泄为阴，此其用焉。

王子接《绛雪园古方选注》：瓜蒂散乃酸苦涌泄重剂，以吐胸寒者，邪结于胸，不涉太阳表实。只以三物为散，煮作稀糜，留恋中焦以吐之，能事毕矣。瓜蒂性升，味苦而涌，豆性酸敛，味苦而泄，恐其未必即能宣越，故复以香豉汤陈腐之性，开发实邪，定当越上而吐矣。

吴谦《医宗金鉴》：胸中者，清阳之府。诸邪入胸府，阻遏阳气，不得宣达，以致胸满痞硬，热气上行，燥渴心烦，温温欲吐。脉数促者，此热郁结也；胸满痞硬，气上冲咽喉不得息，手足寒冷，欲吐不能吐，脉迟紧者，此寒郁结也。凡胸中寒热与气与饮郁结为病，谅非汗下之法所能治，必得酸苦涌泄之品，因而越之，上焦得通，阳气得复，痞硬可消，胸中可和也。瓜蒂极苦，赤豆味酸，要须相益，能疏胸中实邪，为吐剂中第一品也。而佐香豉汁合服者，借谷气以保胃气也。服之不吐，少少加服，得快吐即止者，恐伤胸中元气也。此方奏功之捷，胜于汗下，所谓汗、吐、下三大法也。今人不知仲景、子和之精义，置之不用，可胜惜哉！然诸亡血虚家，胸中气液已亏，不可轻与，特为申禁。

黄元御《伤寒悬解》：香豉行其滞，小豆泄其湿，瓜蒂涌其寒痰，若诸亡血虚家，血惯上逆，不可与也。

陈修园《长沙方歌括》：太阳之脉连风府上头项，今云不痛不强者，不在经脉也。太阳之气出入于心胸，今云胸中痞硬气上冲咽喉不得息者，是邪气欲从太阳之气上越也。寸脉微浮者，气欲上越之象也。然欲越而不能遽越，其寒水之气不在经亦不在表，而唯在于胸中，故三胸中寒。方取瓜蒂之苦涌，佐以赤小豆之色赤而性降，香豉之色黑而气升，能使心肾相交，即大吐之顷神志不溃，此所以为吐法之神也。

胡希恕讲金匮：宿食在上脘，当吐之，宜瓜蒂散。上脘就是胃之上端，光搁这句话也是不够的，在上脘有什么症候反应呢？它总有温温欲吐而不能吐这种情况，老想着要吐，但是吐不出来，这样可以顺其势而吐之，宜瓜蒂散。不是说光“在上脘”这句话（就够了），太抽象了！有什么症候呢？（它这里没有具体交代）仲景这个书呀它分着来的，因为瓜蒂散在《伤寒论》里讲得很多了，在这既然提到瓜蒂散，你就能意识到它是什么症候。所以在这只说是“宿食在上脘，当吐之”，这个（简略的说法，对于准确地辨证有点）不成立。在上脘，感觉气往上冲，而且老要吐，但吐不出来，“老要吐，但吐不出来”这是用吐法的要紧的症候，生理也就要达到吐的目的，而解除这个病的痛苦，心里温温欲吐反不能吐，这个人感觉气呀，胸咽都能感觉胀满。“上脘”含这些意思，因为在前头都讲过了，所以在这单独提一下，简约的很。瓜蒂散在前面讲过，瓜蒂这药是个苦味的涌吐药，最好，也可能是没有宿食而也有这样的（情况）。噤口痢就是不欲食，一吃就吐。所以（仲景）这个书呀，不是说“凡不欲食的下利就是有宿食”，还是不对的，你还得就全面的证候观察。当然这个也“当

下之”了，不一定得用大承气汤，但有大承气汤的机会，所以他也搁个“宜大承气汤”。

刘渡舟讲述：现在就讲一讲瓜蒂散的作用。古人就认为这是酸苦涌泄之法。瓜蒂又叫苦丁香，这个药特苦，就是咱们夏天吃的甜瓜的蒂、尾巴，赤小豆微微带点儿酸味，一苦一酸，就是酸苦就作吐，酸苦涌泄为阴。瓜蒂这个药是个吐剂，能吐胸中的实邪，没有实邪可不行。为什么要用香豉？豆豉是个清宣的药，有点儿宣阳、清宣的作用，所以它清轻能载药上浮，而能够帮助瓜蒂涌吐胸中痰湿，它是个辅助之药。一般吃药后吐什么东西？有的时候吐菜汁，就像是咱们青菜拧出的汁，有的是绿色，有的还有黄色，也有吐出稠黏的痰涎，扯不断的黏涎，一吐出来就舒服了。吐得是满头大汗，浑身出汗，吐有解表的作用，就体现在这个地方了。因为吐的时候是很难受的，恶心难受，脸也红了，血管也都鼓出来了，脑门出汗，浑身也出汗，所以吐的时候都有见汗，见汗就要怕风，所以要避风。这是一个了。第二个，在吐以前最好用宽一点儿的布带子把肚子勒紧一点儿，这样吐得快。把肚子勒上，腹肌一使劲，就往上吐了。第三个，吐的时候往往有头晕，所以告诉患者吐以前闭目以待之，把眼睛闭上，闭上等待，不要睁眼睛，会头晕。

【医案举例】

1. **癫痫**（闫云科医案）

王某，女，13岁，利民中街食品厂宿舍。素体健无恙，活泼上进。1985年10月10日晚9时许，正做作业，自觉身体不适，便倒卧床上，不省人事，手足抽搐，角弓反张，掉下床来，口吐白沫，小便失禁，约十分钟始得清醒。翌晨又如是发病一次。地区医院经脑电图检查诊为癫痫。住院旬余未发病，出院两月又发作一次，遂来求诊。面色暗黄，为痰饮之貌；舌润脉滑，系水湿之象。痰饮水湿，其源本一。脾不健运，肾不鼓舞，从阳化痰，从阴化饮。占据中州则饮食无味，恶心漾漾；痞阻升降则头闷眩晕，痰鸣辘辘（也有用这个“漉漉”）；上扰清宫则神舍失守而为痫症。《丹溪心法·痫病》云“痰涎壅塞，迷闷孔窍”，是以为痫。《医宗金鉴·幼科心法要诀》亦云：“痰痫平素自多痰，发时痰壅在喉间，气促昏倒吐痰沫，·捻金与滚痰丸。”今痰饮呈向上之势，一捻金、滚痰丸显然不当，宜因势利导，一涌吐之。豆豉15克，煎汤送服瓜蒂散3克。药后呕吐痰涎甚多，头昏脑涨大减，胃纳亦可。遵衰其半而止之旨，嘱服脾肾两助丸。若脾为胃行其津液，肾为胃司其开阖，则痰饮定能消于无形。

二诊：痰饮桀骜不驯，并未归川入海，反而再起东山，兴风鼓浪。近日又犯病一次，且体倦嗜睡，头昏脑涨，咳嗽多痰，恶心呕吐，大便数日一行。除恶务尽，继祛痰为治。豆豉15克，煎汤送服瓜蒂散4克。

三诊：药后呕吐痰涎较上次更多，并有团状痰块数枚，吐后精神疲惫不堪，蜷卧少动。虑其窠臼复存，将息三日，又一鼓作气，乘胜而进，投礞石滚痰丸6克，下泻黏秽之物甚多。谅邪已净，舍补何为？嘱服脾肾两助丸月余。随访多年，知病未犯。（《临证实验录》）

2. **痰热头痛**（门纯德医案）

一齐姓男子，28岁。近月余自觉头痛昏蒙，两目眩眩，胸膈痞闷。体乏纳呆，诊其脉弦滑，舌苔白腻。与服“瓜蒂散”加郁金（甜瓜蒂3克，赤小豆2克，郁金3克）捣为细末冲服。一剂则得吐，吐后诸症若失，唯身体疲惫，静息两日而解。

按：本方立意在涌吐顽痰，清心解郁而开窍，故在仲景“瓜蒂散”的基础上又加入味苦性寒的郁金，以行气解郁，清心开窍，祛化痰浊，从而起到了助瓜蒂去除实热顽痰之功。使久蔽之心胸得以开阔而心神得宁，胸阔得畅则癫狂、焦躁、痞满自除。使用注意：本方苦寒有毒，易伤人体正气，若素体虚弱，实热之象不重，以及痰涎不在胸膈者，禁用。（《名方广用》）

3. **眩晕**(闫云科医案)

李某,男,16岁,学生。数年废学,书本知识学得甚少。后学校恢复考试制度,功课负担甚重,终日舞墨诵文,不得少息。其父望子成龙心切,课余之外,另有作业。内外加压,积劳成疾,未已便头痛眩晕,疲劳、天热后尤甚。晕痛剧时呕吐痰涎,吐后则晕痛减轻,神气清爽。观其面色萎黄,形容瘦弱,神疲懈怠,舌苔白腻。询知饮食不思,大便三四日一行。腹诊一无所苦。切得脉象沉滑无力。脉症相参,证属痰饮为患。盖用脑劳心,心脾两伤,忧思气结,痰饮遂生。观其状,病邪有外出之势,法宜因势利导,一涌吐之。涌吐之用,实倒行逆施之举。体质虚弱者,显属不宜,然不吐则邪无以出,证情若此,计将安出?仿黄龙汤制方之意,一用四君子汤以扶正,一用瓜蒂散以祛邪。拟:党参10克,白术10克,茯苓10克,甘草6克,瓜蒂散(药汤送下)3克。二诊:药后呕吐痰涎约有碗余,头痛眩晕不再,谓头脑清晰,若拨云见日。此痰饮逐出故也。其后之治法,即调气机,健脾胃,使得痰饮不生,方为补天之道。拟小柴胡汤加味:柴胡12克,黄芩10克,半夏10克,党参10克,甘草6克,茯苓15克,泽泻15克,白术15克,三剂。三诊:夜读深更,或气温偏高亦未晕眩。为除病根,原方续服三剂。后闻高考,蟾宫折桂。(《临证实验录》)

4. **哮喘**(一道人医案)

信州老兵女三岁,因食盐虾过多,得胸喘之疾,乳食不进。贫无可召医治,一道人过门,见病女喘不止,便叫取甜瓜蒂七枚,研为粗末,用冷水半茶盏许,调澄取清汁呷一小呷。如其言,才饮竟,即吐痰涎若黏胶状,胸次既宽,胸喘亦定。少日再作,又服之,随手愈。凡三进药,病根如扫。(《名医类案》)

【现代运用】

本方瓜蒂散有较强的催吐作用。瓜蒂的主要成分是甜瓜素,能刺激胃黏膜的感觉神经,反射性兴奋呕吐中枢而引起呕吐。

瓜蒂散临床上主要用于治疗暴饮暴食而引起的胃扩张、误食毒物等属于痰食壅滞胸脘证者。其中,瓜蒂散可提高大脑皮质去甲肾上腺素含量,对精神分裂症、精神抑郁症也有一定治疗作用。

瓜蒂汤

【方剂组成】

瓜蒂二十个

【方药用法】

以水一升,煮取五合,去滓,顿服。

【方证释义】

瓜蒂汤又称一物瓜蒂汤,本方功用散水祛暑,主要用于治疗伤暑,症见身热身重,周身疼痛,脉微弱者。《本经》中是这样介绍瓜蒂的,瓜蒂主大水,身面四肢浮肿。本条用瓜蒂清热解暑,行水散湿,以解身体疼重为主症,疼重由于湿胜,瓜蒂以散皮肤水气,水气去则暑无所依,而病自解。

【主治病证】

太阳中暍,身热疼重,而脉微弱,此以夏月伤冷水,水行皮中所致也,一物瓜蒂汤主之。

【历代名医方论】

《张氏医通》:此方之妙,全在探吐,以发越郁遏之阳气,则周身汗出表和,而在内之烦热得苦寒涌泄,亦荡涤无余。

《金匮要略心要》:瓜蒂苦寒,能吐能下,去身面四肢水气,水去而暑无所依,将不治而自解矣。此治中暑兼湿者之法也。

《医宗金鉴》:瓜蒂治身面浮肿,散皮中水气,苦以泄之耳。

《温病条辨》:此热少湿多,阳郁致病之方法也。瓜蒂涌吐其邪,暑湿俱解,而清阳复辟矣。

曹颖甫《金匮发微》:夏令地中水气随阳上蒸,是为暑。暑者,湿热相抟之动气也。此气不著于人体则已,著于人体,无有不身热疼重者,以有热复又湿也。但此证脉常浮大。

所以然者，以血受阳热蒸化，脉道中热度必高，高者脉大。有表热而病气在肌肉，属太阳部分之第二层，与中风同。其脉当浮，而反见微弱之脉者。是非在浚寒泉恣其盥濯，或者中宵露处，卧看星河，皮中汗液未出者，乃一时悉化凉水，此即心下有水气之水，不由外入。水渍皮中，因病疼重；暴感阳热，转被郁陷，因病身热。瓜蒂苦泄，能发表汗，汗出热泄，其病当愈。

《伤寒发微》：予治新北门永兴隆板箱店顾五郎，时甲子六月也。予甫临病者卧榻，病者默默不语，身重不能自转侧，诊其脉则微弱，证情略同太阳中暍，独多一呕吐。考其病因，始则饮高粱酒大醉，醉后口渴，继以井水浸香瓜五六枚，卒然晕倒。因念酒性外发，遏以凉水浸瓜，凉气内薄，湿乃并入肌腠。此与伤冷水，水行皮中正复相似。予乃使店友向市中取香瓜蒂四十余枚，煎汤进之，入口不吐。须臾尽一瓯，再索再进，病者即沉沉睡，遍身微汗，迫醒而诸恙悉愈矣。

程林：脉虚身热，得之伤暑，此证先中于热，再伤冷水，水气留于腠理皮肤之中，则身热疼重也。与瓜蒂汤以散水气。

尤怡：暑之中人也，阴虚而多火者，暑即寓于火之中，为汗出而烦渴；阳虚而多湿者，暑即伏于湿之内，为身热而疼重，故暑病恒以为病。而治湿即所以治暑。瓜蒂苦寒，能吐能下，去身面四肢水气，水去而暑无所依，将不治而自解矣。此治中暑兼湿者之法也。

吴谦：太阳中暍之症，身热而倦者，暑也。身热疼重者，湿也。脉微弱者，暑伤气也。以此证脉揆之，乃因夏月中暑之人，暴贪风凉，过饮冷水，水气虽输行于皮中，不得汗泄所致也。此时即以香薷饮、大顺散汗之，可立愈矣。若稍缓水气既不得外泄，势必内攻于中，而作喘肿胀矣。喘则以葶苈大枣汤，肿胀则以一物瓜蒂汤下之可也。瓜蒂治身面浮肿，散皮中水气，苦以泄之耳。

瓜蒂散与瓜蒂汤的区别：瓜蒂苦寒，《神农本草经》认为："主大水，身面四肢浮肿，下水，咳逆上气。"可知瓜蒂为一逐水除热之药，少量服不会致吐，只会发挥瓜蒂去湿除热之功，故瓜蒂汤主在治暑热湿。瓜蒂散服用末，同时用香豉，起催吐作用；一物瓜蒂汤煎服不用散，且不用香鼓，无催吐作用，只除热利水。可见，药物的不同配伍与不同的服用方法治疗的疾病也有所不同。

【医案举例】

中暑

夏令地中水气随阳上蒸，是为暑。暑者，湿热相抟之动气也。此气不著于人体则已，著于人体，无有不身热疼重者，以有热复又湿也。但此证脉常浮大。所以然者，以血受阳热蒸化，脉道中热度必高，高者脉大。有表热而病气在肌肉，属太阳部分之第二层，与中风同。其脉当浮，而反见微弱之脉者。是非在浚寒泉恣其盥濯，或者中宵露处，卧看星河，皮中汗液未出者，乃一时悉化凉水，此即心下有水气之水，不由外入。水渍皮中，因病疼重；暴感阳热，转被郁陷，因病身热。瓜蒂苦泄，能发表汗，汗出热泄，其病当愈。（曹颖甫《金匮发微》）。

【现代运用】

瓜蒂作为药食同源的中药药材，具有清热解毒的作用，一物瓜蒂汤在临床上使用广泛，对急性感染、热病有很好的治疗效果，可用于辅助治疗急性感染、发热、咽痛、口腔溃疡等疾病。

根据现代调查研究显示，在瓜蒂基础上加以配伍，也可以用于治疗脾胃虚寒、消化不良，适用于脾胃虚寒食欲不振、腹胀、泄泻等症状的患者。

甘遂半夏汤

【方剂组成】

甘遂（大者）三枚，半夏（以水一升、煮取半升、去滓）十二枚，芍药五枚，甘草如指大

(炙)一枚

【方药用法】

上四味,以水二升,煮取半升,去滓。以蜜半升和药汁,煎取八合,顿服之。

【方证释义】

本方主要用于攻逐水饮,洁净肠腑。主治为留饮脉伏,其人欲自利,利后虽自觉轻快,但心下仍然坚满者。半夏一方面能降逆,同时又能蠲饮散结,是治饮要药。该方可以燥湿化痰,降逆止呕,和甘遂相须来醒脾燥湿攻饮,是治疗伏水的专方。甘遂味苦气寒,最开始出现于《神农本草经》下品药中,用于治疗留饮、破癥、宿食、坚积聚、利水谷道。汪昂在《本草备要》中评价其能"泻肾经及隧道水湿,直达水气所结之处。"甘遂可攻逐心下留饮,驱水自大便而出,与甘草一同使用,取其相反相成的意图,激发留饮得以尽去。芍药和白蜜酸收甘缓以安中,且能缓和甘遂的毒性,共同起到开破利导而不伤正的功效。白芍入脾经,敛阴气而通壅塞,甘草、白蜜补益和中。《黄帝内经》曰"留者攻之耳。"因此选用甘遂、半夏等峻猛之品,给邪气以出路。同时配伍白蜜、甘草,使药效缓和、作用时间延长。全方辛开散其结,苦泻除其满,甘缓药物驾驭峻猛药物,使药物持久作用于留饮之处。

【主治病证】

病者脉伏,其人欲自利,利反快,虽利,心下续坚满,此为留饮欲去故也,甘遂半夏汤主之。

【历代名医方论】

《金匮要略心典》:脉伏者,有留饮也。其人欲自利,利反快者,所留之饮从利而减也。心下坚满者,未尽之饮,复注心下也。然虽未尽而有欲去之热,故以甘遂,半夏因其势而导之。甘草与甘遂相反,而同用之者,盖欲其一战而留饮尽去,因相激而相成也。芍药,白蜜,不特安中,抑缓药毒耳。

《绛雪园古方选注》:甘遂反甘草。反者,此欲下而彼欲上也;乃以白芍约之,白蜜润之则虽反而甘遂仍得下渗。《灵枢》有言:约方约囊是也。甘遂、半夏逐留饮弥漫于肠胃之间,虽利而续坚满,苟非以甘草、白蜜与甘遂大相反者激而行之,焉能去其留着之根。相反为方,全赖芍药酸可胜甘,约以监反,庶不淈乱中焦而为害。

《金匮要略论注》:仲景谓脉得诸沉,当责有水。又曰:脉沉者为留饮。又曰:脉沉弦者为悬饮。伏者,赤即沉之意。欲自利者,不由外感内伤,亦非药误也。利反快,饮减人爽也,然病根未拔,外饮加之,仍复坚满,故曰续坚满。虽坚满,而去者自去,续者自续,其势已动,故曰欲去。甘遂能达水所而去水,半夏燥水,兼下逆气,故以为君。乘其欲去而攻之也。甘草反甘遂而加之,取其战克之力也。蜜能通三焦,调脾胃,又制其不和之毒,故加之。利则伤脾,故以芍药协甘草以补脾阴,固其本气也。

《金匮要略方义》:此方所主,乃留饮日久,邪结较甚之证。留饮内停,正气被遏,故脉见沉伏。留饮内盛,下迫肠道,则其人欲自利。利则水饮得除,故利后自觉轻快。然病不因利而解,去者虽去,而新饮仍然日积,故病者心下续自坚满。当此之时,宜因势利导,下以除疾。方中以甘遂为君药,取其攻逐经隧之伏饮,使水饮从大便而下。臣以半夏之辛燥、辛以散结、燥以化饮。佐以白芍,《本经》言其利下便,与甘遂配伍即可通利二便以下水饮,有取其益阴气而防止逐水伤阴。使以甘草益气健脾,与甘遂合用,取其相反相成,俾能激发药力,使留饮得以尽去。用蜜同煮者,非但安中益气,且可缓解甘遂毒烈之性也。本方的煎煮方法,根据《备急千金要方》记载,将甘遂与半夏同煮,芍药与甘草同煮,再将二汁加蜜合煮,顿服,很有意义。《类聚方广义》强调此方用蜜,亦有深意。

《金匮方论衍义》:仲景尝谓:天枢开发,胃和脉生。今留饮之堵塞中焦,以致天真不得流通;胃气不得转输,有是脉隐伏而不显。

留饮则必自利、利而反快者，为中焦所塞暂通也。通而续积，以作坚满，必更用药尽逐之。然欲直达、攻其积饮，莫若甘遂快利，故用之为君。而欲和脾胃，除心下坚，有必以半夏佐之。然则芍药停湿，何留饮而用之乎？甘草与甘遂相反，又何一方而兼用之乎？以是究之，岂无其故？盖芍药之酸，以其留饮下行，甘遂泄之，即本草谓其独去水气也；甘草缓甘遂之性，使不急速，徘徊逐其所留。入蜜亦此意也。然又心下者，脾胃部也，脾胃属土，土由木在其中而成坚满，非甘草不能补土，非芍药不能伐木，又可佐半夏和胃消坚也。必当用而用，不可以相反疑之。且《雷公炮炙法》有甘草汤浸甘遂者也。

【医案举例】

1. 留饮

患者，女，五十一岁。由于心下满闷伴随头晕及目眩反复发作十二年，于1992年12月27日在医院就诊。既往身体强健，患者因在12年前由于外受风寒服用安乃近后，发汗太多。而后继发心下满闷以及头晕目眩；然而头汗出，且疲软乏力，口干不想喝水，每逢劳累后发作。在本地医院就诊后未能做出明确的诊断，患者服用中西药物后疗效欠佳。患者舌淡红，苔白厚略腻，脉象为两脉弦滑有力。血压测量为18/11千帕，查体未能见到阳性体征。心电图、胃镜以及胸片都未查见异常的情况。西医诊断是自主神经功能紊乱。中医诊断是留饮。立法为下逐饮。用药：炙甘草10克，甘遂10克，水煎服之。患者服用半小时后便开始腹泻，共计二十余次。起初为黏液，后面皆为水样便。患者半日后腹泻自止，患者自己感到胸中豁达，诸症若失。叮嘱患者啜热稀粥调养。随访患者至今，病情未再复发，疗效显著。

按：《金匮要略·痰饮咳嗽症脉证并治》认为“饮留而不行则为留饮”可以有很多的临床表现。患者在12年前外受风后治疗方法不恰当，导致饮结于心下，因此出现了心下满闷状况。痰饮上蒙清窍导致头晕目眩。阴阳不和导致但头汗出。痰饮流窜经络、且气血不和导致疲软乏力。痰饮阻遏阳气、津液不得上承导致口干且不想喝水。脾胃不和致使患者饮食不香。劳累后阳气更加虚弱，失其温煦之功，益助痰饮，因此病情易于复发，舌脉全都为痰饮征象。《金匮要略·痰饮咳嗽病脉证并治》18条：“病者脉伏，其人欲自利，利反快，虽利，心下续坚满，此为留饮欲去故也，甘遂半夏汤主之。”痰饮的治疗方法应当用温药和之。因为患者患病日久而形成留饮，病情加重，只有峻剂逐饮才可消除。因此舍去方中的芍药和白蜜的甘缓之性、半夏的辛温苦燥，而取甘遂和甘草相激相成，以此达到疏输决排的作用。因此服用一剂汤药而使得患者获得痊愈。留饮患者在临床上较为多见。假若邪饮深重，那么选用甘遂半夏汤峻下逐饮，经常能够在临床取得良好的疗效。

2. 小儿哮喘

患者，男，5岁。患儿于1985年夏末就诊，患儿已患哮喘4年，起初遇冷而发作，服用西药后病情得到缓解。一年后冬发夏愈，每次发作需要注射青链霉素并且服用西药，十五日患儿病情才得到缓解，且不敢轻易外出。患儿活动范围受到限制。胸满不饥、纳少懒动、经常便干、容易出汗，一年来哮喘频繁发作。即使患儿不断寻求中西医进行治疗，然而病情仍旧有增无减。患儿本次病情发作已有两个月，其肌内注射青链霉素并且服用西药解痉平喘、抗过敏药以及激素已经有月余，服用中药数剂疗效并不明显。诊查得知患儿体温不高，且喘息不已，伴有喉鸣气急；运动时病情会加重，且胸腹胀满、痰多稀白、体瘦面白、神疲。观察舌象为舌淡苔白滑腻，脉象为脉弦滑数。患儿证属阳气不通、伏饮内停、肺气上逆。因为患儿曾经求医而无用处，因此使用甘遂半夏汤加味，起到涤痰通阳，肃肺平喘的功效。用药：甘遂6克，半夏10克，甘草6克，白芍30克，莱菔子6克，白芥子6克，葶苈子6克。共2剂，令上药分煎共得汤一小碗许，再浓煎到半碗，兑入等量的蜂蜜，共同煮沸后即可令患儿服用，日分三服，三天后，患儿首剂后便稀证减，第二日中午药后少许有恶心感，吐出清稀黏痰约半小碗，顿时感觉舒畅，哮喘也停止。一个月以来，哮喘未发作、活泼玩耍自如。5年来随访未发作。

按：本方组成简单，效果显著。但甘遂峻猛尤其应当注意，如果能用此法煎服，泻下之力缓和。经过临证观察，大多便稀不泻，未曾见其他的副作用，且有涎吐出者最佳。如果体甚虚的患者可酌情加人参以及黄芪，以此用来助正驱邪，用法得当，则效若桴鼓。尤怡《金匮要略心典》中说道"甘草与甘遂相反而同用之者，盖欲其一战而留饮尽去，因相激而相成也。"

3. 痰饮久泄

患者，女，五十六岁，为退休职工，患有腹泻二十余年。病发初期大便每日三到四次，随后病情逐渐加重至一日六到七次，虽然经过多方治疗，每日仍旧四到五次。刻诊：患者稀便一日四次，晨起状况更加严重，大便无脓血及黏液，且伴有肠鸣，胸脘痞闷，面色少华。舌象为舌淡苔白腻，舌边齿痕显露；脉象为脉沉细，辨证患者属脾肾阳虚。对患者施以温肾健脾，升阳除湿之剂，并治疗十五日，疗效并不明显。后细审得知脉细更带弦象、尺脉滑，且伴随乏力、胸闷气短的情况，夜尿达四到五次。由于痰饮可见弦脉，滑为有余，据此辨证符合留饮致泻的特点，对患者施以甘遂半夏汤。用药：白芍15克，半夏10克，炙甘草10克，甘遂末3克。用法：白芍、炙甘草以及半夏加水煎取150毫升，兑入蜂蜜150克及甘遂末搅拌均匀，再用文火煮至沸腾，嘱咐患者空腹顿服，待其腹泻后少啜稀粥以复胃气。数日后病人来诊，自诉其服药后肠鸣腹痛，腹泻10余次。随后三天，病人大便一日两到三次，基本成形。望诊为舌边仍现齿痕，问病人服药方法，得知其忽略"空腹"二字，考虑到饮邪未尽除，宜再攻之，但恐峻下伤正，因此议先补后攻，予以参苓白术散。服用三日后，病人自诉大便次数增加，并且杂有涕状物，嘱病人停用参苓白术散，径用甘遂半夏汤（用量及方法与之前相同），病人服药后腹泻七、八次仍旧安然无恙，软便一天一到两次。随访两年至今未复发。

按：本例病患为久泻病人，屡治缺乏疗效，综合观察其脉证，当属体内有留饮客于肠胃，并非仲景峻剂无以推其窠穴，两用甘遂半夏汤使得邪去病除，在此期间误补病势反而会加重。从中可以领悟出：一部分久泻的患者多为虚中挟实，邪积不去而使得正气难复，治疗应遵循"陈莝去而肠胃洁"的古训，正如甘遂半夏汤该方论中说："病饮之人，欲自下利，利后通快，此为所留之饮，欲自去而愈故也。若虽利，利反不快，心下续有坚满，乃所留之饮盘结不欲去也。宜甘遂半夏汤"。饮是阴邪，当阳气升发之时，那么气动饮行，而作下利。随其实而攻之，则效如桴鼓。该方应用范围非常广泛，可用于治疗消化系统的肝硬化腹水、结核性腹膜炎、肠结核、慢性肠炎；循环系统的心包积液；泌尿系统的慢性肾炎水肿等疾病。现代药理研究证实，此方剂能通过刺激胃肠道黏膜，促进肠濡动增加而具有明显的泻下作用；对革兰阴性、阳性菌中的多种细菌有效；并对某些病毒、真菌及有些致病性原虫也有抑制作用。

【现代运用】

本方现代常用于攻逐水饮，洁净肠腑。现代临床可用于治疗结核、肠粘连、骨结核、肺结核、结核性腹膜炎、肝硬化腹水、腹壁脂肪增多症、慢性肠炎等疾病。

己椒苈黄丸

【方剂组成】

防己十两（30克），椒目十两（30克），葶

苈子十两(30克),大黄十两(30克)

【方药用法】

上四味研末成丸,蜜丸如梧子大,并吞服之。先食饮服一丸,日三服,稍增,口中有津液。渴者,加芒硝半两。

【方证释义】

本方功用攻逐水饮。本方证是因水饮内停,郁而化热,积聚肠间之证。水走在肠间,一则阻滞气机,导致腑气不通;二则致使水不化津,津不上传;三则使病及于肺,导致肺不能通调水道,往下输送到膀胱,因此患者腹满便秘。本方中防己、椒目、葶苈子均可以起到利水的功效。防己作为君药善走下行,长于清湿热,利水退肿;椒目作为臣药能利水消肿,消除腹中水气。葶苈子泻肺行水,泄降肺气,消除痰水,导水从小便而出;大黄则能够泻热通便,通利大便,逐水从大便而出,共同作为佐药。

【主治病证】

腹满,口舌干燥,此肠间有水气,己椒苈黄丸主之。

【历代名医方论】

《金匮方论衍义》:肺与大肠合为表里,肺本通调水道,下输膀胱。今不输膀胱,仅从其合,积于肠间。水积则金气不宣,郁成热为腹满。津液遂不上行,以成口燥舌干。用防己、椒目、葶苈子,皆能利水,行积聚结气。而葶苈尤能利小肠。然肠胃受水谷之器,若邪实腹满者,非轻剂所能治,必加芒硝以泻之。

《金匮要略心典》:水即聚于下,则无复润于上,是以肠间有水气而口舌反干燥也。后虽有水饮之人,只足以益下趋之势,口燥不除而腹满益甚矣。防己疗水湿,利大小便;椒目治腹满,去十二种水气;葶苈、大黄泄以去其闭也。渴者知胃热甚,故加芒硝。《经》云:热淫于内,治以咸寒也。

【医案举例】

1. 心悸

患者,男,五十五岁,1981年一月就诊。该患者患肺源性心脏病十余年,长年咳喘,伴有心悸。1980年入冬后心悸的病情加重,全身浮肿,喘息难以平卧,因Ⅰ度心衰而住院治疗。其证见:患者面色青黑,腹满而喘,全身浮肿,无法平卧,心悸,唇口紫绀,四肢厥冷,痰涎壅盛,二便不利。观察患者舌象为舌质紫,苔薄黄。脉象为脉细促,脉率一百一十次每分钟,血压为86/50毫米汞柱。此病症属于久病正虚,腑气不通,大实之中有羸状。治宜肃肺降浊兼以益气温阳。药用:防己15克,炮附片15克,椒目5克,葶苈子5克,大黄5克,干姜10克,红参10克,茯苓30克。嘱患者浓煎频服。服用三剂后,便出脓样黏秽粪、小便通利、下肢转温、心悸喘促减轻;服用十剂后周身肿消,患者能够下床活动;继服二十四剂,患者症状基本消失,并且能做轻体力劳动。随访一年后并没复发,疗效甚佳。

按:己椒苈黄丸为肃肺荡饮、通腑坠痰之峻剂,仲景用以治疗腹满、肠间有水气等症,以苦寒之剂逐饮通腑,能使饮从小便而出,邪从大便而下,能逐上焦之饮,又泻中焦之热,兼利下焦之湿。

2. 风湿性心脏病

患者,女,70岁,1975年3月20日诊治。患有心悸,喘息气急,咳嗽咯血已八年余,痰中经常带有血丝。如劳累复感寒邪后,触发咳喘加重,多咯吐鲜血。患者症见:面色苍白虚浮,咯吐鲜血,咳喘气急,心悸,口舌干燥,小便短赤,大便秘结,五日未行。其舌象为舌苔黄腻,脉象脉促无力。此为肠道腑气不通,肺失宣降,水留邪郁,久咳伤络导致咯血属寒热错杂之症。治疗应当清热通腑,回阳固正,兼以止血化痰。药用:防己9克,干姜12克,炙甘草12克,炮附片12克,葶苈子6克,椒目6克,大黄6克,三七(冲服)3克,茯苓30克。上药浓煎频服。第二日患者咯血减轻,虽痰中仍带血丝,但其余症状均得以减轻;上方又服用四剂咯血停止,咳喘亦得以减轻。后以益气养血之品以善其后,咳喘咯血均愈。

按：以本方加减治疗风湿性心脏病咯血，支气管扩张、咳喘吐血等疾病。咯血者可以重用大黄，兼有气虚者加潞参，兼有阳虚者加附子和干姜。

3. **风痰热闭（肺性脑病）**

患者，男，44岁，于1976年6月16日诊治。患有肺心病史10余年，近半年来咳逆喘促，时呈昏迷状态，西医诊断为呼吸性酸中毒，静脉注射葡萄糖以及碳酸氢钠等，症状缓解片刻，旋即恢复原状。患者症见：面色青黑、呼吸喘促、喉中痰鸣，呈阵发性神志模糊、心悸、四肢厥冷、二便闭结。其舌质紫，苔黄腻；脉细数，动而中止。此属痰热结聚，正虚阳衰，肺失宣降，清浊易位之证。治疗当化痰降逆，扶正回阳。药用：防己15克，炙甘草15克，茯苓30克，潞参21克，干姜12克，炮附片12克，椒目4.5克，葶苈子4.5克，大黄（后下）9克。患者服药后，便黑色脓液样便小半盂，神志略清晰，四肢转温；继以上方加减连续服用一周，神志清醒，咳喘减轻，继以纳气温肾之剂调治好转。

按：凡痰饮、溢饮、悬饮、支饮等辨其病机属痰湿热郁结者，皆可用这个方加减施治。仲景提出："病痰饮者，当以温药和之。"由于痰饮为病，多由中焦虚寒，脾不运化，胶固难解所导致。然而饮邪郁久亦能化热，饮盛邪实邪无出路，此时必采用苦寒之方前后分消，通利二便，后用温药和之才容易收到疗效。二便不通是辨证要点，大病后期多有正虚邪实之征，呈现虚不受补，实不受攻之体。错误使用攻伐，那么正气必伤，滥用滋补，致使助邪为患。临床中兼阳虚之证者酌加人参、附子，或合四逆加人参汤。使其补而不腻、温而不燥、攻不伤正、利不耗阴，治疗效果显著。仲景方中四味药药量相等，我们在实践中能够体会，饮在上者，以葶苈为君；邪郁于中，以大黄、椒目为君；邪结于下，重用防己通其滞塞。将药丸改为汤剂服用，频频服之，其药效更为显著。临床中有少数患者服药后反胃呕吐，减防己之量，酌加半夏、黄连，呕吐便会停止。

4. **水肿**

患者，男，61岁，农民，于1983年6月中旬初诊。自诉双下肢水肿10余日，当时正值麦收，过度劳累，10余日前出现双脚背部浮肿的情况。按之便会凹陷，劳动活动后自我感觉到胸闷憋气喘促，但患者未引起重视，也没有及时检查及治疗，此情况持续十余日。近几日自觉双脚背部水肿加重，并且蔓延至膝下，按之会凹陷，活动后胸闷憋气，咳嗽痰不多，纳差，大便略干，小便少，不发热。查体知口唇轻度紫绀，桶状胸，双肺底可听到小水泡音。心率每分钟九十次，律齐，肝肋下两厘米质软，双下肢膝以下水肿。心电图示肺性波电轴右偏。诊断为慢性支气管炎、肺心病、肺气肿、轻度心衰。舌象为舌质暗红苔黄腻，脉象为脉弦滑。患者既往气管炎病史30余年。治宜清热利水，泻肺平喘。药用；汉防己15克，川椒目12克，葶苈子30克，大黄6克，车前子（包）30克，泽泻30克，桑白皮15克，白茅根30克，黄芩15克。水煎服，共3剂。服药三日后，患者水肿情况明显减轻，胸闷憋气喘促好转，再进六剂水肿消退，患者舌苔由厚转薄黄，继服前方三剂巩固疗效。

按：仲景所立己椒苈黄丸是痰饮病，水走肠间，肠间有水气而设。水湿饮热内停为其基本病机。此方中葶苈子辛苦寒祛痰定喘、泻肺行水苦寒下降能下气行水，且本品具有强心的作用。应用于患者，减轻其水肿，疗效显著。

5. **卵巢囊肿**

患者，女，28岁。2014年10月8日因"盆腔包块10余天"初次就诊。患者2014年9月26日至10月7日因"取环失败后腹痛性发热"在妇产科住院治疗。症状好转出院，建议后续进行中医治疗盆腔囊性包块。出院诊断：取环失败，子宫穿孔，盆腔炎，右侧卵巢囊肿，右侧附件包块。

2014年10月8日一诊。患者诉小腹隐痛，倦怠乏力，纳可，无发热，少许阴道出血一周，量增多一天，色暗红，有血块。舌红，苔薄，脉弦。结合病史考虑为月经期出血，予益气活血法为主，兼行气利水。处方以桂枝茯苓丸合己椒苈黄丸加减：黄芪15克，桂枝15克，葶苈子9克，茯苓20克，赤芍15克，泽兰20克，野菊花15克，牡丹皮20克，桃仁10克，防己15克，三棱15克，共5剂免煎剂，每日1剂，分2次餐后冲服。

2014年10月14日二诊。自诉月经基本干净，小腹胀。舌紫暗，苔薄黄，脉弦，治以活血化瘀、清热利水。处方以桂枝茯苓丸合己椒苈黄丸加减：黄芪20克，牡丹皮20克，桂枝15克，葶苈子9克，大黄6克，茯苓20克，赤芍15克，桃仁10克，防己15克，地龙10克，三棱15克，红藤30克。共7剂，水煎服。

2014年10月20日三诊，10月20日复查二维彩超提示右侧卵巢囊肿，盆腔腹膜增厚，陶氏腔积液。无腹痛、腹胀。舌紫暗，苔黄，脉弦。治以活血化瘀、清热利水。处方以桂枝茯苓丸合己椒苈黄丸加减：黄芪20克，桂枝15克，桃仁10克，防己15克，茯苓20克，三棱15克，红藤30克，葶苈子9克，大黄6克，地龙10克，败酱草20克，赤芍15克，牡丹皮20克，夏枯草20克。共7剂，水煎服。

2014年11月3日四诊。末次月经2014年10月31日，同平素月经，患者没有特殊不适。继用上方14剂。

2014年11月14日五诊。11月14日复查二维彩超显示右侧附件区囊性小包块(巧克力囊肿待排)。患者无特殊不适，继续观察，未用药。

2015年1月5日六诊。患者无腹痛等不适，复查彩超提示子宫附件未见明显异常。

按：卵巢囊肿是育龄期妇女的常见病，多为良性肿瘤，临床症状早期不明显，大多通过体检发现。随着囊肿增大，会出现腹痛、腹部坠胀、月经紊乱等临床症状；严重的会引发患者蒂扭转、破裂、继发感染甚至恶变，严重威胁妇女的身心健康。近年来发病率呈明显上升趋势。目前病因尚不清楚，大多认为与内分泌因素、慢性盆腔感染、环境因素、遗传因素等有关。西医治疗方案包括手术治疗、介入治疗和药物治疗。

依据卵巢囊肿的临床表现及症状、体征，多归属于中医学“积聚”“肠覃”等范畴。因患者正气弱，气血失调，在多种致病因素协同作用下，导致气血瘀阻、痰湿瘀血互结。本病病位在少腹，隶属肝经，胞宫、胞脉系于肾而附于肝，肝气失调，脾失健运，瘀水停聚是本病发生之病机所在。本病的治疗多从气滞、痰湿、血瘀、湿热毒邪等病机入手，以活血化瘀、清热利湿、补虚益气作为主要治疗方法。中医药在治疗卵巢囊肿方面能有效改善临床症状，缩小病灶，提高患者生活质量。桂枝茯苓丸是治疗“癥瘕”的常用活血方，现代药理研究证实活血化瘀方可促使增厚的卵巢包膜软化，改善微循环。桂枝茯苓丸合己椒苈黄丸加减治疗盆腔包块可明显减少体积，减少盆腔积液，纠正血液流变学异常。临床中使用最多的是活血化瘀药，尤其是破血消癥药，活血化瘀法贯穿了治疗的始终，如本案酌加三棱和地龙来起到祛瘀通经、破血消癥的作用。其次是清热药，因为热邪积聚或气滞、痰浊、瘀血等历久化热皆可成毒邪，积聚成块，形成囊肿，如本案酌加红花、败酱草、夏枯草清热散结。再其次为补益药，卵巢囊肿的形成以正虚为本，气血津液失调导致的气滞、血瘀、癥结为标，卵巢囊肿实为虚实夹杂之证，治疗宜补虚驱邪并用，使破结而不伤精血，消瘤而不损正气，如本案之盆腔积液迁延日久，必损伤正气，故加黄芪以益气行血，使气旺则血行，并能利水，来消除囊肿之水液，使得除湿不伤正。纵观诊治患者的全程，本案以桂枝茯苓丸合己椒苈黄丸加减化裁，谨守病机，根据不同时期的病证特点灵活加减，使瘀血消散，囊肿消失。

【临床运用】

本方现代常用于治疗肝硬化腹水、急性胰腺炎、幽门梗阻、肠梗阻、肺性脑病、肺源性心脏病、哮喘等病症。渴者可加芒硝。本方泻下力颇强，如饮邪停滞属虚证者不可滥用。

小半夏加茯苓汤

【方剂组成】

半夏一升(18克)，生姜半斤(15克)，茯苓三两(9克)

【方药用法】

以水七升，煮取，一升五合，分二次温服。

【方证释义】

小半夏加茯苓汤的功效是和胃止呕，引水下行。治疗停饮呕吐，心下痞闷，心悸头眩。生半夏可以降逆止呕，生姜可以和胃散痞，加茯苓可以引水下行，也可以治疗眩悸。

【主治病证】

卒呕吐，心下痞，隔间有水，眩悸者，小半夏加茯苓汤主之；先渴后呕，为水停心下，此属饮家，小半夏加茯苓汤主之。

痰饮多汗，小便不利。

两太阴暑温，咳而且嗽，咳声重浊，痰多不甚渴，渴不多饮者，小半夏加茯苓汤再加浓朴，杏仁主之。

【历代名医方论】

《医宗金鉴》：以辛散之，半夏生姜皆味辛，本草半夏可治膈上痰，心下坚呕逆眩者，亦上焦阳虚不能升发，所以半夏生姜并治之，悸则心受水凌，非半夏可独治，必加茯苓去水下肾逆以安神，神安则悸愈也。

【医案举例】

1. 脾胃虚寒夹饮证

患者，甲，男，66岁，2019年3月20日初诊：自诉高血压病病史5年，血压：128/90毫米汞柱。自诉常常感到口渴，心悸以及头晕乏力，气促，纳食不佳，胃脘不适，睡眠不佳，二便尚可，舌淡苔白滑，脉沉弦。辨证为脾胃虚寒夹饮证。通过益气降逆以及温中化饮来治疗。药用：半夏15克，茯苓40克，生姜12～15克，桂枝15克，甘草6克，白术15克，黄芪40克。2剂用水煎服，两日1剂，日3服。25日复诊：头晕、口渴的症状得到明显的缓解，睡眠向好，食纳尚可，但仍觉心悸和气促。在前方的基础上，桂枝增加到30克，以此来增强助阳通脉的效果，再进2剂。29日三诊：头晕、口渴、气促、心悸等症状消失不见。但仍然觉得纳呆，脘腹尚感少许胀痛，故在前一方的基础上加上砂仁12克。2剂后，诸症消失。

按：患者有高血压病病史，常有头晕、心悸之感，如《素问·至真要大论篇》说道："诸风掉眩，皆属于肝。"但并没用使用平肝息风的平常方法，而是紧随病机，对患者采用温中化饮的方法。仲景所作《金匮要略·痰饮咳嗽病脉证并治第十二》谈到它的主要病症有两个："先渴后呕，水停心下""卒呕吐，心下痞，膈间有水，眩悸者"。在朱震亨的《丹溪心法·头眩》就有"无痰不作眩"的主张。小半夏加茯苓汤的功效是和胃降逆，化饮止吐，是治疗痰饮呕吐的基础方。小半夏加茯苓汤由茯苓、半夏、生姜组成的。该患者虽然没有呕吐的状况，但他的眩晕和口渴的病因病机又与小半夏加茯苓汤证相同，都是因为饮停于胃所致。水饮停滞，并且不在一处；饮停于胃，津液不能上承，因此口渴；寒饮困于脾，清阳不得上达，则头晕；上逆于肺，则气促；上凌于心，则发心悸；舌淡苔白滑，脉沉弦，这些都是水饮内结之征。郑老在此经方基础上加上白术、桂枝、甘草这些甘温之物，来温化痰饮，健脾利湿。患者乏力、气促的状况很明显，通过重加黄芪40克来补脾益气。这些药物相互配合，一起实现益气降逆，温中化饮之功。从该病例可以看出来：小半夏加茯苓汤不必全以呕吐为主症。从证运用，抓住病机之所

在，从而获良效。

2. **脾胃寒饮证**

患者，乙，女，65岁，在2019年4月13日初诊：自诉近两年常吐涎沫而多，伴随腹胀，嗳气，怕吃稍硬米饭，食欲不振，日渐消瘦，否认有糖尿病病史。偶尔会有动则气喘，大便干燥，小便尚可，舌淡苔白，脉沉细。辨证为脾胃寒饮证。通过温胃降逆，通阳化饮的方法治疗。使用茯苓30克，半夏12克，生姜（自加）12～15克，白术15克，桂枝30克，甘草6克。2剂水煎。两日1剂，日3服。4月18日进行复诊：自诉服药后口吐涎沫的症状基本消失，嗳气，腹胀也减少了，可以进食少量的较软米饭。效不更方，将前方的白术增加到30克，健脾除湿来增强运化的功能，再进2剂。随访1年半，未复发。

按：中医素有"胖人多湿而瘦人多火"的说法，这名患者体型纤瘦，且日渐消瘦，又是什么原因而导致的痰饮呢？在《金匮要略》中有着"其人素盛今瘦，水走肠间，沥沥有声"的描述，这描述的就是痰饮阴邪这些留于肠胃，水谷不化，导致气血不生，阳气不足，因此时间长了就会导致消瘦的状况。仔细地询问患者，知道了其平时有喜食生冷肥甘之好，因此运化失常，脾阳被遏。饮停于胃中，不得布化，则腹胀。水谷精微不化生津液，而旁留成饮，停结胃中，则渴不欲饮。饮停日久，母病及子，上逆于肺，故动则气喘。舌淡苔白，脉沉细，这些都是水饮内结，壅遏脾阳之征。该病例通过小半夏加茯苓汤加甘草、白术、桂枝来实现到通阳化饮，温胃降逆的功效，可以直接切中病机。《景岳全书·本草正》中提到了甘草可以"健脾胃，长肌肉"，郑老在这个位置加之，其目的是在因人制宜，调补脾胃；《黄帝内经》中论述"甘生脾"，通过加甘温之白术、桂枝，一者可以补充脾胃不足，助脾运化；二者可以通阳化饮，行阳气，且缓中，这也十分符合仲景"病痰饮者，当以温药合之"的宗旨。这就是所谓的治病必求于本，饮去则诸症自除。

【现代运用】

本方现代常用于治疗胃部疾病，也可以用来治疗心脏疾病。小半夏加茯苓汤则可以明显改善胃炎、胃溃疡以及胃糜烂等等出现的相关症状，比如出现了呕吐、反酸、恶心、咽干、口苦、胸闷、心悸等症状；另外，也可以治疗心脏所引起的胃部不适，特别是可以应用其治疗冠心病，还有心绞痛而引起的胃部出现恶心、呕吐等一系列的胃部不适感，还有肚子疼。

大黄硝石汤

【方剂组成】

大黄四两（12克），黄柏四两（12克），硝石四两（12克），栀子十五枚（9克）

【方药用法】

上四味，以水六升，煮取二升，去滓，内硝，更煮取一升，顿服。现代用法：水煎去滓，加入硝石，再煎，温服。

【方证释义】

大黄硝石汤的功能是泄热通腑，兼以利尿。大黄硝石汤用栀子，黄柏清泄里热；大黄，硝石可以攻下瘀热。共用则可实行清热通便，利湿退黄之功。

【主治病证】

黄疸，腹满，小便不利而赤，自汗出，此为表和里实，当下之，宜大黄硝石汤。主要用于清热祛湿。

【历代名医方论】

《医宗金鉴》：大黄硝石汤，腹满小便不利而赤，里病也。自汗出，表和也。里病者，湿热内甚，用栀子清上焦湿热，大黄泻中焦湿热，黄檗清下焦湿热，硝石则于苦寒泻热之中，而有燥烈发散之意，使药力无所不至，而湿热悉消散矣。

按：黄疸病之下，当有小便不利者五字，茵陈五苓散方有落，必传写之遗。

注：黄疸病，脉沉腹满在里者，以大黄硝石汤下之；脉浮无汗在表者，以桂枝加黄芪汤汗之；小便不利者，不在表里，故以茵陈五苓散主之。

《王孟英医学全书》：栀子大黄汤，茵陈蒿汤，大黄硝石汤，栀子柏皮汤证，皆标见于阳明。阳明者，有在经在腑之分，发热汗出懊侬，皆经证也；腹满小便不利，皆腑证也。栀子大黄汤证，经多而腑少；茵陈蒿汤证，有腑而无经；栀子柏皮汤证，有经而无腑；大黄硝石汤证，经少而腑多。

【医案举例】

黄疸

患者王某某，女，75 岁。患者“反复喘憋，咳嗽咳痰 30 余年，加重伴发热 3 天”，由于慢性阻塞性肺疾病，肺部感染而于 2014 年 2 月 21 日入院。患者 30 多年前，受凉后出现咳嗽，咳痰。从此常常会受凉，秋冬季节变换时会有喘和憋的感觉，咳嗽咳痰会反复发作，并进行性加重，每年会持续超过 3 月，每年会发作 1～2 次，诊断为“慢性阻塞性肺疾病”。入院前 3 天患者受凉后再次出现咳嗽，咯痰，经头孢西丁、莫西沙星等抗生素治疗后感染好转，但从 2 月 28 日开始，患者开始出现黄疸，肝功能出现损害，丙氨酸氨基转移酶 123 单位/升↑，天冬氨酸氨基转移酶 250 单位/升↑，总胆红素 29.4 微摩/升↑，直接胆红素 14.6 微摩/升↑，血清总胆汁酸 69.4 微摩/升↑。患者既往胆结石胆囊切除术后，但其 B 超显示肝内胆管扩张。主管医生用茵陈蒿汤加味进行治疗，但效果并不明显。肝功指标持续上升，最高到丙氨酸氨基转移酶 633 单位/升↑，天冬氨酸氨基转移酶 602 单位/升↑，总胆红素 124.1 微摩/升↑，直接胆红素 75 微摩/升↑。遂于 3 月 12 日请史老师会诊。患者既往有风湿性心脏病，永久房颤，焦虑症等病症。在 3 月 12 日时患者身目俱黄染，腹部色橘黄鲜明，面色晦暗无光泽。体温正常，小便不利，尿色深赤。大便成形，3～4 次/日。气短纳呆，全腹胀满。自汗出以上身为显著，心悸气短，苔腻舌下脉络迂曲紫暗，脉沉细短，右尺不足，叁伍不调。

观《金匮要略》所载，这是表和里实，因此使用以大黄硝石汤（合小建中汤）生大黄 15 克，芒硝 6 克，黄柏 15 克，炒栀子 15 克，赤芍 30 克，桂枝 15 克，生黄芪 15 克，炙甘草 10 克，红枣 15 克，金钱草 30 克，五剂（自配生姜、饴糖）。

患者服药后一周，黄疸十去其八。自汗、腹胀、胁满、小便不利等症状几尽消失。但是大便仍然是 3～4 次/日，相较服药前还成形一些。转氨酶和胆红素持续下降，丙氨酸氨基转移酶 133 单位/升，天冬氨酸氨基转移酶 100 单位/升，总胆红素 32.7 微摩/升↑，直接胆红素 22.4 微摩/升↑。史老嘱托大黄硝石汤可暂而不可久，黄疸好转后可去硝黄，以小建中汤为主。赤芍 30 克，桂枝 15 克，炙甘草 10 克，红枣 15 克，金钱草 30 克，生黄芪 30 克，黄柏 15 克，炒栀子 15 克，党参 15 克，5 剂。

服后患者病情完全好转，黄疸（包括巩膜黄染）几乎都褪尽。丙氨酸氨基转移酶 101 单位/升，天冬氨酸氨基转移酶 100 单位/升，总胆红素 25.6 微摩/升↑，直接胆红素 19.9 微摩/升↑。于是准予出院。

按：治疗黄疸，世人都知道茵陈蒿汤，但是治疗黄疸并不是只有此方。此患者全身黄疸，自汗出，腹胀胁满，小便不利，尿色深，从这些症状来看，十分符合大黄硝石汤之主症。《金匮要略·黄疸病脉证并治第十五》中所记载有“黄疸腹满，小便不利而赤，自汗出，此为表和里实，当下之，宜大黄硝石汤。”大黄硝石汤是治疗疸病邪热内结，并膀胱俱结的重剂。黄疸腹满，为热邪传里，里热成实；自汗出，有表气开通一面，是表邪已解，里热熏蒸的现象；小便不利而赤，是湿郁化热，膀胱气化不

利，所以说，这是表和里实。因为表和无病，里热已成实证，然而里实必当下夺，故治疗当用攻下法，使用通腑泄热用大黄硝石汤。此时茵陈蒿汤法已经难以胜任。方中的大黄，硝石攻下瘀热，善于攻湿热瘀凝气血之结。黄柏苦寒，来清泄下焦湿热；栀子轻浮，能使上焦屈曲之火下行，当作一种助力。合用具有利湿除黄，清热通便的作用。尤在泾在《金匮要略心典》里讲："腹满，小便不利而赤，为里实。自汗出为表和。大黄，硝石亦下热去湿之法，视栀子大黄及茵陈蒿汤较猛也"。《王孟英医学全书》中记载着邹润安的话："栀子大黄汤，茵陈蒿汤，大黄硝石汤，栀子柏皮汤证，皆标见于阳明。阳明者，有在经在腑之分，发热汗出懊侬，皆经证也；腹满小便不利，皆腑证也。栀子大黄汤证，经多而腑少；茵陈蒿汤证，有腑而无经；栀子柏皮汤证，有经而无腑；大黄硝石汤证，经少而腑多。"《金匮要略今释》"自汗出为里热蒸迫之候，诸注以为表和者，非是。盖此证属里实，故举表和二字，以佐自汗之非表邪也。"也是一家之言。

【现代运用】

主要运用到以黄疸为特征的疾病，如急性坏死性肝炎、胆结石、肝硬化、新生儿黄疸、胆道蛔虫症、急性胆囊炎、钩端螺旋体病、急性黄疸型肝炎、急性梗阻性化脓性胆管炎等；还有五官科疾病像急性卡他性结膜炎、酒渣鼻、鼻出血等疾病；泌尿系结石伴有感染时也有使用本方的机会；皮肤科感染性疾病，例如丹毒、甲沟炎、指部化脓性感染、神经性皮炎、湿疹、皮肤瘙痒症、脓疱疮、带状疱疹、单纯疱疹、酒渣鼻、寻常性痤疮、脂溢性皮炎、银屑病等病症。

大黄甘草汤

【方剂组成】

大黄四两(12克)，甘草二两(6克)

【方药用法】

以水三升(600毫升)，煮取一升(200毫升)，分温再服。

【方证释义】

本方功用清肺泻热，和胃止吐。方中大黄清热解毒，甘草温中和胃，可以让毒素从体内排出，也可以让浊气排出体外。若有外邪侵入胃部，则加藿香、紫苏、佩兰；若有积食，则加山楂、六曲；若有痰热证，则加半夏、茯苓；若有瘀血，则加枳实、厚朴；若有腹痛，则加木香子；若有腹泻，则加小叶、木香子。肝、胃、脾脏不调者，以柴胡生麦芽叶、黄芩为宜；脾虚之证，以芒硝为主；气虚者以白术、党参、山芋为主；津液体不足者，以石斛，沙参，麦冬为上品。

【主治病证】

食已即吐者，大黄甘草汤主之。

【历代名医方论】

《高注金匮要略》：此胃热上熏之吐，为吐家之变证变治，而非胃反也。以苦寒泻火之大黄为君，而佐以守中之甘草，不特浮大黄下趋之性，使从胃脘而下，且治急冲者，惟宜以缓降胜之也。

《金匮要略论注》：食已即吐，非复呕家矣，亦非胃弱不能消，乃胃不容谷，食还即出者也。明是有物伤胃，营气闭而不纳，故以大黄通荣分已闭之谷气，而兼以甘草调、其胃。《外台》治吐水，大黄亦能开脾气之闭，而使散精于肺，通调水道，下输膀胱也。

【医案举例】

1. 儿童厌食症

张某，男，3岁。不吃三餐以及米饭，肚子饿的时候，会吃一些像饼干、糖果之类的小吃来弥补自己的饥饿感。在过去的一个多月里，经常出现胃满不舒服的症状，呕吐酸水，食欲下降，身体变得越来越消瘦，经常会有烦躁的情绪，还经常会有哭闹，而且他还经常会感到口渴，喜欢吃冰凉的食物，而且还经常会出现大便干燥的情况，苔黄，指红。服用多酶片、益生菌等对肠胃微生物进行调节，可起到很好的促进消化作用。属于食积性消化不良而导致的脏腑之气不畅。需要在医生指导下使用一些清热导滞的药物。方用仲景“大黄”“甘草汤”。生大黄 3 克，炙甘草 1 克。煮好的茶水当饮料喝，并加入少量的蜜糖调服。服用该药二日后，排泄物如羊粪，病痛亦减轻，其后以稀粥及蜜糖调养脾胃，且逐步进餐，进餐之量与体重皆有好转。

备注：儿童“正气不足，脾常不足”，有些父母在养育子女方面没有足够的常识，一味地追求高营养、高蛋白和高热量的饮食，却忽视了高营养也很难被吸收，反而增加了肠胃的负担，造成了肠胃功能失调，从而造成食积在肠道，腑气不畅。因此，他用了大黄甘草汤，通腑利气，祛除体内的淤积。孩子的五脏六腑都是纯净的，如果能够正确的治疗，那么孩子的病情就会迎刃而解。

2. **孕前呕吐**

季某，女性，25 岁。怀孕已经有两个多月的时间了，在过去的一周里，她一直在频繁地呕吐，食入即吐，使用了奥美拉唑、葡萄糖、维生素等西药之后，她的症状都没有得到明显的缓解，而且她的身体也在一天天的变得消瘦，在一星期之内，她的体重已经减少了 5 公斤。使用大黄甘草方。生大黄 4 克，炙甘草 1 克。煮好的茶水当水喝，用小剂量的频率服用。服用一次后，呕吐症状明显缓解，可以喝一些稀饭，服用三天后，胃口变好，可以正常吃饭了。

按：病人的症状是胎气伴随着热气的上升，本来是不能使用的，但是因为与大黄甘草汤的主要症状相吻合，所以就使用了这种药，但是要把药量降低一些，以煎茶代替饮料，以小剂量的频率服用，这样可以让药物的作用减弱，这样就不会对胎儿造成伤害。

3. **尿毒证呕吐**

冯某，66 岁，男性。半个多月前，因为偶尔会出现恶心的症状，到了本地的一家医院就诊。之后接受了血透及静脉滴注昂丹司琼，但是出现了恶心的症状，在腹部的影像上发现了阻塞。食欲不振，一吃东西就呕吐，排泄不畅，舌淡而干燥。方用仲景“大黄”、“甘草汤”。主药：生大黄 12 克，炙甘草 3 克。用水煎分服，每天 1 次。3 日后，患者的恶心症状有所缓解，可吃东西，排便顺畅，1 星期后，恶心症状消失，饮食正常，神志恢复正常。

【现代运用】

本方现代常用于胃中积热的患者身上，比如：各类疾病所并发的呕吐或便秘以及重症急性胰腺炎、脓毒症肠功能障碍、急性五官科疾病（如急性喉炎、扁桃体炎、鼻衄、牙龈炎、急性中耳炎）。

大黄牡丹汤

【方剂组成】

大黄四两（12 克），牡丹皮一两（3 克），桃仁五十颗（9 克），冬瓜仁半升（30 克），芒硝三合（9 克）

【方药用法】

上药以水六升，煮取一升，去渣，纳芒硝，再煎沸，顿服之。

【方证释义】

本方功用清热破结，散结消肿。该病为湿热郁积，瘀血阻滞而成。湿热毒液在内脏中滞留，导致血液不畅，则右侧腹部痛而不能按压；热盛血肉腐烂，化脓积聚，因而造成了部位的肿胀和恶臭；病因在肠道，与膀胱气化无关，所以尿液仍然可以自我调节；正气与邪气冲突，导致了营卫失衡，所以才会出现发热、出汗的症状。方中大黄有清热祛淤、通肠排毒之功效；为方中君药。芒硝是一种软而不硬的药，桃仁有化瘀之功效，与主药相辅相成。冬瓜仁清燥除湿，通达肠腑污秽，排脓消毒，为佐剂。该方攻下泄热，化淤为血，能迅速排出淤血，止痛止血，疮疡尽去，病势痊愈。

若热毒甚重,可加入蒲公英、忍冬花、紫花苜蓿、败酱草等,以增强其清热之效;瘀血甚盛,加赤芍,乳香,没药以行血。

【主治病证】

肠痈者,少腹肿痞,按之即痛如淋,小便自调,时时发热,自汗出,复恶寒。其脉迟紧者,脓未成,可下之,当有血;脉洪数者,脓已成,不可下也,大黄牡丹汤主之。

【历代名医方论】

《绛雪园古方选注》:夫肺与大肠为表里。大肠痈者,肺气下结于大肠之头,其道远于上,其位近于下,治在下者,因而夺之也。故重用大黄、芒硝开大肠之结,桃仁、丹皮下将败之血。至于清肺润肠,不过瓜子一味而已。服之当下血,下未化脓之血也。假使脓已成,形肉已坏,又当先用排脓散及汤,故原文云:脓已成,不可下也。

【医案举例】

1. 痤疮

34岁的吕某某,于1997年9月5号就诊。面部及背部反复出粉刺已有3年。近况:患者三年前由于喜食肥甘,面部及背部反复出现粉刺,皮肤红肿,并有水疱,曾用中药及其他药物进行过多次治疗,但反复发作,至今仍未痊愈。不久,红斑再次出现,于是来看医生。刻下症表现:面部及背部起丘疹,尤以鼻翼及下颌为多,呈深红色,局部有水疱,新老相间,面部多油脂。口渴喜凉,大便时干时黏,两天一次,小便黄色。查体:舌红苔黄厚腻,脉弦滑数,诊断:青春痘。中医认为:痰浊。治疗方法:清热祛湿,解毒祛瘀。药方:熟大黄12克,牡丹皮12克,桃仁10克,冬瓜仁15克,元明粉(冲服)6克,茵陈30克,栀子10克,蒲公英15克,地丁15克,金银花15克,野菊花15克,天花粉20克。用水煎法,7剂。注意:忌吃油腻、刺激性食物。二诊时间:9月12日。诉:鼻周及下颌部的粉刺消失,大部分的水疱都消失了,口干渴想喝水的症状也消失了,排泄物略带黏性,排泄物呈淡黄色。舌变得浅红色,苔色变得浅黄色,略带黏稠,脉弦滑。服药后,患者的症状有了很大的改善,说明已经找到了病因,于是继续服用了七次。三诊:9月19日。患者诉:面部及背部痘疹已消失八成,不再有水疱,轻微口渴,排便如常,带淡黄色。诊:舌质淡红色,苔白中带白,脉弦中带滑丝。再服了七副药,巩固疗效。

2. 带状疱疹

45岁的杨某某。2019年5月7日。初诊:4天以前,在左侧胸肋出现紫色水疱,伴有剧痛,于邻近医院就诊,服用“阿昔洛韦”、“甲钴胺”等药物,但症状不减反增,水疱增多,疼痛加剧,故前来就诊。刻下症表现为:左侧胸肋出现水疱,呈紫色,呈团状,最多7～8颗,最少3～4颗。像是火烧一样的疼,口干舌燥,不想喝水,排泄干燥,尿液呈黄色。舌质暗红色,苔厚重,脉滑。西医诊断为“带状疱疹”,中医诊断为“缠腰火丹”。诊断:热毒血瘀;功效:清热,凉血,解毒。药方:大黄芍药羹。药方:生大黄12克,牡丹皮15克,桃仁10克,冬瓜子15克,芒硝10克,瓜子50克,板蓝根30克,白芍30克,甘草10克。用水煎法,7剂。注意:避免刺激和酒精。二诊:5月14日。患者主诉:左侧胸肋上的水疱逐渐消失,疼痛和口干欲喝均有不同程度的缓解,排便变得柔软,尿色变得浅黄色。诊:舌质淡红色,苔薄薄一层,脉滑微数。服用之后,效果显著,不需要更多。继续服用7次。2019年5月21日三诊。患者诉:左侧胸肋的水疱已经消失了七成,有轻微的疼痛感,口腔不再干燥,排便正常,尿液呈淡黄色。诊:舌质淡红色,苔薄而淡,脉滑数多。综合症状、舌象、脉象,可见热毒已经清除,瘀血已经消退,可适当调节剂量,达到完全的疗效。大黄10克,牡丹皮15克,桃仁10克,冬瓜子15克,芒硝6克,瓜子30克,板蓝根30克,白芍30克,甘草30克。用水煎法,7剂。后来在微信上告诉我已经好了。

按：带状疱疹是一种皮肤疾病，主要表现为成簇的水疱、血疱，沿着一侧的周边神经作聚集带状分布，患者会出现明显的神经疼痛症状。中医名为“缠腰火丹”。此例病人，左侧胸肋有水疱，呈紫色瘀斑，呈团状，有火烧之感，口干欲渴，排泄不畅，尿黄色，舌质黑，苔黄色，脉滑而数。这是一种热毒和淤积，以大黄芍药和板蓝根为清热的药物，以芍药和甘草为活血的药物，方能起到很好的效果。

3. 肛周脓肿，肛门周围脓肿

35 岁，男性，宋某某。来访者：7 月 23 日。患者病史：左侧肛门肿痛流脓，已有 6 个月。现病史：平时喜欢喝酒和吃东西比较多，在半年之前，他发现自己的肛门左边开始肿胀疼痛，并且有脓性的排泄物，到我们医院的肛肠科进行了检查，被确诊为肛周脓肿，他没有得到医生的允许，所以他的症状并没有得到很大的改善。于 2020 年 7 月 23 日在本院门诊，刻下症为：左肛肿胀，伴有脓液流出，口干舌燥，口渴，大便干燥，带粪黄色。诊：舌质红润，舌质淡而厚实，脉弦滑数。诊断：西医诊断为“肛门周围脓疡”，中医诊断为“肛门糜烂”。中医证候：湿热凝滞，热毒淤滞。治疗方法：清热化湿，通络化瘀。处方：以大黄芍药汤为主，配以排脓散方。药方：熟大黄 15 克，牡丹皮 15 克，冬瓜子 15 克，芒硝（煎服），枳实 15 克，赤芍 15 克，桔梗 15 克，生薏苡仁 15 克，地榆 15 克。用水煎法，7 剂。注意：避免肥甘、辛辣、酒精。二诊：2020 年 7 月 31 日。患者诉：左侧肛门肿痛，口干、口苦，症状缓解，排出的脓液较少，大便柔软，每日一次，且呈淡黄色。诊：舌质淡红色，苔白中带点黏稠，脉弦滑数。服下之后，效果立竿见影，再服七次。三诊：8 月 5 号。诉：左侧肛门肿痛，口干口苦，不再有脓液流出，便溏，带淡黄色。根据患者的情况，适当的减少了芒硝的用量，继续服用七次。四诊：8 月 12 日。诉：左侧肛门肿痛，口干，口苦，无脓，排便正常，带淡黄色。舌质淡红色，苔薄薄一层，脉弦细滑。症状基本消失，又加了 7 次药以巩固疗效。

按：肛周脓肿属于中医肛痈的范围，肛门局部发生了疾病，比如痔疮、肛裂、肛窦炎、肛门局部的毛囊炎、肛周皮肤病等。本案例平时喜酒和吃东西比较多，长时间以来，导致了湿热在体内积聚，热毒瘀阻，热盛肉腐，肉腐就会变成脓，最后就会形成肛痈，于是就用大黄牡丹皮汤合排脓散加减，可以做到清热祛湿，活血逐瘀，排脓消肿，还可以加上生薏苡仁可以祛湿排脓，还可以做到清热解毒，还可以达到很好的效果。

【现代运用】

本方现代常用于慢性肠炎的急性发作、溃疡性结肠炎。中药大黄芍药汁具有消炎、杀菌、加速消化道功能等作用，可作为临床上治疗手术后腹胀的药物之一。对于间质性膀胱炎，可以在医生指导下服用大黄牡丹皮汤，同时配合生地、车前子、当归等药物。如果出现了血尿，可以用大黄牡丹皮汤来调理，还可以用蒲公英、金银花、连翘等药物来调理。

大黄甘遂汤

【方剂组成】

大黄四两，甘遂二两，阿胶二两

【方药用法】

上三味，以水三升，煮取一升，顿服之，其血当下。

【方证释义】

妇人少腹满如敦状，小便微难而不渴，生后者，此为水与血俱结在血室也，大黄甘遂汤主之。《金匮要略》妇人少腹满，有蓄水与蓄血之不同。若满而小便自利，为蓄血；满而小便不利，口渴，则为蓄水。今少腹胀满，其形高起如敦状，小便微难而不渴，而且发生在产后，故诊断为水与血俱结在血室。治当水血兼攻，故用大黄甘遂汤破血逐水。

方中大黄荡涤胞中瘀血，使瘀血从下而去。甘遂攻逐胞中水气，使水气尽从下去，与大黄相同。逐瘀泻水，洁净胞宫。阿胶补血，佐制大黄，甘遂攻逐太过，以达峻药攻而不猛，阿胶于方中非在补血，而在佐制大黄、甘遂之烈性。诸药合用，逐而不峻，利而不伤，补而非补，相互为用，以奏其功。

【主治病证】

妇人产后，水与血结于血室，少腹满如敦状；及男女膨胀、癃闭、淋毒，小腹满痛者，本方以少腹满、小便难、舌质紫暗、苔黄、脉沉涩为辨证要点。现代常用于治疗闭经，尿潴留、肝硬化腹水、精神分裂症、臌胀、癃闭等病症。

【临床运用】

胞宫水血证的基本病理病证是血结于胞中；水气留结而肆虐。因此，治疗胞宫水血证，其用方配伍原则与方法应重视以下几个方面。

1. 针对证机选用泻热祛瘀药：血行滞涩而为瘀，瘀血相结于胞宫，瘀郁不去而生热，热与瘀相搏而阻滞经气经脉，证见少腹满痛而膨大如鼓状，其治当泻热祛瘀，如方中大黄。

2. 合理配伍逐水药：血与津同行，瘀血相结而不去，则水不得行而为水气，瘀与水气相结而滞涩于胞中，症见小便微难而不渴，其治当攻逐水气，如方中甘遂。

3. 针对方药组成而配伍补益药：瘀血与水气相结于胞宫的病理病证，其治当祛瘀逐水，可用祛瘀之大黄，逐水之甘遂，其作用峻猛，用之稍有不当，则有损伤阴血或戕伐正气。因此，选方用药既要考虑针对病变证机而用药，又要考虑针对方药组成而用药，以期达到愈疾而无毒副作用。如方中阿胶。

4. 随证加减用药：血瘀者，加桃仁、红花，以活血化瘀；水气明显者，加泽泻、瞿麦，以化瘀行水；小腹胀痛者，加乌药、延胡索，以行气止痛，等等。

临床主要用于治疗肝硬化、附睾瘀积症。产后栓塞性静脉炎、流产后胎物残留恶露不绝等病症。

【医案举例】

癃闭

女，26 岁。1970 年 11 月就诊。第一胎足月横位难产，产后三日，除小腹微胀微肿外，别无不适。后腹胀日重，疼肿加剧。诊脉沉涩，舌质红暗苔滑，腹部压迫难受，少腹与脐周隆起，如孕六七月状。从脐的右上部至脐的左下部有一隆起斜条，按之硬。小便不利，滴滴可下，尚不甚急迫。拟方：大黄 10 克，甘遂 4.5 克，阿胶 10 克。一剂煎服，服后小便有所增加，仍无大进展。药既稍效，增量而再进。大黄 30 克，甘遂 6 克，阿胶 12 克，木通 15 克。1 剂。药服后，一日夜尿量大增，腹消而愈。[河南中医，1983(4)：30]

【现代运用】

有报道用大黄甘遂汤加丹参、土鳖虫治疗闭经；加木通治疗产后尿潴留；减阿胶、加郁金治疗精神分裂症；加减治疗肝硬化腹水等疾病均取得良好效果。

紫参汤

【方剂组成】

紫参 1 两，黄芩(去黑心)3 分，茜根(锉)1 两，赤芍药 1 两，阿胶(炙令燥)1 两，蒲黄 1 两，鸡苏叶 3 分，小蓟根(去土)3 分，青竹茹 1 两组成

【方药用法】

每服 3 钱匕，水 1 盏，加生姜 1 块，半枣大(拍碎)，同煎至 7 分，去滓，食后温服。

【方证释义】

紫参汤治下利肺痛。本证原文叙症简略，据方测知，当有下利秽浊，肛门灼热，里急后重，腹痛硬满，甚至出现胸膈疼痛。治用紫参汤清热逐湿，攻坚祛积，缓急止痛。

【主治病证】

便血，肺痛。肠中积聚，是肺气不行于大肠。

下利秽浊，肛门灼热，里急后重，腹痛硬

满，甚至出现胸膈疼痛。治用紫参汤清热逐湿，攻坚祛积，缓急止痛。

【历代名医方论】

赵以德《金匮方论衍义》云：下利，肠胃病也，乃云肺痛，何哉？此必为大肠与肺合故也。大抵肠中积聚，则肺气不行，与夫肺有所积，大肠亦不固，二者尝互其病。所以因大肠病而气塞于肺者痛，肺之自有积者亦痛。痛必通之，其用紫参以治之者何？《本草》谓主心腹积聚，疗肠胃中热，通九窍，利大小便，故用是逐其陈，开其道；佐以甘草和其中外。气通则愈，积去则利止。

陈修园《金匮要略浅注》云：余忆二十岁时，村中桥亭，新到一方士，蓬头跣足，腊月冷食露卧。自言悬壶遍天下，每诊一人，只收铜钱八文，到十人外，一文不取。人疑不敢服其药，间有服之者，奇效。掀髯谈今古事，声出金石，观者绕于亭畔，时余在众人中，渠与余而拱立曰："我别老友二十年矣，我乐而汝苦奈何。"随口赠韵语百余言，皆不可解。良久又曰："士有书，农医无书，重在口传，汉人去故未远，得所传而笔之，归其名于古。"即于《本经》中指出笔误十条，紫参其一也。南山有桔梗根，似人参而松，花开白而带紫，又名紫参等语。余归而考之，与书不合。次早往问之，而其人去无踪迹矣。始知走江湖人，好作不可解语以欺人，大概如此，渠妄言之，而予不能妄听之也。今因注是方，而忆及紫参即桔梗之说，颇亦近似，姑附之以广闻见。

【临床运用】

1. 治吐血不止，紫参、人参、阿胶炒等份，为末，乌梅汤服一钱。一方去人参，加甘草，以糯米汤服。

2. 治面上酒刺，五参丸，用紫参、丹参、人参、苦参、沙参各一两，为末，胡桃仁杵和丸梧子大。每服三十丸，茶下。（普济方）

3. 拳参治疗细菌性痢疾及肠炎：用拳参制成片剂，每片含药 0.3 克。每次 4 片，日服 3 次，治疗菌痢，平均服药 6.6 天。也有用拳参 1 两，水煎服，每天 1～2 次。治疗细菌性痢疾，有一定效果。（中药大辞典．上海：上海人民出版社，1977：1960）

4. 紫参汤治疗急慢性肝炎：取紫参（唇形科植物紫参的全草，《纲目》名"石见穿"）2 两，或加糯米稻草 1 两，水煎两次，煎液合并加红糖半两，两次分服（儿童减半）。（中药大辞典，上海：上海人民出版社，1977：598）

5. 拳参粉治疗肺结核：取拳参洗净晒干粉碎，加淀粉调匀压成 0.3 克的片剂可治肺结核。成人每次 4～6 片，每日 3 次。小儿酌减。（中药大辞典．上海：上海人民出版社，1977：1960）

6. 紫参注射液治疗慢性支气管炎：用 1∶1紫参（石生蓼的根茎）注射液（每毫升含紫参黄酮 2.2～2.5 毫克）肌内注射，每次 2 毫升，每日 2 次，10 天为 1 个疗程。咳嗽、咳痰、气喘与啰音的见效时间多数在 4～10 天内，但消炎作用较差。[中药大辞典．上海：上海人民出版社，1977：1960]

7. 紫参（石打穿）治赤白带下症：取石打穿 2 两，水煎服，每日 1 剂，连服 5～7 天。（中药大辞典，上海：上海人民出版社，1977：598）

下瘀血汤

【方剂组成】

大黄二两，桃仁二十枚，䗪虫二十枚

【方药用法】

上为末，炼蜜和为四丸。煎一丸，取八合，顿服之。新血下如豚肝。

【主治释义】

方中大黄荡涤瘀血，桃仁活血化瘀，䗪虫逐瘀破结，三味相合，共奏活血化瘀、软坚散结之功。下瘀血汤临床应用广泛，还可以治疗。慢性乙型肝炎、慢性肾炎、血瘀腹痛、血瘀狂躁、血瘀漏下等病症。

【主治病证】

产后恶露不下，或下极少，少腹刺痛拒

按，痛处不移，身热烦闷，口燥舌干，舌质暗有瘀点，苔黄少津，脉沉结或沉涩。

【历代名医方论】

《金匮玉函经二注》：血之干燥凝着者，非润燥荡涤不能去也。芍药、枳实不能治，须用大黄荡逐之。桃仁润燥，缓中破结；䗪虫下血；用蜜补不足，止血，和药，缓大黄之急，尤为润也。

《金匮要略心典》：大黄、桃仁、䗪虫下血之力颇猛，用蜜丸者，缓其性不使骤发，恐伤上二焦也。酒煎顿服者，补下治下制以急，且去疾惟恐不尽也。

【临证加减】

1. 闭经未气虚，本方酌加泽兰、当归、川芎、赤芍、红花等；体已虚者酌加党参、黄芪，以扶正祛邪。

2. 慢性肝炎、肝硬化之肝脾肿大者，本方酌加丹参、赤芍、鸡血藤、王不留行、红花、柴胡、鳖甲等软坚化瘀，舒肝理气之味。

3. 产后恶露不下，子宫收缩不佳，正虚邪实者，本方合人参汤、四君子汤、当归补血汤，以标本兼治，攻补兼施。

4. 本方证兼寒冷者，症见小腹冷痛、绞痛，得热痛减，脉沉紧或沉弦者，加小茴香、莱菔子、荔枝核、橘核、吴茱萸，以温经散寒止痛。

5. 本方证痛甚者，合《傅青主女科》散结定痛汤（当归、川芎、丹皮、益母草、黑荆芥、乳香、山楂、桃仁），或加元胡、刘寄奴。以增强活血化瘀，散结定痛之力。

【临床运用】

临床主要用于治疗肝硬化、子宫腺肌病、卵巢囊肿、冠心病心绞痛、下肢深静脉血栓形成等病症。

1. 肝硬化

下瘀血汤加味治疗肝硬化腹水52例，疗程3个月。以临床表现为疗效评价指标，结果：显效23例，好转18例，无效11例，总有效率78.85%。（《河北中医》2009年第3期）

2. 卵巢囊肿

下瘀血汤加味治疗卵巢囊肿患者45例，疗程5个月。以临床表现为疗效评价指标。结果：总有效率95.6%。（《陕西中医》2007年第3期）

3. 冠心病心绞痛

本方加减配合常规治疗冠心病心绞痛患者53例，与口服复方丹参片配合常规治疗53例随机对照，疗程均为15日，以临床表现为疗效评价指标。结果：治疗组疗效明显优于对照组。（《浙江中医杂志》2007年第1期）

4. 下肢深静脉血栓形成

本方治疗下肢深静脉血栓形成后综合征患者40例，以临床表现为疗效评价指标。结果：经14～42日治疗后痊愈24例，好转12例，无效4例，总有效率90%。（《中国中医药信息杂志》2001年第10期）

抵当汤

【方剂组成】

水蛭30个，桃仁20个，大黄30两，虻虫各30个

【方药用法】

上四味，以水五升，煮取三升，去滓，温服一升，不下更服。

【方证释义】

“抵当”的方名意义，说法不一：一谓非大毒猛厉之剂不足以抵挡其热结蓄血之证；一谓抵当乃抵掌之讹，抵掌是水蛭一药的别名（陆渊雷引山田氏语），本方以其为主药，因而得名。但也有谓“抵当”为“至当”者，如王晋三曰：抵当者，至当也。蓄血者，至阴之属，真气运行而不入者也，故草木不能独治其邪，务必以灵幼嗜血之虫为向导。飞者走阳路、潜者走阴路，引领桃仁攻血，大黄下热，破无情之血结，诚为至当不易之方，毋惧乎药之险也。（《古之选注》）或曰，本方有攻逐蓄血之功，可宜抵当攻之处，故名。

本证妇人经水不利下，是因瘀血内结成

实所导致的经闭不行，欲使其经行通利，必先去其瘀结，故用抵当汤治疗。方中以水蛭虻虫攻其瘀，大黄、桃仁下其血，瘀血去而新血生，则其自行。据药测证，本证当有少腹满结痛，或腹不满，病人自诉腹满，大便色黑易解，小便自利，脉象沉涩等。

【功用】

破血逐淤，泄热除实。

【主治病证】

下焦蓄血所致的发狂或如狂，少腹硬满，小便自利，喜忘，大便色黑易解，脉沉结，及妇女经闭，少腹硬满拒按者。

【临证加减】

抵当汤可以加用川芎、当归、红花、桃仁、丹参等中药，用于治疗气滞血瘀所致的痛经、月经不调等；也可以加用黄芪、当归、白术、茯苓等中药，用于治疗血瘀所致的慢性盆腔炎；还可以加用桔梗、牛膝、柴胡、枳壳等中药，用于治疗气滞血瘀所致的乳腺增生病等。

需要注意的是，抵当汤属于攻伐之剂，对于体质虚弱的患者不宜使用；对于孕妇、哺乳期妇女等特殊人群，也应该慎用。在使用抵当汤时，应该遵循医生的指导，合理配伍其他中药，以达到最佳的治疗效果。

此外，抵当汤还可以用于治疗其他多种疾病，如慢性盆腔炎、乳腺增生病、血栓性脉管炎、脑梗死、脑出血后遗症、慢性胃炎、肝硬化、风湿性关节炎等。

【临床运用】

1. 治健忘(神经衰弱)

健忘多见于神经衰弱，辨治健忘的基本方法有益心健脾、补肾益脑、养心安神等。由于心主血脉与神明，心血滋养神明则思维敏捷，记忆强健。若血行不畅而为瘀，瘀血阻滞于心，导致神明既不得心血所养，又被瘀血浊气所肆虐，以此而变生为以健忘为主的病证表现，所以治疗时应当考虑选用活血化瘀方药。

如夏某，男，43 岁。在 5 年前出现健忘，近 2 年来健忘加重，虽经 CT 及磁共振检查，均未发现明显异常，做血细胞分析检查，也未发现异常。刻诊：健忘，轻微头痛，唇口干燥，咽干不欲饮水，饮水且不欲下咽，舌边颜色较暗，脉细略涩。遂辨证为瘀热阻结，脉络不通，清窍失荣，其治当活血化瘀，通窍醒神，以抵当汤加味：大黄 6 克，桃仁 9 克，水蛭 9 克，虻虫 9 克，桂枝 10 克，石菖蒲 12 克，远志 12 克，茯苓 18 克，五味子 10 克。6 剂，1 日 1 剂，水煎 2 次分 3 服。二诊，记忆力略有好转，头痛减轻，又以前方治疗 40 余剂，记忆力基本恢复。随访 1 年，一切尚好。

用方体会：根据张仲景论抵当汤主治“喜忘”，如唇口干燥辨为热，舌边色泽较暗辨为瘀，尤其是饮水且不欲下咽而辨为瘀热证。治以抵当汤泻热祛瘀，方中桃仁、水蛭、虻虫活血化瘀通窍；大黄泻热祛瘀；桂枝通达血脉；石菖蒲、远志开窍醒神；茯苓泻浊益气安神；五味子敛阴安神。诸药相互为用，以取得预期治疗效果。

2. 治发狂(精神分裂症)

发狂是精神分裂症的主要症状表现，辨治发狂的基本方法有镇静安神、化痰开窍、清心醒神等。若瘀血在心，导致心神既不得心血所养，又被瘀血浊气所困扰，以此而演变为心神不得守藏而躁越于外即发狂，所以治疗发狂应当考虑选用活血化瘀方药。

如马某，男，34 岁。有精神分裂症多年，近因病证发作而前来诊治。刻诊：心胸烦热，失眠多梦，烦躁不安，大便干结五六日 1 次，口唇暗紫，舌下静脉怒张明显，舌质较暗，苔薄黄略腻，脉沉略涩，遂辨为瘀热扰动心神证，给以抵当汤加味：桃仁 12 克，大黄 9 克，水蛭 10 克，虻虫 10 克，芒硝 3 克，黄连 15 克，朱砂(冲服)2 克，生甘草 10 克。6 剂，1 日 1 剂，水煎 2 次合并分 3 服，并继续服用西药如安定等。二诊，心烦急躁明显好转，大便通畅，又以前方 6 剂，病证基本得以控制，之后，守前方治疗 40 余剂。为了巩固疗效，复

将前方改汤剂为丸剂，每丸6克，每天服2次，又治疗半年余。至今已3年，病证未再明显发作，若欲发作，即服用前方6剂以控制病情。

用方体会：根据张仲景论抵当汤主治“发狂”，如心胸烦热，失眠多梦等辨为热；口唇暗紫，脉沉略涩等辨为瘀血，以此而诊为瘀热扰动心神证，遂用抵当汤治疗，方中大黄、芒硝泻热通下；水蛭、虻虫、桃仁破血逐瘀；黄连、朱砂重镇清心安神；生甘草既清热除烦，又解朱砂之毒。方药相互为用，以奏其效。再则，治疗精神分裂症，必须配合西药，以此才能取得最佳治疗效果。

3. 治身黄(肝实质弥漫性损伤)

肝实质弥漫性损伤(黄疸指数升高)是引起身体发黄(黄疸)的重要原因之一。辨治身黄应当别阴阳属性。若瘀血阻滞经脉，导致血气不利，郁而化热，瘀热相搏而熏蒸则可演变为身黄，所以治疗身黄应当考虑选用活血化瘀方药。

如吕某，39岁，男。经B超检查确诊为肝实质弥漫性损伤，几经治疗，可谷丙转氨酶和谷草转氨酶且常常在200单位/升以上，黄疸指数也常常在120单位以上。刻诊：腹胀，不欲饮食，大便干结，胁痛固定不移，夜间疼痛加重，烦闷郁热，面目身黄且鲜明，神疲乏力，舌红边紫，苔黄腻，脉细沉数，辨为瘀热发黄证，遂用抵当汤加味，桃仁12克，大黄9克，水蛭10克，虻虫10克，茵陈30克，栀子15克，黄芪15克，白芍15克，柴胡15克，炙甘草10克。6剂，1日1剂，水煎2次合并分3服。二诊，腹胀有好转，面目身黄均减轻，又以前方治疗15剂，复查转氨酶及黄疸指数恢复正常，为了巩固疗效，又以前方每周5剂，连续治疗月余，至今已2年，病证未再复发。

用方体会：身黄是肝实质弥漫性损伤的常见症状表现，若西药治疗，病情得以控制，一般不需要再服用中药；若西药治疗，病情得以控制，可停药后病证又发作，对此最好采用中药或中西药结合治疗。根据张仲景论抵当汤主治“身黄”，以此而辨为瘀热发黄证，给予抵当汤治疗，方中大黄、栀子，以清泻郁热；水蛭、虻虫、桃仁活血破血祛瘀；茵陈利湿泻热；柴胡疏肝泄热；白芍敛肝柔肝，兼防泻肝伤肝；黄芪、甘草益气补虚，方药相互为用，以取其效。

4. 治闭经(多囊卵巢)

多囊卵巢是引起女子闭经的常见原因之一，也是闭经中最难治病证之一。笔者从瘀热角度选用抵当汤加味治疗多囊卵巢，则取得比较好的治疗效果。

如曹某，女，29岁。主诉：月经自初潮至今从未正常，服用西药即来月经，未用方药治疗则没有月经。经彩超检查：诊断为多囊卵巢，虽以妈富隆治疗，但治疗效果不佳，停药后又出现多囊卵巢，病情总是反复。刻诊：月经先后无定期，经下夹血块，心烦，口渴欲饮水，舌质红而边略暗，脉细略涩，辨治为胞宫瘀热证，以抵当汤加味：桃仁12克，大黄9克，水蛭6克，虻虫6克，茯苓15克，丹皮15克，白芍15克，桂枝15克，炙甘草10克。6剂，1日1剂，水煎2次合并分3服。连续用药4个月，经彩超复查，多囊卵巢基本消失。为了巩固疗效，以前方改汤剂为丸剂治疗1年余，卵巢恢复正常。

用方体会：从中医辨治多囊卵巢，主要有瘀热证与寒瘀证。根据张仲景论抵当汤主治“经水不利下”，如心烦，渴欲饮水而辨为热；月经无定期，舌质红略暗而辨为瘀，选用抵当汤治疗，方中桃仁、水蛭、虻虫，活血化瘀；大黄攻泻瘀热；丹皮凉血散瘀；桂枝通经散瘀；茯苓渗利瘀浊；白芍益血缓急；甘草益气帅血而行。方药相互为用，以取其效。

附子粳米汤

【方剂组成】

附子(炮)一枚，半夏半升，甘草一两，大

枣十枚，粳米半升

【方药用法】

以水八升，煮米熟汤成，去滓温服一升，一日三次。

【方证释义】

腹中寒气，雷鸣切痛，胸胁逆满，呕吐，附子粳米汤主之。脾胃虚寒，水湿内停的腹满痛呕吐证治。腹中雷鸣切痛、胸胁逆满、呕吐是气上逆的表现，半夏功能降气；腹中切痛为寒，附子功能驱寒，佐以甘草、粳米、大枣取其调和中土。本方与理中汤、小建中汤均治中焦虚寒证，但理中汤偏治下利，小建中汤偏治腹痛，本方偏治肠鸣呕吐。

【主治病证】

腹中寒气，雷鸣切痛，胸胁逆满呕吐。

【功用】

胜寒气，和内外。

【辨证要点】

腹满疼痛、痛势较剧、呕吐、肠鸣、舌苔白滑，脉细迟。

【医案举例】

1. 痛经

患者，女，28岁，初诊：13岁月经初潮，月经周期4～7天/28～32天，末次月经6月8日。患者平素畏寒肢冷，3年前产后受凉出现经前经期腹痛，后每逢经前即感小腹冷痛坠胀，得热稍舒，尚能忍受。患者此次因嗜食生冷，腹痛2天，症见：脐周及小腹冷痛甚剧，难以忍受，伴肠鸣腹泻，恶心，经色紫暗夹小血块，量中等，神疲乏力，面色白，手足凉，舌质暗淡，苔白滑，脉沉细紧。辨证属阴寒内胜，寒凝胞宫，水湿内停，宜温中散寒，降逆止呕，温经止痛。处方以附子粳米汤合温经汤加减：炮附子15克先下，姜半夏9克，粳米30克，生姜6克，炮姜10克，吴茱萸9克，桂枝15克，甘草10克，红枣20克，党参15克，白芍10克，当归10克，丹皮9克，川芎9克。每天1剂，水煎取汁300毫升，分3次温服。服用3剂后，患者脐周及小腹冷痛明显缓解，肠鸣腹泻及恶心症状消失。后以此方为基础加减，附子逐渐加至30克，经2个月治疗，无不良反应发生，痛经消失。

按：附子粳米汤源于《金匮要略·腹满寒疝宿食病脉证治第十》篇："腹中寒气，雷鸣切痛，胸胁逆满，呕吐，附子粳米汤主之"。《灵枢·五邪》："邪在脾胃，阳气不足，阴气有余，即寒中肠鸣腹痛。"说明脾胃阳虚，寒气上逆，造成腹痛、呕吐、肠鸣的病证。附子粳米汤正为此而设，医圣张仲景用此方治疗寒邪内阻、阴寒湿浊上犯之腹痛呕吐。此患者脐周痛，肠鸣腹泻，恶心，平素痛经，小腹冷痛，畏寒肢冷，脉象沉紧、舌苔白滑等寒证现象，为少阴太阴合病。方中附子性大热，味辛、甘，温阳散寒；半夏性温，味辛，有毒，降逆止呕。甘草、粳米、大枣皆和胃缓急、甘缓和阴。附子、半夏均有毒且药性相反，故甘草、粳米、大枣亦有缓和药性之功，再加桂枝、吴茱萸、白芍、当归、炮姜等诸药合用，温中散寒，降逆止呕，温经止痛。

2. 前列腺痛

患者，男，48岁。初诊：反复少腹、会阴、腰骶部疼痛半年。现病史：患者半年前户外久坐后出现少腹、会阴、腰骶部冷痛，疼痛严重时向阴囊睾丸放射，伴尿频、尿急，于当地医院诊断为：慢性前列腺炎。服用中药、西药等，症状反复，遂来就诊。平素患者畏寒喜暖，手足不温，腹胀便溏，稍食寒凉即腹痛腹泻。舌质淡，苔白滑，脉沉紧。辨证患者素体脾阳不足、阴寒内盛，继而感寒，寒凝肝脉、寒凝则痛。治以温中散寒，疏肝止痛，处方以附子粳米汤合暖肝煎加减：炮附子（先下）15克，姜半夏10克，粳米30克，甘草10克，白芍10克，红枣20克，乌药15克，炒白术10克，肉桂9克，小茴香10克，川楝子10克，茯苓10克，元胡12克，陈皮6克。每天1剂，水煎取汁300毫升，分3次温服。服用5剂后，患者无不良反应，少腹、会阴、腰骶部冷痛症状明显减轻，腹胀减轻。后以此方为基础

加减，经1个月治疗症状消失。

按：足厥阴肝经绕阴器，循少腹，循行于此。《素问·举痛论》："寒气客于厥阴之脉，厥阴之脉者，络阴器，系于肝，寒气客于脉中，则血泣脉急，故胁肋与少腹相引痛。"寒性收引凝滞，寒袭肝经，阳气被遏，气血运行不畅，经脉挛急，故见少腹冷痛牵引睾丸坠胀冷痛；寒为阴邪，性主收引，筋脉拘急，可致阴囊收缩引痛。本证好发于阳气不足，阴寒内盛之人，患者素体脾阳不足、阴寒内盛，故畏寒喜暖，手足不温，腹胀便溏，稍食寒凉即腹痛腹泻。复感寒邪，寒凝肝脉、寒凝则痛，故见少腹冷痛，会阴部坠胀作痛，睾丸收缩冷痛，脉象沉紧。附子粳米汤合暖肝煎温脾化湿、暖肝止痛，药证相合，疗效显著。

3. 肾性水肿

患者，女，65岁。初诊：颜面、双下肢水肿2年，加重1个月。现病史：患者2年前无明显原因出现颜面、双下肢水肿，于当地医院诊断为：肾病综合征。1个前因劳累过度，颜面、双下肢水肿加重。刻下症：颜面、双下肢水肿，四肢不温，腰酸腿软，食欲不振，腹胀恶心，面色晄白，舌淡胖齿痕，苔白，脉沉弱。尿常规：蛋白(＋＋＋)，WBC少许。辨证患者素体脾肾阳虚、阴寒内盛，水湿内停，泛溢肌肤，故见水肿。辨证：水肿脾肾阳虚，水湿泛滥，用附子粳米汤合五苓散加减。炮附子20克先下，姜半夏10克，粳米30克，红枣20克，白术15克，茯苓30克，车前子(包煎)30克，猪苓15克，肉桂9克，黄芪30克，丹参15克，桃仁10克，白芍10克。水煎服，每天1剂。服上方3剂水肿减轻，食欲不振，腹胀恶心症状好转。上方减以治疗1个月，诸症皆消。

按：肾性水肿，中医古籍文献描述如："水始起也，目窠上微肿，如新卧起之状"，"早则面甚，晚则脚甚"。肺主宣发肃降，通调水道；脾主运化，调节水液代谢；肾主气化司开阖，主持全身水液代谢。水肿发病基本病机为肺失通调，脾失运化，肾失开阖，三焦气化不利。肺失通调，不能宣散肃降水液；脾失运化，不能运化水谷精微，肾失气化，不能泌别清浊。清气不升，浊气不降，湿浊内蕴，损伤阳气，阳虚则水泛，发为水肿。此患者脾肾阳虚、阴寒内盛，水湿内停，给予附子粳米汤和五苓散加减，温肾健脾，化气利水，疗效明显，无不良反应。

大黄附子汤

【方剂组成】

大黄三两，附子三枚，细辛二两

【方药用法】

上三味，以水五升，煮取二升，分温三服；若强人煮取二升半，分温三服。服后如人行四，五里，进一服。

【方证释义】

胁下偏痛，发热，其脉紧弦，此寒也，以温药下之，宜大黄附子汤。《金匮要略》本条论述寒实内结的证治。这里所谓"胁下"，是包括两胁及腹部而言。胁下偏痛，谓左胁下或右胁下痛，而非两胁下俱痛。紧弦脉主寒主痛，是寒实内结之征。这里所说的"发热"，不是指的表证，也不是阳明腑实证。因为表证发热，其脉当浮，阳明腑实证发热，其脉当滑数。本证发热而脉象紧弦，乃由于寒实内结，阳气郁滞，营卫失调所致。胁腹疼痛，大便不通，脉象紧弦，正是寒实内结之证。此外，可伴有恶寒肢冷，舌苔黏腻等症状。故宜用大黄附子汤温下。方中用大黄泻下通便，附子、细辛温经散寒，并能止痛。"不满者必便难，两肤疼痛"，与此同一类型，可以结合研究。

方中用辛热之附子，温阳散寒；细辛走窜发散，除寒散结；大黄得附子、细辛之辛温，寒性得到抑制，专行荡涤肠胃，泻除寒积之滞。大便得解，腑气通畅，则寒积去，阳气行，诸证自可消除。

【主治病证】

阳虚寒结，腹胁疼痛，大便秘结，发热，手足厥冷，舌苔白腻，脉弦紧。本方所治，是里寒结滞之证，治当温阳散寒，泻下积滞，使阳气通畅。

【临证加减】

(1)治疗痰湿阻滞：痰湿是中医中常见的病理因素，常表现为胸腹胀满、呕吐、咳嗽等症状。大黄附子汤，可适量增加陈皮、半夏等药物，以增强化痰的效果。可以通过泻下通便的作用，排出体内的湿气，减轻痰湿的症状。

(2)清热解毒：大黄附子汤中的附子具有清热解毒的作用，如果出现湿热症状，如口渴、尿黄等，可适量增加黄芩、黄连等清热药物，以增强清热解毒的功效。常用于治疗湿热病症，如急性胃肠炎、急性肠胃炎等。它可以通过降低体内的热量，减轻发热、口渴、腹泻等症状。

(3)脾胃湿热：大黄附子汤也常用于治疗脾胃湿热症状，如腹胀、食欲不振、口苦口干等可以适量加入党参、白术等益气健脾的药物，以增强脾胃的功能。它可以通过泻下通便的作用，清除体内的湿热，调理脾胃功能，改善消化问题。

【医案举例】

1. 腹痛

一男子年50余岁，腹痛多年，反复不愈，心下痞硬，腹中雷鸣，先服半夏泻心汤，未能奏效。忽一日寒战大作，腹痛如绞，遂投以本方，服后痛顿止，续服数日，病不再发。(《古方便览》)

2. 肋间神经痛

一男子，71岁，右侧胸痛剧烈就诊，面色不华，行走不便，腹直肌挛急，略微柔软，腹力中等，大便4～5日一行，舌润无苔，脉洪大。服本方，25日痊愈。[《日本东洋医学会志》(日本汉医)12卷3号]

3. 美尼埃综合征

一女，40岁，素患美尼尔氏综合征，时常发作。1周前，因感冒过劳，宿疾又作，头晕甚，呕吐痰涎，脐下2寸处胀痛，泻下清稀，纳呆，口干欲饮，舌淡，苔白厚黏腻，脉缓滑。先按痰饮作眩投泽泻汤合二陈汤加味，未效。再察舌象，参考脐下疼痛，悟出此为阳虚寒积，三焦痞塞，清阳不升，浊阴不降，改投本方加人参6克，4剂服毕，诸症悉除。[浙江中医杂志，1985(8)：35]

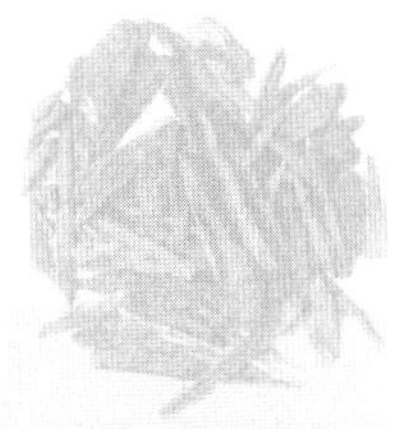

第7章　泻心汤类方

生姜泻心汤

【方剂组成】

生姜(切)四两(12克),甘草(炙)三两(9克),人参三两(9克),干姜一两(3克),黄芩三两(9克),半夏(洗)半升(9克),黄连一两(3克),大枣(擘)十二枚

【方药用法】

上八味,以水一斗,煮六升,去滓,再煎,取三升,温服一升,日三服。

【方证释义】

本方即半夏泻心汤,加生姜四两用以降逆散饮为主;减干姜二两用以温中助运为辅。主要治疗半夏泻心汤证加寒饮上逆较重,兼干噫食臭者。

方用黄连、黄芩的苦寒之性,来泻心胸痞热;用生姜、半夏的辛温之性,以散胁下之水气;用人参、大枣的甘温之性,以补中州之土虚;用干姜的辛温,炙甘草的甘温之性,温里寒。芩、连得干姜而痞散,半夏得生姜而水消,名曰泻心,实以安心,即以和胃也。

【主治病证】

伤寒,汗出解之后,胃中不和,心下痞硬,干噫食臭,胁下有水气,腹中雷鸣下利者,生姜泻心汤主之。

【历代名医方论】

《伤寒总病论》:胃中不和,为少阳木气所制,故用二姜之辛味。

《金镜内台方议》:故令干噫食臭者,胃虚而不能化谷也。土虚不能制水。

《祖剂》:林亿等谨按:上生姜泻心汤法,本云理中人参黄芩汤。今详泻心以疗痞,痞气因发阴而生,是半夏、生姜、甘草泻心三方,皆本于理中也。其方必各有人参,今甘草泻心汤中无者,脱落之也。治汗解后,心下痞硬,干噫食臭,胁下水气,腹中雷鸣下利者。

《张卿子伤寒论》:与泻心汤以攻痞,加生姜以益胃。

《伤寒论辨证广注》:黄连、黄芩味苦寒。《内经》曰:苦先入心。以苦泄之泻心者,必以苦为主。是以黄连为君,黄芩为臣,以降阳而升阴也。半夏味辛温,干姜味辛热。《内经》曰:辛走气。辛以散之,散痞者,必以辛为助,故以半夏、干姜为佐,以分阴而行阳也。甘草味甘平,人参、大枣味甘温。阴阳不交曰痞,上下不通为满,欲通上下,交阴阳,必和其中。所谓中者,脾胃是也,脾不足者,以甘补之。故用人参、甘草、大枣为使,以补脾而和中。中气得和,上下得通,阴阳得位,水升火降,则痞消热已,而大汗解矣。

《伤寒论宗印》:此因水气而成痞也。十枣汤证,有形之水也。胁下有水气,无形之水也。有形无形,皆致气逆而成痞硬也。伤寒汗出解之后,无外受之邪矣。胃中不和,心下痞硬，干噫食臭，胁下有水气，腹中雷鸣，下利者，水气逆于下也。水气下逆。则君火之气不得下交，火热在上，水寒在下，故有是证也。用泻心汤泄火热以下行，温中气以散水。生姜辛散，故以之为君。

《医宗金鉴》：名生姜泻心汤者，其义重在散水气之痞也。生姜、半夏散胁下之水气。人参、大枣补中州之虚。干姜、甘草以温里寒。黄芩、黄连以泻痞热。备乎虚实寒热之治，胃中不和，下利之痞，焉有不愈者乎。

《伤寒大白》：泻心汤五方，三方皆用干姜、半夏、黄连、黄芩，两热两寒，豁痰清热。此方因汗出表解，胃阳虚不能敷布水饮，腹中雷鸣而下利，故用生姜佐干姜和胃阳，此以痰热方中，化出逐寒饮之法。

《金匮要略心典》：生姜泻心汤、甘草泻心汤二方，虽同为治痞之剂，而生姜泻心，意在胃中不和，故主生姜以和胃；甘草泻心，意在下利不止，与客气上逆，故不用人参之增气，而须甘草之安中也。

《绛雪园古方选注》：泻心汤有五，总不离乎开结，导热益胃，然其或虚或实，有邪无邪，处方之变，则各有微妙。先就是方胃阳虚不能行津液而致痞者，惟生姜辛而气薄，能升胃之津液，故以名汤。干姜、半夏破阴以导阳，黄芩、黄连泻阳以交阴，人参、甘草益胃安中，培植水谷化生之主宰，仍以大枣佐生姜，发生津液，不使其再化阴邪，通方破滞宣阳，是亦泻心之义也。

《伤寒望要》：本方以生姜为君，健胃消水饮以散痞气，佐半夏以涤痰饮之凝；芩连以清上热；干姜以温下寒；参、草、枣扶中气之虚，以运四旁，而斡旋上下。

《施氏续易简方》：生姜泻心汤，治大病新差、脾胃尚弱；谷气未复，强食过多，停积不化，心下痞硬，干喷食臭，胁下有水，腹中雷鸣，下利发热，名曰食复，最宜服之。

孙纯一论《伤寒论》中生姜泻心汤方剂组成：本方生姜、半夏辛温散寒行气水，胁下水气以和胃，人参、大枣、甘草平以补中，干姜、甘草以温里，黄芩、黄连以泻痞热。

王晋三论各泻心汤的相同与不同之处：泻心各方总不离乎开结、导热、益胃。然其或虚或实，有邪无邪，处方之变，则各有微妙。是方由胃阳虚不能行津液而致痞者，惟生姜辛而气薄，能升胃之津液，故以名汤。干姜、半夏破阴以导阳，黄芩、黄连泻阳以交阴，人参、甘草益胃安中，培植水谷生化之本，仍以大枣佐干姜发生津液，不使其再化阴邪。通方破滞宣阳，是亦泻心之火也。

吴昆论《伤寒论》中生姜泻心汤条文：伤寒中风，医反下之，其人下利日数十行，谷不化，腹中雷鸣，心下痞硬而满，干呕，心烦不得安者，此方主之。病在表而反下之，则逆矣。下面虚其中气，则表邪乘之而人，虚不任邪，故不利日数十行，今人谓之挟热利也。火性急速，谷虽人而未及化，故谷不化；虚阳奔迫，故令腹中雷鸣；中气不能化，故令痞硬而满；胃虚客气上逆，故令干呕，心烦不得安。人参、甘草、大枣，胃虚之圣药也。生姜、半夏、干姜，呕逆之圣药也；黄连、黄芩，痞热之圣药也。

柯琴论生姜泻心汤方解：泻心汤，即小柴胡去柴胡加黄连干姜汤也。三方分治三阳。在太阳用生姜泻心汤，以未经误下而心下痞硬，虽汗出表解，水犹未散，故君生姜以散之，仍不离太阳为开之义。在阳明用甘草泻心汤者，以两番误下，胃中空虚，其痞益甚，故倍甘草以建中，而缓客气之上逆，仍是从乎中治之法也。在少阳用半夏泻心者，以误下而成痞，邪既不在表，则柴胡汤不中与之，又未全入里，则黄芩汤亦不中与之矣。胸胁苦满与心下痞满，皆半表里症也。于伤寒五六日，未经下而胸胁苦满者，则柴胡汤解之。伤寒五六日，误下后，心下满而胸胁不满者，则去柴胡、生姜，加黄连、干姜以和之。此又治少阳半表里之一法也。然倍半夏而去生姜，稍变柴胡半表之治，推重少阳

半里之意耳。君火以明，相火以位，故仍名曰泻心，亦以佐柴胡之所不及。

石寿棠论生姜泻心汤证型及用法：若夫痞气，有因误下而成者，有因汗后邪未尽而成者。盖汗为水类，邪汗未尽，水湿与热停于隔下，亦能作痞。其痞有水邪较重者，汗解后心下痞硬、干噫食臭、胁下有水气、腹中雷鸣、下利，生姜泻心汤主之，取辛以行水之意（生姜、半夏、黄芩、黄连、干姜、人参、甘草、大枣）。有胃虚较重者，误下，其人下利日数十行、完谷不化、腹中雷鸣、心下痞硬而满、干呕、心烦不安，医复误下之，其痞益甚，此胃中虚，客气挟痰热上逆，故使硬也，甘草泻心汤主之，取甘以补虚缓逆之意（甘草、黄芩、半夏、干姜、黄连、大枣）。又有呕而发热，柴胡汤证，医反下之，柴胡证仍在者，仍与柴胡汤，必蒸蒸振却，发热汗出而解（即今所谓战汗是也。邪正相争而出，虚人多有之）。若无柴胡证，但心满而不痛者，此为痞，半夏泻心汤主之，取辛以燥湿之意（半夏、黄芩、黄连、干姜、人参、甘草、大枣）。又有脉浮而紧，邪在表也，医误下之，紧反入里（沉紧），则作痞，热结气分，内无水邪，故痞而按之自濡，大黄黄连泻心汤主之，取苦以泻热之意，妙在麻沸汤（滚汤）泡汁，欲其轻扬清淡，以涤上焦之邪热。又有心下痞，复恶寒汗出者，此阳虚也，附子泻心汤主之，取温阳止汗之意。妙在浓煎附子，轻泡大黄、黄芩、黄连，盖扶阳欲其热而性重，开痞欲其生而性轻也。凡此皆治心下见证者也。他如胸中有热，胃中有邪气（表邪陷入），腹痛欲呕，与黄连汤（即半夏泻心汤去黄芩，加桂枝达邪出外）。太阳与少阳合病自下利者，与黄芩汤（黄芩、芍药、甘草、大枣），呕者黄芩加半夏生姜汤。误下寒格吐下，食入即吐，与干姜黄连黄芩人参汤。此三者，皆寒热、湿热、虚实夹杂为病，与泻心同一方法。又有发汗后邪气已去，腹中胀满（湿气），与厚朴生姜甘草半夏人参汤，泄湿补虚，此又虚邪入腹中治法也。

【医案举例】

1. 老年性便秘

蒲某，女，81岁。主诉：2个月前出现腹痛，精神疲倦，脐周隐痛，大便秘结，2～3日一行，大便质硬量少，若排便量多则腹痛缓解，食欲不振，常觉腹中辘辘作响，口干不欲饮，饮水即吐，舌质偏红、苔薄黄腻，脉浮弦涩，重按无力。

处方：生姜、半夏各12克，炙甘草、大枣各9克，党参15克，黄芩6克，干姜、黄连各3克。

出院后继服7剂，大便基本每日1行，病愈。

2. 腹痛

王某，女，38岁。主诉：腹痛下利月余，1天3次，伴里急后重，肠鸣，近年来凡进食生冷即易腹泻，劳累则右眼睑、右口角抽搐，舌淡红而润，苔薄微白，脉细无力。

处方：用生姜泻心汤加减，药用生姜10克，半夏10克，黄芩12克，黄连10克，党参15克，当归12克，白芍12克，炒枳壳12克，炙甘草8克。

3剂，每日1剂，水煎服。药后胃肠湿热清，腹痛、里急后重、大便脓液均除。

3. 急性肠炎

刘某，男，39岁。主诉：干活劳累出汗后口渴，喝啤酒2瓶，即感上腹部痞闷胀满不适，嗳气酸腐，2小时后腹中阵阵鸣响，随即频频如厕，泻下黄水稀便，其气奇臭，小便短少而微黄。脉濡数，舌质淡胖、苔白腻。

处方：生姜15克，干姜12克，黄芩12克，黄连9克，党参12克，半夏15克，炙甘草6克，大枣5个，焦三仙各15克。

水煎服，2剂。服1剂胀减泻止，2剂服完，证若失。

4. 小儿秋季腹泻

刘某，女，4个月。主诉：呕吐不消化之乳块，泻下淡黄色或绿色蛋花样粪便，每日腹泻10次左右，伴腹胀、纳呆，舌淡苔白，根部微黄，指纹淡紫。

处方：生姜 5 克，干姜 4 克，半夏 3 克，黄芩 5 克，黄连 2 克，党参 5 克，炙甘草 2 克，大枣 1 个，怀山药 6 克，石榴皮 4 克，煨葛根 3 克，焦三仙各 6 克。

水煎服，每日 1 剂。同时加用口服补液盐配水频服以纠正脱水。服 2 剂痊愈。

【现代运用】

1. 表现为肠道、消化的疾病，如迟发性腹泻、反流性食管炎、腹泻型肠易激综合征、呕吐、寒热错杂型功能性消化不良、老年性便秘肠炎、胃下垂、胃扩张、胃肠神经官能症等。

2. 表现为慢性胃肠病所致的疾病，如心下痞硬、胃脘痞闷，嗳气中带有不消化饮食的酸腐气味，伴反酸、嘈杂、烧心、腹中雷鸣下利等。

甘草泻心汤

【方剂组成】

甘草(炙)四两(12 克)，黄芩三两(9 克)，半夏(洗)半升(9 克)，大枣(擘)十二枚，黄连一两(3 克)，干姜三两(9 克)

【方药用法】

上六味，以水一斗，煮取六升，去滓，再煎取三升，温服一升，日三服。

【方证释义】

甘草泻心汤方中甘草以补中益脾胃，使脾胃之气恢复，既可以生化气血，又能够主持其功能；黄连、黄芩清热燥湿，使脾胃不为湿热所扰；半夏、干姜以宣畅中焦气机，使湿热之邪无法内居；大枣补中益气，与甘草同用，可治病扶正祛邪，正气得复，不为邪虐。诸药相合，以达苦寒泻邪而不峻，温通而不散正气，补而有序、和中固本。

【主治病证】

伤寒中风，医反下之，其人下利日数十行，谷不化，腹中雷鸣，心下痞硬而满，干呕，心烦不得安，医见心下痞，谓病不尽，复下之，其痞益甚，此非热结，但以胃中虚，客气上逆，故使硬也，甘草泻心汤主之。

狐惑之为病，状如伤寒，默默欲眠，目不得闭，卧起不安，蚀于喉为惑，蚀于阴为狐。不欲饮食，恶闻食臭。其面目乍赤、乍黑、乍白。蚀于上部则声喝，甘草泻心汤主之。

【历代名医方论】

《伤寒论条》：医见至益甚，言复误而痞加重也，此非结热至末，乃原致之因，以出其治也。甘草、大枣之甘，益反下之虚。干姜、半夏之辛，散上逆之满。黄芩、黄连之苦，解邪热之烦。然证大略与上编第三十五条同，而方物有同有异者，不用桂枝，以无表也。同用甘草、干姜，同为益虚而散硬也。不用参术，恶益气也。用大枣，取滋干也。以既误复误而痞益甚，故用芩、连以为干姜之反佐，协同半夏以主散，此其所以有异同之分焉。

《尚论篇》：方用甘草泻心汤者，即生姜泻心汤除生姜、人参不用，而倍甘草、干姜也。客邪乘虚结于心下，本当用人参，以误而再误，其痞已极，人参仁柔，无刚决之力，故不用也。生姜辛温，最宜用者，然以气薄主散，恐其领津液上升，客邪从之犯上，故倍用干姜代之以开痞。而用甘草为君，坐镇中州，庶心下与腹中渐至太宁耳。今人但知以生姜代干姜之僭，孰知以干姜代生姜之散哉？但知甘草增满，孰知甘草能去满哉？

《伤寒来苏集》：泻心汤，即小柴胡去柴胡加黄连干姜汤也。三方分治三阳。在太阳用生姜泻心汤，以未经误下而心下痞硬，虽汗出表解，水犹未散，故君生姜以散之，仍不离太阳为开之义。在阳明用甘草泻心汤者，以两番误下，胃中空虚，其痞益甚，故倍甘草以建中，而缓客气之上逆，仍是从乎中治之法也。在少阳用半夏泻心者，以误下而成痞，邪既不在表，则柴胡汤不中与之，又未全入里，则黄芩汤亦不中与之矣。胸胁苦满与心下痞满，皆半表里症也。于伤寒五六日，未经下而胸胁苦满者，则柴胡汤解之。伤寒五六日，误下

后，心下满而胸胁不满者，则去柴胡、生姜，加黄连、干姜以和之。此又治少阳半表里之一法也。然倍半夏而去生姜，稍变柴胡半表之治，推重少阳半里之意耳。君火以明，相火以位，故仍名曰泻心，亦以佐柴胡之所不及。

《伤寒论辨证广注》：伤寒中风，至一再下之，胃中既虚，脾藏亦受伤矣。若多用生姜散之，徒耗其中州之元气。骤以人参补之，反助其上逆之客邪。故用炙甘草、大枣之甘温，以和中补虚，缓逆气。黄芩、黄连之苦寒，以清中泄热，止呕烦。干姜、半夏之辛温，以守中，散痞满。要之痞满散，而硬亦消矣。又合而言之，凡辛甘温之药，皆助阳也，阳气复，则能下交于阴。苦寒之药，皆助阴也，阴气复，则能上交于阳。阴阳相交，升降如常，痞乃成泰，复何病之有哉。

《医方集解》：为下后里虚胃弱，内损阴气，故加甘草以和中益胃，复真阴，退虚热。大要痞满下利者为虚，便闭者为实。

《医宗金鉴》：方以甘草命名者，取和缓之意也。用甘草、大枣之甘，补中之虚，缓中之急；半夏之辛，降逆止呕；芩、连之寒，泻阳陷之痞热，干姜之热，散阴凝之痞寒。缓中降逆，泻痞除烦，寒热并用也。

《伤寒悬解》：伤寒、中风，应当解表，医反下之，败其中气，水谷不化，土木皆郁，升降倒行。脾陷而贼于乙木，则腹中雷鸣而下利。胃逆而迫于甲木，则心下痞硬而干呕。君相二火皆升而心烦。医以痞为结热，而复下之，其痞益甚。不知此非结热，但以胃中阳虚，不能堤障阴邪，阴中客气，上逆阳位，故使心下结硬也。甘草泻心汤，甘草、姜、枣，补中而温下寒，半夏、芩、连，降逆而清上热也。

陈亦人解读甘草泻心汤中人参的应用：由于《伤寒论》甘草泻心汤方中无人参，多数注家皆就原方解释，对于未用人参提出了许多理由，如喻嘉言说："客邪乘虚结于心下，本当用人参，以误而再误，其痞已极，人参仁柔，无刚决之力，故不用也。"汪苓友说："骤以人参补之，反助其上逆之客邪。"柯韵柏说："中虚而不用人参者，以未经发汗，热不得越，上焦之余邪未散，与用小柴胡汤有胸中烦者去人参，同一例也。"又说："心烦是太阳里证，即是阳明之表证，故虽胃中空虚，完谷不化，而不用人参，因心烦是胃实之根，太阳转属阳明之捷路也……仲景之去人参，以预防胃家之实歌！"尤在泾说："甘草泻心，意在下利不止与客气上逆，故不用人参之增气，而须甘草之安中也。"这些理由皆似是而非，既然是胃气重虚，岂有反而去参之理，且人参与甘草相较，人参能大补元气，增甘草而减人参，于理欠通。其实林亿在校正《伤寒论》时已经通过多方面考证，得出"知脱落无疑"的结论。他在甘草泻心汤方后说："臣亿等仅按上生姜泻心汤法，本云理中人参黄芩汤，今详泻心以疗痞，痴气因发阴而生，是半夏、生姜、甘草泻心三方，皆本于理中也，其方必各有人参，今甘草泻心汤中无者，脱落之也。又按《千金》并《外台秘要》治伤寒慝食，用此方皆有人参，知脱落无疑。"林氏的校勘翔实可从。

钱潢论生姜泻心汤方解：此方以甘草为君，前代名家，皆疑其为甘补缓中之药，非痞满所宜。注中皆含糊抹过，而不能明言其故。余注解《素问》诸篇，始知甘性虽缓，其补泻之用，于五脏各有不同，故《脏气法时论》云：肝苦急，急食甘以缓之，脾欲缓，急食甘以缓之，此皆用其甘和补缓之性也。又云：心欲奕，急食咸以之，用咸补之，以甘缓之。其以甘泻之句，人皆读而忽之。岂知圣贤垂训，语无虚发。虽一言一字，无非精微之蕴，惟仲景知之，遂以此一句之义，立法制方，用之以治极难之证……干姜守中，除里寒而止下利。半夏利隔，《神农本草经》言其能治伤寒寒热，心下坚硬。二者皆辛温而能散痞，故重用之以为臣。黄芩、黄连，乃苦以开之，非方氏所谓解其邪热之烦也。然仲景明言此非结热，又为用之。盖取《至真要大论》之所谓热因寒用也，以阴邪否寒于内，骤进辛热，恐其拒格而不受，故以寒药导之使人也。即经所云寒热温凉，反从其病，乃反佐以取之之法，是以黄连止用干姜三倍之一也。但观顾阴条中，伤寒本自寒下，复吐下之，寒格更逆吐下，食入口即吐，而以干姜黄连黄芩人参汤治之，理自明矣。寒热兼施，辛苦并用，中气不调，故以大枣和之。然用甘草而不用人参者，阴邪在内，浊气留中，人参非泻剂，故不用也。旧注但云甘草坐镇中州，人但知生姜代干姜之僭，熟知以干姜代生姜之散；但知甘草能增满，熟知甘草能去满哉。不知李东垣原云，以生姜代干姜者，以其不僭故也，并非以生姜代干姜之僭也。《本草》云：干生姜，即生姜之干者，主治各有不同。而干姜又别用法制造者也，性味主治又不同矣。且生姜散外而开发，干姜温里而守中，干姜亦岂能代生姜之散哉。而甘草所以去满之故，终未道出，芩、连之用，又未通解。窃恐未足以发明立方之义也。

【医案举例】

1. 脱发

患者，女，22 岁。主诉：因工作繁忙，日夜操劳，饮食无规律，最近 1 个月内头发脱落较多，脉沉缓，舌质淡红，苔白厚，另白带量多。既往有复发性口腔溃疡史。

处方：半夏 20 克，黄芩 10 克，黄连 3 克，干姜 12 克，党参 15 克，甘草 15 克，当归 12 克，土茯苓 30 克。7 剂，水煎服，1 天 1 剂，嘱其分 2 次饭后温服，忌生冷甘甜辛辣食物。服药 1 个月已获痊愈。

2. 腹痛

患者，女，58 岁。主诉：半个月前因饮食失节导致腹痛。面色晦暗，腹痛，舌下有溃疡如黄豆大，身困乏力，时觉头懵，舌淡胖，苔白厚腻，脉弦缓。既往患复发性口腔溃疡已 30 余年。

处方：半夏 30 克，黄芩 10 克，黄连 3 克，干姜 12 克，党参 15 克，生甘草 20 克。

嘱先服 3 剂，水煎服，1 天 1 剂，分 2 次饭后温服，忌生冷甘甜辛辣食物。服药后，诸症消失，已能参加田间劳动。

3. 白塞病

唐某，男性，44 岁。主诉：于 3 天前再发作，眼周、面颊、唇、龟头、阴囊部暗红斑，伴瘙痒。口腔、阴部各数个绿豆至黄豆大小溃疡，疼痛，下唇稍肿、麻木。眼周、面、唇、阴部暗红斑，伴口腔、阴部溃疡反复 2 年多。已发作 8 次，平均 3～4 个月即发作 1 次，每次均相同部位发作，自诉发作前无任何服药史及特殊食物史。口稍干，舌偏暗，苔白，中根部黄微腻，脉弦细。

处方：炙甘草 30 克，黄芩 12 克，黄连 8 克，法半夏 12 克，干姜 12 克，大枣 6 枚，党参 12 克，4 剂。

二诊：药后效果很好，皮疹全消，余无不适。

原方继服 7 剂巩固。

4. 红斑型天疱疮

易某，男性，58 岁。主诉：胸背散在红斑、水疱 3 周，今来诊，见胸、背部散在数处红斑、水疱，尼氏征阳性。面色少华，肤色偏暗欠光泽，稍疲倦，口干，舌体胖大，舌质暗，苔薄根腻，脉弦。

处方：黄连 6 克，黄芩 10 克，法半夏 15 克，党参 10 克，干姜 5 克，白鲜皮 20 克，炙甘草 20 克，大枣 20 克，淡竹叶 10 克，地肤子 15 克，7 剂。

二诊：药后新发之水疱已干涸结痂。但近日去做按摩 1 次，左肩背部按摩后新发一红斑水疱，已破溃现糜烂面。

处方：前方加苍术 10 克，泽泻 15 克，以加强健脾化湿之力，7 剂。

三诊：原有皮疹皆干涸结痂，未出现新发皮疹，外院检查结果确诊为红斑性天疱疮。近日口干明显，多饮。

处方：前方加猪苓 10 克，茯苓 10 克，桂枝 10 克，取五苓散意以化气行水，7 剂。

四诊：病情稳定，无新发皮疹，口干亦减轻。

处方：前方去桂枝，处方稍作调整，前后服用20余剂。

至7月11日复诊时，病情一直稳定，无新发皮疹。嘱守方隔日服1剂巩固。

5. 产后胸痞下利

福地佐兵街妻，年二十五六。产后数月，下利不止，心下痞硬，饮食不进，口糜烂，目赤肿，脉虚数，羸瘦甚，乃与甘草泻心汤服之，数十日下利止，诸症痊愈。（《橘窗书影》）

6. 心痞下利

松平铁之丞室，年二十余，妊娠有水气，至产后不去，心下痞硬，雷鸣下利，口中糜烂，不能食咸味，仅啜稠粥，噫气吐酸水，医多以为不治；余以为口糜烂，为胃中不和之证，与甘草泻心汤。数日而痞硬去，食少进，益连服之，口中和，酸水止，而水气下利，依然尚存，乃与四苓加车前子，旬余两证痊愈。

【现代运用】

1. 表现为口腔的疾病，如复发性口腔溃疡、口腔扁平苔藓、球菌性口炎等。

2. 表现为胃肠炎症的疾病，如反流性食管炎、胃肠神经官能症、幽门螺杆菌相关性消化性溃疡、慢性胃炎、急性胃肠炎、溃疡性结肠炎、慢性结肠炎、小儿病毒性腹泻、肠易激综合征等。

3. 表现为妇科的疾病，如急性盆腔炎、妊娠恶阻、产后下利、乳头瘙痒等。

4. 表现为神经性的疾病，如神经衰弱、失眠等。

半夏泻心汤

【方剂组成】

半夏（洗）半升（10克），黄芩、干姜、人参、甘草（炙）各三两（9克），黄连一两（3克），大枣（擘）十二枚

【方药用法】

上七味，以水一斗，煮取六升，去滓，再煎，取三升，温服一升，日三服。

【方证释义】

四药共当开散痞结之任而为君。邪之所凑，其气必虚，人参补气，扶正以祛邪为臣。大枣健脾调营可为佐。甘草调和诸药以为使。

方中半夏辛散温燥，善燥湿化痰、散结消痞、降逆止呕，故为君药。干姜辛热温散，善温中散寒、除湿。方中半夏、干姜辛温开散以去寒结。黄连苦寒清泄而燥，善清热泻火、除中焦湿热；黄芩清泄而燥，善清热泻火、除上焦湿热。黄连、黄芩苦寒清降以除热结。干姜、黄连、黄芩三药相合，既散寒湿，又祛湿热，以助半夏和胃消痞，故为臣药。人参甘补微温，善补气生津；大枣的甘温补缓之性，善补气养血、缓和药性；炙甘草甘补和之法，性平偏温，善补气、和中。三者相合，健补中气。全方配伍，苦寒辛热并用，使寒热平调、消痞散结，故善治中虚寒热夹杂之痞证。

【主治病证】

伤寒五六日，呕而发热者，柴胡汤证具，而以他药下之，柴胡证仍在者，复与柴胡汤。此虽已下之，不为逆，必蒸蒸而振，却发热汗出而解。若心下满而鞕痛者，此为结胸也，大陷胸汤主之。但满而不痛者，此为痞，柴胡不中与之，宜半夏泻心汤。

【历代名医方论】

《芳翁医谈》：下利如休息，而无脓血，唯水泻，时或自止，则腹胀，泻则爽然，而日渐羸惫，面色萎黄，恶心，吞酸，时腹自痛者，与半夏泻心汤，兼用笃落丸（一味大黄为丸）为佳，且宜常服。

《类聚方广义》：痢疾腹痛，呕而心下痞硬，或便脓血者，及饮食汤药下腹，每辘辘有声而转泄者，可选用本方，或甘草泻心汤及生姜泻心汤，每有著效。

《伤寒明理论》：凡陷胸汤，攻结也；泻心汤，攻痞也。气结而不散，而不通为结胸，陷胸汤为直达之剂。塞而不通，否而不分为痞，泻心汤为分解之剂，所以谓之泻心者，谓泻心

下之邪也。痞与结胸有高下焉。结胸者，邪结在胸中，故治结胸曰陷胸汤。痞者，留邪在心下，故治痞曰泻心汤。黄连味苦寒，黄芩味苦寒，《内经》曰：苦先入心，以苦泄之，泻心者必以苦为主，是以黄连为君，黄芩为臣，以降阳而升阴也。半夏味辛温，干姜味辛热，《内经》曰：辛走气，辛以散之，散痞者必以辛为助，故以半夏、干姜为佐，以分阴而行阳也。甘草味甘平，大枣味甘温，人参味甘温，阴阳不交曰痞，上下不通为满。欲通上下，交阴阳，必和其中。所谓中者，脾胃是也，脾不足者，以甘补之，故用人参、甘草、大枣为使，以补脾而和中。中气得和，上下得通，阴阳得位，水升火降，则痞消热已，而大汗解矣。

《金镜内台方议》：病在半表半里，本属柴胡汤，反以他药下之，虚其脾胃，邪气所归，故结于心下，重者成结胸，心下满而硬痛也；轻者为痞，满而不痛也。若此痞结不散，故以黄连为君，苦入心以泄之；黄芩为臣，降阳而升阴也；半夏、干姜之辛温为使，辛能散其结也；人参、甘草、大枣之甘，以缓其中，而益其脾胃之不足，使气得平。上下升降，阴阳得和，其邪之留结者，散而已矣。经曰：辛入肺而散气，苦入心而泄热，甘以缓之，三者是已。

《伤寒绪论》：泻心汤诸方，皆治中风汗下后表里未和之证。其生姜、甘草、半夏三泻心是治痰湿结聚之痞。方中用半夏、生姜以涤痰饮，黄芩、黄连以除湿热，人参、甘草以助胃气，干姜炮黑以渗水湿。若但用苦寒治热，则拒格不入，必得辛热为之向导，是以干姜、半夏在所必需。若痞极硬满，暂去人参；气上升，生姜勿用；痞而不硬，仍用人参。此一方出入而有三治也。

《医方集解》：苦先入心，泻心者，必以苦，故以黄连为君，黄芩为臣，以降阳而升阴也；辛走气，散痞者必以辛，故以半夏、干姜为佐，以分阴而行阳也；欲通上下交阴阳者，必和其中，故以人参、甘草、大枣为使，以补脾而和中。

《金匮玉函经二注》：赵以德注：自今观之，是证由阴阳不分，塞而不通，留结心下为痞，于是胃中空虚，客气上逆为呕，下走则为肠鸣，故用是汤分阴阳，水升火降，而留者去，虚者实。成注是方：连、芩之苦寒入心，以降阳而升阴也；半夏、干姜之辛热，以走气而分阴行阳也；甘草、人参、枣之甘温，补中而交阴阳，通上下也。

《伤寒溯源集》：半夏辛而散痞，滑能利膈，故以之为君。半夏之滑，见小陷胸汤方论中。干姜温中，除阴气而翻痞，人参、炙甘草大补中气，以益误下之虚，三者补则气旺，热则流通，故以之为臣。黄芩、黄连，即煎甘草泻心汤中之热因寒用，苦以开之之义，故黄连亦仅用三倍之一，以为之反佐。大枣和中满润，以为倾否之助云。

《伤寒来苏集》：伤寒五六日，未经下而胸胁苦满者，则柴胡汤解之：伤寒五六日，误下后，心下满而胸胁不满者，则去柴胡、生姜，加黄连、干姜以和之。此又治少阳半表半里之一法也。然倍半夏而去生姜，稍变柴胡半表之治，推重少阳半里之意耳。君火以明，相火以位，故仍名曰泻心，亦以佐柴胡之所不及。

《伤寒论直解》：夫痞者否也。天气下降，地气上升，上下交，水火济，谓之泰。天气不降，地气不升，上下不交，水火不济，谓之否。故用半夏以启一阴之气，黄芩、黄连助天气而下降，引水液以上升，干姜、人参、甘草、大枣助地气之上升，导火热而下降。交通天地，升降水火，以之治痞，谁曰不宜？

《成方便读》：所谓彼坚之处，必有伏阳，故以芩、连之苦以降之，寒以清之，且二味之性皆燥，凡湿热为病者，皆可用之。但湿浊黏腻之气，与外来之邪，既相混合，又非苦降直泄之药所能去，故必以干姜之大辛大热以开散之。一升一降，一苦一辛。而以半夏通阴阳行湿浊，散邪和胃，得建治痞之功。用甘草、人参、大枣者，病因里虚，又恐苦辛开泄之

药过当，故当助其正气，协之使化耳。

【医案举例】

1. 胸痹

刘某，女，54岁。主诉：1个月前无明显诱因出现胸胀、胸痛，伴周身乏力，劳累后加重，否认心悸，近1周胸胀症状加重，伴心前区、后背压迫感，偶有疼痛，伴头晕，口干不欲饮，自觉口鼻有异味，纳少，进食后易腹胀，寐欠安，偶便溏。既往体健，否认药物过敏史。舌淡红，苔白腻，脉沉滑。

处方：半夏15克，黄芩10克，干姜10克，丹参20克，黄连6克，大枣5枚，炙甘草10克，陈皮10克，砂仁6克，桂枝15克，薤白10克，苍术15克，瓜蒌皮15克，瓜蒌子15克，5剂。

二诊：胸胀、心前区压迫感较前减轻，疼痛减少，仅入夜偶有发作，乏力明显缓解，仍时有眩晕发作，纳食有所增加，仍觉口干及口鼻异味，二便正常。

处方：原方加白豆蔻10克，继服5剂。

三诊：患者诉仅偶有轻微心前区不适，余症均未再发作，嘱原方继服4剂，诸症皆平，随访未再复发。

2. 胃脘痛

患者，男，53岁。主诉：有慢性萎缩性胃炎伴肠化生，局灶低级别上皮内瘤变；大肠息肉病史。夜间胃脘不适，知饥纳佳，食后堵胀，嗳气反酸。大便每天1次，黏滞不畅。舌胖，暗红，苔薄黄，略薄腻，脉细弦。

处方：方用四君子汤合半夏泻心汤加减，潞党参、神曲各20克，制苍术、炒枳实各15克，茯苓、乌贼骨、珍珠母（先煎）各30克，法半夏9克，黄芩、延胡索各12克，川黄连3克，干姜、白豆蔻（后下）各6克，砂仁（后下）10克。

共14剂，每天1剂，水煎，于三餐后1小时口服，忌食油炸、辛辣刺激食物。

二诊：诸症好转。继服。

3. 痞证

患者，男，36岁。主诉：平素嗜好饮酒，恶心呕吐，大便稀溏，每日三四次。舌质红，苔白，脉弦滑。

处方：半夏12克，干姜6克，黄连6克，黄芩6克，党参9克，大枣7枚，炙甘草9克。

服1剂，大便泻出白色黏液甚多，呕恶大减。再1剂，痞、利俱减。4剂尽而病愈。

4. 脾虚生痰

郑某，男，55岁。主诉：患冠心病5年，心前区疼痛，胸闷气短，近1周来加重。心电图检查，心脏前壁侧壁心肌梗死。独自行走困难，胃濇闷，纳呆，乏力，舌红，苔薄白，脉沉滑。

处方：半夏泻心汤加薤白15克，炒谷芽30克。

服16剂后，心前区疼痛消失，半年内未复发，能独自行走。

【现代运用】

1. 表现为胃肠性的疾病，如急性胃炎、胃和十二指肠溃疡、胆汁反流性胃炎、功能性胃病、慢性肠炎、顽固性非溃疡性消化不良、胃黏膜脱垂症、小儿消化不良、肠易激综合征等。

2. 表现为肝胆部发生的疾病，如慢性肝炎、慢性胆囊炎、早期肝硬化等。

3. 表现为心脏发生的疾病，如病毒性心肌炎、心律失常等。

大黄黄连泻心汤

【方剂组成】

大黄二两（6克），黄连一两（3克）

【方药用法】

上二味，以麻沸汤二升渍之，须臾，绞去滓，分温再服。

【方证释义】

大黄黄连泻心汤泄热消痞，清泻胃肠实热。方中大黄苦寒沉降，泄热和胃，泻热涤胃肠之实，通腑开结；黄连苦寒，清泄心胃之火热。二味相合，用苦寒之性泄热，使热去结开，痞满散除。在煎煮法上，因大黄苦寒气厚味重，煎煮之后，多走胃肠，具泻下作用。加之此二药用量亦较轻，因不求泻下，不必煎煮，要求用麻沸汤渍之须臾，绞汁即饮，从而取轻清寒凉之气以上行，以利于清泄心下的无形之邪热。

【主治病证】

心下痞，按之濡，其脉关上浮者，大黄黄连泻心汤主之。

【历代名医方论】

《注解伤寒论》：心下硬，按之痛，关脉沉者，实热也。心下痞，按之漏；其脉关上浮者，虚热也，大黄黄连汤，以导其虚热。《内经》曰：火热受邪，心病生焉。苦入心，寒除热。大黄、黄连之苦寒，以导泻心下之虚热。但以麻沸汤渍服者，取其气薄而泄虚热。

《金镜内台方议》：故以黄连之苦寒为君，而通其心气。以大黄之苦寒为臣使，以共泻其心之虚邪，主热痞结于中者也。

《医学原理》：治心下痞，按之满，其脉关上浮。乃虚热也。治宜导其热可也。经云：火热受邪心病生焉。苦入心，寒除热。故用大黄、黄连，苦寒泻心下之虚热。

《万氏家传伤寒摘锦》：按心下满而不痛者，此里之正气已虚，邪气作实，故于攻痞之药内加入人参、大枣者，补正气也。心下需者，正气尚强，邪气未实，但气为邪所结，自觉不畅，异于常时耳，故用大黄攻去邪气，不使留于心下以为正气之贼也。观半夏泻心汤与大黄黄连泻心汤，而痞之虚实别也。

《绛雪园古方选注》：痞有不因下而成者，君火亢盛，不得下交于阴而为痞，按之虚者，非有形之痞，独用苦寒，便可泄却。如大黄泻营分之热，黄连泻气分之热，且大黄有攻坚破结之能，其泄痞之功即寓于泻热之内，故以大黄名其汤。

《伤寒方论》：此汤与附子泻心，又泻心之变法也。诸泻心汤主涤饮以驱热，此则主气之虚热矣。浮紧之脉为寒，为阴邪，误下入里，果与内饮搏结，必硬满矣，今不硬而漏，是证非换饮，乃外之阴邪与身中之阴气相迎，而痞聚心下也，郁热上逆，惟苦寒可泻之，故用大黄黄连。然气本轻浮，故关上脉浮，浮则易散，故不用他药以之，犹恐其下之不速，用甘澜水取其轻而易下，谓气本因寒，逆郁为热，急驱使散，久留则生变也，若证有心下痞而表未解者，亦虚气也，故表解后亦用此汤，谓饮补中，为泻心汤本旨，总非虚气所宜，故此特别异于诸泻心汤而为治也。

《医宗金鉴》：痞硬虚邪，而用大黄、黄连，能不起后人之疑耶？然，仲景使人疑处，正是使人解处。盖因后人未尝细玩，不得其法，竟煎而服之，大其旨矣。观其以滚沸如麻之汤，渍大黄，黄连，须臾，绞去津，仅得其无形之气，不重其有形之味，是取其气味俱薄，不大泻下。虽曰攻痞，而用攻之妙，不可思议也。

《伤寒论章句》：大黄黄连泻心汤，泻君火热结之方也，凡少阴君火亢盛，而成痞者用之。本论曰：心下痞，按之满，其脉关上浮者，此方主之。又曰：伤寒大下后复发汗，心下痞，恶寒者，表未解也。不可攻痞，当先解表，表解乃可攻痞。解表宜桂枝汤，攻痞宜此方。夫关上者，心也。浮者，阳气盛也，关上浮而心下痞，则知君火亢盛矣。审其外无表证，则以此方与之。方以黄连独泻君火，君大黄领以下行，火降而痞自消矣。渍汁者，取其无形之气，不取其有形之味，且生则易行，熟则识缓也。

《伤寒论求是》：治疗热实痞证，何以不用辛寒、甘寒，却用苦寒的大黄黄连泻心汤？这是因为辛主散，辛寒药物能达热向外，适用于无形散漫之热，痞证乃邪热内聚，所以不用。甘主滋，甘寒药物能滋养津液，适用于胃阴虚而余热未尽，痞证热气滞，胃阴不虚，所以不用，且甘寒腻，有恋邪之弊。苦主燥，能直折壮火，清泄内聚之热，所以治疗热痞宜用苦寒。据此使用芩连已能胜任，何以又用大黄？

痴非有形热邪内结，而且病位偏上（肠府未实），岂不虑诛伐无过？论中已有“阳明病，心下硬满者，不可攻之”的禁例。（205条）岂不是自相矛盾？要知本方之用大黄，不同于承气汤。吴又可曾将大黄与黄连比较，得出“黄连苦而性寒，而气燥，与大黄均为寒药，大黄走而不守，黄连守而不走，一燥一润，一通一塞，相去甚远”。大黄与黄连黄芩配伍，目的在于增强清泄痞热作用，而不是泻下有形之结。如何才能收泄痞之功，避免泻下之，不用煎剂，改用浸剂，有着重要意义。法以麻沸汤二升渍之，须臾绞去，分温再服。这样就变苦寒沉降为轻扬清淡，取其气而不取其味，既可避免药过病所，又可提高泄痞效力。徐灵胎称赞“此又法之最奇者，不取煎而取泡，欲其轻扬清淡以涤上焦之邪”这里有一个值得注意的问题，必须掌握浸泡的时间，所谓“须臾”即片刻的意思，假使泡的时间略长，就达不到轻扬清淡的要求。至于原文方中药仅大黄黄连两味，林亿校定时提出“恐是前方中亦有黄芩”，可是后世注家的意见不一，根据庞安常《伤寒总病论》载大黄黄连泻心汤方中有黄芩，应当以有黄芩为是。

张志聪论泻心汤：此复论痞之脉证，而并二救治之方焉。心下痞，按之濡，此紧反入里之气痞耳。然病发于阳，则邪欲内入，故结胸关脉沉。此邪结于里，仍欲外出，故痞证关脉浮。有是脉证者，大黄黄连泻心汤主之。夫少阴君火之气，因邪而留结于宫城之间，不得下交于阴，则水阴之气，亦因而不得其上济矣。上下不交，邪留心下而成痞也。是以用黄连之苦寒以泻心，大黄之推荡以泄热，虽曰解邪，亦以水济火之义也。此乃病发于阴之主证，方为主方，其半夏、甘草、生姜三泻心汤，皆系病发于阳者也。故末章复曰：攻痞宜大黄黄连泻心汤。（眉批：太阳之气起于至阴，心为阳中之太阳。）太阳之本气在里，故病反欲入；少阴之心气在表，故病反欲出。此亦阴阳互换之道也伤寒差后，则邪已尽而正渐复，然脏真之未实也。如烦劳则心气虚，劳思则脾气结，劳动则肾气伤，斯三者不免其有劳伤也。是宜栀子豉汤以调和其心肾，加枳实以疏利其中焦。有宿食者，热盛而强食之，故有所遗也。若此者，皆病已衰而热有所藏，因其谷气相薄，两热相合，故有宿食之所遗，是宜加大黄以清涤。

吕震名论大黄黄连泻心汤用法：脉浮而紧而复下之，紧反入里则作痞。按之自濡，但气痞耳。心下痞，按之漏，其脉关上浮者，大黄黄连泻心汤主之。此条柯韵伯谓按之漏，当作按之硬，必有当急下之证，故制此峻攻之剂；疑属错简。此说强经就我，转使作圣之灵思巧法，尽行埋没。愚按经文，言紧反入里，里邪不能再使出表，当从里解，但按之不漏。中扶饮邪，按之自漏；中不扶饮，故曰但气痞也。若表邪未黑，脉当尺寸俱浮，今但关上浮，则属中焦痞结。气有上逆之象，既曰气痞，但当顺其气。本方大黄黄连，分两既轻，渍以沸汤，绞去浮而温服。则但取其气，不取其味，使气顺而痞自解。况经文本有表未解不可攻痞之条，此之表解而邪入里，攻痞自宜此法。先圣处方，妙在能用药而不为药用。观其服法，本非急下之剂，与大陷胸之用大黄，小陷胸之用黄连，药虽同而制则异矣。

刘渡舟解读大黄黄连泻心汤方剂组成：大黄黄连泻心汤由大黄、黄连组成。方中大黄苦寒，本为推陈致新，清热通便，荡涤肠胃之药，黄连苦寒可清心胃之热而能厚肠胃。本证既为无形之热邪痞结心下，并无有形之实邪结滞肠道，而为何反用大黄之下？妙在本方的煎服法与众不同。方后注云“右二味，以麻沸汤”渍之，“须臾绞去津”，是说二药并不煎煮，而是用滚开的热水浸泡片刻，然后即去滓饮汤。如此渍药之义，则取二药苦寒之气以清中焦无形之邪热；薄其苦泄之味而防止其直下肠胃。《金匮要略·惊吐衄下血胸满瘀血病脉证治》中，用本方加黄芩，名泻心汤，治吐血、衄血，但用煎煮之法，而且顿服，

则取其味厚力大而泻其血分之热。用药虽一，服法有别，效应各异，可谓法中之法。《千金翼方》注云，“此方本有黄芩”，下条附子泻心汤中亦有黄芩，故宋臣林亿等认为本方中应有黄芩。若有黄芩，则泻热消痞之力更强。

【医案举例】

1. 阳明经热证

林某某，女，23岁。主诉：近周来常觉脸上发黄，两耳发红，自觉烦躁，体温、血压均正常。其脉洪，两寸更为有力，舌质红，苔薄黄，心下痞，按之濡，深按觉不适，平时便秘，近几月来常有便血，经期每月提前4～5天，量多色红，断为邪火内炽，迫血妄行，须降热泻火，使血行归于宁静。

处方：予以泻心汤，生大黄二钱，川连一钱，黄芩三钱。

服后诸症悉退，继予凉血养血之剂，以善其后。

2. 呕吐

陈某，男，37岁。主诉：呕吐及食后胸骨疼痛反复发作3年余。每因情志不遂或饮食不节而引起呕吐，为胃内容物，食入即吐。食已胸骨后灼痛，伴反酸，吞咽困难，口干欲饮，大便干结。舌质暗红，苔黄稍腻，脉弦滑。

处方：黄连3克，黄芩10克，酒军3克，山楂10克，橘皮10克，枳实10克，清半夏10克，竹茹6克，瓜蒌15克，芦根20克，吴茱萸1.5克。

经服4剂，呕吐反酸明显减轻。续以前法治疗，呕吐消失，大便通畅。

3. 胃脘痛

唐某，女，46岁。主诉：1年前因饮食失节而胃痛，就诊时胃痛较剧，闷胀不舒，拒按，嗳气，四肢倦怠，食欲不振，口干而苦，大便干结，矢气甚多，带多色黄，尿黄灼热。舌质红，苔腻，中心稍黑，脉细滑而数。

处方：苏梗10克，香附10克，陈皮10克，黄连2.5克，黄芩10克，大黄6克，砂仁5克，枳壳10克，大腹皮10克，桑枝15克，神曲10克。

二诊：服上方6剂，腑气通畅，大便转溏，胃痛大减，嗳气亦除，略思饮食，苔尽化，黄苔明显减少。

处方：上方去大黄再进。

三诊：易饥思食，纳谷较香，胃脘疼痛已除。

处方：继以五味异功散加鸡内金以善其后。

随访1年，痛未再发。

4. 腹泻

李某，男，35岁。主诉：腹泻2年余，右下腹疼痛拒按，便秘与腹泻常交替出现，不思食，口苦咽干，不思饮，头晕乏力，舌质红，苔黄腻，脉弦细数。

处方：大黄15克，黄连10克，黄芩12克，木香10克，枳壳12克，白芍15克，甘草6克，大枣10克，8剂。

二诊：服药后泻下腐秽甚多，目前泻止，每日可进食300～400克，口干，头晕乏力，舌红，苔腻，脉细数。

处方：党参10克，白术10克，茯苓15克，甘草6克，山药15克，白芍25克，砂仁6克，莲子10克，薏苡仁15克，石斛30克，麦冬10克，黄芩10克，黄连6克，柴胡10克，焦三仙15克，木香6克，车前仁(包)10克，8剂。

三诊：大便正常，已成形，乏力头晕，稍多饮食则腹胀，舌质红，苔黄腻，脉滑数。

处方：上方去柴胡、黄芩、木香、车前仁。8剂。

5. 痢疾

家母病痢，我采马齿苋绞汁进之，竟无效。腹痛，里急后重，便下脓血相杂，一日如厕二十余次。据脉证，乃湿热痢。于是改用清热燥湿，调气导滞之方，药如黄连、黄芩、白芍、木香、山楂、枳壳之类。书毕，又虑及家母年高体弱，且有痰饮宿恙，脾运不健，惟恐虎狼之药伤正，踌躇再三，更加党参、白术、甘草、大枣四味，自以为新并宿恙，俱皆照顾，扶

正去邪，两不相妨。不意服后腹痛陡转为然转剧，日夜呻吟，腹如火燎，舌苔由黄腻径转为黄燥，脉滑数无伦。细思之，不禁汗流浃浃，愧悔交加。盖湿热之邪，蕴积化火，迫灼肠道，而补之，适以助邪，真愚不可及者，当即改用大黄黄连泻心汤苦寒泄火，加木香、槟榔，导滞行气，一剂而安，二剂即愈。

6. **胃痞**

王某某，女，42 岁。主诉：心下痞满，按之不痛，不欲饮食，小便短赤，大便偏干，心烦，口干，头晕耳鸣。其舌质红，苔白滑，脉沉弦小数。

处方：大黄 3 克，黄连 10 克，沸水浸泡片刻，去而饮。

服 3 次后，则心下痞满诸症爽然而愈。

【现代运用】

1. 表现为消化系统的疾病，如胃肠实热证者，如急性胃肠炎、细菌性痢疾、胆囊炎、化脓性胆总管炎、肠伤寒、急性阑尾炎、非特异性结肠炎等。

2. 表现为循环系统的疾病，如高脂血症、高血压、动脉硬化、脑溢血、脑栓塞等。

3. 表现为呼吸系统的疾病，如肺炎、急性支气管炎、肺性脑病、支气管扩张、脑膜炎、咯血等。

4. 表现为神经系统的疾病，如精神分裂症、癫痫、三叉神经痛、头痛、失眠、肝豆状核变性。

5. 表现为五官科的疾病，如溃疡性口腔炎、口鼻生疮、鹅口疮、耳疖、急性结膜炎、麦粒肿、牙痛、鼻衄、唇炎、扁桃体炎等。

6. 其他：倒经、脂溢性脱发、急性湿疹、带状疱疹、生殖器疱疹、肾盂肾炎、肾功能不全、糖尿病、再生障碍性贫血、乙型脑炎等。

附子泻心汤

【方剂组成】

大黄二两(6 克)，黄连一两(3 克)，黄芩一两(3 克)，附子(炮，去皮，破，别煮取汁)一枚(4 克)

【方药用法】

上四味，切三味，以麻沸汤二升渍之，须臾，绞去滓，内附子汁，分温再服。

【方证释义】

本方为补泻兼施之剂，方以芩连、大黄的苦寒清泻阳明胃肠之热痞，附子辛热，扶阳固表以止汗，治热痞兼表阳虚者。方中的附子温经扶阳，以治肌表之恶寒；大黄、黄连、黄芩之苦寒，以麻沸汤浸渍，取其味薄、气轻，以清泄上部之邪热，以治疗胸部之痞结。

【主治病证】

心下痞，而复恶寒汗出者，附子泻心汤主之。

【历代名医方论】

《医门法律》：其一心下痞而恶寒汗出。用附子泻心汤，复阳泻痞，兼而行之之法。泻心汤有五：曰甘草、曰半夏、曰生姜、曰黄连、曰附子。以恶寒汗出，阳虚之证，较阴痞更急。故用麻沸汤渍去痞之药，而浸入浓煎之附子汁，虽曰一举两得，其所重从可识矣。附子泻心汤，治伤寒心下痞，恶寒汗出，热邪既盛，真阳复虚之证。《金匮》有大黄附子汤，亦同此意。

《伤寒论后条辨》：主之以附子泻心汤，仍用从阳引至阴之法，另煎附子汁和服，托住其阳，使阴邪不敢恋苦寒而更生留滞，虽曰泻心，而泻热之中，即具回阳之力，故以附子名汤耳。二证俱用大黄，以条中无自利证，则知从前下后，肠中反成滞涩，闭住阴邪，势不得不破其结，使阴邪有出路也。

《伤寒论章句》：附子泻心汤，泻心下结热，救外脱标阳之方也，凡里有结热，不得不用寒凉，外将亡阳，不得不用温热者宜之。本论曰：心下痞，而复恶寒汗出者，此方主之。心下痞，其脉关上浮，明明君火亢盛也。而兼见恶寒汗出，又为标阳外脱之象此际专用寒凉以攻痞，又虑其阳气益亡，若用温药以固阳，又虑其君火更无。其妙在附子用熟，取其味重，以固真阳，三味用生，取其气轻，以开无形之结热。然此证之恶寒汗出，乃表气虚，非表不解也。若去不解之恶寒，必有发热矣。学者宜审证用方焉。

《伤寒悬解》：若下寒已生，则心下不漏而关上不浮，其上热逼蒸，别无去路，是必开其皮毛，泄而为汗。如是心下痞硬，而复恶寒汗出者，是其下寒已动，宜附子泻心汤，大黄、芩、连，泻其上热，附子温其下寒也。

《伤寒寻源》：心下痞而复恶寒汗出者，附子泻心汤主之。此条柯氏于心下痞之下自添“大便硬，心烦不得眠”八字，谓恶寒者表未解，不当用大黄。若汗出是胃实，不当用附子。若汗出为亡阳，不当用芩连。当有“大便硬，心烦不得眠”句，始与此方相合。愚按此说尤，大凡恶寒汗不出者属表实，恶寒汗自出者属表虚。若但汗出恶寒，仲景自有芍药甘草附子汤之制。今心下痞而复恶寒汗出，则表虚而里实。但固表则里邪愈壅，但清里则表阳将亡，故以三黄附子合而用之。附子自能固表，三黄自能清里，且三黄得附子，其苦寒不致留滞阴邪。附子得三黄，其剽悍不致劫伤津液。此正善用反佐之法，故能以一方而全收复阳驱邪之效。若必加入“大便硬，心烦不得眠”八字，以求与本方之三黄相合，则本经之用大黄，岂必尽为胃实而设。亦有本自下利而反用大黄者，至心烦不得眠，安知非由胃虚客气上逆之证，亦不得概从苦寒直折。且附子雄烈之性，又安见与“大便硬，心烦不得眠者”相宜。柯氏胶执己见，擅改经文，无论其所言背谬，即使见果确凿，亦当存阙疑之例。况一偏之见，泥药求方，使先圣极空灵极神变之活法而转以死法求之，甚矣。余历考前贤医案，用附子泻心汤而愈者，不一而足。且余亦尝试验，故敢直辟柯氏之谬。

《医理真传》：附子泻心汤一方，乃寒、热并用之方也。仲景以此方治心下痞，而复恶寒、汗出者，是少阴无形之热，伏于心下而作痞，复见太阳之寒，又见汗出，有亡阳之虑，故用芩、连、大黄以泻少阴无形之伏热，又用附子以固根蒂而追元阳，寒热互用，真立方之妙也。今借以治停精而生热为淋者，用附子以鼓先天之阳，佐芩、连、大黄以泻伏热，是不固之固，不利之利也。方书多用利水清热之品，是治热结一法，而遗化精一法。余意方中再加安桂二三钱，以助附子之力，而又能化气，气化精通，热解邪出，何病淋之患哉？如三才封髓丹加安桂，滋肾丸倍安桂，皆可耐用，切勿专以分利为主也。

《伤寒论诠解》：附子泻心汤由附子、大黄、黄连、黄芩四药组成。专煎附子，取其味厚，意在温肾阳以固表；另渍三黄，取其气薄，意在清心胃以消痞。一温阳，一清热，然温阳为主，清热为次，寒热并用，使阴阳调和，则诸证自愈。可谓是寒热异其气，生熟异其性，药虽同行而功效备奏。

陈亦人论附子泻心汤与半夏、干姜泻心汤的区别：邪实正虚痞证，是指既有邪实，又有正虚。附子泻心汤主治的热痞兼卫阳虚，半夏、生姜、甘草三泻心汤主治寒热夹杂痞证，都属于邪实正虚，所不同的附子泻心汤证是“邪热有余，正阳不足”，故一方面用三黄苦寒清泄邪热，一方面用附子辛热温经复阳。然而苦寒有碍于阳虚，辛燥不利于胃热，如何才能发挥各自的作用而并行不悖。对此，舒驰远从上热下寒说明：“此汤治上热下寒之证确乎有理，三黄略浸即绞去津，但取轻清之气以去上焦之热，附子煮取浓汁以治下焦之寒，是上用凉而下用温，上行泻而下行补，泻取轻而补取重。”原文恶寒汗出是卫阳虚，用附子意在温卫阳。舒氏不拘泥原文，提出治下焦之寒，体现出求实精神，这种精神值得学习，尤在泾据邪正分析：“设治邪而遗正，则恶寒益甚，或补阳而遗热，则痞满愈增，此方寒热补泻，并投互治，诚不得已之苦心，然使无法以制，鲜不混而无功矣。方以麻沸汤渍寒药，别煮附子取汁，合和与服，则寒热异其气，生

熟异其性，药虽同行，而功则各奏，乃先圣之妙用也。”说理透辟，也有参考价值。

徐灵胎解读《伤寒论》附子泻心汤：此条不过二语，而妙理无穷，前条发汗之后恶寒，则用桂枝；此条汗出恶寒，则用附子，盖发汗之后，汗已止而犹恶寒，乃表邪未尽，故先用桂枝，以去表邪，此恶寒而仍汗出，则亡阳在即，故加入附子以回阳气，又彼先后分二方，此并一方者，何也？盖彼有表，复有里；此则只有里病，故有分有合也。上四味，切三味，以麻沸汤二升渍之，须臾，绞去渣，内附子汁，分温再服。此法更精，附子用煎，三味用泡，扶阳欲其熟而性重；开痞欲其生而性轻也。心下痞，而复恶寒汗出者，附子泻心汤主之。此条不过二语，而妙理无穷，前条发汗之后恶寒，则用桂枝，此条汗出恶寒，则用附子，盖发汗之后，汗已止而犹恶寒，乃表邪未尽，故先用桂枝，以去表邪，此恶寒而仍汗出，则亡阳在即，故加入附子以回阳气，又彼先后分二方，此并一方者，何也？盖彼有表，复有里，此则只有里病，故有分有合也。

张锡纯论附子泻心汤的治疗原则：附子泻心汤所主之病，其心下之痞与大黄黄连泻心汤所主之病同，因其复恶寒，且汗出，知其外卫之阳不能固摄，且知其阳分虚弱不能抗御外寒也。夫太阳之根底在于下焦水府，故于前方中加附子以补助水府之元阳，且以大黄、黄连治上，但渍以麻沸汤，取其清轻之气易于上行也。以附子治下，则煎取浓汤，欲其重浊之汁易于下降也。是以如此寒热殊异之药，混合为剂，而服下热不妨寒，寒不妨热，分途施治，同时奏功，此不但用药之妙具其精心，即制方之妙亦几令人不可思议也。

【医案举例】

1. 上热下寒

韩某，男，28岁。主诉：患背热如焚，上身多汗，齿衄，烦躁不安，但自小腹以下发凉，如浴水中，阴缩囊抽，大便溏薄，尿急尿频，每周梦遗2～3次。舌质偏红，舌苔根部白腻，切其脉滑而缓。

处方：黄芩6克，黄连6克，大黄3克(上三味，沸水浸泡10分钟去渣)，炮附子12克(文火煎40分钟，然后兑三黄药汤，加温合服)。

药服3剂，大便已成形，背热减轻，汗出止，小腹转暖，阴囊上抽消失。又续服3剂而愈。

2. 慢性荨麻疹

姚某，男，38岁。主诉：躯干、四肢出现红色风团，瘙痒3年余，夜间及晨起明显。神疲，形寒畏冷，自汗，心烦，眠差，纳差，上腹痞满不适，口苦、口干，大便干结，舌淡红、苔黄白略干，脉沉细。

处方：附子(先煎)10克，大黄10克，黄芩8克，黄连3克，法半夏10克，大枣10克，生姜10克，炙甘草10克。

每日1剂，水煎，早晚分服。

二诊：皮疹减轻，自汗、畏寒好转，睡眠仍差。

处方：上方加酸枣仁20克，黄芪15克，红花6克。

三诊：皮疹基本消失，胃纳好转，睡眠改善。

守方再服7剂后，诸症消失，病告痊愈。

3. 复发性口腔溃疡

张某，女，62岁。主诉：反复发作性口腔溃疡5年。上下唇及舌边有5～6个大小不一的溃疡点，周边有微突起的红晕缘，中心有黄白点。口气重，上下唇微肿，疼痛难忍，影响进食、说话，心情急躁，舌红、苔黄，脉沉数。

处方：大黄、附子(先煎)各5克，黄连8克，干姜3克，黄芩16克，生甘草6克。

6剂，每天1剂，水煎，分3次口服。服药毕，诸症悉除，唯略有口臭，复用前方再治1周以巩固疗效。

1年后随访，口腔溃疡未再复发。

4. 慢性胃炎

燕某，男，68岁。主诉：患者胃肠不适、

胃脘至咽喉部有憋胀感半年余。食后胃脘痞塞,有灼热感,按之濡软,时有呃逆反酸,嗳气不畅,咽部干涩,食欲渐少,逐日消瘦,脚凉,大便微干,2 日 1 次。舌质暗红、苔白微腻,脉弦微滑。

处方:大黄、黄连、黄芩、附子(先煎)各 10 克。

6 剂,每日 1 剂,水煎服。

二诊:服上方后胃中灼热感减轻,反酸减少,但大便 5 天仅有 1 次,且排便困难。

处方:上方加白术 30 克,枳壳 10 克。6 剂,每日 1 剂。

三诊:食欲好转,胃脘痞塞减轻,大便 3～4 天 1 行,便前干后溏。

继服上方 6 剂,每日 1 剂,症状基本消失。嘱其注意饮食,不可过饱。

5.《**类聚方广义**》

老人停食,督闷晕倒,不省人事,心下痞满,四肢厥冷,面无血色,额上冷汗,脉伏欲绝,其状仿佛中风者,谓之食郁食厥,宜附子泻心汤。

6.《**遁园医案**》

宁乡学生某,得外感数月,屡治不愈。延诊时,自云:胸满、上身热而汗出,腰以下恶风。时夏历六月,以被围绕。取视前所服方,皆时俗清利、搔不着痒之品。舌苔淡黄,脉弦。与附子泻心汤,阅二日复诊,云药完二剂,疾如失矣。为疏善后方而归。

【现代运用】

1. 表现为消化系统的疾病,如上消化道出血、胃肠溃疡病、肠炎、慢性痢疾、复发性口腔溃疡、沙门菌感染症、习惯性便秘、胃和十二指肠球部溃疡、肠易激综合征和小儿腹泻、消化不良等。

2. 表现为循环系统的疾病,如高血压、脑血管意外者。

3. 表现为泌尿系统的疾病,如慢性肾功衰竭、慢性肾炎、慢性肾盂肾炎、肾小动脉硬化症、多囊肾、痛风性肾病、狼疮性肾炎、氮质血症等。

4. 其他:血管神经性头痛、慢性胃炎、口腔溃疡、牙痛、肝性血卟啉病、齿衄、多发性毛囊炎等。

黄连汤

【方剂组成】

黄连三两(9 克),甘草(炙)三两(9 克),干姜三两(9 克),桂枝(去皮)三两(9 克),人参二两(6 克),半夏(洗)半升(9 克),大枣(擘)十二枚

【方药用法】

水煎服。

【方证释义】

本方系半夏泻心汤去黄芩加桂枝而成,为调理胃热肠寒之和剂。方以黄连苦寒,清泄上中焦(胸胃)之热,为君药;干姜辛热温中散寒,以暖肠胃,去胃中之寒,桂枝辛甘,温振脾阳,助姜散寒,二药与共,使升降复司,胃肠安和,二者为之臣药;半夏辛苦温,既能辛开助姜桂,温散下寒而通阳,又能苦降和胃,以止呕;人参、大枣甘温,补中益气,三者悉为佐药;甘草缓和中,调和诸药,则为使药。七药相配,寒温并用,辛开苦降,清上温下,共奏协调寒热阴阳,而复升清降浊之功。

【主治病证】

伤寒胸中有热,胃中有邪气,腹中痛,欲呕吐者,黄连汤主之。

【历代名医方论】

《绛雪园古方选注》:黄连汤,和剂也。即柴胡汤变法,以桂枝易柴胡,以黄连易黄芩,以干姜易生姜。胸中热欲呕吐,腹中痛者,全因胃中有邪气,阻遏阴阳升降之机,故用人参、大枣、干姜、半夏专和胃气,使饮入胃中,听胃气之上下敷布,交通阴阳,再用桂枝宣发太阳之气,载引黄连从上焦阳分泻热,不使其深入太阴,有碍虚寒腹痛。

《伤寒方论》:今胸有热,风邪在上也,胃

有邪，邪者寒也，寒热之邪，势均力敌，则心下胃上竟为吴越战场，往来不通，乃人身自然之阴阳，反各从贼势为消长，而不能胜调和之任。欲呕吐者，热邪上逼也，然止言欲非真能呕吐也，为抗而已，腹中痛者，非胸中之热，能入腹与争也，盗据中原而下土告陷，失救援之望，为困而已。故以黄连半夏清热而降逆，干姜同桂枝温胃而散寒，参甘枣为维持调护之主，庶阳精无扰而阴精奉上矣，其不用生姜者，生姜止呕，功在辛散，主阳陷于贼热，下阴陷于贼寒。而精气不贯，病在两头，故设法除贼，以升阴降阳，邪不在中间无取辛散焉耳，杂病欲呕而不吐，胸上觉热者，亦当以此方推之。

《伤寒悬解》：伤寒，胸中有热，而胃中有肝胆之邪气，肝邪克脾，腹中疼痛，胆邪克胃，欲作呕吐者，是土气湿寒而木气郁遇也。黄连汤，黄连、半夏，清上热而止呕吐，参、甘、姜、枣，温中寒而止疼痛，桂枝疏木而通经也。

《长沙药解》：治太阴伤寒，胸中有热，胃中有邪气，腹中痛，欲呕吐者。以中气虚寒，木邪克土，脾陷而贼于乙木，故腹中痛，胃逆而贼于甲木，故欲呕吐。君火不降，故胸中有热。姜、甘、参、枣，温中而补土，桂枝达乙木而止痛，半夏降戊土而止呕，黄连清君火而泻热也。

《伤寒说意》：黄连汤，黄连清上逆之相火，桂枝达下陷之风木，干姜温脾家之寒，半夏降胃气之逆，参、甘、大枣，补中脘之虚也。

《伤寒指掌》：伤寒胸中有热，胃中有邪气，腹中痛，欲呕吐者，黄连汤主之。此寒热相持于内，故用姜连以和里，胃中寒邪尚可外达，故用桂枝以和表。此仍不离少阳之和法，亦可兼治顾阴寒热呕逆。

《经方例释》：此黄芩人参汤去黄芩，加黄连，从其所易为名也。《千金》以此方去干姜、半夏、人参三味，加生地、竹叶、赤石脂，名生地黄汤，治产后著寒、热下痢，是此方本治有寒有热之症。彼病在肠，故用地、脂涩之；此病在胃，故用参、姜，意义略相似。后世有进退黄连汤，即此方而以连、桂、姜等，为增损者。此风寒在半表半里间，而将又下陷者，以在半表里，故不分风寒，而混称邪气，古人称谓之。例如，此胸中热半表也，腹中痛是邪气下陷，欲呕吐是胃尚能拒邪，故既以桂枝治表，连、姜和胃，而复以参、甘填中，以助其拒而不使陷，方义之精如此，而连、半并用，合小陷胸法，又藉以荡涤胸胃；姜、夏并用，合大半夏及半夏人参汤法，往复回环，妙难言尽。

《伤寒论诠解》：黄连汤以黄连清在上之热，同时用干姜温在下之寒；桂枝既能通上下阴阳之气，又能和解在表之余邪；参、草、枣益胃安中，以复中焦之升降，半夏降逆止呕，以和中焦之阴阳，本方实即半夏泻心汤去黄芩加桂枝而成，故与半夏泻心汤同为辛开苦降甘调之剂。其不同之处本方用桂枝，功偏于温通，多用治上热下寒、表里不和，而以腹痛为主的病证；半夏泻心汤有黄芩无桂枝，功偏于清热，多用治脾胃不和、升降失常、气机痞塞，以心下痞为主的病证。简言之，本方主治寒热格拒于上下，而泻心汤主治寒热痞塞于中焦。

徐灵胎论半夏泻心汤：即半夏泻心汤去黄芩加桂枝。诸泻心之法，皆治心胃之间，寒热不调，全属里症。此方以黄芩易桂枝，去泻心之名，而曰黄连汤，乃表邪尚有一分未尽，胃中邪气，尚当外达，故加桂枝一味，以和表里，则意无不到矣。此属顾阴条，寒格自用干姜，吐下自用芩连。因误治而虚其正气，则用人参，分途而治，无所不包，又各不相碍。

徐玉台解读半夏泻心汤：关格一证，阴阳各极其偏，不能相营……喻嘉言曰：自《灵》《素》《难经》仲景皆深言之，然无其方也。因为上下古今，寻一死里求生之治，治吐逆之格，由中而渐透于上，治不溲之关，由中而渐透于下，治格而且关，由中而渐透于上下，姑立进退黄连汤，要未可为中人道也。按仲景黄连汤，治上下寒热不和，为升降阴阳之剂。喻氏师其意而进退之，方中黄连进则钱半，退则七分，进则生用，退则姜制。干姜进退俱用钱半，进则生用，退则炮用。人参进退俱用钱半，进则生用，退则乳制。桂枝进用一钱，退则不用。制半夏进退俱用钱半，大枣进退俱用二枚。统论进退二法，总以胃为转旋，而未及治下。夫肾为胃关，肾气不足，则小便必不能利，此退法中又须肾气丸以培其下元也。故以桂枝汤，去酸收之芍药，调营卫而去风；干姜散寒，以止腹痛；半夏涤饮下逆：木盛土虚，故用人参养胃，以充正气，而送邪外出；黄连苦寒，以清内郁风化之热。

【医案举例】

1. **呕吐**

患者，女，38岁。患呕吐半个月，开始脘痞嗳气，胸中荡漾，泛泛欲恶，继而得食呕吐，脘中嘈杂。近1周来，竟进水则呕，不进食亦干呕，胸胁引痛，心烦口渴。舌苔薄、根微黄，脉弦。患胃神经官能症多年，此次因与邻居口角而病起。素有多愁善感之性，遭恼怒抑郁之激，肝气横逆侮胃，气机升降悖乱。重镇不应，治标之举也，通下不效，伤胃损气也。方用黄连汤加味，以苦辛开降，畅达气机。

处方：黄连、干姜、桂枝各5克，炙甘草3克，潞党参15克，姜半夏、姜竹茹各10克，大枣6枚。3剂。

二诊：进食糜粥已不呕吐，脘嘈胁痛亦减轻，续服3剂而愈。

2. **泄泻**

石某，男，52岁。主诉：间歇性腹泻2年。面色淡黄少华，精神倦怠，稍着寒凉，或稍有饮食不洁、不节，大便次数明显增加，时溏时软，夹杂不消化食物，腹胀肠鸣，纳少运迟，舌淡苔白，脉来缓弱。脾胃虚弱，运化无权，水谷糟粕混夹而下。

处方：以黄连汤加味运脾和胃。黄连、干姜各6克，山药、炒党参各15克，桂枝3克，六一散(包)15克，姜半夏、茯苓各10克，大枣5枚。

共6诊，服药18剂，泻止便实而痊愈。

3. **呕吐**

陈某，男，25岁。主诉：久泻，愈后又复呕吐，身微热，呕吐清水，水入则不纳。时有冲气上逆，胸略痞闷，口不知味，舌光红燥，苔腻不渴，脉阴沉迟，而阳浮数。

处方：应用黄连汤。方中姜、桂、参、草温脾胃而降冲逆；黄连清胸热，伴半夏以止呕吐，为一寒一热错综之良方。

服药后呕吐渐止；再剂，证全除，能进稀粥。

后用五味异功散加生姜温胃益气而安。

4. **下利**

林某，男，52岁。患腹痛下利数年。腹中冷痛，下利日数行，带少许黏液。两胁疼痛，口渴，欲呕吐。舌边尖红，苔白腻，脉沉弦。

处方：黄连10克，桂枝10克，半夏15克，干姜10克，党参12克，炙甘草10克，大枣12枚，柴胡10克。

服药7剂，腹痛、下利、呕吐明显减轻，但仍口苦、口渴、胁痛。

又用柴胡桂枝干姜汤清胆热温脾寒，服7剂而病愈。

【现代运用】

1. 表现为腹痛、腹泻的疾病，如慢性细菌性痢疾、肠结核、克罗恩病、溃疡性结肠炎、肠道菌群失调症、肠易激综合征、胆囊炎腹泻、功能性腹泻、糖尿病腹泻、药源性腹泻等。

2. 表现为呕吐的消化道疾病，如急性胃肠炎、食物中毒、饮酒过量、某些化学药品及药物刺激、急性胃扩张、幽门梗阻、反流性食管炎、胃黏膜脱垂症、十二指肠梗阻等。

3. 表现为神经异常的疾病，如神经症、焦虑症、抑郁症等。

黄芩汤

【方剂组成】

黄芩三两(9克)，芍药二两(6克)，甘草

(炙)二两(6克),大枣(擘)十二枚(4枚)

【方药用法】

上四味,以水一斗,煮取三升,去滓。温服一升,日再夜一服。

【方证释义】

黄芩汤系清热止利,和中止痛之剂。

本方是由于太阳、少阳二经脉病邪导致,太阳与少阳合病,少阳经气郁而克戊土,土病而下脘不容,自下利者,与黄芩汤,甘草、大枣,补其脾精,黄芩、芍药,泻其相火。恐利亡脾阴,以致土燥,而入阳明也。

少阳郁火下迫大肠,是下利的主因,故主以黄芩清泻少阳郁火。黄芩,味苦能燥湿,性寒能泻火,其色黄带绿,色绿入肝胆经,故最善清泻肝胆的湿热与实火。由于少阳邪热完全内陷于大肠,变为大肠的湿热下利,不复外透之机,故不宜再用柴胡透邪出表。少阳风火内郁,最易灼伤肝阴,下利不止,也最损失阴液,故此证的下利,常伴有剧烈的腹痛和腹肌拘急的特点,因此方中加入白芍,养肝阴,缓腹痛之拘急。

此方加入甘草、大枣原因:一则甘缓腹泻和腹痛之急迫,减轻腹泻的次数;二则因为黄芩苦寒,清热燥湿,有利于消炎止泻,但苦寒太过,又不利于脾胃,故加甘草、大枣,顾护脾胃的元气;三则是剧烈的下利易伤津气,用大枣、甘草可以补益脾胃,滋助津气又不助邪。甘草、大枣,富含钾离子等,有保钾、防脱水、防休克的作用。

【主治病证】

太阳与少阳合病,自下利者,与黄芩汤。伤寒脉迟六七日,而反与黄芩汤彻其热。脉迟为寒,今与黄芩汤,复除其热,腹中应冷,当不能食,今反能食,此名除中,必死。

临床所见,以少阳症状居多,为少阳火郁,内迫阳明所致。故凡下痢、泄泻属湿热内蕴,症见泄下黏秽,赤多白少,脓血黏稠,肛门灼热,脐周疼痛,里急后重,小便短赤,心中烦热,思冷,口苦,咽干,目眩,舌边尖红赤,苔黄腻,脉象滑数者,即可投本方治之。

汪昂于《医方集解》中称黄芩汤为"万世治利之祖方"。

【历代名医方论】

《济生拔萃方》:治泻痢腹痛,或里急后重,身热久不愈,脉洪疾及下痢脓血粘稠。

《类聚方广义》:治痢疾发热腹痛,心下痞,里急后重,便脓血者。

《温热暑疫全书》中云:黄芩汤,治温本药也,明言太少二阳,何不用二经药?非伤寒也。伤寒由表入里,此则自内发外,无表何以知为太少二阳?或胁满,或头痛,或口苦引饮,饮不恶寒而即热,故不得谓之表也。如伤寒合病,皆表病也,今不但无表,且有下利里证,伤寒协热利,必传经而入,不若此病之即利也。温何以即利?外发未久,内郁已深,其人中气本虚,岂能一时尽泄于外,势必下走作利矣。

重用黄芩:黄芩汤为治痢祖方,热甚者黄芩可用至30克。曹颖甫云:"重用黄芩可令人泻。"因肠炎、痢疾初期,病变在肠黏膜,肠壁血管因发炎而扩张,细菌及毒素可进入血液,形成败血症、菌血症、毒血症;肠黏膜大量渗出,致下痢不止或泄水如注。黄芩苦寒,既可收缩血管以拒病邪深入,减少炎性渗出,又可促进肠蠕动,排脓血于体外。脉不弱者,更加大黄,使病邪尽快彻底排出。

张璐玉《伤寒缵论》:按黄芩汤乃温病之主方,即桂枝汤,以黄芩易桂枝而去生姜也。盖桂枝主在表风寒,黄芩主在里风热,不易之定法也。其生姜辛散非温热所宜,故去之,至于痰饮结聚膈上,又不得不用姜、半,此又不越伤寒法耳。

汪昂《医方集解》:此方亦单治下利,机要用之治热痢腹痛,更名黄芩芍药汤。洁古因之加木香、槟榔、大黄、黄连、归尾、官桂,更名芍药汤治下痢。仲景此方遂为万世治痢之祖矣。本方加半夏、生姜,名黄芩加半夏生姜汤,治前证兼呕者,亦治胆腑发咳,呕苦水如

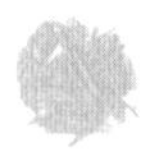

胆汁。本方除大枣,名黄芩芍药汤,治火升鼻衄及热痢。

柯韵伯《伤寒来苏集》:太阳阳明合病,是寒邪初入阳明之经,胃家未实,移寒于脾,故自下利,此阴盛阳虚,与葛根汤辛甘发散以维阳也。太阳少阳合病,是热邪陷入少阳之里,胆火肆逆,移热于脾,故自下利,此阳盛阴虚,与黄芩汤苦甘相淆以存阴也。凡太少合病,邪在半表者,法当从柴胡桂枝加减。此则热淫于内,不须更顾表邪,故用黄芩以泄大肠之热,配芍药以补太阴之虚,用甘枣以调中州之气。

黄煌:黄芩汤是治利祖方,后世的芍药汤即在此方基础上加减而成。和黄连阿胶汤相比,本方没有黄连、阿胶、鸡子黄,可知其心烦、出血必定不甚。用甘草、大枣,其人必反复下利,消瘦而食欲不佳。甘草与芍药相结合有芍药甘草汤之义,其人必腹痛挛急。本方所治的下利,除了细菌性痢疾之外,溃疡性结肠炎也可运用。该病也同样表现为腹痛、下利黏液夹脓血。不过单纯运用的机会不多,大都与栀子厚朴汤、四逆散、半夏厚朴汤合用。

黄芩汤主治腹痛而出血。先兆流产也表现为腹痛而阴道出血,因此也可考虑运用本方。黄芩有安胎作用,妇科名医刘奉五先生治先兆流产也每多用黄芩。白术也安胎,但黄芩所主为热证,白术所主为水证。羊水过多、经常浮肿,口渴、小便不利等运用白术的机会比较多。另外,月经先期症见腹痛,经来量多、色红、质稠也可运用本方化裁治之。类风湿关节炎出现烦热、肿痛等热痹表现时,也可用本方治疗,不过多与柴胡、甘草、黄柏、连翘合用。在免疫性疾病治疗中,本方所担任的是中药免疫抑制剂的角色。

《浙江中医药大学学报》:既谓黄芩汤为少阳主方之一,然条文不见"口苦、咽干、目眩"等,反见"呕、利",乃因少阳病有二:一为少阳气弱受郁,一为少阳火盛而逆。此少阳受郁,乃少阳气不发之谓,气不发则津不行。韩绍康《论三焦》曰:"足少阳胆……主精液之行。"故少阳气郁可见各部失之泽润之象而见口苦、咽干、目眩。而少阳火逆者,乃少阳气过于盛壮乃至四处奔突而成实火,叶天士有"冰坚地燥"之语,《素问·四时刺逆从论》曰"春者天气始开,地气始泄,冻解冰释,水行经通",由此可见有阴质而无气推动,则阴质不能流布行濡养之功,而气盛虽耗气但津可流,只是气过盛则成推荡之势而为害也,反见上冲下迫,渗灌于表之津液反少。总言之,气弱而郁犹冰结而燥,火盛则气涌迫津。郁则燥,为口苦咽干,迫则不固,为呕为利。尤在泾在《伤寒贯珠集》中曰:"少阳居表里之间,视阳明为深,其热气尤易内侵,是以太阳与少阳合病亦自下利……夫热气内淫,黄芩之苦,可以清之,肠胃得热而不固,芍药之酸,甘草之甘,可以固之。若呕者,热上逆也,故加半夏、生姜以散逆气而黄芩之清里亦法所不易矣。"王孟英《温热经纬》注黄芩汤条曰:"少阳胆木,挟火披猖,呕是上冲,利是下迫,何必中虚始利,饮聚而呕乎?半夏、生姜专开饮结,如其热炽,宜易连茹。"不难看出,此二家均将此肠胃不固之见症归结于少阳火热为患。又观《伤寒论》333条曰:"伤寒脉迟六七日,反与黄芩汤欲彻其热,脉迟为寒,今与黄芩汤,复除其热,腹中应冷,当不能食,今反能食,此名除中,必死。"又可佐证黄芩汤确为里热而设。(陈敏妃,李华峰,许志良.黄芩汤病机初探[J].浙江中医药大学学报.)

常见治利方子之间的鉴别:葛根汤和黄芩汤:葛根汤证是太阳经的寒邪逼迫阳明了,所以下利清稀,寒凉,没有肛门灼热这些症状;但是少阳这个热邪,下利臭秽如败卵,排泄物就像臭鸡蛋一样臭。这是热性泄泻(下利)的特点。下利臭秽,里急后重,或腹痛,甚至肛门灼热,这是黄芩汤热利证的特点,如果还有舌红苔黄就更明确了。

白头翁汤与黄芩汤:两者都有下利的表

现，但黄芩汤以太阳少阳表现突出；白头翁汤以发热、小便短赤、肛门灼热、便脓血及里急后重感为主要表现。白头翁汤是单纯的热性下利，属于阳明病。

黄芩汤和小柴胡汤的鉴别：黄芩汤可视作小柴胡汤的简化方。里热较盛，胃气不衰，故不用人参，病势向里，故不用柴胡以外透，不呕，故不用半夏、生姜。腹痛下利，故加芍药以和血止痛。本方治小柴胡汤证，热多寒少，腹痛下利，正气尚强，而或兼见津亏征象者。若身热者，宜加柴胡，里有停饮而呕者，宜加半夏、生姜。两方的差异，反映了少阳病的不同传变规律。黄芩汤证反映了少阳病初起，相火升腾炎上，津液受灼，木旺乘土的病机，病性以风火为主。小柴胡汤证反映了少阳病邪正相持，脾胃虚损，相火升腾与脾失健运，水饮停蓄并存的病机，病性以风火湿为主。用黄芩汤须将其与小柴胡汤辨别开，因二方所主证均为少阳病，均可见弦脉。若但见弦脉辄用小柴胡易犯虚虚实实之误。从脉象言，黄芩汤主火盛，故脉见浮弦或兼见躁数，小柴胡汤主气弱而郁，故脉见弦细或兼见弱涩。又，黄芩汤所主证可见口渴、口不渴，其人津液充实常不见口渴，舌多见红，而小柴胡汤所主证常见口干而苦，舌不红。

【医案举例】

1. 腹痛下利

沈学生，男，13 岁。

症状：腹痛下利，日三五行，有红白黏液，脉弦舌红，苔薄。

诊断：少阳胆热乘于肠胃，迫其阴液下注。

处方：黄芩三钱，白芍六钱，甘草二钱，大枣四枚。

服二剂而下利、腹痛俱除。(《经方治经验录》)

2. 腹痛下利

28 岁妇女。

症状：忽发热恶寒，头痛，下利腹痛，渴而欲饮。下腹胀略重，下利次数频频增加。

处方：与桂枝加芍药汤无效，下利愈甚，里急后重，与黄芩汤，立刻痊愈。(荒木性次氏《古方药囊》)

3. 腹痛下利

倪少恒治王某，男，30 岁。

症状：患者病初恶寒，后则壮热不退，目赤舌绛，烦躁不安，便下赤痢，微带紫暗，腹中急痛，欲便不得，脉象洪实。

处方：黄芩、白芍各 12 克，甘草 3 克，大枣 3 枚。

服药 2 剂，热退神安痛减，于次日改用红痢枣花汤，连服 3 剂获安。(江西医药杂志，1965(9)5:10-12)

4. 急性结肠炎(矢数道明医案)

67 岁老年妇女。

症状：数日前食生鱼肉片，翌日呕吐下利数次，感觉腹痛，里急后重，下黏血样大便。脉略沉迟，舌有白苔，心下素满，左下腹触及索状物，有压痛。诊时无热，当日下利 3 次，混有黏血，疲乏无力。

处方：黄芩汤。

翌日精神转佳，服用 3 日，诸症痊愈。4 日再服，反而便秘，服用三黄锭，大便通畅。(《临床汉方应用解说》)

5. 协热下利(邢锡波医案)

骆某，男，39 岁，工人。

病史：因饮食不节腹痛便泻，小便赤涩，心中烦热，排泄之便热气灼肛，脉象沉滑，舌燥少津。以协热下利治之，予加味黄芩汤。

辨证：协热下利。

治法：清热止利，和中止痛。

处方：白芍 15 克，黄芩 10 克，泽泻 10 克，滑石 10 克，枳壳 10 克。

服药 3 剂，小便清长，大便泻亦减轻。后以清热导滞之剂，调理而愈。(《邢锡波医案集》)

6. 腹痛水泻(邢锡波医案)

罗某，女，21 岁，学生。

病史：因饮食不节，当风露宿，诱发腹痛，下利水泻无度，心烦厌食，恶心，头眩。赴某医院就诊，确诊为急性肠炎，予磺胺药，连服数次，而腹痛水泻不见减轻。腹部阵痛，便泻每日十六七次，口燥心烦，饮食无味，小便短赤。其脉沉弦而数，舌苔黄腻。脉症相参，此即中医所谓协热下利，因以加味黄芩汤予之。

辨证：协热下利。

治法：清热止利，和中止痛。

处方：黄芩 12 克，白芍 18 克，猪苓 10 克，茯苓 12 克，生薏苡仁 15 克，泽泻 10 克，藿香 10 克，甘草 3 克。

服药 2 剂后，腹痛减，而便泻亦轻，小便通畅。后以清热利水止泻之剂，调理而愈。(《邢锡波医案集》)

7. **烦闷腹泻**(刘绍武医案)

张某，女，36 岁，山西大同人。

症状：患者是盲人，1972 年 5 月求医。自诉胸中满闷，烦躁，时有阵阵发热，全身烧灼难忍，咽痛口苦，小便黄赤，平素食冷则肚胀、腹泻，食热则头昏、失眠。曾先后在几个医院诊治，经检查均未发现异常变化。来诊，检查舌质红绛，苔薄微黄，脉滑而数。

诊断：诊为少阳病，处以黄芩汤。

处方：黄芩 30 克，柴胡 15 克，白芍 15 克，甘草 10 克，大枣 10 枚。

一剂症状大减，再剂胸烦消失，又服四剂，诸症尽退，数日后，患者欢欣来告而别。(《刘绍武三部六病传讲录》)

注释：在黄芩汤中加入柴胡，为刘绍武老中医所创。其辨证要点为胸满，烦热，舌质红赤，小便色黄。刘老先生认为，本方加入柴胡，能助机体之枢转以去郁热，使邪有所去。(《经方直解》)

8. **腹痛腹泻**(姬元璋医案)

刘某，男，28 岁，农民，1984 年 8 月 12 日初诊。

症状：冒暑田间劳作，热极冷饮，突然恶寒发热，体温 38.5℃，口苦咽干，腹泻腹痛，脉弦洪而数。

处方：黄芩 20 克，白芍 30 克，甘草 12 克，大枣 12 枚。

结果：1 剂而热退泻止。

注释：腹泻，或痢疾而腹挛痛者，即可用本方，不必限于太阳与少阳合病。若痢疾见里急后重，或便脓血，宜更加大黄。(《解读张仲景医学》)

9. **泄泻**(袁桂生医案)

王姓妇，年五十余。

症状：夏间突患泄泻，暴注下迫，一日夜二十余次，发热口渴，胸闷腹痛，舌苔黄腻，脉数，溲热。盖暑湿蕴伏，肠胃中兼有宿滞，火性急速，故暴注下迫也。患者闻之曰：真名医也。今年家中经济困难，故将楼下房屋赁租于人，自居楼上，亢热非常，自知受暑云云。

处方：用黄芩汤加连翘、薏苡仁、六一散、佩兰、枳壳。

一剂热退利减，二剂痊愈。(《袁桂生医案》《经方研习》)

10. **痛经**

王女士，37 岁。

症状：体态丰腴，头发乌黑油亮，面润唇红。痛经 4 年。每次剧痛，在床上打滚，甚至晕厥，经常使用止痛栓剂，最多一次经期用 12 片。诊断为子宫腺肌症。去年 11 月下旬来诊。询得其月经量大，烦躁怕热，入睡难，夜间盗汗一夜更衣数次，痔疮常发，断为热性痛经。

处方：黄芩 20 克，白芍 20 克，生甘草 5 克，大枣 20 克，水煎服，每周服 5 剂。此方间断服用至今年 3 月，疼痛明显缓解，无需止痛栓。

【现代运用】

主要用于急性肠炎、结肠炎、菌痢、阿米巴痢疾、子宫附件炎、吐血、衄血等具本方证者。不仅能治热性腹泻及热性痛经，还能治疗许多以疼痛、出血、关节肿痛为表现的肠道、生殖道、关节的炎症及充血性疾病。

黄芩加半夏生姜汤

【方剂组成】

黄芩三两(9克),芍药二两(6克),半夏(洗)半升(12克),生姜(切)一两半(4.5克),甘草(炙)二两(6克),大枣(擘)十二枚(4枚)

【方药用法】

上六味,以水一斗,煮取三升,去滓。温服一升,日再夜一服。

【方证释义】

本条虽是太阳、少阳合病,而病势偏重于少阳,自下利,为少阳半里之热犯及肠胃所致,所以治宜黄芩汤清解少阳,遏其内传之势,庶少阳热除而太阳之邪亦解;若兼见呕逆,再加半夏、生姜降逆和胃。(《伤寒论译释》)

【主治病证】

太阳与少阳合病,自下利者,与黄芩汤;若呕者,黄芩加半夏生姜汤主之。

痢疾或泄泻,身热不恶寒,腹痛,口苦,干呕;胆咳,咳而呕苦水者。

【历代名医方论】

合病,即两经或三经之病合而俱见之义。但本条所谓"太阳与少阳合病",却并无太阳之证,方无太阳之药,是有合病之名,而无合病之实,疾病重心偏于少阳。太阳、少阳邪热内迫阳明,胃肠功能失职,故见下利或呕吐。但既云合病,以方测证,当有发热,口苦,小便短赤,大便利而不爽,并有热臭气,腹痛,舌质红,苔黄腻,脉弦数等症。

本条论述干呕与腹泻并存的证治。干呕者,胃气上逆所致,腹泻者,脾失健运所致。是什么原因导致的呢?是自身原因引起的,还是外界致病因素引起的。如果是自身因素引起的,则是阳虚还是阴虚呢?如果是外界致病因素引起的,是风寒暑湿燥火哪些致病因素呢?我们来一一分析,胃以降为顺,干呕显然是逆症,脾以升为用,则腹泻显然为逆症,干呕显然是有气无物,故有气机的失调,气机失调则水液运行会有障碍,则会有下利产生。是什么原因引起气机失调呢?以方测证,可以推出体内有湿热存在兼有脾胃气虚,故用黄芩、芍药、炙甘草清热止利止痛,半夏、生姜降逆止呕,生姜、大枣调和脾胃归于正常。现在此方可以用于急性胃肠炎、痢疾等疾病。

《内台方义》:黄芩汤中以黄芩为君,以解少阳之里热,苦以坚之也;芍药为臣,以解太阳之表热而行营气,酸以收之也;以甘草为佐,大枣为使,以辅肠胃之弱以缓中也;加半夏之辛以散逆气,加生姜之辛以和其中而止呕也。

《医宗金鉴》:用半夏、生姜入上焦而止呕;甘草、大枣入中焦而和脾;黄芩、芍药入下焦而止利,如是则正气安而邪气去,三焦和而呕利止矣。

陆渊雷:此条见证,唯下利于呕,方药亦但治胃肠,可知其病是急性胃肠炎赤痢之类……此本非伤寒六经之病,然本论既以六经标名,黄芩加半夏生姜汤,又即柴胡桂枝汤去柴胡、人参、桂枝,就其近似者而命之名,姑谓之太阳少阳合病耳。

【医案举例】

1. 下利

姜某,男性,年三十余。

症状:患腹痛、泄利数月不愈。医令服泻痛停等药,利可止,而停药即复利。乃服中药数十副,病仍不除,求为一治。询其症,谓日利五六次,利前腹痛,利后痛解,时时呕恶,不思饮食,头时痛,口干燥。诊其脉弦数,舌红,黄薄苔。

辨证:此乃木火之邪内犯。不解少阳之火,病何能去?视前所服方,为当归、山楂、肉桂、莱菔子、黄连、车前子等药,皆与证不符,故虽服不效。

处方:黄芩15克,白芍30克,炙甘草30克,生姜3克,清半夏10克,大枣10枚,3

剂，水煎服，日 2 次。

二诊：服后下利减至日行两次，腹痛亦缓，呕恶减，仍有头痛未除，乃于方中加柴胡 10 克，继服 3 剂，其病皆愈。（《六经辨证实用解》《经方直解》）

2. **呕利**（刘渡舟医案）

王某某，男，28 岁。

症状：初夏迎风取爽，而头痛身热，医用发汗解表药，热退身凉，头痛不发，以为病已愈。又三日，口中甚苦，且有呕意，而大便下利黏秽，日四五次，腹中作痛，且有下坠感。切其脉弦数而滑，舌苔黄白相杂。

辨为：少阳胆热下注于肠而胃气不和之证。

处方：黄芩 10 克，白芍 10 克，半夏 10 克，生姜 10 克，大枣 7 枚，甘草 6 克。

服 3 剂而病痊愈。（《新编伤寒论类方》）

3. **吐泻**（刘含堂医案）

陈某某，男，43 岁，工人。

症状：2004 年 6 月 14 日初诊。昨天晚上误食不洁之食物，于今天上午 7 点左右出现腹部胀痛不适，吐泻，至 10 点左右，已呕吐 4 次，腹泻 5 次。

现症：主症如上，面色苍赤，口苦，尿黄。舌红，苔黄腻、脉弦滑。辨证为湿热内扰肠胃。

诊断：治宜清热燥湿止泻，和胃降逆止呕。用黄芩加半夏生姜汤加味。

处方：黄芩 10 克，黄连 6 克，生白芍 10 克，炙甘草 6 克，清半夏 15 克，生姜 10 克，厚朴 10 克，大枣 5 枚，焦三仙各 10 克。水煎服。

服 3 剂，诸症悉退。

4. **肠炎呕利**（孙溥泉医案）

高某，男，成人。

症状：1977 年 6 月因急性肠炎而腹泻，吃西药痢特灵后腹泻次数减少，但仍有头痛、发热、口苦、胸胁苦满等症，尤其是腹胀、脐痛不减，饥不欲食，时有恶心呕吐。舌淡苔微黄，脉弦。乃太阳与少阳合病，邪热偏盛于少阳。

处方：黄芩加半夏生姜汤，黄芩 18 克，白芍 12 克，甘草 9 克，大枣 6 个，半夏 9 克，生姜 9 克，白头翁 30 克，水煎服。

服 3 剂诸症消失而愈。（《经方研习》）

5. **呕利**（孙溥泉医案）

老年农村妇女。

症状：本有腹泻，一天多次，服痢特灵又引起呕吐，身体越加虚弱，头晕、上腹不适、恶心、不欲食。

处方：黄芩、白芍各 15 克，半夏、生姜各 10 克，大枣 10 枚，山楂 20 克，水煎服，2 剂。患者服药后，呕吐及腹泻症状皆消失而病愈。（《经方研习》）

6. **伤食呕利**（邢锡波医案）

吕某，男，52 岁，干部。

病史：因饮食过度而发生吐利之证。初起时腹部剧痛，继发吐利，气势汹涌，吐利无度。家人认为霍乱，急送医院治疗。经过详细检查，确诊为急性胃肠炎，服西药效果不明显，仍不断作呕，大便隔 20～30 分钟泄泻 1 次，饮水即吐。脉弦滑，舌苔黄腻。

辨证：协热下利，胃失和降。

治法：和解表里，降呕止泻。

处方：黄芩 12 克，白芍 15 克，枳壳 10 克，半夏 10 克，泽泻 10 克，生姜 6 克，藿香 10 克，猪苓 10 克，茯苓 10 克，佩兰 6 克，厚朴 6 克，甘草 3 克。

服药 3 剂后，呕止，腹泻减轻，心烦宁，小便顺利。后以和胃理肠止泻之剂，调理而愈。

7. **急性肠胃炎**（胡希恕医案）

刘某，女，50 岁，初诊日期 1965 年 9 月 12 日。

症状：因吃不洁葡萄后，患急性胃肠炎，出现身热恶寒、腹泻稀水便，温温欲吐，服葛根加半夏汤后，热退而吐利不止，苔白厚，脉弦细数。

处方：黄芩 10 克，炙甘草 6 克，白芍 10 克，大枣 4 枚，半夏 12 克，生姜 10 克。

结果：上药服 1 剂，体温恢复正常，腹泻

止，胃稍和，仍不思饮食，服2剂，身微汗出，食饮如常，仍感乏力，继善后调理。（《解读张仲景医学》）

8. **慢性肠胃炎**（王付医案）

周某，女，51岁。

症状：有慢性肠胃炎病史，近因病证加重而前来诊治。刻诊：胃脘疼痛，食凉则痛，嗳气，大便溏泄不爽，肛门灼热下坠，舌淡红，苔薄白，脉沉。

诊断：辨为胃寒胆热证，给予黄芩加半夏生姜汤加味。

处方：黄芩10克，白芍6克，炙甘草6克，大枣12枚，半夏12克，生姜6克，陈皮12克，干姜12克，黄连10克。

6剂，日1剂，水煎2次，日三服。

二诊：大便爽利，嗳气消除，又以前方治疗20余剂，诸症痊愈。并嘱病人应当重视饮食调理，不食生冷寒凉，少食辛辣，避免病证复发。（《100首经方》）

【现代运用】

适用于治疗胆囊炎伴恶心呕吐，热郁肝胆，痰热扰心之“抑郁”，肝胃不和型的“胃窦炎”，肠鸣呕利的结肠炎等具有本方证者。

干姜黄连黄芩人参汤

【方剂组成】

干姜、黄芩、黄连、人参各三两（9克）

【方药用法】

上四味，以水六升，煮取二升，去滓。分温再服。

【方证释义】

伤寒本自寒下，当指素日患虚寒下利，医者误用吐法或下法，却继发寒热格拒；医者又不辨，再次施用涌吐、攻下诸法，更伤脾胃，引邪入内，邪热内陷于上，阳气重伤于下，以致上热下寒，使寒热格拒加重。中焦脾胃升降受阻，上热则胃气不降，浊热不去，故饮食入口即吐；下寒则脾气不升，清气下趋，故下利。证属上热下寒，寒热格拒，治疗宜清上温下，辛开苦降，调和脾胃。本自寒下，是追溯治疗以前的病情，原有下寒上热症从条文中“寒格，更逆吐下”来看，正说明致误的原因，所以，单就下寒来解释是不确切的。“若食入口即吐”候，是辨证的关键，王太仆说：“食入即吐，是有火也。”据此可见此证不仅肠寒下利，而胃热气逆尤重，所以治取苦寒重于辛温的干姜黄芩黄连人参汤。

干姜黄芩黄连人参汤清上温下，辛开苦降，调和脾胃。方中黄芩、黄连苦寒泄降，以清上热；干姜辛温，直入中焦，守而不走，温阳开结以散下寒；人参甘温，补脾益气，扶助正气，并防黄芩、黄连苦寒伤胃。诸药相配，辛开苦降甘补，清上温下补中，调和脾胃，但偏重苦寒泄降。本方取黄芩、黄连之寒及干姜之热，寒热异气，分走上下，以达清上温下，是取气不取味，故水煮去滓，不必再煎煮。

【主治病证】

伤寒本自寒下，医复吐下之，寒格，更逆吐下，若食入口即吐，干姜黄芩黄连人参汤主之。

【历代名医方论】

成无己《注解伤寒论》：食入口即吐，谓之寒格；更复吐下，则重虚而死，是更逆吐下。与干姜黄芩黄连人参汤以通寒格。辛以散之，甘以缓之，干姜、人参之甘辛以补正气；苦以泄之，黄连、黄芩之苦以通寒格。

王子接《绛雪园古方选粹》：厥阴寒格吐逆者，阴格于内，拒阳于外而为吐，用芩、连大苦，泄去阳热，而以干姜为之向导，开通阴寒。但误吐亡阳，误下亡阴，中州之气索然矣，故必以人参补中，脾胃阳得转，并可助干姜之辛，冲开阴格而吐止。

许宏《金镜内台方议》：用干姜为君，以散逆气，而调其阳，辛以散之也；以黄连为臣，而和其阴；黄芩为佐，以通寒格，苦以泄之也；人参为使，而和其中，补益真气，甘以缓之也。

陈修园《伤寒论浅注》：此言厥阴，因吐下

而为格阳证也。若汤水不得入口,去干姜加生姜汁少许,徐徐呷之。此少变古法,屡验。

陈修园《长沙方歌括》:方名以干姜冠首者,取干姜之温能除寒下,而辛烈之气又能开格而纳食也。家君每与及门论此方及甘草附子汤,谓古人不独审病有法,用方有法,即方名中药品之前后亦寓以法。善读书者,当读于无字处也。

吴昆《医方考》:中气既虚且寒,便恶谷气,故食入口即吐。入口即吐者,犹未下咽之谓也。用干姜之辛热,可以散寒;用人参之甘温,可以补虚;复用芩、连之苦寒者,所以假之从寒而通格也。

章楠《伤寒论本旨》:食入口即吐者,阻在上脘,阴阳不相交通,故以干姜、芩、连寒热并用,通其阴阳,辛苦开泄以降浊;人参补正而升清,则中宫和而吐利可。

干姜黄连黄芩人参汤证和戴阳证的区别:本证与戴阳证虽然都是下寒上热,但病机完全不同。戴阳证是下真寒而上假热,本证是下真寒而上亦真热,而且以上热为主。

干姜黄芩黄连人参汤与黄连汤的鉴别:干姜黄芩黄连人参汤与黄连汤皆能清上温下,治上热下寒证,但前方寒热异气分走上下,各司其职,而后方偏于调和交通上下寒热之气。

干姜黄芩黄连人参汤与半夏泻心汤的鉴别:干姜黄芩黄连人参汤与半夏泻心汤,方中均有黄芩、黄连、干姜,但煎煮方法不同,前方去滓后不必再煎,是取气不取味,以分治上热下寒之气;后方去滓再煎,促使药之性味合和,专攻于中焦,以治寒热错杂之气。

【医案举例】

1. **汪石山医案**

一人年逾六十余,色紫,平素过劳,好酒,病膈,食至膈不下,则就化为脓痰吐出,食肉过宿吐出尚不化也。初卧则气壅不安,稍久则定。医用五膈宽中散,丁沉透膈汤,或用四物加寒凉之剂,或用二陈加耗散之剂,罔有效者。来就余治,脉皆浮洪弦虚。余曰:此大虚症也,医见此脉以为热症而用凉药,则欲助其阴,而伤其阳;若以为痰为气,而用二陈香燥之剂,则欲耗其气而伤其胃,是以病益甚也,况此病得之酒与劳也,酒性酷烈耗血耗气,莫此为甚,又加以劳伤其胃,且年逾六十,血气已衰,脉见浮洪弦虚,非吉兆也。

处方:人参三钱,白术、当归身、麦冬各一钱,白芍八分,黄连三分,干姜四分,黄芩五分,陈皮七分,香附六分。

煎服五帖,脉敛而膈颇宽,食亦进矣。[陈桷.钦定四库全书·医家类·石山医案.上海:上海人民出版社,2005]

2. **俞长荣医案**

白叶乡林某,50岁,患胃病已久。

症状:近来时常呕吐,胸膈痞闷,一见食物便产生恶心感,有时勉强进食少许,有时食下即呕,口微燥,大便溏泻,一日两三次,脉虚数。与干姜黄芩黄连人参汤。

处方:潞党参15克,北干姜9克,黄芩6克,黄连4.5克。水煎,煎后待稍和时分4次服。

服1剂后,呕恶、泄泻均愈。因病者中寒为本,上热为标,现标已愈,应扶其本。仍仿《黄帝内经》"寒淫于内,治以甘热"之旨,嘱病者购生姜、大枣各500克,切碎和捣,于每日三餐蒸饭时,量取一酒盏,置米上蒸熟,饭后服食。取生姜辛热散寒和胃气,大枣甘温健脾补中,置米上蒸熟,是取得谷气而养中土。

服1个疗程(即尽1000克姜、枣)后,胃病好大半,食欲大振。后病者又照法服用1个疗程,胃病因而获愈。[俞长荣.伤寒论汇要分析.福州:福建科学技术出版社,1964:173.]

3. **恶阻**

张某者,25岁,妊子46日。

症状:见食生厌,食入即吐。然非样样皆吐,水果下咽即安然不返。大便干秘,二日一行。脘腹胀闷,嗳逆时作。口干口苦,不思饮

而思冷。体倦乏力，时有眩晕。视其舌，边尖红、苔薄白，切其脉，沉滑略数。

证候分析：口干口苦，思冷便秘，胃肠热盛之象也。热弥漫中焦，致胃气不降反逆于上，症见食入即吐。食水果不吐者，以寒制热也。眩晕、倦怠，为血聚胞宫养胎，上显不足故也。

诊断：治当清热健脾，降逆止呕。干姜黄芩黄连人参汤为治上热下寒、食入即吐之方，本案虽未见寒象，为防药入即吐，仍将干姜投入，唯小量也。

处方：干姜 3 克，黄芩 10 克，黄连 6 克，人参 6 克，苏子 15 克，二剂，嘱频频饮之。

五日后呕吐已止，眩晕大减，食养可矣。

4. 呕吐

郑某，女，45 岁。

症状：素体弱多病，或失眠，或腰痛，口不离药。今年盛夏之际，突然呕吐，自以为暑湿为患，服藿香正气胶囊不见好转。两日内水谷不入，入则即吐。观其面色萎黄少华，形体瘦削，神气疲惫不堪，舌红少津，苔薄而微黄。切其脉，滑数无力。诊其腹，腹壁薄弱，腹肌挛急，心下、脐周俱无压痛。

处方：拟干姜黄芩黄连人参汤。干姜 4.5 克，黄芩 6 克，黄连 6 克，党参 10 克。嘱令频频饮之，仅进一剂，呕吐便止。

按：本方清热止呕，对中虚热甚，或寒热相杂，热甚于寒者，较为相宜。黄连理中汤为治虚寒性呕吐，服温热药格拒不纳之方，适宜于寒热夹杂，寒甚于热者，可相参而体会之。

5. 治疗慢性结肠炎

症状：临床上凡遇脾胃虚弱，寒热错杂，升降失司之呕吐、腹泻，或既吐又泻之病例均可用之。

处方：党参 15 克，干姜、黄芩各 9 克，黄连 6 克。

加减：脾虚甚者加炒白术、山药；兼肝郁者加四逆散合香附；腹痛甚者重用白芍（可用至 30 克），另可加延胡索；便血多者加三七粉（或云南白药）、地榆炭；五更泄者加肉豆蔻、吴茱萸。

6. 治疗小儿秋季腹泻

李某某，男，2 岁。

症状：于 1993 年 9 月 4 日来院住院治疗。主症发热、腹泻呕吐，已两天，大便呈黄水样便，一日 20 多次，有时喷射状，进食则吐，极渴，小便 1 日未解。体检体温 38℃、面色苍白、精神萎靡、皮肤弹性差，两眼眶和前囟显著凹陷、唇干、哭泪少、呼吸深长，咽（一）心音略低钝、肤软、肝（一）、脾（一）肛周显红，指纹红、大便镜检脂肪球（一）、白细胞 0—3，舌质尖红苔白。

诊断：婴儿腹泻，合并重度脱水，给液体 200 毫升患儿仍呕吐、腹泻。

处方：干姜 3 克，黄芩 4 克，黄连 3 克，苡米 5 克，党参 6 克，车前子 3 克。

水煎分 3 次服，日三次，第二天呕吐止，腹泻日 4 次，第二天按原方 1 剂而愈。

7. 妊娠腹泻

初诊：2007 年 5 月 16 日。周某，27 岁，妊娠 42 天，大便薄 5 天，日解一次，恶心。舌淡红，苔薄白，脉细。

治法：清热和胃，行气健脾。

方剂：黄加半夏生姜汤加味。

处方：炒黄芩 10 克，炒白芍 10 克，甘草 5 克，大枣 5 个，半夏 10 克，炮姜神曲 10 克，木香 5 克，3 剂。

二诊：2007 年 5 月 19 日。大便改善，恶心，舌脉如上。

治法：温中清肠，燥湿健脾。

方剂：干姜黄芩黄连人参汤加味。

处方：炮姜 5 克，炒黄芩 10 克，黄连 5 克，党参 12 克，藿香 6 克，神曲 10 克，5 剂。

三诊：2007 年 5 月 26 日。大便已经正常，无不适。

【现代运用】

用于治疗急慢性胃肠炎、食道炎、慢性结肠炎、十二指肠溃疡、慢性肝炎、慢性胆囊炎、心肌炎、肋间神经痛、心肌缺血、慢性肾炎、尿毒症、胰腺癌、化疗后康复调理等疾病。

仝小林采用干姜黄芩黄连人参汤治疗糖尿病

组成：干姜6～9克，黄连15～45克，黄芩15～45克，太子参15～30克。

功效：清热降浊，益气养阴。

主治：瘦型糖尿病（消瘅）。

煎服法：急性期，水煎服，日二次；缓解期：配水丸，3克/次，3次/日。

方解：太子参性平和，益气生津，或可用西洋参益气养阴，黄连、黄芩苦寒清热，干姜护胃。“苦酸制甜”，黄连最苦，最能降糖，临证治疗血糖控制欠佳的糖尿病患者，常重用苦味药黄连30～60克，降糖效果显著，未见明显不良反应，干姜6克反佐，制黄连、黄芩之苦寒，又与二黄构成“辛开苦降”手法，红参用于糖尿病气阴两伤期。本方出自《伤寒论》359条：“伤寒本自寒下，医复吐下之，寒格，更逆吐下；若食入口即吐，干姜黄芩黄连人参汤主之。”临床活用为瘦型糖尿病，临床降糖效果明显，同时可以改善症状。

加减：证病结合。针对病：伴高血脂，加红曲15克，五谷虫30克，生山楂30克，化橘红30克；高尿酸血症，加威灵仙15克，汉防己30克；高血压，加地龙30克，怀牛膝30克，葛根30克。针对证：伴血瘀，加三七6～15克，鸡血藤30克，水蛭粉3～6克（冲），酒军3克；伴阴虚，加花粉30克，生牡蛎30～120克；伴阳虚，淡附片6～30克，肉桂6～15克。（《中国中医药报》）

旋覆代赭汤

【方剂组成】

旋覆花三两（9克），人参二两（6克），生姜五两（15克），代赭一两（3克），甘草（炙）三两（9克），半夏（洗）半升（12克），大枣十二枚（4枚）

【方药用法】

上七味，以水一斗，煮取六升，去滓，再煎取三两温服一升，日三服。

【方证释义】

伤寒或汗或吐或下，寒热虽解，胃气已虚，胃虚浊饮上逆，故心下痞硬，频频嗳气。惟胃伤较轻，饮聚不重，故用旋覆代赭汤养胃化饮降逆。本证因胃气虚弱，痰浊内阻所致。

【主治病证】

①原治“伤寒发汗，若吐若下，解后，心下痞硬，噫气不除”。伤寒发汗后，又误用吐、下之法，胃气受伤，升降运化失常：则津液不得转输而为痰，痰浊阻于中焦，气机不畅，而心下痞硬。

②脾胃虚弱，痰气交阻则胃气上逆：致噫气频作，或纳差、呃逆、恶心、呕吐。

③舌苔白腻，脉缓或滑：乃胃虚痰阻之证。

伤寒发汗，若吐，若下，解后，心下痞硬，噫气不除者，旋覆代赭汤主之。

【历代名医方论】

成无己《注解伤寒论》：大邪虽解，以曾发汗吐下，胃气弱而未积虚气上逆，故心下痞硬，噫气不除，与旋覆代赭石汤降虚气而和胃。硬则气坚，咸味可以软之，旋覆之咸，以软痞硬。虚则气浮，重剂可以镇之，代赭石之重，以镇虚逆。辛者散也，生姜、半夏之辛，以散虚痞。甘者缓也，人参、甘草、大枣之甘，以补胃弱。

（明）许宏《金镜内台方议》：汗吐下后，大邪虽解，胃气已弱而未和，虚气上逆，故心下痞硬，而噫气不除者。与旋覆花下气除痰为君；以代赭石为臣，而镇其虚气；以生姜、半夏之辛而散逆气，除痞散硬以为佐；人参、大枣、甘草之甘，而调缓其中，以补胃气而除噫也。

（明）吴昆《医方考》：伤寒发汗，若吐若下解后，心下痞硬，噫气不除者，此方主之。汗、吐、下而解，则中气必虚，虚则浊气不降而上逆，故作痞硬；逆气上于心，心不受邪，故噫气

不除,《内经·宣明五气篇》曰:五气所病,心为噫是也。旋覆之咸,能软痞硬而下气;代赭之重,能镇心君而止噫;姜、夏之辛,所以散逆;参、草、大枣之甘,所以补虚。或曰:汗、吐中虚,肺金失令,肝气乘脾而作上逆,逆气干心,心病为噫,此方用代赭石固所以镇心,而亦所以平肝也。亦是究理之论。

(明)方有执《伤寒论条辨》:解,谓大邪已散也。心下痞硬,噫气不除者,正气未复,胃气尚弱,而伏饮为逆也。旋覆、半夏,蠲饮以消痞硬;人参、甘草,养正以益新虚;代赭以镇坠其噫气;姜、枣以调和其脾胃。然则七物者,养正散余邪之要用也。

(清)罗美《古今名医方论》:仲景此方,治正虚不归元,而承领上下之对圣方也。盖发汗吐下解后,邪虽去,而胃气之亏损亦多;胃气既亏,三焦因之失职,阳无所归而不升,阴无所纳而不降,是以浊邪留滞,伏饮为逆,故心下痞硬,噫气不除。方中以人参、甘草养正补虚,姜、枣和脾养胃,所以安定中州者至矣。更以代赭石得土气之甘而沉者,使之敛浮镇逆,领人参以归气于下;旋覆之辛而润者,用之开肺涤饮,佐半夏以蠲痰饮于上。苟非二物承领上下,则何能使噫气不除者消,心下硬自除乎?观仲景治下焦水气上凌,振振欲擗地者,用真武汤镇之;利在下焦者,下元不守,用赤石脂禹余粮固之。此胃虚在中,气不得下,复用此法领之,而胸中转否为泰。其为归元固下之法,各极其妙如此。

(清)汪琥《伤寒论辨证广注》:夫旋覆花味辛气温,乃散气开痞之药。痞气开散则心下之硬自消。前二条证,泻心汤内有芩、连,以泻心下之痞硬;此汤中药味与泻心汤药味相同,因无芩、连,故以旋覆为君也。伤寒解后,心下已无邪热,所以不用芩、连,又噫气不除,纯系虚气上逆。《尚论篇》云:胃气全不下行,有升无降。故用代赭领人参下行,以镇安其逆气,因名为旋覆代赭石汤也。

(清)周扬俊《伤寒论三注》:旋覆花能消痰结软痞,治噫气;代赭石治反胃,除五脏血脉中热,健脾,乃痞而噫气者用之,谁曰不宜?于是佐以生姜之辛,可以开结也,半夏逐饮也,人参补正也,桂枝散邪也,甘草、大枣益胃也。余每借之以治反胃、噎食气逆不降者,靡不神效。

(清)尤怡《伤寒贯珠集》:伤寒发汗,或吐或下,邪气则解。而心下痞硬,噫气不除者,胃气弱而未和,痰气动而上逆也。旋覆花咸温,行水下气;代赭石味苦质重,能坠痰降气;半夏、生姜辛温,人参、大枣、甘草甘温,合而用之,所以和胃气而止虚逆也。

(清)王子接《绛雪园古方选注》:旋覆代赭石汤,镇阴宣阳方也,以之治噫。噫者,上焦病声也。脾失升度,肺失降度,阴盛走于胃,属于心而为声。故用旋覆咸降肺气,代赭重镇心包络之气,半夏以通胃气,生姜、大枣以宣脾气,而以人参、甘草奠安阳明,不容阴邪复遏,则阴宁于里,阳发于表,上中二焦皆得致和矣。

(清)唐宗海《血证论》:此方治哕呃,人皆知之,而不知呃有数端,胃绝而呃不与焉。一火呃,宜用承气汤;一寒呃,宜理中汤加丁香、柿蒂;一瘀血滞呃,宜大柴胡加桃仁、丹皮。此方乃治痰饮作呃之剂,与诸呃有异,不得见呃即用此汤也。方取参、草、大枣以补中,而用生姜、旋覆以去痰饮,用半夏、赭石以镇逆气。中气旺则痰饮自消,痰饮清则气顺,气顺则呃止。治病者,贵求其本,斯方有效,不为古人所瞒。兼火者,可加麦冬、枯芩;兼寒者,可加丁香、柿蒂;痰多者,加茯苓。盖既得真面目,然后可议加减。

(清)黄元御《伤寒悬解》:外证虽解而汗下伤中,土败胃逆,石亥胆经降路,胃口痞塞,肺气郁蒸而化痰饮,胃土壅遏而生哕噫。旋覆花代赭石汤,参、甘、大枣补其中脘;半夏、姜者,降其逆气;旋覆花行痰饮而开郁浊也。浊气上填,痞闷嗳气,以旋覆花代赭石补虚降逆,噫气立除。若除后再用,则病下陷,不可常服也。

(清)张秉成《成方便读》:夫伤寒既云解后,则无邪可知,但既经发汗吐下,则正虚亦可知。正虚无邪而心下痞硬者,其必因素有之痰涎,虚而不化,遏郁气道而不通,故时欲噫气以伸之。旋覆花能斡旋胸腹之气,软坚化痰,而以半夏之辛温散结者协助之。虚则气上逆,故以代赭之重以镇之。然治病必求其本,痞硬、噫气等疾,皆由正虚而来,故必以人参、甘草补脾而安正,然后痰可消,结可除;且旋覆、半夏之功,益彰其效耳。用姜、枣者,病因伤寒汗吐下后而得,则表气必伤,藉之以和营卫也。

(今)左季云《伤寒论类方汇参》:此汤用人参、甘草养正补虚,姜、枣以和脾养胃,所以安定中州者至矣;更以旋覆花之力,旋转于上,传阴中阻隔之阳,升而上达;又用代赭石之重量,镇坠于下,使恋阳留滞之阴降而不远;然后参、甘、大枣可施其补虚之功,而生姜、半夏可施其开痰之效。

(今)蔡陆仙方药分析:诸家注此方,虽各有见地,然总未能确切指出方中药味配合之功用,及除痞硬、噫气之实理也。盖此方之所以异乎泻心者,则以汗、吐、下后,已无作邪,只虚水虚火之气,逆阴于心下,而不能旋运上下。故心下仍痞硬,而噫气不除也。故不用芩、连以泻心,而用赭石清镇心热,即借旋覆咸寒,秉水阴之气,滴露而生之品,使水气复旋运于下以归根,仍用姜、半以散降水逆,甘草以和中土,则水降热除。升降之气既复,痞硬噫气自除,岂徒以镇逆软坚而已哉!(《中国医药汇海·方剂部》)

旋覆代赭汤与小柴胡汤比较:旋覆代赭汤可以看作是小柴胡汤去柴胡、黄芩,再加旋覆花、代赭石而成。

相同点为:旋覆代赭汤与小柴胡汤同出于《伤寒论》,均用人参、炙甘草、大枣、半夏、生姜补益胃气、和胃降逆,均可治疗胃气上逆。

不同点为:旋覆代赭汤用旋覆花配代赭石,下气消痰、降逆止噫,主治胃虚痰阻、气机上逆所致的心下痞满、嗳气噫嗝等症。小柴胡汤用柴胡配黄芩,和解表里、清透邪热,有和解少阳、通利三焦之功,主治寒热往来、胸胁苦满、不欲饮食、心烦喜呕、口苦咽干目眩的少阳病。

旋覆代赭汤与半夏泻心汤比较:旋覆代赭汤可以看作是半夏泻心汤去黄芩、黄连、干姜,再加旋覆花、代赭石、生姜而成。

相同点为:旋覆代赭汤与半夏泻心汤同出于《伤寒论》,均用人参、炙甘草、大枣、半夏、生(干)姜补益胃气、和胃降逆,均可治疗心下痞满。

不同点为:旋覆代赭汤用旋覆花配代赭石,下气消痰、降逆止噫,主治胃虚痰阻、气机上逆所致的心下痞满、嗳气噫嗝等症。半夏泻心汤用芩、连配夏、姜,一寒一热,苦降辛开,泻热开痞,主治寒热互结于心下所致的胃脘痞满、呕吐下利、舌苔黄腻等症。

旋覆代赭汤与生姜泻心汤比较:旋覆代赭汤可看作是生姜泻心汤的变方,即生姜泻心汤去干姜、芩、连三药,加旋覆花、代赭石二味。

相同点为:旋覆代赭汤与生姜泻心汤同出于《伤寒论》,均用人参、炙甘草、大枣、半夏、生姜补益胃气、和胃降逆,均可治疗心下痞硬、噫气频作。

不同点为:生姜泻心汤主治湿热内阻、中气虚弱所致的心下痞硬、噫气口臭、腹中雷鸣下利;旋覆代赭汤证虽也有“心下痞硬、噫气不除”,但没有口臭、下利,大便多见秘结。

旋覆代赭汤与半夏厚朴汤比较:旋覆代赭汤与半夏厚朴汤共用药物为半夏、生姜。半夏厚朴汤出自《金匮要略》,主治情志不遂,肝气郁结,肺胃失于宣降,津液不布,聚而为痰,痰气相搏,结于咽喉而致的梅核气,即原书“咽中如有炙脔”。

半夏厚朴汤证病机为气郁痰阻于咽喉,

多兼有情绪因素，但胃气虚弱和胃气上逆不太明显。旋覆代赭汤病机为胃气虚弱、痰气上逆，胃气虚弱和胃气上逆比较显著。

旋覆代赭汤证与吴茱萸汤比较：吴茱萸汤由吴茱萸、生姜、人参、大枣组成，有温中补虚、降逆止呕的功效，主治由肝胃虚寒、浊阴上逆所致的“干呕，吐涎沫，头痛”等症。

旋覆代赭汤证与吴茱萸汤共用生姜、人参、大枣三药，均重用生姜，均有胃虚上逆，但两方证的气逆机理不同，吴茱萸汤证为厥阴寒气上冲，肝寒夹胃气上逆；旋覆代赭汤证为胃虚上逆，寒证不明显。

【医案举例】

(一)内科疾病

1. 咳喘

某男，48岁，干部。

症状：患者咳喘10余年，近3年未发，前日因劳累，当晚突发哮喘，经输氧后气喘已缓。主诉胸脘痞闷，自咽至膈每感嘈热，或若气满填膺，大便难，多矢气。舌红润，苔微黄，脉沉细弦右弱。久喘伤肾，中兼痰热，聚于胃，熏于膈，逆于肺，肺失治节，故每噫则易喘也。治宜旋覆代赭汤加减，化膈间痰热，降肺肾逆气，冀中宫得以奠安，喘逆自平矣。

处方：旋覆花(包)5克，代赭石(先煎)30克，当归、橘红、白茯苓、炙苏子、川贝母、杏仁各10克，法半夏、橘络各6克，沉香(后下)3克。

二诊：3剂药后喘逆大定，随后以药调养。[殷克鑫，等．旋覆代赭汤的应用体会．中医临床与保健，1992(2)：45]

2. 肺结核咯血

某男，42岁。

症状：肺病咯血多年，反复发作，近又大咯血，几乎盈碗。诊见：面赤颧红，烦躁胸闷，舌尖红，脉弦兼数。肺阴亏虚，肝经气火伤络，盖成木火刑金之候。欲清其火，必先降气，气顺血宁，咯血乃安。

处方：旋覆花(包)5克，代赭石(先煎)30克，北沙参、白及、藕节炭、茜草炭各15克，炒丹皮、槐花炭各10克，大黄炭6克，沉香(后下)、川黄连各2克。

二诊：3剂后咯血大减，血尚鲜。原方去沉香，加桑白皮10克，5剂后。再续投清化痰热药5剂，咯血遂止，诸症消失[殷克鑫，等.旋覆代赭汤的应用体会、中医临床与保健，1992(2)：45]

3. 膈肌痉挛

某男，16岁。

症状：呃逆频作半年，多处就医治疗无效。患者除呃逆之声连连不断外，别无他症，口中和，饮食如常，舌淡红，苔薄白，脉缓。

诊断：治以降逆和胃止呃。方用旋覆代赭汤加味。

处方：旋覆花(纱布包煎)、法半夏、党参、刀豆子各20克，甘草10克，生姜5片，大枣5枚，代赭石50克。

头煎用水1500克，煎取750克；再煎用水750克，煎取500克，两次煎汁合一，装入开水壶中，分6次服，1日服完。

二诊：连服5剂，口咽微干，呃逆基本上消失。用原方加沙参、麦冬、石斛各12克，服药5剂，痊愈。[黄阳生．旋覆代赭汤临床运用点滴．黑龙江中医药，1985(2)：25]

4. 梅尼埃综合征

某女，55岁，于1997年10月12日初诊。

症状：近年来时患眩晕、呕吐，经医院确诊为梅尼埃综合征。素有慢性胃炎病史，半月前因胃病发作，服用多种中西药物并输液(药物不详)，胃脘痛好转。1周前，突发眩晕，卧床不起，呕吐不止，曾服用半夏白术天麻汤及输补能量合剂，未见好转。诊见：急性痛苦面容，卧床不起，不能睁眼，呕吐频作，呕吐物为大量黏滑痰涎，若睁眼则觉天倾地转，呕吐加剧，虚烦心悸，饮食不能下咽，舌苔腻滑，脉虚弦而滑。此乃中焦虚寒，痰浊上逆，清阳不展所致。

诊断：治以温中散寒，化痰降逆。承旋覆代赭汤合吴茱萸汤化裁。

处方：旋覆花（布包）、红参（另炖）、法半夏、吴茱萸、明天麻、白术、佛手各10克，炙甘草3克，生姜、代赭石（布包先煎）各30克，大枣7枚。3剂，水煎服。

二诊：服药1剂，呕吐即止，病去大半。尽剂后，即以香砂六君汤调理善后，至今未发。[肖耀平．旋覆代赭汤应用举隅．实用中医药杂志，2002，3(9)：38]

5. 血管神经性头痛

某男，38岁。

症状：2个月前突感胃脘痞闷，恶心呕吐，初吐胃内容物，后吐痰涎，继则头痛头晕，头痛以左侧为甚，连及前、后头部，时作时休，纳呆肢倦。脑电图、眼底检查、颈椎拍片均未发现异常，某医院神经科诊断为血管神经性头痛，服麦角胺咖啡因、卡马西平等药疗效甚微，转中医治疗。舌质淡红，苔白厚腻，脉弦滑。辨证为痰浊头痛。

诊断：治以化痰降浊。方用旋覆代赭汤加味。

处方：旋覆花（布包）、白芥子各10克，白芍20克，柴胡5克，党参、川芎各15克，法半夏、炙甘草各10克，水煎服。

二诊：服5剂后，头痛减，脘痞除，呕恶止，食欲增。效不更方，继服5剂，头痛未再复发。[栾春香．旋覆代赭汤应用三则．山东中医杂志，1990(5)：30]

6. 神经官能症（奔豚气）

某女，45岁，于2004年5月5日来诊。

症状：自诉夜行惊吓后，抑郁，性情急躁，未予治疗，3个月后形体消瘦，面色黧黑，常觉气从少腹上冲胸咽，继而怔忡，烦躁不宁，甚则彻夜不眠，或夜梦惊悸，溲赤便干。经多家医院检查，未发现器质性病变，诊断为神经官能症，经对症治疗少效。舌红、苔薄黄，脉弦微数。辨证为肝气横逆，心阴亏耗。

诊断：治以平肝定冲，养心安神。

处方：旋覆花、炙甘草、川楝子各10克，代赭石30克，柴胡6克，白芍、酸枣仁、蒲公英、当归各15克，知母、姜半夏各12克。

二诊：加减服药15剂，诸症悉除。后以逍遥丸和六味地黄丸调理1月余，告愈，半年后随访无复发。[贺涛．旋覆代赭汤临床新用．湖北中医杂志，2005(10)：33]

7. 郁症

某女，34岁。

症状：情志不畅，肝气郁结，近半月来又觉胸脘痞闷，嗳气时作，间以叹息，不思饮食。舌淡，苔滑，脉弦细。证属肝气郁结，横逆犯胃。

诊断：治宜调肝解郁和胃，拟旋覆代赭汤加味治疗。

处方：旋覆花（包）、法半夏各10克，代赭石（先煎）20克，太子参9克，生姜3片，大枣、香附各15克，柴胡、陈皮各12克，沉香（后下）6克。

二诊：服3剂后，胸痞脘痛渐轻，嗳气叹息亦减，时得矢气，此乃肝气欲伸，诚属佳兆。但肝胃不和日久，势必侮脾，脾气少升，清气易陷，故腹痛，便溏。当实脾柔肝，参以和胃助化之品。

处方：党参30克，白术15克，茯苓18克，陈皮、白芍、半夏、木香各10克，砂仁（后下）8克，吴茱萸、防风各6克，黄连、炙甘草各3克。

服5剂后，气郁腹痛消失，精神转佳，食欲渐增。[陈仁康．旋覆代赭汤运用举隅．四川中医，1988(3)：8]

（二）妇科疾病

妊娠呕吐

某女，24岁。

症状：患者妊娠2个月，呕吐频作，饭食粘唇则呕吐加剧，治疗数日无效。患者面色

无华，精神疲倦，恶心，呕吐频作，口稍苦，干渴不敢饮，饮即呕吐剧烈。舌淡，苔薄白，脉滑。证属脾虚气逆，胃失和降。

诊断：治以健脾和胃，顺气降逆。方用旋覆代赭汤加减。

处方：旋覆花15克，代赭石20克，法半夏、枇杷叶各12克，红参8克，吴茱萸6克，黄连10克，甘草3克，生姜3片，大枣3枚，煎服。

嘱其外用煨姜擦咽喉部，有麻辣感时服药数口，半小时后再将余药1次服下。日再煎。

二诊：服药2剂，呕吐止，能少量进食，精神转佳。以原方去吴茱萸、黄连，2剂后痊愈出院，足月顺产一子。[黄阳生．旋覆代赭汤临床运用点滴．黑龙江中医药，1985(2)：25]

(三)儿科疾病

小儿咳嗽

某男，3岁6个月。

症状：咳嗽3个月余，小儿近3个月来咳嗽不已，先后经中西药治疗多次不效。诊时咳嗽气喘，喉间痰声漉漉，甚则憋呕，咳末无回声，纳谷不馨。舌淡，苔薄腻，脉细。证属病久伤正，中气既伤，痰涎内生，阻于气道。

诊断：益气和胃，降逆化痰。旋覆代赭汤主之。

处方：旋覆花(包煎)、炒党参、法半夏各10克，代赭石(先煎)15克，甘草3克，大枣5枚，生姜3片。

二诊：服3剂后，咳嗽减轻，偶闻咳声，痰亦减少，惟纳谷仍少，苔薄，脉细。效不更法，前方加焦三仙各10克，续5剂以善其后。[周讳．旋覆代赭汤治疗小儿咳嗽．四川中医，1991(1)：6]

(四)五官疾病

1. 复视

某女，10岁。

症状：父代诉。30日前突感上腹部不适，嗳气反胃，呕吐涎沫，后出现视一为二，双眼视物均有复影，头晕目眩，颜面抽搐，纳食不振，口渴不欲饮，心烦不寐，虽多方求医，获效不佳。

诊见：目光呆滞，眼球转动不灵，上睑下垂，神倦萎靡，舌体胖，舌质淡，苔白滑，脉弦而虚。某医院眼底检查示：左眼视乳头色泽较混浊，右眼视乳头充血。封双眼无红赤浮肿，视力左0.8，右0.5，左眼向内外活动稍好，右眼向内转运动稍差。证属中阳不足，升降失司，浊阴上逆，痰浊阻滞窍络。

诊断：治宜降逆化痰，益气和胃。方用旋覆代赭汤加味。

处方：旋覆花(布包煎)、姜半夏、石决明、草决明各10克，代赭石15克，人参、甘草、大枣各5枚。水煎服。

二诊：5剂后，双目复视症发作次数减少，精神较振，纳食有味，舌淡，苔白，脉弦缓。原方再进10剂，诸症消失，复查眼底正常，双眼视力恢复到1.0。随访病未复发。[李迎舒，等．旋覆代赭汤治疗视歧．四川中医，1991(4)：40]

2. 梅核气

某男，28岁。

症状：咽中不适，如有物梗阻，咽之不下，咯之不出，有时咳出少量灰色黏痰。舌苔薄白，脉缓。证属梅核气，乃气滞痰郁所致。

诊断：治以利气开郁，化痰散结。用旋覆代赭汤加味。

处方：旋覆花(纱布包煎)100克，代赭石150克，法半夏、沙参、甘草各50克，生姜20片，大枣20克，茯苓30克。

用法：头煎用水2500克，煎取1500克，再煎用水1500克，煎取1000克，2次煎汁合一，装入开水壶中，当茶，随时饮之，1日服完。

药仅2剂，其病若失。[黄阳生．旋覆代赭汤临床运用点滴．黑龙江中医药，1985

(2):25]

3. 口喷气症

某女,54岁。

症状:3年前因丈夫病故,过分悲哀后遂感脘腹胀满如鼓,胸胁攻撑欲裂,咽喉梗塞如窒,口中频频喷气发出"噗噗"声,如此发作30~60分钟之久,旋即躁扰哭泣,恶心呕吐,常因精神刺激、失眠或饮食不当而诱发,屡经中西医治疗罔效。曾做过全消化道钡餐透视、心电图、咽喉镜检查,均未发现异常。舌质淡,苔白腻,脉弦滑。

诊断:证属肝胃不和,痰浊上逆。治宜运土疏木,化痰降浊。方用旋覆代赭汤加味。

处方:旋覆花(布包)、党参各15克,代赭石20克,法半夏、茯苓、厚朴、苏梗、枳实各10克,沉香(后入)5克,生姜3片,水煎服。

先后服药15剂症除。[栾春香.旋覆代赭汤应用三则.山东中医杂志,1990(5):30]

【现代运用】

1. 慢性胃炎、胃及十二指肠球部溃疡、胃肠神经官能症、胃扩张、慢性肝炎、膈肌痉挛、妊娠呕吐等疾病,以恶心、呕吐、嗳气、呃逆、噫气为主诉。

2. 以噎膈为主证的疾病,如幽门梗阻、贲门痉挛、食管癌、胃癌等。

3. 手术后的呃逆、重病恢复期见有纳呆、心下痞硬、形体消瘦者。

4. 支气管哮喘、支气管扩张、梅尼埃综合征、高血压病、梅核气等。

厚朴生姜甘草半夏人参汤

【方剂组成】

厚朴(炙)半斤(24克),生姜(去皮)半斤(24克),半夏(切)半升(15克),甘草二两(6克),人参一两(3克)

【方药用法】

上五味,以水一斗,煮取三升,去滓。温服一升,日三服。

【方证释义】

腹部胀满,有虚实之分,实证腹满大都因为肠中有形实邪阻滞,必伴有大便秘结不通,腹部硬满而痛,手不可按,脉象沉实,舌苔黄厚,必须使用下法,有形实邪得去腹满始能消除;属虚的腹满,大多由于脾阳虚而不振,不能运化输布,因而腹部膨满,但是按之不硬,温熨揉按便觉舒适,脉虚弱无力,或虚大不耐循按,苔薄质淡,大便溏薄不硬,治当益脾助运。本证腹满,是因发汗阳气外泄,脾阳虚而气滞不运所致,当然不是实证,但也不是单纯虚证,而是虚中夹实,所以治宜消补兼施,用厚朴生姜半夏甘草人参汤。

【主治病证】

发汗后,腹胀满者,厚朴生姜半夏甘草人参汤主之。

【历代名医方论】

成无己方证分析:吐后腹胀与下后腹满皆为实,言邪气乘虚入里为实。发汗后,外已解也。腹胀满知非里实,脾胃津液不足,气涩不通,壅而为满,与此汤和脾胃而降气。(《注解伤寒论》)

钱天来方证分析:此虽阴气已伤,因未经误下,故虚中有实。以胃气未平,故以厚朴为君,生姜宣通阳气,半夏蠲饮利膈,故以为臣。参甘补中和胃,所以益汗后之虚耳。(《伤寒溯源集》)

尤在泾方证分析:发汗后,表邪虽解而腹胀满者,汗多伤阳,气滞不行也,是不可以徒补,补之则气愈窒,亦不可以径攻,攻之则阳亦伤。(《伤寒贯珠集》)

张元素方药分析:治寒胀而与热药同用,乃结者散之之神药也。此虽阳气已伤,因未经误下,故虚中有实,以胃气未平,故以之为君,生姜宣通阳气,半夏蠲饮利膈,故以之为臣。参、甘补中和胃,所以益汗后之虚耳,然非胀满之要药,所以分两独轻,由此推之,若胃气不甚亏而邪气反觉实者,尚当消息而去取之,未可泥为定法也。

缪遵义(清)方药分析:所说“立方大意,泄胀满之心,偏多于辅正,方中叙药之次第,即可见也。首用厚朴,苦温以泄中焦之胀满,阳微则饮聚,此用生姜、半夏,辛通开泄,浊阴自散,三味用至半斤,重其权也,继用甘草二两、人参一两,以稍助其正气,是意不在补,不过为厚朴之佐使耳。”(《伤寒方集注》)

《中医临证经验与方法》:本方主治“发汗后,腹胀满者”。经文叙述十分简练。仲景仅给出“发汗后,腹胀满”六个字,但其义甚广。细析如下:“发汗后”三字在《伤寒论》的条文中非常多见,表面上是讲误治,实际上一是说明病人有体虚的存在,二是提示致虚之由。此处“发汗后”则是说明“腹胀满”的来路和诱因。在“发汗后”的表层意义上,要抓住虚证的实质而加以引申。由此推演,泄后、吐后、术后、产后等虚性体质都有应用本方的机会。《伤寒尚论篇》说“移此治泄后腹胀,果验”。《张氏医通》说“治胃虚呕逆,痞满不食”。再者,本方证所见虚证不可局限在便溏、神疲症状上,还可表现为食后腹胀、食后欲寐、矢气频频无臭味、肠鸣常作、大便虽成形但次数多或排便不畅、平时食凉物便溏或便意感强等。

“腹胀满”又该如何理解?仲景讲的腹的范围指“从心下至少腹”(《伤寒论》137条),这一区域即指从剑突下、左右两肋弓缘以下,至耻骨联合、左右腹股沟以上的区域,相当于现代医学的全腹范围。满,在《说文解字》中有两个涵义,一是“满”通“闷”,烦闷是主观感觉,二是盈溢、充盈之义,是客观征象,看上去膨大、饱满。《用方经验》说本方证“心下不坚满,而膨满者”。胀,皮肉臌胀,是客观体征,《灵枢胀论》:“夫张者皆在脏腑之外,排脏腑而郭胸胁,张皮肤,故命曰胀”。

山田光胤方证分析:本方的应用概括为:一、用于胃的蠕动和胃液分泌极度低下、腹中气与水停滞、心下腹部胀痛,饮食即吐,大便不通之证。二、用于发汗、下利、中风、腹部手术之后易引起的胃下垂、胃扩张、肠胀气、急性胃肠炎、急性吐泻等。三、本方可转用于脑溢血或胃切除术后的食物在消化道通行障碍等。(《汉方处方应用的实际》)

《胃肠病漫话》中有关论述:本方的配伍特点是行气药和补气药并用,可知所主之证是虚实夹杂证。方中行气药和补气药之间的用量比例颇有讲究,重用厚朴、生姜、半夏,理气降逆消胀,轻施甘草、人参以补虚扶正,成“七消三补”之剂,其证亦为实多虚少。《伤寒名医验案精选》载陈慎吾治一人,患腹胀,一医处以厚朴生姜半夏汁草人参汤,服后腹胀依然,陈老认为处方恰当,但剂量不适。原方不变,只将厚朴由9克增至18克,党参、炙甘草由9克减至3克,服后其胀立消。然而,临床应用是活的,不是一成不变的。使用本方要针对不同的病情灵活调整消补比例,既可以为“七消三补”,也可以为“消补各半”,甚至“三消七补”。本方厚朴用量为八两,人参用量为一两,两者之比为8∶1。但人参再少也并非可有可无,这是虚胀的治疗原则!对此,李克绍先生有深刻的见解。他说:“消食宽胀药,只有在胃肠消化功能还不算太虚的情况下,才能发挥消化饮食的作用。如胃肠虚弱的程度已很重,那只能先健补脾胃,不能奢想撇开胃肠的作用,只靠一包神曲、麦芽就能把所进的食物消化掉。相反地,在胃肠功能极为衰弱的情况下,这些药非但不能消食,而且还能消耗胃气”。

【医案举例】

1. **腹胀痛**(张石顽医案)

陈某,泻利腹胀作痛,服黄芩、白芍之类,胀急愈甚,其脉洪盛而数,按之则濡,气口大三倍于人迎,此湿热伤脾胃之气也。

与厚朴生姜半夏甘草人参汤二剂,痛止胀减,而泻利未已,与干姜黄芩黄连人参汤二剂,泻利止而饮食不思;与半夏泻心汤而安。(《张氏医通》)

2. **慢性胃炎**

患者,王某,女,36岁,2013年10月就诊。

症状：主诉“上腹胀痛，嗳气反酸2年余”。胃镜诊断为慢性萎缩性胃炎，经西药奥美拉唑片等治疗，未效。来诊，刻下：面色萎黄，感全身乏力，纳差，上腹部胀痛，时有嗳气反酸，大便稀溏，舌淡红苔白腻脉虚滑。

治以：消胀除满、补泄并行。

处方：厚朴20克，生姜20克，半夏12克，炙甘草6克，人参3克，焦三仙10克，服7剂后，腹胀痛减轻，食欲增加，无嗳气反酸，再服7剂，2个月后随访，症得愈。

3. 胃癌术后胃肠功能失调

患者华某，男，40岁。

症状：“胃癌术后”10年，近日自觉腹胀满，纳呆，间有嗳气，少矢气，舌淡苔薄白脉细弦。

处方：投厚朴生姜半夏甘草人参汤，川朴、制半夏、炙甘草各10克，生姜3片，党参15克，7剂。

药后脘腹胀满减轻，继服原方。调治三月，食欲增，腹胀除。

4. 泄泻（过敏性肠炎）

宋某，男，54岁。

症状：患慢性泄泻5年余，反复治疗不成，因于暑月过食凉面而发，虽经治愈，但以后每食面条即肠鸣腹泻，初服抗菌药可止，后渐不理。半年来发作频繁，天气变化及情绪稍有波动即可诱发。

现症见：腹胀满，泻下水样便，日三四次，腰瘦背楚，四肢倦怠。舌苔白厚腻，脉弦滑，右关略大。

诊断：辨为脾虚湿滞，拟温中行气祛湿为法。

处方：厚朴15克，半夏15克，生姜15克，红参（另包煎）6克，甘草（炙）3克，伏龙肝如鸡子大一块，车前子（包煎）30克，嘱进5剂。

二诊：泄止，余症缓，去车前、伏龙肝。又进5剂，诸症渐愈。后以原方为粗末，每日早晚各服10克，开水冲服，连用3个月，数载沉疴竟愈。

5. 咳嗽

周某，男46岁。

症状：患慢性支气管炎近10年。4天前受寒而发作。症见咳嗽，痰白稀，胸闷，微恶寒，纳差，神疲，舌质暗红、苔白滑，脉弦紧。

处方：厚朴、法夏、生姜各15克，党参12克，炙甘草6克。每日1剂，水煎温服。

3剂药后，咳嗽、胸闷减轻、精神好转。上方加五味子6克，茯苓15克，继服4剂，诸症若失。（《陕西中医》）

6. 下肢瘙痒

张某，男，36岁，教师。

病史：双下肢经常瘙痒4年，遇阴雨天及水湿加剧，搔抓则易破皮流水。曾多方中西药治疗，效果不理想。

刻诊：形胖、精神倦怠，舌胖大，舌质紫暗、苔白腻，脉沉细。

处方：厚朴25克，生姜15克，法夏12克，党参、炙草各10克，每日1剂水煎取汁，饭前温服。服药6剂，全身自觉轻松爽快，瘙痒消失。随访2年未复发。（《陕西中医》）

7. 胆囊炎

于某，男。

病史：右胁胀痛牵及脘腹1年，加重1月。患者因饮酒过度出现右胁胀满疼痛，B超示慢性胆囊炎。经中西药间断治疗症状时轻时重，1月前因酒后症状加重，予以静脉滴注青霉素、清开灵注射液，并服柴胡疏肝散加减等治疗效不佳来诊。

现症：诊见右胁胀痛牵及脘腹胀满、按之则舒，无反酸，偶见恶心欲吐，进食油腻生冷则加剧，形体肥胖，口干而不欲饮，大便稀溏，小便清长，舌淡泛青、苔厚白腻，脉缓弱无力。西医诊断慢性胆囊炎。中医诊断胁痛，证属肝郁脾虚，气滞湿阻。

诊断：治以疏肝健脾，理气除湿。方用厚朴生姜半夏甘草人参汤加味。

处方：法半夏、厚朴、生姜各15克，炙甘草、川楝子各10克，党参5克，煨木香9克，茯苓30克。每天1剂，水煎服。

连服20剂，腹胀胁痛、便溏基本消失。原方为末，每次服6克，每天3次，治疗月余，诸症消失。随访1年未复发。

8. **前列腺炎**

贾某，男。

主诉：尿频、尿急伴小腹胀满8个月。

症状：患者于同年1月份因在菜地劳作，久居湿地出现尿频、尿急，尿色清伴少腹胀满，劳累后症状加重，大便正常，饮食尚可，舌淡胖、边有齿痕、苔厚腻略黄，脉迟缓。经当地医院检查诊断为前列腺炎，经数家医院治疗，屡服中西药不效。西医诊断前列腺炎。中医诊断淋证，证属脾虚气郁，寒湿下注。治宜温补脾肾，散寒除湿，通淋消胀，方以厚朴生姜半夏甘草人参汤加减。

处方：法半夏、厚朴、生姜、炙甘草、小茴香各15克，党参、灯心草各5克。每天1剂，水煎服。

连服5剂，诸症大减，继服原方20余剂而收全功。随访2年余未复发。

【现代运用】

以腹部胀满为主诉的疾病，如慢性胃炎、胃扩张、功能性消化不良、过敏性肠炎、肝硬化腹水，妊娠恶阻等。

大半夏汤

【方剂组成】

半夏（汤洗）二两（6克），人参三两（9克），白蜜一升（20毫升）

【方药用法】

上三味，以水一斗二升，和蜜扬之二百四十遍，煮，取二升半，温服一升，余分再服。

【方证释义】

大半夏汤和胃降逆，补虚润燥。方中重用半夏和胃降逆；人参扶正补虚；白蜜润燥生津。三味药配伍共奏和胃降逆，补虚润燥之功。

方中重用半夏为君，温胃散寒，化浊开结，降逆止呕，本方中半夏用姜汁炮制，姜汁本身具有温胃止呕的作用，炮制以后加强了半夏止呕功能，而且减轻了生半夏的毒性；辅以人参健中补脾，以助运化，人参为温补之物，可大补元气，从根本上治疗本虚之症；佐白蜜补中润燥，其性情温和，能够调和营卫，滋润脾胃，并以其甘缓之性，令诸药留连胃底不速下行，充分发挥补虚润燥、开结化痰、降逆止呕之功效。

【主治病证】

胃反呕吐者，大半夏汤主之。

胃反：指朝食暮吐，暮食朝吐，宿谷不化。

【历代名医方论】

叶天士方证分析：提出“食谷不化，胃无火也”“脉虚无神，闻谷干呕，汗出振寒，此胃阳大虚”“胃阳衰微，开合之机已废”“胃阳伤极，中乏坐镇之真气，冲脉动诸脉交动”，认为胃阳虚损会导致胃气通降失司，甚至会导致诸脉冲逆交动，引起呕吐、噎膈反胃、肿胀、痰饮、疟等诸多疾病。叶氏论治胃阳不足时，认为“胃腑以通为补”“阳明胃腑，通补为宜”“腑宜通即是补”“胃虚不可守补，应当以通补为宜”，提出通补以复其阳，阳气得宣，则阴霾自散，胃气自和，从而创立通补阳明一法。

叶氏在张仲景大半夏汤“守补”的基础上进行化裁以通补阳明。以茯苓代替甘补胃气的白蜜，叶氏称茯苓能“通胃阳”，并在《临证指南医案·木乘土》中提出：“胃虚益气而用人参，非半夏之辛，茯苓之淡，非通剂矣。”此外叶氏也常配伍生姜或生姜汁，并称“姜汁生用，能通胸中痰沫，兼以通神明，去秽恶也”，其义有二：一是姜的宣通降逆加强了大半夏汤的辛通；二是佐制半夏之毒，半夏止呕同时还能化痰蠲饮。

叶氏以此化裁将守补之方改为通补之剂，是通补阳明的基本方。

【医案举例】

1. **青盲(青光眼)**

张某某,男,24 岁,武警战士。

症状:1991 年 5 月 8 日初诊。患青光眼半月余,眼痛,视力急剧下降,头痛剧烈,如束铁箍,恶心而呕吐频作,且控制不住,大便偏干。查眼压:左眼 37 毫米汞柱,0,右眼 32 毫米汞柱,0。舌质红,苔白腻,脉来弦滑。

诊断:辨为痰浊之邪上犯清阳之证。治当健脾和胃,化痰降浊。

处方:半夏 20 克,生姜 30 克,党参 12 克,蜂蜜 50 克。于蜂蜜中加两大碗水,以勺扬之约 10 余分钟后煮药,温服。

二诊(5 月 15 日):服药后,1 周内仅呕吐 1 次,查眼压:左眼 28 毫米汞柱,0,右眼 26 毫米汞柱,0。两目充血,低头时眼胀,大便正常。舌苔白略腻,脉弦。

药已奏效,守方续进 7 剂,患者头痛,眼胀,呕吐诸症悉除。查眼压:左眼 21 毫米汞柱,0,右眼 18 毫米汞柱,0,已属正常。[陈明,刘燕华,李方. 刘渡舟验案精选. 北京:学苑出版社,2007:181-182]

2. **神经性呕吐**

阎某某,女,56 岁,1998 年 7 月 18 日初诊。

症状:患者食后即吐 4 年,吐物为食物及黏液,无恶心,辅助检查未发现器质性病变,经治疗呕吐未见改善。伴大便干、2 日 1 次,舌苔白,脉弦滑、重按无力。

诊断:证属脾虚不运,津停为饮。治予大半夏汤加味。

处方:半夏 12 克,人参 9 克,生姜 3 片,蜂蜜 30 克。每日 1 剂,水煎服。

药尽 2 剂呕吐大减,大便干好转。继服 4 剂呕吐痊愈。[胡兰贵. 朱进忠老中医应用大半夏汤经验举隅. 山西中医,1999,15(6):1-2]

3. **胃溃疡恶变呕吐**

孙某,男,41 岁,1998 年 10 月 19 日初诊。

症状:患消化道溃疡 8 年,疼痛时轻时重,近 1 个月来胃脘部持续疼痛,虽用哌替啶疼痛也未明显减轻,反复呕吐食物黏液。上消化道钡餐造影:胃窦部及十二指肠溃疡,胃窦部溃疡恶变。舌苔薄白,脉弦紧。

诊断:证属痰饮阻滞,脾虚不运,久吐伤阴。治拟化饮降逆,补脾养阴。

处方:半夏 15 克,人参 10 克,生姜 3 片,蜂蜜 30 克,麦冬 15 克。每日 1 剂,水煎服。

结果:服药 1 小时后疼痛、呕吐缓解,2 小时后疼痛消失、呕吐停止。继服 1 剂后患者自诉疼痛、呕吐均未发作。1 个月后随访呕吐未作,胃脘部疼痛轻微偶见。[胡兰贵. 朱进忠老中医应用大半夏汤经验举隅. 山西中医,1999,15(6):1-2]

4. **幽门梗阻呕吐**

刘某某,男 52 岁,1999 年 4 月 21 日初诊。

症状:患者数年来胃脘部经常疼痛,呕吐 1 年,加重 4 个月。吐物为黏液及食物,大便秘结、3～4 日一行,胃脘灼热隐痛,舌苔白,脉虚大。上消化道钡餐造影。

诊断:幽门不全梗阻。证属脾虚挟饮,久吐伤阴。

处方:半夏 15 克,人参 10 克,蜂蜜 60 克,生姜 4 片。每日 1 剂,水煎服。

服药 2 剂,呕吐减轻,大便正常,胃脘部仍稍感灼痛。6 剂后呕吐停止,胃脘部灼热隐痛未再发作。[胡兰贵. 朱进忠老中医应用大半夏汤经验举隅. 山西中医,1999,15(6):1-2]

5. **贲门失弛缓**

唐某某,女,54 岁,干部,1984 年 4 月 11 日入院。

主诉:食入呕吐反复发作 10 年,加重 1 个月。患者 1974 年春患呕吐,X 线钡餐检查诊为贲门失弛缓症,当时经治一度好转。尔后,每因劳累或情绪不畅时,经常反复发作。

各大医院辗转治疗，收效甚微。西药山莨菪碱、东莨菪碱，中药旋覆代赭汤、吴茱萸汤、丁香透膈散等服之迨遍。1月来证情加重，食入即吐，甚时茶水难入，脘痞，气短，无力，形体消瘦，面色皖白无华。舌质淡、苔薄白，脉虚细。体检：神清，精神疲乏，营养差，贫血貌，消瘦，心肺(一)，腹软，呈舟状，上腹部有轻压痛，肝脾(一)。纤维胃镜：贲门痉挛。入院诊断：顽固性贲门失弛缓症。

中医辨证：呕吐日久，胃虚气逆，治以大半夏汤。

处方：制半夏30克，人参(另炖，兑服)10克，白蜜10毫升。

结果：3帖后，呕吐好转，能进少量流质饮食。效不更方，继进3帖，呕吐渐止，饮食大增，精神好转。继以六君子丸善后，巩固疗效。

1985年6月随访：前证终未再发，饮食正常，精神饱满，体重增加，早已恢复工作。[黄福斌．大半夏汤治愈顽固性贲门失弛缓症．江苏中医杂志，1986(11)：16]

6. 顽固性呃逆

熊某某，男，57岁，工人。1983年6月20日初诊。

症状：罹呃逆数月，曾做多项检查，未见器质性病变，西医诊断：胃神经官能症，服多种中西药，效果不显。近1月来逐渐加重，伴见心烦易躁，大便干结，饮食减退，神疲消瘦，舌苔白而干，脉沉细略数。

诊断：此为脾之气阴两虚，胃气上逆，治以益气润燥，降逆止呃，大半夏汤加味。

处方：半夏15克，党参12克，竹茹12克，芦根12克，枳壳9克，蜂蜜(冲服)12克。服5剂见效，30剂后呃逆痊愈。半年后随访，未见复发。[赵孟川．顽固性呃逆一例．四川中医，1986，4(1)：10]

7. 妊娠恶阻

陈某，女，32岁，2002年7月15日初诊。

症状：孕后3个月，呕吐甚，服中西药未效。现频频呕逆，呕物酸臭，胃脘微胀，厌食，食则即吐，口微渴，不多饮，小便短赤，大便数日一行，质黏而臭，舌质微红、苔根薄黄，脉右关呈细数。乃脾虚胃热，升降失调之恶阻重症。

诊断：治以和胃降逆，清热润燥。方拟大半夏汤加味。

处方：西洋参(另煎)9克，麦冬9克，法半夏15克，淡竹茹1克，蜂蜜(冲入)40克。水煎，分2次服。

服药后症状消失，再用党参12克，山药20克，冰糖少许，煎汤代茶，以复胃津。服3剂后痊愈。[林瑛瑛．大半夏汤治疗妊娠恶阻体会．实用中医药杂志，2005，21(7)：431]。

【现代运用】

1. 以朝食暮吐，暮食朝吐为主诉的疾病，如反复发作的神经性呕吐，梗阻性呕吐，急性胃炎，胃及十二指肠球部溃疡，贲门痉挛，贲门失弛缓症，幽门梗阻(水肿、痉挛、狭窄)，胃癌，胃扭转，放化疗后胃肠道反应，妊娠呕吐等。

2. 习惯性便秘，慢性咽喉炎，慢性扁桃体炎，慢性支气管炎，支气管哮喘，声音嘶哑等病兼见恶心欲呕或呕吐，且病程较长，形体消瘦等。

3. 霍乱。

半夏干姜散

【方剂组成】

半夏、干姜等分(各15克)

【方药用法】

杵为散，每服方寸匕，浆水1升半，煎取7合，顿服之。

【方证释义】

本方主治干呕吐逆，吐涎沫。证属胃中有寒，津液凝为痰涎，随胃气上逆，因而干呕、吐涎沫。方中半夏辛温，燥湿化痰，化饮散结，降逆止呕，为君药。干姜辛热，温脾暖胃，温阳散寒，为臣药。两药性味辛温，辛以散之，温则除之。两味相伍，温中化饮，降逆止呕。既能温胃化饮止呕，亦能温肺化饮止咳，浆水煮服，取其甘酸能调中开胃，畅达气机，降逆止呕。顿服之，使药力集中而取效迅捷。

【主治病证】

干呕，吐逆，吐涎沫，半夏干姜散主之。

治干呕吐逆，吐涎沫出者方，半夏、干姜各等分。上二味哎咀，以浆水一升半，煮取七合，顿服之，日三。

【历代名医方论】

《张仲景方剂学》：本方功能温中散寒，降逆止呕。方中"干姜辛热，善能温中祛寒，半夏辛燥，长于降逆止呕。二药合用，不仅温胃止呕，尚可温肺化饮，对于胃寒呕逆者宜之，寒饮上逆者亦可用之。用浆水和服，以浆水能调中下气，以助止呕也"。

段富津《金匮要略方义》：本方症是以中阳不足，寒饮内盛为主要病机的病证。症见干呕，吐逆，吐涎沫，且畏寒喜热，舌淡苔白滑，脉沉迟。本方证与吴茱萸汤证之干呕吐涎沫类似，但后者为肝寒犯胃，故用吴茱萸为主药温肝降逆，肝胃同治。本方证病位在胃，故用干姜、半夏温胃降逆，专治其胃。

赵以德《金匮玉函经二注》：干呕吐涎沫者，由客邪逆肺，肺主收引，津液不布，遂聚为涎沫也。用半夏、干姜之辛热，温中燥湿；浆水之寒，收而行之，以下其逆，则其病自愈矣。"

尤怡《金匮要略心典》：干呕吐逆，胃中气逆也；吐涎沫者，上焦有寒，其口多涎也。此是阳明寒气逆气不下而已。故以半夏止逆消涎；干姜温中和胃；浆水甘酸，调中引气止呕哕也。

【医案举例】

1. 妊娠恶阻

潘某，18岁，女，妊娠36天。症状：口淡，恶心，嗳气，纳差，身冷，腰酸。舌淡红，苔薄白，脉细。治法：温中降逆，益肾安胎。处方：甘草附子汤合半夏干姜散、橘皮汤加味。炙甘草6克，淡附片6克，炒白术10克，桂枝6克，半夏12克，干姜6克，陈皮12克，生姜5片，杜仲12克，续断12克，7剂。服药之后，症状全消。下腹疼痛1周，咽痛。舌淡红，苔薄白，脉细。（马大正．经方治疗妊娠恶阻验案6则．河南中医，2007，192(12)：11-12）

2. 妊娠腹泻（马大正医案）

初诊：2006年11月18日。项某，28岁，妊娠45天，大便溏软，日解2次已经一周，矢气多、臭，纳可。舌淡红，苔薄白，脉细。治法：温补脾肾，行气止泻。处方：半夏干姜散加味。半夏10克，干姜5克，补骨脂10克，炒薏苡仁20克，炒白术10克，木香6克，薤白10克，4剂。二诊：2006年11月22日。大便成形，日解一次，舌脉如上。

按：以半夏干姜散治疗"干呕吐逆，吐涎沫"，本为正治，而用于腹泻者何也？方中干姜能够温脾胃，可以治疗寒泻，而半夏可以治腹泻，或不为人知。《本草蒙荃》称半夏之功"脾泻兼驱，心汗且敛"，倪朱谟也说，半夏"入杂病方，治……泄泻肿满"，《和剂局方》中的半硫丸治疗老年虚冷便秘，或寒湿久泻，即用半夏配硫黄而成。该案用半夏干姜散加炒薏苡仁、炒白术温脾止泻，加补骨脂者，该药味辛、苦，性温，具有益肾止泻功效，故四神丸中用之，加木香、薤白调气止泻，诸药合用，药到病除。

3. 秦伯未医案

吴某某，女，42岁，干部。患高血压病已三年，血压常波动在190～140/110～100毫米汞柱之间，遍服中西药均无显效，于1962年夏从南方赴京求治于秦老。观其服用的中药处方，大都是生石决明、灵磁石、生龙牡、杭菊花、双钩藤、生白芍、桑寄生、怀牛膝等平肝降逆辈，秦老说，前医久治不效，更要详细审

证求因，重新辨证论治。患者形体肥胖，自诉常头晕胀痛，眩晕甚时如坐舟中，颇欲吐，曾数次呕出大量清涎。纳食欠馨，胸脘部常有胀闷感，心悸，多梦，二便尚可。舌质淡，苔薄白腻，脉象右寸关滑甚。观此患者之形证，乃中阳不足，寒饮上逆所致，且患者数年来所服中药多系寒凉重降之品，更伤中焦，故当温中止呕，以《金匮》半夏干姜散加味治之。处方：法半夏9克，淡干姜9克，云茯苓9克。水煎服。患者拿起处方，颇为不快，出门说："我千里迢迢赴京求医，仅此几味药能行吗？"不料两天后，患者兴致而来，言几年来服药后从未如此舒服，因此两天即把3剂药痛快服完。嗣后以温中化饮法加减，治疗月余病愈，患者高兴返里。［国医论坛1986(2)：21］

按：高血压眩晕，大多从潜肝阳、息肝风论治，然本案患者形体肥胖，呕眩心悸，舌淡苔薄白腻，脉来滑象，乃中阳不足，寒饮上逆之候，故服平肝潜阳之品不效。秦老审察秋毫，经投半夏干姜散加茯苓治之，获佳效，自见秦老辨证精当之一斑。

4. 太阳证眩晕(梅尼埃综合征)(范中林医案)

罗某某，女，34岁。成都市某厂工人。病史：1976年5月，突感眩晕，如坐舟中，卧床不起。成都市××医院内科确诊为"梅尼埃综合征"。数日后转来求诊。初诊：四天前，下班回家，自觉头胀痛，眩晕甚，颇欲吐。次日上班，到厂后片刻即晕倒。呕吐频繁，吐出大量清涎，头晕似天旋地转。恶寒、咳嗽、无汗。舌质偏淡，苔微黄。此太阳证，寒邪闭阻，水饮内停而致眩晕。法宜先从温化寒饮，祛痰降逆入手，以半夏干姜散加味主之。处方：法夏18克、干姜18克、云苓30克、甘草3克。二诊：干呕消失，头胀痛、眩晕减轻。再宜表里同治，散外寒，涤内饮，以小青龙汤加减主之。处方：麻黄10克、法夏15克、干姜10克、甘草15克，二剂。三诊：头晕、咳嗽进一步好转，痰涎减。表邪未尽，阳气尚虚，继以麻黄细辛附子汤，助阳解表。处方：麻黄10克，制附片(久煎)60克、辽细辛6克、桂枝10克、干姜60克、甘草30克，四剂。服药后，自己单独乘公共汽车前来诊病，尚有头晕胀之感，舌淡红，苔薄白微黄。又少进散寒除湿，安中攘外之品，数日后病愈。1979年10月26日追访，三年来坚持上班，病未复发。

按：《金匮要略》云："干呕、吐逆、吐涎沫，半夏干姜散主之"。故首用此温中止呕之法。重加茯苓，取其健脾利水渗湿，既能扶正，又可祛邪，且为治痰主药。服药两剂，病情好转。次用小青龙汤与麻黄细辛附子汤，取其善涤内饮，助阳驱邪之功。

【现代运用】

临床常用于治疗急慢性胃炎、胃扩张、慢性肝炎、慢性胆囊炎等属中阳不足或寒饮内盛者。

生姜半夏汤

【方剂组成】

半夏半升(9克)，生姜汁一升(15毫升)

【方药用法】

上二味，以水600毫升，煮半夏取400毫升，纳生姜汁，煮取300毫升，小冷分四服，日三，夜一。呕止，停后服。

【方证释义】

本方功能宣散寒饮、舒展气机，用治寒饮搏结于胸胃而致的胸中似喘不喘，似呕不呕，似哕不哕难以名状，烦闷不堪，痛苦难忍之症。此证为寒饮之邪停于中焦与气相搏结，影响上焦气机升降出入，致使胸阳不得伸展。治当温化寒饮，宣畅气机，和胃止呕。故重用生姜汁温胃散寒化饮为君(《本草拾遗》谓"生姜汁，解毒药，破血调中，去冷除痰，开胃")，半夏燥湿化痰，辛开散结，降逆止呕，为臣药。半夏虽有毒，生姜汁可解半夏之毒，姜汁兼为佐制药。正如《金匮要略心典》所阐释的“寒邪搏饮，结于胸中而不得出，则气之呼吸往来出入升降者阻矣。似喘不喘，似呕不呕，似啰不啰，皆寒饮与气，相搏互击之证也。生姜半夏汤，即小半夏汤而生姜用汁，则降逆之力少，而散结之力多，乃正治饮气相搏，欲出不出者之良法也。”生姜、半夏，辛温之气，足以散水饮而舒阳气，然待小冷服者，恐寒饮固结于中，拒热药而不纳，反致呕逆。今热药冷饮下嗌之后，冷体既消，热性便发，情且不违，而致大益，此《内经》之旨也。此方与前半夏干姜散略同，但前温中气，故用干姜，此散停饮，故用生姜；前因呕吐上逆，顿服之则药力峻猛，足以止逆降气，呕吐立除；此心中无奈，寒饮内结，难以猝消，故分四服，使胸中邪气徐徐散也。

【主治病证】

病人胸中似喘不喘，似呕不呕，似哕不哕，彻心中愦愦然无奈者。

风痰上攻，头晕眼花，痰壅作嗽，面目水肿，咳逆欲死。

【历代名医方论】

《金匮要略心典》：胸为气海，主宗气而司呼吸，内藏心肺，下邻脾胃，寒饮蓄胃，上泛胸阳，致气机升降失常，出现似喘非喘，胸闷憋气，似呕不呕，乃心中闹漾之感，似哕不哕，有气逆欲吐之兆。总之，心中极度烦闷而无所依附，尤如心神恍惚之感。形象地反映了寒饮结胸，气机受阻，胃失和降，上凌胸阳的病变特征。故治宜生姜半夏汤，辛散寒饮，舒展阳气，降浊平胃。生姜半夏汤，顾名思义就是生姜和半夏这两味药。可是这两味药合在一起不就是小半夏汤吗？生姜半夏汤与小半夏汤的区别不在药物，而在用量与用法。生姜半夏汤中，用生姜是取汁而不是直接煮。半夏汤的原方是用半夏半升，生姜汁一升。小半夏汤的原方是半夏一升，生姜半斤。小半夏汤的半夏用量大，而生姜半夏汤的生姜用量大，所以在方剂名称中生姜也放在了半夏的前面，表明生姜是君药。小半夏汤重在降逆化饮，所以重用半夏；而生姜半夏汤重在散饮去结，所以重用生姜。

《金匮玉函经二注》：此方与小半夏汤相同，而取意少别。小半夏汤宣阳明之气上达，故用半夏为君，生姜为佐；半夏汤通阳明之经，故用姜汁为君，半夏为佐，取其行于经络，故用汁也。

《医宗金鉴》：彻心中愦愦然无奈者，总形容似喘不喘，似呕不呕，似哕不哕，心中愦乱无奈，懊侬欲吐之情状也，故以半夏降逆，生姜安胃也。

李彣《医宗金鉴》：生姜、半夏，辛温之气，足以散水饮而舒阳气。然待小冷服者，恐寒饮固结于中，拒热药而不纳，反致呕逆。今热药冷饮下嗌之后，冷体既消，热性便发，情且不违，而致大益，此《内经》之旨也。此方与前半夏干姜汤略同，但前温中气，故用干姜，此散停饮，故用生姜；前因呕吐上逆，顿服之则药力猛峻，足以止逆降气，呕吐立除；此心中无奈，寒饮内结，难以猝消，故分 4 服，使胸中邪气徐徐散也。

《高注金匮要略》：门人问曰：胃寒而上沁下吸，温之降之，固为正治。其温胃而不用甘草者何也？答曰：生姜辛温而性善走，取汁用之，则过嗓即发，是所以温上焦之似喘似呕也；配半夏以降之，则辛温之性渐渐下沉，是温胃之外，尤欲以辛胜肝，而并治其下焦之欲哕。故于甘草之守中者无取焉。

《证治准绳·类方》：卷三方之生姜半夏汤功在止呕吐，开胃消食。

尤怡：寒邪搏饮，结于胸中不得出，则气之呼吸往来，出入升降阻矣。似喘不喘，似呕不呕，似哕不哕，皆寒饮与气，相搏互击之证也。且饮，水邪也，心，阳脏也，以水邪而逼处心脏，欲却不能，欲受不可，则彻心中愦愦然无奈也。生姜半夏汤，即小半夏汤，而生姜用汁，则降逆之力少而散结之力多，乃正治饮气相搏，欲出不出者之良法也。

刘渡舟：因寒饮结于中焦，拒热药不进，呕吐加剧，故分四服，使量少而易于受纳；又因饮邪内结，难以速去，四服可使药力持久，逐渐消散内结之寒饮。简而言之，就是中焦寒饮势大了一些，热药不易攻入，放凉一些，易被"接受"；另外就是饮邪其势缠绵，不能速去，采取小股兵力"浸透"，徐徐图之也！

胡希恕：水是阴物质，水饮之邪当属阴邪。也就是说，一般情况之下，水饮性多阴寒。当然，胃中水饮也有热的，那是因为胃中阳热之邪过重，致水饮化热，这里不论。这一条说的水饮之邪性阴寒。当胃中有水饮，人体正气当然要与之相搏，阳气发于脾，脾阳之气上行，受到水饮牵扯，那么就会出现"似呕不呕，似哕不哕"，呕也不出，哕也不出，但是正气还想将它"吐出"的情况；另外饮停中焦，肺肾气机不畅，就会出现"似喘不喘"，呼吸不顺畅；正气搏击水饮之邪上行胸中，心阳被困，"彻心中愦愦然无可奈何"了，也就是说，整个心都是"心烦闷乱，以至于无可奈何"。(《金匮要略讲座》)

【医案举例】

1. 寒饮呕吐

①于某，男，19 岁。嗜饮啤酒，四季皆如，一日，饮冷啤过量，又食水果甚多，出现胃胀恶心，但无痛感，口吐清水，胃酸上溢，心中荡漾难忍，舌苔无变化，脉现沉滑。证属：寒饮积胃，胃失和降。处方：生姜半夏汤加干姜。二剂而安，嘱其饭时可食生姜丝少许，永保胃安。

②任某，女，35 岁。性格内向，忧郁寡欢，肝气抑郁挟胃气上逆，恶心欲吐，胁肋撑胀，嗳气烦闷，胃脘胀满无食欲，心中忙乱，舌质淡黯，苔白，脉弦滑。证属：胃中停饮，肝胃气逆。处方：生姜半夏汤配黄连 3 克，吴茱萸 9 克，加枳实 15 克，香附 20 克，广木香 12 克，陈皮 18 克，六剂而痊。

③小儿吐奶。陈某，男，1.5 个月。1995 年 11 月 17 日初诊：近 3 日来不欲吮奶，时吐奶，偶尔吐涎沫，昨晚哭闹甚，欲索一方，苔白，指纹淡红，遂予生姜半夏汤：半夏 3 克，入煎取汁，加生姜汁 5 毫升，酌加红糖适量，分 5～6 次灌服，连服 2 日病愈。(张笑平．金匮要略临床新解．合肥：安徽科技出版社，2001：253)

按：本例患儿吐奶当为寒饮阻隔所致，应属生姜半夏汤证，考虑到婴儿难以受药，故径处该方以治之，想不到旋获著效，足见经方之妙！

2. 眉棱角痛

①刘某某，男，38 岁，患眉棱角痛 8 年，予以生姜半夏汤治之。药用生半夏 30 克，生姜 20 克，用沸水泡，代茶频服。服 1 剂痛减，2 剂痛止。嘱再服 2 剂以巩固疗效。至今未发。

②李某某，女，34 岁。患感冒头痛，以眉棱角处为剧。痛如锥刺，竟有昏倒之势。予以生半夏 30 克，生姜 20 克，嘱以滚水泡药频服。服三剂而愈，追访年余未发。

按：眉棱角痛，多系脾不运湿，风痰为患。以生姜散寒解表，化痰解毒，半夏燥湿化痰为治。《脾胃论》云："足太阴痰厥头痛，非半夏不能疗"。笔者认为，凡顽痰怪疾用生半夏为佳。但半夏生用有毒，医多惧用。若用生姜沸水(高温)泡服，就能减轻或消除其毒性。

3. 妊娠恶阻便秘

初诊：2005 年 8 月 3 日。杨某，28 岁，妊娠 44 天，恶心 4 天，大便 7～8 天一解，呈羊矢状，小便频，带多色白，无腰腹疼痛。舌淡红，苔薄白，脉细滑。治法：温胃止呕，润肠通便。方剂：生姜半夏汤合甘草小麦大枣汤加味。生姜(捣汁入药)8 片，半夏 10 克，甘草 9 克，小麦 90 克，大枣 10 个，生白术 45 克，淮山药 30 克，何首乌 20 克，5 剂。二诊：2005 年 8 月 8 日。恶心除，大便顺，2 天一行，小便次数正常。昨晚小腹阵痛，持续 20 分钟，小便短难，尿常规检查正常，舌脉如上。治法：温胃止呕，润肠通便，渗水利湿。方剂：生姜半夏汤合甘草小麦大枣汤、猪苓散。生姜（捣汁入药）8片，半夏10克，甘草9克，小麦90克，大枣10个，猪苓12克，茯苓10克，生白术45克，3剂。

按：生姜半夏汤仅为生姜汁与半夏两味。此方列于《金匮要略·呕吐哕下利病脉症治》之下，原文称该方治疗“病人胸中似喘不喘，似呕不呕，似哕不哕，彻心中愦愦然无奈者”，故知其所治实与喘无关，确是治疗呕吐哕诸候。沈明宗认为，所治非喘、非呕、非哕，而是“泛泛恶心”。

妊娠恶阻以中寒夹饮者为多，生姜汁温胃散饮，半夏化痰降逆，方证相合，故用之多效。此案同时伴有大便秘结，故佐以甘草小麦大枣汤、生白术、淮山药、何首乌，以润肠通便。

【现代运用】

临床加减可用于治疗头痛、急慢性胃炎、胃或贲门痉挛、胆汁反流性胃炎、食道炎、梅尼埃综合征等属本方证者。

橘皮汤

【方剂组成】

橘皮四两（60克），生姜半斤（125克）

【方药用法】

上二味，以水七升（1400毫升），煮取三升（600毫升），温服一升（200毫升），下咽即愈。

【方证释义】

橘皮汤通阳和胃，治哕逆，胃寒气逆证。本证为胃寒气逆，阳气遏郁。症见干呕，哕逆，兼见手足厥冷。干呕是气上逆而呕，哕是吸气不能下达，气触膈间作响，寒邪袭胃，胃失和降，逆气上冲，则干呕而哕；寒邪遏郁脾胃阳气，其气不能达于四末，故手足厥冷。此厥逆病程短暂，病情轻浅，与四逆汤厥逆有别。干呕是胃失和降，其浊气径直上逆；而哕逆之气是吸极而后突然向上冲逆，胃与膈均参与此过程。治宜行气通阳，和胃降逆止哕，方用橘皮汤。方中橘皮理气和胃通阳；生姜降逆止呕，宣发阳气而散寒，促使上中焦阳气宣通，从而使气机调达，胃气得降，呕逆、手足厥都能好转。二味相配通阳散寒和胃。方后指出服药下咽即愈，乃病程短暂，病情较轻，易于治疗。上二味药，水煮，去滓，温服。

【主治病证】

干呕，哕，若手足厥者，橘皮汤主之。

【历代名医方论】

《千金方衍义》：橘皮汤主呕哕厥冷良，由浊痰阻遏清阳，不得旁达四末。但须橘皮、生姜涤除痰垢，不得妄议温经也。

《金匮要略心典》：干呕哕非反胃，手足厥非无阳，胃不和，则气不至于四肢也。橘皮和胃气，生姜散逆气，气行胃和，呕哕与厥自已，未可便认阳虚而遽投温补也。

《金匮要略论注》：呕兼哕言，则以哕为重矣。彼有因元气败而哕者，此肾虚欲绝也。若从干呕来，虽手中厥，明是胃气寒气结，不行于四肢，故以橘皮温胃为主，而合生姜以宣散其逆气也。

《太平圣惠方》：中记载许多治疗痰饮、宿食、肠鸣积聚等丸散剂均使用橘皮汤送服，以健脾和胃、引药归经。《圣济总录》中记录可在方中加入前胡、甘草、白术治疗伤寒呕哕不止。该方为治疗伤寒呕哕之经典母方。该证为干呕哕胃气上逆于胸膈，致阳气不能通达四末，形成厥证。吴茱萸汤证同样出现哕而手足逆，但吴茱萸汤证证中表现明显胃阳虚；橘皮汤中为新病初起，行气俱实，未出现阳虚阴盛之证，不可贸然使用温补之品。此时采用橘皮汤和胃降逆、温通经脉。原文中提到：“温服一升，下咽即愈。”因该证干呕而未出现反胃之证，出现厥证而并非阳气不足，此为新病初起，故药物服下气行则病解。在发病初期，胃气尚未耗伤，使用橘皮汤疗效立现，然病程日久，胃阳气耗伤，则不再适宜应用该

方。方中药味少而精悍。取橘皮和胃气之功效，行气和胃；取生姜散逆气之功效，生姜乃“呕家圣药”，具有良好的降逆止呕、温胃和中之功效，同时健脾温胃。以轻剂主以行气，橘皮、生姜均属于温性药物，轻温补、重行气、散水饮，则药到病除。

若患者出现明显肢冷、恶寒，可使用干姜代替生姜使用。若患者出现严重里寒之证，四肢厥逆冷甚则可与吴茱萸汤合用，或加入肉桂等以温胃阳，散里寒，和中而降逆。若患者出现胃脘满闷不舒，咳吐痰涎，可加重陈皮用量同时加入半夏、枳实以行气导滞，降逆祛痰。若患者出现胃脘胀痛甚、呕逆不止，可加入旋覆花、代赭石增加理气降逆之功效。针对妊娠恶阻，呕吐不止，食米不进可在本方的基础上加入白术、竹茹、人参、厚朴，意在清热降逆而不伤胎气，止恶阻而安胎之功。

《素问病机气宜保命集》中记载：蜜煎生姜汤、蜜煎橘皮汤、烧生姜胡桃，此三者治无痰而嗽者，当辛甘润其肺固也。《寇氏衍义》中记载可将生姜橘皮以2∶1捣碎入丸，针对经年气嗽、旧患膀胱气均有显著疗效。《济阳纲目》中记载将生姜、橘皮、神曲以1∶1∶1比例制成橘姜丸，为治疗气嗽之圣药。《圣济总录》中多处记载，橘皮汤中加入紫菀、人参、桑白皮、茯苓等形成陈橘皮汤，针对肺气壅、咳嗽声不出有显著疗效。

《圣济总录》《普济方》中记载：橘姜丸专治食鱼中毒，陈橘皮、生姜、豆豉上等分，和丸梧桐子大，每服二十丸。古书中多有记载，生姜有很好的制约鱼蟹毒的作用。现代药理研究表明，生姜可起到某些抗生素的作用，尤其对沙门氏菌效果明显。豆豉辛散苦泄，陈皮辛香走窜、解鱼蟹之毒。

胡希恕：干呕，哕，若手足厥者，橘皮汤主之。干呕，或者是哕，哕者就是干呕频繁而连连不断，以至于手足厥。气往上逆阻碍气机，气机受阻手足厥冷，胃气不行，也影响手足厥冷。不搁半夏，搁橘皮行气，气畅，厥逆、哕则治。橘皮也是下气的药，能治咳嗽。同时它也健胃消食，食欲不振加橘皮。橘皮行气，也下气，行气也降逆。两药配合起来偏于行气、下气。所以干呕哕，影响到手足厥者，橘皮汤主之。

【医案举例】

1. 连建伟医案

水饮上逆：1972年秋，某日黄昏后，余自觉有气从胃部上冲，欲呕而不得，欲呃而不能，四肢微冷，病苦难以名状。窃思此乃水饮停于中脘，阻碍气机，欲升不得，欲降不能，阳气不达于四肢之故。遂搜寻橘皮、生姜二物，各取6克许，煎汤温服。药汤下咽须臾，诸症即愈，与数分钟前判若二人，真简便良方也。（何任，张志民，连建伟．金匮方百家医案评议．杭州：浙江科学技术出版社，1991：318-319）

按：本案为饮停中脘，气机阻塞而致水气上逆，故投以橘皮汤，以橘皮降逆气，生姜散水饮，气降水消，诸症自愈。

2. 颅脑术后

顽固呃逆：姜氏以针灸配合本方治疗颅脑术后呃逆4例，1例2天后呃逆停止，3例3天后呃逆停止，未复发。[姜明旭，赵霞．针刺配合橘皮汤治愈颅脑术后顽固性呃逆．山东中医杂志，2002，21（1）：48]

3. 妊娠恶阻腹泻

初诊：2005年8月2日。陈某，21岁，妊娠97天，恶心呕吐51天，口淡，咽喉不适，大便日解5～6次，常溏薄，无腰腹疼痛。舌淡红，苔薄白，脉细。西医诊断：①妊娠呕吐。②消化功能紊乱。治法：温中健脾，行气降逆。方剂：橘皮汤合小半夏汤、理中汤。陈皮12克，生姜10片，半夏15克，党参12克，炒白术10克，炮姜5克，炙甘草6克，3剂。二诊：2005年8月6日。恶阻消失，大便成形，日解一次，稍结，舌脉如上。中药守上方改炒白术为生白术20克，减生姜为5片，4剂。三诊：2005年8月10日。大便已经正常，无不适，舌脉如上。治法：温中健脾，调气和胃。香砂六君子汤（《医方集解》）加扁豆 20 克，薏苡仁 20 克，鸡内金 6 克，炒谷麦芽各 10 克，4 剂。

按：橘皮汤仅橘皮和生姜二味，从药味多寡的角度来说，这是仲景方中仅次于独味的苦参汤、甘草汤、文蛤散、诃黎勒散的最小单位的基本方之一（如小半夏汤、桔梗汤等也仅两味药物）。橘皮汤可以治疗“干呕，哕”并不难理解，因为橘皮可以健脾理气，生姜可以温中止呕，故徐灵胎称“此治胃气不通之吐”。至于“若手足厥者”，此乃干呕、哕发生之际一时性气机不宣，阳郁于里，不能布达四末所致，呕哕止则四肢自温。此手足厥绝非四逆汤证心肾阳虚之手足厥冷可比，后者系阴盛阳亡之危候，其厥冷自深，不温阳则不能救其厥。

该案为妊娠恶阻，腹泻口淡，无腹痛，舌淡红，苔薄白，脉细，当从脾胃虚寒论治。而其腹泻，属于《素问·气交变大论》中的“鹜溏”，系寒泻，不能同葛根黄芩黄连汤证相提并论。故以橘皮汤合小半夏汤、理中汤温中健脾，和胃降逆，二诊恶阻已止，大便稍结，故减生姜为一半，易炒白术为生白术，以崇土润燥。

【现代运用】

本方为胃寒气逆的呃逆而设，现代临床可用于治疗膈肌痉挛、神经性呕吐、慢性胃炎、顽固性呃逆、妊娠恶阻、化疗后呕吐、化疗后异嗜等证。

橘皮竹茹汤

【方剂组成】

橘皮二升（12 克），竹茹二升（12 克），大枣三十枚（5 枚），生姜半斤（9 克），甘草五两（6 克），人参一两（3 克）

【方药用法】

上六味，以水一斗，煮取三升，温服一升，日三服（现代用法：水煎服）。

【方证释义】

本证因胃虚有热，气机上逆所致。中焦失运，气结津凝而呈哕逆，法当输运中焦，开其窒塞，调其逆气，缓其急迫。使中焦健运，津气通畅，逆气下行，筋膜舒缓，而哕逆可止。橘皮芳香而温，用量独重，擅长疏理滞气，醒脾化湿，下气止哕；与生姜同用，能呈醒脾化湿，调气行津，温胃降逆功效。此证寒热证象并不明显而哕逆之势又颇为急迫，橘皮轻用则药不胜病，重用又恐过于温燥，故用寒凉的竹茹为其辅佐。此药不仅能够增强祛痰泄浊，降逆止哕功力，且能制约陈皮、生姜过于温燥，有相反相成之妙。人参用量独轻，其意不在补气而在防止陈皮耗气，盖陈皮用量独大，用此以防气耗。哕属肝系筋膜挛急用甘草、大枣有“肝苦急，急食甘以缓之”之意，观仲景诸方，一般仅用大枣 12 枚，而此方用至 30 枚；甘草一般仅用二至四两，而此方有五两之多，推求重用之意，盖不全为健中而设也。橘皮、竹茹共为君药，二药相伍，降逆止呃，清热除烦，行气和胃。生姜、人参为臣药，生姜和胃止呕，助君药以降逆止呃。人参益气补中，与橘皮相合，则行中有补。大枣、甘草为佐药，合人参补中以治胃气之虚；大枣与生姜二者为伍，调和脾胃。甘草为佐使药，调和药性。诸药合用共奏降逆止呃、益气清热之功，为治疗胃虚有热，气逆不降之呃逆的常用方。降清补相伍，主以清降，清而不寒，补而不滞。

综上观之，竹茹、人参之用，皆在驾驭陈皮，使其独擅其功，有制之师，此之谓也。《金匮要略》注家一致认为此系胃虚有热，今从不偏寒热分析是否符合事实。正因力求符合事实，才从不偏寒热分析。其理有三：

①仲景原著只有“哕逆”二字，未曾指出偏热。

②所用橘皮重达一斤，生姜亦达一斤，皆属辛温之品，虽有二升竹茹之凉，亦仅不偏寒热，不会变温为凉。

③《三因极一病证方论》谓此方治“咳逆呕哕，胃中虚冷，每一哕八九声相连，收气不回，至于惊人者。”明确指出属寒而非属热。注家均谓胃虚偏热，是因方中竹茹寒凉，以药测证似应偏热，未从剂量权衡轻重故也。如果将橘皮、生姜剂量减轻，用于胃虚有热，亦无不可。

【主治病证】

哕逆者，橘皮竹茹汤主之。

【历代名医方论】

《正字通》谓：方书有物无声曰吐，有声无物曰哕，有声有物曰呕。此方所治是由中焦失运，气结津凝，阻滞少阳三焦，肝系筋膜收引所致，病理涉及肝脾两系。

橘皮竹茹汤方，《金匮》以治哕逆。王肯堂云：成无己、许学士以哕为呃逆，东垣、海藏又以哕为干呕，诸论不同。按《灵枢·杂病篇》末云：哕，以草刺鼻嚏，嚏而已；无息而疾引之，立已，此谓闭口鼻气，使之无息也；大惊之，亦可已。详经文之法，正治呃逆之法。故取成、许二家，以哕为呃逆，为得经旨也。哕逆有因胃寒者，有因胃热者，有因病后体虚未复，胃气上逆者。详其方意旨，为病后体虚，胃气上逆者立法也。橘皮、竹茹辛苦通降，人参、甘草补虚缓中，生姜、大枣调和营卫，正与此病机相契焉。

《方函口诀》云：此方主橘皮之下气，兼竹茹之润降，故气逆发哕者主之，又用大量甘草，妙法也，用少则不效……杂病之哕，虽经月余者，必效。若渴饮上逆而哕者，在阳(属热)则半夏泻心汤，在阴(属寒)则吴茱萸汤所主也，若胃气衰脱，奔腾而哕者，不在此数，死证也。”用大量甘草有甘以缓急之意。只赞其妙，未明其理，学者仍然莫明其妙。

明·赵以德《金匮玉函经二注》：中焦者，脾胃也。土虚则在下之木得以乘之，而谷气因之不宣，变为哕逆。用橘皮理中气而升降之；人参、甘草补土之不足；生姜、大枣宣发谷气，更散其逆；竹茹性凉，得金之正，用之以降胆木之风热耳。

明·吴昆《医方考》：呃逆者，由下达上，气逆作声之名也。大病后，则中气皆虚，余邪乘虚入里，邪正相搏，气必上腾，故令呃逆；脉来虚大，虚者正气弱，大者邪热在也。是方也，橘皮平其气，竹茹清其热，甘草和其逆，人参补其虚，生姜正其胃，大枣益其脾。

明·徐彬《金匮要略论注》：此不兼呕言，是专胃虚而冲逆为哕矣。然非真元衰败之比，故以人参、甘草培胃中元气，而以橘皮、竹茹一寒一温，下其上逆之气。亦由上焦阳气以御之，乃呃逆不止，故以姜、枣宣其上焦，使胸中之阳渐畅而下达。谓上焦固受气于中焦，而中焦亦禀承于上焦，上焦既宣，则中气自调也。

清·魏念庭《金匮要略方论本义》：哕逆者，胃气虚寒固矣。亦有少挟虚热作哕者，将何以为治？仲景主之橘皮竹茹汤。橘皮、竹茹行气清胃，而毫不犯攻伐寒凉之意。佐以补中益气温胃之品，而胃气足，胃阳生，浮越不必留意也。……橘皮竹茹为胃气既虚、复有疫热者立也。

清·程云来《金匮要略直解》：《内经》曰：胃为气逆为哕，上证但干哕而未至于逆，今哕逆者，即《内经》所谓诸逆冲上，皆属于火。胃虚而热乘之，作哕逆者欤？夫除胃热而专主呕哕，必以竹茹为君，橘皮下逆气为臣，生姜止呕逆为佐，人参、甘草、大枣用以缓逆为使。

清·王晋三《绛雪园古方选注》：橘皮汤治呕哕，橘皮竹茹汤治哕逆。呕者，张口有物有声。哕者，撮口有声无物。若呕哕四肢厥冷，乃胃中虚冷，阴凝阳滞，主之以陈皮、生姜，辛香温散，开发胃阳，而呕哕自止。若哕逆无寒证，明是胃虚，虚阳上逆，病深声哕，当重用橘皮通阳下气，臣以竹茹清胃中虚火，又不涉寒凉，佐以参、甘、姜、枣奠安胃气，御逆止哕。病有虚实，治有深浅，勿谓病深声哕为难治之候也。

清·吴谦等《医宗金鉴·订正金匮要略

注》:哕即干呕也。因其有哕哕之声,而无他物,故不曰干呕,而曰哕逆,属气上逆为病也。上逆之气,得出上窍,皆能作声,故肺虚气上逆,则作咳,气从喉出而有咳逆之声,若为邪所阻,则为喘满,故无声也。胃虚气上逆,则作哕,气从咽出而有哕逆之声。若与物凝结,则为痞痛,故无声也,是知气病也明矣。然邪之所凑,正气必虚,故用橘皮、竹茹、生姜以清邪气,人参、甘草、大枣以补正气,则上逆之气自可顺矣。

清·徐大椿《医略六书·杂病证治》:胃气虚弱,虚热内迫,不能发育而输纳无权,故呃逆不止焉,人参扶元补胃虚,竹茹清热解胃郁,橘皮利气和中,甘草缓中和胃,生姜温胃口,大枣缓脾元也。俾脾胃调和,则虚热自解,而输纳有权,呃逆无不止矣。此补虚解热之剂,为胃虚热呃之方。

清·陈元犀《金匮方歌括》:《金匮》以呃为哕。凡呃逆证,皆是寒热错乱,二气相搏使然。故方中用生姜、竹茹,一寒一热以祛之;人参、橘皮,一开一阖以分之;甘草、大枣奠安中土,使中土有权,而哕逆自平矣。此伊圣经方,扁鹊丁香柿蒂散即从此方套出也。

清·张秉成《成方便读》:夫人之常气皆禀于胃,胃者五脏六腑之海,其气常下行,虚则逆而上行,所谓气有余即是火,火蒸津液则为痰,于是呕呃之证,所由来矣。故呕呃一证,无论其寒热虚实,悉因胃病而起也。如此方之治胃虚呃逆,病因虚而起者,仍以治虚为先。故以参、甘之助胃气,麦冬之养胃阴,二陈除痰散逆,竹茹和胃清烦。然虚火上逆,肺必受戕,故以枇杷叶之清金降气者,助胃气以下行;用姜、枣者,以胃乃卫之源,脾乃营之本,营卫和则脾胃自不失其常度耳。

近代·曹颖甫《金匮发微》:方以橘皮、竹茹为名者,橘皮以疏膈上停阻之气,竹茹以疏久郁之胆火,而呃逆可止失。然呃逆之由,起于膈上不散之气,胆火之上冲,亦为此不散之气所郁。而气之所以不得外散者,实因中气之虚。故知此方橘皮、竹茹为治标,大枣、生姜、甘草、人参为治本。不然,但用橘皮、竹茹,亦足以治呃矣,既愈之后,能保其不复哕耶?

【医案举例】

1. 妊娠恶阻

初诊:2005 年 2 月 21 日。邱某,28 岁,妊娠 45 天,恶心呕吐 7 天,每每呕出胆汁,口苦,二便正常。妊娠之前患有慢性肾炎、高血压病史,经药物治疗控制后,测血压 130/90 毫米汞柱。舌稍红,苔薄白,脉沉细。西医诊断:①妊娠呕吐。②肾性高血压。治法:清肝和胃。方剂:橘皮竹茹汤加味。竹茹 10 克,党参 12 克,陈皮 10 克,甘草 5 克,大枣 6 个,生姜 4 片,枇杷叶 12 克,菊花 10 克,石决明(先入)15 克,3 剂。二诊:2005 年 2 月 25 日。恶心呕吐消失,胃纳增加。舌淡红,苔薄白,脉沉细。中药守上方续进 5 剂。

按:橘皮竹茹汤是治疗“哕逆者”的方剂,以其具备清热益气,降逆止呃之功。故费晋卿说:“此则治胃痰火之呃,而不可治胃寒之呃。若误用之则轻者增剧。”观全方仅竹茹一味属于清热之品,余皆温补。竹茹《别录》称其“主呕啘”,然竹茹之治呕逆与芩、连者迥异,前者味甘微寒,故能清胃中虚热,后者味苦性寒,能清泻肝胃实火,况且竹茹还兼具“清热化痰,下气止呃”(《本草汇言》),“除胃烦不眠”(《本草述》)之功。故《医林纂要》称“橘皮竹茹汤治吐利后,胃虚膈热,哕逆”最为确切。

该案为妊娠恶阻,呕胆汁口苦,又有高血压病史,舌质稍红,但苔薄白,脉沉细,属于肝胆实火,胃有虚热之证,故以橘皮竹茹汤清胃中虚热,菊花、石决明平肝泻火。大概与竹茹性近可用于妊娠恶阻者,还有枇杷叶一味,其味苦,性凉,《本草经疏》称其“治呕吐不止”,有时为了加强疗效,两药常常合用。由于此案有肝火上炎的症状,故加用石决明和菊花以清肝火,平肝阳,此两药还兼具和胃、镇逆

作用，故也是治疗恶阻经常添加的药物。读《裘笑梅妇科临床经验选》，有一张治疗妊娠恶阻的健脾和胃饮，药有党参、白术、茯苓、陈皮、竹茹、半夏、苏梗、砂仁、枇杷叶、石决明，观其方药，与案中之方大有不谋而合之处。

2. **反酸**

患者某，男，40岁。2009年8月17日初诊。主诉上腹部隐隐作痛伴胸骨后烧灼感反复发作2月余，加重5天。西医确诊为“反流性食管炎”，经治后症状时轻时重，未能根治。5天前因工作过劳再加饮食不节，使病情加重，自服西药(具体不详)未能缓解，前来治疗。现症见：上腹部胀痛，胸骨后烧灼感，时有恶心及嗳气，食后加重，疲倦乏力，夜卧不安，纳差，舌质淡红，苔薄黄微腻，脉弦滑。西医诊断：反流性食管炎中医诊断：反酸，嘈杂，胃脘痛辨证：湿郁化热，胃失和降。治法：护胃清热，降逆止呕。方药：橘皮竹茹汤合温胆汤化裁。竹茹、枳实、制半夏、生姜、海螵蛸、延胡索、田七各9克，党参30克，蒲公英、茯苓、麦芽各15克，橘皮、炙甘草各5克，大枣5枚。3剂，每日1剂，水煎服。饮食调护：①保持心境平和，避免精神刺激，勿过劳；②少食生冷、油腻、辛辣之食物，选择易消化之食物。二诊(2009年8月20日)：上方服3剂，胃脘胀痛减轻，胸骨后烧灼感、嗳气减少。原方再服7剂。三诊(2009年8月27日)：服药7剂后，症状再改善，但胃脘部还有些胀痛，偶尔还有胸骨后烧灼感，有些疲倦。上方去麦芽，加黄芪15克，以增健脾益气。续服10剂。四诊(2009年9月6日)：药后胸骨后烧灼感、嗳气消失，偶尔胃脘隐痛。为巩固疗效，上方去延胡索、田七，加茯苓12克，白术15克。加减续服21剂。4个月后经胃镜复查示病灶愈合。为防复发，以香砂六君子汤加减调理，增强抗病力。(温桂荣．运用橘皮竹茹汤护胃清热降逆止呕．中华中医药杂志，2017，32(12)：5404-5406)

3. **咳嗽**(吴光炯医案)

李某，男，时年3岁1个月，2016年4月8日初诊，因“反复咳嗽2月余”就诊，咳嗽夜间多见，白天少发，餐后加重，少痰，无发热、鼻塞、流涕、打喷嚏等症，汗少，食欲可，偶有反酸、呃逆，时有上腹疼痛，有睡前进食习惯，平素嗜食碳酸饮料，二便正常，舌红润，苔薄白。查体：扁桃体(－)，听诊双肺呼吸音稍粗，未闻及干、湿性啰音及哮鸣音，舌红润，苔薄白。辅助检查：胸部X线：未见明显异常；1个月前做胃镜提示：食管增生，胆汁反流；支气管激发试验(－)；24小时食管下端pH监测提示：pH<4.0。诊断：(肺胃不和型)咳嗽(西医称为胃食管反流性咳嗽)。治则：和胃降逆，化痰止咳。处方：橘皮竹茹汤加味陈皮3克，竹茹9克，泡参15克，苍术9克，甘草6克，桔梗5克，前胡5克，枇杷叶6克，黄芩4克，大枣5克，共3服，水煎服，日1服，分3次服，40～50毫升/次。嘱睡前2小时内不要进食，包括碳酸饮料；并将床头稍抬高。4月11日二诊：诉夜间咳嗽次数较前明显减少，反酸、呃逆明显缓解。但仍有微咳，少痰，前方去黄芩，改陈皮为4克，去泡参改为党参20克；5服，水煎服，日1服，分3次服。后因他病就诊时随访，诉服药后咳嗽已基本消失，嘱患儿多食易消化食物，睡前2小时内不进食。由于患儿家长拒绝治疗后行胃镜及24小时食管下端pH监测，故治疗后相关辅助检查资料缺失。

按：该患儿本为肺与脾胃不足，加之多有睡前进食习惯，平素嗜食碳酸饮料，加重脾胃负担，导致脾失健运，易痰湿，阻碍气机，久则肺失宣肃，发为咳嗽。治疗应和胃降逆，化痰止咳，标本兼治，在基础方上加桔梗、前胡、枇杷叶以加强止咳之功。同时也强调饮食调护，嘱睡前2小时内不进食等，有助于巩固疗效。

【现代运用】

临床常用于治疗妊娠呕吐、幽门不完全

性梗阻、膈肌痉挛及术后呃逆不止等属胃虚有热者。

黄芩汤

【方剂组成】

黄芩三两(9克),芍药二两(6克),甘草(炙)二两(6克),大枣(擘)十二枚(4枚)

【方药用法】

上四味,以水一斗,煮取三升,去滓。温服一升,日再夜一服。

【方证释义】

黄芩汤系清热止利,和中止痛之剂。本方是由于太阳、少阳二经脉病邪导致,太阳与少阳合病,少阳经气郁而克戊土,土病而下脘不容,自下利者,与黄芩汤,甘草、大枣,补其脾精,黄芩、芍药,泻其相火。恐利亡脾阴,以致土燥,而入阳明也。少阳郁火下迫大肠,是下利的主因,故主以黄芩清泻少阳郁火。黄芩,味苦能燥湿,性寒能泻火,其色黄带绿,色绿入肝胆经,故最善清泻肝胆的湿热与实火。由于少阳邪热完全内陷于大肠,变为大肠的湿热下利,不复外透之机,故不宜再用柴胡透邪出表。少阳风火内郁,最易灼伤肝阴,下利不止,也最损失阴液,故此证的下利,常伴有剧烈的腹痛和腹肌拘急的特点,因此方中加入白芍,养肝阴,缓腹痛之拘急。此方加入甘草、大枣原因:一则甘缓腹泻和腹痛之急迫,减轻腹泻的次数;二则因为黄芩苦寒,清热燥湿,有利于消炎止泻,但苦寒太过,又不利于脾胃,故加甘草、大枣,顾护脾胃的元气;三则是剧烈的下利易伤津气,用大枣、甘草可以补益脾胃,滋助津气又不助邪。甘草、大枣,富含钾离子等,有保钾、防脱水、防休克的作用。

【主治病证】

太阳与少阳合病,自下利者,与黄芩汤。伤寒脉迟六七日,而反与黄芩汤彻其热。脉迟为寒,今与黄芩汤,复除其热,腹中应冷,当不能食,今反能食,此名除中,必死。

【历代名医方论】

《济生拔萃方》:治泻痢腹痛,或里急后重,身热久不愈,脉洪疾及下痢脓血粘稠。

《类聚方广义》:治痢疾发热腹痛,心下痞,里急后重,便脓血者。

《温热暑疫全书》中云:黄芩汤,治温本药也,明言太少二阳,何不用二经药?非伤寒也。伤寒由表入里,此则自内发外,无表何以知为太少二阳?或胁满,或头痛,或口苦引饮,饮不恶寒而即热,故不得谓之表也。如伤寒合病,皆表病也,今不但无表,且有下利里证,伤寒协热利,必传经而入,不若此病之即利也。温何以即利?外发未久,内郁已深,其人中气本虚,岂能一时尽泄于外,势必下走作利矣。

曹颖甫云:重用黄芩可令人泻。因肠炎、痢疾初期,病变在肠黏膜,肠壁血管因发炎而扩张,细菌及毒素可进入血液,形成败血症、菌血症、毒血症;肠黏膜大量渗出,致下痢不止或泄水如注。黄芩苦寒,既可收缩血管以拒病邪深入,减少炎性渗出,又可促进肠蠕动,排脓血于体外。脉不弱者,更加大黄,使病邪尽快彻底以出。

张璐玉:《伤寒缵论》按黄芩汤乃温病之主方,即桂枝汤,以黄芩易桂枝而去生姜也。盖桂枝主在表风寒,黄芩主在里风热,不易之定法也。其生姜辛散非温热所宜,故去之,至于痰饮结聚膈上,又不得不用姜、半,此又不越伤寒法耳。

汪昂《医方集解》:此方亦单治下利,机要用之治热痢腹痛,更名黄芩芍药汤。洁古因之加木香、槟榔、大黄、黄连、归尾、官桂,更名芍药汤治下痢。仲景此方遂为万世治痢之祖矣。本方加半夏、生姜,名黄芩加半夏生姜汤,治前证兼呕者,亦治胆腑发咳,呕苦水如胆汁。本方除大枣,名黄芩芍药汤,治火升鼻衄及热痢。

柯韵伯《伤寒来苏集》:太阳阳明合病,是

寒邪初入阳明之经，胃家未实，移寒于脾，故自下利，此阴盛阳虚，与葛根汤辛甘发散以维阳也。太阳少阳合病，是热邪陷入少阳之里，胆火肆逆，移热于脾，故自下利，此阳盛阴虚，与黄芩汤苦甘相淆以存阴也。凡太少合病，邪在半表者，法当从柴胡桂枝加减。此则热淫于内，不须更顾表邪，故用黄芩以泄大肠之热，配芍药以补太阴之虚，用甘枣以调中州之气。

黄煌教授：黄芩汤是治利祖方，后世的芍药汤即在此方基础上加减而成。和黄连阿胶汤相比，本方没有黄连、阿胶、鸡子黄，可知其心烦、出血必定不甚。用甘草、大枣，其人必反复下利，消瘦而食欲不佳。甘草与芍药相结合有芍药甘草汤之义，其人必腹痛挛急。本方所治的下利，除了细菌性痢疾之外，溃疡性结肠炎也可运用。该病也同样表现为腹痛、下利黏液夹脓血。不过单纯运用的机会不多，大都与栀子厚朴汤、四逆散、半夏厚朴汤合用。

尤在泾在《伤寒贯珠集》中曰：少阳居表里之间，视阳明为深，其热气尤易内侵，是以太阳与少阳合病亦自下利……夫热气内淫，黄芩之苦，可以清之，肠胃得热而不固，芍药之酸，甘草之甘，可以固之。若呕者，热上逆也，故加半夏、生姜以散逆气而黄芩之清里亦法所不易矣。

王孟英《温热经纬》注黄芩汤条曰：少阳胆木，挟火披猖，呕是上冲，利是下迫，何必中虚始利，饮聚而呕乎？半夏、生姜专开饮结，如其热炽，宜易连茹。不难看出，此二家均将此肠胃不固之见症归结于少阳火热为患。

【医案举例】

1. 腹痛下利

沈学生，男，13岁。腹痛下利，日三五行，有红白黏液，脉弦舌红，苔薄。诊断：少阳胆热乘于肠胃，迫其阴液下注。处方：黄芩三钱，白芍六钱，甘草二钱，大枣四枚。服二剂而下利、腹痛俱除。（《伤寒挈要》）《经方直解》《经方治经验录》）

2. 妇女下利

28岁妇女。忽发热恶寒，头痛，下利腹痛，渴而欲饮。下腹胀略重，下利次数频频增加。处方：与桂枝加芍药汤无效，下利愈甚，里急后重，与黄芩汤，立刻痊愈。（荒木性次氏《古方药囊》）

3. 倪少恒医案

王某，男，30岁。患者病初恶寒，后则壮热不退，目赤舌绛，烦躁不安，便下赤痢，微带紫暗，腹中急痛，欲便不得，脉象洪实。处方：黄芩、白芍各12克，甘草3克，大枣3枚。服药2剂，热退神安痛减，于次日改用红痢枣花汤，连服3剂获安。（江西医药杂志，1965，(9)5：10-12）

4. 急性结肠炎（矢道明医案）

67岁老年妇女。数日前食生鱼肉片，翌日呕吐下利数次，感觉腹痛，里急后重，下黏血样大便。脉略沉迟，舌有白苔，心下宿满，左下腹触及索状物，有压痛。诊时无热，当日下利3次，混有黏血，疲乏无力。

处方：黄芩汤。翌日精神转佳，服用3日，诸症痊愈。4日再服，反而便秘，服用三黄锭，大便通畅。（《临床汉方应用解说》）

5. 协热下利（邢锡波医案）

骆某，男，39岁，工人。因饮食不节腹痛便泻，小便赤涩，心中烦热，排泄之便热气灼肛，脉象沉滑，舌燥少津。以协热下利治之，予加味黄芩汤。辨证：协热下利治法：清热止利，和中止痛。处方：白芍15克，黄芩10克，泽泻10克，滑石10克，枳壳10克。服药3剂，小便清长，大便泻亦减轻。后以清热导滞之剂，调理而愈。（《邢锡波医案集》）

6. 腹痛水泻（邢锡波医案）

罗某，女，21岁，学生。因饮食不节，当风露宿，诱发腹痛，下利水泻无度，心烦厌食，恶心，头眩。赴某医院就诊，确诊为急性肠炎，予磺胺药，连服数次，而腹痛水泻不见减轻。腹部阵痛，便泻每日十六七次，口燥心烦，饮食无味，小便短赤。其脉沉弦而数，舌苔黄腻。脉症相参,此即中医所谓协热下利,因以加味黄芩汤予之。辨证:协热下利。治法:清热止利,和中止痛。处方:黄芩 12 克,白芍 18 克,猪苓 10 克,茯苓 12 克,生薏苡仁 15 克,泽泻 10 克,藿香 10 克,甘草 3 克。服药 2 剂后,腹痛减,而便泻亦轻,小便通畅。后以清热利水止泻之剂,调理而愈。(《邢锡波医案集》)

7. **烦闷腹泻**(刘绍武医案)

张某,女,36 岁,山西大同人。患者是盲人,1972 年 5 月求医。自诉胸中满闷,烦躁,时有阵阵发热,全身烧灼难忍,咽痛口苦,小便黄赤,平素食冷则肚胀、腹泻,食热则头昏、失眠。曾先后在几个医院诊治,经检查均未发现异常变化。来诊,检查舌质红绛,苔薄微黄,脉滑而数。诊断:诊为少阳病,处以黄芩汤。处方:黄芩 30 克,柴胡 15 克,白芍 15 克,甘草 10 克,大枣 10 枚。一剂症状大减,再剂胸烦消失,又服四剂,诸症尽退,数日后,患者欢欣来告辞别。(《刘绍武三部六病传讲录》)(《经方直解》)

注释:在黄芩汤中加入柴胡,为刘绍武老中医所创。其辨证要点为胸满,烦热,舌质红赤,小便色黄。刘老先生认为,本方加入柴胡,能助机体之枢转以去郁热,使邪有所去。

8. **腹痛腹泻**(姬元璋医案)

刘某,男,28 岁,农民,1984 年 8 月 12 日初诊。冒暑田间劳作,热极冷饮,突然恶寒发热,体温 38.5℃,口苦咽干,腹泻腹痛,脉弦洪而数。处方:黄芩 20 克,白芍 30 克,甘草 12 克,大枣 12 枚。1 剂而热退泻止。(《解读张仲景医学》)

注释:腹泻,或痢疾而腹挛痛者,即可用本方,不必限于太阳与少阳合病。若痢疾见里急后重,或便脓血,宜更加大黄。

9. **泄泻**(袁桂生医案)

王姓妇,年五十余。症状:夏间突患泄泻,暴注下迫,一日夜二十余次,发热口渴,胸闷腹痛,舌苔黄腻,脉数,溲热。盖暑湿蕴伏,肠胃中兼有宿滞,火性急速,故暴注下迫也。患者闻之曰:真名医也。今年家中经济困难,故将楼下房屋赁租于人,自居楼上,亢热非常,自知受暑云云。处方:用黄芩汤加连翘、薏苡仁、六一散、佩兰、枳壳。一剂热退利减,二剂痊愈。(《袁桂生医案》《经方研习》)

10. **治疗痛经**

王女士,37 岁。症状:体态丰腴,头发乌黑油亮,面润唇红。痛经 4 年。每次剧痛,在床上打滚,甚至晕厥,经常使用止痛栓剂,最多一次经期用 12 片。诊断为子宫腺肌症。去年 11 月下旬来诊。询得其月经量大,烦躁怕热,入睡难,夜间盗汗一夜更衣数次,痔疮常发,断为热性痛经。处方:黄芩 20 克、白芍 20 克、生甘草 5 克、大枣 20 克,水煎服,每周服 5 剂。此方间断服用至今年 3 月,疼痛明显缓解,无需止痛栓。

【现代运用】

主要用于急性肠炎、结肠炎、菌痢、阿米巴痢疾、子宫附件炎、吐血、衄血等具本方证者。不仅能治热性腹泻及热性痛经,还能治疗许多以疼痛、出血、关节肿痛为表现的肠道、生殖道、关节的炎症及充血性疾病。

橘枳姜汤

【方剂组成】

橘皮一斤(240 克),枳实三两(45 克),生姜半斤(125 克)

【方药用法】

上药三味,以水 1000 毫升,煮取 400 毫升,分二次温服。

【方证释义】

橘枳姜汤治胸痹,气滞饮阻证。症见胸中气塞,短气。本证属胸痹轻证,偏于气滞。胸中气塞,短气,是因气滞而停饮,胃失和降所致,故可伴见心下痞满,呕吐气逆。治用橘枳姜汤行气化饮,和胃降逆。方中重用橘皮

宣通气机，理气和胃；枳实消痰下气；生姜温阳散饮，和胃降逆。三药合用，能使气行饮消。橘枳姜汤亦治胸痹轻证，临证若气滞与饮阻并存，本方可与茯苓杏仁甘草汤合用。

【主治病证】

胸痹，胸中气塞，短气，茯苓杏仁甘草汤主之，橘枳姜汤也主之。

【历代名医方论】

《金匮要略直解》：气塞短气，非辛温之药不足以行之，橘皮、枳实、生姜辛温，同为下气药也。《内经》曰：病有缓急，方有大小。此胸痹之缓者，故用君一臣二之小方也。

《中国医学大辞典》：重用橘皮、生姜之大辛大温者，散胸中之饮邪；枳实之圆转苦辛者，泄胸中之闭塞。

《千金》云：橘枳姜汤治胸痹愊愊如满，噎塞习习如痒，喉中涩燥，唾沫。结胸是寸脉浮须区别。

《金匮要略方义》：本方与茯苓杏仁甘草汤均治胸痹胸中气塞短气之证。前者是肺气不利，饮停胸膈，重在停饮，故治宜宣肺化饮，而用茯苓、杏仁；此方主治乃肺胃气滞，气阻饮停，重在气滞，治宜行气开郁。故方中以橘皮为君，行肺胃之气而宣通气机；臣以枳实，行气除满而利五脏；佐以生姜，散结气而降逆化饮。三者相合，行气开郁，和胃化饮，使气行痹散，胃气因和，而胸脘气塞之症自除。

【医案举例】

1. **胸痹**（陈龙跃医案）

何某，男，34岁。咳嗽5年，经中西医久治未愈。细询咳虽久而并不剧，痰亦不多；其主要症候为入夜胸中似有气上冲至咽喉，呼呼作声，短气，胃脘胸胁及背部隐隐作痛，畏寒，纳减。脉迟而细，苔薄白。乃以橘枳生姜汤加味治之。橘皮12克，麸枳实12克，生姜15克，姜半夏12克，茯苓12克。二诊：服药3剂后，诸症消退，胁背部痛亦止，惟胃脘尚有隐痛，再拟原方出入。橘皮12克，麸枳实9克，生姜12克，桂枝6克，陈薤白9克，全瓜蒌12克。三诊：5年宿疾，基本痊愈，痛亦缓解，再拟上方去薤、蒌、桂枝，加半夏、茯苓、甘草以善其后。［姚国鑫，蒋钝儒．橘枳生姜汤治疗胸痹的体会．中医杂志，1964，(6)：22］

2. **梅核气**

马义，男，58岁，干部，1990年11月30日来诊。自诉：老伴说他一入睡就鼾声大作，似喉中有痰像拽锯一样上下出入，并自觉入夜后胸中似有气上冲至咽喉，呼呼做声，胸闷短气，胃脘胸胁及背部隐隐作痛，畏寒，纳差，舌淡苔白厚腻，脉迟而细。诊病前几年，经常咳嗽喉痒，受寒加重，用中西药久治不效。吾反复推测，此患者为阳虚气滞痰凝，似橘枳姜汤证，故加味治之。方药：橘皮10克，炒枳实10克，干姜15克，半夏12克，茯苓12克，射干10克，紫石英30克，海浮石10克。用此方先服3剂，气上冲咽喉症明显减轻，惟胃脘背部隐隐作痛，故在原方上加桂枝10克、薤白10克，以振奋阳气又服3剂，痛止，鼾声时有发作，再用首方服15剂而愈。［高怀杰．用《金匮》方治疗"梅核气"验例，陕西中医函授，1999(1)：40］

3. **妊娠恶阻**

张某，26岁，2005年7月20日初诊。停经54天，恶心4天，无呕吐，偶有中下腹隐痛，今日B超检查提示：宫内见3.3厘米×1.0厘米×2.0厘米妊囊回声，胎心管搏动规则。7月18日检测血β-HCG50～89mIU/ml，P124纳摩/升。舌淡红，苔薄白，脉细。治法：调气温中降逆。方用橘枳姜汤加味：陈皮9克，枳壳3克，干姜5克，党参12克，炒白术10克，炙甘草5克。5剂。2005年7月25日复诊，恶心消失，腹痛除，口微苦，舌脉如上。治法：健脾调气，温中清热。方剂：香砂六君子汤加川黄连3克，4剂而愈。［马大正．运用仲景小方治疗妊娠恶阻验案六则，甘肃中医，2006，19(12)：7］

4. 成人呼吸窘迫综合征

某男,42岁,因胆囊炎、胆石症住院外科手术。术后次日,突然呼吸窘迫浅促,咯唾痰涎,腹满呕恶,苔黄腻,脉数,延请呼吸科会诊。查:呼吸26次/分,两肺呼吸音粗、两下肺可闻及湿啰音,X线示:两肺纹理增多,边缘模糊,伴肺不张。除控制输液量、加强抗感染外,予宽胸理气,利肺化饮的茯苓杏仁甘草汤合橘枳姜汤出入,药如茯苓12克,杏仁10克,橘皮8克,枳实10克,全瓜蒌15克,制半夏10克,黄连3克,葶苈子12克,生姜2片,2剂药后咯出大量黄黏痰涎,病势顿挫。[奚肇庆.《金匮要略》胸痹方在呼吸系统疾病中的应用.南京中医药大学学报(自然科学版),1998,14(1):40]

【现代运用】

临床用本方治疗冠心病、慢性气管炎、肺气肿、急慢性胃炎等疾病。

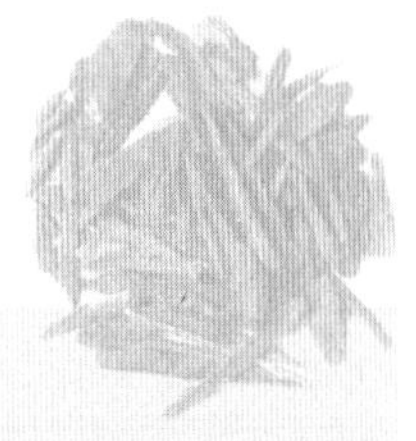

第8章　白虎汤类方

白虎汤

【方剂组成】

石膏(碎)一斤(50克),知母六两(18克),甘草(炙)二两(6克),粳米六合(9克)

【方药用法】

上四味,以水一斗,煮米熟汤成,去滓,温服一升,日三服。

【方证释义】

本方原为阳明经证的主方,后为治疗气分热盛的代表方。本证是由伤寒化热内传阳明经所致。里热炽盛,故壮热不恶寒;胃热津伤,故烦渴引饮;里热蒸腾、逼津外泄,则汗出;脉洪大有力为热盛于经所致。气分热盛,但未致阳明腑实,故不宜攻下;热盛津伤,又不能苦寒直折。方中重用石膏辛甘大寒,主入肺胃气分,善能清阳明气分大热,清热而不伤阴,并能止渴除烦,用为君药。臣以知母苦寒质润,清肺胃气分之热,佐石膏以扫暑热,又滋阴润燥,救已伤之阴津,以止渴除烦。石膏配知母相须为用,清热除烦、生津止渴之力尤强,为治气分大热之最佳配伍。粳米、炙甘草益胃生津,缓石膏、知母苦寒重降之性,可防大寒伤中之弊,并留恋药气,均为佐药。炙甘草兼以调和诸药为使。四药配伍,共奏清热除烦、生津止渴之效。重用辛寒清气,伍以苦寒质润,少佐甘温和中,则清不伤阴,寒不伤中。

【主治病证】

气分热盛证。壮热面赤,烦渴引饮,汗出恶热,脉洪大有力。

伤寒,脉浮滑,此表有热,里有寒,白虎汤主之。

三阳合病,腹满身重,难于转侧,口不仁,面垢,谵语遗尿。发汗则谵语,下之则额上生汗,手足逆冷。若自汗出者,白虎汤主之。

伤寒,脉滑而厥者,里有热,白虎汤主之。

伤寒脉浮,发热无汗,其表不解,不可与白虎汤。

【历代名医方论】

黄元御《伤寒论类方》:白虎汤,石膏清金而退热,知母润燥而泄火,甘草、粳米、补中而化气,生津而解渴也。胃阳素盛之人,阴虚火旺,一被感伤,经热内蒸,津液消烁,则成阳明下证,而胃火未盛,肺津先伤,是以一见渴证,先以白虎凉金泄热,滋水涤烦,膈热肃清,则不至入胃,而致烦热亡阴之害矣。白虎证,即将来之大承气证,而里热未实,从前之大青龙证,而表寒已解者也,表寒已解,故不用麻黄,里热未实,故不用硝黄。

徐灵胎《伤寒论类方》:白汗则热气盛于经,非石膏不治。按亡阳之症有二,下焦之阳虚飞越于外,而欲上脱,则用参附等药以回之,上焦之阳盛,逼阴于外,而欲上泄,则用石膏以收之。同一亡阳,而治法迥殊,细审之自

明，否则死生立判。

文梦香《百一三方解》：此泻三焦之火，滋肾阴之方也，治少阴表里俱热之凉剂，其实泻三焦治阳明耳。方中用知母六两，以泻肾中之热；石膏一斤，以泻肺中之热；粳米、甘草，以滋中宫胃土之热，三焦一清则大热大渴自除矣。倘非肾中真有实热者，断不可用，恐伐其生生之气也。与泻心汤为一气一血之对子，泻心汤治厥阴之热是泄包络之热，白虎汤治阳明之热是泄三焦之热。凡阳明厥阴之病，上中下三部，法多同治，细察古方用意之妙，自能神而明之耳。

莫枚士《经方例释》：《本经》知母主消渴热中，除邪气，肢体浮肿，下水；《大明本草》谓其通小肠，是知母能消水也。《本经》石膏主中风寒热，心下逆气，惊喘，口干舌焦不能息，腹中坚痛又硬，石膏利小便，是石膏亦能消水也。合观二药所主症，皆水气所致，故皆利水使小便清长。可知白虎亦治渴后水多之方也，其义与猪苓汤则异，彼方渗泄近燥，是治水停于已然者；此方滋清近润，是防水停于未然者。但以白虎为解渴方犹浅也，观经文于汗后渴用之，必加人参益可思矣。又经云：大渴欲饮水者，其腹必满，而自汗出小便利，其病欲解，此意正白虎所由制欤。

尾台榕堂《类聚方广义》：治麻疹大热谵语，烦渴引饮，唇舌燥烈，脉洪大者，又曰：治齿牙疼痛口舌干而渴者。又曰：治眼目热痛如灼，赤脉怒张，或头脑眉棱骨痛，烦渴者，俱加黄连良，兼用应钟散，时以紫圆攻之。

【医案举例】

1. 三阳合病（许叔微医案）

有市人李九妻，患腹痛，身体重，不能转侧，小便遗失。或作中湿治。予曰：非是也，三阳合病证。仲景云：见阳明篇第十证。三阳合病，腹满身重难转侧，口不仁、面垢，谵语，遗尿。不可汗，汗则谵语，下则额上汗出，手足逆冷，乃三投白虎汤而愈。（《伤寒九十论·证三十五》）

按：三阳合病，治从阳明，惟宜清散，以顺接内外。汗、下之均非本证所宜，临证谨记。

2. 高热不退（刘渡舟医案）

孙某某，女，3 岁。出麻疹后，高热不退，周身出汗，一身未了，又出一身，随拭随出。患儿口渴唇焦，饮水不辍，视其舌苔薄黄，切其脉滑数流利。辨为阳明气分热盛充斥内外，治急当清热生津，以防动风痉厥之变。处方：生石膏 30 克，知母 6 克，炙甘草 6 克，粳米一大撮。服 1 剂即热退身凉，汗止而愈。（《刘渡舟临证验案精选》）

按：阳明“四大热证”俱备，故用白虎汤一剂而痊愈。

3. 热厥（刘渡舟医案）

吕某某，男，48 岁。初秋患外感，发烧不止，体温高达 39.8℃，到本村卫生院注射“安基比林”等退烧剂，旋退旋升。四五日后，发热增至 40℃，大渴引饮，时有汗出，而手足却反厥冷，舌绛苔黄，脉滑而大。此乃阳明热盛于内，格阴于外，阴阳不相顺接的“热厥”之证。治当辛寒清热，生津止渴，以使阴阳之气互相顺接而不发生格拒。急疏白虎汤之方：生石膏 30 克，知母 9 克，炙甘草 6 克，粳米一大撮。仅服 2 剂，即热退厥回而病愈。（《刘渡舟临证验案精选》1996 年 5～6 月）

按：本案为热厥证，其特点是发热在前，手足厥冷在后，为阳衰郁遏于气分，阳气不能外达所致。“热深厥亦深，热微厥亦微”。治宜寒因寒用，用白虎汤直清阳明里热，郁散热布，其厥自回。

4. 温疟（岳美中医案）

友人裴某之第三女患疟，某医投以柴胡剂二帖，不愈。余诊其脉洪滑，询之月经正常，未怀孕。每日下午发作时热，寒少，汗大出，恶风，烦渴喜饮。思此是“温疟”，脉洪滑、烦渴喜饮，白虎汤证；汗出恶风是桂枝汤证。即书白虎加桂枝汤：生石膏 48 克，知母 18 克，炙甘草 6 克，粳米 18 克，桂枝 9 克，水 4 盅，煮米熟汤成，温服。1 剂病愈大半，2 剂疟

不发作。足见迷信柴胡或其他疟疾特效而不知灵活以掌握之者，殊有失中医辨证论治之规律。(《岳美中医案集》1978)

按：据《素问·疟论》所载，温疟以先热后寒，热多寒少为特，得之于冬中风寒之邪，至春阳气大发，温热外引而发病。以本案临床表现，当属表证未罢，而邪传阳明，非邪在半表半里之柴胡也，故用白虎加桂枝汤取效。足见中医辨证论治之重要性。

5. **风温**(潘泰阶医案)

傅某，男，28岁。于1955年10月6日突然高烧，头痛，咳嗽，胸痛，吐粉红色痰，于7日中午入院。体检：体温39.7℃，急性病重病容，表情痛苦，呼吸急迫，鼻翼动，唇周有疱疹，肺部右侧呼吸运动受限制，听诊右肺呼吸音减，实验室检查：WBC 25000/mm^3，单核95%，痰液涂片发现肺双球菌(+)。X线检查：右肺中叶区显示一大片密度一致的混浊影像，上缘界整齐，侧位所见影像相同。治疗：白虎汤原方水煎内服。68小时后体温降至正常，白血球5天内恢复正常，其他症状7天内全部消失，共住院12天，痊愈出院。(上海中医药，1957)

按：大叶性肺炎属风温范畴，多由肺卫不固，复感温邪，或风寒入里化热而成。本案脉证实为热壅肺胃之候，故用白虎汤清透肺胃、泻热达邪而愈。

6. **胃脘痛**(刘景祺医案)

刘某，男，51岁，1981年8月7日初诊。胃脘隐痛、胀满、纳呆已三年，有时恶心、呕吐、嗳气、腹胀，饭后更多发，口燥咽干，口渴喜冷饮，倦怠无力，头晕目眩。屡服中西药无效。胃镜检查：肥厚性胃炎。舌苔黄厚，脉洪滑有力。印象：胃脘痛。辨证：阳明燥热，火邪伤阴治则：清热润燥。处方：石膏48克，知母18克，甘草12克，粳米18克，石斛15克。服80剂，诸症消失。胃镜检查：胃黏膜未见异常。(《经方验》1987)

按：阳明气分实热，壅滞胃脘，气机不利，而致胃脘疼痛，故伴有口渴饮冷，舌苔黄厚，脉洪滑有力等阳明气分热盛之证。又见头晕目眩、倦怠乏力、口燥咽干，恐有热盛之象，故用白虎汤辛寒清热同时，加石斛以养胃阴。

7. **自汗**(林家坤医案)

朱某某，男，25岁，1986年12月5日初诊。患者手足、鼻部汗出溱溱已达八年之久。身无汗，寐则汗收、寤则汗出，不分四季。近二年来，汗症更甚，特别是握笔书写，转瞬间纸即透湿，苦不堪言。多方治疗，乏效。检视前方，不外益气敛汗，调养心神之品。刻下舌质淡，苔薄黄，脉弦缓。余先处桂枝汤，不效；次拟单方木通、大枣，亦不效；再予补中益气汤合牡蛎散，更无小效。乃持脉沉思：①患者虽自汗年久，然其语声洪亮，身体壮实，双目炯炯有神，其脉按之良久，亦觉弦缓有力，遂认定本证是实证，而非虚证。②脾主四肢，鼻为肺之窍、胃经之所过，患者独以手足、鼻部自汗不止，余处无汗，其病位当在肺、脾(包括胃)两脏，前已采用温补脾肺之法，无效，今宜从清泄入手。③《伤寒论》224条说："若自汗出者，白虎汤主之。力仲师既有明训，方中膏、知又为清泄肺胃之品，甚是对症，当用之。然恐大寒大凉之品，易败脾胃，遂于原方中加一味黄芪，既能益气固卫，又防寒凉败胃。旋拟下方：生石膏45克，知母、怀山药各18克，炙甘草6克，生黄芪30克。服3剂，手足、鼻部自汗较前稍减。又按前方服6剂后，汗出较前明显减少，但大便稀溏。酌减膏、知药量，加陈皮6克、桑叶9克，续服本方15剂后，几年痼疾，竟荡然无存矣。(四川中医药，1987)

按：本案一误再误，方抓住证机，可见临床辨证之艰难。

8. **磋牙**(周屹红医案)

林某，男，24岁。于5岁时出现磋牙，经当地医院以"驱蛔灵"药品治之而愈，并大便排出蛔虫。7岁时磋牙发作，但服用"驱蛔灵"无效，大便未见蛔虫排出，粪检亦未找到寄生虫卵。迭经多方治疗,磋牙始终未获一效。一晃17年,至1987年10月来诊时,患者形瘦面垢,磋牙频剧,声音响亮,上下齿比常人短3/5,齿坚未落。平时口渴多饮,手足心时有汗出,二便正常,纳可。粪检未见虫卵。舌红苔薄黄,脉弦滑。余思此病者既非虫积为患,又无肾虚之象,当属阳明经热上蒸使然。盖手阳明大肠经入下齿足阳明胃经入上齿也。治当白虎汤清阳明热邪。处方:生石膏(先煎)15克,知母10克,生甘草5克,粳米1撮。药进5剂,磋牙明显减轻。再服5剂,磋牙停止。病者自配5剂以巩固,未再复发。(江苏中医,1990)

按:足阳明胃经"入上齿中"手阳明大肠"入下齿中"。热郁阳明,循经上炎,则齿磋不安。径用白虎汤以清澈阳明经热。辨证准确,用药得当,获效当在情理之中。

9. **癫证**(刘景祺医案)

武某某,男,51岁,1982年2月6日初诊。8年前因受精神刺激,意识障碍,郁闷少言。半年前因生气加重,不知大小便,终日不语,百问不答,若痴若呆,喜冷饮,失眠。曾服中西药无效,并用电休克治疗亦无效且越来越重。舌苔黄白,脉滑有力。辨证:肝气郁滞,脾气不升,痰蒙心神,阳明燥热。治则:清热润燥,通窍安神。处方:石膏60克,知母18克,甘草12克,粳米18克,石菖蒲12克,夜交藤30克,炒枣仁30克。服30剂,意识清楚,大小便能自理,并能做一般家务劳动。又服15剂,恢复工作。(《经方验》1987)

按:世人多谓癫疾属阴,于本案中所见,属阳者亦有,可见,不可一概而论,犯教条主义。

10. **头痛**(刘含堂医案)

郑某某,男,46岁,商人。2001年5月12日初诊。3年前自觉头部前额疼痛,经本市某医院做头颅部X线拍片检查:提示额窦有慢性炎症改变。几年来,多以西药治疗,疗效不显著。现症:前额痛点固定,按之痛甚,每遇冷空气则疼痛顿减,口渴喜凉饮,易于汗出,舌暗红,苔薄黄,脉滑。诊为头痛,辨证为阳明经热兼血瘀。治宜清透阳明经热活血化瘀。用白虎汤加味,处方:生石膏30克,知母15克,炙甘草6克,粳米30克,丹皮10克,赤芍15克。水煎服。服5剂,前额疼痛明显减轻,继以前药又服15剂,前额疼痛及其他所有症状均消失。追访年余未复发。(《经方治病经验录》)

按:脉滑为内热,口渴喜凉饮,此是肺燥津伤。易于汗出,此是内热外蒸。白虎汤,泻肺胃之热燥也。

11. **狂食**(闫云科医案)

解某,男,8岁,自幼扁桃体反复发炎。热盛则风动,手足搐搦,牙关紧闭。后又患过敏性紫癜,故常辍学,父母甚忧之。一日携儿就诊,云胃纳甚狂,放学归家,若饿虎扑食,饭后须臾,便饥肠辘辘,食量胜于大人,是以体重远超同龄儿。也曾试图限食减肥,然孩子哭,老人怨,未能行之。患儿腰粗圆,腹便便,满月脸,唇若朱,舌边红,苔薄黄。思饮欲冷,大便日一行。诊得脉象,沉滑略数,触知腹壁厚实无压痛。由是观之,此胃热也。盖小儿纯阳之体,最易化热动火,加之生活条件优越,巧克力、火腿肠等高热量食品从未有缺,以至胃热益盛,消欲善饥,胃火上熏咽喉,是以扁桃体发炎化脓;内热盛则逼血妄行,故而肌衄紫斑。清胃之方,一白虎,二承气,何者为宜?其腹不痛不胀,大便调,也无燥实满坚之象,显然承气不宜,拟方:石膏60克,知母15克,甘草6克,粳米30克,嘱远离肥甘食品。2剂后,饥饿感明显减轻。服过5剂,已无狂食之象。(《临证实验录》《经方100首》《经方讲习录》)

论:过敏性紫癜,此是外感病。如虎狂食者,此是胃热消食而善饥也。胃为阳明,阳盛燥热,则善消而善饥也。《金匮》卷十一,消渴三,趺阳脉数,胃中有热,即消谷引饮,大便必坚,小便即数。思饮欲冷,脉滑数者,里有热

也。白虎汤,清肺胃之热也。太阳三十七,胃阳素盛之人,阴虚火旺,一被感伤,经热内蒸,津液消烁,则成阳明下证。而胃火未盛,肺津先伤,是以一见渴证,先以白虎凉金泻热,滋水涤烦。膈热肃清,则不至入胃,而致烦热广阴之害矣。白虎证即将来之大承气证,而里热未实,从前之大青龙证,而表寒已解者也。表寒已解,故不用麻黄,里热未实,故不用硝、黄。

附:手足搐搦症是一种代谢失调所致的综合征,以腕、踝关节剧烈屈曲,肌肉痉挛为特征,可伴喉痉挛,惊厥。病因主要为细胞外液中离子化钙的浓度降低,神经肌肉兴奋性增高。血镁过低、血钠过高亦可引起手足搐搦症。

12. **消渴**(姜佐景医案)

郁某,女,三岁,患消渴,每夜须大饮十余次,每次且两大杯,不与则吵闹为休,小便之多也如之,大便不行,脉数,别无所苦。时方炎夏,受治于西医,逐日用灌肠法,大便方下,否则不下。医诫勿与多饮,此乃事实上所绝不可能者。累治多日,讫无一效。余诊之,曰:此白虎证也。方:生石膏四钱,知母二钱,生草钱半,粳米一撮,加味生津止渴之品,西洋参,花粉,茅根之属,五剂而愈。顾余热未除,孩又不肯服药,遂止服。越五日,旧恙复发,仍与原方加减,边服十五日,方告痊愈,口不渴,而二便如常。(《曹颖甫经典医案赏析》《经方实验录》《经方直解》《名医经方验案》)

按:见大便不通,即用灌肠法,是为西医的对症疗法,却不能解决其口渴。辨证论治,是中医的特点与精髓,不头痛医头,脚痛医脚,治病求本,辨病与辨证相结合,是中医学整体医学的优势。

论:《金匮》卷十一,消渴六,渴欲饮水,口干舌燥者,白虎加人参汤主之。即对应本案。

【现代运用】

临床常用于治疗感染性疾病,如大叶性肺炎、流行性乙型脑炎、流行性出血热以及小儿夏季热、牙龈炎等属气分热盛者。表证未解的无汗发热,口不渴者;脉见浮细或沉者;血虚发热,脉洪不胜重按者;真寒假热的阴盛格阳证等均不可误用。

白虎加人参汤

【方剂组成】

知母六两(18克),石膏(碎)一斤(50克),甘草(炙)二两(6克),人参二两,粳米六合(9克)

【方药用法】

上五味,以水一斗,煮米熟汤成,去滓。温服一升,日三服。此方立夏后、立秋前乃可服,立秋后不可服。正月、二月、三月尚凛冷,亦不可与服之,与之则呕利而腹痛。诸亡血虚家,亦不可与,得之则腹痛利者,但可温之,当愈。

【方证释义】

方中石膏辛寒质重,善清透气热;知母苦寒滑润,善泻火滋阴。二药合用,既清且透,滋液润燥,为治阳明无形热邪之要药。甘草、粳米益气和中,使泻火而不伤脾胃。加人参益气生津。本方即白虎汤再加人参。原因是白虎汤证,热盛津液耗损较甚,以致渴欲饮水,因加人参安中养胃以滋液。石膏为君药,知母为臣药,人参为佐药,甘草、粳米为使药。

【主治病证】

伤寒、温病、暑病气分热盛,津气两伤,身热而渴,汗出恶寒,脉虚大无力,火热迫肺,上消多饮者。

服桂枝汤,大汗出后,大烦渴不解,脉洪大者,白虎加人参汤主之。

伤寒病,若吐、若下后,七八日不解,热结在里,表里俱热,时时恶风、大渴、舌上干燥而烦、欲饮水数升者,白虎加人参汤主之。

伤寒无大热、口燥渴、心烦、背微恶寒者,白虎加人参汤主之。

伤寒脉浮、发热、无汗，其表不解，不可与白虎汤。渴欲饮水，无表证者，白虎加人参汤主之。

太阳中热者，暍是也，汗出恶寒，身热而渴，白虎加人参汤主之。

【历代名医方论】

《古方选注》：阳明热病化燥，用白虎加人参者，何也？石膏辛寒，仅能散表热；知母甘苦仅能降里热；甘草、粳米仅能载药留于中焦。若胃经热久伤气，气虚不能生津者，必须人参养正回津，而后白虎汤乃能清化除燥。

《胡希恕金匮要略讲座》：糖尿病里要是真正属于有热，有多饮、多食、多尿的情况，白虎加人参汤是有效的，在白虎加人参汤里，我常加瓜蒌根、牡蛎，这瓜蒌根、牡蛎解渴的力量相当强，有时候，也加麦冬，大量加麦冬也可以。白虎加人参汤就治这个（渴欲饮水，口干舌燥，中消糖尿病）。

《素问·气厥论》云：心移热于肺，传为鬲消。故知上消为心肺俱热。由于热盛伤津而饮水不止，但所饮之水，皆被热邪所消，故虽多饮而不能止其渴。或为肺胃热盛，热邪不但能伤津，亦可耗气，津伤则多饮，气耗不能布化津液，津不上承，则口舌干燥。饮水虽能救津，若热不除，则气耗而水不化津，故虽渴欲饮水，但仍口舌干燥。治宜清热、益气、生津，方用白虎加人参汤。本方也可用于治阳明经热盛，津气两伤的中消。

【医案举例】

1. **暑证**（吴佩衡医案）

李某患暑证，病已六七日，脉来浮洪，面赤多汗，壮热烦渴而喜冷饮。唇焦舌红苔白而燥，食物不进，小便短涩而赤。曾服黄连、黄芩、枳壳、栀子、连翘、薄荷、木通、滑石、藿香、香薷等药均无效。此系暑邪伤阴，津液枯燥，内热如焚，误服此等苦燥辛散之剂，更增伤津耗液之弊，虽有苦寒之药夹杂其方，犹如杯水无力以救车薪，遂拟人参白虎汤加味治之。处方：生石膏（碎，布包）60 克，知母 12 克，沙参 24 克，寸冬 24 克，生地黄 15 克，玄参 12 克，杭芍 12 克，甘草 6 克，粳米 12 克。次日复诊。1 剂后即汗出淋漓，邪热溃退，真阴来复，唇舌较润，烦渴已减少，小便较长，但色仍赤。继以清暑解热、养阴生津之法，原方加减治之。连服 3 剂，邪去正安，食增神健而愈。（吴佩衡. 吴佩衡医案. 昆明：云南人民出版社）

2. **多食**（谢天心医案）

张某，女，26 岁，秋患中消证，消谷善饥，频频欲食，有时进食稍迟，即觉心中燥热难忍，面部时觉烧热。起初每日纳食 15～16 碗，以后日渐增多，每日非 24～25 碗不可，曾多医治疗月余不效，患者虽多食而体形消瘦，面有浮火，舌苔薄白，脉微带数。治以大剂白虎加人参汤，山药代粳米加减，怀山药 30 克，西党参 12 克，生石膏 90 克，肥知母 9 克，生甘草 3 克，海蛤壳 12 克，粉干葛 9 克。连服 5 剂，消证方减，原方再服 10 余剂而愈。并嘱其继服冬瓜饮多次以善其后。愈后 5～6 年未见复发。（王金魁. 老中医谢天心应用石膏的独到经验. 上海中医药杂志，1984）

3. **阳明经病里热盛（流行性感冒）**

王某，男，5 岁。1974 年冬季患流感，高热 39.5℃，注射退烧针并口服“小儿退热散”，出大汗后体温稍降，须臾又升至 40℃，身热、颜面潮红、烦躁，结膜及咽部充血，不咳嗽，口渴欲饮冷水，大汗淋漓，脉洪数，舌质红苔黄燥。诊为阳明经病。根据《伤寒论》第 26 条：“服桂枝汤，大汗出后，大烦渴不解，脉洪大者，白虎加人参汤主之。”应用白虎加人参汤：生石膏（先煎）45 克，知母 6 克，炙甘草 9 克，粳米 9 克，党参 9 克，野菊花 15 克，水煎服。从下午四点少量多服，连着服到六点钟，至下午七点开始诸症减轻。体温降到 38℃，能吃小碗面条，晚上又服一剂。夜晚十点服头煎，夜两点服二煎。至第二天黎明体温退至 36.5℃，诸症消失而痊愈。

按：白虎加人参汤治阳明经病型的流感

高热确有良效，比青霉素注射剂来得快，有些注射青霉素及静脉滴注葡萄糖盐水体温是降不下来的，白虎加人参汤也可以退烧，不过服药方法要按一天服四次的方法服用，否则药力接不上，疗效会受影响。据报道，白虎加人参汤的适应证，与白虎汤证相比较，为汗出过多，渴饮更剧。另外，因为阳明病汗出大渴，说明津液重伤，非加人参补阴生津，不足以维护胃阴而达邪热。暑厥病例多为热陷阳明、郁闭气机所致，并非热入营中、邪窜心包，应以白虎汤清阳明气分之热，又因汗出已多，脉现芤象，气液已伤，故加人参益气生津，因而药后脉静、厥回、神清。

4. 温病

李某，男，62岁，工人。素日体弱，4月1日外感头痛发热、无汗，翌日周身壮热，不恶寒，口渴引饮，医治数日不效。4月6日延为诊视，脉来洪数，一息六至而无滑象，沉取不实，壮热口渴，思饮冰水，舌苔黄褐色，口干燥，少津液，大便两日一行，小便赤涩，坐起时稍一费力，即觉气不足用。此证虽属外感，因有伏热，病即发热而渴，但不恶寒，翌日即壮热引饮，延至数日，口干无津，舌苔黄褐，邪热炽盛，已传阳明，乃温病之重证。唯脉虽洪数而无滑象，是其素虚体弱所致，虚中有实，故于邪热炽盛之时，而现有不足之象，宜大清邪热，兼扶正气，白虎加人参汤加减治之。处方：党参15克，生石膏末45克，元参30克，甘草6克，知母9克，枸杞子12克，加水五碗，煎剩两碗，分三次温服。连服两剂后，壮热已退，气已较充，唯脉仍有洪象，舌苔仅退一半，气虽较充，尚未恢复原状。因照方党参改用12克，生石膏15克，甘草6克，知母6克，枸杞子9克，又服两剂而愈。(《广东医学(祖国医学版)》1963年1期35页)

5. 上吐下泻

某村一年高83岁之老翁，上吐下泻，大汗如雨，脉来洪大而数，略见芤象，所吐有酸腐之味，所泻有秽恶之气，势甚危殆。予拟以处方：人参15克，石膏30克，知母9克，甘草3克，陈仓稻米30克，煎水煮药。服后吐泻即止，次日再以清暑和中药物调理，即瘥。(《张菊人医案》)

6. 消渴(糖尿病)

高某，男，38岁，汽车队司机，于1974年11月18日就诊。患者两个月来多饮、多食、多尿，形体逐渐消瘦。近十余天更为严重，每日饮水达12 500毫升左右，尿频量多，白天20～30分钟一次，夜间数十次。平素嗜酒，恣食肥甘。曾患肺结核，已钙化。无激素类或其他特殊药物应用史。检查：尿糖(＋＋＋＋)，尿比重1.033，尿酮体定性阳性。血糖14.5毫摩/升。西医诊断为糖尿病。初诊：大渴引饮，随饮随渴，小便频数，形瘦，面色不华，体倦自汗，口干舌燥，舌红少津。苔黄腻，脉滑数。系肺胃热盛、化燥伤阴，证属消渴，治拟清胃、润肺、生津，白虎加人参汤加味。处方：生石膏(先煎)45克，知母12克，党参15克，麦冬15克，生地15克，玉竹12克，花粉9克，粳米9克，甘草6克。水煎服。

二诊(11月21日)：上方服5剂，口渴引饮有明显好转，小便次数亦减少。苔黄腻见退，脉趋缓和。处方：原方续服。

三诊(11月29日)：继服十剂，饮水量已由原来的12 500毫升降至2500毫升左右，小便基本能够控制，病去其半。化验尿糖(＋＋＋)。处方：原方再服。

四诊(12月4日)：两天前因饮食不慎，出现嗳腐吞酸，肠鸣腹泻，日行三次，多水样便，无腹痛。腻苔又起，脉濡而滑。处方：暂予胃苓汤加减。

五诊(12月12日)：腹泻已愈。化验尿糖极微量，血糖160毫克%。处方：再以白虎加人参汤加减出入。

六诊(1975年1月23日)：至1月14日止，已服药51剂，饮食、二便均正常，精神较振，体力日增。化验尿糖(－)，血糖8.9毫摩/升。基本痊愈,可以停药。同意患者要求恢复上班,嘱忌酒、慎食、寡欲。此后经多次化验,尿糖一直阴性,血糖在7.2毫摩/升上下。7月中旬随访,上班至今,精神、体力均佳,体重增加,渴饮未曾复发。(河北新医大编.中医医案八十例.北京:人民教育出版社,1976)

按:据实验研究证明,白虎加人参汤对实验性糖尿病动物有显著的降血糖作用。方中只用人参、知母,则降糖作用大为减弱,若将石膏、人参、知母合用,则恢复原来的降糖效果。(北京医学院编.中医临证基础.北京:人民教育出版社,1975)

7. 湿温(肠伤寒)

证型:阳明燥热,气阴两虚。症状:壮热汗出,烦躁喜饮,昏睡谵语,便秘溺黄,语言謇涩,齿燥唇干。舌质微红,舌苔粗黑,脉沉细。治法:清热生津,益气养阴。处方:白虎加人参汤。生石膏180克,知母18克,粳米30克,炙甘草6克,白皮洋参12克,水煎服。加减:若有神昏谵语或发斑,下利肠出血,舌苔干黑,齿干唇缩,循衣摸床等症状者,石膏量可加至240克,水煎服。(广东中医,1963年3期)

白虎加人参汤证不可随意减去人参,张锡纯在《医学衷中参西录》中亦有同样体会:“曾治一人,患伤寒热入阳明之府(“府”似应为“经”之误),脉象有力而兼硬,作时谵语,按此等脉原宜投以白虎加人参汤,而愚时当少年,医学未能深造,竟予以大剂白虎汤,俾分数次温饮下,翌日视之热已见退,而脉搏转数,谵语更甚。乃恍然悟会,改投以白虎加人参汤煎一大剂,分三次徐徐温饮下,尽剂而愈。盖白虎汤证其脉宜见滑象,脉有硬象即非滑矣,此中原有阴亏之象,是以宜治以白虎加人参汤,而不可但治以白虎汤也。自治愈此案之后,凡遇其人脉数或弦硬,或年过五旬,或在劳心劳力之余,或其人身形素羸弱,即非在汗吐下后,渴而心烦者,当用白虎汤时,皆宜加人参,此立足于不败之地,战则必胜之师也。”(《医学衷中参西录》)

8. 中暑作厥

林某,女,38岁。夏日午睡后,昏不知人。身热肢厥(厥证泛指突然昏倒、不省人事、四肢厥逆,但不久可以逐渐清醒的一类病证,这里指的是中暑作厥),汗多、气粗作喘,不声不语,牙关微紧,舌苔黄燥,脉象洪大而芤。证属暑厥,暑为火热之邪,燔灼阳明,故见身热炽盛;暑热内蒸,迫津外泄,则多汗而气粗如喘;热郁气机,所以四肢反见厥冷;邪热内迫,正又不能胜邪,故神昏不语,脉见洪大而芤。治宜清暑泄热,益气生津,投白虎加人参汤:朝鲜白参、知母、粳米各15克,石膏30克,甘草9克。服一剂后,脉静汗止,手足转温,神识清爽,频呼口渴,且欲冷饮,再服一剂而痊愈。(浙江中医杂志,1965年8卷8期7页)

9. 阳明燥热伤津(流行性感冒)

王连星,64岁,陕西科技大学退休教师,我的妻子。2002年2月25日下午发烧38.5℃,自服一片退烧药。26日晨起体温升至39.2℃,于陕西科技大学卫生所静脉滴注抗生素治疗。到中午11点钟,体温不但未降,反而升到40℃。我见她体温这么高,很怕出什么危险,赶紧把她从卫生所扶回到家中,此时她头痛、头晕、神志恍惚,连回家的方向也弄不清楚了。我看她舌红无苔,脉浮大而芤数,渴热烦躁,病殊险恶,即速让女儿去药店抓药,应用人参白虎汤处方加味:生石膏30克,知母15克,西洋参6克,粳米20克,蚤休10克,野菊花15克,板蓝根15克,水煎服,并同时配用三棱针耳部放血及背部刮痧等法治疗。中午吃药后,下午3点体温即降到38.7℃,4点降到38.2℃,晚上降到37℃,但还有些咳嗽,晚饭只喝了一点稀粥。27日晨起体温36.5℃,中午上升至37.4℃,她嫌吃中药太麻烦,便又去卫生所打青霉素,一天2次。2月28日体温37.4℃,3月1日

37.6℃，3月3日竟又上升至38.2℃，咳嗽不减，反而加重了。我看她舌有白苔，脉象滑数，认为有湿，劝她仍吃中药，将上方中之西洋参改为党参，将粳米改为薏苡仁30克，服2剂后，3月6日早上体温还是37.1℃，到了中午即降到36.7℃，咳嗽也好多了。

按：白虎汤为治疗外邪热入里、邪热伤津的实热证，若热盛于里、津气两伤者，本方加人参即白虎人参汤。两方在临床上不仅能治流感高烧，据报道，尚能治疗钩端螺旋体病、流行性出血热、肠伤寒、疟疾、中暑、糖尿病、支气管炎、肺炎、高血压、急性肠炎、风湿性关节炎、产褥热、流行性乙型脑炎、流行性单核细胞增多症、急性结膜炎、牙龈炎、疱疹性口腔炎等多种疾病。我的女儿孙健慧今年44岁，她小时候发高烧，都是我用本方配耳部放血疗法治好的，她自小就没打过青霉素，成年以后懒得吃中药了，患病时，才开始去打青霉素。但应用本方必须根据患者自身情况、气候的变化辨证施治，不可套用成方。1955年石家庄市发生"乙脑"，当地中医投以大剂白虎汤、紫雪丹，治疗效果很好，不但引起苏联专家的重视，还受到卫生部嘉奖，毛泽东主席接见。但第二年北京又发生"乙脑"，按1955年的经验，投以大剂白虎汤、紫雪丹治之而未效，后来结合当年气候特点：阴雨连绵，暑中夹湿，诊断为"湿邪"，改用芳香化浊的方法进行治疗，取得了良好效果。第三年广州又流行"乙脑"，中医根据当地的天气多雨且酷热，诊断患者有"湿热"症状，又按"湿热证"治疗，效果也很好。

10. 银屑病高热(章浩军医案)

陈某，男，34岁，个体户，长汀县南山乡人。2010年8月22日初诊：患者患全身皮肤红色斑疹块10年，近2周又见高热，前医曾以龙胆泻肝汤苦寒泻火及周身，高热39℃，口干唇燥，口大渴，喜凉饮，尿少色黄，大便干，舌红，苔黄少津，脉细数。证属阳明热盛，化燥伤津，急以白虎加人参汤治之。处方：石膏100克，知母、红参各30克，粳米50克，炙甘草10克。每日2剂，每剂以水600毫升煎至300毫升，每3小时温服1次。

二诊：患者昨晚发热渐退，今晨体温为37.8℃，口渴不减，尿赤，大便硬，排便1次，舌淡红，苔转薄黄欠润，脉细。守上方加天花粉15克，仍以每日2剂。

三诊：发热已降至正常，口干亦除，皮疹色淡，舌淡红，苔薄黄，脉细。与原方再服5剂以固其效。(《经方讲习录》)

按：银屑病病位主要在阳明，外邪侵犯肌表，内郁化热，热毒久壅，化燥伤津，故见皮肤斑疹发红，高热持续不退，口燥大渴。阳明主肌肉，热盛伤津化燥是病之关键。正如《伤寒论》第168条"热结在里，表里俱热，时时恶风，大渴，舌上干燥而烦，欲饮水数升者，白虎加人参汤主之"。银屑病高热，若过用苦寒之品，可加重伤津耗气，从而高热不退，口燥、口渴加重，故治用白虎加人参汤辛甘大寒之品清热益气，养阴生津，则可达热除、口干燥自解的功效。

11. 麻疹咳喘肺炎

雍玲玲，女，2岁。患儿因麻疹后6天，高热气急鼻煽，痰鸣而入院。入院后体检两肺满布啰音，X线摄片示两肺周围广泛性支气管肺炎，左肺为主。当时施用抗菌药物及尼可拉明，急救，病情一度好转。入院后第9天，体温又复上升，达40.3℃，并出现面色苍白，精神萎顿。情况严重，当时即采用中药治疗。病案：麻疹之后，温邪余毒未清，正气已虚，面色苍白，汗多高热，脉象软数，舌质绛，苔薄白，咳嗽痰鸣，气急鼻煽，症势危重。拟人参白虎汤加味，清肺泻热，扶正养阴。处方：党参9克，生石膏30克，知母9克，甘草3克，前胡6克，金银花9克，钩藤9克，鲜芦根1支。服上药2天后，热势下降，咳嗽气急痰鸣均得到改善，两肺啰音亦见减少。继进清肺化痰养胃存阴之剂，5天之后，热度退净，痊愈出院。(《经方临证集要》；上海第二

人民医院中医科. 掌握辨证论治法则抢救麻疹后并发支气管性肺炎严重病例30例小结. 上海中医药杂志,1959,3:17)

12. **消渴**(闫云科医案)

赵某,女,54岁,1986年10月13日初诊,谓口干欲饮已超三月,一日饮水四壶,渴犹不解,且消谷善饥,食则狼吞虎咽,从未有饱足之时,而体重反而日渐轻,三月消瘦10公斤。尿多且频,昼夜间小便10余次,夜间烦热,难以入寐。化验室检查,空腹血糖15.1、尿糖+++。诊断为糖尿病。患者自幼喜爱中医药,每病找中医,今持化验单来诊。视其面黄消瘦,舌红少津,苔薄黄燥。诊得脉来沉滑略数。观其脉症,属消渴无疑,进一步分辨,当属上中消,为肺胃热邪亢盛之故。《灵枢》师传云:胃中热则消谷,令人悬心善肌。其治法,师《伤寒论》,"若渴欲饮水,口干舌燥者,白虎加人参汤主之"之教,拟:石膏100克,知母18克,甘草4.5克,党参10克,粳米30克,花粉15克,十剂,每日一剂,嘱令少食肥甘。二诊:饥渴大减,小便仍多,原方加乌梅15克,5剂。三诊:诸症减轻,守方续服,共服45剂,于12月20化验检查,血糖、尿糖均在正常范围。(《临证实验录》《经方治验内分泌代谢病》)

论:此是外感表郁,而肺胃热燥,肺燥则渴,胃热则消。滑数者,内热也。脉法三十二:脉有阴阳,何谓也?答曰:凡脉大浮数动滑,此名阳也。白虎汤证而见浮滑、沉滑、滑数、浮洪、动滑者、滑大、数大者,皆是内热。虚脉濡而见数,此数为热,数为阳脉,还有细数,弦数等。此证多食,为什么反而会日渐消瘦,应是脾约,却没言大便。脾气郁结,不化营血,肺燥不化雨露,不能滋润五脏六腑。

13. **严重饥饿痿症**(陈定生医案)

吴某某,女,35岁,1987年12月2日入院。六个月前出现不明原因的强烈饥饿感,伴周身出汗、心慌、四肢颤抖,进食后症状即消失。初每日发作3～5次,后日渐加重,食毕即饥饿,需不断进食。三个月内体重由52公斤增加至87公斤,腹围由78厘米增加至126厘米。全身无力,行走困难(痿证)。无烦渴多饮,血压、脉搏、体温、呼吸均正常。做B型超声、脑CT、脑血流图、24小时尿17羟、17酮类固醇、空腹血糖测定等多项检查均正常。在郑州某医院按"下丘脑综合征"治疗月余,病情反而加重。后转某中医院以"中消"症服"加味玉女煎""知柏地黄汤"等百余剂,未见效果。入我科后,停服以往所用一切药物。予白虎加人参汤每日1剂,分两次煎服。服药1剂,次日(入院第二日)强除症状即消失,每日三餐各进食三两已可。6天后体重下降5.5公斤,第8日能下床活动,生活自理,第12日痊愈出院,共服药12剂。出院后随访半年未反复,体重、腹围恢复如病前,能正常参加田间劳动。[《伤寒名医验案精选》;中医杂志,1989(5):24]

14. **暑病**(姜春华医案)

何某,男,62岁,盛夏在烈日下行走,头昏眼花,向为汗多,气粗如喘,口干舌燥,反应迟钝,脉虽大但重按无力,证属暑热伤津,投以白虎加人参汤。处方:石膏30克,知母9克,人参9克,天花粉15克,甘草9克,服一剂后,热退汗止,频呼口渴,且欲饮冷,改服天然白虎汤——西瓜汁而愈。(《经方发挥与应用》)

按:暑热燔灼阳明,则身热头昏眼花,迫津外泄,则多汗气粗如喘,气津两伤,故脉大无力,本例为老年中暑高热伤津,投以白虎加人参汤,清热生津,则烦渴立解,用人参预防心力衰竭。

论:暑病者,夏月而伤风寒也。夏月而伤寒,闭其时令之暑热,不能外泄,暑热伤于内也;暑病者,因时令之蒸泄,故表热盛而里气虚,故不可汗下。本条暑病,显然不是外感风寒而伤暑热。此是盛夏烈日,汗多亡津而气也外泄。暑热外蒸,则见脉大,汗出亡津,气也外泄,故重按无力。白虎加人参汤,则是补气而化津也,内清暑热。黄师谓,白虎加人参

汤，治暑之神方。

15. **暑病**（闫青林医案）

患者，林某某，出差一周多，2017 年 7 月 13 日晚间坐飞机返回青岛，飞机上空调温度开得很低，连日劳累在飞机上不知不觉睡着了，下飞机后感觉很不舒服，回家后天气闷热也没有休息好，第二天出现症状，清鼻涕一个劲没完没了地流，并猛打喷嚏，感觉脸部、皮肤有点微热，心烦不眠。未发热，不恶寒，食纳正常，就是感觉浑身不舒服。疏方：白虎人参汤。党参 10 克，生石膏 10 克，知母 10 克，甘草 7 克，粳米 100 克，煎至粳米烂熟，将药汁倒出，温服，服药后五分钟，身体微微出汗，鼻涕止，心中烦热慢慢消失，十分钟后，身体感觉非常舒服，一剂即愈。暑病是夏天感受风寒之病，临床必见烦热，是临床辨证暑病的重要指征。方中生石膏、知母主治功能，都是泻肺热而除烦燥。（《四圣心源临证运用指南》）

论：本条病例，非常典型，既是伤寒病，又是典型的暑病。暑热汗出，是时令之泄，空调之凉，闭其不泄，则时令之暑热内蒸，所以心烦。皮毛窍闭，肺气不能外达，则上冲鼻窍，故猛打喷嚏，肺气不降，则清涕不止，暑热内蒸，故烦热不眠。只是空调之微寒，外闭之暑令之蒸泄，故未见发热，也不恶寒。闫老师对暑病的认识，非常深刻，若不知为暑，极易走偏，而用解表之法。太阳病与暑病，就是一念之间，仅是时令之别，此也抓住了暑病的心烦热之主症。认识了暑病的病理，配上临床病例，则理解更深刻。这样的病症非常多，空调时代的常见病、群发病，这也是中医的基础病，病理清晰，药到病除，一剂即愈。

16. **产后高热**（俞长荣医案）

玉锡村林某妻，产后三日，发热不退，口渴，烦躁不安。前医认为“败血攻心”症，以生化汤加减治疗，反增气急，谵语，自汗出。病后二日（即产后五日）请我诊治。患者脉洪大而数，舌质红绛而燥。我予人参白虎汤。处方：生石膏一两二钱，知母三钱，党参一两，炙甘草二钱。嘱以粳米四两用水三大碗煮至微熟为度，取米汤三杯入上药，煎成一杯，剩余米汤留作次煎用（次煎两杯煎一杯），日服两次。时值隆冬季节，病家见方中有石膏，颇为疑惧。盖乡人虽不识药性，但石膏大寒则为群众所共知，且俗例“产后宜温不宜凉”，所以犹豫不敢服用。后经我解释，说明产后宜温乃一般治法，如有特殊情况，则不受此拘限。古人治产后病，亦有用攻下或寒凉者（按指《金匮》用大承气汤以及竹茹、石膏之类），可见产后不拒寒凉，有古训可资参考。现病者高热，口渴，烦躁，汗出，脉洪数，舌质红绛燥，是因热甚劫津，故前医用生化汤加减，症状反而增剧，便是明证。此证此时，急需清里热，救津液，用人参白虎汤乃依证施药。方中虽用石膏一两余，尚非极量，且先煮粳米做汤，可以扶脾胃养阴液；重用党参，能保护元气不致过伤，纵使无效，绝不至贻害。病家听后，才半信半疑而去。服一剂后，症状大减，次日按照原方再服一剂而愈。这说明方药应用，当根据病情而施，不能受季节所拘。（《伤寒论汇要分析》）

17. **产后高热**（门纯德医案）

王某，女，28 岁。产后五日，病发高热，始有恶寒、身痛，就诊时见其高热、汗出、烦渴、脉浮大而无力。其夫述其病状饮水数碗，乃不解其渴。余再细诊之，诸症无疑。遂辨此为阳明热盛、气津两虚之证，立以白虎加人参汤治之，仅一剂药，高热解除，后又拟竹叶石膏汤半夏量减半，令服两剂而愈。（《名方广用》）

论：浮大为阳脉里热，无力为产后虚。产后加汗出，此为汗出气也泄，所以浮大而无力。

【现代运用】

临床凡是里热炽盛，伤津较重，或伴伤气症状，热、渴、烦、汗、恶风、舌红、脉大为主症，可选白虎加人参汤。目前用本方治疗糖尿病、各种脑炎、小儿夏季热、暑热证、大叶性肺炎、结核性胸膜炎、红斑狼疮、产褥中暑等。研究表明白虎加人参汤具有解热、降低血糖、增强免疫、保护心肌、抗炎抑敏作用。该方在内科、肿瘤科、妇科、皮肤科等疾病的治疗方面取得了较好疗效。特别对肿瘤和不同病因所致的发热、糖尿病及其并发症、多种皮肤炎性疾病等具有显著的作用。

白虎加桂枝汤

【方剂组成】

石膏（碎）一斤（50 克），知母六两（18 克），甘草（炙）二两（6 克），粳米六合（9 克），桂枝（去皮）三两（9 克）

【方药用法】

上锉，每五钱，水一盏半，煎至八分，去滓。温服，汗出愈。

【方证释义】

方中知母清热养阴；石膏清热生津；桂枝辛温透散通经；粳米补益脾胃；甘草补益中气。白虎加桂枝汤既是辨治太阳热痹证的重要代表方，又是辨治诸多杂病，如肌肉筋脉关节病变、风湿热、内分泌失调、感染性疾病等的重要基础方。方中石膏、知母既可清热，又可生津；桂枝既是通经之要药，又是温化之要药。太阳热痹证的主要病机是热郁筋脉骨节，运用白虎加桂枝汤走太阳以清通为主，走里以清化为主；从方中用药得知，白虎加桂枝汤的应用并不局限于太阳热痹证，还可用于辨治诸多杂病，如运动、神经、内分泌等系统疾病。运用白虎加桂枝汤辨治的基本病证（无论病变部位在太阳还是在里）以热或夹虚或夹寒为主；根据方中用药分析，运用本方辨治的病证主要是热夹虚，治疗以泻热为主。白虎加桂枝汤用于治疗热痹，其在白虎汤的基础上，加桂枝三两，所治之证除具有阳明经证的特点之外还当有肢节疼痛或兼有在表之风邪的表现。

【主治病证】

温疟，其脉如平，身无寒但热，骨节疼烦，时呕，风湿热痹，壮热汗出，气粗烦躁，关节肿痛，口渴苔白，脉弦数。

中医病证：①太阳热痹证。关节疼痛，遇热则甚，或关节红肿，发热，烦躁，口干，口渴，舌红、苔黄，脉数。②温疟证。寒热交替出现，头痛，舌红、苔黄，脉数。

西医疾病：风湿热、风湿性关节炎、类风湿关节炎、骨质增生、传染性疾病、感染性疾病、免疫性疾病、甲状腺功能亢进症、糖尿病酮症酸中毒、糖尿病性视网膜病变、糖尿病性周围神经病变等临床表现符合温疟证或热痹证者。

【历代名医方论】

《千金方衍义》：白虎以治阳邪，加桂以通营卫，则阴阳和，血脉通，得汗而愈矣。

《古方选注》：本方方义原在心营肺卫，白虎汤清营分热邪，加桂枝引领石膏、知母上行至肺，从卫分泄热，使邪之郁于表者，顷刻致和而疟已。

《金匮要略》：白虎加桂枝汤，又名桂枝白虎汤，载于《金匮要略·疟病脉证治》篇。方由白虎汤加桂枝组成，药如：知母 18 克，生石膏（先煎）30～50 克，甘草（炙）、粳米各 6 克，桂枝 9 克，原方为煮散剂，上药剂量系汤剂之用量。

《金匮要略》：此方是为"温疟"而设。疟疾的发生主要是感受"疟邪"，但其发病与正虚抗邪能力下降有关，诱发因素则有外感风寒、暑湿，或饮食劳倦等，其中尤以暑湿诱发的最多见。由于感受外邪不同，或体质有所差异，可表现为不同的病理变化。一般感染疟邪之后，邪气伏藏于半表半里之间，邪正相争，则表现为先寒战，继而发热，终则汗出而解。这种寒热发作有时者，称为正疟，最为多见。若素体阳虚寒盛，或感寒湿诱发的，则表现为寒多热少的"寒疟"；若素体阳热偏盛，或感受暑热而发的，则表现为热多寒少的"温

疟”。温疟发作时，先有轻微恶寒，几分钟后即发高热，汗出不畅，头痛，骨节酸痛，口渴喜饮，时有呕恶。这是因为内热欲外出但有寒邪外束，所以汗出不畅，骨节酸痛，内热犯胃，所以呕恶。在治疗方面，既要清解肺胃之热，又要稍有辛温之品以解表寒。

《金匮发微》：温疟之为病，太阳标热并入阳明之证也。太阳之气不宣，则阳明之热不去，此仲师用桂枝白虎之义也。外无水气压迫，故其脉不弦。一身无寒但热，骨节烦疼，及腰酸时呕，则诸疟并有之，不惟温疟为然，此于诊病时亲见之，但不如温疟之其耳。独怪自来注家，多称冬不藏精，水亏火盛。若《内经疟论》冬中风寒，气藏骨髓，过大暑而发云云，尤为荒诞。治贵实验，安用此浮夸之言。使非阳明实热，何以温疟服桂枝白虎汤愈后，乃有大承气汤证耶！

【医案举例】

1. 关节炎

(1)急性痛风性关节炎，冯氏、曹氏等用加减白虎桂枝汤治疗急性痛风性关节炎64例，方药：石膏50克，知母15克，桂枝10克，甘草6克，川牛膝10克，丹皮15克，泽泻15克，黄柏20克，独活10克，伸筋草25克，痛甚加元胡15克。经过治疗，显效28例，有效19例，无效2例，总有效率96.88%。[冯启廷，曹文富，等.加味白虎桂枝汤治疗急性痛风性关节炎64例.观察实用中医药杂志，2008，24(7)：422]

(2)急性风湿关节炎患者，女，42岁，1999年6月8日就诊。患者1周前下河捕鱼，突遇暴雨，回家后发热，全身酸楚，自服2片螺旋霉素和索米痛片。近几日自觉发热加重，口渴欲饮，胸心心烦，全身关节酸楚，尤以两膝关节痛甚。查体见两膝关节红肿灼手、屈伸不利，舌苔黄腻，舌质偏红，脉弦数。即用白虎桂枝汤3剂后热渐退，关节红肿逐日减轻，继服原方5剂症状消失。[唐乌香.白虎桂枝汤加减治疗急性风湿关节炎.现代中西医结合杂志，2002，11(24)：2507]

(3)类风湿关节炎，郭氏用白虎桂枝汤加减治疗类风湿关节炎120例，方药：生石膏30克，知母12克，防己10克，桂枝9克，忍冬藤20克，桑枝15克，穿山甲9克，地龙12克，甘草6克。治愈32例，显效44例，好转40例，无效4例，总有效率96.67%。[郭守香.白虎桂枝汤加味治疗类风湿性关节炎120例.现代中西医结合杂志，2003，12(11)：1163]

2. 产后发热

张某某，女，32岁。新产九天，不慎感邪，突然寒战，发热至39.8℃，上身烦热，汗出较多，下身反冰冷无汗，口中干渴，时时呼引，饮后渴仍不解，伴有恶风、头痛等症。视之，面缘正赤，舌质红绛，舌苔薄黄，切其脉则浮大而充盈有力。此乃阳明久有伏热，新产之后，阴血亏损，风阳之邪乘虚入侵，致营卫运行逆乱，阴阳之气不相顺接而成，治当兼透风邪外出。处方：桂枝10克，生石膏30克，知母10克，玉竹10克，白薇10克，炙甘草10克，粳米15克。服2剂，微见汗出，上身热退，下肢由凉转温而愈。[陈明，刘燕华，李方.刘渡舟验案精选.北京：学苑出版社，2007：166-167]

按本案脉证：发热、恶寒，头痛，为邪在表；口渴，汗出，心烦，为邪在里；上身烦热，下身厥冷，为阳热于上不能下达，属“热深厥亦深”也；新产之后，舌质红绛，则为阳热伤阴之征。此证阳明内有伏热，又兼风邪外感，且又有阴津不滋之候。治应清阳明胃中伏热，兼透肌腠风邪，佐以滋阴养血。选方用《金匮》之白虎桂枝汤加味，内清伏气之热，外解肌腠之邪。加玉竹、白薇者，能退邪热而滋阴血与津液。《素问·通评虚实论》说：“乳子中风热，喘鸣肩息者，脉何如？岐伯曰：喘鸣肩息者，脉实大也，缓则生，急则死。”本案患者脉虽浮大，但和缓从容，为正气充盛之象，故能2剂获愈。

3. **温疟案**(刘渡舟医案)

张某某,女,32岁。新产后才九日,即外出产房,因而感受风寒,起病突然,寒战震栗,继而身半以上汗出,烦热难忍,身半以下无汗,反觉寒冷彻骨。口干渴能饮,其人面色红赤,左额头疼痛,但项背恶风。脉浮大,舌质红绛,苔薄白。合而观之,知其人素体阳热内盛,值新产之后,血气虚弱,风邪乘虚而入。阳热内盛,因风邪诱发而壅聚于上,气不能下达,所以出现上热下寒,内热外寒的情况。治疗必须内清其热,外解其风。处方:生石膏30克,知母10克,炙甘草6克,粳米一大撮,桂枝6克,白薇10克,玉竹10克。服药仅一剂,诸症霍然而愈。

解说:《金匮要略·疟病篇》说:"温疟者,其脉如平,身但寒无热,骨节疼烦,时呕,白虎加桂枝汤主之"。温疟证的产生机理是本有伏热在内,因感受时邪引发外出,尤在泾认为是"邪气内藏肾中,至春夏而始发,为伏气外出之证"。药证与病机相合,所以一剂而愈。

4. **更年期综合征案**(刘渡舟医案)

赵某某,女,50岁。月经周期紊乱,近半个月来经量或多或少,近日又出现阵发性的肢体颤抖,周身疼痛不适,伴见面色潮红,烘热汗出,失眠,口苦,渴喜凉饮。舌质红,苔薄黄,脉弦略数。西医诊断为更年期综合征。中医辨证,属于阴分不足,内热蕴于阳明而外盛肌表,治用白虎加桂枝汤,清热滋阴,解肌以和营卫。方药:生石膏30克,知母10克,桂枝10克,粳米10克,炙甘草10克,三剂。服药后显效,身已不抖不痛,夜寐转佳,但仍喜凉饮,上方去桂枝,加生地、玄参、龙骨、牡蛎再进六剂后,诸症悉平。

解说:白虎汤原可清阳明气分之热,加桂枝透邪外出,使其溃不成军、邪热势孤则愈。本方之妙,在于石膏与桂枝相配。综观《伤寒杂病论》仲景将石膏配桂枝主要用于二大方面:其一,内有水饮邪气,日久郁而化热,形成饮中挟热之势,用桂枝通阳化饮,配石膏以清饮中之郁热,如小青龙加石膏汤证,木瓜防己汤证等;其二,寒邪外束,内有伏热,形成"寒包火"之势。"寒包火",一是先感于寒,寒邪闭遏使阳气不宣,以致郁而化火;二是先有伏热在内,复又外感寒邪,以致伏热不得外达。前者如小青龙汤证,后者如白虎加桂枝汤证。只要具有"寒包火"之证机,就必须用石膏清其内热,桂枝引其邪热而外出。

5. **中暑**

邹某,女,42岁。1984年7月21日初诊。在烈日下劳动时,突然眩晕、恶心、呕吐而来求诊。诊时见面色苍白,呼吸急促,烦躁不安,无汗,苔薄白略带黄腻,脉细滑而数。测体温为39℃。诊断为中暑。处方:白虎加桂枝汤加减。用药:知母10克、苍术10克、柴胡10克、生石膏30克、生山药30克、桂枝5克、黄芩9克、佩兰9克、枳壳6克、陈皮6克。水煎日服2剂后,汗出热退。原方加竹叶6克、茯苓10克。每日1剂,煎服4剂后诸症悉除。

按:本例患者因正值暑期,又在烈日下劳动时间较久,以致感受暑热之邪。卫气为之闭阻而无汗,则郁热不清,内攻于心,从而产生烦躁不安等症。白虎加桂枝汤能清内热、开毛窍、达郁邪,故使汗出热退而愈。

6. **外感病**

刘某,女,70岁。发热恶寒、头痛、骨节烦疼、自汗、口渴欲饮水已3天,曾用百尔定等治疗无效,遂请余诊治。诊见恶寒蜷卧,复被两床,怀中且抱一手炉,面赤气粗,烦渴引饮,体若燔炭(体温40℃),舌质红,苔黄少津,脉洪大而数。时值当地流行感冒。辨为外感病,阳明热盛,表邪未解。拟清气泄热,兼解表邪。投予白虎加桂枝汤加羌活治疗。用药:生石膏20克、知母20克、粳米(以大米代)15克、桂枝6克、羌活10克、炙甘草10克。煎服1剂后,身微微有汗,热退,头身疼痛及口渴大减。守前方去羌活,加黄芪10克。翌日患者体温如常,口不渴,头身疼

痛均消失，能进少量饮食，但形寒肢冷，舌淡少津，脉细无力。照上方去羌活、黄芪，加麦冬20克、附子10克。1剂后诸症消失，病告痊愈。

按：白虎加桂枝汤为清泄里热、兼解表寒之剂，故凡外感风寒，邪热入里，里热炽盛，化燥伤津，而表邪未尽，热多寒少，症见发热恶寒、头身疼痛、自汗出、口渴引饮、舌红少津、脉洪数者，均可用本方加减治疗。

【现代运用】

临床运用白虎加桂枝汤时尤当注意除痹证之"骨节痛"外，必须具备"白虎证"方可使用，否则石膏难免有闭门留寇或苦寒凝滞之虞。运用白虎加桂枝汤既要辨清西医之病，又要辨清西医之病属于中医郁热蕴结证。辨西医之病可进一步了解疾病的发展演变及转变规律，辨中医之证可更好地针对西医之病选用白虎加桂枝汤。本方主证病机为里热兼表寒，热多寒少。现代临床可用于多种发热性疾病证见里热炽盛，表邪未清者。

竹叶石膏汤

【方剂组成】

竹叶二把(6克)，石膏一斤(50克)，人参二两(6克)，麦冬(去心)一升(20克)，半夏(洗)半升(10克)，甘草(炙)二两(6克)，粳米半升(10克)

【方药用法】

上七味，以水一斗，煮取六升，去滓，内粳米，煮米熟，汤成去米，温服一升，日三服。

【方证释义】

本方证乃热病后期，余热未清，气津两伤，胃气不和所致。热病后期，高热虽除，但余热留恋气分，故见身热有汗不解、脉数；余热内扰，故心胸烦闷；口干，舌红少苔是阴伤之兆；气短神疲，脉虚是气虚之征；胃失和降，乃致气逆欲呕。气分余热宜清，气津两伤宜补。治当清热生津，益气和胃。

方中竹叶配石膏清透气分余热，除烦止渴为君。人参配麦冬补气养阴生津为臣。半夏降逆和胃以止呕逆为佐。甘草、粳米和脾养胃为使。全方清热与益气养阴并用，祛邪扶正兼顾，清而不寒，补而不滞，为本方的配伍特点。本方为治疗热病后期，余热未清，气阴耗伤的常用方。临床应用以身热多汗，气逆欲呕，烦渴喜饮，舌红少津，脉虚数为辨证要点。

【主治病证】

伤寒、温病、暑病余热未清，气津两伤证。身热多汗，心胸烦热，气逆欲呕，口干喜饮，气短神疲，或虚烦不寐，舌红少苔，脉虚数。热病之后，余热未清，气阴两伤，口干唇燥，泛恶纳呆，舌质光红，少苔，脉细数；或胃阴不足，胃火上逆，口舌糜烂，舌质红绛而干，口渴，呕恶；或消渴病，胃火炽盛，消谷善饥；或暑热烦渴，气液受伤。

伤寒解后，虚羸少气，气逆欲吐，竹叶石膏汤主之。

【历代名医方论】

汪昂《医方集解·泻火之剂》：此手太阴、足阳明药也。竹叶、石膏辛寒以散余热；人参、甘草、麦冬、粳米之甘平以益肺安胃，补虚生津；半夏之辛温以豁痰止呕，故去热而不损其真，导逆而能益其气也。

《注解伤寒论》：辛甘发散而除热，竹叶、石膏、甘草之甘辛以发散余热；甘缓脾而益气，麦门冬、人参、粳米之甘以补不足；辛者，散也，气逆者，欲其散，半夏之辛，以散逆气。

《伤寒溯源集》：竹叶性寒而止烦热，石膏入阳明而清胃热，半夏蠲饮而止呕吐，人参补病后之虚，同麦冬而大添胃中之津液，又恐寒凉损胃，故用甘草和之，而又以粳米助其胃气也。

《古方选注》：竹叶石膏汤分走手足二经，而不悖于理者，以胃居中焦，分行津液于各脏，补胃泻肺，有补母泻子之义也。竹叶、石膏、麦冬泻肺之热，人参、半夏、炙甘草平胃之逆，复以粳米缓于中，使诸药得成清化之功，是亦白虎、越婢、麦冬三汤变方也。

《医宗金鉴》：是方也，即白虎汤去知母，加人参、麦冬、半夏、竹叶也。以大寒之剂，易为清补之方，此仲景白虎变方也。《经》曰：形不足者，温之以气；精不足者，补之以味。故用人参、粳米，补形气也；佐竹叶、石膏，清胃热也；加麦冬生津，半夏降逆，更逐痰饮；甘草补中，且以调和诸药也。

《血证论》：方取竹叶、石膏、麦冬以清热，人参、甘草、粳米以生津。妙在半夏之降逆，俾热气随之而伏；妙在生姜之升散，俾津液随之而布，此二药在口渴者，本属忌药，而在此方中，则能止渴，非二药之功，乃善用二药之功也。

《成方便读》：方中以竹叶、石膏清肺胃之热，然热则生痰，恐留恋于中，痰不去热终不除，故以半夏辛温体滑之品，化痰逐湿，而通阴阳，且其性善散逆气，故又为止呕之圣药，况生姜之辛散，以助半夏之不及，一散一清，邪自不能留恋。人参、甘草、粳米以养胃，麦冬以保肺，此方虽云清热，而却不用苦寒，虽养阴又仍能益气，不伤中和之意耳。

刘绍武：临床上，凡是病后余热未清，或者气阴两伤，莫管内伤杂病还是外感温邪，皆可用之。曾治一癌症，经化疗、西药疗法后身热多汗，心胸烦闷，气逆欲呕，本方投之奇验。余临床近70年，屡用此方，掌握好“口干喜饮，或虚烦不寐，脉虚数，舌红苔少”四证，便可放胆用之。

王绵之：清气分热的两个方剂有轻重之分，但所治证的共同点是气分大热、津气两伤，所以用白虎或竹叶石膏汤，或白虎加人参汤，介于两者之间，从白虎到白虎加人参、到竹叶石膏汤是由实到虚，也就是白虎主要是清热，照顾了生津；白虎加人参汤不仅是加重了生津作用，而且注意到益气；竹叶石膏汤不仅考虑到津液的问题，还考虑到了气津更伤。

【医案举例】

1. **发热**(闫云科医案)

杜某，女，67岁。身热3周，初以饮食不减，无大不适，未予诊治。日来渐感乏力，动则短气，始来门诊。询知发热至午益甚，体温多在37.8～38℃，自汗出，汗后热不减，不恶寒，口气蒸手，咽干唇燥，思饮欲冷，消谷善饥，大便日一行，夜尿频。素日足膝疼痛，午后足跗水肿。望其面色微红，形体略瘦，精神尚可，舌质红、苔少。诊得脉象沉滑略数，重按无力，腹软无压痛。化验室检查：甘油三酯正常，血糖空度4.2毫摩/升，餐后两小时7.9毫摩/升。观其脉症，此阳明胃热，气阴两虚证也。阳明热则消谷善饥，口渴思饮；气阴虚则少气乏力，咽干脉弱。治宜清阳明、益少阴，拟竹叶石膏汤加减：竹叶10克，石膏30克，甘草10克，沙参15克，麦冬15克，苏子15克，粳米30克，三剂。二诊：发热汗出减(体温35.9～36.8℃)，口渴易饥亦轻，膝仍痛，仍肿。舌脉同前。原方加白芍治之。(《经方躬行录》)

论：发热者，是太阳病营卫不和，也是阳明腑热之外证。自汗出，是营卫不和，也是阳明之外证。汗后热反不减，此是胃热。消谷善饥，也是胃热。脉沉滑略数者，滑数者，阳盛郁格，气津两伤也。胃腑之燥盛，而却见水气之浮肿。

2. **发热**(刘渡舟医案)

张某某，男，71岁，1994年5月4日初诊。因高血压心脏病，服进口扩张血管药过量，至午后低热不退，体温徘徊在37.5～38℃，口中干渴，频频饮水不解，短气乏力，气逆欲吐，汗出，不思饮食，头之前额与两侧疼痛。舌红绛少苔，脉来细数。辨证属于阳明气阴两虚，虚热上扰之证。治当补气阴，清虚热，方用竹叶石膏汤。处方：竹叶12克，生石膏40克，麦冬30克，党参15克，炙甘草10克，半夏12克，粳米20克。服5剂则热退，体温正常，渴止而不呕，胃开而欲食。唯余心

烦少寐未去，上方加黄连8克，阿胶10克以滋阴降火。又服7剂，诸症得安。(《刘渡舟临证验案精选》)

按：本案发热于午后，伴见口渴欲饮，短气乏力，不思饮食，舌红绛少苔，脉来细数，属于"阳明气津两伤"无疑。胃虚有热，其气上逆，故见气逆欲吐。竹叶石膏汤原为张仲景治疗"伤寒解后，虚羸少气，气逆欲吐"之证而设，在实际运用中，凡热病或由其他原因导致阳明气津两伤，胃失和降而见身热有汗，心烦口渴，气逆欲吐，舌红少苔，脉虚数等，皆可使用，疗效理想，可作为清虚热，益气津的代表方剂。

论：数为火升肺热，细为气津两伤。舌红为火升，少苔为津伤，所以口渴。

3. **无名热**(胡希恕医案)

吕某，女性，18岁，初诊日期1965年6月17日。因高热住院治疗，半个月热仍不退，用激素治疗热退亦不明显。每天体温在38～39℃波动，症见身热、自汗、盗汗、恶心、呕吐，食入即吐，苔白，脉细数。胡老会诊，认为是津液大虚，必以养胃生津方能抗邪外出，与竹叶石膏汤加味：淡竹叶12克，生石膏45克，半夏12克，党参10克，炙甘草6克，粳米15克，麦冬15克，生姜10克，酸枣仁15克。结果：服3剂，热退，呕吐止，自汗、盗汗亦止。他医用补中益气汤欲补其虚，又致大汗不止乃至虚脱，无奈输液救急。再请胡老会诊，仍给原方6剂诸症渐愈。(《解读张仲景医学》)

4. **发热不退**(姜春华医案)

林某，男，42岁。发高热一周，现体温38℃，脉数而无力，舌质红绛，唇红，口渴欲饮，自云五心烦热，大便干结呈颗粒状。神疲乏力，证属气阴两虚，以竹叶石膏汤加味。处方：淡竹叶15克，生石膏30克，党参9克，半夏6克，麦门冬9克，全瓜蒌15克，玄参9克，生甘草3克，方3剂。一剂后，身热大减，两剂后大便转润，三剂后精神好转痊愈。

按：本案为大热伤津，气阴两虚，投以竹叶石膏汤加味，清热而兼和胃，补虚而不恋邪，加玄参、全瓜蒌以润肠生津。(《经方发挥与应用》)

5. **头痛呕吐**(谢映庐医案)

头痛呕吐，尿赤咽痛，头痛，呕吐黄水胶痰，口渴喜饮热汤，发热恶寒。诊得寸口洪滑，此诸逆冲上，皆属于火之症。因令先服滚痰丸，继服小承气。一剂头痛如失，呕吐亦止。外症反加热象，目赤，鼻干，小水短赤，咽喉作痛，口渴喜热。细察之，悉属阳明之火。其喜热饮者，同气相求之义，有非中寒者比。遂与竹叶石膏汤加茶叶。一剂诸症方清。后与六味丸调理而痊。可见医之为道，权变在人，倘入庸手，见其恶寒、呕吐，错认外感，误投散剂，其火岂不愈升乎？又如口渴喜热属寒之论，要未可胶柱而鼓瑟也。(《谢映庐医案·头痛门》卷一；《经方一剂起沉疴》)

6. **不寐**(聂惠民医案)

张某，女，58岁。2000年3月初诊。热病2周初愈，热退神倦，周身不适，心中烦乱，睡眠障碍，辗转不安，惟夜卧难以入睡为苦，长时间不能眠，伴有口干咽燥，渴而欲饮，胃脘不和，食纳欠佳，逆气时作，大便尚可，小便溲黄赤。辨证：观察其形，素体消瘦，诊按其脉，虚而细数，审视其舌，尖红苔黄。证属差后虚热，气津两伤，胃失和降，卧则难眠而致虚烦不寐。治以益气养阴，和胃清热而安寐。处方：竹叶10克，生石膏15克，麦门冬12克，生甘草5克，清半夏6克，生栀子10克，炒枣仁15克，生龙牡各20克，炒神曲15克，五味子3克。七剂，水煎温服。进药1周，胃和神安，睡眠安然，嗣后调理病愈。(《聂氏伤寒学》)

7. **呃逆**(徐炳银医案)

陈某，男，26岁，1977年8月23日初诊。呃逆月余，2个月前热病失治。二旬后热退，遂生呃逆，初服阿托品类药可暂安，后渐失效。诊见：呃声急促，频频发作，声音低沉。低热心烦，渴喜冷饮，嘈杂不食，气短难续，语言无力，怠惰嗜卧，呵欠作。形羸肉脱，面唇俱红，舌赤、无苔、中有裂纹，扪之无津，脉数无力。此乃热病后期，津伤气损，胃失濡润，气失和降。投竹叶石膏汤加味。处方：竹叶6克，生石膏100克，红参、法半夏、炙甘草、柿蒂各10克，粳米50克，麦冬、鲜石斛各20克，玉竹15克，5剂。药尽呃止。［新中医，1987(10)：16；《仲景病案学》《伤寒名医验案精选》］

8. **呃逆证**

张某，40余岁。因患麻疹，误服辛热升托之品过多，10余日热不退。呃逆连声，日夜不休，若饮热汤，呃逆加剧，竟至汤药倾吐而尽，不能安睡。此症系客热留胃，遂拟竹叶石膏汤清胃热而养津液，加赭石、紫石英之重镇而降逆，佐少许姜汁以止呃并取其反佐作用。初服1剂，呃逆渐疏，呕吐亦平。继依原方加大黄15克以泄积热。连服2剂，呃逆消失，后予叶氏养胃汤作病后调理。(《经方临证集要》福建省中医研究所. 福建中医医案：第一辑. 福州：福建人民出版社，1960：130)

论：本条应是肺病热燥，不能敛气，则胃逆噫气。麻疹表病，卫郁肺热，又服辛热升散发表，所以肺热伤津，不能敛降也。加大黄，泻胃热者，还是外感而胃热也。本条是又加了代赭石、紫石英之重镇而降逆，此是以药物的重镇降逆之性，来治其呃逆。肺病郁热，气阴两伤，不能敛降，则重镇药不起作用。

【现代运用】

临床主要用于治疗急性放射性食管炎、小儿口疮、病毒性心肌炎、糖尿病、小儿急性肾炎、复发性口腔溃疡等病症。也见于治疗心肌炎、急性热病恢复期、无名低热、癌性发热、流行性出血热、小儿夏季热等多种疾病辨证属于“余热未尽，气阴两伤，胃失和降”者，同时在预防放射性食管炎方面效果理想。本方清凉质润，如内有痰湿，或阳虚发热，均应忌用。

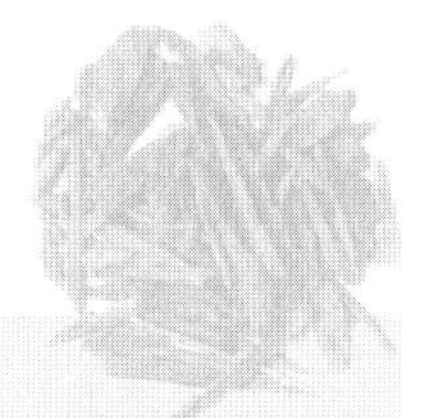

第9章　五苓散类方

五苓散

【方剂组成】

猪苓(去皮)十八铢(9克)，泽泻一两六铢(15克)，白术十八铢(9克)，茯苓十八铢(9克)，桂枝(去皮)半两(6克)

【方药用法】

上五味，捣为散。以白饮和服方寸匕，日三服。多饮暖水，汗出愈。如法将息。

【方证释义】

治宜利水渗湿为主，兼以温阳化气之法。方中重用泽泻为君，以其甘淡，直达肾与膀胱，利水渗湿。臣以茯苓、猪苓之淡渗，增强其利水渗湿之力。佐以白术健脾以运化水湿。使以桂枝外解太阳表邪，内助膀胱气化。

本方主治病症虽多，但其病机均为水湿内盛，膀胱气化不利所致。在《伤寒论》中原治蓄水证，乃由太阳表邪不解，循经传腑，导致膀胱气化不利，而成太阳经腑同病。太阳表邪未解，故头痛微热；膀胱气化失司，故小便不利；水蓄不化，郁遏阳气，气不化津，津液不得上承于口，故渴欲饮水；其人本有水蓄下焦，饮入之水不得输布而上逆，致水入即吐，故此又称"水逆证"；水湿内盛，泛溢肌肤，则为水肿；水湿之邪，下注大肠，则为泄泻；水湿稽留肠胃，升降失常，清浊相干，则为霍乱吐泻；水饮停于下焦，水气内动，则脐下动悸；水饮上犯，阻遏清阳，则吐涎沫而头眩；水饮凌肺，肺气不利，则短气而咳。

【主治病证】

膀胱气化不利之蓄水证。小便不利，头痛微热，烦渴欲饮，甚则水入即吐；或脐下动悸，吐涎沫而头目眩晕；或短气而咳；或水肿、泄泻。舌苔白，脉浮或浮数。

太阳病，发汗后，大汗出，胃中干，烦躁不得眠，欲得饮水者，少少与饮之，令胃气和则愈。若脉浮，小便不利，微热消渴者，五苓散主之。

【历代名医方论】

《医方考》：茯苓、猪苓、泽泻、白术，虽有或润或燥之殊，然其为淡则一也，故均足以利水。桂性辛热，辛热则能化气。

赵羽皇《古今名医方论》：五苓散一方，为行膀胱之水而设，亦为逐内外水饮之首剂也。方用白术以培土，土旺而阴水有制也；茯苓以益金，金清而通调水道也；桂味辛热，且达下焦，味辛则能化气，性热专主流通，州都温暖，寒水自行；再以泽泻、猪苓之淡渗者佐之，禹功可奏矣。

《医方集解》：二苓甘淡，入肺而通膀胱为君；泽泻甘咸，入肾、膀胱，同利水道为臣；益土所以制水，故以白术苦温健脾祛湿为佐；膀胱者津液藏焉，气化则能出矣，故以肉桂辛热为使，热因热用，引入膀胱以化其气，使湿热之邪皆从小水而出也。

《伤寒六经辨证治法》：盖多服暖水，犹服桂枝汤啜稀热粥之法，但啜粥以助胃中营卫之气，而暖水乃助膀胱水府之津，俾膀胱气盛则溺汗俱出，经腑同解，至妙之法，可不用乎！

《古方选注》：苓，臣药也，二苓相辅则五者之中可为君药矣，故曰五苓。猪苓、泽泻相须，借泽泻之咸以润下；茯苓、白术相须，借白术之燥以升精，脾精升则湿热散，而小便利，即东垣欲降先升之理也；然欲小便利者，又难越膀胱一腑，故以肉桂热因热用，内通阳道，使太阳里水引而竭之。

《伤寒论·辨太阳病脉证并治》：太阳病，发汗后，大汗出，胃中干，烦躁不得眠，欲得饮水者，少少与饮之，令胃气和则愈。若脉浮，小便不利，微热消渴者，五苓散主之。中风发热，六七日不解而烦，有表里证，渴欲饮水，水入则吐者，名曰水逆，五苓散主之。

柯琴《伤寒来苏集·伤寒附翼》卷上：凡中风、伤寒，结热在里，热伤气分，必烦渴饮水，治之有二法：表证已罢，而脉洪大，是热邪在阳明之半表里，用白虎加人参清火以益气；表证未罢，而脉仍浮数，是寒邪在太阳之半表里，用五苓散，饮暖水，利水而发汗。此因表邪不解，心下之水气亦不散，既不能为溺，更不能生津，故渴；及与之水，非上焦不受，即下焦不通，所以名为水逆。水者肾所司也，泽泻味咸入肾，而培水之本；猪苓黑色入肾，以利水之用；白术味甘归脾，制水之逆流；茯苓色白入肺，清水之源，而水气顺矣。然表里之邪，谅不因水利而顿解，故必少加桂枝，多服暖水，使水津四布，上滋心肺，外达皮毛，溱溱汗出，表里之寒热两除也。白饮和服，亦啜稀粥之微义，又复方之轻剂矣。

《素问·灵兰秘典论》谓：膀胱者，州都之官，津液藏焉，气化则能出矣，膀胱的气化有赖于阳气的蒸腾，故方中又佐以桂枝温阳化气以助利水，解表散邪以祛表邪，《伤寒论》示人服后当饮暖水，以助发汗，使表邪从汗而解。

【医案举例】

1. 脂肪肝

刘某，男，27 岁。2008 年 7 月 7 日就诊。主诉：腹胀两个月。患者两月前无明显诱因出现腹胀不适，饮酒后即腹泻，体检发现甘油三酯略偏高，B 超显示“脂肪肝”。患者平素体力尚可，汗出较多，口干渴，饮水多，胃口好，喜食肥甘厚味，腹胀，揉按后好转，睡眠尚可，大便偏干，每日一行，小便正常。查：肤色偏灰无光泽，体型肥胖，下肢不肿，舌淡润苔薄白，脉沉。拟五苓散原方，处方：泽泻 10 克，茯苓 15 克，猪苓 10 克，炒白术 12 克，桂枝 10 克，五剂，每日一剂，水煎服。服药 5 剂后，患者诉说腹胀略减，于是又断断续续服本方 7 剂，1 月后称最大的感觉是“轻便了许多”，腹胀明显减轻，口渴止，大便正常，体重减轻 10 余斤，患者笑称本方是“减肥良药”，并随访至今患者病情一直稳定。

按：患者虽有血脂高，胃口旺盛，喜食肥甘厚味，腹胀，大便偏干，但腹诊腹肌松软，并非热结在里的腹肌绷紧有抵抗感，因此首先排除最常见的少阳阳明同病的大柴胡汤证。又见其肤色偏灰无光泽，容易汗出，考虑系《金匮》尊荣人的“骨弱肌肤盛”，但患者体力尚可，脉搏不虚，故非典型的黄芪桂枝五物汤证。舌淡润，排除其腹胀、口渴口干、饮水多和大便偏干系内热耗伤津液所致，始拟本方治疗，药后患者体重减轻 10 余斤，疗效之好出乎意料，说明方证对应则定能收桴鼓之效。患者虽服用本方体重大减，但只有出现五苓散证的肥胖用本方才有效果，不可针对肥胖一概滥用。从该病案悟出，患者疾病是蓄水所致，其腹胀当为“水痞”，其肥胖当为“水胖”，且下肢肿、小便不利、舌胖大不一定是本方证必备指征。值得注意的是本方原文服法是作散剂温水冲服，并且药后还需“多饮暖水”至汗出方可。

2. 蓄水（俞长荣医案）

一程姓病人，证见高热口渴，谵语不眠，

小便短赤，脉浮洪大。连给大剂人参白虎汤三剂，不但症状不减，口渴反而增剧。我素遵家训（家父酬胃：伤寒方治病效若桴鼓，但用之不当，祸亦不浅。凡伤寒用药逾三剂而病不减者，就要退让高明，万勿固执己见，贻误病人。先祖有“伤寒不过三”遗训），因此向病家告辞，请其改延他医。可是病家苦苦挽留，诚恳之情，又使我难以推却。正踌躇间，恰病者邻居程某来访，谓：他不知医理，但闻乡前辈某曾治一病人，口渴喜热饮，后用桂附之类云云。我猛然大悟，急问病者，喜热饮否？答道：喜热饮，虽至手不可近，亦一饮而尽。再细察其舌，质红无苔而滑。因思：脉浮洪大，发热，虽似白虎证，但口渴喜热饮实非白虎汤所宜。此乃无根之火上浮，故口渴喜热，舌红而滑；虚火扰及神明，故谵语，火不归位，膀胱气化失职，故小便短赤。当按膀胱蓄水证治之。选用五苓散改汤剂，桂枝用肉桂以引火归元（每剂用桂八分研末，分两次冲服）。仅两剂，热退口和，小便清利。后调理半月复原。（《伤寒论汇要分析》）

按：辨证眼目为渴喜热饮、舌滑，为太阳膀胱蓄水，津凝不滋所致，与五苓散化气行水，津布则口和热退而病愈。

3. **水逆**（江应宿医案）

一仆人，19岁。患伤寒发热，饮食下咽，少顷尽吐，喜饮凉水，入咽亦吐，号叫不定，脉洪大浮滑，此水逆证，投五苓散而愈。（《名医类案》）

按：本案乃蓄水之重证。水蓄于下，膀胱气化功能失职，水饮内停，气不布津，津液不能敷布于口，故渴欲饮水。然而内停之水饮较重，上入胃腑，胃失和降，故所饮之水，必拒而不受，以致水入则吐，而吐后仍然渴饮。于是饮水而渴不解，呕吐而水饮不除，大论谓之“水逆”，乃蓄水之严重者，可用五苓散化气行水以治其本。

4. **消渴（尿崩症）**（李克绍医案）

王某，男，7岁，1975年7月13日就诊。患儿多饮多尿，在当地医院检查尿比重为1∶0.07，诊断为“尿崩症”，治疗无效。诊见神色、脉象无异常，惟舌色淡有白滑苔，像刷一层薄薄不匀的浆糊似的。因思此证可能是水饮内结，阻碍津液的输布，所以才渴欲饮水，饮不解渴。其多尿只是多饮所致，属于诱导性，能使不渴少饮，尿量自会减少。因与五苓散方：白术12克，茯苓9克，泽泻6克，桂枝6克，猪苓9克，水煎。（《伤寒解惑论》）

按：舌苔白滑是辨识水气内停的一个主要特征。水气内停，津液不布，则见口渴，饮多则溲亦多。临床要审时度势，紧抓主证，不可坐等小便不利、发热之证俱全，才施以五苓散治疗。当然，如果消渴见舌红少苔，脉细数者，则为阴津亏虚，本方又当为禁用之列。

5. **失音**（刘渡舟医案）

碧某，女，1987年10月26日就诊。病失音四个多月，已到了不能言语的程度，而由其家人代诉病情。曾服用大量滋阴清热之品及西药，均未能获效。患者音哑无声，咽喉憋塞，口渴欲饮，头目眩晕。问其大便尚调，惟排溺不利，色白而不黄。切其脉沉，视其舌则淡嫩，苔水而滑。治须温阳下气，上利咽喉，伐水消阴，下利小便。方用五苓散为最宜。处方：茯苓30克，猪苓15克，泽泻16克，白术10克，桂枝10克。服药5剂，咽喉憋闷大减，多年小便不解症状亦除。唯有鼻塞为甚，嗅觉不敏，于上方加麻黄0.5克，续服3剂，病愈。从此未见复发。

按：此水气不化，津液不行，阳气不能温煦，阴气上蔽咽喉之证。夫津液者，可滋润官窍，今水蓄而不化津，则有凝必有缺。是以咽干、口渴欲饮、小便不利迭现。水为阴邪，头为诸阳之会，阴水上凌，则头目眩晕。舌脉之象，亦皆为阴凝不化之证。前医不识，见有咽干口渴，以为肺胃津液不足，妄投甘寒滋柔之品，反助阴伐阳，使水凝不去。须用五苓散温阳化气，上利咽喉，下通小便，待水化津布而病愈。

6. **呃逆**(彭国钧医案)

范某某,男,46岁。患呃逆5天,伴口吐清水,腹胀满,小便不利。曾在当地服中药丁香柿蒂散数剂而不能止,于1987年4月2日来我院中医门诊求治。证见面白,精神疲倦乏力,头晕,不喜言语,呃声沉缓有力,时时欲吐,腹部胀大,烦躁不知所措,舌淡、苔白,脉浮弦,证属水饮寒邪,阻遏中焦,胃失和降,气机逆乱。仿《伤寒论》:"伤寒,呃而腹满,视其前后,知何部不利,利之即愈。"遂予以五苓散加良姜,服2剂,诸症悉除。[湖南中医杂志,1989(4):15]

按:中焦本寒,又加水饮停滞,胃气失和,致发呃逆。故用五苓散温化水饮,加良姜以温胃散寒,寒饮一去,胃气和降,呃逆自止。

7. **解颅(脑积水)**(杨君医案)

李某某,男,9个月。患儿出生后至第7个月前一切正常,第7个月后,发现有手不灵活,右腿活动能力较差,之后患儿头部明显迅速增大,到8个月时双眼已呈"落日"状,头部青筋显露,颜面紫红,头不能抬,四肢不能活动,身体极度消瘦。头围56厘米,前后囟门扩大而饱满,凸出于颅骨。先后经数个医院诊断为脑积水。处方:茯苓、大腹皮各15克,猪苓、泽泻、牛膝、车前子各10克,白术5克,桂枝2克。水煎顿服。服药后尿量明显增多,大便亦呈稀水状,至服完第6剂药后,囟门明显凹陷,面色渐转红润。前后共服药27剂,患儿四肢渐能活动,颈部亦有力,能抬头活动,囟门未再凸起而痊愈。服药期间未出现任何不良反应。多年后追访,患儿已9岁,精神饱满,智力良好,没患过其他疾病,头围仍为56厘米,惟右手腕部以下发育欠佳,活动力较差。身高、体重均与同年龄健康儿童无异。

按:脑积水症类似中医"解颅"。有虚实之别,属实者,每由水液内蓄、上泛颅脑而发;属虚者,多由精不生髓、骨不得充,以致囟门开大所致。由于五苓散具有渗湿利尿作用,既可以减少脑脊液的产生,又增加了脑脊液的吸收,从而降低了颅内压,对脑积水属实者有效。此例脑积水兼见目肿、消瘦、四肢不能活动,显系脾肾功能失调,水液内蓄上泛所引起,故主以五苓散,27剂即获痊愈。

8. **头痛**(严仲庆医案)

顾某某,女,24岁,1983年1月23日入院。发作性头痛,伴右半身抽搐,短暂意识障碍反复发作近三年。曾4次住院治疗,发作期间渐趋缩短,多次脑电图、脑血流图及颅片检查无异常发现。四天前上夜班,突然感到剧烈头痛,两侧太阳穴及前额尤甚,经治疗无效而收入本科病房,拟诊为血管神经性头痛,癫痫待排。诊见头痛欲裂,入夜益剧,甚则四肢捶床,抱头痛哭,口干,渴饮,舌红、苔微黄而少,脉细数。予清热平肝,祛风涤痰之剂不应。细询之,知其虽口干渴饮,但小便却不多。故撇开头痛一症,但从口干渴饮,小便反不多入手,予五苓散原方:猪苓、茯苓、泽泻、白术、桂枝各10克。是夜头痛即未发作。7剂后痛止出院,嘱续服一个月余,未见复发。

按:水蓄膀胱,经脉不利,不通则痛。治用五苓散通利膀胱经脉之水气,则经通窍畅而愈,足见经方之鬼斧神工。

9. **耳鸣**(吴克纯医案)

徐某某,男,32岁,1982年9月8日诊。患者耳鸣3月余,曾服小柴胡汤、龙胆泻肝汤、黄连温胆汤、耳聋左慈丸、补中益气汤等60余剂皆乏效。到诊:两耳内有蝉鸣之声,时或如风入耳,听音不清。查体质壮实,饮食、大便正常,小便日数次,色淡不黄,舌质淡红、苔白,脉浮,两耳内未发现异常变化。此清窍不畅而致耳鸣。以上病治下,上窍不畅,泻下窍,以利小便之法治之。试投五苓散加味:泽泻30克,茯苓、白术各15克,猪苓12克,桂枝、石菖蒲各9克。服一剂后,小便次数增多,耳鸣渐减,连服5剂,耳鸣消失。

按:肾开窍于耳,主二阴。肾不化气,水泛清窍,亦可致耳鸣、耳聋。采用五苓散化气

行水之法，利小便，泄下窍，下窍通而上窍畅，耳鸣随之而愈。

10. **眩晕**（董圣群医案）

张某某，女，37岁。反复发作性眩晕、恶心、呕吐四年，再发作加剧4天。经五官科检查，诊断为内耳眩晕病。舌质淡苔白，脉濡。处方：泽泻20克，猪苓12克，茯苓12克，白术10克，桂枝10克，每日一剂，煎汤200毫升，分三次服。服药三天后眩晕、耳鸣、恶心、呕吐明显减轻，服药一周后症状完全消失。

11. **能近怯远证（假性近视）**（钱光明医案）

杨某，男，14岁，1985年6月10日初诊。患儿近来视力下降，1985年5月在校普查视力，双眼均为0.1，经本院眼科检查角膜透明，无水肿和云翳，晶体透明，眼底视盘清，A∶F＝2/3，黄斑部光反射存在。排除眼科其他疾患，诊断为假性近视。后经同学介绍求治，余想五苓散为通阳化气利水之剂，似可缓解睫状肌水肿痉挛状态，询知渴欲饮水，查舌淡苔白厚，脉和缓，予五苓散：泽泻20克，猪苓、云苓、焦白术各10克，桂枝8克（治疗中停用其他一切中西药），水煎服。5剂后自觉视力好转，上课可不戴眼镜，上方再予10剂。一月后复查视力：左眼为0.5，右眼为0.6，继服上方5剂，以资巩固。

按：假性近视属中医"能近怯远证"，古人认为是阳微阴盛，以致阳被阴侵，光华发挥于近，多用定志丸或补肾药治疗。西医学认为假性近视为在校青少年的眼科多发病，多因不正确地看书引起睫状肌水肿痉挛，而失其调节的一种功能性变化，五苓散为通阳化气利水之剂，固有缓解睫状肌水肿痉挛的作用，故守本方而取效。

12. **低热**（孙会文医案）

刘某某，男，53岁。低热月余，体温37.5～38℃，病者倦怠无力，脘腹痞闷，口淡乏味，大便稀溏，化验大便常有不消化食物。脉沉弦，苔白腻。辨为湿困脾胃，方处五苓散治之。病者服药10剂，诸症均见好转，体温恢复正常，继用人参健脾丸善后。［湖北中医杂志，1982(4)：36］

按：本案低热，脉证合参，当为湿困脾胃，遵《内经》："必伏其所主，而先其所因"之原则，除湿乃是当务之急。五苓散健脾渗利水湿，湿去脾胃功复则低热得除。盖发热一证，成因繁多，贵在审因论治，切忌妄投苦寒，否则，冰胃败脾，不一而足。

13. **背寒冷**（孙会文医案）

孙某某，男，55岁。近一年来，患者背部有手掌之大发冷处，即使穿棉背心也觉寒风袭人。某医投于当归生姜羊肉汤乏效，延余诊治。脉弦滑，苔白湿润，辨证为"饮留心下"，选方五苓散治疗。患者服药15剂，背冷得良，随访一年安好。［湖北中医杂志，1982(4)：36］

按：心之腑在背，饮留心而不去，阻碍阳气布散，致使背部寒冷。"夫心下有留饮，其人背寒冷如掌大"，《金匮》一语点明此案之病因。而饮为阴邪，遇寒则聚，得温始行。五苓散有温阳化饮之力，使心下留饮去而背冷除。

14. **脾虚外感（胃肠型感冒）**（钱光明医案）

王某，女，1岁3个月，1987年3月24日诊。患儿两天发冷发热，鼻塞流涕，出汗，昨夜又泻下水样便4次，今晨泻下4次，尿少，舌淡苔白厚，指纹淡，体温36.4℃，证属外感风寒，水湿内停，气化失常，治当健脾祛湿，兼以解表，方用五苓散：泽泻6克，猪苓、茯苓、白术各3克，桂枝2克，水煎服。1剂后腹泻止，鼻塞失，舌苔转薄。2剂而诸症皆除，病愈未发。

按：外感风寒，内兼脾虚湿停，故用五苓散外解风寒，内利水湿而愈。

15. **汗出**（王殿威医案）

王某某，男，25岁，1980年6月初诊。自1978年患胸膜炎之后，便开始出汗，经过抗结核治疗一年后，胸膜炎已痊愈，但出汗却有增无减。白天动则汗出，夜晚寐则汗出，以后渐次增多，甚则身如洗浴，神疲乏力，极易感冒，饮食不佳，大便不爽，服中药达数十剂，有从阳虚治疗，用益气温阳，固表敛汗，服药后反增烦热；有从阴虚治疗，滋阴降火，固阴止汗则汗出愈甚。余诊其舌苔白腻，脉缓无力，辨证属湿阻中州，脾阳不振，中阳不得外达。治宜温阳化气，健脾除湿。方用：白术 10 克，泽泻 10 克，猪苓 6 克，云苓 6 克，桂枝 5 克。2 剂。汗出十愈八九，再服 2 剂，三年之顽疾竟获痊愈。随访一年未见复发。

按：足太阳膀胱经主一身之表，为人身之藩篱，摄卫御邪。今水湿内盛，蓄于膀胱，气化不振，则在表之卫气虚弱，失于固摄而见汗出。当此之时，务利膀胱水湿，复其气化，以振奋卫气，则不补气而肌表固，不止汗而汗自止矣。此经病治腑之法也。

16. 血崩（功能性子宫出血）（张祥福医案）

杨某某，女，35 岁，1978 年 5 月 12 日诊。患者素体肥胖，月经过多，先后无定期，经期 7 天，淋漓不绝，今日中午突然小腹剧痛，经血暴崩如注，经某医院诊治用止血药、输液等急救处理无效，转请余诊治。证见面色苍白，四肢冰冷，头汗如珠，口吐浊沫，小腹剧痛，喜按，舌质淡胖嫩，边有瘀点，苔白微腻，脉涩。实验室检查：血红蛋白 6.5 克，白细胞 5200/立方毫米，中性 65%，淋巴细胞 30%，单核细胞 2%。诊断：暴崩（功能性子宫出血），证属痰湿中阻胞宫。治以益气止血，通阳利湿。方拟五苓散加晒参 10 克，阿胶（烊化兑服）10 克，三七（研末冲服）10 克，服 2 剂。5 月 14 日复诊，精神大振，四剂转温，血崩缓停，原方续服 5 剂，漏血尽止而愈。

按：患者素体肥胖，头晕胸闷，口吐浊沫，舌胖苔腻，乃痰湿内停之象。痰湿内阻胞宫，冲任不固，而为血崩，治以五苓散通阳利湿，并加晒参、阿胶、三七以益气养血止血，标本兼治，故获良效。

17. 痄腮（姜晓医案）

袁某，男，11 岁，1986 年 3 月 11 日初诊。患儿三日前始感微恶风寒，食欲缺乏，继而发烧，体温 38.5℃，两腮肿痛，恶心欲吐，不思饮食。曾服普济消毒饮，病反加剧，昨夜体温升至 39.2℃，头痛呕吐，胸中烦闷。刻诊：面色苍白，两腮肿痛，呕吐频作，吐出物尽为水液，吐后渴饮，水入复吐，且伴睾丸水肿，小便不利。舌淡苔白，脉滑数。诊断：痄腮、水逆证。病机：瘟毒上结，水饮内停。治法：通阳化气，行水解肌。方药：五苓散。处方：桂枝 6 克，茯苓、猪苓、泽泻、白术各 10 克。捣末，分作三次，水送吞服。1 剂后不再呕吐，脘腹觉畅，能进饮食，头痛减轻，体温 38.2℃。继用原方作汤剂，并加山豆根 10 克，鱼腥草 20 克以解毒散结。2 剂后，诸症消失，腮肿亦平，唯精神稍差，饮食欠佳，随用参苓白术散调理善后。

按：痄腮治以清热解毒法多，而本案上有渴而欲饮，水入即吐；下有小便不利，睾丸水肿。显系五苓散证，乃脾胃阳虚，水饮内停所致。故治不宜再用常法，而径用五苓散收功。五苓散的临床运用相当广泛，本方略加变通，或与其他方剂合用，可以用来治疗多种水邪蕴郁的病证。本方加茵陈，名为“茵陈五苓散”，治疗湿邪而小便不利的黄疸证；本方加寒水石、生石膏、滑石，名为“桂苓甘露饮”，治疗湿邪郁而化热的小便不利，烦热而口渴。本方去桂枝加人参、肉桂，名为“春泽煎”，治疗年高体弱，正气不足，中气虚衰，肾功能不全而小便不利者；本方加苍术、附子，名为“苍附五苓散”，治疗素体阳虚，寒湿内生，证见腰眼发凉，两足冷，腰腿酸重，小便不利等症；本方合平胃散，名为“胃苓汤”，治疗平素喜食厚味肥甘，久而湿浊内停，而使胃脘胀满，小便不利；本方加川楝、木通、小茴香，是陈修园治疗疝气的经验方，临床证明，凡疝气而见小便不利，舌苔白滑者，用之甚佳。

【现代运用】

现代运用本方常用于治疗肾炎、心脏病、肝硬化引起的水肿，以及急性肠炎、尿潴留、脑积水等属水湿内盛者。若汗下之后，内亡津液，而便不利者，不可用五苓，恐重亡津液，而益亏其阴也；一切阳虚不化气，阴虚而泉竭，以致小便不利者，若再用五苓以劫其阴阳，祸如反掌，不可不慎。汤剂不宜久煎。湿热者忌用，且本方不宜常服。水液代谢紊乱严重者，用米汤冲服散剂最好；不严重者，可以做汤剂内服。

茵陈五苓散

【方剂组成】

茵陈五两(15克)，泽泻五两(15克)，猪苓三两(9克)，茯苓三两(9克)，白术三两(9克)，桂枝二两(6克)

【方药用法】

上药共研细末。每服9克，每日2～3次。水调服。也可改用饮片作汤剂，水煎服，各药用量须酌减至汤剂常规剂量。

【方证释义】

茵陈五苓散清利湿热退黄。本方即五苓散加茵陈组成。方中重用茵陈苦寒清热利湿退黄；五苓散淡渗水湿，并能通调营卫，兼以解表。诸药合用，重在利湿退黄。

【主治病证】

治湿热黄疸，湿重于热，小便不利，烦渴。黄疸病。伤寒或伏暑发黄，小便不利，烦渴。因病未除，忽然一身面目悉黄，如橘子色，由瘀血在里，或因大热，以冷水洗之，湿热相搏，熏蒸肌肉，谓之黄疸。酒积黄疸，小便不利。阴黄，小便不利。

【历代名医方论】

《医方考》：茵陈，黄家神良之品也，故诸方多用之；猪苓、泽泻、茯苓、白术味淡，故可以导利小水；官桂之加，取有辛热，能引诸药直达热邪蓄积之处。

《古今名医方论》：罗东逸曰，治酒积黄疸，盖土虚则受湿，湿热乘脾，黄色乃见。茵陈专理湿热，发黄者所必用也；佐以五苓，旺中州，利膀胱；桂为向导，直达热所，无不克矣。

【医案举例】

1. 刘渡舟医案

姜某，男，26岁。久居山洼之地，又值秋雨连绵，雨渍衣湿，劳而汗出，内外交杂，遂成黄疸。前医用清热利湿退黄之剂，经治月余，毫无功效，几欲不支。就诊时，黄疸指数85单位，转氨酶高达500单位/升。察其全身色黄而暗，面色晦滞如垢。问其二便，大便溏，日二三次，小便甚少。全身虚浮似肿，神疲短气，无汗而身凉。视舌质淡，苔白而腻，诊脉沉迟。脉证合参，辨为寒湿阴黄之证。治宜温阳化湿退黄。疏方：茵陈30克，茯苓15克，泽泻10克，白术15克，桂枝10克，猪苓10克，附子10克，干姜10克。初服日进2剂，3天后诸症好转。继则日服1剂，3周痊愈。化验检查：各项指标均为正常。

2. 刘志龙医案

张某，女，52岁，2015年4月28日初诊。主诉：紫癜半年余。现病史：双下肢有针头至黄豆大小瘀点、对称分布，双下肢轻度水肿且皮肤干燥，头汗多，无腹痛便血。半年前有一次发热、头痛、关节痛后出现下肢皮肤皮下有出血，西医诊断为紫癜，但中西医诊疗一直未愈。舌质暗红，苔白根部黄，脉滑。刘志龙教授认为，紫癜类似于中医的肌衄，中医常用凉血止血或补气摄血之法，常用方如犀角地黄汤或归脾汤等，但临床是多变的，如此案，乃因湿热内蕴所致，法当清热祛湿，凉血止血为主，方用茵陈五苓散化裁。方药：茵陈30克，茯苓15克，猪苓15克，泽泻30克，生白术15克，桂枝尖10克，石菖蒲10克，木通10克，白豆蔻15克，黄芩15克，紫草15克，赤芍15克，7剂，每日1剂，水煎服，分2次温服。医嘱：注意休息，饮食宜清淡，忌肥腻辛辣醇酒之品。二诊(2015年5月5日):前药后紫癜症状控制,皮下瘀点无新发,双下肢水肿减轻,但近来感冒,遂改方调治感冒。

按:《证治要诀·诸血门》:“血从毛孔而出,名曰肌衄。”后世治疗肌衄着重于气血论治,如《赤水玄珠》云:“气血亏虚,血随气散者,治宜补血固表,选用当归补血汤、黄芪建中汤、保元汤等方。阴虚火旺者,治宜养阴清火,用凉血地黄汤或当归六黄汤。由胆热而致者,用河间定命散。”刘志龙教授治疗肌衄重视舌脉的体现,如本案患者舌质暗红,苔白根部黄,脉滑。说明有湿热内蕴,加之患者双下肢轻度水肿且皮肤干燥,但是有头汗多,说明水液代谢失常,因而选用茵陈五苓散清热祛湿,再加凉血止血,清热通利之品,疗效甚好。

【现代运用】

临床报道也常见于肝硬化腹水、高脂血症、药物性肝病、糖尿病、湿疹、甲状腺功能亢进等证属湿热内蕴的病症。实验研究表明,茵陈五苓散具有清除体内自由基、降低脂质过氧化物水平、提高SOD活性、降低黄嘌呤氧化酶水平、减少炎性细胞因子、减轻胰岛素抵抗、调节机体免疫功能等作用。茵陈五苓散中含有利水渗湿之物,有碍于胎气,故孕妇慎用。服用茵陈五苓散期间,饮食应清淡,切忌食用生冷、油腻食物,忌忧思劳碌,应保持心情舒畅。

猪苓汤

【方剂组成】

猪苓(去皮)一两(3克),茯苓一两(3克),泽泻一两(3克),阿胶一两(3克),滑石(碎)一两(3克)

【方药用法】

上五味,以水四升,先煮四味,取二升,去滓,内阿胶烊消,温服七合,日三服。

【方证释义】

伤寒之邪传入于里,化而为热,与水相搏,遂成水热互结,热伤阴津之证。水热互结,气化不利,热灼阴津,津不上承,故小便不利、发热、口渴欲饮;阴虚生热,内扰心神,则心烦不寐;水气上逆于肺则为咳嗽,流于胃脘则为呕恶,注于大肠则为下利;舌红苔白或微黄、脉细数为里热阴虚之证。

治宜利水清热养阴。方中以猪苓为君,取其归肾、膀胱经,专以淡渗利水。臣以泽泻、茯苓之甘淡,益猪苓利水渗湿之力,且泽泻性寒兼可泄热,茯苓尚可健脾以助运湿。佐入滑石之甘寒,利水、清热两彰其功;阿胶滋阴润燥,既益已伤之阴,又防诸药渗利重伤阴血。五药合方,利水渗湿为主,清热养阴为辅,体现了利水而不伤阴、滋阴而不碍湿的配伍特点。水湿去,邪热清,阴津复,诸症自除。

【主治病证】

若脉浮发热,渴欲饮水,小便不利者,猪苓汤主之。

少阴病,下利六七日,小便不利,咳而呕,渴,心烦不得眠者,猪苓汤主之。

夫诸病在脏欲攻之,当随其所得而攻之,如渴者,与猪苓汤,余皆仿此。

脉浮发热,渴欲饮水,小便不利者,猪苓汤主之。

【历代名医方论】

《类证活人书》:脉浮者,五苓散;脉沉者,猪苓汤。按《太阳篇》,五苓散乃猪苓、茯苓、泽泻,加桂、术,《阳明篇》猪苓汤亦前二味加滑石、阿胶。桂、术,辛甘为阳主外,阿胶、滑石,甘寒为阴主内,但阳明为表之里,不当言脉沉,又详《少阴篇》下利六七日,咳而呕渴,心烦不得眠者,猪苓汤主之。虽不言脉沉,然少阴之脉必沉也。以此推之,成氏随文误释明矣。

《金镜内台方议》:猪苓汤与五苓散二方,大同而异者也。但五苓散中有桂术,兼治于表也,猪苓汤中有滑石,兼治于内也。今此脉浮发热本为表,又渴欲饮水,小便不利,乃下焦热也。少阴下利不渴为寒,今此下利渴,又

咳又呕，心烦不得眠，知非虚寒，乃实热也。故用猪苓为君，茯苓为臣，轻淡之味，而理虚烦行水道。泽泻为佐，而泄伏水。阿胶滑石为使，镇下而利水道者也。

《伤寒来苏集》：二苓不根不苗，成于太空元气，用以交合心肾，通虚无氤氲之气也。阿胶味厚，乃气血之属，是精不足者，补之以味也。泽泻气味轻清，能引水气上升，滑石体质重坠，能引火气下降，水升火降，得既济之理矣。且猪苓阿胶，黑色通肾，理少阴之本。茯苓滑石白色通肺，滋少阴之源。泽泻、阿胶咸先入肾，培少阴之体。二苓、滑石淡渗膀胱，利少阴之用……皆滋阴益气之品，是君火之下，阴精承之也。以此滋阴利水而升津，诸证自平矣。

《医方集解》：此足太阳、阳明药也。热上壅则下不通，下不通热益上壅，又湿郁则为热，热蒸更为湿，故心烦而呕渴，便秘而发黄也。淡能渗湿，寒能胜热，茯苓甘淡，渗脾肺之湿；猪苓甘淡，泽泻咸寒，泻肾与膀胱之湿；滑石甘淡而寒，体重降火，气轻解肌，通行上下表里之湿；阿胶甘平润滑，以疗烦渴不眠。要使水道通利，则热邪皆从小便下降，而三焦俱清矣。吴鹤皋曰：诸药过燥，故又加阿胶以存津液。

按：徐之才曰：燥可去湿。桑白皮、赤小豆之类是也。王好古曰：滑石为至燥之剂。盖皆以行水之药为燥，而不以燥热之药为燥也，故陶隐居欲于十剂之外加寒热二剂。愚所著《本草备要》则以热药为燥剂，而以行水属通剂矣。五苓泻湿胜，故用桂、术；猪苓泻热胜，故用滑石。

《绛雪园古方选注》：五者皆利水药，标其性之最利者名之，故曰猪苓汤，与五苓之用，其义天渊。五苓散治太阳入本，利水监以实脾守阳，是通而固者也。猪苓汤治阳明少阴热结，利水复以滑窍育阴，是通而利者也。盖热邪壅闭劫阴，取滑石滑利三焦。泄热、救阴、淡渗之剂，唯恐重亡其阴，取阿胶即从利水中育阴，是滋养无形以行有形也。故仲景云：汗多胃燥，虽渴而里无热者，不可与也。

《医宗金鉴》：仲景制猪苓一汤，以行阳明、少阴二经水热。然其旨全在益阴，不专利水。盖伤寒表虚最忌亡阳，而里热又患亡阴。亡阴者，亡肾中之阴与胃家之津液也。故阴虚之人，不但大便不可轻动，小水亦忌下通。盖阴虚过于渗利，则津液反致耗竭。方中阿胶质膏养阴而滋燥，滑石性滑去热而利水，佐以二苓之渗泻，既疏浊热而不留其瘀壅，亦润真阴而不苦其枯燥，是利水而不伤阴之善剂也。故太阳利水用五苓者，以太阳职司寒水，故加桂以温之，是暖肾以行水也。阳明、少阴之用猪苓，以二经两关津液，特用阿胶、滑石以润之，是滋养无形以行有形也。利水虽同，寒温迥别，惟明者知之。

《伤寒类方》：阳明病，若脉浮发热，渴欲饮水，小便不利者，猪苓汤主之。（此阳明之渴，故与五苓相近，而独去桂枝，恐助阳也。论中又云：阳明汗多而渴，不可与猪苓汤，以胃中燥，不可更利其小便也。）

少阴病，下利六七日，咳而呕渴，心烦不得眠者，此汤主之。（此亦热邪传少阴之症。盖少阴口燥口干，有大承气急下之法。今止呕、渴，则热邪尚轻，故用此方，使热邪从小便出，其路尤近也。）

《长沙方歌括》：述此汤与五苓之用，有天渊之别。五苓散治太阳之本，太阳司寒水，故加桂以温之，是暖肾以行水也。此汤治阳明、少阴结热，二经两关津液，惟取滋阴以行水。盖伤寒表证最忌亡阳，而里热又患亡阴。亡阴者，亡肾中之阴与胃之津液也。若过于渗利，则津液反致耗竭。方中阿胶，即从利水中育阴，是滋养无形以行有形也。故仲景云，汗多胃燥，虽渴而里无热者，不可与也。

《血证论》：此方专主滋阴利水，凡肾经阴虚水泛为痰者，用之立效。取阿胶润燥，滑石清热，合诸药皆滋降之品，以成其祛痰之功。痰之根源于肾，制肺者治其标，治肾者治其本。

《医学衷中参西录》：盖太阳之病，在经脉浮，在府亦脉浮，此因太阳之府蕴有实热，以致小便不利，而热之入于阳明者，不能由太阳之府分消其热下行，转上逆而累及于肺，是以渴欲饮水也。治以猪苓汤，是仍欲由太阳之府分消其热也。

猪苓、茯苓，皆为渗淡之品，而猪苓生于枫下，得枫根阴柔之气，以其性善化阳，以治因热小便不利者尤宜，故用之为主药。用泽泻者，因其能化水气上升以止渴，而后下降以利小便也。用滑石者，其性可代石膏，以清阳明之实热，又能引其热自小便出也。用阿胶者，因太阳之府原与少阴相连，恐诸利水之药或有损于少阴，故加阿胶大滋真阴之品，以助少阴之气化也。

【医案举例】

1. 热淋

高某某，女性。患慢性肾盂肾炎，因体质较弱，抗病功能减退，长期反复发作，经久治不愈。发作时有高热、头痛、腰酸、腰痛、食欲不振、尿意窘迫、排尿少，有不快与疼痛感。尿检查：混有脓球，上皮细胞，红、白细胞等。尿培养：有大肠杆菌。中医诊断：属淋病范畴。此为湿热侵及下焦。治宜清利下焦湿热，选张仲景《伤寒论》猪苓汤。猪苓12克，茯苓12克，滑石12克，泽泻18克，阿胶(烊化兑服)9克。水煎服6剂后，诸症即消失。

2. 尿血

梁某某，男30岁。病者于1979年1月间，忽觉小便次数及量均明显减少，尿如洗肉水样，身无浮肿、无黄染、无涩痛。检查小便常规，发现红细胞(＋＋＋＋)，白细胞(＋)，蛋白(＋)，曾做X线腹部平片并用尿沉淀做直接涂片检查，均未发现异常。曾在当地治疗，共服中药百余剂无效，后经友人介绍来诊。小便仍见短少，肉眼血尿，如洗肉水样，伴咽干，气短乏力，动则汗出。舌质淡，苔白干，脉细弱。

诊为血尿，证属阴虚，气不摄血。拟滋阴补气，止血利尿为治，用猪苓汤加味。猪苓12克，茯苓12克，滑石15克，泽泻12克，阿胶(烊化)12克，女贞子15克，旱莲草20克，党参15克，白术12克。连服4剂后，尿色转淡，诸症减轻，尿检红细胞(＋＋＋)，白细胞消失，蛋白(±)，照上方连服16剂，症状消失，尿检正常而告愈。

后嘱以六味地黄丸与补中益气丸交替早晚各服一次，每次9克，共服一个月以巩固疗效，追踪一年余，未再复发。

3. 腰痛

陈某，女，26岁。产后4日，突感左腰疼痛，向小腹尿道部放散，经用封闭治疗痛止，此后患侧经常酸痛不适，历50余日未愈，昨晚疼痛大作，痛沿输尿管向膀胱、尿道、肛门等处放散，二便频数，量均极少，时欲呕恶，彻夜不眠。今日脉象沉滑，舌苔黄薄，予服猪苓汤2剂。服第1剂后，先疼痛增剧，约1小时后，腰即不痛。次日傍晚突然尿意窘迫，似有物堵塞尿道感，解去后即舒适不痛，后经调理而愈。

4. 血淋

于某，女28岁，1963年10月初诊。患急性肾盂肾炎。1963年秋，产后合并尿潴留，行留置导尿术三天，并配合针灸治疗而愈。一月之后，突然发热恶寒(体温38～39℃)，周身酸楚，腰酸且痛，恶心不欲食，小便稍频，脉浮数，苔白。就诊于某院名医，因产后月余，形体消瘦，医者遵“产后宜温”之理，拟疏解外邪之剂，并重用黄芪、党参等品。服药两剂，自觉周身热甚，犹如有热气从肌腠中向外蒸发，烦热难忍，衣被难着，不得安卧，尿频尿急，尿量不多，便后尿道灼痛，脉浮数且细，苔淡黄。

尿常规：蛋白(＋)，红、白细胞满视野。医者见温之不得，又现热淋之证，故改投清热利湿之剂，重用木通、车子、萹蓄等通利之品，服药三剂，诸症增剧，出现肉眼血尿，小便频

数不减，以致入厕不欲起身。余诊之，见病不解，反致血淋，此乃通利过度，适得其反，导致疾病剧变，故更前法，改用：猪苓汤加金银花、大蓟、小蓟、藕节、白茅根。服药数剂，病热始衰，继服前方取效。治疗月余而痊愈，未见复发。

5. 乳糜尿

赵某某，女，64岁，初诊于1987年3月2日。三年前曾患慢性肾盂肾炎，经医院治疗而愈。五天前，曾腰部酸痛，小便混浊如米泔水，有时夹有小血块，去某某医院，诊为乳糜尿，服西药不见好转，故来求治中医。现仍腰酸腿软，尿频不疼痛，尿液混浊乳白，易沉淀，杂有小血块，头昏耳鸣，五心烦热，口干欲饮，饮不解渴，舌质晦淡而红，苔薄黄而腻，脉沉细而数。

综上脉证，断为肾阴亏虚，阴虚有热，水气内停之证。拟滋阴、清热、利水法，宗猪苓汤。猪苓30克，茯苓30克，泽泻30克，滑石30克，阿胶(烊化，冲)30克，3剂。3月5日再诊，诸证大见好转，复诊三次，共服上方18剂而愈。追访一年未见复发。

6. 伤暑

黄某，男，四十余岁。某夏，因长途步行，受烈日暴晒，回家时，自觉头眩，口渴，短气，发热，但又怕风不敢揭衣，少腹急迫，小便短而频数，尿色如血，脉浮大。拟猪苓汤合六一散与服。茯苓15克，泽泻12克，猪苓9克，京阿胶(另炖)9克，滑石60克，甘草4.5克，水煎。服后，所有症状全部消失。

7. 阳明蓄血

瓜镇侯公遴，深秋患伤寒，始自以为疟，饮食如常，寒热渐甚，至七日方迎余至，则阳明证矣。服药五日，渐变神昏谵语，胸腹满痛，舌干不饮水，小便清长，转为蓄血证，遂用桃仁承气汤下黑血碗许，即热退神清。次日忽小便不通，犹有点滴可出，用五苓散不效，乃太阳药也。病者素清癯，年近六十，脉细而涩，此蓄血暴下，阴气必虚，经曰：“无阴则阳无以化”。原病阳明蓄血，仍用阳明之猪苓汤，汤中阿胶是滋阴血者也。猪苓汤加桂枝、芍药。甫一剂，小便如涌泉矣。

8. 咳嗽

患者王某某，男，60岁。素日体弱，嗜烟，因感冒咳嗽月余，前医以红霉素、鱼腥草治疗四五日无效，审其见咳嗽白痰略黄，咯而不爽，口微渴，胸闷，舌红无苔而津多，脉细而濡，吾始认为表邪入里化热，耗伤肺胃之阴，与沙参麦门冬汤加减治之。

药后非但诸症不减反见气短，略痰黏腻稠白，不欲食，大便溏，细思良久，乃水热互结之咳嗽耳，《伤寒论》云：“少阴病下利六七日，咳而呕渴，心烦不得眠，猪苓汤主之。”乃与润燥清热利水，处以猪苓汤：阿胶30克，猪苓12克，茯苓10克，泽泻6克，滑石24克。服上方2剂后，诸症大减，舌苔红润，脉细缓。再拟调理脾肺之剂而愈。

【现代运用】

猪苓汤对泌尿系统具有利尿、抗菌、改善肾脏局部炎症、改善肾功能、抑制肾结石形成、保护肾脏性能、调节水液平衡等药理作用。猪苓汤广泛运用于肾病综合征、慢性肾盂肾炎、肾结石、慢性肾小球肾炎、糖尿病肾病、IgA肾病、肾癌等肾系疾病的治疗。

猪苓散

【方剂组成】

猪苓、茯苓、白术各等分

【方药用法】

上三味，杵为散，饮服方寸匕，日三服。

【方证释义】

猪苓散由猪苓、茯苓、白术组成，方中猪苓、茯苓甘淡性平，淡渗利水饮；白术甘苦温，健脾补气，运化水饮。三味药合用，甘淡渗利，健脾助运。主治呕吐，膈上有停饮，吐后欲饮水。

病在膈上，指饮停于胃，上逆于膈。呕吐

后，口渴思水，为病情欲解，饮去阳欲复之兆。胃中停饮，上逆胸膈而呕吐，为阳气渐旺，胃气恢复，祛饮上行；口渴思水，为呕吐后阳气正复，病情趋于好转，但非饮邪已尽去、阳气已全复。假若此时饮水过量，则因胃阳虚弱，不能运化，势必使未尽之饮与新入之水饮相并，致呕吐复作。猪苓散是处理呕吐后的善后调理方，即乘其病情好转之机，及时给予本方健脾利饮，以促使饮邪尽去，阳气全复，疾病痊愈。

【主治病证】

呕吐而病在膈上，后思水者解，急与之。思水者，猪苓散主之。

【历代名医方论】

《千金方衍义》：猪苓散中葶苈、大戟即前方泽漆之意，猪苓、泽泻、桂心、白术、椒目、干姜即前方鲤鱼、茯苓、生姜、赤小豆之意；苁蓉、五味子即前方麦门冬之意；且多防风、狼毒、法曲、玄参祛风攻积等药，而用人参、甘草助胃行药之意，则一药虽迥异而主治不殊。

《长沙药解》：《金匮》猪苓散，猪苓、泽泻、白术等分。为散。治病在膈上，呕吐之后，而思水者。痰饮内阻，多见渴证，而投以新水，益复难容，故随饮而即吐。呕伤津液，应当作渴，而水停心下，则反不渴，是以先渴而即呕者，必有支饮。若饮在膈上，吐后而思饮者，是饮去而津伤，为欲解也。此当急与之水，以救其渴。但其平日阳衰土湿，而后饮停膈上，宿水方去，又得新水，而土湿如前，不能蒸水化气，则新水又停矣，是当泻湿而生津。泽、苓泻水而去湿，白术燥土而生津也。

【医案举例】

1. 泄泻

杨某，女，7 个月，1979 年 9 月 20 日初诊。患儿发病已 2 天，经西医诊断为小儿单纯性消化不良，曾用西药效果不佳。大便稀，呈蛋花状，每天 10 余次，小便少，伴有轻微呕吐，精神不振，舌质红苔白，脉细数，体温 38℃。用猪苓散加半枝莲 2 剂，诸症痊愈。

2. 腹痛便闭

刘某，男，26 岁。忽然患腹痛如刀割，腹胀如鼓，大便不通，大渴，床头用壶盛茶水，每饮一大杓，饮下不久即呕出，呕后再饮，寝室满地是水。据西医诊断是肠套叠，须大手术。病延三日，医皆束手，危在旦夕。余诊其脉沉紧而滑。药用：白术、茯苓、猪苓各 15 克。服 1 剂，呕渴皆除，大便即通。继用附子粳米汤，腹痛、腹胀等证亦渐愈。

【现代运用】

猪苓是我国传统常用的利水渗湿药，主要含有甾体类、多糖类等活性成分，常用于治疗泌尿系统疾病。茯苓含有多糖、三萜类、挥发油等多种化学成分，具有降糖、降血脂、抗肿瘤、抗心衰、治疗妇科疾病、保肝、免疫、镇静等多种药理作用。白术含有多种化学成分，包括倍半萜及内酯类、黄酮类、苯丙素类、炔烃及其苷类、多糖等。现代药理学研究表明，白术具有抗炎、抗肿瘤、改善胃肠道功能、调节泌尿系统、改善神经功能、改善免疫、兴奋子宫平滑肌、降血脂及血糖等药理作用，临床上主要用于胃肠道疾病、肝脏疾病等的治疗，具有良好的开发潜力。

茯苓甘草汤

【方剂组成】

茯苓二两（6 克），桂枝（去皮）二两（6 克），甘草（炙）一两（3 克），生姜（切）三两（9 克）

【方药用法】

上四味，以水四升，煮取二升，去滓，分温三服。

【方证释义】

本方由桂枝甘草汤加茯苓、生姜而成，或为桂枝汤去芍药、大枣加茯苓而成，为温阳健脾，化饮除湿之剂。以茯苓桂枝二者为温阳健脾，渗湿逐饮；生姜温胃行水，助苓桂而为佐，甘草益气和中则为使。可见本方之治为

饮在中焦胃中也。

【主治病证】

伤寒，厥而心下悸者，宜先治水，当服茯苓甘草汤，却治其厥。不尔，水渍入胃，必作利也。

伤寒汗出而渴者。五苓散主之。不渴者茯苓甘草汤主之。

【历代名医方论】

《绛雪园古方选注》：茯苓甘草汤，治汗出不渴，其义行阳以统阴，而有调和营卫之妙。甘草佐茯苓，渗里缓中并用，是留当津液以安营；生姜佐桂枝，散外固表并施，是行阳气而实卫，自无汗出亡阳之虞。

【医案举例】

1. **心下悸**

阎某，男，26岁。患心下筑筑然动悸不安，腹诊有振水音与上腹悸动。三五日必发作一次腹泻，泻下如水，清冷无臭味，泻后心下之悸动减轻。问其饮食、小便，尚可。舌苔白滑少津，脉象弦。辨为胃中停饮不化，与气相搏的水悸病证。若胃中水饮顺流而下趋于肠道，则作腹泻，泻后胃饮稍减，心下悸动随之减轻。然去而旋生，转日又见悸动。

当温中化饮为治，疏方：茯苓24克，生姜24克，桂枝10克，炙甘草6克。药服3剂，小便增多，而心之悸明显减少。再进3剂，诸症自此之后，未再复发。

2. **痫证**

东洞家纪剂钞云：几右门卫，年五十，自七年前，患所谓痫证，月四五发，发则颠倒不知人事，与茯苓甘草汤，应钟及紫圆。《伤寒论今释》

3. **头痛**（刘渡舟医案）

邓某，男，45岁。患有高血压病史。近日来头痛剧烈，心悸、恶心、欲吐，严重时伴头身汗出湿冷。舌苔白滑，脉弦缓无力。胃中水饮上凌，瘀阻血脉之象。茯苓30克，桂枝10克，生姜15克，炙甘草6克，牛膝10克，红花6克，茜草6克，半夏15克，陈皮10克，1剂。药后血压下降，头痛止而诸证消退。

【现代运用】

现代药理研究表明茯苓甘草汤可促进水液代谢、减少胃内水液潴留等作用，临床中主要用于饮停胃中，出现心悸、呕逆、头眩等之慢性胃肠神经官能症、心律不齐、胃炎、冠心病等；亦可用于饮停中焦而兼有表证者。

桂苓五味甘草汤

【方剂组成】

茯苓四两（12克），桂枝（去皮）四两（12克），甘草（炙）三两（9克），五味子半升（6克）

【方药用法】

上四味，以水八升，煮取三升，去滓，分三温服。

【方证释义】

桂枝、甘草辛甘化阳，以平冲气；配茯苓引逆气下行；用五味子收敛耗散之气，使浮阳不致上浮。

【主治病证】

青龙汤下已，多唾口燥，寸脉沉，尺脉微，手足厥逆，气从小腹上冲胸咽，手足痹，其面翕热如醉状，因复下流阴股，小便难，时复冒者；与茯苓桂枝五味甘草汤，治其气冲。

【历代名医方论】

《血证论》：此治肾中水气腾溢，阴火上冲，面赤咽痛，咳逆诸病。桂苓抑水下行，水行即是气行。然逆气非敛不降，故以五味之酸敛其气。土厚则阴火自伏，故以甘草之甘补其中也。

《金匮要略心典》：服青龙已，冲气不归，而仍上逆也。茯苓、桂枝，能抑冲气，使之下行；然逆气非敛不降，施以五味之酸敛其气；土厚则阴火自伏，故以甘草之甘补其中也。

【医案举例】

1. **《皇汉医学》**（汤本求真医案）

有一男孩年十三，疹后咳嗽不已，声哑不

出，数十日。虽用药而无效，更请诊于予。按其腹状，心下悸，上逆耳鸣，目眩，胸间痰鸣，因作苓桂五味甘草汤使服之。又使杂服滚痰丸，下利日二三行。半月许，前证全治而复旧。

2. **脐下悸**

张某，女，45岁，农民。因情志因素致阵发性脐下悸3月，每日发作1～2次。发作时自觉从少腹有气上冲，胸闷喉痒，唇麻齿抖，语言不利，面色潮红。并有冷气下行，足冷腿软，步履艰难。近1月来症状加剧，头痛畏光，视力减退。发作完毕，一如常人。苔薄白，脉滑数有力。此属冲气上逆，治拟平冲降气。服桂苓五味甘草汤15剂，诸症消失。

3. **转气病**

张某，女，71岁。初诊于2015年8月23日。患者平素胆小易惊、情绪急躁，自觉乏力、短气、周身自脚起转筋、下身转气严重，有气包乱窜感，自诉有气从脚趾上冲至咽喉，疼痛难忍，右胁部疼痛，矢气后自觉好转。面红如妆，手脚冰凉，双足红，时心烦，上半身潮热，自觉发热但摸之冰凉，口吐涎沫伴黏腻感，口咸，舌尖辣，大便干结，小便频数量少，夜尿2～3次/晚。舌红满布裂痕，无苔，脉沉细。

患者一年以来长期规律于门诊随诊。岳仁宋教授多以桂苓五味甘草汤为主方（桂枝30克，茯苓30克，蜜甘草20克，大枣30克，五味子20克，熟大黄5克）加减用药，服用数剂后患者诸症较前多有缓解。面红减轻，足背感觉包块减少，气从足上转好转，潮热、烦躁、焦虑好转，胃口较前稍有增加，大便较前好解，舌嫩红，少津少苔有裂纹，尺脉较前有力。

【现代运用】

茯苓是临床上常用的利水渗湿消肿药，具有利水渗湿、健脾、宁心安神等功效。现代研究发现茯苓的化学成分主要有多糖类（以β-茯苓聚糖最高）、三萜类（块苓酸、茯苓酸、齿孔酸等）、甾醇类、磷酸酯、腺嘌呤、蛋白质等，具有促进水液代谢、调节胃肠功能、镇静、抗肿瘤、护肝等药理作用。

桂枝的化学成分主要包含挥发性成分、有机酸类、糖苷类等，主要有调节体温、镇痛、抑菌、抗炎、抗过敏、抗病毒、促进血管舒张、利尿、镇静、抗焦虑、抗肿瘤、降血压等药理作用。

炙甘草中的化学成分种类多样，主要包括三萜皂苷类、黄酮类及多糖类等；炙甘草具有抗肿瘤、抗抑郁、抗炎、抗心律失常、保肝、抗氧化以及免疫调节等药理作用。

五味子中木脂素占主要成分，其次是挥发油和有机酸等，还有一些多糖类、氨基酸以及三萜类，拥有广泛的药理活性，尤其是在保护肝脏、抗肿瘤、抗氧化以及神经保护方面最为突出。

泽泻汤

【方剂组成】

泽泻五两（15克），白术二两（6克）

【方药用法】

上二味，以水二升，煮取一升，分温再服。

【方证释义】

方中泽泻甘淡，利水渗湿，使水湿从小便而出，为君药。白术甘苦，健脾益气，利水消肿，助脾运化水湿，为臣药。两药相须为用，重在利水，兼健脾以制水，为治脾虚水饮内停之良方。

【主治病证】

心下有支饮，其人苦冒眩，泽泻汤主之。

【历代名医方论】

《长沙药解》：《金匮》泽泻汤，泽泻五两，白术二两。治心下有支饮，其人苦冒眩者。以饮在心下，阻隔阳气下降之路。阳不根阴，升浮旋转，故神气昏冒而眩晕。此缘土湿不能制水，故支饮上泛。泽泻泻其水，白术燥其土也。

泽泻咸寒渗利，走水府而开闭癃，较之二

苓淡渗，更为迅速。五苓、八味、茯苓、泽泻、当归、芍药诸方皆用之，取其下达之速，善决水窦，以泻土湿也。

【医案举例】

眩晕

1967年在湖北潜江县治一朱姓患者，男，50岁因病退休。患病已两载，百般治疗无效。其所患之病，为头目冒眩，终日昏昏沉沉，如在云雾之中，且两眼懒睁，两手发颤，不能握笔写字，颇以为苦。切其脉弦软，视其舌肥大异常，苔呈白滑，而根部略腻。

辨证：此证为泽泻汤的冒眩证。因心下有支饮，则心阳被遏，不能上煦于头，故见头目冒眩证；正虚有饮，阳气不充于筋脉，则两手发颤；阳气被遏，饮邪上冒，所以精神不振、懒于睁眼。至于舌大脉弦，无非支饮之象。

治法：渗利水邪，兼崇脾气。

方药：泽泻24克，白术12克。

方义：泽泻气味甘寒，生于水中，得水阴之气，而能制水。一茎直上、能从下而上，同气相求，领水饮之气以下行。然犹恐水气下而复上，故用白术之甘温，崇土制水，必筑堤防出。

或问，此证为何不用苓桂术甘汤温药以化饮？盖泽泻汤乃单刀直入之法，务使饮去而阳气自达；若苓桂术甘汤，则嫌其甘缓而恋湿，对舌体硕大，苔又白腻，则又实非所宜。若服泽泻汤后，水湿之邪已减，而苓桂术甘之法，犹未可全废，亦意在言外矣。

患者服药后的情况，说来亦颇耐人寻味。他服第一煎，因未见任何反应，乃语其家属曰："此方仅两味药，吾早已虑其无效，今果然矣。"孰料第二煎后，覆杯未久，顿觉周身与前胸后背濈然汗出，以手拭汗而黏，此时身体变爽，如释重负，头清目亮，眩立减。又服两剂，继续又出些微汗，其病从此而愈。

【现代运用】

泽泻汤具有治水饮、祛痰湿的功效，自古沿用十分广泛。近年的基础及临床研究证明，泽泻汤具有较强的降脂及抗炎活性。目前从泽泻中分离的化合物主要有萜类、甾醇、苷类、黄酮、多糖、挥发油、脂肪酸等，种类多达226种。现代药理研究表明泽泻具有利尿、降血脂、降血压、降血糖、抑制动脉粥样硬化、免疫调节、抗炎、抗肿瘤等多种作用。同时现代药理学研究表明，白术具有抗炎、抗肿瘤、改善胃肠道功能、调节泌尿系统、改善神经功能、改善免疫、兴奋子宫平滑肌、降血脂血糖等药理作用，临床上主要用于胃肠道疾病、肝脏疾病等的治疗，具有良好的开发潜力。

防己茯苓汤

【方剂组成】

防己三两（9克），黄芪三两（9克），桂枝三两（9克），茯苓六两（18克），甘草二两（6克）

【方药用法】

上五味，以水六升，煮取二升，分温三服。

【方证释义】

在防己茯苓汤中，作为君药的茯苓性味甘淡平，入心、肺、脾经，具有渗湿利水、健脾和胃、宁心安神的功效，可治小便不利、水肿胀满、痰饮咳逆、呕逆、恶阻、泄泻、遗精、淋浊、惊悸、健忘等症。需注意的是，茯苓之利水，是通过健运脾肺功能而达到的，与其他直接利水的中药不同。

在臣药中，防己利水消肿，祛风止痛，主治水肿脚气、小便不利、风湿痹痛；黄芪具有补气固表、利水退肿等功效；桂枝发汗解肌，温经通脉，助阳化气，散寒止痛。本方最后还使用性味平和的甘草来清热解毒，调和诸药药性，使全方共奏益气健脾、温阳利水之功。

【主治病证】

皮水为病，四肢肿，水气在皮肤中，四肢聂聂动者，防己茯苓汤主之。

【历代名医方论】

《长沙药解》：防己茯苓汤，防己三两，茯苓六两，黄芪三两，桂枝三两，甘草二两。治皮水为病，四肢肿者。水在皮肤，是谓皮水。四肢秉气于脾胃，缘土旺于四季也，水邪侮土，不能行气于四肢，故四肢做肿，聂聂动摇。甘草补土，黄芪、桂枝，宣营卫之郁，防己、茯苓，泻皮肤之水也。

《医门法律》：风水脉浮，用防己黄芪汤矣，而皮水即仿佛而用之。前脉论中，谓同一开鬼门，而标中之本，则微有分，此方是也。风水下郁其土气，则用白术崇土，姜枣和中。皮水内合于肺，金郁泄之，水渍于皮，以淡渗之，故以茯苓易白术，加桂枝解肌，以散水于外，不用姜枣和之于中也。况四肢聂聂，风在荣卫，触动经络，桂枝尤不可少耶。

《金匮要略心典》：皮中水气，浸淫四末而壅遏卫气，气水相逐，则四肢聂聂动也，防己、茯苓善驱水气，桂枝得茯苓则不发表而反行水，且合黄芪、甘草助表中之气，以行防己、茯苓之力也。

《绛雪园古方选注》：汉防己，太阳经入里之药，泄腠理，疗风水，通治风湿、皮水二证。《金匮》汗出恶风者，佐白术；水气在皮肤中聂聂动者，佐桂枝。一以培土，一以和阳，同治表邪，微分标本。盖水湿之阳虚，因湿滞于里而汗出，故以白术培土，加姜枣和中，胃不和再加芍药。皮水之阳虚，因风水袭于表，内合于肺，故用桂枝解肌散邪兼固阳气，不须姜枣以和中也。黄芪汤方下云：服药当如虫行皮中，从腰下如冰。可知其汗仅在上部，而不至于下，即用白术内治其湿，尤必外用被围腰下，接令取汗，以通阳气也。余治太阳腰髀痛，审症参用两方，如鼓应桴，并志之。

《退思集类方歌注》：水在皮肤，卫阳必虚而汩没，故用桂枝宣卫阳以解肌；君茯苓，泄皮中水气；黄芪益卫气，生用亦能达表，治风注肤痛；汉防己大辛苦寒，通行十二经，开腠理，泄湿热。此治皮水之主方也。里无水气，故不须白术以固里。

【医案举例】

1. **水肿**

男，28岁。病浮肿1年，时轻时重，用过西药，也用过中药健脾、温肾、发汗、利尿法等，效果不明显：当我会诊时，全身浮肿，腹大腰粗，小便短黄，脉象弦滑，舌质嫩红，苔薄白，没有脾肾阳虚的证候。进一步观察，腹大按之不坚，叩之不实，胸膈不闷，能食，食后不作胀，大便每天1次，很少矢气，说明水不在里而在肌表。因此考虑到《金匮要略》上所说的“风水”和“皮水”，这两个证候都是水在肌表，但风水有外感风寒证状，皮水则否。所以不拟采用麻黄加术汤和越婢加术汤发汗，而用防己茯苓汤行气利尿。

诚然，皮水也可用发汗法，但久病已经用过发汗，不宜再伤卫气。处方：汉防己、生黄芪、带皮茯苓各15克，桂枝6克，炙甘草3克，生姜2片，大枣3枚。用黄芪协助防己，桂枝协助茯苓，甘草、姜、枣调和营卫，一同走表，通阳气以行水，使之仍从小便排出。服2剂后，小便渐增，即以原方加减，约半个月证状完全消失。

2. **臌胀**

周某某，男，62岁，农民，1985年12月10日诊。自诉患肝炎五年，近月余腹胀、纳呆、尿少、下肢肿。刻诊：面色黧黑，左颧及前颈有血痣四枚，形体消瘦，腹大有水，脉沉弦，舌淡紫苔薄白。查肝功能：黄疸指数6单位，麝浊＞20单位，麝絮(＋＋＋)，锌浊＞20单位，谷丙转氨酶＜40单位，白、球蛋白比值为2.10/5.20。HBsAg阳性。尿检：尿蛋白(＋)，红细胞(＋＋)。A超探测：肝剑突下4厘米，肋缘下2厘米，余(－)。西医诊断：肝性腹水，肝肾综合征。此属脾失健运，肾摄无权，气虚血滞，水湿停留。治宜健脾益肾，活血导水。

拟防己、桂枝、红花各10克，黄芪、茯苓、泽兰各30克，灯芯3克，济生肾气丸20克

(分2次以药汤送服)。上方服30剂,腹水消失,仅两足微肿,饮食增加,二便如常,精神明显好转。继以归身、熟地、丹参、巴戟天等加入方内,服药半载,诸症悉退,久病获痊。1986年7月12日复查肝功能各项均达正常值,白球蛋白比值为3.85/2.10,尿检无异常。停药观察2年,情况一直良好。

3. 肌肉颤动

杨某某,女,53岁,农民。1985年10月12日就诊。患者近两年来常感四肢肌肉阵发性跳动,心烦不安,失眠多梦。来诊见:形体肥胖,面白睑肿,肢体肌肉颤动,时作时止,甚则筋惕肉颤,纳差乏力,小便短少。动则汗出,下肢轻度浮肿,舌质淡,苔薄白,脉沉弦,证属脾虚水泛,饮阻阳遏。治宜健脾制水,通阳化气。方用防己茯苓汤加味:防己15克,桂枝10克,茯苓30克,黄芪20克,炙甘草6克,附子、白术各10克,水煎服。服药5剂小便增多,颤动大减,继服5剂,诸症咸安。改以六君子汤调治逾旬,以防饮邪复聚。

4. 热痹

熊某某,50岁,女。患下肢痠胀痛2年,近3个月来右膝关节肿胀灼痛,行走困难,骨科诊断为关节炎,经用保泰松、消炎痛及中药无效。接诊时见患者面目浮肿苍黄,右膝明显肿胀灼热,活动受限。尿黄口苦,舌红苔淡黄薄腻,脉沉细弦数。血沉、抗O、尿检均正常。

辨证:风湿热痹。立法:祛风止痛,燥湿清热,益气利水。处方为防己茯苓汤合四妙散:防己15克,茯苓20克,黄芪20克,白术10克,苍术10克,黄柏10克,牛膝15克,苡仁30克,金毛狗脊10克。服10剂浮肿疼痛均明显减轻,再服10剂灼热消失,行走尚可,能上班工作,后陆续再进10余剂巩固疗效,二年未见复发。

【现代运用】

现代临床常用本方治疗慢性肾炎、肾病综合征、肝硬化腹水、黏液性水肿、贫血性水肿、心力衰竭性水肿、营养不良性水肿、特发性水肿,以及妊娠高血压综合征等属脾虚水泛类疾病。

茯苓饮

【方剂组成】

茯苓三两(9克),人参三两(9克),白术三两(9克),枳实(炙)二两(6克),橘皮(切)二两半(7.5克),生姜四两(12克)

【方药用法】

上六味,水六升,煮取一升八合,分温三服,如人行八九里,进之(上6味,以水600毫升,煮取180毫升,分3次温服)。

【方证释义】

脾虚不能为胃散布津液,因而水停为饮,滞留于胸膈,则满而上逆,以至于吐水,吐伤胃气,所以满不能食。用人参、白术健脾气,以制水饮;生姜、橘皮、枳实除饮消痰以和胃。这样邪去正复,脾胃调和,自能进食。

【主治病证】

治心胸中有停痰宿水,自吐出水后,心胸间虚,气满不能食,消痰气,令能食。

【历代名医方论】

《金匮方论衍义》:此由上中二焦气弱,水饮入胃,脾不能转归于肺,肺不能通调水道,以致停积,为痰、为水。吐之则下气因而上逆,积于心胸,是谓虚,气满不能食。当先补益中气,以人参、白术下逆气,行停水;以茯苓逐积,消气满;以枳实调诸气,开脾胃;而宣扬推布上焦,发散凝滞,赖陈皮、生姜为使也。

《医宗金鉴》:上、中二焦气弱,水饮入胃,脾不能输归于肺,肺不能通调水道,以致停积为痰,为宿水。吐之则下气因而上逆,虚与气结,满不能食,当补益中气,以人参、白术为君;茯苓逐宿水,枳实破诸气为臣;开脾胃,宣扬上焦,发散凝滞,则陈皮、生姜为使也。其积饮既去,而虚气塞满其中,不能进食,此证最多。

《金匮要略论注》：此为治痰饮善后最妥当之方。心胸之间，因大吐而虚，故加参；设非大吐，无参，减枳实亦可。俗医谓陈皮即减之力，此不惟用陈皮，且加枳实二两，补泻并行，何其妙也。

《金匮要略编注》：脾虚不与胃行津液，水蓄为饮，贮于胸膈之间，满而上溢，故自吐出水后，邪去正虚，虚气上逆，满而不能食也。所以参、术大健脾气，使新饮不聚；姜、橘、枳实以驱胃家未尽之饮，曰消痰气，令能食耳。

【医案举例】

1. 陶某，女，48 岁。

主诉：胃胀 1 年。患者近 1 年来胃胀，多在进食后出现，有时呕吐、嗳气、口苦或口甜，诊断为慢性胃炎，经治疗未获好转。

刻诊：胃胀，嗳气，纳差，口干不欲饮，颈部活动不适，背部针扎感，腰部凉，大便二三日一行，时干时稀，小便少，夜尿二三次。舌淡苔白，脉沉弦细数无力。

体征：上腹无压痛。

西医诊断：慢性胃炎。

中医诊断：痞满，证属胃虚饮停、气郁气逆、饮郁化热兼太阳表证。方选《外台》茯苓饮合五苓散加半夏。

处方：茯苓 12 克，苍术 18 克，泽泻 18 克，猪苓 10 克，党参 10 克，枳实 10 克，陈皮 30 克，清半夏 15 克，桂枝 10 克，生姜 15 克。

7 剂，每日 1 剂，水煎分 3 次温服。

二诊：患者胃胀、口干、颈背部不适明显减轻，纳食增加，嗳气减少。继服 7 剂，基本痊愈。

按：患者首诊时胃胀、嗳气、纳差、舌淡苔白、脉细无力，属太阴虚寒，系胃气亏虚、气郁气逆之证。大便不爽、小便少、夜尿频、腰部凉、脉沉弦，为里有停饮之象。胃胀、纳差，且合并里饮，属《外台》茯苓饮证。颈部活动不适、背部针扎感，考虑表证；联系数脉，系表阳证，即太阳病。里饮兼见数脉，提示饮郁化热。口干不欲饮，系水饮内停、津不上承所致。表邪里饮兼郁热，并见口干、小便不利，属太阳阳明太阴合病之五苓散证。两证复合，故予两方合用治之，起健胃利饮、理气降逆、解表清热之功。增入清半夏温中化饮，以提高疗效。用方精准，故取效迅捷。二诊方证未移，前方续进，药尽诸症皆平。值得指出的是，患者虽以痞满来诊，但病机核心是表邪里饮，治疗必须解表利饮同时进行。若单解其表，则易激动里饮，变证百出。若单利其饮，则表邪因势入里，相互胶结而难解，无异于闭门留寇，遗患无穷。因此，唯有解表、利饮两相兼顾，方可收表解里和之效。

2. 患者，女，65 岁。胃胀满反复 10 余年，曾查胃镜示：慢性非萎缩性胃炎，时口干，情绪微烦，乏力，纳可，眠可，月经断，大便可，舌质淡，苔薄白，脉缓无力。诊断为胃痞，证属脾胃气虚，治宜健脾益气除胀。予外台茯苓饮加减，处方如下：党参片 15 克，茯苓 15 克，白术 15 克，生姜 15 克，陈皮 10 克，枳壳 10 克，法半夏 10 克，炙甘草 6 克，枇杷叶 10 克，川芎 10 克，砂仁 5 克，生麦芽 20 克，百合 15 克，7 剂，颗粒剂，开水冲服，每日 2 次。7 日后患者复诊，胃胀满近消，口微渴，大便干。加天花粉 15 克，砂仁减至 3 克，继服 10 剂。10 剂后，诸症悉除。3 个月后随访，病情未复发。

按：胃痞在《黄帝内经》称为痞、满、痞满、痞塞等，是自觉心下痞塞，胀满不舒，触之无形，按之柔软，压之无痛为主症的一种病症。其有虚实之分，实即实邪中阻，虚即中虚不运，责之脾胃虚弱。本案患者因虚生痞满，胃痞日久，脾胃愈虚，观其症状及舌脉一派脾胃气虚之象。刘师言此类患者脾胃运化无力，气机升降失常，易出现胃脘部胀满不舒，嗳气呃逆，食后甚，饮食怕凉怕辣，升清降浊失调则大便易溏或气虚而秘，全身症状表现在神疲乏力、气短面黄，脾气虚则舌质淡苔白，或生湿则苔腻，脉象则为不足之象，或缓或弱，临床多用外台茯苓饮治之，往往党参片易人

参片，健脾益气，性平不助热；枳壳易枳实，形大性缓，理气宽中消胀；加法半夏燥湿降逆消痞；加生麦芽健脾和胃，疏肝行气；加炙甘草安中调药。以此达到药性平和，补而不滞，健脾益气，和胃除胀之功。川芎行气，砂仁温中理气。口干，加蜜枇杷叶润肺下气，刘师认为其有调畅情志之妙；百合养阴润肺，清心安神；天花粉生津止渴。大便干则减辛温砂仁之用量，防其燥伤津液。

【现代运用】

茯苓饮可用于治疗妊娠恶阻之初，对体力不衰弱，心下部不适，恶心，呕吐，有胃内停水者较佳。并且可用于治疗慢性胃炎、胃下垂与胃弛缓等见心窝部有停滞胀满感，吐酸或烧心，叩击心窝部可闻及水音，腹部有动悸，尿量减少者，效果甚佳。

苓甘五味姜辛汤

【方剂组成】

茯苓四两(12克)，甘草三两(9克)，五味子半升(12克)，干姜三两(9克)，细辛三两(9克)

【方药用法】

上五味，以水八升，煮取三升，去滓。温服半升，日三。

【方证释义】

本方中以干姜为君药，取其辛热之性，既散寒温肺以化饮，又温运脾阳以燥湿。细辛为臣药，以之辛散，温肺散寒，助干姜散其凝聚之饮；以茯苓之甘淡，健脾渗湿，一则化既聚之痰，二则杜生痰之源。佐以五味子敛肺气而止咳，与细辛相配，一散一收，收不留邪，散不伤正。使以甘草和中，调和诸药。综观全方，温散并行，开合相济，则寒邪得去，痰饮得消。药虽五味，配伍谨严，实为温肺化饮之良方。

【主治病证】

冲气即低，而反更咳，胸满者，用桂苓五味甘草汤去桂加干姜、细辛以治其咳满。

【历代名医方论】

《金匮方论衍义》：服此汤后，冲气即止，因水在膈间不散，是以再变，而反更咳、胸满，即用前方去桂加干姜、细辛之辛，散其未消之水寒，通行津液。

《金匮要略集注》：此虚邪之气，复冲逆于经脉中也。仍用桂枝五味甘草汤，去桂加干姜、细辛，以治其咳满。夫生阳血脉之气，始于下焦肾，生于中焦胃，主于上焦心。桂枝助心气者也，故去之，干姜助中焦之气，细辛启下焦之阳，生阳之正气上升，则虚邪之冲逆自止，故咳满即止也。更复渴者，以细辛、干姜为热药，而行于经脉之中故也。夫肾气微，少精血，而奔气反上冲，今其人手足痹而血少，更服其干姜、细辛之热药，咳满虽平，而冲气复发也，服之当遂渴，而渴反止者，此水邪随冲气而留于经络之中，为支饮也。夫血虚则冒，水逆则呕。饮逆于经，则血液不能上资，故法当冒。水逆于中胃，故必呕也。是以当内半夏于苓甘五味汤中。大阳明之土气以去水，水去则呕止矣。其人形肿者，此经络之饮已去，而又有随气上冲之邪水，留于气分故也。当加杏子以利肺气，肺主气，气化则水行矣。然此证应内麻黄通泄表阳，使水邪随气而出，以其逐痹，故不内之。若逆而内之者必厥。所以然者，其人手足痹，皆缘血虚。麻黄发散阳气之药，血虚而发其阳，则阴阳外内，不相顺接而为厥矣。

《金匮要略心典》：服前汤已，冲气即低，而反更咳胸满者，下焦冲逆之气既伏，而肺中伏匿之寒饮续出也。故去桂枝之辛而导气，加干姜、细辛之辛而入肺者。合茯苓、五味、甘草消饮驱寒，以泄满止咳也。

《长沙药解》：治太阳伤寒，吐下之后，心下逆满，气上冲胸，起则头眩，又复发汗动经，身为振振摇者。吐下泻其脏中之阳，风木动于脏，而气上冲胸膈，复汗以泻其经中之阳，风木动于经，则身体振摇。缘水泛土湿，而木气郁动也。桂枝疏木而达郁，术、甘、茯苓，培土而泻水也。

《金匮悬解》：青龙汤服下之后，若多唾，口燥，寸脉沉而尺脉微，手足厥逆，气从少腹上冲胸咽，是汗后阳亡而风木郁冲也。伤寒汗后阳亡，土湿水寒，木郁风动，则发奔豚，此亦奔豚之大意也。多唾口燥者，风木耗津而肺气上熏也。寸沉而尺微，上下之阳俱虚也。手足厥逆，土败而四肢失温也。气从少腹上冲胸咽，风木之上奔也。其面翕热如醉状，因复下流阴股，阳明循面下行，风木郁冲，阳明逆行，故面热，升已而降，则流于阴股。手足痹者，汗泄血中温气，经络闭塞而不行也。小便难者，土湿木郁，不能疏泄也。时复冒者，饮阻阳气，升浮无根也。此宜与茯苓桂枝五味甘草汤，治其冲气，茯苓、桂枝泻水而下乙木之冲，甘草、五味培土而降辛金之逆也。

《金匮要略浅注》：用桂苓五味甘草汤去桂加干姜细辛，以治其咳满，此为肺中伏匿之寒饮，而出其方治也。桂气胜而主气，姜味胜而主形，以冲气既降。而寒饮在胸，寒饮为有形之病，重在形不重在气也，可知古人用药之严。

《经方例释》：此桂苓五味甘草汤去桂，加姜、辛也。为寒咳之主方，专治少阴。

《金匮指归》：服桂苓甘五味甘草汤，敛阳气藏半里下，开阴气于子，上冲之阴气，从高处而反于下。曰：冲气即低。服此汤，如反更咳胸满者，此阳气得敛，内藏半里下，从子左开半表者，用此汤去桂，加干姜、细辛，温脾土之阴，藏逆上之水。曰：而反更咳胸满者，用桂苓甘五味甘草汤，去桂加干姜、细辛，以治其咳满。

《圆运动的古中医学・金匮方解篇》：治水饮，服小青龙汤汗出后，多唾，口燥，寸脉沉，尺脉微，面如醉状，气从少腹上冲胸咽，小便难，热流阴股，时眩冒者。汗后阳亡，木气失根，风气上冲，股口燥气冲咽喉。肾阳虚故唾多，手足厥逆。风木上冲，热浮于上，故面如状醉。肝风冲于上，肝阳陷于下，故热流阴股。风冲于上故冒。木气下陷不能疏泄，故小便难。风伤肺气，肺气伤故寸脉沉。风由少腹冲上，肾气拔根，故尺脉微。五味子补肾阳以安肝木之根而敛风。桂枝、茯苓达肝阳而平冲。肝阳即是肝风，阳达则风平也。炙甘草补中气也。

【医案举例】

1. 胡希恕医案

黄某，女，38岁。初诊日期1966年2月12日。干咳咽痒1个月多。始服止嗽散加减，后服桑杏汤、麦门冬汤等加减，咳不但不减反而愈来愈重。近干咳，咽痒，口干，不思饮，嗳气，胸闷，大便溏稀日1～2行，舌苔白厚腻，脉滑细。予苓甘五味姜辛夏汤加减：茯苓12克，细辛6克，五味子12克，半夏15克，炙甘草6克，陈皮15克，生姜9克，杏仁9克，苦桔梗9克，炙枇杷叶9克。上药服1剂咳减，3剂咳即止。

2. 寒哮

薛某，男，55岁，干部。患支气管哮喘15年，每由气候反常而诱发，每次发作即用西药青霉素、氨茶碱、激素控制。1993年12月3日因牙痛自服牛黄解毒丸后哮喘发作。用西药治疗3天，哮喘未能缓解，两肺哮鸣音有增无减。据其舌淡苔白，痰白清稀，及服凉药诱发等情况，诊断为寒哮，遂停用西药，予苓甘五味姜辛汤：茯苓15克，甘草6克，五味子10克，干姜12克，细辛9克。水煎服。服1剂即明显好转，继进1剂喘平，两肺听诊哮鸣音消失。

3. 支气管炎(哮喘)

刘某某，男，33岁。1987年3月10日初诊。患咳嗽、气紧、胸闷半年余，经透视诊断为支气管炎。屡服中西药，其效不佳。症见：咳嗽痰多，清稀色白，胸闷不适，气紧，不能平卧，口渴喜热饮，四肢不温，背心冷，得温则咳嗽缓解，舌苔白滑，脉弦滑。此乃寒痰蓄肺，肺气失宣。治以散寒肃肺，涤痰蠲饮。药用：

茯苓15克，干姜10克，五味子、细辛各6克，甘草3克，苏子10克，水煎服，一日1剂。服上方3剂后，症状减其大半。继服3剂，症状全部消失，惟感食欲不振、气短、乏力。以益气健脾，实卫固表治之：党参、茯苓各15克，白术10克，甘草3克，黄芪24克，防风10克，连服3剂，痊愈。

【现代运用】

本方所治肺寒停饮，属于肺脏功能低下，积渐而成，以咳嗽、胸满、痰涎清稀，舌苔白滑为辨证要点。兼见呕恶者加半夏降逆祛痰；其形如肿者，加杏仁宣降肺气；若面热如醉，为胃热上熏其面，则加大黄利之。慢性支气管炎、肺气肿，见证如上述者，可用本方。

桂苓五味甘草汤去桂加姜辛夏汤

【方剂组成】

茯苓四两(12克)，甘草二两(6克)，细辛二两(6克)，干姜二两(6克)，五味子半升(12克)，半夏半升(12克)

【方药用法】

上六味，以水八升，煮取三升，去滓，温服半升，日三服。

【方证释义】

本方是由苓甘五味姜辛汤加味组成。方中减轻了甘草、干姜、细辛的用量，减甘草，是防其甘缓滞中，于呕吐不利；减干姜、细辛是防其过于辛热化燥。然而，本方温化寒饮之力并不逊于苓甘五味姜辛汤。因为方中还加了一味辛温的半夏，该药既能降逆止呕，又可增强全方温化寒饮的作用。

【主治病证】

咳满即止，而更复渴，冲气复发者，以细辛、干姜为热药也。服之当遂渴，而渴反止者，为支饮也。支饮者法当冒，冒者必呕，呕者复内半夏以去其水。

【历代名医方论】

《金匮方论衍义》：是以仍用前汤，加半夏以去水止呕。

《金匮玉函经二注》：赵以德：三变而更复渴，冲气复发，以细辛、干姜乃热药，服之当遂渴，反不渴，支饮之水，蓄积胸中故也。支饮在上，阻遏阳气，不布于头目，故冒。且冲气更逆，必从火炎而呕也。仍用前方加半夏，去水止呕，服后水去呕止。

《金匮要略方论本义》：然咳满得即止矣，而更复渴，冲气又复发者，何也？仲景自明其理，谓以干姜、细辛之热药用以治饮，热行于上焦，所以法当渴也。此无妨于事，饮去则津生，津生则渴止，不须周章多事也，故法当遂渴。而渴乃不久其渴反止，此又何故？盖饮故也。饮去何以复谓之饮也？饮必由胸膈入胃注肠下，于小便宜泄也，比暂渴，所以谓之饮去也；或者支饮一证，较他饮证独深，有不能尽去之邪，所以渴止。验之于法当冒，冒者且必呕，呕者支饮不尽降泄，又必逆冲作呕致冒也。气无息不往来上下，而邪即随之升降，一定之理也。主治者见此余邪复升而上冲，亦不必更之，可以收全功矣。

《金匮要略心典》：仲景以为渴而冲气动者，自当治其冲气，不渴而冒与呕者，则当治其水饮，故内半夏以去其水，而所以治渴而冲气动者，惜未之及也。

治痰饮，咳逆胸满。以中虚胃逆，肺气郁阻，是以咳满，姜、辛，破壅而降逆也。

《长沙药解》：治支饮，昏冒作呕，而不渴者。以饮居心下，隔其胃阳，阳升则冒，胃逆则呕，半夏驱水饮而止呕冒也。

《金匮悬解》：服桂苓五味甘草后，冲气即低，而反更咳嗽而胸满者，乙木虽降，而辛金更逆也，用桂苓五味甘草去桂，加干姜、细辛利肺而降逆，以治其咳满也。咳满即止，而更复渴，冲气复发者，以细辛、干姜为热药也，服之当遂渴，而渴反止者，为支饮也。支饮者，法当冒，冒者必呕，呕者复内半夏，以去其水。服苓甘五味姜辛后，咳满即止。设其更觉发渴，冲气复发者，以细辛、干姜，本为热药，服之热伤肺津，应当遂时作渴，津亡燥动，风木乃发。若渴反止者，此为支饮内停也。支饮格其阳气，法当昏冒。冒者胃气升逆，必作呕吐。呕者复内半夏，以去其水饮而止呕吐也。

《金匮要略正义》：寒邪得热则开，故咳满即止，乃不谓渴与冲气复发，非因姜辛之热，骤伤其阴气而何？然阴气虽曰骤伤，而止。气则已渐复，渴与冲气可不治而自止耳。然上焦燥渴，当不能遽止，而今反即止者，必其动心下之支饮，润其燥故也。盖有支饮必冒，冒则必呕，则但内半夏于前方中，以驱饮止呕，则冒自已矣。

《金匮方歌括》：按：前言气冲，是真阳上奔，必用桂、苓招纳之。此言气冲，是热药鼓之，只用半夏以降逆，甘草，恐甘而助呕也。

《金匮发微》(1931 年)：故仲师言冒家必呕，盖中阳与支饮相拒，轻则虚阳上浮，甚则卒然呕吐清水痰涎。可知热药实为对病，故治法特于前方中加生半夏以去水，不更忌细辛、干姜也。

《圆运动的古中医学·金匮方解篇》：治支饮冒而呕不渴者。冒眩呕水不渴，寒水上凌。五味、干姜、细辛、半夏、茯苓，温降寒水，甘草养中气也。

治服桂枝五味甘草汤冲气既低，反更咳嗽胸满者。服桂枝风冲既平，反更咳嗽，此咳嗽乃寒水上凌火位，仍用桂枝茯苓五味甘草汤，去桂枝加干姜温中寒，加细辛降寒水，寒水下降，咳嗽自止。中气温运，胸自不满。风冲能耗散水气。故风冲既平，水气又作，而咳加胸满。自来皆谓五味敛肺止咳。误人多矣。肺病总忌五味，因其性大敛大热之故。只因伤寒论小青龙汤治咳有五味，世人读书，不按事实。遂以五味为治咳之药。小青龙之咳乃肾寒得水上冲之咳，五味温肾寒也。

【医案举例】

1. 欧阳履钦医案

宋某，素患喘证。遇寒即发，暑天因贪凉露卧，喘咳复作，心忡面浮，脘闷食少，时欲呕逆。医以喘系受凉而得，与小青龙汤，喘虽稍减，因汗多腠理开，着衣则烦，去衣则凛，受风则喘又大发。此病虽因受凉而得，但无伤寒表证，且干姜、细辛、五味子温肺则可，用麻黄、桂枝发汗不免有虚表之嫌。现胸胃间饮邪未净而表已虚，当用苓甘五味姜辛半夏汤，加桂枝、芍药以调和营卫，加黄芪以固表。服 5 剂，喘平，饮水仍泛逆欲呕，继与《外台》茯苓饮遂愈。(《中医杂志》1964 年)

2. 陈氏治痰饮咳嗽

胡某某，男，47 岁，工人。初诊 1963 年 4 月 6 日。症见咳嗽气短，倚息不得卧，吐白痰挟水，每于早晚咳甚，咳时需俟痰出而后安，伴有胸闷不适，胃脘胀满，舌白而润，脉象弦滑。病属痰饮为患，肺有宿寒，无外感。故拟从除痰涤饮，温肺散寒入手。方用苓甘五味姜辛半夏汤：茯苓 12 克，炙甘草 3 克，五味子 3 克，生姜 9 克，细辛 1.5 克，制半夏 6 克，二剂。4 月 13 日二诊，服前方 2 剂后，诸证悉除。咳平安卧，精神倍增，早晚咳痰减少，诊其脉仍弦而滑，胃脘略有不适。按病仍属肺气虚寒，痰饮未尽。守原方加广皮 6 克，生姜易干姜 6 克，5 剂后咳止痰平，其病如失，饮食大增，精神舒畅，睡眠安宁，脉息和缓而虚，舌净口和，唯食后稍胀闷。继以香附六君子汤加味调理中州，以善其后。

3. 肺心病

屠某某，54 岁。1981 年 2 月 18 日初诊。患肺心病已十年，近日又感寒复发。证见恶寒喘咳痰鸣，面色灰暗，白睛布满血丝，唇舌青紫，双下肢水肿，胸腹痞满，痰稀量多，舌苔滑腻，脉弦数。此为阳虚饮停，气滞血瘀。治宜温阳化饮，宣肺平喘。处方：附片(先煎)、杏仁各 15 克，茯苓 25 克，炙甘草、干姜、细辛各 10 克，五味 6 克，法半夏 12 克，葶苈(包煎)、厚朴各 10 克。服 1 剂后，恶寒去，喘咳减轻。上方去葶苈，加人参 10 克，车前仁(包煎)30 克。服 4 剂后，水肿全消，唇舌暗红，但动则心悸，咳吐白稠痰，食欲欠佳，脉弦缓，

苔白腻。治以益气健脾化痰。用六君子汤加三子养亲汤服二剂后，食量增进，喘咳已除。乃用金水六君煎加红花、赤芍、人参蛤蚧精和金匮肾气丸善后。二年后随访，身体健康无复发。

【现代运用】

现代本方常用于支气管炎、喘息、肺气肿、水肿等症见短气、咳嗽、呕吐者。临床报道也见于治疗糖尿病肾病、肾炎、肾盂肾炎、遗溺、前列腺肥大症、不孕症、复发性口腔溃疡、阳痿、早泄、癃闭、消渴等病症。

苓甘五味加姜辛半夏杏仁汤

【方剂组成】

茯苓四两(12克)，甘草三两(9克)，五味半升(12克)，干姜三两(9克)，细辛三两(9克)，半夏半升(12克)，杏仁(去皮尖)半升(12克)

【方药用法】

上七味，以水一斗，煮取三升，去滓，温服半升，日三。

【方证释义】

苓甘五味加姜辛半夏杏仁汤散寒化饮，宣肺降逆。本方即苓甘五味加姜辛半夏汤再加杏仁组成。方用苓甘五味加姜辛半夏汤散寒化饮，降逆止呕；加杏仁宣降肺气，通调水道，消除水肿。

【主治病证】

水去呕止，其人形肿者，加杏仁主之。其证应纳麻黄，以其人遂痹，故不纳之。若逆而纳之者必厥，所以然者，以其人血虚，麻黄发其阳故也。

【历代名医方论】

《金匮方论衍义》：水在表大法当用麻黄发汗，以散其水，以其人遂痹，且血虚，麻黄发其阳，逆而内之，必厥，故不内，但加杏仁于前方中。杏仁微苦温，在肾气上逆者得之则降下；在表卫气得之则利于行，故肿可消也。

《祖剂》：治服前汤，水去呕止，其形肿者，加杏仁主之。其证应内麻黄，以其人遂痹，故不内之，若逆而内之者，必厥。所以然者，以其人血虚，麻黄发其阳故。

《金匮玉函经二注》：赵以德：四变水散行出表，表气不利，其人形肿，当用麻黄发汗散水，以其人遂痹，且血虚，麻黄发其阳，逆而内入必厥，故不内。但加杏仁，杏仁微苦温，肾气上逆者，得之则降下，在表卫气得之，则利于行，故肿可消也。

《金匮要略方论本义》：再有连服前药水去呕止矣，但其人形肿者，又何故？形肿者气浮也，即支饮中如肿之证也。阳浮弱于外，而阴盛凝于里也。前方加杏仁降气为主治，气降而饮自行，肿自消矣，如肿之证，似四肢之溢饮，而非四肢之溢饮，乃支饮也。溢饮之水在皮肤，支饮如肿之水在分肉之中、经络之内也，所以皮肤之水可发汗，而经络分肉之水不可发汗也。况如肿之证，阳已外浮，阴已内盛，何可重汗之以亡其阳？所以仲景云：其证应内麻黄，以其人遂痹，故不内之；若逆而内之，必厥，所以然者，以其人血虚，麻黄发其阳故也。其人痹者，阳不充周也，若逆而治之，其阳愈衰，必成厥逆之证，见阴盛之不宜更弱其阳也。其人血虚者，即经络分肉之间隧道空虚也。虽是血虚，究为气弱，既为气弱，即为阳浮，麻黄发越阳气，愈无内固之守，何以消饮邪、行气逆，而为阴寒内盛之防御哉？此所以以杏仁降气行水于内，而且温中理脾，不同于麻黄之治溢饮也。此仲景为正阳顾虑者深切也。

《医学从众录》：既藉桂苓之方，下其冲气，而反更咳胸满者，是寒邪贮胸，虽用桂而邪不服，嫌其偏于走表而去之。加干姜、细辛，取其大辛大热，以驱寒泄满也。《金匮》法，前症兼冒而呕者，加半夏以驱饮，名桂苓五味甘草去桂加干姜细辛半夏汤；前症兼形肿者，是肺气滞而为肿，加杏仁利之，名苓甘五味加姜辛半夏杏仁汤；前症又兼面热如醉，此为胃热上冲其面，加大黄三钱以利之（脉气不利滞于外而形肿，滞于内而胃热，既以杏仁利其胸中之气，复以大黄利其胃中之热）。名苓甘五味加姜辛半夏大黄汤。徐忠可曰：仲景数方，俱不去姜、辛，即面热亦不去姜、辛，何也？盖以姜、辛最能泄满止咳，凡饮邪未去，须以此二味刻刻预防也。

《金匮要略正义》：水去呕吐，里气已调矣。乃其人形肿，明是表阳郁滞，肺气不能宣布所致。开肺莫若麻黄，然以其病气转辗，荣分大亏，卫气不能独治，形体遂因而痹耳。设更用麻黄汗之，得不阳亡血夺而厥乎？惟于前方中加杏仁，以微利气分，则肿自消矣。仲景恐人概以形肿必当用表，表之断无他患者，故申戒之曰其人因血虚致痹，非同泛然形气之病，麻黄发其阳，则益亡其血矣，故断不可内也。

《金匮方歌括》：元犀按：形气肺也，肺主皮毛，为治节之官，形肿者，肺气不行，凝聚不通故也。加杏仁者，取其苦泄辛开，内通肺气，外散水气；麻黄矣肺家之药，何以不用？虑其发越阳气而重伤津液也。

《金匮要略浅注补正》：水在胃者，为冒为呕；水在肺者，为喘为肿。今水去呕止，其人形肿者，胃气和而肺气未通也，用前方加杏仁主之，其证应纳麻黄，以其人遂痹，故不纳之，若逆而纳之者必厥。所以然者，以其人血虚，阳气无偶，发之最易厥脱，此方以杏仁代麻黄，因而麻黄发其阳故也。

《金匮发微》：故仲师既于前方中加杏仁，以利肺气而泄皮毛。

《圆运动的古中医学·金匮方解篇》：治水气呕止，其人形肿者。服苓甘五味姜辛半夏汤后，其人形肿。此卫气不舒，不能收敛。虽水去呕止，以肿之故，水围全去。宜仍用茯苓甘草五味姜辛半夏以去水，加杏仁以舒卫气也。不用麻黄而用杏仁，麻黄泄卫力大，甚败阳也。

【医案举例】

1. 肺源性心脏病心衰

樊某，女，62 岁。原有肺源性心脏病病史，近 2 个月又出现心衰，几经中西药治疗，但都未能有效控制病情。刻诊：咳嗽，气喘，心悸气短，肢体水肿，口干不欲多饮，舌红，苔薄略腻，脉细弱。辨为寒饮郁肺水溢证，给予苓甘五味加姜辛半夏杏仁汤加味：茯苓 12 克，炙甘草 9 克，细辛 9 克，干姜 9 克，五味子 12 克，半夏 12 克，杏仁 12 克，麦冬 15 克，红参 12 克，葶苈子 15 克。6 剂，1 日 1 剂，水煎 2 次合并分 3 服。二诊：心悸，气喘好转，又以前方治疗 12 剂。

2. 痰饮宿肺

胡某某，男，47 岁，汽车工人。初诊 1963 年 9 月 11 日。

症状：咳嗽气短，倚息不得卧，吐白痰夹水，每于早晚咳甚，咳时俟痰出而后安，伴有胸闷不适，胃脘胀满，舌白而润，脉象弦滑。

按病属痰饮为患，肺有宿寒，无见外感。

故拟从除痰涤饮，温肺散寒。

方用苓甘五味姜辛半夏汤：

茯苓 12 克，炙甘草 3 克，五味子 3 克，生姜 9 克，细辛 1.5 克，制半夏 6 克，嘱服两剂。

9 月 13 日二诊，服前方两剂，诸证悉减，咳平安卧，精神倍增，早晚咳痰减少。

诊其脉仍弦而滑，胃脘略不适，按病仍属肺气虚寒，痰饮未尽。

守原方加广皮 6 克，生姜易干姜 6 克。

5 剂后咳止痰平，其病如失，饮食大增，精神舒畅，睡眠安宁，脉息和缓而虚，舌净口和，唯食后稍事胀闷，继从香砂六君子汤加味调理中州，以善其后。（《江西医药杂志》1964 年第 6 期）

【现代运用】

本方现代常用于治疗西医临床中的慢性支气管肺炎、支气管炎、支气管哮喘、肺源性心脏病、百日咳等。只要符合其主治病变证机，也可加减运用，辅助治疗慢性鼻炎、慢性

胃炎等。

苓甘五味加姜辛半杏大黄汤

【方剂组成】

茯苓四两(12克),甘草三两(9克),五味子半升(12克),干姜三两(9克),细辛三两(9克),半夏半升(12克),杏仁(去皮尖)半升(12克),大黄三两(9克)

【方药用法】

上八味,以水一斗,煮取三升,去滓。温服半升,日三。

【方证释义】

苓甘五味加姜辛半杏大黄汤寒热并调。本方即苓甘五味加姜辛半夏杏仁汤再加一味大黄清泄胃热组成。全方具有寒热之药并用,寒热之气并调的精神。

【主治病证】

若面热如醉,此为胃热上冲熏其面,加大黄以利之。

【历代名医方论】

《金匮方论衍义》:服此汤后,第五变因胃有热,循脉上冲于面,其面热如醉,加大黄以泄胃热。

《金匮玉函经二注》:因胃有热,循脉上冲于面,热如醉,加大黄以泄胃热。盖支饮证,其变始终不离小青龙之加减,足为万世法也。

《金匮要略方论本义》:若其人面热如醉,此湿热之邪混杂于肺胃,故其色见于面也。面属胃,胃热上冲熏其面,而面赤发热,一定之理也。加大黄以利之,热泄而水自全涤矣。湿上甚之热,常混杂饮邪湿热合时为痛,如脉弦数,有寒饮之证是也。其法治寒热杂合以逐水而热清,重则十枣汤、丸,轻则五苓散是也。下有实寒,上有浮热者,如多唾口燥,而手足厥逆,面翕热如醉状是也。其治法扶阳渗水,补中收阴而热敛,桂苓五味甘草等汤是也。辛热药行,饮去而胃津亦伤者,胃热上冲,面赤发热是也。其治法用调胃之药于前方,胃中浊气去、津液生而热息,苓甘五味加姜辛半杏大黄汤是也。饮证为寒因,而成证后,不能无所挟之热,明乎此三者,则所挟之热,虚实真假,可兼理之无误矣。

《长沙药解》:治痰饮,水去呕止,肿消痹愈,而面热如醉者。痰饮服半夏而水去,服杏仁而肿消,若面热如醉,足阳明行身之前,自面而下,加大黄以泻阳明之热也。

《金匮要略正义》:此紧接形肿说下,谓形肿则加杏仁以开上焦矣。若面属阳明,面热如醉,为阳明蕴热,并致下焦不开,故加大黄于前方中。合杏仁,以次降泄也。

《金匮方歌括》:元犀按:与冲气上逆发热如醉者不同,彼因下焦阴中之阳虚,此不过肺气不利,滞于外而形肿,滞于内而胃热,但以杏仁利其胸中之气,大黄泄其胃中之热,则病愈矣。从咳逆倚息起至此,六方五变为结局,学者当留心细认。

《高注金匮要略》:主桂苓五味甘草汤者,以辛甘生阳之桂枝,填上焦之空,而以甘浮之甘草,佐而托之,则其性益浮。然后以酸敛下摄之五味,抑其冲气,而佐以淡渗之茯苓下泄之。其冲气之即低也宜矣,冲气下伏,则激其虚寒之气于上。寒气为肺性喜温之所忌,故咳,虚寒之气,非胸中阳位之所宜,故满也。于本方去桂,加姜辛而益以甘草两倍,其方意另一世界。盖冲气系下焦之本气,因膈虚而招之上冲者,其意在填高以御下,故用甘浮之桂甘为主,而后下压以泄之耳。若咳满所乘者,为虚寒不足之气,其病在下,而其意因在温下以化上,故以五味之下渗下敛者为主,而以辛温之干姜、细辛,趁势送至下焦。附以甘草者,欲其领辛温之气,从下而中浮,而使咳满之虚寒上化也。咳满即止四句,为变症中之变,以仍主苓桂五味甘草汤,加归麦等味治之,则渴复止,冲气复低,而自愈故也。若服此而当渴不渴,或先渴而服药反止者,是热药蒸于下,而浮其饮气于上之理,故知其复有支饮也。支饮者,必冒且呕,以支饮于下,而气高于上故也。半夏去饮降逆，为饮家冒而且呕之圣药，故重加之。去桂及甘草者，欲其专于下行，而不使留恋胸膈之意。至干姜细辛之用于本方者，较之前方，又是一番生面。盖前方是借甘草之中浮，而上温咳满，本方又借淡渗降敛之品，下温去饮之阳气故也。仲景之方药，其游刃之妙，直有才认梨花却是雪之幻耶。水去呕止，而形肿者，虚气薄于分肉而未行之候。杏仁利肺，故加之。痹，兼脉之沉微，并手足厥逆而言，其症应内麻黄者，以杏仁利肺，故二者为消肿之要药。今其人脉沉微而手足痹，况曾经厥逆乎，故单加杏仁，而不内麻黄者此也。若逆其法而内之，则阳气益虚，故厥。盖阳附于阴，气根于血，阴血既虚，不任麻黄之泄其阳气也。面热如醉，兼口燥而言，此为胃热上冲，加大黄以利之，乌容已哉。此条似当日之医案，更为引而伸之，而即存以为法者也。

《金匮发微》(1931 年)：盖累进温中泄水之剂，证情决非戴阳，故于前方加杏仁外，更加大黄以利之，所以然者，则以水邪去路，不出于肺，必出大肠也。

《金匮要略今释》(1934 年)：姜、辛之热，逐寒饮也。寒饮或在胃中，或在胸膜支气管中，决不在于肠。非胃肠部不得有饮，饮而咳者，其饮决不在肠也。大黄之作用，则专在于肠，故能不妨姜、辛之热。且药性之所谓寒热，多非温度高低之谓，故寒热药同用，不可与冷热水同用等视之。以大黄治面热如醉，乃使肠部蠕动亢进，引起肠腹部充血。以平面部之充血，所谓诱导法也。抑古人所谓面属阳明，亦自有故。凡大便不通而引起皮肤病者，必在面部。故酒随粉刺之类，利其大便则愈。

《金匮述义》(1940 年)：师法森严，不空设一味，人所习知也。予疑此章有惩文焉。如首段阳虚误服青龙致冲，加桂以制，冲气即低，冲气低即去桂。二段冲气低而又咳满，知为收敛太过，以新复之阳，不敢遽去五味巧用姜辛和之(姜辛发散)。三段咳满止而当渴，冲气复发者，知犯姜辛过量之热，可意想麦门冬汤加蒌根、知母等治之，或用少许川军制之。而有支饮者，初服虽渴，继之当止，而且有冒、有呕以证之，故又加半夏以去其水。四段水去呕止，而治水之半夏胡为不去？且其形如肿，加杏仁利肺降气。惧麻黄之耗散，而不惧姜辛之热散，有是理乎？此予以苓甘五味加姜辛半夏杏仁汤为苓甘五味去姜辛半夏加杏仁汤者一也。五段若面热如醉句，明是水去呕止，身不作肿，而只面热如醉，为姜辛热灼胃府，胃脉注面而然。加大黄以制姜辛，如伤寒误服阳旦而用少许调味者(《伤寒论》27)，是可知也。而过量之姜辛不大黄汤为苓甘五味去姜辛半夏杏仁加大黄汤者二也。且此证一不慎阳虚而误青龙，再反应于五味之过敛，又遭有支饮，是知身虚阳散，虽收复其阳而原饮仍在也。经半夏之涤，姜辛之散，水去而阳又散矣。故虽形身如肿，而不敢肆用大黄，以其虚也。而水去呕止又被姜辛之热，面热如醉，加大黄微利可也。而用三两，则前之虚不当顾及乎？予又疑大黄三两当是大黄三分也(汉制二十四铢为一两，四分为一两。一两合今十六两称三钱，三分合二钱余也)。圣经不可妄动。而此等疑处，明是传写之误。予负此使命，敢辞此罪乎？望后之辨者，请呼我名而诲予焉。六三年八月十七日病中写于科室。此无人敢议处，无人发觉处，真是仲师的一个详细病例。

《圆运动的古中医学·金匮方解篇》(1947 年)：治服苓甘五味姜辛半夏杏仁汤后，面热如醉者。此寒水上冲，又有胃热故加大黄以清面热如醉之胃热也。

【医案举例】

1. 银屑病

(1)黄某，女，30 岁，来自湖南，2018 年 10 月 17 日入住广汗法纯中医病房。患者 4 年前染发后头皮起散在斑丘疹，未予重视，全身皮损逐渐增多扩大，于当地医院诊断为银

屑病，经中医药及多种中医物理治疗，效果不佳。夏季食用大量寒凉生冷瓜果后，近1个月来皮损增多变厚，融合成片。刻下：精神、饮食、睡眠可，平素汗出较少、运动后上身汗多，平素手心热、下肢凉、无汗、唇干、咽痛、有痰、完谷不化1日1次等。全身散在大面积斑丘疹，基底色淡，伴有鳞屑、轻微瘙痒、较密集分布于面部、发际线、躯干等部位，上布大量白色片状鳞屑，兼有抓痕。左关细弦、右关浮滑、舌尖红、苔白边有齿痕、舌下淡红等。

2018年10月17日—2018年10月26日：住院期间，予苓甘五味加姜辛半杏大黄汤（茯苓12克，生甘草6克，醋五味子9克，干姜9克，细辛3克，姜半夏9克，炒苦杏仁9克，大黄5克）口服加中医外治。日1剂起，渐加量（广汗法之将息法）。患者加量至5剂时，自觉胃部不适，遂整方减至4剂，茯苓、大黄单开仍继续渐加量、务使大便维持在日3次左右。期间患者大便完谷不化好转、成形，无咽痛，手心热减轻，皮损僵硬感缓解，皮损变薄、中空明显等。舌淡红，苔薄白，舌下略红，舌边齿痕减。

患者舌苔白、边有齿痕，大便完谷不化为内有寒饮邪之征，舌尖红、手心热、咽痛为上有郁热的表现，故予本方。经治疗后，患者大便完谷不化症状好转，大便成形，齿痕减，舌尖红变淡，皆为得效指征。与此同时，皮损僵硬感减弱，皮损变薄中空，皮损“不治而治”。

（2）患者卫某，男，26岁。2018年9月30日入住广汗法纯中医病房。患者10年前无明显诱因，身上起散在红丘疹，后融合成大斑片状，逐渐散布全身，皮损上布大量白色鳞屑，伴瘙痒，于当地医院诊断银屑病，历经多处中西医治疗，效果不佳。1周前，发热37.6℃，经静点抗生素治疗后，体温恢复正常，皮损增多，瘙痒加剧。刻下：精神、饮食、睡眠不佳，大便1～2日1次、便干，小便黄。前胸后背汗出量多，腰腹以下皮肤凉、无汗、全身散在大面积斑丘疹、密集分布在双小腿胫骨外缘、腰背部、融合成片等，同时伴有大量银白色鳞屑、剧烈瘙痒、皮损厚硬、间有抓痕、左关弦滑、右关浮滑、舌淡胖有明显齿痕、舌苔薄腻、舌下略红暗等。

2018年09月30日—2018年10月12日，住院期间予苓甘五味加姜辛半杏大黄汤（药味同案1）加中医外治，日1剂起，渐加量。患者加至日2剂，大便次数即可维持在1日3～5次，大便通畅偏稀，无明显不适。期间患者皮损整体变薄，边缘消退。小便正常，舌边齿痕减。

患者用抗生素静点后、舌淡胖有明显齿痕为内有寒饮；大便干、小便黄为内有郁热；皮损色红遍布全身为表有郁热；故予本方将息法应用。治疗后，患者大便通畅，偏稀，无明显不适，舌边齿痕大减，同时小便变正常，皮损整体变薄，边缘消退，达到“治一病多恙并除”的目的。

2. 刘立新医案

王某，女，55岁。于1977年5月来门诊。主症：咳嗽喘累，临冬复发，冬至加重，惊蛰减轻，如此反复发作10余年。曾多次住院治疗，诊为：慢性气管炎；阻塞性肺气肿；疑似肺心病。经西医治疗，当时好转，如遇外邪病又复发。此次复发，除上述症状外，面热如醉，大便三日未解，即有解者，大便如羊屎状。每解便之后，喘累加重。脉细数，舌苔薄白，质红津乏。据此脉证，系水饮犯肺，通调失司，故大便秘，以苓甘五味加姜辛半杏大黄汤泄热消饮治之。处方：茯苓15克，甘草3克，五味子9克，干姜9克，细辛3克，半夏9克，杏仁12克，大黄（开水泡送服）12克，全瓜蒌18克。

服1剂后，大便已解，面热如醉消失。前方去大黄，加北沙参24克，再服2剂，各症均减。后以生脉地黄丸善后而愈。

3. 癫痫大发作

邹某，男，24岁，1977年2月24日诊之。

患者于1970年7月1日突感头晕，迅即周身发麻，仆地不省人事，两目上视，口角流涎，全身抽搐。5分钟后自苏如常人。嗣后每月必发3～4次。诊为癫病大发作。治用苯妥英钠等，发作控制。近2年来，故疾重作，续服前药罔效，且见牙龈增生、粒细胞减少等副作用，要求中药治疗。诊其舌苔黄腻，遂投主方（苓甘五味加姜辛半杏大黄汤）加磁石、竺黄、胆星合云南白药，续服6个疗程，诸恙若失，随访至今未复发。

【现代运用】

苓甘五味加姜辛半杏大黄汤常应用于急慢性支气管炎、过敏性支气管炎、支气管哮喘、肺源性心脏病、肺气肿、肺结核等，若符合本方方机之症，治疗癫痫大发作、银屑病、2型糖尿病、小儿挑食、厌食、慢性肝炎、慢性胆囊炎疗效也是甚佳的。

栝楼瞿麦丸

【方剂组成】

栝楼根二两（6克），茯苓三两（9克），薯蓣三两（9克），附子（炮）一枚（5克），瞿麦一两（3克）

【方药用法】

上为末，炼蜜为丸，如梧桐子大。每服三丸，饮送下，一日三次；不知，增至七八丸。以小便利，腹中温为知。

【方证释义】

栝楼瞿麦丸温阳化气，生津止渴。方中栝楼根清热生津止渴，以润上焦燥热；附子温暖肾阳，化气行水，以散下焦寒气；薯蓣气阴两调，既能上除燥热，又能下顾肾气；瞿麦、茯苓利水通阳。本方主旨乃振奋肾阳，化生肾气，使津液上承，水气下行。服后若觉腹中温暖为药已中病。尤在泾《金匮要略心典》云："夫上浮之炎，非滋不息；下积之阴，非暖不消，而寒润辛温，并行不悖，此为良法矣。"

【主治病证】

小便不利者，有水气，其人苦渴，栝楼瞿麦丸主之。

【历代名医方论】

《金匮要略心典》：此下焦阳弱气冷，而水气不行之证，故以附子益阳气，茯苓、瞿麦行水气。观方后云"腹中温为知"可以推矣。其人苦渴，则是水寒偏结于下，而燥火独聚于上，故更以薯蓣、栝楼根除热生津液也。夫上浮之焰，非滋不息；下积之阴，非暖不消；而寒润辛温，并行不悖，此方为良法矣。欲求变通者，须于此三复焉。

《医宗金鉴》：小便不利，水蓄于膀胱也。其人苦渴，水不化生津液也。以薯蓣、花粉之润燥生津，而苦渴自止；以茯苓、瞿麦之渗泄利水，而小便自利；更加炮附宣通阳气。上蒸津液，下行水气，亦肾气丸之变制也。然其人必脉沉无热，始合法也。

【医案举例】

1. 尿路感染

2013年12月，笔者医治1例泌尿道畸形的复杂性尿路感染。患者，女性，72岁，系我院同事介绍来诊，1月内反复肉眼血尿5次，尿常规见大量红细胞、白细胞；2013年10月29日第三人民医院查B超：左肾中部混合回声包块，局部囊壁钙化，左肾上盏轻度积水。查腹部增强CT提示：左肾中部低密度灶（直径25毫米），考虑感染可能；左侧双肾盂、双输尿管畸形，左肾多发囊肿。诊断为"尿路感染"，反复应用抗生素抗炎疗效欠佳，抗生素静脉补液时血尿可改善，停药即复发。初诊时患者自觉尿频不适，口干，夜眠不安。舌暗红，苔白腻，脉左涩。证属肾虚湿热，治拟补肾清热利湿。予栝楼瞿麦丸加味，处方：瞿麦15克，天花粉15克，熟附片（先煎）10克，茯苓15克，桂枝10克，苍术15克，紫地丁15克，蒲公英15克，苦参15克，当归15克，党参15克，炒黄柏10克，海金沙（包煎）15克，生牡蛎30克，淡豆豉15克，生米仁30

克,玉米须15克,茜草炭10克,甘草5克。嘱忌海腥及辛辣饮食。服药时停用抗生素。开始服药1帖后血尿即未再发作,尿频等症状亦缓解。后因笔者停诊月余,患者继续服用原方共计4周。后患者感觉良好,至我院复查B超未见包块,尿常规正常。患者仍有所疑虑,2014年1月17日再至第三人民医院复查CT:左肾先天发育畸形,双肾盂、双输尿管可能,左肾上部肾盂轻度积水。包块已消失。后以他病复诊,对中药的疗效赞不绝口。

2. 糖尿病肾病

患者于某,女,75岁,双下肢及眼睑浮肿,口渴,腰背疼痛,腰软,怕冷,偶有咳嗽,头晕、头痛明显,心烦易怒,双小腿凉,乏力,纳少,眠可,夜尿2次,尿量少,大便干,3～4日1行。查体:双下肢轻度浮肿,舌质淡暗,苔白,脉沉弱无力。既往糖尿病病史21年;高血压病病史19年;冠心病病史12年;双眼底出血病史5年;查肾功:肌酐224微摩/升,尿酸410微摩/升,尿素11.3摩尔/升。中医诊断:水肿(脾肾亏虚夹淤证);西医诊断:糖尿病肾病。诊疗措施:处以补肾填精,健脾通络中药,天花粉、山药、草决明、生牡蛎(先煎)各30克,瞿麦、砂仁各10克,茯苓、葛根各60克,熟地黄40克,大黄、杏仁、桂枝各15克,桃仁、郁李仁、当归各20克,10副,水煎服。二诊时上述症状明显好转,双下肢及眼睑无浮肿,口渴改善,怕冷,双小腿凉,乏力,纳增,入睡困难,多梦,夜尿2～3次,尿量少,大便干,2～3日1行。查体:双眼睑及双下肢无水肿,舌质淡暗,苔白,脉沉弱无力。查肾功:肌酐165微摩/升,尿素13.4毫摩/升,尿酸381微摩/升。处置:上药减葛根至30克,加黑顺片(先煎)15克,土茯苓60克,积雪草30克,泽泻20克,黄芪60克,地龙15克,10副,水煎服。后继续服用本方加减化裁1年,患者双下肢基本恢复正常,肾功:肌酐波动于120～140微摩/升,尿素波动于9～11毫摩/升,尿酸300～380微摩/升。

【现代运用】

临床应用以小便不利、腹中寒冷、口干舌燥、舌淡苔薄白、脉沉细无力为辨证要点。现代多运用于慢性肾小球肾炎,肾功能不全,糖尿病肾病,心源性水肿,前列腺肥大,前列腺炎,尿路感染,慢性膀胱炎等证属肾阳不足,津不上承之淋证。程昭寰曾用该方治疗证属上燥下寒之离年癃闭,取得较好疗效;朱进忠也运用此方治疗慢性肾炎、慢性肾盂肾炎蛋白尿。

蒲灰散

【方剂组成】

蒲灰半分(30克),滑石三分(15克)

【方药用法】

上二味,杵为散,饮服方寸匕,日三服。配伍加减:热淋加山栀子、车前子、黄芩等;血淋加生地炭、小蓟、茜草炭、白茅根等;茎中涩痛,加琥珀粉、甘草梢等;皮水加茯苓皮、黄芪等。

【方证释义】

本方功用凉血化瘀,泄热利湿,主要治疗湿热引起的小便不利,小腹急胀,尿道疼痛,症见小便或短赤,小便时尿道艰涩疼痛如刺,少腹拘急,痛引脐中,或有浮肿、腹胀等,舌红苔黄腻,脉滑数。方中蒲灰(生用)凉血、化瘀、消肿,滑石善于利湿清热,二药合而成方,具有化瘀利窍泄热之功。

【主治病证】

小便不利,蒲灰散主之;滑石白鱼散、茯苓戎盐汤并主之。厥而皮水者,蒲灰散主之。

【历代名医方论】

《金匮玉函经二注》:膀胱血病涩滞,致气不化而小便不利也。蒲灰、滑石者,本草谓其利小便,消瘀血。蒲灰治瘀血为君,滑石利窍为佐,皮水,用蒲黄消经络之滞,利小便为君;滑石开窍通水,通以佐之,小便利则水下行,逆气降。

《金匮要略心典》：蒲，香蒲也，能去湿热，利小便，合滑石为清利小便之正法也。

《金匮玉函经二注》赵以德（良仁）：小便不利，为膀胱气不化也，气不化，由阴阳不和。阴阳有上下，下焦之阴阳，肝为阳，肾为阴。肾亦有阴阳，左为阳，右为阴。膀胱亦有阴阳，气为阳，血为阴。一有不和，气即不化，自三方观之，悉为膀胱血病涩滞，致气不化而小便不利也。蒲灰、滑石者，《本草》谓其利小便、消瘀血。蒲灰治瘀血为君，滑石利窍为佐。乱发、滑石、白鱼者，发乃血之余，能消瘀血，通关利小便，《本草》治妇人小便不利，又治妇人无故溺血。白鱼去水气，理血脉，可见皆血剂也。茯苓戎盐汤的戎盐，即北海盐。膀胱乃水之海，以类相从，故咸味润下，佐茯苓利小便；然咸又有走血，白术亦利腰脐间血，故亦治血也。三方亦有轻重，乱发为重，蒲灰次之，戎盐又次之。

徐彬《金匮要略论注》：蒲灰即蒲席烧灰也，能去湿热，利小便；滑石能通九窍，去湿热，故主之；白鱼能开胃下气，去水气；发为血余入阴，故合滑石则阴分之湿热去，而小便利也。若茯苓戎盐汤内有白术健脾，茯苓渗湿，戎盐……入肾，除阴火兼清热，故以为使，较前二方，则补养多矣。"

尤怡《金匮要略心典》：蒲，香蒲也。宁原云，香蒲去湿热，利小便，合滑石为清利小便之正法也。《别录》云，白鱼开胃下气，去水气；血余疗转胞，小便不通，合滑石为滋阴益气，以利其小便者也。《纲目》戎盐即青盐，咸寒入肾，以润下之性，而就渗利之职，为驱除阴分水湿之法也。仲景不详见证，而并出三方，以听人之随证审用，殆所谓引而不发者欤。"《医宗金鉴》吴谦："无表里他证，小便不利而渴者，小便癃闭病也。主蒲灰散、滑石白鱼散者，蒲灰、乱发血分药也，滑石、白鱼利水药也；然必是水郁于血分，故主是方也。观东垣经通关丸治热郁血分之小便不利，则可知在血分多不渴也。主茯苓戎盐汤者，茯苓淡渗，白术燥湿，戎盐润下，亦必是水湿郁于下也。盐为渴者大戒，观用戎盐则不渴可知也。

陈念祖《金匮要略浅注》：若无水气而渴，正是小便不利，其证不杂，其方亦不必求深，审系湿热，蒲灰散主之。若系血，即用滑石白鱼散。若欲驱除阴分之水湿，茯苓戎盐汤并主之。此为小便不利，并出三方，听人之随证择用也。蒲灰的考证蒲灰散方中蒲灰选用何药物，历代注家主要有以下五种观点。一蒲灰当为菖蒲灰，如曹颖甫在《金匮发微》中言："世皆论蒲灰为蒲黄，其实不然。蒲灰，即溪涧中大叶菖蒲，味咸能降，辛能开"。《中国医药大辞典》也记载："蒲灰，菖蒲所烧之灰也"。二蒲灰应为香蒲灰，如清代尤怡《金匮要略心典》所论："蒲，香蒲也。宁原云：香蒲去湿热，利小便，合滑石为清利小便之正法也。"

《中药大辞典》：选方中引《金匮要略》蒲灰散，谓蒲灰即香蒲研末或烧成之灰。三蒲灰应为蒲蒻灰，陆渊雷著《金匮要略今释》谓："蒲灰尤氏以为香蒲之灰，香蒲即蒲黄之茎叶，又名蒲蒻，殆即魏氏家藏方之箬灰矣。"据《魏氏家藏方》记载："蒻灰散治淋如神。蒻叶一两烧灰存性，滑石半两别研，右为细末，入麻油数点蜡茶汤调下，不拘时候。"四蒲灰当为蒲席灰，徐彬《金匮要略论注》曰："蒲灰，即蒲席烧灰也。能去湿热，利小便。"《本草纲目》云："小便不利，蒲席灰七分，滑石三分为散，饮服方寸匕，日三"。五蒲灰应为蒲黄灰，高等中医药院校教材《金匮要略选读》（四版）认为："蒲灰当以生蒲黄为是。"

《医学纲目》云：小便不通，"蒲灰散，蒲灰七分，恐即蒲黄粉。滑石三分，右二味，杵为散，饮服五分方寸匕，日三服。"《千金要方》云："小便不利茎中疼痛，小腹急痛。蒲黄、滑石各等分，右二味，治下筛，酒服方寸匕，日三"。药物考证为进一步了解蒲灰在临床中究竟选何药，根据药物的性味、归经、主治功能，对与蒲灰散有关的菖蒲、香蒲、蒲蒻、蒲席、蒲黄 5 种药物在本草著作中记载如下：一

菖蒲辛、微温。归心、肝、脾经。其功用主治均无利小便或治小便不利的记载。而《别录》却有“止小便利”,《日华子本草》有“涩小便”的论述。这就说明菖蒲不但不能利小便或治小便不利,反而有收涩小便的作用。若将生菖蒲烧成灰,其性由辛温变为辛微温微涩,则更无利小便之功。可见蒲灰并非菖蒲所烧之灰。二香蒲其性味、归经无文献记载。《本草汇言》中记载可润燥凉血,去脾胃伏火之功,并记载有利小便之功,治疗小便不利。药物的性味、归经都无从考查,说明香蒲自古很少入药。因此蒲灰即香蒲研末或烧灰之说是无根据的。三蒲蒻甘、凉。从《日用本草》《随息居饮食谱》《天宝本草》等书的记载来看,蒲蒻有利小便、治疗小便不利的作用。其性味尚无变化,可以用于小便不利;如用蒻烧灰,则利小便的作用必然有所改变。可见用蒻烧成灰者,不能用于治疗小便不利。四蒲席性平。其主治功用在《别录》与《证类本草》中均载有破血的作用,而无利小便的作用。徐忠可说蒲灰即蒲席烧灰之根据,是从《本草纲目》附方而来,其主治功用的理论依据不充分。再者就算蒲席有利小便的功用,若经烧灰,其作用必由利小便而变为收敛小便,所以蒲灰即蒲席烧灰之说也是没有根据的。五蒲黄甘辛、凉。《本经》《药性论》《日华子本草》等书都详细地记载了蒲黄有利小便、消淤血、治尿血及小便不通的作用。这就说明《医学纲目》认为蒲灰即蒲黄粉的说法,是有理论根据的。再者,《千金要方》是《金匮要略》以后的第一部方书,凡是《金匮要略》中的方剂大多可见于《千金要方》,该书所载治疗小便不利用蒲黄与滑石,与《金匮要略》药物主治基本相同。可见《千金要方》中用蒲黄滑石治疗小便不利,是从《金匮要略》蒲灰散而来。由此可以认定蒲灰散中的蒲灰,即是蒲黄之灰粉。

【医案举例】

1. **水肿**(王一仁医案)

有钱姓男子,腹如鼓,股大如五斗瓮,臂如车轴之心,头面皆肿,遍体如冰,气咻咻若不续,见者皆曰必死。一仁商于刘仲华,取药房中干菖蒲一巨捆,炽炭焚之,得灰半斤,随用滑石和研,用麻油调涂遍体,以开水调服3克,日3服。明日肿减大半,一仁见有效,益厚涂之,改服6克,日3服。3日面肿全消,饮食谈笑如常人。乃知经方之妙,不可思议也。(《金匮发微》)

2. **淋证**(贺昌医案)

文某某,男,40岁,业农,于1958年7月前来就诊。自诉从3月份起,小便微涩,点滴而出,至4月上旬溺时疼痛,痛引脐中,前医投以五淋散连服5剂无效。诊其脉缓,独尺部细数,饮食正常。予踌躇良久,忽忆及《金匮要略》淋病篇有云:“淋之为病,小便如粟状,痛引脐中”等语,但有症状未立治法。又第二节云:苦渴者,栝蒌瞿麦丸主之。但此病不渴,小便频数,经查阅余无言《金匮要略新义》曰:不渴者茯苓戎盐汤主之,滑石白鱼散并主之。遂将两方加减变通,处方如下:茯苓24克,白术6克,戎盐6克,化滑石18克,去发灰、白鱼,易鸡肫皮6克,冬葵子9克。嘱患者连服8剂,日服1剂,每剂2煎,每次放青盐3克,煎成1小碗,每碗2次分服,忌鱼腥腻滞、辛辣之物……据患者自述吃完8剂后,中午时忽觉小便解至中途突有气由尿道中冲射而出,尿如涌泉,遂痛止神爽,病即若失。再诊其脉已缓和,尺部仍有弦数,此系阴亏之象,继以猪苓汤合芍药甘草汤育阴利小便而愈。[江西中医药,1959(10):30]

3. **血淋**(张谷才医案)

郑姓,男,32岁。患者5天来,发热,体温38.3℃,口渴思饮,小便不畅,尿色深黄,有时夹有血尿,尿痛,尿频,少腹拘急。脉象滑数,舌苔黄腻。尿常规检查:红细胞(++++),脓细胞少量。病乃湿热下注,膀胱不利,邪在血分。治当清热利尿,佐以通淋化瘀。方拟蒲灰导赤散加味。处方:蒲黄3克,滑石12克,生地20克,木通5克,竹叶

10克，甘草5克，小蓟15克。连服4剂，发热渐退，体温37.3℃，小便比前通畅，血尿已止。尿检：红细胞(+)。湿热渐去，膀胱通利，原方去木通，加藕节，再服3剂，小便清利，邪热退清，病即痊愈。[辽宁中医杂志，1980(7)：2]

4. 肾结石

余某，男，38岁。有6年肾结石病史，曾两次碎石治疗，半年前检查肾结石复发，近因腰痛加重前来诊治。刻诊：腰痛如针刺，少腹困胀，大便干结，小便不利，舌质暗红瘀紫，少苔，脉沉细。辨为湿热瘀阻证，治当活血化瘀、清热利湿。给予蒲灰散与猪苓汤合方加味：蒲黄20克，滑石15克，猪苓15克，茯苓15克，阿胶珠15克，泽泻15克，大黄10克，瞿麦12克，通草6克，附子5克，炙甘草3克。6剂，每日1剂，水煎服，每日3服。二诊：腰痛减轻，大便溏泄，减大黄为6克，以前方6剂。三诊：大便恢复正常，小便较前通畅，以前方6剂。四诊：小腹困胀好转，以前方6剂。五诊：腰痛基本解除，以前方6剂。六诊：诸症基本解除，以前方治疗50余剂，经复查，肾结石消除。随访2年，一切尚好。

【现代运用】

蒲灰散现代临床上常用于治疗急性肾小球肾炎、肾盂肾炎、膀胱炎、泌尿系结石、肝硬化腹水、心源性水肿、胸膜炎、腹膜炎等。

滑石白鱼散

【方剂组成】

滑石、白鱼(炙)、乱发(烧存性)各二分

【方药用法】

杵为散。每服方寸匕。米饮调下。一日三次。

【方证释义】

滑石利窍，发乃血之余，能消瘀血，通小便，本草治妇人小便不利，又治妇人无故溺血；白鱼去水气，理血脉，可见皆血剂也。

乱发：为健康人的头发，经加工煅成的炭化物，即血余炭，有消瘀止血作用。白鱼：即衣鱼，又称衣中白鱼、蠹鱼。为衣鱼科衣鱼属动物衣鱼和栉节衣鱼属动物毛衣鱼的全体。《本草崇原》谓："生衣帛及书纸中，故名衣鱼，形似鱼身有白粉，其色光亮如银，故又名白鱼。"

滑石白鱼散清热利湿，止血消瘀。方中滑石清热利湿滑窍。白鱼化瘀行血利尿，《神农本草经》云："气味咸温，无毒。主妇人疝瘕，小便不利。"乱发烧灰可止血消瘀治淋。三味药合用则湿热去除，瘀消血止，小便通利。

滑石白鱼散治小便不利，血分湿热证。症见小便不利。本证为膀胱湿热不解，由气分陷入血分，损伤血络，则致小便不畅利。本证可伴小腹拘急胀满，尿道涩痛，时有血尿等症。治宜清热利湿，止血消瘀，方用滑石白鱼散。

【主治病证】

小便不利，蒲灰散主之，滑石白鱼散，茯苓戎盐汤并主之。

消渴，小便不利，小腹胀痛，有瘀血。

【历代名医方论】

《金匮要略心典》：《别录》云：白鱼开胃下气，去水气；血余疗转胞，小便不通；合滑石为滋阴益气，以利其小便者也。

赵以德《金匮玉函经二注》：滑石利窍；发乃血之余，能消瘀血，通关便，本草治妇人小便不利，又治妇人无故溺血；白鱼去水气，理血脉，可见皆血剂也。

【医案举例】

贺昌医案

文某，男，49岁。自诉从3月份起，小便微涩，点滴而出，至4月上旬溺时疼痛，痛引脐中，前医投以五淋散，5剂无效。诊其脉缓，独尺部细数，饮食正常。治疗方法：余踌躇良久，忽忆及《金匮要略》淋病篇有云"淋之为病，小便如粟，痛引脐中"等语，但有症状未

立治法，经查阅余无言《图表注释金匮要略新义》主张以茯苓戎盐汤主之、滑石白鱼散并主之。遂将二方加减变通，处方：茯苓 24 克，白术 6 克，戎盐 6 克，滑石 18 克，鸡内金 6 克，冬葵子 9 克。嘱患者连服 8 剂，日服 1 剂，每剂 2 煎，每次放青盐 3 克，煎成一小碗，每碗 2 次分服，忌鱼腥腻滞辛辣之物。治疗结果：据患者自诉，服 8 剂后，中午忽觉小便解至中途突有气由尿道中冲射而出，尿如涌泉，遂痛止神爽。再诊其脉已缓和，尺部仍有弦数，此属阴亏之象，继以猪苓散（汤）合芍药甘草汤育阴利小便而愈。［贺昌．膀胱结石三例治验．江西中医药，1959(10)：30］

【现代运用】

治疗消渴，小便不利，或有血尿者。

茯苓戎盐汤

【方剂组成】

茯苓半斤，白术二两，戎盐（弹丸大）一枚

【方药用法】

先将茯苓、白术煎成，入戎盐再煎，分三次温服（现代用法：先煎茯苓、白术取汁，加入戎盐烊化后服用）。

上三味：《四部备要》本“右三味”后，有“先将茯苓、白术煎成，入戎盐再煎，分温三服”。宜从。

【方证释义】

夫湿热壅于膀胱则为淋，然伤腑未有不伤于脏者。故用白术健脾，茯苓渗湿，不使下流入肾为病；以戎盐养水软坚，而除阴火。

茯苓戎盐汤健脾利湿，益肾清热。方中茯苓、白术健脾利湿；戎盐（即青盐）咸寒入肾，益精气，清热利湿。

本条论述小便不利的三种治法。引起小便不利的原因很多，当辨证施治。蒲灰散由蒲灰、滑石组成，具有凉血化瘀、泄热利湿之功。所治小便不利，是由湿热瘀结、膀胱气化不行所致。临床症状有小便不利，或短赤，或有血尿，溲时茎中艰涩疼痛如刺，少腹拘急，痛引脐中等。滑石白鱼散由滑石、乱发、白鱼三味组成，可凉血化瘀、清热利湿，用于热性小便不利兼有少腹胀满（即后世所谓血淋）者。茯苓戎盐汤由戎盐、茯苓、白术三味组成，具有益肾清热、健脾利湿之功，用于中焦脾虚湿盛、下焦肾虚有热的小便不利。临床症状可有溲时轻微刺痛，或尿后余沥不尽，或少量血尿等。该方是通中兼补之剂。蒲灰散中的蒲灰应为蒲黄。蒲黄凉血消瘀、通利小便，滑石清利湿热。全方具有凉血化瘀、利窍泄热之功。滑石白鱼散中的白鱼即衣鱼，又名蠹鱼，乃衣帛、书纸中的蠹虫，具有消瘀行血、利小便之功，现少用；乱发，有止血消瘀、利小便的作用；滑石清利湿热。全方共奏止血化瘀、清热利湿之功。茯苓戎盐汤中的戎盐即青盐，咸寒而润下渗利，助水脏，益精气；茯苓、白术健脾利湿。全方具有健脾利湿益肾之功。蒲灰、乱发、白鱼、戎盐，非一般通利之品。考《千金要方》《外台秘要》治淋之方，亦多用滑石与上述诸药配伍，可知该条三方亦可用治淋病。且三方用药，除滑石、茯苓、白术为气分药外，余皆为血分药，示人治小便不利当在行气利水与活血化瘀中求之。

茯苓戎盐汤健脾利湿，益肾清热。方中茯苓、白术健脾利湿；戎盐（即青盐）咸寒入肾，益精气，清热利湿。张志聪《本草崇原》云：“戎盐主助心神而明目，补肝血而治目痛，滋肺金而益气，助脾肾而坚肌骨。”诸药合用，则脾肾得益，湿热得清。上三味药，先煮茯苓、白术，后入戎盐再煎，日服三次。

【主治病证】

小便不利，蒲灰散主之；滑石白鱼散、茯苓戎盐汤并主之。

治胞中精枯血滞，小便不利（《张氏医通》）。治心下悸，小便不利者（《方极》）。治小便淋漓而难通。若小便闭者，渴而好盐味者，此方为妙（和久田氏）。

茯苓戎盐汤治小便不利，脾虚湿盛证。

症见小便不利。本证小便不利，为中焦脾虚湿盛，下焦肾虚生热，膀胱气化不利。因湿重热轻，故可伴心下悸动，小腹微胀，口不渴，尿后余沥不尽，尿色白而不甚热，尿道刺痛不明显。治宜健脾利湿，益肾清热，方用茯苓戎盐汤。

病同证异则当同病异治。即使证候相同，有程度差异者，也应异治。本条小便不利共出三方，就说明这一问题。三方虽都能治疗小便不利，但其证候有轻重虚实之异。滑石白鱼散和蒲灰散均能泄热化瘀利窍，但前者重在消瘀止血，后者利湿通尿作用较强；茯苓戎盐汤健脾益肾、渗湿清热，是通中兼补之剂。

茯苓戎盐汤治脾肾俱虚，湿重热轻。临证可与猪苓汤合方化裁。茯苓戎盐汤与滑石白鱼散加减治疗膀胱结石。

后世用蒲灰散治热淋，加栀子、车前子；治血淋，加生地、白茅根。滑石白鱼散治淋偏于阴虚热盛，若热甚者加大黄、栀子，腹痛者加当归、芍药，茎中疼痛者加琥珀末、三七、甘草梢。茯苓戎盐汤治疗脾肾虚弱、湿重热轻的劳淋或膏淋。偏气虚加党参、黄芪，肾虚加熟地、山药，有热加地骨皮、车前子。

【历代名医方论】

赵以德《金匮玉函经二注》：戎盐即北海盐。膀胱乃水之海，以气相从，故咸味润下，佐茯苓利小便。然盐亦能走血，白术亦利腰腿间血，故亦治血也。三方亦有轻重，乱发为重，蒲灰次之，戎盐又次之。

《沈注金匮要略》：夫湿热壅于膀胱则为淋，然伤腑未有不伤于脏者。故用白术健脾，茯苓渗湿，不使下流入肾为病；以戎盐养水软坚，而除阴火。

《金匮要略方义》：本方重用茯苓为君药，意在健脾渗湿，臣以白术，助脾之运化，以增强健脾利水之功。佐以戎盐（即今之青盐），取其咸以润下，下走肾与膀胱，以引水湿之邪下走膀胱，从小便而出。本方所治之小便不利，系脾肾虚弱之劳淋，良由脾肾不足所致。曹颖甫称此方为膏淋、血淋，阻塞水道，通治之方。

吴谦《医宗金鉴》：无表里他证，小便不利而渴者，消渴水邪病也；小便不利不渴者，小便癃闭病也。指出此处乃癃闭之病，并云："蒲灰、乱发，血分药也。滑石、白鱼，利水药也。然必是水郁于血分，故并主是方也……主茯苓戎盐汤者，茯苓淡渗，白术燥湿，戎盐润下，亦必是水湿郁于下也。"他认为此为水湿所致，病在水分、血分。

陈修园《金匮要略浅注》：若无水气而渴，止是小便不利，其证不杂，其方亦不必求深，审系湿热，蒲灰散主之。若系血分，即用滑石白鱼散。若欲驱除阴分之水湿，茯苓戎盐汤并主之。他认为三方病机是不同的。

《陈修园医学全书》：茯苓戎盐汤方，茯苓半斤，白术三两，戎盐弹丸大一枚。上三味，先将茯苓、白术煎成，入戎盐再煎，分温三服。虽然治病之道，循其所当然者，更当求其所以然。淋证小便不利，病在水也，然金为水母，肺热则涸其源，胃为燥土，胃热则塞其流。今渴欲饮水，口干燥者，肺胃热盛也，治求其本，以白虎加人参汤主之。

【医案举例】

1. 茯苓戎盐汤治愈小便困难

赵某，男，69岁，初诊日期：2016年9月5日。主诉：小便困难3月余。现病史：患者约3个月前出现小便困难，艰涩难出，现症状加重，为求诊治，就诊于我处。刻下症：小便困难，艰涩难出，尿等待，一般需要5～6分钟才可尿出，尿液无浑浊，无泡沫，怕风畏寒，纳少眠少，大便1日1次，不成形。查体：舌尖有红星点，苔根部黄厚浊，脉沉滑。

方证辨证：《金匮要略·消渴小便不利淋病脉证并治第十三》讲："小便不利，蒲灰散主之，滑石白鱼散、茯苓戎盐汤并主之。"笔者临床体会到茯苓戎盐汤的方证为：小便艰涩不利，尿等待。本案中患者小便困难，艰涩难

出，尿等待，一般需要5～6分钟才可尿出，无口干口苦，符合茯苓戎盐汤的方证，辨为茯苓戎盐汤证。

诊断：小便不利，茯苓戎盐汤证。治疗：方用茯苓戎盐汤。茯苓110克，炒白术28克，盐10克。煎煮法：将茯苓、白术常规煎煮好后，加食盐10克，重新煮沸，分2次早、晚饭后半小时温服。5剂。二诊（2016年9月9日）：患者诉小便困难已愈，服药3剂即痊愈，现已无尿等待，小便通畅，单次尿量增加，小便次数减少，大便亦正常，日1次，成形。随访1周，小便困难无复发。

按：《金匮要略·消渴小便不利淋病脉证并治第十三》讲："小便不利，蒲灰散主之，滑石白鱼散、茯苓戎盐汤并主之。茯苓戎盐汤方：茯苓半斤，白术二两，戎盐（弹丸大）一枚。上三味，先将茯苓、白术煎成，入戎盐，再煎，分温三服。"仲景只以小便不利一症列出三方，而以清热燥湿通淋之药为主，由此可以推之此三方所主皆湿热所致的小便不利。赵以德在《金匮玉函经二注》中所说："自三方观之，悉为膀胱血病涩滞，至气不化而小便不利也。"认为皆为膀胱气化不利所致。吴谦《医宗金鉴》说："无表里他证，小便不利而渴者，消渴水邪病也；小便不利不渴者，小便癃闭病也。"指出此处乃癃闭之病，并云："蒲灰、乱发，血分药也。滑石、白鱼，利水药也。然必是水郁于血分，故并主是方也……主茯苓戎盐汤者，茯苓淡渗，白术燥湿，戎盐润下，亦必是水湿郁于下也。"他认为此为水湿所致，病在水分、血分。陈修园在《金匮要略浅注》中说："若无水气而渴，止是小便不利，其证不杂，其方亦不必求深，审系湿热，蒲灰散主之。若系血分，即用滑石白鱼散。若欲驱除阴分之水湿，茯苓戎盐汤并主之。"他认为三方病机是不同的。观其用药，蒲灰散为蒲灰和滑石，有医家认为蒲灰为蒲席烧灰（徐彬《金匮要略论注》），有以为香蒲（尤怡《金匮要略心典》），而以为是蒲黄者较多，《神农本草经》谓蒲黄"利小便，止血，消瘀血，"香蒲"主五脏心下邪气，口中烂臭，坚齿、明目、聪耳。"可见此处应为蒲黄。此方中蒲黄化瘀利小便，滑石清热通淋，所以此方偏于湿热之淋。滑石白鱼散易蒲灰为白鱼、血余炭，血分药增多，止血力增强，全方更善于湿热溺血之淋。茯苓戎盐汤中，茯苓、白术健脾燥湿，戎盐味咸入肾，方子偏于滋补肝肾而燥湿止淋。余以为，三方皆利小便，但前二者偏泄，茯苓戎盐汤燥湿通淋之上有补益之效，更适于老人体弱者。笔者临床体会到茯苓戎盐汤的方证为：小便艰涩不利，尿等待。本案中患者小便困难，艰涩难出，尿等待，一般需要5～6分钟才可尿出，无口干口苦，故以茯苓戎盐汤燥湿通淋。

另外，茯苓戎盐汤中戎盐最早见于《神农本草经》谓之"主明目，目痛，坚肌骨，去毒蛊。"但并未注明具体是何种盐。赵以德认为是北海盐，《本草纲目》记载为青盐，此说众医家较为认可。《异物志》云以之："最初出于胡国，故名戎盐。"此盐产于胡盐山，北海青，南海赤，由是观之，赵以德所言北海盐亦属于《本草纲目》青盐范围。笔者临床以食盐代之，取其性味功效之相似，临床效果也较为可观。且不得不提的是，患者3剂药即得以痊愈，与其药量和煎服法密不可分。本案中，笔者谨遵原方原量，所用药味皆严格按古量，并嘱患者以仲景之法煎煮，收效甚慰。故欲察古方疗效，必严格遵守古法，私自加减改动，而呼古方无效者，乃用心不足也。

方证总结：茯苓戎盐汤的方证为：小便艰涩不利，尿等待。

2. 小便频数

初诊：2005年11月3日。胡某，32岁，因小腹胀痛、阴道不适6个月前来就诊。服用抗生素之后曾一度好转，但一直未能根治。平时白带较多，无异味。生育史：2-0-1-2，宫内节育环已经取出。妇科检查除子宫颈有轻度炎症、两侧子宫骶骨韧带触痛之外，未发现异常。一周来下腹发胀，小便次数明显增多，清长，无不适。尿常规检查未见异常。舌淡红，苔薄白，脉细。治法：温肾化气，健脾缩尿。方剂：茯苓戎盐汤合栝蒌瞿麦丸加味。茯苓 10 克，白术 12 克，食盐 10 克，天花粉 12 克，淮山药 15 克，淡附片 6 克，瞿麦 10 克，槟榔 10 克，乌药 6 克，5 剂。二诊：2005 年 11 月 5 日。小便次数明显减少，胃脘不适，白带检验未见异常，舌脉如上。中药守上方加半夏 10 克，肉桂 3 克，7 剂。三诊：2005 年 11 月 18 日。小便次数已经恢复正常。

按：茯苓戎盐汤是治疗“小便不利”的方剂。小便不利，实即小便出而不爽，由于出而不爽，往往还有小便频数的现象同时存在。小便所以能出者，膀胱气化也；滴沥不快者，气化不足而不摄也。《素问·脉要精微论》有“水泉不止者，是膀胱不藏也”，正此之谓。方中茯苓、白术健脾渗湿，戎盐味咸，导诸药入肾。戎盐又名大青盐或青盐。《本草纲目》称其“功同食盐”，故可用食盐取代。该案小便频数清长，下腹发胀，由于脾肾阳虚，气化不足所致，属于《灵枢·经脉》中的“小便遗数”。用茯苓戎盐汤健脾渗湿，再用栝蒌瞿麦丸中的淮山药健脾益肾，天花粉《别录》称能“止小便利”，瞿麦渗湿，附片温肾阳，另加槟榔、乌药，以助气化，众药共奏健脾缩尿，温肾化气之功。二诊加半夏和肉桂者，一以和胃，一以增强温阳化气，仿五苓散之意。究茯苓戎盐汤和栝蒌瞿麦丸，原均为治疗小便不利者设，今略加变通，以利止利，反其意而用之，竟获全功。《素问·标本病传论》中说：“有逆取而得者，有从取而得者。”此案之反治，即属后者。仲景以茯苓戎盐汤治疗小便不利，而《圣惠方》有戎盐散(药有甘草、蒲黄、白矾、龙骨、鹿角胶)治疗遗尿，由此可见，戎盐与不同的药物配伍，就可以发挥通利小便或固涩小便的不同功用。

3. **水肿**(王一仁医案)

有钱姓男子，腹如鼓，股大如五斗瓮，臂如车轴之心，头面皆肿，遍体如冰，气咻咻若不续，见者皆曰必死。一仁商于刘仲华，取药房中干菖蒲一巨捆，炽炭焚之，得灰半斤，随用滑石和研，用麻油调涂遍体，以开水调服 3 克，日 3 服。明日肿减大半，一仁见有效，益厚涂之，改服 6 克，日 3 服。3 日面肿全消，饮食谈笑如常人。乃知经方之妙，不可思议也。(《金匮发微》)按语：以此案观之，蒲灰散利水之功甚佳，蒲灰，为大叶菖蒲烧灰。

4. **淋证**(贺昌医案)

文某某，男，40 岁，业农，于 1958 年 7 月前来就诊。自诉从 3 月份起，小便微涩，点滴而出，至 4 月上旬溺时疼痛，痛引脐中，前医投以五淋散连服 5 剂无效。诊其脉缓，独尺部细数，饮食正常。予踌躇良久，忽忆及《金匮要略》淋病篇有云：“淋之为病，小便如粟状，痛引脐中”等语，但有症状未立治法。又第二节云：苦渴者，栝蒌瞿麦丸主之。但此病不渴，小便频数，经查阅余无言《金匮要略新义》曰：不渴者茯苓戎盐汤主之，滑石白鱼散并主之。遂将两方加减变通，处方如下：茯苓 24 克，白术 6 克，戎盐 6 克，化滑石 18 克，去发灰、白鱼，易鸡肫皮 6 克，冬葵子 9 克。

嘱患者连服 8 剂，日服 1 剂，每剂 2 煎，每次放青盐 3 克，煎成 1 小碗，每碗 2 次分服，忌鱼腥腻滞、辛辣之物……据患者自述吃完 8 剂后，中午时忽觉小便解至中途突有气由尿道中冲射而出，尿如涌泉，遂痛止神爽，病即若失。再诊其脉已缓和，尺部仍有弦数，此系阴亏之象，继以猪苓汤合芍药甘草汤育阴利小便而愈。[江西中医药，1959(10)：30]

按：于此案观之，茯苓戎盐汤、滑石白鱼散治淋证偏于虚热者有良效。病无关血分，故去发灰。白鱼为书虫，难觅，故亦去。

5. **血淋**(张谷才医案)

郑姓，男，32 岁。患者 5 天来，发热，体温 38.3℃，口渴思饮，小便不畅，尿色深黄，有时夹有血尿，尿痛，尿频，少腹拘急。脉象滑数，舌苔黄腻。尿常规检查：红细胞(＋＋＋＋)，脓细胞少量。病乃湿热下注，膀

胱不利，邪在血分。治当清热利尿，佐以通淋化瘀。方拟蒲灰导赤散加味。处方：蒲黄3克，滑石12克，生地20克，木通5克，竹叶10克，甘草5克，小蓟15克。连服4剂，发热渐退，体温37.3℃，小便比前通畅，血尿已止。尿检：红细胞(+)。湿热渐去，膀胱通利，原方去木通，加藕节，再服3剂，小便清利，邪热退清，病即痊愈。[辽宁中医杂志，1980(7)：2]

按：张氏经验，用蒲灰散加藕节、小蓟、生地、竹叶等清热凉血，利湿通淋，治疗急性泌尿系感染，小便频数，尿血尿痛，或夹有血块，小便不利，口干欲饮，小腹拘急。脉象弦细而数，舌苔微黄。至于妇女肾炎，月经不行，肢节浮肿，小便不利，亦可用本方加益母草、泽兰叶、牛膝、车前子等活血通经，利水消肿。

补述：蒲灰为何物？有四种见解：其一，《楼氏纲目》《本经疏证》均作"蒲黄"；其二，徐本、《证类本草》作"蒲席灰"；其三，尤在泾认为是香蒲之灰，香蒲即蒲黄之茎叶；其四，曹颖甫《金匮发微》据王一仁治案认为是溪涧中大叶菖蒲。考《千金要方》载蒲黄、滑石二味组方治"小便不利，茎中疼痛，小腹急痛"证候，蒲灰当以生蒲黄为是。白鱼，又名衣鱼、蠹鱼，即书虫，伏于破书之中，喜蚀书籍。今多不用，药源不足之故。戎盐，即青盐，味咸性寒，有治溺血、吐血，助水脏、益精气之功。

【现代运用】

本方现代常用于泌尿系感染，前列腺炎，血尿，小便淋滴涩痛等病症。

茯苓泽泻汤

【方剂组成】

茯苓半斤，泽泻四两，甘草二两，桂枝二两，白术二两，生姜四两

【方药用法】

以水一斗，煮取三升，纳泽泻，再煮取二升半，温服八合，一日三次。

【方证释义】

本方是以苓桂术甘汤加泽泻、生姜组成，取仲景"病痰饮者，当以温药和之"之义。苓桂术甘汤是温阳化饮的祖方，通过健脾利水，淡渗利水和通阳化饮而治疗水饮病。本方则在其基础上加用泽泻以增强从小便渗利水湿的作用，增加生姜以止呕吐。

猪苓散治吐后饮水者，所以崇土气，胜水气也。茯苓泽泻汤治吐未已，而渴欲饮水者，以吐未已，知邪未去，则宜桂枝、甘、姜散邪气，苓、术、泽泻消水气也。（尤怡《金匮要略心典》）。吐而渴者，津液亡而胃虚燥也。饮水则水停心下，茯苓、泽泻降气行饮，白术补脾生津，此五苓散原方之意也。然胃反因脾气虚逆，故加生姜散逆，甘草和脾。又五苓散治外有微热，故用桂枝。此胃反无表热，而亦用之者，桂枝非一于攻表药也，乃彻上彻下，达表里，为通行津液、和阳散水之剂也。（李彣《金匮要略广注》）

本方功能健脾利水，化饮止呕。主治胃有停饮、中阳不运所致的反复呕吐，渴欲饮水，愈吐愈渴，愈渴愈吐等。本方证与五苓散水逆消渴之病机、治法相似，但五苓散重点在于膀胱气化不行，小便不利，以致水反上逆；本方则重点在于水停在胃，中阳不运，故口渴、呕吐并见。临床须鉴别之。

【主治病证】

胃反，吐而渴欲饮水者；霍乱，吐利后，烦渴欲饮水。

【历代名医方论】

《金匮玉函经二注》：胃反吐，津液竭而渴矣，斯欲饮水以润之，更无小便不利，而用此汤何哉？盖阳绝者，水虽入而不散于脉，何以滋润表里，解其燥郁乎？惟茯苓之淡行其上，泽泻之咸行其下，白术、甘草之甘和其中，桂枝、生姜之辛通其气，用布水精于诸经，开阳存阴，而洽荣卫也。

《沈注金匮要略》：此外风乘胃，脾虚成饮

之方也。风气通肝，木盛制土，脾胃气郁而反上逆，则为胃反，然吐则痰饮去而风火炽盛，胃津枯燥，以故吐而渴欲饮水，但木旺土衰，则水寡于畏，肾水反溢为饮，治当健脾，以除伏邪宿饮。故以姜、桂、术、草健脾和营卫，而驱邪外出，茯苓、泽泻导胃肾之余饮也。

《金匮今释》：成绩录云，安部候臣菊池大夫，从候在浪华，久患胃反，请治于先生曰：不佞曩在江户得此病，其初颇吐水，间交以食，吐已乃渴，诸医交疗，百端不愈，一医叫我断食，诸证果已。七日始饮，复吐如初，至今五年，未尝有宁居之日，愿先生救之。先生乃诊其腹，自胸下至脐旁硬满，乃与茯苓泽泻汤，数日而痊愈。

《金匮要略方论本义》：主之以茯苓泽泻汤，利其小便，以清其热，兼用桂枝，以升其阳，升泄之间，浮热可已矣。余药仍以补中燥土为义，俟浮热得清而后可以专用大半夏汤，不致有格阻之虞也。服法，后煮泽泻，取其阴性以利其水，不宜煮之太过也。

《类聚方》本方条曰：治心下悸，小便不利，上冲及呕吐，渴欲饮水者。

《方机》本方主治曰：吐而渴欲饮水者，此正证也。渴（有水而渴为水满也）而小便不利，或心下悸，或腹胀满者（水满也）。

《续建殊录》曰：一禅师平日饮食停滞，胸腹有动悸，雷鸣呕吐，而腹中痛，志气郁郁不乐。一医与附子粳米汤及半夏泻心汤，不愈。一日呕吐甚，绝谷累日，而病益加，服小半夏汤、小半夏加茯苓汤，益增疲劳，烦闷欲死。予投茯苓泽泻汤而呕吐止，翌日啜糜粥，不过十日，而诸证痊愈。

《金匮要略浅注》：今有挟水饮而病胃反，若吐已而渴，则水饮从吐而俱出矣；若吐未已而渴，欲饮水者，是旧水不因其得吐而尽，而新水反因其渴饮而增，欲吐愈渴，欲饮欲吐，非从脾而求输转之法，其吐与渴，将何以宁？以茯苓泽泻汤主之。

《杂病方讲义》：此汤，方师真武，又量同事苓，俱以宣发三焦为主体。胃反口渴，利其下焦之水道，胃气得降，吐逆可除也。

【医案举例】

1. 呕吐

张某，男，48 岁。1984 年 4 月 2 日诊。自诉：以往身健无病。15 天前感冒治愈后，出现呕吐，每天吐 1～3 次，呕吐物为水食混杂，经治未愈求诊。现症：伴头晕，精神差，胃纳、大便尚正常，舌质淡胖、苔薄白、津润，脉象缓滑。此为脾虚水滞之胃反证。拟用健脾利水之法主治，方用茯苓泽泻汤加味：茯苓 15 克，泽泻 20 克，白术 12 克，桂枝 10 克，生姜 10 克，甘草 3 克，天麻 12 克。上方服 5 剂后，呕吐停止，仅头晕未解，舌脉同上。此脾气虽复，胃气和降，但水饮未尽，风邪未除。上方加防风 12 克，再进 2 剂，出微汗，头晕消失，精神欠佳。予香砂六君子丸 1 瓶分服善后。[王廷富．茯苓泽泻汤治愈胃反二例．四川中医，1986，4(8)：47-48]

2. 糖尿病性胃轻瘫呕吐

林氏报道用本方加制半夏治疗糖尿病性胃轻瘫呕吐 26 例。处方：茯苓 20 克，泽泻 10 克，甘草、桂枝各 6 克，白术、制半夏各 9 克，生姜 3 片。上腹饱胀甚者加厚朴 6 克。每日 1 剂，水煎分 2 次服。在积极控制血糖的同时进行观察，10 天为 1 个疗程，一般 1～2 个疗程。结果：症状消失，胃蠕动正常为治愈，14 例；胃蠕动明显改善为有效，9 例；症状及胃造影无改善为无效，3 例。总有效率 88.47%。[林海飞．茯苓泽泻汤治疗糖尿病性胃轻瘫 26 例．浙江中医杂志，2001，36(9)：381]

3. 淤积性皮炎

田氏报道使用本方加减治疗淤积性皮炎 193 例，疗效良好。一般资料：男性 174 例，女性 19 例。皮损仅发于左下肢者 24 例，发于右下肢者 32 例，双下肢均发病者 137 例；皮损仅见红斑、水疱、丘疹而无糜烂、溃疡者 48 例，糜烂、溃疡直径在 1 厘米以内者 76

例，1～2 厘米者 34 例，2～3 厘米者 17 例，3～4 厘米者 11 例，4 厘米以上者 7 例。所有病例中伴有深静脉栓塞者 9 例。基本方：茯苓 30 克，泽泻 12 克，桂枝 6 克，白术 15 克，干姜 6 克，当归 10 克，丹参 20 克，川牛膝 10 克，白鲜皮 10 克，甘草 6 克。肿胀较甚者加车前子 10 克，猪苓 15 克；皮损色红、灼热者加金银花 20 克，蒲公英 15 克；皮损增厚、皮色暗褐者加三棱 10 克，莪术 10 克；大便干结者去干姜加生大黄 6～9 克；大便溏薄者加山药 30 克，生薏仁 30 克；瘙痒剧烈者加苦参 10 克，蛇床子 10 克；气虚者加生黄芪 10～30 克，党参 20 克；血虚加鸡血藤 20 克，枸杞子 10 克；腰膝酸痛者加续断 10 克，桑寄生 10 克。治疗结果：治愈（皮损消退），78 例；好转（皮损消退 30%以上），101 例；未愈（皮损消退不足 30%者），14 例。[田学文．茯苓泽泻汤治疗淤积性皮炎 193 例．河南中医，1997，17(5)：268-269]

4. **高脂蛋白血症**

唐氏报道用本方加味治疗高脂蛋白血症 49 例，疗效满意。一般资料：96 例患者中，男 60 例，女 36 例，随机分为治疗组 49 例，对照组 47 例。临床表现多见乏力，纳呆，胸脘痞闷，头晕，形体偏胖，舌淡苔白而润，脉滑，中医辨证为脾虚痰湿型。治疗方法：治疗组，口服茯苓泽泻汤加味。药物组成：茯苓 30 克，泽泻 15 克，桂枝 9 克，白术 10 克，生山楂 30 克，甘草 6 克，生姜 3 片。兼痰瘀内阻者加红花 10 克、丹参 15 克；兼脾肾阳虚者加干姜 10 克、炮附子 10 克、淫羊藿 10 克；兼肝气郁滞者加柴胡 15 克、当归 10 克、白芍 15 克。水煎服，日 1 剂，分早晚 2 次服用。对照组口服血脂康胶囊，每次 0.6 克，每日 2 次。2 组均以 3 周为 1 疗程，连服 2 疗程后判定疗效。治疗结果：治疗组显效 37 例，有效 9 例，无效 3 例，总有效率 93.9%；对照组显效 21 例，有效 16 例，无效 10 例，总有效率 78.7%。2 组有效率比较 $P<0.05$，有显著性差异。显效率比较，$P<0.01$，有极显著差异。[展照双，王加锋．茯苓泽泻汤加味治疗高脂蛋白血症 49 例．北京中医，2004，23(1)：24-25]

5. **椎-基底动脉缺血性眩晕**

阎氏等报道以本方治疗椎-基底动脉缺血性眩晕。一般资料：55 例患者中，男 42 例，女 13 例，36－45 岁 14 例，46－55 岁 30 例，56 岁以上 11 例。所有患者均表现为突然发作性眩晕，恶心呕吐，耳蜗症状不明显，病程小于 1 周。其中 26 例伴局限性定位体征，47 例分别有不同程度的高脂、高黏血症，21 例有颈椎骨质增生。药物组成：茯苓、泽泻、石决明各 30 克，白术 18 克，天麻 15 克，半夏、丹参、桂枝各 9 克，生姜、炙甘草各 6 克。日 1 剂，水煎服。舌謇加菖蒲、郁金；肢麻㖞僻加钩藤、全蝎。眩晕症状控制后，分别治疗原发病。治疗结果：服药 1 周，主要症状消失者 14 例；服药 1 周，主要症状缓解，2 周消失者 30 例；服药 2 周，主要症状缓解，3 周消失者 11 例。总有效率 100%。[阎丰书，刘仲喜，于敏志．茯苓泽泻汤加味治疗椎-基底动脉缺血性眩晕 55 例．河南中医，1993，13(1)：22]

6. **胃下垂**

患者，男，43 岁。经常胃胀，食不消化，甚者吐水带食，气短身倦，肌肉松软。吞钡试验示：胃下垂，内有大量潴留液，胃张力低，蠕动差。刻诊：面容清瘦，营养欠佳，大便不实，头眩心悸，舌胖大有齿痕，脉虚缓。辨证：中气不足，胃内蓄饮，传输无力，阴水胀满。治法：益气温阳，促胃化饮。方药：茯苓泽泻汤加味。组成：茯苓 40 克，泽泻 30 克，甘草 20 克，桂枝 15 克，白术 15 克，生姜 30 克，黄芪 30 克，党参 20 克，升麻 12 克，陈皮 20 克。1 日 1 剂，水煎分服。复诊：服药 3 剂见好，又服 7 剂，胃无沉坠感，振水音减少，胃脘胀满，呕吐消失，胃纳见增。此方加减治疗月余，形体康复，接近正常，但胃下垂恢复原位尚待时日，形体充盛，肌肉丰满方可恢复。故以此方

制作丸剂长期服用，以求彻解。［陈锐.茯苓泽泻汤新用.中国社区医师，2011，10(21)：11］

7.《**黄志平经方医案集**》**分享**

某某，男，23岁。初诊日期2023年8月12日。主诉：胃痛、胃胀1月余。现病史：1月前，患者在夜市吃饭，喝了冰饮后出现胃痛，胃胀(有慢性胃炎病史)。刻下症：胃痛、胃胀，胃里经常有水鸣音，有时恶心反胃，有时平躺下以后会有胃酸上逆至咽喉，但咽喉并不是特别刺激难受。口干，不渴，纳可，大便溏，每日2～3次，小便正常。舌脉：舌淡嫩苔水滑，脉沉弦。

一诊(2023.08.12)辨证：胃中停饮处方：茯苓泽泻汤合失笑散用药：茯苓35克，泽泻30克，桂枝12克，生白术20克，生甘草10克，五灵脂12克，生蒲黄12克，醋延胡索15克，海螵蛸25克，生姜6片(7副)。

患者服药一周后，诸证皆愈。本案患者主诉是“胃痛、胃胀”“胃中有水鸣音，有时恶心，反酸，苔水滑，脉沉弦”很容易让人想到与“痞证”和“胃中停饮”相关的方剂，比如“小半夏汤”“生姜泻心汤”“外台茯苓饮”“茯苓甘草汤”等。

本案中患者素有慢性胃炎，饮冷后造成胃胀、胃痛、反酸等症状，“舌苔水滑、脉沉弦、胃中有水鸣音”说明胃中有停饮，且停饮较多；“便溏、口干”说明有脾虚的一面；水饮上逆则有时“恶心”，平躺后，胃中之饮邪随之体位改变而上逆则“反酸”，说明有上逆但还不严重。

因而治宜“茯苓泽泻汤”，利水行津，以治渴呕。以“茯苓”为君，重用四两，引水下行，淡渗利水行津；“泽泻”加强利水湿的功效，“生姜”辛散水饮，健胃和中，“桂枝”通阳以布津液，“白术、甘草”健脾扶中以治水湿，使气化行而水饮去，胃气平而呕吐愈。加“五灵脂、生蒲黄”活血化瘀止痛，“延胡索”行气活血止痛，“海螵蛸”制酸止痛，以治其标。

【现代运用】

现代多用于治疗胃炎、慢性胃肠炎、胃神经官能症、胃窦炎、幽门水肿所致之呕吐、糖尿病性胃轻瘫、慢性肾炎水肿、低血压所致之头晕恶心、梅尼埃病等符合本方证者。

葵子茯苓散

【方剂组成】

葵子一斤(30克)，茯苓三两(15克)

【方药用法】

上为散。每服方寸匕，饮调下，一日三次。小便利则愈。

【方证释义】

葵子之滑可以利窍，茯苓之淡以渗泄，二药为利水之轻剂。此方滑利窍道，化气利水，用于妊娠身肿、小便不利的子肿。取冬葵子滑利通窍，茯苓化气利水，药少力专，收“通阳不在温，而在利小便”之功。

葵子茯苓散通窍利水。方中葵子味甘寒，滑利通窍，《神农本草经》云：“主五癃，利小便。”茯苓淡渗利水，通利小便，小便通则阳气亦通。二味药合用，通窍利水以治标，可间接达到回阳的作用。

【主治病证】

妊娠有水气，身重，小便不利。洒淅恶寒，起即头眩，葵子茯苓散主之。

【**历代名医方论**】

《金匮要略心典》：葵子、茯苓滑窍行水，水气既行，不淫肌肤，身体不重矣；不侵卫阳，不恶寒矣；不犯清道，不头眩矣。

《张氏医通》：膀胱者，内为胞室，主藏津液，气化出溺，外利经脉，上行至头，为诸阳之表。今膀胱气不化水，溺不得出，外不利经脉，所以身重洒淅恶寒，起即头眩。但利小便，则水去而经气行，表病自愈。用葵子直入膀胱，以利癃闭，佐茯苓以渗水道也。

*《金匮要略阐义》*说：妊娠有水气，水为阴湿之物，一身为阳悉为所遏，如肌肉之阳不运而身重，膀胱之阳不化而小便不利，卫阳不固护而洒淅恶寒，胃阳不升而头眩。葵子茯苓

散主之者，葵子滑利通阳，茯苓淡渗通阳，阴湿之水邪下泄，诸阳皆得其通。

《长沙药解》说：妊娠胎气胀满，脾胃不运，积水郁遏，颇难收决。葵子寒滑通利，善于开窍而行水，以茯苓泻其满，葵子滑其窍，满消而窍利，然后奔注而下。长于滑胎通乳。消散初起奶痈，以其泻湿燥土，滑利经脉之壅塞也。

【医案举例】

1. 肾结石

洪某某，男性，51岁，腰部肾区绞痛，经常性反复发作已2年。今腰部左肾区阵发性绞痛，痛时面色苍白，冷汗，四肢冰凉，脉沉弱，舌质淡白，舌体肥胖，经B超提示左肾下极1.8厘米×0.8厘米结石。诊为气血两虚型肾结石。采用葵子茯苓散加味：茯苓20克，冬葵子30克，金钱草20克，海金沙30克，炒鸡内金20克，鱼脑石10克，王不留行20克，赤芍20克，党参30克，甘草10克，硝石10克，虎碧(研末另冲)10克。水煎服，每日1剂，连服10剂。症状全部消失，经B超检查结石消失，随访2年未见复发。（洪长春．葵子茯苓散加味治疗泌尿系结石．中华中医药学会学术年会·创新优秀论文集，2002:240）

2. 胎盘羁留

蒋某，32岁。1996年3月18日上午9:20，产房特邀会诊。患者系经产妇，今产后2时许，胞衣未能娩出，阴道出血量很少，有时甚至不见出血，腹部显觉增大，按压腹部或子宫部位，有大量血块或血液涌出，血色淡红，小腹微胀，面色皖白，头晕心悸，神疲气短，汗出肢冷。舌质淡、苔薄白，脉虚弱而涩。处方：炒冬葵子(碎)、茯苓各30克，红参片、明附子(先煎)各10克，炙黄芪60克，炙甘草6克。1剂，煎两服，上午11:40时服头煎，药后自觉头晕心悸、神疲气短、汗出肢冷好转，下午4:30时服二煎，下午6:10时胞衣自下，出血量约50毫升。为善后起见，又继服2剂而康复。［周德清，王乃汉．葵子茯苓散在产后病中的活用实例．浙江中医杂志，1997(7):309］

3. 产后尿潴留

袁某某，23岁。1996年5月21日初诊：产后次日早晨即发现小便点滴而下，渐至闭塞不通，小腹胀急疼痛。西医拟诊为膀胱麻痹，尿路感染，经用青霉素、庆大霉素、新斯的明等药，治疗5天未效，无奈放置导尿管以缓解小腹胀痛之苦。闻其语音低弱，少气懒言，观其面色少华，舌质淡、苔薄白，察其脉缓弱。处方：炒冬葵子(碎)、茯苓、党参各30克，黄芪60克，焦白术12克，桔梗3克。第1剂服后，小便即畅通自如，小腹亦无胀急疼痛感。3剂服完，诸症悉除，一如常人。［周德清，王乃汉．葵子茯苓散在产后病中的活用实例．浙江中医杂志，1997(7):309］

4. 缺乳

尹某某，25岁。1996年6月8日初诊：分娩1周以后，乳汁仍浓稠涩少，乳房胀硬，乳头痛，胸胁胃脘胀闷不舒，情志抑郁，食欲不振。舌质稍红、苔薄黄，脉弦数。处方：炒冬葵子(碎)、茯苓、王不留行、白芍各30克，醋炒柴胡、炮山甲各10克，当归20克，青皮、陈皮各6克。药服3剂，乳下渐多，余症均减，又接服3剂，乳下如涌泉，神爽纳增。［周德清，王乃汉．葵子茯苓散在产后病中的活用实例．浙江中医杂志，1997(7):309］

按：本方原用治妊娠水肿，小便不利，眩晕等。冬葵子性滑利，恐有滑胎之嫌，被后世列为妊娠慎用药，但此处取其有病则病受之之意。临床上只要见到水肿、小便不利，眩晕等症即可使用，如肾结石、胎盘羁留、缺乳、产后尿潴留等。

5. 急性肾炎

9岁的女性患者，恶寒发热2天后，面目水肿，后延至四肢皆肿，咳嗽喘息，风疹遍及全身，口干喜饮，尿少色黄，脉浮数。体温38.6℃，血压110/80毫米汞柱。尿常规检查:蛋白(++),红细胞(+),管型(+),脓细胞少许。证属湿热内郁,外受风热,风水相搏发为水肿。治以收风解表,清热利湿。方用:冬葵子15克,茯苓12克,川贝母9克,苦参15克,麻黄4克,连翘10克,石膏15克,蝉衣6克。服药3副,寒热止,水肿大减,咳喘平,风疹消退。再诊仍守基本方加白术10克、薏米12克、山药9克。服药1周后尿常规检查正常。再续原方治疗1周,余症消除,用参苓白术丸巩固治疗而告病愈。(《湖北中医杂志》)

【现代运用】

现代本方除用于妊娠水肿之外,还可以用于泌尿系统感染、肾性水肿而见到本方证的治疗。

名誉主编　唐祖宣　国医大师

张仲景方剂学

ZHANGZHONGJING FANGJIXUE

下册

总主编
杨建宇　杨　杰　郭振武
主　编
周德生　宫丽鸿　卫爱武

河南科学技术出版社
·郑州·

内容提要

本书分上下两册，将仲景名著《伤寒论》《金匮要略》所创方剂进行重订整理，分类编排，归纳总结为十八大类，通过对其方剂组成、方药用法、方证释义、主治病证、历代名医方论及临床运用等详细阐述，突出体现了《伤寒杂病论》经方的组方原理、立法思路及配伍规律。为读者系统学习领悟经方的深邃内涵，提高临证遣方用药的综合能力提供帮助。本书适合中医基础研究人员，中医院校师生及临床医生阅读。

图书在版编目（CIP）数据

张仲景方剂学. 下册/杨建宇，杨杰，郭振武总主编；周德生，宫丽鸿，卫爱武主编. --郑州：河南科学技术出版社，2024.11.

ISBN 978-7-5725-1633-7

Ⅰ.R222.16

中国国家版本馆 CIP 数据核字第 20241P4V30 号

出版发行：河南科学技术出版社
北京名医世纪文化传媒有限公司
地址：北京市丰台区万丰路 316 号万开基地 B 座 115 室　　邮编：100161
电话：010-63863186　010-63863168

策划编辑：邓　为　赵东升
责任编辑：赵东升　王明惠
责任校对：龚利霞
封面设计：中通世奥
版式设计：崔刚工作室
责任印制：程晋荣
印　　刷：河南瑞之光印刷股份有限公司
经　　销：全国新华书店、医学书店、网店
开　　本：787 mm×1092 mm　1/16　**印张**：50.25　**字数**：1156 千字
版　　次：2024 年 11 月第 1 版　2024 年 11 月第 1 次印刷
定　　价：348.00 元（上、下册）

如发现印、装质量问题，影响阅读，请与出版社联系并调换

下册编委会

名誉主编　唐祖宣　　国医大师

总 主 编　杨建宇　　《光明中医》杂志社

杨　杰　　中国中医科学院中医药信息研究所(中医药数据中心)

郭振武　　辽宁中医药大学附属第二医院

主　　编　周德生　　重庆市希望医药研究所

宫丽鸿　　辽宁中医药大学

卫爱武　　河南中医药大学第一附属医院

副 主 编　胡光辉　　河南省洛阳市中医院

苗　旺　　北京同仁堂日照药店连锁有限公司

陆艾阳子　河北中医药大学

李田田　　首都医科大学附属北京中医医院

李　洁　　天津市中医药研究院附属医院

徐艳玲　　天津市武清中医院

王　晖　　首都医科大学附属北京中医医院

张继红　　湖北省宜昌市中医医院

编　　委　(以姓氏笔画为序)

王丽娟　　北京中联国康医学研究院

石相应　　浙江省湖州市吴兴区中医院

田　雨　　中国中医科学院中医药信息研究所(中医药数据中心)

李　丰　　江西中医药高等专科学校

张　杉　　上海市静安区彭浦镇第二社区卫生服务中心

邵洪亮　　浙江省湖州市吴兴区中医院

郭　琦　　北京朝阳中西医结合急诊抢救医院

陶建明　　内蒙古鄂尔多斯市伊金霍洛旗红庆河镇中心卫生院

盛杰霞　　重庆中医药学院附属云阳医院(云阳县中医院)

焦亚丽　　上海市莘庄社区卫生服务中心

总主编简介

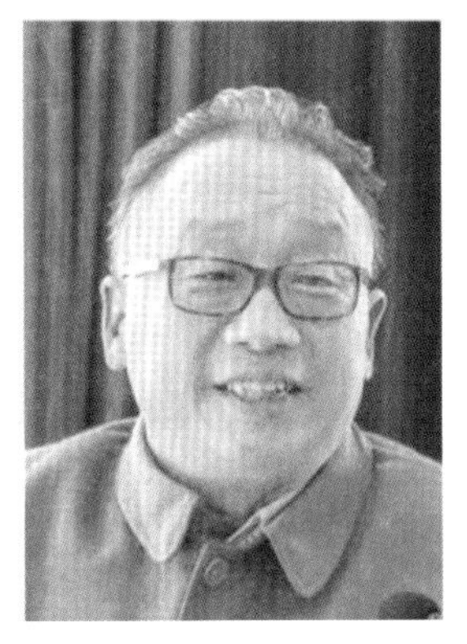

杨建宇，执业中医师，研究员。全国卫生产业企业管理协会治未病分会会长，中华中医药学会《光明中医》杂志主编，《中国中医药现代远程教育》杂志主编，世界中医药学会联合会中医疗养研究专业委员会副会长兼秘书长，中国医药新闻信息协会副会长，中国中医药信息学会人才分会常务副会长，中华国医膏方服务季执行主席，中华中医药中和医派创始人，国医大师孙光荣中和医派掌门弟子。主要从事中医药防治免疫性疾病的临床研究和理论探索，兼攻金元四大医家张子和攻邪学派的研究和传承，力创孙光荣教授中和医派的临床实践，重视治未病实用技术(疗法)的培训和临床推广应用，尤为重视医圣仲景文化、经方及白云阁藏本《伤寒杂病论》的学术传承和临床推广应用。

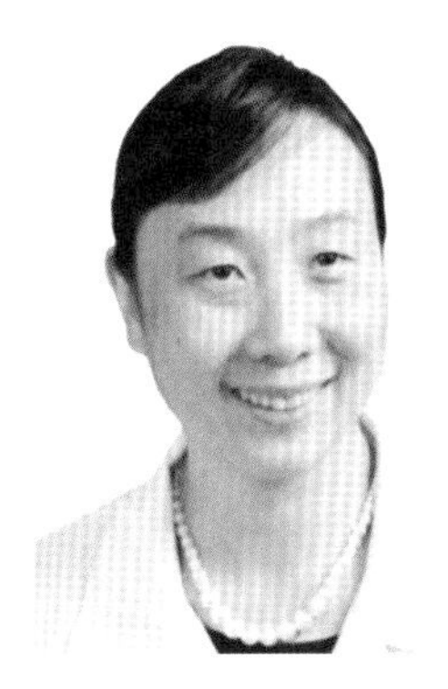

杨杰，中国中医科学院中医药数据中心，博士，博士后，主任医师，硕士研究生导师。“京城四大名医”孔伯华的第四代传人，全国第二批名老中医药专家孔令诩学术继承人。卫健委全国卫生健康技术推广传承应用项目传承人。中国医药教育协会中医药慢病防治与教育工作委员会副主任委员兼秘书长。临床擅长治疗各种癌前病变与癌症及术前、术中、术后姑息疗法。大力提倡“治未病”。科研从事中医大数据、真实世界中医临床研究，中医智能化研究，中医基础理论研究。主持科技部重点研发计划课题，骨干参与国家973项目、国家自然科学基金项目、国家中医药管理局课题。起草团体标准10余项。获得省部级科技进步奖4项，授权国外专利、国家专利、软件著作权20余项。

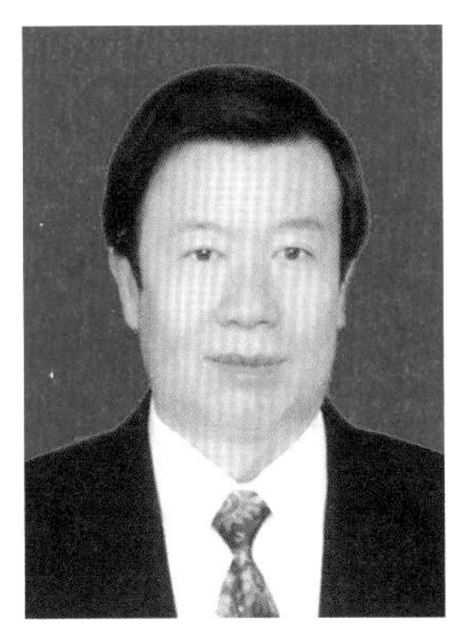

郭振武，从事中医临床工作50多年，国家二级教授，主任医师，辽宁中医药大学博士研究生导师，全国老中医药专家学术经验继承工作指导教师，辽宁省名中医，辽宁中医大师，国家临床重点学科、重点专科学术带头人。辽宁省中医药学会儿科分会名誉会长，辽宁省老科技工作者协会中医药分会会长。曾任辽宁省中医药学会副会长，省中西医结合学会副会长。三九天中药穴位贴敷治疗预防咳喘病发明人。擅长治疗气管炎、哮喘、肺炎、过敏性鼻炎、过敏性紫癜、紫癜肾炎、肾病综合征、血小板减少、多动症、抽动秽语综合征、小儿尿床、癫痫等成人和儿童的各种疑难病症。

主编简介

周德生，主任中医师，教授，国家二级心理咨询师，医疗健康管理学博士，中华中医药学会仲景学说分会委员，世界中医药学会联合会男科专业委员会常务理事，中国医药教育协会西南地区培训基地副主任，重庆市首批区县级中医药师带徒指导老师，重庆市首批院士专家科普讲师团成员，重庆市科学传播专家团首批健康科普专家库成员，重庆市养生保健学会首届常务副会长兼秘书长，重庆市健康管理研究会副会长，重庆市自然健康疗法研究会常务副会长，杏林耕者渝中区名中医，大渡口区中医院院长，重庆市希望医药研究所所长。重庆市电视台中医养生保健专题讲座专家，曾受邀赴美国、泰国、新加坡等国进行学术交流。

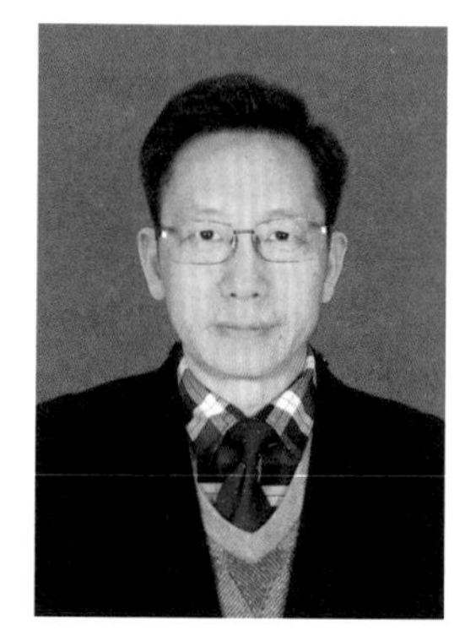

宫丽鸿，主任医师、教授，博士，博士后，博士生导师、国医大师张静生教授学术思想继承人，辽宁省名中医，辽宁省百千万人才“百人层次人才”，辽宁中医药大学附属医院老年病科主任。中国中医药信息学会康养分会副会长，中华中医药学会心血管病分会常委，中华中医药学会介入心脏病学专业委员会常委，中国中药协会心血管病药物研究专委会常委，辽宁省中医心脑血管病重点实验室主任，辽宁省中医药学会心血管病专业委员会主任委员，辽宁省中西医结合学会心血管病预防与康复专业委员会主任委员，辽宁省中医药学会心病专业委员会副主任委员，辽宁省中医药学会老年病专业委员会副主任委员，辽宁省中国中西医结合学会心血管病专业委员会副主任委员，中国心脏联盟心血管预防与康复学会辽宁分联盟副主任委员，辽宁省自然科学基金评审专家，国家自然科学基金中医药学科评审专家，辽宁省医疗事故鉴定专家。

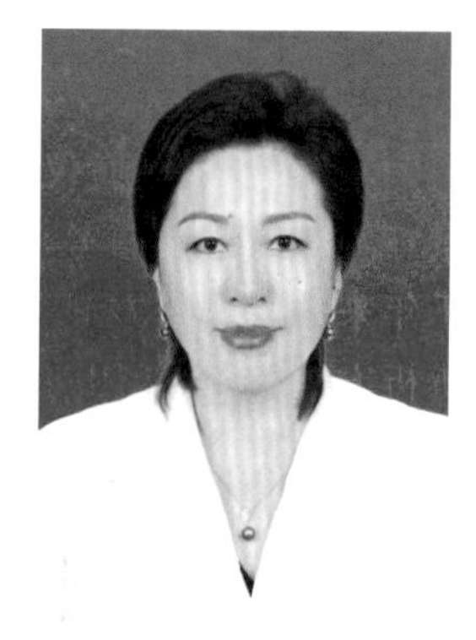

卫爱武，医学博士，出站博士后，教授，主任医师，博士研究生导师。河南中医药大学中西医结合生殖医学研究所所长，河南中医药大学第一附属医院生殖医学科主任，河南省教育厅学术技术带头人，河南省医德标兵。中华中医药学会生殖医学分会副主任委员，世界中医药联合会妇科专业委员会及生殖医学专业委员会常务理事，河南省中西医结合学会生殖分会主任委员，河南省医学会生殖分会副主任委员。主持及参与国家级科研项目 3 项，主持省级、厅局级科研项目 8 项，获省部级科研成果奖 2 项，获厅局级成果奖 8 项，发表学术论文 100 余篇，参编著作 11 部。

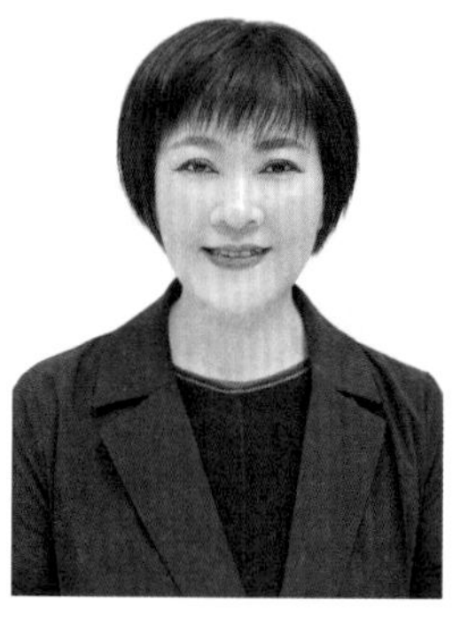

传扬医圣“经方”　提高临床疗效!
——写在中原版《张仲景方剂学》出版前

中原版《张仲景方剂学》马上就要出版了,可喜可贺必赞！这是中医药“经方”“经药”发展的又一新书！是中医方剂学发展的又一小步！是弘扬医圣张仲景学术的又一成果！是提高中医药临床疗效的又一部参考书！是中医药百花园内又一盛开的花朵！

一看到《张仲景方剂学》,好像有似曾相识的感觉。是的,因为有不少书都挂名医圣“张仲景”和“方剂学”,但是,我们的这本《张仲景方剂学》是有自己的独有特色的！10 多年前,曾为一出版社审读类似书名的稿件,发现其内容就是现行方剂学教材的大致内容的翻版,仅仅挂上了“张仲景”的名号而已。事实上,现行的中医方剂学是以方子的功效为主线进行分类编写的,这与数千年来的中医方书的编写主线是截然不同的,也就是说,此类编撰的引导,我们几乎不研究方子的本身,而仅仅是看到功效进而模仿应用,这不是中医的研究方法,更不是医圣张仲景“经方”的研究思考与分类方法。而我们的中原版《张仲景方剂学》,在传承精华方面,谨守数千年来的中医药方剂研究规律,以方子自身的组成为基本研究思路,以服务临床为基本宗旨,辨析方证,活学活用每一首方子,为临床遣方用药服务,此类研究方法才是中医研究方法,才是张仲景方剂学、经方学的正确思考。如小柴胡汤,此方法研究之下,在本书中可以看到小柴胡广泛应用在内、外、妇、儿各科杂病的治疗中,而现行的方剂学把小柴胡汤列入和解剂,临床上大多当成解表剂,这就局限了对小柴胡汤本身的认知和临床拓展应用的认知,而其长远效果就会影响小柴胡汤临床发挥。推而广之,直接影响着中医药治疗疾病使用的方剂的临床灵活应用。从根本上不大有利于中医药临床疗效水平的整体提高。这个问题值得中医药有识之士关注！

其次,本书体量偏大,尽可能多地把医圣张仲景经方都编进来,同时,尽可能多地把相关应用都编进来,以便临床参阅查询,服务于临床疗效水平的提升。换句话说,中原版《张仲景方剂学》的编写初心就是:为临床中医师服务,以提高临床疗效为宗旨,这与其他类似书肯定是有一些区别的！有一点必须要说明的是,在一些方子的方义阐释方面,本书仍然采用现行的一些大众认可的观点和方法,没有引进最新的学术观点,也没有引进古老的经典的医圣张仲景的学术观点,这主要是因为目前中医药院校现行方剂学教材和现在国家中医执业医师资格考试及中医师晋级考试的指导用书是这样的观点,否则直接影响着执业中医师的考试是否通过,直接影响着中医师是否可以晋升为更高一级医师的职称,所以只能是忍痛割爱,被最真实的现实安排。如,麦门冬汤,医圣张仲景明确是“止逆下气”,而现行的功效是“养阴润肺”,这些学术问题不是一本中原版《张仲景方剂学》可以解决的！只有在以后中医药方剂学发展中循序渐进,慢慢地解决,急是没有任何意义的！对此,我在“中医‘经方热’‘经药热’的冷思考”[《两岸医界》2023.02(总第 26 期)]中也提到了,可以参阅。

由中原出版传媒集团河南科学技术出版社推出的中原版《张仲景方剂学》，还有一点遗憾，那就是目前比较热门的“经药”没有纳入书中来。“经药”是我基于中和医派之中医临床中药学的一个新概念，近10年来，已被我的恩师祝之友教授列入其名老中医药专家传承工作室的重要内容，围绕《神农本草经》及识药采药活动，在中医药业界传承中和医派学验并推广“经药”理念，构建“经药”理论体系。“经药”直接影响着中医药的临床精准应用，直接影响着“经方”的临床疗效，如果不认知“经药”，就不可能正确理解“经方”，更不可能正确应用“经方”，临床疗效从何保障呢？还说“麦门冬”，现在的中医药人，一看到“麦门冬”三个字，直接就想到了“养阴止渴”，大家思考一下，麦门冬汤方证中有“渴”吗？应用麦门冬量最大的炙甘草汤的方证中有“渴”吗？炙甘草汤方证是寒凝脉络之危象，如果用大量的麦门冬“养阴”合适吗？而方中还用新鲜的生地黄又是怎么回事呢？如果麦门冬养阴止渴，为什么医圣张仲景在需要止渴时却明言用瓜蒌根、人参，而不用麦门冬呢？为什么《神农本草经》中也没有一点麦门冬养阴止渴的只言片语呢？显然，再讲麦门冬具有养阴止渴的功效既无经典理论支持，又无经典方证方药支撑，是值得反思的！诸如此类，都是“经药”理论体系致力研讨的问题。当然，许多“经药”的学术观点虽然与《神农本草经》《伤寒杂病论》保持了一致，但与现行的教科书和行政管理部门编写的考试指导用书是有很大差异的，当然也就只能留下一些遗憾了！而在此赘述，一是表示遗憾，向广大读者致歉；二是表达一种无奈的心情。更为关键的是，在此啰啰嗦嗦地讲述“经药”，是希望引起有志于中医药经典传承发扬的真正的中医药人，认认真真地读一读《神农本草经》，认认真真地读一读《伤寒杂病论》，只有这样，我们才能找回中医药真实的魂灵，真正地提高临床疗效！

弘扬医圣张仲景经方，可以提高中医临床疗效！这是中医药临床医师的共识。为了使大家对此有明确的认知，在此借用2017年我们主办的“一带一路”中医经方行活动中发布的“北京中关村宣言——经方是中医药临床之本”，在宣言中我们强调了经方在提高临床疗效中的重要意义，并且提出每年10月21日为“世界中医经方日”以期助推中医“经方热”的发展走向新的辉煌！

在此，还要感谢参与本书编撰的各位专家学者的辛苦，感谢参加本书出版编辑的各位出版人的努力！感恩所有历代名医名家和当代经方研究者，为经方发展的默默奉献！

最后，就用以下两句来结束本文：

经方永辉！

中医万岁！

杨建宇

2023年12月22日南阳医圣祠　冬至娇耳节

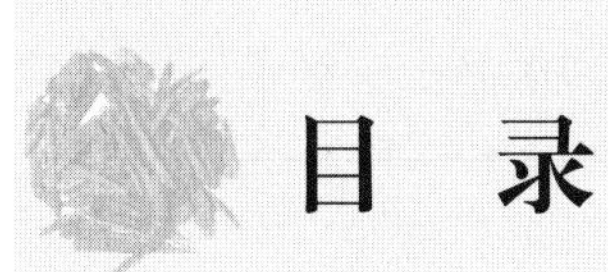

目　录

上　册

下　册

第10章 四逆汤类方

四逆汤

【方剂组成】

甘草(炙)二两(6克),干姜一两半(4.5克),附子(生用,去皮,破八片)一枚

【方药用法】

上三味,以水六百毫升,煮取二百四十毫升,去滓。分二次温服,强人可大附子一枚,干姜三两。

【方证释义】

本方功用益气救阴,温阳散寒。主治是心肾阳衰之寒厥证四肢厥逆、神衰欲寐、腹痛下利、呕吐不渴。更甚者冷汗淋漓,其舌象舌淡苔白滑,脉象脉微欲绝。在该方中附子乃回阳救逆第一品药,起到温壮元阳,破阴散寒的作用,能够救助衰竭的阳气;生附子性更烈,可以迅速通行全身;干姜与附子配伍回阳救逆,助阳通脉,能够起到温中焦、散寒邪、扶助后天脾胃阳气。炙甘草在该方中有三个作用:第一可助生附子以及干姜温阳益气,使其回阳救逆中有益气补虚的功效;第二能够缓和干姜、附子峻烈的药性,使其破阴回阳而无暴散之虞;第三能够调和药性,让药力作用更加持久。

【主治病证】

吐利汗出,发热恶寒,四肢拘急,手足厥冷者,四逆汤主之。

伤寒,脉浮、自汗出、小便数、心烦、微恶寒、脚挛急,反与桂枝欲攻其表,此误也。得之便厥、咽中干、烦躁、吐逆者,作甘草干姜汤与之,以复其阳。若厥愈足温者,更作芍药甘草汤与之,其脚即伸。若胃气不和,谵语者,少与调胃承气汤;若重发汗,复加烧针者,四逆汤主之。

伤寒,医下之,续得下利清谷不止,身疼痛者,急当救里。后身疼痛,清便自可者,急当救表,救里宜四逆汤,救表宜桂枝汤。

病发热,头痛,脉反沉。若不差,身体疼痛,当救其里,四逆汤方。

脉浮而迟,表热里寒,下利清谷者,四逆汤主之。

少阴病,脉沉者,急温之,宜四逆汤。

少阴病,饮食入口则吐,心中愠愠欲吐,复不能吐,始得之,手足寒,脉弦迟者,此胸中实,不可下也,当吐之;若肠上有寒饮,干呕者,不可吐也,当温之,宜四逆汤。

大汗出,热不去,内拘急,四肢疼,又下利厥逆而恶寒者,四逆汤主之。

大汗,若大下利而厥冷者,四逆汤主之。

下利,腹胀满,身疼痛者,先温其里,乃攻其表。温里宜四逆汤,攻表宜桂枝汤。

呕而脉弱,小便复利,身有微热,见厥者,难治,四逆汤主之。

吐利,汗出,发热,恶寒,四肢拘急,手足厥冷者,四逆汤主之。

既吐且利，小便复利，而大汗出，下利清谷，内寒外热，脉微欲绝者，四逆汤主之。

【历代名医方论】

《伤寒明理药方论》：甘草味甘平，《内经》曰：“寒淫于内，治以甘热，却阴扶阳”，必以甘草为主，是以甘草为君。干姜温辛热，《内经》曰：“寒淫所胜，平以辛热，逐寒正气，必先辛热”，是以干姜为臣。附子味辛大热，《内经》曰：“辛以润之开发腠理”，致津液通气也暖肌温经，必凭大热，是以附子为使，此奇制之大剂也。”

《医方考》：太阴自利不渴，阴证脉沉身痛，与夫厥逆下利，脉不至者，此方皆主之。论曰：自利不渴属太阴。太阴主水谷，病故自利；内有真寒，故不渴。阴证者，举三阴而言、则又非独太阴矣。病在里，故脉沉。寒则血脉凝涩，故身痛。四肢受气于里，里寒则阳寒淫于内，治以甘热。故用甘草、姜附大热之剂：申发阳气，祛散阴寒，能温经暖肌而回四逆，因以名汤焉。然必凉服者，经曰治寒以热，凉而行之是也。否则戴阳者，反增上燥，耳目口鼻皆血者有矣。药之难用也有如此。

《医门法律》：大汗出热不去，内拘急，四肢疼，又下利厥逆而恶寒，用四逆汤一法。大汗出而邪不除，阳则反虚矣。内拘急，四肢疼、下利厥逆恶寒，则阳之虚者，已造于亡。而阴之盛者，尚未有极，故用四逆汤，以胜阴复阳也。呕而脉弱，小便复利、身有微热，见厥者难治，用四道汤一法。呕与微热，似有表也。脉弱则表邪必不盛，小便利则里邪必不盛，可见其呕为阴邪上干之呕，热为阳气外散之热。见厥则阳遭阴掩，其势侵危，非用四通汤，莫可救药矣。难治二字，回互上条，多少叮咛。见呕而微热，与里寒外热，毫厘千里，用四道汤，即不可加葱，以速其阳之飞越，学人可不深研乎？又有若误用阳旦汤致逆，可用四道汤救逆。阳旦汤者，桂枝汤加黄芩之制也。其人阳气素衰者，虽当夏月，阳外阴内，桂枝汤中可加附子。不可加黄芩，所以其人得汤便厥也。若重发汗，或烧针者，误上加误，非四道汤不能回其阳矣。阳明、少阳二经，绝无用附子法，惟太阳一经，独有不得不用之证。盖太阳膀胱为肾之府，肾中阳虚阴盛、势必传出于府，以故才见脉微恶寒，漏汗恶风，心悸头眩，筋肉惕动，躁扰等证。纵是传经热病，不得不用姜附以消阴复阳也。而暴病不由传经发热，卒然而至，尚何等待而不用附子、干姜乎？伤寒传太阴经，有自利不渴一证，乃其人平素湿土之脏有寒也，故用四逆汤为温土之法。太阴湿土之脏有寒，不用理中而用四逆者，此亦可见仲景之精义。盖水土同出一源，冬月水暖，则土亦暖；夏月水寒，则土亦寒，所以土寒即阴内阳外，非细故也。用四逆以温土，抑何神耶？四通汤，治三阴经证，四肢厥冷，虚寒下利，急温其脏之总方。

【医案举例】

1. 慢性疲劳综合征

患者，女，六十岁。于 2017 年 1 月 26 日首诊。患者症见胸中憋闷、怕冷、焦虑、背痛、睡眠质量差。患者自诉手足发冷，下肢情况更加严重；背部寒冷，在 5 月的时候仍然在穿棉裤；入睡后容易醒来、腰困，饮水量不多；且患者近期消瘦，纳差，明显感到乏力，劳累后此感觉更加严重，偶尔会小腹胀，遇暖则会缓解，大便时干时稀，每日 1 次。诊断为：慢性疲劳综合征；辨证为：脾肾阳虚。药用：炮附片 6 克，干姜 4 克，炙甘草 4 克。以水冲服，共 10 剂，两日一剂。10 剂服用完后，患者自觉近日饮食可，怕冷的情况相较以前得到缓解。患者精神、情绪和睡眠得到好转，大便状况较前成形。仍然使用四逆汤，剂量服法同首诊相同。三诊，患者恶寒症状得到较大程度的改善，小腹胀的状况消失，偶会焦虑，因此使用附子汤。药用：炮附片 6 克，党参 9 克，炒白术 9 克，白芍 9 克，茯苓 12 克。以水煎服，共 7 剂，每两日一剂。四诊，患者自诉心情开朗，感觉舒适，但仍旧偶感怕冷，处以附子汤 7 剂并嘱其继续服用，待患者的病情

皆得到明显的改善后便可停药。

按：慢性疲劳综合征是一种长期持续性的全身性症候群，有肌肉疼痛，头痛，睡眠障碍及多种精神症状，但无器质性及精神性疾病，属于中医“虚劳”“四肢不收”“四肢酸痛”等范畴。多数因为先天不足，饮食不调，过度劳累，情志内伤等原因而致脏腑阳气亏虚，经络阻滞不通，因此见有清窍以及肢体失养等症状。在清代林珮琴的《类证治裁》自序中提到：“司命之难也，在识证，识证之难也，在辨证”。门九章教授认为想要知道疾病的根源，功夫全在识证。近代以来，医家大多用舒肝养肾，补益阴精的方法治疗病人，而门九章教授依旧立足于患者的功能状态，在识证、辨证。而本例患者在其就诊时，以疲劳诸症多见，然而其根源仍旧是阳气不足以及功能不足，因此见有诸寒症和诸虚症，诊处方之后病情便得到改善，因此二诊时仍旧以原方治疗。三诊，患者各种症状均有所好转，因此选用振奋功能的另一常用方，即附子汤，该方中附子可以益火兴元阳，配伍白芍则能够养营和血，同时缓解附片的温燥之性，此外白术、党参、茯苓三药可共同起到益养心脾的作用，同时可益气除湿、生化气血。照此服用十余剂，患者整体状态得到明显的改善，足以体现四逆汤以及附子汤的良好功效。

2. 慢性阻塞性肺疾病

患者，男，五十六岁。于2016年12月9日首诊。患有慢性阻塞性肺疾病，肺心病。平时抽烟多，早晨起来咳嗽较为明显，痰多。且患者在不劳动时有气紧感，肺部纤维化，杵状指。足心冷，脐周怕冷。观察其舌象舌红少苔有裂纹，脉象脉沉。诊断为肺胀。辨证为肺肾气虚，并处以苏子理肺汤。药用：紫苏子9克，僵蚕9克，紫菀9克，浙贝母9克，姜半夏6克，陈皮6克，款冬花9克，茯苓12克，炙甘草6克，炒白术9克，桔梗6克，生姜3片，大枣4枚，以水煎服，共7剂，每日1剂，在早饭前半小时服用。金匮肾气丸成方：水煎去渣服用，于晚饭前半小时服用。二诊（12月30日），患者喘和咳嗽情况均有所好转，但痰仍多，近日感反胃，手足俱冷，下肢更为严重，口中有异味，饮水量较少，便溏。辨证为肺气虚以及脾肾阳虚。处以四逆汤、小柴胡汤加味。药用：干姜4克，炮附片6克，炙甘草4克。以水冲服，共七剂，每日一剂。柴胡6克，姜半夏6克，黄芩6克，党参9克，紫苏子9克，款冬花9克，紫菀9克，炙甘草9克，生姜3片，大枣4枚。以水煎服，共7剂，每日1剂。两周后患者复诊，其喘及咳嗽得到更大程度的改善，气紧感略微减轻，早晨起来痰较以前减少，并未见其反胃，手足以及脐周较温、大便渐渐成形。仍处以四逆汤，剂量服法同上方；苏子理肺汤：紫苏子9克，款冬花9克，紫菀9克，浙贝母9克，姜半夏6克，陈皮6克，茯苓12克，炒白术9克，桔梗6克，僵蚕9克，炙甘草6克，生姜3片，大枣4枚，以水煎服，共七剂，每日一剂，嘱其晚饭前半小时服。四诊，患者各方面病情改善明显，手足转温，后期用四逆汤联合苏子理肺汤服二十余剂，自觉病情得到明显改善以及控制，于是停药。

按：慢性阻塞性肺疾病属于中医中“肺胀”“咳嗽”“喘病”的范畴，本虚标实。该疾病病机是外邪侵袭机体积滞于内导致肺部痰湿内生、肺气不行、宣降失司；进而子盗母气导致脾失健运。脾原本是生痰之器，反之又让水湿之气停聚在肺部，加重了肺部的病情。肺主气司呼吸，且肾主纳气，肺气不行便会殃及肾，肾不纳气便会导致喘息的症状加重。医家的治法全都在于理肺益气以及健腰补肾。门九章教授在治疗这种疾病的时候经常观察患者的整体功能状态是怎样的，如果发现有阳虚之证时，大多使用“四逆辈”配合理肺气的方剂，在唤醒患者阳气的同时，治疗患者肺脾肾部的病变。该患者正处于中老年时期，且平日抽烟较多，肺气受损严重。初次诊断时使用苏子理肺汤及金匮肾气丸中成药，旨在调理患者的肺和肾。苏子理肺汤是门九章教授临床经常使用的经验自拟方，主要能够治疗慢性肺病后期因气虚、气滞、痰闭引起的脾失健运、肺失宣肃、痰液停聚。临床表现为咳嗽、喘息、咳痰、胸闷气短等症状，临床疗效甚好。但是在患者二诊之时见其阳虚症状明显，此时单纯调理患者的肺已经不合适，因此使用四逆汤来回阳，并且能够振奋其布肾功能；并处小柴胡汤加紫苏子、款冬花、紫菀来调理患者的肺气。后仍旧用四逆汤和苏子理肺汤调理患者，在回阳之时重点调理患者的肺部症状。此处四逆汤里不针对患者脑部症状，但是其可振奋伴见阳虚证患者的功能，并且能够温中回阳，另一方面又能养胃气，在本病治疗中起到十分重要的作用。

【现代运用】

本方现代常用于治疗白癜风、带状疱疹后遗神经痛、痤疮、变应性皮肤血管炎、激素依赖性皮炎、干燥综合征、过敏性紫癜、带状疱疹、白色萎缩等疾病。

四逆加人参汤

【方剂组成】

炙甘草二两(6克)，附子(生，去皮，破八片)一枚，干姜一两半(4.5克)，人参一两(3克)

【方药用法】

上四味，以水三升，煮取一升二合，去滓，分温再服。

【方证释义】

本方功用回阳救逆，益气固脱。主治为少阴病、亡阳脱液四肢厥逆、恶寒蜷卧、脉微而下利、利止而余症仍在。该方中附子走而不守，通行十二经，起到补命门火、回阳救逆的功效；干姜守而不走，起到温暖脾阳的作用。附子与干姜配伍一方面能够温先天以助后天，另一方面暖后天以养先天。能够助阳通脉，壮阳气散阴寒，使阳气复、血脉通，阴寒散；配伍甘草则能够助干姜及附子温阳益气，并且缓和两味药材的峻烈之性；人参能够大补元气、生津固脱，对四逆汤证下利、利止四逆证仍在，属阳气津液大伤者，能够起到益气回阳，生津固脱的功效。

【主治病证】

恶寒，脉微而复利，利止，亡血也，四逆加人参汤主之。

恶寒脉微而利者，阳虚阴胜也。与四逆汤温经助阳，加人参生津液益血。

【历代名医方论】

《注解伤寒论》：亡血本不宜用姜、附以损阴，阴虚又不当用归、芍以助阳。此以利后恶寒不止，阳气下脱已甚，故用四逆以复阳为急也。其所以用人参者，不特护持津液，兼阳药得之，愈加得力耳。设误用阴药，必腹满不食，或重加泄利呕逆，转成下脱矣。

《千金方衍义》：直中阴寒用姜、附，温经而救四肢逆冷，因病以立名也；霍乱加人参，助姜、附回阳而使四肢温顺，勒名以彰实也。与当归四逆加生姜吴茱萸助力回阳一义。

《绛雪园古方选注》：四逆加人参，治亡阴利止之方。盖阴亡则阳气亦与之俱去，故不当独治其阴，而以干姜、附子温经助阳，人参、甘草生津和阴。

《伤寒括要》：恶寒脉微而利，是阳虚阴胜也。利止而津液内竭故曰亡血。《金匮玉函》曰：水竭则无血。与四逆以温经助阳，加人参以生津益血。

《绛雪园古方选注》：四逆者，四肢逆冷，因证以名方也。凡三阴一阳证中，有厥者皆用之。故少阴用以救元海之阳，太阴用以温脏中之寒，厥阴薄厥、阳欲立亡，非此不救。至于太阳误汗亡阳亦用之者，以太、少为水火之主，非交通中土之气，不能内复真阳，故以生附子、生干姜彻上彻下，开辟群阴，迎阳归舍，交接于十二经。反复以炙草监之者，亡阳不至于大汗、则阳未必尽亡，故可缓制留中，而为外召阳气之良法。

【医案举例】

1. **阳虚发热**

患者，女，六十岁，农民。低热 37.5℃ 已经有六年。在六年前外感后便出现发热的症状，经过使用抗生素以及激素等药物治疗后痊愈。但是在不久后患者便出现低热 37.5℃，自诉一般晨起八点以后体温便会慢慢地升高，到下午二时体温升至最高，后体温又会逐渐降为正常范围内。以前在多家医院就诊，并未发现明显的异常情况，最后定为“功能性低热”。症状为纳差腹胀、身体消瘦、五心烦热、气短懒言、畏寒肢冷、发热多在活动后为甚。观其舌象舌淡胖边有齿痕，脉象则沉细无力。患者证属阳气亏损，虚阳浮动，治疗适合采用补肾回阳的方法，采用四逆汤加味。药用：附子（先煎 2 小时）30 克，红参 10 克，炮姜 30 克，三七 10 克，甘草 10 克，砂仁 30 克。共 3 剂，以水煎服，每日 1 剂。患者在服药后，其症状减轻，精神大振，其体温最高时在 37.2℃ 以下。继续服用上方 6 剂后，患者体温恢复至正常范围，纳增，精神振奋，二便如常。再服 6 剂，隔日 1 剂。

按：功能性低热，现代医学上大多认为属不明原因的发热，中医辨证属于内伤发热，俗医多从阴虚论治，殊少见功。原因在于这种症状大多属于阳气亏损所导致的，如要滋阴清热则为文不对题。本患者畏寒肢冷阳虚，且低热以及五心烦热是阴火，阴证所生的火，张景岳称之为假火，扶阳方才是正确的治疗方法。

2. **下利清谷**

患者年迈，忽然间患有下利清谷，就医诊治数日。为其开大补大温的药剂，附子理中，更重加入当归之类的药物。自从服药以来，下利的症状不曾减少，并且伴有四肢厥逆。后来我处就诊后，处以四逆汤，日夜连服。第二天，下利止，但是脉仍未出。就在原来方剂的基础上加入人参继续服用。第二日诊断，脉渐可循，生气恢复。复诊，患者自诉昨夜不能入睡。是因为下后，心阴已虚，心肾未能相交。于是改用黄连阿胶汤，1 剂后，便能够熟睡。此证连用干姜附子，忽然改为黄芩和黄连，是帆随风转。这样调养几天后，患者疗效显著，疾病痊愈。

按：患者年逾古稀但下利清谷，是真阳虚衰，釜薪失焰的表现。用理中为主，加入当归和附子。因为理中是温中之剂，而当归有滑利之弊，方证不合，因此病情无法得到缓解。改以四逆汤补火生土，下利便终止了。虽然四逆纯阳燥热，但是其有回阳之力，却无救液之功，因此脉不出。在四逆方中加入人参回阳救液，脉始渐出。只是心阴仍虚，于是处以黄连阿胶汤调理而得到痊愈。

【现代运用】

本方现代常用于抢救各种休克，如剧烈呕吐腹泻而引起的脱水休克，感染性休克，创伤性休克，心源性休克，失血性休克等的危急重症；循环系统疾病，如心动过缓，心力衰竭，风湿性心脏病，冠心病心肌缺血，病态窦房结综合征，肺源性心脏病，低血压等；妇科疾病，如崩漏出血以及手术出血等。

通脉四逆汤

【方剂组成】

甘草（炙）二两（6 克），附子（大者，生用，去皮，破八片）一枚，干姜三两（9 克，强人可四两）

【方药用法】

上三味以水三升，煮取一升二合，去滓，分温再服。其脉即出者愈。面色赤者，加葱九茎；腹中痛者，去葱，加芍药二两；呕者，加生姜二两；咽痛者，去芍药，加桔梗一两；利止脉不出者，去桔梗，加人参二两。病皆与方相应者，乃服之。

【方证释义】

本方功用破阴回阳通脉。主治为少阴病，阴盛格阳证，下利清谷，里寒外热，手足厥逆，脉微欲绝，身反不恶寒，其人面色赤，或干呕，或腹痛，或咽痛，或利止脉不出者。通脉四逆汤和四逆汤药味一样，只是剂量要比四逆汤大。在该方中生附子用大者一枚，干姜使用的剂量也增加了一倍。取大辛大热者，来迅速击破在体内的阴寒，并且去除阴阳格拒之势；如果患者面色赤，是阴盛格阳，虚阳浮越所导致，因此加葱白来通达之；如果患者腹中痛，则为阴寒盛于内、寒凝气滞、脾络不和，因此去葱白加芍药来起到和络止痛的作用；阴寒气逆，导致的干呕，则可以加生姜来和胃降逆；虚阳上扰咽痛的，去芍药之苦泄，加桔梗开提；利止脉不出为阴阳两脱，因此去桔梗并加人参，来益气生津，扶正固脱而复脉。

【主治病证】

少阴病，下利清谷，里寒外热，手足厥逆，脉微欲绝，身反不恶寒其人面赤色，或腹痛，或干呕，或咽痛，或利止脉不出者，通脉四逆汤主之。

下利清谷，里寒外热，汗出而厥者，通脉四逆汤主之。

下利清谷，里寒外热，汗出而厥者，通脉四逆汤主之。

【历代名医方论】

《伤寒论条辨》：夫脉者，血气之道路。血，阴也，非阳不行姜、附辛热，助阳也。甘草甘平，益气也。汤本四逆而分两殊。通脉则加姜之谓。

《伤寒论集注》：此言通脉四通汤治下利清谷，脉微欲绝也。下利清谷，少阴阴寒之证也；里寒外热，内真寒而外假热也；手足厥冷，则阳气外虚；脉微欲绝，则生气内端；夫内外俱虚，身当恶寒，今反不恶寒，乃真阴内脱、虚阳外浮，故以通脉四逆汤主之。夫四逆汤而曰通脉者，以倍加干姜，土气温和，又主通脉也，故曰其脉即出者愈，用生附启下焦之生阳，干姜、甘草温中焦之土气，中土温而阳气生，其脉即出矣。若其人面色赤，乃虚阳上浮，加葱九茎以通阳气之下交；或腹痛者，乃脾络不通，非阳气上浮，故去葱，药主通经脉，故加芍药；或干呕者，乃胃气内逆，故加宣达之生姜；或咽痛者，火气上承，故去经脉之芍药，加利肺之桔梗；或利止脉不出者，下焦阳气将复，中焦精血内虚。故去开通之桔梗，加补益之人参。夫桔梗乃神农下品之药，色白味辛，主治胸胁痛如刀刺，盖能开胸胁之痹闭，而宣通宗气、肺气者也，故凡有余气闭而脚痛、咽痛、惊悸、鼻塞者宜之，如三焦元气虚者，大忌。后人谓桔梗乃舟楫之药，载诸药而不沉，杜撰已甚，今人安苟简而袭臆说者，不特一桔梗为然也。

《绛雪园古方选注》：通脉四逆，少阴格阳，面赤，阳越欲亡，急用干姜、生附夺门而入，驱散阴霾，甘草监制姜、附烈性，留顿中宫，扶持太和元气，藉葱白入营通脉，庶可迎阳内返。推仲景之心，只取其脉通阳返，了无余义矣。至于腹痛加芍药、呕加生姜，咽痛加桔梗，利不止加人参，或涉太阴或干阳明，或阴火借上，或谷气不得，非格阳证中所必有者也，故仲景不列药品于主方之内，学者所当详审。

【医案举例】

1. 小儿伤寒病并肠出血危证

患儿男，8 岁。1945 年 4 月，患伤寒病已经 10 余日，住某医院治疗，病势日渐严重，于是将患儿移回家中。4 月 23 日面青唇白而焦，舌质红而润且无苔，脉象弦紧且按之则空虚无力，体温潮热日轻夜重，腹胀如鼓，神识昏聩，言语昏乱，形体羸弱，曾大便下血 2 次，小便短少而赤。此为患伤寒病，寒入阴分，只是腹中阴霾四布，元阳大虚，已经成为危症，恐怕有生命危险。应当以扶阳抑阴来治疗患儿。然而温热之药服用以后，触动了阴寒，必定有吐泻的症状。因为患儿正气太虚，一线残阳将脱，只害怕吐泻的时候，又容易痰鸣气喘虚脱，急以通脉四逆汤加上肉桂来治疗患儿。药用：黑附片 100 克，干姜 26 克，生甘草

10克，上肉桂(研末，泡水，兑入)10克，葱白2茎。当日晚上七点，其父告知患儿已服药2次，随后呕吐涎水，后又泄泻黑粪，腹胀已消去一半，幸好没有气喘痰鸣，只是精神太弱，患儿病情已有转机，使用原方再进1剂。

二诊(4月24日晨)，昨日患儿服药后吐泻，腹胀若失，弦紧脉象已平，潮热也已经消退。只因为伤寒大病时间太久，元阳消耗太过，鼓胀虽消除，但是阴邪没有消除干净，阳神未充、散乱无主，有可能见其沉迷无神，且烦乱说昏话。但是病情已有转机，依旧使用扶阳抑阴主之附片130克，上肉桂(研末，泡水，冲入)13克，炙远志3克，干姜26克，西砂仁4克，茯神16克，生甘草4克。

三诊(4月25日)，患儿服用昨日方后，已经不再吐，大便泻3次，颜色已经转黄，这是胃阳来复的征兆。烦乱已经平定，神识也恢复了清明，体温和脉搏已转正常。只是阳神尚且虚弱，邪阴未净，仍以扶阳扶正主之。药用：附片130克，干姜26克，上肉桂(研末，泡水，冲入)10克，炙远志6克，法半夏6克，炙款冬花6克，西砂仁6克，茯神15克，甘草6克。

四诊(4月26日)，患儿唇舌红润，脉较有神，且精神较佳，饮食增加，已经没有其他症状，继续服用黄芪四逆汤加味调理数剂，并得到痊愈。

按：该患儿伤寒并发肠出血，根据脉证所见属于中医少阴阴盛格阳证。因为阳衰阴盛，神明无依便会导致昏瞶乱言；阴盛于里，格阳于外致使潮热，舌质红；阳虚寒湿下阻肠络则会便血。其他的例如腹胀、面青唇白以及脉弦无力等症状，是阳衰阴盛的征象，因此投通脉四逆汤加肉桂宣通内外，扶阳益火，病见转机。后用上方加味服之，3剂后邪退，精神振奋，食量大增。

2. 寒遏失音

患者，女，29岁，1985年5月16日就诊。患者已失音23天，病情加重6天。28天前因为咽喉肿痛，吞咽碍食，发热至体温38.6℃，且伴有头痛和干呕。患者自己用鲜蒲公英60克，地龙(活)2条水煎后兑入白糖25克搅化后服用。服用2剂之后，自觉发热、咽痛、干呕的症状得到减轻，继续服用4剂后，出现了胸膈满闷、发音不易听清、腹中隐痛、语声低哑、频吐清涎、饮食及茶水皆不受纳而从口鼻呛出的情况。视其扁桃体Ⅰ度肿大，但是颜色淡且不鲜明，且患者舌苔薄白滑润，脉象沉细。综合观察其症状，结合患者舌象及脉象，其频吐清涎、胸闷、纳呆、舌质淡、苔白滑润。这些症状应当为寒邪郁遏，阳气不通。治疗时应温通阳气，方用通脉四逆汤。药用：乌附片10克，炒干姜10克，炙甘草6克，连须葱白3寸。水煎待温服。另用乌附片10克拌以白蜜入碗中搅匀，放在锅中蒸，慢慢含咽其汁。患者服用完第一剂后，偶能发出一二句声音，胸闷的症状减轻，饮食和茶水也不再呛咳。第二剂服用之后，频吐清涎消失，语音清晰渐壮。3剂服用完毕，说话声音恢复正常，只是觉得胃纳呆滞，继用原方加豆蔻6克、炒麦芽12克来醒脾和胃。

按："失音"之证，有虚有实。实邪是窍闭，可以因为风寒、火邪气逆痰涎所导致；虚邪则有伤肾、伤心、伤胆、伤脾的区分。《张氏医通》指出"失音，大都不越于肺……盖暴喑总是寒包火邪，或本内热而后受寒，或先外感而食寒物"。该例患者是过多进食寒凉之品，以至于寒凉郁遏胸中、痰浊中阻、阴霾弥漫、阳气失宣，因此用通脉四逆汤略为变通来扶阳抑阴、温经通阳而失音得愈。

【现代运用】

本方现代常用于抢救各种休克，如感染性休克、心源性休克、急性胃肠炎吐泻脱水休克等急危重症；循环系统疾病，如病态窦房结综合征、冠心病心绞痛、心动过缓、高血压性心脏病、心肌梗死、心肌病、心力衰竭、风湿性心脏病、心律失常低血压、高血压等；外周血管疾病，如雷诺病、血栓性静脉炎、血栓闭塞性脉管炎、肢端青紫症、动脉粥样硬化等;消化系统疾病,如溃疡性结肠炎,急、慢性胃肠炎,慢性腹泻,功能性便秘等;妇科疾病,如月经后期、痛经、闭经、经间期出血等;其他疾病,如口腔溃疡、咽痛、难治性发热、癌症中晚期发热、失音肺源性心脏病、尿毒症等。

通脉四逆加猪胆汁汤

【方剂组成】

甘草(炙)2两,干姜3两(强人可4两),附子(大者,生,去皮,破8片)1枚,猪胆汁(无猪胆,以羊胆代之)半合

【方药用法】

以水三升,煮取一升二合,去滓,内猪胆汁。分温再服。其脉即来,无猪胆,以羊胆代之。

【方证释义】

本方回阳救逆,益阴和阳。方用通脉四逆汤速破内在之阴寒,急回欲脱之残阳;加猪胆汁苦寒质润,既益阴滋液,补已竭之阴,又润燥相济,防止干姜、附子辛燥劫阴之弊,其苦寒反佐之用,可引阳药入阴分,以破除阴阳格拒之势。方后云“无猪胆,以羊胆代之”,羊胆汁与猪胆汁性味相似,故可代替。方中之所以要加猪胆汁,功用有二,一是咸寒属阴,非补阴之品也,可制姜附辛热燥烈之性,以和其阴;二是取其苦寒,直入辛热药中,避其阴寒格拒而不纳,故内猪胆汁热中取寒,反佐以取之,此即《内经》云:“甚者从之”之意。

通脉四逆加猪胆汁汤治霍乱,阳亡阴竭证。症见吐利之后,汗出,厥冷,四肢拘急不解,脉微欲绝。霍乱呕吐下利停止后,若阳回向愈者,当见手足转温,脉象和缓。今吐利虽止,却见汗出,厥冷,四肢拘急不解,脉微欲绝,为吐利过度,阴阳俱竭之征。因阴液耗竭,以至于无物可吐,无物可下;阳气衰亡,故汗出、厥逆;阳气与阴液耗竭,不能煦养濡润筋肉,则四肢拘急不解;阳衰则脉鼓动无力,阴竭则脉不充盈,故脉来沉微欲绝。此阳亡阴竭,阴阳离决之势已现,故非大剂辛热之品不足以破阴回阳,然又恐辛温燥动浮阳,更劫其阴,故须急用通脉四逆汤破阴回阳救逆,加猪胆汁益阴反佐和阳。

通脉四逆加猪胆汁汤证与四逆加人参汤证皆属霍乱吐利而致阳亡阴竭证之危候,但四逆加人参汤所治病情稍轻,其脉虽微,但未欲绝,尚未形成阴阳格拒。通脉四逆加猪胆汁汤所治之病病势重笃,阳气已亡,阴液已竭,且有阴阳格拒,将欲离决之势。白通加猪胆汁汤与通脉四逆加猪胆汁汤都用猪胆汁,前者功用在引阳药入阴,无阴伤之象;后者,用猪胆汁除引阳药入阴外,还有益阴之功,病情较前为重。

【主治病证】

吐已下断,汗出而厥,四肢拘急不解,脉微欲绝者,通脉四逆加猪胆汁汤主之。

【历代名医方论】

《历代名医良方注释》:此方回阳救阴,双管齐下,乃治霍乱吐下将止,阴阳气并竭,故为此两两斡旋之方也。一方面仍用通脉扶阳,一面重加胆汁益阴。胆汁气血有情,味苦健胃,能刺激神经,鼓舞细胞,振奋身体机能,此方将通脉之辛温,融纳于胆汁润沃之中。就阳方面解说,为激发阴气,以为藏起亟之本;就阴方面解说,为维护残阳,以为摄阳奠定之根。方注曰分温再服,其脉即出,履险如夷,煞具旋乾转坤,拨乱反正手段,此中分际,此项疗法,岂但从治、岂但正治,学者所当深深体认也。

王子接《绛雪园古方选注》:四逆加胆汁,为阳虚阴盛从治之方,津液内竭,脉微欲绝,是亡阴亡阳。由于吐已下后,用四逆必当通脉,固中焦胃阳,启下焦元阳,但阴甚格拒,恐阳药入中,强梁不伏,故以猪胆汁苦寒从阴之性,引领阳药从心通脉,先和阴而后复阳。

李中梓《伤寒括要》:按仲景法,既吐且利,小便复利,大汗出,下利清谷,内寒外热,

脉微欲绝者，四逆汤主之。若吐已而下亦断，但汗出而厥，四肢拘急，脉微欲绝者，此汤主之。夫吐下虽止，津液已亡，况加汗出，则津液益枯，中寒转甚，故筋脉挛急，非四逆温经，何以救乎？加猪胆者，用为引经之助。恐人参亦必不可缺也。

尤在泾《伤寒贯珠集》：于四逆加干姜一倍，以救欲绝之阳；而又虑温热之过，反为阴气所拒而不入，故加猪胆汁之苦寒，以为向导之用，《内经》"盛者从之"之意也。

周扬俊《伤寒论三注》：纯阴之证，则必以阳药温之，温之恐不入也，故必以一味阴药引之深入，始能有益，乃必取于胆汁者，以胆附于肝，厥阴肝经所主则有相投之意也。

陈修园《长沙方歌括》：《论》云吐已下断者，言阴阳气血俱虚，水谷俱竭，无有可吐而自已，无有可下而自断也。曰汗出而厥、脉微欲绝者，无阳气以主之也；曰四肢拘急者，无津液以养之也。此际若用四逆汤姜、附之温，未尝不可以回阳，倍用甘草之甘，未尝不可以滋阴，然犹恐其缓而无济也。若用通脉四逆汤，倍干姜之勇，似可追返元阳，然犹恐大吐大利之余，骤投大辛之味，内而津液愈涸，外而筋脉愈挛，顷刻死矣。师于万死中觅一生路，取通脉四逆汤以回其厥，以止其汗；更佐以猪胆生调，取生气俱在，苦先入心而脉复，以汁补中焦之汁，灌溉于筋则拘急解。辛甘与苦甘相济，斯阴阳二气顷刻调和，即四逆加人参汤之意。但人参亦无情之草根，不如猪胆汁之异类有情，生调得其生气，为效倍神也。诸家囿于白通加法，谓格阳不入，借苦寒以从治之，堪发一笑。

按：古本只加胆汁，无人尿，张隐庵注有人尿，必有所本，读其注文，极有见解。张隐庵云：此节重言，以结上文两节之意。上两节皆主四逆汤，此言气血皆虚，更宜通脉四逆加猪胆、人尿以治之。不曰吐利止，而曰吐已下断者，谓津液内竭，吐无所吐，下无所下也。若吐已下断，如所谓汗出而厥，四肢拘急之证，仍然不解；所谓脉微欲绝之脉，依然如故，此为阴阳血气皆虚，更宜通脉四逆加猪胆汁汤主之，通脉四逆汤解见少阴篇。加水蓄之甲胆，乃起肾脏之精汁上资心主之血，更加人尿，乃引膀胱之津液还入胃中，取精汁内滋而血气调和之意。盖风雨寒暑之邪直入中焦，皆为霍乱。若吐利太过，而生气内伤，手足厥冷，脉微欲绝者，宜四逆汤主之，无分寒与暑也，何也？正气受伤，只救正而不论邪，后人补立藿香正气散以治吐利，此治微邪在胃，正气不伤，如此之证，弗药亦愈，即阴阳汤、黄土汤，皆能疗之。若霍乱里虚，古圣只立四逆、理中二方，为急救正气之法。有谓藿香正气散治暑霍乱者，亦非也。愚每见暑月病霍乱，四肢逆冷，无脉而死，藿香正气，不过宽胸解表之剂，恶能治之？况夏月元气发泄在外，中气大虚，外邪卒至，救正犹迟，况疏散之剂乎？夫邪正相搏，有风雨寒暑之分。正受邪伤，只论正气之虚实，入脏即为不治之死证，非风暑为阳而寒雨为阴也。此为霍乱之大纲，学者宜服膺而弗失。

高子曰：霍乱之证，至汗出而厥，四肢拘急，脉微欲绝，乃纯阴无阳，用四逆汤，不必言矣。又加猪胆汁、人尿者，津液竭而阴血并虚，不当但助其阳，更当滋益其阴之意。每见夏月霍乱之证，四肢厥逆，脉微欲绝，投以理中、四逆，不能取效，反以明矾少许和凉水服之而即愈，亦即胆汁、人尿之意。先贤立法，可谓周遍详明矣。

胡希恕注：此承前之吐利、汗出、发热恶寒、四肢拘急、手足厥冷者，四逆汤主之而言，意思是说：服四逆汤后，虽吐利均止，但汗出而厥，四肢拘急不解，而脉反有微细欲绝之势，因以通脉四逆加猪胆汁汤主之。胡希恕按：古文词句简练，论中凡谓不解，大多暗示依法服药后还不解的意思。本条即是说，服四逆汤后，虽吐利治，但仍汗出而厥，四肢拘急不解，由于更见脉微欲绝，续在虚衰、恶化甚明，故易以通脉四逆加猪胆汁汤治之。

【医案举例】

1. 寒湿阻滞

治一人。触受寒疫不正之气，挟湿滞交阻，太阴阳明为病，清浊相干，升降失常，猝然吐泻交作，脉伏肢冷，目陷肉削，汗出如雨。脾主四肢，浊阴盘踞中州，阳气不能通达，脉伏肢冷，职是故也。阴无退散之期，阳有散亡之象，阴霍乱之重证，危在旦夕。勉拟通脉四逆汤加味，驱内脏之阴，复外散之阳，未识能有挽回否？熟附片、淡干姜、炙甘草、仙半夏、淡吴萸、制川朴、姜川连、猪胆汁、赤茯苓、火葱白、猪苓。(《丁甘仁医案》)

2. 霍乱

霍乱，西名虎列拉属之，流行颇广，金有谈虎色变之势。前清光绪末，是年国六月，两月无雨，野无青草，街傍树木，过半枯萎，气候酷热，是疫流行武汉三镇，死人以万计，每街均有死人，一日见一女病霍乱，一民间医正在刮痧，已安排磁针，预备放血，予劝其勿放血，因此病大吐大泻大汗出，放血是促之死。走近诊察，见其目眶塌陷，声音低小，手冷过肘，足冷过膝，筋转皮瘪，六脉全无，细察渴不欲饮，舌苔白，有津，吐泻不大臭，厥逆先从足起，曰：此霍乱之寒多者，速投大剂回阳，尚望死里求生。为处方用：甘草6克，干姜18克，乌附12克，木瓜12克，令市3剂，频频续投，吐泻越多，服药越速，吐泻稍缓，服乃稍缓，若吐泻止，手足温，须来改方，不可误事。翌晨，至病者门首探望，两过无端倪，因入竹院，病者母曰：吃药就好了，你看我女儿不是在梳头吗？

予为欣然。是年予治好霍乱三百余人。(《冉雪峰医案》)

3. 霍乱转筋

周某，年届弱冠，大吐大泻之后，汗出如珠，厥冷转筋，干呕频频，面如土色，肌肉消削，眼眶凹陷，气息奄奄，脉象将绝，此败象毕露，许为不治矣！而病家苦苦哀求，姑尽最后手段。着其即觅大猪胆两个，处方用炮附子90克，干姜150克，炙草27克。一边煎药，一边灌猪胆汁，幸胆汁纳入不久，干呕渐止，药水频投，徐徐入胃矣。是晚再诊，手足略温，汗止，唯险证尚在，再处方：炮附子60克，川干姜45克，炙甘草18克，高丽参9克，即煎继续投药。翌日巳时过后，仍未见来，定是凶多吉少，疑料之际，其家人来说："昨晚服药后呻吟辗转、渴饮，请先生为之清热。"观其意嫌昨日用姜附太多也。讵至则见病人虽有烦躁，但能诉出所苦，神志渐佳，诊其脉亦渐显露，凡此皆阳气复振机转，其人口渴、心烦不耐、腓肌硬痛等症出现，原系大吐大泻之后，阴液耗伤过甚，无以濡养脏腑肌肉所致。阴病见阳证者生，且云今早有小便一次，俱佳兆也。照上方加茯苓15克，并以好酒用力擦其硬痛处，如是者两剂而烦躁去，诸症悉减，再两剂而神清气爽，能起床矣！后用健运脾胃，阴阳两补诸法，佐以食物调养数日复原。[许大彭．许小逊先生医案．广东医学·祖国医学版，1963(2)：35]

4. 阳亡欲绝

(1)史某，男，43岁，1975年8月2日初诊。昨夜突然大吐大泻3次，及黎明而大汗淋漓，四肢厥冷，两腿抽筋，面色灰暗，目眶内陷，语言微细，嗓子干哑，脉微欲绝，乃吐泻亡阳之暴脱证，以通脉四逆汤加猪胆汁6克灌之。结果：1剂尽而呕止，仍以前方进之，1日连进2剂，至夜诸症大减，次日又服1剂而愈。(《解读张仲景医学——姬元璋医案》)

(2)顾振呼医案：蔡某，霍乱，腹痛，水泻如米浆，呕吐清水，食不得入，四肢逆冷，手指白胖，汗泄淋漓，旋即目陷肌削，气急失音，咽痛口渴，面赤烦躁，欲坐卧泥水中，舌苔灰白黏滑，脉象沉微。顾振呼急投通脉四逆加猪胆汁汤(用生附子)加减，服后烦躁渐定，四肢渐温，汗也收止，咽痛缓，面赤退，脉渐出。但未及半时，脉又双伏，烦躁复作，乃于原方加人参，速煎冷服，并于脐部贴回阳膏后，病始渐愈。(《万生友伤寒医案选》)

5. **戴阳证**

常熟东门外，叶泳泰市布行一童子，名锦兰，年约十二三，吐泻止后，即就余诊，两尺皆伏，唯寸关脉浮，汗多气促。余曰：此证大有变局。进和中分清芳香淡渗之品，至明日又邀余去诊，汗如珠下，面红目赤，肢厥脉伏，口中要饮井水雪水，烦躁不休。余曰：此证阳已外脱，若认为热证，一服寒凉即死，若畏其死，即无法矣。病家人曰：听君所为，死不怨也。余曰：吾开方后不可再请他医，因他医以余方为是，死则归罪于彼，若以余方为非，而更立一方，死则其罪愈不能辞。症既危险，死生不如余独肩其任。即干姜一钱，附片一钱，肉桂八分，猪胆汁一钱，童便二两，三物先煎，将汁滤清，和入胆汁、童便，沸一二次冷服。此症本可用通脉四逆加人尿猪胆汁为是，因症已危险，故去炙草之甘缓，恐其夺姜附之功，加以肉桂之辛，如猛将加以旗鼓，万军之中，以夺敌帜。不料已在晡，胆汁、童便但无觅处。病家先以姜、附、桂三味煎而饮之，欲将胆汁、童便，明晨再饮，余闻而大骇，即送字与其父曰：姜、附、桂阳药，走而不收，一误犹可；胆汁、童便阴药，守而不走，再误不可，一服即死。明晨速将原方照服，或可挽回万一。明晨果照方服一剂，至午，余又去诊之，汗止，口渴亦止，面目红色亦退，脉细如丝而已见。余曰：脉已微续，可无虑矣。即进四逆加人参、人尿，再一剂而病霍然。吾友曰：如此酷暑，十余岁小童，服如此热药，倘一挽回不转，其咎何辞。余曰：不然，为医者，当济困扶危，死中求生，医之贵也，若惧招怨忧，袖手旁观，巧避嫌疑，而开一平淡之方以塞责，不徒无以对病者，即清夜问能无怆惭衾影乎。(《余听鸿医案·戴阳》)

论：危急重症，谁都怕担责。中医临危证之时，如救不过来，何处说理？西医有先签字后手术的免责程序，中医也要有一套自己的小程序，让患者家属也有一种虽死无怨的态度，放开医生的手脚。中医更要有一套，属于自己的司法程序。不然，谁都会利己，利己的结果，就是医生、患者、加中医本身，俱是损失。

6. **时疫霍乱**

李某，52岁，工厂伙夫，住汕头。以贫不能购温补食物，且年老所啖皆残羹冷饭，湿寒积而不化，欲吐则胃力不足，不能吐出食物；欲泻则肺胃力不能下达大肠，故只吐痰水而无物。大汗如洗，全身冰冷，吐只痰水，药入即吐，病日余而大剧。夜深恳余往诊，到时病者遗嘱后事，已奄奄一息不能言矣。两手脉微欲绝，以听脉筒听其心脏尚活，而舌有苔垢，此凝寒似热。索阅日中所服方，果误为胃热，一派凉泻品。药入虽未几吐出，然胃气更因此大伤，肺之喘促愈甚，所以大剧。此凝寒霍乱，治之须慎也。运用热水温器、人工呼吸二法，额鼻喉耳旁腹均抹以香窜行气药油，约十分钟，汗止息续，能言语，以浓姜汁和雄猪胆液灌之，少瘥，继以理中汤加减治之。生白术9克，党参18克，干姜15克，炙甘草6克，姜半夏6克，川朴6克，雄猪胆汁、童便各半，拌药炒干，用水碗半，煎至半碗，温服。凝寒以胆便同气相投，理中开化其闭结，故药入不拒，二日即霍然愈，干事如常。(《全国名医验案类编》)

按：案中所叙欲吐则胃力不足不能吐出食物，欲泻则肺胃力不能下达大肠，故只吐痰水而无物，观此则干霍乱之属寒湿之一种。方用理中加猪胆汁、童便炒透，逆治之中参以从治，法从通脉四逆加人溺、猪胆汁汤脱化而来。研究古医学术者夫人而知之，妙在先用人工呼吸法唤醒神气，故能速效。处当今中西学术竞争之时代，为中医者勤求古训、博采众方而外，不可不进取新医学术也。

7. **时疫邪毒**

患者G女士，36岁，住北京市丰台区，身高157厘米，体重49公斤，因感染新冠肺炎出现危急症候，2022年12月31日联系看诊。

病史：12 月 27 日感染新冠，晚上吃了一副桂枝二越婢一汤加了杏仁 20 克，8 克左右麻黄，石膏 25 克，合小柴胡汤，吃完半夜出了微汗，前天起来头不蒙了，不流鼻涕了，就剩下咳嗽，之前也咳嗽无痰，于是又开了一副麻杏石甘汤和之前量差不多加了玄参 8 克，麦冬 30 克，生地几克，干姜 10 克，吃了两次，傍晚出现头晕，蹲一下起来就晕，以为是药的毒性引起的，就用了炙甘草十多二十克熬水，喝了半碗就睡了，一直睡不着，3 点才睡 7 点起床，在床上没任何症状就是口腔特别干燥，一下地就心脏突然失常，跳得急，一下子口干舌燥欲裂，手抖腿无力，烦躁，控制不住，马上喝了三四碗水下去，但喝下去还是不管用，感口干舌燥津液枯竭，心跳得吓人要飞出去似的，马上针灸扎内关、曲池、血海控制一点就被同事送往医院了，但医院没做任何治疗，昨晚上 4 点退烧，昨天一天拉了四五次大便，稀软的，睡了一个小时。刻下：患者身体已经虚弱得特别厉害，只能语音配合文字简要叙述病情，拉肚子后肚子瘪下去了，打嗝，今早吃了点粥，吃完就腹响雷鸣，又开始发烧，心下胃脘部灼热，喜欢冰的东西放在上面，尝试喝点昨天的药，喝一口就打嗝上逆想吐，小便畅通，大便稀，不怕冷，口干舌燥，舌面无津液，没有特别想饮水，眩晕，心慌，尤其是一进食和喝水下去胃脘部就烧得厉害，躺着也天旋地转，自己感觉是腹部灼热的问题引起心跳加速，手脚心有汗，身上无汗，怕热、烦躁，无法睡眠，脉数、很微弱，膻中穴、中脘穴部位灼热。

按：本案患者虽无典型的“吐已下断”表现，但有拉肚子的病史，后出现打嗝上逆想吐的症状，具备“吐已下断”的条件；手脚心有汗，身上无汗，符合“汗出而厥”的变证；手抖、腿无力，烦躁，控制不住，符合“四肢拘急不解”；心跳得吓人要飞出去似的，亦可视为“四肢拘急不解”在心血管系统的变证表现；脉很微弱，更进一步确认了“脉微欲绝者”的主脉，自此，虽是网诊，但上述证据链环环相扣、相互印证，已能确认通脉四逆加猪胆汁汤证，果断施方及时救治，故能一剂顿挫病势，使患者转危为安。

8. 心悸眩晕

董某，女，55 岁。因心悸、头晕、目眩而到医院检查，诊断为不完全性右束支传导阻滞，几经中西药治疗，可病证还是反复发作。近因病证加重而前来诊治。刻诊：心悸，头晕，目眩，手足不温，面赤身热，口渴欲饮热水，舌淡，苔薄白，脉沉弱迟（46 次/分钟）。辨为阳虚格阳阴损证。方用通脉四逆加猪胆汁汤：生附子 9 克，炙甘草 6 克，干姜 12 克，猪胆汁 3 毫升。6 剂，1 日 1 剂，水煎 2 次，合并，分 3 次服（第 1 次煎煮 50 分钟，第 2 次煎煮 20 分钟，合并药液，加入猪胆汁煎煮 5 分钟）。二诊：心悸头晕好转，脉搏 54 次/分钟。续服前方 6 剂。三诊：脉搏 58 次/分钟。再服前方 6 剂。之后，将前方变汤剂为丸剂，每日服 2 次，每次 3 克，治疗 3 个月。随访 1 年，一切尚好。

按：根据心悸、手足不温、舌淡、苔薄白辨为阳虚，再根据面赤身热辨为虚阳浮越，又因口渴欲饮热水辨为阴损。以此选用通脉四逆加猪胆汁汤回阳救逆，益阴助阳，以取得治疗效果。

【用药禁忌】

单纯亡阳而见手足厥逆、脉微欲绝之症者不可用。

【现代运用】

本方可用于治疗西医临床中的风湿性心脏病、肺源性心脏病之心力衰竭、休克、心肌梗死完全性右束支传导阻滞、病态窦房结综合征等。只要符合其主治病变证机，也可加减运用，辅助治疗如慢、急性肠胃炎，慢性咽炎等。本方具有抗心肌缺氧缺血、抗休克、抗炎、镇静、镇痛、促进肾上腺皮质功能、改善微循环等作用。

运用通脉四逆加猪胆汁汤，对急性肠胃炎，以及霍乱等病而属于阳虚格阳证，以法选用通脉四逆汤，则能取得预期治疗效果。

通脉四逆加猪胆汁汤配人参10克，细辛4克，五味子9克，治疗心肺阳衰，汗出咳喘而呕逆者。

通脉四逆加猪胆汁汤配黄芪30克，人参12克，白术15克，枳实15克，厚朴30克，大腹皮30克，治疗腹胀之内真寒外假热证。

干姜附子汤

【方剂组成】

干姜一两，附子（去皮，生用，破八片）一枚

【方药用法】

以水三升，煮取一升，去滓顿服。

【方证释义】

本方急温回阳。本方即四逆汤去甘草、减干姜量而成，温补之力弱于四逆汤，因无甘草之缓而回阳之力速。方中干姜温阳散寒，生附子大辛大热，温阳散寒作用峻猛，与干姜相用，温阳散寒作用倍增。尤其方中用药煎煮顿服，旨在使药力作用集中，以速达温阳散寒之效。

太阳伤寒，误下伤里阳，复汗伤表阳，过之则表里阳气俱伤，出现白日烦躁不得眠，此浮阳扰神之象也；夜而安静，此但欲寐尔；脉沉微者，乃少阴之脉也。不呕不渴，身无大热者，是区别于昼日烦躁之非里热实证，又无表证，显然纯属阳虚里寒大证，急服干姜附子汤，挽回欲绝之阳亡急证，生用附子其效可知；斯时，又当伴有畏寒、静卧、神靡、肢厥、脉沉微之阳亡危候。若烦甚而面赤者，又当加猪胆汁从阴引阳反佐以治之。

【主治病证】

下之后，复发汗，昼日烦躁不得眠，夜而安静，不呕不渴，无表证，脉沉微，身无大热者，干姜附子汤主之。

【历代名医方论】

成无己《注解伤寒论》：《内经》曰：寒淫所胜，平以辛热。虚寒大甚，是以辛热剂胜之也。

《千金方衍义》：方下虽言心虚，而实少火气衰，不能代天宣化。故用干姜附子汤峻补命门之阳；兼桂心，助姜、附益火消阴；肾气有权，则麻黄得以振发表之力；心主血，芎䓖既能治风，又能和血。

王子接《绛雪园古方选注》：干姜附子汤，救太阳坏病转属少阴者，由于下后复汗，一误再误，而亡其阳，致阴躁而见于昼日，是阳亡在顷刻矣。当急用生干姜助生附子，纯用辛热走窜，透入阴经，比四逆之势力尤峻，方能驱散阴霾，复涣散真阳，若犹豫未决，必致阳亡而后已。

陈修园《长沙方歌括》：太阳底面便是少阴，太阳证误下之，以少阴之阳既虚，又发其汗，则一线之阳难以自主。阳王于昼，阳虚欲援同气之救助而不可得，故烦躁不得眠；阴王于夜，阳虚必俯首不敢争，故夜而安静。又申之曰：不呕不渴，脉沉微，无表证，身无大热。辨其烦躁之绝非外邪，而为少阴阳虚之的证也。证既得，则以回阳之姜、附顿服，何疑！

柯韵伯《伤寒来苏集》：姜、附者，阳中之阳也，用生附而去甘草，则势力更猛，比四逆为峻，回阳当急也。

《三因方》：干姜附子汤治中寒，卒然昏倒，或吐逆涎沫，状如中风，手挛搐，口噤，四肢厥逆，或腹燥热。这时候牙关绷得很紧，用灌的，所以用在急救救逆的时候。

《圣济总录》：附子散治小儿冻足烂疮，以附子二枚，干姜二两，捣罗为散，入绵中，如装袜；若有疮腫，即以腊月猪脂涂之。就是用干姜和附子，把它磨成粉以后，把它敷在小孩的脚疮旁，用外敷的。内服用的是当归四逆汤。真正救逆时，干姜会用到一两，阳虚的程度还可以，胖子三钱，中等身材二钱，小孩二钱。

在救逆时，人已昏迷，大剂煮浓一些下去，只会吃一些。生附子二钱用棉布包好煮，避免纤维刺激到喉咙；去了皮就不用包裹。生附温心阳、补命门火；肾藏阳不够用炮附子。生附温心阳后，心搏动的力量会加强，麻黄会使心脏搏动的速度加快。

梅国强《伤寒论讲义》：干姜、附子二物为大辛大热之品，急回肾阳于欲脱之际。生附子破阴回阳之力，较熟附子更强；姜附同用，顿服，药力集中，则急救回阳，宜其速也。本方与四逆汤相比，少甘草一味。由于甘草煮汁性缓，故去而不用，则药简力宏，有单刀直入之妙。

熊曼琪《伤寒学》：干姜附子汤由干姜和生附子组成亦即四逆汤去炙甘草。方中大辛大热的姜附同用，以急救回阳，俾阳长阴消，阳气归根，则阴气自敛，寒邪自消。附子生用，破阴回阳之力更强。本方与四逆汤同为回阳之剂，本方不用甘草，是因本证为阳气暴虚，阴寒独盛，残阳欲脱之证，病势变化迅速，回阳宜急，不宜缓也，只取干姜附子单刀直入，以救残阳于未亡之顷刻。

倪海厦《伤寒笔记》：《内经》：昼是气、夜是血，昼是阳、夜是阴。如果一个人晚上很好，白天有问题的时候，一定是阳不足。如果一个人白天很好，晚上有问题的时候，一定是阴不足，所以利用病人的昼夜好坏，来断他是阳不足还是阴不足。下之后，复发汗。这病人被攻下了后又发表，造成病人昼日烦躁不得眠，就是阳虚了，阳虚了以后虚热就往上跑，往上冲冲到头部，冲到胸部，冲到头部就是不能睡觉，冲到胸部就烦躁，夜而安静，到了晚上又很好，不呕，代表肠胃没有问题，不渴，津液也没有丧失掉，无表证，脉沉微，身无大热者，就是阳虚掉了而已，干姜附子汤主之，干姜是壮脾阳的，附子是壮肾阳与心阳的，阳不足补阳就好了，不需要用炙甘草来补津液。所以这条辨是完全的阳虚证，阴完全正常没有问题，所以药不必多用。阴虚者，当救阴。阴阳两虚者当阴阳两救之。只有阳虚、则当救其阳，救阳急不宜缓，以阳主生化，无阳则不化，各组织机能有立绝之危，故本条以四逆汤去甘草之缓，但取姜附之迅烈以救之。尤在泾曰：大法昼静夜剧，病在肾阴；夜静昼剧，病在胃阳。所以气喘病人如果白天很好，晚上发病，就是阴不足。

【医案举例】

1. **虚寒出血**（许叔微医案）

一妇人，得伤寒数日，咽干，烦渴，脉弦细。医者汗之，其始衄血，继而脐中出血，医者惊骇而遁。予曰：少阴强汗之所致也。盖少阴不当发汗，仲景云："少阴强发汗，必动其血，未知从何道而出，或从口鼻，或从耳目，是为下厥上竭，此为难治。"仲景云无治法，无药方，予投以姜附汤数服，血止。后得微汗愈。

按：（许氏原按）本少阴证而误汗之，故血妄行，自脐中出，若服以止血药，可见其标，而不见其本，予以治少阴之本而用姜附汤，故血止而病除。

熊寥笙注：本案为少阴强汗出血证。少阴病为气血两亏证，如不辨证而强汗之，阳虚之体必亡阳，阴虚之体必伤阴。患者得伤寒数日，咽干烦躁，脉弦细，前医认为三阳表症而汗之，此误也。此案始则衄血，继则脐中出血，为误汗阳气益虚，阳不固阴所致，故用姜附汤回阳，阳能固则阴血自止。《伤寒论》中，每有不治难治之症，许氏精伤寒，往往能治，所谓不治，原非定论。本案仲景谓为难治，故无治法，亦无药方，许氏投以姜附汤而愈，可补伤寒治法之不逮。

2. **真寒假热证**（李东垣医案）

治一人。恶热目赤，烦渴引饮，脉七八至，按之则散，此无根之火也，与姜附加人人参汤服之愈。干姜 3 克、生附子（先煎 2 小时）6 克、人参 6 克。

熊寥笙注：本案为阳浮于上，阴虚于下之证。患者恶热目赤，烦渴引饮，纯是一派热

象,类似阳明经症。唯脉数七八至,按之则散,乃假热真寒之象,故用姜附回阳,人参益阴,使阴阳相抱,则烦渴除而脉之散者亦敛矣。本方为四逆汤去甘草而成,干姜附子大辛大热回阳,因阴寒特盛,阳气大虚,故不用甘缓之甘草,以免缓和姜、附的作用。干姜附子汤为单捷小剂,有单刀直入之势,可使将散之阳气,很快回复,转危为安。本案李氏未明言系伤寒误治所致,原仲景方通治伤寒杂病,只要辨证不误,均可随症施用,此案即可作如是观。

3. **寒性咽痛**(李肇翚医案)

李某,男,40 岁。6 天前患风寒感冒,经治诸症悉减,但遗留咽痛,曾口服红霉素及肌注青霉素,咽痛不但不减,反而加重,甚至不能进食及讲话。刻见面色㿠白,身冷恶寒,口淡不渴,不思饮食,微有咳嗽,咳吐少许白色痰液。查咽峡部不红不肿,扁桃体不大,咽后壁无滤泡增生。舌淡苔白,脉沉紧。证属阳虚外感寒邪,滞结于咽部所致。法当温阳散寒,投干姜附子汤为治。处方:熟附子 15 克,干姜 10 克,2 剂,久煎频服。药后咽痛大减,已能进食、言谈。嘱其将原药服完,遂告痊愈,随访至今未复发。

按:咽痛一证,以阳盛较多,但寒性咽痛并不罕见,临床以咽部不红不肿,不渴不热为主证。本案咽痛属寒湿之邪阻滞咽部,经络受阻,阳气不屈所致。故用辛散温通之干姜、附子通经络、散寒湿、止疼痛而愈。

4. **妊娠恶阻**

初诊:2006 年 1 月 18 日。马某,24 岁,妊娠 43 天,口淡恶心 4 天,纳欠,二便正常。舌淡红,苔薄白,脉细。治法:温中和胃降逆。方剂:干姜附子汤合半夏干姜散、橘皮汤。干姜 5 克,淡附片 5 克,半夏 12 克,陈皮 9 克,生姜 5 片,5 剂。二诊:2006 年 1 月 23 日。恶心消失,胃纳已苏,二便正常。B 超提示宫内早孕,胚胎存活,舌脉如上。中药守上方续进 5 剂,以巩固疗效。(《经方心裁》)

按:干姜附子汤是由四逆汤去甘草而成,因而也是一张辛热回阳的方剂,它与四逆散的区别是不用甘缓的甘草,可使温药单刀直入,使将散的阳气快速回复。干姜附子汤原是治疗不呕不渴,“下之后,复发汗,昼日烦躁不得眠,夜而安静”“无表证,脉沉微,身无大热者”,如今却用于有呕而无烦躁的妊娠恶阻何也?大凡辛热回阳之剂,必定是温中散寒之药,以此剂治疗中寒之症,有效无疑。上案恶阻系中寒之轻证,仅见恶心而未现呕吐,故以干姜、附子、生姜温中散寒,半夏、陈皮行气降逆,药仅五味,少少与之,而病起霍然。

5. **产后发热**

何某某,女性,28 岁,产后 25 天。流涕,咳嗽,发热,最高体温达 39℃,曾往就医,拟诊外感风热,投以 APC、银翘散加减,并冰敷头部等物理降温,热不退、更甚,阴道流血,恶冷添衣,脉浮大。予荆防败毒散合干姜附子汤加减。处方:荆芥 10 克,防风 10 克,茯苓 10 克,川芎 10 克,独活 10 克,柴胡 10 克,前胡 10 克,桔梗 10 克,枳壳 10 克,熟附子(先煎)20 克,干姜 15 克,青天葵 15 克,藕节 30 克,阿胶 15 克,共 3 剂。热退,鼻涕减,阴道出血减少,守上方加阿胶(烊化)10 克,以滋阴血,共 3 剂,精神复原。[康宜兵. 干姜附子汤的临床应用. 内蒙古中医药,2015(05):88-89]

按:产后出血,阴血亏虚,阴损及阳,加之外感风寒,按六经辨证当属太少两感。《伤寒论》云:“少阴病,始得之,反发热,脉沉者,麻黄细辛附子汤主之。”当投以辛温解表,如麻黄附子甘草汤、麻黄附子细辛汤之类。又云“病人身大热,反欲得近衣者,热在皮肤,寒在骨髓也”,患者欲添衣、高热,此假热而真寒,阳虚不能固摄,故见阴道出血。故治以辛温解表,拟方荆防败毒散合干姜附子汤加减,其中荆防败毒散以解表散寒,附子、干姜以温阳统摄。

6. 产后恶露不尽

邱某某，女性，23 岁，产后 25 天。阴道出血，夹有血块，西医予大量补液、维生素 K_1、止血敏等治疗未效。患者面色苍白，畏冷，口不干，舌淡苔白润脉沉细。拟方当归补血汤合干姜附子汤加味。处方：熟附子（先煎）20 克，干姜 15 克，阿胶 10 克，北芪 50 克，地榆炭 15 克，姜炭 15 克，当归炭 15 克，仙鹤草 15 克，藕节 15 克，岗稔根 30 克，共 6 剂。血止。[康宜兵．干姜附子汤的临床应用．内蒙古中医药，2015(05)：88-89]

按：《胎产心法》云："产后伤其经血，虚损不足，不能收摄，或恶血不尽，则好血难安，相并而下，日久不止。"妇人产后恶露，多属气虚、血热、血瘀，治疗以补虚和祛瘀，如桃红四物汤、胶艾汤等。该产妇气损及阳，不能回摄。阴得阳始生，故治以温阳益气，养血化瘀止血为法，方中予熟附子、干姜温阳，黄芪益气，阿胶、当归养血，地榆炭、仙鹤草、藕节止血。

7. 泄泻

潘某某，86 岁。反复腹泻 10 余年，再发 1 周。10 年前曾在直肠癌手术。大便色黄如水样，日 10 余次，畏寒肢冷，舌淡苔白润脉沉细。患者曾多次症状反复，平素发作大便日 3～5 次，投以四神丸合理中汤多即见效。此次先投不效，继以四神丸合干姜附子汤合理中汤，服 2 剂，大便即止。处方：补骨脂 10 克，吴茱萸 10 克，肉豆蔻 10 克，五味子 10 克，熟附子（先煎）20 克，干姜 10 克，党参 15 克，炙甘草 6 克。[康宜兵．干姜附子汤的临床应用．内蒙古中医药，2015(05)：88-89]

按：《伤寒论》云："少阴病，下利清谷，里寒外热，手足厥逆，脉微欲绝，身反不恶寒，其人面赤，或腹痛，或干呕，或咽痛，或利止脉不出者，通脉四逆汤主之。"脾肾阳虚则不能腐熟水谷而下利清谷，肾为先天之本，脾为后天之本，脾肾阳气虚衰则全身脏腑无以温养充实，气血无以滋生，故形寒肢冷。舌淡苔白脉沉细亦为阳虚阴盛的表现，故以健脾补肾为法。

8. 消渴证

徐某某，女性，67 岁。有糖尿病史 10 余年，形体肥胖，6 月天畏冷，手心出汗，小便频，口干，喜热饮，舌淡胖边有齿印，脉浮大无力。查微量血 28 毫摩/升。予黄芪 40 克，熟附子（先煎）20 克，干姜 20 克，防风 10 克，淮山药 15 克，山萸肉 10 克，枸杞子 10 克，牛膝 10 克，菟丝子 10 克，天花粉 20 克。[康宜兵．干姜附子汤的临床应用．内蒙古中医药，2015(05)：88-89]

按：从阳虚论治消渴病首创于张仲景，《金匮要略·消渴小便不利淋证》云："男子消渴，小便反多，以饮一斗，小便一斗，肾气丸主之。"后世医家多以阴虚燥热立论，不外肺燥、胃热、肾虚。《临证指南医案·三消》云："三消一证虽有上中下之分，其实不越阴亏阳亢，津涸热淫而已。"临床治疗消渴，多偏执阴虚燥热之说，固泥于滋阴清热之法，反不知消渴阳虚者亦不少。《景岳全书·三消干渴》云："消证有阴阳，尤不可不察……凡此者，多由于火，火盛则阴虚，是皆阳消之证也。至于阴消之义，则未有知之者。盖消者，消烁也，亦消耗也，凡阴阳血气之属日见消败者，皆谓之消，故不可尽以火证为言。"本病迁延日久，水精下泄，必致肾源枯竭，阴损及阳，肾阳不足，命门火衰，火不蒸腾，液不化气，从而出现一系列阳气虚衰之症，如口渴多饮、尿频量多、舌淡胖有齿印、脉浮大无力等。故治以温阳益肾为法，拟方右归丸合干姜附子汤加减。

9. 不寐

(1)詹某，女，36 岁。2014 年 10 月来诊。因经常应酬，夜间睡眠不沉 1 年余，症见入睡困难，易醒，畏寒四肢冰冷，天气稍凉时明显。平时总有疲惫无力想睡觉的感觉，喜欢辛辣的食品，不喜饮水，大便秘，夜尿频，舌淡青，苔白，脉沉细。辨证为心脾阳虚，治以温补脾肾。方用干姜附子汤加减：干姜 10 克，制附

片6克，生晒参10克，茯苓15克，炒白术10克，炙甘草5克。服药10剂后诸症缓解，但仍有便秘，上方加肉苁蓉10克，继服5剂后明显好转。

按：本例患者因长时间不能正常睡眠，精力不得恢复，而耗伤肾阳。饮食过度，耗伤脾阳。观其脉症，病位在脾、肾。脾肾阳虚，阳虚则寒，心火受遏，故见不寐。喻嘉言曰："用附子、干姜以胜阴复阳者……使既散之阳望而争趋，顷之复全耳。"方用干姜附子汤合四君汤，补肾助阳，健脾除寒，方证合拍，故药效甚佳。

(2)张某，女，57岁，2014年11月末来诊。近期因外出旅游有时差，回国后出现入睡困难，甚则彻夜不眠，梦多心烦，无汗出，平素怕冷，胸闷心悸，受寒后心前隐痛，小便清长。舌淡，苔薄白，脉沉缓。曾服安眠药可改善，但希望中药治疗。辨证为心阳不振。治以温补心阳。方用干姜附子汤加减：干姜10克，制附片6克，炙桂枝10克，当归10克，薤白6克，炙甘草3克。服药7剂后于12月初复诊，药后夜寐渐安，夜梦明显减少，诸症减轻，复诊继服原方14剂，夜寐安和。

按：本例患者症状繁多，主因明确。但仔细分析其症状，除入睡困难，甚则彻夜不眠，梦多心烦等症外，平素怕冷，胸闷心悸，受寒后心前隐痛，小便清长等心阳不振征象，舌淡，苔薄白，脉沉缓可为佐证。《蒲辅周医疗经验》曰："心阳虚，则善恐不乐……心悸，惕惕然而动，少寐。"心阳不振可致心神失养，甚则心神不宁，导致夜寐梦多心烦。故以温养心阳为主，取得了一定的效果。

(3)卢某，男，71岁。2014年7月就诊。患者有咳喘反复发作十余年，每于秋冬季节发作，就诊前1月发作咳喘1次，经治疗后好转，近5天来出现入睡困难，易醒，噩梦频，胸部满闷，背后冰寒，夜尿频数，唇青面黯，舌淡紫，苔白，脉沉细。辨证为：肾阳虚，肺气虚。治以补肾益气。方用干姜附子汤加减：干姜10克，制附片6克，生黄芪20克，党参20克，法制半夏9克，炙甘草3克。服药10剂后诸证缓解，夜寐渐安。

按：肺为气之主，肾为气之根，久病则肺肾两虚，阴寒内生。甘草干姜汤在《金匮要略》中主治"肺痿吐涎沫而不咳……肺中冷，以上虚不能制下故也。"本案患者尽管表现为不寐，但是症状符合张仲景"不渴，必遗尿，小便数"的描述。结合患者病史，主要症结在肺肾气虚生寒，尽管时为暑月，但笔者仍以温阳益气，温肺散寒为法治疗后，患者症状缓解。

(4)郭某，女，60岁。2015年3月就诊。患者8天前从吉林旅游回宁后即出现入睡困难，寐浅，如卧冰水，手足冷，双膝关节疼痛。自觉口中无味，喜热饮。小便清，大便溏，舌淡苔白润，脉沉缓。辨证为脏腑中寒。治以温里散寒通阳。干姜附子汤加减：干姜15克，制附片9克，炙桂枝10克，吴茱萸8克，当归10克，白术10克，木香10克，乌药10克，炙甘草3克。服用3剂后手脚已温，7剂后诸证明显好转，夜寐渐安。

按：本案患者从病史可知，当为寒邪直中脏腑，阻遏阳气。阳气虚衰，不能温煦形体，阴寒内盛。尿清便溏，舌淡苔白润，脉沉缓，均为里寒之征。《素问・生气通天论》曰："凡阴阳之要，阳密乃固。阳强不能密，阴气乃绝。"所以治以温里散寒通阳，随着里寒实邪得温药而减，症状得以改善。本案虽为实寒入里之证，但是本质为患者阳气虚，不能抵御寒邪入侵，仍有里虚的表现。

10. 咳嗽

黄某，女，63岁，自诉半个月前因劳累后咳嗽不止，夜间尤甚，曾就诊于当地社区医院，症见咳嗽，面色潮红、头晕耳鸣，咽痛，牙齿痛，发热，午后尤甚，舌质红，脉沉虚。予中成药清肺抑火片治疗。服药1周后患者症状未见缓解，并伴腹泻不止，后自服表实感冒颗粒，复见汗出，两足冷甚，精神萎靡。遂来院就诊，现症见咳嗽无力、无痰，咽痛、牙齿痛，两足发冷，时汗出、烦躁、午后尤甚，头晕耳鸣，入夜则精神安静，无呕吐、口渴、腹泻之症。追问病史，患者平素易感风寒，畏寒足冷，腰酸腿软，舌质红、水滑，苔少，脉沉细。治以回阳救逆、引火归原，予干姜附子汤加减。处方：炮附子 5 克，干姜 10 克，桂枝 20 克，白芍 30 克，生黄芪 60 克，防风 10 克。4 剂，水煎服。二诊：患者诉咳嗽、头晕、烦躁均较前减轻，出现腹泻，下利清谷，舌淡红，津液较前减少，苔薄白，脉沉虚。予前方炮附子、干姜加倍，加肉桂 12 克。5 剂，水煎服。三诊：患者自诉服药 1 剂后腹泻止，咳嗽、汗出足冷、腰酸均较前好转，已无烦躁、头晕、咽痛、牙齿痛诸症。舌淡红，苔薄白，脉弦。予前方去肉桂，附子、干姜均减回一诊时剂量，加炙甘草 10 克。5 剂，以巩固疗效。[于浩，张景凤. 引火归原治疗咳嗽验案 1 则. 湖南中医杂志，2017(05)：109-110]

按：《素问・咳论》载："五脏六腑皆令人咳，非独肺也。"患者平素易感风寒，畏寒足冷，腰酸腿软，乃素体既有肾阳虚之象，肾主水，主纳气，其功能失常，就会导致全身的津液不能正常代谢输布，气机阻滞，致使津液停聚，化生痰浊，导致肺的宣发肃降功能失调，气机上逆，从而咳嗽。而其病初面色潮红，头晕耳鸣，牙齿痛，发热、午后尤甚，舌质红，脉沉虚之症，此并非单纯肺热实火上炎之表证，应是肾阳虚衰，无以制阴，肾阴火上升，逼阳外出，致虚阳外越的上热下寒之证。然医者误用苦寒之药，以致患者泻下不止，患者不明其理，自行服用辛温解表之剂，复而汗出，阳损更甚，出现两足冷甚，精神萎靡。"阳气若伤，群阴即起，阴气过盛，即能逼出元阳。"郑钦安《医理真传》谈到虚阳外越的病因病机：一是"久病与素秉不足之人"，其阳气必受损，可致虚阳外越。二为药误，"服克伐宣散太过之人"，阳气受损，也可致使虚阳外越。其三，午后发病或病情加重者，提示阳虚外越。其四，有大吐大泻大汗病史，吐泻发汗太过，都可伤及阳气，引起虚阳外越。"真气上浮之病，往往多有与外感阳证同形，人多忽略，不知真气上浮之病大象虽具外感阳证之形，仔细推究，所现定系阴象，绝无阳证之实据可验，学者即在此处留心，不可孟浪"(《医理真传・卷二》)。所以总结来看，阳虚导致的虚火也是上炎之火，其病机是阳虚导致下真寒，下真寒逼迫元阳（真火）上浮，导致虚火上炎，这类虚火切不可滋阴，更不能泻火，而应该温阳。

11. 不安腿综合征

刘某，男，52 岁。2013 年 11 月 19 日初诊。规律血液透析 2 年，双下肢酸胀、蚁行感半年，加重 10 天。现自觉双下肢酸胀，深部蚁行、烧灼感，夜间尤甚，每至夜晚痛苦异常，需捏揉、拍打、走动缓解，夜间入睡 4～5 小时，觉醒 2～3 次。患者平素喜温恶寒，大便不实，舌质淡苔白，脉沉。实验室检查：血红蛋白 102 克/升，尿素氮 15.01 毫摩/升，血肌酐 698 微摩/升，血钙 2.14 毫摩/升，血磷 2.01 毫摩/升。诊断为不安腿综合征。思其脉证，与《伤寒论》"昼日烦躁不得眠，不呕、不渴，无表证，脉沉微，身无大热者，干姜附子汤主之"相符。乃阳气虚，阴寒内盛，病入少阴之证。予干姜附子汤加减：附子 10 克，干姜 12 克，薏苡仁 30 克，木瓜 30 克，白芍 30 克，甘草 10 克，乌梅 12 克，川牛膝 30 克，煅龙牡（先煎）各 30 克。水煎服，日 1 剂。7 剂。复诊（2013 年 11 月 26 日）：畏寒减轻，余症好转，初诊方加桂枝 12 克，细辛 5 克。7 剂。3 诊（2013 年 12 月 3 日）：患者双下肢酸胀、深部蚁行、烧灼感明显改善，夜间入睡 6～7 小时，可深睡，中间醒 1～2 次。上方去煅龙牡，加狗脊 15 克，续断 15 克。14 剂巩固疗效。门诊随访 2 个月，症状未复发。[王慧敏. 干姜附子汤治疗尿毒症不安腿综合征验案 1 则. 中医药导报，2014(12)：98-99]

按：本病属于中医学“痹证”“痉病”“腿挛急”等范畴，早在《灵枢·百病始生篇》中就有“厥气生足悗，足悗生胫寒，胫寒则血脉凝涩……”的论述。而在《内经》中将本病病因病机作了详尽的论述，认为乃寒邪由足下入侵，厥逆上行，阻滞经络，阳气不得布达通行而成。该患者尿毒症维持性血液透析2年，肾气必虚，而肾为一身阳气之根本，肾亏日久，阳气愈虚，阳气虚衰，卫外不固，风寒湿邪乘虚而入，客于皮肤肌腠，阳气被遏，不能外达，血运不畅，肢体失于温养，故见双下肢酸胀，深部蚁行、烧灼感。患者喜温恶寒，大便不实，舌质淡苔白，脉沉，一派阳虚寒盛之象。干姜附子汤是治疗少阴阳微之证的主方。方中附子走而不守，温肾助阳、祛寒止痛，干姜散而能守，温中散寒，助阳通脉，两药相须为用，温阳通脉之功大增；薏苡仁、木瓜健脾利湿、舒筋活络；白芍、甘草濡筋缓急；乌梅养血安神、舒络止痛；川牛膝祛瘀通络、引血下行；煅龙牡软坚散结、镇静安神。1周后患者复诊，诉症状减轻，上方有效。加桂枝、细辛更加温经通痹之效。3诊，患者面露欣喜之色，双下肢酸胀，深部蚁行、烧灼感俱明显减轻，睡眠大为改善，大便成形，去煅龙牡，加狗脊、川续断补肾强筋骨巩固疗效。经方配伍严谨，寓深奥理法于其中，临床辨证加减用之，其效赫然。

【现代运用】

药理实验表明，干姜与附子相伍可改善冠脉血流量，加快心率，改善心衰的血流动力学。同时，干姜可明显拮抗附子对心脏的毒性、减少心肌能量需求，达到回阳救逆的目的。附子与干姜配伍可以加快心力衰竭的心率、升高左心室内压、血流动力学。提高左心室内压最大上升和下降速率，改善心力衰竭血流动力学的变化，有明显的抗心力衰竭作用。

现代临床应用本方多有加味，对一般的慢性疾患，很少只用姜、附纯辛热单刀直入的。

白通汤

【方剂组成】

葱白、干姜各一两，附子（生，去皮，破八片）一枚

【方药用法】

上三味，以水三升，煮取一升，去滓，分温再服。

【方证释义】

少阴病，下利，白通汤主之。少阴病脉症提纲及阴盛格阳证合参。既然是少阴阳虚，阴寒内盛，则当见恶寒蜷卧、四肢逆冷、脉微细、但欲寐等症，在此基础上见下利，乃肾阳虚衰较重，阴寒内盛，伤及脾阳，脾肾虚衰，寒湿下注所致。本条省略一关键症状“面赤”，因通脉四逆汤方后加减法中有“面色赤者加葱九茎”，白通汤正是四逆汤去甘草加葱白，故当见面赤，只有见到这一症状才能诊断为阴盛戴阳证，面赤为阴寒内盛，虚阳被格于上所致。

本方即四逆汤去甘草，减干姜用量，加葱白而成。其中附子直入肾经，温补肾阳而散寒，壮先天之本；干姜入脾胃经温中土之阳，壮后天之本；姜附合用，破阴回阳力量更强。葱白辛温走窜，宣通上下，使格拒之势得解，上浮之阳得回，诸症随之而去。

【临证要点】

主症：下利，面赤，恶寒蜷卧，四肢逆冷，脉微细，但欲寐等。

病机：阴寒内盛，格阳于上。

治法：破阴回阳，宣通上下。

【历代名医方论】

《重订通俗伤寒论》：以大剂附、姜回阳为君，臣以葱汁，得生阳之气独盛，以辛通脉道，反佐以一味胆汁者，恐阳药一饮即吐，格拒而不得入也。此为温热回阳，苦辛通格之良方。

《医学启源》：以附子大辛热，助阳退阴，温经散寒，故以为君；干姜、官桂辛甘大热，亦除寒湿，白术、半夏苦辛温胃燥脾湿，故为臣；草豆蔻、炙甘草、人参甘辛大温，温中益气；生姜辛大温，能除湿之邪；葱白辛温，以通上焦阳气，故以为佐。

此苦辛热法复方也。苦与辛合，能降能通，非热不足以胜重寒而回阳。附子益太阳之标阳，补命门之真火，助少阳之火热。盖人之命门，与太阳之阳少阳之阳旺，行水自速。三焦通利，湿不得停，焉能聚而为痛，故用附子以为君，火旺则土强。干姜温中逐湿痹，太阴经之本药，川椒燥湿除胀消食，治心腹冷痛，故以二物为臣。葱白由内而达外，中空通阳最速，亦主腹痛，故以之为使。浊阴凝聚不散，有格阳之势，故反佐以猪胆汁，猪水畜，属肾，以阴求阴也；胆乃甲木，从少阳，少阳主开泄，生发之机最速。此用仲景白通汤，与许学士椒附汤，合而裁制者也。

【临床运用】

1. 本方加乌贼骨、车前子治眼前房积脓症。

2. 本方加炙甘草、潞（潞党参）治阴盛阳越证。

3. 本方加吴茱萸频频服之治亡阳胸满。

4. 本方加人参治腹泻。

5. 本方加入淡秋石、五味子、煅龙骨、煅牡蛎治戴阳证。

【现代运用】

现代临床主要应用于各种原因引起的心力衰竭、尿毒症、肝昏迷、霍乱、肠伤寒及雷诺病等，辨证属于阳虚阴盛戴阳证者。

白通加猪胆汁汤

【方剂组成】

葱白四茎，干姜一两（3克），附子一枚（生、去皮、破八片）（5克），人尿五合（30毫升），猪胆汁一合（6毫升）

【方药用法】

以水三升，煮取一升，去滓，纳胆汁、人尿，和令相得，分二次温服。若无胆亦可用。

【方证释义】

方中大辛大热的附子温肾壮阳，祛寒救逆，干姜温阳散寒，葱白辛温，宣通上下阳气，以通阳散寒。阴寒太盛会格拒阳药，所以又佐以苦寒猪胆汁、咸寒童尿为引，使热药能入里发挥作用，此为反佐之用（即是热因寒用的妙义深）。除此，两药咸寒苦降，可滋阴和阳，引虚阳下入阴中。共奏破阴回阳、宣通上下、兼反佐之功。肾阳衰微，阴寒太盛，把虚阳格拒于外（实为格阳于上）为本方的主证。因肾为水火之脏，阴阳互根，真阳虚衰，真阴亦衰竭，且下利不止也伤阴，故阴伤为本方的兼症。干呕而烦为本方的次要症状。

下利不止，厥逆无脉，干呕，心烦为本方辨证要点。

【功用】

破阴回阳，宣通上下。

【主治病证】

少阴病，阴盛格阳，下利不止，厥逆无脉，面赤干呕而烦躁，及寒湿腰痛。

【临床运用】

1. 寒甚者，加桂枝、吴茱萸。

2. 气虚明显者，加人参、白术；心烦者，加五味子、桂枝；血虚者，加当归、白芍；喘咳甚者，合葶苈大枣泻肺汤。

3. 血瘀重者，加丹参、当归、砂仁、檀香。

【使用注意】

1. 方中人尿。猪胆汁皆性寒之品，用其功非清热，而在因势利导，引阳药有序的入阴以逐阴寒，不致阳药入胃而被阴寒所格拒，已达到治疗目的

2. 方中“若无胆，宜可用”，点明猪胆汁于方中不是清热，而是佐制。同时也应知道，若无胆，可加大人尿用量，以增其效。

3. 阴盛无格阳者禁用；热厥者禁用；痰热证、湿热证、阴虚证慎用。

【历代名医方论】

阴盛戴阳证证治本条叙证太简，因“少阴病，下利”，就伤寒论所述即有寒热之生死之殊。从前后对勘和拟方的方法来分析，本条之少阴病下利当属虚寒下利。根据315条“少阴病，下利，脉微者，与白通汤。”则知本证亦当是脉微；从方药来分析，方中用干姜、附子，则知本证亦属脾肾阳虚，阳气不能通达于四肢，是以本证还当有恶寒、四肢厥冷等证；白通汤即四逆汤去甘草葱白，根据317条通脉四逆汤方加减法，谓“面色赤者，加葱九茎”，因而推知白通汤证中应有“面色赤”一证，阳虚阴盛而见面赤，是阴盛格阳于上的表现，加葱白取其急通上下阳气。综上所析，白通汤证当有下利、恶寒、四肢厥冷、脉微、面赤等证，病机为阴盛于下，虚阳被格于上，治以白通汤破阴回阳，宣通上下。

方有执：少阴病而下利者，不独在经而亦在脏，寒甚而阴胜也。

张路玉：下利无阳证者，纯阴之象，恐阴盛而格其阳，最急之兆也，故于四逆汤中去甘草之缓，而加葱白于姜附之中，以通其阳而消其阴，遂名其方为白通，取葱白通阳之义也。

程扶生：少阴病，谓有脉微细欲寐证也。少阴下利，阴盛之极，恐其格阳，故用姜附以消阴，葱白以升阳。通之者，一以温之而令阳气得入，一以发之而令阴气易散也。少阴病，但欲寐，脉微细，已属阳为阴困矣。更加以下利，恐阴降极，阳下脱也。故君以葱白，大通其阳而上升，佐以姜附，急胜其阴而缓降，则未脱之阳可复矣。

陈亦人：少阴病下利，有生死之殊，寒热之异。其死证大都属于阴盛阳绝，其可治证属寒的有四逆汤证、通脉四逆汤证、白通加猪胆汁汤证、桃花汤证等，其属热的有猪苓汤证、猪肤汤证等，各有脉证特点为依据。

《注解伤寒论》：《内经》曰，若调寒热之逆，令热必行，则热物冷服，下嗌之后，冷体既消，热性便发，由是病气随愈，呕、烦皆除，情且不违，而致大益。此和人尿、猪胆汁咸苦寒物于白通汤热剂中，要其气相从，则可以无格拒之寒也。

《医方考》：干姜、附子，热物也，可以回阳燥湿，师曰：太阳中天，则寒者温，湿者燥。故姜、附可以治寒湿；葱白辛温，可使通肾气，人尿、猪胆，性寒而质阴，用之者，一可以制姜、附之热而不使其燥烈于上焦无病之分，一可以同寒湿之性而引姜、附直达下焦受病之区。此佐以所利，和以所宜，乃兵家之向导也。

【医案举例】

1. **戴阳**（李可医案）

赵某，29岁，1983年9月3日，因无故头面阵阵发热，服升阳散火汤1剂，变为心悸，气喘，自汗，头面轰热不止，面色嫩红，烦躁欲寐，足膝冰冷，多尿失禁，脉微细而急，每分钟120动。本属阴盛格阳，误作上焦郁火而投升散之剂，致有此变，幸在壮年，未致亡阳暴脱。予以白通加猪胆汁汤，破阴通阳为治：附子、干姜各30克，葱白3节，童便、猪胆汁各1杯对入，2剂。

次日家属来告，上药服1剂，心悸喘汗均止，足膝已热，月余之轰热之症亦罢。本病病机，为下焦阴寒独盛，格拒真阳，不能回宅窟而浮越于上，故见种种假热之象。以白通汤，破阴寒之格以通阳，因有阳浮之假热在上，以童便胆汁之苦咸寒为反佐，热因寒用，宣能上下，消除格拒，引浮越之阳归于下焦而病愈。

论：面赤者，下焦虚寒，阳弱而气郁也，就是戴阳。烦躁为阳格之热，欲寐为阴盛水寒，多尿失禁，此是阴盛阳亡，寒水失藏，膀胱寒滑失禁之象，脉微细而疾数者，微细为水寒，疾数者，君火拔根，阳火升炎而失归也。白通温下寒，猪胆童便，苦降阳格之热，以交下寒之阴。

心悸者，木陷不升而郁冲也，气喘者，阳

厥不降，肺气逆升也，自汗者，厥阳蒸泄也，皆是阴寒格阳，厥阳欲脱之象。每分钟120动，此为疾数之脉，一息七八至以上，大概不可救也。阳气绝根，微细而欲绝，故脉疾数。

2. 汗多戴阳

李某，男，59岁。因伤风过汗伤阳，致肾中水动，微阳不固，无根之火被迫上腾，面色嫩红外媚，舌胖嫩红，烦躁神昏，额汗油，肢冷形萎，痰鸣气急，六脉浮空。诊断为阳虚水泛，迫阳上越之戴阳证。急进真武汤加味镇纳之。方用人参、生附子各6克，桂心1.5克，干姜3克，生姜、白芍、炒白术各9克，茯苓12克，童便（冲）一杯，二剂而愈。（摘自《名方与临床》《伤寒挈要》）

论：本案是真武汤加童便，取白通加胆汁之义。

3. 发热戴阳（张聿青医案）

王左，灼热旬余，咽痛如裂，舌红起刺，且卷，口干不思汤饮，汗虽畅，表热犹壮，脉沉细，两尺空豁，烦躁面赤，肢冷囊缩。显然少阴证具，误服阳经凉药，苟读圣经，何至背谬如此？危险已极，计唯背城借一。但病之来源名目，虽经一诊道破，尚虑鞭长莫及耳，勉拟仲圣白通汤加猪胆汁一法，以冀挽回为幸！处方：淡附子6克，细辛1克，怀牛膝3克，葱白3个，上肉桂1.5克，左牡蛎21克，猪胆汁1个。冲入微温服，其病得愈。（《伤寒论名医验案精选》《实用经方集成》）

按：本案为戴阳证。阴盛于下，则肢冷囊缩，脉沉而细；格阳于上，则烦躁面赤，咽痛如裂，舌红起刺，故用白通汤以破阴回阳，通达上下。并加猪胆汁咸寒苦降，引阳入阴，使热药不致为阴寒所格拒，以更好地发挥回阳救逆作用。

4. 发热不退戴阳（戴丽三医案）

施某，女，17岁。因发热持续不退入某医院治疗未愈，前医曾用葛根芩连汤、银翘散和白虎汤等方，而发热日增，求诊于戴氏。现症见：高热，全身冷汗不止，声低息短，四肢逆冷，面赤如朱，身重难以转侧，二便如常，不思饮，舌青滑，右脉沉细，左脉浮大无根。证属阴寒过盛，虚阳上越之假热证，治宜交通阴阳，收纳元气。方用白通汤：附子60克，干姜12克，葱白3茎。附子先煎煨透，舌尝无麻味后，再下余药。2剂，水煎服。

上方服药1剂，发热及病情如故。戴氏认为药已对症，疗效不显，是由于阴寒格拒过盛，药不能直达病所。应从阴引阳，本着“甚者从之”“热因寒用”治则，于原方加猪胆汁数滴，童便1杯。服后热竟全退，冷汗亦止，面赤身热大为减轻，唯四肢尚冷，继以干姜附子汤峻扶元阳，交通上下：附子60克，干姜15克。服后诸症悉愈。

点评：本例为“戴阳证”，多因误用寒凉所致。“戴阳证”之假热最易与实热混淆，若不加审究，极易误治。既是真假相混，必有本质可寻。患者虽然高热不退，但全身冷汗不止，声低息短，肢冷，脉浮大无根，知其内寒之所在，已显阳脱之象，发热面赤则为戴阳之证。结合前服寒凉不效，认定为真寒假热之“戴阳证”，急用白通汤回阳收纳，但因阴寒格拒，初不显效，后于方中加猪胆汁、童便反佐，服之方验。可知此证反佐之道不可忽也。（《中医火神派医案新选》）

论：热在皮肤，寒在骨髓。寒热不分，则误用阳郁之方。

5. 戴阳死亡案（聂惠民医案）

老年女性，62岁。1981年秋会诊。素患风湿证三十余年，周身关节肿痛，膝肘四肢关节变形，合并风湿性心脏病，反复心衰，心功能不全。虽经多方治疗，但无效，病情与日俱增，病入少阴。证见下利不止，完谷不化，呕逆频作，无物吐出，小便短少，腹中拘急而痛，四肢厥逆，疲惫欲寐，脉沉微细如丝，舌苔白滑。此属少阴病阳衰阴盛之证，病已危笃。细望之，患者面呈淡粉红色，布于眼眶及额头部，若隐若现，面下部清白无泽，病已呈现阴阳格拒之势，虚阳散越头面上部，已为戴阳之

证，本应急用白通汤配合西药抢救，但因患者滴水难进，经用西药治疗，终因无效，而于发现戴阳证后二日内死亡。本例患者的病情演变，表现了由阳衰阴盛，发展至阴阳格拒之戴阳证。戴阳于上，虚阳一脱，则阴阳离决，而致死亡。(《伤寒挈要》)

6. **阴寒白喉**(萧琢如医案)

周某，忘其年，住邵阳。病阴寒白喉。因素禀阳虚，传染阴毒而发。喉间初现白点，继则白块满喉，饭粒可进，惟饮水及咽津则痛甚，身微热，四肢厥逆。脉沉缓无神，舌苔灰白而滑，如结痂状。此即《金匮》阴毒之为病，咽喉痛，五日可治，七日不可治也。非助阳不足以破阴，故用附姜之辛热为君，佐以炙甘草者，甘平以解毒，使以童便，速驱喉毒从下而泄也。处方：黑附块(蜜炙)三钱，川干姜(蜜炙)二钱，炙甘草一钱，童便(冲)二大瓢。

效果：一剂知，二剂已。《名医经方验案》说明：家严瑞器公，自弱冠厌弃科举，究心医学，于《伤寒》《金匮》二书确有心得。前清光绪癸未甲申间，吾乡数十百里内，多患阴寒白喉，或现白点，或白块满喉，饮水及咽津则痛甚，身微热，舌苔或灰白，或浅黄而厚，如结痂状，脉多沉紧而弦，或沉缓无神。他医率用表散或清滋，十不一治，家严独得其秘，每用通脉四逆汤奏效，甚者方中用生乌附八钱至一两，连服五六剂、七八剂而愈。起死回生，同道中莫不骇为奇异。一遇上症，咸逊谢推荐。尝谆谆教伯章兄弟，故知之最悉。又如邵阳周某、黄某白喉治验，皆所目见，计当时经手治愈者，不下数十百人。伯章自行医以来，经验他种白喉极多，独于以上阴寒剧症未曾一见，不审当日何以若此之多，而先考独能于仲景《伤寒》方中探骊得珠，宜为同辈所叹服也。(《近代名医医案医话》《经方一剂起沉疴》)

医案解要：《金匮》云："阴毒之为病，面目青，身痛如被杖，咽喉痛。五日可治，七日不可治，升麻鳖甲汤去雄黄、蜀椒主之。"阴阳毒究竟为何病，目前尚无定论，古今医家都以疫毒侵入血分解之。

白喉属疫病致病的范畴，大多因素体阴虚，肺胃积热，气候干燥之时，疫毒由口鼻而入，肺胃积热与疫毒互相搏结化火，上犯咽喉而成白腐假膜，肿胀疼痛，吞咽困难，其一般发病多见温热证，以卫气营血辨治。本案素体阳虚，疫毒入侵后，不见热象，反见四肢厥逆，脉沉缓无神，舌苔灰白而滑等阳虚欲脱之危，实乃少见，萧氏把它归属阴毒，也尚有一定道理。可见白喉之证，虽病因相同，因体质差异，其发病有寒热之分，临证当鉴别。

素体阳虚，疫毒侵入，直入少阴，不从热化，而从寒变。少阴之脉入肺中，循喉咙，挟舌本，寒凝少阴经络，气血凝滞，则见白块满喉，吞咽则痛剧；寒毒伤阳，阳气虚衰，阴寒内盛则格阳于外，见身微热，阳气不得温养四末，则见四肢厥逆，一派虚寒阴盛之候，非助阳不足以破阴，故投通脉四逆汤回阳救逆，破阴散寒。加童便其意有三：一则童便咸寒，可引阳药入阴，防其拒阳不受，可为"反佐以取之"；二则童便生津和阴，有防姜附温燥太过之弊；三则童便咸寒下行，使毒邪从下而泄。故服后寒去阳回，毒邪利而诸症愈。(《名医经方验案》)

7. **心衰气喘**(姜宗瑞医案)

患者，女，48岁，本村农民。有咳喘病史30年，明显桶状胸，体瘦，于1991年春出现心衰，气喘加重，下肢浮肿，曾先后两次去某县医院住院治疗，病情缓解回家。于1991年5月14日，病情加重，端坐喘息，烦躁异常，数日饮食不进，双下肢浮肿，四肢冰冷，诊脉两手均无。家属也知病危，已着手置办殓衣。据证投以白通加猪胆汁汤：熟附子50克，干姜30克，葱白4根，加水600毫升，煎取200毫升，兑入童便200毫升，猪胆汁50毫升，分数次于1日内服完。1剂，烦躁稍减；2 剂，脉搏已能摸着；3 剂，恢复如常人，回忆近几天之事，全然无知，如大梦初醒。以《外台》茯苓饮合当归四逆汤调理，存活半年。（《经方杂谈》）

论：在《伤寒论》，白通加猪胆汁汤的烦躁、厥逆、无脉是由于下利引起，本案的烦躁、厥逆、无脉是因肺心病，数日不进食所致。病因虽异，现证相同，故可用同一方剂治疗。可知经方实践，所关心的是特异的脉、证，不拘泥病因，也不必过多地病机分析、理论推演。另外，原方中用的是生附子，现生附子国家规定不准使用，我此方用的是制附子，故适当增加用量，以保证疗效。

8. **小儿呕吐**（万密斋医案）

教谕熊文村子，二岁病呕吐，更数医不效，食饮入口即吐出。万视之曰：病可治也。问用何方？曰：理中汤。曰：服多剂矣，不效奈何？曰：如在《内经》，乃阴盛格阳之病，寒因热用，伏其所主，先其所因则效矣。乃作一剂，取猪胆汁、童便各半，和药炒干，煎而服之（即仲景白通汤入人尿、猪胆汁之法），吐立止。后称渴，以汤饮之，复作吐。万曰：凡呕家多渴者，胃脘之津液干也。当得一二时吐止，胃气回，津液生，渴自止矣。令将前药渣再煎服之，仍禁其饮食，半日而安。

熊问：同是理中汤，前用之不效，今用之而效，何也？曰：公子胃寒而吐，当以热药治之。乃寒盛于中，投之热剂，两情不得，故不效也。今以理中为治寒之主，用猪胆汁之苦寒、小便之咸寒为佐，以从其格拒之寒。药下于咽，两寒相得入于胃，阴体渐弱，阳性乃发，其始则同，其终则异，故曰：伏其所主，先其所因也。此轩岐之秘旨，启玄子之奥义，张长沙之良法也。后王民肃子，半载呕吐不纳乳，昏睡仰卧而努其身，有作慢风之候，亦以理中末三分，用水一杯，煎至半杯，入胆汁、童便各一匙搅匀，徐徐灌之而瘥。出处：《续名医类案·呕吐》卷二十九。（《经方一剂起沉疴》）

论：小儿呕吐，入口即吐，如本案更数医不效，服多药而不效，就要想到是阴盛格阳，就是寒格之理。寒格胃逆，所以呕恶，入口即吐。加胆汁童便，清热除烦，苦降破格也。

小儿呕吐，算是一个群发病，大医院小儿科排起长队，除了发热感冒的，就是呕吐下利的。本案之呕吐，是阴盛格阳，算是呕吐中最严重的一种类型（幼儿的病还真都是寒热与吐利，两大主症，细分寒热与吐利的症型，也能成为儿科高手）。

9. **下利戴阳**（顾树祥医案）

下利，烦躁——白通加猪胆汁汤/四逆汤、附桂理中汤：倪某，女，34 岁。1983 年冬不慎煤气中毒住院抢救，又食生冷而致腹泻，输液 3 日而下利不止，邀顾氏诊治：日下利十数次，便中带血，干呕烦躁不安，食不下，饮水即吐，面赤肢冷，舌苔淡白，脉微欲绝。治以白通加猪胆汁汤，扶阳育阴：

附子 100 克，干姜 24 克，葱头 3 茎，鲜猪胆 1 个。嘱其每服药 1 次，针刺猪胆取汁 10 余滴兑服。服药 1 剂，面赤已退，干呕渐平，心烦大减。2 剂尽，脉缓有神而诸症渐愈，继以四逆汤、附桂理中汤调理而愈。（《中医火神派医案新选》）

按：少阴病下利，阴寒在下，脾肾之阳衰疲，故见厥逆、脉微欲绝。虚阳无依，被逼上逆，则干呕心烦，急用白通汤回阳救逆。里寒太盛，恐阳药格拒不纳，加猪胆汁之苦寒反佐，引阴入阳，阴阳和阳气复矣。

论：烦躁不安为阳火拔根，干呕为胃败气逆。当烦躁与干呕并见，就是阴盛格阳。加脉微欲绝者，就是白通加猪胆汤了。下有阴盛之寒，上有阳格之热，猪胆汁苦降之性，破阳格之上热，就是引阳入阴。取其苦降，以交下阴，又取清热，以除上烦。

10. **亡阳下利**（邢锡波医案）

（1）杨某，男，48 岁，农民。病史：患虚寒下利，初起由于饮食不节，发生滞泻，后则由泻转利。前医用苦寒化滞之品，服食多剂，不

见效果。后病势转剧，烦满腹痛，饮食不思，目赤唇焦，而面色反清白，昼夜下利50余次，神志昏沉，默默不语，病延20余日，病势垂危，时有烦躁不安。诊其脉寸关豁大无力，两尺沉微。

辨证：阴盛于下，虚阳上越。治法：温中升阳，育阴清热。处方：炙甘草12克，黑附子10克，猪胆汁10克，干姜3克，葱白5寸，人尿半茶杯，猪胆汁3克，水煎凉服。1剂后，夜间便数顿减，只泻四五次。连服3剂，则下利已减至三四次，略思饮食。脉象为沉缓无力，是气血虚损之候，因予健脾补气利尿化滞之法，调理20余日而愈。(《邢锡波医案集》)

按：白通加猪胆汁汤系由葱白、干姜、附子、人尿、猪胆汁所组成。本方用附子、干姜以回阳，葱白温下元通阳气，人尿除育阴之外，能引虚阳下行，猪胆汁滋阴消痞。

少阴病下利脉微，是阴寒内盛，阳气不支，故用白通汤通气以复阳。若服白通汤，下利不但不止，而且厥逆无脉，心烦，目赤唇焦，面色青白，此乃阳气不能与阴相济，上越泛泛欲脱之势。故真寒之厥逆，与假热之心烦同时俱见，是寒热阻隔，阴阳离决之先兆。所以用白通汤通气回阳，加入人尿、胆汁以引阳入阴，育阴以止烦，使阳气下济，稳定而不上泛，或可转危为安。如服药后，脉象暴出，是脉为药力所逼，药力尽，则脉象乃绝。如服药后脉微续出，乃正气自复，正气复，则再生有望。

(2)高某，50余岁，山东蓬莱县人。先由寒邪食积化泻，继则由泻转痢，前医或用藿香正气散加减，或用行气兼苦寒药，皆无效，而病势转剧。胸满腹痛，饮食不欲咽，目虽赤，唇虽焦，而面色青白，昼夜下痢四十余次，神识昏沉，默默不语，病延二十余天，势已垂危。两寸关脉大而无力，两尺沉细。脉症合参，热在上，寒在下，乃阴盛格阳，阳不潜藏，真阳失守之危候，皆因屡投寒凉散剂，过伤脾肾所致也。勉用白通汤加薤白，引火归原为君，佐人尿、猪胆汁，清上焦之浮热，力图救济，以尽人事。

干姜9克，黑附块6克，炙甘草3克，薤白6克，人尿半茶杯，猪胆汁两滴(同冲)，水煎凉服。一剂服后，一夜只泻五六次。仍照原方服一剂，一日夜泻四五次。又服一剂而泻止，饮食能进。脉搏沉缓无力，是气血兼虚之象也。与人参健脾汤加减，以双补之。别直参、白术、茯苓、车前子、莲肉、神曲、焦山楂各9克，陈皮、熟地各6克，甘草3克。服8剂，调养半月而愈。(《全国名医验案类编》《经方研习》)

11. 小便闭大便利(叶天士医案)

背痛得按摩愈痛，吐涎沫，短气腹满，小腹坚，小便不通，大便自利。下身麻木，不得移动，不食不寐，烦则汗出。病机多端，无缕治成法。思冷浊窃踞，阳微不行，为痞塞之象。二气既乖，岂可忽略？引仲景少阴例，急进通阳为要。拟用白通加人尿猪胆汁汤。去须葱白、淡干姜、生炮附子，人尿猪胆汁调下。(《叶天士医案》《经方研习》)

12. 再生障碍贫血(邱宗志医案)

邓合权，男，34岁，宜宾市南机厂工人，1980年3月17日初诊。主诉：齿衄鼻衄，头昏心悸耳鸣半年，加重七天。病员工作中有苯接触史，且自觉头昏心悸耳鸣，身倦乏力。故于1979年7月到川医附院与医科院血研所检查，确诊为再生障碍性贫血。入医科院住院治疗，达半年之久。终因效果不佳而出院，劝其回家调养，就地治疗。于是乞求中医，以图万一。

主证：牙龈、鼻孔出血如涌，头昏头痛耳鸣，眼花视物变形，心悸怔忡失眠，口苦口渴欲饮，身倦乏力，面色苍白，体胖怯冷，饮食尚可，二便正常，舌淡而胖，齿印津润，脉象沉细，虚数无力。血常规检查，血色素2.3克，红血球98万/立方毫米，血小板2.3万，白血球5800/立方毫米，淋巴63%、嗜酸2%、多核35%。此属少阴阳虚，虚热上炎之衄血证。治以温补少阴，振奋阳气；反佐寒凉，直折虚火。

处方以附子泻心汤合白通加猪胆汁汤化裁：制附片 18 克，炮姜炭 12 克，大黄 6 克，黄连 9 克，黄芩 9 克，胆汁 2 克，葱白（捣取汁）四根，灶心黄土 60 克，灶心土搅拌山泉水，待澄清后，以之煎煮附片、炮姜。麻沸水浸渍大黄、黄连、黄芩。兑服二汁。停服西药，继续输血，半月一次，每次二百至三百毫升。二诊：服上药 15 剂。复查血象，血色素 3 克，红血球 109 万，血小板 4.3 万。牙龈、鼻孔仍出血，但病势较缓，仅如水之浸淫，且容易止住，他症如前，守方再进。三诊：上方共服 40 剂，血象明显好转，血色素 4 克，红血球 125 万，血小板 5 万。诸症缓减，唯牙龈、鼻孔仍然出血，舌质淡红，苔少乏津，脉细数无力。此乃阳虚阴必走，阴走火必亢，火亢血妄行。故改弦更张，易以《温病条辨》犀角地黄汤，连梅汤，凉血散血以止血。水牛角（代犀角）30 克，生地炭 12 克，白芍 15 克，丹皮 9 克，乌梅 15 克，黄连 9 克，麦门冬 10 克，阿胶（烊化）10 克，十灰散 3 克。佐以输血，一月一次。四诊：服上方 8 剂，牙龈、鼻孔已不出血。精神愉快，睡眠好转，饮食增加。血色素稳定在 4～5 克，白血球 125 万～150 万，血小板 5 万，多核 40%，淋巴 60%，但是脉象仍沉细，虚数无力，舌淡嫩，苔薄白。治以《金匮要略》温脾汤温脾摄血：灶心土 60 克，制附片 18 克，炮姜炭 12 克，焦术 12 克，黄芩 12 克，阿胶（烊化）10 克，干地黄 10 克，鹿角霜 30 克，炙甘草 6 克。五诊：服上方 20 剂，牙龈、鼻孔出血停止，睡眠安稳，饮食甘美，头昏眼花、心悸耳鸣等症基本消失。舌质淡红润泽、脉沉细。再进黄土汤，并加高丽参 6 克，续服 20 剂。一共连续治疗达半年之久，终于 1980 年 9 月停服一切药物。病变基本痊愈，血象基本正常。病员多次向单位要求恢复工作。1982 年 10 月 23 日因感冒门诊，复查血象，血色素 8.5 克，红血球 291 万/立方毫米，血小板 5.3 万，白血球＞700/立方毫米，单核 47%、淋巴 52%、嗜酸 1%。（《经方验案评析》）

【现代运用】

现在常用于治疗心力衰竭，中毒性消化不良，急性或慢性肠胃炎吐泻过多或急性病大汗而见休克者。

茯苓四逆汤

【方剂组成】

茯苓四两，人参一两，附子（生用，去皮，破八片）一枚，甘草（炙）二两，干姜一两半

【方药用法】

上药以水五升，煮取三升，去滓，温服七合，一日二次。

【方证释义】

本方由四逆汤加茯苓、人参而成，亦系四逆加人参汤加茯苓而成，为回阳救逆，益气化饮之剂，又称温阳利水，扶正救逆之剂。方以四逆汤为主，回阳救逆，加人参而益气生津，扶正固本，俾心、肾、脾三阳得回而本固，阳复则阴生也。茯苓重用，甘淡健脾渗湿，使寒湿之邪得姜附之温阳而从小便利之；且参、苓相配，益气健脾，又土以制水也；茯苓并能安神，定魂魄，除烦而宁心也。故名茯苓四逆汤。

【主治病证】

四肢厥逆，脉微欲绝，烦躁，心悸，小便不利，舌质淡，舌苔白滑。或见四逆汤证之“或然证”。

【临证要点】

主症：烦躁，肢厥，恶寒，脉微细。

病机：少阴阳虚，阴液不足。阳虚为主。

治法：回阳益阴。方用茯苓四逆汤。

【历代名医方论】

《伤寒附翼》：此厥阴伤寒发散内邪之汗剂，凡伤寒厥而心下悸者，宜先治水，后治其厥，不尔，水渍入胃，必作利也。此方本欲利水，反取表药为里症用，故虽重用姜、桂，而以里药名方耳。厥阴伤寒，先热者后必厥，先热时必消渴。今厥而心下悸，是下利之源，斯时

不热不渴可知矣。因消渴时饮水多，心下之水气不能入心为汗，蓄而不消，故四肢逆冷而心下悸也。肺为水母，肺气不化，则水气不行。茯苓为化气之品，故能清水之源；桂枝、生姜，则从辛入肺，使水气通于肺，以行营卫阴阳，则外走肌表而为汗矣；佐甘草以缓之，汗出周身，而厥自止，水精四布，而悸自安。以之治水者，即所以治厥也。伤寒心悸无汗而不渴者，津液未亏，故也用此方大发其汗。用姜、桂与茯苓等分，而不用芍药、大枣，是大发其汗。佐甘草者，一以协辛发汗，且恐水渍入胃也。

论茯苓四逆汤中茯苓之功效：尽管张仲景在《伤寒论》中用茯苓绝大多数是用来淡渗利水的，但这并不能说明张仲景在茯苓四逆汤中使用茯苓就是用来利水。这不仅是因为茯苓四逆证的病机是阴阳两虚，并无水湿内阻，或者即使有也不严重，否则果真是水湿并重的话，张仲景当用苓术附相配的真武汤一类，而且茯苓本身确具有良好的宁心安神除烦躁之功效。如《名医别录》谓其“开胸腹，调脏气，伐肾邪，长阴，益气力，保神安中”；《药性论》谓其“开胃，止呃逆，善安心神”；《药证》谓其“主治悸及肉筋惕，旁治头眩烦躁”；《千金方》妇女产后淡竹茹方注云：“若有人参用一两，若无加茯苓一两半亦佳。”《千金翼方》有“人参、茯苓皆治心烦闷及心惊悸，安定精神”的记载，可见茯苓四逆汤以茯苓为君，重在宁心安神。正如《方函口诀》所云：“此方君茯苓，以烦躁为目的。本草云，茯苓主烦满。盖古义也。凡四逆汤证，而汗出烦躁不止者，非此方不能救。”

【医案举例】

1. 阳亡正虚烦躁案

故友段某某，素体衰弱，形体消瘦，患病年余，久治不愈。证见两目欲脱，烦躁欲死，以头冲墙，高声呼烦。家属代诉，初起微烦头疼，屡经诊治，因其烦躁，均用寒凉清热之剂，多剂无效，病反增剧。面色青黑，精神极惫，气喘不足以息，急汗如油而凉，四肢厥逆，脉沉细欲绝。拟方如下：茯苓一两，高丽参一两，炮附子一两，炮干姜一两，甘草一两，急煎服之。服后，烦躁自止，后减其量，继服十余剂而愈。

按：烦躁证，病因颇多，治法各异，有邪在表而烦躁者，治宜清热解表；有邪在里而烦躁者，治宜苦寒清下。此例烦躁，年高体弱，正气素亏，真阳衰败，加之久病误服寒凉泻下，伐其肾阳，败其脾胃，正虚阳亡，则大汗出，汗出多则不仅亡阳，亦亡其阴，阴阳不相顺接，则四肢厥逆，真阳欲绝，无阳鼓血脉运行，脾胃衰败，不能生血，则脉细欲绝。盖神发于阳而根于阴，阴精者，神之宅也。故阳气升，阴精不足以济上阳之亢则烦；阴气降，阴虚无阳以济之，阳根欲脱，则躁。本例微阳飞走，本根欲断，故生烦躁。仲景说：“发汗若下之，病仍不解，烦躁者，茯苓四逆汤主之。”故用此方，回阳固正。阳壮正复，腠理固密，其汗自止。用此方而不用四逆者，以四逆为回阳抑阴之剂，无补虚之功。不用四逆加人参汤者，以兼有烦躁欲死之证，故以茯苓为君，补脾以止烦。恐药轻不能挽垂绝之阳，故以大剂，频频饮之，疗效颇速。

2. 发热不愈正虚亡阳案

患者李某某，女，35岁，农民，于1955年诊治。患者素阳不足，外感寒邪，发热恶寒，寒多热少，入夜尤甚，常增被而不暖。初用辛凉解表，继用苦寒泄下，以致病重，卧床不起已三月矣。现证：面色白无华，精神恍惚，形体消瘦，凉汗大出，面颊沟汗满下流，语声低微，气息奄奄，四肢厥逆，六脉欲绝，拟方如下：茯苓一两，炮附子五钱，潞党参五钱，干姜五钱，甘草五钱。上方二日内连服七剂，汗止足温，六脉来复，继服20余剂而愈。

按：外感之病，本应解表。但素体阳虚外感风寒的患者，辛凉解散、苦寒泻下均不宜用。若误用之，则伐其脾胃、败其肾阳，必至阴阳俱亡、精神离散，变成坏证。李某某之证，前医愈治愈重的原因，即在于此。此时，急宜温肾中之阳，培土固正，燥脾去湿而温中，庶可挽回。服后果获良效。

3. 三阴疟疾案

患者马某某，82岁，住城关旭光社，于1956年诊治。久患疟疾，触邪而发，六脉沉弦，寒热往来，发作有时。发则高热谵语，胸满闷而疼，曾用大柴胡治疗，服后下利虚脱，急请抢救。证见虚脱，倒卧于地，面色脱落，下利黑屎满身，牙关紧急，不能言语，仅有微息，六脉沉微欲绝，四肢厥逆。拟方如下：茯苓一两，炮附子八钱，炮干姜五钱，人参五钱，甘草五钱，急煎服之。一剂泻止足温，能言气壮，六脉来复，继服三剂，其疟亦随之而愈。

按：《内经》说："邪之所凑，其气必虚""真气内守，病安从来"。此高龄患疟，感邪即发，标为热象，本为内虚，误服泻下，以伐其正，肾中真阳飞走，脾败下利，正虚阳亡，则厥逆脉绝，已现虚脱之象。此方壮肾阳、补脾胃，阳气来复，正气壮盛，正复而邪自去，故疟亦随之而愈。

4. 虚寒眼疾案

目者：五脏六腑之精上注，神气游行而出入也。黄元御说："窍开而光露，是以无微而不烛，一有微阴不降，则雾露暧空，神气障蔽，阳陷而光损矣。"昔时，吾阅黄元御著《黄氏医书八种》，至创用乌肝汤（即茯苓四逆汤加白芍、桂枝、首乌）治疗眼疾，即合书不观，以为眼疾全为阳热之证，而无虚寒之理也。后治眼疾，一遇虚寒证，多治不愈。又细阅黄氏方书，细审其理，才知前者之非。自此以后，治疗眼疾，若辨证为虚寒者，每用茯苓四逆汤加减治之，疗效确为满意，兹举一例于下：患者姬某某，女，45岁，邓县西关茶园经理，于1964年7月诊治。主诉：乳子年余，月经淋沥不断，经量过多。继发眼疾，目昏，视物不清，剧烈疼痛，特来诊治：眼目红肿，内有白翳，其泪满眼，睁目则下流，剧烈疼痛，头晕目眩，面色青黑，舌白多津，精神萎靡，肢节困疼，腰疼如折，腹疼如绞，四肢欠温，六脉沉弦。经血过多，淋沥不断，经血下注，血不充目而致病。脾统血而肝藏血，木气不达，脾虚失统，则经血陷流；阳虚不能温运四肢则厥逆；腰为肾之府，肾寒失温则腰疼；眼目红肿，内有白翳，睁眼即流水，此为阳虚不能温阳化气，证属虚寒，宜温肾阳、补脾胃、疏肝木、止血补荣。处方：茯苓一两，桂枝五钱，炮附子五钱，干姜五钱，首乌五钱，白芍五钱，甘草五钱，党参五钱。服药二剂，痛止，月经恢复正常，改服苓桂术甘汤加白芍、首乌、丹皮，四剂翳消病愈。

5. 癫狂案

患者李某某，女，41岁，于1961年7月诊治。因和爱人争吵而发病，初起喧扰不宁，躁狂打骂，动而多怒，骂詈日夜不休，经医用大剂大黄、芒硝泻下，转为沉默痴呆，舌白多津，语无伦次，心悸易惊，头疼失眠，时喜时悲，四肢厥冷，六脉沉微。处方：云苓一两，党参五钱，炮附子五钱，干姜五钱，甘草四钱，牡蛎一两，龙骨五钱。服三剂后，神志清醒，头疼止，四肢温，改用苓桂术甘汤加龙骨、牡蛎，服十余剂而愈。

按：癫狂之病，多属实热之证，病机多为气郁痰火，治疗多以镇心安神、涤痰清热、解郁散结等法。本例因多服寒凉泻下，败其阳气，陷其正气，病由阳转阴，虽有神志之变，而虚寒之证已经出现，就不可再用苦寒泻下。《难经·二十难》说："重阴者癫……"本例因正不足而无力降浊，以致浊阴填塞于上而发病，故用温肾培土、助阳扶正，加以降浊而镇惊敛神。其次，长期癫狂，又经寒凉泻下，真阳已败，水邪痰饮伏留，是所难免的。故以茯苓渗湿利水，水邪去尽，神志自清。

6. 虚寒泻泄案

患者李某某，女，22岁，现于榆林卫生所工作，于1963年诊治。久有下利史，经常腹疼肠鸣，大便日四五次，状若清谷而少臭，食后腹胀，经常少腹发凉疼痛，腰疼如折，面色

青黑，精神极惫，舌白多津，眼睑经常浮肿如卧蚕状，四肢常厥冷，身有微热，反欲增衣，月经淋沥，白带多，六脉沉细。处方：云苓一两，炮附片七钱，干姜五钱，甘草四钱，赤石脂一两，肉桂三钱，砂仁三钱。连服二十余剂而愈。

按：此病由于久泻，伤及肾阳，脾湿下陷。肾阳衰败，则四肢常冷；阳不足而不能腐熟水谷，则下利淡薄无臭，状若清谷；水湿内停，阳不化气而出现浮肿；虚阳外脱，故有微热，而反近衣；正弱不能固，则经血淋沥；湿邪郁滞，而为白带。初用四逆汤以温阳抑阴，服后即愈，停药又发，此正气虚极，故改用茯苓四逆，大补元阳，兼固正气。因其肠滑下利不止，故加赤石脂以固涩，肉桂、砂仁以燥脾健胃而壮阳。

7. 亡阳（白棋宗医案）

李某，女，35岁。平素阳常不足，外感寒邪，发热恶寒，寒多热少，入夜尤甚，常增被而不暖。初用辛凉解表，继用苦寒泄下，以致病重，卧床不起已两个月。现症：面色白无华，精神恍惚，形体消瘦，凉血大出，汗流满面，语声低微，气息奄奄，四肢烦逆，六脉欲绝。拟方：茯苓30克，附子15克，党参15克，干姜15克，甘草15克。连服6剂，汗止足温，六脉来复。效不更方，量稍减，服之16剂而愈。

按：阳虚感冒，本应扶阳解表，反用辛凉解肌，甚至苦寒泻下，无疑以寒治寒，雪上加霜，此误也，得之必厥。急宜回阳救逆，兼固阴液之法，方可起死回生矣。

8. 心悸（阵发性心动过速）（贺有功医案）

汪某，男，53岁，1959年1月7日入院。心慌气喘反复发作已3年，每年发作2～3次，每次发作15分钟，近次发作已三星期之久。伴有咳嗽，食欲减退，恶心呕吐，不能平卧。检查：急性病容，有发绀，时躁扰，心率212次/分，脉数急不整，按之极度无力。诊断：阵发性心动过速。处方：熟附片24克，淡干姜12克，炙甘草9克，台党参12克，白茯苓12克，法半夏9克。浓煎，每日1剂。服2剂，心率降为106次/分，又服3剂，心率84次/分，心音规律，患者无任何不适，痊愈出院。

按：少阴阴阳两虚，心君空虚无主而悸动不安，用茯苓四逆汤温少阴之阳，益少阴之阴，又交通心肾，则心君得养，悸动得安。

9. 喘促（肺心病）（何志雄医案）

1964年，有一肺心病员住院治疗，经中西药调治后，病情好转。某晚，适余值班，黎明前，护理来唤，云此肺心病员突见张口呼吸，端坐床头而不能卧。余急给氧，气略平。但四肢渐冷，至天明，冷更甚，手逾肘、足过膝，端坐而张口呼吸更甚，痛苦异常，舌淡，脉数。余遂与其他中医共拟茯苓四逆汤加减予服。约经二三小时，冷势即减，气亦平，迨中午，已能平卧矣。

按：少阴亡阳气喘，乃危脱之象，预后不良。《伤寒论》299条云："少阴病，六七日，息高者，死。"虽言"死"，并非不治，如能及时回阳救阴，仍有可愈之机。本案气喘不息，呼多吸少，脉虽见数，然必按之无力，乃虚阳外越之象，故用茯苓四逆汤以回阳为主，兼顾其阴，阳回阴固而喘自平矣。

10. 泄泻（刘绍武医案）

齐某，男，49岁，1988年10月26日就诊。3个月前，因天气炎热而服生冷，致泄泻，腹痛，曾用中药治疗后痊愈。后又食生冷，再度出现泄泻。经用中西药治疗，无明显疗效，病程迁延至今。证见泻下清水，每日4～6次，脐周疼痛，喜温喜按，畏冷，气短，口干，唇舌色淡，苔薄白，六脉沉弱。证属肾阳虚弱兼气液不足。治宜温补肾中元阳，兼养气液。方药：茯苓12克，条参、制附片（先煎）各15克，炮姜6克，炙甘草10克，水煎服。服5剂泻止，继服10剂而愈。

按：嗜食生冷，损伤脾阳，病程迁延，由脾及肾。观舌脉之象，肾阳虚弱知。又病延既久，伤津损气可知。故治宜在温补肾阳之中，兼养气津，切合茯苓四逆汤之治机，是获良效。

体会：

1. 茯苓四逆汤，温肾而燥湿，补虚而回阳，凡眼疾、下利、疟疾等病，只要具有四肢厥逆、脉沉微欲绝或浮弦、面青黑无华、舌白多津等肾寒、脾湿、正虚、阳弱证候者均可用茯苓四逆，温肾而燥湿，补阳而固正。

2. 病有轻重之不同，证有缓急之别，故在用药上也必须灵活加减，方能切中病机。如阳亡正虚烦躁之证，可重用人参以固正、茯苓以去烦；阳亡正虚的虚脱证，可重用附子、人参以温阳固正；久利不止，虚寒滑脱，可加赤石脂以固涩；癫狂后期，病转虚寒，可加龙骨、牡蛎以潜阳敛神；虚寒眼疾，血不充目，可加芍药、首乌以补血疏肝；若外感久不愈，阳弱正虚，可加桂枝、柴胡以疏利去邪等。

3. 吾平生喜用温剂，尤常用附子、干姜二药，对某些重证，每能应手取效。附子辛温，通行十二经，《神农本草经》列附子为下品；干姜燥烈，最易耗伤津液。但若用于寒证，切中病机，病虽危急，每收立竿见影之效。若辨证不明阴阳表里、虚实寒热，以热治热，当然就不可避免地要发生副作用。

上举案中，附子用至一两，用量确为较大。临床具体运用时，须针对证情，斟酌增减，附子并须久煎为宜。

【现代运用】

本方以四肢厥逆、烦躁、心悸、舌淡苔白滑、脉细欲绝为辨证要点。现代常用于治疗休克、心力衰竭、心肌梗死、急性脑血管病、内耳眩晕症等。

四逆散

【方剂组成】

甘草（炙）、枳实（破，水渍，炙干）、柴胡、芍药各6克

【方药用法】

上药为末，以米汤分3次冲服。每服方寸匕，白饮和服，一日三次。

【方证释义】

四逆散具有透解郁热，疏肝理脾，调和胃气，和解表里之功效。主治外邪传经入里，气机郁遏，不得疏泄，致阳气内郁，不能达于四末所致的阳郁厥逆证及肝脾不和证。方中柴胡既可以透邪外出，又可行气解郁，为君药；枳实破气开结，与柴胡相配一升一降，使气机降运则阳气可达四末，为臣药；白芍益阴和里，既可防郁热伤阴，又与柴胡相配调理肝脾；甘草为使，调和诸药，白芍与甘草配伍，并能缓急止痛。

本方治少阳病，四逆。本证缘于外邪传经入里，气机为之郁遏，不得疏泄，导致阳气内郁，不能达四末，而见手足不温。此种“四逆”与阳衰阴盛的四肢厥逆有本质区别，故治宜透邪解郁，调畅气机为法。方中取柴胡入肝胆经，升发阳气，疏肝解郁，透邪外出为君药。白芍敛阴养血柔肝为臣，与柴胡合用，以敛阴合阳，条达肝气，且可使柴胡升散而无耗阴伤血之弊。佐以枳实理气解郁，泄热破结，与柴胡为伍，一升一降，加强舒畅气机之功，并奏升清降浊之效；与白芍相配，又能理气和血，使气血调和。使以甘草，调和诸药，益脾和中。综合4药，共奏透邪解郁、疏肝理脾之效，使邪去郁解，气血调畅，清阳得伸，四逆自愈。由于本方有疏肝理脾之功，所以后世常以本方加减治疗肝脾不和诸症。

【主治病证】

主治少阴病，四逆，其人或咳，或悸，或小便不利，或腹中痛，或泄利下重者；近代也用于急、慢性肝炎，肋间神经痛，胃及十二指肠溃疡等属肝气郁滞者。

1. 阳郁厥逆证。症见手足不温，或身微热，或咳，或悸，或小便不利，或腹中痛，或泄利下重，四肢厥逆，脉弦。

2. 肝脾不和证。症见胁肋胀闷，脘腹疼

痛，胸腹疼痛，泄利下重，脉弦。

【临床运用】

若肝气郁结，胁肋疼痛较甚者，加香附、青皮、郁金等以理气解郁止痛；合并湿热黄疸者，可加茵陈蒿、栀子等以利胆退黄；咳者，加五味子、干姜以温肺散寒止咳；小便不利者，加茯苓以利小便；悸者，加桂枝5分；腹中痛者，加附子1枚（炮令坼）；泄利下重者，先以水5升，煮薤白3升，煮取3升，去滓，以散3方寸匕，纳汤中，煮取1升半，分温再服。

【医案举例】

1. **热厥**

（1）祝某，始周身骨节疼，胸腹胀满，目闭肢厥，爪甲青紫，医以伤寒治之，7日昏沉弗效。此得之怒火与痰相搏，予四逆散加芩、连泻三焦火而愈。《伤寒论译释》：诊得六脉举之有似沉细，按之数大有力，察其面青肢冷，爪甲鲜红，此火极似水，真阳证也。暂拟四逆散1服，继以大剂寒凉为合法也。春柴胡3钱，赤芍1钱5分，麸炒枳实1钱，甘草1钱。[广东医学，1965(2)：25]

（2）龚某某，女，83岁。发热5天，头昏痛，口干苦，渴饮，大便3天未行，小便色红而短，昏眩不能起床，四肢冰冷，体温38.3℃，苔白厚，脉弦有力。属热厥。年事虽高，仍须解郁泄热，使邪去正复，厥逆自回。方用四逆散加味：柴胡2钱，白芍2钱，枳实2钱，甘草2钱，甘菊花4钱，黄芩3钱。翌晨来诊，体温已正常（36.8℃）。

2. **热厥腹痛**

梁某，女，22岁。1965年6月20日初诊：腹痛急暴，喜按，面色青，手足欠温，怕冷，脘腹胀满，嗳气、矢气则痛减，肠鸣，便溏，小便清利，舌苔薄白，脉沉细略弦。此为肝气不疏，气滞则血凝，气血不行，故面青、肢冷；气机不畅，则脘腹胀满，暴痛；因无食滞痞块，故喜按。治宜疏肝理气。处方：柴胡4.5克，白芍12克，枳实9克，炙甘草4.5克，木香（后下）3克，砂仁4.5克。连服2剂，腹痛消除。

3. **慢性阑尾炎**

果某某，女性，44岁，家庭妇女，1962年9月19日初诊。自2月前发现右下腹髂窝处作痛，每于过劳或紧张时疼痛发作，曾于某医院诊为“慢性阑尾炎”。此次疼痛发作两天，呈交替性胀痛与牵引疼，已两天未能缓解，但无恶心呕吐。食欲、睡眠、二便均可，既往无其他病史。舌质正常，苔白，脉沉弦。心肺无异常。下腹回盲部明显压痛，但无抵抗紧张。证属肝气郁结，阳郁于里，不能宣达，拟舒肝和胃为治，用四逆散倍芍药。柴胡12克，枳壳6克，芍药18克，甘草6克。服下首剂之后，于右髂窝处有痛热感，翌日疼痛减轻大半，服药2剂疼痛消失，劳动亦未再发，惟偶尔稍有似痛非痛之感，服药3剂后，疼痛消失未发，脉象弦消失转弱，嘱将前方隔日服1剂，服用7剂，以巩固疗效。至10月4日复查，诸症状自觉消失未复发，脉沉而缓和，遂将前方7剂共为细末，早、晚各服10克，为善后处理。

4. **胆道蛔虫症**

用本方加乌梅、川楝治疗胆道蛔虫51例，全部治愈出院。作者指出，本方用于木郁土壅之四肢厥逆，咳、悸、小便不利，腹中痛，泄利下重的少阴证，取柴胡升阳达表，疏肝利胆，冀其奥狄氏括约肌松弛；得芍药之酸甘能柔肝缓急而止痛；更配梅、楝之酸苦驱退蛔虫；又助枳实宽中下气，使蛔虫从大便排出。

当归四逆汤

【方剂组成】

当归9克，桂枝9克，芍药9克，细辛3克，通草6克，大枣8枚，炙甘草6克

【方药用法】

古代用法：上七味，以水八升，煮取三升，去滓。温服一升，日三服。

现代用法：水煎服。

【方证释义】

本方多由营血虚弱，寒凝经脉，血行不利所致，治疗以温经散寒，养血通脉为主。素体血虚而又经脉受寒，寒邪凝滞，血行不利，阳气不能达于四肢末端，营血不能充盈血脉，遂呈手足厥寒、脉细欲绝。此手足厥寒只是指掌至腕、踝不温，与四肢厥逆有别。本方以桂枝汤去生姜，倍大枣，加当归、通草、细辛组成。方中当归甘温，养血和血；桂枝辛温，温经散寒，温通血脉，为君药。细辛温经散寒，助桂枝温通血脉；白芍养血和营，助当归补益营血，共为臣药。通草通经脉，以畅血行；大枣、甘草，益气健脾养血，共为佐药。重用大枣，既合归、芍以补营血，又防桂枝、细辛燥烈大过，伤及阴血。甘草兼调药性而为使药。

【主治病证】

温经散寒，养血通脉。血虚寒厥证。手足厥寒，或腰、股、腿、足、肩臂疼痛，口不渴，舌淡苔白，脉沉细或细而欲绝。

【临床运用】

1. 腰、股、腿、足疼痛属血虚寒凝者，加续断、牛膝、鸡血藤、木瓜等以活血祛瘀。

2. 若兼有水饮呕逆者，加吴茱萸、生姜。

3. 若妇女经期腹痛，及男子寒疝、睾丸掣痛、牵引少腹冷痛、肢冷脉弦者，可加乌药、茴香、良姜、香附等以理气止痛。

【医案举例】

1. **头痛**（王启政医案）

林某某，女，46 岁。患头痛 3 年，时发时止，时轻时重，曾以阴虚头痛辨治，服六味地黄丸、知柏地黄丸数日，均未见效，乃服西药“止痛片”，头痛可暂得缓解。但每遇天气变化，冷气外袭，头痛复作，痛时前额连及巅顶，欲用巾裹首时见恶心欲吐，舌淡苔白，脉沉伏不起。此为血虚寒凝，经络不通，阳气运行不畅。阴寒循经至巅，形成血虚寒滞性头痛。治宜温阳散寒，养血通络，行气消滞止痛，拟当归四逆汤加味：当归 15 克，炒白芍 12 克，桂枝 9 克，细辛 5 克，藁本 12 克，木瓜 20 克，五味子 10 克，陈皮 10 克，甘草 6 克。3 剂后头痛大减，但睡眠欠佳。前方去木瓜，加酸枣仁 12 克，连服数剂，手足渐温，头痛已止，精神好转，病告痊愈。（《当代医家论经方》）

按：本案乃属平素之虚，复感寒凉，厥阴受寒，气血被寒所遏，阳气不能循经通达于上，而厥寒循经上冒，故患者每遇冷风则头痛加剧，痛连巅顶。故用当归四逆汤以养血活血，温经散寒，消除血脉寒凝闭滞之害。方中细辛、藁本祛风散寒；川芎行血中之滞，上达巅顶而止痛；陈皮行气，以通达阳气；木瓜、五味子缓急止痛。诸药合用，以达营卫调和，气血畅通，诸证消失而病愈。

论：手足不温，此是四逆。脉沉伏不起，是气虚四逆类汤？还是血虚寒涩当归四逆汤？头痛，欲吐，是吴茱萸汤主症，却用当归四逆汤治愈？头痛，呕吐，四逆，此是厥证，阳厥不降，头上壅塞也。当归四逆汤，当归充其血脉，以起沉伏，交济阴阳，细辛降其浊阴，以止厥阳独行于上之头痛。不懂阴阳互厥之理，以肝阳上亢理论，用六味滋阴，永不能治愈。本案分析得很好，平素本虚，复感寒凉，是其病理。也就是厥阴本虚，又伤外寒，而血虚寒涩不行，则阴阳不交，而发厥证。当归四逆汤，外行经脉之气血，内降浊阴之冲逆，交济表里阴阳也。表阳与里阴相交，上阳与下阴相交，阴阳相交，则不厥逆，头痛自愈。

2. **肝寒头痛**（陈潮祖医案）

范某，女，40 岁，四川仁寿县人。1977 年 5 月因头痛如掣，十余年不愈就诊。时吾师正在仁寿带学生教学实习，遂应邀赴诊。自诉：头掣痛十余年，起因不明，经中西医多方治疗无效。问诊：疼痛主要集中在巅顶，四肢欠温，头痛肢冷，遇阴冷天气均明显加重，饮食尚可，二便正常；望诊：面色晦黯，舌质略淡，舌苔薄白；切诊：两手冰凉，六脉沉细而紧。辨证：寒郁肝经，络阻气滞。治法：温经散寒，通络行滞。方药：当归四逆汤。当归

10克，白芍10克，桂枝10克，细辛3克，大枣15克，通草5克，炙甘草5克。上方水煎服，每日1剂，连服3剂。二诊时巅顶痛已愈，而痛处下移颈部，脉象较前充盛有神，余无特殊变化。原方加葛根10克，续服3剂而诸症悉愈。①本案辨证要点在舌淡、苔薄白、肢冷、脉细而沉紧。②肝主身之筋膜，筋脉遇寒则收引，遇热则松弛；肝为藏血之脏，血遇寒则凝涩，遇热则沸溢。今因寒伤厥阴，血脉受病，血因寒而凝涩，凝涩则血运不利；脉因寒而收引，收引则隧道紧缩，进一步妨碍气血运行。血以载气，血不至则气无由达，阳气不达四肢，则肢冷脉弱；阳气不达巅顶，则巅顶掣痛。当归四逆汤服后巅顶不痛而项痛作，此是寒邪太甚，挛急未解，再书此方，项痛亦解。认识得定，守法守方，非临床历练深厚者莫能为。

3. **头痛腮痛**（杨广静医案）

马某，女，42岁。于1992年10月28日初诊。患者于1年前因洗澡受凉而致头痛、身痛，经村医治疗身痛瘥，头微痛，后渐觉左半面部疼痛如刀割，遇寒加重，每用冷水洗脸或刷牙则痛剧，得温痛减。经服氨酚待因、卡马西平可暂缓一时，药去即发，后服上药无济于事。经服中药川芎茶调散及针灸治疗不见好转而就诊于余。诊见面色苍白，痛苦病容，声低懒言，喜用温手捂腮，按压额、颧、腮、唇部即感疼痛，舌质紫暗，苔薄白，脉沉细涩。方用当归30克，桂枝20克，白芍20克，细辛15克，炙甘草15克，通草10克，白芷12克，全蝎（研末冲服）6克。3剂，水煎分2次温服。二诊，服上药后，自觉面部疼痛减轻大半，偶有疼痛，然持续时间减短，效不更方，继服上方6剂，面痛除。随访半年未复发。

解析：《伤寒论·厥阴病》："手足厥寒，脉细欲厥者，当归四逆汤主之"。本方原用治血虚寒盛之四逆证。本案属寒盛血虚挟瘀，经脉痹阻所致，用之恰中病机。头面部乃一身阳经所会，足三阳经筋结于面部，手三阳经筋则会于头角（侧头部），若风寒侵袭，风邪挟瘀阻络，脉络不通，加之久病血虚失养，则疼痛久作。当归四逆汤温经散寒，养血通络。加能引经散寒，全蝎搜风活络，诸药合用而面痛除。《经方验案评析》洗澡伤寒，本来是太阳病，却因厥阴本虚（厥阴血虚，少阴是气虚），却成了厥阴脏病连经。身痛头痛，是太阳伤寒病。

论：洗澡伤寒，又见头痛身痛，本是太阳经病，应当解表。面色苍白者，此是木枯，脉沉细涩者，此是血虚寒涩，厥阴温气亏败也。此头痛者，伤寒而内发厥逆也，是厥逆头痛。伤于外寒，而因于本虚。沉细而涩者，沉为气厥，细为血少，寒涩不行也。当归四逆汤，桂枝汤解内外之寒，升厥阴之沉陷，细辛降浊阴之冲逆，当归补营虚之细涩，以起沉伏之脉。

4. **卒中脑出血偏枯**（杨剑峰医案）

杨某，男，75岁，2011年8月因中风猝然仆倒，左半身不遂，急送呼和浩特市医院住院，诊为脑出血。8月30日出院，邀我去患者家诊治。患者神情淡漠，反应迟钝，语言不利，左半身上下肢偏瘫，卧床不能动。血压160/100毫米汞柱。据家人介绍，近3天患者全身疼痛难忍，以四肢为著，尤以夜间为甚，用哌替啶100毫克肌内注射，暂可缓解2小时。夜间尿频，午夜后每10～15分钟小便1次、量少，舌根部舌质青紫，苔白厚，脉沉细。中医诊断：中风（脾肾阳虚，寒滞经脉）。治则：温补脾肾，通经活络止痛。处方：当归42克，桂枝42克，白芍42克，细辛42克，炙甘草28克，通草28克，制附子（先煎1小时）30克，麻黄（先煎，去上沫）20克，大枣25枚，生姜30克。1剂，水煎，分3次温服。二诊：服1剂后全身疼痛明显减轻，夜间小便次数减少为6次，服药无不良反应，继服上方3剂。三诊：服3剂后全身已不疼痛，夜尿减少为2～3次，服药无不良反应，方用小续命汤继续治疗。处方：制附子（先煎1小时）30克，肉桂30克，麻黄（先煎，去上沫）30克，杏仁30克，川芎30克，黄芩30克，人参30克，防风45克，防己30克，炙甘草30克，白芍30克，生姜150克。3剂，水煎，日1剂，分3次服。结合针灸治疗。四诊：药后能下床站立，左上肢活动仍受限，服药后稍有汗出，无其他不良反应。用小续命汤加减继续治疗，结合针灸治疗1个月，患者能自己独立料理自己的生活，左半身活动自如。

论：卒中，也称卒厥，是属厥逆病。脉沉为厥，细则血虚寒涩，不能温行，则阴阳不交。从细脉论，是当归四逆汤证。

5. **中风面瘫**（杨剑峰医案）

邢某，男，78岁。2011年3月5日晨起突然口眼㖞斜，语言不利，左半身不遂，某医院以脑出血收入院，3月28日转院进行康复治疗，效果不佳。4月11日来我门诊求治，患者神清，语言不利，在陪护的搀扶下行走。四肢疼痛难忍，夜间为甚，夜尿6～8次，舌淡苔白，舌根部青紫，脉沉紧。中医诊断：中风（肾阳虚，寒滞经脉）。治则：温阳祛寒通脉。处方：当归42克，桂枝42克，白芍42克，细辛42克，炙甘草28克，通草28克，制附子（先煎1小时）30克，大枣25枚，干姜42克。3剂，水煎，日1剂，分3次服。一诊：药后四肢疼痛消除，夜尿次数减少为3～4次，无不良药物反应。继以小续命汤加减治疗。处方：麻黄（先煎，去上沫）30克，杏仁30克，炙甘草30克，制附子（先煎1小时）30克，肉桂30克，防风45克，防己30克，川芎30克，黄芩30克，人参30克，白芍30克，生姜15克，地龙15克，石菖蒲15克。3剂，水煎，日1剂，分3次服。三诊：药后能拄拐行走，语言稍利。继服小续命汤加减15剂，结合针灸治疗两个月，基本痊愈。

6. **无脉证**（聂惠民医案）

某患，女，45岁，两手清冷数年。西医诊断：无脉证，治疗未效。两手厥寒、畏寒喜暖、头晕乏力、面色苍白、舌质淡、苔薄白、两手无脉。证属血虚寒凝，脉络不通所致厥证。治以养血散寒，温通血脉。与当归四逆汤加黄芪治之。服药20剂，近期疗效可见两手较前温和，周身症状减轻，后因故未坚持治疗。（《聂氏伤寒学》）

论：两手厥寒，又无脉症，不就是脉细欲绝的脉绝吗？绝则无脉。

当归四逆汤加吴茱萸生姜汤

【方剂组成】

当归45克，芍药45克，甘草（炙）30克，通草30克，桂枝（去皮）45克，细辛25克，生姜（切）125克，吴茱萸140克，大枣（擘）25枚

【方药用法】

以水1200毫升，清酒1200毫升，煮取1000毫升，去滓，分五次温服。

【方证释义】

当归四逆汤治血虚寒凝，温经通脉；再加吴茱萸、生姜辛苦而降，温中散寒，以暖肝胃，降逆止呕，而治小腹疼痛。内有久寒，是说内有陈寒积冷，不只是在经，而已深入于脏，故有胃脘冷痛、呕吐之症。当归四逆加吴茱萸、生姜，温经以散脏寒。此方不用干姜、附子者，因阴血虚微，刚药恐反劫阴故也。

【临床运用】

1. 阳痿：阴寒外袭，肾阳受遏之阳痿者，本方加附子。

2. 霍乱：霍乱之脱水，脉沉细，呕吐下利者，四逆加吴茱萸生姜汤加乌梅、黄连。

3. 当归四逆加吴茱萸生姜汤治疗缩阴证：缩阴证的病机为肾虚肝寒，立温肾阳，暖肝脉为法。方用温阳解痉汤，即当归四逆加吴茱萸生姜汤加熟附子、小茴香、干姜。治疗方法：轻者每日1剂，分2次服，晚上用第三煎汤药熏洗外阴。病重者每日2剂，熏洗两次，且配针灸。

4. 当归四逆加吴茱萸生姜汤在妇科的运用：用本方加减治疗白带、月经后期、乳房胀痛等，均获效。

5. 当归四逆加吴茱萸生姜汤治疗冻疮：患者均有反复发作病史多年，以耳垂为甚，或耳轮、足跟、手臂均罹患，局部红肿痒痛或破溃，经用当归四逆加吴茱萸生姜汤加减6～8剂而痊愈。

6. 主霍乱多寒，手足厥冷，脉绝。本方名四逆汤。

7. 本方加附子。治霍乱多寒，肢冷脉绝，名通脉四逆汤。

【医案举例】

1. 痛经

初诊：2005年8月18日。宋某，30岁，未婚，痛经5年，每于经期第三天痛经剧烈，手足寒逆，浑身冷汗，伴呕吐，经色暗，夹血块，月经周期定，7天净。带下不多，二便正常。7月份过食杨梅之后一直胃脘作胀，纳差。末次月经7月25日来潮。舌淡红，苔薄白，脉细。治法：温经散寒，调气和中。方剂：当归四逆加吴茱萸生姜汤合半夏厚朴汤。当归12克，炒白芍12克，炙甘草6克，通草5克，大枣6个，桂枝6克，细辛5克，生姜5片，吴茱萸4克，半夏10克，厚朴10克，苏叶5克，茯苓10克，7剂。二诊：2005年8月29日。月经于8月22日来潮，经量可，无痛经，今已净，嘈杂易饥，大便少，舌脉如上。治法：补益脾胃。参苓白术散(《和剂局方》)去砂仁，加何首乌12克，5剂。三诊：2005年9月30日。月经9月25日来潮，未再出现痛经。以后连续随访3个月经周期，痛经消失。

2. 经期过长

初诊：2006年2月24日。叶某，36岁，月经1月29日来潮，至今27天未净，经量不多，经色紫暗，小腹隐痛，伴腰酸痛，乏力。经前腰骶酸痛，胃寒怕冷，纳可，二便正常。生育史：1-0-3-1。尿妊娠试验阴性。舌淡红，苔薄白，脉细。西医诊断：功能性子宫出血。治法：温经和血止血。方剂：当归四逆加吴茱萸生姜汤加减。当归6克，炒白芍12克，桂枝6克，通草4克，炙甘草6克，大枣5个，细辛3克，炮姜5克，吴茱萸3克，益母草15克，香附炭6克，茜草炭10克，3剂。

二诊：2006年2月27日。阴道出血今净，腰部酸痛，舌脉如上。治法：温补肾气。方剂：八味肾气丸加味。淡附片3克，桂枝3克，熟地12克，山茱萸12克，淮山药15克，茯苓12克，泽泻10克，丹皮6克，杜仲12克，菟丝子12克，续断12克，巴戟天12克，3剂。

三诊：2006年3月2日。腰痛减轻，恶心。舌淡红，苔薄白，脉细。

治法：温中健脾益肾。方剂：理中汤加味。党参15克，炒白术12克，炮姜6克，炙甘草6克，鹿角胶(烊冲)10克，杜仲12克，仙鹤草20克，荆芥炭10克，4剂。

四诊：2006年3月7日。带下如水量多，腰痛，小腹偶痛，舌脉如上。妇科检查：外阴无殊，阴道通畅，宫颈光滑，宫体后位，活动，质地中等，压痛，两侧附件压痛，两侧子宫骶骨韧带触痛。西医诊断：慢性盆腔炎。治法：温脾调气，清理湿热。方剂：薏苡附子败酱散合四逆散加味。薏苡仁30克，淡附片6克，败酱草20克，柴胡10克，炒白芍10克，枳壳10克，炙甘草6克，蒲公英20克，红藤20克，大蓟15克，小蓟15克，7剂。

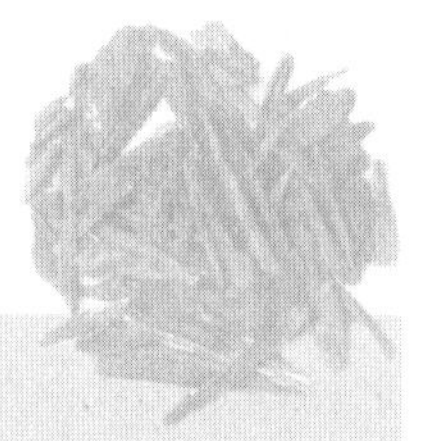

第11章　理中汤类方

理中丸

【方剂组成】

人参、甘草(炙)、白术、干姜各三两(45克)

【方药用法】

上四味，捣筛为末，蜜和丸，如鸡黄大，以沸汤数合，和一丸，研碎，温服之。日三服，夜二服，腹中未热，益至三四丸，然不及汤。汤法，以四物，依两数切，用水八升，煮取三升，去滓，温服一升，日三服。

【方证释义】

方中干姜辛热，温中焦脾胃，助阳祛寒，扶阳抑阴，为君药。人参益气健脾，培补后天之本，与干姜相配，温补并用，正合脾胃虚寒之机，助运化为臣药。白术健脾燥湿，与干姜相配，温燥相合，以复脾胃升降之常，为佐药。炙甘草益气和中，缓急止痛，可助人参、白术补益脾气，调和诸药为使药。四药合用，温中焦之阳气，祛中焦之寒邪、健中焦之运化、吐泻冷痛诸症悉可解除。

【主治病证】

霍乱，头痛发热，身疼痛，热多欲饮水者，五苓散主之；寒多不用水者，理中丸主之。

大病瘥后，喜唾，久不了了，胸上有寒，当以丸药温之，宜理中丸。

【历代名医方论】

《长沙药解》：即理中汤。治胸痹心痞，气结在胸，胸满，胁下逆抢心。以中气虚寒，脾陷胃逆，戊土迫于甲木，则胸中痞结，已土逼于乙木，则胁下逆抢。甘草、白术，培土而燥湿，姜、参，温中而扶阳，所以转升降之轴也。理中丸，即人参汤四味作丸。治霍乱吐利，头痛身疼，发热恶寒。以夏月饮食寒冷，水谷未消，感冒风寒，皮毛外闭，宿食内阻，木气不舒，郁而克土，胃气壅遏，水谷莫容，胃逆则呕，脾陷则利。参、术、姜、甘，温补中气，所以拨上下之枢也。

《伤寒直指》：《内经》曰：脾欲缓，急食甘以缓之，用甘补之，人参、白术、甘草之甘以缓脾调中。寒淫所胜，平以辛热，干姜之辛以温散寒。心肺在隔上为阳，肝肾在隔下为阴，脾胃应土，处于中州，在五脏曰孤脏，在三焦曰中焦，一有不调，此丸专治，故曰理中。脾欲缓，缓中益脾，必甘为主，是以人参之甘温为君；脾恶湿，温中胜湿，必以甘为助，是以白术之甘温为臣；甘先入脾，脾不足，以甘补之，是以甘草之甘平为佐；喜温恶寒者，胃也，胃寒则中焦不治，是以干姜之辛温为使。

《医学举要》《伤寒六经辨证治法》：所以参、术、甘草，益胃和中；干姜以温胸胁胃之气，驱散余邪，斯因中州阳气不理，故名理中耳。

《伤寒真方歌括》：参草甘以和阴，姜术辛

以和阳，辛甘相辅以处中，上交于阳，下交于阴，阴阳和顺，而百病愈矣。

《本经疏证》：然其温中不用理中而用附子粳米，是又必有故，夫理中守而不走之剂也。以干姜较附子，则此动而彼静，以大枣、粳米较参、术，则此和而彼补，又以半夏之能升能降，可滑可燥，主持于中，几何其不有天渊之异耶？

《伤寒寻源》：经云："大病瘥后，喜唾，久不了了，胃上有寒，当以丸药理之，宜理中丸；霍乱头痛发热，身疼痛，寒多不用水者，宜理中汤。"盖理中者理中焦之寒也。寒在胃上，取丸药之暖，逗遛于上，以温胃而散寒。若寒胜热之霍乱，利在急温，则不宜丸而宜汤。缓宜丸，急宜汤，此先圣之成法，不可紊也。再理中汤加减之法，与小青龙小柴胡加减法同义，宜当细玩，不得草草读过。

《高注金匮要略》：填隔之品，固宜首重，以降逆阴。然其留气结胸，犹之贼踞城郭。扫除之法，不得不与抚绥兼施矣。故以散气之枳实，开痞之厚朴为主。而先煮之者，其意以微风荡云雾而去留气也。然后以薤白、桂枝之辛温而甘者，填胸阳以引其气；以瓜蒌实之甘寒而润者，走络脉以入其痹，犹之人尿、猪胆及柏叶等之反佐也，于是留气散而胸阳上复，则不治逆而逆将自靖矣。至于枳实、厚朴，欲并用其苦味以泄土邪，故久煮之以取其重浊。薤、桂二味，欲单用其温阳以通天气，故略煮之以取其轻清耳。人参汤亦主之者，盖人参补气，白术填胸，干姜散结开痞，甘草浮缓上托，使一团太和之气，氤氲胸中。上则旁导阳气而治痹，下则照临阴氛而消逆。其于留气之结胸者，舞干羽而有苗格化矣。或曰：前汤是治全症之方，后汤是单治胁下逆抢之方。又曰：服前汤而留气已散，痞结已开，后汤所以愈痹，而为善后之剂也。二说虽与仲景一条，而主两汤之文例不合，然皆近理，故俱存之，以俟有识者之鉴定焉。

《伤寒论今释》：理中丸、人参汤为太阴病主方，其证心下痞硬，腹痛吐利，心下痞硬且吐者，胃机能衰弱也。人参干姜主之，腹痛者，肠寒而蠕动亢进也，干姜主之，下利者，小肠有卡他性炎症，肠内容物不被吸收，反有炎性渗出物流于肠管也，术主之，吐利腹痛，则急迫可知，甘草主之。学者参看《太阴篇》首条之解释，则其理益明。今以治霍乱者，以霍乱之吐利，由胃肠感寒而起，补救本体之弱点，即所以抵抗毒害性物质也。《简易方》云：其圆者，得蜜而润，入脾为快，温补为宜，若以荡涤寒邪，祛逐冷积，则汤为捷，且免蜜之困脾也。

《伤寒论求是》：至于"寒多不用水者，理中丸主之"。成氏解释其方义："脾欲缓，急食甘以缓之，用甘补之，人参、白术之甘，以缓脾气调中；寒淫所胜，平以辛热，干姜之辛以温胃寒。"然而既以温中为主，为什么方名不曰温中而曰理中？方有执解释："理，治也，料理之谓；中，里也，里阴之谓。"程郊倩又从理论上作了进一步阐述："阳之动，始于温，温气得而谷精运，谷气升而中气赡，故名曰理中，实以燮理之功，予以中焦之阳也。"又"参术炙草，所以守中，干姜辛以温中，必假之焰釜薪而腾阳气，是以谷入于阴，长气于阳，上输华盖，下摄州都，五脏六腑，皆以受气，此理中之旨也。"丸剂可以预先准备以供急需，是其优点。但是丸剂作用的发挥缓慢，不及汤剂快速，所以又有"丸不及汤"，改丸作汤的主张。

徐玉台解读：仲景云：理中者理中焦，则知太阴逆，自利不渴，脉沉无力者，当以此方为主。方中人参补气益胃为君，白术健脾燥湿为臣，甘草和中补土为佐，干姜温胃散表为使。仲景本用丸剂，后人改丸为汤。加附子名附子理中，取补火生土之意。加黄连名连理汤，参辛开苦降之治。

陈恭溥解读：理中丸，温补中土之第一方也，凡伤寒霍乱杂病，属于中土虚寒者，皆用之。本论霍乱篇曰：霍乱头痛发热身疼痛，热多欲饮水者，五苓散主之；寒多不用水者，此方主之。夫曰霍乱则为吐利，已虚其中矣。寒多指中焦之寒，且虚也，故主此方。又差后篇曰：大病差后喜唾，久不了了，胃上有寒，当以丸药温之，宜此方。夫喜唾久不了了者，脾寒不能为胃行其津液，胃中虚寒水从上溢也，故亦宜此方。用人参、甘草，甘以和阴。白术、干姜，辛以和阳。辛甘相辅以处中，则阴阳自和，而中焦理矣。程郊倩曰：参术甘草所以补中，必藉干姜之温，以鼓阳气，使谷入于阴，长气于阳，上输华盖，下摄州都，五脏六腑，皆以受气，此理中之旨也。若脐上筑者，肾气动也；术动肾气，故去之，加桂保心气以伐肾邪。吐多者，中气逆也，术腻而不开，故去之，加生姜以宣之。下多者，土虚不能制水也，还用术培土以防水。悸者，水气凌土也，加茯苓以行水道。渴者，胃液不足也，白术有脂，能生胃液，故加之。腹中痛者，中气虚而不远也，加人参补气以运之。寒者，中焦寒也。方中干姜与诸药并用，不能独见其功，故干姜以温之。腹满者，中焦虚，由于下焦生阳不振也，故去术之腻者，加附子以振下焦之生阳。服后饮粥者，助药力之四布也。勿揭衣被者，助药力之充肤热肉也。

周学海解读：《伤寒论》霍乱条理中丸后，有脐上筑筑有动气者，去术，加桂。《金匮》水气篇苓桂术甘汤下，有少腹有气上冲胸者，去术，加五味子。世谓动气忌术，以术能闭气也。盖动气上冲者，气之不能四达也。寒水四塞，肾中真气不得旁敷，而逼使直上，故气动也。桂枝、细辛所以散水而通络，使气旁达也。五味子所以敛肺而降逆，使气归根也。若白术，能利腰脐结气，似于证无甚相违，而不知腰脐无结，而忽利之，是欲虚其地以受邪，邪将固结腰脐，上下格拒，肾阳因之扑灭矣。且甘苦能坚能升，津液不得流通，气机为之升提，即有碍于桂枝、细辛之功用也。故吾以为凡遇上吐、下泻，以及以腹急痛、痧胀转筋、晕眩颠仆之急病，又或干呕、噎嗝、哕呃之危病，皆以慎用白术为宜。前人谓动气难诊于脉，当问而知之，亦不尽然。其脉当是圆疾如豆丸，丸不去时，上驰如矢也。

【医案举例】

1. 腹泻

患者，男，39岁。主诉：腹泻已逾1年，经常肠鸣，大便稀溏，日下八九次，食欲欠佳，完谷不化。面色苍白无华，精神疲乏，腹部稍胀而喜按，舌苔浮有一层黄色厚腻物，脉细数。

处方：人参9克，炒白术9克，黑干姜7.5克，炙甘草6克。

煎汤。连服6剂，病情好转后，继服6剂，痊愈。

2. 胃炎

患者，男，52岁。主诉：患者胃中嘈杂、反酸，进食生冷时胃中痛，大便不利，但干结不甚，服用滋补类药腹胀明显，服用泻下类药虽一时大便得利，但胃中疼痛、反酸加重，伴乏力，纳差，脉象细滑，舌瘦小，色淡红，苔白厚。

给予理中汤：红参9克，白术15克，干姜10克，炙甘草10克，加槟榔15克，木香9克，青皮9克。

二诊：服用3剂即自觉胃中舒适，效不更方。

处方：在原方基础上加当归15克，麦冬15克。继续服用10余剂后，诸症消失。

3. 腹满

韦某，男，68岁。主诉：腹满食少1年余。医者曾按脾虚气滞腹满，予厚朴生姜半夏甘草人参汤、香砂六君子汤均无效，思忖再三，医者再问之二便如何，答曰："大便稀溏，日三、四行，小便清长，夜尿多2年矣"。问其四肢凉热、口渴与否、饮食冷热何如？答曰："四肢虽不凉，但怕冷喜热，身常畏寒，精神不振，口淡不渴，喜食热饮，饮食稍凉即腹泻"。

处方：予理中汤3剂而腹满除，便溏愈，诸证均减。

继服5剂，病若失。后以理中丸善后调

理，至今愈后未发。

4. **反酸烧心**

王某，男，35岁。主诉：面色苍黄而无光泽，患反酸烧心5年余。反酸烧心每于饭后立即出现，胸骨后烧灼嘈杂微痛不适，食后胃脘胀满，大便稀溏不成形，不进食时无不适感。上腹腹肌软弱无弹力，有振水音，舌质淡苔白滑，脉软无力。

处方：用理中汤合左金丸治之。党参15克，干姜15克，苍术15克，炙甘草10克，吴茱萸12克，黄连3克，海螵蛸12克，代赭石10克。3剂，水煎饭前服。

二诊：3天后，患者如期应诊，诉服药后反酸烧心大减，胃中舒适。

处方：在原方基础上随证化裁，前后服药18剂而愈。

5. **便秘**

方某，女，15岁。主诉：便秘3年，无明显诱因。近来大便干硬成球，数日1行。临证可见面部雀斑，双腿踝上部可见硬币大小褐色皮疹，有点状出血，皮疹处瘙痒，纳可，眠安，小便黄。平素喜食生冷，月经周期正常，量稍多，白带量偏多。舌淡，苔薄黄，脉沉弦。

处方：太子参12克，生白术15克，炮姜6克，当归12克，桃仁10克，炒杏仁10克，火麻仁12克，砂仁（后下）6克，晚蚕沙（包煎）15克，皂荚子（炙酥）8克，炒莱菔子10克，甘草3克。7剂。

二诊：患者服上方14剂后便秘改善，每日1行，大便干硬减轻，双下肢足踝部皮疹消失，但停药后又复发。时有腹痛，带下量仍多，纳眠可，舌体稍胖，质红，中有裂纹，苔薄，脉沉弦。

处方：炒芥穗10克，炒苍术12克，炒白术12克，柴胡10克，醋香附10克，茯苓18克，车前子（包煎）15克，防已12克，炒薏苡仁20克，椿根皮12克，鸡冠花12克，白果10克，生龙骨、生牡蛎（先煎）各20克。

方进14剂，药后患者大便通畅，带下亦止，3年之疾告愈。

6. **频吐唾沫**

王某，男，10岁。主诉：口中唾液多，频吐清水涎沫，余无所苦，久治无效，舌质淡苔白水滑。辨为脾胃虚寒。

处方：用理中汤加茯苓。党参12克，苍术15克，干姜12克，炙甘草8克，茯苓15克。5剂，水煎服。

药服完，口水开始减少，继用上方去茯苓加吴茱萸8克，服10剂病愈。

7. **南雅堂医案**

大病初愈，元气虚而未复，脉沉迟无力，喜唾，乃胃中虚寒，津液不主收摄，若遽以汤剂峻补，久虚之体恐非所宜，须以丸药温之为合，以理中丸。

【现代运用】

表现为胃肠的疾病，如急慢性胃肠炎、胃及十二指肠溃疡、胃痉挛、胃下垂、胃扩张、慢性结肠炎等。

真武汤

【方剂组成】

茯苓、芍药、生姜（切）各三两（9克），白术二两（6克），附子（炮，去皮，破八片）一枚（9克）

【方药用法】

上五味，以水八升，煮取三升，去滓，温服七合，日三服。

【方证释义】

方中附子大辛大热，温补肾阳，以化气行水，兼可散在里之寒邪，散寒止痛，兼暖脾土，以温运水湿，为君药。白术健脾燥湿，茯苓渗湿利水，两药合用能够健脾治水，使脾气复健，共为臣药。佐以生姜，既可以协附子温阳散寒，又能助白术、茯苓健脾温中，宣散水湿，兼有和胃降逆止呕；白芍柔肝缓急止痛，敛阴舒筋，利小便而以行水气，同时其味酸性微寒可防附子燥烈。各药共用，温阳利水。

【主治病证】

太阳病发汗，汗出不解，其人仍发热，心下悸，头眩，身瞤动，振振欲擗地者，真武汤主之。

少阴病，二三日不已，至四五日，腹痛，小便不利，四肢沉重疼痛，自下利者，此为有水气。其人或咳，或小便利，或不下利，或呕者，真武汤主之。

【历代名医方论】

《伤寒论条辨》：是故茯苓行水，术性导湿，湿导水行，祖龙归海也。芍药收阴，附子回阳，阳回阴收，铁甲当关也。生姜以醒其昏，为救厥逆之剧。然阴寒甚而水泛滥，由阳困弱而土不能制伏也。是故术与茯苓燥土胜湿，芍药附子利气助阳，生姜健脾以燠土，则水有制而阴寒退，药与病宜，理至必愈。

《张卿子伤寒论》：脾恶湿，甘先入脾，茯苓、白术之甘，以益脾逐水。寒淫所胜，平以辛热；湿淫所胜，佐以酸平，附子、芍药、生姜之酸辛，以温经散湿。

《尚论后篇》：经曰：脾恶湿，甘先入脾，茯苓、白术之甘以益脾逐水，寒湿所胜，平以辛热；湿淫所胜，佐以酸辛，故用附子、芍药、生姜之酸，辛以温经散湿……凡附子生用则温经散寒，非干姜佐之则不可；炮熟则益阳除湿，用生姜相辅，允为宜矣。干姜辛热，故佐生附而用；生姜辛温，少资熟附之功，原佐使之妙，无出此理。然白通等汤，以下利为重，其真武汤症，以寒湿相搏，附子亦用炮熟，仍用生姜以佐之，其生熟之用，轻重之分，无过此理也。

《伤寒括要》：真武，北方水神也。水在心下，外带表而属阳，必应辛散，故治以真武汤。真武主少阴之水，亦治太阳之。夫脾恶湿，腹有水气则不治，脾欲缓，甘以缓之则土调，故以茯苓甘平为君，白术甘温为臣。经曰：湿淫所胜……佐以酸辛。故以芍药、生姜为佐。经曰：寒淫所胜，平以辛热故以附子为使。真武汤治少阴病二三日至四五日，腹满小便不利，四肢重痛。自利者，为有水气，故多或为之症。水为寒湿，肾实主之。水饮停蓄，为寒湿内甚；四肢重痛，为寒湿外甚；小便不利，湿甚而水谷不分也。苓、术之甘以益脾逐水，姜、附、芍药之酸辛以温经散湿。

《伤寒辨证》：茯苓、白术，补土利水之物也，可以伐肾而疗心。生姜、附子益卫回阳之物也，可以壮火而祛虚邪。芍药之酸，收阴气也，可以和营而生津液。用芍药者，以小便不利，则知其人不但真阳不足，真阴亦已素亏，若不用芍药固护其阴，岂能胜附子之雄悍乎！

《伤寒论集注》：此言发汗夺其心液而致肾气虚微也。太阳发汗仍发热者，太阳之病不解也；心下者，夺其心液而心气内虚也；头眩者，肾精不升，太阳阳气虚于上也；身动，振振欲擗地者，生阳之气不充于身，筋无所养，故有经风不宁之象也；夫发汗则动经，身为振振摇者，乃中胃虚微以致肝气上逆，故但以苓桂术甘调和中土。此身动，振振欲擗地者，乃心肾两虚，生阳不能充达于四体，故以真武汤主之。

《伤寒六经辨证治法》：故以苓、术坐镇中州，宣导玄武之水下行，芍药酸收上逆之阴，姜、附补阳而逐水归源，则不驱邪而邪自去，故名真武汤也。

《伤寒直指》：气逆则呕，附子补气，生姜散气。《千金》曰：呕家多服生姜，为圣药。脾恶湿，甘先入脾，茯苓、白术之甘以益脾，逐水；寒淫所胜，平以辛热，湿淫所胜，佐以酸平，附子、芍药、生姜之酸辛以温经散湿。真武，北方水神也。水气在心下，外带表而属阳，必应发散，故治以真武汤。青龙汤主太阳，真武汤主少阴。少阴者，肾水，此汤可以治之，真武之名得矣。真武主少阴之水，亦治太阳之。夫脾恶湿，腹有水气则不治。脾欲缓，甘以缓之，则土调，故以茯苓、甘草为君；白术甘温为臣；经曰湿淫所胜，佐以酸辛，故以芍药、生姜为佐；经曰寒淫所胜，平以辛热，故以附子为使。

《伤寒论诠解》：真武汤用附子的辛热，温经回阳以散寒水；辅以白术温运脾气，补土以制水；术、附合用，还可温煦经脉以除寒湿；茯苓淡渗，协白术以利水；生姜辛温，配附子扶阳消阴以散水邪，芍药活血脉、利小便，且能制约姜、附之辛燥，使之温经散寒而不伤阴。方中诸药相辅相成，相互为用，可谓有制之师。本方与附子汤，均为温阳之剂，方剂的组成也仅有一药之差，但两方的作用是不相同的。柯韵伯指出：附子汤为大温大补之方，与真武汤似同而实异，倍术附去姜加参，是温补以壮元阳，真武汤还是温散而利肾水也。道出了两方的基本不同之处。

《增订伤寒百证歌注》：小青龙汤，治表不解有水气，中外皆寒实之病也。真武汤治表已解有水气，中外皆虚寒之病也。真武者，北方司水之神也，以之名汤者，藉以镇水之义也。肾为胃关，聚水而从其类，倘肾中无阳，则脾之枢机虽连，则肾之关门不开，水即欲行，以无主制，故泛溢妄行而有是证也。用附子之辛热，壮肾之元阳，则水有所主矣。白术之温燥，健脾中之阳，则水有所制矣。生姜之辛散，佐附子以补阳，于补水中寓散水之意。茯苓之淡渗，佐白术以健中，于制水中寓利水之道。而尤重在芍药之苦降，其旨甚微，盖人身阳根于阴。若徒以辛热补阳，不少佐以苦降之品，恐真阳飞越矣。芍药为春花之殿，交夏而枯，用之以吸收散漫之阳气而归根。下利减芍药者，以其苦降通泄也；加干姜者，以其温中散寒也。水寒伤肺则咳，加细辛、干姜者，胜水寒也；加五味子者，收肺气也。小便利者，去茯苓，恐其过利伤肾也。呕者去附子，加生姜，以其病非下焦水停于胃，所以不须温肾以行水，而当温胃以散水，且生姜功能止呕也。

柯琴解读真武汤：真武，主北方水也。坎为水，而一阳居其中，柔中之刚，故名真武。是阳根于阴，静为动本之义。盖水体本静，动而不息者，火之用也。火失其位，则水逆行。君附子之辛温，以奠阴中之阳；佐芍药之酸寒，以收炎上之用；茯苓淡渗，以正润下之体；白术甘苦，以制水邪之溢。阴平阳秘，少阴之枢机有主，开阖得宜，小便自利，腹痛下利自止矣。生姜者，用以散四肢之水气，与肤中之浮热也。咳者，是水气射肺所致。加五味子之酸温，佐芍药以收肾中水气；细辛之辛温，佐生姜以散肺中水气。小便自利而下利者，胃中无阳。则腹痛不属相火，四肢困于脾湿，故去芍药之酸寒，加干姜之辛热，即茯苓之甘平亦去之。此为温中之剂，而非利水之剂矣。呕者是水气在中，故中焦不治。四肢不利者，不涉少阴，由于太阴湿化不宣也。与水气射肺不同，法不须附子之温肾，倍加生姜以散邪。此和中之剂，而非下焦之药矣。附子、芍药、茯苓、白术，皆真武所重。若去一，即非真武汤。

【医案举例】

1. 咳喘

患者，男，74岁。主诉：咳痰喘反复发作40余年，5天前无明确诱因出现双下肢浮肿，尿量减少，纳差乏力，咳嗽、咯白痰少量，喘息动甚，不能平卧，怕冷肢重，双下肢按之没指，白天尿少，夜尿频，口唇紫绀。舌质暗，苔白滑，脉结。

处方：太子参15克，制附子、白术、干姜、泽泻、茯苓皮、桑白皮、五加皮、生姜皮、陈皮、桂枝、白芍、赤芍、车前草、猪苓各10克治疗。

患者服5剂后，浮肿明显消退，肢体困重消失，纳差改善，喘息减轻，可以平卧，继续服用7剂后出院。

2. 浮肿

王某，女，46岁。主诉：颜面及下肢浮肿3年余，腰以下甚，按之凹陷不起，心悸气短，面色苍白，腰部冷痛酸重，四肢厥冷，喜热，纳差，小便量少，舌质淡红，苔白滑，脉沉细无力。

处方：制附子12克，茯苓15克，白术15克，炙黄芪30克，菟丝子10克，芡实15克，枸杞子10克，续断12克，泽泻15克，甘草6克，生姜10克。

5剂水煎服。

二诊：药后小便增多，浮肿减轻。

处方：继原方加黄精12克，补脾以统精。6剂水煎服。

三诊：药后诸症大减，浮肿减半，尿量增加，腰酸乏力明显好转。

处方：继上方加金樱子12克，益肾固精。6剂水煎服。

四诊：纳谷增，浮肿消。

处方：嘱患者继服参苓白术散合六味地黄丸，并低盐饮食以巩固疗效，随访3个月病情稳定。

3. 高血压病

安某某，女，51岁。主诉：高血压病，头晕，腰痛，腹胀，大便每天干、稀各1次。尿少，不利。舌淡胖大，苔白水滑。

处方：泽泻20克，茯苓30克，白术12克，白芍10克，生姜10克，制附子8克。7剂。

4. 振颤

庞某某，女，65岁。主诉：头摇手颤，便溏，舌淡红胖，舌边有齿痕，苔薄白，脉沉。

处方：附子10克，白术10克，茯苓30克，白芍15克，生姜10克。14剂。

5. 心衰

贾某某，女，62岁。主诉：患高血压病，"心衰"，类风湿关节炎，气短，下肢浮肿，面肿，尿少。腹部、胃脘部痞满，有时胀痛。舌淡红，苔白腻。处方：用鸡鸣散加枳壳。紫苏叶8克，木瓜10克，槟榔10克，陈皮10克，生姜10克，桔梗10克，枳壳10克，吴茱萸8克。7剂。

二诊：患者自诉服药后腿肿略减轻，胸憋闷、胸部胀，气短。舌淡胖，苔白滑。用苓桂术甘汤加党参。处方：茯苓30克，桂枝14克，白术10克，炙甘草10克，党参15克。7剂。

三诊：胸憋闷减轻，腿肿胀，尿少，腿酸沉，怕冷，胃胀。舌胖大紫黯，苔白腻。用真武汤。

处方：茯苓30克，白芍10克，白术12克，附子10克，生姜10克，红参6克。14剂。

6. 心脏传导阻滞颤抖浮肿

孙某某，女，56岁。主诉：心脏右束支传导阻滞，背疼恶寒、四肢冷、肌肉颤抖、面浮肿。舌淡红，苔白腻，脉沉。用真武汤。

处方：白术12克，茯苓30克，白芍10克，制附子10克，生姜10克，桂枝10克。7剂。

二诊：浮肿见消，尿增多，肌肉颤动，怕冷，心慌。舌淡红，苔白腻，脉沉。

处方：用真武汤合桂枝甘草汤。附子(先煎)14克，白术15克，生姜10克，茯苓30克，白芍10克，桂枝10克，炙甘草10克。14剂。

三诊：心慌乏力，腿肿，小便不利。舌淡红，苔白。

处方：用五苓散合苓桂术甘加参附汤。白术10克，茯苓30克，猪苓20克，泽泻20克，桂枝15克，炙甘草10克，红参8克，附子6克。7剂。

四诊：服上见效，腿肿消，口干，胃胀，头晕，心慌，少寐。舌淡，苔白，脉沉。

处方：用苓桂术甘加参附汤合泽泻汤。茯苓30克，白术12克，桂枝12克，炙甘草3克，泽泻20克，红参6克，附子6克。7剂。

五诊：大、小便正常，血压偏高，头眩，浮肿。舌淡，苔白，脉弦。

处方：用真武汤。茯苓30克，白芍12克，附子10克，生姜10克，白术12克。7剂。

六诊：浮肿减轻，胃灼热，泛酸不舒。舌淡红，苔白腻，脉沉滑。

处方：用平胃散加味。苍术10克，厚朴12克，陈皮10克，茯苓20克，泽泻20克，防

己10克，黄芪20克，附子3克，砂仁8克。7剂。

7. **房颤**

孟某某，女，63岁。主诉：房颤，心慌、心跳，手脸发胀，接不上气时手麻。腿肿、腹胀、腿沉、后背冷。舌淡黯胖、边有齿痕，苔白，脉沉略数、结代。

处方：用真武汤。附子（先煎）10克，白术12克，茯苓30克，白芍10克，生姜10克。

8. **尿毒症水肿**

江某某，男，58岁。主诉：慢性肾炎肾衰、尿毒症。面目浮肿，手肿胀，心悸，气短。

处方：用真武汤加红参。白术12克，茯苓30克，白芍12克，附子10克，生姜10克，人参8克。7剂。

二诊：服上方体力增加，目肿，尿多，大便干，胸闷，气短，无食欲，食则不易消化。舌淡红，苔白腻。

处方：用开胃进食汤。党参12克，白术10克，茯苓15克，半夏12克，陈皮10克，丁香3克，木香3克，藿香3克，莲子10克，厚朴16克，砂仁6克，麦芽10克，神曲10克，炙甘草6克，生姜3片，大枣5枚。14剂。

三诊：服上方，胸闷，气短好转，体力增加，浮肿减轻，食欲好转。心慌。舌淡胖，苔白腻滑。

处方：用苓桂杏甘汤加泽泻。茯苓30克，桂枝14克，杏仁10克，泽泻20克，炙甘草3克。7剂。

四诊：尿毒症，全身浮肿，胸闷，嗳气、呃逆，呃逆时不能平躺，腿沉，怕冷，身上有汗，尿多，大便通畅。脉沉滑，舌淡红，苔白。

处方：用防己黄芪汤加附子。防己15克，黄芪30克，白术10克，炙甘草6克，生姜6克，大枣5枚，附子4克，砂仁6克，丁香3克。7剂。

五诊：服上方手肿腿肿减轻，头晕，心慌，耳鸣，胸闷，面肿。舌胖大，苔白滑。

处方：用苓桂杏苡汤。茯苓30克，杏仁10克，薏苡仁15克，桂枝15克，炙甘草3克。7剂。

9. **用于治疗前列腺肥大下肢静脉曲张**

杨某某，男，70岁。主诉：前列腺肥大、前列腺炎，小便不利，尿急，口不渴，下肢静脉曲张，下肢肿胀，局部皮肤发紫，轻度溃烂，痒甚。舌红，苔白。

处方：用通关散。知母10克，黄柏10克，肉桂2克，苍术10克，半枝莲20克，车前子15克。14剂。

二诊：两腿肿胀、发紫均减轻，静脉曲张部疼痛亦减轻，小便不利，尿色白，腿肿。

处方：用防己黄芪汤加茯苓。防己15克，白术12克，茯苓30克，黄芪30克，生姜4克，大枣5枚，炙甘草6克，7剂。

三诊：服上方腿肿减轻。自诉小便不利，口渴。舌淡红，苔白。

处方：用五苓散合防己黄芪汤。白术12克，茯苓30克，猪苓20克，泽泻20克，桂枝12克，防己12克，黄芪30克。7剂。

四诊：下肢仍肿。舌淡红，苔白，脉沉。

处方：用真武汤。附子10克，茯苓30克，白术10克，白芍10克，生姜10克，黄芪30克，防己15克。14剂。

五诊：下肢肿全消，仍小便不利，舌苔白，脉沉细。

处方：用济生肾气丸。熟地30克，山药16克，山萸肉16克，丹皮10克，泽泻12克，茯苓15克，车前子12克，牛膝10克，附子6克，肉桂6克。14剂。

10. **许叔微医案**

乡里市人姓京，鬻绳为业，谓之京绳子。其子年近三十，初得病，身微汗，脉弱，恶风。医者误以麻黄汤汗之，汗遂不止。发热、心痛、多惊，夜间不得眠卧，语不识人，筋惕肉瞤，振振动摇。医者以镇心惊风药治之。予视之曰：强汗之过也。仲景云：脉微弱，汗出恶风者，不可服青龙汤，服之则筋惕肉瞤，此为逆也。唯真武汤可收之。予三投而大病除。次以清心丸竹叶汤解余毒，数日瘥。

【现代运用】

1. 表现为腹满、腹痛、下利，面黄暗、腹肌软弱伴振水音的疾病，如慢性肾小球肾炎、胃中停饮伴贫血、慢性肠炎、肠结核、原发性肾病综合征等。

2. 表现为流行性的疾病，如感冒、流感、肺炎等。

3. 表现为心脑血管的疾病，如心血管病、高血压、低血压、动脉硬化伴脑供血不足、慢性心力衰竭、心源性水肿、耳源性眩晕等。

4. 其他疾病：尿毒症、甲状腺功能减退、慢性支气管炎，或湿疹、溃疡等渗出物多且清稀，创面贫血且肉芽生长不良等。

附子汤

【方剂组成】

附子(炮，去皮，破八片)二枚(15 克)，茯苓三两(9 克)，人参二两(6 克)，白术四两(12 克)，芍药三两(9 克)

【方药用法】

上五味，以水八升，煮取三升，去滓，温服一升，日三服。

【方证释义】

本方中附子温阳散寒，辛甘大热，具有回阳救逆、补火助阳、散寒止痛的功效，“为回阳救逆第一品药”；人参补益元气，复脉固脱，配伍附子起到温补阳气的作用；茯苓、白术共用，可健脾除湿，白术可增强附子去寒湿之邪之功。芍药和营血而通痹止痛。全方诸药合用，共有温经助阳、祛寒除湿之功。

【主治病证】

少阴病，身体痛，手足寒，骨节痛，脉沉者，附子汤主之。

少阴病，得之一二日，口中和，其背恶寒者，当灸之，附子汤主之。

【历代名医方论】

《俞长荣论伤寒》：认为关于附子汤的条文过去有些注家认为文字简略，证不具备，山田氏并删 304 条中的“附子汤主之”五字，移其方于 305 条下，其实，本条的“少阴病”三字，已包含了“脉微细，但欲寐”的少阴证候在内。“口中和”是肯定里无热，少阴病本来也有恶寒，该条特标出“背恶寒”是特揭示阴寒太盛，表阳大虚，因此在服用附子汤的同时，还要施灸，以助阳气生发。第 305 条还指出附子汤的另一适应证为身体痛、骨节痛，冠以“少阴病”三字是省文，已如上述。举出“手足寒”、“脉沉”是与太阳病的身体痛、骨节痛作鉴别。本方即真武汤去生姜加人参倍术附而成，以苓、附、参、甘合用，能助正气散阴邪，以芍药和阴，且能导附子入阴散寒，适用于少阴病，机体机能衰弱之恶寒、脉微、体痛诸证候。

《经方传真》：《金匮要略》曰：“夫心下有留饮，其人背寒冷如掌大。”少阴病虽得之一二日，但口中和而背恶寒，可知为里虚饮聚的证候已显，宜舍表而救里。本方温中逐饮，可止吐利于未萌，此即良工治未病的手段。又白虎汤证的背恶寒与本方证很相似，但白虎汤证以热、口舌燥；而本方证以寒、口中和，是亦不难分辨。本方中苓术利小便，伍以附子并解疼痛。人参补胃气之虚，芍药缓里急之痛，故此治胃虚有寒饮、小便不利、身疼、骨节痛、或腹摩痛者。

《经方药症与方证》：以下诸项中，前 3 项中只要具备 2 项，即可得出正确诊断，其他可能出现的症状表现，可作为辨证的参考，以此可辨为附子汤证：①基本症状：以肢体或关节疼痛为基本要点；②临床特征：以手足寒冷，或口不干不燥为审证要点；③检查体征：以舌质淡，苔薄白，脉沉或紧为辨别要点；④病变证机：肾阳虚弱而不温化，寒湿浸淫而肆虐筋脉骨节；其他表现：因个体差异可能出现以下 1 个或几个症状：可能有筋脉或关节疼痛遇寒加重；女子可能有少腹冷痛或带下色白。

刘渡舟论附子汤：附子汤是治疗少阴病得之一二日，不发热而背部恶寒。背为阳之

府，恶寒反映了阳气大虚，此证病发于阴，寒邪入里，阳虚而阴盛故“口中和”；阳虚不温四肢，所以，手足发凉，阳虚寒盛，寒邪不化，故见身痛，骨节疼痛。附子汤由炮附子、茯苓、人参、白术、芍药组成，方用附子温肾以扶阳气，人参补脾以培脏真；茯苓、白术既可协附子以驱寒湿；又可佐人参以补脾；芍药和血、敛阴既可去痛，又监附子之悍，此方脾肾双补，扶阳消阴，为固本祛邪的代表方。

郝万山解读附子汤：阳虚身痛证，就是附子汤证。《伤寒论》305 条和 304 条，“少阴病，身体痛，手足寒，骨节痛，脉沉者，附子汤主之”“少阴病，得之一二日，口中和其背恶寒者，当灸之，附子汤主之”。这两条原文它提到的症状主证有两个痛，有两个寒。这两个痛，一个是身体痛，一是骨节痛，这两个寒，一个是手足寒，一个是背恶寒。这两个痛，它的病机是什么，是肾阳虚衰，肌肤失温，寒湿凝滞于肌肤骨节。这样就导致了身体痛，骨节痛。手足寒和背恶寒呢，这是肾阳虚衰，四末失温，督阳不充，督脉中的阳气不能充盈，所以就表现了背恶寒。手足和后背是反映阳气盛衰最敏感的两个部位。所以说“四肢为诸阳之本”“背为阳之府”，遇到这样的身体痛，骨节痛，这样的手中寒，背恶寒，脉沉提示不是表证而里证，不是太阳受寒，而是肾阳虚衰，沉主病在里，沉主阳虚，所以它既是诊断所必须参考的一个指标，脉沉又是鉴别诊断，除外了太阳伤寒表实证。“口中和”也是个鉴别诊断。口中和即口不苦，口不渴，口不燥，那就除外了阳明胃热弥漫、津气两伤证的背微恶风寒。肾阳虚造成的寒湿凝于肌肤的身疼痛，我们把它叫作阳虚身痛证，治疗用附子汤。附子汤在药物组成上，和真武汤在药物组成上特别相近。芍、姜、苓、猪、附是真武汤，芍、参、苓、猪、附是附子汤。附子汤，人参和附子同用，这很有参附汤的意思，助元阳、益元气，再加上白术、芍药、茯苓燥湿，利湿，祛肌表的寒湿邪气，用芍药缓急止痛，所以应当注意，附子汤的药物组成，和真武汤的药物组成，要区别开，实际上附子汤和真武汤，又是对偶统一的一对方子。它们都治疗阳虚，都治疗肾阳虚，一个是阳虚里有寒水，一个是阳虚外有寒湿。附子汤的适应证，既要和太阳伤寒表实证相鉴别，又要和真武汤适应证相鉴别。

【医案举例】

1. 风湿性关节炎

于某，女，45 岁。主诉：全身酸痛半年。患者于睡前双下肢酸痛，右足跟凉痛，睡中或醒后全身酸痛，左侧腰背痛，乏力，眠差多梦，腕踝关节酸痛，遇冷加重。头晕，头胀，后脑部痛，牙周痛，偶有少腹痛，经前腹痛，月经量多，有血块。小便黄，大便每日 1～2 次，舌淡、质暗，苔白腻，脉沉无力。

处方：方用加味附子汤加减：炮附子 10 克，党参 20 克，白芍 15 克，白术 10 克，桂枝 9 克，熟地 12 克，柴胡 10 克，当归 12 克，茯苓 12 克，川芎 6 克，山药 20 克，合欢皮 10 克，酸枣仁 10 克，枸杞子 10 克，菟丝子 10 克，木瓜 10 克，威灵仙 10 克，薏苡仁 10 克，甘草 6 克。7 剂，水煎服，每日 1 剂。

二诊：服药 7 天后，患者诉下肢及腰部疼痛症状明显改善。

2. 产后风湿病

杨某，女，55 岁。主诉：全身肌肉畏冷畏风，有凉风吹拂感 20 年余。患者产后用冷水洗衣，夏天炎热卧于地面凉席之上，不久四肢大小关节疼痛。时值 8 月，患者仍着棉衣、围巾，淅淅恶风，手足不温，腹满时胀。夜尿 2～3 次，纳食一般，小便清长，大便尚可，舌淡红，苔白，脉沉细。处方：附子 12 克，红参 12 克，白术 20 克，茯苓 20 克，白芍 15 克，厚朴 10 克，生姜 15 克，桂枝 12 克，防风 12 克，当归 12 克，鹿角胶 6 克，巴戟天、淫羊藿、补骨脂各 15 克。

服 15 剂后，恶寒肢冷及关节痛皆好转，巩固治疗半年，每晚加服医院制剂“风湿痹痛丸”6 克，现穿衣接近常人，关节痛也基本消失。

3. **脾肾虚寒**

陈某，男，30 岁。主诉：初受外感，咳嗽，愈后但觉精神萎靡，食欲不振，微怕冷，偶感四肢腰背酸痛。自认为病后元气未复，未即就医。面色苍白，舌滑无苔，脉象沉细。

处方：炮附子 9 克，白术 12 克，潞党参 9 克，杭白芍(酒炒)6 克，茯苓 9 克。

服 1 剂，诸症略减；次日复诊，嘱按原方续服 2 剂。

4. **定时臂痛**

张某，女，39 岁。主诉：13 年前曾产后大出血，经治血止。半年后，右上肢肩下腕上整个部位有痛感，逐渐加重，每于夜半子丑之时痛甚难忍，无法睡眠。平时汗出湿衣，手足心热，恶心，舌体淡胖苔白厚腻，脉沉缓无力。

处方：制附子(另包先煎 30 分钟)30 克，茯苓 18 克，党参 20 克，焦白术 12 克，赤芍 12 克。服 1 剂痛减；连服 30 剂，诸症均瘥。

5. **痹证**

郭某某，女，36 岁。主诉：因周身关节疼痛半年余。半年前出现关节疼痛，受寒则加重，伴乏力、便溏、从头至脚冒凉气、睡眠不好、月经减少等症。

处方：生黄芪 30 克，炒白术 15 克，防风 12 克，制附片(先煎)10 克，炮姜 8 克，炒白芍 15 克，炒杏仁 9 克，炒薏苡仁 30 克，仙鹤草 18 克，乌梅炭 12 克，桂枝 10 克，广木香(后下)12 克，黄连 8 克，炙甘草 10 克，生姜 3 片，大枣 3 枚。7 剂，水煎服。

二诊：药后胃肠不适减轻，大便成形，1 日 1 次，有不尽感，有时打嗝生气、着急及情绪紧张时腹泻，胃部冷痛，几次着凉后自觉寒气入体，感觉冷气聚在内，身体由外向里冷，喝水或稍微活动出汗也多，畏阴冷潮湿之地，小便不尽感，全身骨痛，月经量少，色黑，有血块，舌质红，尖红，苔薄黄腻，脉沉弱。

处方：制附片(先煎)10 克，炒白芍 15 克，炒白术 15 克，生黄芪 40 克，防风 12 克，炮姜 8 克，炒杏仁 9 克，炒薏苡仁 30 克，仙鹤草 18 克，炒三仙各 12 克，桂枝 10 克，广木香(后下)12 克，黄连 8 克，炙甘草 10 克，生姜 3 片，大枣 3 枚。14 剂，水煎服。

三诊：药后大便已成形，有时打嗝，胃肠感觉发凉，身体由外向里冷，小便不尽感，睡眠改善，舌红，苔薄黄，脉沉弱。药已见效，继以温阳益气法善后。

6. **腹痛恶寒**

妇人怀娠六七月，脉弦发热，其胎愈胀，腹痛恶寒者，少腹如扇，所以然者，子脏开故也，当以附子汤温其脏。

【现代运用】

1. 表现为关节的疾病，如风湿性关节炎、类风湿关节炎等

2. 表现为心血管疾病和胃肠疾病的疾病，如心绞痛、胃肠病等。

甘草附子汤

【方剂组成】

甘草(炙)二两(6 克)，附子(炮，去皮，破)二枚(8 克)，白术二两(6 克)，桂枝(去皮)四两(12 克)

【方药用法】

上四味，以水六升，煮取三升，去滓，温服一升，日三服。初服得微汗则解，能食，汗止复烦者，将服五合，恐一升多者，宜服六七合为始。(《伤寒论》)

【方证释义】

本方即桂枝甘草汤加白术、附子，又为苓桂术甘汤易茯苓以附子。用白术、附子以温经助阳，散寒除湿。桂枝祛风寒，温表阳，固卫气，合附子则温运血行。甘草益气健脾，缓急迫之疼痛，附子、甘草合用，更能发挥缓解拘挛疼痛之功效，对于掣痛不得屈伸等有良效，甘草调和诸药。

【主治病证】

风湿相抟，骨节疼烦，掣痛不得屈伸。近之则痛剧，汗出短气，小便不利，恶风不欲去衣，或身微肿者，甘草附子汤主之。

【历代名医方论】

《医门法律》：其一风湿两邪，搏聚一家，用甘草附子汤分解之法。其证骨节烦疼掣痛，不得屈伸，近之则痛剧，汗出短气，小便不利，恶风不欲去衣，或身微肿。风则上先受之，湿则下先受之。逮至两相搏聚，注经络，流关节，渗骨体，壳之间，无处不到，则无处不痛也。于中短气一证，乃汗多亡阳，阳气大伤之征，故用甘草、附子、白术、桂枝为剂，以复阳而分解外内之邪也。又寒伤荣而无汗之证，用桂枝附子汤，即本方去术加姜枣之制也。其寒伤荣无汗，而大便硬、小便自利者，知其邪不在表，则本方去桂枝仍用术，借其益土燥湿之用也。三方原三法，今并为一，见治风湿相搏，不出以回阳为急务耳。甘草附子汤，治风湿相搏，烦疼掣痛，短气恶风，阳虚之证。本文云：风湿相搏，骨节疼烦，掣痛。不得屈伸，近之则痛剧，汗出短气，小便不利，恶风不欲去衣，或身微肿者，甘草附子汤主之。此亦阳虚之证，与前条大约相同，风伤其卫，而阳不固于外。湿流关节，而阳不充于经。用此固卫温经散湿也。

《伤寒论宗印》：此感于风湿，而土气受伤者也。风胜为行痹，湿胜为着痹。风行而数变，湿气流关节，是以骨节烦疼而痛剧也。因于湿，大筋软短，小筋弛长，风湿相搏，是以痛而不得屈伸也。汗出短气者，风邪伤气也。小便不利者，湿淫于内，而土气不输也。恶风不欲去衣者，风湿伤气，表气虚也。身有微肿者，土气伤也，用甘草白术桂枝附子，补中土而温散外内之邪。

《伤寒论集注》：此节病风寒湿而涉于三阴。承上文伤寒八九日，风湿相搏，意谓八九日则三阳为尽，三阴当受邪，故风湿相搏而病三阴之气也。少阴主骨，故骨节疼烦，掣痛；厥阴主筋，故不得屈伸；太阴主肌肉，故近之则痛剧。夫肾为生气之源。汗出短气者，少阴生气虚于内而表气脱于外也；小便不利或身微肿者，太阴脾土之气不化也；厥阴乃风木主气，而为阴之极，恶风不欲去衣者，厥阴阴寒之象也。甘草附子汤主之，用桂枝以助上焦之君火，附子以助下焦之生阳，甘草、白术补中焦之土气，上中下之阳气盛而三阴之邪自解矣。

《金匮要略方论本义》：再或风湿相搏，骨节疼烦掣痛，不得屈伸，近之则痛剧，外感风湿，与前条同也；汗出短气，内应虚寒，与前条同也；小便不利，内虚挟湿，与前条同也；恶风不欲去衣，表虚阳微之甚也；或身微肿者，内外交湿之征也。其治法亦与前条同，温中补气，燥土散湿，甘草附子汤，仲景所以必主之也。其服法以取微汗则解者，以其人小便不利，则虚而不致下脱，阳微尚有根蒂也。故用术附而仍参以桂枝，可升则升之，使表外风湿相搏者从外解，亦不害其为顾里之治也，故于服后能食。

《伤寒经解》：附子、桂枝，以解风寒；白术以祛湿；甘草者，所以健脾而崇土也。故初服微汗，得解而能食。如汗出复烦者，风寒虽退，而湿未除也。若仍用一升，恐桂、附之性太过，不能无碍于烦，故减半，服五合；虽多，止可六七合也。后用桂去术，用术去桂，此桂术并进者，因有汗故也。

《医理真传》：附子甘草汤一方，乃先后并补之妙剂也。夫附子辛热，能补先天真阳，甘草味甘，能补后天脾土，土得火生而中气可复（附子补先天之火，火旺自能生脾土，故曰“中气可复”）。若久病畏寒之人，明系先天真阳不足，不能敌其阴寒之气，故畏寒。今得附子而先天真火复兴，得甘草而后天脾土立旺，何患畏寒之病不去乎？

《伤寒论译释》：甘草附子汤，既有桂附，又有术附，实际是以上二方的合方，去掉姜枣之调和营卫，但术附的用量较小，附子减三分之一，白术仅用二分之一，主要因邪深入筋骨肢节之间，意取缓而行之。本方附子辛热温经助阳，白术苦温运脾化湿，桂枝辛温合术附同用，能温表阳而固卫气，而独以甘草名方，取其性味甘温，不仅补益中气，且能缓和药性，使峻烈的药物，缓缓发挥作用，庶风湿外搏内注之邪，得以尽解。程氏根据桂枝附子等三方均用附子，得出风湿三证“皆阳气不充，故经络关节得著湿而卫阳愈虚”的共同病理机转，极为中肯，对于正确掌握运用三方有很大帮助不得屈伸，为积久成痹，异于风湿之暴病，而加芍药（芍药甘草汤治脚里急同此例），即以通营血之痹；以毛孔之痹闭而加麻黄，即以开卫阳之痹；以外风不去，而加防风；以胸中有热温温欲吐，而加知母；以胃中有寒，而加生姜。要其立方本旨，实亦从桂枝汤加减，而以术附尽逐湿之能事。盖病虽久暂不同，而其病源则一也。

刘渡舟：甘草附子汤由甘草、附子、白术、桂枝组成。方用附子温经助阳，祛逐寒湿；白术苦温，健脾燥湿行水；桂枝辛温与术附同用，既能祛风通络，又能通阳以化气。独以甘草名方，取其性味甘温，能缓和诸药，使峻烈之剂缓缓发挥作用，以驱尽风湿之邪。本方的术附用量均比前方为少，每次服药仅六、七合，又不欲尽剂，其用意在于缓行。风湿之邪，因风邪易去，而湿邪难除，故用药峻行缓之法，可使风湿之邪并去而不留。

陈恭溥：甘草附子汤助三焦之火气，除三阴之寒湿也，凡病在三阴风寒湿，而三焦之火气不足者用之。本论曰：伤寒八九日，风湿相搏，骨节烦疼，掣痛不屈伸，近之则痛剧，汗出短气，小便不利，恶风不欲去衣，或身微肿者，此方主之。夫伤寒八九日不解，则病人三阴，故见证皆属三阴，必藉三焦之火气以祛之。桂枝助上焦之气，附子助下焦之气，甘草白术助中焦之气，三焦之阳气足，而三阴之邪自退矣。

曹颖甫：故第一方治，即用中风之桂枝汤，去芍药而加附子。所以加附子者，以其善走，停蓄不流之湿，得附子阳热之气，将挟之而俱动也。过此则由肌肉湿痹，脾胃之外主肌肉者，亦以阳气不通，日见停顿，脾不升清，胃不降浊，以致大便日坚（不动则津液日消，若阴干昔然，臂之沟渠不流，则腐移积也）。故第二方用中风之桂枝汤，于原方去芍药外，去桂枝加附子、白术，以补中以逐水。使中气得温而运行，则大便之坚者易去；湿之渍于腠理者，亦得从汗外解。其有不得汗而见郁冒者，则以营气太弱，不能与卫气并达皮毛之故，于是更加桂以济之。失此不治，乃由肌肉流入关节，于是有骨节疼烦，掣痛不得屈伸，近之则痛剧之证。风中于表，故汗出（此即中风有汗之例）；湿阻于里，故短气（历节之短气视此）。水湿不入肠胃，则肠胃而小便自利；水湿混入肠胃，则肠胃滋而小便不利。不利者，湿邪壅成垢腻，若移浊之水，积于污下者然，有停蓄而无旁流也。恶风不欲去衣者，风胜于表也，或身微肿者，湿胜则肿也。故风湿第三方，用中风之桂枝汤，去芍药、姜、枣而加术、附，使在里之湿，悉从腠理外泄，而病已解矣。此证病笃于前，而愈病则易于前。所以然者，以其证情偏胜于表，不比身烦疼而重小便自利者。如流寇之散而不聚，未易一鼓成擒也。要知湿为独阴无阳之类，凝涩而不动，一如懒之人，未易驱使，非重用善走之附子，必不能扶其所必不动者而动之。失此不治，则浸成历节矣。历节之疼痛如掣，汗出短气，不可屈伸，并与风湿同。故桂枝芍药知母汤，即本甘草附子汤而增益之。

【医案举例】

1. 风湿性关节炎

汪某，女，56 岁。主诉：患者患风湿性关节炎 16 年，面部及下肢浮肿，心累心跳，全身骨节疼痛，手足关节畸形，左上肢不能活动，腋下溃烂，舌体微胖，苔白，脉沉滑。

处方：甘草、附子、白术各 15 克，桂枝 30 克，秦艽、防己各 20 克。服 2 剂后，全身微微

汗出，手脚掌出汗如珠，肿退，疼痛稍减。

2. 冠心病

林某，女，55 岁。主诉：心前区疼痛，胸中痞塞多年。患者患冠心病多年，胸痛彻背，背痛彻心，遇寒更甚，气逆，心悸，汗出短气。恶风不欲去衣，四肢冷痛，左臂内侧骨节掣痛不得屈伸，近之则痛剧，小便不利，下肢微肿。舌质淡紫，舌苔薄白，脉沉迟。

处方：处以甘草附子汤加味。炙延胡、薤白各 15 克，炮附子、白术各 10 克，桂枝 6 克，炙甘草 10 克。

1 剂后见效，服 7 剂后则汗出恶风止，关节冷痛减轻，胸痛若失。继用前方，并以朱砂养心丸成药常服。

1 年后随访，患者能参加一般家务劳动。

3. 持续发热

郑某，男，50 岁。主诉：发热 35 天。恶风寒，肢体疼痛，渴而不欲饮，短气汗出，周身困乏，小便短少，舌淡苔腻，脉沉而细。

处方：附子、桂枝各 10 克，白术、甘草各 8 克，茯苓 15 克。服 3 剂，愈。

4. 口苦

刘某，女，9 岁。主诉：患者两大腿外侧皮肤疼痛。口苦，小便偏黄，大便干燥。进食冷食时，口苦明显加重，平素怕冷，冬天四肢尤甚，舌淡苔薄，脉微细。

处方：附片（先煎）、桂枝、白术、川牛膝、白芍、木瓜、威灵仙、独活各 15 克，苡仁 30 克，当归、防风各 10 克，细辛、甘草各 6 克，服药 8 剂。

二诊：两侧大腿皮肤疼痛略有所减轻，口苦的症状却明显减轻。

处方：原方加减，口苦得以痊愈。

5. 风湿痛

骠骑使吴谐，以建元元年八月二十六日，始觉如风，至七日，卒起便顿倒，髀及手皆不遂，痛引腰背疼痛，通身肿。心多满，至九月四日，服此汤一剂，通身汗流，即从来所患悉愈。本方不用生姜，既有附子，今加生姜三钱。（《谢映庐医案》）

【现代运用】

1. 表现为风湿性的疾病，如风湿性关节炎、风湿性心脏病、类风湿关节炎，坐骨神经痛以及痛风等。

2. 表现为疼痛性的疾病，如风寒湿邪等引发诸痛者，如头痛、背痛、腰痛、腿痛、胸痛等。

3. 表现为消化系统的疾病，如胃肠溃疡病、腹泻等。

桂枝附子汤

【方剂组成】

桂枝（去皮）四两（12 克），附子（炮，去皮，破）三枚（12 克），生姜（切）三两（9 克），大枣（擘）十二枚，甘草（炙）二两（6 克）

【方药用法】

上五味，以水六升，煮取二升，去滓，分温三服。

【方证释义】

本方由桂枝汤去芍药加附子汤而成，为祛风除湿，散寒疗痹之方。桂枝辛温、祛风散寒、通经助阳、温通经脉；附子辛热，祛风除湿、温阳散寒，逐湿止痛；二药共祛风寒湿邪，为方中主药。生姜辛温，既助桂附以祛除风寒，并安胃温中，除内之水气；大枣、甘草甘温和中，大枣益气养血，炙甘草补脾和中。既有甘温益气扶中之能，又有调和诸药之效，三者而为方中佐使。从而共奏祛风散寒，逐湿止痛之能。一则与桂枝相配辛甘养阳，助阳气，散寒邪；二则缓解桂、附燥烈之性；三则调和诸药。

【主治病证】

伤寒八九日，风湿相搏，身体疼烦，不能自转侧，不呕，不渴，脉浮虚而涩者，桂枝附子汤主之。

太阳病，发汗，遂漏不止，其人恶风，小便难，四肢微急，难以屈伸者，桂枝加附子汤主之。

【历代名医方论】

《注解伤寒论》:《脉经》曰:脉来涩者,为病寒湿也。不呕不渴,里无邪也;脉得浮虚而涩,身有疼烦,知风湿但在经也,与桂枝附子汤,以散表中风湿。风在表者,散以桂枝、甘草之辛甘;湿在经者,逐以附子之辛热;姜、枣辛甘行荣卫,通津液,以和表也。

《金匮方论衍义》:与桂枝附子汤,以桂枝散表之风,附子逐经中之湿。

《伤寒论条辨》:桂枝附子汤者,即上编之甘草附子汤,以姜枣易术之变制也。去术者,以寒本无汗,不似风之自汗而湿多也。用姜枣者,以寒属阴,不如风阳之能食也。然去彼取此虽少殊,而其所以为散风除湿则均耳。

《张卿子伤寒论》:风在表者,散以桂枝、甘草之辛甘;湿在经者,逐以附子之辛热;姜、枣辛甘,行荣卫,通津液,以和表也。

《伤寒括要》:脉浮虚而涩,身有烦疼,则知风湿但在经也。与桂枝附子汤,以散表中风湿,风在表者,散以桂枝之辛甘;湿在经者,逐以附子之辛热;姜枣同甘草,行营卫而通津液,以和其表也。

《伤寒论宗印》:此论伤寒而兼风湿者也。盖病之有感于一气者,有兼受二邪者,有先受其寒而重感风湿者。《经》云:邪气在上者。言邪气之中人也高,故邪气在上也。浊气在中者,言水谷皆入于胃,浊溜于肠胃,故命曰浊气在中也。清气在下者,言清湿地气之中人也,必从足始,故曰清气在下也。是以湿证附于太阳、阳明二篇之末。盖外因之湿中于下,内因之湿中于中也。中于下者属太阳,中于中者属阳明,是以太阳无黄证,而阳明之身目俱黄也。伤寒八九日,经气已逾,此当解而不解者也。复感于风湿,以致三邪合而为痹矣。痹者,闭也,痛也。三邪皆能为痛,是以身体疼剧而烦也。地之湿气,感则害人筋脉,故不能自转侧也。不呕不渴者,邪不在里也。浮虚者为风,涩者为湿,此风湿相搏于经形也。用桂枝附子汤,以温散其风寒湿之邪。若其人大便硬,小便自利者,此风湿之邪。贼伤中土,脾土受伤,而不能约束水液,是以大便硬而小便自利也。邪已内侵,故去其桂枝。脾土受侮,故倍加白术。

《伤寒溯源集》:风邪非桂枝不能汗解,寒邪非附子不足以温经,非生姜亦不能宣散。甘草、大枣,缓姜、附之性,助桂枝而行津液也。此方乃太阳上篇误下之后,脉促、胸满、微恶寒之桂枝去芍药汤而加附子,非汗后遂漏不止之桂枝加附子汤也。桂枝附子汤乃去芍药者,故另立一名而无加字。桂枝加附子汤乃不去芍药者,于桂枝全汤中加入,故多一加字,若不去芍药之酸收,即为伤寒无寒之禁剂矣。

《金匮要略方论本义》:此二条申明湿家外感风湿,内因虚寒,既外治其表,必内顾其里,所以示表里兼治之法也。湿家无热,早已当内顾其虚寒矣。其真正阳虚,积有内湿,复外感于风寒挟湿之邪,又当何如顾虑其里乎?如伤寒八九日,风湿相搏,身体疼烦,不能自转侧,则自初感一二日之间至八九日之久,证俱始终如一,是非伤寒之风寒外感太阳,而为湿家之风寒外感太阳明矣。身体疼烦,不能自转侧,可见身重而寒湿内盛也。不呕不渴,内无热而阳微也。脉浮虚而涩者,浮为表证,虚为阳衰,涩为兼湿也。此寒湿因于内者盛,所以风湿搏于外者久,不得解者,日益加重也。仲景主以桂枝附子汤,纯以升扶阳气于里为治。佐以大枣、甘草补中除湿,而微以桂枝之辛散、附子之温经,为治外之用。盖因其人阳微阴盛,致内虚寒,所以风湿易相感召,今惟从其本治,则标病不治自治矣。此俱非发汗治表之法可稍参也。

《伤寒悬解》:伤寒八九日,风湿相抟,身体烦痛,不能自转侧,不呕不渴,脉浮虚而涩者,桂枝附子汤主之。若其人大便硬,小便自利者,去桂枝加白术汤主之。湿为风郁,两相抟结,营卫寒滞,故身体烦痛,不能转侧。脉

法：风则浮虚，脉浮虚而涩者，血分之虚寒也。桂枝附子汤，桂枝和中而解表，附子暖血而去寒也。若其人大便硬，小便自利者，则木达而疏泄之令行，湿不在下而在中，去桂枝之疏木，加白术以燥己土也。

《伤寒寻源》：身体烦疼不能自转侧，固属风湿相搏之候；然风湿相搏，有属湿温，有属寒湿，于何辨之？盖以证言，则而渴者属温，不呕不渴者属寒。以脉言，则实而数者属温，虚浮而涩者属寒。谛实此证此脉，便可主以桂枝附子汤而无疑也。徐灵胎曰：此即桂枝去芍药加附子汤，但彼桂枝用三两，附子用一枚，以治下后脉促胸满之证。此桂枝加一两，附子加二枚，以治风湿相搏身疼脉浮涩之证。一方而治病回殊，方名亦异，分两之不可忽如此，义亦精矣，后人何得以古方轻于加减也。

《伤寒论章句》：桂枝附子汤，壮火气而调经脉之方也，凡火气不足，经脉不调，为风寒湿所伤者用之。本论曰：伤寒八九日，风湿相搏，身体疼烦，不能自转侧，不呕不渴，脉浮虚而涩者，此方主之。夫伤寒至于八九日，又来复三阳主气之期，而入于经脉矣，身体疼烦，不能自转侧者，火气不足，不能游行关节也，脉浮虚而涩者，经脉之为病也。故方中重用附子，以壮火气，桂枝生姜以温经脉，甘草大枣资中土以生气血焉。

《金匮要略诠解》：桂枝附子汤即桂枝汤去芍药加附子。方用桂枝既能疏散风寒邪气，又能温经通阳，附子辛热，善温经扶阳，散寒逐湿以止疼痛；生姜助附子、桂枝以温散风寒湿三邪；甘草、大枣甘温以缓桂附之性，且扶正气之虚，合生姜则辛甘化阳以抑阴，又能健脾和中以行津液。本方与桂枝去芍药加附子汤药味完全相同，唯桂附用量较上方为大，故二方主治的重点也就不同。彼方主治胸阳不振兼表阳不足，以脉促、胸闷、微恶寒为主证；此方主治阳气不足，风湿困于肌表，以身疼烦、不能自转侧为主证。治宜桂枝附子汤，温经助阳，以散寒湿。方中桂枝散风寒，温通经络，温化湿邪；附子温阳化湿，温经通痹；生姜散风寒湿邪；甘草、大枣补脾胃，而调和营卫。

《经方学用解读》：阳虚肌痹证的基本病理病证是阳虚不得温煦肌肤，寒气乘机侵袭肌肤筋脉，经气经脉阻滞不通。因此，治疗阳虚肌痹证，其用方配伍原则与方法应重视以下几个方面。针对证机选用温阳散寒药：风寒湿之邪侵袭肌肤营卫气血，经气经脉为邪气所阻而不通，证以肌肉或关节疼痛为主，其治当祛风胜湿散寒。如方中桂枝、附子、生姜。合理配伍益气药：风寒湿之所以侵袭肌肉关节，是因为其素体阳气虚弱，邪气乘机而侵入，其治当益气。益气一方面可以扶助正气以抗邪，而另一方面则能使益气药与温阳药相互为用，以起到温补阳气作用。如方中大枣、甘草。随证加减用药；若关节疼痛明显者，加川乌、细辛，以散寒温经止痛；若瘀血明显者，加当归、桃仁，以活血止痛；若气虚者，加黄芪白术，以益气固表等。

喻嘉言论误用后桂枝附子汤救逆之法：其一因误用发汗药，致汗漏不止者，用桂枝汤加附子为救法。其证恶风，小便难，四肢微急，难以屈伸。风伤卫之证原恶风，加以误汗，则腠理尽开，而恶风愈甚。小便难者，诸阳主气，阳亡于外，膀胱之气化自不行也，四肢微急，难以屈伸者，四肢为诸阳之本，亡阳脱液，斯骨属不利也。阳虚之人，误发其汗，即可用此方以救其阳，未汗之先，宁不可用此方以解肌得汗乎？仲景于桂枝汤中加人参加附子，不一而足，其旨微矣。本文云：伤寒八九日，风湿相搏，身体疼烦，不能自转侧，不呕不渴，脉浮虚而涩者，桂枝附子汤主之。若大便坚，小便自利者，去桂加白术汤主之。用桂枝附子，温经助阳，固护表里以驱其湿。以其不呕不渴，津液未损，故用之也。若其人大便坚，则津液不充矣。小便自利，则津液不走矣。故去桂枝之走津液，而加白术以滋大便之干也。此连下条甘草附子汤，俱《伤寒论》

太阴篇中之文也。《伤寒》辨痉湿暍篇中不载，而《金匮》痉湿暍篇中载之，可见治风湿与治热湿，其阳虚者之用本方，不当彼此异同矣。而《伤寒论》但云：若大便坚，小便自利者，去桂加白术汤主之。《金匮》重立其方，且于方下云一服，觉身痹，半日许，再服，三服都尽，其人如冒状，勿怪，即是术附并走皮中，逐水气，未得除故耳。成无已注伤寒于此条云：以桂枝散表之风，附子逐经中之湿，总不言及阳虚。而昌谆复言之：得此一段，始为有据。其一服觉身痹者，药力虽动其湿，而阳气尚未充，不便运旋也。三服都尽，阳气若可行矣。遍身如攒针之刺，其焕而难萃之状尚若此，《金匮》可谓善于形容矣。不但此也，人身借有阳气，手持足行，轻矫无前，何至不能自转侧乎？此岂可读咎于湿乎？即谓湿胜，阳气果安往乎？况其证不呕不渴，其脉浮虚而涩，阳虚确然无疑，无已辑以治风湿之外邪为训，宁不贻误后人耶！

【医案举例】

1. 外感风湿

杨某，女，60岁。主诉：身觉不适，畏寒，头昏，身痛。腰痛如割，不能转侧，身觉阵阵畏寒发热，手脚麻木，双手背微凉。面色青暗，唇乌，舌质微红，苔白滑腻，脉浮虚。既往有风湿病史。

处以桂枝附子汤：桂枝15克，制附片（先煎1个半小时）60克，生姜30克，炙甘草10克，红枣30克，4剂。

上方连服4剂后，诸症悉减。

二诊：再服4剂，基本痊愈。从此行走、劳动如常，未再复发。

2. 痹证

黄某，女，24岁。主诉：下肢关节疼痛已年余，右膝关节疼痛为甚，伸屈痛剧，行走困难，遇阴雨天则疼痛难忍，胃纳尚好，大便时结时烂，面色皖白，苔白润滑，脉弦紧。

处方：桂枝尖30克，炮附子24克，炙甘草18克，生姜18克，大枣4枚，3剂。

二诊：服药后痛减半，精神食欲转佳。

处方：桂枝尖30克，炮附子30克，生姜24克，大枣6枚。

连服10剂，疼痛完全消失。

3.《全国名医验案类编》

张幼文，三十二岁，贵胄之子，素因多湿，偶感风寒，发热恶寒，一身手足尽痛，不能自转侧，脉浮大而紧。风为阳邪，故脉浮大主病进，紧主寒凝，脉症合参，风寒湿三气合而成痹，桂枝附子汤主之：桂枝四钱，附子一钱半，甘草二钱，大枣六枚，生姜三钱。一日二服，三日举动如常；继服平调之剂痊愈。

【现代运用】

1. 表现为痹证的疾病，如风湿性关节炎、类风湿关节炎、风湿性肌炎，以及痛风、神经痛等。

2. 表现为循环系统的疾病，如心动过缓、慢性心功能不全、心房纤颤、传导阻滞以及风心病、肺心病、心脏神经官能症等出现心悸、气短、胸闷、形寒、肢冷、神疲等心肾阳虚者。

3. 表现为小儿虚寒的疾病，如胃痛、呕吐、腹泻、关节痛、消化不良等。

桂枝附子去桂加白术汤

【方剂组成】

白术二两（6克），附子（炮去皮）一枚半（6克），甘草（炙）一两（3克），生姜（切）一两半（4.5克），大枣（六枚）（《金匮要略》）

【方药用法】

上五味，以水三升，煮取一升，去滓，分温三服。一服觉身痹，半日许再服，三服都尽，其人如冒状，勿怪，即是术附并走皮中，逐水气未得除故耳。

【方证释义】

本方又名白术附子汤，主要有温经散寒，健脾燥湿之功。方中附子温经扶阳，散寒止痛，培土而胜湿；白术燥湿健脾，白术、附子合

用，以逐寒湿之邪；姜、枣调营卫；甘草和中，调和诸药。

【主治病证】

若其人大便硬，小便自利者，去桂加白术汤主之。

【历代名医方论】

《伤寒括要》：仲景云：初服之，其人身如痹，半日许，复服之，三服尽。其人如冒状，勿怪，此以术附并走皮内逐水气，未得除故耳，当加桂四两。此本一方二法，以大便硬，小便利，故去桂也；以大便不硬，小便不利，当加桂附。

《医门法律》：白术附子汤《金匮》治风湿相搏，身体烦疼，不能转侧，脉浮虚而涩者，用桂枝附子汤。若大便坚，小便自利者，用此方。又近效方术附汤，治风虚头重眩，苦极，不知食味，用此方暖肌补中，益精气。治风已入藏，脾肾两虚，兼诸痹类风状者。厥心痛，乃中寒发而心痛。寒逆心胞，去真心痛一间耳。手足逆而通身冷汗出，便溺清利不渴，气微力弱，亦主旦发夕死，急以术附汤温之。肾气空虚之人，外风入肾，恰似乌洞之中，阴风惨惨，昼夜不息。风侠肾中浊阴之气，逆上攻，其头间重眩之苦，至极难耐。兼以胃气亦虚，不知食味。故方中全不用风门药，但用附子暖其水藏，白术、甘草暖其土藏。水土一暖，则浊阴之气，尽趋于下，而头苦重眩，及不知食味之证除矣。试观冬月井中水暖，土中气暖。其阴浊之气，且不能出于地，更能加于天乎。制方之义，可谓精矣。此所以用之而获近效耶。

《伤寒来苏集》：脉浮为在表，虚为风，涩为湿，身体烦疼，表症表脉也。不呕不渴，是里无热，故于桂枝汤加桂以治风寒，去芍药之酸寒，易附子之辛热以除寒湿。若其人大便硬、小便自利者，表症未除，病仍在表，不是因于胃家实，而因于脾气虚矣。盖脾家实，腐当自去，脾家虚，湿土失职不能制水，湿气留于皮肤，故大便反见燥化。不呕不渴，是上焦之化源清，故小便自利。濡湿之地，风气常在，故风湿相搏不解也。病本在脾，法当君以白术，代桂枝以治脾，培土以胜湿，土旺则风自平。前条风胜湿轻，故脉阴阳俱浮，有内热，故汗自出，宜桂枝汤。此湿胜风微，故脉浮虚而涩，内无热而不呕不渴，故可加附子、桂枝理上焦。大便硬，小便利，是中焦不治，故去桂。大便不硬，小便不利，是下焦不治，故仍须桂枝。初服，其人身如痹。半日许，复服之。三服都尽，其人如冒状，勿怪。以术、附并走皮肉逐水气，未得除，故使然耳。法当加桂四两。此本一方二法，以大便硬、小便自利去桂也。以大便不通、小便不利当加桂，附子三枚恐多也，虚弱家及产妇宜减之。

《伤寒论集注》：不呕、不渴，则阳明中土自和。脉浮虚而涩，为少阳经脉血气之不足。故用桂枝、附子壮火气而调经脉，甘草、姜、枣和荣卫而资气血。若其人大便硬，乃阳明土气之不和；小便自利者，少阳三焦之气通也，故去解肌腠之桂枝，加和中土之白术汤主之。

《伤寒寻源》：此本一方二法，以大便硬，小便自利，去桂也。以大便不硬，小便不利，当加桂，附子三枚恐多也；虚弱家及产妇，宜减服之。按前证若其人大便硬，小便自利者，去桂加白术汤主之。小便自利，无取桂枝开膀胱而化气，恐渗泄太过，重虚津液也。大便硬反用白术者，以白术能益脾而输精也。当察二便以与前方相出入。附术并走皮内逐水气，未得除之，先其人身如痹，继复如冒状，亦险绝矣。险而稳，此其立方之所以圣也。藉非胸有把握，安能任用附子至三枚之多而履险如夷哉。

《伤寒论译释》：桂枝附子去桂加白术汤，以大便硬，小便自利，津液已经偏渗，恐再耗津液，故去桂枝；之所以加术，因白术既能健脾布津，又能祛周身湿痹，术附同用尤善治风湿痹痛。如果是大便硬，小便自利，这并非燥热伤津，而是脾的输布津液功能失常，津液偏渗而肠中液少，所以不须化气利水而去桂枝，加入既能健脾化湿，又能运脾布津的白术，即去桂加白术汤。

《伤寒论识义》：此风湿即今之风湿。《内经》称风寒湿合而为痹，故解释者仍以风寒湿解之。治此者多用桂附，余用生地二三两，疗效颇佳。生地治痹见于《神农本草经》。其人大便硬，小便利，何为去桂加术，术利小便，不润大便，传说作为去内湿药。术发表湿，不为燥脾，方后云半日许三服都尽，其人如冒状，勿怪。按冒状亦古之瞑眩，今之药物中毒也。

陈恭溥论桂枝附子去桂加白术汤治则：桂枝附子去桂加白术汤，壮火气，和土气之方也，凡病火气不足，兼之土气不和者用之。本论曰：伤寒八九日，风湿相搏，身体疼烦，不能自转侧，不呕不渴，脉浮虚而涩者，桂枝附子汤主之；若其人大便硬，小便自利者，此方主之。夫火气足则神机得以游行关节，身不疼而能转矣。唯其不足故疼。土气和则开合得以自如，而大便不硬矣。唯其不和故硬，非胃家实之论也。故于此方中去桂枝之走肌腠者，加白术以和土气，虽然，若服此方，而见痹与冒者，则腠理之荣卫未和，桂枝亦所不免也。

刘渡舟解读《伤寒论》中桂枝附子去桂加白术汤条文：此条在赵开美本与上条原为一条。联系上下文，可知本条之“大便硬，小便自利”，是在上条见证基础上的发展变化，反过来亦可了解到上条之桂枝附子汤证，当见大便溏，小便不利。今其人大便硬，小便自利，若见于服桂枝附子汤之后，说明阳气通，湿邪减，气化已行，不需再用通阳化气走表之桂枝，加用白术健脾燥湿以善其后；若本为大便硬，小便自利，则反映湿重困脾，脾运不健，津液不能还于胃中。故亦当于桂枝附子汤中去桂枝以免走散津液，加白术燥湿健脾引津液还于胃中。桂枝附子去桂加白术汤，与《金匮要略》的白术附子汤组成药味相同，只是剂量不同。本方以温里而达到祛表的目的，为专治皮下水湿寒气而设。白术为脾家之主药，功善去湿痹而行津液，故既可止泻，又可利便。附子去寒邪而温阳气。白术协附子并走皮内，以搜逐在表之寒湿。姜枣调营卫促使药力行于肌表。服用本方后，或出现身如痹状；或药尽而其人如冒状者，皆勿怪。此乃附子、白术并走皮内，欲逐水气而尚不得除所致，候病邪得解，则诸证自安。或为增强温化水气的力量，亦可再加桂枝以通阳化气。这样就形成了一方二法，即大便硬，小便自利，则去桂；大便不硬，小便不利，当加桂。本方附子用至三枚其量甚大，故虚弱之人及产妇则宜减量或者慎用。

【医案举例】

1. 寒湿痹证

韩某，男，37 岁。主诉：关节炎数年，右手腕关节囊肿起如蚕豆大，周身酸楚疼痛，尤以两膝关节为甚，已不能蹲立。天气变化时，则身痛转剧。舌淡嫩而胖，苔白滑，脉弦而迟，大便干燥难解。

处方：附子 15 克，白术 15 克，生姜 10 克，炙甘草 6 克，大枣 12 枚。

服药后，身如虫行皮中状，两腿膝关节出黏凉之汗甚多，而大便由难变易。转方用：干姜 10 克，白术 15 克，茯苓 12 克，炙甘草 6 克。服至 3 剂。

二诊：下肢不痛，行路便利。又用上方 3 剂而身痛亦止。后以丸药调理，逐渐平安。

2. 妊娠恶阻

吴某，女，27 岁。主诉：妊娠期胃脘不适，口淡，恶心，无腰腹疼痛。舌淡红，苔薄白，脉细。

处方：方用白术附子汤合半夏干姜散。炒白术 12 克，淡附片 5 克，炙甘草 6 克，生姜 5 片，大枣 6 个，半夏 12 克，干姜 5 克，6 剂。

二诊：服药之后胃脘较前明显舒服，B 超示宫内胎儿存活，舌脉如上。

中药守上方，半夏改为 15 克，加吴茱萸 4 克，5 剂。

3. **痹证**

李某，男，30岁。主诉：两天前上山劳动时淋雨，当夜又行房事，次日头痛发热，全身疼痛，自觉僵硬感，转侧困难。舌淡苔白脉浮细。大便如常，小便利。处方：用桂枝附子去桂加白术汤。原方加威灵仙12克，1剂症减，2剂病愈。

4. **关节痛**

郸齐某，男，29岁。主诉：右膝关节酸困疼痛肿胀，按压柔软疼痛，行走不便，受凉加重，大便时干时溏，小便尚可，舌淡，苔薄白略腻，脉沉弱。

处方：方用白术附子汤加味。附子15克，白术12克，生姜9克，大枣12枚，炙甘草6克，麻黄10克，黄芪24克，牡蛎24克，商陆15克，川芎18克，当归15克，6剂，1日1剂，水煎2次，合并，分3次服。

二诊：右膝关节酸困疼痛肿胀减轻。续服前方20余剂，诸证悉除，又服前方12剂，以巩固治疗效果。

【现代运用】

1. 表现为风湿类的疾病，如风湿性关节炎、类风湿关节炎等。

2. 表现为骨关节病变的疾病，如骨质增生、椎间管狭窄等。

3. 表现为心脏的疾病，如心肌缺血、心律不齐、房室传导阻滞、风湿性心脏病等。

茯苓桂枝白术甘草汤

【方剂组成】

茯苓四两(12克)，桂枝(去皮)三两(9克)，白术(6克)，甘草(炙)二两(6克)

【方药用法】

上四味，以水六升，煮取三升，去滓。分温三服。

【方证释义】

茯苓桂枝白术甘草汤系治疗温化痰饮，健脾利湿之剂。

张仲景用苓桂术甘汤治疗《伤寒论》所说的"心下逆满，气上冲胸，起则头眩，脉沉紧"，以及《金匮要略·痰饮咳嗽病篇》中所说的"心下有痰饮，胸胁支满，目眩"。这里讲的"水气"，是既指有形的水饮，又包括无形的水寒之气。水指其形，寒指其气，如影之随形，不可分割，所以往往合一而发病。水气病的发病机理，主要与心、脾、肾三脏的阳气虚衰有关。心属君火，上居胸中，能行阳令而制阴于下，如果心阳不足，坐镇无权，不能降服下焦阴气，则使寒水邪气上泛；脾为中土，有运化水湿之功，如果脾阳虚弱，不能运水制水，亦容易导致水气内生；另外，肾主水而司气化，与膀胱相表里，膀胱为州都之官，内藏津液，全赖肾阳的气化作用而能出其津液，如果肾阳不足，气化无权，不能主水于下，则津液停聚而为水邪。

本方重用甘淡之茯苓为君，健脾利水，渗湿化饮，既能消除已聚之痰饮，又善平饮邪之上逆。桂枝为臣，功能温阳化气，平冲降逆。苓、桂相合为温阳化气，利水平冲之常用组合。白术为佐，功能健脾燥湿，苓、术相须，为健脾祛湿的常用组合，在此体现了治生痰之源以治本之意；桂、术同用，也是温阳健脾的常用组合。炙甘草用于本方，其用有三：一可合桂枝以辛甘化阳，以襄助温补中阳之力；二可合白术益气健脾，崇土以利制水；三可调和诸药，功兼佐使之用。四药合用，温阳健脾以助化饮，淡渗利湿以平冲逆，全方温而不燥，利而不峻，标本兼顾，配伍严谨，为治疗痰饮病之和剂。

【主治病证】

伤寒，若吐，若下后，心下逆满，气上冲胸，起则头眩，脉沉紧，发汗则动经，身为振振摇者，茯苓桂枝白术甘草汤主之。

本方所治痰饮乃中阳素虚，脾失健运，气化不利，水湿内停所致。盖脾主中州，职司气化，为气机升降之枢纽，若脾阳不足，健运失职，则湿滞而为痰为饮。而痰饮随气升降，无处不到，停于胸胁，则见胸胁支满；阻滞中焦，清阳不升，则见头晕目眩；上凌心肺，则致心悸、短气而咳；舌苔白滑，脉沉滑或沉紧皆为痰饮内停之征。仲景云："病痰饮者，当以温药和之。"故治当温阳化饮，健脾利水。

【历代名医方论】

真武汤与茯苓桂枝白术甘草汤：同为温化痰饮，治疗水肿、小便不利之方。不同者真武汤证属肾阳虚水邪泛滥，临床可见肢冷畏寒，心下悸，身动；苓桂术甘汤证为脾阳虚水停心下，表现有心下逆满，恶心呕吐，起则头眩，胸胁支满。

甘草干姜茯苓白术汤与茯苓桂枝白术甘草汤：为治寒湿附腰，症见身重，腰及腰以下冷痛之方，二方三药相同，仅桂枝干姜之异，旨在燠土胜湿也。

茯苓甘草汤和茯苓桂枝白术甘草汤：同可治胃内停水之厥、心下悸、心下胀满、呕吐清水。然从药量可知，其阳虚、水饮程度皆较之为轻。

苓桂甘枣汤与茯苓桂枝白术甘草汤：为下焦宿水、上凌于心之治方。症见脐下动悸欲作奔豚。方中茯苓、桂枝用量分别比苓桂术甘汤多四两、一两，可见水饮与冲逆程度均较之为甚。

刘渡舟应用本方的经验：在辨证方面，刘老经常强调，临床辨证要着眼主证，把握关键心脏病之属于水气上冲者，其临床表现有以下一些特征：一是水舌，即舌质淡嫩，舌苔水滑。这是由于阳气虚弱；二是水色，水饮从下而上，津液不化所致，即面色黧黑，鼻柱两侧、两颧、两颐，多见于天庭、或面呈水斑，颈部的棕褐色或黑褐色斑点，色暗滞；三是脉沉弦，沉脉主病在里，为阳气不振，弦脉主饮，二者皆属于阴脉反映水寒为病。自觉症状：如水气凌心则悸，阻闭心胸包水为阴邪，阳虚为阴病，夜之阳则胸闷、短气、喘喝，阴气当令而阳气减退，故胸闷等症有入夜加重之倾向。另外，水气上冲则头晕目眩、耳鸣、面目虚浮，这是常见表现，故亦可作为辨证的重要指征。

在施治方面，刘老主张，水气上冲性心脏病的治疗应以苓桂剂为主方。苓桂剂是指经方中以茯苓、桂枝为主药的方剂，苓桂术甘汤为其基本方，为苓桂诸剂之冠。无论是冠心病、风心病，还是肺心病或心肌炎，只要其表现具备水气上冲之特征，皆可以苓桂剂化裁使用。水气上冲的病机与心、脾、肾的阳气虚衰有关。心、脾、肾三脏之阳气健旺，则不致产生多余水寒之气上冲之证。

刘渡舟先生根据自己的临床经验，提出了苓桂术甘汤的加减法：痰湿特盛者，可与二陈汤合方使用；眩晕重者，可加泽泻；兼见面热、心烦者，是阳气与水气相搏而有虚热的表现，可加白薇；兼血压高者可加牛膝、红花、茜草；兼见脉结代者去白术，加五味子；兼咳喘、面目浮肿、小便不利者，去白术，加杏仁或薏苡仁；兼夜寐、惊悸不安者，加龙骨、牡蛎等等。

李今庸方药分析：《金匮要略·痰饮咳嗽病脉证并治第十二》云："心下有痰饮，胸胁支满，苓桂术甘汤主之。"本方是主治脾阳式微，寒湿内聚而成痰饮的著名经方，药仅四味，然配伍有度，选药精良，用之得当，疗效确切。方中茯苓淡渗利水，宁心益气；桂枝调和营卫，化气通阳；白术健脾燥湿，温运中阳，甘草补中益气，调和诸药。方中苓桂相助，温阳利水之力更强，又与白术相伍，则培土制水，相得益彰，白术虽偏燥，得甘草之缓，祛湿而不伤阴，此乃刚柔相济、冲和之方。

病痰饮者，当以温药和之。尤在泾称其"益土气以行水，温中祛湿，治痰饮之良剂。"吴仪洛称此"导饮和中，益阳固卫。"李今庸认为："痰饮由脾虚湿盛使然，乃本虚标实之证。此方治本无壅滞，治标不燥烈，实是标本兼治之方。"因此，临床若遇咳嗽、眩晕、水肿、饮癖、痞证、胃脘痛、臌胀、偏瘫、痿、脑积水、食道憩室、心包积液、肠腔积液、食道炎、胃下

垂、横结肠下垂、乙状结肠冗长证、肥胖、月经不调以及慢性湿证等病，以此方随症增损，多能获效。

王霞芳应用苓桂术甘汤治疗小儿咳喘经验：王师遵仲景"病痰饮者，当以温药和之"之意每多运用本方治疗小儿哮喘因脾阳不振，痰饮内停水饮射肺所致的咳喘、痰多清稀、大便散烂或水样舌苔白腻或白滑、脉濡细等。苓桂术甘汤方中以茯苓为君，健脾利水、渗湿化饮，既能消除已聚之痰饮又善平饮邪之上逆；桂枝为臣，温阳化气、平冲降逆君臣相配，一利一温，对于水饮停留而偏寒者，实有温化渗利之妙用。脾虚则生湿，故佐以白术健脾燥湿，苓术相须，健脾祛湿，体现了治痰之源以治本之意，脾旺则水湿自化。甘草调和诸药，合桂枝以辛甘化阳以助温阳健脾之力，合白术益气健脾，培土以利制水。

王师认为，小儿咳喘有因外感寒邪而起，或素体脾胃薄弱，痰湿内蕴，外感寒邪而发。外寒内饮者咳喘多痰，痰色白而清稀，口不渴，兼有恶寒者，宜合小青龙汤加减；痰浊壅肺者，咳而胸闷，痰色黏稠，宜合二陈汤、三子养亲汤加减化裁；阻肺者，咳喘多痰，痰白清稀，畏寒肢冷者，宜合理中汤、三拗汤，温中散寒、化痰止咳；脾肺两虚，咳喘而神疲乏力，大便稀溏者，宜合六君子汤健脾补肺化痰止咳。

【医案举例】

1. 视物不清(飞蚊症)

李某某，女，68 岁，其子患冠心病，服中药治愈。

遂有心服中药诊治眼病。双目视物不清，治疗多年，眼前时有飞虫苍蝇翅飘动。查其舌大苔水滑。膝下肿，大便溏，脉沉弦。

诊为"水气上冲，蒙蔽清窍"，治用苓桂术甘汤加茜草 10 克、红花 10 克。服药 20 余剂双目视物正常，停药。半年后，病人出现双视现象，观其舌脉同前，仍以原法统方调治月余而愈。随访 2 年，病未发。(《伤寒论临床应用五十论》)

2. 梅尼埃综合征

郭某某，女，48 岁。

患头晕一年多每于饮食不适，或者受风寒时发作。头晕时目眩，耳鸣，脘闷，恶心，欲吐不得，食欲减退，不喜饮水，甚时不能起床。脉缓，舌淡苔白。

证属脾胃阳虚，中气虚衰，致水气内停清阳不得上升，浊阴不得下降。

治以苓桂术甘汤 2 剂后，头晕及烦满、恶心，皆有好转。后宗此方制成散剂，日服 12 克，服 1 月痊愈，以后未复发。(《经方发挥》)

3. 呕吐(幽门狭窄)

卢老太太，身体矮瘦，患心下水饮已数年。

平日心下觉寒，稍胀满，西医确诊为"幽门狭窄"，过五六日头晕，呕吐清水，吐尽方休。如此反复数年，愈演愈重，近又犯病而住院。服中西医止呕药无效。余考虑其胃寒积饮，积久则吐，且心下有时逆满：与苓桂术甘汤证近似，此非温阳涤饮莫治。因久病寒甚，稍加干姜。

拟方如下：茯苓 30 克，桂枝 10 克，焦白术 24 克，炙甘草 10 克，干姜 5 克。嘱服 3 剂，以观后效。

时隔 10 余日，其夫告余，仅服 2 剂，呕吐立止，近 2 日仅有泛酸感。拟前方量减半并加吴茱萸、黄连少许，煅牡蛎 12 克，常服。[岳美中．江苏医药，1979(1):27]

4. 便秘

陈某某，女，52 岁。

大便秘结，五六日一行，坚如羊屎伴有口干渴，但又不能饮，自觉有气上冲，头晕，心悸，胸满。每到夜间则上冲之势明显，头目昏眩更甚，周身轻度浮肿，小便短少不利，面部虚浮，目下色青，舌胖质淡苔滑。

此证为心脾阳虚，水气上乘阳位，水气不化，津液不行，则大便秘结而小便不利；水气上冲，阴来阳搏而心悸、眩晕、胸满；水饮流溢，浩浩莫御，则身面浮肿。

方药：茯苓 30 克，桂枝 9 克，白术 9 克，炙甘草 6 克。服 2 剂则头晕、心悸与冲气均减，此为水饮得温药之运化而减轻。乃于上方更加桂枝 3 克，助阳以消阴；泽泻 12 克，利水以行津。服 2 剂，口干去，大便自下，精神转佳，冲气又进一步好转。

转方：桂枝 9 克，茯苓 24 克，泽泻 12 克，猪苓 9 克，生姜 9 克，附子 9 克，白术 9 克。服至 3 剂，诸症皆除，面色转红，从此痊愈。［周凤梧．山东中医学院学报，1977(1)：22］

5. **水气上冲**

陈某，女，52 岁。

患头晕，心悸，胸中满闷，每到夜晚则气上冲胸，诸证随上冲之势而加剧。伴有面部虚浮，目下色青，下肢轻度浮肿，小便短少不利，口虽干但不欲饮水，强饮则胃中痞闷。问其大便反而秘结不通，五六日一次，坚如羊屎。舌质淡胖，苔白滑，脉沉滑无力。

此证为心脾阳气两虚，脾阳不运，则水气内停，心阳不振，则水气上乘。水气上冲，阴来搏阳，所以头晕，心悸，胸闷；水气不化，津液不能布行，则小便不利而大便反秘；水气外溢皮肤则为浮肿。治疗当以温通心阳，气化津液，降冲伐水为主。

茯苓 30 克，桂枝 10 克，白术 10 克，炙甘草 6 克。

服药两剂后，气上冲胸及头晕、心悸等证得以控制。上方加肉桂 3 克，泽泻 10 克，助阳消阴，利水行津，又服两剂，口渴止，小便利而大便下。最后采用脾肾双温之法，又合用真武汤使阳回阴消，精神振奋。

6. **奔豚证**

陆某，男，42 岁。

因患冠心病心肌梗死而住院，经两个多月治疗，病情没有缓解。现证：心胸疼痛，心悸气短，每当心痛发作之时，自觉气上冲咽喉，便觉气息窒塞，周身出冷汗，恐怖欲死。舌淡苔白，脉弦而结。此奔豚发作，属于心阳虚衰，坐镇无权，水气上冲，闭塞胸阳。治当通阳下气，利水宁心。

茯苓 18 克，桂枝 10 克，白术 6 克，炙甘草 6 克，龙骨 12 克，牡蛎 12 克。

药后冲气平息，心神得安，但脉仍有结象，并伴有明显的畏寒肢冷。此下焦肾阳未复，水寒之势尚未平伏。

上方加附子 10 克，生姜 10 克，白芍 10 克，又服三剂，下肢转温。但心悸，胸痛偶发，转用：茯苓 12 克，桂枝 10 克，五味子 6 克，肉桂 3 克，炙甘草 6 克，又服六剂后，诸症皆平。心电图检查大致正常。

7. **鼻不闻香臭证**

吴某，女，50 岁。

患鼻塞难以呼吸，不闻香臭气味，每晚都要用“鼻眼净”滴鼻才能安然卧寐，否则，鼻道堵塞，气道不通而被憋醒。患病已 7 年，屡治无功。伴见头晕，胸闷，心悸，指端麻木等症，舌质淡嫩，六脉沉弱无力。

证属心肺阳气虚弱，阴气用事，久而生饮。

茯苓 15 克，桂枝 10 克，白术 6 克，炙甘草 6 克，半夏 10 克，厚朴 10 克，薤白 10 克。

此方连续服用十多剂，饮消气通，而后鼻能闻知香臭。

8. **眩晕**

吴某，女，38 岁。

患头晕目眩，严重时坐立不稳，经多方诊治仍无疗效。病人面色皖白，舌质淡苔水滑，饮食与二便基本正常。

辨为水饮内停，上冒清阳，治以温化痰饮为法。

茯苓 30 克，桂枝 12 克，白术 10 克，泽泻 15 克，牛膝 10 克，炙甘草 6 克。

服药后疗效显著，眩晕明显减轻，因方药对证，嘱其继续服用，又六剂后，证情基本稳定，予泽泻汤加味善后。

【现代运用】

1. 冠心病，心肌梗死，常见胸闷疼痛，心

悸头晕，短气乏力，或浮肿，小便不利，并有相当一部分患者伴有明显的气上冲证。

2. 老年性慢性支气管炎，肺源性心脏病，见有胸闷憋气，咳嗽或喘，痰多稀白，面目浮肿等证；如果是急性发作，喘逆倚息不得卧者，可先服小青龙汤，待症状缓解后，再服本方调理巩固。

3. 常用于治疗冠心病，风湿性心脏病，心肌病，病态窦房结综合征，高血压，胃炎，幽门梗阻，胆囊炎，肝实质性包块，肝硬化腹水，便秘，慢性肾炎，睾丸鞘膜积液，癫痫，黄斑区水肿，耳聋，克山病等病症。

芍药甘草附子汤

【方剂组成】

芍药三两(9克)，甘草三两(9克)，炙附子(炮，去皮，破八)一枚

【方药用法】

上三味，以水五升，煮取一升五合。去滓。分温三服。

【方证释义】

发汗病不解，是指病还未好；反恶寒，指怕冷更加严重，不是指表证未解。表解则不应当恶寒，现在反而见到恶寒，不可误认作表证，而是卫阳虚的缘故。表证恶寒，必然兼有发热、头痛、脉浮等见症，卫阳虚寒，则单见恶寒而不发热，脉必濡弱或大而无力，两者不难鉴别。然而汗后阳虚，阴液也必然受到一定的耗损，故营阴、卫阳两虚，所以用芍药甘草附子汤扶阳益阴，双方兼顾。

方中以芍药、甘草舒挛缓急，加附子以温经壮阳。附子除能鼓舞心阳、促进血行外，且具有止痛作用。诸药相配，共奏阴阳双补之功。

【辨证要点】

本方阴阳双补，方中芍药、甘草各三两，有酸甘化阴之用，可用于阴虚不足之诸般痛证；附子伍甘草，有辛甘化阳之效，于阳虚痛证者亦可用。芍药、甘草、附子同用，则有扶阳益阴之妙，对凡具备阴阳两虚病机的痛证，诸如腹痛腿脚拘挛痛，骨节疼痛，足冷，恶寒，脉沉微者，皆有良好效果。

【主治病证】

发汗，病不解，反恶寒者，虚故也，芍药甘草附子汤主之。

【历代名医方论】

成无己《注解伤寒论》：芍药之酸，收敛津液而益荣；附子之辛温，固阳气而补卫；甘草之甘，调和辛酸而安正气。

方有执《伤寒论条辨》：然荣者阴也，阴气衰微，故用芍药之酸以收之；卫者阳也，阳气疏慢，故用附子之辛以固之；甘草甘平，合营卫而和谐之，乃国老之所长也。

王子接《绛雪园古方选注》：芍药甘草附子汤，太阳少阴方也。太阳致亡阳，本由少阴不内守；少阴表恶寒，实由太阳不外卫。故取芍药安内，熟附攘外，尤必藉甘草调和，缓芍附从中敛戢真阳，则附子可招散失之阳，芍药可收浮越之阴。

陈修园《伤寒真方歌括》：未发汗而发热恶寒，宜汗之。既汗而表证仍在者，宜再汗之。今发汗后反恶寒，此因汗而亡阳也。然亡气中之阳，用四逆汤；亡血中之阳，用此汤，恶寒而厥，宜四逆汤；寒而不厥，宜此汤。

【医案举例】

1. 腰冷痛案

范某某，男，60岁。

因冬月担水，不慎摔倒，扭伤腰部，当时疼痛剧烈，行走不便，自觉右侧腰部有冷感。查局部无明显肿胀，但第3、4腰椎右侧有明显压痛，活动后右腰部痛甚，脉舌无变化。

以芍药甘草附子汤加乳香10克，没药10克，水煎服。并以生姜、葱白共捣热敷患处，服完4剂痛止。

2. 寒痹(风湿性关节炎)案

张某，男，56岁，1978年1月27日初诊。

一年前因防震露宿，右腿关节疼痛，遇冷加剧，得热可减，诊为“风湿性关节炎”，转诊四川、甘肃等地，中西医多方治疗效果不佳，病情逐渐加重。

现右腿强直冷痛，运动障碍，弯腰跛行，形寒肢冷，疲乏无力，面色皖白，口淡无味，食欲不佳，舌苔白腻，六脉濡弱。证属寒痹。

处方：赤白芍、甘草各 30 克，附子 15 克，水煎服。

服后诸证逐渐减轻，服药期间曾自觉右腿肌肉跳动掣痛，后自行缓解，原方附子量渐增至 30 克，又服药 11 余剂，病愈八九，经善后调理痊愈。追访数年，未再复发。

3. **畏寒**（随志化医案）

张某，男，40 岁，1986 年 8 月 21 日就诊。

时值酷暑盛夏，而病者却厚衣加身，仍打寒战。自诉因天热贪凉，夜宿树下，晨起即感恶寒头痛，身痛，鼻塞流涕，自认为感冒，遂购 APC 三片服之，半小时后大汗淋漓，良久方止。自此，觉气短懒言，倦怠乏力，畏寒怕冷、倦卧欲被，动则汗出，半月未愈。舌红苔白，脉迟无力。此乃大汗伤阳耗阴所致。

治以扶阳益阴。

方药：白芍 12 克，炙甘草 10 克，附子 15 克。服 2 剂，四肢转温，汗出停止，病愈体安。［河南中医 1988(5)：34］

【现代运用】

1. 运动、神经疾病：不宁腿综合征，腓肠肌痉挛，颜面抽搐痉挛，脑中风后肢体痉挛，先天性或萎缩性肌强直等。

2. 血管及血液疾病：血栓闭塞性脉管炎，血管平滑肌痉挛，血小板减少性或过敏性紫癜等。

3. 呼吸系统疾病：支气管炎，支气管哮喘等。

4. 泌尿系统疾病：特发性肾出血，慢性肾盂肾炎等。

5. 骨伤疾病：关节损伤，骨质增生，骨头炎，腰扭伤等。

6. 妇科疾病：急性乳腺炎，慢性盆腔炎，急性附件炎等。

7. 其他疾病：荨麻疹，类风湿关节炎，高睾酮血症，高泌乳素血症性阳痿等。

桂枝人参汤

【方剂组成】

桂枝四两(12 克)，甘草四两(12 克)，白术(炙)三两(9 克)，人参三两(9 克)，干姜三两(9 克)

【方药用法】

上五味，以水九升，先煮四味，取五升，内桂，更者取三升，去滓。温服一升，日再夜一服。

【方证释义】

本方证乃太阳表证未除，误用下法，损伤太阴脾土，脾阳伤而寒湿内生，部分表邪随之内陷，以致里寒伴表证。表证未除，故发热恶寒、头身疼痛；损伤脾阳，运化失职，升降反作，浊阴不降，壅塞胃脘，则心下痞硬；清阳不升，则见下利不止；气机阻滞，则腹痛；中焦虚寒，故见口不渴，舌淡苔白滑；脉浮虚乃外有表寒里有虚寒之征。本方证是里虚寒兼表不解之表里同病，但以太阴里虚寒为主，故治宜温里解表。本方由理中汤加桂枝组成，方中人参补脾益气，干姜温中散寒，白术健脾燥湿，甘草和中益虚，四味相合，共奏温中散寒止利之功；桂枝解太阳之表邪，并能助理中汤温中散寒。诸药相伍，共成温里解表之剂。本方理中汤先煎、久煎，桂枝汤后下。理中汤先煎，使其发挥温中散寒、补益脾胃之作用；桂枝汤后下，使其气锐先行以解表。

【主治病证】

太阳病，外证未除，而数下之，遂协热而利，利下不止，心下痞硬，表里不解者，桂枝人参汤主之。

【历代名医方论】

黄煌：桂枝人参汤是《伤寒论》的温中解表方，此方多用于腹泻见消瘦憔悴、心悸气冲、脐腹冷痛者。

桂枝加人参汤与附子理中汤组成相近，前者可视为理中汤加桂枝，后者是理中汤加附子，一味之差，但治疗方向有较大变化。桂枝人参汤可用于理中汤见心悸腹痛者，附子理中汤用于全身状况更差，吐泻，且脉微弱，精神萎靡者。只要弄清桂枝与附子的药证，两者区别点便清楚了。

桂枝加人参汤与葛根芩连汤均治腹泻不止，但腹泻的性质有寒热之别。葛根芩连汤是肠热明显，喘而汗出，大便黏臭，其人必油腻；桂枝人参汤是肠虚寒，必怕冷少汗，大便清稀，其人必黄瘦憔悴。其方证识别点在脉：前者脉促数，后者脉缓弱。

倪海厦：张仲景在使用人参的时候，一定是津液受到了伤害。病人有寒利，伤到津液的时候，我们用人参去补丧失的津液，白术是祛湿，是专祛肠胃里的湿和关节上的湿，所以，张仲景在处理风湿性关节炎的时候会用到白术，白术是健脾的。

寒利的时候用桂枝，桂枝能够行阳，让心脏的力量加强。心脏不断的跳动产生的火在肺的法象为天的作用下，下移到小肠，所以，小肠和心脏都是属火。如果寒利的时候，小肠的火不够了我们用桂枝，再严重的话，可以用炮附子。

桂枝人参汤的煮法有讲究，白术、炙甘草、人参、干姜这四味药要先煮，用九碗水煮成五碗水，这个时候，再入桂枝进去煮，煮取三碗，这种煮法的意思，就是桂枝煮的时间不需要煮很长。每次服一碗，六个小时以后再服一碗，晚上再服一碗。

这条桂枝人参汤，原文说外证未除，因为还有一点外证没有完全去掉，也就是说，还有桂枝汤证用桂枝可以稍微发一下表。

当病人有太阳表证的时候，兼有下利就是使用桂枝人参汤的时机。区分寒热利很简单，首先两个肯定是有下利，寒利，舌头伸出来苔是白的，小便清长，病人不口渴，下利下来还能看到吃进去的食物。热利，舌头伸出来苔是黄的，小便也是黄的，病人有口渴，下利出来很臭，有的可能肛门都会有灼痛感。

【医案举例】

1. 薛晶医案

患者：潘金梁，男，49岁。

初诊：9月7日。胃痛，疼痛时会牵扯左腋下，7月余。胃部拒按，喜热饮，冷饮喝过后则诱发胃痛加剧，咽部有多痰感。饥饿时更甚，人疲劳，提不起精神。胃纳好，二便正常，舌瘀紫，淡胖有齿痕，边尖均有齿痕。

处方：桂枝人参汤原方。方组：桂枝60克，炙甘草60克，白术45克，党参45克，干姜45克。

煎服方法：每剂药水开后再煮25分钟，去滓，分三次温服。

剂量：五剂。

复诊：9月12日，胃痛及牵扯痛已基本感觉不到，人也有力气了。原方再进五剂。

治疗效果：痊愈。

2. 陈晓艳医案

患者：夏某，女，36岁。

初诊日期：2015年10月11日。诉已连续两个月未来月经，当时给予中药加黄体酮治疗，后十余天未见效果，遂到专科医院彩超检查，示内膜太薄，医生说近期不会来月经。

二诊：10月30日，脉细，舌红，苔少，因为刚从南阳学习回来，让我想起了仲景先师的桂枝人参汤。

处方：桂枝人参汤加味。方组：桂枝60克，炙甘草60克，白术45克，党参45克，干姜45克，制附片15克。剂量：三剂（每日一剂水煎服）。

煎服方法：每剂药水开后再煮25分钟，去滓，分三次温服。11月2日诉：三剂药喝了两剂月经就来了。

医者按:这让我想起涂老师说的看人不看病,人自身的功能调好了疾病自然就没有了。

3. 沈俊医案

患者:何某,男,13岁。

初诊日期:2015年8月10日。喜欢吐痰;舌质淡,苔薄白,滑腻,边齿痕,形体较瘦,挑食,喜欢吐痰已经七个月左右,加重有十几天,近段时间喜欢带甜味儿的饮料,感觉口无味,大便稍溏。

辨证:脾阳不振。

处方:桂枝人参汤加味。方组:桂枝3包,党参1包,炙甘草4包,干姜2包,砂仁1包,白术1包(由于使用的是超微中药,按照含量使用原方原量)。

剂量:七剂(每日一剂)服用方法:冷水调匀上述药粉,沸水冲泡,半小时后温服。

辅助治疗:三棱针挑刺四缝穴,挤出少量血液。

二诊:8月17日,自诉已好八成,调整处方:上方加附子1包。效果:五剂后电话回访,已完全恢复,不再喜吐痰。

4. 涂华新医案

患者:甘某,南阳市人,女,49岁。

初诊日期:2015年4月11日。多年来苦于腹胀,大便溏,打嗝,其打嗝声,接连不断,声音沉闷,间亦有响亮者。不欲饮食,睡眠一般,小便可,舌淡白,苔白腻,脉沉微细。

处方:桂枝人参汤加制附片。

方组:桂枝60克,炙甘草60克,党参45克,白术45克,干姜45克,制附片15克。

剂量:五剂(每日一剂水煎服)。

煎服方法:水开后再煮25分钟,去滓,分三次温服。

嘱忌食绿豆类制品。

二诊:4月24日,诸证均有明显减轻,但在诊察舌脉时,仍闻及数次嗝声,心下按之略显不适。

调整处方:上方加枳实30克。

剂量:三剂(每日一剂水煎服)。

煎服方法:水开后再煮25分钟,去滓,分三次温服。

后来约两周后,带其孙女来诊,特询知已不再打嗝,并云所有症状全部消失。

5. 周东升医案

患者:周某,贵州水城人。女,43岁。

初诊日期:2015年3月18日。

自诉:身软乏困一月余,春节期间饮凉茶后,出现身软乏力,腰痛,双下肢如灌铅,提不起腿,全身怕冷,中午晚上饭后特困,必须上床躺俩小时才能起床活动,自觉生活非常痛苦,纳差,二便可。

舌质淡,苔厚腻,脉沉细。

处方:桂枝人参汤合麻黄细辛附子汤。

桂枝30克,炙甘草30克,干姜20克,生白术20克,党参20克,制附片15克,麻黄15克,细辛15克。

五剂(每日一剂水煎服)。

煎服方法:水开后再煮三十分钟,分三次饭后温服。

忌:生冷之物,绿豆及绿豆芽。

二诊:身软乏力,纳差,明显改善;腰仍冷痛伴下坠感,晚饭后仍困,但能坚持住,可以不上床躺,服药期间出现手足心冒冷汗,身上皮肤出现疹子,似水疱,时起时消,但不痒。

调整处方:桂枝人参汤加茯苓附片。

制附片15克,桂枝30克,炙甘草30克,干姜20克,生白术20克,党参20克,茯苓40克(后来考虑这里茯苓用30克更为合理些,但当时用得就是40克)。

五剂(每日一剂水煎服)。

煎服方法:水开后再煮二十分钟,分三次温服。

三诊:纳差,腰冷痛消失,日常生活无困倦,但晨间登山运动体力不支。

处方:桂枝人参汤加附片。

制附片15克,桂枝30克,炙甘草30克,

干姜20克，生白术20克，党参20克。

五剂(每日一剂水煎服)。煎服方法：水开后再煮二十分钟，分三次温服。

效果：五剂药后患者专程前来告知，生活一切正常，比生病前精神更佳，登山晨练已无任何不适。

【现代运用】

桂枝人参汤方性偏温补，是以治疗脾胃虚寒下利为主，兼有轻度表寒者。若表寒甚者，可重用桂枝，加生姜等；脾虚下利甚者，重用人参、白术，加山药等。临床多用本方治疗感冒、过敏性鼻炎、急慢性胃肠炎、十二指肠球部溃疡、慢性结肠炎、小儿秋季腹泻、消化性溃疡、慢性萎缩性伴浅表性胃炎、贲门失弛缓症、胃食管反流、慢性阑尾炎、慢性胃肠炎、食管癌术后呕吐等疾病。

小建中汤

【方剂组成】

桂枝(去皮)三两(9克)，甘草(炙)二两(6克)，大枣(擘)十二枚(4枚)，芍药六两(18克)，生姜(切)三两(9克)，饴糖一升

【方药用法】

上六味，以水七升，煮取三升，去滓，内饴，更上微火消解。温服一升，日三服。呕家不可用建中汤，以甜故也。

【方证释义】

《伤寒论》："伤寒，阳脉涩，阴脉弦，法当腹中急痛，先与小建中汤不差者，小柴胡汤主之。"

本条所说的阳脉、阴脉，阳指浮取，阴指沉取，也就是脉搏浮涩沉弦。涩主血虚不畅，弦主筋脉拘急，多见于木邪克土，肝脾失调的症候，腹部挛急疼痛即其常见的症状之一，所以说法当腹中急痛，似乎是据脉断症，实际是脉症合参的诊断方法，所谓"法当"，就寓有推理、预测的精神，通过问诊，自不难得到印证。

小柴胡汤本来也可治疗木邪干土的腹痛，但本证太阴虚寒较著，里虚者先治其里，因而宜用小建中汤以温养中气，且方中重用芍药亦能制木舒挛缓急止痛，土建木平，而腹痛可止，假使未止，再用小柴胡汤以疏泄肝胆，清解少阳之邪，这一治疗步骤，即先补后和、从内至外的法则。

【主治病证】

伤寒，阳脉涩，阴脉弦，法当腹中急痛，先与小建中汤；不瘥者，小柴胡汤主之。

伤寒二三日，心中悸而烦者，小建中汤主之。

【历代名医方论】

王子接《绛雪园古方选注》：建中者，建中气也。名之曰小者，酸甘缓中，仅能建中焦营气也。前桂枝汤是芍药佐桂枝，今建中汤是桂枝佐芍药，义偏重于酸甘，专和血脉之阴。芍药、甘草有戊己相须之妙，胶饴为稼穑之甘，桂枝为阳木，有甲己化土之义。使以姜、枣助脾与胃行津液者，血脉中之柔阳，皆出于胃也。

《伤寒论·辨太阳病脉证并治》：伤寒，阳脉涩，阴脉弦，法当腹中急痛，先与小建中汤，不差者，小柴胡汤主之。

《金匮要略·血痹虚劳病脉证并治》：虚劳里急，悸，衄，腹中痛，梦失精，四肢酸疼，手足烦热，咽干口燥，小建中汤主之。

《伤寒明理论》：脾者，土也，处四脏之中，为中州，治中焦，生育荣卫，通行津液。一有不调，则荣卫失所育，津液失所行，必以此汤温建中脏，是以建中名之焉；胶饴味甘温，甘草味甘平，脾欲缓，急食甘以缓之，健脾者，必以甘为主，故以胶饴为君，甘草为臣；桂辛热，辛，散也，润也，荣卫不足，润而散之；芍药味酸微寒，酸，收也，泄也，津液不逮，收而行之，是以桂、芍药为佐；生姜味辛温，大枣味甘温，胃者卫之源，脾者荣之本，甘辛相合、脾胃健而荣卫通，是以姜、枣为使。

《脾胃论》：以芍药之酸于土中泻木为君；饴糖、炙甘草甘温补脾养胃为臣；水挟木势亦

来侮土，故脉弦至腹痛，肉桂大辛热，佐芍药以退寒水；姜、枣甘辛温、发散阳气，行于经脉皮毛为使。建中之名于此见焉。

《伤寒附翼》：此肝火上逼于心脾，于桂枝加芍药汤中更加饴糖，取酸苦以平肝脏之火，辛甘以调脾家之急，又资其谷气以和中也。此方安内攘外，泻中兼补，故名曰建。外症未除，尚资姜、桂以散表，不全主中，故称曰小。

《千金方衍义》：桂本血药而辛温散邪，恐其动血，故以芍药护持荣气，不能随桂外泄，得甘草之甘温，而和寒热诸邪，姜、枣之辛甘，而和荣卫诸气，为风伤卫之首方，参入胶饴一味，取稼穑之甘，便为建中专药，所以寒伤荣之尺中脉微，虚寒之里气不足，咸赖乎此，允为虚羸和解中外之圣法。小建中为诸建中之母，本桂枝汤表药，藉胶饴之甘温入脾通津。

《伤寒溯源集》：建中者，建立中焦之脾土也。盖土为五行之主，脾为四脏之本，即洪范建中立极之义也。中气虚馁，脾弱不运，胃气不行，致心中悸动，故以建立中气为急也。谓之小建中者，以风邪未解，未可以参、术补中，只加胶饴，倍芍药于桂枝全汤，和卫解郁之中以稍裨中土，故谓之小建中汤。芍药性虽酸收，既无寒邪，在所不计，李时珍谓其益脾，能于土中泻木，故倍用之。饴糖为米蘖之上品，能和润中州，中气既和，阳邪得解，则心中之悸烦自止矣。

《金匮要略心典》：此和阴阳，调营卫之法也。夫人生之道，曰阴曰阳，阴阳和平，百疾不生。若阳病不能与阴和，则阴以其寒独行，为里急，为腹中痛，而实非阴之盛也；阴病不能与阳和，则阳以其热独行，为手足烦热，为咽干口燥，而实非阳之炽也。昧者以寒攻热，以热攻寒，寒热内贼，其病益甚，惟以甘酸辛热和合成剂，调之使和，则阳就于阴，而寒以温；阴就于阳，而热以和。医之所以贵识其大要也，岂徒云寒可治热，热可治寒而已哉。或问和阴阳，调营卫是矣，而必以建中者何也？曰：中者脾胃也，营卫生成于水谷，而水谷转输于脾胃，故中气立，则营卫流行而不失其和。又中者，四运之轴而阴阳之机也，故中气立，则阴阳相循，如环无端，而不极于偏。是方甘与辛合而生阳，酸得甘助而生阴，阴阳相生，中气自立。是故求阴阳之和者，必于中气；求中气之立者，必以建中也。

《古方选注》：建中者，建中气也。名之曰小者，酸甘缓中，仅能建中焦营气也。前桂枝汤是芍药佐桂枝，今建中汤是桂枝佐芍药，义偏重于酸甘，专和血脉之阴。芍药、甘草有戊己相须之妙，胶饴为稼穑之甘，桂枝为阳木，有甲己化土之义，使以姜、枣助脾与胃行津液者，血脉中之柔阳，皆出于胃也。

《医宗金鉴》：是方也，即桂枝汤倍芍药加胶饴也。名曰小建中者，谓小小建立中气也。盖中气虽虚，表尚未和，不敢大补，故仍以桂枝和营卫，倍芍药加胶饴调建中州，而不啜稀粥温覆令汗者，其意重在心悸中虚，而不在伤寒之表也。中州建立，营卫自和，津液可生，汗出乃解，悸烦可除矣。

《医方论》：小建中汤之义，全在抑木扶土。当从吴氏之说，用肉桂而不用桂枝。肉桂温里，桂枝解表，用各有当也。且肉桂性能杀木，合芍药以制肝，又用姜、枣、甘草、饴糖之甘温以补脾，斯中州之阳气发舒，而阴寒尽退矣。

【医案举例】

1. 刘渡舟医案

李妇，38 岁。产后失血过多，又加天气严寒，而腹中疼痛，痛时自觉肚皮向里抽动。此时，必须用热物温暖，方能缓解。切其脉弦细而结，视其舌淡嫩，苔薄。辨为血虚而不养肝，肝急而刑脾，脾主腹，是以拘急疼痛，而遇寒更甚。

桂枝 10 克，白芍 30 克，炙甘草 6 克，生姜 9 克，大枣 7 枚，当归 10 克，饴糖(烊化)40 克。此方服 3 剂，而腹痛不发。转方用双和饮气血两补收功。

2. 蔡渔琴医案

黄某，女，30岁，1979年10月5日初诊。便秘9年，始则3～4日一行，无明显痛苦。婚后生育三胎，便秘加重，常6～8日不行，腹部时觉隐隐胀痛，如物梗塞，饮食减少。历经中西医治疗，屡用通导，或可见效一时。形瘦神疲，气短乏力，因大便秘结而诱发痔疮，常流鲜血，曾在某医院检查，除见脱出之外痔，余无异常。就诊时，已经4日未便。嘱取小建中汤7剂。

服药后便觉肠鸣，腹部如有气体窜行，即大便1次，始为羊屎样，后则解出黄色软便。服完7剂，又解大便1次，先硬后溏，硬亦无羊屎样。第2疗程，每天基本可大便1次。为巩固疗效，将原方加大10倍，浓缩成膏剂，坚持续用2月，每日大便通畅，体力逐渐康复。随访半年，无不适之感。

3. 陈麟医案

资某，男，58岁，1978年3月9日初诊。患黄疸一年余，肝功检查：黄疸指数6单位，血清胆红素直接反应(一)、间接反应(＋＋)，总胆红素3毫克/100毫升。尿检：尿胆红素(一)，尿胆原1∶24，诊断为“溶血性黄疸”。服西药效果不显，延余医治。刻下：面部及肌肤发黄，色淡暗晦，两目巩膜微黄而暗滞，四肢软弱乏力，心悸短气，语言低微，纳呆，便溏，舌淡苔薄白，脉濡细。此属“阴黄”，乃脾虚失运，气血不能正常化生所致。治当温中健脾，补养气血。方用小建中汤合当归补血汤化裁：

桂枝9克，白芍12克，炙甘草9克，大枣20枚，生姜3片，黄芪30克，当归6克，水煎去渣取汁，纳饴糖120克口服，每日1剂。

服7剂，饮食增进，面色转润，但大便仍溏。守原方加山药15克，连服20余剂，诸症悉除。

4. 万健臣医案

彭某，年20余，身面俱黄，目珠不黄，小便自利，手足烦热，诸医治疗无功。予诊其脉细弱，默思黄疸虽有阴阳之不同，未有目珠不黄，小便自利者。脉证合参，脾属土为荣之源，而主肌肉，此为脾虚而荣血虚馁，不荣于肌肉，土之本色外越也。《金匮》云：“男子黄，小便自利，当与虚劳小建中汤。”当从虚劳治例，与小建中汤加参归以益气养荣。十余服，热止黄退。

5. 李风翔医案

五岁女孩，三个月来下午低烧，久治不愈。面白，体瘦，食少，精神萎靡，大便干，日一次，脉象沉细无力，舌质淡，苔正常，诊为虚劳。处方：小建中汤加党参、黄芪、当归。

2剂后，热退神增，精神转佳。7剂后复诊，仍有低烧，依方继服14剂。

6. 万桂华医案

唐某某，女，21岁。病已二十余日，因急性胃肠炎经中西医结合治疗后，吐泻诸症均除，惟留高热不退。曾服苦寒、甘寒、辛凉及西药磺胺类药物十余日，皆未获效。症状：高热烦渴，渴喜热饮而不多饮，小便清长，大便溏薄，面黄肌瘦，神疲乏力，不思饮食，舌质淡红，脉象细弱而数。证属气虚发热，拟“甘温除大热”法，宜小建中汤加减治之。

白芍12克，白术9克，桂枝5克，黄芪24克，大枣3枚，甘草6克，饴糖(冲服)30克。2剂而愈。

7. 吴达昌医案

张某，男，6岁。患者自1987年3月始有口渴，小便频数等症，后逐渐加重，至1987年9月份，每昼夜饮水量竟达4000多毫升，小便约20次，多次化验尿糖、血糖无异常，曾在某医院诊断为“消渴症”，住院治疗两天，症状无改善。1988年4月23日就诊：面色不华，精神萎靡，口渴、小便频数清长，纳差，舌淡苔薄白，脉沉无力。综观脉证，此乃脾阳亏虚，运化失常。治宜温阳健脾，予小建中汤。处方：

饴糖30克，桂枝5克，白芍10克，大枣10克，生姜5克，炙甘草5克，水煎服(饴糖溶化冲服），每日 1 剂，嘱服 5 剂。

药后，口渴、尿频等症明显减轻。效不更方，再服 15 剂，每昼夜饮水减少至 2000 毫升左右，每晚小便 3～5 次，面容始转红润，纳增，精神好转。服药 50 余剂后，诸症悉除。1 年后追访，未见复发。

8. 熊东明医案

邓某某，女，50 岁。因常发头晕眼花、四肢麻木而来诊。初诊时需人扶持步行，消瘦、面色暗灰，眼青唇白，神疲寡言，说话极费力气。诉常有眩晕，坐时亦需人扶持，否则易倾倒，不欲食，大便难，小便微黄。舌苔白，脉沉迟。西医一向诊断为高血压病，中医辨为脾胃虚寒，拟小建中汤加减：

桂枝 15 克，生姜 24 克，白芍 18 克，炙甘草 15 克，大枣 30 克，党参 30 克，麦芽糖（溶服）30 克，水 4 碗煎服 8 分，温服。另配吉林参 6 克炖服。

3 剂后病情大有好转，头晕减轻，食欲增加，体力增强。以后继续用小建中汤加减，一月后症状基本消失。

9. 万桂华医案

刘某某，女，17 岁。症状：面色淡黄心悸，月经量少色淡，40 余天来潮一次，经行腹痛绵绵。四肢酸痛，手足烦热，咽喉干燥，精神萎靡，食欲不振，形体消瘦，四肢乏力，呼吸气弱，大便稀，小便清长，脉弱无力，舌质淡红无苔，证属脾土虚弱，生化无权，以致血虚亏损。治拟补中强脾，脾旺则能生血。用小建中汤：

白芍 18 克，桂枝 6 克，炙甘草 12 克，生姜 3 片，大枣 15 枚，饴糖（冲服）45 克。服 2 剂后，诸症痊愈。

10. 陈大启医案

戴某某，女，22 岁，未婚。三年来行经腹痛，第一、二天痛剧，开始血量少，待三日血量渐多而痛稍减，色淡有块，周期尚准。平素喜暖畏寒，体倦乏力，不耐劳累，经至必服止痛片及中药，以求暂安。此次行经少腹痛剧，虽已过十余天，少腹仍绵绵作痛，时有发胀，舌淡苔白，脉细而迟，此系中气虚弱，气血不足，脾胃阳虚，寒积作痛，宜温中散寒，缓急止痛。给予小建中汤，连进 10 剂后，适值经再至，此次疼痛大减，未服止痛片，又续服 20 余剂，再次行经，疼痛未作。

【现代运用】

临床化裁用于治疗胃及十二指肠溃疡、慢性肝炎、神经衰弱、再生障碍性贫血（再障）、功能性发热属于中气虚寒，阴阳气血失调者。

大建中汤

【方剂组成】

蜀椒二合（去汗）（6 克），干姜四两（12 克），人参二两（6 克）

【方药用法】

上三味，以水四升，煮取二升，去渣，内饴糖（30 克），微火煮取一升半，分温再服，如一炊顷，可饮粥二升，后更服，当一日食糜，温覆之。

【方证释义】

本证多由中阳衰弱，阴寒内盛所致，治疗以温中补虚，降逆止痛为主。寒性收引，阴寒内盛，阳失温煦，故心胸中大寒，拘急作痛，甚则上冲皮起有头足，手不可触近。中寒内盛，胃失和降，故呕而不能食。方中蜀椒温脾胃，助命火，散寒止痛，为君药。以辛热之干姜辛热，温中散寒，助蜀椒散寒之力；饴糖温补中虚，缓急止痛，助蜀椒止痛之功，共为臣药。人参补脾益气，配合饴糖重建中脏，为佐药。

【主治病证】

心胸中大寒痛，呕不能饮食，腹中寒，上冲皮起，出见有头足，上下痛而不可触近，大建中汤主之。

【历代名医方论】

《金匮要略释义》：《本草经》谓蜀椒主邪

气，温中，逐痹痛，下气。夫大寒乃邪气也。心胸中大寒痛，呕而不能食，法当温中。寒气上冲皮起，出见有头足，又宜下气，故舍蜀椒莫与，从而可知中不受温，痛痹之不必下气者，则非蜀椒所宜矣。干姜亦温中之品，此证沉寒痼冷之在中者，性动而猖，其势向上，因用蜀椒复佐以干姜，镇以静而抑之使平。有谓附子驱寒止痛，何以舍而不用？曰：夫向上者，阴中有阳，实中有虚，何则？呕为实而有火之证，呕而不能饮食，中气大伤，自不得以附子攻也。爰用人参、饴糖补其虚乏。方名大建中汤者，宜矣。

《医方集解》：此足太阴阳明药也，蜀椒辛热，入肺散寒，入脾暖胃，入肾命补火；干姜辛热通心，助阳逐冷散逆；人参甘温，大补脾肺之气；饴糖甘能补土，缓可和中。盖人之一身，以中气为主，用辛辣甘热之药，温健其中脏，以大祛下焦之阴，而复其上焦之阳也。

《医方论》：非人参不能大补心脾，非姜、椒不能大祛寒气，故曰大建中。又有饴糖之甘缓以杀姜、椒之辛燥。非圣于医者，不辨有此。

【医案举例】

1. 蛔虫病

聂女，寄娇，14岁。

体质娇嫩，最喜杂食。初患腹痛，其父以为蛔虫，自购宝塔糖两粒，服后，病情恶化，遂抬来就诊。证见腹中绞痛，时轻时重，痛剧时腹内肠鸣，时见突起如头足攻动，剧烈呕吐，时吐蛔虫，大便不通，屎气全无，腹部膨满，不耐触按，外无表证，内无热象，脉搏沉细而迟，舌苔淡白，中有花点，口唇淡白，面色淡黄，饮啖俱废，病势甚急，经西医诊断为蛔虫阻塞，嘱转县医院手术治疗，因经济无力，不肯转院，乃请中医治疗。

余思此证属蛔虫阻塞本有可能，原因服宝塔糖剂量不足，反致蛔虫骚扰，互相扭结于肠道，故大便屎气完全不通，然必中气虚寒，升降无力，致寒气乘隙攻冲，故致肠鸣如有头足而发绞痛。《内经》云：“阳气不足，阴气有余，则寒中肠鸣腹痛。”法当温中散寒，大建中气，俾中阳一旺，寒气自消，则升降旋转之机俱振，病自除矣。以大建中汤去饴糖加伏龙肝投之。炒川椒 6 克，干姜 4.5 克，党参 15 克，伏龙肝 30 克，煎服。

服药后 4 小时许，肠鸣切痛又剧，旋即泻下蛔虫百数十条，腹痛顿减。翌日复诊，腹满痛、呕吐、肠鸣等症，全部消失，改以六君子汤调理而愈。

2. 十二指肠溃疡

高某某，男，52 岁，1972 年 4 月 3 日就诊。

胃病日久，形体消瘦，面色苍白，形寒肢冷，时时作痛，痛处喜按，得食痛减，喜热畏冷，饮食不振，恶心呕吐，口不干，舌淡胖嫩，边有齿印，舌苔薄白微腻，脉沉细。经 X 光钡餐检查：十二指肠球部见有不规则切迹，局部压痛，诊断为十二指肠球部溃疡。

治拟温中祛寒，健脾益气，大建中汤治之：党参 30 克，白术 15 克，干姜 10 克，川椒 3 克，白芍 10 克、炙甘草 8 克。

服药 7 帖，患者疼痛显著减轻，饮食增加，舌苔已化，舌质较前红润；原方加饴糖，续服 30 余帖，临床症状消失。三个月后钡餐复透：十二指肠球部切迹消失，无压痛。随访三年未再复发。

3. 胃下垂

丁某某，女，36 岁，1974 年 3 月 3 日就诊。

形体消瘦，四肢不温，腹部疼痛，食后脐下饱胀，入冬尤甚，时欲泛吐清水，大便时溏，病已五载。经胃透，胃小弯在髂嵴联线下 5 公分。舌苔薄白，质胖嫩，脉细弱，诊断为胃下垂。

治宜补中益气，以李东恒补中益气原方治之，服药 20 余帖，疼痛仍未缓解，食后饱胀如故，后改用大建中汤加味。

处方：川椒 5 克，干姜 10 克，山萸肉 5

克，附片 3 克，饴糖（冲服）30 克，小红参（煎汤代茶）9 克。

服药二个月，疼痛消失，饮食增加，食后不再饱胀。经钡餐复查，胃位置中等，患者体重增加八斤。

4. 鞘膜积水

王某某，男，29 岁，1975 年 9 月 7 日就诊。

右侧阴囊肿大已二月，来院就诊时，睾丸肿大如鸡蛋，坠胀难忍，行走困难。患者自诉阴茎经常寒冷，且有早泄，小便频数，时有遗溺，经做透照试验，见有红色透光现象。舌淡苔白，脉细。

诊断为睾丸鞘膜积水，拟予行鞘膜外翻手术，患者有思想顾虑而改用中药治疗：西潞参 30 克，川椒 8 克，干姜 10 克，吴萸 5 克，小茴香 5 克，荔枝核 10 克，橘核 10 克，车前子（包）6 克。

服药 14 帖，阴囊水肿逐渐吸收缩小；服药 30 余帖，积液消失而愈。

【现代运用】

1. 腹部术后胃肠功能紊乱，如胃肠手术后肠粘连、肠梗阻、食管癌术后胃肠功能恢复、肝癌术后康复、肝移植术后康复，但目前证据不支持胰十二指肠切除术后患者服用本方预防麻痹性肠梗阻。

2. 以腹痛为表现的疾病，如难治性肠炎、克罗恩病、肠功能紊乱、肠扭转、肠粘连、肠梗阻、疝气、阑尾炎、腹膜炎、胆道蛔虫、直肠溃疡、放射性肠炎等，目前证据不支持该方用于肠易激综合征。

3. 以呕吐为表现的疾病，如慢性胃炎、胃溃疡、胃扩张、胃下垂、胃及食管反流症等；亦用于预防吸入性肺炎。

4. 以大便不通为主要表现者，如慢性便秘、孕妇便秘、儿童直肠肛门术后便秘、中风后便秘、帕金森病和多系统萎缩症的便秘、长效抗胆碱能药物和吗啡引起的便秘；亦有用于下利者。

黄芪建中汤

【方剂组成】

黄芪一两半（4.5 克），桂枝（去皮）三两（9 克），甘草（炙）三两（9 克），大枣十二枚（4 枚），芍药六两（18 克），生姜二两（6 克），胶饴一升（30 克）

【方药用法】

以水七升，煮取三升，去滓，纳胶饴，更上微火消解，温服一升，日三服。

【方证释义】

黄芪建中汤乃甘温之剂，甘可缓急，温能补虚，正与本证相宜。方中黄芪甘温补气，化生阴阳气血；饴糖温中补虚，缓急止痛；重用芍药敛阴，配以桂枝温阳；炙甘草一味，得芍药则酸甘化阴，缓急止痛。得桂枝则辛甘化阳，温中补虚；生姜走表而助卫阳，大枣入脾而益营阴。俾中阳健运，化生气血，灌溉四旁，则虚劳不足诸证可愈。是故求阴阳之和者必于中气，求中气之立者必以建中，求建中化生气血者必加黄芪也。《灵枢·终始》篇所谓“阴阳俱不足，补阳则阴竭，泻阴则阳脱，如是者，可将以甘药，不愈，可饮以至剂”，实为本证立法处方之根本。

本方为小建中汤加黄芪而成，以温中补虚立法，是治疗虚劳的著名方剂。方中黄芪甘温入肺，健脾益气；饴糖甘温补虚，缓急止痛，共为方中君药。桂枝助阳，芍药益阴，二药相合，调和阴阳，化生气血为臣。生姜、大枣辛甘相合，健脾益胃，调和营卫，为佐药。炙甘草益气健脾，调和诸药为使。且炙甘草味甘，与桂枝、饴糖相配“辛甘化阳”，合芍药“酸甘化阴”。诸药相合，益气建中，方可化源足，气血生，营卫调，诸症平。

【主治病证】

虚劳里急，诸不足，黄芪建中汤主之。

本方主治阴阳气血俱不足之虚劳证。所谓“里急”，指里虚腹中急痛；“诸不足”，是阴

阳气血俱虚。《灵枢·邪气脏腑病形篇》指出:"阴阳形气俱不足,勿取以针,而调以甘药也。"《素问·至真要大论》亦云"劳者温之""损者益之""急者缓之"。

主治虚劳病,阴阳气血俱虚证。里急腹痛,喜温喜按,形体羸瘦,面色无华,心悸气短,自汗盗汗。

【历代名医方论】

吴昆:汗后身痛者,此由汗多耗损阴气,不能荣养筋骨,故令身痛;阳虚,故令脉迟;汗后,故令脉弱。黄芪、甘草之甘,补中气也,然桂中有辛,同用之足以益卫气而实表;芍药之酸,收阴气也,桂中有热,同用之足以利荣血而补虚。此方以建中名者,建立中气,使其生育荣卫,通行津液,则表不虚而身痛自愈矣。(《医方考》卷1)

喻昌:虚劳病而至于亡血失精,消耗精液,枯槁四出,难为力矣。《内经》于针药所莫制者,调以甘药,《金匮》遵之,而用小建中汤、黄芪建中汤,急建其中气。俾饮食增而津液旺,以至充血生精,而复其真阴之不足,但用稼穑作甘之本味,而酸辛咸苦,在所不用,盖舍此别无良法也。然用法者贵立于无过之地,宁但呕家不可用建中之甘,即服甘药,微觉气阻气滞,更当虑甘药太过,令人中满,早用橘皮、砂仁以行之可也,不然甘药又不可恃,更将何所恃哉?后人多用乐令建中汤、十四味建中汤,虽无过甘之弊,然乐令方中前胡、细辛为君,意在退热,而阴虚之热则不可退;十四味方中用附、桂、苁蓉,意在复阳,而阴虚之阳未必可复,又在用方者之善为裁酌矣。(《医门法律》卷6)

徐彬:小建中汤本取化脾中之气,而肌肉乃脾之所生也,黄芪能走肌肉而实胃气,故加之以补不足,则桂、芍所以补一身之阴阳,而黄芪、饴糖又所以补脾中之阴阳也。若气短胸满加生姜,谓饮气滞阳,故生姜以宣之;腹满去枣加茯苓,蠲饮而正脾气也;气不顺加半夏,去逆即所以补正也。(《金匮要略论注》卷6)

陈元犀:虚劳里急者,里虚脉急也;诸不足者,五脏阴精、阳气俱不足也。《经》云:阴阳俱不足,补阴则阳脱,泻阳则阴竭,如是者当调以甘药。又云:针药所莫及,调以甘药。故用小建中汤君以饴糖、甘草,本稼穑作甘之味,以建立中气,即《内经》所谓"精不足者,补之以味"是也。又有桂枝、姜、枣之辛甘,以宣上焦阳气,即《内经》所谓"辛甘发散为阳"是也。夫气血生于中焦,中土虚则木邪肆,故用芍药之苦泄,于土中泻木,使土木无忤,而精气以渐而复,虚劳诸不足者,可以应手而得耳。加黄芪者,以其补虚塞空,实腠通络,尤有专长也。(《金匮方歌括》卷2)

【医案举例】

1. **虚损**(谢映庐医案)

胡晓鹤孝廉尊堂,素体虚弱,频年咳嗽,众称老痨不治。今春咳嗽大作,时发潮热,泄泻不食:诸医进参、术之剂,则潮热愈增,用地黄、鹿胶之药,而泄泻胸紧尤甚,延医数年,无非脾肾两补,迨至弗效,便引劳损咳泻不治辞之。时值六月,始邀余诊,欲卜逝期,非求治也。诊之脉俱迟软,时多歇止,如徐行而怠,偶羁一步之象,知为结代之脉。独左前肝部弦大不歇,有土败木贼之势。因思诸虚不足者,当补之以味,又劳者温之,损者益之,但补脾肾之法,前辙可鉴,然舍补一着,又无他法可施。因悟各脏俱虚之脉,独肝脏自盛……此病肝木自盛,脾土不胜,法当补土制肝,直取黄芪建中汤与之。盖方中桂、芍微泻肝木之胜;甘、糖味厚,重实脾土之不胜;久病营卫行涩,正宜姜、枣通调,而姜以制木,枣能扶土也;用黄芪补肺者,盖恐脾胃一虚,肺气先绝。连进数剂,果获起死回生。但掌心微热不除,咳泻虽止,肝木犹强,原方加入丹皮,重泻肝木之胜,再进而安。(《谢映庐医案》1962:63)

2. **虚黄(溶血性黄疸)**(杨志一医案)

刘某某,男,20岁。

起病时发热恶寒,继则面目发黄,经某医

院诊断为溶血性黄疸，虽经西医治疗，并输血达2000毫升，但症状仍严重，因此请中医会诊治疗。四诊所见，患者面目淡黄，神色萎靡，唇舌淡白，少气懒言，呼吸气微，全身极度疲乏，头晕心悸，不能起床，夜寐盗汗，时发虚热，口淡不欲食，大便溏，小便自利而黄，脉大而缓软。

法取甘温，用黄芪建中汤以补气生血，培土健脾。黄芪12克，桂枝6克，白芍12克，炙甘草4.5克，生姜6克，大枣5枚，饴糖（另冲）30克。

服20余剂后，症状显著减轻。再守上方合党参、当归、茵陈、附片、茯苓、白术等出入，治疗2个来月，病情持续好转，又以归脾丸调理善后。半年后复查，各项检查接近正常。［中医杂志 1958；(7)：475］

3. 胃脘痛（十二指肠溃疡）（颜德馨医案）

于某，男，43岁。

初诊：胃脘痛历20余年，反复发作，食糯米而痛减，夜半不能平卧，起坐稍缓，畏寒喜暖，面皖神疲，纳少便溏。胃钡检查：十二指肠球部溃疡、变形，伴有激惹现象，舌淡苔薄，脉虚弦。

久痛必虚，脾阳失运，黄芪建中汤加味主之：生黄芪30克，桂枝4.5克，杭白芍12克，生姜2片，九香虫2.4克，大枣4枚，炙甘草4.5克，饴糖（冲）30克，茯苓9克，5剂。药后脘痛大减，夜得安卧，精神亦振，大便已实，守方连服，随访年余未作。［国医论坛，1992(3)：23］

4. 腹痛（肠粘连伴肠梗阻）（陈国权医案）

黄某，男，37岁。1968年脾切除，1974年胃全切，胆囊、阑尾切除。1981年11月因上腹部疼痛、呕吐、不能饮食而住院，诊断为"术后粘连伴部分肠梗阻"。经禁食、输液、抗生素等治疗，痛未缓解。诊见面皖神疲，消瘦乏力，头晕心悸，畏寒肢冷，上腹部广泛压痛，喜按，喜温，腹软，口不渴，喜热饮，大便微溏，小便清利，脉细涩，舌淡苔薄白。

证属虚寒腹痛，气血不足，拟黄芪建中汤加味。

黄芪15克，酒白芍15克，桂枝10克，生姜10克，甘草10克，西党12克，红枣5枚，饴糖15克。5剂后腹痛缓解，稍能进食。加服10剂，腹痛消失，食欲大增，诸症好转出院。后续服30剂，至今腹痛未患。［湖北中医杂志，1983(4)：9］

5. 腹痛型钩虫病（郭来荣医案）

肖某，女，45岁，农民。

腹部经常绵绵作痛，近日因食一支冰棒而致腹痛加剧，重时如刀绞样，伴恶心欲吐，头眩，乏力，纳减。在当地先后按肠、胃、胆道疾病治疗无效，于1978年8月6日来我院就诊，以腹痛待查入院。血检血红蛋白60克/升，RBC2.5×10^9/升，大便常规钩虫卵1～2，诊为急腹痛型钩虫病。

诊见患者面色萎黄，腹痛按之得减，舌质淡，脉细弱。

为虚劳里急之腹痛，仲景黄芪建中汤加味，以益气温中，疏通气血，缓急止痛。

药用：炙黄芪15克，桂枝20克，炒白芍30克，当归10克，干姜10克，制附片10克，炙甘草10克。

服2剂腹痛缓解，效不更方，加雷丸末20克，分2次冲服。连服3剂，腹痛全除。连续3天，大便用增水漂浮法找钩虫卵均阴性而出院，以归脾汤调理。［河南中医，1995(1)］

6. 胃痞（胃黏膜脱垂）（卢慕舜医案）

卢某某，男，69岁。

诉近月来胃脘痞闷欲按，少食尚可，多食加重，肢倦乏力，不耐久劳，便软日1次，尿调。兼畏风，低热，汗出，轻咳痰白已1周，于1986年11月4日来诊。查："T37.8℃，神差，体瘦，面色不泽，肺气肿征，两肺可闻及干啰音，心(一)，腹平软，上腹部欲轻柔按，重按则痛，肝脾肾(一)。舌淡红边布齿痕，苔薄

白，脉细。钡餐透视：①胃黏膜脱垂。②中度胃下垂。③慢支肺气肿并双下肺感染。劝其住院不就，因系边远山区打针不便，故予中药。

黄芪建中汤：炙黄芪30克，烊饴糖30克，桂枝10克，大枣12枚，炙甘草6克，白芍10克，生姜片10克，法夏10克。7剂。

1月后遇患者，询知得悉，服完7帖后诸症好转，自拿病历请人抄方7剂，竟诸症消失。嘱患者常用开水烊化服饴糖，随访3年病未复发。［江西中医药，1991(4)：36］

7. **胸痹**（张乃卿医案）

刘某某，男，56岁，干部，1978年8月7日初诊。

自诉患冠心病四年余，近两月常发心绞痛，伴室性早搏，曾住县某医院治疗，服丹参片、潘生丁、消心痛等药未效；乃邀余出诊。询及胸痛彻背，动则气短，心悸，易出汗，背冷肢凉，近几日多梦失眠，胃纳显减，夜尿频而清长，大便微溏；诊见面色㿠白，舌质胖嫩，边多齿痕，苔薄白，脉沉细而结。心电图提示：①冠状动脉供血不足；②心肌损害；③偶见室性早搏。

证属中气虚弱，心阳不振，寒凝气滞，脉络痹阻所致之胸痹。治宜温中补虚，散寒通络，予黄芪建中汤加味：炙黄芪、饴糖（分二次冲）各30克，炒白芍20克，桂枝、广郁金、川芎各10克，沉香（后下）3克，生姜4克，大枣6枚。共服6剂。

二诊：胸痛显减，胃纳渐增，舌、脉如前。效不更方，原方续服6剂。

三诊：胸痛渐平，背寒肢冷亦轻，脉沉渐起，偶有结脉，此乃元气渐充，心气久虚，血脉运行不畅，故结脉时现。原方去郁金，加酸枣仁10克，浮小麦30克，续服7剂。

四诊：胸痛、心悸、自汗、便溏均平，食欲渐增，仍感乏力，胸宇不畅，脉无结象。仍宗原方改为丸剂善后。一年后随访，胸痹及结代脉未曾再发。［新中医，1985(10)：42］

8. **心悸（窦性心动过缓）**（薛春柏医案）

周某，男，33岁，1989年9月18日初诊。

十二指肠球部溃疡3年，屡治疼痛不解，食后脘痞，身倦肢酸，食少便溏，渐致心慌气短，面色萎黄，舌淡红，苔薄腻，脉弦细迟。心率48次/分。心电图诊断："窦性心动过缓。"胃镜见解："慢性浅表性胃炎"。

此脾胃虚弱，中阳不运，生化乏源，心失温养。法当温中益气，缓急止痛。

黄芪建中汤，水煎服，日1剂。一服药9剂，诸证悉除，心率72次/分，心电图正常。［河南中医，1995(2)：75］

9. **身痛肢麻**（陈因华医案）

患者，女，70岁。1985年9月30日初诊。

患者40天前罹病，精神不振，四肢乏力，脘腹冷胀，嗳气及矢气稍舒，得热则减，饮食纳少，欲吐不吐，厌油，大便溏薄，日1至2次。未治。半月后出现头身疼痛，遇风冷加重。头痛以前额为甚，身痛以腰疼为著，四肢发凉而麻木。经治数日不效。

刻诊：除上述症状外，更见脘腹疼痛，舌质淡，苔薄白，脉沉细弱等。因考虑系中焦虚寒兼厥阴肝寒血滞之候，遂书方如下：吴茱萸6克，党参15克，生姜9克，大枣4枚，当归12克，桂枝9克，白芍9克，细辛5克，通草6克，炙甘草6克。连服6剂，病不减。10月10日，他医用四逆散加当归、木通、滑石、黄芩之后，脘腹冷、胀痛剧，每日解稀便3至4次。10月14日，复邀余诊。见证如前。

药用黄芪、饴糖各30克，桂枝、生姜各9克，白芍18克，大枣4枚，炙甘草6克。2剂而泻止，脘腹冷胀痛大减，饮食增加；4剂而头身痛、四肢冷麻好转；6剂而诸证尽除。为巩固疗效，遂又予上方3剂而愈。随访半年，未见复发。［新疆中医药，1991(1)：封三］

10. **眩晕**（董熔医案）

杨某，男，50岁，干部。1989年7月3日初诊。自诉头晕目眩年余，曾在某医院治疗，

Bp:16/9.3千帕，查心电图、血常规均正常，五官科检查亦无异常发现。屡服维生素、眩晕宁等均无效，故来求诊。患者眩晕每因劳累诱发，发则天倾地旋，站立不稳，平素食纳欠佳，常感身困乏力，动则气短，大便不成形，每日2～3次，小便清长，神疲形瘦，面色苍白，舌淡苔薄，脉细弱。

此为中阳不足，气虚下陷，不运精微，清阳不升，脑失所养之眩晕症，故宜温阳补中，益气健脾，升发清阳，益神养脑。

予黄芪建中汤加柴胡、川芎、升麻各10克，荷叶15克。服用15剂，眩晕减轻，继服10剂，诸症痊愈，追访1年，未见复发。［陕西中医，1991(10):462］

【现代运用】

临床用本方治疗慢性萎缩性胃炎、胃窦炎、胃溃疡、十二指肠溃疡、慢性肝炎、乙肝病毒携带、白细胞减少症、血卟啉病等。

白术附子汤

【方剂组成】

白术二两(6克)，附子(炮，去皮)一枚半(10克)，甘草(炙)一两(3克)，生姜(切)一两半(4.5克)，大枣(掰)六枚

【方药用法】

上五味，以水三升(1.2升)，煮取一升(400毫升)，去滓，分温三服。一服觉身痹，半日许再服，三服都尽，其人如冒状，勿怪，即是术附并走皮中，逐水气，未得除故耳。

【方证释义】

本方主要用于治疗风湿身痛，临床应以身体疼烦、不能自转侧、不呕不渴为辨证要点。方用辛温散寒的生姜、附子，配以化湿祛风的白术，为其配伍特点。附子可以温中，生姜能够散寒蠲饮降逆，白术、炙甘草、大枣则健脾和中，因此本方还具有很好的温中健脾降逆的功效，可以用来治疗脾胃虚寒引起的恶阻，如同时兼有表阳虚恶寒者，则更为合拍。如见恶寒疼痛甚者，可加制川乌、草乌；伴发热者，加石膏、知母、忍冬藤；体虚者加党参、黄芪、熟地；病久入络者，加红花、地龙、赤芍。

【主治病证】

伤寒八九日，风湿相搏，身体疼烦，不能自转侧，不呕不渴，脉浮虚而涩者，桂枝附子汤主之，若大便坚，小便自利者，去桂加白术汤主之。

【历代名医方论】

柯韵伯：若其人又兼里气不和，大便反硬，小便反利者，此非胃家实，乃脾家虚也。盖脾家实，腐秽当自去。此湿流肌肉，因脾土失职，不能制水，故大便反见燥化。不呕不渴，是上焦之化源清，故小便自利。濡湿之地，风气常存，故风寒相搏而不解耳。病本在脾，法当培土以胜湿，而风寒自解，故君白术以代桂枝。白术专主健脾。脾虚则湿盛而不运：湿流于内，故使大便不实；湿流于表，更能使大便不濡。脾健则能制水，水在内，能使下输膀胱而大便实；水在外，能使还入胃中而大便濡。故方末云：初服其人身如痹，三服尽，其人如冒状。此以术、附并走皮内，逐水气未得除，故使然耳(《伤寒来苏集》)。

曹颖甫：白术附子汤，用白术四两，取其化燥以祛肌表之湿，用附子三枚，取其善走以收逐湿之功。仍用甘草生姜大枣以助脾阳，使得从皮中而运行于肌表。一服觉身痹者，附子使人麻也。半日许再服者，惧正气之不支也。三服后其人如冒状者，阳气欲达而不得也。故必加术外更加桂四两，然后阳气进肌表而出，寒湿得从汗解，表阳既通，脾气自畅，新谷既入，陈气自除，大便之坚，正不需治耳(《伤寒发微》)。

黄杰熙：《金匮》在“大便硬”之前尤“其人”二字；“去桂枝加白术汤”在列方处又标为“白术附子汤”，且各药皆减半药量。广义伤寒则概“六淫”外伤而言，病既久又属杂病，故两书(原来是一书)皆互用此二方治疗风湿热

病。身体疼烦乃风性流动，为湿所阻之象；不能自转侧乃湿淫之象；脉浮虚而涩，浮者风，虚者阳虚，涩者湿；不呕不渴，乃不兼里证，病仍在表，故用发表祛风补阳胜湿之桂附汤治之。“若”者，承上启下之词，即上证兼大便硬、小便自利者而言，此属肠胃水分偏渗下之清窍，恐造成内燥外湿，阴阳隔阻，不相交通之坏病，故去桂枝之通阳利小便，而加白术补土制水，使水液还归大肠以润大便，此观仲景方后之自注乃明(《伤寒金匮方证类解》)。

森立之：《外台》引《近效》白术附子汤，疗风虚头重眩苦极不知食味，暖肌补中益精气，此语恐是后世运用之治验，曾治如此证而有效，故有此文，此文《近效》运用之文，而非仲景原文可知矣。宋人以此方为仲景方，以此语并非仲景语，误编入此方中也。风虚头眩者，肾气先虚，风邪遂入，水道不通，致此头重而眩苦极不可忍之证，此证风湿虽为患，以肾虚水寒为源，故用术附汤补中益气暖肌，则风湿之邪得微汗而解也。《外台》方后文为仲景旧文，可据改也。(《金匮要略考注》)

胡希恕：白术附子汤证是病起于外受风寒湿邪，凝聚在肢体，身体疼烦是风湿邪与正气斗争于肢体阳经所致，脉浮虚而涩，说明邪仍在表，但在里的阳气不足，不能祛除风湿之邪，经脉里的气血流通不畅，小便利，不是上焦阳气虚不能制下就是下焦阳气虚，在此是肾脏阳气不足，小便利自然就大便干结，总之提示在里的肾阳不足，无力温通助外邪宣散，此方属于助阳发散之方，因为脉浮身体疼烦，邪欲走表出，故加生姜、大枣温胃发汗，驱邪出表，邪气的出路在表。病症身体痛烦和脉浮以及病史都提示邪在表在肢体肌肉，必须加发表散邪的药，但因为里阳虚，所以不宜独活、羌活之类过于发表的药伤正气，只宜加姜枣。所以白术附子汤用于风湿关节炎有肾阳不足，脉浮或者肢体烦而痛者。

看清《伤寒论》此方加倍用量，就算是半量，也是因为里阳过虚，适于缓缓温补里阳，从而收阳气充足，微汗之效。张仲景是绝对的大师级的水平，所以用药用法极其严谨，丝丝入微。(本文摘自《胡希恕伤寒论讲座》)

【医案举例】

1. **眩晕**(刘含堂医案)

赵某某，女，44岁，工人。2001年11月5日初诊。1年来常感眩晕，以致不能上班，曾在市内多所医院就诊，西医以脑电图、多普勒、CT等特殊仪器检查，未查出实质病变，用药亦无效。现症：面色淡黄而白，食欲差，便溏，神惫，腰膝酸痛，畏寒怕冷。舌淡，苔薄白，脉沉弱。诊为眩晕，证属脾失健运，肾阳虚衰。治当健脾温肾。用桂枝去桂加白术汤加味，处方：白术12克，炮附片(先煎)10克，茯苓15克，厚朴10克，焦山楂15克，补骨脂15克，炙甘草6克，生姜6克，大枣6枚。水煎服，10剂。二诊：眩晕减轻，食欲改善，大便成形，畏寒怕冷等症状亦有所缓解。继用上药，又服10剂，诸症消失。(《经方治病经验录》)

按：本例眩晕，西医未查出实质病变，中医辨证为脾失健运，肾阳虚衰。仲圣原以桂枝去桂加白术汤治疗痹证，然本方有健脾温肾之效，故亦适于本患者的治疗，加茯苓、焦山楂、补骨脂在于增强健脾温肾之力。脾肾功能恢复，阳气振奋，清升浊降，则眩晕等症自然消退。桂枝附子去桂加白术汤，现代主要应用于风湿性关节炎、类风湿关节炎、坐骨神经痛、泄泻、肛痒等。辨证宜掌握其病机要点为风寒湿相搏于表而偏重于寒湿，兼湿邪困脾，或为脾失健运，肾阳虚衰。

2. **自汗**(叶天士医案)

某，21岁。脉细自汗，下体怯冷，卫阳式微(卫阳虚)。去桂加白术汤加黄芪：黄芪9克，熟附子2.1克，白术4.5克，炙草1.5克，煨姜30克，南枣9个。

3. **肩臂疼痛**(姜春华医案)

黄某，男，57岁。右臂经脉疼痛，上及肩胛，下达肘部，兼有大便溏薄，为“漏肩风”，五十以后有之，多属血虚不能营养经脉，拟以白术附子汤及当归四逆汤加减：白术6克，附块6克，当归9克，细辛2.4克，桂枝6克，川芎9克，鸡血藤15克，秦艽9克。14剂。(《经方发挥与应用》《经方治痹》)

按："漏肩风"亦属痹证，即现代医学所谓"肩关节周围炎"。方用归、芎、鸡血藤养血活血，术、附祛寒湿，附、桂、细辛温阳散寒，加秦艽驱风通络，配合推拿及体育锻炼则收效较速。

4. **周身关节疼痛**(张荒生医案)

患者，女，71岁。因周身关节疼痛10年，加重2年就诊。患者近10年来逐渐出现四肢关节疼痛，僵硬不适，晨起较为明显，活动后可改善。患者形体稍肥胖，双膝关节肿胀疼痛较重，屈伸不利，活动后加重，双侧下肢时有水肿。双膝肿胀，阴雨天疼痛加重，腰部疼痛，不能转侧，易自汗，小便利，大便干1年，屡治未愈，舌苔薄白，脉寸关浮。西医诊断：骨关节炎。中医诊断：骨痹病(寒湿痹阻)。治以散寒除湿，温络止痛。处方：白术15克，炮附子10克，补骨脂10克，骨碎补10克，杜仲20克，牛膝10克，鹿衔草15克，土鳖虫10克，生姜3片，炙甘草6克，大枣6个。服用7剂后，患者感全身关节疼痛大减，大便已通畅，自汗止，继服7剂，症状逐渐消除。(《经方治痹》)

5. **全身关节痛**(刘景琪医案)

刘某，女，71岁，退休职工，1982年7月22日初诊。全身关节痛，阴雨天较重，不能转侧，自汗，小便利，大便干一年，屡治未愈。舌苔薄白，脉寸关浮。印象：风湿痹。辨证：阳气不足，湿邪留着。治则：助阳散湿，祛风温经。处方：白术12克，炮附子9克，生姜9克，甘草9克，大枣8个，三剂。服后全身关节疼痛大减，大便已通畅，自汗止，又服三剂，症状消失。(《经方验》《经方100首》)

论：湿痹，小便不利，大便反快。其人大便硬，小便自利者，去桂枝加白术汤主之。其人大便硬，小便自利者，则木达而疏泄之令行，湿不在下而在中，去桂枝之疏木，加白术以燥己土。脉寸关浮者，风则浮虚也，也是血分之寒。

6. **肢体麻木**(汪承恩医案)

肢体麻木性疾病，如《杏林医选》载汪承恩言：风中络脉肌肉血脉之间，出现肩背腰腿一处或数处麻木不仁，用祛风活血等常法，一时多难见效者，本方效应迅速。然不知其理何在，亦不可勉强曲解也。方用白术9克，熟附子6克，生姜12克，甘草3克，红枣5个。此方药虽平淡无奇而收效神速，不可忽之。并载一治验，方某，男，34岁，教师。平素喜打篮球，常汗出当风入水中。1959年7月中旬，忽得右腿麻木不仁，经用活血祛风之常法十余天无效。就诊时舌脉如常，亦无其他兼症，乃用上方3剂，初服有微汗出，3剂病愈。其实，不论是疼痛还是麻木，都是风湿相搏的不同表现。(《经方100首》)

7. **腰椎间盘突出**(郭振江医案)

患者，女，35岁。因腰痛伴右下肢放射痛反复发作5年，加重1周就诊，自诉双下肢发凉，盛夏也需穿长裤防寒，舌红苔白，边有齿痕，脉沉细。考虑腰椎间盘突出症，宗仲景白术附子汤方意，祛风除湿，处方如下：制川乌10克，怀牛膝10克，细辛3克，生黄芪30克，天麻10克，当归15克，茯苓10克，熟地黄15克，桃仁10克，红花10克，杜仲10克，秦艽10克，防风10克，鸡血藤15克，全蝎5克，白术10克。服药7剂，患者麻木疼痛缓解，右股部仍有疼痛，去天麻、熟地黄，加用威灵仙10克、木瓜10克，10剂而愈。[郭勇，郭韧，黄明华．郭振江活用经方治疗骨痹的经验介绍．中国中医骨伤科杂志，2013，21(10)：60-61，《经方治痹》]

按：桂枝附子汤、白术附子汤、甘草附子汤等化裁，治疗风寒湿相搏、痹阻经脉、骨节疼痛的痹病。制川乌、黑附片为郭氏祛散阴寒的首选药物，辛温大热，走而不守，性烈力雄，有补火回阳、通经散结之功，善治一切沉

寒痼冷之证。郭氏宗仲景白术附子汤方意化裁治疗腰椎间盘突出症取得良好疗效。

8. **关节炎囊肿**(刘渡舟医案)

韩某,男,37岁,自诉患关节炎有数年之久,右手腕关节囊肿起,如蚕豆大,周身酸楚疼痛,尤以两膝关节为甚,已不能蹲立,走路很困难,大便干燥难解,每逢天气变化则身痛转剧。视其舌淡嫩而胖,苔白滑,脉弦而迟。治以桂枝去桂加白术汤:附子15克,白术15克,生姜10克,炙甘草6克,大枣12枚。结果:服药后,周身如虫行皮中状,两腿膝关节出黏凉之汗甚多,而大便由难变易。改服肾着汤3剂,下肢不痛,行路便利。再服3剂而身疼痛亦止,以丸药调理,逐渐平安。(《解读张仲景医学》《伤寒论名医验案精选》《名医经方验案》)

9. **关节炎**(刘景琪医案)

曹某,女,工人,48岁,1982年7月20日初诊。四肢关节疼痛及习惯性便秘已十年,阴雨天及季节变化时关节疼痛较剧。经常便秘,每日必须服果导,方能大便。关节不肿,大小关节活动均痛。脉左寸关浮、尺沉紧,右关滑。印象:风湿痹。辨证:湿邪留着肌表,阳气不得运行。治则:祛风温经,助阳散湿。处方:炮附子9克,白术12克,生姜9克,甘草9克,大枣8个,川牛膝15克,没药9克,共服15剂。服头剂后,大便软,继续服药,关节痛大减,晴天时已不疼,只阴雨天仍稍痛。白术性能健脾燥湿,湿去则肠中津液自还,而大便自调。(《经方验》)

10. **类风湿关节炎**(赫军医案)

患者,男,61岁。手足关节对称性肿胀、僵硬、疼痛6月余。诊见:双手足关节肿胀、僵硬、疼痛甚,活动不利,纳呆,畏寒乏力,二便调。双手指关节肿胀,压痛,皮色黯红,双手背、腕、足踝部肿胀明显,舌淡黯、苔薄白,脉弦细。患者平素体虚多劳碌。西医诊断:对称性滑膜炎伴凹陷性水肿综合征。中医诊断:痹证,证属寒湿痰瘀痹阻型。治法:温化痰饮,祛风除湿,通络蠲痹。方选白术附子汤合苓桂术甘汤加味。处方:桂枝、防风、土鳖虫各12克,白芍、茯苓、炒白术、川牛膝、羌活、海风藤各15克,延胡索20克,制附子(先煎)、炙甘草各6克,细辛5克,生姜5片。服用3剂后,患者四肢诸关节肿胀、僵硬、疼痛稍缓解,活动功能改善,仍感畏寒乏力,守方加黄芪15克、鸡血藤20克,继服15剂。复诊时,患者诸关节肿痛渐消,晨起稍僵痛,皮色渐如常,活动功能可。守方去土鳖虫,加威灵仙15克,继服2月,患者关节肿痛消,功能如常,无明显不适。[赫军,李丽华,何宾,等. 运用《金匮要略》方辨治风湿痹病验案3则. 新中医,2013,45(9):194-196,《经方治痹》]

按:对称性滑膜炎伴凹陷性水肿综合征是类风湿关节炎的一种特殊类型。患者平素气血不足,风寒湿邪痹阻经络关节,"不通""不荣"则发关节肿胀、僵硬、疼痛、活动不利;皮色黯、舌淡黯为寒湿瘀血痹阻之象。治疗以附子、防风、桂枝、羌活祛风胜湿,温通经脉;合玉屏风散益气健脾,补益后天;以海风藤、土鳖虫、威灵仙等祛风胜湿,温通经脉,通达四末,风能胜湿,四末湿邪,唯风药达之;川牛膝引经下行;辅以土鳖虫血肉有形之品,能蠲风湿顽疾之邪;茯苓、甘草、生姜益气健脾,援后天之虚,强健体质,调和诸药,祛湿邪杜绝成痹之源。

11. **膝骨关节炎**(房少青医案)

患者,女,64岁。患者双膝关节疼痛,活动受限,诊断为增生性膝骨关节炎。患者关节肿胀疼痛,活动受限,证属痹证。此患者关节肿胀,缠绵难愈,舌淡苔白,脉沉紧,加之年龄大,气滞血瘀,辨证为寒湿痹为主。治疗主要以散寒除湿、祛风通络为主,方用乌头汤与白术附子汤两方,交替服用10剂。处方如下:

①制川乌(另煎)10克,炙黄芪10克,麻黄10克,白芍20克,炙甘草10克,10剂。

②桂枝10克，制附子（先煎）10克，防风10克，炒白术10克，炙甘草6克，麻黄10克，五加皮10克，木瓜15克，白芍15克，10剂。

服药后复诊，患者膝关节肿胀、疼痛减轻，但关节仍发僵，舌质转红，脉仍沉，守方续进10剂后，双膝关节肿胀消失，疼痛大减，因原方为大热之剂，故善后方改为活血除湿之剂为主。白芍20克，木瓜10克，鸡血藤10克，桂枝10克，薏苡仁20克，防已10克，五加皮10克，黄芪10克，甘草6克。[房少青.乌头汤合用白术附子汤治疗骨性关节炎一例.大同医学专科学校学报，2002，23(4)：28，《经方治痹》]

按：治疗本病时以散寒去湿、补气养血为主。《医学心悟·痹》说："治行痹者，散风为主，而以除寒祛湿佐之，大抵参以补血之剂……治痛痹者，散寒为主，而以疏风燥湿佐之，大抵参以补火之剂……治着痹者，燥湿为主，而以祛风散寒佐之，大抵参以补脾之剂……"所以方用乌头汤和白术附子汤交替服用治疗，方中川乌、麻黄、附子、桂枝温经散寒止痛；芍药、甘草理气止痛；黄芪益气固表，通利血脉；防已、木瓜散寒除湿，舒筋活络；牛膝、鸡血藤补血、活血，补益正气，可治久病入络瘀阻的瘀肿疼痛；炙甘草调和诸药，故取得满意疗效。

12. 痿证(腓总神经损伤)（刘渡舟医案）

曹某。男，37岁，北京人。1989年6月24日初诊。自诉因工作关系，接触冷水，左脚痿软，不能弯曲，足趾无力，行走困难，已一周有余。无疼痛与麻木，尚未发现肌肉萎缩。下肢发凉，小便清长，检查左脚呈"垂足"状，西医诊为"腓总神经损伤"。舌苔白厚腻，脉来沉。脉沉为寒，舌腻为湿，寒湿伤于筋脉，阳气失煦，用温阳除湿之法。处以"桂枝去芍加术附汤"：桂枝12克，生姜10克，炙甘草6克，大枣12枚，白术12克，炮附子12克，七剂，水煎服。

另用川椒12克，艾叶12克，千年健15克，苏木10克，桂枝10克，川芎10克，追地风15克，煎汤熏洗患足。

7月1日二诊：患者感觉左脚踝部有了疼痛之感，抬足略有升高。反映了阳复之象。与上方中再加强筋骨、引药下行之品。桂枝12克，生姜12克，白术12克，附子12克，木瓜10克，牛膝10克。七剂，水煎服。

外用药物：川椒10克，艾叶15克，麻黄10克，草乌10克，红花10克，海桐皮20克，煎汤熏洗。

7月8日三诊：自诉服药后足胫有力，能随意屈伸，足趾也可以上翘。但与常人比，行走仍感力量不济，舌苔白腻，脉沉。转方用：桂枝12克，白术10克，附子10克，生姜10克，当归10克，杜仲10克，续断10克。服三十余剂而病痊愈。（陈明等.刘渡舟临证验案精选.北京：学苑出版社，1996：154-156）

13. 治痢后痛泻（赵守真医案）

患者女性。痢愈未久，转致溏泄，一日四五次，腹中时痛，痛则手足厥冷，呕吐清涎，曾进理中汤多剂未瘥。诊之，脉微细，舌白润，口不渴，小便清长，厥痛并存。今脉微厥痛，不仅病在太阴，亦且症兼少阴，其病由痢转泻，固为病变之良好机转。但泻利既久，脾胃已伤，脉微而厥，则肾阳亦复衰损。前服理中汤不应者，偏脾而遗肾耳。现以合治脾肾为宜：白术16克，附子10克，炙甘草6克，生姜12克，大枣5枚。用以培补脾肾，温暖肾阳。服药四剂，手足厥回，痛泻俱止。惟肢倦神疲，饮食无味，再用益脾强胃之异功散加益智、山药、扁豆、砂仁诸品，同时美味调补，半月遂收全功。（摘自赵守真《治验回忆录》《伤寒论方运用法》）

14. 缩阳（孙溥泉医案）

1972年冬天的一个深夜，病家突然敲家门，说北京轻院金工厂刘厂长患病，要我去看看，因同在一个院里住，我立即披衣赶去，只见刘厂长腹痛难耐，呼叫不止，阴茎与阴囊往

里紧缩，估计是夫妻同房后受寒所致。我立即回家拿了两根艾卷，点着后，同时熏患者小腹，艾卷熏了一个小时，腹痛减轻，患者不再呼叫，只是阴茎及阴囊尚未恢复正常。天亮以后，详细询问病情，知患者以前曾腹胀，每晨必腹泻，大便不成形，似五更泻。但近日吃止泻西药后，出现便秘。便按《伤寒论》174条："伤寒八九日，风湿相搏，身体烦疼，不能自转侧，不呕不渴，脉浮虚而涩者，桂枝附子汤主之；若其人大便硬，小便自利者，去桂加白术汤主之。"便书方：附子（先煎1小时）6克，白术9克，生姜9克，炙甘草6克，大枣十枚，3剂，水煎服，另嘱其家人到卫生所拿几枚艾卷，一天熏少腹3次，每次半小时。服3剂后，腹已不痛，阴茎不但恢复正常，亦可正常勃起，大便已每日一次，但仍有五更泻症状，嘱服四神丸而愈。

【现代运用】

临床主要用于治疗风湿性关节炎、类风湿关节炎，以及老年性功能性便秘、慢性心功能不全等病症，又用于治疗腰腿痛、坐骨神经痛等各种风湿痹痛等病证。

术附汤

【方剂组成】

白术二两，炮附子一枚半，炙甘草一两（《金匮要略》卷上（附方）引《近效方》）

【方药用法】

上锉。每服五钱匕，加生姜五片，大枣一枚，水一盏半，煎七分，去滓温服。

【方证释义】

本方为中风入脏，脾肾两虚之证治。病家素有肾阳不足，寒湿阴邪乘之，邪气上蔽，故见症头重眩而苦极；脾肾阳虚，不能运化水谷之精微，浊阴之气停于中焦，故纳呆不知食味。方中附子壮元阳而温脾肾之阳，脾主肌肉，脾阳复，故曰暖肌。白术、甘草、姜枣和中培土而燥湿，故曰补中。所谓益气，在于脾肾之阳气健旺，后天运化有权，化水谷之精微而肾有所藏。肾之阳气充沛，气化精，精益气，即"阳化气，阴成形"之谓，故曰益精气者也。

【主治病证】

治风虚头重眩，苦极，不知食味，暖肌补中，益精气。

中湿脉细，自汗体重。

小儿身冷，泄泻慢惊。

寒厥暴痛。

【历代名医方论】

《医门法律》：肾气空虚之人，外风入肾，风挟肾中浊阴之气，厥逆上攻，其头间重眩之苦至极难耐，兼以胃气亦虚，不知食味。故方中全不用风门药，但用附子暖其水脏，白术、甘草暖其土脏，水土一暖，则阴浊之气，尽陷于下，而头苦重眩，及不知食味之证除矣。

《金匮要略论注》：肾气空虚，风邪乘之，漫无出路，风挟肾中浊阴之气，厥逆上攻，致头中眩苦之极，兼以胃气亦虚，不知食味，以非轻扬风剂可愈，故用附子暖其水脏，白术甘草暖其土脏，水土一暖，犹之冬月井水，水中既暖，阳和之气可以主复，而浊阴之气不驱自下矣。

【医案举例】

1. 心悸

吴某某，女，43岁。自诉眩晕已17年，经常发作。发作时，唯静卧而已，稍动则如坐舟中，甚则失去知觉。一日邀余诊治，失慎撞其枕，即感天旋地转，如飘空中，双目紧闭而不敢睁，神志恍惚不清，让其静卧片刻，眩晕稍定，神志逐渐清醒。望其形体虚胖，经日恶寒，脉沉微，舌白而淡。从其脉证来看，证属脾肾阳虚所致。采用《近效》术附汤：附子15克，白术9克，炙甘草6克。嘱其先服一剂。可见其疗效。复诊时，眩晕大减，脉舌俱见起色，继与原方三剂，眩晕基本消失。为巩固疗效，以八味丸调理，观察半年，未见复发。[陕

西中医,1981(2):39]

2. 眩晕

刘某,男,50岁。1973年冬病后,大汗不止,头晕目眩,心悸气短,查不知饥,服益气敛汗之药,毫无寸效。余察其脉大无伦,舌质淡胀,清便溏,汗黏味腥,定为阴证格阳,虽脉大汗溢,却非阳盛,予术附汤,直补命门而启真火,俾元阳充沛,暗生斡机,三剂即汗收泻止,脉转微弱,盖以大汗亡阳,真气外越,虽脉大无伦,实非阳旺也。附子急固少阴即所以敛汗止泻也。所以然者,卫起下焦而根少阴,肾主下焦而司二便故也。经云:"肾主五液""而为胃关",今汗脱于外,便溏于下,不补少阴而启真火,但予益气收敛,则气得补而愈浮,火见收而益闭,岂不水上加霜,投井下石乎。

3. 不孕

郝某,女,28岁。一胎之后,二年未孕,1988年初秋恳请调治。经期愆后,二便清利,舌淡少苔,脉象沉迟,少腹急切,虽带下不多,清冷若水,此宫寒不孕也。治应温润下元以启真火,予术附汤加当归、吴萸,一以滋肝木之燥,一以去厥阴之寒,但得水暖土宜,木气敷荣,则大地回春,生机在握矣。十剂即下体温煦,带下消迹,改用艾附暖宫丸,化刚为柔,温润下焦,经期如期而至,三月后喜获玉种兰田。超声波查证,竟得弄璋,预产期1989年5中旬。[《黑龙江中医》1989(6):43]

4. 肩周炎

李某,女,40岁,自诉右侧肩臂痛反复发作两年余。活动受限,自觉局部皮肤发凉,天冷时加重。曾多方诊治未见好转。诊断为肩关节周围炎。病机乃局部受寒,气血凝结。采用术附汤加减治疗,处方:生白术30克,制附子15克,桑枝10克。5剂后症状消失,后继服十余剂治愈。

按:术附汤见于《金匮要略·中风历节篇》,原文是"治风虚,头重眩、苦极、不知食味,暖肌、补中、益精气"。本案用此方的主导思想,是把重点放在"暖肌"二字上。患者受风皮肤发凉,而白术生用,善走肌肉,配附子之辛热,能内温脏腑,外暖肌肉,祛寒镇痛。临床遇到风寒湿等证,除新发者可加羌活、独活、细辛、防风等治标之药物以外,对于反复发作的慢性患者,一般只要重用术、附,更觉药简效速。白术要生用、重用,每剂至少20克,可逐渐加至60克、90克。附子一般15克即可。

本方在一般情况下,三五剂即可有效,重者需服二三十剂。尤其对于常服羌活、细辛、防风等方效果不大,或随愈随发的患者,用本方更为理想。

5. 颈源性眩晕

患者,女,44岁,餐饮服务者,2016年4月14日以眩晕20天、加重伴呕吐5天来诊。已在西安某三甲医院门诊间断输液8天(用药不详),疗效不佳,遂回乡求治。患者形体瘦弱,面白不荣,双睑虚浮,眩晕剧烈、目不欲睁、站立不稳,时欲作呕,头项强直,需上半身配合方可侧头,否则晕吐加剧。揉按头颈或颈部着枕则眩晕加重、恶心欲呕、微汗出;头重难举,畏寒肢冷,食欲不振,便溏,溲少,脐下悸动,舌质淡嫩,舌苔水滑,脉沉弦而弱,CT提示:①颈椎退行性变,生理曲度僵直;②C5/6椎间盘中央后突出;③C3/4、C4/5、C5/6椎间盘膨出;④C6椎体平面椎管狭窄;⑤甲状腺双侧叶密度不均匀。血、尿、肾功检查未见异常。此为现代医学之颈性眩晕,属中医脾肾阳虚、寒风内起之证,方用《近效方》之术附汤合桂枝加葛根汤加减,"暖土以御寒风",处方:炒白术30克,附子(先煎)20克,炙甘草10克,葛根20克,桂枝15克,白芍20克,泽泻20克,猪苓10克,茯苓30克,半夏12克,陈皮12克,川芎15克,大枣3枚,生姜20克,3剂,水煎服。3天后复诊,晕吐基本缓解,浮肿明显消退,颈项渐转灵活,继以术附汤合补中益气汤调理向愈。

按：本案眩晕，头重难举，纳差便溏、舌苔水滑，为脾阳不足，清阳不升，土虚木动，寒风内起所致；面白体瘦，吐则汗出，颈项僵直，难于转动，乃阳虚卫外不固，外寒侵袭太阳，经气不舒，筋脉拘急之故；脐下悸动，阳虚饮停也。此脾阳不足，湿阻清阳，寒风外袭，阳虚风动之"风虚"证，风为虚寒虚风，虚因脾阳不足，"无虚不作眩，当以治虚为主"，予术附汤"暖土以御寒风""暖肌补中益精气"，以治其本；体虚汗出，颈项僵直，合桂枝加葛根汤生津舒经、调和营卫；形羸体弱，脐下悸动，此即"假令瘦人，脐下悸动，吐涎沫而癫眩，此水也，五苓散主之"之症，更伍五苓散温阳化水；桂、苓合用，分治其标。葛根、川芎，升清舒筋、行气活血，为蜀中名医余国俊先生治颈性眩晕常选之品。如此药中病机，标本皆治，故效如桴鼓。

6. 阳虚头重案

患者，男，34岁，建筑劳务工作者，2016年4月30日以头重昏沉半月来诊。半月前，赴西安务工，突发头重昏沉，双目难睁，腰背发紧、酸软困重，经治罔效，趁五一节假，返乡求治。刻诊，主症同前，形体中等，喜欠，常每分钟数发，胸前发凉，饮热觉舒，心下短气觉累，溲便正常，无汗、口不苦，微渴、不欲饮，舌淡红，有齿痕，苔薄白。此太阴阳虚、寒郁太阳证，当温阳升清、除湿散寒，术附汤合葛根汤化裁，处方：附子12克，炒白术30克，炒甘草10克，葛根30克，麻黄10克，川芎15克，桂枝15克，白芍20克，羌活6克，紫苏15克，陈皮15克，香附15克，仙鹤草30克，大枣12克，生姜20克，3剂，水煎服。2天后复诊，仅服药2剂，头重、喜欠、乏力即大为好转，腰背酸紧困重明显改善，剩药1剂，因假满返程，故求药善后。附子15克，炒白术30克，炒甘草10克，大枣12克，生姜15克，葛根30克，麻黄10克，桂枝15克，白芍30克，羌活8克，川芎20克，紫苏15克，陈皮15克，仙鹤草30克，薏苡仁30克，党参12克，黄芪15克，干姜5克，7剂，调理善后。

按：本案头重，表实里虚，表里俱寒，表寒为标、里虚为本，太阴太阳，同患其病，经重脏轻。太阴脾阳不足，清阳不升，故胸前发凉、饮热觉舒，短气觉累，喜欠，所谓"中寒家，喜欠"也；腰背头部，为太阳经脉循行之处，阳虚不升，卫外不固，寒湿内困，表寒外袭，内外合邪，则头重昏沉，腰背酸紧困重。故用术附汤温里除湿，以固其本；合葛根汤解肌舒筋，外散表寒。寒湿困阻，则气机不畅，以香苏散理气除湿，散寒解表，所谓"气化则湿化"，故葛、香二方，同治其标。如此标本兼治，固疗效可期。复诊病趋缓解，邪气渐除，则酌增补气之品，扶正祛邪，以图长效。

7. 阳虚头痛

患者，女，51岁，家政服务工作者，2016年5月14日以头痛剧烈、沉重难举2天来诊。患者头痛，反复发作，经年难愈，每遇寒加重或诱发。2天前，因龋齿疼痛行拔牙术后，恰值阴雨天寒，遂双侧头痛剧烈，沉重难举，如遭棒击，自服止痛药，可得须臾缓解，但药尽痛返，苦不堪言。形体微胖，面白不荣，目睑虚浮，四肢不温，大便秘结，3天未解，小便清长，饮食如常，舌质淡黯、胖嫩有齿痕，苔薄白，脉沉弦无力。血压素高，需服药控制，刻诊血压140/100毫米汞柱。此太阴虚寒、寒袭太阳之证，当温阳除湿、散寒止痛，予术附汤加味，处方：附子15克，生白术30克，炒甘草10克，大枣15克，生姜20克，羌活6克，川芎15克，葛根20克，2剂。电话随访，述重痛之苦，1剂大减，2剂尽除，大便已解。

按：本案头痛为素体脾阳亏虚、清阳不升，寒湿内困、复感外寒所致，太阴阳虚为本，太阳感寒为标。脾阳不足，寒湿内停，气化不利，故体胖面白、虚浮肢冷，大便秘结，小便清长；寒湿困阻，清阳不升，气机不畅，复感外寒，则头痛剧烈，沉重难举，如遭棒击；舌脉均为阳虚湿困寒凝之征，阳虚易感外寒，故以术附汤加味，升清除湿、温阳散寒。药虽八味，但药中病机，固内达外，标本兼治，亦覆杯而效。

8. 阳虚腹泻

患者，男，41岁，农民，2016年5月16日诊。腹泻5天，每日泻下3～4次，有时达5～6次，里急后重，便意频作必速速蹲厕，欲拉不出，而肛门灼热，先溏后稀，后直下如水，便如青菜汁，其出如喷，大腹不适，按之微痛微胀，头昏沉乏力，白天少神嗜睡，入夜寐差难眠，口干不欲饮。有重肝史，后肝硬化门脉扩张1.5厘米，曾患上消化道大出血住院，病得以控制，出院已3月，舌质淡嫩、惨白不荣，苔薄，脉弦而芤。此阳虚泄泻，乃脾阳不足、气津不布，清阳不升、浊阴下注。予术附汤加味温阳除湿，益气健脾，处方：附子12克，炒白术20克，炒甘草110克，大枣12克，桂枝15克，炮姜15克，党参20克，半夏10克，香附15克，厚朴15克，紫苏15克，茯苓30克，龙骨30克，牡蛎30克，灵磁石20克，大黄3克，陈皮15克，生姜5克，3剂，水煎服。2016年5月23日复诊，服药2剂时即日便1次，偶解2次次，且渐已成形，色褐黄。里急后重基本解除，已不灼热，腹微微胀，矢气即舒，寐已正常，口已不干，精神转佳，舌脉如前，继以前方出入，调理善后。

按：本患者乃大病伤阳之体，脾阳亏虚，寒湿内生，清阳不升则头昏沉乏力；神失温养故日见少神嗜睡，入夜寐差难眠；阳虚不运，水湿下注，故腹泻如注；湿阻气机，则腹胀不适，里急后重；水津不布故口干不欲饮；"肛门灼热"一症，最易惑人，此乃真寒假热、阳虚欲脱之征，不可误作湿热论，病史、舌脉等即是明证，具此若误用清热利湿治法，必病至危殆，故用术附汤加味以升阳除湿，补中安神而效。

【现代运用】

本方临证用于梅尼埃综合征以及其他病证，如自汗、白带、痰喘、不孕等伴有眩晕严重而见本方证者。

黄芪桂枝五物汤

【方剂组成】

黄芪15克，桂枝12克，芍药12克，生姜25克，大枣4枚

【方药用法】

水煎，分三次温服(成人常用剂量：3剂)。

【方证释义】

本方为治疗血痹之常用方剂。以四肢麻木，或身体不仁，微恶风寒，舌淡，脉无力为证治要点。方中黄芪为君，甘温益气，补在表之卫气。桂枝散风寒而温经通痹，与黄芪配伍，益气温阳，和血通经。桂枝得黄芪益气而振奋卫阳；黄芪得桂枝，固表而不致留邪。芍药养血和营而通血痹，与桂枝合用，调营卫而和表里，两药为臣。生姜辛温，疏散风邪，以助桂枝之力；大枣甘温，养血益气，以资黄芪、芍药之功；与生姜为伍，又能和营卫，调诸药，以为佐使。固表而不留邪，散邪而不伤正，邪正兼顾。

临床如见病发于头部，加川芎、苍耳子；发于面部，加白附子、白僵蚕；发于胸部，加白芥子；发于腹部，加木香、大腹皮；发于背部，加羌活；发于腰部，加补骨脂、续断；发于四肢，加桑枝、鸡血藤；发于上肢，加姜黄、羌活；发于下肢，加牛膝、苍术。若风邪偏重者，加防风、防己以祛风通络；兼血瘀者，可加桃仁、红花以活血通络；用于产后或月经之后，可加当归、川芎、鸡血藤以养血通络，肝肾不足而筋骨痿软者，可加杜仲、牛膝；兼阳虚畏寒者，可加附子。

【主治病证】

血痹阴阳俱微，寸口关上微，尺中小紧，外证身体不仁，如风痹状，黄芪桂枝五物汤主之。

【历代名医方论】

《金匮要略论注》：此由全体风湿血相搏，

痹其阳气，使之不仁。故以桂枝壮气行阳，芍药和阴，姜、枣以和上焦荣卫，协力驱风，则病原拔，而所入微邪亦为强弩之末矣。此即桂枝汤去草加芪也，立法之意，重在引阳，故嫌甘草之缓小。若黄芪之强有力耳。

《金匮要略方论本义》：黄芪桂枝五物汤，在风痹可治，在血痹亦可治也。以黄芪为主固表补中，佐以大枣；以桂枝治卫升阳，佐以生姜；以芍药入营理血，共成厥美。五物而营卫兼理，且表营卫里胃肠亦兼理矣。推之中风于皮肤肌肉者，亦兼理矣。固不必多求他法也。

【医案举例】

1. **血痹**（胡希恕医案）

马某，女，65岁，1965年10月31日初诊：右上下肢关节痛、两手麻木三个月。今年8月1日不慎跌倒，发生四肢不能动，十多天后虽能动，但出现右肩关节、右下肢疼，两手麻木不能紧握，汗出恶风。舌苔白，脉弦细。辨六经为太阳病，辨方证为黄芪桂枝五物汤加苓术防己方证。生黄芪15克，桂枝9克，白芍9克，生姜9克，苍术9克，茯苓9克，防己9克，大枣4枚。11月6日复诊：上药服六剂，汗出减少，右上肢疼减，两手麻木皆减轻，但仍握拳不紧，右臂时感刺痛。仍继服上方增黄芪为24克。11月20日三诊：汗出已很少，两手麻木明显减轻，左手已能正常握拳，右手仍不能紧握，右臂外侧刺痛减，仍继服上方12剂，诸症已。

按：患者外伤后，关节痛，手麻木，三月未愈。右肩及右下肢痛，双手麻木不能紧握，汗出恶风，很容易判断属表虚邪凑。究其原因，乃气血不足于内，“脉弦细”，营卫失用于外，卫外不固，是以汗出肢节疼痛；荣润不足，是以肢端麻木失用。所以案中讲到“此血痹之病”。“血痹”一病，即营血不充或不利，肌肤筋膝失于濡养而致肢体不仁一类病症。《金匮要略·血痹虚劳病篇》有专门论述。

辨六经为太阳表虚证，辨方证为黄芪桂枝五物汤证。即取和营卫的桂枝汤，去甘缓的甘草，加大剂益气固表的黄芪，二诊时更加大了黄芪用量，黄芪的使用指征，关键在“体表虚衰”。方中据证加入苓、术和防己，以祛表之停湿。防己在仲景书中用以祛化水湿非常普遍，如防己黄芪汤治风水，防己茯苓汤治皮水，均在表；己椒苈黄丸治“肠间有水气”，木防己汤治“膈间有支饮”，俱属里。利水湿，蠲痹痛，有良效。

血痹一病由于荣卫气虚所致者，此外还有因瘀血或湿气所致者，宜随证加减治之。本案即加祛湿诸味，但症状中除舌、脉象外，其余并无典型的肿、重等湿象，抑或叙症不详所致。

2. **颈肩痛**

患者张某，女，53岁，农民。于2002年3月就诊。自诉颈项及右侧肩臂疼痛、麻木、怕冷两个月，加重10天。患者颈项僵硬，转侧不利，肩关节活动受限，疼甚时彻夜不眠。查牵拉试验阳性，压头叩击试验阳性，颈椎摄片示颈椎骨质增生。诊断为颈椎病（虚寒型），以黄芪桂枝五物汤加减治疗。处方：黄芪30克，桂枝10克，白芍10克，生姜10克，大枣7枚，丹参15克，葛根15克，当归15克，羌活10克，水煎服日1服，连服20余服，而痊愈。

按：本例颈椎病属中医之“痹证”范畴。病因素体虚弱、过度劳损造成正气虚损，风寒湿邪乘虚而入所致，邪气留滞于筋脉，则筋脉闭塞，气血瘀滞。运用本方益气养血、活血通络止痛，故可取效。

3. **历节风**

顾某，女，26岁，农民。2005年5月11日初诊。主诉：双手指近端指间关节肿痛、僵硬，双膝关节肿痛4年余。患者4年前因受风寒，引起感冒、发烧，全身疼痛无力，双手指近端指间关节肿痛、晨僵，膝关节发凉僵硬，伸屈不利，自汗。证见表情忧郁，营养中等，体型消瘦，膝关节肿、变形，舌质淡红，苔薄白腻，脉沉紧。西医诊断：类风湿关节炎。中医辨证：风寒湿证。

李彦民治以祛风除湿、活血止痛。应用黄芪桂枝五物汤加减：黄芪 20 克，桂枝 6 克，白芍 6 克，怀牛膝 10 克，威灵仙 12 克，秦艽 12 克，穿山龙 15 克，全当归 10 克。用药 6 服，晨僵消失，服 18 服后，症状基本消失。

按：黄芪桂枝五物汤是《金匮要略》中治疗营卫气血俱虚、邪入血分之血痹症方，全方奏益气通阳、甘温除热、祛风逐湿、通络行痹之功效。临床观察表明，本方对类风湿关节炎活动期确具疗效，能有效地改善和消除症状，控制病情，减少本病的反复发作，预防感冒；并能降低血液黏稠度，改善循环，故有人认为药物治疗类风湿关节炎可能与改善血液流变性有关。笔者认为黄芪桂枝五物汤治疗类风湿关节炎，是以治本为主，标本兼治，通过益气温阳提高人体免疫功能，而改善血液流变性，促进循环，有利于祛邪生新，通络行痹。该方通过多途径、多环节发挥调节作用而达到治疗效果。

4. 半身汗出

朱某，女，47 岁，家庭主妇，河南南召县人。2016 年 4 月 29 日初诊。主诉：右半身汗出，右肩疼痛半年。现病史：患者右半身汗出，右肩疼痛，月经尚正常，饮食、二便可，舌质淡红，苔薄白，脉沉弦。诊断：半身汗出症。处方：黄芪 60 克，桂枝 18 克，白芍 20 克，葛根 30 克，当归 20 克，生姜 9 克，大枣 30 克。7 剂，中药颗粒剂，日 1 剂，早晚各 1 次，开水冲服。5 月 13 日二诊：前症均减，另右肩关节凉，鼻塞。上方加细辛 3 克，羌活 6 克，防风 10 克。10 剂。5 月 27 日三诊：半身汗出、右肩凉痛、鼻塞均大减，继服上方 12 剂。12 月 7 日因感冒鼻塞、流清涕、咳嗽前来就诊，询前症均愈。乃治其感冒，处方从略。

按：本案半身汗出伴右肩疼痛，故加葛根、羌活、防风、细辛以祛风通经。

5. 中风

曹某，男，70 岁，退休工人，河南洛阳人。2008 年 10 月 20 日初诊。主诉：右侧肢体活动不遂半个月。现病史：患者于 10 月 5 日因突然右半身不遂，语言謇涩，饮水呛咳，住某县中医院，经 CT 检查，诊为脑干梗死，治疗半月，病情无好转，请余会诊。刻诊：右侧上下肢不能抬举，语言謇涩，饮水呛咳，时口角流涎，插鼻饲管注流质食物，二便正常，舌质淡，苔白滑，脉紧。诊断：中风（脑干梗死）。处方：黄芪 80 克，桂枝 30 克，白芍 30 克，巴戟天 30 克，白术 15 克，制远志 10 克，石菖蒲 15 克，炒白芥子 12 克，制附子 3 克，半夏 15 克，茯苓 15 克，生姜 10 克，大枣 5 枚。6 剂，每日 1 剂，每剂煎两次，每次久煎 1 小时。鼻饲服用。10 月 27 日二诊：右上下肢较前稍有力，口角流涎少，语言稍利，可食少量煮鸡蛋。继服上方。上方再服 15 剂，拔掉鼻饲管，可食半流食，仍时有呛咳，语言缓慢，可下床倚人行走，但右下肢抬不高，右手握力较前好转，后以上方加当归 15 克、山萸肉 12 克，服用 4 个月，除右上肢稍无力外，余症消失。

按：本案为中风后遗症。《医宗金鉴·杂病心法要诀·中风死候·黄芪五物汤》："黄芪五物虚经络，偏废虚风无力瘫，心清语謇因舌软，舌强神浊是火痰，补卫黄芪起不用，益营芍桂枣姜煎，左加当归下牛膝，筋瓜骨虎附经添。"后注曰："不仁不用在右者属气，宜倍加黄芪；在左者属血，则加当归。"余每遵其法而用之，疗效尚可。本案所加巴戟天等味是取地黄饮子与二陈汤之意化裁之。

6. 鼻鼽

（1）赵某，女，58 岁，2005 年 5 月就诊。打喷嚏、流清 4 年多，晨起及遇冷空气刺激即发鼻痒，流清涕，打喷嚏，鼻塞，怕冷。查鼻腔黏膜色淡，双下甲水肿，见清水样分泌物，舌淡红苔薄白，脉细弱。证属营卫不和，表虚不固。治以益气固表，调和营卫。用黄芪桂枝五物汤加减。桂枝 10 克，细辛 3 克，大枣 20

克，黄芪30克，南沙参30克，荆皮10克，枸杞子20克，五味子10克，地龙20克，茯苓20克。每日1剂，水煎分3次饭后服。辅以鼻渊舒口服液、玉屏风颗粒口服。诸症改善，后以原方去细辛、荆皮，加生姜，坚持服用30余剂后诸症悉愈，检查鼻腔黏膜颜色转淡红。嘱其注意保暖，预防感冒，长期服玉屏风颗粒善后。

(2)杨某，男，69岁，2005年6月就诊。鼻塞，流清涕如水样，头痛，打喷嚏1年多。查鼻腔微干，双下甲正常，黏膜微充血，舌淡红苔白微腻，脉弦、两寸脉弱。脉左寸属心以候营，右寸属肺以候卫，今两寸脉弱为营卫俱虚。用黄芪桂枝五物汤加减。桂枝10克，白芍30克，大枣20克，黄芪30克，白芷10克，川芎10克，地龙20克，南沙参30克，藁本15克。每日1剂，水煎分3次饭后服。服4剂后喷嚏减少，头痛减轻，上方加减服10剂后诸症悉除。[付雨，熊霖，陈炜，等．熊大经治疗鼻鼽经验．实用中医药杂志，2006，22(9)：567]

7. 产后身痛

马某，女，33岁，5年前足月顺产一男婴，因月子里保暖措施采取不当，1个月后，自觉上半身肢体、关节冷痛，呈游走性，受风或出汗后加重。经中西医多次治疗均无效，于2005年6月3日来我院治疗。初诊见患者身穿羽绒服，头戴棉帽，汗出涔涔，面白无华，语声低怯，舌淡，苔薄黄，脉细数。导师诊为产后身痛，当属气虚不固，营卫不和，方用黄芪桂枝五物汤加减：生黄芪35克，桂枝9克，赤芍12克，白芍12克，当归15克，薏苡仁30克，土茯苓30克，半夏10克，陈皮9克，炒白术15克，木瓜9克，淫羊藿15克，巴戟天15克，制乳香8克，制没药8克，羌活9克，鹿角霜15克，炙甘草6克，生姜3片，大枣2枚，8剂，1天1剂，水煎服。二诊：患者已脱去羽绒服、棉帽，自觉肢体、关节冷痛明显减轻，恶风亦缓解，唯出汗尚多，遂减去上方的乳香、没药、薏苡仁、土茯苓、半夏、陈皮，加防风6克，党参20克，煅龙骨20克，煅牡蛎30克，浮小麦30克，麻黄根6克，五味子9克。连服6剂后上述症状基本消失，又服6剂以巩固疗效。[杨亚玲．武权生老师应用黄芪桂枝五物汤治疗产后身痛经验．甘肃中医学院学报，2006，23(6)：1]

按：此患者病程较长，久病更耗气血，正气不足，无力驱邪外出，使风寒湿邪稽留日久，故以气血亏虚为本，风寒湿瘀阻经络为标。方用黄芪益气固表；桂枝、白芍温经通络，调和营卫；当归养血通络；淫羊藿、巴戟天、鹿角霜温肾壮阳，强筋骨，祛风湿；木瓜、薏苡仁、半夏、土茯苓健脾除湿，通利关节；佐以陈皮、炒白术健脾和胃，增强体质；生姜、大枣、甘草和营卫，调和诸药。全方共奏养血益气，温经通络，散寒除湿之功效。

8. 十二指肠溃疡

男，44岁，1997年因“上消化道出血”在济南市某医院住院治疗。胃镜示：十二指肠球部溃疡(A1期)，经治疗好转出院，1998年、2000年又因十二指肠球部溃疡出血再次入院治疗，效不佳。初诊时胃脘疼痛剧烈，饮酒后明显，有烧灼感，常在进食后缓解，持续数小时后缓解，有明显的疼痛、进食后缓解特征，呃气明显，倦怠乏力，纳差，二便调。舌淡红，瘀点，苔黄，脉弦。胃镜：十二指肠球部溃疡(A1期)，溃疡面积约1.5厘米×2.0厘米，上覆白苔，并有渗血，周边黏膜充血、水肿。证属脾胃虚寒、瘀阻胃络，治以益气温阳、化瘀止痛。予黄芪桂枝五物汤加减：黄芪30克，桂枝12克，白芍30克，白及15克，三七粉(冲服)3克，煅瓦楞子30克，仙鹤草30克，制乳香6克，制没药6克，砂仁(后入)12克，炙鸡内金15克，徐长卿30克，炒延胡索30克，紫花地丁15克，甘草6克，生姜3片，大枣3枚。水煎服，每日1剂。先服7剂，服药后疼痛明显减轻。

患者因工作繁忙，遂改丸剂内服，方药如

下：黄芪30克，桂枝10克，白芍30克，丹参12克，白及15克，砂仁（后入）12克，三七粉（冲服）3克，煅瓦楞子30克，制乳香6克，制没药6克，玉竹20克，紫花地丁20克，黄精20克，连翘15克，甘草6克，生姜3片，大枣3枚。上药3倍剂量研末制成丸剂，每次10克，每日3次。1个月后复诊，述无胃痛，纳眠佳，二便调。胃镜检查：十二指肠球部溃疡（S1期），无充血水肿，溃疡基本愈合，随访至今未复发。[解淑萍．曹志群治疗十二指肠溃疡经验．山东中医杂志，2008，27(5)：346]

【现代运用】

临床常用于治疗皮肤炎、末梢神经炎、中风后遗症等见有肢体麻木疼痛，属气虚血滞，微感风邪者。亦可用于中风之后，半身不遂，或肢体不用，或半身汗出，肌肉消瘦，气短乏力，以及产后、经后身痛等。

干姜人参半夏丸

【方剂组成】

干姜1两，人参1两，半夏2两

【方药用法】

上药三味为末，以生姜汁煮糊为丸，如梧桐子大。饮服10丸，一日三次。

【方证释义】

本方主治妇人妊娠期间，因胃虚有寒饮，浊气上逆所致的呕吐不止，即妊娠恶阻。方中干姜温中散寒为主；半夏燥湿化痰，降逆止呕为辅；人参益气和中，扶正祛邪为佐药；生姜汁涤饮降逆，为使药。本方是治疗胃虚寒饮而妊娠呕吐不止的要方，因干姜、半夏是妊娠禁忌之药，故加人参以益气固胎。陈修园称"半夏得人参，不惟不碍胎，且能固胎"，可见仲景组方之妙。

【主治病证】

妊娠呕吐不止，干姜人参半夏丸主之。

治妊娠呕吐不止者"以下痞硬而十呕不止者。

《类聚方广义》认为治"妊娠恶阻殊甚，不能服汤药者，用此方徐徐收效为宜"。

【历代名医方论】

《钱伯煊妇科医案》：一妊妇呕吐半月，近4天加重，不能进饮食，呕吐黄水，头晕，大便干燥，投以半夏秫米汤2剂后仍吐，心下烦热，口干且苦，但喜热饮，胃脘作痛，少腹坠胀，舌苔淡黄腻，投以本方改作汤剂服，一剂诸症皆平。

大塚敬节《汉方诊疗医典》：此方用于妊娠恶阻之重症，恶心呕吐持续不愈，呈现全身衰弱证候，腹部软弱，脉细弱，食则呕吐，甚则食药亦吐者。

张元素：半夏动胎，妊娠忌之，用生姜则无害。

《金匮要略直解》：……娄全善曰：余治妊阻病，屡用半夏未尝动胎，亦有故无殒之义，临床之工，何必拘泥。

尤在泾：此益虚温胃之法，为妊娠中虚而寒饮者设也。夫阳明之脉，顺而下行者也；有寒则逆，有热亦逆，逆则饮必从之；而妊娠之体，精凝血聚，每多蕴而成热者矣。

按：《外台》方，青竹茹、橘皮、半夏各五两；生姜、茯苓各四两；麦冬、人参各三两，为治胃热气逆呕吐之法，可补仲景之未备也。（《金匮要略心典》）

胡希恕：此合小半夏汤和半夏干姜散为一方，逐饮止呕俱较有力，复加人参则更含有理中汤意，故治呕吐而心下痞硬者，丸药效缓。但旋于妇人妊娠恶阻，反较稳妥。（《经方传真》）

何任：呕吐不止之用干姜人参半夏丸，其理易明，是胃寒之证，当用此方。干姜温中驱寒，人参生津养液，半夏降逆止呕。其用量之突出者为半夏用二两，为全量之半，干姜、人参各一两合二味为全量之半。更以生姜之糊丸。总在重用姜、夏。此仲景治呕之旨，按妊娠期作呕吐、为恶阻。轻微者毋须药治，乃至"呕吐不止"，则不得不药之。仲景不用汤剂，

而以丸剂缓缓图之，是亦昭示妊娠呕吐毕竟与其他呕吐有别之深意也。（《何任临床经验辑要》）

【医案举例】

1. **妊娠恶阻**（林善星医案）

林某某，女，26岁。停经2个月，开始胃纳不佳，饮食无味，倦怠嗜卧，晨起头晕恶心，干呕吐逆，口涎增多，时或吐出痰涎宿食。根据经验自知是妊娠恶阻，认为恶阻乃妊娠常事，未加适当处理。适时将近1个月，渐至水饮不入，食入则吐，所吐皆痰涎清水，稀薄澄澈，动则头晕目眩，时时呕吐增剧。始延本人诊治。诊其脉虽细，但滑象明显，面色苍白，形容憔悴，羸瘦衰弱，无力以动，闭眼畏光，面里踡卧，唇舌色淡，苔白而滑，口中和，四末冷，胸脘痞塞不舒，二便如常而量少。脉证合参，一派虚寒之象毕露。干姜4.5克，党参9克，半夏4.5克。水煎，每日1剂。连服3剂，呕吐大减，略能进食稀粥和汤饮。再服3剂，呕吐俱停，但饮食尚少，继以五味异功散调理而安。7个月后顺产一男婴。[中医杂志，1964(9)：31]

按：本案脉证所参，果为一派虚寒之象，用干姜人参半夏丸正为适宜。

2. **眩晕**（林善星医案）

林某某，45岁，素体虚寒，喜热怕冷，春夏之交，突患眩冒。其症头眩眼花，睁眼则天旋地转，眼前昏黑，起则眩晕加剧，且作恶心呕吐，终日闭眼而卧，喜静恶噪，饮食须由他人喂饲，尚可进食流粥，唾液增多，津津欲唾，腹中漉漉如水声，脉久弦滑，苔滑色灰。余诊时病已十余天矣。询其前医用"苓桂术甘汤""桂枝加龙骨牡蛎汤"等方，以及应用西药，均未见效。思患者素体虚寒，故喜静而恶噪；寒饮上逆，故口内津津欲唾，甚则腹中水声漉漉可闻。前医所拟之方，虽能逐饮，但嫌力轻；且去逐饮则力虚难负，中虚不复则饮邪难除。乃拟：干姜6克，党参6克，半夏9克，桂枝（后下）4.5克，茯苓15克，水煎服。4剂而恢复健康。数月后复发一次，证象如前，照方再服，亦获良效。[中医杂志，1964(9)：31]

按：于此案可深刻领会仲景"病痰饮者，当以温药和之"之精神。

3. **谢鼎苏医案**

郭某，26岁，护士。1987年3月23日就诊。自诉妊娠3个多月，从1个月左右开始出现恶心呕吐，虽经治疗，但呕吐反逐渐加重，现饮食不进，进则呕吐不止，欲使胃内容物全部吐光后始觉稍舒，呕吐物为痰涎、食物等。怀第一胎时曾因呕吐不止而致流产。刻诊：患者形容憔悴，羸瘦衰弱，疲乏无力，舌红少苔，口干喜饮，但克制不饮，四肢不温，但五心烦热，二便量少，脉滑细数。脉症合参，乃脾胃虚弱，浊气上逆，久呕伤津，气阴两亏。遂投干姜人参半夏丸合生脉散。干姜5克，红参10克，法半夏10克，麦冬10克，五味子5克，生地黄10克，生姜10克。水煎，早晚分服。进1剂后，诸症大减，进2剂呕吐止，后以饮食调养而愈。6个月后顺产一男婴。现母子均健。[谢鼎苏．干姜人参半夏丸治疗妊娠呕吐不止．湖南中医学院学报，1989(3)：141]

【现代运用】

妊娠恶阻、慢性胃炎、梅尼埃综合征、恶性肿瘤放化疗后胃肠道反应等，以呕吐或恶心欲呕为主诉且病程较久者多有应用本方的机会。

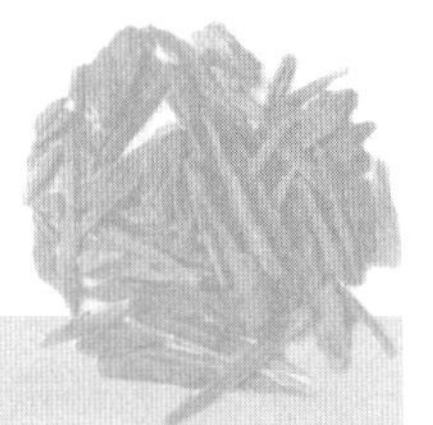

第12章　百合汤类方

百合知母汤

【方剂组成】

百合(擘)七枚(14克),知母(切)三两(9克)

【方药用法】

上先以水洗百合,渍一宿,当白沫出,去其水,更以泉水二升,煎取一升,去滓;别以泉水二升煎知母,取一升,去滓,后合和煎,去一升五合,分温再服。百合知母汤煎法有特殊意义,仲景称之为合和后煎,即分别用泉水煎百合及知母,去渣,两药相合后再煎,这种煎法古时认为有调和阴阳作用。

【方证释义】

百合,润肺清心,益气安神;知母,清热生津,除烦润燥。该方的溶剂泉水特殊,古本草认为其具有益五脏,清肺胃,下热气,利小便功效。三者起补虚、清热、养阴作用。百合甘寒清润而不腻,知母甘寒降火而不燥,百合偏于补,知母偏于泻,二药配伍,一润一清,一补一泻,共奏润肺清热,宁心安神之功。

【主治病证】

百合病误汗后,津液受伤,虚热加重,心烦口渴者。

【历代名医方论】

赵以德:日华子谓百合安心定胆,益志养五脏,为能补阴也;治产后血眩晕,能去血中热也;除痞满,利大小便,为能导涤血之淤塞也。而是证用之为主,益可见淤积者矣。若汗之而失者,是涸其上焦津液。而上焦阳也,阳宜体轻之药,故用知母佐以救之,知母泻火,生津液,润心肺。(《金匮玉函经二注》)

尤在泾:百脉朝宗于肺,故百脉不可治,而可治其肺。百合味甘平微苦,色白入肺,治邪气,补虚清热,故诸方悉以之为主,而随证加药治之。用知母者,以发汗伤津液故也。百脉一宗者,分之则为百脉,合之则为一宗,悉致其病,则无之非病矣。然详其证……全是恍惚去来,不可为凭之象。唯口苦、小便赤、脉微数,则其常也。所以者何热邪散漫,未统于经,其气游走无定,故其病亦去来无定。而病之所以为热者,则征于脉,见于口与便,有不可掩然者矣。(《金匮要略心典》)

《简明伤寒杂病论校注及临床应用》:百合病,发汗后者,百合知母汤主之。

【医案举例】

1. 百合病

王某,女,13岁,学生。1960年4月15日在看解剖尸体时受惊吓,随后因要大便跌倒在厕所内。经扶起抬到医院治疗,据代诉查无病,到家后颈项不能竖起,头向左右转动,不能说话,问其痛苦,亦不知答,曾用镇静药2日无效,转来中医诊治。患者脉浮数,舌赤无苔,无其他病状,当即从"百合病"治,用百合7枚,知母4.5克。服药1包后,颈项已

能竖起十分之七，问她痛苦，亦稍知道一些，左右转动也减少，但仍不能说话，再服1剂，颈项已能竖起，不向左右转动，自称口干燥大渴，改用瓜蒌牡蛎散(瓜蒌、牡蛎各9克)，服1剂痊愈。[吴方纶. 百合病治验. 江西中医药，1960(12)：14]

2. 乳癖

严某，女，53岁，2005年4月4日就诊。双乳胀痛3周，时有刺痛，心烦，急躁，浑身不适，夜寐欠安，腰酸，曾口服乳癖消、逍遥丸等中成药，效果不佳。体检发现双乳无明显肿块，触痛明显。苔少，舌尖红，脉细数。证属肝郁化火，阴虚内热。治拟养阴疏肝。药用：百合30克，知母12克，甘草6克，淮小麦30克，红枣20克，郁金12克，香附9克，元胡12克，莪术30克，三棱12克，巴戟肉15克，肉苁蓉12克，八月札30克，川楝子9克，杜仲15克。并鼓励患者在生活、工作中放松自己，保持愉悦心情。服14剂后，双乳胀痛明显改善，情绪较前稳定，夜寐转安。以后随证加减，服药3个月后，诸症渐消。[高秀飞. 刘胜运用百合知母汤治疗乳腺病的经验. 辽宁中医杂志，2006，33(9)：1068]

3. 乳腺癌术后

郑某，女，39岁，2005年8月29日就诊。左乳癌术后2年余2月，近来情绪波动较大，心烦燥热，坐立不安，夜寐难以入睡，睡后易醒，醒后彻夜不眠，不能自已，神疲乏力，小便频数。苔薄，边尖红，脉弦细。诊断：乳癌术后。证属气阴两虚，冲任失调，心神不养。治拟养阴安神，益气补肾。药用：百合30克，知母12克，生黄芪30克，党参、茯苓各12克，白术9克，枸杞子、南沙参、淫羊藿各15克，肉苁蓉、巴戟肉各12克，莪术、石见穿各30克，蜂房、石菖蒲各12克，磁石(先煎)、丹参各30克，杜仲15克，覆盆子、益智仁各12克，怀牛膝30克，制黄精12克，龙葵30克。同时对患者进行耐心解释和开导，帮助病人解除顾虑，树立信心，劳逸结合，稳定情绪。服14剂后，夜寐明显好转，心烦燥热有所改善，小便次数减少。再服该方2个月，夜寐转安，情志舒畅，小便正常。[高秀飞. 刘胜运用百合知母汤治疗乳腺病的经验. 辽宁中医杂志，2006，33(9)：1068]

4. 长期低热

张某，女，49岁，工人，1991年2月27日入院。午后发热3年，体温多在37.5～38℃之间，夜半后汗出热退。心电图示冠状动脉供血不足，B型超声检查结论为胆囊炎。用扩冠脉药，多种抗生素、甲硝唑、转移因子、血浆等治疗3个月，病情无明显变化。形体消瘦，精神抑郁，甚时恍惚，叹息为快，急躁易怒，心烦失眠，口苦咽干，胸闷胁痛，舌质红，苔薄白，脉象弦细数。辨证为肝胆郁热灼阴扰神。用小柴胡汤合百合知母汤，处方：柴胡、百合各30克，黄芩、知母各15克，半夏、人参各10克，生姜3片，大枣6枚，炒酸枣仁30克，远志15克。水煎，嘱其上午10时许1次服下。服药8剂后失眠除，发热减轻。去炒酸枣仁、远志，又服4剂后，体温降至37.3℃以下。减柴胡用量为20克，又服6剂，体温正常，诸症消失，复查心电图，B超肝胆脾均无异常，遂停药出院，随访3年未发。[王有章，史桂珍. 小柴胡汤、百合知母汤加减治疗长期低热20例. 河南中医，1997，17(6)：333]

按：百合知母汤用于治疗情志异常引起的疾病，主要病机为心阴不足，虚热内扰，症状与原书所属“百合病”症状接近时可以直接用原方。心阴不足的失眠可合用甘麦大枣汤。长期心情抑郁不畅而导致肝失疏泄可加用疏肝药，若气郁化火则加用疏肝清热药，若痰核内生则加化痰散结之品。对于不明原因的长期发热若辨为少阳枢机不利，肝胆郁热，在郁热伤阴时也可考虑合用此方。

5. 神思恍惚

曾某某，男，56岁，农民。患者神志恍惚多年，中西医治疗无效。症见心慌不宁，劳动中情绪不定，欲动不能动，欲行不能行，心神涣散，情绪低落，烦躁易怒，卧寐不安，不耐劳动，遂整日钓鱼养病。惟口苦，口渴，小便黄，舌甚红赤少苔，脉弦略数。同时遍身疮疹，甚似杨梅疮毒。问其故，乃偶遇打渔人，吸其烟具后，遂遍身生疮，顽固不愈。据证审因，乃心肺阴伤，里热偏盛，为百合病之典型者。方用百合、生地黄、知母、滑石等味，服十剂后，诸症略减，唯疮疹如故。于原方加金银花以解疮毒。但一剂未愈，翻胃呕吐，腹泻如水。再次来诊，审其所由，恐系银花伤其胃气，非百合病所宜。故再投原方，吐利即止。守方20余剂，不仅疮疹隐没而愈，诸症若失，恢复劳力，从事生产。(《老中医医案选》第一集，成都中医学院)

【现代运用】

常用于神经官能症、抑郁症、围绝经期综合征、慢性支气管炎等属阴虚燥热者。瘀血证、痰热证，慎用本方。

百合滑石代赭石汤

【方剂组成】

百合(擘)七枚(30克)，滑石(碎绵裹)三两(9克)，代赭石(碎绵裹)如弹丸大一枚(15克)

【方药用法】

上先以水洗百合，渍一宿，当白沫出，去其水，更以泉水二升，煎取一升，去滓；别以泉水二升煎滑石、代赭，取一升，去滓；后合和重煎，取一升五合，分温服。

【方证释义】

方中百合润养心肺，安神魄；滑石、泉水清下陷之邪热而利小便；代赭石重镇降逆和胃。四药相合，心肺得以清养而神魄安定，胃气和泽，而呕呃自除，窍利热泄而小便通利，诸证得愈。

【类证辨析】

百合滑石代赭汤证与百合知母汤证均为百合病误治的变证。前者因百合病误下产生的变证，以阴虚热陷，胃气上逆，证见小便短赤而涩，呕吐呃逆为主要特征；后者以百合病误汗产生的变证，以阴虚燥热为其，证见心中烦热，口苦而渴，小便短赤为特征。

【主治病证】

百合病误下后伤阴，小便减少，气逆呕吐者。

【历代名医方论】

《图解本草纲目》：张仲景治百合病，有百合知母汤、百合滑石代赭汤、百合鸡子汤、百合地黄汤，凡四方。病名百合而用百合治之，不识其义。

元犀按：误下者，其热必陷，热陷必伤下焦之阴，故以百合清补肺金，引动水源；以代赭石镇离火而不使其上腾；以滑石导热气而能通水府，则所陷之邪从小便而出，自无灼阴之患矣。此即见阳救阴法也。

叶天士《温热论》云：救阴不在血，而在津与汗，故多知母以养津液。伤寒误下则亡阴，热病误下则亡阳。“热病救阴犹易，通阳最难。通阳不在温，而在利小便。”故加滑石利窍，复入代赭石者，晋三所谓“重镇心经之气”是也。

尤在泾《金匮要略心典》：人之有百脉，犹地之有众水也。众水朝宗于海，百脉朝宗于肺，故百脉不可治，而可治其肺。百合味甘平微苦，色白入肺，治邪气，补虚清热，故诸方悉以之为主，而随证加药治之。用知母者，以发汗伤津故也：乃复以滑石、代赭石，盖欲因下药之势，而抑之使下，导之使出，亦在下者引而竭之之意也。

莫枚士《经方例释》：仲景以百合治百合病，案《本草经》百合除邪气，利大小便。百合病症状虽变幻不一，要之小便黄赤一证，则有定。仲景于无定中，求其有定者，以立准治之准，此百合病所以必用百合也……又百合病者，由于余邪逗留，血气不润所致，故诸方于百合外，加知母、鸡黄、生地汁、滑石，皆滋润

之品。

王晋三《绛雪园古方选注》：百脉一宗，明言病归于肺，君以百合甘凉清肺，即此可疗此疾。再佐以各经清解络热之药，治其病所以来，当用先后煮法，使不悖于手足经各行之理。若误汗伤太阳者，溺时头痛，以知母救肺之阴，使膀胱水府知有母气，救肺即所以救膀胱，是阳病救阴之法也。误下伤少阴者，溺时淅然，以滑石上通肺。下通太阳之阳，恐滑石通府利窍，仍蹈出汗之弊，乃复代赭石重镇心经之气，使无汗泄之虞，是阴病救阳之法也。

【医案举例】

1. **溺后眩厥**（魏龙骧医案）

用百合滑石代赭汤治疗溺后眩厥，疏方两剂，药仅三味，皆能获效，已成袖中之秘。溺后眩厥，详细说是平常人小便排空后，当站起或抬头时，突然感到头部眩晕，一片空白，身体失去控制，猛然栽倒，随即清醒，爬起后一如常人。这种症状如果偶尔发生，也许患者不太在意，但数日内连续发生，则会引起恐惧和留意，也担心栽倒后头部碰伤酿成大祸。这样的"阴阳气不相顺接"的一时性眩厥，其病机是阴虚阳燥、动静乖违的"百合病"病机。因此，仲景叙述了百合病有"每溺时头痛""若溺时头不痛，淅然者"和"若溺快然，但头眩者"等较轻浅的症状。在治疗上用主药百合，润燥安神，用滑石利尿泄热，通下窍之阳以复阴气，用代赭石镇敛上逆，下潜浮动之气，以助百合完成滋阴镇逆通神之功，打乱了病态的气血逆乱，也就恢复了分之为百脉，合之为一宗的原有生理性的经络循环协调作用，眩厥即可停止发作而向愈。（李俊龙．中国百年百名中医临床家丛书·魏龙骧．北京：中国中医药出版社，2001：71）

2. **胸痹**（赵锡武医案）

李某，女，来诊时步履艰难，必以他人背负，自诉胸痛、胸闷、心悸、气短、头晕，乃按胸痹治之。投以瓜蒌、薤白、半夏之类，久治不效。细审之，该患于发病时，除上述症状外，尚喜悲、欲哭、嗳气、善太息，便于前方中合以百合、地黄、旋覆花、代赭石之类治之，药后其证渐消。

3. **腹痛**（王忠旺医案）

王某，男，28岁，已婚。3年来常在外做木工，食之百家饭，油腻过多，食物不洁，时常腹痛，以左下腹及脐周为甚，伴腹胀腹泻，日三四次，大便不爽，但无脓血，泻后痛减。医院诊断为慢性结肠炎、胃肠神经官能症，用抗生素、止泻药及疏肝行气、通利导滞、健脾止泻中药治疗，病症如初，后转我门诊部治疗。近半年来，神志呆滞，全身似痛非痛，似胀非胀，以下腹为甚，饥不欲食，欲呕未呕，口苦咽干舌燥，尿短赤，欲更衣又无便，日五六次，痛苦难言。舌红赤少苔，脉濡数。符合"百合病下之后……"乃余热未清，体虚不复引起。法当清热养阴，降逆利尿，调和肝脾。药用百合滑石代赭汤合痛泻要方加减，嘱其家属开导，使其愉快。用药20余剂而愈。

4. **不寐**（夏学传医案）

刘某，男，43岁，1977年2月26日初诊。患者于廿余日前患上呼吸道感染，高热数日，后汗出热退。伴有头痛，口苦，心烦，小便黄赤，尤以心烦不寐日渐严重。近一周来，彻夜不眠，神思恍惚，坐卧不安，曾用中、西药安神镇静，其效甚微。观其神态，不是辗转不安，就是沉默寡言。舌质红，苔薄黄，脉弦细数。投以百合地黄汤、滑石代赭汤加减。百合20克，生地15克，滑石12克，知母10克，麦冬12克，茯神12克，枣仁18克，甘草3克，7剂。1周后，每晚可睡三四小时，心烦不安减轻，继守前方5剂，小便已清，脉细，舌稍红，每晚睡眠可达4～5小时。前方去知母、滑石、麦冬，加扁豆、陈皮理脾健胃，10剂。前后经1个月调治，诸症悉平。［浙江中医药大学学报，1983(5)：35］

按：所见之证，乃心肺阴虚火旺，神魄不得内藏所致，故以百合地黄、滑石代赭之剂，以养心润肺，安神定魄，待心肺润养，神魄得以敛藏，则不寐、恍惚自愈。

【现代运用】

本方证临床常用于慢性萎缩性胃炎，慢性胆囊炎，心脏神经官能症，心动过速，心律失常，支气管扩张，支气管哮喘，梅尼埃病等。服药期间，禁食盐、豉。

百合鸡子黄汤

【方剂组成】

百合(擘)七枚(14 克)，鸡子黄一枚

【方药用法】

上先以水洗百合，渍一宿，当白沫出，去其水，更以泉水二升，煎取一升，去滓，内鸡子黄，搅匀，煎五分，温服。

【方证释义】

百合滋心肺之阴以清热，使虚热随阴津恢复而消散。鸡子黄清虚热而养血滋阴，尤以养血为见长，与百合相用，滋阴之中能养血，养血之中能清热，清热之中能生津。共奏清滋心肺、益阴养血之功用。

【主治病证】

百合病心肺虚热证以血虚为主，症见心悸，干咳，失眠，盗汗，两颧红而失泽，或神魂颠倒，神志失聪，啼笑无常，舌红，少苔，脉虚数或细数。

【历代名医方论】

《金匮要略》：百合病吐之后者，百合鸡子汤主之。

《千金·卷十》作：治百合病已经吐之后，更发者，百合鸡子汤方。

《外台·卷二》：又吐之已更发者，百合鸡子汤主之方。

《古方选录》王晋三：君以百合，甘凉清肺，佐以鸡子黄救厥阴之阴，安胃气，救厥阴即所以奠阳明，救肺之母气，亦阳病救阴之法也。

《金匮方歌括》元犀按：吐后伤中者，病在阴也。阴伤，故用鸡子黄养心胃之阴，百合滋肺气下润其燥，胃为肺母，胃安则肺气和而令行，此亦用阴和阳，无犯攻阳之戎。

【医案举例】

肝昏迷

王某，男，44 岁。因肝炎后肝硬化合并克鲍二氏征，第二次出现腹水已 9 个月，于 1970 年 9 月 4 日入院。入院后经综合治疗，腹水消退，腹围减到 71 厘米，1971 年 1 月 15 日因冷餐引起急性胃炎，予禁食、输液治疗。1 月 21 日患者性格改变，一反平日谨慎寡言而为多言，渐渐哭啼不宁，不能辨认手指数目，精神错乱。考虑肝昏迷Ⅰ度。因心电图尚有 U 波出现，血钾 3.26 毫摩/升，补钾后，心电图恢复正常，血钾升到 4.3 毫摩/升。同时用谷氨酸钠，每日 23～46 克，达 12 天之久，并用清营开窍，清热镇静之方。患者症状无改变，清晨好转，午后狂乱，用安定剂常不效，需耳尖放血，方能平静入睡，而精神错乱如故。考虑其舌红脉虚，神魂颠倒，乃从百合病论治。从 2 月 1 日起加用百合鸡子黄汤，每日 1 剂，每剂百合 30 克，鸡子黄 1 枚，煎服。2 月 2 日患者意识有明显进步，因多次输入钠盐，腹水出现，加用氨苯蝶啶每日 200 毫克，并继用百合鸡子黄汤 2 剂后，改服百合地黄汤(百合 30 克，地黄 15 克)，患者病情保持稳定。1971 年 3 月 21 日出院时，精神良好，如常人行动，腹水征(－)，肝功能试验基本正常。1972 年 6 月与患者联系，情况保持良好。[山西省中医药研究所肝病科.中西医结合治疗肝硬变肝昏迷 40 例经验小结.新医药学杂志，1974(2)：13]

按：本案肝昏迷Ⅰ度患者，曾用中西药治疗十余日无效，因其啼哭不宁，精神错乱，神魂颠倒，舌红脉虚，故改从百合病论治。据《日华子本草》记载：百合"安心，定胆，益志，养五脏，治癫邪啼泣，狂叫，惊悸"；鸡子"镇心，安五脏，止惊"。故本案患者服百合鸡子黄汤 3 剂，神志完全恢复正常，确有显效。

【现代运用】

现临床常用于治疗心脏神经官能症，心

动过速，心律失常，自主神经紊乱，大叶性肺炎恢复期，高热性疾病脱水等病症而见上述证者。本方原为百合病误吐损伤肺胃之津，而出现肺胃阴虚火旺之症而设，也可以用于热性病或久病之后阴津不足而舌红少苔乏津，脉象虚数或细数者。鸡子黄入汤中稍煎即可服用，则变其纯凉之性，有养血生血滋阴之用。现在还常见于药膳中，对于百合病，神经衰弱，某些热病后期虚弱证属于心肺阴虚，虚火内扰见上述症状的，以及阴虚体质，睡眠不佳者保健服用。

百合地黄汤

【方剂组成】

百合（擘）七枚（14克），生地黄汁一升（200毫升）

【方药用法】

上以水洗百合，渍一宿，当白沫出，去其水，更以泉水二升，煎取一升，去滓，内地黄汁，煎取一升五合，分温再服。中病，勿更服。大便当如漆。

【方证释义】

本方证乃是心肺阴虚内热，百脉失和，使心神不安及饮食行为失调所致。阴虚内热，扰乱心神，故沉默寡言，欲卧不能卧，欲行不能行，如有神灵；情志不遂致脾失健运，故意欲饮食复不能饮食，时而欲食，时而恶食；阴虚生内热，故如寒无寒，如热无热，口苦，小便赤；舌脉亦为阴虚有热之象。治宜养心润肺，益阴清热。方中百合色白入肺，养肺阴而清气热；生地黄色黑入肾，益心营而清血热；泉水清热利小便，诸药合用，心肺同治，阴复热退，百脉因之调和，病可自愈。本方具有清、轻、平、润的特点，能滋津血，益元气，使五脏真元通畅，内热无以留存而外泄，失调之机得以恢复。

【主治病证】

百合病之心肺阴虚内热证。症见神志恍惚，意欲饮食复不能食，时而欲食，时而恶食；沉默寡言，欲卧不能卧，欲行不能行，如有神灵；如寒无寒，如热无热，口苦，小便赤，舌红少苔，脉微细。

【历代名医方论】

《金匮要略·百合狐惑阴阳毒病证治》：百合病，不经吐、下、发汗。病形如初者，百合地黄汤主之。

《金匮要略心典》：百合色白入肺，而轻气中之热，地黄色黑入肾，而除血中之热，气血同治，百脉俱清，虽有邪气，亦必自下，服后大便如漆，则热处之验也。

《千金方衍义》：百合病若不经发汗、吐、下，而血热自汗，用百合为君，安心补神，能去中热，利大小便，导涤痰积；但佐生地黄汁以凉血，血凉则热毒解而蕴结自行，故大便当去恶沫也。

王旭高：百合病，惟口苦、小便赤，脉微数为定证。余则欲食不能食，欲卧不能卧，如寒热而无寒热，全属恍惚难凭。良以百脉悉病，热邪散漫无统，故无循经现证可据尔。此治百合病正法。百合清肺经气分之热，地黄清心经营分之热，地之泉水，犹人之血脉，甘寒清冽，能沁心肺经脉之热邪。服后大便如漆，热除之验也。伤寒误汗则亡阳；温病误汗则亡阴。

陈元犀《金匮方歌括》：病久不经吐下发汗，病形如初者。是郁久生，耗伤气血矣。主以百合地黄汤者，以百合苦寒清气分之热；地黄汁甘润泄血分之热，皆取阴柔之品以化阳刚，为泄热救津法也。中病者，热邪下泄，由大便而出矣，故曰如漆色。

【医案举例】

1. **精神恍惚**（张琪医案）

卫某，女，37岁，工人，1979年9月11日初诊。因长期心情抑郁不快，遂罹此疾。1976年10月始觉有人与之说话，始声小，继之声大，至1978年加重，甚至在嘈杂声中，幻觉幻听亦不减弱，还觉有人教以回答幻听之事。曾幻听有人教以持刀刎颈，当即操刀，幸被家人发现将刀夺下，经兰州各医院精神科会诊，有谓神经官能症、有谓精神分裂症，经中西医治疗无效，来哈尔滨市投亲求诊。除上述症状外，精神痴呆，表情淡漠，沉默不语，少眠多噩梦，恐惧，心悸，头晕，舌尖赤，苔白干，脉象浮滑。诊断：百合病。辨证：阴虚阳浮，神气不归舍，是以精神恍惚，幻觉幻听。治法：滋阴潜阳，收敛神气。处方：百合 50 克，生地黄、茯苓、生龙骨各 20 克，生牡蛎 50 克，远志、寸冬、五味子、竹茹、陈皮各 15 克，甘草 10 克。水煎服。

1979 年 10 月 4 日复诊：进药 10 剂，精神好转，痴呆症状明显改善，有时眉宇间微露笑容，自言自语回答对方可以控制。幻觉幻听仍有，但较轻。再以前方增减加重养心之剂，前方去陈皮、竹茹，加合欢花 30 克，小麦 50 克，大枣 6 个。

1979 年 10 月 30 日复诊：前方进 20 剂，精神恍惚明显好转，噩梦减少，但仍有幻听，胸烦闷，脉象沉。继宜前方稍加理气之剂，前方去远志、茯苓，加香附、柴胡、青皮、赤芍、陈皮各 15 克。水煎服。

1979 年 11 月 13 日复诊：进上药 12 剂，病情继续好转，精神状态大为改观，但仍有极轻之幻听似人说话，胸烦闷，脉沉，改用疏郁活血理气之剂。桃仁 25 克，香附、青皮、柴胡、半夏、木通、陈皮、大腹皮、甘草、苏子、桑皮各 15 克，赤芍 20 克，小麦 50 克，红枣 5 个。水煎服。上方进 10 剂后，幻觉幻听基本消失，睡眠亦好，食纳增加，谈笑自如，神色与前宛若二人。嘱停药观察。随访于 1979 年 12 月已回兰州。[张琪．杂病治验．黑龙江医药，1980(5)：19]

按：本案治用百合地黄汤合龙骨、牡蛎及甘麦大枣汤，滋阴潜阳益心气，收摄浮越之神气，使归其宅，诸症大减，后尚遗小有幻觉，心胸烦闷，考虑属气血凝滞于心窍，神气为之所阻，是以余症未能全消，前段属虚，故用前药而收功，本段属实，改用《医林改错》癫狂梦醒汤，以活血疏郁治之而愈。

2. **精神失常**（张建荣医案）

张某，女，24 岁，1994 年 7 月初诊。患者因狂躁不安住某精神病医院治疗 1 周余，给内服西药、甘麦大枣口服液，并用电击疗法多次，仍狂躁不已，病情未见好转。其主管医生是余学生，邀余用中药治疗。患者发病是因夫妻吵架而曾服农药，经当地医院抢救，脱离危险，后即出现精神疾病。诊时见患者神情狂躁，坐卧不宁，语无伦次，自喻为“孙大圣”下凡，一会儿言已故父之亡灵在寻找她，一会儿说要自杀。舌尖红赤，舌体糜烂少苔，有口疮，口里常含冰糖，口渴饮水多，脉细数有力。诊为百合病，证属心肺阴虚内热，治宜养阴清热安神，方用百合地黄汤合酸枣仁汤加减。百合 30 克，生地黄 30 克，沙参 15 克，麦冬 10 克，玄参 10 克，栀子 10 克，连翘 15 克，知母 10 克，酸枣仁 15 克，茯神 10 克，郁金 10 克。6 剂，水煎服。6 剂药服完后，神情稳定，思绪渐清，口疮好转，脉数象已去，诸症大有改观，家属要求带中药出院治疗。续用上方去玄参、栀子、连翘，加川芎 8 克，处 12 剂药，继续治疗，巩固疗效。此后患者精神正常，能料理家务，下地干活。两年后，因情绪受刺激，又有小犯，仍用百合地黄汤加味治疗而效。

3. **百合病**（余泽运医案）

唐某，女，60 岁，2009 年 9 月 24 日诊。因胃脘部不适兼心悸失眠，心烦懊恼十余年，反复发作，久治不愈就诊。每次发作均与情绪波动或感冒有关，且发作时四处求医均无效。此次又因感冒后觉胃脘不适，似饥非饥，似痛非痛，肛门下坠欲便却解不下，欲进食却不能食，昏昏欲睡却睡不着，心慌心跳，莫可名状。余初按神经官能症给调节神经无效，后按脏躁给以甘麦大枣汤效仍不显，无奈辗转反思，经反复询问，得知患者发病十数年来，虽病情变化百出，唯口干、尿黄始终存在。

余恍然而悟曰："此百合病也"。遂书一方：百合30克，生地50克。水煎服，2剂。第三天患者丈夫来门诊说，此药疗效很好，已能吃能睡，请再开三剂，服完药病即应手而愈。

4. 阵发性轰热（余泽运医案）

于某，女，52岁，2016年3月11日诊。主诉：阵发性轰热、汗出、伴失眠、焦躁不安半年余。患者平时性情开朗活泼，爱说爱笑，说话生动，表情丰富，眉目传情。进入50岁后，常感心烦不安，睡眠较少，睡不稳，近半年来感阵发性轰热，热后大汗如水洗，频换内衣，月经量时多时少，脾气暴躁，常与爱人无端发火争吵，总觉坐也不是、睡也不是，手足心常感炽热如火，每夜只能睡3小时左右，经多处治疗无效，今来求治。刻诊：患者高挑个，长方脸，皮肤细腻，白里泛红，大眼睛明亮而传情，看得出年轻时是个美人。诉轰热汗出，睡眠不好，对生气敏感，三句话不投机，即暴跳如雷，平时胆小易惊，晕车晕船，并感口干口苦、尿黄，诊脉弦数，舌质暗红，苔薄白腻。诊断：更年期综合征，属中医百合病。用百合地黄汤合二仙汤、酸枣仁汤、温胆汤。处方：百合30克，生地50克，仙茅15克，淫羊藿20克，巴戟天12克，知母15克，黄柏15克，当归15克，炒枣仁20克，川芎12克，茯苓30克，陈皮15克，旱半夏30克，甘草10克，枳壳15克，竹茹15克，龙骨30克，牡蛎30克，水牛角丝60克。4服，水煎服。上方服完四剂，汗出、轰热减，睡眠好转，每夜能睡5小时，继服5剂愈。

按：本案有四个特点。一是阵发性轰热，为肝肾阴血不足，虚火内扰，用二仙汤以滋补肝肾精血，滋阴降火，水牛角凉血清热；二是脾气暴躁、精神不安、口苦口干、小便赤，属心肺阴虚内热的百合病，用百合地黄汤养心肺之阴以安神；三是睡眠不安、汗出如洗，属心肝阴血不足，虚热扰神，用酸枣仁汤养心肝之阴以安神，龙骨、牡蛎镇潜以安神；四是患者感情丰富而细腻，眉目传情，胆小易惊，晕车晕船，属半夏体质，用温胆汤以化痰安神。虽说经方不要随便加减，但多重病机相合，有针对性的合方（包括经方与时方合、经方与经方合），方证加体质合治，也合仲景"观其脉证，知犯何逆，随证治之"之宗旨。

5. 脑卒中后抑郁症

黄某，男，21岁，2017年1月20日诊。患者2016年6月因"左侧肢体麻木伴言语含糊"就诊于当地医院，诊断为脑干梗死。出院后遗留左侧肢体活动功能障碍，情绪容易失控，经常出现痛哭流涕。现症见：神志清，精神疲，左侧肢体活动功能障碍，言语含糊，消瘦，周身乏力，口干，偶有胸闷心悸，夜间经常咳嗽咳痰，无恶寒发热、恶心呕吐、四肢抽搐。无潮热盗汗，夜尿多，纳多，眠差，大便干，舌红苔少，脉弦。处方：百合30克，生地15克，知母12克，郁金9克，当归尾5克，酸枣仁30克，远志9克，生龙骨30克，生牡蛎30克，清半夏9克，陈皮9克，茯苓9克，瓜蒌仁30克，炙甘草15克。7剂后，患者情绪较前控制，睡眠较前稍改善，咳嗽咳痰、胸闷心悸及口干较前稍减轻，大便基本正常。效不更方，继续给药7剂后复诊，患者情绪较前改善，睡眠较前明显改善，咳嗽咳痰、胸闷心悸及口干较前明显减轻，大便基本正常。仍诉肢体乏力，上方去清半夏、陈皮及茯苓，加黄芪50克，仙鹤草50克，服10剂后复诊，情绪基本能控制，未再出现痛哭流涕，夜间睡眠好，偶有咳嗽，无痰，周身乏力较前减轻。效不更方，原方续服10剂。

按：脑卒中后抑郁症，属中医"百合病"范畴。患者中风后七情郁结，由于肺经心经阴虚燥热，扰乱心神，使心神不宁，行为失调。《千金方衍义》曰："百合病若不经发汗、吐、下，而血热自汗，用百合为君，安心补神，能去中热，利大小便，导涤痰积；但佐生地黄汁以凉血，血凉则热毒解而蕴结自行，故大便当去恶沫也。"方中百合色白入肺，养肺阴而清气热；生地黄色黑入肾，益心营而清血热。诸药合用，心肺同治，阴复热退，百脉因之调和，病可自愈。

6. **更年期综合征**(卢永兵医案)

林某,女,51岁,2016年8月10日诊。病者半年来月经延迟,经量少,午后潮热,多汗,失眠。现面颧红,汗流浃背,心烦热,性情急躁,手足心红赤,耳鸣,常失眠,每晚最多睡2小时,有时终夜不眠,噩梦多,口苦口干,少饮,纳少,大便结,3天1次,质硬,小便短赤,唇舌红,舌中央有裂纹,少苔,脉细数,血压135/90毫米汞柱。处方:百合15克,生地12克,玄参12克,麦冬12克,黄柏10克,知母10克,银柴胡10克,女贞子12克,五味子10克,白芍15克,玉竹12克,地骨皮10克。日煎服1剂。5天后二诊:病者及家人甚喜,诉诸症均减轻,纳增,睡眠改善,便通。效不更方,再服7天。三诊:午后潮热、心烦热、耳鸣、手足心红赤、口苦、颧红、唇舌红较前明显减轻,二便正常,夜睡四小时。效不更方,再服7天。四诊:午后潮热、心烦热、耳鸣、手足心红赤、口苦、颧红、唇舌红基本消失,夜睡五小时。中药方去黄柏、知母、银柴胡,加山茱萸10克,服15剂后,电告一切正常。

按:妇人更年期综合征常引起内分泌失调和自主神经紊乱,严重影响患者身体健康和生活质量。中医没有更年期综合征病名,可归纳入“经断前后诸症”范畴。中医认为妇女在绝经前后,肾气渐衰,天癸将竭,冲任脉虚,脏腑功能也逐渐衰退,机体阴阳失于平衡,因此本病主要责于肾。《傅青主女科》曰:“经水出诸肾”。肾阴虚是致病之本。本例病者颧红、唇舌红、手足心红赤、心烦热、失眠、耳鸣、潮热、多汗、大便干结、小便短赤、脉细数,为肾阴亏损可知,以滋肾养阴治本为主,卢永兵教授以百合地黄汤以养肾阴,清虚热,润燥除烦,肾阴复,虚火降,神安病复。

7. **慢性浅表性胃炎**

陈某,女,57岁,2017年10月6日初诊。缘患者于10余年前无明显诱因出现胃脘部隐痛,微有灼热感,嘈杂似饥,时有嗳气、反酸、无恶心欲呕。胃镜示慢性浅表性胃炎。现症见:神志清,精神疲,胃脘部隐痛,微有灼热感,嘈杂似饥,时有嗳气反酸,偶有胸闷心悸,神情焦躁,头晕,无视物旋转,无腹泻,纳眠差,大便干结,小便正常。舌红少苔,脉细数。予百合地黄汤加减。处方:百合15克,生地10克,北沙参10克,麦冬15克,玉竹15克,白芍15克,甘草6克,柴胡10克,黄连5克,砂仁(后下)5克。连服7剂后复诊,诉胃脘部隐痛、灼热感、心悸多汗较前减轻,偶有头晕,纳眠较前稍改善,大便干结,中药方加川芎12克。连服7剂后复诊,诉偶有胃脘部隐痛,胃脘部灼热感明显减轻,无头晕及心悸多汗,睡眠较前明显改善,大便较前易解。上方去川芎、黄连,再服七剂后复诊,胃脘部偶有隐痛,灼热感基本消失,胃口较前明显改善,二便基本正常。效不更方,连服7剂后症状消失。

按:本病属中医“胃脘痛”范畴,心肺虚热,逆乱于胃,胃阴不足,胃气不降,则胃脘部隐痛;虚热躁动心神,则心悸失眠,胃阴虚不能滋荣,则大便干结;舌红,少苔,脉细数均为阴虚生热之征象。正如《丁甘仁医案》曰:“气有余便是火,火内炽则伤阴……胃为燥土,得阴始和。”方中重用百合以滋心肺之阴,清心肺之热,益心肺之气,以解心肺阴虚内热证。胃阴伤非一日所致,要渐渐益胃养阴,使阴复胃安。方中以生地、沙参、麦冬、玉竹养阴益胃,芍药、甘草和中缓急止痛。诸药合用,共奏清心润肺,养阴益胃,和中止痛之效。

8. **甲状腺功能亢进症**(卢永兵医案)

黄某,女,56岁,2017年4月27日就诊。缘患者半年前无明显诱因自觉体重下降,半年来下降10余斤,易出汗,口渴稍多饮,在当地医院检查后诊断为甲状腺功能亢进症。现症见:神志清,精神疲,轻微胸闷心悸,运动后稍气促,消瘦,易出汗,口渴稍多饮,无多食易饥,无头晕头痛,纳可眠差,大便干结,小便正常。舌质红,苔薄白,脉细数。处方:百合30

克，生地15克，麦冬15克，南沙参15克，炙甘草15克，大枣20克，浮小麦30克，瓜蒌仁15克，西洋参（另炖）15克。水煎服，每日1剂，共服10剂。二诊：胸闷心悸较前减轻，运动后气促明显减轻，口渴多饮较前减轻，仍消瘦，易汗出，眠差，大便较前改善。效不更方，上方再服10剂。三诊：偶有胸闷心悸，口渴多饮明显减轻，体重基本同前，大便基本正常，睡眠仍差。上方加生牡蛎30克，生龙骨30克，服10剂。四诊：睡眠明显改善，大便一天2次，质软，无明显胸闷心悸，体重较前增加1斤。上方去生地，服20剂，病情大为改观。

按：甲状腺功能亢进患者素体阴亏，阴虚内热，耗伤津液，故见消瘦口渴、便秘。阴虚内热，扰乱心神，则见心悸、多汗、失眠。卢永兵教授以百合地黄汤合生脉散、甘麦大枣汤治疗此病，方中百合润肺清心除烦，生地、麦冬、五味子、南沙参养阴清热，西洋参补气养阴，炙甘草、大枣养心气以宁神，补脾土以生血。“汗为心液”，浮小麦入心经，甘凉止汗。诸药合用，宁心养营，养胃生津，诸症缓解。

9. **焦虑症**（卢永兵医案）

林某，女，65岁，2016年2月15日就诊。患者于20余年前无明显诱因出现胸部闷热感，时有潮热汗出，心情急躁，在当地住院诊断为“焦虑症”，经抗抑郁治疗后症状时有反复。现症见：神志清，精神疲，胸部闷热感，偶有心悸，全身汗出，时有潮热，上腹部闷堵感，偶有嗳气反酸，口渴多饮，眼部干涩感，无头晕头痛，无恶心呕吐，无胸痛气促，无腹痛腹泻，胃纳一般，眠差，大便干结，小便正常。处方：百合30克，生地15克，浮小麦50克，炙甘草15克，麦冬15克，白芍15克，珍珠母30克，牡蛎30克，桂枝10克，柴胡8克，厚朴8克，火麻仁30克。水煎服，每日1剂，服10剂。10天后复诊患者上腹部闷堵感较前减轻，胸部闷热感较前稍减轻，大便较前易解，余症状基本同前。效不更方，服7剂。三诊，诉上腹部闷堵感基本消失，大便一天2～3次，质软，胸部仍感闷热感，紧张时仍易出现全身潮热汗出，眼部仍干涩感，口渴明显减轻，纳眠稍改善。上方去厚朴、麻仁、柴胡，加郁金15克，大枣30克，黄芪15克，服10剂。四诊，胸部闷热感明显减轻，全身潮热汗出症状明显减轻，睡眠明显改善。效不更方，服10剂后复诊，胸部闷热感基本缓解，全身潮热汗出及眼部干涩感明显减轻，大便基本正常。上方去生地，继服20剂以巩固疗效。

按：焦虑症，属中医“郁证”范畴。此类患者平素神思过度而耗伤气阴。心主血、藏神，心失所养，阴亏于下，水不济火，虚火扰动心神，则心悸、不寐、虚烦。胃之大络为虚里，近于心，血运不畅，则出现胸部闷热感及上腹部闷堵感。总之，本病病机关键在于气阴两虚、虚火上扰。《神农本草经》记载，百合“味甘平，主邪气腹胀心痛，利大小便，补中益气”。故卢永兵教授对本证首选百合，最合病机，恰到好处。而生地能养五脏真阴而清血热，滋津血，益使内热无以留存而外泄，失调之机得以恢复。

10. **梅核气**（王占玺医案）

患某，男性，19岁。于1965年2月11日初诊。于一周前大旅行之后，发现咽中异物感，似有一物停于咽中，咯之不出，吞之不下，食欲缺乏不知饥饱，睡眠不佳，同时尿道中有似痛非痛之感，头晕发木，口中乏味，耳内有阻塞感，视物不清，神呆，对外界刺激不敏感，尿黄，曾服用牛黄清心丸等清心除热之剂不效。观其舌净尖红，脉象弦而稍滑。胸腹部无阳性体征。尿常规化验正常。此阴虚为患，虚火上浮，阴虚于下，不能上润，以致出现咽中异物感，头晕眼花、神呆、耳塞等症状。拟养阴潜阳，开窍安神为治，用百合地黄汤合酸枣仁汤加减：百合30克，知母10克，鲜生地30克，滑石18克，川芎4.5克，远志4.5克，茯神10克，节菖蒲6克，炒枣仁18克。每日煎服1剂，服用3剂后，上述诸症状减去

大半，又服3剂，改为隔日1剂而痊愈。愈后随访至1966年8月30日，诸证未发。（张仲景药法研究，1984：509）

按：梅核气多以理气化痰为治，而本案梅核气见不寐、尿黄、舌红，则为阴津亏损，虚火上浮为患，故以百合地黄汤合酸枣仁汤加减以滋阴降火，开窍安神，以使阴复而上润，神安而咽利。

11. **干燥性鼻炎**（于千医案）

张某，男，69岁。1995年3月14日初诊。患者鼻腔干燥，吸气不畅2年，伴有双目干涩感。查见：鼻中隔肥厚，左侧有嵴突，黏膜充血而干，舌苔薄，脉细，金枯肺燥。治从养阴润燥。予百合地黄汤加减。处方：百合10克，生地10克，玄参10克，知母10克，玉竹10克，桑白皮10克，柿霜10克，麦冬10克，白芍6克，桔梗6克，7剂。二诊：药进6剂，干燥面觉滋润，涕仍不多，时夹血丝。查见：鼻黏膜充血，舌苔薄微黄。此金枯必燥，肺热乃血。治宗前旨，参以凉营止血。原方减玉竹、白芍、桔梗，加赤芍、丹皮各6克，芦根30克。7剂。[江苏中医，1996(12)：19]

按：本例干燥性鼻炎，多因年老津枯，鼻窍失养之故。其治取仲景之方，收效非同一般。本方用于干燥性咽炎、萎缩性咽炎，其效亦佳。

【现代运用】

临床常用于神经官能症、癔症、自主神经功能紊乱、更年期综合征、肺结核等属心肺阴虚内热者。临床试验研究表明，百合地黄汤在一定浓度时有抑制肿瘤的作用。本方为治疗百合病的常用方，临床应用当以心神不安，饮食行为失调、口苦、小便赤、脉微数为辨证要点。“大便当如漆”，为服药后大便呈黑色，为地黄本色，停药后即可消失，不必惊惧。中病勿更服有两个解释：①如药已起效，则剩下的药不必再服。因地黄性寒而润，多服可致泻利，且方中地黄汁用量甚大，故效后当避免用量过量。②不容易在短期内治愈，虽有时一服中病，然停后却易复发。故在服用百合地黄汤时，应理解为“效不更方”为宜。用药当以清淡为宜。忌用大补元气芪参之类；忌用滋腻之阿胶龟板；忌用温补之桂附鹿角之属。实热者不宜使用。

栝楼牡蛎散

【方剂组成】

栝楼根、牡蛎（熬）各等分（各30克）

【方药用法】

上为细末，饮服方寸匕，日三服。

【方证释义】

方中栝楼根苦寒清解肺胃之热，生津止渴；牡蛎咸寒引热下行，使热不致上炎而消烁津液，如此，则津液得生，虚热得清，口渴自解。

【主治病证】

百合病，渴不愈者。

【历代名医方论】

《金匮要略》：百合病，渴不差者，用后方（栝楼牡蛎散）主之。栝楼牡蛎散方，栝楼根、牡蛎（熬）等分，上为细末，饮服方寸匕，日三服。

《医宗金鉴》：与百合洗身而渴不瘥者，内热甚而津液竭也。栝楼根苦寒，生津止渴，牡蛎咸寒，引热下行也。

《金匮发微》：栝楼牡蛎散方，栝楼根、牡蛎（熬）等份。上为细末，饮服方寸匕，日三服。百合洗方，所以润肺主之皮毛，以肺脏张翕之气，原自与皮毛之张翕相应，易于传达，譬之百川赴海，一区所受，万派同归。又惧其未也，更食煮饼以助脾阳，使里气外出，引药力内渍肺脏，而其为渴当差。其不差者，必浮阳上升，肺脏之受灼特甚也。栝楼根清润生津，能除肺胃燥热而濡筋脉，观柔痉用栝楼桂枝汤可知。牡蛎能降上出之浮阳，观伤寒柴胡龙牡救逆汤可知，合二味以为方治，既降浮阳，又增肺液，渴有不差者乎。然必杵以为散

者，则以病久正气不支，药当渐进也。试观久饥之人，骤然饱食则死，徐饮米汤则生，可以知用药之缓急矣。

《金匮要略论注》：渴不差，是虽百合汤洗面无益矣。明是内之阴气未复，阴气未复，由于阳亢也。故以栝楼根清胸中之热，牡蛎清下焦之热，与上平阳以救阴同法。但此从其内治耳，故不用百合而作散。

《金匮要略心典》：病变成渴，与百合洗方而不差者，热盛而津伤也。栝楼根苦寒，生津止渴；牡蛎咸寒，引热下行，不使上烁也。

《金匮要略方义》：本方所治之病，乃百合病口渴，用百合洗方治之而不愈者，盖因阴津不足，阳热上扰，只用百合渍汤外洗，润其外而不清其内，内热不降则阴津不生，故口渴不愈，当以清热生津之品治之。方中用栝楼根清热润燥，生津止渴；佐以牡蛎益阴潜阳，以降虚热。《名医别录》谓牡蛎：主虚热去来不定，烦满心痛，气结，止汗，止渴。今与栝楼根配伍，共奏益阴潜阳，润燥止渴之效。对于百合病阴虚内热，虚阳上浮而只见口渴者，用之为宜。

【医案举例】

1. **神经官能症**（秦书礼医案）

吴某某，女，44岁，家庭妇女。1984年5月5日就诊。自诉五月前因吵架而情志受挫折，胸闷乳胀，周身瘫软乏力，欲行无力，终日烦扰，口干而渴，思食难进，欲言懒语，如寒无寒，似热而无热。西医诊断为神经官能症，服用镇静安眠药未效，后请中医诊治，服百合地黄汤十余剂，病情有所缓解。近日又感风寒，发热达39℃，心中烦热，一医给服解热发汗药后，口干苦，渴甚。化验血糖、尿糖均正常。患者头晕目眩，默默无言，时觉有热，小溲深赤，舌红少苔，脉浮数。诊为百合病，治拟清热润燥，生津止渴，方用栝楼牡蛎散合百合知母汤治之，并嘱怡情养性。经先后用本方加减治疗两个半月，渴止神安，一如常人。[江苏中医杂志，1987(2)：9]

按：本案百合病以“渴甚”为突出症状，又见舌红少苔、烦热，显为阴虚之热，津伤已甚，以栝楼牡蛎散治疗，正是的对之法，又佐以百合知母汤，则疗效更佳。

2. **糖尿病**

晁某，男，60岁，退休工人，1993年3月16日入院。患糖尿病3年，曾先后服D860片、苯乙双胍片、优二甲双胍，症状时轻时重，入院前2个月内服二甲双胍5毫克，每日两次；苯乙双胍片50毫克，每日三次。查空腹血糖11.1毫摩/升，尿糖定性(+++)。入院症见：口干多饮，多食善饥，多尿，大便干结，消瘦乏力，面色少华，舌质淡红，苔薄黄，脉细弱，证属肺胃热盛，气阴两虚。治则：清热养阴，益气生津。处方：栝楼根30克，生牡蛎30克，玄参15克，沙参18克，石膏30克，知母12克，西洋参30克，丹参30克，赤芍12克，黄连6克，山茱萸10克，熟地黄10克，黄芪15克，白术10克。水煎服，日1剂。服中药3个疗程，逐步停服西药降糖药，复查空腹血糖6.1毫摩/升，尿糖定性(－)，以后复查3次空腹血糖为正常。[陈林霞，牛旭明.瓜蒌牡蛎散加味治疗2型糖尿病．河南中医，1999，19(5)：3]

【现代运用】

现临床常用于神经官能症、糖尿病、甲状腺功能亢进症、慢性胃炎等。口渴由水湿内停，气不化水所致者不宜用。

百合滑石散

【方剂组成】

百合(炙)一两(3克)，滑石三两(9克)

【方药用法】

上为散。每服方寸匕，饮下，一日三次。当微利者，止服，热自除。

【方证释义】

本方原治百合病日久不愈，热盛于里，外达肌肤，故见发热；热邪下注膀胱，膀胱气化不利，则小便赤涩。若心阴虚而不能滋养，则心烦；肺阴虚而不能滋润，则干咳；虚热上攻于咽，则咽燥；湿困阳气而不展，则身沉重，或欲行不得行；阴津亏虚于下，则小便赤；虚热上攻而困阻阳气，则头沉头痛；虚热煎熬津液而为痰，则痰少而黏；虚热浸淫肌肤，营卫欠和，则发寒热；舌红，少苔或黄而腻，脉虚数均为虚热夹湿之证，其治当滋利心肺，清热利尿。

方中百合甘寒质润，甘润养阴，寒则清热，入心、肺二经，滋心肺，清虚热，为君药。滑石甘淡而寒，质重而滑利，入胃、膀胱经，清热利湿，通利小便，为臣药。《高注金匮要略》云："滑石分理阴阳，为中下二焦清利之品，配百合以收摄其气，则水道下泄，而阳热自除矣。"两药相合，一滋一利，滋不助湿，利不伤阴。二味合为散者，取散以散之之义。散调络脉于周身，引内外之热气，悉从小便出矣。用法中强调"当微利者，止服"，以阴虚不得过分消伤津液也。

【主治病证】

百合病变发热者。

百合病小便赤涩，脐下坚急。

百合滑石散，治百合病变寒热者。

治百合病变成发热者，百合滑石散。

【历代名医方论】

《金匮要略》：百合滑石散方，百合病见于阴者，以阳法救之；见于阳者，以阴法救之。见阳攻阴，复发起汗，此为逆；见阴攻阳，乃复下之，此亦为逆。

徐彬《金匮要略论注》：仲景尝谓发于阳部，其人振寒而发热，则知变发热者，内热不已，淫于肌肤，而阳分亦热，故以滑石清腹中之热，以和其内，而平其外，兼百合壮肺气以调之；不用泉水，热已在外，不欲过寒伤阴，故曰当微利，谓略疏其气，而阴平热则除也。

张璐《张氏医通》：百合病若变发热，乃脉郁而成热，佐滑石以通利之。

吴谦《医宗金鉴》：百合病，如寒无寒，如热无热，本不发热，今变发热者，其内热可知也，故以百合滑石散主之，使其微利，热从小便而除矣。

陈元犀《金匮方歌括》：百合病原无偏发热之证，变发热者，内热充满，淫于肌肤，非如热之比。主经百合滑石散者，百合清金泻火降气，从高源以导之；滑石退表里之热利小便。二味合为散者，取散以散之之义，散调络脉于周身，引内外之热气，悉从小便出矣。

【医案举例】

1. **精神倦怠**（林善星医案）

林某，女，30余岁，农民。于暑期内患热性病20余天，初经西医治疗已热退病除，但觉神疲无力，精神倦怠，数日后渐觉精神冲动，兴奋知觉过敏，对事怀疑，对人恐惧，常误解人语，口渴，小便短赤，大便闭结，头痛，心悸不宁，视力不清，喜静畏烦，食欲缺乏，饮食无味，日渐加剧，甚至自笑自语，时歌时泣。有时语言行动自觉如常人。检查身无寒热（37.3℃），脉数而软（五至余），唇焦舌红，津液缺乏，营养不良，精神憔悴，卧床不起。治疗经过第一次处方：百合15克，滑石18克，生地黄24克，玉竹9克，寸冬15克，石决明9克，薏苡仁15克。用水连煎2次，混合后分3次服，每3小时1次，每昼夜连服2剂。另以薏苡仁、苇根、天花粉等煎汤代饮频服。初时拒绝服药，家人强与之，第1次服药后，数分钟即吐出，后俟其口渴索饮时给药，遂不吐。次日复诊：神志已清，小便亦长，诸证均减退。原方再服1日，大便亦通，诸病均除，惟食欲缺乏，倦怠嗜卧。仍照原方去生地黄、滑石、石决明，各药分量亦减轻，再加生谷芽、怀山药。每日1剂，连服3日，已能下床行走。并嘱再用地瓜粉、百合粉、牛乳等清凉滋养之品为调养饮料，很快恢复健康。

2. **神经官能症**（谭日强医案）

谢某，女，23岁。患神经官能症，主诉经常头痛，失眠，眼冒金花，口干口苦，手足心热，食欲有时好有时不好，月经提前，量少，小

便短赤，大便秘结，若问其有无其他不适，则恍惚去来疑似有无之间，其人营养中等，面色如常，舌润无苔、边尖俱赤，脉象弦细而数。病已年余，西药如谷维素、安定片、利眠宁、维磷补汁之类；中药如丹栀逍遥散、天王补心丹、六味地黄丸之类，遍尝不效。此《金匮要略》所谓"百脉一宗，悉致其病"，治宜滋养心肺之阴，佐以清热镇静，用百合地黄汤、百合知母汤、栝蒌牡蛎散与百合滑石散合为一方：百合23克，生地黄15克，知母10克，滑石10克，花粉12克，生牡蛎20克，淮小麦15克，生白芍10克，炙草6克，大枣3枚。服10剂，口苦口干已好，小便转清，于原方去知母，滑石、花粉，加沙参15克，麦冬10克，枣仁10克，阿胶(蒸兑)10克，鸡子黄(冲服)2枚，连进20余剂，诸证悉平。

【现代运用】

本方证常用于心脏神经官能症、心动过速、中暑、肾盂肾炎、膀胱炎、支气管扩张咯血等。小便短少属肾气虚衰者忌用。服用本方，病人可有小便量增多，或小便由不利转利，小便利或量略多，这标志着邪热挟湿已去，当停止服用。

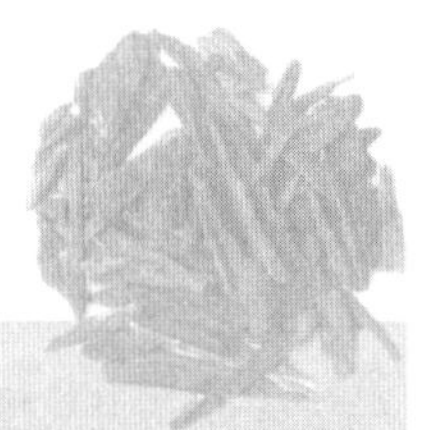

第13章　肾气汤类方

肾气丸

【方剂组成】

干地黄八两(120克),薯蓣四两(60克),山茱萸四两(60克),泽泻三两(45克),茯苓三两(45克),牡丹皮三两(45克),桂枝一两(15克),附子(炮)一两(15克)

【方药用法】

上八味,末之,炼蜜和丸梧子大,酒下十五丸,加至二十五丸,日再服。

【方证释义】

金匮肾气丸是为肾阳不足症见腰膝酸软、少腹拘急、小便不利或小便清长等而设,故以补肾助阳为法,“益火之源,以消阴翳”,辅以利水渗湿。方用桂枝、附子温肾助阳,熟地黄、山茱萸、淮山药滋补肝、脾、肾三脏之阴,阴阳相生,刚柔相济,使肾之元气生化无穷;再以泽泻、茯苓利水渗湿,牡丹皮擅入血分,伍桂枝可调血分之滞。诸药合用,助阳之弱以化水,滋阴之虚以生气,使肾阳振奋,气化复常。临床应用以腰酸腿软、小便不利或反多、尿舌淡胖、脉虚弱而尺部沉细为辨证要点。

方中附子大辛大热,温阳补火;桂枝辛甘而温,温通阳气,二药相合,补肾阳,助气化,共为君药。

肾为水火之脏,内舍真阴真阳,阳气无阴则不化,“善补阳者,必于阴中求阳,则阳得阴助,而生化无穷”,故重用干地黄滋阴补肾生精,配伍山茱萸、山药补肝养脾益精,阴生则阳长,同为臣药。

方中补阳药少而滋阴药多,可见其立方之旨,并非峻补元阳,乃在于微微生火,鼓舞肾气,即取“少火生气”之义。泽泻、茯苓利水渗湿,配桂枝又善温化痰饮;丹皮活血散瘀,伍桂枝则可调血分之滞,此三味寓泻于补,俾邪去而补药得力,并制诸滋阴药碍湿之虞,俱为佐药。

诸药合用,助阳之弱以化水,滋阴之虚以生气,使肾阳振奋,气化复常,则诸症自除。

【主治病证】

虚劳腰痛,少腹拘急,小便不利者,八味肾气丸主之。附方为肾气丸。

夫短气有微饮,当从小便去之,茯苓桂枝白术甘草汤主之,肾气丸亦主之。

男子消渴,小便反多,以饮一斗,小便一斗,肾气丸主之。

妇人病,饮食如故,烦热不得卧,而反倚息者,何也?师曰:此名转胞,不得溺也。以胞系了戾,故致此病。但利小便则愈,宜肾气丸主之。

【历代名医方论】

《鲁府禁方》:治脾肾虚,腰疼脚肿,小便不利,或肚腹胀痛,四肢浮肿,或喘急痰盛,已成虫症,其效如神。此症多因脾胃虚弱,

治失其宜，元气复伤而变症者，非此药不能救。

《医贯》：君子观象于坎，而知肾中具水火之用。今人入房而阳易举者，阴虚火动也；阳事先痿者，命门火衰也。真水竭则隆冬不寒，真火熄则盛夏不热。是方也，熟地，山药，泽泻，丹皮，茯苓，山萸皆濡润之品，所以能壮水之主；肉桂，附子辛润之物，能于水中补火，所以能益火之源，水火得其养，则肾气复矣。

《医门法律》：金匮用八味丸，治脚气上入少腹不仁者。脚气即阴气，少腹不仁即攻心之渐，故用之以驱逐阴邪也。其能虚劳腰痛，少腹拘急，小便不利，则因过劳其肾，阴气逆于少腹，阻遏膀胱之气化，小便不通利，故用之温养下焦，以收肾气也。其短气有微饮者；饮，亦阴类，阻其胸中之阳，自致短气，故用之引饮下出，以安胸中也。消渴病，饮水一斗，小便亦一斗，此肾气不能摄水，小便恣出，源泉有立竭之势，故急用以逆折其水也。夫肾水下趋之消证，肾气不上升之渴证，非用是以蛰护封藏，蒸动水气，舍此曷从治哉！后人谓八味丸为治消渴之圣药，得其旨矣。

《医门法律》：《金匮》之用八味肾气丸，屡发于前矣。消渴之关门大开，水病之关门不开，用此方蒸动肾气，则关门有开有阖，如晨门者与阳俱开，与阴俱阖，环城内外赖以安堵也。其治脚气上入，少腹不仁，则借以培真阴真阳根本之地，而令浊阴潜消，不得上干清阳耳。今虚劳病桂附本在所不用，而腰痛少腹拘急，小便不利三证，皆由肾中真阳内微所致，其病较阴虚发热诸证，迥乎不同。又不可不求其有，而反责其无矣。

《伤寒来苏集》：命门之火，乃水中之阳。夫水体本静，而川流不息者，气之动，火之用也，非指有形者言也。然火少则生气，火壮则食气，故火不可亢，亦不可衰。所云火生土者，即肾家之少火游行其间，以息相吹耳。若命门火衰，少火几于熄矣。欲暖脾胃之阳，必先温命门之火，此肾气丸纳桂，附于滋阴剂中十倍之一，意不在补火，而在微微生火，即生肾气也。故不曰温肾，而名肾气，斯知肾以气为主，肾得气而土自生也。且形不足者，温之以气，则脾胃因虚寒而致病者固痊，即虚火不归其原者，亦纳之而归封蛰之本矣。崔氏加减八味丸，以五味之酸收，易附子之辛热，肾虚而不寒者宜之也。

《千金要方》：于八味外，更加元参之咸寒，以助熟地而滋肾；加芍药之酸寒，助丹皮以滋肝。总之为桂附加锁钥耳。以之壮水则有余，以之益火恐不足也。

《济生方》：加牛膝，车前以治水肿，倍茯苓以辅地黄，山药，茱萸，与泽，丹，车，牛等列，随证加减，允为得法。益阴肾气丸于六味外加当归，五味，柴胡，以治目暗不见，化裁愈妙矣。

《绛雪园古方选注》：肾气丸者，纳气归肾也。地黄、萸肉、山药补足三阴经，泽泻、丹皮、茯苓补足三阳经。脏者，藏精气而不泄，以填塞浊阴为补；腑者，如府库之出入，以通利清阳为补。复以肉桂从少阳纳气归肝，复以附子从太阳纳气归肾。《金匮》再复以牛膝导引入肝，车前导引入肾，分头导纳，丝丝不乱。独取名肾气者，虽曰乙癸同源，意尤重于肾也。

《医门法律》：《金匮》云：夫短气，有微饮，当从小便去之，苓桂术甘汤主之。肾气丸亦主之。并出二方，其妙义愈益彰着，首卷辨息论中，已详仲景分别呼吸言病之旨矣。今短气亦分呼吸，各出一方，呼气之短，用苓桂术甘汤以通其阳，阳化气则小便能出矣。吸气之短，用肾气丸以通其阴，肾气通则小便之关门利矣。一言半句之间，莫非精蕴，其斯以为圣人乎！

《金匮翼》：阴水便利不烦热，须服实脾肾气丸，若服温补俱无验，攻补兼施病始痊。

按：阴水者，因脾肾虚弱也，脾虚不能制水，肾虚不能主水，以致外泛作肿，内停作胀。

若二便不实，身不热，心不烦者，宜用实脾散、《金匮》肾气丸。若服温补之药而无效验者，则是虚中有实也，欲投攻下之剂，恐小儿难堪，若不攻之，又岂可坐以待毙，须攻补兼施，或一补一攻，或三补一攻，或九补一攻，审其进退，俟有可攻之机，以意消息，药与元气相当，始能逐邪而不伤正也。必须忌盐酱百日，方可收功。

【医案举例】

1. 腰痛

张某某，男，86岁，住某院。1960年4月25日会诊。患者腰背酸痛，足冷，小便短而频，不畅利，大便难，口干口苦，饮水不解，舌淡少津无苔，脉象右洪大无力，左沉细无力。

脉证兼参，属阴阳两虚，水火皆不足，治宜温肾阳滋肾阴，以八味地黄丸加减：熟地9克，云苓6克，怀山药6克，杜仲（盐水炒）9克，泽泻4.5克，熟川附子4.5克，肉桂（去粗皮、盐水炒）1.5克，怀牛膝6克，破故纸9克。水煎服，加蜂蜜30克，兑服，连服3剂。

复诊：服前方，腰背酸痛，口苦口干均减，足冷转温，大便溏，小便如前，舌无变化，原方再服3剂。

三诊：因卧床日久未活动，腰仍微痛小便仍频，西医诊断为前列腺肥大，其余无不舒感觉，高年腰部疼痛虽减，但仍无力，宜继续健补肾气，以丸剂缓服。

熟地90克，山萸肉30克，淮山药60克，泽泻30克，熟川附片30克，肉桂18克，怀牛膝30克，破故纸60克，菟丝子60克，巴戟天30克。各研细末和匀，炼蜜为丸，每重9克，每服1丸。并每早服桑椹膏一汤匙，开水冲服，连服2剂恢复健康，至五年多未复发。

2. 水肿(慢性肾炎)

陈某某，女，47岁，干部。1974年12月8日就诊。65年患肾盂肾炎，旋即治愈。今春以来经常出现全身浮肿，时起时退。尿检发现蛋白（＋＋）、管型（＋），经中西药治疗无明显进步。目前全身仍浮肿，腹皮增厚，腹胀，头晕，腰酸，食欲减退，小便频，量少，色深黄，口不干，脉细涩，舌体胖有齿印，质红苔白较厚。血压正常。

予肾气丸加味。处方：熟地（砂仁杵）、淮山药各15克，茯苓、泽泻、牛膝各12克，枸杞、丹皮、附子、车前子（包）各9克，肉桂心（另冲）1.8克。连服30余剂，诸症基本解除，小便多次复检未见异常。

3. 臌胀

州守王用之，先因肚腹膨胀，饮食少思，服二陈、枳实之类，小便不利，大便不实，咳痰腹胀；用淡渗破气之剂，手足俱冷。此足三阴虚寒之证也，用金匮肾气丸，不月而康。

4. 癃闭

陈某，女，26岁。产后3日，小便不通，经妇产科导尿，小便涓滴难下，伴少腹胀满、面色皖白、腰痛如折、恶露较少，舌淡胖，脉迟。

辨为肾气虚寒，气化不利。投肾气丸加味：熟地黄30克，山药30克，党参30克，白茯苓10克，泽泻10克，乌药10克，肉桂5克，熟附片10克。2剂后小便畅通。复诊时加当归、黄芪，5剂病愈。

5. 淋证

俞长荣医案：胡某某，男，41岁，教员。1975年11月26日初诊。3个月来小便淋急，次数多而量少，夜睡尤甚（每夜解溲10余次），排尿时阴茎微痛，心烦，腰酸，舌淡，脉沉细而缓。

处方：熟地、淮山药各15克，枸杞、丹皮、茯苓、泽泻各9克，附子6克，肉桂心（另冲）3克。1剂甫毕，小便次数显减（每夜仅2～3次），排尿无痛感。因肉桂不易买到，嘱改服金匮肾气丸而收功。

6. 遗尿

张某，男，59岁。患脑血栓右侧偏瘫3个月，近1个月来小便失禁，一有尿意即尿床，伴四肢欠温、面色苍白、纳少、嗜卧、大便溏，舌淡，脉迟。用肾气丸增损：熟地黄30

克，山药30克，山萸肉10克，泽泻10克，丹皮6克，熟附块10克，白茯苓10克，桑螵蛸10克。7剂后尿急已能自控。后服肾气丸8个月，二便正常，偏瘫亦复。

7. 排尿晕厥

江某某，男，60岁。1987年7月15日初诊。患者7年来经常头晕，每排尿时头晕甚，常在小便末昏厥于地，不省人事，少时自苏，醒后感倦怠乏力。曾在某医院确诊为排尿性晕厥，服健脑丸等不效。1月前因劳累过度，致上症频发，伴耳鸣，乏力，小便清长频数。诊见面色㿠白，舌苔薄白，脉沉细。

证属肾阳亏虚，髓海不足。治宜温阳填精。金匮肾气丸主之：附子10克，桂枝6克，熟地30克，山药15克，山茱萸15克，茯苓10克，泽泻10克，丹皮10克。

服3剂，头晕大减，晕厥次数减少，守方继服20剂，排尿时再无晕厥，诸症尽除。

8. 早泄

仇某，男，26岁。婚后1年，临房早泄，伴面色无华，头晕神疲，腰脊酸软，尿清便溏，性欲淡漠，阳事举而不坚。方选肾气丸加减：熟地黄30克，山药30克，山萸肉15克，蚕蛹30克，蜈蚣3条，附块10克，肉桂6克。14剂后性欲增高，同房时间延长。调治2月，早泄得愈。

9. 泄泻

黄某某，男，30岁，技术员。1973年11月19日来诊。今年2月起便溏，日2～3次，腹中微痛，便后稍减，平时形寒畏冷，腰痛，小便清长。舌淡苔白，脉沉细弦而缓。处方：淮山药、车前子各15克，熟地、山萸肉、丹皮、茯苓各9克，炮附子6克，益智仁3克，肉桂心(另冲)1.2克。连服5剂(隔日1剂)，大便成形，余症均减，但仍腰痛。照上方去益智仁，加枸杞9克，五味子3克，服10剂，诸症痊愈。1年后询知，未再复发。

10. 久喘

王某某，男，63岁，干部。1977年2月10日初诊。咳喘近20年，从1960年起逐渐加重，于寒冷季节发作较频。近10余日来咳喘频发，胸闷气急，气短，动则尤甚，以致不能平卧，上楼困难。痰多，含有大量泡沫。舌体较胖，边红苔白，脉短。处方：熟地、山药、茯苓各15克，丹皮、泽泻、枸杞、附子、葶苈子各9克，胆星6克，肉桂心(另冲)3克，服5剂。

3月11日复诊：咳喘已显著减轻，胸闷基本解除，痰亦相应减少，但微感口干，仍偶有气短，脉舌同前。上方减附子为6克，肉桂为1.2克，加胡芦巴9克，续服5剂，诸证解除。同年10月询知，咳喘未再发作。

11. 尿血

程某，女，39岁，农民。1986年1月7日以“反复发作性尿血两年余”为主诉就诊。初发时小便带血，血色鲜红，西医诊断为“泌尿系感染”，曾用抗生素、呋喃妥因及中药小蓟饮子、导赤散等清热凉血止血之剂，开始疗效尚可，后则罔效，每因劳倦而诱发。刻诊：血色淡红，面色无华，头发不荣，腰膝酸软，畏寒肢冷，倦怠乏力，纳少，心悸，月经量多色淡，舌淡有齿印，苔白，脉寸关细弱尺微。

脉症合参，乃肾阳虚衰，气不摄血之候。用肾气丸(汤剂)合当归补血汤加味：附片8克，肉桂5克，熟地、山萸肉各20克，山药15克，丹皮、泽泻各6克，茯苓10克，鹿胶、阿胶(烊化)各12克，黄芪30克，当归10克，陈皮、砂仁各3克。日1剂，水煎服。药进4剂，尿血量减，续进上方，加服归脾丸，半月后尿血止，腰酸痛大减，精神转佳，其他诸症均见好转。后用肾气丸、归脾丸、胎盘片善后调治，诸症遂愈。

12. 咯血

刘某，女，42岁，医生，已婚。咳嗽、咯血三月余，住院治疗诊为慢支炎、支气管扩张并感染。经抗炎止血，雾化吸入，抗痨，养阴润燥等多方中西药治疗无效，咯血不断，时多时少，咳嗽剧烈，微喘，痰量多为白泡沫，带血，放置后分三层，有时整口血痰，以入夜及晨间尤剧，气短无力，面色萎黄，消瘦，纳呆，自盗汗，肢厥，脉沉细无力，舌淡苔薄白，因患者素患结核十余年，虽已钙化，但素体虚弱，系属久病肺肾两虚。肾为主水之脏，肺为“水之上源”，肾阳虚不能化水，以致肺之肃降失职，致使咳喘、痰血日久不愈。

拟肾气丸加味为治：附片30克，上肉桂（分次兑服）10克，生地炭15克，淮山药15克，泽泻10克，丹皮10克，茯苓15克，枣皮10克，黑姜炭6克。

2剂后，咯血渐减，肢转温，精神渐好转。继服2剂后血止，脉象渐有力，之后以培土生金法，补肾润肺法交替治数月，体重增加，面色转红润而愈，至今已三年余未复发。

13. **痛痹**

陈某，女，32岁，1987年3月2日诊。患风湿性关节炎8年余，受寒即发，反复不已。两个月前因受凉再度发病，肢体关节疼痛，日渐加重，下肢尤剧，行动不便，遇寒益甚。查抗“O”1250单位，血沉40毫升/小时，黏蛋白4.7毫克%。诊见患者面色苍白少华，两膝关节寒凉如冰，难以屈伸，舌质暗滞，苔薄白，脉沉紧。寒为阴邪，日久必损阳气，阳气式微，阴霾弥漫，气血为之痹阻。

治宜温阳通络，散寒止痛。药用肾气丸，每次6克，1日2次；三七伤药片，每次4片，1日2次。服药1月，患者面色略转红润，自觉周身发热，关节畏寒疼痛见轻，嘱继续服上药2月，关节疼痛全消，活动自如，复查抗“O”、血沉、黏蛋白均正常，当年夏季外出旅游，虽疲劳或受凉，也未发病。

14. **胁痛**

魏某某，男，40岁。1983年9月13日诊。患慢性迁延性肝炎已五年，去年开始下肢浮肿并出现腹水，某医院诊断为肝硬化腹水。刻诊：精神困惫，面色灰黯，腰酸，两胁隐痛，胃纳较差，手足麻木，腹壁青筋显露，口干欲饮，脉弦而沉，舌红苔薄白。

证属久病及肾，阴阳两虚。治以养阴和阳。药用：熟地、山药各20克，丹皮、丹参各15克，首乌、茯苓、泽泻各12克，附片、肉桂各3克，山茱萸、白芍各10克，鳖甲、牡蛎各18克。共服50余剂，诸症消失。

15. **咸乳**

张某，31岁，石浦二村人。1983年9月21日初诊。主诉：第二胎哺乳4个月，因有事远出，请人代哺，2天后返回自哺，婴儿不愿吮乳，其他婴儿亦同样不愿吮乳。自尝汁，味咸而涩。胃纳正常，亦不偏食。平时带下量多，色白质稀，无臭味，伴有腰酸，腰以下有冷感。诊见神倦乏力，面色无华，目睑松弛。舌质淡、苔薄，脉右关细缓，两尺沉细。

证属脾肾两虚，督带亏损，治宜温补脾肾，升固督带，投肾气丸加味。方用熟地、怀山药、党参、炙黄芪、炒苡仁、菟丝子各30克，炒白术、山萸肉、泽泻、丹皮、升麻各10克，鹿角片15克，附片20克，官桂、柴胡各5各。服药5剂，乳味转淡，带下、腰酸诸恙亦瘥。续进10剂，乳汁恢复淡而微甘，余恙均愈。

【现代运用】

现代药理研究表明肾气丸具有调节下丘脑-垂体-性腺轴中钙调蛋白基因表达、抗炎、抗过敏、抑制生长因子受体表达等作用，在临床中广泛应用于弱精子症、慢性前列腺炎、老年尿道综合征、糖尿病肾病、高血压肾病、慢性肾小球肾炎、痛风等生殖、泌尿系统疾病。

桂枝加龙骨牡蛎汤

【方剂组成】

桂枝、芍药、生姜各三两（各9克），甘草二两（6克），大枣十二枚（3克），龙骨、牡蛎各三两（各9克）

【方药用法】

上七味，以水七升，煮取三升，分温三服。

【方证释义】

阴阳失调引起的虚劳少腹弦急，阴部寒冷，男子失精，女子梦交，或心悸等等证，治宜

调和阴阳，潜镇摄纳。方中桂枝汤调和营卫，加龙骨、牡蛎潜镇摄纳，使阳能固摄，阴能内守，而达阴平阳秘，精不外泄之功。桂枝汤加入龙骨、牡蛎后，不仅仍具有温阳散寒，解肌发表，调和营卫之功，还能重镇安神，收敛固涩之功。

【主治病证】

男子面色薄者，主渴及亡血，卒喘悸，脉浮者里虚也。男子脉虚沉弦，无寒热，短气，里急，小便不利，面色白，时目瞑兼衄，少腹满，此为劳使之然。劳之为病，其脉浮大，手足烦，春夏剧，秋冬瘥，阴寒精自出，酸削不能行。

男子脉浮弱而涩，为无子，精气清冷(一作冷)。夫失精家，少腹弦急，阴头寒，目眩(一作目眶痛)发落，脉极虚芤迟，为清谷亡血失精；脉得诸芤动微紧，男子失精，女子梦交，桂枝加龙骨牡蛎汤主之。

【历代名医方论】

《医宗金鉴》：失精家，谓肾阳不固精者也。少腹弦急，虚而寒也。阴头寒，阳气衰也。目弦，精气亏也。发落，血本竭也。若诊其脉极虚而芤迟者，当知极虚为劳，芤则亡血，迟则为寒，故有清谷、亡血、失精之证也。

程林曰：肾主闭藏，肝主疏泄，失精则过于疏泄，故少腹弦急也。阴头为宗筋之所聚，真阳日亏，故阴头寒也。目眩则精衰，发落则血竭，是以脉虚芤迟也。虚主失精，芤主亡血，迟主下利清谷也。

李彣曰：肝主藏血，肾主藏精，亡血失精，则肝肾俱虚矣。少腹者，肝肾之部，今少腹弦急，以肝肾两亏，则里气虚而张急加弦也。肝主筋，前阴者，宗筋之所聚，肝衰故阴头寒也。肝藏血，开窍于目，肾主骨，骨之精为瞳子，又肾之华在发，发者血之余，此肝肾两虚，故目眩发落也。芤脉者，浮沉有，中间无，似中空芤草，故名芤脉，此亡血之脉，以脉者血之府，血虚则脉亦虚也。迟为在脏，迟则为寒，脉极虚芤迟，则其证亦虚。清谷者，大便完谷不化也，此虚劳在肝肾二经者也。

《医门法律》：用桂枝汤调其营卫羁迟；脉道虚衰，加龙骨、牡蛎涩止其清谷、亡血、失精。一方而两扼其要，诚足宝也。

《金匮要略论注》：桂枝、芍药，通阳固阴；甘草、姜、枣，和中、上焦之营卫，使阳能生阴，而以安肾宁心之龙骨、牡蛎为辅阴之主。

《医方集解》：桂枝、生姜之辛以润之，甘草、大枣之甘以补之，芍药之酸以收之，龙骨、牡蛎之涩以固之。

【医案举例】

1. **虚劳**

周(左)早年精气不固，两足乏力，头晕目花，证属虚劳，宜桂枝加龙骨牡蛎汤。

川桂枝(三钱)，生白芍(三钱)，生甘草(二钱)，龙骨(一两，先煎)，左牡蛎(三两先煎)，大黑枣(十二枚)，生姜(八片)。

佐景按：《要略》云："男子失精，女子梦交，桂枝加龙骨牡蛎汤主之。"故本汤之治遗精，医者所尽知也。顾知之而不能用之，其所用者，每偏于肾气丸一方，加补益之品，如续断、杜仲、女贞子、菟丝子、核桃肉之属。吾师治此种病，一二剂即已。余依师法而行之，其效亦然。时事新报馆黄君舜君患遗精已久，多劳则剧，不喜服重剂药，为疏桂枝白芍各钱半、炙草一钱、生姜一片、大枣四枚、龙骨牡蛎各三钱，三服而瘥。另有邹萍君年少时，染有青年恶习，久养而愈。本冬遗精又作。服西药，先二星期甚适，后一星期无效，更一星期服之反剧。精出甚浓，早起脊痛头眩，不胜痛苦。自以为中西之药乏效，愁眉不展。余慰之曰，何惧为，予有丹方在，可疗之。以其人大胆服药，予桂枝白芍各三钱、炙草二钱、生姜三大片，加花龙骨六钱、左牡蛎八钱，以上二味打碎，先煎二小时。一剂后，当夜即止遗，虽邹君自惧万分，无损焉。第三日睡前，忘排尿，致又见一次。以后即不复发，原方加减，连进十剂，恙除，精神大振。计服桂枝芍药各三两，龙骨六两，牡蛎八两矣。其他验案甚多，不遑枚举。

曹颖甫曰此方不惟治遗精，并能治盗汗。十余年中，治愈甚众，但以数见不鲜，未录方案，并姓名居址而忘之矣。按桂枝汤本方原为营弱卫强，脾阳不振，不能令汗出肌腠而设。故辛甘发散以助脾阳，令肌腠中发出之汗液与皮毛中原有之汗液混合而出，然后营气和而自汗可止。盗汗常在夜分，营气夜行于阳，则其病当属肌腠不密，汗随营气而外泄。营病而卫不病，亦为卫不与营和，故用桂枝汤本方，以和营卫二气，加龙骨牡蛎以收外浮之阳，故盗汗可止。若营卫未和，而漫事收敛，吾知其必无济也。吴生凝轩盖亲验之。

2. 盗汗

（季左十月十二日）夜寐喜盗汗，脉阳浮阴弱，宜桂枝加龙骨牡蛎汤。

川桂枝（四钱），生白芍（三钱），生草（一钱），龙骨（四钱），左牡蛎（一两），生姜（八片），红枣（十二枚）。

佐景按：《要略》云："男子平人，脉虚弱细微者，喜盗汗也。"《诸病源候论·虚劳盗汗候》云："盗汗者，因眠睡而身体流汗也。此由阳虚所致，久不已，令人羸瘠枯瘦，心气不足，亡津液故也。诊其脉，男子平人脉虚弱微细，皆为盗汗脉也。"丹波氏云："《医宗金鉴》云，此节脉证不合，必有脱简，未知其意如何。盖虚劳盗汗，脉多虚数，故有此说乎？"吾师则曰：此证桂枝加龙骨牡蛎汤所得而主之也。如本案所示，即其一例。服药后，每每周身得微微热汗出，以后即不盗汗矣。余用本方者屡，得效与治失精同。吴兄凝轩昔尝患盗汗之恙，医用浮小麦，麻黄根，糯稻根以止其汗。顾汗之止仅止于皮毛之里，而不止于肌肉之间，因是皮肤作痒异常，颇觉不舒。后自检方书，得本汤服之，汗止于不知不觉之间云。

本汤既可治盗汗，又可治遗精，更可治盗汗之兼遗精者，所谓虚劳人是也。以中医之旧理释之，必曰，汗者，津液之散于表者也；精者，津液之注于下者也，虽有表下之不同，而本汤能保津液则一。此种抽象之说理，原属不错，但实在之病理变化决不如此简单。余更见一病者，先患盗汗，医以糯稻根、浮小麦等品以止之，于是遗精作。医又以熟地、五味、术、杞以补之，于是盗汗又起。二者更替为病，诸名医竟无术以疗之。缠绵数月，病者发狂，自楼上向街跃下。医院惧其生事，婉劝出院，后不知究竟。尚忆其人以服药日久，多看载药用说明之包药纸，亦能稍明药性。因是医下一药，彼必曰此药太热，或曰此药过凉。余按其人之病不足虑，而其评药之习却可畏，卒不得良医以起之者，非无因也！

【现代运用】

现代用于治疗癔病，失眠，遗精或滑精，不孕症、先兆流产、久泻、更年期综合征、盗汗、小儿支气管炎、慢性荨麻疹、颈椎病属上述证机者。

天雄散方

【方剂组成】

天雄三两（9克，炮），白术八两（24克），桂枝六两（18克），龙骨三两（9克）

【方药用法】

上四味，杵为散，酒服半钱匕，日三服，不知，稍增之。

【方证释义】

天雄、桂枝、白术温肾补中通阳，龙骨收敛摄精。

【历代名医方论】

《金匮要略方论本义》：天雄散一方，纯以温补中阳为主，以收涩肾精为佐，想为下阳虚甚而上热较轻者设也。

《金匮方歌括》元犀按：方中白术入脾以纳谷，以精生于谷也；桂枝入膀胱以化气，以精生于气也；龙骨……以精归于肾……，深得《难经》所谓损其肾者益其精其旨。然天雄不可得，可以附子代之，断不可泥于小家天雄主上，附子主下之分。

《金匮要略方义》：药用天雄为君，乃大热纯阳之品，善能助阳事、暖命门，殆为阳虚而阴萎者设；臣以桂枝，配天雄以益火之源，鼓舞肾阳之气，佐龙骨以涩精，是为遗精、早泄而设；加入白术者，以补后天之本，与天雄相伍，以收脾肾并补之功。综合诸药，可以助肾阳，益脾气，固精止遗，适于肾阳虚衰，阳萎早泄，遗精等证。

《千金方衍义》：真元下虚，风毒上盛，而致头目眩晕，屋转旋倒。故用人参、茯神、薯蓣、白术、山萸、桂心、芎䓖、远志填补脾肾，莽草、天雄、独活、防风、葛根专祛风毒也。

【医案举例】

1. 遗精

李某，男，32岁，已婚，干部，1989年12月7日初诊。患者因房劳，反复遗精已2年余。曾服丸药治疗好转，近因出差过劳，病情加重。现诊，睡后无梦而遗，每周3～4次，严重时临厕努便也会滑出清稀的精液。伴有头昏乏力，腰酸膝软，形寒肢冷，腰及小腹，前阴不温。尿频、尿清，舌质淡胖嫩，有齿痕，苔白滑，脉沉细弱，尺尤甚。此为肾阳虚损，精关不固。治宜温肾益气，涩精止遗。

以天雄散加味：附片（先煎）10克，白术15克，肉桂（后下）6克，煅龙骨15克，补骨脂10克，覆盆子10克，淫羊藿10克，芡实20克。日1剂，水煎服。

服药10剂后，遗精基本控制，每周仍有1至2次，头昏乏力、形寒消失，但仍觉小腹冷，前阴不温。服药见效，继服7剂，病已痊愈，舌质淡胖嫩已转近常，脉沉细见起，尺仍弱。原方进7剂，以资巩固，后随访未见复发。

2. 阳痿

熊某，男，42岁，已婚，工人，1989年11月10日初诊。患者结婚10余年，性生活较频。从1980年起每年有2～4次滑精。近2年因工作紧张，劳累，渐感体力不支，常有头昏身倦，腰膝酸软，怯寒腰冷，小腹不温，阴头寒。半年来性能力差，最近阴茎举而不坚，致使不能交合。食纳尚可，大便溏，小便频，舌质淡嫩，苔白，脉沉细弱，右尺尤甚。此为肾精亏耗，命门火衰，治宜温补下元，振阳起痿。以天雄散加味：附片（先煎）10克，白术15克，肉桂（后下）6克，生龙骨15克，补骨脂15克，淫羊藿15克，肉苁蓉10克，巴戟天10克，枸杞子15克。日1剂，水煎服。服药后7剂，阴茎能坚，能交合，但时间短，祛寒腰冷，小腹不温，前阴寒有好转，继前方，再进10剂。药后诸证平复，为巩固疗效，继服5剂。后随访未见复发。

3. 前列腺炎

周某，男，45岁，已婚，工人。1989年10月21日初诊。患者腰酸膝软，尿频，尿后白浊，已2年余。前列腺液检查：卵磷脂小体（+++），白细胞0～3/HP。直肠指诊，前列腺较饱满，稍有压痛。诊断为慢性非细菌性前列腺炎，前来中医就诊。诊见，腰膝酸软，神疲乏力，形寒肢冷，性欲差，小腹，会阴部胀痛，尿频尿急，尿后余沥，时在尿道口滴出粘液，大便溏，舌质淡嫩，苔白润、脉沉细弱。此为肾阳虚损，气化不利。治宜温肾壮阳固精，以天雄散加味：

附片（先煎）10克，白术15克，肉桂（后下）6克，生龙骨15克，山萸15克，五倍子10克，补骨脂10克，菟丝子15克。日1剂，水煎服。

服药7剂后，尿后余沥，尿道口黏液已除，腰膝酸软，小腹、会阴部胀痛好转。服药已效，继原方，加吴萸3克，温冲任以助阳，进7剂，以资巩固。后以中成药肾气丸调理，1年后随访未见复发。

4. 失精头痛

刘某某，男，42岁，汽车司机。主诉：头痛已1年多，时轻时重，最近头痛增剧，痛时觉头部空虚不能动，动则痛甚，并影响吃饭睡眠。大便时溏，小便多。曾经西医检查诊为神经性头痛，治疗无效，转中医治疗，服药时疼痛稍减，停药即痛。特由韶关来穗求医。

初诊：舌质淡红，苔薄白而润，脉沉弦细，重按无力，诊为血虚头痛，用加味八珍汤治疗。服药3剂，症状未减，并有遗精，自诉过去亦常遗精，约三四天1次，时有腰痛，夜尿多。后诊为肾虚头痛，改用天雄散治疗。炮附子18克，白术24克，桂枝18克，龙骨18克。煎水至八分，与米酒30克同服。3剂。复诊：头痛大减，喜甚，继服药24剂，头痛消失。

【现代运用】

天雄散加味除常规治疗男性疾病（遗精、阳痿、前列腺炎、不育症、少弱精子症等）外，临床还有其他方面的广泛应用。

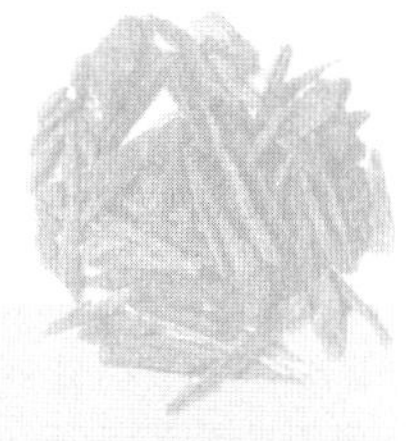

第 14 章　甘草汤类方

炙甘草汤

【方剂组成】

甘草(炙)四两(12 克),生姜(切)三两(9 克),人参二两(6 克),生地黄一斤(48 克),桂枝(去皮)三两(9 克),阿胶二两(6 克),麦门冬(去心)半升(10 克),麻仁半升(10 克),大枣(擘)十枚(6 枚)

【方药用法】

上九味,以清酒七升,水八升,先煮八味,取三升,去滓,内胶烊消尽,温服一升,日三服。一名复脉汤。

【方证释义】

方中重用生地黄滋阴养血为君,《名医别录》谓地黄“补五脏内伤不足,通血脉,益气力”。

配伍炙甘草、人参、大枣益心气,补脾气,以资气血生化之源;阿胶、麦冬、麻仁滋心阴,养心血,充血脉,共为臣药。

佐以桂枝、生姜辛行温通,温心阳,通血脉,诸厚味滋腻之品得姜、桂则滋而不腻。

用法中加清酒煎服,以清酒辛热,可温通血脉,以行药力,是为使药。

【主治病证】

伤寒,脉结代,心动悸,炙甘草汤主之。

附方《千金翼》炙甘草汤一云复脉汤。治虚劳不足,汗出而闷,脉结悸,行动如常,不出百日,危急者,十一日死。

《外台》炙甘草汤,治肺痿涎唾多,心中温温液液者。

【历代名医方论】

《伤寒溯源集》:此方以炙甘草为君,故名炙甘草汤。又能使断脉复续,故又名复脉汤。甘草生能泻心下之痞,熟能补中气之虚,故以为君。生姜以宣通其郁滞,桂枝以畅达其卫阳,入大枣而为去芍药之桂枝汤,可解邪气之留结。麦冬生津润燥,麻仁油滑润泽,生地黄养血滋阴,通血脉而益肾气。阿胶补血走阴,乃济水之伏流所成,济为十二经水中之阴水,犹人身之血脉也,故用之以导血脉。所以寇氏《本草》云,麦冬、地黄、阿胶、麻仁,同为润经益血复脉通心之剂也;人参补元气之虚,同麦冬又为生脉散之半;更以清酒为使,令其宣通百脉,流行血气,则经络自然流贯矣。

《医方考》:心动悸者,动而不自安也,亦由真气内虚所致。补虚可以去弱,故用人参、甘草、大枣;温可以生阳,故用生姜、桂枝;润可以滋阴,故用阿胶、麻仁;而生地、麦冬者,又所以清心而宁悸也。

《医方集解》:此手足太阴药也。人参、麦冬、甘草、大枣益中气而复脉;生地、阿胶助营血而宁心;麻仁润滑以缓脾胃;姜、桂辛温以散余邪;加清酒以助药力也。

《古方选注》:人参、麻仁之甘以润脾津;生地、阿胶之咸苦,以滋肝液;重用地、冬浊味，恐其不能上升，故君以炙甘草之气厚、桂枝之轻扬，载引地、冬上承肺燥，佐以清酒芳香入血，引领地、冬归心复脉；仍使以姜、枣和营卫，则津液悉上供于心肺矣。脉络之病，取重心经，故又名复脉。

《血证论》：此方为补血之大剂。姜、枣、参、草中焦取汁，桂枝入心化气，变化而赤；然桂性辛烈能伤血，故重使生地、麦冬、芝麻以清润之，使桂枝雄烈之气变为柔和，生血而不伤血；又得阿胶潜伏血脉，使输于血海，下藏于肝。合观此方，生血之源，导血之流，真补血之第一方，未可轻议加减也。

《成方便读》：方中生地、阿胶、麦冬补心之阴；人参、甘草益心之阳；桂枝、生姜、清酒以散外来寒邪；麻仁、大枣以润内腑之枯槁。

《医学衷中参西录》：脉之跳动，偶有止时，其止无定数者为结，言其脉结而不行，是以中止也；止有定数者曰代，言其脉至此即少一跳动，必需他脉代之也。二脉虽皆为特别病脉，然实有轻重之分，盖结脉止无定数，不过其脉偶阻于气血凝滞之处，而有时一止，是以为病犹轻；至代脉则止有定数，是脏腑中有一脏之气内亏，不能外达于脉之部位，是以为病甚重也。其心动悸者，正其结代脉之所由来也。

炙甘草汤之用意甚深，而注疏家则谓，方中多用富有汁浆之药。为其心血亏少，是以心中动悸以致脉象结代，故重用富有汁浆之药，以滋补心血，为此方中之宗旨，不知如此以论此方，则浅之乎视此方矣。试观方中诸药，惟生地黄(即干地黄)重用一斤，地黄原补肾药也，惟当时无熟地黄，多用又恐其失于寒凉，故煮之以酒七升、水八升，且酒水共十五升，而煮之减去十二升，是酒性原热，而又复久煮，欲变生地黄之凉性为温性者，欲其温补肾脏也。盖脉之跳动在心，而脉之所以跳动有力者，实赖肾气上升与心气相济，是以伤寒少阴病，因肾为病伤，遏抑肾中气化不能上与心交，无论其病为凉为热，而脉皆微弱无力，是明征也。由斯观之，是炙甘草汤之用意，原以补助肾中之气化，俾其壮旺上升，与心中之气化相济救为要着也。至其滋补心血，则犹方中兼治之副作用也，犹此方中所缓图者也。

方中人参原能助心脉跳动，实为方中要药，而只用二两，折为今之六钱，再三分之一，剂中只有人参二钱，此恐分量有误，拟加倍为四钱则奏效当速也。然人参必用党参，而不用辽参，盖辽参有热性也。脉象结代而兼有阳明实热者，但治以炙甘草汤恐难奏功，宜借用白虎加人参汤，以炙甘草汤中生地黄代方中知母，生怀山药代方中粳米。

《绛雪园古方选注》：炙甘草汤，仲景治心悸，王焘治肺痿，孙思邈治虚劳，三者皆是津涸燥淫之证。《至真要大论》云：燥淫于内，金气不足，治以甘辛也。第药味不从心肺，而主乎肝脾者，是阳从脾以致津，阴从肝以致液，各从心肺之母以补之也。人参、麻仁之甘，以润脾津；生地、阿胶之咸苦，以滋肝液。重用地、冬浊味，恐其不能上升，故君以炙甘草之气厚，桂枝之轻扬，载引地、冬上承肺燥；佐以清酒芳香入血，引领地、冬、归心复脉；仍使以姜、枣和营卫，则津液悉上供于心肺矣。喻嘉言曰：此仲景伤寒门中之圣方也。仲景方每多通利，于此处特开门户，重用生地，再借用麦冬手经药者，麦冬与地黄、人参气味相合，而脾胃与心经亦受气相交。脉络之病，取重心经，故又名复脉。

《伤寒类方》：伤寒脉结代，(脉来缓而时一止，复来曰结。脉来动而中止，不能自还，因而复动曰代。几动一息，亦曰代。皆气血两虚而经隧不通，阴阳不交之故。)心动悸，(心主脉，脉之止息，皆心气不宁之故。)炙甘草汤主之。(此治伤寒邪尽之后，气血两虚之主方也。)(《活人书》云：阴盛则结，阳盛则促。)

【医案举例】

1. 心悸

唐(左史惠甫介绍)：初诊(十月二十日)

脉结代，心动悸，炙甘草汤主之。此仲景先师之法，不可更变者也。

炙甘草（四钱），川桂枝（三钱），潞党参（三钱），阿胶珠（二钱），大麻仁（一两），大麦冬（八钱），大生地（一两），生姜（五片），红枣（十枚）。

佐景按：唐君居春申，素有心脏病，每年买舟到香港，就诊于名医陈伯坛先生。先生用经方，药量特重，如桂枝、生姜之属动以两计。大锅煎熬，药味奇辣，而唐君服之，疾辄良已。今冬心悸脉结代又发，师与炙甘草汤，服至三五剂，心悸愈，而脉结代渐稀，尚未能悉如健体。盖宿疾尚赖久剂也。君又素便秘，服药则易行，停药则难行，甚须半小时之久，故师方用麻仁一两之外，更加大黄三钱。

二诊（十月二十三日）二进炙甘草汤，胃纳较增，惟口中燥而气短，左脉结代渐减，右脉尚未尽和，仍宜前法加减。加制军者，因大便少也。

炙甘草（五钱），川桂枝（四钱），潞党参（五钱），阿胶珠（二钱），大熟地（一两），大麻仁（一两），麦冬（四钱），紫苏叶（五钱），天花粉（一两），生姜（三片），红枣（七枚），制军（三钱）。

2. **心悸**

师曰律师姚建，现住小西门外大兴街，尝来请诊，眠食无恙，按其脉结代，约十余至一停，或二三十至一停不等，又以事繁，心常跳跃不宁，此仲师所谓心动悸，脉结代，炙甘草汤主之之证是也。因书经方与之，服十余剂而瘥。

炙甘草（四钱），生姜（三钱），桂枝（三钱），潞党参（二钱），生地（一两），真阿胶（二钱，烊冲），麦冬（四钱），麻仁（四钱），大枣（四枚）。

佐景按：大论原文煎法，用清酒七升、水八升合煎；吾师生之用本汤，每不用酒，亦效。惟阿胶当另烊冲入，或后纳烊消尽，以免胶质为他药黏去。余用阿胶至少六钱，分二次冲，因其质重故也。

曹颖甫曰：阳气结涩不舒，故谓之结，阴气缺乏不续，故谓之代，代之为言，贷也，恒产告罄，而称贷以为生，其能久乎？固知《伤寒·太阳篇》所谓难治者，乃专指代脉言，非并指结脉言也。

3. **胸痹**

陈，女，16岁，学生。1965年8月20日初诊。患者自中考之后，经常心慌心悸，胸闷气短，夜寐不深，精神疲惫，饮食偏少。二便正常。心电图提示窦性心律不齐。脉缓无力、间歇。舌淡润苔薄白。处方：炙甘草10克，桂枝10克，党参15克，阿胶（烊服）15克生地10克，麦冬10克，火麻仁15克，生黄芪15克，生姜3片，大枣3枚，嘱每日1剂，加米酒为引入煎。

二诊：8月29日。服前方7剂后，心慌悸动，胸闷气短明显改善，精神好转，睡眠安静，脉缓有力，偶有间歇。舌淡润，苔薄白。守原方加柏子仁10克，每日1剂，煎服法同上。前方继服10剂，9月入学体检，心电图正常。学业完成走上工作岗位，至婚配生育均未发现心脏有何变故。直至20世纪90年代发现血压高来诊。

按：炙甘草汤治早搏已成规律，其疗效也是确切的。但据临床实践看，应严密掌握“阴阳两虚”这个病机。如偏于阴虚者，舌质偏红，苔少或黄，表明阴虚有内热，绝不可用。服之又见夜寐烦躁、口燥咽干等燥象，应立即停药，改用其他方药。本案早搏，从脉缓无力、舌淡润、苔薄白而论，应是阳虚气虚显露，故用阴阳并补的炙甘草汤，并加黄芪补气，使其早搏得平，疗效相当稳固。笔者认为，患儿年龄不大，且无器质性病变，其窦性心律不齐，可能因学习紧张，一时之气虚不足，故未更方而愈。从临床经验看，冠心病、肺心病以及心肌炎等出现早搏者，必须辨明心之“阴阳两虚”才能应用炙甘草汤，不然将适得其反。

4. **早搏**

钱某，男，52岁，科研人员。先则眩晕少寐，继则怔忡无时，病已三年，入夏心悸更甚，口干汗出，五心烦热，面赤火升，舌质红，无苔，脉细代而数。经西医检查示心电图频发窦性早搏，以生脉散与炙甘草汤加减：党参15克，麦冬12克，五味子9克，炙甘草12克，桂枝9克，丹参15克，生地15克，麻子仁9克，阿胶（烊化，冲入）9克，生姜3片，大枣10枚，黄酒（入煎）30克，水煎服方7剂。

按：此例因思虑过度，损伤心脾，致使气虚不能生血，气血两亏，发为神志不安而心律失常，治拟益气滋阴，养血宁心。取生脉散与炙甘草汤加减，药后结代减轻，续进14剂，心电图趋于正常。

5. **心动悸**

诸某，男，14岁。1958年7月7日初诊：心动悸，寒热不清。脉弦，舌红。书云："左乳之下，其动应衣，宗气泄也。"拟炙甘草汤加味。酒洗大生地四钱，潞党参一钱半，阿胶珠二钱，泡麦冬三钱，炙甘草一钱，淮小麦五钱，柏子仁三钱，川桂枝五分，炒白芍一钱半，红枣四枚。

二诊：左乳之下，其动应衣，宗气泄也。脉弦，舌红。炙甘草汤加味，续进以治。酒洗大生地八钱，潞党参三钱，阿胶珠三钱，泡麦冬三钱，炙甘草二钱，淮小麦一两，柏子仁三钱，炒牡蛎八钱（先煎），红枣六枚。

三诊：虚里穴动，略见轻减，形瘦色萎不华，脉象虚弦。再拟前方出入。酒洗大生地八钱，潞党参三钱，阿胶珠三钱，泡麦冬三钱，炙甘草三钱，淮小麦一两，火麻仁三钱，炒牡蛎八钱（先煎），福泽泻二钱，红枣六枚。

四诊：虚里穴动，舌红，脉象虚弦，寒热不清，形瘦色萎，投剂以来，均见轻减。仍用炙甘草汤加桂枝龙牡法，以和营卫。潞党参三钱，酒洗大生地八钱，阿胶珠三钱，泡麦冬三钱，炙甘草三钱，桂枝五分，炒白芍一钱半，火麻仁三钱，煅龙骨八钱（先煎），炒牡蛎八钱（先煎），福泽泻二钱，红枣六枚。

按：本例用炙甘草汤法，生地用量大，酒洗，符合仲景复脉之意，又配用桂枝加龙牡汤以治寒热不清；甘麦大枣汤以养心安神。

6. **风心病**

李某，女，40岁。1998年8月25日初诊：闭经10个月，曾经妇科内分泌检查确诊为卵巢早衰，采用性激素替代疗法并服复方醋酸甲羟孕酮胶囊半年，阴道曾排出少量酱油色分泌物1次。曾患风心病8年，并发心衰1年。查心电图示：频发室性早搏，期前收缩频度约为12次/分钟。伴有心悸胸闷。全身时有烘热，颧赤，大便干燥，2～3日1次，舌红偏暗、边有瘀点、苔白，脉沉细结代。证属心气不足，心血亏虚，冲任干涸。治宜养心补血，方用炙甘草汤加味。药用：炙甘草、太子参各12克，桂枝、生姜、阿胶各10克，生地黄38克，麦冬、火麻仁、炒枣仁、地骨皮各15克，大枣10枚。每日1剂，水煎服。

9月1日二诊：服药3日，月经即来潮，量少色暗，无瘀血，伴有腰困。经行4日方净，阵发性心悸、胸闷、烘热颧赤亦明显减轻，继以原方加丹参18克，隔日1剂。10月1日三诊：服药1个月，月经来潮，经量偏少，余症悉除，精神好转。改服养血归脾汤缓补心脾，以培化源。

1999年2月20日随访，月经正常，心悸偶作。

按：炙甘草汤原治阴血不足、心失所养、心阳不振、鼓动无力所致的脉结代，心动悸。柴氏用此方治疗闭经，是因为本例闭经病机为心血亏虚，心阳不振，血海失润，冲任干涸以致经水闭而不行。因此，用炙甘草汤既治闭经，又治心悸，一举两得。全方滋养阴血，益气复脉。阴阳气血得复，血有所主，脉道充盈，血海得润，经水自能按月而至。

7. **风心病**

谢某，女，43岁，患者心悸、短气、心烦失眠，关节痛日久，近日因劳则病势日增，医院

诊断为风心病、心律不齐，视其面色皖白、神疲懒言、动则心悸短气更甚，口唇发紫、舌红少苔、脉沉涩而结。此为心阴、心气、心血、心阳皆衰之证，处方：炙甘草9克，小红参6克，生地30克，麦冬12克，阿胶（烊化）9克，麻仁9克，桂枝6克，生姜9克，红枣8枚，水煎服。三剂后，不见其功，继以首法首方，连用十剂，心悸、短气、失眠渐消、精神日增，其脉已复平和，时仍有结，后以炙甘草汤与桂枝芍药知母汤反复交替服用，心律恢复正常，已能上班工作。

此类病例甚多，中医称“虚劳”，其病损部位多在五脏，其病理性质皆为气、血、阴、阳四亏损，且气血同源，阴阳互根，常会一损俱损，一荣俱荣，病情复杂，治疗困难。余常恒守此类方药，缓补其虚，调以甘药而取胜，治疗慢性劳损之证，不可操之过急，以体虚为本，治体虚胜于治病，临床多在补“体”之中，疾病得以康复。

8. **肺癌术后**

卢君，黄师之老友也，已70开外，尚返聘任职园林局下属之餐厅经理，每年春节前必有水仙花头送来，以供玩赏，30多年从未间断。2006年春节未见送来，心甚奇之。4月间，其夫人来电云卢君春节前因患肺癌住广州市呼吸病研究所，手术治疗，现术后仍气喘痰鸣，消瘦不能食，欲师往诊视。师即诣其家，见其形瘦神疲，喘息难卧，痰多如沫，心悸，脉细数，舌质红绛无苔，如剥油猪腰，舌面满布裂纹。

此真阴亏竭也，病乃肺痿，“肺痿涎唾多，心中温温液液”，主以炙甘草汤。遂处以复脉汤加减：麦冬24克，五味子15克，生地90克，阿胶（烊化）15克，石斛24克，西洋参30克，炙甘草30克，大枣25克，龟板30克，鳖甲30克，白果（炒）10粒，以水十碗，花雕酒一瓶同煎。3剂后，气顺痰平，心悸已缓，神清气爽，一周后，舌红绛转为淡红，已有薄苔，可下楼饮茶。如是加减调治月余，已能回餐厅巡视；再半月，返回工作岗位。

【现代运用】

本方常用于功能性心律不齐、期外收缩、冠心病、风湿性心脏病、病毒性心肌炎、甲状腺功能亢进等而有心悸、气短、脉结代等属阴血不足，阳气虚弱者。

甘草干姜汤

【方剂组成】

甘草（炙）四两（12克），干姜（炮）二两（6克）

【方药用法】

上㕮咀，以水三升，煮取一升五合，去滓，分温再服。

【方证释义】

此方由甘草、干姜两味组成，其中干姜温中散寒、扶阳固本，甘草解百毒、补气益气、止咳平喘。甘草干姜相互配合，辛甘化阳可补充体内之阳气，温补肺阳，治咳嗽，健脾，暖身驱寒。

【主治病证】

伤寒脉浮，自汗出，小便数，心烦，微恶寒，脚挛急，反与桂枝，欲攻其表，此误也，得之便厥，咽中干，烦躁吐逆者，作甘草干姜汤与之，以复其阳。若厥愈足温者，更作芍药甘草汤与之，其脚即伸。若胃气不和，谵语者，少与调胃承气汤。若重发汗，复加烧针者，四逆汤主之。

证象阳旦，按法治之而增剧，厥逆，咽中干，两胫拘急而谵语。师曰：言夜半手足当温，两脚当伸，后如师言，何以知此。答曰：寸口脉浮而大，浮为风，大为虚，风则生微热，虚则两胫挛，病形象桂枝，因加附子参其间，增桂令汗出，附子温经亡阳故也。厥逆咽中干，烦躁，阳明内结，谵语烦乱，更饮甘草干姜汤。夜半阳气还，两足当热，胫尚微拘急，重与芍药甘草汤，尔乃胫伸，以承气汤微溏，则止其谵语，故知病可愈。

肺痿吐涎沫而不咳者，其人不渴，必遗尿，小便数。所以然者，以上虚不能制下故也。此为肺中冷，必眩，多涎唾，甘草干姜汤以温之。若服汤已渴者，属消渴。

【历代名医方论】

《内台方议》：脉浮，自汗出，恶寒者，为中风。今此又兼小便数者，心烦脚挛急，为阴阳之气虚，不可发汗。反与桂枝汤误汗之，得之便厥，咽中干，烦躁上逆也，此乃不可汗而误攻其表，营卫之气虚伤所致也。故与甘草为君，干姜为臣，二者之辛甘，合之以复阳气也。

《寒温条辨》：此即四逆汤去附也。辛甘合用，专复胸中之阳气，其夹食夹阴，面赤足冷，发热喘嗽，腹痛便滑，内外合邪，难于发散，或寒冷伤胃，不便参术者，并宜服之，真胃虚挟寒之圣剂也。

《伤寒今释》：干姜与附子，俱为纯阳大热之药，俱能振起机能之衰减。惟附子之效，偏于全身；干姜之效，限于局部。其主效在温运消化器官，而兼于肺，故肺寒、胃寒、肠寒者，用干姜；心脏衰弱，细胞之生活力减退者，用附子。吉益氏《药征》谓附子逐水，干姜主结滞水毒。盖心脏衰弱者，往往引起郁血性水肿，其舌淡胖，如经水浸，用姜附以强心，则水肿自退，非姜附能逐水也。

《绛雪园古方选注》：甘草干姜汤，桂枝甘草汤，同为辛甘化阳，而有分头异治之道；桂枝走表，治太阳表虚；干姜守中，治少阴里虚。病虽在太阳，而见少阴里虚证，当温中土，制水寒以复其阳。至于二方分两，亦各有别：彼用桂枝四两，甘草二两，是辛胜于甘；此甘草四两，干姜二两，为甘胜于辛。辛胜则能走表护阳，甘胜则能守中复阳。分两之间，其义精切如此。

《医理真传》：甘草干姜汤一方，乃辛甘化阳之方，亦苦甘化阴之方也。夫干姜辛温，辛与甘合则从阳化，干姜炮黑，其味即苦，苦与甘合则从阴化。仲景以此方治误吐逆烦躁而厥者，取大甘以化热、守中而复阳也。又治吐血，治中寒，取辛甘以化阳。阳气也，气能统血，阳能胜寒，阳能温中也。又用以治拘急，治筋挛，治肺痿，治肠燥，取苦甘以化阴。阴血也，血能胜热，血能润燥，血能养筋也。今病人既现干咳无痰，肺气之燥明矣。即以化阴之法，合当归补血汤，加五味子治之，俾燥热解而肺气清，肃令行而干咳自不作矣。

【医案举例】

1. 鼻衄

阎某某，男，21 岁。素患鼻衄，初未介意。某日，因长途出车，三日始归家，当晚 6 时许开始放血，…… 历时 5 个多小时不止，家属惶急无策，深夜叩诊。往视之，见患者头倾枕侧，鼻血仍滴沥不止，炕下承以铜盆，血盈其半。患者面如白纸，近之则冷气袭人，抚之不温，问之不语，脉若有若无，神智已失。

急疏甘草干姜汤：甘草 9 克，炮干姜 9 克。即煎令服，2 小时后手足转温，神智渐清，脉渐迟，能出语，衄亦遂止。翌晨更与阿胶 12 克，水煎服日 2 次。后追访，未复发。

2. 吐血

王某，素有吐血痼疾，服清凉涩止药辄愈，今夏复发，进前药不应，后杂进温补及消淤药，亦不应。吾诊时，血尚零星未止，色黯而稀，又不时微咳，频吐清涎，口淡，食纳不佳，小便黄。舌润滑无苔，脉濡缓。

检视服方，寒温兼备，然既非热证，栀芩因不可用，又非元阳衰损，卫气不敛，桂附亦属不宜。其脉濡缓便溏脾虚而未甚；咳频吐涎，乃肺寒而未虚。如此证情，拟予六君子汤加炒侧柏、焦荆芥之属，五进而血仍吐，久思不得其解。旋忆及陈修园氏三字经吐血章“温摄法，草姜调”之言，乃恍悟六君参术之过补，又不如甘草干姜汤温肺补脾之适应，所谓补而不固，温而不燥也。方疏：炙甘草 18 克，干姜(炮成炭用)9 克。水煎温服。4 剂，吐血

少间。再服三剂血全止，后用饮食调养，未另服药。

3. **劳淋**

卿某，以夏日田间劳作，溽暑熏蒸，憩息又多席地而坐，不免湿热侵袭，遂致淋病。其候小便涩痛，点滴难出，且时有血渗出，痛楚不堪言状。余按其脉数而无力，口不渴，舌苔白腻且滑，胸痞闷，微咳多涎唾，大便畅。审由劳甚伤于湿热，复损于血所致。……但以服寒凉药多，热已清，湿尚留，治以利湿滋阴疏经和血为宜，处猪苓汤加牛膝、丝瓜络。连进10剂，血病虽减，淋则依然，且胸满咳痰转增。

释其所以，由于水湿上泛，寒生于肺，上窍不通，下窍难利，故上之咳痰，乃寒非热，下之淋非热而属湿，其重心不在下焦而在中上二焦，法宜温肺健脾。但二术温燥有伤津液，麻辛散有伤肺气，皆不切用，因书服甘草干姜汤。生甘草(连梢用)24克，干姜(炮透)9克。

进甫1剂，逐渐尿长痛减血止，亦且胸舒涎少，前方既着显效又服5剂，病遂全愈。后用清和之益气健胃药调理康复。

4. **遗尿**

刘某，男，30岁。患遗尿证甚久，日则间有遗出，夜则数遗无间，良以为苦。医咸认为肾气虚损，或温肾滋水而用桂附地黄汤；或补肾温涩而用固阴煎；或以脾胃虚寒而用黄芪建中汤、补中益气汤。其他鹿茸、紫河车、天生磺之类，均曾尝试，有效有不效，久则依然无法治。

吾见前服诸方于证未尝不合，何以投之罔效。细诊其脉，右部寸关皆弱。舌白润无苔。口淡，不咳唾涎，口纳略减。小便清长而不时遗，夜为甚，大便溏薄。审系肾脾肺三脏之病。但补肾温脾之药，服之屡矣，所未能服者肺经之药耳。复思消渴一证，肺为水之高源，水不从于气化，下注于肾，脾肾而不能约制，则关门洞开，是以治肺为首要，而本证亦何独不然。

景岳有说："小水虽利于肾，而肾上连肺，若肺气无权，则肾水终不能摄。故治水者必先治气，治肾者必先治肺。"本证病缘于肾，因知有温肺以化水之治法。又甘草干姜汤证原有遗尿之源，更为借用有力之依据。遂疏予甘草干姜汤。炙甘草24克，干姜(炮透)9克。日2帖。3日后，尿遗大减，涎沫亦稀。再服5日而诸证尽除。然以8日服药16帖，竟愈此难治之证。诚非始料所及。

5. **泄泻**

戴某某。端午节伤于饮食，晚间又受风寒，翌日发热恶寒，腹痛泄泻。服发表消导药，表解而泻未止，以为虚也，复进温补药，泻得止，而腹胀且痛，又服泻药，遂泻不止，今来就诊。

腹鸣，日泻5～6次，不胀不痛，口淡乏味，舌苔薄白、不干，脉弱无力。归纳分析病情，乃胃寒而脾未大虚，不宜参术之补，亦非肠热胃寒，不合三泻心汤寒热杂进之药。然对此胃寒脾弱之证，在理中汤的原则下舍参术而用姜草，则成甘草干姜汤，具有温胃阳补脾虚之效。药用：炙甘草24克，干姜(不炮)9克。温煎频服，一日二大剂，泻减效着调理而安。连服二日，泻全止，用异功散调理而安。

6. **肺痿**

聂某某，女，45岁。1951年春，产后失调，体渐瘦羸，面色苍白，头眩晕，时唾白沫，咽干口淡，夜不安卧，舌无苔少津液。前医误认为血亏阴伤，曾以大剂养血滋阴，佐以化痰之剂，治疗经旬而病不减，唾沫增剧，神疲体乏。余诊其两脉细缓，右寸且弱，证属肺痿，遵仲景法，投以甘草干姜汤暖中摄液：干姜6克，甘草15克。

晨进1剂，日方午唾沫大减。再进1剂，唾沫停止，安然入睡，翌日方醒。续进滋肺补气之剂，调养数日而愈。

7. **消渴**

陈某，男，43岁。患消渴，前医诊为中阳失运，下焦阳虚，以温补脾肾法，用理中加味及金匮肾气丸不效，反觉中满纳呆，今来我处就诊。到见口渴，饮水频频，口干难忍，鼻干无涕。呼吸觉冷，舌淡少津，脉略浮而迟细。证属肺冷气沮，津液寒凝。拟用：甘草 10 克，干姜 10 克，按素常饮量煮取贮瓶，渴以代茶。

旬日后二诊：渴势顿控，饮量递减，鼻润有涕，呼吸照然矣。效不更方，嘱其继服月尽而瘥。

8. 眩晕

王某，男，50 岁。1965 年 4 月 12 日就诊。昨日下午开始眩晕欲吐，曾请医诊治，服清眩丸未愈。今脉迟(47 次/分)，舌淡欲吐，口不渴，无热(36.5℃)，不怕冷。诊为寒证，治以温散，投甘草干姜汤：甘草 9 克，干姜 9 克，煎汤温服 1 剂。

次日复诊，眩晕止，欲吐停，脉 67 次/分方 1 剂，后未复发。

9. 胃脘痛

某男，16 岁。缘至久食生冷而致胃脘痛，每因感寒而发，时作时止，得热则舒，伴有腹胀欲呕，吐涎沫，心胸烦闷，眩晕，纳呆，溲清，便溏。舌淡红，苔白润，脉沉弦。此为脾胃阳虚，寒饮内停，饮邪上犯所致。宜温健脾胃，祛寒降逆，方用甘草干姜汤加味：炙草 15 克，干姜 8 克，半夏 4 克。服药 2 剂，诸症俱失，继用香砂养胃丸以善其后。

【现代运用】

甘草干姜汤具有温肺扶阳之功，可以有效治疗临床肺阳虚类病证，如咳嗽、哮病、肺胀、肺痿、鼻衄、咽痛、遗尿等。同时现代药理实验研究证实，甘草具有抗病毒、抗炎、免疫调节等作用，干姜具有镇痛抗炎、抗溃疡等功效，这为甘草干姜汤在临床疾病中发挥作用提供了依据。

芍药甘草汤

【方剂组成】

芍药四两(12 克)，甘草(炙)四两(12 克)

【方药用法】

古代用法：上二味，以水三升，煮取一升五合，去滓，分温再服。

现代用法：上二味，用水 600 毫升，煮取 300 毫升，去滓，分温再服。

【方证释义】

本方主治津液受损，阴血不足，筋脉失濡所致诸证。方中芍药酸寒，养血敛阴，柔肝止痛；甘草甘温，健脾益气，缓急止痛。二药相伍，酸甘化阴，调和肝脾，有柔筋止痛之效。《伤寒论》说到本证见于以下论述的成因：①伤寒，脉浮，自汗出，小便数，心烦，微恶寒，脚挛急，反与桂枝欲攻其表，此误也；得之便厥，咽中干，烦躁，吐逆者，作甘草干姜汤与之，以复其阳；若厥愈足温者，更作芍药甘草汤与之，其脚即伸；若胃气不和，谵语者，少与调胃承气汤；若重发汗，复加烧针者，四逆汤主之。②夜半阳气还，两足当热，胫尚微拘急，重与芍药甘草汤，尔乃胫伸。

【主治病证】

伤寒，脉浮，自汗出，小便数，心烦，微恶寒，脚挛急，反与桂枝欲攻其表，此误也；得之便厥，咽中干，烦躁，吐逆者，作甘草干姜汤与之，以复其阳；若厥愈足温者，更作芍药甘草汤与之，其脚即伸；若胃气不和，谵语者，少与调胃承气汤；若重发汗，复加烧针者，四逆汤主之。

夜半阳气还，两足当热，胫尚微拘急，重与芍药甘草汤，尔乃胫伸。

【历代名医方论】

《注解伤寒论》：芍药，白补而赤泻，白收而赤散也。酸以收之，甘以缓之，酸甘相合，用补阴血。

《金镜内台方议》：大汗则伤血，若阴虚之人，汗之则误也，必烦躁吐逆，四肢挛急。此乃不当汗者汗之，则阴虚血少所致也。故与白芍为君，而补营血。炙甘草为臣，合而用之，以补阴气也。

《医学原理》：经云：酸苦为阴。又云：甘

以缓之。故用白芍复阴，甘草缓急。或问：既云阴血不足，何不用归、地、川芎而独芍药者？盖归、芎俱兼辛味不纯，地黄性滞不速，是以不用归、地、芎，而用芍药。

《伤寒缵论》：此即桂枝汤去桂枝、姜、枣也。甘酸合用，专治荣中之虚热。其阴虚阳乘，至夜发热，血虚筋挛，头面赤热，过汗伤阴，发热不止，或误用辛热，扰其荣血，不受补益者，并宜用之。真血虚挟热之神方也！设见脉浮自汗，荣卫不和，纵非外感，仍属桂枝汤证矣。

《伤寒来苏集》：斯正仲景治阳明之大法也。太阳少阴，从本从标，其标在上，其本在下，其标在外，其本在内。所谓亡阳者，亡肾中之阳也，故用桂、附之下行者回之，从阴引阳也。阳明居中，故不从标本，从乎中治。所谓阳者，胃阳也，用甘草、干姜以回之，从乎中也。然太少之阳不易回，回则诸症悉解。阳明之阳虽易回，回而诸症仍在，变症又起，故更作芍药甘草汤继之，少与调胃承气和之，是亦从乎中也。此两阳合明，气血俱多之部，故不妨微寒之而微利之，与他经亡阳之治不同，此又用阴和阳之法。

桂枝辛甘，走而不守，即佐以芍药，亦能亡阳；干姜辛苦，守而不走，故君以甘草，便能回阳。以芍药之酸收，协甘草之平降，味同力均，则直走阴分，故脚挛可愈。甘草干姜汤得理中之半，取其守中，不须其补中；芍药甘草汤得桂枝之半，用其和里，不许其攻表。

《伤寒辨证》：按：仲景曰：作芍药甘草汤与之，其脚即伸，谓其不践卧也，谓其误服攻表桂枝汤、其厥逆，咽干，烦躁，吐逆诸证，俱得小瘥也。不过以药剂舛谬，病证错杂，取酸收甘缓之意耳。后人借之以治腹痛等证，惟攻补不效者，用之为宜，亦是缓急之意。

《医方集解》：此足太阳、阳明药也。气血不和，故腹痛。白芍酸收而苦泄，能行营气；炙草温散而甘缓，能和逆气；又痛为木盛克土，诸痛皆属肝木。白芍能泻肝；甘草能缓肝和脾也。

《伤寒六经辨证治法》：故以芍药甘草汤调和营卫，俾伸其脚，或邪为犯胃而发谵语，则少与调胃承气以和胃。

《伤寒溯源集》：《脏气法时论》云：肝主春，足厥阴少阳主治，肝欲散，急食辛以散之，以酸泻之。芍药味酸而益阴。又云：肝苦急，急食甘以缓之。甘草味甘而性缓，所以用此方者，盖因胫尚微拘急耳。拘急者、筋不得舒也。筋者、足厥阴肝之合也。筋不舒而挛急故以酸泻之、以甘缓之。是以厥阴少阳主治治之也。然两足挛急，乃下焦无阳之证，虽用酸泻甘缓，曷足以伸两胫之拘急。因前增桂汗出，附子温经之后，更饮甘草干姜汤，阳气既还，两足已热，乘此温热已效之后，续用此以但舒其筋，所以胫乃得伸也。

治腹痛等证，惟攻补不效者，用之为宜，亦是缓急之意。

清·汪昂《医方集解》：此足太阳、阳明药也。气血不和，故腹痛。白芍酸收而苦泄，能行营气；炙草温散而甘缓，能和逆气；又痛为木盛克土，诸痛皆属肝木。白芍能泻肝；甘草能缓肝和脾也。

清·沈明宗《伤寒六经辨证治法》：故以芍药甘草汤调和营卫，俾伸其脚，或邪为犯胃而发谵语，则少与调胃承气以和胃。

《伤寒大白》：此方妙法，妙在石膏、荆芥辛凉上焦，润其咽干烦躁；又藉其辛凉入血，助芍药、甘草下缓肝急，使其脚伸；脱去干姜辛热，以防胃热谵语，微露下文用调胃承气汤、复清胃热。

《伤寒论章句》：芍药甘草汤，厥阴太阴通络极急之方也，凡阴络急痛者，皆可用之。本论曰：伤寒脉浮自汗出，小便数，心烦微恶寒，脚挛急。反与桂枝汤，欲攻其表，此误也。得之便厥，咽中干，烦躁吐逆者，作甘草干姜汤与之，以复其阳；若厥愈足温者，更作此方与之，其脚即伸。经曰：肝苦急，急食甘以缓之。

甘草之甘，能缓厥阴之脚挛急，合芍药之苦，苦甘化阴，故二味又能养血通络也。

《医理真传》：芍药甘草汤一方，乃苦甘化阴之方也。夫芍药苦平入肝，肝者阴也。甘草味甘入脾，脾者土也。苦与甘合，足以调周身之血，周身之血既调，则周身之筋骨得养，筋得血养而燥气平，燥气平则筋舒而自伸矣。然亦不必拘定此方，凡属苦甘、酸甘之品，皆可以化阴。活法圆通之妙，即在此处也，学者须知。

《经方例释》：此为血痹之主方。许叔微《伤寒九十论》云：仲景桂枝加减法，十有九证，但云芍药。《圣惠》皆称赤芍药，尚药皆云白芍药，然赤者利，白者补。《本经》称：芍药，主邪气腹痛，利小便，通顺血脉，利膀胱、大小肠，时行寒热，则全是赤芍药也。又桂枝第九证云：微恶寒者，去芍药，盖惧赤芍药之寒也。惟芍药甘草汤一证云：白芍药，谓其两胫拘急，血寒也，血当为恶字之误，故用芍药以补之，据此似此方芍药是白者也。芍药甘草附子汤祖此，亦似当是白者，然以他方本此方者推之，恐未必尽然。何以言之？本方加柴胡、枳实，为四逆散；加黄芩，为黄芩汤；四逆自利，未必皆为血寒之属虚者，非与柴、芩大戾乎？窃谓：拘急本血痹所致，赤芍正治血痹主药，何必以养阴为说，而指为白芍乎？此后尚可用承气，何独畏赤芍乎？白字断当为前人加也。且拘急者，以营气内收也。四逆散症所以致四逆者，以营气被寒所抑，不得外达而内收；故黄芩汤症所以致自利者，以少阳半表之邪，将从半里而内收；故即芍药甘草附子汤症所以致恶寒者，亦以汗后营气已虚，不得外畅，复以不解，而寒留于表，遂致内收，故皆与两胫拘急，用赤芍同义，以其为血痹则一也。由是乌头汤、甘遂半夏汤等方皆通矣。

《退思集类方歌注》：此亦桂枝汤之变，偏于营分，纯一不杂之方也。气血不和，肝木乘脾则腹痛。白芍酸收苦泄，能行营气而泻肝木，甘草甘缓，能和逆气而补脾土，甘酸相合，甲己化土，故治腹痛。芍药和营益阴，功专止烦，烦止汗亦止，故《伤寒论》反烦、更烦、心悸而烦者，皆用之。两足脉阳明居其六行，故脚挛急属阳明。芍药止烦汗，甘草缓挛急，斯合乎阳明不从表本，从乎中治之法。

《伤寒方解》：本方以芍药为主药。其适用标准，因下肢血液虚痹，挛而不伸，服甘草干姜汤后，虽阳气四达而阴血未知，故续进本汤。以芍药能和血除痹，甘草益气缓急也。又，本方芍药上冠以“白”字，查芍药古时亦白之分，疑衍。

【医案举例】

1. 曹颖甫医案

四嫂，足遇多行走时则肿痛，而色紫，始则右足，继乃痛及左足。天寒不可向火，见火则痛剧。故虽甚恶寒，必得耐冷。然天气过冷，则又痛。眠睡至清晨，而肿痛止，至夜则痛如故。按历节病足亦肿，但肿常不退。今有时退者，非历节也。唯痛甚时筋挛，先用芍药甘草汤以舒筋。赤白芍各 30 克，生甘草 24 克。（拙巢注：二剂愈。）

2. 刘渡舟医案

李某某，男，25 岁，右腿鼠蹊部生一肿物，形如鸡卵，表面不红，用针管抽不出内容物，右腿拘紧，伸而不能直，强伸则剧烈疼痛。足跟不能着地。每到夜晚，小腿抽筋，痛苦不堪，脉弦细而数，舌红而少苔，脉证合参，可知本证属阴血不濡，筋脉失养，挛而收引，故筋聚而成包块，腿难伸直，拘急筋作痛。为疏方：白芍 24 克，炙甘草 12 克，嘱服三剂，以观后效，仅一剂而筋不抽痛，夜得安睡，进二剂，则鼠蹊包块消退，服第三剂，足跟即能着地。又服一剂，而诸症皆除。

【现代运用】

临床主要用于治疗肌肉痉挛、老年腰腿痛、胃扭转、腹痛、消化性溃疡、先天性和萎缩性肌强直症、哮喘、百日咳、出血热后期脚挛急、痛经、呃逆、痢疾、慢性结肠炎、坐骨神经

痛、老年腰腿痛、血栓性静脉炎、颈椎综合征、不安腿综合征、跟骨骨质增生等病症。

甘草蜜粉汤

【方剂组成】

甘草二两(6克),粉(铅粉)一两(3克),蜜四两(12克)

【方药用法】

上三味,以水三升,先煮甘草,取二升,去滓。内粉、蜜,搅令和,煎如薄粥。温服一升,差即止。

【方证释义】

本方为治疗蛔虫病用杀虫药效果不好者。蛔虫病发作之时,如果使用了杀虫药而效果不好的,就应当和胃安蛔止痛。方中甘草、蜂蜜皆为安蛔和胃之品,蛔虫得甘则安,腹痛可止。《金匮要略》说到本证见于以下论述的成因:蛔虫之为病,令人吐涎,心痛,发作有时,毒药不止,甘草粉蜜汤主之。

【主治病证】

蛔虫之为病,令人吐涎,心痛,发作有时,毒药不止,甘草粉蜜汤主之。

虫证:脘腹疼痛,其疼痛时作时止,痛甚则吐清水,脉紧;或癥瘕聚证。

【历代名医方论】

《金匮方论衍义》:蛔喜甘,故用甘草、蜜之甘,随所欲而攻之;胡粉甘寒,主杀三虫,蛔得甘则头向上而喜食,食之即死,此反佐以取之也。

《金匮要略广注》:蛔得甘则动,其性喜甘故也,胡粉有毒,能杀虫,置粉于甘草蜜汤中,令蛔服毒而死。

《金匮要略方论本义》:安其蛔而痛止矣,主之以甘草粉蜜汤。甘草、蜜以甘养胃,治其虚也;佐以粉者,取其体重,以镇奠之也。煎如薄粥,温服,理胃安蛔之义晓然矣。此胃中虚而微热之治。

《金匮要略心典》:吐涎,吐出清水也,心痛,痛如咬啮,时时上下是也。发作有时者,蛔饱而静,则痛立止,蛔饥求食,则痛复发也,毒药,即锡粉、雷丸等杀虫之药,毒药者,折之以其所恶也。甘草粉蜜汤者,诱之以其所喜也,白粉即铅白粉,能杀三虫,而杂于甘草、白蜜之中诱使虫食,甘味既尽,毒性旋发,而虫患乃除,此医药之变诈也。

《金匮悬解》:蛔虫之为病,令人吐涎沫而心痛,以肝心子母之脏,气通于心,其经夹胃口而贯膈,正由心旁,蛔者木气所化,木郁而上冲,故心痛也。心病则火炎而刑金,津液不布,故涎沫上涌。蛔有动止,故发作有时。毒药不止者,但知杀虫,而木郁不达也。甘草粉蜜汤,甘草补土,白粉杀虫,蜂蜜润燥而清风,滑肠而下积也。

《金匮要略浅注》:甘草粉蜜汤者,诱之以其所喜也。白粉即铅白粉,能杀三虫,而杂于甘草白蜜之中,诱使虫食。甘味既尽,毒性旋发,而虫患乃除,此医药之巧也。

《金匮要略正义》:吐涎心痛,作止有时,虽蛔虫为病,而原本乎厥阴也。肝急宜乎甘缓,反用毒药攻之,则肝愈急而虫愈不安矣。甘草与蜜,缓肝益中,且以诱蛔;白粉杀虫,且藉以降逆也。

《研经言》:白粉,说者谓即铅白粉。泉谓经处此方于已服毒药后,是因毒药不效而改治。若铅白粉,仍系毒药,何庸以毒继毒乎?盖此方与伤寒少阴猪肤汤方,皆粉蜜同用。成注白粉益气断利,明是米粉。以彼例此,义可知已。考《外台》治一切药毒方:甘草三两炙,以水五升,煮取二升,内粉一合,更煎三两沸,内蜜半两,分服以定止。《千金翼》治药毒不止,解烦闷方:甘草二两,白粱粉一升,蜜四两,煎服法与《外台》同。泉据此经为说,粉为米粉无疑。且经云毒药不止者,谓药毒伤其胃气,故蛔动不止。若作毒药杀虫解,则岂甘草粉蜜之甘和,功反过于毒药,而毒药所不能杀者,杀之以平药乎?必无此理。仲景书文义简奥,有当即症求方者,有当即方求症者。

余作此篇，即方求症也。

《金匮述义》：粉即铅粉，旧云辛寒无毒，而有食多致命者。小儿面黄腹大，俗谓“有积”，用铅粉调卵上鸡精，和丸豆粒大服下，药下发烧不止泻下黑粪，极效。于此可证铅粉有毒。《外台秘要》治误吞金银铜钱，用铅粉一两，猪脂调，分再服，令消炸出。则此方亦用一两，服一半则思粉量不过。古一两即今十六两称二钱半。然予讶其多而不敢用也。予治胆道蛔虫证十余人，极效。即用甘草、蜂蜜各一两，煎好顿服之。虫喜得蜜即出而痛立止。次日，用使君子仁一两或一两半空腹顿服之。有呃逆者即以大乘气汤下之，虫下即愈矣。其呃逆者，虫醉僵，肠中阻塞，亦使君香燥，下腕约束而然也。

【医案举例】

1. 胃脘痛

一中年农村妇女以患急性胃脘痛（西医诊断十二指肠球部溃疡）收住院治疗。经检查，全身消瘦，面色不华，急腹痛病容。胃脘剧烈疼痛，痛时打滚，按之痛减，舌质胖色淡，苔薄白滑润，脉濡缓。西药给胃得宁、普鲁本辛、阿托品等解痉止痛药无效。注射吗啡、阿托品，疼痛亦不能缓解。按脾胃虚寒胃脘痛治以和胃补中，以固正气。方用《金匮要略》甘草粉蜜汤：甘草 60 克，米粉 30 克，蜂蜜 120 克。先煎甘草去渣，后下粉、蜜煎少许，频服，每日 1 剂。首剂服完疼痛大减，2 剂服完疼痛完全缓解，再给小建中汤进行调理而愈，随访 2 年未复发。

按：疼痛的病理有两种，一是“不通则痛”，另一种是“不荣则痛”。前证宜用通利之法，禁用补法。后一种症候宜补养。张景岳在《质疑录·论诸痛不宜补气》中云：“凡属诸痛之虚者，不可以不补也。”甘草粉蜜汤方中，甘草能益气补中，缓急止痛，善治劳损内伤，脾气虚弱，元阳不足，肺气虚衰，其甘温平补，效与人参、黄芪同。蜂蜜功能补中，润燥止痛。米粉性味甘平，补中养脾胃。三药合用可温中补虚，缓急止痛，用治虚寒胃痛，故效。

2. 蛔厥

余曾仿《金匮要略》甘草粉蜜汤之意治愈 1 例蛔厥患儿。该患儿系 3 岁女童，因腹痛，其父给服“一粒丹”若干，腹痛转剧，呈阵发性，痛时呼号滚打，甚则气绝肢冷，并吐出蛔虫十余条。住院后一面输液以纠正水与电解质平衡，一面服中药以安蛔。处方：山药 30 克，甘草 60 克，共研为极细末，放入白蜜 60 克中，加水适量稀释之，令频频喂服。起初随服随吐，吐出蛔虫 40 余条，此后呕吐渐止，并排便数次，所排泄之物，粪便无几，悉为虫团，前后经吐泻排虫共达 300 余条，病即告愈。

【现代运用】

本方临床主要用于治疗白细胞减少症、胆道蛔虫症和蛔虫性肠梗阻等病症。

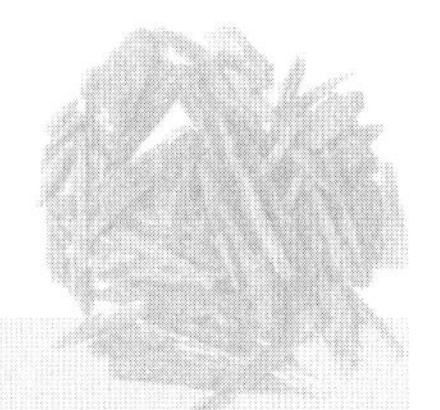

第 15 章　芍药汤类方

当归芍药散

【方剂组成】

当归三两(9 克)，芍药一斤(48 克)，川芎半斤(24 克)，茯苓四两(12 克)，白术四两(12 克)，泽泻半斤(24 克)

【方药用法】

上六味，杵为散，取方寸匕，酒服。日三服。

【方证释义】

方中重用芍药为君，以养血柔肝、缓急止痛、通血脉、利小便。川芎辛温，走血海以活血祛瘀；泽泻甘淡性寒，入肾和膀胱以利水渗湿，两药合用可助君药疏血郁、利水邪，共为臣药。当归辛甘而温，有养血活血之效，助芍药补血以治疗肝血不足，助川芎祛瘀以治疗瘀阻血络；白术、茯苓可益气健脾，且白术和泽泻可加强其渗利之效，三药共为佐药。《金匮要略》说到本证见于以下论述的成因：①妇人怀妊，腹中㽲痛，当归芍药散主之。②妇人腹中诸疾痛，当归芍药散主之。

【主治病证】

妇人怀妊，腹中㽲痛，当归芍药散主之。

妇人腹中诸疾痛，当归芍药散主之。

【历代名医方论】

《金匮方论衍义》：由是用芍药数倍多于他药，以泻肝木，利阴塞；更与芎、归补血止痛，而又佐以茯苓等收其湿邪，以降于小便也；白术益脾燥湿，茯苓、泽泻行其所积，从小便出之。以此观之，内外六淫，皆能伤胎成痛，岂独湿而已哉？兹立一法则，余者可准而推也。

《金匮要略集注》：至哉坤元，资生万物，借土气之所资生，是以怀妊㽲痛者，宜当归芍药散主之。当归芹属，气味辛芳，能启阴气以上济。泽泻水草，性味甘寒，能滋水液以上行。白术、茯苓，培养土德。芍药化土气而兼养其阴荣，芎䓖主行血中之气。此行散水土之气，以生养其胎。故用以为散也。

《金匮要略方论本义》：再有妇人妊娠腹中疼痛，血气虚阻，如上条所言，而证初见者也，主以当归芍药散。归芍以生血，芎䓖以行血，茯苓、泽泻渗湿利便，白术固中补气。方与胶艾汤同义，以酒和代干姜，无非温经补气，使行阻滞之血也，血流通而痛不作，胎斯安矣。

《金匮要略心典》：血不足而水侵，则胎失其所养，而反得其所害矣。腹中能无㽲痛乎。芎、归、芍药益血之虚，苓、术、泽泻除水之气，赵氏曰：此因脾土为木邪所客，谷气不举，湿气下流，搏于阴血而痛，故用芍药多他药数倍，以泻肝木，亦通。

《长沙药解》：治妇人妊娠杂病诸腹痛。以脾湿肝郁，风木贼土。归、芎、芍药，疏木而清风燥，苓、泽、白术，泻湿而补脾土也。

《金匮悬解》：胎成气滞，湿土贼于风木，则腹中痛。当归芍药散，芎、归、芍药，润肝而行瘀，苓、泽、白术，泻湿而燥土也。

妇人腹中诸疾痛，当归芍药散主之。妇人腹中诸疾痛，无非风木之克湿土，气滞血凝之病也。当归芍药散，芎、归、芍药，养肝血而行瘀，苓、泽、白术，燥土气而泻满，与妊娠之腹痛，无二法也。

《成方切用》：治妇人怀妊，腹中病痛。痛者，正气不足，使阴得乘阳，而水气胜土，脾郁不伸。郁而求伸，土气不调，则急痛矣，故以桂芍养血，苓、术扶脾，泽泻泻其有余之旧水，川芎畅其欲逐之血气。不用黄芩，疡痛因虚，则稍加寒也。然不用热药，原非大寒，正气充则微寒自去尔。

《金匮要略浅注》：故以归芍养血，苓术扶脾，泽泻泻其有余之旧水，芎劳畅其欲遂之血气，不用黄芩。疠痛因虚，则稍挟寒也，然不用热药，原非大寒，正气充则微寒自去耳。

《金匮要略正义》：胎阻气分，则土郁而生湿，湿滞血分，则木郁而生风，风湿相搏，肝脾不和，故腹中绵绵作痛。芎、归、芍药足以和血舒肝，苓、术、泽泻足以运脾胜湿，此即后人逍遥散之蓝本也。

《金匮方歌括》：按：妇人腹中诸疾痛者，不外气郁血凝带下等症。用当归芍药散者，以肝为血海，遂其性而畅达之也。方中归、芎入肝解郁以伸木，芍、泽散瘀而行水，白术倍土养木，妙在作散以散之，酒服以调之，协诸药通气血，调营卫，以顺其曲直之性，使气血和，郁滞散，何患乎腹中诸疾痛不除。

《高注金匮要略》：此胞胎吸血以自养，血不足而因燥留饮，且以水气应胞胎之候也。血不足则腹中之络脉急痛，因燥留饮，而且以水气应胞胎，则胎中之络脉格痛。以下内联走，而善于养营之芍药为君，而以辛温补血之归、芎两佐之，则血足。而已有替去其水之地，然后以滋阴而善于利水之泽泻，为臣，而以培土燥湿之苓、术两副之，则腹中与胞中之水气俱去矣。其痛宁有不愈者哉。

《金匮指归》：主当归苦温，芎劳辛温，通络中血滞；茯苓淡甘，通阴土之阴；泽泻甘寒，形圆转运土中水气；芍药苦平，疏泄土气；白术甘温，培其土液。右六味，象阴数得阳变于六，杵为散，取方寸匕，酒和，日三服，布阴血阳气环抱表里，毋滞阴土络中也。

《金匮发微》：方用芎归芍以和血，并用茯苓泽泻白术以泄水而去湿，但令水湿去而血分调，疠痛自止。盖治病必伏其所主，宿食腹痛，则治以承气，得下则通止；寒利腹痛，则治以四逆理中，寒去则痛止；肝乘脾腹痛，则治以小建中，脾安则痛止；蛔虫腹痛，则治以乌梅丸，虫下则痛止；皆不泛用止痛之药，当归芍药散之治孕妇疠痛，亦犹是耳。自世多不识病原之医，士乃有通治之套方，而古法浸荒矣。

《金匮述义》：芍归养血，苓术扶脾，川芎畅血，酒温行气，尤妙在泽苓利水，利水即是减胎衣水湿之浸淫重著。水利则气通，气通则血畅，气血畅和而痛愈矣。

《圆运动的古中医学·金匮方解篇》：治妇人腹中痛诸疾痛者。妇人之病，多在土木二气。归、芍、川芎以治木气，苓、术、泽泻以治土气也。脾胃肝胆，升降调和，则诸病不生。治怀孕腹中瘀痛者。怀孕之病，多在肝脾。肝脾之气不足，则生瘀痛。归、芍、川芎以补肝经。苓、术、泽泻以补脾经。土木二气充足，则升降调而瘀痛止也。土木兼医妇科要诀。

【医案举例】

1. **癥症(卵巢囊肿)**(李兰航医案)

丁某某，女，28 岁，工人。婚后三年不孕，经常小腹隐痛，腰酸痛，带下量多，经行量少。质稀色淡，经行期腹痛增剧。妇检：子宫常大后位，右侧卵巢囊肿(4 厘米×4 厘米×5 厘米)，嘱手术治疗，未同意，门诊求治。右侧少腹按之胀痛，面色欠华，食纳不甘，口干不

欲饮,苔白腻边质紫,脉沉而弦。症由肝郁气滞,血行不畅,脾虚湿阻,运化失常,瘀湿凝结成积,治以当归芍药散加味。

处方:全当归、茯苓各12克,赤白芍、苍白术、泽泻兰各9克,川芎、炒薏苡仁各10克,香附12克,制莪术10克。

上方服一月后,自觉腹痛、腰痛减轻,食纳转佳,带下减少,经行量增多,夹有紫色小块,此乃瘀积有潜移默运之机。原方加炙䗪虫3克,生水蛭3克,炙黄芪12克,10剂量研粉蜜水泛丸,早晚各服9克。药后形症日减,半年后妇科复查,右侧卵巢囊肿消失。[江苏中医杂志1982(5):36]

按:本例由肝气郁结,气滞瘀凝,木旺侮土,土虚湿聚,日久形成瘕积之症。治用当归芍药散,养肝血以舒肝用,化湿邪以健脾气,加香附、泽兰、莪术、薏苡仁以增强理气化瘀利湿之功,药后疗效颇著。因其病程日久,根蒂较深,故加黄芪、䗪虫、水蛭等药,攻补兼施,丸剂缓图,使攻积而不伤正,扶正而不碍邪,终得瘀积消散,病获痊愈。

2. 多囊卵巢综合征不孕案

女,30岁,2018年6月20日初诊。因"结婚3年余未避孕而未孕"来诊,既往无孕产史,月经2～3个月一行,月经量少,颜色紫暗,夹有瘀血块,经行则小腹坠痛不适,末次月经时间:2018年5月1日。患者形体肥胖,平素时腰酸畏寒怕冷,无小腹疼痛不适,带下色白量多,纳食可,睡眠基本正常,大便秘结,3～4天一行,小便尚调,舌质黯淡,边有齿痕,苔薄白,脉弦滑。体质量指数26.8(77.5千克/1.7米^2)。5月3日(月经第3天)查性激素六项,促卵泡生长激素(FSH):5.47毫单位/毫升,黄体生成素(LH):12.9毫单位/毫升,雌二醇(E2):31.29皮克/毫升,垂体泌乳素(PRL):231.1毫单位/毫升,睾酮(T):0.62纳克/毫升,孕酮(P):0.15纳克/毫升。子宫附件彩超示:双侧卵巢呈多囊性改变。其丈夫精液常规检查无异常。西医诊断:①原发性不孕;②多囊卵巢综合征。中医诊断:①不孕症;②月经后期。辨证属肝郁脾虚、痰瘀互结证。治宜疏肝健脾、化痰逐瘀。方用当归芍药散加减。处方:当归15克,白芍15克,川芎12克,炒白术15克,茯苓15克,泽泻25克,全瓜蒌10克,鸡血藤15克,桃仁10克,醋柴胡12克,郁金10克,鸡内金30克,生麻黄6克,10剂。水煎服,日1剂。并指导患者合理安排起居作息,控制饮食和增加运动以减轻体质量。

7月1日二诊,患者带下量减少,大便有时不成形,以前方加炒苍术30克,继服10剂。

7月11日三诊,患者诉腰酸怕冷症状明显改善,大便成形,每日1次,体质量下降1千克,子宫附件彩超显示:右侧卵巢最大卵泡1.5厘米,子宫内膜厚度6.5毫米,嘱患者上方继服10剂。7月16日,患者电话告知月经来潮,月经量中等,夹有瘀血块。嘱患者经期停服中药。

7月22日四诊,患者诉无明显不适症状,因考虑患者多年未孕求子心切,处方以活血化瘀、调经促孕为主,中药仍以当归芍药散化裁兼以补肾促孕中药,调方如下:当归9克,酒白芍15克,川芎12克,白术15克,茯苓15克,泽泻25克,老鹳草30克,决明子30克,枸杞子15克,菟丝子15克,补骨脂15克,淫羊藿15克,14剂。

8月5日五诊,患者时有小腹不适,偶有腰部酸软,纳食欠佳,有恶心感,二便调,体质量下降总共6千克,体质量指数:24.7(71.5千克/1.7米^2)。月经未按时来潮,患者查尿妊娠试验示:尿妊娠试验(+),进一步查血人绒毛膜促性腺激素为166毫单位/毫升,孕酮15.29纳克/毫升,遂停服中药,嘱按时起居以养胎,定期产检。2019年4月20日,顺产一健康女婴。

按:多囊卵巢综合征以排卵障碍、高雄激素表现和卵巢多囊改变为主要特征，发病率较高，临床表现复杂多样，具有高度异质性，这些复杂的证候都符合痰、湿、瘀的证候特点。痰瘀互结，壅滞于胞宫可见月经稀发、闭经、不孕、卵巢呈多囊性改变等症状，痰浊阻滞于肌肤可见肥胖、痤疮、多毛等高雄激素表现，因此中医治疗多从理痰湿化瘀血入手。《金匮要略》云："血不利则为水"，并提出了痰瘀并治的思想。本案患者素体肥胖，肝郁脾虚，痰湿体质，阻滞冲任，胞脉不通，痰瘀互结，致月经稀发，甚至不孕。方选当归芍药散加味，方中当归、酒白芍、川芎养血活血；白术、茯苓健脾利湿；泽泻、桃仁、鸡血藤，活血利水调经；柴胡、郁金疏肝解郁；全瓜蒌化痰散结；加入少量生麻黄乃妇科圣手刘云鹏经验，《神农本草经》谓麻黄"破坚积聚"，《日华子本草》谓麻黄"通九窍，调血脉"。重加鸡内金除痰湿化瘀血，张锡纯认为鸡内金不仅消脾胃之积，尤善化瘀积。诸药相伍，共奏补肾健脾、活血除湿之效。二诊时患者出现脾虚泄泻，重加苍术以健脾祛湿。三诊患者诸症改善，体质量开始呈下降趋势，彩超检查发现优势卵泡，效不更方，守方继服巩固疗效。四诊考虑到患者久婚不孕求子心切，拟方以调经促孕为目的。老鹳草、决明子药对乃我国著名药学家叶橘泉老先生治疗女性不孕症经验，有促进排卵之功效；枸杞子、菟丝子、补骨脂、淫羊藿乃李可老中医"肾四味"，补肾益精，阴阳双补。五诊时查血人绒毛膜促性腺激素证实患者已怀孕，至此患者体质量明显下降，随访患者足月顺产。本案历经五诊，病程虽迁延日久，但始终抓住痰湿瘀血互结的病机特点，以当归芍药散灵活化裁而取效。

【辨证要点】

本方为治疗妇人肝脾失调，血滞湿阻证的常用方。临床应用以腹痛绵绵，月经量少，性情急躁，纳呆食少，舌淡苔白腻，脉弦细为辨证要点。

【现代运用】

本方常用于妊娠腹痛、痛经、习惯性流产、妊娠羊水过多、胎位不正、不孕症、妊娠贫血、功能性子宫出血、子宫内膜炎、盆腔炎、子宫肌瘤、更年期综合征等属肝脾失调，气血血郁滞湿阻所致者。

枳实芍药散

【方剂组成】

枳实烧令黑，勿太过，芍药等分

【方药用法】

上二味，杵为散，服方寸匕，日三服。并主痈脓，以麦粥下之。

【方证释义】

枳实行气去满，芍药除血痹而治腹挛痛，二物苦寒服以麦粥安中以养胃也，故治血气郁结腹挛痛而烦满者，并主痈脓，亦以有行气和血之功也。

《金匮要略》说到本证见于以下论述的成因：①产后腹痛，烦满不得卧，枳实芍药散主之。②师曰：产妇腹痛，法当以枳实芍药散；假令不愈者，此为腹中有干血著脐下，宜下血汤主之；亦主经水不利。

【主治病证】

产后腹痛，烦满不得卧，枳实芍药散主之。

产妇腹痛，法当以枳实芍药散；假令不愈者，此为腹中有干血著脐下，宜下血汤主之；亦主经水不利。

【历代名医方论】

《金匮方论衍义》：仲景凡治腹痛，多用芍药，何哉？以其能治血气积聚，宣利脏腑，通则痛止也；以其阴气之散乱成痛，用此收之也；以其能除血痹之痛也。以其能缓中而止其急痛也。本草亦谓主邪气腹痛，故仲景多用之。虽然芍药所治之博固如此，宁无一言之要欤？夫五气之邪，莫如厥阴肝木之性急暴，一有不平，则曲直作痛。盖肝为藏血之

海，若血有痹结瘀积，则海不清，而肝木之气塞矣。东方震木，出于纯阴者，则能兴启发生，若出于散乱之阴，则肝木之气狂矣。木强直，若值邪气，则肝木与之搏击矣。由此三者而言，将是芍药之所治，皆治其肝木也。虽曰治之，而亦补之，木之味酸，芍药亦酸，故必补之也，义见首篇，此方治产后病疠痛概可知矣。用芍药为主，佐之枳实炒黑，入血破积聚，收阴缓中，逐陈致新；麦粥补虚下气，壮血脉也。

《金匮要略广注》：枳实下气宽肠，烧黑则入血分，芍药安脾通壅，能于土中泻木，使痛止满消则卧安矣。又芍药泄邪热，枳实通壅瘀，故并主痈脓，下以麦粥者，麦入心经，诸痛痒疮皆属心火是也。

《金匮要略方论本义》：枳实烧黑者，入血中行积也；加以芍药走血分而血藏可开散矣；以麦粥下之者，即大麦粥，取其滑润益血，且有益胃气也。并主痈脓，亦血之酝酿而成者耳。俗谓产后忌用芍药，以其酸寒能止血也，不知血积而寒者固忌用，所以有当归生姜羊肉方之法；若夫血积而热者，芍药凉而兼行，于血分最宜，岂漫言忌用乎！故以排脓消痈，而恣用不疑也。

《金匮要略正义》：腹痛而至烦满不卧，肝脾两气伤极，势将烦满不已，渐至厥逆，未可知也。因以枳实之苦泄，芍药之酸泄，泄肝和脾。盖肝阳有余，不可不泻，脾阴不足，不可不扶，损有余补不足，两脏调而痛已矣。并主痈脓，亦以能和肝脾也。

《本经疏证》：腹痛、烦满、不得卧是小承气证，若在产后则非特为气分壅结，血分且必有留滞。破阴结，布阳气，芍药能利血中之气；破热结，坠坚气，枳实能利气中之血。气利而满减，血利而痛已，此枳实芍药散制剂更狭于小承气，其效反有过于小承气者。

《伤寒尚论辨似》：枳实善破留气，烧黑则入阴分而破血中之滞。又得走血之芍药以领之，则直入阴血中而无可挪移，故主之。麦粥当是小麦，以小麦为心谷，既与血虚者相宜，且并治其症中之烦故也。痈脓亦系客气留滞于血分之所成，故并主之。但在经络者，或可加麻桂之类以外引之，归芎之类以散行之耶。盖主之之义，特以此为主，而原与人以增减之谓也。

《经方例释》：芍药治血痹，枳实治气实，合用为气滞血凝之治，故于腹中痛为主方，热结太阴者宜之，大柴胡以小柴胡去参、甘之补，合用此方者，以心中坚满，腹痛为内实，故是热结少阳者亦宜之。四逆散，以大柴胡去芩、半、姜、枣之苦辛发散，合用此方者，以胸中结实，故是热结少阴者亦宜之。总之，不论何经，凡气滞血凝者，皆主之。四逆散，枳、芍等分，脾约枳、芍各半斤，大柴胡枳四个，芍三两。《千金》有将此方加羚羊角，烧存性，治产后下血不尽，烦闷腹痛。

《金匮要略浅注补正》：故用芍药以利血，用枳实而必炒黑使入血分，以行血中之气，并主痈脓者，脓乃血所化，此能行血中之滞故也。知主痈脓，即知主产后满痛矣。若寓补养之义，故主痈脓，别尤谬矣。

《金匮发微》：血少而不能交会于心则烦，胃气顿滞则满，胃不和，则胀满而不得卧。方用芍药以通血分之瘀，枳实以导胃实之滞，并用大麦粥以调养肝脾，但使血分通调，中气疏畅，烦满自止，烦满止，然后营卫调适，卧寐坦然矣。

《金匮述义》：此产后之瘀也。芍药利血之弊，枳实利气之滞，炒黑更能行瘀，观其主痈脓，尤为明显。大麦滑润益血且益胃气也。此于上虚当归羊肉有别，与下实下瘀血汤亦异。

《圆运动的古中医学·金匮方解篇》：治产后腹中热痛，烦满不得卧者。胆胃热逆，气实不降，故腹痛烦满不得眠卧，芍枳清降胆胃之热也。

【医案举例】

1. 伊光候医案

杨某，女，21岁。1981年4月15日就诊。产后7天，恶露已尽，小腹隐痛，前医治疗无效。现小腹疼痛剧烈，面色苍白带青，痛苦面容，烦躁满闷，不能睡卧，拒按，舌质淡紫苔薄白，脉沉弦。此乃气血壅结。治以破气散结，和血止痛。投枳实芍药散：枳实（烧黑）、芍药各12克，水煎服。当晚即安，1剂而愈。

2. **班秀文医案**

李某，女，28岁。产后15天，小腹胀痛剧烈，痛过于胀，按则痛剧，恶露量少，色暗夹小块，纳差，大便已3日不解，小便正常，脉象沉紧，舌苔薄白，舌质一般。证属离经之血停滞，经脉不利之病变。宜活血化瘀、导滞通行之法为治。枳实10克，赤芍10克，当归10克，川芎10克，桃仁5克，熟大黄（后下）5克。每日水煎服1剂。连服3日，胀痛消失。

按：产后腹痛，有虚与瘀之分。如产后少腹及小腹胀痛，按之不减，恶露量少、色暗而夹块，舌苔薄白、舌质正常或边有瘀点，脉象沉紧者，此为产后虚瘀夹杂，瘀血内停之病变，轻者以枳实芍药散加味治之，重者则用下瘀血汤治之。

【现代运用】

枳实芍药散行气和血，临证治产后腹痛，若气滞甚者，加木香、枳壳；若疼痛甚者，重用白芍，加延胡索、五灵脂；若血瘀甚者，重用赤芍，加桃仁、牡丹皮、丹参；若气血虚者，可与当归生姜羊肉汤合方化裁；若寒凝血瘀者，可与后世生化汤（全当归、川芎、桃仁、炮干姜、炙甘草）合方化裁。枳实芍药散临床用于治疗产后腹痛、产后恶露不尽、经期腹痛等疾病。

当归散

【方剂组成】

当归一斤（48克），黄芩一斤（48克），芍药一斤（48克），川芎一斤（48克），白术半斤（24克）

【方药用法】

上五味，杵为散，酒饮服方寸匕，日三服。妊娠常服即易产，胎无苦疾。产后百病悉主之。

【方证释义】

当归散主要用于血虚胎动不安之证。方用当归、芍药、川芎养血和血，合黄芩、白术安胎。如见腰酸加桑寄生、菟丝子；泛恶加苏梗、砂仁；见红去川芎，加阿胶、苎麻根。

【主治病证】

妇人妊娠，宜常服当归散主之。

（1）妊娠血虚热证：面色不荣，指甲不泽，肌肤枯燥，头晕目眩，心烦，手足心热，失眠，舌淡红，苔薄，脉弱。

（2）男子血虚热证者。

（3）产后血虚热证者。

【历代名医方论】

《金匮方论衍义》：芎䓖、芍药、当归之安胎补血，如上条之所云；白术者，其用有三，一者，用其益胃，致胃气以养胎；二者，胎系于肾，肾恶湿，为其能燥湿而且生津；三者，可致中焦所化之新血，去脐腰间之陈瘀，若胎外之血有因寒湿滞者，皆解之；黄芩减壮火而反于少火，少火则可以生气。

《医方集解》：此足太阴、厥阴、冲任药也。冲任血盛，则能养胎而胎安。芎、归、芍药，能养血而益冲任，又怀妊宜清热凉血，血不妄行则胎安。黄芩养阴退阳，能除胃热；白术补脾燥湿，亦除胃热。胎气系于脾，脾虚则蒂无所附，故易落。脾胃健则能运化精微，取汁为血以养胎，自无恶阻呕逆之患矣，故丹溪以黄芩、白术为安胎圣药也。

《金匮要略集注》：天主生物，地主成物，肾与命门，藏水火阴阳之气血以上行；黄芩主清金水之津气以下济；白术厚土德，资培生化之原；芍药养经中之荣；芎䓖行血中之气。三焦和畅，气血流行，是以胎安易产，而胎前产后百病咸宜。

《金匮玉函经二注》：芎、归、芍药之安胎

补血，白术之用有三，一者益胃，致安气以养胎；二者胎系于肾，肾恶燥，能燥湿而生津；三者皆致中焦所化之新血，去腰脐间之陈瘀。至若胎外之血，因寒湿滞者，皆解之。黄芩减壮火而反于少火，则可以生气，与脾土湿热来伤，及开血之瘀闭，故为常服之剂。然当以脉之迟数虚弱加减之，有病可服，否则不必也。药者，但宜攻邪扶正，不比米谷，性味偏而不正，不可久服。《内经》曰：味之所入，各归所喜攻，气增而久，夭之由也。

《汤头歌诀》：妇人怀妊宜常服之，临盆易产且无众疾。当归、川芎、芍药、黄芩各一斤，白术半斤，为末，酒调服。丹溪曰："黄芩、白术，安胎之圣药。"盖怀妊宜清热凉血，血不妄行则胎安。黄芩兼阴退阳，能除胃热；白术补脾，亦除胃热。脾胃健则能化血养胎，自无半产胎动血漏之患也。

《金匮要略方论本义》：方中不过补虚清热而已。用酒以温和之，使气血足而常流行于周身，而后趋注胞中，养胎中之气血，不致于凝阻作痛，积热漏下，俾母不得其养，而并累及其子也。故方注云：常服则易产，胎无苦疾。即临蓐之际，母子之安全，可以预必矣。产后百病且主之，况妊娠时也！

《金匮悬解》：妇人妊娠，宜常服当归散主之。胎之结也，赖木气以生之，藉土气以养之，妊娠所以多病者，土湿而木燥也。燥则郁热而克土，故妊娠所以宜常服者，培养土木之剂也。当归散，白术燥土，归、芍润木，芎、黄芩，清热而行瘀，土旺木荣，妊娠无余事矣。

《伤寒约编》：当归养冲脉之血，白芍敛任脉之阴；白术健脾生血，条芩清热安胎；川芎以引入血海也。水煎温服，使经血内充，则胎热自化而脾气清和，胎无不安，何胎动之不宁哉。

《成方切用》：妊娠有宜常服者。冲任血盛，则能养胎而胎安。归、芎、芍药能养血而益冲任。又怀妊宜清热凉血，血不妄行则胎安，黄芩养阴退阳，能除胃热，白术补脾燥湿亦能除胃热。脾胃健则能运化精微，取汁为血以养胎，自无恶阻呕逆之患矣。

《金匮要略浅注》：故以当归养血，芍药敛阴。肝主血，而以芎䓖通肝气。脾统血，而以白术健脾土。其用黄芩者，安胎之法，惟以凉血利气为主，白术佐之，则湿无热而不滞，故白术佐黄芩，有安胎之能，是立方之意。以黄芩为主也，胎产之难，皆由热郁而燥，机关不利，养血健脾。君以黄芩，自无燥热之患。故曰常服易产，胎无疾苦，并主产后百病也。

《金匮要略正义》：当归、川芎温调厥阴经络，使气血和畅，易以长胎。然土为万物之母，脾为统血之脏，土畏木，芍药和脾以泄木，土恶湿，白术健脾以燥湿。然源，温燥药赖此，得既济之常矣；故妊娠宜常服。

《伤寒尚论辨似》：妇人妊娠之血，总贵充足而营运。故以补血行血之归、芎、为主，而以行阴之芍药，引入肝脏，则血无枯槁及留滞之患矣。但血盛则气亦盛，而多生热，热则恐其耗血，故以黄芩清之。又血足则阴亦足，而或聚湿，湿则恐其滞血，故以白术燥之。此在妇人，则行经畅快，而无癥瘕漏下诸虞。在妊娠，则荫子裕如，而无半产腹痛等弊。故俱可以为常服之主药也。至于妊娠、产前、产后，更以血为根本，尤所宜服，故悉主之。

《经方例释》：此黄芩汤去甘草，加归、芎、术也。一法作丸，名安胎丸，后人以芩、术为安胎圣药本此。《千金》有治妊娠腹中满痛。又心不得饮食方，用白术六两，芍药四两，黄芩三两，煎服，令易生，月饮一剂为善，即此方去芎、归也。

《金匮指归》：当归苦温多液，白术甘温多液，益土之阴，以生其阳；黄芩苦寒，气薄固阳于里，以长其阴土，以疏为补；以芍药苦平气泄疏之血，以温为补；芎䓖辛温气味温之。右五味，象土数也。杵为散，抱表里，不失其常也。

《金匮发微》：妊娠之妇，血凝而气聚，血凝则易生热，气聚则易生湿，湿热相抟，则病腹痛，当归散所以为常服之品也。归芍川芎以和血，黄芩以清热，白术以燥湿，但令湿热清而血脉和，其胎即安。后世医家有胎前宜凉之说，由此方用黄芩始也。

《金匮述义》：胎元蚀阴，故用补血行血之归芎，佐行阴濡肝之芍药，则血不枯槁留滞矣。阴蚀则涸，涸则生热，热恐耗血，故用黄芩之清。滋阴则阴盛，阴盛则生湿，湿恐留著，故又用白术之燥。如此则血行气畅，不寒不热，孕得荫而经正常矣。后人以芩术为安胎圣药，盖基于此也。

《圆运动的古中医学·金匮方解篇》：妊娠常服此散最宜。胎药以土木为主，白术补土，当归、川芎补木，芍药、黄芩清热以养血固胎也。胎热则动而不固，故于当归、川芎温性之中，加芍、芩以调之。

【医案举例】

1. 先兆流产（韩奕医案）

朱某，25 岁，护士，1975 年 4 月 26 日初诊。患者孕 7 月，因夜班劳累，于 3 天前出现阴道少量流血，妇科以“先兆流产”收住院，经西药治疗罔效，特邀中医会诊。到诊：阴道出血量较前稍增多，血色鲜红，面赤唇红，口渴咽燥，心烦不安，舌红，苔薄黄燥，脉滑稍数。辨证：热扰冲任，胎漏不止。立法：清热养血安胎。

处方：全当归 10 克，白芍 20 克，川芎 10 克，黄芩 15 克，炒白术 10 克，水煎服。服 1 剂药后，出血即止，服完 2 剂，诸症全消。出院休息 10 天后正常上班，至妊娠足月顺产一女婴。

按：本案“胎漏”乃缘患者孕后阴血聚以养胎，加之劳累耗及阴血，使机体阳热偏盛，热扰冲任，胞络受损而致。此时血虚不守为本，热扰漏下为标。投以当归散并重用一味黄芩苦寒坚阴专清邪热。如此不止血而出血自止，胎元得宁，故获显效。

2. 浅层点状角膜炎(聚星障)

王某，男，45 岁。1995 年 5 月 6 日初诊。自觉双眼艰涩不适，羞明流泪，视物模糊，反复发作 6 个月。曾用多种西药治疗无效，而要求中医药治疗。眼检：双眼视力 4.8，结膜充血（＋＋），睫状充血（＋），角膜表层可见点状浸润聚合成片，荧光素钠染色阳性。舌淡红、苔薄白，脉数。辨证风热毒邪上扰，犯于眼目，袭于黑睛。治宜疏风清热解毒，退翳明目。方用：当归、生地、生栀子、蝉蜕各 9 克，甘菊花、白蒺藜各 12 克，紫草 10 克，甘草 6 克，5 剂。局部用 0.1%利福平和无环鸟苷眼药水交替滴双眼，每 2 小时 1 次，每次 1 滴。二诊：自觉症状减轻，双眼结膜、睫状充血显著减轻，角膜点状浸润尚留少数。乃于上方中去栀子，加桑白皮、怀山药，7 剂。药后诸症消失，视力达 5.2 而获痊愈。

3. 黄褐斑

黄某某，女，28 岁。1987 年 6 月 13 日初诊。两颧部起褐斑 5 年。患者 5 年前妊娠时脸部逐渐出现褐斑，入夏色泽变深，冬季转淡，伴有月经延期，量少色淡，劳累后自觉脘腹胀满，口苦。肝功能检查正常。察舌质红、苔薄黄，面色萎黄，脉弦细。证属脾虚血不荣肤，兼有湿热内蕴。治拟健脾养血，佐以清化湿热。方选当归散加减：当归、生白术、茯苓各 15 克，生熟地 20 克，白芍、黄芩、白芷各 10 克，川芎 6 克。每日 1 剂，水煎两汁分服。外擦 3%双氧水，每日 3 次。前后共调治 35 剂，褐斑消失，月经正常。

4. 过敏性紫癜(肌衄)

童某，男，12 岁。1992 年 4 月 12 日初诊，双下肢皮疹反复发作半年。其母述患儿近半年来双下肢发出紫斑多处，大小不一，散在分布，时隐时退，层出不穷，每次皮疹发出时必有低热，双膝关节酸痛。经多家医院诊为“过敏性紫癜（关节型或单纯型）”，曾服用抗组胺类药物及泼尼松片，服时稍退，停服即发。刻下：患儿形瘦，面色萎黄，双下肢膝关节稍肿胀，膝关节以下指甲、绿豆、粟粒大的暗红、鲜红色斑疹，压之不褪色，微有压痛，

T:37.8℃(口)。察舌质红,苔薄黄。血小板、血常规均正常。诊断:过敏性紫癜(关节型)。证属脾不统血,兼有风邪入络、血热之征。治拟健脾摄血,佐以清化湿热,祛风搜络。拟当归散加味:当归15克,黄芩、赤白芍、防风、紫珠各10克,乌梅20克。每日1剂,水煎服。药进5剂,皮疹色泽转暗,关节肿痛减轻。迭服原方5剂,皮损大减,未见新斑疹再现。药已中的,再以上方加潞党参20克,续服5剂,皮损消退。恐其前症反复,嘱忌食鱼腥,每日服大枣50克善其后,告愈。

5. **带状疱疹(蛇串疮)**

蒋某某,男,72岁。1989年3月4日初诊。患者3天前自觉右侧头部阵发性疼痛,呈针刺样,自贴麝香镇痛膏,口服去痛片而痛不解。近3天来右眶上、额、顶部出现粟粒、绿豆大小的集簇斑丘疹、水疱疹6处,疱液晶莹透亮,周围绕有红晕,呈带状排列,累累如串珠,心烦纳差,口渴不欲食,右眼球结膜稍充血,眼轮稍肿胀,察舌质淡红,舌体胖边有齿痕,苔白腻,脉弦细。诊断:颜面带状疱疹。证属脾虚湿蕴,湿热蕴结。拟健脾清化湿热,佐以养血止痛。处方:当归、黄芩、赤白芍、川芎、板蓝根、银花、夏枯草各10克,生白术30克。水煎,每日1剂。外敷金黄散,每日3次。上方连服5剂,疱疹逐渐干瘪,纳食知味,然疼痛如故。再进原方加白芷5克,又服5剂,皮损结痂,疼痛大减。前后共调治15剂,诸症悉除。

【现代运用】

本方药物组成为当归芍药散去茯苓、泽泻加黄芩,具有养血健脾,清热除湿之功,但较当归芍药散其利湿作用不及而清热之力有余。临床见血虚兼湿热之象者服之无碍。可用治先兆流产、母婴血型不合之新生儿溶血病等胎产疾病,也可用于血虚湿热上攻之浅层点状角膜炎,另外由于血虚不能濡养,湿热外侵体表之各种皮肤病,如黄褐斑、过敏性紫癜、传染性湿疹样皮炎、带状疱疹等亦有良效。

第 16 章　栝楼薤白汤类方

栝楼薤白白酒汤

【方剂组成】

瓜蒌实一枚(24 克),薤白半升(12 克),白酒七升(适量)

【方药用法】

三味同煮,取二升,分温再服。

【配伍加减】

若寒邪较重者,可酌加干姜、桂枝、附子等以通阳散寒;气滞甚者,可酌加厚朴、枳实以理气行滞;兼血瘀者,可酌加丹参、赤芍等以活血祛瘀。

【方证释义】

本方功用通阳散结,行气祛痰,主治胸痹系由胸中阳气不振,痰阻气滞所致,证见胸背疼痛、痰多喘闷、气短不得卧,苔白腻而滑,脉沉弦者。诸阳之气受于胸中而转行于背,胸中阳气不振,津液不得输布,凝聚为痰,痰阻气机,故胸部满痛,甚或胸痛彻背;痰浊阻肺,肺失宣降而上逆,故喘息咳唾,短气;舌苔白腻,脉沉弦或紧,均为痰浊结聚之征。方中瓜蒌为君药,利气宽胸,祛痰散结;薤白为臣药,温通胸阳,行气散结止痛,瓜蒌与薤白相配,一可除痰结,二可通气滞,二药相辅相成,是治疗胸痹的要药。白酒为佐药,发挥其上行升散,行气活血之功,可以助薤白行气通阳。栝楼薤白白酒汤中方药三味,诸药配伍严谨,共奏通阳散结,行气祛痰之功,使胸中阳气宣通,痰浊消除,气机通畅,胸痹自除。

【主治病证】

胸痹之病,喘息咳唾,胸背痛,短气,寸口脉沉而迟,关上小紧数。栝蒌薤白白酒汤主之。

【历代名医方论】

《王旭高医书六种・退思集类方歌注》:薤白滑利通阳,瓜蒌润下通阴,佐以白酒熟谷之气,上行药性,助其通经活络,而痹自开。胸中阳也,而反痹,则阳不用矣。阳不用则气上下不相顺接,其津液必凝滞而为痰,故喘息咳唾,胸背痛,短气等证见矣,脉紧沉迟为阳虚之验,故主以通阳。

尤怡《金匮要略心典》:胸中阳也,而反痹,则阳不用矣。阳不用,则气之上下不相顺接,前后不能贯通,而喘息、咳唾、胸背痛、短气等症见矣。更审其脉,寸口亦阳也,而沉迟,则等于微矣。关上小紧,亦阴弦之意,而反数者,阳气失位,阴反得而主之,《易》所谓阴凝于阳,《书》所谓牝鸡司晨也。是当以通胸中之阳为主。薤白、白酒,辛以开痹,温以行阳。栝蒌实者,以阳痹之处,必有痰浊阻其间耳。

周扬俊《金匮玉函经二注》:寒浊之邪,滞于上焦,则阻其上下往来之气,塞其前后阴阳之位,遂令为喘息、为咳唾、为痛、为短气也。阴寒凝泣,阳气不复自舒,故沉迟见于寸口,

理自然也。乃小紧数复显于关上者，何耶？邪之所聚，自见小紧，而阴寒所积，正足以遏抑阳气，故反形数。然阳遏则从而通之，栝蒌实最足开结豁痰，得薤白、白酒佐之，既辛散而复下达，则所痹之阳自通矣。

焦树德：此方为《金匮要略》胸痹心痛短气篇的第一张药方。主治胸痹，症见喘息咳唾，胸背痛，短气，寸口脉沉而迟，关上小紧数（即阳微阴弦之意）者。以本方为主随证加减，治疗胸痹、心痛，确有良效。故自汉至今，瓜蒌薤白剂已成为治疗胸痹的著名方剂。我治疗经西医诊断为冠心病、心肌炎等病而出现心绞痛、胸痛彻背、背痛彻胸、心慌短气等症，观其脉见寸沉关弦或寸关弦滑沉紧而属中医胸痹病者，常用瓜蒌薤白剂随证加减，并把药方暂定名为胸痹汤：瓜蒌 30～40 克，薤白 10～15 克，半夏 10 克，桂枝 3～12 克，檀香（后下）6～9 克，茯神木 30 克，红花 10 克，苏梗 10 克，五灵脂 9～12 克，蒲黄 6～10 克，焦山楂 10 克，赤芍 12 克。临证时需随证加减应用。药效不明显时，会饮酒者每次服药时兑入黄酒 20 毫升，不会饮酒者可兑入米醋 20～30 毫升。心绞痛发作频繁且痛重者，则另用苏合香丸 0.5～1 丸随汤药服。此方每收良好效果，请参考试用。

杨兆林《临证实战解经方》：瓜蒌薤白白酒汤——心脏病神方，一瓜蒌薤白白酒汤之所以冠之以“神方”，是因为只有如此才能表达我的感慨。我说心脏病而不说胸痹或者冠心病是因为它的适应证远不止，是我用来治疗心脏病的专方、基础方，各种心脏病都要选用，离了它不行。

大家可能质疑难道不辨证吗？辨证是必须的，但是不是在选方上辨证，而是在瓜蒌薤白白酒汤用法上辨证，至于瓜蒌薤白白酒汤这个基础方是“一百年不动摇的”。

怎么变化应用我觉得很重要：首先是瓜蒌，现在药房一般就是全瓜蒌和瓜蒌仁两种，瓜蒌仁这里是不用的了，但是仅仅全瓜蒌是不够的，我运用很重要的一点就是根据情况，选用全瓜蒌或者瓜蒌皮，瓜蒌皮一般药店没有，只要多开点全瓜蒌让患者去掉仁，什么时候用全瓜蒌什么时候用瓜蒌皮，简单的一点看大便，只要偏稀的都用皮，黏腻、干结的用全瓜蒌，辨证上因为胸痹寒凝心脉痹阻的很多，所以用皮的情况很多，用全瓜蒌因为瓜蒌仁偏寒滑肠，不利于病情，而实热证大便黏腻、干结的用全瓜蒌才更好。瓜蒌皮最少要用 30 克，全瓜蒌一般 30 克，大便干结可以用 50 克，量少效果差，这是君药。其次是薤白，这个药非常重要是温通心阳的第一要药，比桂枝、附子什么的都重要，必不可少，而且可以豁痰。但是这个剂量要调节，夹杂实热、湿热、虚热等情况（加其他配伍）也要用 15 克，如果是虚寒体质或心阳痹阻明显至少要用到 30 克。白酒在里面很重要，如果是非急性期没有胸痛的话不方便可以不加，但是胸痛明显或者急症的时候必须加，现在一般用即墨黄酒，煎煮的时候酒水各半。

以上三味主要的药说完了，其他就是配伍变化了，临证加减很多，我说几个比较重要的：心脏病患者多有喘息，上楼、运动则喘息，这个时候一定要加麻黄，根据病人情况，虚寒、少汗的多加可用 5～10 克，再大量就最好先去沫了，对于其他有热象或者多汗或者心率过快的用 3 克足矣（这也是让我惊叹的地方，3 克麻黄就效果非凡，麻黄真是好药，可惜现在用的人越来越少了，我还有成人方用 1.5 克治疗鼻炎很多例子），对于喘息较重的，如果这时候想加大点量最好合用山茱萸、五味子等药，本来生石膏是佐制麻黄的好药，但是心脏病用的时候不太多，还有疼痛的时候要合用金铃子散、失笑散，调和营卫合用桂枝汤，解决动脉硬化症加用海藻，清理血管降低血脂要用三黄，稳定心率要加黄连，大汗不止要加生龙牡、山萸肉等等，我不加解释了，这是我的经验也可能大家不认同，但是希望大家都能多用用瓜蒌薤白白酒汤，必定不会让你失望,我面对心脏病患者从来信心满满就来源于这个方子,神方是我在临床体会出来的。现在安心脏支架的太多了,我个人是极其反对的,除非急性心梗为了挽救生命以外,我都不主张安,用中药疏通血管、改善新陈代谢才是王道,瓜蒌薤白白酒汤就是我的最犀利武器。

【医案举例】

1. 胸痹

薛某某,男,54 岁。既往有冠心病及高血压病史,近来恒感胸闷不舒,呼吸不畅,时有心绞痛发作,头昏且痛,夜寐不实,苔腻脉弦。此乃痰浊痹阻,胸阳痞塞所致,拟方通阳散结,豁痰下气。用瓜蒌薤白白酒汤加味:全瓜蒌 30 克,薤白头 12 克,丹参 12 克,娑罗子 12 克。水酒同煎上药,分二次服,连服一周,胸闷已松,心绞痛亦未发。[中医杂志,1964(6)]

2. 胸膜炎

周某某,男,25 岁。1974 年 8 月 21 日,发冷,发烧,右胸剧痛,咳嗽,来门诊。诊断为渗出性胸膜炎。治用瓜蒌薤白白酒汤:瓜蒌实 50 克,薤白 20 克,水煎后加白酒(60 毫升)一小杯,早晚各服一次,连服 10 剂痊愈。一月后复查未见异常。[吉林中医,1981(2):47]

3. 慢性气管炎

黄某某,男,47 岁。咳喘多年,每逢秋末冬初病情加重,用西药消炎镇咳只能缓解,曾服中药效果不显,诊见形寒畏冷,面容憔悴,晨起颜面浮肿,口唇发绀,呼吸困难,张口抬肩,夜不能平卧,咯吐白沫痰,舌质紫暗,苔淡白,两寸脉沉迟,关脉紧数两尺无力,此乃虚寒咳喘之证,肺为寒邪侵困,故短气不足以息,肺为娇脏,沉寒痼冷,日久天长,尤逢夜半阳气衰弱之时,则病情加重,日中阳旺之时则少缓解,故投瓜蒌薤白白酒汤:全瓜蒌 75 克,薤白 40 克,干姜 20 克,细辛 5 克,五味子 20 克,白酒 10 毫升。每剂煎分二次温服,白酒后入。服药一次后即咯吐大量白痰,气短随之好转,按上方服十四剂,后又服真武汤二十剂,如今咳喘均愈而参加劳动。[黑龙江中医药,1989(4):31]

4. 咳嗽

白某,伤风咳嗽,月余未愈。时觉胸中痞满,须用意作咳一二声则爽,或感觉胃中有气上冲,亦须发出咳嗽数声,或有嗳气始舒,大便不畅,常数日一行。曾就数医疗治,均无见效。此因痰浊上壅,肺气郁结,治以通气化痰降逆。瓜蒌仁 9 克,薤白 9 克,苦杏 6 克,白前 6 克,旋覆花 6 克,枳实 4.5 克,化橘皮 3 克,竹茹 9 克,桔梗 3 克,川贝 6 克。服 4 剂,胸闷已舒,大便通畅,诸恙悉安。(刘铁庵医案,录自何任等.金匮方百家医案评议.杭州:浙江科学技术出版社,1991)

5. 梅核气

沈某,男,56 岁。1977 年 8 月 3 日初诊。喉头梗梗,胸闷不畅,病起一月,食后欲泛,苔布粗厚,脉弦大有力。此痰气胶结,阻于膈上,拟栝蒌薤白白酒汤加味。薤白头 5 克,瓜蒌皮 12 克,苏子、苏梗各 6 克,海浮石 12 克,薄荷叶 5 克,黛蛤粉 18 克,白胆星 5 克,玄明粉冲 10 克,炒天虫 12 克,煅礞石 18 克。5 剂。

二诊:8 月 9 日。药后喉梗大平,泛泛亦得大缓,苔仍厚腻,便不溏薄,再以效方巩固之。薤白头 6 克,瓜蒌皮 12 克,玄明粉(冲)10 克,厚朴 5 克,石菖蒲 6 克,煅礞石 12 克,白胆星 5 克,法半夏 6 克,炒天虫 12 克,苏子、苏梗各 6 克。5 剂。(张宗良医案,录自何任等.金匮方百家医案评议.杭州:浙江科学技术出版社,1991)

6. 心肌梗死

男,71 岁,2003 年 12 月 5 日入院。主诉胸痛 1 周。患者反复出现胸闷如窒,胸痛彻背,向左肩臂放射,稍动即发。舌暗苔白厚,脉弦滑。心电图提示:广泛性 ST 段下移;心肌酶正常。临床诊断:急性冠脉综合征。患

者拒绝冠脉造影。中医诊断为“真心痛”，辨证为胸阳不振，痰阻血瘀，心脉失养。拟瓜蒌薤白汤加味：全瓜蒌、薤白各 30 克，法半夏、桂枝、厚朴、红花、檀香各 10 克，枳实、丹参各 15 克，砂仁、甘草各 6 克，桃仁 12 克，水煎服，日 1 剂，每服 150 毫升，日 3 次，同时静点复方丹参针剂，3 日后，症状已明显减轻，胸痛发作减少，但发作时胸闷仍甚。考虑为宽胸不力，遂增薤白至 60 克，1 剂后，胸闷即减，续服 5 剂，胸痛已少有发作，巩固 10 日，其症状基本消失。心电图在服药期间逐渐好转，共住院 25 天，出院时 ST 段已上升至正常范围。随访 1 年，病情一直稳定。[孟德玉，王昃睿．瓜蒌薤白汤运用体会．光明中医，2006，21(6)：47]

7. **心绞痛**

女，50 岁，2005 年 4 月 15 日入院。主诉胸闷胸痛背寒 3 月。每劳累时出现胸痛，感肘膝关节以下寒冷，舌淡苔薄白，脉沉紧。既往有冠心病病史。入院心电图提示：下壁心肌缺血。诊断：冠心病心绞痛；中医诊断：胸痹。辨证为心阳不足，痰浊内阻，心脉不畅。拟瓜蒌薤白汤加味：全瓜蒌、薤白各 30 克，法半夏、厚朴、桃仁、檀香各 10 克，桂枝、枳实各 12 克，丹参 15 克，红花 8 克，砂仁、甘草各 6 克，服方 3 剂，胸闷胸痛减轻，但背寒及四肢不温不减，考虑为通阳不够，遂守前方增桂枝至 20 克，并加黄芪 15 克，木通 10 克以益气通阳。3 剂后，上述症状已明显好转，但夜间背寒仍较突出，遂增桂枝至 30 克，再服 3 剂，其症大减，仅有轻度胸闷，胸痛消失，下肢已温。续服 5 剂，其症状若失，遂出院调理。1 月后复诊，诉再现背寒肢冷，嘱再服前方，而获效，后改做水丸坚持服用巩固治疗 3 月，随访至今，病情未再发作。[孟德玉，王昃睿．瓜蒌薤白汤运用体会．光明中医，2006，21(6)：47]

8. **陈旧性胸内伤患者**

张某某，男，17 岁，1991 年 5 月就诊。诉 2 年前练习举重用力不当，致胸部疼痛不敢深吸气，咳嗽震痛，但外无肿胀及固定压痛点。经服用跌打丸、云南白药、百宝丹等药后缓解，但遗留胸部闷胀感伴短气，劳累后症状加重，此次买煤推车后胸部胀痛而就诊。检查见两侧胸廓对称。自感右侧胸部疼痛不舒，呼吸不畅，语言低微，时需深吸一口长气方感舒适，脉细弱涩滞，苔薄白。心电图检查无异常。临床诊断为陈旧性胸内伤而致胸阳不振、气机结滞。治宜通阳散结，行气止痛。处方：全瓜蒌 15 克，薤白 12 克，广木香 9 克，枳壳 9 克，青陈皮各 9 克，乌药 9 克，元胡 9 克，炙甘草 9 克，白酒 30 克。水煎，饭后服用。服药 3 剂后症状大部缓解停诊。3 个月后遇劳累又复发，续按上方嘱服 8 剂而痊愈，至今未见复发。[焦鼎九．瓜蒌薤白白酒汤加减治疗陈旧性胸内伤，四川中医，2005，23(4)：82]

【现代运用】

本方临床上运用广泛，常用于治疗冠心病心绞痛、非化脓性肋骨炎、肋间神经痛等属胸阳不振，痰浊内阻者。

现代药理作用：①扩张血管：瓜蒌薤白汤以及汤药中单味药瓜蒌均有明显的扩张血管的作用，主要影响冠状动脉血管和外周血管，这些作用能降低外周血管阻力，改善血液循环。②抗缺氧：实验表明，瓜蒌薤白汤能明显延长正常小鼠和心肌缺氧小鼠的常压缺氧生存时间，单味瓜蒌和薤白也均有此作用，且以薤白作用为强，二药合用有明显的协同作用。③保护缺血心肌：瓜蒌薤白汤对动物急性心肌缺血的心脏有保护作用。④抑制血小板聚集：瓜蒌薤白汤体内外给药均有抑制血小板聚集作用。⑤改善脂质代谢：瓜蒌有降低动物血清总胆固醇作用。薤白也有降低动物总脂和血清过氧化脂质作用，并且有抗动脉粥样硬化作用。⑥其他：瓜蒌还有祛痰、抗菌的作用，对呼吸道常见致病菌大肠杆菌、肺炎双球菌、链球菌、流感杆菌、变形杆菌有不同程度抑制作用，薤白有止喘的作用，对肺炎球菌、金黄色葡萄球菌、八叠球菌也有着一定程度的抑制作用。

栝楼薤白半夏汤

【方剂组成】

栝蒌实（捣）一枚（12克），薤白三两（9克），半夏半斤（9克），白酒非现代之白酒，实为黄酒，或用醪糟代之亦可（一斗，70毫升）

【方药用法】

上四味，同煎，取四升，温服一升，日三服。

【方证释义】

本方功用通阳散结，祛痰宽胸。主治胸痹，痰浊较甚，心痛彻背，不能安卧者。本方是由栝楼薤白白酒汤加半夏而成，方中栝楼清热化痰，宽胸散结；半夏辛散消痞，化痰散结，栝楼配半夏，化痰消痞，二药相配，相辅相成，化痰消痞，宽胸散结之功显著；薤白辛温通阳，豁痰下气，理气宽胸，白酒通阳，可助药势。

【主治病证】

胸痹不得卧，心痛彻背者，栝蒌薤白半夏汤主之。

【历代名医方论】

尤怡《金匮要略心典》：胸痹不得卧。是肺气上而不下也。心痛彻背。是心气塞而不和也。其痹为尤甚矣。所以然者。有痰饮以为之援也。故于胸痹药中。加半夏以逐痰饮。

《古方选注》：君以薤白，滑利通阳；臣以栝楼实，润下通阻；佐以白酒熟谷之气，上行药性，助其通经活络而痹自开，而结中焦而为心痛彻背者，但当加半夏一味，和胃而通阴阳。

栝楼薤白白酒汤、栝楼薤白半夏汤的鉴别：两方均以栝楼配伍薤白为基础，皆具有通阳散结、行气祛痰之功，用于治疗胸阳不振、痰阻气滞之胸痹。但栝楼薤白白酒汤药力较小，是通阳散结、行气祛痰的基础方，适用于胸痹而痰浊较轻者；瓜蒌薤白半夏汤是在瓜蒌薤白白酒汤基础上伍用半夏，增强祛痰散结之力，适用于胸痹而痰浊较甚者。

【医案举例】

1. 胸痹

王某，女，35岁。胸中满闷，心痛彻背，上气喘急，呼吸困难，大便不利，脉象沉滑，舌苔白腻。诊断：浊阴上逆，气壅上焦，胸阳阻滞，升降不利。主以通阳泄浊法，以瓜蒌薤白半夏汤加味治之，4剂而愈。瓜蒌实9克，薤白6克，法半夏6克，枳实4.5克，杏仁泥6克，桂枝4.5克，橘皮5克。水煎服。（赖良蒲．蒲园医案．南昌：江西人民出版社，1965：84）

2. 冠心病心绞痛

安某，女性，74岁，1965年6月14日初诊。患心绞痛1年多，常胸前剧痛，每发作则不能平卧，呼吸困难，大汗出，经常服用硝酸甘油、氨茶碱，大便干，口干不思饮，苔白厚，脉弦细。证属痰阻胸阳、瘀血阻络，治以化痰通阳、祛瘀通脉，与瓜蒌薤白半夏汤加味：瓜蒌45克，薤白27克，半夏70克，白酒60毫升，桂枝10克，枳实10克，桃仁10克，陈皮30克，白芍12克。以水煎服。结果：上药服3剂，痛减，但小有劳则发心区痛，上方加茯苓12克，继服6剂，胸痛时作时休，仍以上方稍加减，服1个月后胸痛不再发作。［冯世纶．经方传真（修订版）．北京：中国中医药出版社，2008：258-259］

3. 心律失常

王英治疗心律失常50例，用瓜蒌薤白半夏汤。基本方为瓜蒌、薤白、制半夏、白酒适量。辨证用药：心气虚证减制半夏，加黄芪、人参、桂枝、丹参、苦参、川芎、炙甘草、炒酸枣仁、五味子；心血虚证减制半夏，加阿胶、太子参、麦冬、龙眼肉、柴胡、柏子仁、白术、炙甘草；心阳虚证加桂枝、制附子、人参、丹参、红

花、茯苓、龙骨、牡蛎、炙甘草；心血瘀阻证加丹参、红花、桃仁、赤芍、川芎、柴胡、降香、合欢皮、夜交藤；水饮凌心证加桂枝、白术、茯苓、生甘草、炙麻黄、杏仁、紫苏子、葶苈子、丹参、制远志、红花、大枣。每日1剂，水煎分3次温服。治疗1个月后统计疗效。服药后逐渐停用抗心律失常药物。嘱患者避免精神刺激，充分安静休息。结果50例中治愈30例，好转15例，无效5例，总有效率90%。[王英．瓜蒌薤白半夏汤治疗心律失常50例．中国中医急症，2005，14(4)：369-370]

4. 慢性肺源性心脏病

王某，男，75岁。2001年2月13日初诊。主诉：咳嗽、咯痰、气喘反复发作10余年，再发加重1周。患慢性阻塞性肺气肿、肺心病10余年，每逢受凉即发，发作时，咳嗽，咯白或黄痰，经西医抗感染、止咳、平喘等治疗方能缓解。数日前受凉后，上症再发并加重，西医治疗效果不佳，来求中医。刻诊：咳嗽、气喘，咯白色清稀痰、量多，伴心悸胸闷，气急，畏寒怕冷，下肢浮肿，小便量少，口唇紫绀，舌体胖，边有齿痕，苔白腻，舌下脉络粗张，脉促(脉率110次/分)。心电图示：肺型P波，右心室肥大，频发性早搏。西医诊断：慢性肺源性心脏病。中医诊断：肺胀。证属胸阳痹阻，痰瘀互结。拟通阳散结、豁痰祛瘀。药用全瓜蒌15克，薤白头10克，制半夏10克，白术10克，制附子10克，茯苓10克，桂枝6克，紫丹参15克，细辛3克，生姜3片，白酒2两。每日1剂，水煎服，连服7剂。二诊：服上方后，心悸咳喘改善，浮肿已退，原方去制附子、细辛、生姜，加炙黄芪20克，补骨脂15克，蛤蚧1对，续服20剂。三诊：咳喘、心悸、胸闷缓解，浮肿消退，尿量增多，脉率76次/分，无早搏。心电图检查示肺型P波，未见早搏。原方服10剂，以资巩固。[王晓戎，冯梅．瓜蒌薤白半夏汤临床新用四则．实用中医内科杂志，2008，22(12)：83-84]

5. 原发性肺癌

付某，男，66岁。2002年3月21日初诊。主诉：咳喘、胸痛，伴痰血4个月。患者4月前发生咳喘气急，胸闷胸痛，痰中带血，伴纳差，神疲乏力，形体日渐消瘦，舌质红，苔黄白而腻，小便稍黄，大便稀溏，脉沉细弱。CT及痰脱落细胞学检查报告示：中央型肺癌(鳞癌)，肿块大小约2厘米×2.5厘米。患者因年老拒绝西医治疗，寻求中医。中医辨证为肺脾两虚，痰凝气滞，热毒内蕴，日久致成肺积。治宜健脾益肺，化瘀解毒，理气豁痰。药用全瓜蒌30克，薤白头10克，法半夏10克，淮山药15克，南北沙参各15克，茯苓12克，莪术10克，白花蛇舌草30克，半枝莲30克，半边莲30克，炒二芽各20克。10剂，水煎，日服1剂。复诊：服上方后，咳嗽、胸闷、气急减轻，痰血消失；上方去莪术，加党参15克，黄芪20克，连服6月，诸症消失，行CT检查：肿块缩小至0.5厘米×1.0厘米，断续服药，随访3年，诸症未发，多次CT复查，未见肿块增大。[王晓戎，冯梅．瓜蒌薤白半夏汤临床新用四则．实用中医内科杂志，2008，22(12)：83-84]

6. 慢性胃炎

邓某，女，50岁。2003年7月10日初诊。主诉：胃脘不适3年。该患者3年前出现胃脘部痞满胀痛，情志失调或饮食不节上述症状加剧。胃镜病理诊断：慢性萎缩性胃炎。曾服用斯达舒、洛赛克、胃舒平、养胃舒、三九胃泰等中西药治疗，疗效不显著。1周前因过食生冷，出现上腹部痞满胀痛，伴嘈杂不适，不欲饮食，反酸嗳气，大便溏薄，舌质淡、苔白腻，脉弦滑。辨证为肝气犯胃，胸阳闭阻。治宜疏肝和胃、通阳宣痹。药用全瓜蒌15克，薤白头10克，姜半夏10克，杭白芍10克，佛手干10克，九香虫10克，丹参10克，蒲公英20克，甘松6克，炙甘草6克。7剂。水煎服。二诊：服上药后，上腹部痞满胀痛明显减轻，食欲较前增加，无反酸，大便较溏，舌淡苔薄白，脉细。上方去九香虫、蒲公英，加潞党参15克，焦白术、茯苓各10克。续服20剂，诸症缓解。效不更方，前方续服2月余。2003年10月复查胃镜，诊断为慢性浅表性胃炎，后予香砂六君丸善后。[王晓戎，冯梅．瓜蒌薤白半夏汤临床新用四则.实用中医内科杂志，2008，22(12)：83-84]

7. **慢性胆囊炎**

孔某，女，32岁。2006年7月5日初诊，患者自诉慢性胆囊炎病史4年余，平素右胁部隐痛反复发作，1周前因过食油腻之品病情再次发作，且伴有胸部闷痛，如有物阻塞感，背部沉重感，自服消炎利胆片无效。查心电图未见异常。墨菲征阳性。查舌暗，苔厚腻，脉弦滑。中医辨证应属“胸阳不振，痰浊瘀阻”，治疗以“温通胸阳，祛痰止痛”为主，拟以瓜蒌薤白半夏汤加味。拟方：瓜蒌20克，薤白20克，半夏10克，柴胡20克，川楝子10克，元胡20克，苍术10克，白术10克，石菖蒲10克，陈皮6克，茯苓10克。应用5剂后症状基本消失，舌质暗，苔薄白。在原方基础上加用活血化瘀和清热解毒之品，前后应用30余剂，至今未再发作。[段雪光．瓜蒌薤白半夏汤临床应用经验．中国现代医生，2008，46(7)：91]

8. **神经官能症**

王某，女，47岁。2005年8月5日初诊。患者平素性格内向。近日因工作不如意心情不佳。时觉咽部及心前区闷塞不适，如有物梗阻感，夜间偶有闷痛感。曾查心电图及胸片均正常。舌质紫暗，苔腻，脉濡细而弦。此为情志不遂，痰气互阻。治疗以“开痹涤痰解郁”为法。予瓜蒌薤白半夏汤加味。拟方：法半夏6克，薤白10克，瓜蒌皮10克，生代赭石(先煎)15克，炒枳实6克，厚朴6克，制香附12克，炒元胡10克，丹参15克，广郁金10克，茯苓12克，莱菔子10克，石菖蒲6克，合欢皮20克。此方加减出入20余剂，患者病情痊愈。[段雪光．瓜蒌薤白半夏汤临床应用经验．中国现代医生，2008，46(7)：91-92]

9. **乳腺增生病**

黄某，女，34岁。2004年8月5日初诊。主诉：右侧乳房胀痛5年，加重半年。该患者近5年来月经延期，经常乳房胀痛，近半年来，右侧乳房胀痛加重，饮食可，二便正常，舌苔薄腻，脉弦滑。体检：右侧乳房外上方肿块，约3厘米×2厘米，质韧不坚，边缘欠清，推之活动，与皮肤不相粘连。钼靶扫描示：右侧乳腺小叶增生。辨证为肝郁气滞痰凝，冲任失调，拟疏肝理气，调摄冲任，消痰散结。药用全瓜蒌15克，薤白头9克，法半夏10克，醋柴胡10克，当归10克，赤、白芍各10克，香附10克，广郁金10克，生草6克。连服3月，肿块全部消失，月经恢复正常。[王晓戎，冯梅．瓜蒌薤白半夏汤临床新用四则.实用中医内科杂志，2008，22(12)：83-84]

10. **反流性食道炎**

胡某，男，48岁，2000年4月15日就诊，剑突下烧灼样痛3月，加重2天。伴反酸、嗳气、胸骨后疼痛，两胁胀痛，脾气急躁，经常有烧心感，尤其在夜间明显，胃纳减少，夜寐差，舌质暗红，苔黄稍腻，脉弦细。心电图结果：窦性心动过缓。电子胃镜提示：反流性食道炎。辨证为肝旺乘脾，脾失健运，痰热互结。治予疏肝理气，和胃降逆，清热化痰，方选瓜蒌薤白半夏汤合柴胡疏肝散加减：瓜蒌10克，薤白10克，半夏12克，柴胡12克，旋覆花6克，金铃子10克，元胡10克，栀子10克，竹茹6克，蒲公英10克，海螵蛸10克，甘草6克。每日1剂，水煎服，治疗1周后，患者自觉反酸、嗳气，两胁胀痛明显减轻，继续辨证治疗2周，诸症消失，巩固治疗1周痊愈。至今未发。[青姚，杨丽妍．瓜蒌薤白半夏汤临床应用举隅．广西中医学院学报，2003，6(2)：32]

11. **老年咳喘**

蔡某，男性，59岁，干部，1993年12月6

日就诊。病史：反复咳嗽、咳痰5年，加重1周，因1周前受风寒，咳嗽加重，喘促气急，痰多泡沫，伴恶心发热无汗，舌苔薄白，脉浮弦，查体：T37.5℃，R20次/分，BP 14/10千帕（105/75毫米汞柱），双肺可闻干啰音，心界不大，心律正，心率84次/分，各瓣膜无杂音，肝脾未及，X线检查：双肺纹理增强，白细胞计数及分层：WBC 9.6×10^9/升，S 0.67，L 0.33。临床诊断：慢性支气管炎急性发作，中医辨证：咳嗽，风寒束肺，治宜宣肺化痰，祛风散寒，予瓜蒌薤白半夏汤加减，处方：瓜蒌25克，薤白9克，麻黄10克，杏仁、紫菀、半夏、款冬、苏叶各15克，荆芥10克，甘草6克，水煎服，每次服150毫升，日2次口服，上方连服2周，咳嗽咳痰基本控制，肺部体征消失。[李光华，金汤，纪福利．增损瓜蒌薤白半夏汤治疗老年咳喘46例．中医药信息，1997，(2)：22]

【现代运用】

栝楼薤白半夏汤由栝楼、薤白、半夏组成，具有广泛的应用价值，可以用于治疗多种病症，胃肠痉挛、胃肠道感染等消化系统疾病，咳嗽、哮喘等呼吸系统疾病，高血压、心律失常等心血管系统疾病，神经系统疾病以及其他系统疾病等等。

现代临床常用本方治疗冠心病心绞痛、风湿性心脏病、室性心动过速、慢性阻塞性肺病、创伤性气胸、老年咳喘、慢性支气管肺炎、肋间神经痛、乳腺增生、慢性胆囊炎等患者。原方加减：用本方加丹参、三七、檀香等治疗冠心病；加浙贝母、芥子、乳香、没药治疗乳腺增生；加紫菀、款冬花等治疗老年咳喘；加杏仁、石菖蒲、射干、紫菀等治疗慢性支气管炎；加枳壳、大腹皮、葛根、丹参等治疗慢性胆囊炎等，都取得了一定程度的效果。

枳实薤白桂枝汤

【方剂组成】

枳实四枚（12克），厚朴四两（12克），薤白半升（9克），桂枝一两（3克），瓜蒌（捣）一枚（12克）

【方药用法】

上五味，以水五升，先煮枳实、厚朴，取二升，去滓，内诸药，煮数沸，分温三服。

【加减变化】

若寒重者，可酌加干姜、附子以助通阳散寒之力；气滞重者，可加重厚朴、枳实用量以助理气行滞之力；痰浊重者，可酌加半夏、茯苓以助消痰之力。

【方证释义】

本方功用通阳散结，祛痰下气，主要用于治疗胸痹证，因胸中的阳气不振，阴寒凝滞，影响津液的运行，凝聚成痰，阻滞气机，使胸中阳气不得宣通所致，以胸阳不振为本，痰阻气滞而气逆为标。方中栝楼用的是全瓜蒌，味甘性寒入肺，涤痰散结，开胸通痹之功强；薤白辛温，宣通胸阳，散寒化痰，能散胸中凝滞之阴寒、化上焦结聚之痰浊、宣胸中阳气以宽胸，乃治疗胸痹之要药，栝楼与薤白配伍，能散胸中凝滞之阴寒，共为君药。枳实下气破结，消痞除满；厚朴下气除满，燥湿化痰，二者同用，共助君药宽胸散结、下气除满、通阳化痰之效，均为臣药。佐以桂枝温通经脉，助阳化气，平冲降逆。诸药配伍，使胸阳振，痰浊降，阴寒消，气机畅，则胸痹而气逆上冲诸证可除。

【主治病证】

胸痹心中痞，留气结在胸，胸满，胁下逆抢心，枳实薤白桂枝汤主之；人参汤亦主之。

【历代名医方论】

《金匮要略释义》：阴气结于胸间，故以枳实泄其胸中之气，厚朴泄其胁下之气，桂枝通心阳，瓜蒌、薤白开结宣气，病邪自去。

徐彬《金匮略论注》：胸痹而加以心中痞，胸满，似痞与结胸之象，乃上焦阳微，而客气动隔也。经云：留气结在胸，即客气也。更胁下逆抢心，是无独上焦虚而中焦亦虚，阴邪得以踞之，为逆为抢。故于薤白、栝楼，又加枳、朴以开其结，桂枝行阳以疏其肝。人参汤亦主之者，病由中虚，去其太甚，即可补正，以化邪也。

魏念庭《金匮要略方论本义》：心中痞气，气结在胸，正胸痹之病状也，再连胁下之气俱逆而抢心，则痰饮水气，俱乘阴寒之邪，动而上逆，胸胃之阳气，全难支拒矣。故以枳实、厚朴开郁温中，薤白、桂枝升阳益胃微用栝楼实而不用根，以甘代苦，使作先驱，引阳入阴。犹必先后煮治，以融和其气味，俾缓缓除其结聚之邪。

吴谦《医宗金鉴·订正金匮要略注》：心中，即心下也。胸痹病，心下痞气，闷而不通者虚也。若不在心下，而气结在胸，胸满连胁下，气逆撞心者实也。实者用枳实薤白桂枝汤主之，倍用枳、朴者，是以破气降逆为主也。虚者用人参汤主之，是以温中补气为主也。由此可知痛有补法，塞因塞用之义也。

黄元御《金匮悬解》：胸痹心中痞塞，浊气留结在胸，胸膈壅闷，胁下气逆上抢于心，是皆胆胃逆升，浊阴不降之故也。枳实薤白桂枝汤，枳实、薤白破壅塞而消痹结，栝楼、桂枝涤浊瘀而下冲气也。

陈元犀《金方歌括》：枳实、厚朴泄其痞满，行其留结，降其抢逆，得桂枝化太阳之气而胸中之滞塞自开，以此三药与薤白、栝楼之专疗胸痹者而同用之，亦去痰莫如尽之旨也。"

唐宗海《金要略浅注补正》：用药之法，全凭乎证，添一证则添一药，易一证亦易一药。观仲景此节用药，便知义例严密不得含糊也。但解胸痛，则用栝楼薤白白酒，下节添出不得卧，是添出水饮上冲也，则添用半夏一味以降水饮，再下一节又添出胸痞满，则加枳实以泄胸中之气，胁下之气亦逆抢心，则加厚朴以泄胁下之气。仲景凡胸满均加枳实，凡腹满均加厚朴，此条有胸满胁下逆抢心证，故加此二味，与上两方又不同矣。

蔡陆仙《中国医药汇海·方剂部》：因此条有痞气，胁下栝楼薤白桂枝汤不但多枳、朴，且增一桂枝，只此一味，当非泛泛加入，逆抢心症，则系心气被阻，不得下交，故用桂枝以下气，导心火下交太阳，以成其气化斡旋之功用。即理中加桂，亦是因脾气不运，水气滞逆，亦用桂枝，其义可思矣。

【医案举例】

1. **胸痹**（曹颖甫医案）

惟劳力伛偻之人，往往病胸痹，予向者在同仁辅元堂亲见之。病者但言胸背痛，脉之，沉而涩，尺至关上紧，虽无喘息咳吐，其为胸痹，则确然无疑。问其业，则为缝工。问其病因，则为寒夜伛偻制裘，裘成稍觉胸闷，久乃作痛。予即书栝楼薤白白酒汤授之。方用：栝蒌 15 克，薤白 9 克，高粱酒 1 小杯。2 剂而痛止。翌日，复有胸痛者求诊，右脉沉迟，左脉弦急，气短。问其业，则亦缝工。其业同，其病同，脉则大同而小异，予授以前方，亦 2 剂而瘥。盖伛偻则胸膈气凝，用力则背毛汗泄，阳气虚而阴气从之也。(《金匮发微》1959 年版)

2. **冠心病心绞痛**（赵锡武医案）

李某，女，57 岁，干部。冠心病心绞痛五六年，心前区疼痛每日二三次，伴胸闷气短，心中痞塞，疲乏，脉弦细，苔白质淡，边有齿痕。此系胸痹之病，乃心阳虚，胃不和，遂致气机不畅，血脉闭阻。拟通阳宣痹，心胃同治。仿栝蒌薤白半夏汤合橘枳姜汤化裁。处方：栝蒌 30 克，薤白 12 克，半夏 15 克，枳壳 10 克，橘皮 15 克，生姜 6 克，党参 30 克，生黄芪 30 克，桂枝 12 克，香附 12 克。服上方 2 个月后，心前区痛偶见，胸闷气憋减轻，脉弦细，苔薄。心电图 T 波 V4～6 由倒置转低平，或双向，ST 段 V4～6 由下降 0.1 毫伏转前回升 0.05 毫伏。[中医杂志，1981(3)：45]

3. **背冷**（纪立金医案）

郑某，男，35 岁。1990 年 10 月 10 日就诊。患者背部怕冷月余。1 月前乘船受凉，

始觉周身怕冷，并未介意，次日周身怕冷减轻，背部怕冷较著，伴有四肢酸痛，胸部憋闷，经西医检查无异常发现。服中药15剂无效。现背冷持续不减，夜间胸闷，下午低烧（37.4～37.7℃），四肢关节疼痛，不敢出门见风。脉沉滑有力，舌质红苔黄腻。系外感湿邪，湿邪入里化热，湿热阻遏上焦，阳气不能外达所致，给以栝蒌薤白半夏汤加减：栝蒌30克，薤白9克，半夏9克，黄连6克，木香15克，郁金9克，红花6克，甘草3克。3剂水煎服。服1剂后，背冷大减，服至6剂，舌苔尽退，诸症消失而愈。［山东中医杂志，1992(4)：23］

4. **胆胀（慢性胆囊炎）**（亢海荣医案）

缑某某，女，54岁，干部，1978年4月3日就诊。主诉：6年来每遇生气、受凉经常右上腹痛，阵发加剧，肩背束困，气短胸闷，嗳气纳差。经胆囊超声、造影诊断为慢性胆囊炎。门诊医生始用柴胡疏肝饮6剂未效，又改用一贯煎4剂仍未见效。患者手按胁肋，苦闷不乐，脉象沉细，舌质淡、苔薄白。辨证为阳虚气机阻滞，脾失温煦。处方：栝蒌60克，桂枝3克，薤白15克，半夏10克，枳壳15克，大腹皮15克，葛根30克，丹参30克，鸡内金15克，陈皮12克。服上方3剂后诸症好转。效不更方，继用20余剂后诸症悉除。后经B型超声检查，胆囊炎症消失。5年未见复发。［中医杂志，1984(3)：57］

5. **咳喘**（李长青医案）

黄某某，男，47岁。患咳喘多年，每逢秋末冬初病情加重，用西药消炎镇咳只能缓解，曾服中药效果不显。诊见形寒畏冷，面容憔悴，晨起颜面浮肿，口唇发绀，呼吸困难，张口抬肩，夜不能平卧，咳吐白沫痰，舌质紫暗，苔淡白，两寸脉沉迟，关脉紧数，两尺无力，此乃虚寒咳喘之证，肺为寒邪侵困，故短气不足以息，肺为娇脏，沉寒痼冷，日久天长，尤逢夜半阳气衰弱之时，则病情加重，日中阳旺之时则稍缓解，故投栝蒌薤白白酒汤。方如下：全栝蒌75克，薤白40克，干姜20克，细辛5克，五味子20克，白酒10毫升。每剂煎分二次温服白酒后入。服药一次后即咳吐大量白痰，气短随之好转，按上方共服14剂，后又服真武汤20剂，如今咳喘均愈，能参加劳动。［黑龙江中医药，1989(4)：31］

6. **烦躁**（纪立金医案）

周某，男，58岁。1990年1月3日就诊。病人烦躁不能入眠周余。自诉烦躁不宁，彻夜不眠，胸闷，时有气短。察舌质红苔黄厚燥。心电图示慢性冠状动脉供血不足。病人平素嗜酒较重，日约斤余，酒性湿热，阻遏心神而发，舌苔黄燥为湿热伤津。以栝蒌薤白半夏汤加减：栝蒌30克，薤白9克，半夏9克，石斛12克，生石膏30克，芦根30克，竹叶9克。3剂水煎服。3剂后，心烦减轻，继上方15剂，烦躁消失，舌苔退尽，能入睡眠。［山东中医杂志，1992(4)23］

7. **梅核气**（王秀玉医案）

李某某，女，38岁，1985年3月5日诊。两年来屡因情志不畅，则见胸闷，咽部似有物，咽之不下，吐之不出，喜叹息，难眠，舌淡苔白腻脉弦细，证为痰浊内聚，胸阳痹阻所致梅核气。治宜理气化痰，开郁宁心。处方：栝蒌20克，薤白、茯苓、枣仁、夜交藤各15克，半夏、郁金、厚朴各10克，桔梗6克，煎服。每日1剂，连服7剂。3月12日二诊，梅核气证候明显减轻，睡眠亦佳。照上方去枣仁加牡蛎30克，又服10剂；诸症若失，随访半年梅核气未再发。［福建中医药，1988(1)：41］

8. **乳癖**（王秀玉医案）

陈某某，女，34岁，农民，诊于1986年3月18日。右侧乳房内有一肿物，近似橄榄大小，随月经周期而时大时小约二年。乳房肿物增大时，胸闷胀痛，触之移动，肤色正常，拟诊为右乳腺小叶增生。患者素有情志不畅史，易怒，难眠。舌质淡白，苔薄，脉弦细。证为肝郁伴痰浊阻滞所致乳癖，治宜疏肝理气，化痰散结。处方：栝蒌20克，薤白、夏枯草各15克，柴胡、郁金各10克，半夏8克，王不留行12克，牡蛎(先煎)30克，甘草4克，煎服。连服7剂，局部肿物缩小，胸闷痛亦明显减轻。按上方加路路通10克，连服10剂。至4月17日诊察，月经正常来潮，乳腺肿物消失，照上方去柴胡，加当归10克，每日1剂，前后共服40剂，乳癖未再发作。[福建中医药，1988(1)：41]

9. **乳痈(乳腺炎)**(李长青医案)

刘某某，女，28岁。初产后左乳肿痛，经用青霉素注射及外敷金黄散一周未效，诊见：左乳红肿，按之剧痛，发热恶寒，体温39℃，西医诊为急性乳腺炎，中医诊为乳痈。初服仙方活命饮加减效果不显，后改用栝蒌薤白白酒汤加味：栝蒌75克，薤白40克，麻黄10克，双花50克，连翘30克，赤芍20克，生甘草25克，白酒(后入)10毫升。服6剂症状明显好转，效不更方，继服6剂痊愈。[黑龙江中医药，1989(4)：31]

10. **悬饮**(刘善志医案)

张某，女，37岁，农民，1979年3月7日初诊。病史：患慢性咳嗽两年余，感冒或天冷易发。近十多日咳嗽引及胸背痛胀。现症：咳嗽痰清稀量多，咳时牵及胸背疼痛，气短，睡时向右侧卧则憋闷气喘，口不渴，肠鸣，食纳少，舌苔白而滑，脉沉。X线片示：左肋膈角变钝，并有少量积液。血沉76毫米/小时。西医诊断：渗出性胸膜炎。辨证：饮停胸胁。治法：温阳逐饮。方药：枳实薤白桂枝汤加味：全栝蒌、葶苈子、茯苓各15克，半夏12克，枳壳、薤白、厚朴、桂枝、椒目各9克，3剂。二诊(3月11日)：服后觉尿量增多，气喘胸背痛均减轻，上方去厚朴，加杏仁、泽泻各9克，续服5剂。三诊：(3月16日)：偶尔只轻微咳嗽，胸背不痛，已能向两侧卧，精神渐好，食纳增加。方用六君子汤倍苓、术之量，加桂枝，连服20剂；金匮肾气丸10盒，早晚各服一粒。5月中旬复查，已无自觉症状，能做家务劳动，X线胸透，已无积液，左侧胸膜增厚。血沉正常。[陕西中医，1986(8)：326]

11. **胃脘痛**(晏士慧医案)

宋某，男，42岁，军人，1991年11月23日初诊。患者系外地人，初到本地，主诉3天来胃痛，腹胀，胸满，恶心呕吐，大便溏不爽，不欲食。曾服胃友、胃复安，肌注解痉止痛药，效不佳，要求服中药治疗。症见形体较胖，面色赤，表情痛苦，上腹部压痛明显，舌质淡，苔白润，左脉弦紧，右脉滑数有力。辨证分析：素为痰湿之体，饮食不当，损伤脾胃，痰湿中阻，气机不通。治宜涤痰降逆，通阳化气。处方：枳实10克，姜川朴12克，薤白15克，桂枝9克，栝蒌实(捣)12克。经用1剂后，胃疼减，呕吐止，3剂诸症消除，纳食转佳。[河南中医，1993(4)：16]

12. **顽固性呃逆**(岳杜军医案)

某患者，男，54岁，农民，1986年1月24日就诊。因心梗病住院治疗半年，并发呃逆，先后用安定、谷维素、维生素B等西药，并用穴位按压、普鲁卡因封闭及中药益气降逆之品，均未奏效。症见：呃逆连声不断，呃声响亮有力，不能进食，夜寐不安，大便数日未行。舌质淡红苔白腻，脉沉弦数。此为胸痹已久，阳气虚弱，饮食不当导致运化失司，痰浊内生，气机逆乱是也。此乃阳气虚为本，痰壅气结为标，形成本虚标实，虚实夹杂之证。治当"实者泻之"，宜急治其标之法。药用：栝蒌20克，薤白、枳实、厚朴、桂枝、大黄(后下)各9克，吴茱萸、竹茹各6克。水煎服。进药1剂，大便得下，病去有七，安卧思食，减大黄至5克，连进3剂，诸证告愈。[辽宁中医杂志，1991(5)：38]

13. **努伤**(王修善医案)

一人努伤感寒，胸膈满闷不食，呼吸急喘，以栝蒌薤白白酒汤：栝蒌泥15克，橘红皮6克，枳实5克，薤白1把，白酒30毫升作引。1剂安。(《王修善临证笔记》1978年版)

【现代运用】

枳实薤白桂枝汤临床作用广泛，有较多的药理作用，可以用于强化脾胃功能，改善胃肠功能紊乱；有抗炎和抗菌的作用，可以抑制炎症反应和细菌感染；舒张血管和降压的作用，高血压患者长期服用此方能够有效控制和减轻病情；改善气血循环，提高机体免疫能力；缓解疼痛和痉挛，有一定镇痛作用；调节神经系统功能，缓解焦虑、抑郁等情绪。

本方现代临床常用于治疗冠心病心绞痛、肋间神经痛、非化脓性肋软骨炎、上呼吸道感染、高血压疾病、神经系统功能紊乱等属胸阳不振，痰气互结者。

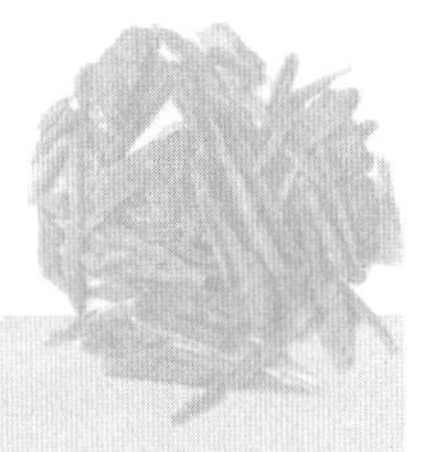

第17章　外洗方类方

百合洗方

【方剂组成】

百合100克

【方药用法】

以水1斗，渍之1宿，以洗身。洗已，食煮饼，勿以盐豉。

（“食煮饼”者，有的学者认为用粳米或小麦粉作之饼，因粳米有益胃气生津之功。在《伤寒论》《金匮要略》中，常配以粳米，以顾护胃阴。但据《伤寒总病论》载：“饼是切面条，汤煮水淘过，热汤渍食之”；《活人书》：“煮饼，即淡熟面条也”；《倦游杂录》：“凡以面为煮之，皆称汤饼。”）

【方证释义】

本方清心润肺，益阴和气。百合病本无口渴之症，但经一月之久而不愈，出现口渴的变症，说明阴虚内热较甚，肺津不布，胃津已伤，故口渴不已，在这种情况下，仅单纯内服百合地黄汤则药力不够，难以收到满意的效果，应当内服、外洗并用。必须再配合百合洗方，渍水洗身。因肺合皮毛，其气相通，所以用百合渍水外洗皮肤，“洗其外，亦可通其内”，可以收到清热养阴润燥的效果。煮饼是小麦粉制成，能益气养阴，说明调其饮食，亦可帮助除热止渴。勿以“盐豉”，因咸味能耗津增渴，故当禁用。

心肺虚热，逆乱于胃，胃气不降，则饥不欲食；虚热肆虐困扰神明，则表情沉默，不欲言语，或善言语；虚热躁动心神，则失眠，或神志失灵；阴虚不能滋养，则困倦乏力；虚热充斥于外，则发热；虚热困阻，阳气不能外达，则身凉；阴虚不能滋荣，则口渴；虚热攻于上下，则口苦，小便赤；舌红，少苔，脉细数均为阴虚生热之征。

【主治病证】

百合病，一月不解，变成渴者，百合洗方主之。

【历代名医方论】

徐彬《金匮要略论注》：渴有阳渴，有阴渴。若百合病一月不解而变成渴，其为阴虚火炽无疑矣。阴虚而邪气蔓延，阳不随之而病乎？故以百合洗其皮毛，使皮毛阳分得其平，而通气于阴，即是肺朝百脉，输精皮毛，使毛脉合精，行气于腑之理。食煮饼，假麦气以养心液也；勿食盐豉，恐伤阴血也。

张璐《张氏医通·百合》：其一月不解，百脉壅塞，津液不化而成渴者，故用百合洗之，则一身之脉皆得通畅，而津液行，渴自止。勿食盐豉者，以味咸而凝血也。

注：予百合洗身而渴不瘥者，内热盛而津液竭也，栝蒌根苦寒，生津止渴；牡蛎咸寒，引热下行也。

百合病本不渴，今一月不解，变成渴者，外以百合汤浸洗其身，通表泻热，内食煮饼，

勿以盐豉，不致引饮，而渴自止也。

陈元犀《金匮方歌括》：皮毛为肺之合，洗其外，亦所以通其内也；又食煮饼者，假麦气谷气以输津；勿以咸豉者，恐咸味耗水以增渴也。

曹颖甫《金匮发微》：病至一月不解，则肺阴伤于里而皮毛不泽，脾阳停于里而津液不生，内外俱燥，遂病渴饮。此非水气停蓄，阻隔阴液而不能上承，不当用猪苓之方治之。仲师主以百合洗方，洗已，食以不用咸豉之蒸饼，其意与服桂枝汤后之啜热粥略同。盖食入于胃，营气方能外达，与在表之卫气相接，然后在表之药力，乃得由皮毛吸入肺脏，而燥热以除，所谓营卫和则愈也。其不用咸豉，以百脉俱病，不当走血故也。

《千金方衍义》：病无经络可分，百脉一宗致病，故名百合。其病虽有上、中、下三焦之别，皆由伤寒虚劳大病后，虚火扰其血脉所致。治法咸用百合为君，以安心补神，能去血中之热，利大小便，导涤痰积，然必鲜者方克有济。其经月不解，百脉内壅，津液外泄而成渴者，则用百合洗之，一身之脉皆得通畅，而津液行，渴自止。勿食盐豉者，以味咸能凝血也。

《退思集类方歌注》：皮毛为肺之合，外洗皮毛，亦可内除其渴。洗已，食煮饼，勿啖咸豉，恐咸味耗水而增渴也。

【医案举例】

1. 治疗燥渴（胡翘武医案）

华某，女，5岁。1961年秋患发热下利，住县医院治疗，诊为中毒性菌痢。经治旬余，壮热不退，下利红白，日夜无度，病情危笃，转延中医治疗。证见高热神萎，昏昏欲愦，双目露睛，数日未食，口干思饮，唇舌鲜红乏津。舌苔黄，脉细弱而数。胡老（胡翘武）谓："此利属肠，然治应责诸肺。盖肺热则阴亏，其气不降而失治节之权。肠为热灼，则失传化之职，故利下不止，高热不退。"遂疏《金匮要略》之百合知母汤加沙参、山药、莲子、银花、桑叶、花粉为方。方中百合重用至30克，嘱服2剂，以观进退。药后下利锐减，热势亦退，嘱守原方再进2剂，遂利止热退，余证亦相继好转而出院。讵知2天后，忽出现燥渴不已，饮水无度，复求先生为治。先生认为此乃气阴大伤，余热未净，无须惊骇。处以独味百合120克，令煎水俟温洗浴。仅洗1次，口渴大减，再洗渴止而瘳。

2. 肺结核

肺结核为慢性缓发之传染病。症见咳嗽，痰多，发热，彻夜难眠，脉数等。中医学认为是肺阴不足，阴虚生内热。肺热伤津，故咳嗽；肺为水之上源，肺气不降，故痰多；脉数为内有热；因咳嗽夜间加剧，故难眠。治疗时，用百合水煎滋补肺阴，肺阴得补，其热自熄，肺气得降，各症自愈。肺结核为慢性痰热，故本方应多服为好。赵锡武年轻行医时，常治14－18岁女性患肺结核，多令煮百合口服。其法：将百合3～5枚大者，洗净水煮（沸后变文火炖之）。百合带汤一顿服，每日或隔日一服，常获良效。

3. 脏躁及情志病

赵锡武嘱凡脏躁病或妇女情志不遂，根据其病情，将《金匮要略》百合病诸药味混合制方，以百合为主随症灵活化裁用之，但必须守方10～20剂以上，尤其病症重者。

4. 脓疡疮口发炎

采用鲜百合100克，冰片少许，同捣烂拌匀，外敷于局部，每日换敷1次，治乳腺炎及骨结核溃久创口发炎者。

【使用禁忌】

瘀血证，痰热证，阳虚证，慎用本方。

【现代运用】

百合洗方具有镇咳作用，祛痰作用，镇静作用，保护肾上腺皮质功能的作用，抗组胺引起的哮喘，抗缺氧作用等。

雄黄熏方

【方剂组成】

雄黄

【方药用法】

上一味为末，筒瓦二枚合之，烧，向肛熏之。

【方证释义】

本方功用杀虫解毒燥湿，主治狐惑病后阴蚀烂。狐惑病见后阴蚀烂，为湿痰浊毒下注大肠所致。狐惑病于肛门发生溃烂者，宜雄黄熏之。雄黄辛苦而温，归大肠经，功专燥湿祛痰，解毒杀虫。故用以火烧外熏肛阴，就近治之。外用多以散剂敷于患处，但忌见火。

【主治病证】

蚀于肛者，雄黄熏之。

【历代名医方论】

徐彬《金匮要略论注》：蚀于肛则不独随经而上侵咽，湿热盛而糜烂于下关。故以雄黄熏之。雄黄之杀虫祛风解毒，更力也。

赵良仁《金匮玉函经二注》：蚀于肛，湿热在下，二阴虽皆主于肾，然肝脉循于肛，肛又为大肠之门户。大肠，金也，湿热伤之，则木来侮，是以虫蚀于此焉！雄黄本主蚀疮杀虫，又有治风之义，故用熏之。

黄元御《金匮悬解》：后在肛门，则以雄黄散熏之，盖土湿木陷，郁而生热，化生虫类，前后侵蚀，苦参、雄黄清热而去湿，疗疮而杀虫也。

陈元犀《金匮方歌括》：蚀于喉为惑，蚀于阴为狐，狐惑病及感风木湿热之气而生，寒极而化也。苦参苦寒，气清属阳，洗之以通阳道。雄黄苦寒，气蚀属阴，熏之以通浊道。但雄黄禀纯阳之色，取其阳能胜阴之义也。熏、洗二法，按阴阳分配前后二阴，此又别其阴。

高学山《高注金匮要略》：雄黄气重，能排邪而引正，加之火烧烟熏，又能祛秽燥湿故也。二条俱承首节诸症，及面目之或赤黑或白而言。

【医案举例】

1. 狐惑病

焦某，女，41岁，干部。1962年6月初诊。患者于20年前因在狱中居处潮湿得病，发冷发热，关节疼痛，目赤，视物不清，皮肤起有大小不等之硬斑，口腔、前阴与肛门均见溃疡。20年以来，时轻时重，缠绵不愈。近来月经先期，色紫有块，有黄白带，五心烦热，失眠，咽干、声嗄，手足指(趾)硬斑。肛门周围及直肠溃疡严重，不能正坐，口腔黏膜及舌面也有溃疡，满舌白如粉霜，大便干结，小溲短黄，脉滑数。诊断为狐惑病，即予治惑丸、甘草泻心汤加减内服，苦参并水熏洗前阴，并以雄黄粉熏肛。肛门熏后，见有蕈状物突出肛外，奇痒难忍，用苦参洗涤后，渐即收回。服药期间，大便排出恶臭黏液多量，阴道也有多量带状浊液排出，病情日有起色，四肢角化硬斑亦渐消失。治疗4个月后，诸证消失。经停药观察1年余，未见复发。案中“治惑丸”：系案者自拟方，其组成：槐实、苦参各60克，芦荟30克，干漆(炒令烟尽)0.18克，广木香、桃仁(炒微黄)各60克，青葙子、明雄黄(飞)、广犀角各30克。上9味，共研极细末，水泛为小丸，滑石为衣。每服3～6克，每日2～3次。(《王子和》)

2. 带状疱疹

据报道，用雄黄粉50克加入75%酒精100毫升混合，每天搽敷2次，治疗带状疱疹125例，皆有效，疗程平均为5～8天，均无副作用及后遗症。[杭州医药，1972(2)：27]

【现代运用】

本方具有抑制皮肤真菌，杀菌，抗血吸虫病及疟原虫等作用。同时雄黄对急性非淋巴细胞白血病(M 1、2、4、5)、慢性粒细胞白血病，骨髓增生异常综合征(MDS)均有一定疗效。雄黄也可以治疗带状疱疹，以雄黄为主的复方制剂雄黄散可以治疗黄水疮，雄黄洗剂可治疗圆癣；雄黄内服治疗哮喘和慢性支气管炎有良好的效果；雄黄加紫花地丁外敷治疗流行性腮腺炎；雄黄碘伏液治疗腋臭。雄黄可用于治疗热带性嗜红细胞增多症及癌症晚期疼痛；雄黄加桃仁外敷用于治疗阴痒；三参雄黄煎剂可用于治疗慢性滤泡

性咽喉炎。

矾石汤

【方剂组成】

矾石二两

【方药用法】

以浆水一斗五升，煎三五沸，浸脚。

【方证释义】

湿毒壅滞脉络，则脚肿；湿毒浸损脉络，则溃烂；湿毒阻塞经气，则疼痛；湿毒攻心，肆虐心神，则心悸，或发狂；湿毒犯肺，则气喘；湿毒困扰于胃，则呕吐；湿毒上冲于头，则头晕；湿毒下迫，则泻利；舌淡，苔薄，脉迟或沉均为湿毒之征。其治当解毒燥湿，蠲邪下泄。方中矾石解毒杀虫，泻湿止痒，善解湿毒，虫蚀脚肿。浆水煎煮，以增清热解毒利湿止痒。患者阳虚，不能运化水湿，水湿趋下，留滞不去，郁蒸成热，湿热毒邪上冲于心，故见下肢肿大，麻痹不仁，屈伸不利，而心悸不安等，治以矾石汤。

【主治病证】

矾石汤，治脚气冲心。矾石二两上一味，以浆水一斗五升，煎三五沸，浸脚良。

【历代名医方论】

《成方切用》：矾石收湿解毒，故以之为外治，然至冲心，亦能治之，盖脚气而至冲心，皆由肾水夹脚气以凌心，得矾石之却水，而势自不能相凌，所以有护心之功也。

《医学金针》：矾石酸涩燥烈，最收湿气，土燥气达，则病愈矣，此方百试百验。

尤怡《金匮要略心典》：脚气之病，湿伤于下，而气冲于上。矾石味酸涩，性燥，能却水收湿解毒，毒解湿收，上冲自止。

清·沈明宗《张仲景金匮要略》：夫脚气一证，仲景不出专论，但附一方。观其汤下云：治脚气冲心。然脚气因风湿、寒湿、湿热所致，经云：伤于湿者下先受之。阴病者，下行极而上，因上中二焦之气先虚，脾湿下流，相招外邪，互蒸成热，上冲于心，即地气加天之谓也。故用矾石味酸性温，煎汤淋洗，善能收湿澄浊，清热解毒，然湿从下受，当使下渗而去，则不冲心矣。

陈修园《金匮要略浅注》：此脚气外治之方也。前云疼痛不可屈伸，以乌头汤主之。至于冲心重证，似难以外法幸功。然冲心是肾水挟脚气以凌心，而矾能却水，兼能护心，所以为妙，想必以乌头汤内服后，又以此汤外浸也。

刘渡舟《金匮要略诠解》：本方指出脚气冲心的辨证论治。人之阳气虚弱，不能运化水湿，水湿毒气伤于下，留滞不去，郁蒸成热，上冲于心，故下肢肿大，麻痹不仁，屈伸不利，而心悸不安。治以矾石汤。矾石酸涩性燥，能却水收湿解毒，毒解湿收，则不冲心，脚肿自消。

【医案举例】

1. 脚气冲心

刘某，女，34岁。1983年8月25日诊。5年来为脚气所苦，经治不愈。冬春减轻，夏秋增剧，甚时脚肿如脱，趾缝溃烂流水，难以动作。今岁入秋，阴雨偏多，其疾大作，除前述症外，又见痛痒难耐，心中烦乱，起卧不安，饮食减半，恶心欲吐，小溲短赤，带多色黄。某医院诊为脚气感染，肌内注射青霉素、日服维生素B_1、外涂脚气膏，2周无效。诊见脉沉细而滑数，舌质偏红，苔黄略腻。辨为湿毒郁滞，日久化热，循经上冲，正仲景所谓脚气冲心之候也。处方：白矾（研细）40克，浆水3000毫升，空煮数沸，投矾于内，搅化，倾入盆中，乘热浸脚半时许，尔后仰卧一时许。每日1剂，浸1次，3日后痛止肿消痒除，溃烂愈合，诸症悉平，嘱服龙胆泻肝丸2周，以清残湿余毒。观察至今已6年，病未复发。

2. 耳部湿疹

阎某，男，17岁。患者耳内湿疹感染，黄水淋沥，溃烂成疮，痛痒难忍，起初湿疹局限于外耳道，后则浸淫面部及耳后周围，曾用西药治疗无效。舌苔白腻,脉见沉滑而数。乃肝胆湿毒为患,急投龙胆泻肝汤原方,外以枯矾加少许冰片为粉外擦。共外用上药三次,服药3剂而告痊愈。

3. 带下

初诊:2006年5月29日。周某,39岁,带下量多已经一年,如水样阵下5天,外阴潮湿,难以终日,纳可,二便正常,月经周期30~40天一潮,经量正常,经色鲜红,7~10天净,经前乳房胀痛。B超检查提示:子宫三径之和16.9厘米,未发现输卵管积水现象。曾以脾肾阳虚辨证治疗,投以真武汤合五苓散5剂无效。末次月经4月23日来潮,5月20日净。舌淡红,苔薄白,脉细。妇科检查:外阴无殊,阴道通畅,宫颈炎,子宫后位,略大,质地中等,活动,无压痛,两侧附件无压痛。西医诊断:①慢性子宫颈炎。②子宫肥大症。

松原市中医院治未病科赵东奇治法:温经燥湿止带。方剂:温经汤合矾石汤。桂枝5克,吴茱萸3克,川芎5克,当归6克,炒白芍10克,丹皮10克,炮姜5克,半夏10克,麦门冬10克,党参12克,炙甘草5克,阿胶(烊冲)10克,苍术12克,5剂。明矾粉每日30克,加水适量浸洗外阴。

二诊:2006年6月2日。带下已除,外阴潮湿已消,舌脉如上。中药守上方续进7剂。明矾外洗如上。

三诊:2006年6月10日。带下不多,外阴潮湿未再发生,舌脉如上。中药守上方续进7剂。(《经方心裁》)

按:矾石汤是治疗“脚气冲心”的外洗方剂。矾石即明矾,味涩、酸,性寒,有小毒,其功效之一是燥湿收敛,因此张仲景用它与杏仁相合研而为矾石丸,纳入阴道治疗“妇人经水闭不利,脏坚癖不止,中有干血,下白物”,此“下白物”,即是带下;《本草经疏》称其治疗“妇人白沃多由虚脱”者,此“白沃”也即带下。前为丸药塞阴道,后为内服,殊途同归。带下《素问·痿论》称之为“白淫”。该案带下清稀如水,阵阵而下而无臭,并非湿热可知,原以为从脾肾阳虚论治能愈,不意无功。改用温经调冲的温经汤加健脾燥湿的苍术水煎口服,配合矾石汤外洗治疗,获得成功。该案使用温经汤者,以《产宝诸方》有“温经汤治女人曾经小产成带”之说。曾经阅读过用明矾与葛根配伍水煎泡脚,可以治疗脚汗症的报道,我用明矾外洗治疗外阴潮湿,即受此启发。明矾为含水硫酸铝钾,如果将明矾火煅,脱去其结晶水之后外用,便称为枯矾,其燥湿的功效可以加强,外用时多采取枯矾。

4. 原发性高血压

患者,男,72岁。患原发性高血压十多年,并有糖尿病,常头晕胀感,用上方浸脚后,BP 22.3/12千帕。患者自觉比含服心痛定舒服。[杨嘉.改良矾石汤外治高血压.实用医学杂志,1998(2):142]

【现代运用】

参考《本草纲目》:矾石之用有四:吐利风热之痰涎,取其酸苦涌泄也;治诸血痛、脱肛、阴挺、疮疡,取其酸涩而收也;治痰饮、泄利、崩带、风眼,取其收而燥湿也;治喉痹、阴疽、中蛊、蛇虫伤蜇,取其解毒也。本方多用于治疗内痔、脱肛、睾丸鞘膜水肿、肺结核咯血、控制烧伤创面绿脓杆菌感染、胃十二指肠溃疡、带下、阴痒、慢性细菌性痢疾、狂躁型精神病、癫痫等病者。还可用于治疗疥癣、湿疹、脚部肿胀等属上述证机者。有报道用本方加儿茶、白及、冰片、五倍子为基础方,并随症加味治疗宫颈糜烂;治疗脚汗等疾病均取得良好效果。

黄连粉

【方剂组成】

黄连十两(30克)

【方药用法】

上一味,研末为散,和水内服二两半。亦

可外用涂患处，剂量斟酌用之。

【方证释义】

本方功用清泻心火、解毒燥湿。方药组成未见，仅见方名黄连一味药。黄连性味苦寒，清热泻火，解毒燥湿，尤宜治湿热火毒之浸淫疮。

【主治病证】

浸淫疮，黄连粉主之。

【历代名医方论】

《金匮要略心典》：浸淫疮，义如脏腑经络篇中。黄连粉方未见，大意以此为湿热浸淫之病。故取黄连一味为粉粉之，苦以燥湿，寒以除热也。

《金匮方歌括》：元犀按：浸淫疮系传染之疾也，从口起流向四肢者，毒气外出也，故曰可治。从四肢起流来入口者，毒气由外入内，固结于脏腑之间，故曰不可治。黄连粉方未见，疑即黄连一味为末，或敷或服，随宜择用。

《金匮要略浅注补正》：此为浸淫疮，出其方治也。方未见，疑即黄连一味为粉，外敷之，甚者亦内服之。诸疮痛痒，皆属心火，黄连苦寒泻心火，所以主之。

【医案举例】

1. **湿热浸淫**（张建荣医案）

患者阎某，女，55 岁。于 2007 年 7 月 30 日初诊。两耳根周围患黄水疮已近 30 年，情况有时好有时坏，鼻孔也经常有疮肿。观其舌象舌体胖大苔薄黄，脉象脉沉细。辨证为湿热浸淫。仿黄连粉方，药用：黄连 10 克，栀子 10 克，地丁草 15 克，连翘 12 克，金银花 15 克，地肤子 10 克，土茯苓 15 克，龙胆草 10 克，生甘草 8 克。共 10 剂，水煎服，服用后患者病痊愈。1 年后回访无复发。

2. **糖尿病皮肤溃破**

患者，男，71 岁，由于“左下肢皮肤破溃一个月”于 2021 年 4 月 5 日就诊。患有冠心病、2 型糖尿病、高血压病病史 30 余年，平时血糖控制不好，不爱运动，爱吃红肉，吸烟有40 余年，每天吸烟 10 余支，每日饮约 2500 毫升。有 2 型糖尿病、高血压病家族慢性病史。患者在一个月前没有诱因，出现了左下肢皮肤破溃的情况。伴有红、肿、痛，入住于我院内分泌科，并诊断为“2 型糖尿病，左下肢皮肤感染”，静脉滴注抗生素抗感染、降糖治疗两周，左下肢皮肤感染没有改善。专家视频会诊均建议患者做好截肢心理准备。于是患者出院到中医科门诊就诊。刻下症：左下肢皮肤破溃肿胀、糜烂、边界清、瘙痒、无腐肉、无出血、寒热往来；有大量黄色渗出液从破溃处流向足背、闻之味腥无臭；肤色紫暗、疼痛不甚、行走不便、体胖面油腻、神情凝重、口苦少饮、痛苦面容、纳欠佳、寐差、尿频、便溏；观其舌象舌淡白苔黄腻，脉象脉细数。戴一次性医用消毒手套接触患者皮肤比正常皮肤的温度高。2021 年 4 月 3 日伤口分泌物培养及药敏结果显示：阴沟肠杆菌、铜绿假单胞菌、鲍曼不动杆菌、木糖氧化产碱杆菌、洛菲不动杆菌、金黄色葡萄球菌、白色念珠菌阳性。左氧氟沙星、头孢唑啉、苯唑西林、利福平、青霉素、氨苄西林/舒巴坦、庆大霉素、哌拉西林/他唑巴坦等不敏感。空腹血糖 12.6 毫摩/升，餐后两小时血糖 18.7 毫摩/升，糖化血红蛋白 7.3%。联系到患者自身多年糖尿病病史以及其左下肢皮肤感染现病史，诊断明确。西医诊断为 2 型糖尿病、左下肢皮肤感染；中医诊断为消渴、浸淫疮。辨证为湿热内盛，蕴毒成脓。治法为清热燥湿，解毒排脓。患者经过静脉滴注抗生素长疗程治疗后，出现了胃脘胀满，纳呆的情况，且不愿口服中药汤剂。因此洗黄连粉外敷在左下肢感染的部位进行治疗。制备方法：取黄连片 500 克，中药粉碎机打粉，过 100 目筛，装洁净瓶中备用。使用时裸露患者左下肢，取黄连粉均匀撒在患肢处，药粉厚约 0.5 厘米，将医用无菌纱布包裹患处，叮嘱患者第二天复诊。继续维持降压、降糖、降脂等治疗方案。另嘱患者患肢不要沾水，勿抓患处，勿食辛辣油腻的食品，适宜低脂、低糖、富含蛋白质和纤维素饮食，近些时日适宜少做走动。

2021年4月6日二诊：患者的左下肢皮肤破溃渗出液基本消失，皮肤破溃处的颜色变成暗红，溃处未见分泌物。患处瘙痒且伴有稍微的疼痛，患肢行走不太灵活，前一天睡眠质量不好，纳少，大便溏。患者舌质淡白且苔黄腻，脉细数。患处皮肤温度和正常皮肤温度差不多。继用上方五天，早晚各一次。另外嘱咐患者不宜久动。

2021年4月10日三诊：患者左下肢皮肤破溃处渐收口，周围的皮肤组织逐渐向中心生长，没有渗出液，肿胀逐渐消退，伴表皮褪皮；瘙痒程度减轻，稍微疼痛，肤色呈淡紫，患肢行走自如；口苦的状况减轻，喜饮，纳欠佳，睡眠质量好转，尿频，便溏，舌淡苔薄腻脉细。继用上方三日，嘱患者可适度运动。

2021年4月13日四诊：患者左下肢皮肤破溃处已经结痂，没有渗出液，肿胀消退，稍微瘙痒，没有疼痛，能像常人行走，肤色淡紫，夜尿频，大便软，口不苦，喜饮，纳转佳，寐安，舌淡，苔薄腻，脉细。叮嘱患者停用黄连粉，建议患者中医汤剂口服来调理他的湿热体质，并做好患处日常的卫生以及保养，控制血糖和血脂。整个治疗过程患者没有任何不适，患处没有烧灼感、无色素沉着等皮肤外用药等局部不良反应。随访至今，左下肢没有再次发现感染，患处现与右下肢肤色相近，没有皮肤损伤，没有异常液体分泌。

按：本案患者体型较为肥胖，平日里喜爱肥甘厚味和烟酒，导致脾胃运化失司、积热内蕴、化燥伤津。观患者左下肢皮肤破溃处皮色红，红肿界限明显、溃处分泌物颜色为黄白、质地稠厚；没有看到败浆污水状，没有到达筋骨，是浸淫疮。患者苦脸锁眉，得知患者焦虑，心理压力大；患者舌苔黄腻，是湿热大蕴的征象，患者时有发寒、发热，是火毒内发之外象。患者平日里好酒且爱吃肉，酒肉酿湿毒，火毒内盛在体内，因此患处皮肤温度高，疼痛剧烈。可闻患者溃液稍微带腥味，无腥秽恶臭，可得知其所患浸淫疮是热证，属于阳证。脉细数，可见邪盛日久，正气虚象已显。

【现代运用】

现代临床常用于治疗化脓性疮口、体表化脓性炎症、黄水疮、湿疹等疾病。

矾石丸

【方剂组成】

矾石(烧)三两(9克)，杏仁一两(3克)

【方药用法】

上为末，炼蜜为丸，如枣核大。纳脏中，剧者再纳之。

【方证释义】

本方功用清热利湿，杀虫止痒。方中矾石可以燥湿解毒，降泄瘀血；杏仁则疏利开通，破滞泄瘀，宣降气机。若湿浊重者，可加入木瓜和苍术，来化浊燥湿；若血瘀者，加当归、川芎，来活血行血；若阴痒者，加蛇床子、地肤子，来燥湿止痒。

【主治病证】

妇人经水闭不利，脏坚癖不止，中有干血下白物，矾石丸主之。

【历代名医方论】

《医心方》：僧深方，女子阴中疮方，裹矾石末如枣核，内阴中。

《类聚方广义》：合矾石丸蛇床子散二方，加樟脑，炼蜜和，作小指大，长一寸，更用白粉为衣，盛于锦囊，内阴中，为良。

尤在泾：脏坚癖不止者，子脏干血，坚凝成癖而不去也。干血不去，则新血不荣，而经闭不利矣。由是蓄积不止，胞宫生湿，湿复生热，所积之血，转为湿热所腐，而成白物，时时自下……(《心典》)本条所述是既有瘀血内结之经闭，又见湿热腐化之带下。治

用矾石丸纳入阴道中，除湿以止白带。程云来说：方中“矾石酸涩，烧则质枯，枯涩之品，故神农经以能止白沃，亦涩以固脱之意也；杏仁者非以止带，以矾石质枯，佐杏仁一分以润之，使其同蜜易以为丸，滑润易以纳阴中也。”（《直解》）

胡希恕注：脏即子宫，妇人有干血结在子宫，形成坚块积聚留而不去，发为经闭不利，仅下白带，矾石丸主之。

本方仅用矾石、杏仁二药，祛湿收敛止带，为治标之法，病本干血还需以其他方剂治疗，如大黄䗪虫丸等。方中二药为末，炼蜜制栓，纳于阴中。

【医案举例】

带下病（宫颈Ⅱ度糜烂）

患者，女，30岁，于1991年2月24日初诊。阴道分泌物增多三年，呈现白色，有时伴有黄色，每天需要换内裤二至三次，曾经被诊断为宫颈糜烂，多次服用中西药物都没有得到好转。半年前曾在市三医院诊为子宫后壁突性肿块（肌瘤钙化）、宫颈糜烂。近一个多月阴道分泌物相比之前明显增多，颜色白，时而黄白相兼，质稠而臭，小腹部疼痛胀满，胃脘部隐隐作痛，烧心，纳少，身重乏力。舌质正常苔白微黄，脉沉弦，右关脉濡数。妇科检查为宫颈有红色糜烂区，局部充血肥大，有接触性出血。B超：子宫后壁左侧有一2.3厘米×1.9厘米实性肿块诊为“宫颈Ⅱ度糜烂”。中医诊断带下病，为肝热脾虚。药用：枯矾12克、生杏仁6克。将杏仁去皮，捣为极细末，后和枯矾末混合均匀，加入适量的蜂蜜调匀，调和成中药丸的软硬为度，做成小丸像枣核般大小，外用一层绢布包裹，绵线束住，并且保留一线头长约12厘米。每晚服用1丸，入阴道内深10～12厘米，将线头留于外阴部，次晨取出，轻者连用3日，重者连用7日，休息3日再放，最多不超过21日。用药期间禁房事。若阴道分泌物很多可去掉绢布，直接将丸药放入阴道内。叮嘱患者连放3日。二诊，患者自诉放药后的第2日带下便明显减少，3次后带下和正常人一样，小腹疼痛的状况也明显减轻。如是方法7天，带下没有发现增多。嘱停用3日后，再用7日，妇科检查糜烂区消失，又用药7日以巩固疗效，追访半年病未复发。

【现代运用】

现代临床常用于宫颈糜烂、滴虫性阴道炎、霉菌性阴道炎、带下病。

蛇床子散

【方剂组成】

蛇床子一两

【方药用法】

上一味，末之，以白粉少许，和合相得，如枣大，棉裹纳阴中，自温。

【方证释义】

蛇床子散暖宫除湿，杀虫止痒。方中蛇床子辛苦温，能温肾助阳，祛风燥湿，杀虫止痒。《神农本草经》云：“主妇人阴中肿痛，男子阴痿，湿痒，除痹气，利关节，癫痫，恶疮。”配少量铅粉增强杀虫止痒的作用。

【主治病证】

妇人阴寒，蛇床子散主之。

【历代名医方论】

《儒门事亲》：治赤白带下，月水不来，用蛇床子、枯白矾等分为末，醋面糊丸，弹子大，胭脂为衣，绵裹纳入阴户。如热极，再换，日一次。

《千金要方》：妇人阴痛，蛇床子五两，乌梅十四个，煎水，日洗五六次，亦治产后阴脱。

《金匮纲要》：近世阴道滴虫之病，用之有效，可知古人早有发明。

《大众医药》：阴冷，以蛇床子研末，加轻粉少许，和匀，制成枣形，棉裹，纳入阴中。

【医案举例】

1. 外阴瘙痒

患者，38岁，3年前出现了外阴痒的症

状，用药后病情依旧反复，近一年患者病情加重，难以忍受，严重影响了睡眠和工作。妇科检查为外阴皮肤以及黏膜外观正常，白带常规检查未发现异常，尿糖为阴性。药用：苦参10克，百部10克，川椒10克，蛇床子10克，明矾6克。煎汤趁热，先熏后坐浴，一天一次，每次三十至五十分钟，七天为一个疗程，连续两个疗程。第一疗程结束后患者外阴瘙痒症状基本得到好转，夜间有时发作。第二疗程加固疗效，经三个月、六个月一年复查并未复发。

按：中药蛇床子散具有燥湿止痒、清热解毒、杀菌消炎的作用。用在不明原因的外阴瘙痒有明显的治疗效果，并且经济、方便、实用。此外，对这类患者需进行必要的卫生宣教，保持外阴的清洁干燥，阴痒时切忌用烫水清洗或者用手搔抓；内裤应选透气宽松的；避免不必要的思想顾虑以及紧张的心理。

2. **湿疹**

患者戴某，男，32岁，自诉其阴囊部糜烂、结痂、渗出物沾湿衣裤已有月余，局部瘙痒，夜晚更加严重。自己曾经涂外用药进行治疗，效果并不明显。查体见其阴囊部皮肤粗糙肥厚、丘疹、淡红色红斑、水疱、糜烂面并存，且延及肛周，可见明显的抓痕。淡红色丘疹，水疱顶端略微凹陷，糜烂面渗出物量少色清。患者大便稀，小便可，观其舌象舌淡苔淡白，脉象脉缓弱。辨证为脾虚湿盛，治以健脾祛湿止痒。药用：四君子汤加蛇床子20克，地肤子15克，白鲜皮15克，乌梢蛇10克，蝉蜕25克，防风15克，川芎15克，丹皮15克，赤芍10克。共5剂，水煎服，每日一剂。用药渣水煎熏洗患处，内外合治。忌辛辣油腻。

二诊：患者皮疹消退，渗出物减少，瘙痒的症状减轻。继用上方加乌贼骨10克。共8剂，用法和之前相同。

三诊：患者糜烂面结痂，但仍旧可看见少量渗出物，夜晚轻微瘙痒，继以上方六剂，继续服用，药渣煎水外洗。后未见复发。

按：本证是因为患者饮食不节，过多食用辛辣油腻的食物，导致损伤脾胃，脾失健运，湿乃由生。湿性重浊、下趋，伤于湿下先受之，病发部位现在阴囊部位。湿性黏滞且病程长，缠绵月余难以痊愈。方用四君子汤健运脾胃，脾胃健湿气化，治病求本。蛇床子和地肤子能苦辛温燥，杀虫止痒燥湿。白鲜皮有清热燥湿，泻火解毒的功效。痒多离不开风，用蝉蜕辛凉解表、祛风止痒。加入川芎、丹皮以及赤芍“祛风先行血，血行风自灭”。局部皮肤粗糙、肥厚加入里搜风，走窜入络的乌梢蛇等虫类药进行治疗。

【现代运用】

现代临床常用于治疗宫颈糜烂、滴虫性阴道炎、真菌性阴道炎、老年性阴道炎、外阴瘙痒症、带下病、湿疹、皮肤癌痒症等疾病。

狼牙汤

【方剂组成】

狼牙三两(9克)

【方药用法】

上一味，以水四升，煮取半斤，以绵缠筋如茧，浸汤，沥阴中，日四遍。

【方证释义】

此方证系治阴道有湿热，蕴而不解而生蚀疮，为有虫在内之征。狼牙苦寒有毒，能清热杀虫，而除痛痒。以有毒之故，只能蘸取汤汁，滴入阴中，非如蛇床子散，可以纳入也。为治阴疮湿热生螶之专药。

【主治病证】

治阴巾蚀疮烂方。狼牙三两。水煮，再以绵缠筋如茧，浸汤沥阴中，日四次。

【历代名医方论】

《金匮方论衍义》：狼牙味苦酸寒，主邪热气，杀虫；后人疮药多用之。

《金匮要略广注》：狼牙味苦性寒，寒能胜热，苦能杀虫，故主洗之。

《金匮要略集注》：湿热不攘，则阴中生疮，而有虫蚀矣。狼牙苦寒有毒，苦能清热，毒能杀虫。狼性贪而顾后，其肠直，其气烈，是以边庭候望，焚狼烟直上，风吹不斜。盖此草之性，有如狼之回顾而直上，故以狼为名。性能回顾，使阳明之气，回转于阳明；性能直上，使下陷之气，仍从下而直上也。

《金匮玉函经二注》：野狼牙味苦酸咸，主邪热气杀虫，后人疮药多用之。

《顾松园医镜》：狼牙，草名，苦寒有毒，能治恶疮，除热杀虫如无，用苦参、黄柏、桃叶等代之亦可耳。煎浓汤、频洗之。更以绵裹紧如茧，浸汤沥入阴中日四、五遍。

《金匮要略方论本义》：再有妇人，诊其少阴肾经之脉滑而数者，实热之邪在下焦也。阴中生疮蚀烂，内治之法亦不能遽及，更出外治狼牙汤一方，温汤常洗，除湿清热之治也。

《金匮要略心典》：阴寒，阴中寒也，寒则生湿，蛇床子温以去寒，合白粉燥以除湿也，此病在阴中而不关脏腑，故但内药阴中自愈。脉滑者湿也，脉数者热也，湿热相合，而系在少阴，故阴中即生疮，甚则蚀烂不已，野狼牙味酸苦。除邪热气，疥瘙恶疮，去白虫，故取治是病。

《长沙药解》：治妇人阴寒，蛇床子温肝而暖肾，燥湿而去寒，也治妇人少阴脉滑而数，阴中生疮，蚀烂者。尺中候肾，尺脉滑数，是木郁于水而生下热，法当阴里生疮。湿热蒸腐，故剥蚀而坏烂。狼牙清郁热而达乙木，止蚀烂而消痛痒也。

《金匮悬解》：妇入阴寒，温阴中坐药，蛇床子散主之。妇人阴中寒冷，肾肝之阳虚也。宜以坐药，温其阴中。蛇床子散，去寒湿而暖水木也。少阴脉滑而数者，阴中即生疮，阴中蚀疮烂者，狼牙汤洗之。手少阴脉动神门(在小指后掌下高骨间)，足少阴脉动太溪(在足内踝后)。此少阴脉，即尺中也。尺脉滑而数者，水寒土湿，生气不遂，木郁于水而生下热也。前阴者肾肝之所司，木郁下热，阴中即生疮。阴中疮蚀肌肉而溃烂者，狼牙汤洗之，泻其湿热也。

【医案举例】

1. 滴虫性阴道炎

田某，女，25岁，1990年5月3日初诊，主诉，婚后四年未孕，前阴生疮(宫颈Ⅲ度糜烂)，白带黄浊，腥臭难闻，量多，月经尚对月，量少，5至8天干净，形体消瘦，腰酸腿软，神情疲惫，脉滑数，舌质红，苔黄略腻。此乃下焦湿热之证，湿热聚于前阴，郁积腐蚀，故有糜烂成疮，白带多黄浊等症，治宜清热解毒，燥湿杀虫。药用：狼毒10克，黄连6克，3剂。水煎外洗，每日1剂，取汁先熏后坐浴洗患处，日洗二次。上诊用药后白带明显减少，其腥臭味较前轻，要求继续治疗，仍以清热燥湿、解毒杀虫之法，用黄连粉消毒棉球外上于前阴之中，每日1次，月经来潮停用。前后治疗2月余，后患者停经，喜而告之曰：药后诸症缓解，今已怀孕矣。越年产1男婴，身体健康。(《金匮要略》：727)

2. 带下病

本方临床研究报道，治疗组54例，对照组32例。其中白带量多秽臭者86例占100%；宫颈糜烂及阴道襞红肿者56例，约占65%；外阴瘙痒者51例，约占59%；白带化验有滴虫者38例，约占44%；有霉菌者9例，约占10%；有脓球者64例，约占74%。治疗组54例用狼牙汤，先用消毒干棉球将白带擦干净，然后再用狼牙汤浸泡过的带线消毒棉球塞入阴道，保留12小时，每日1次。对照组选用洗必泰栓，每次1枚塞入阴道，保留12小时，每日1次，两组均用药7天。本方治愈率为62.96%，有效率为92.22%；抗菌转阴为73.17%；杀灭滴虫转阴率为100%；对照组治愈率为9.36%，有效率为65.62%；抗菌转阴为17.39%；杀灭滴虫转阴率为50%。(仲景方临床应用指导，2001：826)

3. 腑实阴吹

傅氏妇，年逾四十，患阴吹半载，别无所苦，其夫求治于余。余未经治此病，捡方书云：是肾气下泄，阴吹而下喧，乃谷气之实也，猪膏发煎导之。果验。猪膏半斛，乱发如鸡子大一枚，和膏中煎之，发消药成，分用四次服，二料即愈。此古方也，用之得效，故录于此。（《二续名医类案》《李铎医案偶存》）

陈妇，42岁。得一隐疾，不敢告人，在家亦不敢出，偶有客至，则回于房中，半年不愈。不得已而就诊于予。问每天有十余次发作，每发则连续不断吹气四五十次，持续一二分钟，响声很大。按其脉沉细带数，饮食动作皆如常，余无所苦，唯大便干结，三五日方解一次。《金匮》谓："此谷气之实也，以猪膏发导之。遂照方服用，进服1剂，大便连泻数次，斯证顿愈，信古方之不谬也。（《湖南省老中医医案选》）

【现代运用】

现代临床常用于治疗淋病，霉菌性阴道炎，滴虫性阴道炎，阴道溃疡，宫颈糜烂，尖锐湿疣等病证而见上述证机者。

小儿疳虫蚀齿方

【方剂组成】

雄黄，葶苈

【方药用法】

上二味，末之，取腊月猪脂，以槐枝绵裹头四五枚，占药烙之。

【方证释义】

小儿胃中有疳热，则虫生蚀齿，牙龈溃烂。方用雄黄辛温有毒，解毒杀虫，葶苈苦寒消积除胀，故治疳热，小儿疳虫蚀齿。对于本条，历代注家约有三种看法，一是未载本方，如李彣、朱光被、高学山等；一是疑为错简，如程云来、吴谦等；一是随文释义，如徐忠可、陈灵石、黄树曾等。但丹波元简《金医要略辑义》云"案：仲景有口齿论一卷，（案：见宋·艺文志）今未之见，岂彼处简脱于此耶？"故似可将程、吴、徐、陈、黄诸见并存。

【主治病证】

胃气下泄，阴吹而正喧，此谷气之实也，膏发煎导之。小儿疳虫蚀齿方。

【历代名医方论】

《金匮要略方论集注》：小儿胃中有府热则虫生，而牙龈蚀烂。雄黄味辛，葶苈味苦，辛苦能杀虫故也。

《金匮方歌括》：本方用雄黄、葶苈、猪脂、槐枝，主通气行血之品，点药烙之、点之亦即熏之之法也。

《金匮要略今释》：宋刘昉《幼幼新书》引，劳下有"各少许"三字，腊日作腊月，《本草纲目》引作"二味等分"，日亦作"月"。程氏云：小儿胃中有热，则虫生而牙断蚀烂。雄黄味辛，葶苈味苦辛苦能杀虫故也。按张仲景有《口齿论》一卷（丹波云见宋《艺文志》）。今未之见，岂彼处简脱于此耶？而妇人方后不应有小儿方也。魏氏云：附小儿猎虫蚀齿方，不知何意载于篇末，或有儿科之书阙略不全，挂一漏百者乎。丹波氏云：《玉函经》第八卷末，亦载治小儿药三方，盖另有幼科书而亡佚者此类岂其遗方耶？小儿胃中有疳热，则虫生而齿蚀。雄黄味辛杀虫，蘖苗味苦除湿。唯证候不具，必有脱简。《宋·艺文志》载仲师有口齿论一卷，今未之见。又《金匮要略》载妇科甚细，儿科仅此一方，必另有儿科书已亡佚，此其遗方耳。

《金匮要略释义》：此方专为疳虫蚀齿而设。雄黄杀百虫，葶苈去积聚，猪脂、槐枝能调和气血，且直解熏齿，收效自速。

《金匮方论衍义》：由是用雄黄治风杀虫，发其郁伏之热；葶苈散结下壅；猪脂亦杀虫，润开皮腠；槐枝以通阳明之气。虽疑非仲景方，然亦是良方也。

《金匮要略广注》：雄黄辛以散之，葶苈苦以泄之，皆能杀虫败毒，猪脂取其润泽，槐乃虚星之精，槐枝亦能杀虫。

【医案举例】

牙根糜烂

小儿因喂养不当，饮食积滞，以致出现能食易饥，大便溏结不调，睡眠不安，多汗、齿、面黄肌瘦等脾胃虚损，营养不良的证候，此为积。小儿患府积病，由于胃中饮食积滞，易化生湿热，湿热熏蒸，则可见牙龈糜烂，或湿热郁遏而生虫，牙齿为虫所蛀触等口齿疾患。可用小儿虫蚀齿方外治。

【现代运用】

主治小儿疳热生虫证、牙龈糜烂、或牙齿蛀蚀等牙疾患，本方可用于浴疗、牙周炎、口腔溃疡、牙齿黑或黄等，还可辅助治疗过敏性皮炎、支气管炎。

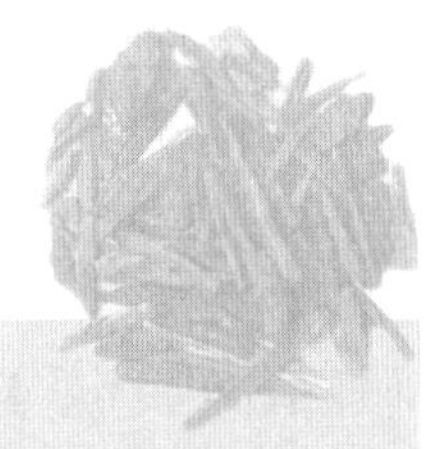

第 18 章　杂方类方

赤石脂禹余粮汤

【方剂组成】

赤石脂(碎)一斤(30 克),太乙禹余粮(碎)一斤(30 克)

【方药用法】

以水六升(1200 毫升),煮取二升(400 毫升),去滓,分三次温服。

【方证释义】

赤石脂功善涩肠止泻,收敛止血;禹余粮长于涩肠固脱,二药配伍固下焦而治久泻,脱肛。用赤石脂、禹余粮涩肠止泻,收敛止血。二药功用基本相同,相须为用,力专效宏,其效不凡。

【主治病证】

伤寒服汤药,下利不止,心下痞硬。服泻心汤已,复以他药下之,利不止。医以理中与之,利益甚。理中者,理中焦,此利在下焦,赤石脂禹余粮汤主之。复不止者,当利其小便。

【历代名医方论】

《注解伤寒论》:《圣济经》曰:滑则气脱,欲其收也。如开肠洞泄、便溺遗矢,涩剂所以收之。此利由下焦不约,与赤石脂禹余粮汤以涩洞泄。下焦主厘清浊,下利者,水谷不分也。若服涩剂,而利不止,当利小便,以分其气。《本草》云:涩可去脱,石脂之涩以收敛之;重可去怯,余粮之重以镇固。

《金镜内台方义》:必与赤石脂之涩为君,以固其滑,涩可去脱也以禹余粮之重镇,固下焦,为臣佐使,重可去怯也。以此二味配合为方者,乃取其固涩以治滑泄也。

《医学原理》:治下焦不约,开肠洞泄。故用赤石脂以止滑脱、禹余粮以除积热。

《医方考》:伤寒下之利不止,病在下焦者,此方主之。下之利不止者,下之虚其里,邪热乘其虚,故利;虚而不能禁固,故不止;更无中焦之证,故曰病在下焦涩可以固脱,故用赤石脂;重可以镇固,故用禹余粮。然惟病在下焦者可以用之。若病在中焦而误与焉!虚者则二物之寒,益坏中气;实者固而涩之,则邪无自而泄,必增腹胀且痛矣。慎之!

《伤寒论宗印》:此三焦不和,而成也。夫三焦之气,上下游行,互相交会者也。下利不止,决渎之官,下失其守,下焦惟泄于下,则上焦惟结于上矣。医反固补其中焦,更使其中上固结,而下焦之气不得上交于中,以致下利益甚。故当止涩其下,使下焦之气,得归其部,则上下交通,而三焦和畅矣。石脂甘温重涩,主治肠游下泄。禹余粮生于池泽,得水气之专精。太乙余粮,生于山谷,得土气之专精。水气平,则决渎之官有所主。土气平,则水谷得以分别矣。复利不止者,当利其小便,小便利则大便硬而下焦固矣。

《伤寒经解》:下焦寒湿利则恶燥,故益甚

也。主以赤石脂禹余粮汤，涩以止利，热以祛寒也。利仍不止，湿未除也。当利其小便，小便利，则湿行而愈也。赤石脂性温味涩，禹余粮性热味甘，温热可以祛寒甘涩可以平湿、湿平寒祛，利自止矣。

【医案举例】

1. **脱肛**

陈某，男，56岁，职员。1960年12月16日初诊。患者于10年前，因便秘努责，导致脱肛，劳累即坠，甚至脱出寸余，非送不入。继之并发痔疮，经常出血，多方医治不愈。按脉虚细，舌淡，形体羸瘦，肤色苍白，精神萎顿，腰膝无力，纳食滞呆，大便溏泄。证属：气虚下陷，脾肾阳微。以赤石脂、禹余粮固肠涩脱为主，加温补脾胃、升提中气。赤石脂、禹余粮各15克，菟丝子、炒白术各9克，补骨脂6克，炙甘草、升麻、炮干姜各4.5克。服药3剂后，直肠脱出后能自收入，粪便略稠。继服3剂，直肠未脱出肛门，大便正常，食欲增加。后随证略为损益，续服6剂，脱肛完全治愈，如黑枣大的痔疮亦缩小为黄豆大。1年后来诊，询知脱肛未复发。（伤寒论与临证，1993：261-262）

2. **功能性子宫出血(个案)**

以赤石脂禹余粮汤加减治疗功能性子宫出血，患者病程4个月，冲任失司，血离其经，时时出血，以四乌贼骨一藘茹丸合赤石脂禹余粮汤为主方，重用赤石脂和禹余粮以收敛固涩。乌贼骨、茜草补血止血，配以凉血止血的地榆、贯众，辅以收涩止血的乌梅炭、仙鹤草、龟板，而补骨脂既用其收涩之性又取其温补肾阳达到对于寒凉药的反佐之功，出血很快得到有效控制。[中医药通报，2012(4)]

3. **泄泻**

陈某，男，67岁，1960年诊。病者年近古稀，曾患泄泻，屡进温补脾肾诸药，缠绵日久，泄泻不止。症见形瘦面憔，懒言短气，脉息细弱，舌淡苔白。病根系久泻滑脱，治宜固涩。方用赤石脂禹余粮汤合四神丸、五味异功散加减。药用：赤石脂24克，禹余粮18克，肉豆蔻9克，党参15克，白术9克，茯苓9克，陈皮3克，炙甘草3克，巴戟天9克。上方服5剂显效，续服5剂，诸恙均撤。后予参苓白术散15剂，嘱隔日1剂，恢复正常。（《医案选编》）

4. **溃疡性结肠炎**

黄某，男，43岁，干部。患者于1992年起大便次数增加，间有黏液脓血，曾服用黄连解毒汤、白头翁汤加味，并加服诺氟沙星、呋喃唑酮片、土霉素等均未见明显效果，且病程加重，时至1994年解黏液脓血便，每日10余次，伴有腹痛等。又在原用药基础上加用静滴丁胺卡那霉素、甲硝唑等，仍效果不理想。改用丁胺卡那霉素加地塞米松、锡类散分别灌肠，中药服用真人养脏汤、四神丸等。因疗效差，于1995年1月赴某医院行纤维结肠镜检查，由于结肠广泛溃疡出血，无法进行而行钡灌肠确诊为溃疡性结肠炎，嘱其服柳氮磺胺吡啶等药，还是疗效不佳。再服用三株口服液，而后泄泻无度，日近10次，为红色黏液便，腹痛，里急后重，疲乏无力，少气懒言，步履艰难，而邀笔者诊治。观其舌质淡红、苔白腻，脉沉细无力。拟赤石脂禹余粮汤：赤石脂、禹余粮各30克，红参10克。并静滴参附注射液，每次20毫升，每日1次，连用2天，泻痢大减，续用1周，精神明显好转，大便日行1～2次。为巩固疗效改汤为散，再加白术、山药、茯苓等为末，服1个月，诸症悉除。随访至今如常人。

【现代运用】

现代常用于治疗胃源性腹泻、溃疡性结肠炎、慢性结肠炎、慢性肠炎，还可以用于治疗阴道炎、宫颈炎、功能性子宫出血等病症。

茵陈蒿汤

【方剂组成】

茵陈18克，栀子12克，大黄(去皮)6克

【方药用法】

古代用法：上三味，以水一斗二升，先煮茵陈，减六升，内二味，煮取三升，去滓，分三服。

现代用法：水煎服。

【方证释义】

本方为治疗湿热黄疸之常用方，《伤寒论》用其治疗瘀热发黄，《金匮要略》以其治疗谷疸。病因皆缘于邪热入里，与脾湿相合，湿热壅滞中焦所致。湿热壅结，气机受阻，故腹微满、恶心呕吐、大便不爽甚或秘结；无汗而热不得外越，小便不利则湿不得下泄，以致湿热熏蒸肝胆，胆汁外溢，浸渍肌肤，则一身面目俱黄、黄色鲜明；湿热内郁，津液不化，则口中渴。舌苔黄腻，脉沉数为湿热内蕴之征。治宜清热，利湿，退黄。方中重用茵陈为君药，本品苦泄下降，善能清热利湿，为治黄疸要药。臣以栀子清热降火，通利三焦，助茵陈引湿热从小便而去。佐以大黄泻热逐瘀，通利大便，导瘀热从大便而下。三药合用，利湿与泄热并进，通利二便，前后分消，湿邪得除，瘀热得去，黄疸自退。

【主治病证】

湿热黄疸。一身面目俱黄，黄色鲜明，发热，无汗或但头汗出，口渴欲饮，恶心呕吐，腹微满，小便短赤，大便不爽或秘结，舌红苔黄腻，脉沉数或滑数有力。

【历代名医方论】

若湿重于热者，可加茯苓、泽泻、猪苓以利水渗湿；热重于湿者，可加黄柏、龙胆草以清热祛湿；胁痛明显者，可加柴胡、川楝子以疏肝理气。

【医案举例】

1. **瘅热**（刘渡舟医案）

孙某某，男，55 岁，1992 年 4 月 21 日初诊。三年前，洗浴之后汗出为多，吃了两个橘子，突感胸腹之中灼热不堪，从此不能吃面食及鸡鸭鱼肉等荤菜，甚则也不能饮热水，如有触犯，则胸腹之中顿发灼热，令人烦扰为苦，必须饮进冷水则得安，虽属数九隆冬，只能饮凉水而不能饮热水。去医院检查，各项指标未见异常，多方医治无效，专程由东北来京请刘老诊治。经询问，患者素日口干咽燥，腹胀，小便短黄，大便干，数日一行。视其舌质红绛苔白腻，切其脉弦而滑。据脉证特点，辨为瘅热之病，《金匮》则谓“谷疸”。乃脾胃湿热蕴郁，影响肝胆疏通代谢之能为病。治法：清热利湿，以通六腑，疏利肝胆，以助疏泄。

疏方：柴胡茵陈蒿汤。柴胡 15 克，黄芩 10 克，茵陈 15 克，栀子 10 克，大黄 4 克。

服药 7 剂，自觉胃中舒适，大便所下秽浊为多，腹中胀满减半。口渴欲饮冷水，舌红、苔白腻，脉滑数等症未去，此乃湿热交蒸之邪，仍未驱尽，转方用芳香化浊，苦寒清热之法：

佩兰 12 克，黄芩 10 克，黄连 10 克，黄柏 10 克，栀子 10 克。连服 7 剂，口渴饮冷已解，舌脉恢复正常，胃开能食，食后不作胸腹灼热和烦闷，瘅病从此而愈。（刘渡舟临证验案精选，1996：65）

按：本案为“瘅热病”，为脾胃素有湿热，因饮食不节而发。脾湿胃热，湿热交蒸，导致肝胆疏泄不利，进而又影响脾胃的升降纳运，使木土同病，湿热并存。

瘅，通“疸”，说明湿热郁蒸日久，小便不利，可发为黄疸。《内经》对此病早有论述，《素问·玉机真脏论》说：肝传之脾，病名曰脾风，发瘅，腹中热，烦心出黄。本案见症与《内经》所言较为符合，其病与脾土关系最为密切，因脾脉入腹属脾络胃，上膈挟咽，连舌本散舌下。其支者，又复从胃别上膈注心中，故湿热困脾，则见胸腹灼热、心烦、口干、腹胀、小便短黄、舌苔白腻等症。

这也就是张仲景在《金匮要略》所说的谷疸之为病，寒热不食，食即头眩，心胸不安，久久发黄为谷疸。心胸不安，即是对胸中烦热一类症状的描述，食后能助长脾胃湿热之气而加重了这些症状。故使人不食，或不敢饮食。

"谷疸"当用茵陈蒿汤治疗，刘老结合本案有咽干、脉弦，而加柴胡、黄芩，取小柴胡汤之意，清利湿热而又调达气机。其第二方则以黄连解毒汤清热泻火，火去则湿孤；加佩兰以芳香醒脾化湿而除陈腐，《内经》即对湿热困脾的"脾瘅病"而有"治之以兰，除陈气"之说。

2. 黄疸型传染性肝炎（黄伟康医案）

袁某某，男，23岁。因黄疸8天而入院。病人于入院前12天开始畏寒发热，伴有上呼吸道感染，疲乏，食欲不振。曾在联合诊所服消化药片，无任何进步。4天后热退，巩膜及皮肤随即出现黄疸，小便深黄，乃入院治疗。

体检：体温36.5℃，脉搏72次/分，呼吸20次/分，血压110/60毫米汞柱；巩膜及皮肤有轻度黄染，心肺未见异常，腹软、无压痛，肝脾未触及。化验检查：血色素13.5克%，红血球630万，白血球8700，中性60%，淋39%，单核1%；血康、华氏反应阴性；尿胆红素阴性、尿胆原1/5弱阳性；大便孵化3次均阴性；黄疸指数40单位，胆红素4毫克%，凡登白直接反应阳性，麝香草酚浊度4单位（正常值0～2.5单位），麝香草酚絮状试验阴性；胆固醇152毫克%，胆固醇酯70毫克%，马尿酸试验2.0克（以安息香酸计）。诊断为黄疸型传染性肝炎。于入院后第二天开始服茵陈蒿汤，每日一剂。服药一周后黄疸显著减退，一般情况亦见进步，黄疸指数降至8单位，胆红素0.8毫克%，马尿酸试验3.1克……服药第3周末，临床上黄疸已不可见，黄疸指数10单位，胆红素0.5毫克%，马尿酸试验3.16克。食欲增加，情况良好，于住院第25天出院。[上海中医药杂志，1957(8)：19]

按：湿热蕴蒸，胶结不解，影响肝胆疏泄，胆汁外溢，发为黄疸。本案湿热并重，茵陈蒿汤乃为正治之法，乃时投用，其效如神。

3. 口渴（林家坤医案）

韩某某，女，45岁，1987年9月7日初诊。自诉口渴，饮热则舒已两年余，口中黏腻不爽，纳差，形体肥胖，舌质淡胖，苔黄厚腻，脉沉弦而不数。前医用药，不外化湿、养阴之品。脉症合参，乃辨为湿遏热伏，久困脾阳，津不上承所致，根据《伤寒论》236条："渴引水者，此为瘀热在里……茵陈蒿汤主之"。故拟茵陈蒿汤加味：茵陈15克，焦山栀、生大黄各6克，熟附子4克，茯苓9克。2剂，感口渴减轻，续服5剂，口渴即除。视其舌苔，稍现黄腻，嘱其改用佩兰5克，薄荷2克，生甘草1克，泡水长服，以化尽体内余湿。随访半年，未见复发。[浙江中医杂志，1988(2)：484]

按：湿热之口渴特征是：渴喜热饮，口中黏腻或发甜。用茵陈蒿汤治疗，此亦《内经》"治之以兰，除陈气"大法中之变法也。方中加附子者，以减方药苦寒之弊；加茯苓者，以增方药化湿之力。

4. 口腔溃烂（于慧卿医案）

孙某，女，51岁，1989年6月初诊。患者口腔广泛性溃烂3个月，灼热疼痛，尤以舌体为甚。屡经治疗效果欠佳来诊。察其舌体紫黯、肿胀，患者尚有头胀痛，心烦易怒，咽干口燥，大便秘结，舌质黯，苔黄厚根部腻，脉滑。证属湿热毒邪蕴结于里。治宜泄热利湿为主。茵陈蒿汤加味：茵陈蒿15克，大黄6克，栀子12克，丹皮10克，生地10克，薏苡仁15克。

3剂后患者舌体肿胀明显好转，溃疡面缩小，原方继服12剂痊愈。（河北中医，1992）

按：湿热邪毒，蕴结于里，上蒸于口，见口腔糜烂，用茵陈蒿汤清热利湿为主，加丹皮、生地、苡仁，以凉血解毒。

5. 肠痈(阑尾炎)（杨志一医案）

王某某，男，21岁，1991年5月6日就诊。5日赴宴，嗜食肥甘，饮酒过度。今日上午，突感上腹胀痛，接着右下腹疼痛，并伴阵发性发热，恶心、呕吐。直肠指检，右侧触痛。大便干结，小便不爽，舌苔黄而厚腻，脉弦数。

证属湿热内蕴,气滞血瘀。治以清热利湿,理气活血为主。药用茵陈蒿汤加减:茵陈、败酱草、蒲公英各 30 克,生大黄、牡丹皮、金银花各 15 克,山栀、枳实各 10 克。3 剂水煎服,嘱其开始 1 天两剂,第 2 天服 1 剂,2 日后二便通畅,腹痛消失,再以调养康复。[陕西中医,1992(8):372]

按:本案肠痈初期因饮食不节致肠道传导失常,糟粕积滞,生湿生热,遂致气血不和,败血、浊气壅遏于肠。用茵陈蒿汤加减导积滞,通二便,并凉血化瘀,则腹痛立消。

6. 风疹(荨麻疹)

周丹医案:林某某,男,30 岁,1988 年 10 月 21 日初诊。全身起疙瘩瘙痒近三天。三天前,全身不明原因起疙瘩,此起彼伏,曾用抗组胺药治疗未能控制,伴口苦,尿赤,便秘。查体见躯干及四肢有蚕豆大的红色风团,压之褪色,密集成片。苔黄腻,脉滑数。诊断为急性荨麻疹。治以清热利湿通腑,佐以疏风,投茵陈蒿汤加味:茵陈 60 克,栀子 9 克,大黄 12 克,荆芥 4 克,防风 4 克。连服 3 剂,风团消失而愈。[国医论坛,1990(6)17]

按:湿热内存,外发肌肤而致,故伴有口苦、便秘、溲赤、苔黄腻、脉滑数,用茵陈蒿汤清热利湿,并加荆芥、防风以增祛风之力。

7. 痤疮

周丹医案:李某,男,18 岁,1989 年 10 月 14 日初诊。颜面起粉刺反复发作二年。二年前颜面开始起小疹子,用手挤压可挤出豆渣样物,此起彼伏,反复发作。近月来皮疹增多,并起脓疱及囊肿,经内服四环素、外搽水硫洗剂而罔效,伴口渴,尿少,便秘。查颜面见群集黑头粉刺,粟米大红色丘疹,散在小脓疱,黄豆大小囊肿。舌质红,苔黄腻,脉濡数。诊为痤疮。治以清热利湿,投茵陈蒿汤:茵陈 60 克,栀子 9 克,大黄 9 克。每日内服 1 剂;并用颠倒散(硫黄、大黄等分为末)酒调外搽。半月后复诊,皮疹消退,二便通畅,守原方去大黄加枇杷叶 9 克,桑白皮 9 克,续服 10 剂。三诊未见新起的皮疹,基本痊愈,嘱患者常用茵陈泡茶内服,以资巩固。[国医论坛,1990(6):17]

按:痤疮而见口渴、便秘、溲短、舌红、苔黄腻、脉濡数,湿热内留之象,乃湿热蕴阻,熏蒸肌肤所致。用茵陈蒿汤清热利湿,方证相对,并配以外用药辅助治疗,标本兼顾,则取效更捷。

【现代运用】

用于急性病毒性肝炎、黄疸型胆囊炎、胆石病、胆道蛔虫病、钩端螺旋体病、新生儿黄疸、溶血性黄疸、多形性红斑等病。

瓜蒂散

【方剂组成】

瓜蒂(熬黄)、赤小豆 3 克

【方药用法】

古代用法:上二味,各别捣筛,为散已,合治之,取 2 克,以香豉 9 克,用热汤七合,煮作稀糜,去滓。取汁合散,温,顿服之。不吐者,少少加,得快吐者乃止。

现代用法:将 2 药研细末和匀,每服 1～3 克,用香豉 9 克煎汤送服。不吐者,用洁净翎毛探喉取吐。

【方证释义】

本方所治,为痰涎壅滞胸中,或宿食停积上脘之证。痰涎宿食填塞,气机被遏,故胸中痞硬、懊憹不安、欲吐不出、气上冲咽喉不得息;寸脉微浮为邪气在上之征。治当因势利导,遵《素问·至真要大论》"其高者,因而越之"的理论,采用涌吐痰食法治疗。方中瓜蒂味苦,善于涌吐痰涎宿食,为君药。赤小豆味酸平,能祛湿除烦满,为臣药。君臣配伍,相须相益,酸苦涌泄,增强催吐之力。以豆豉煎汤调服,取其轻清宣泄之性,宣解胸中邪气,利于涌吐,又可安中护胃,使在快吐之中兼顾护胃气。三药合用,涌吐痰涎宿食,宣越胸中邪气,使壅滞胸脘之痰食得以涌吐排出,诸症自解。本方为涌吐法之首要方剂。临床应用

以胸膈痞硬，懊侬不安，气上冲喉咽不得息，或误食毒物尚在胃中为辨证要点。

【使用禁忌】

方中瓜蒂苦寒有毒，易于伤气败胃，非形气俱实者慎用。若食已离胃入肠，痰涎不在胸膈者，均须禁用。

【主治病证】

痰涎宿食，壅滞胸脘证。胸中痞硬，懊侬不安，欲吐不出，气上冲咽喉不得息，寸脉微浮者。

【医案举例】

1. **癔病**（王长江医案）

王殿生，男，47 岁，农民，1974 年 8 月就诊。患者自 1970 年患癔病，几经多次住院治疗，时复时愈。近年来病情加重，余查其候，证见：精神异常，愤怒不休，营养欠佳，肌肉消瘦，欲奔似击，狂躁不宁，脉象弦滑。证属：肝胆气逆，痰火上扰。即取瓜蒂散（去赤小豆）5 克，众人按伏，用鼻饲管将药注入胃内。服后顷刻间益加躁动不安，一小时许吐粒痰约 1000 毫升，状若胶质。病人呈脱水貌，处于昏迷之中，经补液矫正水电平衡紊乱后，逐渐恢复如常，询其前事全无所知。该患病程日久，饮食减少化源不足，气血双亏，故用归脾汤双补气血，镇静安神以巩固疗效，共服 12 剂。沉疴已除，至今 8 年未复发。

2. **癫狂**（王长江医案）

陈某某，女，19 岁，学生。1972 年 4 月就诊。其父代诉：平素健康，三个月前因和同学发生口角，从此夜间失眠，头痛多梦，郁郁寡欢，沉默少言。曾服镇静药无效。近日来病情逐渐加重，饮食减少，啼哭不休，甚则狂笑失约，语无伦次等。余诊视之，精神痴呆，发育正常，营养尚可，舌质红、苔白腻，脉象弦滑。证属痰气郁结所致，治宜瓜蒂散吐之。处方瓜蒂散 3 克，空腹服。服药 1.5 小时后，呕吐加剧，吐出顽痰约一大碗，同时腹泻多次排出黏液若干。自诉胸中爽快，纳谷较香，能正确回答问题，脉已平缓。据此，应以解郁散结，涤痰清热着眼，选温胆汤加黄连、郁金同用，共服 6 帖，速告痊愈。1980 年随访，健康如常。

3. **神经官能症**（王长江医案）

于某某，28 岁，家庭妇女，1969 年 4 月就诊。该患者素有神经衰弱史。1968 年仲秋与邻舍发生纠纷后，心烦少眠，噩梦纷纭，胸闷不舒，烦躁易怒，善太息。并咽中如有物梗塞，咯之不出，吞之不下，饮食减少。诊为神经官能症，但投药无效。证见：表情淡漠，郁郁寡欢，饮食不佳，胸闷欲呕，舌边尖红，舌苔白腻，脉见弦滑。证属：痰气郁结，肝气不舒。治宜瓜蒂散 3 克涌吐之。服药后吐顽痰约 300 毫升，夜间大便排出达 500 克。自觉咽中异物顿时消失，胸闷大减。遂改半夏厚朴汤加菖蒲、柴胡、白芍平肝开郁、化痰理气，继进 4 剂而愈。

吴茱萸汤

【方剂组成】

吴茱萸 9 克，生姜 18 克，人参 9 克，大枣十二枚

【方药用法】

上四味，以水 1 升，煮取 400 毫升，去滓，温服 100 毫升，日服三次。

【方证释义】

本证多由肝胃虚寒，浊阴上逆所致，治疗以温中补虚，降逆止呕为主。肝胃虚寒，胃失和降，浊阴上逆，故见食后泛泛欲吐，或呕吐酸水，或干呕，或吐清涎冷沫；厥阴之脉夹胃属肝，上行与督脉会于头顶部，胃中浊阴循肝经上扰于头，故见巅顶头痛；浊阴阻滞，气机不利，故见胸满脘痛；肝胃虚寒，阳虚失温，故畏寒肢冷；脾胃同居中焦，胃病及脾，脾不升清，故见大便泄泻；舌淡苔白滑，脉沉弦而迟，均为虚寒之象。方中吴茱萸味辛苦而性热，既能温胃暖肝祛寒，又能和胃降逆止呕，为君药。生姜温胃散寒，降逆止呕，为臣药；人参

益气健脾,为佐药;大枣甘平,合人参益脾气,为使药。温中与降逆并施,寓补益于温降之中,共奏温中补虚,降逆止呕之效。本方用于肝胃虚寒,浊阴上逆证,临床应用以食后泛泛欲吐,或呕吐酸水,或吐清涎冷沫,畏寒肢冷,舌淡苔白滑,脉沉弦或迟为辨证要点。

【主治病证】

肝胃虚寒,浊阴上逆证。食后泛泛欲吐,或呕吐酸水,或干呕,或吐清涎冷沫,胸满脘痛,巅顶头痛,畏寒肢冷,甚则伴手足逆冷,大便泄泻,烦躁不宁,舌淡苔白滑,脉沉弦或迟。

【医案举例】

1. 治疗目赤

症见目赤肿痛,泪多,不畏阳光,脉弦细。基本方为吴茱萸 18 克,生姜 30 克,党参 30 克,大枣 4 枚。恶寒者加炮附子;手足麻痹或四肢懈怠加桂枝;心悸不寐或血虚加当归、茯苓;呕多加半夏;腹胀满加砂仁、厚朴;腹痛口苦加白芍。[广东中医,1985(6)]

2. 治疗神经性呕吐

用吴茱萸汤治疗神经性呕吐多例均获良效。并体会到加半夏助吴茱萸降逆,加茯苓健脾,往往能提高本方疗效。同时指出本方治疗神经性呕吐具有以下特点者效果较佳。检查无器质性病变,也非其他病引起呕吐,且无热象,呕吐前无恶心,没有不适和痛苦,吐出一口一口少量胃内容物,淡而无味,不酸不臭;患者喜温恶寒,舌淡苔白,脉沉迟。[新中医,1978(1):31]

3. 吴茱萸白术散治疗婴儿腹泻

取吴茱萸、白术各等份,研成粉末贮瓶备用。用时取 1～2 克,以填平脐部为度,外加敷料胶布固定,2 日 1 换,一般治疗 1～2 次,菌痢禁用本法。[陕西中医,1990(8):364]

4. 加味吴茱萸汤治疗化疗之消化道毒性反应

均为肿瘤患者。以自身对照方法观察,顺铂 500 毫克/天静滴,第 1 周期,常规止吐药物用胃复安 30 毫克,维生素 B 300 毫克静滴,氯丙嗪 12.5 毫克肌注,用 3 日。第 2 周期用药同上,并用吴茱萸、干姜各 6 克,党参 15 克,茯苓、白术各 12 克,半夏 10 克,大枣 5 枚。每日 1 剂水煎服。[山西中医,1994(1):20]

5. 治疗慢性胃炎

慢性胃炎一般都具有胃脘疼痛、恶心呕吐、嗳腐吞酸、食欲不振等症状,吴茱萸汤治“食谷即吐”、呕吐酸水、干呕、呕吐清水痰涎。临床若遇这些症状属肝胃虚寒或无明显热象者,应用此方均可取得理想效果。曾治王某,女,46 岁。患慢性胃炎十余年,近日病情加重,胃脘隐痛、喜温喜按、食欲不振、恶心呕吐、反酸、胃脘部嘈杂难受。在某医院检查诊断为慢性非萎缩性胃炎、反流性食管炎,1982 年 3 月 16 日,症状同前述,舌淡苔薄白、脉弦缓。辨证:肝胃虚寒、胃腑传导失司。党参 12 克,白术 10 克,吴茱萸 3 克,生姜 3 片,大枣 5 枚,瓦楞子 15 克,鸡屎藤 30 克,甘草 6 克。服药 10 剂,症状消失。

6. 治疗小儿流涎

小儿神明蒙昧,神经系统尚不健全,极易出现流口水症状,这些患儿多伴有食欲不振、消化不良等症状。若非口疮或体征有明显热象者我常仿吴茱萸汤的意思,用油炸 3～5 粒吴茱萸后将吴茱萸捞出,再炸一个鸡蛋,和 2 枚红枣吃,每天一次也有一定疗效。治疗成人睡觉后流口涎。成人睡后口流涎沫,临床并不少见,中西医均无特效疗法。我用吴茱萸汤加减治疗四五例,取得了可喜的成效。曾治高某,男,35 岁。主因睡觉后流口水两年于 1999 年 8 月 12 日就诊。患者两年前无故睡觉后口中流涎沫,醒后枕头弄湿一大片,很尴尬,自此以后每晚都流口水,甚为所苦。多方求治,CT、核磁检查了个遍,没查出确切病因,效果无从谈起,1999 年 4 月 8 日,查其舌脉无特异变化,苦思无良策。忽忆起《伤寒论》吴茱萸汤,即欣然一试。吴茱萸 6 克,党参 15 克,生姜 5 片,大枣 5 枚。服药 5 剂口

水减轻，继服 15 剂，口水消失。

7. **治疗神经性头痛**

神经性头痛的表现多种多样，若头痛部位在巅顶，痛势较剧，四肢发冷者，可试用吴茱萸汤加减治疗。曾治林某，女，42 岁。主因头痛久治不愈于 1989 年 5 月 17 日就诊。患者头痛已有两年，头痛部位以巅顶为主，素常四肢不温，头痛严重时四肢发冷，口中多唾液，舌淡苔白，脉弦缓。辨证：肝胃虚寒，浊阴上逆。吴茱萸 6 克，党参 15 克，藁本 18 克，细辛 6 克，甘草 6 克，生姜 5 片，大枣 5 枚。服药 5 剂，病人连呼效果好，继服 10 剂，头痛痊愈。

8. **治疗脑血管病后遗症**

脑血管病后遗症有的以语謇流涎为主症，有的疾病后期出现语謇流涎，凡遇此症，只要没有明显火热症象者，笔者都会在辨证施治的基础上参以吴茱萸汤治疗，每每获效。《金镜内台方议》："干呕，吐涎沫，头痛，厥阴之寒气上攻也。吐利，手足逆冷者，寒气内盛也；烦躁欲死者，阳气内争也。食谷欲呕者，胃寒不受也。此以三者之症，共用此方者，以吴茱萸能下三阴之逆气为君，生姜能散气为臣，人参、大枣之甘缓，能和调诸气者也，故用之为佐使，以安其中也。"

【现代运用】

临床常用于治疗慢性胃炎、妊娠呕吐、神经性呕吐、神经性头痛、耳源性眩晕等属肝胃虚寒者。

吴茱萸汤的临床应用：凡症见阳明食谷欲呕；少阴吐利，厥逆，烦躁；厥阴干呕，吐涎，头痛；舌不红，无热象者，无论何证均可用本方治疗。根据上述证治要点，对急性肠胃炎、慢性胃溃疡、心脏病、高血压、肝炎、妊娠恶阻和胃癌等疾病过程中，出现上述证候者，投以吴茱萸汤，往往呕吐即止，胃纳渐增，脾土渐健，而使运化调和。据云，虽不能根除其病，但在缓解症状上疗效颇为显著。［哈尔滨中医，1962(1)：65；上海中医药杂志，1964(10)：24］

黄连阿胶汤

【方剂组成】

黄连四两(12 克)，黄芩二两(6 克)，芍药二两(6 克)，鸡子黄二枚，阿胶(一云三挺)三两(9 克)

【方药用法】

上五味，以水六升，先煮三物，取二升，去滓，纳胶烊尽，小冷，纳鸡子黄，搅令相得。温服七合，每日三次。

【方证释义】

本方证是以肾阴亏虚，心火亢盛，心肾不得相交为主要病机的病症。其多由素体阴虚，复感外邪，邪从火化，致阴虚火旺而形成的少阴热化证。少阴属心肾，心属火，肾属水。肾水亏虚，不能上济于心，心火独亢于上则心中烦、不得卧；口干咽燥，手足心热，腰膝酸软或遗精，舌尖红少苔，脉细数均为阴虚火旺之象。本证心火独亢，肾水亏虚，治应泻心火、滋肾阴、交通心肾。方中重用味苦之黄连、黄芩泻心火，使心气下交于肾，正所谓"阳有余，以苦除之"；芍药酸甘，养血滋阴，助阿胶滋补肾水，共为臣药。佐以鸡子黄，上以养心，下以补肾，并能安中。诸药相伍，心肾交合，水升火降，共奏滋阴泻火，交通心肾之功，则心烦自除，夜寐自安。本方苦寒与咸寒并进，降火与滋阴兼施，邪正兼顾，为泻火滋水，交通心肾之要剂。

【主治病证】

少阴病，心中烦，不得卧；邪火内攻，热伤阴血，下利脓血。

【临床运用】

若肾阴虚甚者，可加枸杞子、女贞子以育阴滋肾；若心胸烦热较甚者，加栀子、竹叶以清心火；如大便干者，加麻仁、麦冬以滋阴润燥生津；若失眠甚者，加酸枣仁、柏子仁以滋补阴血安神；整夜不寐或稍入眠即多梦者，加朱茯神、菖蒲、远志以交通心肾、宁心安神。

【医案举例】

(一)内科疾病

1. 咳嗽

某女,38 岁,工人,于 1992 年 6 月 12 日就诊。病者咳嗽月余,先后用乙酰螺旋霉素、卡那霉素、必嗽平,以及中药宣肺止咳剂等,收效甚微。刻下:阵咳少痰,不易咯出,口苦舌干,心烦难寐,大便正常,小便短赤,伴两胁牵痛,舌质偏红、苔薄,脉细带弦。胸片示:两肺纹理增强。详析症情,证属久咳肺阴耗伤,肝气偏旺,木火刑金,肺失清肃。治当滋阴清肝,润肺止咳为主,黄连阿胶汤加味。处方:黄连 5 克,黄芩、北沙参、丹皮;生甘草各 10 克,白芍、牡蛎(先煎)各 30 克,阿胶(烊化冲)15 克,鸡子黄 1 枚冲服。每天 1 剂,3 剂。二诊:咳嗽减轻,夜寐渐安,胁痛好转,心烦口苦消失,苔脉同前。原方去黄芩、黄连改用 3 克,加麦冬 10 克,川贝母(研末冲服)6 克,5 剂。三诊时咳嗽基本消退,守方再服 5 剂获愈。[张长顺．黄连阿胶汤临床新用偶得．吉林中医药,1997(1):34]

按:《柳选四家医案》曰:"干咳无痰,是肝气冲肺,非肺本病,仍宜治肝,兼滋肺气,可也。"该案木旺金亏,故师其法而以黄连阿胶汤加味移治本证。方中芩、连加丹皮泻肝清火,重用阿胶清肺益阴,白芍养血柔肝,沙参、鸡子黄润肺止咳,牡蛎重镇安神兼以潜阳,甘草清热泻火,调和诸药,且与白芍相伍,酸甘化阴,缓急止痛。

2. 支气管扩张

某男,57 岁。咯血 2 日,色鲜红,24 小时约 200 毫升,伴咳嗽,胸闷,咽干,乏力,下午潮热(体温 37.6℃),面色苍白,精神倦怠。舌红,苔薄,脉细数。X 线胸片示:两肺纹理增粗。血象:血红蛋白 95 克/升,白细胞 5.6×10^9/升,中性粒细胞占 72%,淋巴细胞占 28%。诊断为支气管扩张咯血。证属阴虚火旺,迫血上逆。治宜滋阴降炎,凉血止血。黄连阿胶汤加味,处方:黄连 3 克,川贝母(研粉分吞)5 克,阿胶珠、黄芩、白芍、玄参、焦山栀子各 10 克,白茅根 15 克,仙鹤草、鱼腥草各 30 克,鸡子黄 1 枚冲药服。二诊:3 剂后,咯血已止,精神转佳。续进原方 2 剂,以巩固疗效。随访月余未复发。[沈承烈．黄连阿胶汤临床应用心得．浙江中医杂志,1993(3):115]

按:咯血病因多端,但不外血热与阴虚。《济生方·吐衄》指出:"夫血之妄行也,未有不因热之所发,盖血得热则淖溢,血气俱热,血随气上,乃吐衄也。"《丹溪心法》有"阳常有余,阴常不足"之说,认为出血由于阳盛阴虚之故。本例与黄连阿胶汤滋阴降火合拍,因咯血量多加仙鹤草、焦山栀子、茅根等清热凉血止血,得以络宁血止。

3. 肺结核大咯血

某男,37 岁,农民。骨蒸潮热,夜寐多梦,干咳,痰中带血,胸痛已 6 年,经胸透诊断为空洞型肺结核。约 1 周前偶因外感,随即发高烧,经服用草药后汗出热退,近 2 日来出现大咯血,每次 1 小碗(约 300 毫升),每日 1～2 次,经用中西药物治疗无效。诊见:身微热,口渴,便秘,心烦。辨证为热邪未清,肺肾阴虚,心肝火旺,治宜滋阴降火止血,黄连阿胶汤加味,处方:黄连 3 克,鸡子黄(冲)2 枚,生地 15 克,阿胶(烊化冲)30 克,牡丹皮 12 克,黄芩、白芍、麦冬、百合、炙款冬花、杏仁各 10 克,白及 30 克,每剂煎后 2 次分服。二诊:上方服 1 剂后,大咯血停止,后以西药抗痨药物治疗。[陈开基．黄连阿胶汤的临床运用．黑龙江中医药,1985(5):24]

按:咯血常因肺肾阴虚,或因水火不济、心火上炎,或因水不涵木,肝火犯肺等损伤肺络而致。《血证论》曰:"咯血出于肾""肾为水脏,上济君火,则水火相济,上交肺金,则水天一气,水升火降,不相射而相济,安有不战自焚之患,设水阴之气虚,而火热之气亢,喘咳

蒸灼，痰血痨瘵均作矣。”此证即因肺肾阴虚，水火不济，复因外感，热邪未尽，而致阴虚火旺，损伤肺络而成。治宜清热育阴止血，以黄连阿胶汤育阴清热，以麦冬、生地、百合滋肾润肺清虚热，白及止血，牡丹皮清热凉血、活血化瘀，使止血而无留瘀之弊，款冬花、杏仁润肺止咳，重用阿胶者，取其止血补血也。如是水升火降，阴阳相济，咯血遂止。

4. 阵发性室上性心动过速

某男，48岁，干部。有“阵发性室上性心动过速”病史3年余，经常反复发作，屡进抗心律失常药物，仅能控制一时，近持续发作30小时。诊见：心悸阵作，胸闷心烦，恶闻响声，夜寐不宁，口干且苦。舌尖红，苔薄白，脉弦细数至数不清。心电图示：心率170次/分。证属心血亏虚，心神失养。治以滋阴养血，宁心安神之法。处方：川黄连3克，黄芩、白芍、阿胶(烊化)、生地、麦冬、酸枣仁各10克，生龙骨、生牡蛎(先煎)各30克，鸡子黄(冲入药汁)1枚。二诊：上方服5剂，心悸觉宁，余症亦觉缓解，舌尖光红，苔薄白，脉弦细兼数，此心火得挫，阴血未复，继予上方加玉竹、玄参各12克。前后以此方稍事出入调治3个月，症情稳定。[姜润林．黄连阿胶汤加减运用心得．福建中医药，1991(6)：34]

按：本例病历日久，心悸频发，致心血暗耗，心阴亏虚，血不足心失所养则心悸少寐，阴分虚心火上炎则心悸不宁，故用黄连阿胶汤增损，方中生地、白芍、麦冬、阿胶、鸡子黄、酸枣仁滋阴养血，川黄连、黄芩、生龙骨、生牡蛎清心除烦、宁心安神，药中肯綮，心悸得安。

5. 萎缩性胃炎

某男，48岁，干部，已婚。胃脘痛已6年余，经某医学院诊断为萎缩性胃炎，经多方治疗未见好转。诊见：食欲不振，大便秘结，胃脘痛伴肝区疼痛，每于食辛辣食物后疼痛加剧，眠差，夜多梦。舌质红，脉弦细。证属阴虚阳亢，肝气犯胃。以黄连阿胶汤加减，处方：黄连3克，白芍15克，黄芩、阿胶(烊化冲)、川楝子、青木香、制香附各10克，鸡子黄(冲)2枚，炙甘草6克。每日1剂，煎后分为3份，早上、晚饭后、临睡前各服1份。二诊：服3剂后胃痛减轻，失眠、多梦好转，大便通畅。上方去黄芩，加熟地15克，服10余剂，痊愈。[陈开基．黄连阿胶汤的临床运用．黑龙江中医药，1985(5)：24]

按：《沈氏尊生书》云：“胃痛，邪干胃脘病也。……惟肝气相乘为尤甚”。此证因肾阴亏虚，不能涵养肝木，则肝失疏泻，肝气横逆犯胃，然其标在胃，其本在肾，故以黄连阿胶汤加味，标本兼治。黄连阿胶汤育阴清热，加川楝子、青木香、制香附疏肝和胃止痛，炙甘草和中缓急，各药合用，标本兼治，故获良效。

6. 伤寒并肠出血

某男，21岁，学生。患者2个月前患伤寒住某医院治疗，症状缓解后出院，近因饮食不节及休息不当病情复发，发热周余不退，腹胀腹痛。检查：肥达反应阳性，大便隐血试验(＋＋＋)，门诊拟“伤寒并肠出血”，收住入院。诊见：发热(38.7℃)，不恶寒，面色萎黄，神情淡漠，心烦，出汗多，肠鸣腹胀，脐周压痛。舌淡红，苔少，脉细数。证属阴血亏虚、虚火灼伤肠络。治以滋阴清热，宁络止血。处方：川黄连4克，黄芩、阿胶、丹皮、侧柏炭、大黄炭各10克，赤芍15克，鸡子黄1枚，生地30克，生蒲黄5克，水煎服2次。另予云南白药3克，日2次，配合支持疗法。二诊：药进2剂，便色转淡，精神稍佳。再3剂，身热已，便色转淡，复查大便隐血试验(－)，续以中西药调治2周，痊愈出院。[姜润林．黄连阿胶汤加减运用心得．福建中医药，1991(6)：34]

某女，9岁，于1987年9月14日诊。伤寒住院2周，经中西医结合治疗，身热渐退，近因起居受凉，加之饮食失调，致腹痛绵绵，体温呈复升之势，伴心烦出汗，面色萎黄，舌淡苔少，脉细数。查大便隐血(＋＋＋)。血常规：血红蛋白94克/升，白细胞4.1×10^9/升(中性粒细胞占68%,淋巴细胞占32%),嗜酸细胞计数:0.02×10^9/升。诊断为伤寒并肠出血。证属阴血亏虚、虚火灼伤肠络之湿温便血。治以滋阴清热,宁络止血。处方:川连3克,赤芍、黄芩、阿胶(烊化)、丹皮、生地、大黄炭、生蒲黄各10克,侧柏炭12克,鸡子黄1枚。并予云南白药2克,日2次,继续抗伤寒治疗。二诊:上方服3剂后,腹痛减轻,心烦得安。续服2剂,腹痛缓解,便色转黄,复查大便隐血转阴。后以中西药调治旬余,痊愈出院。[姜润林.黄连阿胶汤儿科新用.江西中医药,1998(5):37]

按:伤寒属中医湿温范畴,治疗古有"禁润"之说。湿温易化燥化火,久酿阴血内耗,肠络受灼而致络损血溢。治用仲景黄连阿胶汤,一则方中阿胶、生地、鸡子黄滋养内耗之阴血,折其内燔之邪火;一则连、芩清利肠中之湿热,折其胶结缠绵之病势。加赤芍、丹皮、侧柏炭、生蒲黄、大黄炭,以凉血止血,肾阴充则虚火平,肠络得宁而下血见止。

7. **急性膀胱炎**

某女,63岁。尿频尿痛3日,伴畏寒发热,排尿涩痛难忍,尿量少,一日10余次之多,口渴心烦。舌红,苔薄黄,脉细数。尿常规:蛋白(+),红细胞(+++),白细胞(++)。诊为急性膀胱炎。证属阴虚湿热下注,血热妄行,属血淋。治宜滋阴凉血,清热利湿。处方:黄连3克,黄芩、白芍、阿胶珠各10克,石韦、生地、白茅根、大蓟、小蓟、六一散各15克,3剂。并鼓励患者多饮水。二诊:尿频急痛已减,尿液转清。尿常规:蛋白(±),红细胞(++),白细胞少许。原方续进5剂,复查尿常规已正常。改服知柏地黄丸10克,日服2次,2周后再查尿液正常,告愈。[沈承烈.黄连阿胶汤临床应用心得.浙江中医杂志,1993(3):115]

按:《诸病源候论·淋病诸候》云:"诸淋者,由肾虚而膀胱热故也……肾虚则小便数,膀胱热则水下涩,数而且涩,则淋沥不宣,故谓之为淋。"阴虚湿热下注,迫血妄行见之血淋,用黄连阿胶汤滋阴清热,鸡子黄因滋腻碍胃故去;加石韦、生地、白茅根、大蓟、小蓟、六一散等,既能凉血止血,又能清热利湿,故而获效。

8. **笑症(神经官能症)**

某女,18岁,农民。1年前,因情志刺激,发为笑症,时笑时止,常年不休,每日数发,每次发作哈哈两声即止,神志、思维清楚。西医诊断为神经官能症,常服苯巴比妥、维生素B、谷维素等药,效果不佳,中药进镇静安神之剂10余剂,亦罔效。诊见:身体消瘦,面色潮红,神情痴呆,时笑时止,心中烦乱,失眠,健忘,口干不欲饮。舌红,少苔,脉弦而数。四诊合参,证属情志内伤,郁而化火,心阴暗耗,心神外越。治以滋阴清火,安神定志。拟黄连阿胶汤加味,处方:黄连、阿胶(烊化)各15克,黄芩、白芍各12克,龙骨、牡蛎各30克,鸡子黄(冲)1枚。3剂,水煎服。二诊:药后发笑次数大减,每日1～2次,夜寐较安,面色微红。药中病机,守前方减黄连为12克,续进3剂,诸症消失。1年后随访,未见复发。[张法运.黄连阿胶汤治疗笑证.新中医,1988(1):37]

按:黄连阿胶汤本为肾水不足,心火偏亢而设。本例患者因情志内伤,郁而化火,心阴暗耗,不能潜阳而致心神外越,发为笑症,故以黄连、黄芩苦寒直折心火;芍药酸收阴气而泄邪热;阿胶、鸡子黄甘平滋肾水、养心血以滋少阴之阴,加龙骨、牡蛎镇静安神、潜阳定志,共收火降热清,神定笑止之功。

9. **血管神经性头痛**

某女,42岁,工人。罹患头痛6载,每因劳累而作,曾在某医院检查,诊断为血管神经性头痛。经多方治疗,仅得安于一时。诊见:头痛发作周余,以巅顶为甚,烦躁口干,夜寐不安,腰酸膝软。舌红,苔薄少,脉细弦。证属肝肾不足,肝阳偏亢,上扰清空,内扰心神。治以滋水涵木,清心安神之法。处方:黄连3

克，黄芩6克，白芍15克，生地、阿胶（烊化、麦冬、柏子仁各10克，鸡子黄1枚，生牡蛎（先煎）30克。二诊：上方服6剂，巅顶疼痛显减，夜寐已安。再进5剂，头痛缓解。继以六味地黄液口服调理月余，诸症悉平，追访2年未再复发。［张长顺．黄连阿胶汤临床新用偶得．吉林中医药，1997(1)：34］

按：经云："头痛巅疾，下虚上实"。本例乃肝肾阴亏于下，致心肝之火亢于上，故用黄连阿胶汤增减，方中黄连、黄芩泻实于上，白芍、阿胶、鸡子黄补虚于下；配生地、麦冬、柏子仁、牡蛎，以增强滋阴潜阳、降火安神之功。肝肾得补，虚阳得平，头痛遂止。

10. 盗汗

某女，45岁，于2003年9月初诊。以夜间阵发性出汗，伴心悸2周为主诉就诊。诉近半年来月经量少，易烦躁，经前乳房胀痛，近2周来出现夜间阵发性盗汗，伴心悸，自觉时冷时热，但体温正常。舌偏红，苔薄白，脉细数。处方：黄连、甘草各6克；阿胶（烊冲）、白芍、菟丝子、枸杞子、麦冬、女贞子、旱莲草各15克，生地黄20克，浮小麦30克。二诊：服药1周，自觉症状明显减轻。效不更方，再进6剂，盗汗心悸等症基本消失，此后隔日服中药1剂，并于行经期进补雪蛤，调治2个月，随访半年未再发。［王小萍．黄连阿胶汤治验3则．河南中医，2004(6)：10］

按：该患者属更年期综合征，盗汗是其中的一症，根据舌脉症综合辨证，属阴血不足，阴虚火旺。病症涉及心肝肾三脏，本例除用黄连阿胶汤泻火坚阴外，更调护肾阴、肝阴，黄连清心除烦，阿胶养阴补血，女贞子、旱莲草、菟丝子、生地黄、枸杞子调护肝肾；浮小麦止汗。诸药合用，诸症俱消。

（二）妇科、男科疾病

1. 功能性子宫出血

（1）某女，38岁，农民，已婚。近3个月来经期提前5～7日，每次维持5～6日，量少色紫暗，此次经止复行已10余日，初起淋沥不绝，自以为属体虚，遂自购当归30克，蒸食公鸡1只，食后次日即感头胀，耳鸣，继而阴道流血加重，来势如涌。阴道大流血已2日，现流血不止，心烦，舌红，少津，脉弦细数。辨证属阴虚火旺，冲任受热，迫血妄行。以黄连阿胶汤加减，处方：黄连3克，黄芩、白芍、钩藤、麦冬各10克，熟地、阿胶（烊化冲）各30克，茜草根15克，丹皮12克。服上方1剂后流血显著减少，服2剂后流血停止。［陈开基．黄连阿胶汤的临床运用．黑龙江中医药，1985(5)：24］

（2）某女，28岁。患者素体阴亏性急，近来更遇烦劳，阴道突然下血，量多，血色深红质黏无血块，口干心烦，夜寐不宁，口舌生疮。舌暗红，苔薄黄，脉细数。妇科检查及B超未见子宫肌瘤和炎症，基础体温为单相，诊为功能性子宫出血（无排卵），曾给予卡络磺钠、抗血纤溶芳酸治疗均未见效，要求服中药治疗，苔脉如前。中医辨证为阴虚营热，迫血妄行。治宜育阴宁心，和血清络，黄连阿胶汤主之。处方：川黄连3克，阿胶（烊冲）、炒白芍各10克，炒黄芩6克，鸡子黄（冲入药汁内）2枚。连服3剂后出血止，惟仍感心悸头晕，腰脊酸弱，舌偏红，苔薄，嘱用二至丸和六味地黄丸交替服用2个月，诸症均告消失，次年怀孕并顺产一子。［姚石安．姚寓晨妇科运用经方举隅．新中医，1990(3)：8］

（3）某女，27岁，于2002年5月诊。患者素体形瘦，半年前因刮宫术后出现月经紊乱，每月数次，服中、西药月余而收效不佳。近2个月来病情加重，断断续续出血，量时多时少，色红，伴心烦口苦，五心发热，舌质红，苔薄黄，脉细数。辨为阴虚内热，迫血妄行。治宜养阴清热，凉血止血。药用黄连5克，阿胶（烊化兑服）、白芍、黄芩各12克，生地、龟板、地骨皮各15克。煎水服，每日1剂，共6剂。服上方2剂后出血明显减少，其余诸症均有不同程度好转。一服完后，出血止，诸症消失。再于上方加女贞子15克,继服5剂以巩固疗效。[陈永朴,唐世惠.黄连阿胶汤辨证新用.四川中医,2004(8):30]

按:功能性子宫出血中医称之崩漏,是指妇女不在行经期内阴道出血的病证。李东垣曰:“妇人血崩是肾水阴虚,不能镇守胞络相火,故血走而崩也”。崩与漏只是出血程度轻重不同而已,二者之间可以互相转化。

初起即为漏下,因肾阴亏虚,相火内扰所致,食以当归蒸鸡后,出血加重而为崩中。古人认为鸡肉能助风动火,火热伤肝,肝伤则不能藏血为血崩,然究其本,由肝肾不足,阴虚火旺所致,故用黄连阿胶汤加减治疗而愈。本方育阴清热,加入黄柏泻火坚阴,丹皮、钩藤泻火平肝,熟地、麦冬养阴补血,茜草根止血。如是火去热清,出血遂止。

患者素体阴亏,更因烦劳过度,心、肝二火煽动致月水错经妄行,正如《内经》云:“阴虚阳搏谓之崩”。针对舌暗红、脉细数、心烦等阴虚火旺的特点,用黄连阿胶汤来滋阴清热,交通心肾,则冲任得固,暴崩得止。患者素体形瘦,为阴虚多火之体。因刮宫术后而致月经每月数行,造成失血伤阴、阴虚生热、热迫血行、冲任失调,导致出血淋漓不断,伴心烦、口苦、五心发热、舌红、脉细数等阴虚内热证。故治以养阴清热的黄连阿胶汤去鸡子黄,配伍生地、骨皮、龟板,使阴生热去,冲任固而出血止。

2. 经期延长

某女,37岁。经行半月余,淋漓不尽,经量时多时少,夹有暗红色血块,少腹部隐痛,腰酸乏力,口干心烦。置节育环2年来,每届经期10余日方净,舌质红,苔薄,脉细数。证属肝肾不足,阴虚内热,热扰胞宫,冲任失固。治宜滋阴清热,凉营止血。处方:以黄连阿胶汤去鸡子黄,加地榆炭30克,熟地15克,艾叶炭5克。二诊:服用中药5剂后,经漏已止,再予当归养血膏调理善后。[沈承烈.黄连阿胶汤临床应用心得.浙江中医杂志,1993(3):115]

按:《普济方·妇人诸疾门》云:“夫妇人月水不断者,由损伤经血,冲任脉虚损故也。”病由肝肾阴亏,阴虚内热,扰于冲任,经血失守,致月经淋漓不尽。方用阿胶、白芍、熟地养血、滋阴、益肾,黄连、黄芩清热降火,地榆炭、艾叶炭凉血止血,去鸡子黄之滋腻碍胃。血去过多,血海空虚,以当归养血膏养血营阴,宗妇人以血为本之意。

3. 闭经

某女,30岁,工人。闭经2年余,患者自丧子后精神抑郁,胸闷常太息,终日神志恍惚,心悸气怯,眠差多梦,纳食不香,口干唇燥,形体日渐消瘦,乃至闭经。舌质暗红,苔薄,脉细数。证属情志抑郁,心气停结,营阴暗耗,心火偏亢。治宜疏肝解郁,养心阴,通心气,清心火,和血脉。方用黄连阿胶汤化裁,处方:黄连、远志、炙甘草各6克,柏子仁、合欢皮、麦冬、黄芩、泽兰、卷柏、牛膝、阿胶(化服)、白芍各12克,生地、熟地各15克,香附9克,鸡子黄(冲服)1枚。

二诊:上方连续服用20剂,心悸、失眠、多梦等症状减轻,月经来潮,但量少色暗。嘱继服上方10剂后,以逍遥丸与柏子仁丸交替服用3个月,巩固疗效。随访2年,月经正常。[杨善栋.黄连阿胶汤在妇科中的应用.陕西中医,1992,(5):226]

按:本例仿李东垣“安心补血泻火则经自行”之旨,方拟黄连阿胶汤化裁,养心阴、清心热、交心肾、通血脉,故经通而月水调。

4. 经行口舌溃疡

某女,32岁。经行口舌生疮,舌体疼痛,反复发作,病延3年。每次经前5～6日即开始上下唇内、双侧颊黏膜及舌均有溃疡,尤以舌为甚,疼痛难忍,伴有烦躁,失眠、多梦,口眼干燥,大便干结,小溲短赤灼热;舌红,少苔,脉细数。证属肝肾阴虚,虚火上炎。治宜滋阴、清热、润燥为法。处方:黄连5克,阿胶(化服)10克,白芍、麦冬、北沙参、石斛、玄参

各12克，生地15克，生甘草3克，鸡子黄(冲服)1枚。二诊：服药10剂，月经来潮，诸症减轻，口疮未再复发。阴虚难复，宗方缓图。[杨善栋．黄连阿胶汤在妇科中的应用．陕西中医，1992(5)：226]

按：患者以往服药，多为清胃散、泻心汤、龙胆泻肝汤、丹栀逍遥散之类，一味清泄，殊不知屡服凉燥，阴损更剧，以致下虚上盛，口舌生疮。张景岳云："故虽久用清凉，终不见效者，此当察其所由……反而治之，方可痊愈"。故本例以本方加味治之，清心、滋阴、降火三者配合，效果显著。

5. **带下病**

某女，28岁。带下量多2年，色白质稠，如浆糊状，平素精神欠佳，五心烦热，头眩心悸，腰酸神疲，眠差多梦，咽干口燥，小便赤痛。舌红，少苔，脉细数。证属阴虚火旺，心肾不交。治宜补肾水，泻心火，交通心肾。方用黄连阿胶汤加味，处方：黄连、生甘草各6克，黄芩、黄柏、知母、白芍、阿胶(化服)各12克，芡实、龙骨、牡蛎、车前子各30克，鸡子黄(冲服)1枚，党参、黄芪各15克。二诊：服药15剂，带下减少，诸症好转。[杨善栋．黄连阿胶汤在妇科中的应用．陕西中医，1992(5)：226]

按：本案为心肾不交带下，肾水虚亏，不能上济于心，于是心肝火旺，引起带脉失约，发生带下症。方中黄连、黄芩清心气下通于肾；白芍、阿胶、鸡子黄滋补肾阴，上济于心，使心肾相交；知母、黄柏泻相火；龙骨、牡蛎潜阳而兼固摄；芡实固精止带；参、芪益气；车前子利湿；火清湿祛，故带下随之而愈。

6. **胎动不安**

某女，29岁，1997年12月22日就诊。平素性情急躁，现怀孕9个月，近来阴道流血，色鲜红，胎动下坠，小腹作痛，口干咽燥，渴喜冷饮，大便秘结，尿短色黄。舌红苔薄黄而干，脉滑数。此乃热扰冲任，迫血妄行，损伤胎元之故。治宜清热养血，益阴安胎。方用黄连阿胶汤，加熟地、续断、桑寄生、杜仲炭各10克，5剂血止痛除胎安，再诊去桑寄生、杜仲炭继服4剂，余症悉除。[张宗如．黄连阿胶汤在妇科的应用．黑龙江中医药，1999(6)：46]

按：若素体阳盛或肝郁化热，复加孕后血聚养胎，阴虚阳盛，以致血热，下扰冲任，迫血妄行，损伤胎元，引起胎动不安，胎漏下血。治宜清热养血，养阴安胎。方中黄连、黄芩清热养阴，且黄芩为清热安胎之佳品；熟地、白芍、续断养血安胎；芍药、鸡子黄滋脾肾之阴，使心肾得交，水火既济以安神；《用药法象》云：阿胶"止血安胎，兼除嗽痢。"再配桑寄生、杜仲炭以助固肾安胎之效。

7. **女子无梦交媾**

某女，60岁。子女代述：父亲早丧，数月前发现其母在纺线中间突然站起，口中言语不清，似迎人状，尔后关门而眠，时许方出，初期几日1次，后渐频，子女以为母劳累所致，仍未在意。然甚时一日10多次，消瘦，面色萎黄，纳食大减，且常自语自言，如见鬼状。某次其母又关门，女儿通过窗孔里视，见其母躺在床上作交媾状，大惑，叫其兄来，兄妹相视，既难于启齿问母，更难言于他人，无奈携母前来就诊。患者神疲乏力，腰膝酸软，口苦，心烦，眠差多梦，下阴潮湿，分泌物多，六脉按之似无，思之再三，虽是无梦交媾，仍属女子梦交范围，给予交通心肾之黄连阿胶汤加味，处方：黄连6克，黄芩7克，阿胶(烊化)10克，生白芍、山茱萸、茯神各12克，肉桂3克，生龙骨、生牡蛎各30克，熟地24克，朱砂(冲)1克，远志9克，鸡子黄2个为引。二诊：上方服3剂，除吃饭服药外，连续昏睡3日，呼之不应，然上病未再作，纳食增加，此乃心肾交泰之佳候，又守方3剂。三诊：精神明显好转，与前判若两人，自述周身舒泰，嘱其常与人语，不宜过劳，继服归脾丸，服数盒后而愈。随访2年，身体健康。[苗学勤．黄连阿胶汤治奇证二则．吉林中医药，1993

(5):39]

按:该患者证属心肾不交,其病因多为情志失调,劳神太过,或常意淫于外,阴耗于内,久之伤及肾水,出现心火亢于上,肝肾相火动于下而形成本病。方用黄连阿胶汤,加熟地、山茱萸清心火补肝肾,佐茯神、远志、朱砂宁心安神;用龙牡潜上浮之虚阳,又敛下脱之真阴,使心肾交泰,阴阳调和,故能使病速愈。

8. 更年期综合征

某女,47 岁。近 3 年来自感烘热频繁,心悸,汗出,失眠,多梦,口苦咽干,大便干结,月经稀少。舌红,苔薄,脉细数。诊为更年期综合征。证属肝肾阴虚,心火亢盛,心肾不交。治宜补肝肾,清心火,交通心肾。方用黄连阿胶汤化裁,处方:黄连 5 克,阿胶(化服)10 克,百合、生地各 15 克,麦冬、白芍、合欢皮各 12 克,远志 8 克,龙骨、牡蛎各 30 克,鸡子黄(冲服)1 枚,水煎服。每日 1 剂。二诊:服药 10 剂,烘热、汗出、心悸好转,每夜睡眠 6 小时以上,续服上方巩固获愈。[杨善栋.黄连阿胶汤在妇科中的应用.陕西中医,1992(5):226]

按:《素问·上古天真论》曰:"女子七七任脉虚,太冲脉衰少,天癸竭"。说明更年期妇女肾元虚衰,肾阴虚,不能上济心火,心火亢盛,致使心肾不交,今以阿胶、白芍、生地、百合、麦冬养阴,补肾培本;黄连清心火;远志交通心肾;龙牡潜阳,标本同治,收效明显。

9. 精囊炎

某男,38 岁,供销员。今年 7 月某日,由外地出差回家,当晚设便宴招待亲朋,宴间饮白酒 250 克,时至深夜,与妻合好,发现行房事排出血精,排精时虽无疼痛,但有排精困难感觉,经检查初步诊为精囊炎。后每行房事都排出血精,思想负担较重,休息 1 周后即去沪某医院泌尿科就诊,经检查确诊为精囊炎。尿液检查抗酸杆菌阴性,尿常规正常。曾用过多种抗生素及止血剂,前后治疗 3 个月,均未奏效。诊见:血精未止,形瘦腰酸,头昏梦多,舌红,少苔,脉细数。证属肾水亏于下,心(欲)火亢于上,心肾不交,水火失济,火盛灼伤血络而成血精。治宜泻热益阴,交通心肾。方选黄连阿胶汤加味,处方:黄连 5 克,黄芩、阿胶(烊化)各 10 克,白芍、生地、女贞子、旱莲草各 30 克,鸡子黄(冲)1 枚,7 剂,并嘱停止西药治疗,用药期间禁房事。二诊:药后房事 1 次,血精控制,排精顺利,无不适感。前方既效,照方再服 17 剂,血精全止。为巩固疗效,嘱继服前方 2 周,前后用药 28 剂。经随访 3 年,未见复发。[严忠.加味黄连阿胶汤治疗血精症.新中医,1991(8):37]

按:现代医学认为血精是精囊炎的特有症状,属于炎症性出血。按中医辨证系属肝肾阴亏、心火独亢型。黄连阿胶汤原为少阴热化证而设,用黄连阿胶汤加味治疗血精,其思路根据该病病机,着眼一个"火"字,因其君(欲)火出于心,相火出于肾,《景岳全书·血症》谓血动之由"惟火惟气耳。"故取是方黄连泻心火,阿胶益肾水,黄芩佐黄连则清火力大,芍药佐阿胶则益水力大,妙在阿胶、鸡子黄均系血肉有情之品,两者配用,不但宁心涵濡心液,而且益肾滋育肾阴。加生地、女贞子、旱莲草、仙鹤草诸品,既止血治其标,且滋阴降火固其本。君(欲)火得清,相火得制,故血精得止。

(三)五官科疾病

1. 复发性口腔溃疡

(1)某女,32 岁,教师。患复发性口腔溃疡 10 多年,每年发作次数不等,近 2 年来症状加重,每月发作 1 次,近临经前而作。诊见:口腔内烧灼疼痛,难以忍受,不能吞咽口水,伴纳呆食少,五心烦热,大便干燥,夜寐较差,视其舌尖两侧、下唇内侧有数个大小不等的溃疡。舌体瘦薄,舌质红,苔薄而干,脉细滑数。证属阴虚津亏,虚火上炎。治以滋阴清火。处方:川黄连 3 克,黄芩 6 克,阿胶(烊化)12 克,生地 20 克,白芍、麦冬、玄参、淡竹

叶各10克,生甘草5克。二诊:药进3剂,舌痛减轻,纳香食增。再3剂,患者已谈笑自若,进食如常,心胸亦觉清宁,续予原方略事加减,巩固治疗3周痊愈,随访1年未见复发。[张长顺.黄连阿胶汤临床新用偶得.吉林中医药,1997(1):34]

(2)某女,32岁,护士,于1997年6月就诊。自诉口疮反复发作5年,发作间歇不超过2周,月经期或熬夜更甚。证见:口腔内有2个绿豆大溃疡,表面有黄黏分泌物,周围发红,疼痛难忍,口苦咽干,心烦不寐,腰膝酸软,大便不利,舌红苔黄腻,脉细数。诊为肾阴不足,心火独亢,湿热内蕴,治宜育阴清热利湿。处方:黄连、黄芩各8克,芍药10克,阿胶(炖化服)10克,鸡子黄(冲)2枚,猪苓、泽泻、茯苓各12克,滑石20克,加百合、生地各12克。二诊:服药3剂后,口疮已基本愈合,诸症俱减,寐仍欠佳。思其火邪已衰大半,故守上方,芩连减半,连服7剂而愈,随访2年未复发。[陈邦士,罗广波.黄连阿胶汤合猪苓汤治疗复发性口疮48例.广东牙病防治,2001(3):207]

按:复发性口疮属中医疮疡范畴,临床上热证居多,热证分虚实两类,实者多心脾积火,虚者多阴虚火旺。火热之邪,最易伤阴,若反复发作,耗伤阴津,往往殊途同归,形成肾阴不足,水不济火,心火独亢的证候,病在心肾二脏,属少阴经。故《寿世保元·口舌》曰:"口疮连年不愈者,此虚火也"。又心脾积火,肾阴不足者,日久脾肾受累,使水液代谢障碍而形成湿邪内滞,故病程漫长,反复发作。故其治疗的关键,在于处理好阴虚火旺与湿邪并存的矛盾,因一味滋阴则湿邪愈盛,单纯泻火或化湿利水则易伤阴。医者借伤寒论少阴热化湿邪论治,取黄连阿胶汤与猪苓汤合用。方中黄连、黄芩直折心火,阿胶鸡子黄滋补肾阴,芍药佐阿胶以滋阴并敛阴气而泄湿热,猪苓、茯苓、泽泻淡渗利水,滑石清热利湿,共合成育阴清热利湿之剂,使滋阴而不助湿,清热利湿而不伤阴,心肾之阴得养,虚火得降,心肾相交,水火既济,而使本病得愈。若复发性口疮见疮周淡而不红,疮大而深,舌淡脉沉弱属虚寒者,则非本法所宜。

2. 牙龈出血症

某女,26岁,于2002年3月5日诊。患者反复牙龈出血半年余,半月前因饮酒后致病情加重,出血鲜红,伴口干咽燥,口臭,舌质红,苔薄黄,脉细数。病属齿衄,辨证为阴虚胃热。治宜养胃清热,凉血止血。处方:黄连6克,阿胶(烊化兑服)、黄芩、栀子、茜草根各12克,白芍、麦冬各15克。煎水服,每日1剂。上方服3剂后齿衄减轻,口臭亦减,余症消失。综上方加玄参15克,5剂后诸症若失。随访至今未发。[陈邦士,罗广波.黄连阿胶汤合猪苓汤治疗复发性口疮48例.广东牙病防治,2001(3):207]

按:牙龈出血又称齿衄、牙血、牙衄。阳明胃脉络于齿,故齿衄与胃密切相关。该患者牙龈出血半年余,出血日久,损伤胃阴,阴虚生火,循经上行,络损血溢,所以出现量少色鲜红,口干咽燥,舌红,脉细数。阴虚内热,饮酒以助热势,胃中热盛,所以出现口臭、苔薄黄、脉数。治以养阴清热、凉血止血的黄连阿胶汤去鸡子黄加麦冬、栀子、茜草根数剂而愈。

3. 慢性咽炎

某男,32岁。咽痛反复发作半年余,被诊为慢性咽炎,迭进中西药效果不显。诊见:咽痛咽干,头昏,神疲乏力,手足心热。舌质红,苔薄,脉细数。辨证为阴虚津伤,虚火上炎,治宜滋阴降火。处方:川黄连3克,阿胶(烊化冲服)15克,黄芩、白芍、地骨皮、天花粉、石斛、麦冬各10克,生甘草5克,鸡子黄1枚冲服。二诊:5剂后咽痛好转,基于原方略加更动,续服15剂,咽痛即除,精神亦佳,咽部无不适感。改服参麦六味丸,每日2次,每次10克,告愈。[沈承烈·黄连阿胶汤临床应用心得.浙江中医杂志,1993(3):115]

按：慢性咽炎，中医属喉痹症。咽痛反复发作，正气虚弱，外邪乘虚而侵入。肺脉通会厌，肾脉挟舌本，久病肺肾两亏，阴虚津液无以上承；阴虚生内热，咽痛且干，头昏诸症由生。黄连阿胶汤滋阴降火，酌加石斛、麦冬、天花粉滋阴生津，所谓“壮水之主，以制阳光”。

4. 顽固性失音

某男，40岁，于1985年10月29日诊。失音已1年余，诊见形体消瘦，言语无声，咽干口燥，头目眩晕，纳呆失眠，腰膝酸软。舌红少苔，脉细数。查见：喉壁稍粗糙充血。此肺肾阴虚，虚火上炎，熏灼咽喉所致。上方服10剂后复诊，自诉咽干口燥稍瘥，上方加胖大海10克，玉竹15克。继服10剂后，晨起已能发声，但稍多讲，音即哑，头晕，腰酸、寐差等症仍在。宗原方去赤芍，加丹皮或天花粉15克，先后迭进15剂后，音扬咽润，诸恙悉平，随访2年未见复发。［姬云海．黄连阿胶汤加减治疗顽固性失音50例．浙江中医杂志，1994(12)：540］

按：失音之致病内因为肝肾阴虚，体质素亏，外因为风热喉痹反复发作，或素嗜烟酒炙煿之品，致阴液暗耗，虚火上炎，熏灼咽喉，成为虚火喉痹。黄连阿胶汤滋阴清热，加北沙参、天麦冬清肺润燥，以滋水之上源；玄参、生地益肾增液，滋水之下源；石斛生津养胃，以资水之化源；胖大海清咽利喉；桔梗开提上引，直达病所。

5. 舌尖奇痒

某女，41岁。舌尖奇痒，咽干口燥，心烦不寐已2年余，每晚需服地西泮，或艾司唑仑方能少寐。近半月来舌尖奇痒难忍，彻夜不眠，痛苦不堪，盛怒之下，将舌尖剪去，鲜血直流，痛痒交加，顿足捶胸，痛不欲生，患者痛苦面容，精神不振。舌红少津，脉细数。证属少阴热化。方用黄连阿胶汤加味，处方：黄连15克，黄芩、白芍各8克，阿胶10克，玄参、生地各12克，鸡子黄1枚为引，竹叶6克。水煎服，每日1剂，早晚分服，6剂。二诊：连服6剂后，舌尖奇痒大减，睡眠好转，咽干口燥基本消失，上方续服6剂。舌尖奇痒已愈，睡眠基本正常，精神好转，惟食量不多，上方略有增损，连服20余剂，随访未复发。［苗学勤．黄连阿胶汤治奇证二则．吉林中医药，1993(5)：39］

按：舌痒一症临床较为鲜见，中医认为本病多由肾水不足，心火炽盛所致，病机十九条曰：“诸痛痒疮，皆属于心”。《素问·至真要大论》言：“舌为心之苗”。本例病属肾水亏乏，不能上济心阴，致使心火独亢，故舌尖奇痒，心烦不寐，咽干口燥。方中黄连、黄芩苦寒清心泻火以治标，生地、玄参滋补肾水以治本，更配阿胶、鸡子黄、白芍滋阴养血安神，竹叶清心火以利小便。诸药配伍，共奏清心泻火，滋补肾水之功，使水火相济，阴阳调和，故奇病速愈。

桃花汤

【方剂组成】

赤石脂(一半全用，一半筛末)20克，干姜一两(12克)，粳米一升15克

【方药用法】

上三味，以水七升，煮米令熟，去滓，温服七合，内赤石脂末6克，曰三服。若一服愈，余勿服。

【方证释义】

本方主治虚寒血痢证，其病机核心为脾肾虚寒，寒湿阻滞，损伤肠络，失于固摄，故拟温中散寒、涩肠止痢为治法。方中赤石脂温涩固脱以止痢，为君药；干姜大辛大热，温中祛寒，合赤石脂温中涩肠，止血止痢，为臣药；粳米养胃和中，助赤石脂、干姜以厚肠胃，为佐药。

【主治病证】

虚寒血痢证。下痢日久不愈，便脓血，色黯不鲜，腹痛喜温喜按，小便不利，舌淡苔白，

脉迟弱或微细。

【临床运用】

若阳虚阴寒较盛者，加附子、肉桂温肾暖脾以散阴寒；腹痛甚者，加当归、白芍养血柔肝以止痛；久泻滑脱不禁者，加党参、煨肉豆蔻以益气涩肠固脱。

【医案举例】

1. **吐血**（唐祖宣医案）

刘某某，男，65岁，1981年4月11日诊。夙有胃溃疡病，常觉胃中嘈杂吐酸，腹痛隐隐，饱重饥轻，大便溏薄，又喜饮酒，五日前饮酒后胃痛突然发作，呕吐鲜血约500毫升。经输液抢救后大吐血止，变为阵发性吐血，每次10至15毫升，色淡，面色苍白，精神萎靡，胃中觉冷，不欲饮食，腹痛绵绵，泄泻清稀，日四五行，舌淡苔白，脉沉弱无力。证属中焦虚寒，统摄无权，治宜温阳健脾，益气止血，方用：

赤石脂、黄芪各30克，干姜15克，粳米60克，党参20克。

服2剂后，吐血、腹痛减轻；5剂后吐血止，上方加白术15克，半夏12克。10剂后吐泻止，继以益气健脾之剂调治而愈。［浙江中医杂志，1982(8)：378］

按：中阳虚衰，血失统摄之吐血证，临床常见精神萎靡，呕恶，吐血色淡，胸腹凉，得暖则舒，大便溏薄，舌淡苔白，脉沉迟无力等证。上消化道出血病证属此者投用本方，每能获效；干姜以10至15克为宜，呕甚加半夏，正虚加人参。［《伤寒论名医验案精选》；浙江中医杂志，1982(8)：378；《仲景病案学》］

2. **胃痛便血**（孙敷泉医案）

吴某，男，32岁。1975年8月3日来诊：胃脘痛已延三年，时作时止，近又复发，泛吐酸水，嗳气，喜于热饮，得食则减，大便色黑，潜血（＋＋），经钡剂摄片诊断为“胃、十二指肠球部浅表性溃疡”。舌苔白，脉象细弦。治以桃花汤加减。药用赤石脂12克，干姜6克，白及粉15克，乌贼骨30克，蒲黄12克，青黛9克，延胡索9克。上药共研极细末，每日早晚各服6克，以白蜜60克调服，服完上方后，胃脘疼痛消失，大便隐血转阴。（《经方应用》）

按：本病临床一般常用乌贝散或建中汤等方加减，但有些患者却疗效不显。此案在桃花汤的基础上进行增损，去原方中的粳米，加乌贼骨、青黛、白及、延胡索，取其生肌，化瘀，止痛，同时变汤为散，每能获效。

3. **下利脓血**（刘渡舟医案）

程某，男，56岁。患“肠伤寒”住院治疗已四十多天，仍大便泻下脓血，血多而脓少，每日三四次。伴腹痛阵发，手足发凉，神疲体倦，饮食减少。其人面色夭然不泽，舌体胖大质淡，脉弦缓。此为脾肾阳虚，寒伤血络，下焦失约，属少阴虚寒下利，便脓血无疑。但因久利之后，不仅大肠滑脱不禁，而且气血亦为之虚衰，所以治疗当温涩固脱兼益气生血。

赤石脂30克（一半研末冲服，一半入汤剂煎煮），炮姜9克，粳米9克，人参9克，黄芪9克，服三剂后脓血止；再服三剂大便转常，腹中安和，饮食增进。转用归脾汤加减，巩固疗效而收功。（《临证指南》《伤寒论名医验案精选》）

解说：桃花汤是专门为治疗少阴虚寒下利，久病入络，由气分深入血分，以致脾肾阳虚，气不摄血的下利便脓血证而设。根据临床观察，本证一般具有以下几个临床特点：①大便稀溏，滑脱不禁，脓血杂下，但血色晦暗不泽，其气腥冷不臭，无里急后重及肛门灼热感；②伴见腹痛绵绵而喜温按；③由于久利而伤津液，所以往往小便不利。服药后，大便止则小便利，脓血除则腹痛止，是属于温涩固脱，治病求本之法。此外，本方对久痢、久泄，凡属虚寒滑脱者，皆可应用。

4. **下利脓血**（刘渡舟医案）

胡某，男，68岁。患下利脓血，已一年有余，时好时坏，起初不甚介意。最近以来，每日利七八次，肛门似无约束，入厕稍迟，即便裤里，不得已，只好在痰盂里大便。其脉迟缓无力，舌质淡嫩。辨为脾肾虚寒，下焦滑脱之下利。为疏：赤石脂二两（一两研末，一两煎服）炮姜三钱，粳米一大撮，煨肉蔻三钱，服三剂而效，五剂而下利止。又嘱服用四神丸，治有月余而病愈。（《伤寒挈要》）

论：桃花汤之理，就是脾肾虚寒，下焦滑脱之下利。因气陷血滞，风木疏泄，而便见血也。

5. **痢疾便血**（王占玺医案）

桃花汤对久病虚寒性便脓血者，如慢性痢疾、慢性结肠炎等确有一定效果，忆 1976 年 5 月，在江西省德兴县巡回医疗时，诊香屯公社李某，女性，40 岁，自六个月前患急性痢疾，经服用四环素、S-G、黄连素等，断续便脓血不愈，每日可达 3～10 次不等。观其体瘦、面黄、肌瘦、神萎，舌苔薄腻，脉象细弱无力，恶寒偏甚。遂给予桃花汤加味：赤石脂 25 克，干姜 9 克，粳米 10 克，太子参 10 克，每日煎服 1 剂，服用 3 剂后脓血便明显好转，连服 10 剂而愈。（《伤寒论临床研究》）

按：本方命名，因赤石脂色红，粳米色白，二者相合汤沸如桃花而得名。桃花依旧笑春风，也取其能消散阴寒之意。

6. **腹泻便血**（刘含堂医案）

齐某某，男，46 岁，农民。1993 年 10 月 12 日初诊。患者自诉：平素嗜酒，恣食肥腻，3 年前出现腹泻，粪便中含有脓血和黏液，有时下血呈片块状，腹痛，口苦，尿黄，当地乡医院一位老中医诊为脏毒便血，予中药 10 余剂，药中有黄芩、黄连、地榆等，服后病情缓解。但间隔月余后旧病复发，又找原中医治疗，仍予原药服 10 余剂，其疗效不佳，遂到本市某医院，西医以直肠、结肠镜检查，诊为溃疡性结肠炎，予西药 3 周余，服后病情得到控制。此后每隔 2～3 个月，旧病就复发，发则即服中西药以控制。3 周前，旧病又复发，服中西药治疗至今，不见好转。现症：面色㿠白，消瘦，四肢清冷，每日大便 5～7 次，往往未及到厕所就便到裤子里，神惫。舌淡，苔薄白，脉沉弱。诊为脏毒便血，辨证为脾肾阳虚，大肠虚寒滑脱。治宜温补脾肾，涩肠固脱，止血止泻。用桃花汤加味，处方：煅赤石脂 48 克（一半入煎剂，一半为面，分 3 次冲服），炮姜 9 克，粳米 30 克，补骨脂 15 克，焦乌梅 10 克，乌贼骨 12 克。水煎服。服 10 剂，大便减至每日 2～3 次，继服 20 剂，大便成形，每日 1 次，不带血液和黏液，其他症状亦消失。追访 2 年未复发。（《经方治病经验录》）

按：本例脏毒便血（慢性结肠炎），病因病机为嗜酒、恣食肥腻，蕴生湿热，湿热下注肠道，伤及血络，出现腹泻、便血等症状。初病原为肠道湿热，因 3 年来反复应用芩、连、地榆等苦寒药，损伤了脾肾之阳，加上西药对肠胃的副作用，以致最后出现脾肾阳虚、大肠虚寒滑脱之证。取桃花汤加味，桃花汤温中益脾、涩肠固脱，加补骨脂以温肾，并加乌贼骨、焦乌梅以助止血止泻。

按：桃花汤，现代主要用于消化系统疾病，如胃及十二指肠溃疡出血、虚寒滑脱之久痢（细菌性痢疾、阿米巴痢疾）、久泻（虚寒性腹泻及便脓血）、肠炎（慢性肠炎、非特异性溃疡性结肠炎）、消化道失血（虚寒性吐、衄、便、尿血、胃及十二指肠溃疡出血、伤寒肠出血等）、癌症（胰腺癌、贲门腺癌）疼痛；妇科如崩漏、带下等。辨证要点为脾肾阳虚、虚寒滑脱、固摄无权，症状如四肢不温，下利不止，便脓血，腹痛喜温喜按，口淡不渴，神惫乏力，舌淡，脉沉弱或沉细。妇科病的辨证要点为经行淋漓不断，手足不温，月经色淡不鲜，时兼清稀分泌物，舌淡，脉沉弱或迟缓。

7. **便血**（杜雨茂医案）

远血久不止。下利一日数登厕，便血四年频求医

张某，女，36 岁，咸阳市窑店公社农民。1982 年 6 月 12 日初诊：患下利便血 4 年余，原来呈间断性发作，近半年多来持续发生，每次便后均下暗红色血液。曾经西医诊察，排

除内痔及直肠息肉，大便化验及细菌培养多次未能确诊。给予抗生素及抗阿米巴类药物作试验性治疗无效，又服中药清热止利，凉血止血药效亦不著，特来求诊。查患者脐旁及少腹部时时作痛，痛处不定，喜按喜温，大便稀油，便后下暗红色血液较多，每日3～5次，有后重感，但无肛灼；小便利，色黄，食欲稍差，面色萎黄略浮胀，唇甲色淡，舌淡红苔薄黄润，脉沉细缓。辨证属远血。分析此病原属中焦虚寒下利，进而脾阳更弱不能统摄血液，血随利后而下，日久不愈，气血亏耗，病情愈益加剧。治宜补虚温中，佐以固涩，宗桃花汤与当归补血汤合方化裁。处方：赤石脂24克（6克研细冲服，余入煎剂），粳米（另煎汤兑服）30克，姜炭6克，黄芪30克，当归9克，白皮醋炒18克，苍白术各9克，广木香3克，白芍10克，6剂，水煎服。

复诊（6月19日）：腹痛减轻，大便转为糊状，日2～3次，便血明显减少。遂守上方稍事出入加减，如胃中嘈杂吞酸时加萸、连；腹不痛时去白芍、广木香，加党参。续服36剂，大便转常，便血全止，余证消除，面色渐转荣润，精神食欲好转。（《奇难病临证指南》）

8. **直肠癌术后**（聂惠民医案）

王某，女，48岁。2004年8月26日初诊。患者直肠癌术后，直肠大部切除，一年有余，三个月前出现下利，逐日加重，初起每日便二三次，重则十余行，便中挟有脓血，完谷不化，常见食入口则欲便，随之下利，食欲不佳，进食甚少，消化不良，小腹隐隐作痛，神疲乏力，小便略频。经内窥镜检查提示：距肛门5～6厘米处的吻合口轻度狭窄，吻合口及肛管端可见黏膜红斑性糜烂、充血、水肿，吻合口小肠侧可见浅表溃疡形成，表面覆有白苔。诊断为：①小肠末端溃疡；②吻合口炎；③肛管炎。初服中西医多种止泻药，以及健脾利湿中药汤剂，效果不显，故前来国医堂门诊求治。患者形体消瘦，面色暗黄，手足清冷，脉沉弦细无力，舌质黯红，苔薄乏津。证属：脾肾阳衰，阴寒内盛，滑脱不禁而致久利不止，治宜温阳固脱，涩肠止利，拟桃花汤加味。处方：赤石脂（先煎）15克，干姜10克，生、炙甘草各3克，茯苓15克，猪苓15克，莲子肉12克，焦神曲20克，炙黄芪20克，七剂，水煎温服，进药一周，下利锐减，余症亦轻，继服14剂。每日以米汤频饮，以养胃气，调理而安。（《聂氏伤寒学》）

9. **真寒下利**（示吉医案）

示吉曰：毛方来忽患真寒证。腹痛自汗，四肢厥冷，诸医束手，予用回阳救急而愈。吴石虹曰：症虽暂愈，后必下脓血，则危矣。数日后，果下利如鱼脑，全无臭气，投参、附不应。忽思三物桃花汤，仲景法也，为丸与之，三四服愈。（《续名医类案》）

10. **迁延性痢疾**（矢数道明医案）

患者，女性，34岁。询问病情得知，患者乃于50天前发病，发病时高热近40℃。注射“大桥液”治疗数次，不仅高热不退，反而从第3天开始出现血便，这才请医隔离治疗。病状激烈，曾一度濒临死亡，后来高热逐渐降下，其他自觉症状也消失。目前每日数次脓血便。不过，既无后重感，亦不觉得腹痛。这是因为曾有两天便秘，于是进行了灌肠，之后便连续三四次排出血液黏液便，因此患者的身体便越来越衰弱，医生已感到束手无策，差不多已认为是无药可救了。

当作者看到患者时，只见她颜面苍白，身体瘦弱，非常平静地仰卧着，丝毫没有痛苦的样子。舌垢，像是刚刚喝过粥一样，但却没有口渴和口苦的感觉。脉沉细，略数而有力。吃饭亦不觉乏味，也没有食欲亢进的现象。摄食过量就感到心下满，且腹泻次数增加。腹部检查：脐上坚硬如板，脐下却无力而虚软。此乃久泻所致的下焦虚损现象。左脐旁拘挛，有动悸。小便数，呈黄褐色。无头痛、恶寒、身体痛等自觉症状。据此，作者认为是阴虚兼有邪热郁塞于心下脐旁，于是投予《寿世保元》的白术和中汤（当归、芍药、白术、茯苓、陈皮、黄芩、黄连、甘草、木香),并告诉患者,服药后也许会有几分发热。

服药至第二日早晨,患者用电话报告说,热反倒退了,降到36.2℃左右,脉搏却超过90次,胸部不适,有动悸,足冷,心胸中总感到不安。次日出诊一看,患者心下痞硬已有几分缓和,但脐旁动悸却很明显。大便情形还好,脉象仍为沉细数,且较前无力。触之果然足冷,一看体温计,发现服药后其脉搏与体温有三次明显波动,患者表现为一般的不安和衰弱状态。因此作者深感有迅速变方之必要。遂将上述情况讲给大塚敬节氏,他说看来似乎是属桃花汤证。大塚氏引用了"痢疾累日之后,热气已退,脉迟弱或微细,腹痛腹泻不止,便脓血者以此方为宜;若身热脉实,呕渴、里急后重等症犹存者,当先随证投予疏利之剂以驱热毒,并荡涤肠胃"的论述,对应投予桃花汤的理由作了明确的说明。于是作者便投予本方3剂,结果仅服2剂,其脉状便迅速好转,足冷消失,身心轻快,患者欢喜异常。3日后血便不见,但黏液尚存。不过已不像以前那样一日数次了。桃花汤的处方为:赤石脂6克,粳米8克,干姜1.5克,此三味一起煎服。本来在桃花汤方后注有"若一剂好转则不宜多服",但考虑到患者便中尚有黏液,且服后经过良好,遂令继续服用本方,共服一个月之久。患者的主食全是吃粥,体力一直未得恢复。有一天,患者家里人带来一个小瓶,内盛患者的黏液便,看去宛如白粉笔的溶液。古人云此为白痢,原来真是如此之白。作者认为此乃气血两虚之证,遂变方为十全大补汤。开始一日投予两剂,服后白痢亦愈,元气恢复,不出数日面色亦泛起红晕,食欲已急剧增加,已能吃普通的饭食,进而又一天服三剂,则元气更加光盈,大便亦恢复正常。(《汉方治验选读》《临床汉方应用解说》)

11. 虚寒滑脱下痢

颐某,女,35岁,工人。1975年夏天患痢月余,久治不愈。患者精神不振,困倦欲眠,腹痛怕凉,小便不利,一日夜泻便六七次,夜间次数多于白天,小便少而不利。食少、恶心。舌体虚大色淡有白苔,脉沉细缓。属少阴病虚寒滑脱下利,乃脾肾虚寒、阳气不足造成。根据《伤寒论》第307条:"少阴病,二三日至四五日腹痛,小便不利,下利不止,便脓血者,桃花汤主之。"应用桃花汤加减:赤石脂30克,干姜15克,粳米60克,补骨脂20克,车前草30克。服2剂后腹泻减为一日2次,尿量增加,恶心减轻,饭量稍增,腹痛止,又服3剂而痊愈。

按:桃花汤为收敛吸着保护黏膜剂,有止泻、止痢、止血、镇痛等作用,临床应用于虚寒症状引起的滞下日久、滑脱失禁、久泻不止、冷疝腹痛、大便下血等症。有报道阿米巴痢疾若转为慢性,当用加减桃花汤(方中以淮山药易粳米,并加龙骨、牡蛎、生地榆、秦皮)治疗,并举出典型病例4则。[广东中医,1959(4):163-164;《经方研习》]

12. 脱肛(李文亮医案)

张某,男,75岁。患者脱肛已达9年之久,症见有腹泻,时有腹痛下坠,下利清水,多时日便二十余次,并常有呕吐,食纳差,其脉沉细。脉症合参,此乃脾肾阳虚,治当温肾固脱。余投以"新用桃花汤方"(附子、干姜各9克,赤石脂、粳米各12克,水煎服,每日一剂),重用姜、附,以加强温阳之功,连进5剂,诸症好转。再嘱其服用"参茸丸"调养。月余随访,脱肛与腹泻未作,余症得除。[李文亮等.千家妙方(下册).北京:解放军出版社,1982:90-91]

13. 癃闭(林上卿医案)

曾某,女,42岁,1978年4月5日就诊。自诉1977年10月起,即作腹胀,少腹拘急,尿少、尿意频频,日排尿仅100~200毫升,住某医院内科治疗,因尿常规及各项生化、物理检查均未见异常而不能确诊,仅拟诊"少尿原因待查和内分泌机能紊乱",而据尿少、尿意

频频给予维生素类、双氢克尿塞、速尿等剂治疗。初时药后尿增至1500～2000毫升，腹胀随减，但纳食渐差，且停药诸症又发，再以前药治而难有起色，转中医治疗，以八正散、五苓散等利水剂出入，亦仅服药时症情好转，停药复如旧，病趋重笃，转省某医院治疗，全面检查亦未见异常。建议继续中医治疗，改济生肾气丸、滋肾通关丸等剂加减也仅取一时之效。数日后复旧状，经人介绍前来求诊：其人面色苍白，形体肥胖，口和纳呆，恶心欲呕，心烦易怒，少腹拘急，腹胀，尿少，尿意频频，尿色白浊，大便干，三四日一行，舌黯淡肥大，脉沉紧。此属脾肾阳气衰惫，枢机不运，气化无权。治宜温运脾肾阳气、枢转气机，方拟桃花汤：赤石脂60克，干姜、粳米各30克，清水煎至米熟烂为度，弃渣分昼三夜一温服。

二日后大便通，小便利，色白浊，精神好转，寐安，纳食稍增，余症减轻。嘱再服2剂，煎服法同前。四日后，尿量增，腹胀、少腹拘急和心烦欲呕等症已除，面色转红润，纳增，舌体肥胖，苔净，脉沉紧，此中阳已运，肾气来复，原方再进。10日后舌脉复如常人，小便正常，大便通畅，遂以调理脾肾之剂善后。[中医杂志，1984(7)：18]

按：脾阳不足，累及肾阳，不主二便，遂生"腹痛，小便不利，下利不止，便脓血"之证。其病位，除大肠外，尚应包括膀胱，概为下焦病变。在临床运用时，不能仅以赤石脂有一定收涩作用，断本方为固涩剂，而应认为是温里剂更切合，其中赤石脂、粳米补益脾土，干姜温中固肾，全方具有温运脾肾阳气、枢转中下焦气机之功。不仅用于便脓血一证，对临床表现为小便不利的单腹胀、癃闭，用他药无效时投予桃花汤往往奏效。

14. 赤白带加下黑（熊英权医案）

王某，体素虚弱，经事或前或后，最近赤白带下，经来紫黑，淋沥不断已半月，面白无华，神疲思睡，腹微胀，胁微痛，腰脊酸楚，舌红苔白，脉象微细。熊英权初投归脾汤略效，再剂血下反多，体益不支，乃改投桃花汤，以芡实易粳米，加肉桂、阿胶，一剂经漏即止，三剂而竣功。（《万生友伤寒论方证医案选》）

半夏散及汤

【方剂组成】

桂枝（去皮）10克，炙甘草10克，半夏（洗）10克

【方药用法】

白饮和服方寸匙，日三服。若不能服散者，以水一升，煎七沸，纳散两方寸匙，更煎三沸，下火令小冷，少少咽之。上三味，各别捣筛已，和匀，每服2～3克，白开水送下，日3次，或以散剂4～6克，水煎，去滓，少少咽之。

【方证释义】

半夏辛温，降逆化痰，《神农本草经》认为，主伤寒寒热，心下坚，下气，喉咽肿痛，合于桂枝甘草汤中，则可知是治疗桂枝甘草汤证的咽喉肿痛，或痰涎多者。

【主治病证】

散寒通阳，涤痰开结。主咽痛寒证：咽痛而不欲饮水，咽中如有物似痰阻塞，咯出白痰，咽部红肿不明显，舌淡，苔白，脉紧。

【现代运用】

1. 以咽喉疼痛或声音嘶哑为主诉的疾病，如急慢性咽炎、咽喉炎、扁桃体及周围炎、感冒所致的声带水肿、声带小结等。

2. 本方可扩大运用于急慢性胃炎、风湿性关节炎、痛经、冠心病、功能性消化不良、神经衰弱等。

猪肤汤

【方剂组成】

猪肤一斤（48克）

【方药用法】

上一味，以水一斗，煮取五升，去滓，加白蜜一升，白粉五合，熬香，和令相得，温分

六服。

【方证释义】

本方用猪肤性味甘寒、润肺滋肾，育阴润燥，清浮游之火；白蜜甘润，滋阴清热，生津止渴，益气除烦；白粉（大米粉）甘平，益中气，补肾气，和津液。方药相互为用，可滋阴润燥，和利咽喉。

【主治病证】

少阴病，下利、咽痛、胸满、心烦者，猪肤汤主之。

【历代名医方论】

《伤寒论集注》：夫少阴神机内合三焦，少阴病下利，则下焦生气不升；咽痛，则上焦火气不降；胸满，则中焦枢转不利；心烦者，神机内逆于经脉也；神机内逆，不能合三焦而游行旋转，故以猪肤汤主之。猪乃水畜，能助水精而上滋其火热；肤遍周身，能从皮肤而通于腠理；蜂采四时之花，以酿蜜；粉为中土之谷而四散；熬香者，稼穑作甘，其臭香，温分六服者，温暖经脉而分布上下四旁。王气充盛则三焦之气外行肌腠，而内通经脉矣。

《伤寒六经辨证治法》：而以猪肉，去里之肥白，取皮水煮，和蜜粉熬香服之，盖猪乃北方亥兽，专入壬癸，滋润肾经之燥，此取皮者，兼滋肺金水母之源，伸生肾水，以白蜜粉，和养胃中之阴，而上中下得润，则阴阳和而邪自退，利自止矣。盖前条乃寒邪凝滞，下利便脓血，用桃花汤温中散寒，养血固脱，此风热上壅，逼迫下利咽痛，以猪肤汤甘寒润燥，养阴退阳，然固脱止利虽同，而寒热有异也。

《伤寒论本义》：如少阴病下利则犹之阴之降也，咽痛、胸满、心烦则犹之热之升也。无非邪在少阴，既内耗其真，复交乱三焦，使之然也。于是非直趋贼庭，扶正祛邪，不足收功。法用猪肤汤主之。猪，亥水肾畜也。其肤主太阳，能入肾滋润兼透表散邪之用也，佐白蜜甘寒而上炎之焰熄，白粉淡渗而下利之路分，一剂而三善备焉。盖肾脏原无散法散药，又必用辛温。今热邪在内，非散不可，辛温又不可用，仲师于是另出一法，以甘寒之味佐原属肾经之物，带太阳表性者入其中以导之出，肤乃肉外皮中之薄脂，浮而外发之性也，亦如石膏以辛凉为发散之义也。又能识其群分类聚，从上从下之理，可谓近取诸身，远去诸物，通神明之德，类万物之情者矣。

《伤寒贯珠集》：猪，水畜，而肤甘寒，其气味先入少阴，益阴除客热，止咽痛，故以为君，加白蜜之甘以缓急，润以除燥而烦满愈，白粉之甘能补中，温能养脏而泄利止矣。

《伤寒寻源》：下利咽痛，有阴盛而阳格于上者，治宜驱阴复阳。若通脉四逆加桔梗是也。有阴虚而液不上蒸者，治宜育阴复液。若本方猪肤汤是也。肾液既从下溜而不上蒸，则阴火充斥。因致烦满，故以猪肤滋肾脏之液。而缓以白蜜白粉，留恋中焦，输精布液，以解其上征下夺之危。

《伤寒尚论辨似》：此惟润阴津、填胃气为正治，故以甘寒之猪肤以润燥，甘平之白粉以益胃，润燥则咽痛心烦可止，益胃则下利胸满可止矣。猪肤谓毛根薄皮，喻氏谓即猪皮之去肥白者，旧注非，喻说为是，但其云与熬香之说不符，则误也。盖熬香者，单将白粉炒香，非与猪肤同炒而香也，本方自明，识者鉴之。

《伤寒论浅注补正》：白粉熬香，和中止利；其白蜜、猪肤则清润之极品。观今湖南白喉证书，而此节之义明矣，本仲景此意推广之，则白喉揭表一书，诚为猪肤汤之功臣

《伤寒发微》：仲师因立猪肤汤一方，用猪肤以补胰液，白蜜以补脺液，加炒香之米粉以助胃中消化力。若饭灰然，引胃浊下行，但令回肠因润泽而通肠，则腐移可一泄而尽。下气通则上气疏，咽痛、胸满、心烦且一时并愈矣（近世验方，用猪油二斤熬去泽，加入白蜜一斤，炼熟，治肺热声哑，意即本此）。

《伤寒论类要注疏》：按：本方专主清润解热，唐容川谓近世白喉证治所由推本，殊有卓见。关于本证，猪肤、白蜜，缓亢热以治咽痛，

熬以白蜜，则甘缓和中，以制其下趋之迫注也。少阴上火下水，上热下寒，本条及下列甘草汤证至半夏散及汤证，皆系心热内郁，循经上炎之证也。

《伤寒论译释》：方以猪肤滋肾，白蜜润肺，白米粉补脾。脾健则阴不下泄而利止，肾阴复则虚火不上浮而肺燥除，从而咽痛胸满心烦诸证均愈。滋润平补，堪称妙剂，实开营养疗法的先河。本证主寒主热均不确当，既非传经之热，所以不用苦寒清热，亦非阳虚，所以不用姜附温药。乃阴伤而虚火上炎，所以用猪肤汤。周氏举出三方对比，很有参考价值。诸家皆以为本方具清热润燥补虚之用，围绕滋肾、润肺、补脾，抓住了本方立意之旨，很能说明问题。

《伤寒论通俗讲义》：本方的作用为滋阴降火，养肾润燥。方用猪肤（即爆猪刮下毛根的薄皮，《中国医学大辞典》注：猪皮上白膏）。咸寒入肾、滋阴而散虚浮之火；白蜜补虚润燥，清热而除烦；白粉淡渗利水，和脾止利；熬香取其浓香之气，助中土以交合水火。水升火降，虚阳得归其部，故下利、咽痛、烦满之证，亦自平复尖。

《中国百年百名中医临床家》：此治痛兼下利，养阴润燥和中、止痛止利之方。主治咽喉疼痛下利，但须具有心烦咽燥、脉细数等表现。猪肤、白蜜养阴润燥，以治咽痛心烦；米粉和中而止利。

《伤寒论求是》：就猪肤汤证来说，注家的解释也极不一致，如喻嘉言注："下利咽痛，胸满心烦，此少阴热邪充斤，上下中间无处不到，寒下之药不可用矣，故立猪肤汤一法也。盖阳微者，用附子温经，阴竭者，用猪肤润燥，温经润燥中同具散邪之义矣。"果如喻说，既然是热邪充斥，为什么不可用清热药？真正是"阴竭"，猪肤汤能否胜任？柯韵伯注："少阴下利，下焦虚矣……咽痛胸满心烦者，肾火不藏，循经上走于阳分也……猪为水畜，其津液在肤，君其肤以除上浮之虚火，佐白蜜白粉之甘，泻心润肺而和脾，滋化源，培母气，水升火降，上热自除而下利自止矣。"柯氏对该证咽痛病机提出了"虚火"概念，显然较喻说确切，从肺脾肾的关系分析方义，也比较合理。因为该证的咽痛胸满心烦，不仅肾阴虚而虚火上炎，心肺之阴亦虚，故治以猪肤、白蜜滋肾清心润肺；该证的下利，不但肾阴虚，而脾阴亦虚，故不用温阳益气，只用白粉益脾。该证既属阴虚，何以不用其他滋阴药物？因为滋阴药大多润滑，可宜于下利，恐滋阴之品，反有阴之。考《伤寒论》注家（包括喻氏柯氏在内）对于猪肤汤证治虽然有许多阐发，但对该证治的特点究竟怎样？仍是依稀仿佛。伟大的临床医学家叶天士，通过他丰富的实际经验，才真正抓住了猪肤汤证治的要领。例如张某案："阴损三年不复，入夏咽痛拒纳，寒凉清咽，反加泄泻，则知龙相上腾，若电光火灼，虽倾盆暴雨，不能扑火，必身中阴阳协和方息，此草木无情难效耳。从仲景少阴咽痛，猪肤汤主之。"由此可见猪肤汤的咽痛，不同于一般实火，也不同于一般虚火，而是龙相之火上腾，所以用寒凉清咽不效，反加泄泻。设譬形象生动，尤有助于理解。从"阴损三年不复"病史，还可看出猪肤汤证不是外感、新病。

【医案举例】

1. 脾约便血症

徐君育素秉阴虚多火，且有脾约便血证，十月间，患冬湿，发热、咽痛，里医用麻仁、杏仁、半夏、枳橘之属，遂喘逆倚息不得卧，声嗄如哑，头面赤热，手足逆冷，右手寸关，虚大微数，此热伤手太阴气分也。现葳蕤、甘草等药不应，为制猪肤汤杂一瓯，令隔汤炖热，不时挑服，三日声清，剂终，而痛如失。（《张氏医通》）

2. 男子阴吹

孟河有一男，前阴茎中溺孔有气出，如转矢气而有声，两年余，无所苦。前辈张景和诊之曰：男子阴吹，候猪行屠户杀猪时，去毛之后,用刀刮下之皮垢,即为猪肤,将水漂净,曝干,将阴阳瓦,用炭假灰,存性,研细,以陈酒每服三钱,三四服即痊。此方亦系猪膏发煎之蜕化也。今之猪肤者,直用猪皮,误矣,其实肤外之垢也。(《余听鸿医案》)

3. 慢性扁桃体炎、慢性胃炎

许某,男,32岁。主诉:有多年慢性扁桃体炎、慢性胃炎病史。咽喉不利,干涩热痛,咳嗽,胃脘隐痛,恶心呕吐,五心烦热,盗汗,口臭,口苦,舌红少苔,脉沉细。

处方:给予猪肤汤、麦门冬汤、黄连粉方与桔梗汤合方:猪皮50克,蜂蜜20毫升,麦冬170克,红参10克,粳米10克,大枣12枚,黄连10克,桔梗10克,生甘草20克。6剂,以水800~1000毫升,浸泡30分钟,大火烧开,小火煎煮40分钟,每次服用150毫升;第2次煎煮15分钟;第3次煎煮若水少可酌情加水,煎煮15分钟,每日1剂,分3次服。

二诊:咽中干涩热痛减轻,仍口臭、口苦,以前方变黄连为15克,6剂。

三诊:咽中干涩热痛较前又有减轻,口臭、口苦好转,大便略溏泻,以前方变麦冬为120克,6剂。

四诊:咽中干涩热痛及胃痛基本消除,口臭、口苦基本消除,以前方变黄连为12克,6剂。

五诊:诸症基本消除,又以前方治疗30剂,诸症悉除。随访1年,一切正常。

4. 嗓音嘶哑

李某,女,22岁,擅唱歌之能,经常业余演出。一日忽嗓音嘶哑,屡服麦冬、胖大海等药无效。诊为肺肾津液亏耗,授以猪肤汤调和鸡子白,徐徐咽服,四五次即音出而愈。(《伤寒挈要》)

【现代运用】

1. 表现为声音的疾病,如咽喉疼痛,声音嘶哑,失音。

2. 表现为咽喉、肺部的疾病,如慢性咽炎,慢性扁桃体炎;慢性支气管炎,肺结核。

3. 表现为肠道的疾病,如慢性肠炎,痢疾。

4. 表现为血液疾病,如原发性血小板减少性紫癜,白细胞减少症,营养不良性贫血,再生障碍性贫血等病。

甘草汤

【方剂组成】

甘草二两(6克)

【方药用法】

上一味,以水三升,煮取一升半,去滓,温服七合,日二服。

【方证释义】

甘草有缓急、安中、止痛、解毒等作用,本方主治,当亦不外于此。

【主治病证】

少阴病,二三日,咽痛者,可与甘草汤。

【历代名医方论】

《伤寒论辑义》引徐说:甘草一味,单行,最能和阴而清冲任之热,每见生便痈者,骤煎四两,顿服立愈,则其清少阴客热可知,所以为咽痛专药也。又,单味甘草汤,功用颇多。

《玉函经》:治小儿撮口发噤,用生甘草二钱半,水一盏,煎六分,温服,令吐痰涎,后以乳汁点儿口中。

《千金要方》:甘草汤治肺痿吐涎方,心中温温液液者。又,凡服汤呕逆不入腹者,先以甘草三两,水三升,煮取二升,服之得吐,但服之不吐,益佳,消息定,然后服余汤,即流利更不吐也。此类不遑枚举。

《丹溪心法》:骑马痈,用大粉草,带节四两,长流水一碗,以甘草淬焙,水尽,为末,入皂荚炭,少许,作四服,汤调,顿服,效。

《伤寒大白》:甘草汤,《千金要方》治肺痈,《伤寒论》治咽痛,同用甘草一味,以咽痛、肺痈,肺受火刑耳。

《外台秘要》引《录验》:本方,加大枣,名温脾汤,疗久上气,咳嗽,亦疗伤寒后咳嗽。

又，引深师：本方加大枣、生姜，名温脾汤，治肺痿、咳吐涎沫、心中温温、咽燥而渴。

【医案举例】

1. **脘腹痛**

王某，男，25 岁。主诉：经常空腹时或晚间上腹部疼痛，饭后感到舒适。

处方：采用甘草汤 180 毫升，饭前空腹时服，每日 3 次，并用 2%奴氟卡因 20 毫升，每日 3 次内服。

治疗 40 天后，钡餐复查，溃疡愈合，于 11 月 24 日出院。

2. **胃溃疡**

某女，43 岁。主诉：约自 20 日前食欲不振，心下部胀满痛苦，绞痛，嗳气，烧心，恶心，同时有肩酸、腰痛，全身倦怠已极，不能食米饭，能吃辛辣味面条，排黑便。脉弱，腹软弱凹陷，满腹有压痛。

处方：曾考虑小建中汤、六君子汤、平胃散加减等，后来决定用甘草浸膏末，每次 0.5 克，1 日 3 次。延期 10 天入院。在此期间服上药，胃部症状好转。

服用 2 个月，可健康地工作。

3. **胸腔积液**

胡某，男，5 岁。主诉：患胸疼，咳嗽，低热，食欲减退已半月。经胸透为渗出性胸膜炎。

处方：用甘草汤方治疗五天，即甘草 30 克，每日 1 剂，水煎服，分两次服。

体温下降，胸疼及咳嗽减轻；半月后体温正常，复查胸透，胸水吸收。

4. **潜在型克山病**

马某，男，9 岁。主诉：近 2～3 年来，经常出现腹痛，食欲不振，大便溏泻，日 2～3 次。周身乏力、发黏，动则心悸气短。面色晦暗不华，两腮红赤，精神不振，懒言声怯，舌细嫩无苔，脉象微细。

处方：方用甘草丸。生甘草 2500 克，共为细面，炼蜜为 6 克重丸，每服一丸，日服三次。

一周后，腹痛消失，一月后，服至跑跳后不发心悸、气短，食纳逐渐增加。面色红润，精神旺盛，身无所苦，饮食二便正常，脉弦中偶有和缓之象，舌质复常。为巩固疗效起见，又投给甘草丸 16 丸，再过月余痊愈，共服甘草丸 165 丸。

5. **虚劳咳嗽**

《李翁医记》下卷：汪氏女（或即汪剑潭司马之女弟），病咳羸瘠，两目畏日。医以地黄治之，翁曰："服地黄必厥。"果厥。乃以甘草生炙各半治之。八十日愈。病得之阴虚极，极虚者不可以重补。以炙甘草益阳以生阴，以生甘草缓阳以强阴也。

6. **后阴糜烂疼痛**

《临床应用汉方处方解说》：50 余岁妇女，接受妇科治疗，由于药液强烈，引起后阴部肿胀糜烂，疼痛剧烈，难于忍耐。用甘草汤湿敷，疼痛立刻停止，溃烂也治愈。

7. **慢性咽喉炎**

肖某，女性，26 岁。主诉：长期以来咽喉疼痛，无恶寒发热，无咳嗽咯痰，大小便亦无异常。细察患者之咽喉部略有肿胀，但局部不红，无充血。舌质偏红，苔薄白，根部略黄，脉细略数。

处方：生甘草 12 克。特别关照患者将生甘草加水煎煮后，1 日分 5～6 次或 7～8 次服用，每次一口一口地慢慢服用。

二诊：咽喉疼痛有所缓解，只是因平时工作极忙，每天煎药很费时间而感到不便。医家令中药房为其制作成甘草流浸膏（膏滋药），每天只需取用 1 小汤匙，开水溶化后即可频频饮服。

2 个月后患者的咽喉疼痛大有好转，医嘱令其用量逐渐减少，也可将日服改为隔日服用或 1～2 次，但不要完全停服。

8. **肛门会阴部痛肿**

孙某，男性，44 岁。主诉：会阴部（肛门略为前侧处）有一栗子大小的疖肿，局部偏红，按之有疼痛感。舌质偏淡，苔薄白，脉细弦。

处方：生甘草45克。

煎汤服用，同时用此浓甘草汤外洗患部。1周后会阴部之疖肿有所缩小，但是患者的面部和下肢出现较严重的浮肿。医者诊断是甘草中含有的甘草酸引起的副作用，医嘱其将甘草剂量降至24克，嘱间日1剂服用，但每天仍坚持用甘草汤外洗患部。

再服用2周后，疖肿已基本消失。由于浮肿仍较甚，水钠潴留，故令其停用甘草汤，每天多喝浓紫菜汤。后疖肿治愈后未再复发。

【现代运用】

1. 表现为口腔内疾病，如口腔炎、牙痛、咽喉痛、食道痛、口唇溃疡。

2. 表现为咽喉部疾病，如声哑、失音、反射性或痉挛性咳嗽等。

3. 表现为消化系统疾病，如胃痛、腹痛，胃溃疡、十二指肠溃疡等。

4. 表现为药物过敏，如肺痿，痈疽；排尿痛、尿闭、小儿遗尿，小儿尿血。

5. 其他疾病：外用于痔核、脱肛等引起的肛周疼痛；阴部瘙痒肿痛；跌打损伤、刺伤引起的疼痛，主要采用浓缩液湿布外敷。

桔梗汤

【方剂组成】

桔梗一两(3克)，甘草二两(6克)

【方药用法】

上二味，以水三升，煮取一升，去滓，温分再服。

【方证释义】

方中生甘草清热解毒，利咽缓痛。加桔梗辛开苦泄，利咽止痛。

【主治病证】

咳而胸满，振寒脉数，咽干不渴，时出浊唾腥臭，久久吐浓为米粥者，此为肺痈，桔梗汤主之。

少阴病，二三日，咽痛者，可与甘草汤；不差者，与桔梗汤。

【历代名医方论】

《伤寒大白》：按：甘草，泻心火，服之，痛不愈，此火邪结住肺中，不得外解，故以桔梗，开发肺气，同甘草，泻出肺中伏火，因此悟得欲清肺中邪结，必要开肺、清肺，二味同用，则肺中之邪始出。

《注解伤寒论》：阳邪传于少阴，邪热为咽痛，服甘草汤则瘥；若寒热相搏为咽痛者，服甘草汤，若不瘥，与桔梗汤，以和少阴之气。桔梗辛温以散寒，甘草味甘平以除热，甘梗相合，以调寒热。

《金镜内台方议》：少阴咽痛者，与甘草汤。若不瘥者，是邪气结甚，甘草不能下也。故用桔梗为君，桔梗能浮而治上焦，利肺痿，为众药之舟也。以甘草为臣佐，合而治之，其气自下也。

《本草纲目》：治肺痈唾脓，用桔梗、甘草，取其苦辛清肺，甘温泻火，又能排脓血、补内漏也。其治少阴证二三日咽痛，亦用桔梗、甘草，取其苦辛散寒，甘平除热，合而用之，能调寒热也。后人易名甘桔汤，通治咽喉口舌诸病。

《医方考》：少阴病，咽痛者，此方主之。口燥舌干而渴，脉来沉者，少阴病也。少阴之脉，循喉咙，挟舌本，病故咽痛。甘草缓邪热而兼发散，桔梗下膈热而治咽喉。

《伤寒论条辨》：咽痛，邪热客于少阴之咽喉也。甘草甘平而阴阳，故能主除寒热。桔梗苦甘而任舟，故能主治咽伤。所以微则与甘草，甚则加桔梗也。

《金匮要略心典》：肺痈为风热所壅，故以苦梗开之，热聚则成毒，故以甘草解之，而甘倍于苦，其力似乎太缓。意者痈脓已成，正伤毒溃之时，有非峻剂所可排击者，故药不嫌轻耳。后附《外台》桔梗白散，治证与此证同。方中桔梗、贝母同用，而无甘草之甘缓，且有巴豆之毒热，似亦以毒攻毒之意。

然非病盛气实，非峻药不能为功者，不可侥幸一试也。是在审其形之肥，与病之缓急而善其用焉。

《绛雪园古方选注》：桔梗味苦辛，苦主于降，辛主于散，功专开提足少阴之热邪，佐以甘草，载之于上，则能从肾上入肺中，循喉咙而清利咽溢。张元素谓其为舟之楫者，譬之铁石，入水本沉，以舟载之，则浮于上也。

《金匮悬解》：咳而胸满，振寒者，肺气郁阻，阳为阴闭也，脉数者，肺气不降，金被火刑也。咽干不渴者，咽燥而肺湿也。时出浊唾星臭者，肺金味辛而气腥，痰涎瘀浊，郁蒸而腐化也。久而痈脓上吐，形如米粥，此为肺痈。桔梗汤，桔梗行瘀而排脓，甘草泄热而保中也。

《伤寒论类方》：佐以辛苦开散之品，《别录》云：疗咽喉痛。

《伤寒约编》：服甘草汤，甘以缓之。不差者，配以桔梗之辛，则甘缓其中，辛散其寒，而邪热自解，咽痛不无瘳矣。

《杂病证治》：桔梗清咽利膈以开肺火之郁伏，甘草缓中泻火以舒清醇之肺气也。

《伤寒直指》：桔梗辛温以散寒，甘草甘平以除热，甘、桔相合，以调寒热。

《杂病源流犀烛》：此方用桔梗开肺，以少阴之火上攻，并其母亦病也。

《血证论》：先圣用药，泻必兼补，故无。即如此两方，桔梗以开达肺气，凡咽痛、肺痈排浓，皆生用之，而必君以甘草，以土生金，助其开达之势。葶苈苦寒，力能降泄肺中之气，火热壅肺，水饮冲肺，皆能随其实而泻之，而必君以大枣，使邪去而正不伤。得此意者，可知配合之义。

《伤寒论浅注补正》：少阴之脉，从心系上扶咽，二三日乃三阳主气之期，少阴君火外合三阳，上循经脉，故咽痛。甘草生用，能清上焦之火而调经脉。若不瘥，与桔梗汤以开提肺气，不使火气壅遏于会厌狭隘之地也。

《金匮玉函要略述义》：排脓散，用枳实、芍药、桔梗。排脓汤，于本方加生姜、大枣。是知桔梗有排脓之功。但此间所有，气味轻淡，不足以抵当大病，彼土古时之品，则恐不如此也。

《退思集类方歌注》：此治咽痛之主方，非独治少阴痛也。甘草生用则凉，故可泄热解毒缓痛；佐以桔梗苦辛，载引甘草于上，清利咽喉，则郁热散而痛自平矣。

《伤寒论类要注疏》：本条二方，一主清解，一主宣利。推而广之，甘草方中，从清润着想，二花、元参可入；从泄泻着想，芩、连、大黄可投。至桔梗汤之命意，则辛凉解郁之剂，皆可以类相从也。猪肤汤主于甘润，火热散布于喉间，有风热升扬四散之象，故宜濡润之剂，清热之中，寓以息风之意，宣散乃大忌也。甘草、桔梗二证，则热性内发，郁而上炎，聚于喉部，或为肿痛，故立法从清解宣散着眼也。

《圆运动的古中医学·金匮方解篇》：治肺痈咳而胸满，振寒脉数，咽干不渴，时时浊唾星臭，吐脓如米粥者。中虚不运，肺家湿热不能下行，久而成脓，故现上列诸证。桔梗排脓，甘草补中，脓去中复，肺气得降，故愈也。桔梗是降肺排浓药。自来认为载药上行，肺家药皆下降也。服甘草汤，病不瘔，此必热气伤肺，咽中已现白点。白点者，肺家津液被热灼伤而成脓也。炙草补中降热，桔梗降肺排脓。有脓之处，热结难散，必须排脓，热乃能散，桔梗降肺排脓，是其特长。

《伤寒论语译》：汪琥云："桔梗汤，即于甘草汤内加桔梗，以开提其邪，邪散则少阴之气自和矣。"桔梗有排脓消炎作用，古人所谓开提邪气，可能即指它的这等作用。

《伤寒论通俗讲义》：甘草汤治疗少阴病咽痛，方以甘草一味，取其和阴清热。若不瘔，即于本方中加桔梗，成桔梗汤。意在开提其邪，邪散则少阴之气自和，而咽痛可愈矣。

《金匮心释》：本节论述肺痈成脓的证治。此病危急，用桔梗汤疗效不显。本人临床治验，宜用葶苈大枣泻肺汤，佐以青黛、大青叶、板蓝根、牛黄、琥珀以解毒排液而利脾气。肺痈未成脓可用，肺痈已成脓更宜急用。

【医案举例】

1. 支气管扩张

江某，男性，47 岁。主诉：患者因患支气管扩张伴有咳嗽咳痰，痰中带血。自诉心情紧张，咽痛咽痒，口干舌燥，欲饮凉水，食欲不振。诊患者颜面红赤，伴有浮肿。舌质红，苔黄腻，脉滑且数。

处方（拟桔梗汤加味）：桔梗 24 克，侧柏叶 18 克，槐花 15 克，生甘草 15 克。

患者服药 14 剂后，咳嗽咳痰有所缓解，痰中血液亦有减少。

二诊：将生甘草减至 9 克，嘱其再服 14 剂，后诸症均有改善。

2. 肺脓肿

金某，男性，45 岁。主诉：咳嗽发热已有十数日，胸闷胸痛。颜面潮红，咳嗽剧烈，咽干欲咽，右侧胸部胀闷，时有疼痛，不思饮食，体重倦怠，夜间盗汗。舌质红赤，苔黄腻，舌根黄厚腻，脉弦滑带数。

处方（方选桔梗汤加味）：桔梗 24 克，金荞麦 30 克，芦根 30 克，生甘草 15 克，大枣 3 枚，生姜 3 片。

患者服药后当天傍晚即咳出不少黄痰，夹有少量血液。

第二天再服 1 剂后又咳出大量脓痰，伴有类似腐败鱼虾的腥臭味。

第三天服药后又排出许多脓痰，患者自觉诸症有所减轻。

第四天，医者在原方的基础上将处方里的甘草剂量降到 9 克。又继续服药 3 周后，体温恢复正常，咳止痰净，食欲亦大有增进。

【现代运用】

急慢性咽炎、喉头炎、咽峡炎、气管炎、肺痈等。

苦酒汤

【方剂组成】

半夏（洗、破如枣核）十四枚，鸡子（去黄，内上苦酒，着鸡子壳中）一枚

【方药用法】

上二味，内半夏，着苦酒中，以鸡子壳置刀环中，安火上，令三沸，去滓，少少含咽之，不差，更作三剂。

【方证释义】

半夏之辛燥，可涤痰散结，佐以鸡子清之甘润，可敛疮止痛，有利窍通声之功；苦酒（即米醋）消肿敛疮，助半夏将药力摄入阴分，即阴火沸腾，亦可因苦酒而降矣。合用具有滋阴消肿、敛疮、散结祛痰的功用。

【主治病证】

少阴病，咽中伤，生疮，不能语言，声不出者，苦酒汤主之。

【历代名医方论】

《本经逢原》：仲景少阴病，咽中伤生疮，不能语言，声不出者，苦酒汤主之。内有半夏之辛，以发声音，鸡子之甘，以缓咽痛，苦酒之酸，以敛咽疮也。

《伤寒来苏集》：取苦酒以敛疮，鸡子以发声。而兼半夏者，必因呕而咽伤，胸中之痰饮尚在，故用之。且以散鸡子苦酒之酸寒，但令滋润其咽，不令泥痰于胸膈也。置刀中放火上，只三沸即去，此略见火气，不欲尽出其味，意可知矣。鸡子黄走血分，故心烦不卧者宜之；其白走气分，故声不出者宜之。

《伤寒论辨证广注》：成注云：辛以散之，半夏之辛以发音声；甘以缓之，鸡子之甘，以缓咽痛；酸以收之，苦酒之酸，以敛咽疮。或问成注云：热伤于络，则经络干燥，使咽中伤，生疮。既燥热矣，何以方中犹有半

夏。余答云：咽中生疮，乃湿热也，此证之始，由三阳经有寒邪，传入少阴，郁而变热。又寒之中湿气居多，郁热之内，岂无留湿。湿热相搏，中生疮，语声不出。成注云：燥热者，误也。故上方用半夏以去湿散邪，鸡子白以清热降火。苦酒之用，一以敛半夏之太辛，一以消疮肿而疗咽伤也，此方乃清燥兼施之剂。

《伤寒论集注》：此言少阴神机不能自下而达上也。少阴病，咽中伤，则甚于中痛矣，痛极咽伤，火热久炎；故生疮不能语言者，少阴之生阳不升；声不出者，肺管之会厌不发，故以苦酒汤主之。苦酒，酸也，具春生之木味，主达生阳之气以上升；半夏生当夏半，能启一阴之气；鸡必中酉金，卵白象天，主助肺天之气；刀乃金类，环者，还也，取金声之还转也；火上三沸者，金遇火而三伏，则金气盛矣。苦酒汤方主引水气上升而上清其火热，水气上济于肺则能言而声出，上交于心则咽清而火降，以明少阴之气当从下而达上也。

《伤寒六经辨证治法》：若伤咽中营血，生疮不能语言，而声不出，仍用半夏涤饮，鸡子壳清润喉中热燥，而滋阳中之阴，藉苦酒消肿敛疮，兼退血分热也。

《千金方衍义》：故以鸡子壳纳半夏，苦酒和鸡子清，煮取，含咽。

《伤寒论条辨续注》：上条热邪狭痰攻咽，当用半夏涤饮，桂枝散邪。若剧者，咽中生疮，音声不出，桂枝之热既不可用，而阴邪上结，复与寒下不宜，故用半夏、鸡子涤饮以润咽，更用苦酒消肿敛疮以胜阴热也。

《伤寒大白》：仲景以半夏汤，治太阳表邪内伏，作痛咽喉。又以半夏散，治少阴伏气咽痛。今以少阴咽中生疮，不能语言者，又以苦酒汤治之。夫寒邪狭痰，伏于咽喉而痛，可用半夏以散痰，桂枝以散邪。若热痰攻成疮，而声音不出，则不可妄用辛温，故去桂枝，易以苦酒鸡子白，温散润燥治之。

《伤寒经解》：苦酒汤，酸以敛，辛以散，寒以润之也。阴火团聚咽中，至生疮不能言语，声不出，痰结稠黏，而燥热矣。故稠黏者，既与腻不宜，而燥热者复与滋润有益，故仍以半夏涤痰，鸡子润燥。苦酒即酽醋，醋以敛阴火，火降则阳邪自散，痰消而真阴得救矣。

《伤寒论本义》：此不能语言，只为膈热气塞之故而已；声不出者，咽病而喉亦病，肺金火制而哑，不能振作出音者，此证又重于咽中痛，皆治之迟误也。法用苦酒汤，半夏之辛苦，鸡子清之甘寒，以开以散，以润以凉，皆二物之力也。此俱为少阴热邪在经，上冲为咽痛，立证治之之法也。

《伤寒寻源》：少阴病，咽中伤，生疮，不能语言声不出者，苦酒汤主之。谛实咽痛之属少阴病，始而痛者，继且咽中伤生疮矣，不能语言声不出，则阴火沸腾，并舌本亦强矣。半夏鸡子消痰利咽。二味并用，俾半夏无燥液劫津之虑，鸡子得通声利窍之功；而消肿敛疮，更有藉于苦酒之敛降。其煎法服法，总使其逗遛病所。妙义天开，真令人不可思议。

《经方例释》：此治声不出之专方。以半夏为君，以鸡子清为臣，苦酒为佐使，优家以鸡子清，润歌喉，本此。其用半夏，与感病声嗄，用甘草泻心汤同法。刀杯，刀上之杯，如今剪刀柄是也。以其形圆，便于安鸡子，故用之，别无取意。近徐灵胎疑为古之禁方，求之过深，三沸，三上三下也。

《伤寒论类要注疏》：此方半夏破痰涎，鸡子清、苦酒清火泄热，攻破其阻塞之痰结，则其疮自平、声自出也。生半夏捣敷重舌，立见消破，涎出而愈，可以识此方之大意矣。近世喉痹之证，痰涌呃逆，液腺暴涨，咽喉立阻，故此方即从攻痰泄结立法也。

《圆运动的古中医学·伤寒论方解篇》：少阴咽痛，声音难出，其痛如锁。此湿伤肺家，肺气结聚。鸡子白润肺经，半夏破结降逆，苦酒散结聚生津液，收敛火气下降也。苦酒即酒醋。二味用鸡蛋壳装，搅匀，柴火于壳下煮三沸。

《伤寒论注释要编》：苦酒者醋也，苦酒之酸收，以缩其伤疮肿胀之力，如缩之至极或自攻破了；半夏消肿，鸡子壳作锅，鸡子清清润利咽，盖疮之胀塞于咽喉，不急缩之而使破，恐致呼吸困难而闭死者，此苦酒汤之意也。

《伤寒论求是》：苦酒汤证由于阴火沸腾，咽伤破溃，不能语言，声不出，与少阴病有一定关联，但是实践证明，外伤性咽疮疼痛，使用该方亦颇有效果，可见不一定属于少阴病。值得注意的是该方的配伍作用，半夏与鸡子清相伍，有涤痰开结，利窍通声之功，无燥津液之虑；半夏与苦酒相伍，又能加强劫涎敛疮的功能。此外，鸡子壳盛药煎三沸的煎药法，与“少少含咽”的给药法，对提高治疗效果也有帮助。

【医案举例】

1. **失音**

范某，男，52 岁。主诉：声音嘶哑，咽中不适月余。自诉春节前夕，患感冒，又常于田间呼喊，组织村民冬灌，而渐声音嘶哑，现感冒已愈，惟感咽中不适，声音嘶哑，不能言语。舌红，脉细数。

处方(方用苦酒汤)：清半夏 3 克，鸡子 1 枚(去黄)，苦酒适量。用法：先以苦酒浸泡半夏，后装入鸡蛋壳内，制一带把铁环，置鸡蛋壳于铁环上，火沸 3 次，去渣含服。

共用 6 剂，咽中无不适，发音清晰不哑。停药观察半年，未见复发。

2. **咽痛声哑**

雷某，男，70 岁。主诉：10 余天来无诱因出现发热恶寒，咽痛。咽部溃疡，扩大弥漫至上腭。疼痛加重，声音嘶哑难出。

处方：用苦酒汤。半夏 15 克，米醋 60 毫升，水 200 毫升，煎 15～20 分钟，去渍，待凉后加两枚鸡蛋清，拌匀，徐徐含咽，每日 1 剂。治疗 2 日，诸证大减，前后共服 8 剂，溃疡消失而愈。

3. **咽中异物感**

黄某，女，35 岁。主诉：患慢性滤泡性炎数年，咽中常觉有痰作梗，干痒不适，闻油烟等刺激性气味或情绪激动时加甚，每致呛咳不止。

处方：用法半夏 15 克，鸡蛋壳 1 个(洗净连膜压碎)，加米醋 75 毫升泡浸 0.5 小时，然后微火煎沸 5～10 分钟倒出药液后慢慢呷服。7 剂，每日 1 剂，水煎服。咽痒不适症状明显减轻，再连服 10 剂，症状消失，病遂告愈。

【现代运用】

表现为咽喉部位疾病，如慢性咽炎、喉源性咳嗽、咽喉溃烂疼痛、嘶哑失声。

乌梅丸

【方剂组成】

乌梅三百枚(270 克)，细辛六两(90 克)，干姜十两(150 克)，黄连十六两(240 克)，附子(炮，去皮)六两(90 克)，当归四两(60 克)，黄柏六两(90 克)，桂枝(去皮)六两(90 克)，人参六两(90 克)，蜀椒(出汗)四两(60 克)

【方药用法】

上十味，异捣筛，合治之。以苦酒渍乌梅一宿，去核，蒸之五斗米下，饭熟捣成泥，和药令相得，内臼中，与蜜杵二千下，丸如梧桐子大，先食、饮服十丸，日三服。稍加至二十丸，禁生冷、滑物、臭食等。

【方证释义】

蛔厥病因是病人素有蛔虫，又感寒凉，蛔动不安，即有腹痛而烦，甚则四肢厥冷的症状。乌梅丸治以虫得酸则伏，入肝，使药力集中于一经，故用乌梅加蜀椒杀虫；又因虫得苦则安，所以用黄连、黄柏、附子、干姜、细辛、桂枝，温中散寒，通血脉。人参补脾，当归补肝，

二者合用可补气血，温中祛寒；治蛔厥有良好的效果。乌梅酸涩，黄连、黄柏有坚肠止泻的作用，余药也能温中补虚。久痢不止，寒热夹杂的证候，由于药性大体上偏温，治以寒重者为宜。

【主治病证】

伤寒脉微而厥，至七八日肤冷，其人躁，无暂安时者，此为脏厥，非蛔厥也。蛔厥者，其人当吐蛔。令病者静，而复时烦者，此为脏寒。蛔上入其膈，故烦，须臾复止，得食而呕，又烦者，蛔闻食臭出，其人常自吐蛔。蛔厥者，乌梅丸主之。又主久利。

【历代名医方论】

《注解伤寒论》：肺欲收，急食酸以收之，乌梅之酸以收肺气；脾欲缓，急食甘以缓之，人参之甘以缓脾气；寒淫于内，以辛润之，当归、桂、椒、细辛之辛以润内寒；寒淫所胜，平以辛热，姜、附之辛热以胜寒；蛔得甘则动，得苦则安，黄连、黄柏之苦以安蛔。

《金镜内台方议》：蛔为阴虫，故知阳微而阴胜，故用乌梅为君，其味酸，能胜蛔；以川椒、细辛为臣，辛以杀虫；以干姜、桂枝、附子为佐，以胜寒气而温其中；以黄连、黄柏之苦以安蛔，以人参、当归之甘而补缓其中，各为使。

《伤寒缵论》：乌梅丸之胃气虚而寒热错杂之邪积于胸中，所以蛔不安而时时上攻。故仍用寒热错杂之味治之。方中乌梅之酸以开胃，蜀椒之辛以泄，连、柏之苦以降气。盖蛔闻酸则定，见辛则伏，遇苦则下也。其他参、归以补中气之寒，姜、附以温胸中之寒饮。若无饮，则不呕逆，蛔亦不上矣。辛、桂以祛陷内之热邪，若无热邪，虽有寒饮，亦不至于呕逆。若不呕逆，则胃气纵虚，亦不致于蛔厥矣。

《古今名医方论》：吐蛔，仲景立方皆以辛甘苦味为君，不用酸收之品，而此用之者，以厥阴主风木耳！君乌梅之大酸，是伏其所主也；配黄连泻心而除痛，佐黄柏滋肾以除渴，先其所因也：肾者，肝之母，椒、附以温肾，则火有所归，而肝得所养，是固其本：肝欲散，细辛、干姜辛以散之；肝藏血，桂枝、当归引血归经也；寒热杂用，则气味不和，佐以人参调其中气；以苦酒渍乌梅，同气相求，蒸之米下，资其谷气，加蜜为丸，少与而渐加之，缓则治其本也。故药亦寒热互用，且胸中烦而吐蛔，则连、柏是寒因热用也。蛔得酸则静，得辛则伏，得苦则下，信为化虫佳剂。久痢则虚，调其寒热，酸以收之，下利自止。

《伤寒悬解》：乌梅丸，乌梅、姜、辛杀蛔止呕而降气冲，人参、桂、归补中疏木而润风燥，椒、附暖水而温下寒，连、柏泄火而清上热也。

《医门棒喝》：乌梅丸为阴正治之主方也。木邪肆横，中土必困，故以辛热甘温助脾胃之阳，而重用酸以平肝，佐苦寒泻火，因肝木中有相火故也。

《伤寒寻源》：此方主治蛔厥，其妙处全在米饭和蜜，先诱蛔喜，及回得之，而乌梅及醋之酸，椒、姜、桂、附及细辛之辛，黄柏、黄连之苦，则蛔不堪而伏矣。但顾后气血不免扰乱，故加人参、当归奠安气血。此方虽寒热错杂，但温脏之力居多，又得乌梅之酸涩以固脱，故又主久利。

《汉方简义》：用酸温之乌梅为君，是从其性，而欲其入肝可知。病本脏寒，故以辛热之姜、附温之。又本脏虚，故以甘温之人参补之。夫顾为阴阳相格，故以辛温之细辛以疏通之。又恐其过泄也，故更以辛热善闭之蜀椒以封固之，用当归、桂枝者，所以养其营，调其卫也。用黄连、黄柏者，盖有二义：因脏寒，而遽投以辛热，恐拒而不纳，故借以为反佐，犹白通汤之加人尿、胆汁者一也；且少厥二阴，本为子母，又阳根于阴，兹阴阳微，由于少阴阴虚，次黄连以乌梅而重于众品，更以黄柏副之，是滋少阴之阴，既以生阴之阳二也。渍梅以苦酒，为丸以蜜者，因蛔性畏苦辛而喜酸甜，既投其所好，引入苦辛以杀之也。又主久利者，因利起自本寒，成于化热，始既伤气，久则伤血。故辛热以治寒，苦寒以清热；蜀椒固气，而以细辛通之；当归补血，而以桂枝行之。用人参以合补气血，而总交于酸温之乌梅，所以敛止其下滑之机耳。

【医案举例】

1. **右腹痛**

患者，女，34 岁。主诉：右上腹部呈阵发性剧烈疼痛，发射至肩背，甚则呕吐，今晨吐蛔 1 条，巩膜无黄染，四肢冷，面色乍青乍白，脉乍迟乍数，素有腹痛史。

处方：乌梅 30 克，川椒 6 克，干姜 9 克，附子 6 克，桂枝 6 克，黄连 6 克，黄柏 6 克，当归 9 克，川楝子 9 克，木香(后下)9 克，枳壳 9 克，党参 9 克，细辛 2 克。三诊后疼痛止。

2. **久痢**

张某某，男，38 岁。主诉：腹痛，少腹下坠，大便带白色黏冻 8 年余，反复发作，久治不愈。发病时，腹部下坠有便意，轻微里急后重，大便日行 6～8 次，粪便色白如涕，不带血，有腥臭味，病时轻时重。

处方：余将乌梅丸变汤剂加减治之：乌梅 30 克，细辛 3 克，桂枝 9 克，党参 30 克，附子 9 克，川椒 6 克，黄柏 12 克，当归 9 克，米壳 6 克，黄连 9 克，诃子肉 15 克，炒扁豆 30 克，干姜炭 12 克，煅龙牡各 30 克。水煎服。6 剂。

二诊：腹痛下坠愈，大便日行减至 2～3 次，粪便中黏冻物大减。按原方续进 10 剂。

三诊：大便黏液止，日行 1 次，粪便色黄成形，以参苓白术散加减以巩固疗效，随访至今未发。

3. **消渴证**

蒋某，女，51 岁。主诉：7 天前因露天乘凉后，即感头痛发热恶寒，经治疗头痛发热已解。近两日来口渴引饮，日进 4～5 壶水，亦不解渴。前医用益胃汤，服后无效，昨日又服人参白虎汤，反渴甚。脉细弱，小便清长，四肢冷，渴饮不解，4 日前，曾吐蛔虫 1 条。

处方：用乌梅丸全方 1 帖，水煎服。翌日复诊，口渴大减，但肢冷仍存，守方重用参、附，益气温阳，2 剂而愈。

4. **蛔厥**

龙某某，女，22 岁。主诉：突发胃脘偏右疼痛 4 日，呈阵发性疼痛，发时痛如刀绞，如顶如钻，坐卧不安，转躁烦，恶心不止，呕吐苦汁，汗出身冷，四肢厥逆，畏寒发热，白睛微黄。

处方：拟乌梅丸作汤剂。乌梅 15 克，黄连 9 克，黄芩(因黄柏缺代之)12 克，炒川椒 9 克，细辛 3 克，桂枝 9 克，干姜 9 克，制附片(先熬 1 小时)12 克，南沙参 12 克，当归 9 克。

2 帖尽剂，诸症消失。继以乌梅丸 3 克，日 2 次。越 5 日，体力恢复，劳动如常。

【现代运用】

1. 表现为蛔虫导致的疾病，如蛔厥、久痢、厥阴头痛。

2. 表现为膀胱相关的疾病，如小便不利、尿频、尿急、尿痛、下肢浮肿等症。

3. 表现为炎症的疾病，如急慢性肾小球肾炎、肾盂肾炎、膀胱炎、尿道炎。

白头翁汤

【方剂组成】

白头翁二两(6 克)，黄柏三两(9 克)，黄连三两(9 克)，秦皮三两(9 克)

【方药用法】

上四味，以水七升，煮取二升，去滓，温服一升。不愈，更服一升。

【方证释义】

白头翁清热解毒，凉血止痢，为君药；黄连性苦寒，可泻火解毒，燥湿厚肠，为治痢要药；黄柏善清下焦湿热，燥湿止痢效佳；黄连、黄柏共助君药清热解毒，为臣药。秦皮性苦涩而寒，清热解毒而兼收涩止痢。为佐使药。四药合用，共奏清热解毒、凉血止痢之功。

【主治病证】

热利下重者，白头翁汤主之。

下利，欲饮水者，以有热故也，白头翁汤主之。

【历代名医方论】

《金匮要略集注》：此下利而涉于太阴也。热利者，乃协阴中见之阳热而下利也；下重者，邪实而地气不升也，故以白头翁汤主之。白头翁气味苦温，有风则静，无风独摇，其体能立，其用能行。性从下而上达者也；连苗柏叶经冬不调，皆得冬令寒水之气，能启水阴之气上滋火热，复能导火热以下行；秦皮气味苦寒，渍水和墨，其色青碧，亦得水阴之气而上行下泄者也。取白头翁之升，用二之偶，秦皮连柏之降，用三之奇，陷下之气上升。协热之邪下泄，则下利解而下重除矣。白头翁，根上有白茸，如白头老翁，山中人卖白头翁丸，服之寿考。又云：久服秦皮而头不白。夫发者血之余，二味主清凉、养血，热利下重乃气陷于血分，故皆用之。白头翁与柴胡同类，柴胡中捡根上有白茸者是，本经主治温疟，功用与柴胡相同，能启下焦之阳气，故此方启陷下之阳，清下利之热。

热利下重者，热盛而经气下陷也。经云：热淫所胜，平以苦寒。白头翁连柏秦皮，皆苦寒之剂也。夫肝主血而主色，发乃血之余也。白头翁主寿考而命名，秦皮服之而头不白，盖能助肝经之气血以上行，故用之，不致下陷而下重也。黄连调肠胃，黄柏养真阴，皆苦泄中而兼升补者也。是以厥阴之热利下重者宜之。（眉批：邪热甚于上，则阳气陷于下。邪正之不相合也。是以热利多下重，清其邪热则阳气自升。）中气者，少阳之火化，故厥阴下利，有寒而有热也。热利下重者，热盛而气下陷也。白头翁之苗，有风则静，能静厥阴风热之邪，又主寿考而命名。秦皮服之而发不白，盖肝主色而主血。发乃血之余也，二药能清厥阴之风热，而又主养肝脏之血，故厥阴热利者宜之，配黄柏、黄连，以清上下之火热。

《金匮玉函经二注》：血调则气和，气和则郁解。用苦寒以治燥，宁独坚其下焦之虚乎。要略：于下利一证，独引伤寒少阴阴二论为多。然其论中又先指何经，今则去其经与各部所病之原，将谓伤寒有传变之故。杂病则不问其传否，随所病处而云故耳。产后下利虚极，亦用白头翁汤者，可概见矣。

《伤寒溯源集》：白头翁，《神农本经》言其能逐血止腹痛，陶弘景谓其能止毒痢，东垣李某曰，仲景治热利下重，用白头翁汤。盖肾欲坚，急食苦以坚之，即成氏之说也。又云：治男子阴痢偏坠，盖亦厥阴专经之药，故仲景用之为君，以治厥阴热利。黄连苦寒，能清湿热，厚肠胃。黄柏泻下焦之火，若中气虚寒，及寒湿下利者最忌。热利则非此不可，故以之为臣。秦皮亦属苦寒。李时珍云：皮色青，气寒味苦性涩，乃厥阴肝少阳胆经药也，治下痢崩带，取其收涩也。以此推之，则创法立方之义，始可见矣。

《金匮要略方论本义》：热利下重者，滞下之病多热，不同于泻泄下利之证多寒也，故名之曰热利，而以下重别之。主之以白头翁汤。方义亦详《伤寒论》中，当参观之。然伤寒之热利由厥阴传经之热邪，此之热邪乃少阳陷入也。厥阴少阳阴阳脏腑不同，然木性升达则顺，屈陷则逆，一理也。故热利与厥阴经之下利有同治焉。

《医学举要》：所以白头翁清散热邪；秦皮驱逐肝风而清客热；黄连以退肠胃之火；黄柏滋坚肾水，而制龙雷，合而成方，清澈木火之源，则热利止而后重自除矣。白头翁汤治热毒血痢，口渴下重之症。白头翁苦寒而能息风，秦皮苦寒而能固脱，黄连苦寒而能燥湿，黄柏苦寒而能坚阴。四面搜逐伏邪，则上焦之渴，下焦之利，俱可止矣。《金匮》加阿胶、甘草以治产后下痢，因产后虚极，兼顾其气血也。

《伤寒指掌》：邵仙根评：用白头翁辛淡

以除邪气，连柏苦寒以清热，秦皮苦凉性涩，入厥阴而止利也。风中厥阴本经，脉微浮，风邪外出，故欲愈也。不浮而沉，则风邪入里。木郁不舒，则下克脾土，必变热利下重、渴欲饮水之症，宜白头翁汤主之。白头翁、秦皮以平风，黄柏、黄连以清火，是苦以坚之也。若阴久痢不止，当用乌梅丸酸以收之。

《伤寒论诠解》：白头翁汤以白头翁为主要药物，白头翁苦寒，善清肠热、治毒痢，并能凉血舒肝，为治毒热赤痢的要药；黄连、黄柏寒以清热，苦以燥湿，最能厚肠止利；秦皮苦寒，能清肝胆及大肠湿热，并可凉血坚阴而止利。

《伤寒挈要》：白头翁性味苦寒，清肠热治毒利，又能疏达肝气；黄连、黄柏清肠间之湿热，兼有厚肠止利之功；秦皮苦寒、能清肝胆湿热，凉血以坚下焦之阴。此方有清利湿热，疏达肝木，凉血滋阴等作用，对热利下重便浓，疗效卓著。

《金匮要略诠解》：本条是论湿热下利的证治。治宜白头翁汤，疏肝清热燥湿止利。方中白头翁疏肝清热凉血，解毒治利；秦皮凉肝清热；黄连、黄柏，燥湿坚阴。诸药合用，共奏清热燥湿，凉血治利之功。

【医案举例】

1. 泄泻病

某某，男，34 岁。主诉：腹泻、便血及黏液便反复发作 4 年余。腹泻，日行 10 余次，黏腻不爽，伴有里急后重，下痢赤白，倦怠乏力，少腹胀满。舌尖红，有齿痕，舌苔中部及根部黄白略腻，两边滑，脉细弦滑。

处方：白头翁 10 克，秦皮 10 克，白芍 15 克，黄连 10 克，生甘草 3 克，木香 3 克，苍术 12 克，白术 12 克，山药 15 克，茯苓 15 克，冬瓜皮 15 克，冬瓜子 15 克。每日 1 剂，水煎温服，200 毫升，每日 2 次，7 剂。共服 60 余剂而安。

2. 痢疾

高某某，女，45 岁。主诉：误食不洁之物后，突然恶寒壮热，全身酸痛，口渴引饮，继则腹痛下痢，便色赤白，昼夜数十次，伴见里急后重，肛门灼热，小便短赤，舌质红，苔黄腻，脉滑数。

处方：方取葛根芩连汤合白头翁汤加减。葛根、白头翁、秦皮、银花、连翘、白芍各 15 克，黄芩 10 克，黄连 6 克，木香、川朴、甘草各 5 克，煎服。1 日 2 剂，另以鲜红铁苋 500 克，浓煎加糖，代茶。

药后热退(37.6℃)，腹痛减轻，腹泻 1 日仍 6 次，但脓血便大减，口渴亦痢，处方同上。迭进 3 剂，诸症悉平。再以王氏清暑益气汤去竹叶、知母，3 剂，以善其后。

3. 急性肠炎

刘某，男，56 岁。主诉：10 日前因饮食不洁而致腹痛、腹泻。现腹痛、腹泻 1 日 7～8 次，泻后痛减，泻下黄、白状稀便，带沫。恶寒发热，头痛而晕，目赤，胃胀而痛，食少纳呆，倦怠乏力，恶心欲呕，口干苦，舌燥口臭，腰痛，五心烦热，夜不得卧，两胁胀痛，小便黄赤，面色黧黑，口唇绛而干，舌深红，苔白厚腻，脉滑，左关弦，尺弱，手足凉，腹发热，下腹压之疼痛。

处方：白头翁 20 克，黄连 30 克，黄柏 15 克，黄芩 10 克，秦皮 10 克，木香 10 克，茯苓 50 克，肉桂 15 克，焦白术 20 克，甘草 10 克，4 剂，水煎服，1 日 2 次，饭前温服。

该患者服第一次药后，腹痛加重，而后明显减轻；第二次服药后，知饥饿，饮食增加。现大便已成形，无腹痛，但觉腰腿痛，余无不适，面虽黑已有光泽，唇红绛，舌红，苔薄白，脉寸滑，余沉弦。

二诊：用清开灵口服液巩固疗效。

4. 急性细菌性痢疾

张某，女，14 岁。主诉：患急性细菌性痢疾住某院治疗，发热，血便不止，一日 5～8 次，色鲜红无粪便，腹痛阵作。口渴，舌红苔

白腻，脉滑数，尿黄。

处方：白头翁30克，黄连10克，黄柏10克，秦皮6克。因以血便为主，加生地榆12克，赤小豆(打)30克，嘱其在6个小时内将首剂药分3次服完。

1剂药后腹痛大减，血便量少，便次亦减。3剂药服完，脉静身凉而安。

【现代运用】

表现为痢疾相关疾病，如阿米巴痢疾、细菌性痢疾、登革热、急性肠炎、溃疡性结肠炎。

牡蛎泽泻散

【方剂组成】

牡蛎(熬)，泽泻，蜀漆(暖水洗去腥)，葶苈子(熬)，商陆根(熬)，海藻(洗去咸)，栝蒌根各等分

【方药用法】

上七味，异捣，下筛为散，更于臼中治之。白饮和服方寸匕，日三服。小便利，止后服。

【方证释义】

牡蛎泽泻散逐水泄热，软坚散结。方中牡蛎咸寒入肾，软坚散结利水；泽泻甘淡性寒，入肾与膀胱，渗湿利水；海藻咸寒，协助牡蛎、泽泻软坚散结利水；蜀漆祛痰逐水，消癥瘕积聚；商陆根泻下逐水，通利大小便；葶苈子辛苦寒，泻肺行水；栝楼根甘寒，清热生津止渴。诸药相合，共奏逐水泄热、软坚散结之功。本方逐水之力较猛，又偏于苦寒，故制以散剂，意在峻药缓攻，并用白饮和服，以保胃存津，防止逐水伤正。服药后小便通利，水肿减轻，应及时停药，以免伤正。

【主治病证】

大病瘥后，从腰以下有水气者，牡蛎泽泻散主之。

【历代名医方论】

沈明宗《伤寒六经辨证治法》：此因大病瘥后，余邪未清，肾虚气滞，胃邪挟湿下流于肾，壅闭胃关，水气泛滥，则腰以下肿，是为阳水。以泽泻散之牡蛎咸寒，收阴壮水之正，以泽泻、商陆，峻逐浮水下行，海藻、葶苈，宣通气血二分之壅，瓜蒌根、蜀漆，以清湿壅气分痰热之标，是非真阳衰惫，所以用此峻逐耳。

张志聪《伤寒论集注》：牡蛎、泽泻能行水上；瓜蒌根、商陆根能启阴液，性皆从下而上；蜀漆乃常山之苗，从阴出阳；海藻能散水气于皮肤；葶苈能泻肺气而通表，气化水行，其病当愈。

张锡驹《伤寒直解》：牡蛎水族而性燥，故能渗水气；泽泻久服能行水，上其行水之功可知。蜀漆乃常山之苗有毒，《本经》主治咳逆者，乃肺气不能通调水道，下输膀胱，上逆而咳，故取治水气，乃从阴出阳之品也；海藻气味咸寒，生海中……故能下十二水肿；瓜蒌根引水液而上升，不升则下降也；商陆苦寒，其性下行，故本经主治水肿；葶苈上利肺气，清水之上源也。诸药性烈而下水最捷，不可多服，故曰小便利止后服，不必尽剂也。

【医案举例】

1. **腰下水肿**(姬元璋医案)

刘某，男，46岁，教师，1960年10月5日初诊。素体虚弱，近因营养欠佳，劳累过度而致腰以下水肿，按之凹陷不起，腰膝困重，面色白，舌质淡嫩胖，边有齿印，脉沉细。

以牡蛎泽泻散加味：牡蛎30克，蜀漆3克，葶苈子9克，商陆10克，海藻10克，天花粉10克，炮附子6克，黄芪15克，水煎服，服药3剂水肿已退，继服3剂，诸症平复。(《解读张仲景医学》)

2. **腰以下肿**(张琪医案)

吕某，男，28岁，1989年4月12日初诊。患肾病综合征，几经治疗无明显好转。现腰以下肿甚，阴囊肿大，腹胀满，口黏而干，尿少色赤多泡沫，24小时尿量约500毫升，舌红胖大苔白腻，脉滑。总蛋白4.8

克%，白蛋白2.4克%，球蛋2.4克%，总胆固醇310毫克%，尿蛋白(+++)，颗粒管型3～5个。

据以上脉症，张老辨证为湿热壅滞下焦，治以牡蛎泽泻散加减。药物组成：牡蛎20克，泽泻20克，葶苈子15克，商陆15克，海藻30克，天花粉15克，常山15克，白花蛇舌草30克，车前子15克，五加皮15克水煎，日1剂。

4月19日二诊：服上方6剂，尿量增多为每日1800毫升，尿蛋白(++)，颗粒管型(0～2)。药已见效，以上方去常山，加瞿麦20克，萹蓄20克。

4月26日三诊：服药6剂，诸症明显好转，尿蛋白(+)，管型(-)，略有腰酸、下肢微浮肿，舌淡红略胖、苔薄白，脉沉滑。遂改为补肾利湿法，以济生增气丸化裁，又调治20余剂，尿蛋白阴性，浮肿全消而获愈，后随访1年未复发。[曹洪欣.张琪教授运用经方治疗肾病的经验.黑龙江中医药，1991(3)：1-2，《国医大师经方临证实录》]

3. **下肢水肿**(邢锡波医案)

朱某，女，53岁，干部。病史：患脾虚下泻，缠绵月余，经服用健脾利水固摄之剂，20余剂下利始愈。愈后不到两周，下肢逐渐水肿，两踝部按之有很深的凹痕，之后腹部亦肿，脘满气短，小便不畅，脉象沉浮有力，舌苔滑腻。因予牡蛎泽泻散，用补气健脾消胀之剂送服。

辨证：脾肾虚损，水邪停潴。

治法：补气健脾，利水消肿。

处方：生黄芪15克，炒白术10克，厚朴6克，大腹皮10克，茯苓15克，生山药15克，生薏仁15克，木香6克。送服牡蛎泽泻散10克。服药3剂，小便量逐渐增多，下肢水肿似见松皱，腹满减轻，食欲较好转。后黄芪加至30克，连服20剂，肿消病愈。(《邢锡波医案集》《经方治验泌尿性疾病》)

4. **小儿浮肿**(裘沛然医案)

某患儿因感冒后出现浮肿、蛋白尿，由宁波来沪求医，现住某教学医院肾病病房。诊断为“肾病综合征”。已经激素、环磷酰胺、吡哌酸、安体舒通、头孢菌素等治疗2月余，但浮肿日趋加重，蛋白尿(+++)，尿量每日仅百余毫升。院方已发病危通知。家长焦急万分。今慕名特将病孩携至中医门诊部求诊。裘老详察患儿，面色皖白无华，眼睑虚浮，气促神萎，腹部膨大如鼓。肿胀上达胸膺，阴囊肿大如球，下肢浮肿，小便不畅，口不渴，纳不馨，泛恶多，苔薄质淡，脉沉细。

药物组成：生黄芪40克，生牡蛎40克，泽泻1.5克，黑大豆30克，大枣7枚。7剂，水煎日1剂7剂后家长来院代诉，言浮肿逐日减轻，尿量明显增多。嘱再服上方7剂。尽剂后患儿来院复诊，竟能步入诊室，面目浮肿明显改善，阴囊水肿全部消退。下肢稍有肿胀，腹大不显，胃纳增，精神佳，尿蛋白(+++)。遂守原方迭进。再两周，病情缓解，随即出院返家。约2个月后家长登门道谢，陈述患儿出院后仍服前方，现已完全康复，蛋白尿消失。

5. **叶天士医案**

治一人。脉如涩，凡阳气动则遗。右胁汇汇有声，坠入少腹，可知肿胀非阳道不利，是阴道实，水谷之湿热不化也，议用牡蛎泽泻散。左牡蛎、泽泻、花粉、川桂枝木、茯苓、厚朴。

6. **张鸿祥医案**

患者贵某某，女，56岁。1979年8月23日入院，住院号：79/3619。患者过去有慢性支气管炎。入院前1周开始发热，继而咳嗽痰黄，咯之不畅，气短，胸膺闷痛。急诊查白细胞10.3×10^9/升，中性粒细胞76%，胸透示右下胸腔积液。乃以胸膜炎收入病房。查体：T38℃，呼吸较短促，但无发绀，气管居中，右下肺背部第8肋开始叩之浊

音，呼吸音下降，支气管语音和语颤均下降，心脏(—)。苔薄，体胖，舌边见瘀斑，脉沉细。次日摄胸片证实为右下胸腔积液，血沉测定为35毫米/小时。入院当天中医辨证为痰饮日久，新感外邪，引动宿疾，饮停胸胁，脉络受阻。

治以牡蛎泽泻散为主，合小陷胸汤复方化裁。服药3剂，体温降至正常，胸闷胸痛已瘥，右下肺背部听诊呼吸音有所上升，叩诊浊音好转，支气管语音、语颤亦有增强。进药5剂后，两肺呼吸音相等，恢复正常，右下肺背部叩诊转为清音，支气管语音、语颤亦恢复正常，当即胸片复查，示右下胸腔积液已全部吸收。其胸水吸收之快，令人惊奇。因背部第8肋叩诊浊音，胸水大多为中等数量，通常至少也得几个星期才能完全吸收，甚至几个月，而本例患者胸水只7天就全部吸收，取效实为迅速。

7. **水肿案**(刘渡舟医案)

赵某，男，55岁。

患者周身肿胀，尤以腰以下为甚，小便短少不利，延绵半年，屡治不效。病初时，因咳嗽而后出现肿胀，目睑肿如卧蚕，面色黑而亮，腹胀大，下肢肿，按之凹陷成坑，大便干。舌苔黄白相杂而腻，脉弦滑。

此证肺先受邪，治节无权而三焦不利，水道不得畅通，故而肿胀若按"开鬼门"，"洁净府"之法治疗，宣上以疏通水道则病当早愈。但前医犯"实实"之戒，反用温补脾肾之法，使邪气胶固。当今之计，仍须宣肺利气，行水消肿，使气焦得通，小便得利则可。

牡蛎12克，泽泻12克，花粉10克，海藻10克，杏仁10克，白蔻仁6克，薏苡米12克，厚朴10克，滑石12克，海金沙10克。

服药一剂后，患者意欲大便，但所下不多，却突然遍身熟然汗出顿觉周身轻松，如释重负。

第二日，肿胀开始消减，服三剂药后，其病竟霍然而愈。

【现代运用】

现代临床常用本方治疗肝硬化腹水、慢性肾炎、肾病综合征等疾病所致的水肿、腹水，辨证属湿热壅滞，水气郁结，而体质壮实者如病后或体质虚弱者可暂服，或与补益剂交替用之。

蜜煎导方

【方剂组成】

食蜜(七合)

【方药用法】

上一味，于铜器内微火煎，当须凝如饴状，搅之勿令焦着，欲可丸，并手捻作挺，令头锐，大如指，长二寸许。当热时急作，冷则硬。以内谷道中，以手急抱，欲大便时乃去之。

【方证释义】

蜜煎方中仅蜂蜜一味药，其性味甘平，滑润兼备，入肺与大肠经，擅长润滑肠道，适用于肠燥津枯之便秘。制作方法是将蜂蜜微火煎，制成条状，备用。于大便近于魄门难以解出时，以蜜煎条纳入肛门，导下大便。灌肠法用猪胆汁或土瓜根汁，二者性味苦寒，归肺与大肠经，具清热润燥，兼以解毒之功，对于津亏有热而大便不通者，用以灌肠，可清热润肠，导下大便。

【主治病证】

阳明病自汗出，若发汗，小便自利者，此为津液内竭，虽硬不可攻之，当须自欲大便，宜蜜煎导而通之。

【历代名医方论】

《医宗金鉴》：阳明病，自汗出，或发汗。小便自利者，此为津液内竭，虽大便硬，而无满痛之苦，不可攻之。当待津液还胃，自欲大便，燥屎已近直肠，难出肛门之时，则用蜜煎润窍滋燥，导而利之。或土瓜根宣气通燥，或猪胆汁清热润燥，皆可为引导法，择而用之可也。

汪苓友：阳明病自汗出者，不可发汗，若发其汗，兼之小便自利者，此为津液内竭，内指肠胃而言。汗泄于外，溺去于下，皆内耗其津液，故云竭也。津液既竭，则大便硬，不问而可知矣。大便虽硬，成注云：此非结热，不可攻之，当待其自欲大便时，遂因其势而行导之之法。如蜜煎，土瓜根，大猪胆，皆可用也。或问：小便自利，大便硬，何以不用麻仁丸？余答云：麻仁丸治胃热，屎结于回肠以内。兹者，胃无热证，屎已近肛门之上，直肠之中，故云因其势而导之也。（《伤寒论辨证广注·辨阳明病脉证并治法》）

陆渊雷《伤寒论今释》：此证但肠燥便硬耳，非因胃家实也。大病恢复期中往往见。云阳明病者，盖追溯以往之病，非谓当前之证。

【医案举例】

1. **阳明燥结**（许叔微医案）

庚戌仲春，艾道先染伤寒。近旬日，热而自汗，大便不通，小便如常，神昏多睡。诊其脉，长大而虚。予津液内竭，虽坚不可攻，宜蜜兑导之。作三剂，三易之。先下燥粪，次泄溏，已而汗解。（《伤寒九十论证七》）

2. **体弱便秘**（邢锡波医案）

汪某，女，68 岁。大便经常 7～8 日不行，甚至不用泻药，十数日亦见不大便。平素饮食很少，服泻药一次，每觉脘满气短心悸，饮食更不消化，因对泻药怀有戒心，而便秘不行，往往胃脘膨闷小腹胀满，饮食不思。诊其脉象细弱而尺沉涩，是气血俱虚，阴津枯竭之证，下之不但伤胃，更能损津。处方：蜜煎导便，隔三日导便一次。

用蜜煎后隔半小时即溏泻一次，不但无胀满之患，而且食欲好转，患者甚觉满意，以后经常使用，半年未断，而健康逐日恢复。

蜜煎导方，是用食蜜 60 克（7 合）煎成饴状，做成长六七厘米之长条状栓剂，放入肛门内。（邢锡波.伤寒论临床实验录．天津：天津科学技术出版社，1984：207；《聂氏伤寒学》《邢锡波医案集》）

3. **津伤便结外导**（杜雨茂医案）

邓某，女，6 岁，住洋县谢村公社。初诊（1968 年端午节晚）：患儿于两天前发烧、呕吐、腹痛，在当地医院诊治，经用西药后烧退，但仍腹痛，不思饮食，泛泛欲吐，再诊服药无效，至今晚患儿又增烦躁不宁，服自医院带回的西药后痛亦不减，家人陪坐至半夜，患儿仍哭不睡。适逢我们在当地医疗，其父乃急请出诊。我随一同学前往。诊患儿脉数，唇红，舌质红，苔薄黄。腹胀痛拒按，时时干哕，或吐出涎水，大便已三日未解。分析此病原为外感夹食积，发汗太过，伤耗津液，致大便结硬腑气不通，胃肠气机不能通降，则上逆而为呕哕，速当通便。现用药恐其力缓，且已用过西药缓泻无效，当时又无灌肠器械，遂思用按摩及外导法使其大便速通，以解病痛。乃手按摩中脘、天枢，另以软肥皂一块，削成坐药形式，纳入肛内，约 10 分钟后患儿即解大便甚多，先硬后软，便后渐安宁入睡，为书以消导和胃之中药方，嘱其次日取药服用。服二剂后，即康复。

4. **大便硬结**（孙敷泉医案）

孙某，男，3 岁。因每日喝牛奶，经常三四日不大便。大便时也十分困难，欲便不能时，此孩烦躁出汗，哭闹不止。1971 年秋，先用牛黄解毒丸少量服，服后能通一次干屎，但不吃药时仍三四日不大便。根据《伤寒论》第 233 条："阳明病自汗出，若发汗，小便自利者，此为津液内竭，虽硬不可攻之。当须自欲大便，宜蜜煎导而通之。若土瓜根，及大猪胆汁，皆可为导。"遂用蜂蜜若干，放于锅内，微火煎熬，凝如饴状，搅之勿令焦不热时，待可成丸时，用手捻作挺，令头尖，粗如指，长约二寸许，当不热时，纳谷道中。大便已通畅，又大便干时复用蜜煎导法，共用三次而愈。

(《经方研习》)

5. **腹胀便秘**

一妇人病伤寒，十五日不更衣，腹胀，脉沉弱，乃以当归九钱，枳壳、桃仁加酒大黄五六分一服，胀稍减，一日夜连续进四帖，再以蜜枣导之，下黑粪三四十枚而愈。(《名医经方验案》)

6. **不大便不欲食**(曹颖甫医案)

友人黄君有祖母，年已九十余龄矣。病旬日，不大便，不欲食，神疲不支。群医束手，不敢立方，卒用灌肠器，灌入蜜汁粪秽既下，诸恙竟退，获享天年。(《经方实验录》《经方研习》)

7. **咳嗽**(万汉章医案)

孙某某，女，6岁，1981年4月8日诊。患"疹后肺炎"住院，用青霉素、链霉素、沙参麦门冬汤等药治疗五天效果不显而邀余会诊。证见潮热盗汗，干咳少痰夹血丝，声嘶口干，便结腹满不痛，唇舌红，苔少，脉细数。审证求因乃麻毒余热稽留肺经，移入大肠，耗伤阴津，为咳为秘。治宜养阴清肺，下气通便。经商议后停用抗生素，乃进养阴清肺之沙参麦门冬汤加味内服；另据"肺与大肠相表里"之说，同时用猪胆汁方灌入肛门内，疏通表里以下气润便。上药内服一周，外导二次，便调热退，咳嗽不作。[江西中医药1984(6):29]

8. **便秘**(李宇铭医案)

李某，男，29岁，香港人。2010-07-03。大便不畅3天，患者平素大便正常，每日1次，但近3天觉大便不畅，前2天不大便，今天只便出少量。舌红，苔薄白，脉滑。与《伤寒论》蜜煎润导法。

蜂蜜约140毫升，将蜂蜜放在锅内，用微火煮，将水分蒸发，边加热，边搅拌，不要使蜂蜜变焦，到一定黏稠程度，将之放在手中，用双手搓成子弹状，使其中一端变尖，长约5厘米，趁热将该蜂蜜条放入肛门中，用手推进，之后欲作大便时，则自然排出。

2010-07-03晚上自行制作蜜煎，制作过程顺利，一开始将蜜煎塞进肛门后，立刻感觉欲大便难忍，约10分钟后即如厕，排出蜜煎及少量干硬大便。因见效果良好，遂再行上法，便后立刻再塞蜜煎，其后觉难忍异常，大约5分钟后如厕，排出的蜜煎稍有熔化，并且觉腹痛，排出大量宿便，便后则舒。

2010-07-05昨天晨起有欲大便感，如厕后不断排气，无大便排出。昨天中午曾有少量大便，至今晨则大便恢复正常，排便顺畅。

2010-08-03不大便2天。昨夜睡觉前，觉腹中堵闷稍痛，平卧不适，于是再行蜜煎润导一次，用后大约5分钟，大便即出，腹中变软。今晨晨起有矢气，排便恢复正常。(《原剂量经方治验录》)

9. **便结**(姜宗瑞医案)

患者，女，本村人。1990年春，头胎，孕4个月，大便秘结，6日未行。前医因其有孕，不便攻下，给开塞露挤入肛门，连用数次，大便分毫未下。其夫是我小学同学，找我商议对策。建议其用蜜煎方，本想让他自己制作，见他听不明白，就亲自到他家，亲手熬制。蜂蜜2两，慢火熬至发紫，有煳味时，倒在干净的石板上，待其冷却，卷成手指粗细的蜜锭，长约10厘米，外涂少许香油，纳入肛门，嘱其侧卧，提气，不到万不得已，不能登厕。过半小时，大叫不能再忍了，跑入厕所，解下干粪长尺余。见蜜锭全部溶化，附于干粪的表面。患者如释重负，连声称谢。

【现代运用】

蜜煎方等导下法现代临床主要应用于习惯性便秘、老年性便秘、产后便秘、小儿便秘、术后便秘等疾病的治疗。

猪胆汁方

【方剂组成】

大猪胆一枚，少许法醋

【方药用法】

上大猪胆一枚，泻汁，和少许法醋，以灌谷道内。如一食顷，当大便出宿食恶物，甚效。

【方证释义】

此言津伤便硬者可用导法。阳明病本自汗出，若再发汗，更见小便自利者，则津液被夺。因不见潮热，谵语，腹满痛等燥实之象，知其便硬并非热结，而是津液内竭所致，故“虽硬不可攻之”。治宜外取，用蜜煎成坐药，欲大便时纳入肛门，润导而通之。若兼见津虚有热者，宜用土瓜根或猪胆汁按上法习作，可清热通便，于此应当清楚，大承气决非为攻大便而设，无燥结热实或燥实不明显者，均不可用。

【主治病证】

阳明病，自汗出，若发汗，小便自利者，此为津液内竭，虽硬不可攻之，当须自欲大便，宜蜜煎导而通之，若土瓜根及大猪胆汁，皆可为导。

【历代名医方论】

《别录》：治伤寒热渴。

《本草分经》：苦寒入心，胜热润燥，泻肝胆之火，兼能明目疗疳，醋和灌谷道治大便不通。

《本草思辨录》：胆汁苦寒而滑，极利大便。

《汤液本草》：气寒，味苦、咸，苦、寒。与醋相合，内谷道中，酸苦益阴，以润燥泻便。

《长沙药解》：猪胆汁苦寒滋润，泻相火而润燥金，胆热肠燥者宜之。

明·李中梓《伤寒括要》：汗出，则津液枯于上，小便利，则津液竭于下，若强攻之，危症立见，如上二法导之，为虚弱人立权巧法也。然此惟燥在直肠者宜之。若燥屎在上者，非其治也。

《圆运动的古中医学》：此方较蜜煎导方寒，津液内竭，脉较有力者，适用之，否则灌入肛门之后，直肠吸收而上，亦能寒胃也。

承气汤与猪胆汁方在病机与治疗上的对比：阳明病大便硬，有胃热结实者，有津液内竭者。前者为承气汤证，病机为胃热结实，治疗上采用峻下热结、缓下热结的治法以泻热存阴。后者属猪胆汁方，病机为津液内竭，肠燥失润。考虑到阳明病经误治未瘥，津亏之余还有热，因此采用猪胆汁方清热导便外出。猪胆汁方是伤寒“导法”运用的体现。

【医案举例】

1. **便结燥屎**（周氏医案）

曹颖甫门人述其戚陈姓一证，引周氏医案：陈姓始病咯血，其色紫黑，经西医用止血针，血遂中止。翌日，病者腹满困顿日甚，延至半月，大便不行，始用蜜导不行，用灌肠法，又不行，复用一切通大便之西药，终不加行。或告陈曰：同乡周某，良医也。陈喜，使人延周时，不大便已一月矣。周至，察其脉无病，病独在肠，乃令病家觅得猪胆，倾于盂，调以醋，借西医灌肠器以灌之。甫灌入，转矢气不绝。不逾时，而大便出，凡三寸许，掷地有声，击以石不稍损。乃浸以清水，半日许，盂水尽赤，乃知向日所吐之血，本为瘀血。因西医用针止住，反下结大肠而为病也。越七日，又不大便，复用前法，下燥屎数枚，皆三寸许，病乃告痊。（《经方实验录》）

2. **胆道蛔虫**（代宏彬医案）

陈某，女，24 岁，1985 年 12 月 24 日入院。阵发性右上腹疼痛，伴放射至右肩背痛，恶心呕吐，疑胆道蛔虫症、胆结石收入院。经用庆大霉素、消炎利胆片、输液、肌注阿托品均无效，27 日请中医会诊。面色青黄，疼痛剧烈，辗转不安，呻吟不止，呕吐频繁，体温 37.8℃，血白细胞总数 19 800/毫米^3，中性 88%，舌苔白而干，脉弦紧。因无猪苦胆，进乌梅汤一剂无效，彻夜不眠，弯腰抱腹，汗出如珠，注哌替啶、阿托品穴位封闭、针灸等疼痛仍无缓解，第二天家人找来猪胆一枚，配以川椒末、胡椒末各 20 克，酸醋 300 毫升，分两次服下，几分钟后痛止，嘱其下午再服一次，

三日后痊愈出院，至今未复发。[新中医，1989(2)：13]

3. **燥屎外导**(邢锡波医案)

牛某，男，46岁，工人。

病史：患伤寒证，经过多次汗下，而心中烦热不宁，腹满不思饮食。口干舌燥，精神萎靡，有时发生谵语，大便5日未行，饮食有时作呕，药物下咽，旋即吐出，舌苔黄燥少津，脉象豁大而空。辨证：邪热炽盛。治法：泻热通便。

处方：鲜猪胆1枚，置温水中俟温，灌入米醋30克，溶化后，胆囊口置一竹管系紧一端，放肛门中，将胆囊汁和醋导入肠内。

隔20分钟，觉腹中隐隐作痛，下燥屎十数枚，后杂以臭秽之大便，腹满减，而烦热宁，呕不作，心觉快，而略思饮食。后以清热和胃之剂，调理而愈。

4. **津液内竭燥屎**(全文学医案)

王某，女，12岁，1958年9月20日初诊。发热经治热退已10余日，但9天大便未行，无腹痛、腹胀感，近2天来，日晡小有热，略觉口渴，神情尚振，胃纳良好，睡眠安宁，舌质淡红，苔中心光剥，体温37.4℃，脉搏每分钟80次，脉形软弱，不耐重按，腹部柔软，加压不痛，在右腹及脐左可扪及块状物、累累如贯珠20多枚，脉证互参，系热病后津伤，不能濡润大肠，故大便硬不下。初用吴氏增液汤，做增水行舟之法，3剂不效；继用润下法3剂、蜜煎导等法，在服药同时，又延西医用50%甘油30毫升灌肠，隔日1次，共2次，在灌肠后均有腹剧烈阵痛，约半小时方减，治疗8天，大便仍未通。因翻《伤寒论》有猪胆汁外导一法，即用大猪胆2枚，取汁盛放碗中，隔汤炖透消毒，同时加开水，以50%胆汁40毫升灌肠，灌后并无腹痛，30分钟左右大便1次，下圆结粪10多枚，隔5小时许，又便出10多枚及类便甚多，腹中粪块消失而愈。(《解读张仲景医学》《经方研习》)

5. **燥结谵语**

慎柔和尚治薛理还仆。远行忍饥，又相殴脱力。时五月初，遂发热谵语。服过补中益气及五苓散数剂，不效。慎柔诊之，六脉俱无，乍有则甚细。其外症则面赤谵语，口啐。一医曰：阳病见阴脉，症在死例。慎柔曰：当以阳虚从脉舍症治之。用附子理中汤，冷服二帖，脉稍见，四帖则脉有神而口啐愈矣。六帖脉如常。但谵语未已。慎柔曰：脉气已完复而谵语不休者，胃有燥矢也。以猪胆汁导之，果下燥结，谵语遂平。(《古今医案》卷一，《名医经方验案》)

6. **痈后便秘**(薛立斋医案)

邝进氏患疽将痊，大便秘结，服大黄等药及废饮食。余用补气血之剂加桃仁，麻仁未动，更以猪胆汁深纳谷道，续以养血气而愈。(《薛立斋医案全集·外科精要》卷中，《名医经方验案》)

【现代运用】

用于目赤肿痛、肺热咳嗽、百日咳、湿热黄疸等证。猪胆汁的清热解毒作用比较显著，为临床所常用如用治肝火上炎、目赤肿痛，以及小儿百日咳，都可单用本品隔水蒸熟饮服；用治老年慢性支气管炎，也可配合白花蛇舌草、平地木等同用。此外，据报道对黄疸传染性肝炎也有一定疗效。

烧裈散

【方剂组成】

烧裈

【方药用法】

上一味，水服方寸匕，日三服，小便即利，阴头微肿，此为愈矣。妇人病，取男子裈，烧服。

【方证释义】

烧裈散功能导邪外出。烧裈散方药仅一味。裈即有裆的裤子，中裈近隐处，即内裤之裤裆处。妇人中裈治阴易病(男子病)，男子中裈则治阳易病(妇人病),互易而用之。古人认为,男女裈裆,皆浊败之物,烧灰用者,取其火净,服之同气相求而导邪外出。

【主治病证】

伤寒,阴阳易之为病,其人身体重,少气,少腹里急,或引阴中拘挛,热上冲胸,头重不欲举,眼中生花,膝胫拘急者,烧裈散主之。

【论治辨析】

烧裈散治阴阳易。症见其人身体重,少气,少腹里急,或引阴中拘挛,热气上冲胸,头重不欲举,眼中生花,膝胫拘急。

患伤寒热病新瘥,正气未复,余邪未尽,若触犯房事,男女交媾,致精气内伤,染易余毒,谓之“阴阳易”。男病传于女者,谓之“阳易”;女病传于男者,谓之“阴易”。其人身体重,少气,为行房致精气大伤之征;热气上冲胸,头重不欲举,眼中生花,则为邪毒复萌,毒热上冲之象;少腹里急,膝胫拘急,为精气大伤,经筋失养而拘挛。治宜导邪外出,方用烧裈散。

【历代名医方论】

巢元方《诸病源候论·伤寒阴阳易候》:阴阳易病者,是男子妇人伤寒病新瘥未平复,而与之交接得病者,名为阴阳易也。其男子病新瘥未平复,而妇人与之交接得病者名阳易;其妇人得病新瘥未平复,而男子与之交接得病者名阴易……所以呼之为易者,阴阳相感动,其毒度著,如人换易也。

吴崑《医方考》:五味入口,咸入肾,腐入肾,秽入肾,乃浊阴归地之意也。裤裆味咸而腐秽,故能入少阴;烧之则温,故足以化气;灰之则浊,故足以溺膀胱。经曰:浊阴归六腑是也。药物虽陋,而用意至微,不因其陋而忽之,则升仲景之阶矣!关于阴阳易的治疗,历代医家有谓单服烧挥散者,也有主张辨证选(药)方调服烧裈散者。

【医案举例】

1. 许叔微医案

己巳,邻人王友生以贩京为业,畜一婢,患伤寒,热八九日。余为治之,得汗而愈。未数日,生自病,身热,头重不欲举,目中生花,召余视之。余曰:是必伤寒初愈,妇人交接得之,即令阴头上必肿,小腹绞痛,然是阴阳易也。生曰:前患者婢子,意谓已安,遂与之交。翌日得此疾,良苦。余曰:失所治,必吐舌数寸而死。余作豭鼠粪、烧裈散等,以利其毒气,旬日安。[许叔微.许叔微伤寒论著三种·伤寒九十论.北京:人民卫生出版社,1993:157]

2. 谢映庐医案

王富春愈后,其妻一日微觉飒飒寒热,少腹疼痛,小便紧急,欲解不出,痛甚牵引腰胯,两目花乱,头重莫举。其家见症急厉,告诸母家,诸医群集,曰寒、曰火,莫辨其症。余曰:小腹痛引腰胯,小便不利,头重,眼中生花,岂非阴阳易之症乎?处逍遥汤,调烧裈散,药下果验。[谢映庐.谢映庐医案.上海:上海科学技术出版社,2010:8]

苦参汤

【方剂组成】

苦参(50～100 克)

【方药用法】

以水 100～1500 毫升,煎 700 克～1000 毫升,去滓,熏洗,每日 3 次。

【方证释义】

苦参苦寒,燥湿,除痛肿,熏洗患处,除湿、解毒、消肿以愈疮疡。

【主治病证】

狐惑之为病,状如伤寒,默默欲眠,目不得闭,卧起不安。蚀于喉为惑,蚀于阴为狐,不欲饮食,恶闻食臭,其面目乍赤、乍黑、乍白,蚀于上部则声嗄,甘草泻心汤主之。蚀于下部则咽干,苦参汤洗之。蚀于肛者,雄黄熏之。

【历代名医方论】

《金匮要略论注》:下部毒盛,所伤在血而

咽干，喉属阳，咽属阴也，药用苦参熏洗，以祛风热而杀虫也。

《金匮要略释义》：用苦参汤熏洗前阴病处，除湿热以治其本，则咽干自愈。

【临证加减】

1. 湿热下痢，黄疸，赤白带下，阴部瘙痒等，本方加黄柏、龙胆草、当归、蛇床子等水煎，以导湿热于下窍。

2. 周身风疹，疥疮，顽癣，麻风等，本方加地黄，地肤子、赤芍、白鲜皮、大风子等，以祛风化湿杀虫。

【医案举例】

1. 赵明锐医案

梁某，女，35 岁。患白带下注 3 年之久，近 1 年来加重，并发外阴瘙痒难忍。经妇科检查，诊断为“滴虫性阴道炎”。经用甲硝唑等治疗 2 个疗程，效果不明显。后用苦参汤熏，每晚熏 1 小时，兼服清热利湿之中药，2 周后，带净痒止，又经妇科数次检查，阴道未见滴虫，而且炎症也愈。

2. 王占玺医案

倪某某，男姓，38 岁。患阴囊湿疹一月余，于 1971 年 11 月 23 日前来就诊。患者一月前，自觉阴囊发痒，抓破则流黄水，继则龟头及肛门周围均见湿疹，尤以阴囊为甚，曾外用肤轻松和中药洗剂，虽见好转，但时好时犯，后龟头发生溃烂，病人瘙痒难忍，舌淡苔白，脉沉缓稍滑，乃湿热下注，遂投苦参 30 克，水煎外洗，并以龙胆泻肝汤加减化裁内服，外洗六次而愈。

【现代运用】

1. 本方单用或入复方均较多见。多与炙甘草汤、赤小豆当归散配伍治疗白塞综合征。

2. 前阴及肛门溃疡瘙痒，妇女滴虫性、霉菌性阴道炎等疾患，可用本方外用或入复方中口服，有良效。

3. 本方近年在应用抗心律失常方面取得了令人满意的效果，一般为入辨证论治复方中应用。

4. 苦参外洗方治疗阴痒：基本方为苦参、白鲜皮、蛇床子各 30 克，冰片 3 克，防风 15 克，荆芥 10 克，花椒 20 克，透骨草 35 克。外阴溃烂者加明矾 30 克；带下多加黄柏 20 克，乌贼骨 30 克；伴阴部痛者加白芷 15 克。上述药物除冰片外，煎取药液，再入冰片，趁热熏外阴 10～20 分钟，待药液稍凉后，徐徐洗涤患处。每日 1 剂，早晚各 1 次。（浙江中医杂志，1986）

5. 苦参治疗快速心律失常 167 例，结果，其中对期前收缩有效率为 62%。

6. 苦参治疗皮肤病：将苦参制成 100% 注射液，每次肌注 2～4 毫升，并配合苦参片口服，治疗急性与慢性湿疹、阴部湿疹及皮炎，亦可用于荨麻疹、银屑病等皮肤病，有肯定的止痒及抗过敏作用。[中草药通讯，1976(1)：353]

7. 苦参治疗蓝氏贾第鞭毛虫病：以 25% 苦参溶液 100～200 毫升保留灌肠，治疗 100 例蓝氏贾第鞭毛虫病，效果良好。[中华内科杂志，1965(7)：614]

8. 加味苦参汤治疗肠道毛滴虫病：药用苦参、白芍各 10 克，贯众、槟榔各 12 克，木香、甘草各 6 克。偏湿热加黄芩或胡黄连；偏寒湿加干姜、砂仁或蔻仁；兼蛔虫加苦楝根皮或使君子；兼钩虫加榧子肉、雷丸。均获痊愈。[江苏中医杂志，1982(6)：411]

9. 苦参汤加味治疗女性外阴白斑：根据临床症状，多从“阴痒”等病症探讨。内服药重在调理肝肾，或清肝泻火，或温补肾阳，或健脾渗湿，局部常用白斑外洗方为鹤虱 30 克，苦参、蛇床子、野菊花各 10 克。水煎熏洗。白斑外敷方为炉甘石 30 克，密陀僧 12 克，煅龙骨、煅石膏各 9 克，炮山甲、枯矾各 6 克，水飞滑石 15 克，制南星、皂荚根皮各 9 克。共为细末，麻油或凡士林调匀外敷；鸡蛋清或黄油调匀外敷，以消肿化斑，敛疮生肌，祛湿止痒。[湖北中医杂志，1980(1)：

162]

10. 苦参汤加减治疗湿热型荨麻疹和药疹：药用当归、丹皮、生白术各10克，茯苓皮、生薏苡仁、连翘各15克，苦参30～60克，白茅根20克，生甘草6克。随症加减。[中医杂志，1983(3)：411]

11. 苦参汤对肠道滴虫病的疗效：主症为大便量多，完谷不化，经久不愈。基本方为苦参25克，蛇床子15克，黄柏20克，苍术、木香、槟榔、半夏、白术各10克，陈皮、甘草各5克。每日1剂，水煎空腹服。下焦湿热加白芍、黄连、甘草；发热加白头翁、金银花、连翘；湿重重用苍术，加薏苡仁、车前子、藿香；脾虚者重用苍术、白术，并加地榆炭、诃子、乌梅、芡实，纳呆完谷不化加焦三仙、鸡内金；肾虚者加服四神丸；大便滴虫阴性而腹泻不止者，改服参苓白术丸合四神丸；合并梨形鞭毛虫者原方加雷丸10克，大蒜5枚(捣汁与药汤合服)；合并钩虫者加西药驱钩虫；合并蛔虫者加使君子15克；合并阴道滴虫者，另用基本方水煎外洗阴部。

12. 苦参液治疗肛裂：陈旧性肛裂和新鲜肛裂。药用苦参50克，荆芥、防风、川椒各30克，冰片(后下)5克。将上药浸泡于6000毫升冰水中20分钟，再用文火煎20～30分钟，停火后，去渣取汁，加入冰片，待冷却至40℃时，行坐浴15～20分钟，每天1剂，连用6剂为1个疗程。

13. 苦参催眠作用：用苦参糖浆(每100毫升相当生药50克)，成人20毫升，小儿5～15毫升。一次口或鼻饲，以代替镇静催眠药。[中草药通讯，1979(2)：383]

14. 苦参研细末，用香油调搽，治烫熨火烧疼痛，名绿白散。

15. 苦参15～30克，黄芩、黄柏、苍术各15克，加水1500～2000毫升，煎取600～700毫升，洗局部，治疗急性糜烂性湿疹有良效，名加味苦参汤。

16. 从苦豆子中提取分离苦参碱单体，研制成每粒含苦参碱50毫克之阴道栓剂，治慢性宫颈炎，名苦参碱栓剂。[中草药，1983(3)：103]

17. 苦参、栀子仁、防风、玄参、独活、枳实、菊花、黄连、黄芩、大黄各等份，为细末，炼蜜为丸，豌豆大。每服五十丸，食后茶、酒送下。治遍身疥疮，经久不愈，名苦参丸。(《外科精义》)

18. 苦参(酒浸蒸晒九次，再炒黄为末)一斤，生地黄(酒浸一宿，蒸熟捣烂和苦参末内)四两。炼蜜为丸，梧桐子大。每服三钱，白开水或酒送下，日二次。治肠风便后下血，名苦参地黄丸。

19. 苦参八两，地榆、黄连、王不留行、独活、艾叶各三两，竹叶二升。为粗末。水煎，洗患处。治小儿疮疡，名苦参汤。

雄黄熏方

【方剂组成】

雄黄10克

【方药用法】

上味为末，放瓦上或小铁盒内，用火烧加热，令烟出，以烟熏肛。

【方证释义】

雄黄为含硫化砷的矿物药，《神农本草经》谓："主寒热、鼠瘘、恶疮、疽痔、死肌，杀百虫毒"。可见有杀虫、解毒作用，外用烧烟熏患处，即起解毒、消炎作用而免除其毒性有伤于人体。

【主治病证】

蚀于肛者，雄黄熏之。

【历代名医方论】

《神农本草经》谓："主寒热、鼠瘘、恶疮、疽痔、死肌，杀百虫毒"。可见有杀虫、解毒作用，外用烧烟熏患处，即起解毒、消炎作用而免除其毒性有伤于人体。

赵良仁《金匮玉函经二注》：蚀于肛，湿热在下，二阴虽皆主于肾，然肝脉循于肛，肛又

为大肠之门户。大肠，金也，湿热伤之，则木来侮，是以虫蚀于此焉！雄黄本主蚀疮杀虫，又有治风之义，故用熏之。

黄元御《金匮悬解》：后在肛门，则以雄黄散熏之，盖土湿木陷，郁而生热，化生虫类，前后侵蚀，苦参、雄黄清热而去湿，疗疮而杀虫也。

陈元犀《金匮方歌括》：蚀于喉为惑，蚀于阴为狐，狐惑病及感风木湿热之气而生，寒极而化也。苦参苦寒，气清属阳，洗之以通阳道。雄黄苦寒，气蚀属阴，熏之以通浊道。但雄黄禀纯阳之色，取其阳能胜阴之义也。熏、洗二法，按阴阳分配前后二阴，此又别其阴中之阴阳也。二味俱苦寒而燥者，苦以泻火，寒以退热，燥以除湿，湿热退而虫不生矣。

高学山《高注金匮要略》：雄黄气重，能排邪而引正，加之火烧烟熏，又能祛秽燥湿故也，二条俱承首节诸症，及面目之或赤黑或白而言。

【医案举例】

患者张某，女，28岁。面色苍白，恶寒汗出，盖被后又加盖皮大衣仍抖动不止，每间隔2～3分钟即发出恐惧凄惨的尖叫声。询言阴中拘引，有一股热气直冲心下，自感欲死而发叫，两腿酸困，项软头重不欲举，气短不续，双目紧闭，睁目则眩晕，小便三日未解，阴中流出霉腐样黏液。舌质淡，苔薄白，脉弦细稍数。因病情怪异，复询其夫，乃实告曰：三日前患感冒初愈，同房后即感身体不适，至天明病重不起，急送医院。经查体温、血压、血象未见异常，用西药对症治疗三日无效。此疾与阴阳易之病相合，令其夫如法烧服烧裈散，药后约30分钟，阴中拘引感消失，心神渐安。（1983年《陕西中医学院学报》）

【现代运用】

现常用本方治疗白塞综合征、肛门湿疹、疥疮、带状疱疹等疾病。

1. 雄黄粉治疗带状疱疹：用雄黄粉50克加入75%酒精100毫升混合，每天搽敷2次，均无副作用及后遗症。［杭州医药，1972，(2)：27］

2. 茯苓拔毒散治疗溃疡性黑色素瘤：以雄黄、矾石、茯苓各等份研末外敷，每日1～2次；并配合银花、连翘各50克，水煎代茶服，每日1剂。可控制溃疡面扩大，明显减少血性渗出。［中西医结合杂志，1986：679］

3. 金玉散治顽疟不愈：药用雄黄粉0.3克，六一散2克。拌匀，分为2包，于疟发前2小时服1包，4～6小时后再服1包。1次治愈。［中成药研究，1982：46］

4. 驱虫破积散治蛲虫病：药用雄黄6克，使君子6克，粉甘草、苦杏仁、郁金各3克，巴豆霜2克。共为细末，以适量蜂蜜制成48粒大小相同的药丸。6个月至1岁服2粒，1—2岁服4粒，2—3岁服6粒，依次类推，每天晨起空腹服药1次，第六日服2次。一般2个疗程可愈。

5. 雄黄散加味治痢疾：以雄黄、大黄、黄柏各30克，研末为水丸。每日3次，每次1.5克，治十余例痢疾急性期过后仍大便白脓，经四环素等治疗无效者，服药10天全部治愈。（矿物药浅说．济南：山东科学技术出版社，1981：253）

6. 雄黄散加味治急性扁桃体炎：以雄黄、黄芩、黄柏、桔梗、甘草各150克。共为细末，蜜丸如芡实大。每日3次，每次10克。共治53例，有42例单用上药，均在3～5天内治愈。（矿物药浅说．济南：山东科学技术出版社，1981：252）

7. 雄黄散加味治空洞性肺结核：以雄黄、硫黄各120克，加牛胆汁制成丸。每日3次，每次0.3克，共治9例，6例痊愈，2例空洞未愈，1例因病重死亡。（矿物药浅说．济南：山东科学技术出版社，1981：268）

8. 复方雄黄乌梅汤治疗血吸虫病：药用乌梅30克，黄连12克，柴胡15克，白芍、川楝子、大黄各13克，党参10克，干姜8克，黄柏、附子、细辛、桂枝、雄黄(另包)各 5 克,当归、花椒各 3 克。水煎分 4 次服,每日 2 次,2 日 1 剂,雄黄不入煎,分 4 次随汤送服;另炼蜜丸,每丸重 9 克,每次 1 丸,每日 2 次。[浙江中医杂志,1984(1):153]

9. 雄黄一两,郁金一钱,巴豆去油十四粒。研细,醋熏面糊为丸,如绿豆大,每服二至五丸,小儿酌量,温开水送下。治急性咽喉肿痛,喉痛及极危之症,名雄黄解毒丸。(《医宗金鉴》)

10. 雄黄、苎苏二味为末,取腊月猪脂熔,以槐枝绵裹头四五枚,点药烙之。名小儿疳虫蚀齿方。《(金匮要略)》

11. 雄黄、珍珠粉各半两,麝香、牛黄各一钱,巴豆二十枚(去皮心,压去油)。为末,入枣仁,炼蜜为丸,粟米大,每服三丸,薄荷煎汤送下。治疗中恶,心痛,名雄黄丸。(《太平圣惠方》)

12. 煅牡蛎四钱,雄黄二钱。为细末,蜜水调浓,重汤炖温,涂患指,日五六次。治天蛇毒初起,闷肿无头,色红,痛如火燎,名雄黄牡蛎散。(《医宗金鉴》)

13. 雄黄、硼砂各三钱,苦参、川椒、百部各五钱。水煎,外洗患处。治疥疮,外阴瘙痒;近代也用于念珠菌病,名雄黄洗。

赤小豆当归散

【方剂组成】

赤小豆(浸令芽出,晒干)三升(150 克),当归 30 克

【方药用法】

上二味,杵为散。浆水调服 2 克,日三服。

【方证释义】

狐惑病乃伤寒余毒与湿热为患。脉数主疮热,眦黑为热瘀肉腐,能食则毒已化脓。本方用赤小豆渗湿清热,解毒排脓;当归活血,去瘀生新;又用米浆和胃气,共奏清热利湿,活血解毒之功。

【主治病证】

病者脉数,无热微烦,默默但欲卧,汗出。初得之三、四日,目赤如鸠眼,七、八日目四眦黑;若能食者,脓已成也,赤小豆当归散主之。

下血,先血后便,此近血也,赤小豆当归散主之。

【历代名医方论】

《金匮玉函经二注》:凡脉数则发热而烦。此热在血,不在荣卫,故不发热,但微烦尔。汗出者,以血病不与卫和,血病则恶烦,故欲默,卫不和则阳陷,故欲卧;腠理因开而津液泄也。三四日目赤如鸠眼者,热血循脉炎上,注见于目也;七八日目四眦黑者,其血凝蓄,则色变成黑也。若能食脓已成者,湿热之邪散漫,则毒血流,伤其中和之气不清,故不能食;若能食,可知其毒血已结成脓,胃气无扰,故能食也。用赤豆、当归治者,其赤小豆能消热毒,散恶血,除烦排脓,补血脉,用之为君;当归补血、生新去陈为佐;浆水味酸,解热疗烦,入血为辅使也。

《沈注金匮要略》:用赤小豆去湿清热,而解毒排脓;当归活血养正,以驱血中之风;浆水属阴,引归、豆入阴,祛邪为使。斯治风湿流于肠胃而设,非狐惑之方也。

《千金方衍义》:方以赤小豆清热利水,且浸令芽出,以发越蕴积之毒,佐当归司经血之权,使不至于散漫也。至于先便后血亦主,此方以清小肠流入大肠热毒之源,见证虽异,而主治则同也。

赵以德《金匮方论衍义》:凡脉数则发热而烦,此热在血,不在荣卫,故不发热,但微烦尔。汗出者,以血病不与卫和。血病则恶烦,故欲默;卫不和则阳陷,故欲卧。腠理因开而津液泄也。三、四日目赤如鸠眼者,热血循脉炎上,注于目也;七、八日四眦黑者,其血凝蓄,则色变成黑也。若能食,脓已成者,湿热之邪散漫,则毒血流,伤其中和之气不清,故

不能食；若能食，可知其毒血已结成脓，胃气无扰，故能食也。用赤豆、当归治者，其赤小豆能消热毒，散恶血，除烦排脓，补血脉，用之为君；当归补血生新去陈，为佐；浆水味酸，解热疗烦，入血为辅使也。

尤在泾《金匮要略心典》：脉数微烦，默默但欲卧，热盛于里也；无热汗出，病不在表也；三四日目赤如鸠眼者，肝脏血中之热，随经上注于目也。经热如此，脏热可知，其为蓄热不去，将成痈肿无疑。至七八日目四眦黑，赤色极而变黑，则痈尤甚矣。夫肝与胃，互为胜负者也，肝方有热，势必以其热侵及于胃，而肝既成痈，胃即以其热并之于肝，故曰：若能食者，知脓已成也。且脓成则毒化，毒化则不特胃和而肝亦和矣。赤豆、当归乃排脓血除湿热之良剂也。

吴谦《医宗金鉴》：主疮、主热，今外无身热，而内有疮热，疮之热在于阴．故默默但欲卧也；热在于阳，故微烦汗出也。然其病初得之三四日，目赤如鸠眼者，是热蕴于血，故络赤也。七八日，四眦皆黑者，是热瘀血腐，故眦络黑也。若不能食，其毒尚伏诸里，若已能食，其毒已化成脓也。

伍炳彩教授认为《金匮要略》中赤小豆当归散用于治疗狐𧏾脓和近血。目前主要用于治疗小肠热毒流于大肠，先血后便（后世称为脏毒、痔疮、肠风下血类）及蓄血、肠痈便脓等，也常用于治疗渗出性皮肤病（传染性湿疹样皮炎、接触性皮炎、生漆过敏、暑疖、急性湿疹、脓疱疮等）。治疗肛周疾病加减法：肛门疮疡、痔疮、便血者加槐花、银花、紫花地丁、桔梗；若便血日久不止者，加炒椿根白皮、侧柏炭、紫草炭；若湿热偏重者，加黄柏、苦参、知母；痔疮热重者，加马齿苋、槐花、地榆、黄芩。治疗皮肤病方药加减法：灼热、潮红明显者，加银花15克，连翘15克，丹皮10克；疼痛甚者加皂角刺15克；瘙痒甚者，加荆芥10克，蝉蜕6克；渗液较多者加苍术15克，川芎6克。［伍炳彩，伍建光．《金匮要略》方的临床应用．江西中医药，2001，32(1)：4-5］

胡希恕教授认为化热的脓都可以用赤小豆当归散，赤小豆能排痈脓，泌尿系感染，溃疡稍微厉害的，加赤小豆疗效好，还可以去湿热；当归，活血祛瘀，排痈脓。眼睛化脓、口腔化脓、前阴化脓，还有痔疮出血，尤其气内痔出血，均可使用这首方。（胡希恕《金匮要略》讲座）

【医案举例】

1. **痔疮**（彭述宪医案）

刘某某，男，51岁。工人。1973年8月6日初诊。因饮食不洁，于前月28日突下赤白痢，服呋喃唑酮、土霉素未效，日下10余次，赤多白少；里急后重，前日起，痔血如注（素患外痔），肛门灼热，肿痛难忍，口渴，小便色赤，舌深红、苔黄滑，脉滑数。大便常规：红细胞（＋＋＋＋），白细胞（＋＋），脓细胞（＋＋）。证属湿热毒痢，引发痔血。治宜清热祛湿，解毒止血。用赤小豆当归散加味：赤小豆18克，当归12克，黄芩9克，金银花、生地榆、槐花、仙鹤草、马齿苋各15克。服3剂，下痢减轻，日7～8次，痔血随之减少，里急后重，腹痛，肛热，舌红、苔黄滑，脉滑数。原方加大黄6克，推荡积滞，继进3剂，大便不爽，日行3～4次，带少量红白黏液，痔血已止，腹满纳差，舌红、苔黄，脉滑稍数。拟原方去大黄、槐花、仙鹤草，加山楂、枳壳各12克，化积畅中。继进6剂，诸症消失，大便镜检阴性。［湖南中医杂志，1993(3)：7］

按：本案为湿热蕴结，日久化毒，加之饮食不洁，壅塞肠中，气血阻滞，传导失司，肠络受伤，而致下痢赤白，热毒下灼肛门；又加大便时努争太过，引起痔破出血，用赤小豆当归散加黄芩、马齿苋清肠止痢；金银花清热解毒；生地榆、槐花、仙鹤草凉血止血。后以原方增损，使余毒攘除，痢疾获愈。

2. **便血**（彭述宪医案）

向某某，女，21岁。工人。1984年6月

3日就诊。患者半年前患便后下血，量不多而来治疗。近20天便血增多，经多方面检查病因未明，服补中益气汤加阿胶、地榆炭4剂，便后鲜血直流，每次20～30毫升，便干不利，肛门热胀，口苦干，舌红、苔黄滑，脉滑数。证属湿热蕴肠，络伤血溢。治宜清热利湿，和营解毒，佐以止血。用赤小豆当归散加味：赤小豆20克，当归、苡仁、金银花、藕节各15克，柏叶炭9克，大黄炭6克。服7剂，便血已止，1年后随访未复发。[湖南中医杂志，1993(3)：8]

按：本案为湿热积于肠中，日久成毒，损伤肠络，血溢肠中而致便血。用赤豆当归散加薏苡仁健脾渗湿；金银花清热解毒；大黄炭涤肠止血；藕节炭、柏叶炭清热止血。方药对证，故奏速效。

3. 赤白带下（彭述宪医案）

谌某某，女，51岁，工人。1986年6月12日就诊。阴道流赤白黏液2年，服完带汤、丹栀逍遥散、内补丸等方，带下时多时少。近月病情加重，赤多白少，稠黏气臭，每日换纸2次，小腹疼痛，不可重按，小便短黄，舌质红、苔黄滑厚，脉滑数。证属湿热化毒，下蕴胞宫。治宜清热利湿，活血解毒。用赤小豆当归散加味：赤小豆、金银花、败酱草各20克，当归、苡仁、贯众、冬瓜仁各12克。服10剂，阴道仅有少量赤白黏液流出，小腹痛止。然头晕，心慌，体倦，纳差，以原方去贯众，加条参、炒山楂各9克以补脾健胃，继进10剂，带止体健。[湖南中医杂志1993(3)：8]

按：本案为湿热蕴毒，损伤冲任，带脉失约，而致带下。用赤小豆当归散加薏苡仁、冬瓜仁，清利湿热；金银花、败酱草、贯众清热解毒。后以原方加条参补脾益气，山楂健胃消积调理而瘥。

4. 狐惑病(白塞综合征)（王足明医案）

李某，女，32岁。自诉1960年即患白塞综合征，经积极治疗，明显溃疡已愈。诊见：外阴湿疹，瘙痒溢水，双眼干涩，全身发小脓疮，双下肢红斑累累，抓破流脂，形体瘦弱，面白无华，纳差口苦，小便灼热短黄，大便干结难下，每次经血量多，经潮时诸症减轻，经净后病又如故，舌红，苔黄厚腻，脉细缓。此乃狐惑病，舌红，苔黄腻乃湿热之象。湿热蕴结，蒸腐气血，泛滥周身则为脓疮，流注阴部则生溃烂，湿疹瘙痒等，热毒迫血则经多，经行诸症减是湿热随经而泄，病久损伤气血，故脉细缓而形神俱不足也。此虚中夹实，治当凉血解毒，清利湿热，调补气血：赤小豆25克，当归10克，苦参12克，银花12克，知母12克，薏苡米25克，车前子(包)10克，地榆炭18克，熟地炭18克，淮山药15克，党参12克，黄芩炭10克。每日1剂，水煎。上方服4剂后，月经尚未干净，阴部溃疡如故，但湿痒消失；下肢红斑隐退，脓疮亦有愈合之势，食纳稍增，仍溲黄便结，舌苔黄，根部稍腻，为防经后病情加重，守服原方4剂，药后月经已净，外阴湿痒未发，脓疮已愈，阴部溃疡亦将愈合，唯黄白带下增多，此乃湿热蕴毒已现外出之机，仍守原方去知母，加萆薢12克，连服10剂后，诸症消失，经妇科检查证实："阴部溃疡已全部愈合"。出院后仍予上方5剂，以巩固疗效，随访年余，未见复发。[广西中医药，1982(4)：5]

按：综观脉证，为狐惑病化脓阶段，表明内有湿热蕴毒，用赤小豆当归散加清热解毒凉血之品，正为恰当。

5. 肝痈（叶熙春医案）

毛某某，男，50岁，昌化人。气滞血瘀，肝络失疏，右胁下胀痛，按之更甚，难以转侧，身热口渴，不时索饮，烦躁不宁。近日来胃纳反而转佳，恐脓已成矣。脉象滑数，舌苔薄黄。拟予化瘀排脓。赤小豆(包)30克，酒炒归尾9克，酒赤芍6克，桃仁(杵)4.5克，制川军4.5克，五灵脂(包)9克，半枝莲12克，蒲公英15克，银花9克，净乳香4.5克，净没药4.5克，另吞小金丹1粒。二诊：肝痈已成

化脓之候，身热未退，胁部痛势依然，仍难转侧。继宗前法。赤小豆(包)30克，酒炒归尾9克，酒炒赤芍6克，桃仁(杵)4.5克，制军4.5克，蒲公英15克，炒蒲黄9克，银花9克，五灵脂(包)12克，败酱草15克，半枝莲15克，净乳香4.5克，净没药4.5克，另吞小金丹1粒。三诊：两进化瘀排脓之剂，便下黑秽甚多，热势顿减，胁部胀疼渐缓，且能转侧安卧。脓去积瘀未净，原法继进。前方去五灵脂，加粉丹皮4.5克续服。(叶熙春医案，1986：109-110)

按：本案脉证，一派湿热蕴积之象。湿热蕴积，肝中气血郁滞，郁热成痈。其辨证眼目是"近日来胃纳反而转佳"，遂断为"恐脓已成"，正合仲景所谓"若能食者，脓已成也"之意。夫肝胃关系密切，肝热及胃，胃气不清，则不欲饮食；若肝中热毒已化成脓，胃中浊热随并于肝，胃气无扰，则能食矣。于此之时，当以赤小豆当归散加味，以清肝凉血，化瘀排脓，待便下黑秽之物，则脓血尽去，内痈可消。

6. **痹证**(彭述宪医案)

胡某某，女，67岁。退休工人。1988年11月8日就诊。患双足关节疼痛1年，服独活寄生汤、身痛逐瘀汤、天麻杜仲丸等罔效，于前月15日右膝关节刺痛，红肿灼热，服白虎加桂枝汤、三妙散，疼痛有增无减，膝之外侧不可重按，步履需扶杖，口苦、干，小便黄，舌红、边黯、苔黄滑，脉弦滑数。证属湿热痹阻，瘀凝脉络。治宜清热除湿，行瘀止痛。用赤小豆当归散加味：赤小豆24克，当归、丹参、薏苡仁、桑枝各15克，元胡9克，鲜忍冬藤30克。服8剂，右膝肿消，尚有微痛，屈伸不利，舌红、苔黄，脉弦滑。以原方去元胡，加鸡血藤12克，以活血舒筋，继进7剂而愈。[湖南中医杂志，1993(3)：8]

按：本案为湿热之邪(热重于湿)，下注于膝，而致经络瘀阻。用赤小豆当归散加薏苡仁渗利湿热；丹参、元胡活血止痛；桑枝、鲜忍冬藤清热通络。使湿热去，瘀阻通，则痹通而瘳。

7. **风瘾疹(荨麻疹)**(匡民华医案)

周某某，女，50岁。患者周身风疹瘙痒已4月余，时好时发。诊时见周身风疹，瘙痒难受，活动则剧痒，虽寒冬腊月而喜用冷水淋浴，过后又瘙痒不止，饮食、大便均正常，小便色赤，舌红苔薄而黄，脉浮有力。此属风热瘾疹，拟清热解毒，凉血散血之法。方用赤小豆当归散加味：赤小豆30克，当归15克，连翘10克，土茯苓、忍冬藤、生地各20克。3剂后，症状大有好转，风疹基本消失，再进3剂，嘱其禁酒及辛香燥热之品，至今已2月余未复发。[江西中医药，1984(3)：55]

按：湿热毒邪蒸郁于皮肤，发为风瘾疹，故见冬月喜冷水洗浴、溲赤、舌红、脉浮有力等伴有症状。用赤小豆当归散清利湿热、凉血散血，加忍冬藤、连翘疏风清热，生地凉血，土茯苓解毒。俟湿去热散，毒清血畅，则风疹可愈。

【现代运用】

本方常用于疮疡，痈肿，尤对痔疮和直肠肛门周围脓肿，脓成者为宜；也适用于白塞综合征之会阴损伤等属于湿热下注者；内服兼外洗治疗渗出性皮肤病，如传染性湿疹样皮炎、接触性皮炎、生漆过敏、急性湿疹、脓疱疮、暑疖等。

升麻鳖甲汤

【方剂组成】

升麻二两(6克)，当归一两(3克)，蜀椒(炒去汗)一两(3克)，甘草二两(6克)，鳖甲(手指大，炙)一片(3克)，雄黄(研)半两(1.5克)

【方药用法】

以水四升，煮取一升，顿服之。老小再服取汗。

【方证释义】

本方是治疗阴阳毒病阳毒的主方，阳毒

证见面赤斑斑如锦纹，咽喉痛，唾脓血。病机为疫毒蕴蓄阳络。方用升麻、甘草清热解毒化斑；鳖甲、当归滋阴散瘀；雄黄解疫毒之邪；花椒辛温通阳，引诸药直达病所，导邪外出。总之，本汤治阳毒，具有清热、解毒、散瘀的作用。

【主治病证】

阳毒之为病，面赤斑斑如锦纹，咽喉痛，唾脓血。五日可治，七日不可治。升麻鳖甲汤主之。

阴毒之为病，面目青，身痛如被杖，咽喉痛。五日可治，七日不可治。升麻鳖甲汤去雄黄、蜀椒主之。

【历代名医方论】

赵以德以邪毒在阴经和阳经之不同而分阴毒和阳毒；魏荔彤以邪毒深浅不同而分阳毒、阴毒；尤怡以邪之隐著、偏表偏里而分阴阳，曹家达则以寒热分阴阳。然细察原文，阳毒与阴毒都有咽喉痛和面色改变，区别是阳毒症状比较明显而阴毒较隐晦。因而阴、阳当以证情来划分，比较明了，易于掌握。阳毒与阴毒病因相同，以同一方治疗，但二者证情有异，故药有出入。

方中之升麻，《本经》谓“解百毒，辟瘟疾、瘴邪”，配甘草，清热解毒，并可散咽喉之邪毒；当归、鳖甲养阴，活血，行瘀。阴阳二毒均用此四药以清热解毒，行血散瘀，达邪外出。雄黄解毒，蜀椒导火归源，以降上壅之热，与前四药合用，共奏清热解毒，行血散瘀之功，可疗阳毒。治阴毒以本方去雄黄、蜀椒之理不明，注家看法多有分歧。如尤怡《金匮要略心典》云：“其去蜀椒、雄黄二物……恐阴邪不可劫，而阴气反受损也。”徐大椿《兰台轨范》则认为，蜀椒辛热之品，阳毒用而阴毒反去之，疑误。对此，当存疑待考。

尤怡《金匮要略心典》：毒者，邪气蕴结不解之谓，阳毒非必极热，阴毒非必极寒，邪在阳者为阳毒，邪在阴者为阴毒也。而此所谓阴阳者，亦非脏腑气血之谓，但以面赤斑斑如锦纹，咽喉痛，唾脓血，其邪著而在表者谓之阳；面目青，身痛如被杖，咽喉痛，不唾脓血，其邪隐而在表之里者谓之阴耳，故皆得用辛温升散之品，以发其蕴蓄不解之邪，而亦并用甘润咸寒之味，以安其邪气经扰之阴。五日邪气尚浅，发之犹易，故可治；七日邪气已深，发之则难，故不可治。其蜀椒、雄黄二物，阳毒用之者，以阳从阳欲其速散也；阴毒去之者，恐阴邪不可劫，而阴气反受损也。

王子接《绛雪园古方选注》：升麻入阳明、太阴二经，升清逐秽，辟百邪，解百毒，统治温厉阴阳二病。如阳毒为病，面赤斑斑如锦纹；阴毒为病，面青身如被杖；咽喉痛，毋论阴阳二毒，皆已入营矣。但升麻仅走二经气分，故必佐以当归通络中之血，甘草解络中之毒，微加鳖甲守护营神，俾椒、黄猛烈之品，攻毒透表，不乱其神明，阴毒去椒、黄者，太阴主内，不能透表，恐反助厉毒也。

陈念祖《金匮要略浅注》：仲师所论阴毒阳毒，言天地之厉气中人之阳气阴气，非阴寒极阳热极之谓也。盖天地灾厉之气，便为毒气。……妙在蜀椒辛温，使以雄黄苦寒，禀纯阳之色，领诸药以解阳毒；其阴毒去雄黄、蜀椒者，以邪毒不在阳分，不若当归、鳖甲，直入阴分之为得也。

《古方选注》：升麻入阳明、太阴二经，升清逐秽，辟百邪，解百毒，统治温疠阴阳二病。但仅走二经气分，故必佐以当归通络中之血，甘草解络中之毒，微加鳖甲守护营神，俾椒、黄猛烈之品，攻毒透表，不乱其神明。阴毒去椒、黄者，太阴主内，不能透表，恐反助疠毒也。

《证治宝鉴》：以升麻透疠毒，鳖甲泄热守神，当归和调营血，甘草泻火解毒。邪中之人，血热炽盛为阳，血寒凝涩为阴，此不难意会者也。然则阴阳毒二证，虽未之见，直可援症状而决之。阳毒为阳盛之证，热郁于上，故面赤斑斑如锦纹；热伤肺胃，故吐脓血。阴毒

为凝寒之证，血凝而见死血之色，故面目青；血凝于肌肉，故身痛如被杖。二证皆咽喉痛者，阳热熏灼故痛，阴寒凝阻亦痛，咽痛同而所以为咽痛者不同。以方治论，则阳毒有虫，阴毒无虫。譬之天时暴热，则蛰虫咸仰；天时暴寒，则蛰虫咸俯。盖不独阳毒方治有杀虫之川椒雄黄，而阴毒无之，为信而有征也。方中升麻，近人多以为升提之品，在《本经》则主解百毒，甘草亦解毒，此二味实为二证主要。鳖甲善攻，当归和血，此与痈毒用炙甲片同，一以破其血热，一以攻其死血也。又按《千金方》阳毒升麻汤无鳖甲有桂，阴毒甘草汤无雄黄，以水四升煮取一升顿服去汗观之，似升麻鳖甲汤中原有桂枝，后人传写脱失耳。

【医案举例】

1. **阳毒发斑(红斑狼疮)**(关振仙医案)

一病人颜面发斑，前额、两颊特为明显，略显蝶形，其色鲜红，西医诊断为红斑狼疮。诊其舌红少苔，切其六脉滑数有力，问诊其患处奇痒难忍，有烧灼感，肢体疼痛，时发寒热，乃断为《金匮》之"阳毒发斑"。治宜解毒透斑，用升麻鳖甲汤全方加银花一味，5剂而病减，后去蜀椒、雄黄，加生地、玄参十余剂而愈。阴阳毒皆当解毒活血，阳毒轻浅，利于达散，故用雄黄、蜀椒辛散之力，以引诸药透邪外出。现方后有云服也取汗，就可见本方透解的功效了。[成都中医学院学报，1982(刊增)：3]

按：毒蕴血分，上发于面，而见蝶形红斑，因其色鲜红明亮、身体灼热痒痛，舌红少苔、脉滑而数，阳毒证具，故以升麻鳖甲汤治之，加金银花，在于增强其清热解毒之力。

2. **紫斑(血小板减少性紫癜)**(程群才医案)

白某，女，18岁。以"反复发作性全身紫斑一年余"为主诉，于1987年8月12日求诊。一年前，患者无意中发现左下肢有一紫斑，如硬币大，无痒痛感觉，数日后，四肢及颜面部相继出现多处紫斑，在某医院确诊为血小板减少性紫癜。一年来，全身紫斑反复发作，时轻时重，屡服中西药物，效果均不理想。血常规检查：Hb10%，WBC 8100/毫米^3，N67%，L33%，PC5万/毫米^3，患者面色萎黄。食少乏力，舌质淡紫，苔黄白相兼，脉细涩。此乃病程日久，正气损伤，气虚失摄，血溢肌肤，瘀滞不行所致。治宜益气统摄，活血止血。处方：升麻20克，雄黄(冲)1克，鳖甲15克，当归8克，川椒5克，甘草12克，黄芪30克，党参15克，白术15克。每日1剂，水煎服。1987年8月22日：全身紫斑已基本消退，血小板已升至9万/毫米^3。后用升麻鳖甲汤加黄芪、阿胶配丸，服用一月，至今病未再发。[国医论坛，1989(5)：22]

按：以脉证之断，本案当为阴毒之证，本应去蜀椒、雄黄二味。但程氏认为，本方若不加蜀椒，患者服后往往有恶心、头晕等反应，若川椒和雄黄同用，则不见上述副作用。同时又认为，雄黄内服虽宜短期小量，但与川椒同用，可服至每日1克，未见有任何副作用，可供临床参考。

3. **外感疫毒(慢性扁桃体肿大)**(谢新阳医案)

王某，男，14岁，1987年5月3日初诊。主诉双侧扁桃体肿大，感冒后加剧已5年。经多方诊治疗效不佳。现症见双侧扁桃体红肿似球状，右侧为甚。咽喉疼痛，舌红无苔，脉细数。此系外感疫毒，毒蕴血络所致。宜解毒散瘀，滋阴活血。用升麻鳖甲汤加减：升麻9克，当归12克，蜀椒、甘草各6克，炙鳖甲、连翘、贝母各15克，生牡蛎、玄参各30克。日1剂，水煎服。服药4剂，红肿消退近一半，疼痛消除；续服原方5剂，加食适量白醋，调治半月而愈。[国医论坛，1991(5)：15]

按：此证乃外感疫毒，血分被侵所致。《金匮要略心典》云："毒者，邪气蕴结不解之谓。"故用升麻鳖甲汤辛温升散之品，以发其蕴蓄不解之邪；配伍甘润咸寒之味，可安其邪气所扰之阴。如此组合，可使邪除毒解，结散病愈。

4. **疫毒发热（猩红热）**（谭日强医案）

次女赛男，患猩红热，初起恶寒发热，头痛，咽痛，下颌淋巴肿大，舌苔薄白，脉象浮数。服银翘散2剂，恶寒已罢，仍发热咽痛。服普济消毒饮去升麻、柴胡3剂，另用冰硼散吹喉，咽痛减轻，热仍不退，颈面出现红色斑疹，惟口唇四周苍白，舌绛无苔。印象为猩红热。为了避免传染给其他孩子，急送长沙传染病院，经化验检查，白细胞计数增高，中性增高，符合猩红热诊断。一面肌注青霉素，一面用升麻鳖甲汤：升麻3克，鳖甲10克，当归3克，去雄黄、蜀椒，加银花10克，连翘10克，牛蒡子10克，生地12克，丹皮10克，赤芍6克，桔梗3克，甘草3克。服3剂，红疹遍及四肢，压之可暂退色，继用原方去升麻、当归、桔梗，加元参、麦冬、大青叶。3剂，皮疹消退，体温正常，痊愈出院。［金匮要略浅述，1981：62］

按：本案所见为"阳毒"证，故用升麻鳖甲汤加清热解毒、凉血活血之品治之而愈。

5. **热痹（风湿热）**（程群才医案）

崔某某，女，30岁，1987年7月23日诊。近半月来，患者觉多处关节游走性疼痛，尤以腕、肘及髋关节为甚，四肢屈伸、行走持物困难，腕及踝关节红肿发热，四肢内侧及躯干部位反复出现淡红色红斑，边缘隆起，如黄豆大小，低热（体温波动于37.5℃左右），伴口干咽燥，舌红有瘀点，脉涩。此乃风热毒邪内侵，损伤经络血脉，络痹血阻所致。拟祛风清热解毒、活血散瘀通络之法，用本方加银花、赤芍、木瓜。处方：升麻20克，雄黄（冲）0.5克，鳖甲12克，当归12克，川椒5克，赤芍15克，甘草10克，双花30克，木瓜30克。3剂。7月26日：关节肿痛减轻，发热已退，皮肤红斑已消失，继服3剂。7月30日：患者唯感关节酸痛，上方去银花、赤芍，加羌活、独活各15克，4剂。同年九月中旬来告，最后4剂药服后，诸症尽消，至今病未再犯。［国医论坛，1989(5)：23］

按：关节红肿热痛，伴见肢体红斑、舌红、脉涩，乃湿热毒邪壅滞血脉，气血不通所致。本案痹证虽与阴阳毒病各相异，然病机相同，故仍用升麻鳖甲汤以异病同治。

6. **幽门梗阻**（谢新阳医案）

杨某，男，64岁，1988年11月4日初诊。主诉呕吐痰涎，得食益甚已3年余，某医院胃镜检查诊为幽门梗阻，经多方治疗效果不佳。刻诊：呕吐痰涎，脘腹胀满；进食加剧，吐后稍舒，大便黏臭，苔薄腻，脉滑弱。此系痰浊内阻，湿毒内蕴，瘀滞幽门。治当化痰导滞，解毒燥湿，化瘀通幽。拟升麻鳖甲汤化裁：升麻、甘草各6克，鳖甲、当归各15克，蜀椒12克，代赭石30克，黄连、竹茹各9克。日1剂，水煎服。药进3剂，呕痰减少，脘腹觉舒，得食不吐，原方加法半夏9克，续服6剂，诸恙悉除。随访一年未见复发。［国医论坛，1991(5)：15］

按：此证乃痰毒凝滞，湿浊不化，阻塞幽门所致，故用当归、鳖甲散痰化瘀，升麻、甘草、蜀椒温中升阳，伍以代赭石、黄连、竹茹降逆解毒，共奏痰化毒解，瘀散幽通之功。

7. **风瘾疹（荨麻疹）**（程群才医案）

王某某，男，28岁。以"反复发作性全身疹块伴奇痒半年余"为主诉，于1987年10月4日就诊。自诉六月前因淋雨后，全身出现如蚕豆至手掌大之疙瘩，奇痒难忍，经治后消失。自此，全身疹块伴奇痒反复发作，痛苦不堪，屡服中西药物均未控制。刻诊：患者全身可见如蚕豆至手掌大之疹块，疹色发红，布满抓痕。伴口渴咽痛，舌质红，苔薄黄，脉浮数。此乃风热毒邪内侵，客于肌肤、皮毛、腠理之间，扰动血分所致。治以祛风止痒、清热凉血为法，方宗升麻鳖甲汤加紫草、丹皮、地肤子。处方：升麻20克，鳖甲12克，当归8克，甘草10克，雄黄（冲）0.5克，川椒6克，紫草30克，丹皮12克，地肤子30克。3剂。服药

后，疹块消其大半，痒感明显减轻。继服3剂，诸证若失。随访至今未发。[国医论坛，1989(5):22-23]

按：(原按)通过临床实践观察，体会到升麻鳖甲汤具有抗过敏和调节免疫功能的作用，类似西医的抗组胺药、皮质激素以及免疫调节剂，所以，临床上只要遇到以发斑或疹块为主症，属于变态反应性或免疫缺陷性疾病如荨麻疹、过敏性紫癜、红斑性狼疮、药疹等，均可选用。若发斑或疹块证属血分热盛者，可加紫草、丹皮；属气虚者，可加黄芪、党参；血瘀明显者，可加赤芍、川芎。临床只要辨证准确，投用本方，常能获得较好的效果。

8. **石瘕(子宫肌瘤)**(谢新阳医案)

胡某，女，26岁，1989年3月10日初诊。自诉月经过多，经来腹痛已9年，经中西医多方治疗，效果不佳。1987年2月结婚，婚后两年未孕，经某医院妇检诊断为子宫肌瘤，患者拒绝手术治疗而求治于中医。现下腹坠胀伴腰痛，月经量多有瘀块，血丝带下，时欲呕吐，舌紫有瘀点，脉细涩。此为毒蕴胞宫，瘀滞凝结。治宜活血通滞，解毒散瘀。升麻鳖甲汤加减：升麻5克，醋炙鳖甲30克，当归12克，甘草3克，炒蜀椒、红花各6克，益母草18克，生牡蛎25克，炙椿根白皮50克。日1剂，水煎口服。服9剂后，超声波及妇检报告肌瘤缩小。原方加鹿衔草50克，续服32剂，再经检查肌瘤消失。后调养三个月而怀孕，随访半年未见异常。[国医论坛，1991(5):15]

按：此证乃毒凝胞络、瘀阻不通而成，故用活血化瘀的升麻鳖甲汤通贯始末。方中麻、归、椒升散活血温通，甘草益气助鳖甲散结化瘀，伍以益母草、红花、牡蛎、椿皮生化散瘀并助鳖甲、当归软坚通络，再添鹿衔草扶正益阳，药中肯綮，故能愈病。

【现代运用】

临床具有抗炎、镇痛、解热、促进红细胞及血红蛋白恢复、增强机体免疫能力等作用，可用于治疗再生障碍性贫血、血小板减少性紫癜、荨麻疹、毒血症、败血症、红斑性狼疮、白血病、慢性扁桃体肿大、咽喉炎、猩红热等疾病。

鳖甲煎丸

【方剂组成】

鳖甲(炙)十二分，乌扇(烧)三分，黄芩三分，柴胡六分，鼠妇(熬)三分，干姜三分，大黄三分，芍药五分，桂枝三分，葶苈(熬)一分，石韦(去毛)三分，厚朴三分，牡丹(去心)五分，瞿麦二分，紫葳三分，半夏一分，人参一分，䗪虫(熬)五分，阿胶(炙)三分，蜂巢(炙)四分，赤硝十二分，蜣螂(熬)六分，桃仁二分

【方药用法】

上二十三味，为末，取煅灶下灰一斗，清酒一斛五斗，浸灰，候酒尽一半，着鳖甲于中，煮令泛烂如胶漆，绞取汁，内诸药，煎为丸，如梧子大，空心服七丸，日三服。(《千金方》用鳖甲十二片，又有海藻三分，大戟一分，䗪虫五分，无鼠妇、赤硝二味，以鳖甲煎和诸药为丸)

【方证释义】

本方原治疟母结于胁下，今常以之治腹中癥瘕。疟母之成每因疟疾久踞少阳，进而深伏经隧，以致正气日衰，气血运行不畅，寒热痰湿之邪与气血相搏结，聚而成形，留于胁下所致。癥瘕一病，亦属气滞血凝，巢元方说："癥瘕者皆由寒热不调，饮食不化，与脏气相搏所生也。"两者成因颇近，故均可用本方治之。方中鳖甲软坚散结，入肝络而搜邪，又能咸寒滋阴，灶下灰消癥祛积，清酒活血通经，三者共制成煎，混为一体，共奏活血化瘀，软坚消癥之效，是为君药。臣以赤硝破坚散结，大黄攻积祛瘀，䗪虫、蜣螂、鼠妇、蜂窠、桃仁、紫葳、丹皮破血逐瘀，助君药以加强软坚散结的作用；再以厚朴舒畅气机，瞿麦、石韦

利水祛湿；半夏、乌扇（即射干）、葶苈祛痰散结；柴胡、黄芩清热疏肝，干姜、桂枝温中通阳，以调畅郁滞之气机，消除凝聚之痰湿，平调互结之寒热，亦为臣药。佐以人参、阿胶、白芍补气养血，使全方攻邪而不伤正。综观全方，寒热并用，攻补兼施，升降结合，气血津液同治，集诸法于一方，且以丸剂缓图，俾攻不伤正，祛邪于渐消缓散之中。

【主治病证】

病疟，以月一日发，当以十五日愈，设不差，当月尽解。如其不差，当云何？师曰：此结为癥瘕，名曰疟母，急治之，宜鳖甲煎丸。

【历代名医方论】

《医方考》：方中灰酒，能消万物，盖灰从火化也；渍之以酒，取其善行；鳖甲、鼠妇、䗪虫、蜣螂、蜂窠皆善攻结而有小毒，以其为血气之属，用之以攻血气之凝结，同气相求，功成易易耳；柴胡、厚朴、半夏散结气；桂枝、丹皮、桃仁破滞血；水谷之气结，则大黄、葶苈、石韦、瞿麦可以平之；寒热之气交，则干姜、黄芩可以调之。人参者，以固元于克伐之汤；阿胶、芍药以养阴于峻厉之队也。乌扇、赤消、紫葳攻顽散结。

《千金方衍义》：疟母必著于左胁，肝邪必结肝部也。积既留著客邪，内从火化，当无外散之理，故专取鳖甲伐肝消积。尤妙在灰煮去滓，后下诸药，则诸药咸得鳖甲引入肝胆部分。佐以柴胡、黄芩同脐少阳区域；参、姜、朴、半助胃祛痰；桂、芍、牡丹、桃、葳、阿胶和营散血；蜣螂、蜂窠、虻虫、䗪虫、乌扇聚毒势攻；瞿、韦、藻、戟、葶苈、大黄利水破结。未食前服 7 丸，日服不过二十余粒。药虽峻而不骤伤元气，深得峻药缓攻之法。又易《金匮》方中赤消毒劣，则易之以藻、戟；鼠妇难捕，乃易之以虻虫。略为小变，不失大端。

《古方选注》：本方都用异类灵动之物，若水陆，若飞潜，升者降者，走者伏者咸备焉。但恐诸虫扰乱神明，取鳖甲为君守之，其泄厥阴破癥瘕之功，有非草木所能比者。阿胶达表熄风，鳖甲入里守神，蜣螂动而性升，蜂房毒可引下，䗪虫破血，鼠妇走气，葶苈泄气闭，大黄泄血闭，赤消软坚，桃仁破结，乌扇降厥阴相火，紫葳破厥阴血结，干姜和阳退寒，黄芩和阴退热，和表里则有柴胡、桂枝，调营卫则有人参、白芍，厚朴达原劫去其邪，丹皮入阴提出其热，石韦开上焦之水，瞿麦涤下焦之水，半夏和胃而通阴阳，灶灰性温走气，清酒性暖走血。统而论之，不越厥阴、阳明二经之药，故久疟邪去营卫而着脏腑者，即非疟母亦可借以截之。《金匮》惟此丸及薯芋丸药品最多，皆治正虚邪着久而不去之病，非汇集气血之药攻补兼施未易奏功也。

《成方便读》：方中寒热并用，攻补兼施，化痰行血，无所不备。而又以虫蚁善走入络之品，搜剔蕴结之邪。柴桂领之出表，消黄导之降里。煅灶下灰清酒，助脾胃而温运。鳖甲入肝络而搜邪。空心服七丸，日三服者，取其缓以化之耳。

【医案举例】

1. **久疟**（张聿青医案）

沉左，久疟屡止屡发，刻虽止住，而食入不舒，左胁下按之板滞，胃钝少纳。脉濡，苔白质腻。脾胃气弱，余邪结聚肝络，拟和中运脾疏络。

于潜术 6 克，炒陈皮 3 克，川朴 3 克，制半夏 4.5 克，沉香曲 4.5 克，焦楂炭 9 克，茯苓 3 克，炒竹茹 3 克，鳖甲煎丸 4.5 克，开水先服。

按：久疟不愈，正虚邪恋，使脾胃不支，虚怯内生。故以鳖甲煎丸扶正气以祛疟邪，另服补脾健胃之品而愈。

2. **疟母**（张谷才医案）

张姓，男，34 岁。两年来患三日疟，反复发作。今夏，病发至秋，病尚未愈。形体消瘦，面色萎黄，肢体无力，脘闷腹胀，饮食不佳，脾肿大，肋下 4 厘米。

疟来先恶寒怕冷，随即发热，体温 38℃上下，两小时后汗出热退。脉象稍弦，舌苔薄

白。邪在少阳留恋不解，痰湿内蕴，气滞血瘀，结于右肋。治当先截其疟，后治其痞。方拟鳖甲汤加减。

处方：鳖甲 15 克，柴胡、黄芩、半夏各 10 克，常山、槟榔、草果各 6 克，生姜 3 片，大枣 2 枚。于疟发前服药。

服药 3 剂，疟发停止。随用鳖甲煎丸，以治其癥结。每日服鳖甲煎丸 30 克，分 3 次服。连服两月，疟未发作，脾肿大缩小为肋下 2 厘米。再服鳖甲煎丸一个月，疟发根本控制，脾肿大缩小为 1 厘米。形体渐壮，饮食增加，病已痊愈。嘱常服鳖甲煎丸，以消余癥，防其再发。

按：久疟不愈，正气渐衰，疟虫肆虐，终成疟母。故先用达原饮合小柴胡汤加鳖甲化裁，以祛疟邪，和少阳。待邪去少阳气机和利，再予鳖甲煎丸软坚消癥，治之得法，果获奇效。

3. 少腹癥积（双侧卵巢囊肿）（马剑云医案）

王某，女，31 岁。1974 年初开始有下腹部隐痛，白带较多，同年 7 月妇科检查右侧卵巢有一核桃大包块，同年 11 月包块增大为拳头大，1975 年 3 月检查双侧卵巢囊肿，右侧拳头大，左侧核桃大。某医院超声波检查右侧 5 厘米×6 厘米×6 厘米肿块，左侧 3.5 厘米×4 厘米×4 厘米。近年来下腹部坠胀隐痛逐日加重，月经后下腹坠胀更剧，腰酸，白带多，大便常溏。苔薄微黄，脉象小弦。小腹可触及包块，推之不动，质地较硬。证属禀赋偏弱，忧思伤脾，脏腑不和，气机阻滞，久则瘀血内停，始为瘕，继为癥。理气消胀，活血化瘀为治，用少腹逐瘀汤等二月无效。1975 年 9 月，使用人参鳖甲煎丸，每日 3 次，每次 3 克。月经期加用少腹逐瘀汤数剂，2 个半月后妇科检查右侧卵巢囊肿由原来拳头大缩为鸡蛋大，左侧已消散，下腹坠胀大减，又用药 2 个月到妇科检查宫体增大，右侧附件有小核桃大的包块，诊断为“早孕”，鉴于右侧卵巢还有一个小囊肿，病人要求人工流产，继续治疗。1976 年底仍能扪及右侧附件有核桃大囊肿，超声波检查宫口右侧仅见 1.5 厘米液平反射。1977 年病情稳定，间断地服用丸药。1978 年基本上未服药，同年 11 月停经 50 多天，诊断为“早孕”，至 1979 年 6 月顺产一男孩。孕期乃至产后下腹部均无任何症状。产后 4 个月做一次下腹部 B 超声波检查未提示任何异常，追访 3 年双侧卵巢均无囊肿。

按：久病正气不足，脾胃气弱，不任消化，故单服少腹逐瘀类方剂，非但不效，徒伤正气，唯鳖甲煎丸扶正祛邪，软坚消癥，最为适宜，但需坚持服用，方能奏效。

4. 胁病（早期肝硬化）（刘渡舟医案）

张某，“早期肝硬化”来诊。患者面色黧黑，左右两胁肝脾痛如锥刺，日轻夜重，小便色黄，大便尚可，惟饮食不馨，食后每见腹胀为甚。切其脉弦而责责，舌质紫暗，苔则白润。余辨此证为肝脾血络瘀滞。肝不疏泄，脾不运化，而气血凝滞，则三焦为之不利。

疏方：柴胡 12 克，黄芩 6 克，半夏 10 克，生姜 10 克，党参 6 克，炙甘草 6 克，大枣 7 枚，桂枝 10 克，赤芍 10 克，鳖甲 30 克，生牡蛎 30 克，红花 10 克，茜草 10 克，䗪虫 10 克，蜣螂 10 克，射干 10 克，紫菀 10 克，石韦 12 克，瞿麦 12 克。

患者问余服药见效的时间，余曰：服此方 15 剂为一疗程，而汝之病症已入血分，大约再服 60 剂后（为四个疗程），可望病减而肝脾之痛得瘳。患者按所属服药，两月后，面色变白，精神有增，肝脾之痛消失，而且胃开能食，腹胀不发，体力转佳。再三向余道谢！

按：足见鳖甲煎丸治肝脾癥积之效。但病愈后，仍需再坚持服用一段时间，方保无虞。

【现代运用】

临床主要用于治疗身体患有乳腺增生、乳腺结节、局部组织肿胀以及慢性肝炎出现的脾肿大、肝掌、蜘蛛痣、肝脏纤维化、肝硬化期间表现的症状都是有良好的调理,还有治疗的作用。另外还能够有效地调理好女性的内分泌失调,同时能够增强身体的免疫力,通过活血化瘀的作用,对于身体患有非炎症性的肿瘤,也有明显的治疗的效果。

蜀漆散

【方剂组成】

蜀漆(烧去腥)、云母(烧二日夜)、龙骨等分

【方药用法】

上三味,杵为散,未发前以浆水服半钱。温疟加蜀漆半分,临发时服一钱匕。(一方云母作云实)

【方证释义】

疟脉自弦,又见少阳证者,才称其为疟;今牝疟寒多,乃阳气素虚,或阳气郁遏,难以外达,或为痰饮所阻,留伏阴分,阴寒盛而现寒多热少为特征。蜀漆是常山苗,善于祛痰截疟,配云母、龙骨助阳扶正,镇逆止呕。

【主治病证】

疟多寒者,名曰牡疟,蜀漆散主之。

【历代名医方论】

《本草纲目》:谓其"有劫痰截疟之功……,生用则上行必吐,酒蒸炒熟用则气稍缓"。云母升发阳气以扶正;龙骨既可收敛浮阳亦可扶阳,镇静安神;俾阳气盛,邪不能伏;痰消则阴阳和谐。方后云:未发前以浆水服,颇有意义,凡服常山一类药或治疟之方药,须在未发前一至二小时服,过早过迟,皆难奏效,这是取效之关键。

明·吴昆《医考方》:蜀漆散,仲景治牝(pin)疟之方也,病原于顽痰癥瘕者,此方主之。牝,阴也,无阳之名。顽痰乃至阴所化,癥瘕乃凝结之阴,故令人有寒无热。烧云母、煅龙骨,既经烧煅,则味涩而辛热,味涩可以固既脱之阳,辛热可以消固结之阴。仲景治火劫亡阳之证,与桂枝汤去芍药加蜀漆、龙骨辈,名曰救逆汤,是二物之为纯阳可知。云母烧二日夜,则寒性亦去而纯阳矣,宜仲景之用之也。

《张氏医通》:蜀漆性升,上涌顽痰最速,云母性温,开发阴邪最猛,二味相须,较之常山,阳起石更捷。又恐涌泄大过,即以龙骨敛固其津,仍取龙性纯阳,同气相求,佐上药以发越阴分伏匿之邪,则牡疟之寒自已。

《金匮要略心典》:疟多寒者,非真寒也。阳气为痰饮所遏,不得外出肌表,而但内伏心间。心,牡脏也,故名牡疟。蜀漆能吐疟痰,痰去则阳伸而寒愈;取云母、龙骨者,以蜀漆上越之猛,恐并动心中之神与气也。

清·李彣《金匮要略广注》:云母之根为阳起石,下有云母,上多云气,性温气升,乃升发阳气之物。龙骨属阳,能逐阴邪而起阳气。蜀漆乃常山之苗,功能治疟,不用根而用苗者,取其性多升发,能透达阳气于上之义也。温疟加蜀漆,亦取其升散之功,但牝疟属阴,邪气深入,未发时服者,先其机而夺之。温疟属阳,邪气浮越,临发时服者,折其势而散之也。

张璐《张氏医通》:邪气伏藏于肾,故多寒而热少,则为牝疟。以邪气伏结,则阳气不行于外,故外寒,积聚津液成痰,是以多寒,……方用蜀漆和浆水吐之以发越阳气,龙骨以固敛阴津,……云母从至下而举其阳,取山川云雾开霁之意。盖云母即阳起石之根,性温而升,最能祛湿运痰,稍加蜀漆则可以治太阴之湿疟……。

赵以德《金匮玉函经二注》:心者牡藏也。邪在心而疟,故曰牡疟,何以言之,心肺居上,阳也。而心乃阳中之阳。今邪气结伏于心下则心虚,内经曰,心虚者热收于内,则阳气不行于外,故外寒,积聚津液成痰,是以牡疟反多寒也。

魏荔彤《金匮要略方论本义》:牡者阳物也,牡疟者,阳盛而阴亏之疟也。何不治其

阳，而以蜀漆散治其湿？则其人热盛于内，而素有水饮，所谓夏伤于暑者热也，所谓长夏伤于湿者，湿也。湿为水邪，必犯心脏，心名牡脏，水邪挟热于心，故名牡疟。

【医案举例】

1. 间日疟

阳虚，阴亦伤损。疟转间日，虚邪渐入阴分，最多延入三日阴疟。从前频厥，专治厥阴肝脏而效。自遗泄至今，阴不自复。鄙见早服金匮肾气丸四五钱，淡盐汤送，午前进镇阳提邪方法，两路收拾阴阳，仍有泄邪功能，使托邪养正，两无妨碍。人参、生龙骨、生牡蛎、炒黄蜀漆、川桂枝、淡熟附子、炙草、南枣、生姜。（秦伯未．清代名医医案精华·薛生白医案．上海：上海科学技术出版社，1981）

2. 牝疟

（1）屠（右），但寒不热，名曰牝疟。间日两作，已有月余，汗多淋漓，纳谷减少，脉沉细而弦，舌中剥边薄白而腻，是阳虚失于外护，不能托邪外出，痰湿困于中宫，脾胃运化失职。高年患此，勿轻视之，亟拟助阳达邪，和中化湿：潞党参三钱，熟附块二钱，川桂枝一钱，软柴胡一钱，陈广皮一钱，姜半夏三钱，云茯苓三钱，鹿角霜三钱，煨草果八分，清炙草五分，生姜二片，红枣四枚。（《丁甘仁医案》）

（2）徐师母，寒多热少，此名牝疟。舌淡白，脉沉迟，痰阻阳位所致，下血亦是阳陷也。秽浊蟠踞于中，正气散失于外，变端多矣。其根在寒湿，方拟蜀漆散。炒蜀漆 9 克，生龙骨 9 克，淡附子 3 克，生姜 6 克，茯苓 9 克。（范文甫专辑，1986：110）

按：证现寒湿之候，脉现寒湿之象，病为牝疟；根在寒湿。故一面用蜀漆吐疟痰，一面用附子温阳气，又加茯苓化痰湿，龙骨、生姜镇逆止呕，以制蜀漆。则痰自消，寒自散，疟自去，而阴阳和。本案组方严谨，服后必有良效，自不待言。

3. 间日疟（徐景藩医案）

王某，男，25 岁，因间日寒战，发热 38.5 度，于 1958 年 6 月 25 日入院。患者于 6 月 25 日、27 日下午两度寒战，继而发热、出汗而热退。入院当天下午又发作口渴，心烦，全身酸困。以往有慢性咳嗽史，近来发作。急性病容，舌苔薄白，胸闷甚，口渴饮不多，两脉弦数，其他体检未见明显异常。化验：白细胞 7500/毫米^3，中性 51%，淋巴 49%，血片找到间疟原虫，胸透阴性。辨证为间日疟湿热两感，法宜截疟和解。蜀漆（炒常山）15 克，柴胡 5 克，黄芩 6 克，姜半夏 6 克，茯苓 9 克，槟榔 9 克。

服上方未吐，翌日乃作，时间短，恐与未掌握服药时间有关。第三日于上午 4 时、8 时各服 1 剂，常山用量至 30 克，无呕吐等不适反应，疟予截止。以后仍给常山等煎剂内服，常山用量 12 克。2 剂后，疟原虫阴性，随访未有复发。［广东中医，1959(9)：396］

按：本案用本方治疗疟疾间日发作，湿热壅盛者，并合小柴胡汤加减以和解之，要在临床灵活辨证，据王渭川经验，蜀漆（常山）用量以 10 克为宜，同时宜伍黄芩、知母、藿香，既增强截疟效果，又无毒副作用。

【现代运用】

蜀漆散具有抗疟原虫、抗病毒、抗炎、抗肿瘤、解热、降压、抗风湿作用等，可以治疗疟疾、精神抑郁症、神经衰弱、神经官能症等。

牡蛎汤

【方剂组成】

牡蛎（熬）四两（12 克），麻黄（去节）四两（12 克），甘草（炙）二两（9 克），蜀漆（若无，用常山代之）三两（9 克）

【方药用法】

上四味，切。以水先洗蜀漆三遍去腥，用水 500 毫升，煮蜀漆、麻黄（去沫），取 400 毫升，再入牡蛎、甘草二味，更煎取 150 毫升，去滓。温服75毫升。得吐后,勿更服。

【方证释义】

本方是甘草麻黄汤加牡蛎、蜀漆而成。甘草麻黄汤用于表实无汗。蜀漆,即常山苗,《本经》称其"辛平……主疟及咳逆寒热,腹中癥坚痞结",为有力祛痰逐饮药。牡蛎,《本经》称"味咸平……主伤寒寒热"。故四味组合,治甘草麻黄汤证胸腹悸动而有痰饮者。

【主治病证】

牡蛎汤,治牝疟。

【历代名医方论】

《千金方衍义》:此方中牡蛎即蜀漆散中龙骨之意,蜀漆得云母专升阳邪陷阴,故以纯阳之龙骨为佐;此方中麻黄即蜀漆散中云母之意,蜀漆得麻黄专开阴邪之固闭,故以纯阴之牡蛎为辅;甘草调和药性之阴阳也。

《医门法律》:牡蛎汤一方,同治牡疟者,初感病时,风寒未清,传变为疟,结伏心下,故方中用麻黄以散风寒,并借之以通阳气耳。

《金匮要略述义》:牡蛎汤用于吐而兼汗者,张载人法,间有此类。然余常用治疟,夜间发,及热甚无汗者,服后,不吐而汗,稍稍邪解就愈,尤氏以谓外攻之力较猛者,信矣。

尾台氏:此方亦先于其发时用之,以取大汗则愈,唯蜀漆气臭,间有吐者,吐亦效也。

赵以德《金匮玉函经二注》:牡蛎者,能软坚消结,除滞血,今更佐之蜀漆,以理心下所结之邪,而甘草佐麻黄,非独散寒,且可发越阳气而通于外,阳通结去,其病即瘥。

尤怡《金匮要略心典》:此系宋·孙奇所附,盖亦蜀漆散之意,而外攻之力较猛矣。

【现代运用】

现代运用本方常用于治疗疟疾。

侯氏黑散

【方剂组成】

菊花四十分,白术十分,细辛三分,茯苓三分,牡蛎三分,桔梗八分,防风十分,人参三分,矾石三分,黄芩三分,当归三分,干姜三分,芎䓖三分,桂枝三分

【方药用法】

上十四味,杵为散,酒服方寸匕,日一服。初服二十日,温酒调服,禁一切鱼肉大蒜,常宜冷食,六十日止,即药积在腹中不下也,熟食即下,冷食自能助药力。

【方证释义】

此手太阴少阴足厥阴药也,其玄机主要在于补脾胃、祛风邪,治中风四肢烦重,心中恶寒不足者。外台用治风癫。菊花秋生,得金水之精,能制火而平木,木平则风息,火降则热除,故以为君。防风、细辛以祛风,人参、白术以补气,黄芩以清肺热,当归、川芎养血活血,此"治风先治血,血行风自灭"之义,茯苓通心气而行脾湿,桔梗以和膈气,姜、桂助阳分而达四肢,牡蛎、白矾,酸敛涩收,又能化顽痰。加酒服者,以行药势也。全方药味虽多而不杂,配伍虽繁而严谨,可谓步步为营,丝丝入扣。临床应用以胸闷气短、四肢烦重、身痒瘾疹为辨证要点。临床如热象不显,去黄芩;痰涎壅盛,头目眩晕,加白附子、胆南星;气血不足,加黄芪、熟地黄、何首乌。

【主治病证】

侯氏黑散治大风,四肢烦重,心中恶寒不足者。

治风癫。

【历代名医方论】

《医方集解》:此手太阴、少阴、足厥阴药也。菊花秋生,得金水之精,能制火而平木,木平则风息,火降则热除,故以为君;防风、细辛以祛风;当归、川芎以养血;人参、白术以补气;黄芩以清肺热,桔梗以和膈气,茯苓通心气而行脾湿,姜、桂助阳分而达四肢,牡蛎、白矾酸敛涩收,又能化顽痰,加酒服者,以行药势也。

《张氏医通》:方中用菊花四十分为君,以

解心下之蕴热；防、桂、辛、桔以升发腠理；参、苓、白术以实脾祛风；芎、归以润燥熄火；牡蛎、矾石，以固涩肠胃，使参术之性留积不散，助其久功；干姜、黄芩，一寒一热，寒为风之向导，热为火之反间。用温酒服者，令药性走表以开其痹也。郭雍曰：黑散本为涤除风热，方中反用牡蛎、矾石止涩之味，且令冷食，使药积腹中，然后热食，则风热痰垢与药渐而下之也。

《医方论》：此方刘宗厚与喻嘉言俱谓其风药太多，不能养血益筋骨，各执一见。予谓方中四物咸备，不可谓无血药也。若中风初起表邪重者，用之尚可取效，然石膏、细辛二味，必须减去。

【医案举例】

1. 经后眉棱骨痛

初诊：2005年12月26日。张某，29岁，因原发不孕6年多，于2005年6月3日开始就诊，妇科检查发现子宫偏小，三径之和10.2厘米，右侧附件炎，输卵管碘油造影后发现左侧输卵管通畅，右侧输卵管通而不畅。免疫学检查：抗透明带抗体阳性。末次月经12月22日来潮，经量中等，3天净，经后眉棱骨疼痛2天，嗳气。舌稍红，苔薄白，脉细。治法：补气血，疏风清肝，利头目。方剂：侯氏黑散加减。菊花10克，白术10克，细辛5克，茯苓10克，牡蛎20克，桔梗5克，防风10克，党参12克，黄芩10克，当归6克，干姜5克，川芎6克，桂枝3克，蔓荆子10克，白芷10克，生白芍12克，5剂。二诊：2005年12月31日。服药之后，眉棱骨疼痛即消失。

2. 术后头痛

初诊：2005年10月19日。陈某，41岁，今年6月23日因左侧输卵管妊娠合并子宫肌瘤行子宫次切术、左侧附件切除术和右侧卵巢子宫内膜异位灶电灼术。近两个月头部空痛，浑身关节疼痛，手足麻痹，腰胀痛，咽干，目倦，纳便正常，夜寐佳。生育史：1-0-3-1，过去曾行输卵管结扎术。舌淡红，苔薄白，脉细。妇科检查：外阴无殊，阴道通畅，宫颈光滑，宫体缺如，两侧附件压痛。治法：补气血，益肝肾，祛风邪，利头目。方剂：侯氏黑散加减。

菊花10克，白术10克，细辛5克，茯苓10克，牡蛎20克，桔梗5克，防风10克，党参12克，黄芩10克，当归6克，干姜5克，川芎6克，桂枝3克，枸杞子15克，桑椹15克，5剂。

二诊：2005年11月9日。服药期间头痛好转，两手酸，舌脉如上。中药守上方加羌活10克、独活10克，7剂。

三诊：2005年11月20日。头痛明显减轻，偶有微痛，左侧手酸痛减轻，目痛咽干，舌脉如上。

菊花10克，白术10克，细辛5克，茯苓10克，牡蛎20克，桔梗5克，防风10克，党参12克，黄芩10克，当归6克，干姜5克，川芎6克，桂枝3克，茺蔚子10克，羌活10克，天花粉15克，7剂。

四诊：2006年3月3日。经随访，上述症状均已消除。

按：对于此方之解，众说纷纭，而陈修园称“此方为逐风填窍之神剂，凡中风证初患未经变热者宜之。”此说最为中肯而明了。方中参苓术归芎补益气血，菊、防、桂、辛疏风解肌，黄芩清热于上，干姜散寒于中，桔梗轻清上行，牡蛎重镇下潜，矾石收敛除湿，全方是一张补益和疏解、清热和散寒、上行和下潜同组的方剂。此方的使用，大都属于风邪引起的在表在上的痹、痛、晕等症。《素问·六元正纪大论》说：“风病行于上”，侯氏黑散就是这样一张治疗头面疾病的方剂。

《素问·宣明五气》有“搏阳则为巅疾”之谓，意为邪搏于阳分便出现头部疾病。案1经后眉棱骨疼痛，经后之时，血海已虚，阴血不足，肝火上扰清空，故用侯氏黑散以补气血，疏风利头目，配伍蔓荆子、白芷、生白芍以清肝火，药后症状一举而愈。案2为术后头痛，起因于左侧输卵管妊娠合并子宫肌瘤行子宫次切术、左侧附件切除术和右侧卵巢子宫内膜异位灶电灼术，术后正气已虚，风邪外干，故除头部空痛外，浑身关节疼痛，手足麻痹诸症蜂起。《素问·至真要大论》称"客者除之"，故用侯氏黑散以补气血，祛风邪，利头目，再用枸杞子、桑椹以补益肝肾，标本同治，诸疾向愈。

3. **四肢烦重(高血压)**(何任医案)

赵某，男，54岁。1978年8月24日来诊。患者平时嗜酒，患高血压已久，近半年来感手足乏力、困重，两腿尤甚。自觉心窝部发冷。曾服中西药未能见效。诊脉弱虚数，苔白。血压160/120毫米汞柱。乃予侯氏黑散。方用：杭菊花120克，炒白术30克，防风30克，桔梗15克，黄芩15克，北细辛3克，干姜9克，党参9克，茯苓9克，当归9克，川芎5克，牡蛎15克，矾石3克，桂枝9克。各药研细末和匀，每日两次，每次服3克，以温淡黄酒或温开水吞服，先服半个月。一个月以后来复诊，谓：心窝头冷已很少见，手脚亦有力，能步行来城，血压正常，要求再配一料续服。(上海中医药杂志，1984)

按：仲景方如能用得适当，其效用十分满意。而侯氏黑散之以菊花为君，其量数倍于他药，必按原方比例用之，方能捷效。仲景方不传之秘，极多在剂量比例上欤！

4. **类中风(腔隙性脑梗死)**(周志龙医案)

丁某，男，58岁。于1990年11月19日入院，住院号3425。患者有腔隙性脑梗死、高血压病史三年余。入院时，右手写字颤抖，且头晕胀痛，心慌气短，疲乏易困，畏寒肢冷，足冷至股，足汗不出，指头麻木，双下肢浮肿，按之没指，舌体右斜，舌淡胖边有齿痕，舌尖红，苔薄黄腻，脉细弦。查体：血压19/12千帕，右手指精细动作不灵敏，余无异常发现。实验室检查：血白细胞总数低于正常，血脂增高。辨证：肝阳上亢，脾虚湿盛，痰瘀内阻。治法：平肝潜阳，息风化痰，温阳化湿，活血通络。《金匮》侯氏黑散主之：菊花40克，白术、防风各10克，桔梗8克，黄芩5克，细辛、茯苓、生牡蛎粉、红参(另炖兑入)、明矾、当归、干姜、川芎、桂枝各3克。日1剂，以水加少量黄酒煎两次服。并嘱停服复方降压片等其他药物。

晚服头剂头煎后，夜寐甚佳，晨起即感头晕胀痛、心慌气短等症减轻，精神转佳，脉转弦而有力。5剂后，头晕胀痛、心慌气短等症除，右手写字已不颤抖，手指精细动作灵敏，精神爽，舌苔转为薄白。又进10剂，下肢浮肿消退，脚汗絷絷，余症皆失。又5剂巩固疗效，复查BP 19/12千帕，血白细胞正常。[四川中医，1992(4):21]

按：肝亢化风，脾虚阳亏，切中侯氏黑散证之病机，投之果效。于此益信仲景之方，乃经验之结晶，用之不殆，则历验不爽。

5. **偏瘫**(黄泰生医案)

陈某，男，63岁。退休工人，1984年6月27日诊。患脑栓塞，左侧肢体偏瘫已二年。由家属扶持勉强行走。血压160/90毫米汞柱。神清、语言欠流利，左侧鼻唇沟变浅，左侧上下肢肌张力减弱，呈弛缓型瘫痪。自诉头昏，全身沉重，畏寒。舌淡红，体歪、苔薄白，脉沉细。投以黄芪桂枝五物汤加减。15剂后自觉头昏稍减，肢体活动稍有进步，病侧上肢略能上举，可拄棍行走，步态不稳，四肢仍觉重着如灌铅，并恶风寒。舌淡红，苔薄白，脉沉细。血压150/90毫米汞柱。思《金匮》侯氏黑散可治"大风四肢烦重，心中恶寒不足者"。

处方：牡蛎、丹参各15克，菊花、云苓各12克，桔梗、防风、地龙各10克，当归、天麻各6克，黄芪20克，桂枝5克，细辛3克。连服5剂，感左侧肢体如释重负，左手能抬手过肩，端碗漱口吃饭，晨起可弃棍行走半小时。又续服10剂后，上肢能抬举过头，终日可不用拐杖走路，语言清楚，上下肢功能活动接近

正常，血压稳定在130/80毫米汞柱左右。嘱继服20剂，以固疗效，随访偏瘫肢体活动良好。[新中医 1986(10):21-22]

按：(原按)偏瘫一证，重在活血祛瘀治疗。黄芪桂枝五物汤是治疗"血痹"的常用方。但本例有四肢苦重、恶风寒的特点，是外邪风寒内侵空虚之络脉，使经脉之气痹阻而偏瘫，故用侯氏黑散合黄芪桂枝五物汤化裁，疗效颇佳。

6. **顽痹**(王占玺医案)

张某，女性，51岁，工人，1981年8月22日初诊。肢体关节疼痛20多年，周身肌肉窜痛，且伴以麻木，肢体沉重而烦，尤以夜间上述症状加重，一年四季均发，但以夏季连雨天时更加严重，虽经多方服用中西药：如保泰松、止痛片，及针灸等治疗，效果不显，因近日加重，来诊就医。目前除上述症状外，偶有口干，但不欲饮水，二便正常，观其舌根苔厚而腻，六脉俱滑。余无其他阳性体征。查血沉，抗"O"均属正常。吾思及良久，如此顽痹以往多种方法治疗无效，一般方剂亦难取效，试按"大风"拟侯氏黑散去矾石改汤剂治之：菊花10克，白术10克，细辛3克，云苓10克，生牡蛎10克，桔梗10克，防风10克，党参10克，当归10克，干姜10克，川芎10克，桂枝10克。4剂。

1981年9月3日二诊，上方服用4剂后，周身关节疼痛等症状大为减轻。服用8剂后疼麻等症状基本消失，口亦不干，二便正常，精神转佳。患者自欲停药，然思及如此顽证，仍宜继服4剂以善其后。(张仲景药法研究，1984:677)

按：据报道，本方治疗以顽麻不仁、四肢沉重为主的痹证，有良效。

7. **麻木**(毕明义医案)

孙某，男，75岁，1986年1月3日初诊。素有肺气肿，一个月前感冒流涕咳嗽，四天后感右上肢酸痛，继则麻木如虫行，手指麻木较甚，触觉减退，得温则感舒适。右上臂外侧中段有五个散在结节，每个结节大小约2厘米×2厘米×3厘米，压痛，活动，外观皮色正常。查白细胞总数9×10^9/升，中性72%，淋巴28%，血红蛋白90克/升，血沉4毫米/小时。舌质正常苔薄白，脉沉弦细。诊为麻木。乃风湿挟痰流注经络，致经络痹阻。治当祛风散寒，化痰散结，健脾化湿。方用侯氏黑散。当归12克，细辛12克，茯苓12克，桂枝12克，川芎12克，人参12克，干姜12克，牡蛎12克，白菊花160克，白术40克，防风40克，桔梗24克，黄芩24克，黑矾(冲)6克。加水2000毫升，煎至800毫升，分3次服。另以本方剂量之比例，为极细末，每服3克，日3次，黄酒送下。健脾化湿。方用侯氏黑散。服药3剂麻木、结节消其半，又服3剂，诸症除，继服4剂巩固之。[山东中医杂志，1989(5):29]

按：《素问·风论篇》云："风气与太阳俱入，循诸脉俞，散于分肉之间，与卫气相干，其道不利……卫气有所凝而不行，故其肉有不仁也。"《金匮要略方论·痰饮咳嗽病脉证并治》云："胸中有留饮，其人短气而渴，四肢历节痛。"该患者素有肺气肿，又受风湿，从而形成内外合邪，风湿引动宿痰，流注经络，经络痹阻，遂致麻木。侯氏黑散功能祛风散寒、解表化痰、健脾除湿。表散湿除痰蠲，经络得以畅行而麻木得除。

8. **狂证**(朱卓夫医案)

邓某，男性，40岁。其弟代诉：初患感冒，迁延数日，变症迭出，延余诊治。证见语无伦次，詈骂不休，不避亲疏，口唾白沫，时刻不断，脉象浮缓，舌苔清润。余进以侯氏黑散：菊花24克，防风9克，桔梗9克，茯苓9克，当归9克，牡蛎9克，人参6克，干姜6克，桂枝6克，矾石6克，黄芩6克，川芎5克，细辛3克。上药共研细末和酒服9克，日一次。嘱初服二十日，温酒调服，禁一切鱼肉大蒜；后四十日改冷服，共服六十日止。时亲朋满座，谓斯病热剧，不堪服此热药，要求易方。余加释疑，强与服之，服一次后，白沫稍减；次日更进一次，詈骂亦渐止。继以六神汤：茯苓15克，半夏12克，旋覆花12克，胆南星12克，陈皮6克，石菖蒲6克，4剂而安。可见认症既确，立志须坚，斯时倘轻信旁言，改而不用，则病必不愈矣。（湖南省老中医医案选第一集，1990：100）

按：本案脉证所现，属风痰上扰之候，故以侯氏黑散熄风祛痰，潜镇心神。继以六神汤，在于理脾调中，以绝生痰之源。本案服药方法亦较有章法，初用温酒调服，在于活血以祛风；继而冷服，乃取药积腹中，排泄迟缓，以达潜肝镇心安神之效。

9. **痫证**（刘炯夫医案）

陈某，男，14岁，患痫年余，每月发作3～5次，每次3～10分钟，1982年1月26日来诊。据诉：发作时两目上窜，牙关紧闭，手足抽搐，口吐涎沫，时有啼声。初认为风火交炽，肝风挟痰，上蒙清窍，予风引汤一剂，无效。后认为四肢沉重，胃纳欠佳，内心怯冷，痫以夜发为甚，观面色黯淡，神态迟滞，反应迟钝，舌苔白滑，脉弦滑而缓。脾阳不足，酿湿生痰，肝风夹痰，蒙蔽清窍。清痰祛风，养血益气，侯氏黑散加减。菊花40克，白术、防风、党参、牡蛎各10克，细辛、桔梗各3克，茯苓、半夏各6克，黄芩、川芎、桔梗、胆星、干姜各5克，当归、礞石各9克，共研细末。每服6克，一日2次，开水调下。服药一月，其痫停发。

按：牙关紧闭、手足抽搐、口吐涎沫、时有啼声，肝风上扰之象；神态迟滞、反应迟钝、舌苔白滑、脉弦滑缓，脾虚生痰之征。总为肝风挟痰，上扰清窍，又见四肢烦重特征，正合侯氏黑散之病机、症状特点。本方对肝风挟痰之癫痫，有良效。

10. **郁证（神经官能症）**（周志龙医案）

穆某某，30岁。1991年3月15日入院。患者入院前半年，因精神刺激而致全身关节、肌肉呈游走性酸胀、麻木、重着、疼痛，肢体僵硬，畏寒，皮肤干燥无汗，肌肉跳动，自觉有一股冷气在体内走窜，阴雨天症状加重，需经常跳动摇摆方感舒适。伴有心烦少寐，口时苦时干但不欲饮，纳差，时嗳冷气，时呕吐少量白黏痰，舌淡红有瘀斑，苔白腻而干，脉弦滑。曾多方求医，诊断不明，中西药物、针灸理疗皆不见效。入院后，体检未发现阳性体征，血沉、抗“O”、类风湿因子检查无异常，遂诊为：神经官能症。迭经当归四逆汤、宣痹汤、蠲痹汤、温胆汤等加减治疗四十天，疗效不显，苦无良策之时，突忆起《金匮》侯氏黑散，遂处原方：菊花40克，白术、防风各10克，桔梗8克，黄芩5克，细辛、茯苓、生牡蛎粉、红参（另炖兑入）、明矾、当归、干姜、川芎、桂枝各3克。日1剂，水煎两次服。1剂后，上半身絷絷汗出，全身遂觉轻松舒适，肢冷显减，呕出许多白黏痰，吐后神清气爽，嗳出诸多冷气，矢气频作而觉畅快。如此怪症，竟然7剂而安，痊愈出院。[四川中医，1992(9)：35]

按：（原按）四诊合参，病机当为肝郁乘脾，阳郁生热，气血不和，脾虚痰盛，风邪内扰，故治疗用《金匮》侯氏黑散养血补脾，化痰祛风。方中用当归、川芎养血活血，白术、茯苓、人参、干姜补脾益气，防风、菊花、细辛、桂枝祛风散邪，明矾、桔梗化痰降逆，黄芩、牡蛎清热敛阴，药证合拍，效如桴鼓。

11. **头痛**（韩运琪医案）

王某某，女，33岁。头痛已四年，遇冬则发，逢夏即解。时值深冬，症见头痛沉闷如物紧束，头面恶寒，四肢不温，面色苍白无华，体质丰腴，舌质淡紫有齿痕，苔薄润，脉沉细无力。曾作脑电图，脑血流图，均提示无异常变化。曾服麻黄附子细辛汤加味、九味羌活汤合川芎茶调散加减等均鲜效。本案证属寒痛，然服发散祛寒之剂何故不效？患者阳气素亏，复感风寒，故当两相兼顾，方用侯氏黑散加减。处方：菊花12克，川芎15克，当归15克，黄芪30克，白术15克，桂枝12

克，细辛5克，防风12克，干姜10克，茯苓10克，桔梗6克。服药7剂，头痛大减，恶寒亦轻，惟出门时仍须厚帽著头。效不更方，前药继服7剂，病告痊愈。[河南中医，1984(6)：32]

按：阳虚受风，加痰湿内蕴，故单服发散之品不效，唯祛风中佐以温阳化痰除湿，最为得法，故侯氏黑散主之。

12. 眩晕（高血压）（毕明义医案）

崔某，女，65岁。1985年3月10日初诊。素有高血压病史，常头晕目眩，轻时眼前黑花缭乱，重则天旋地转如坐舟车，服降压药，症状可减轻一时，后服清热活血、平肝潜阳、化痰熄风之中药，亦不见好转。血压25.3～21.3/14.7～13.3千帕，手足麻木，肩背沉重疼痛，双下肢怕冷，两目干涩，舌胖苔白，脉弦滑。诊为眩晕，乃风湿侵袭经络，肝阳上亢所致。方用侯氏黑散。当归12克，细辛3克，茯苓12克，桂枝12克，川芎12克，人参12克，干姜12克，牡蛎12克，白菊花160克，白术40克，防风40克，桔梗24克，黄芩24克，黑矾（冲）10克。加水2000毫升，煎至800毫升，分3次服。再以本方剂量之比例，研极细末，每次3克，每日3次，黄酒送服。

服药3剂后一日腹泻3次，呈黑稀便，头晕、肩背疼痛明显减轻，血压20/13.3千帕。又服5剂，头晕肩背沉痛消失，两下肢无发冷感，测血压20/12千帕。为巩固疗效，将上药按比例制成极细末，每服6克，日服3次，连服1个月，测血压20/12千帕。嘱患者每月服用10日，然后停服20日，1年后血压一直维护在20～21.3/10.7～12千帕。[山东中医杂志，1989(5)：29]

按：《灵枢·大惑论》云："邪中于项，因逢其身之虚，其入深则随眼系以入于脑，入于脑则脑转，脑转则引目系急，目系急则目眩以转矣。"《素问·至真要大论》云"诸风掉眩，皆属于肝"。该患者之病为风邪外袭，肝经风阳上扰所致。侯氏黑散可使风从外消散之，从内清潜之，故诸症得除。

13. 脱发（毕明义医案）

康某，男，26岁。1986年4月28日初诊。一年前因情志恚怒，冷水浴头伤风后，遂发觉头发脱落，由头顶部向四周扩散，未给以任何治疗，半年后脱发加重，且头皮瘙痒，曾服用养血补肾之方20余剂罔效，即住院治疗。诊见患者头部毛发全部脱落，头皮光亮，眉毛稀疏屈指可数，阴毛亦有脱落，全身毛发较前明显减少。伴烦闷，失眠，手足汗多，身体沉重乏力，饮食二便如常。舌红苔薄白，脉弦细数。诊为脱发。为风寒之邪闭塞毛窍，肝郁风动血燥所致。治以疏风散寒，解郁平肝。方以侯氏黑散：当归12克，细辛12克，茯苓12克，桂枝12克，川芎12克，人参12克，干姜12克，牡蛎12克，白菊花160克，白术40克，防风40克，桔梗24克，黄芩24克，黑矾（冲）6克。加水2000毫升，煎至800毫升，分3次服。另以本方剂量之比例，为极细末，每服3克，日3次，黄酒送下。

服6剂汤药后头部见有黑色发根，睡眠时间较前增多，身沉无力亦减轻。继服8剂，全身毛发及阴毛未再脱落。又服16剂，新发自头顶部长出，他处头发亦渐生。再服18剂头部毛发全部长出，黑而亮。带上方15剂出院继服以巩固疗效。后随访未再出现脱发。[山东中医杂志，1989(5)：28]

按：《外科正宗·油风第八十三》云："油风乃血虚不能随气荣养肌肤，故毛发根空，脱落成片，皮肤光亮，痒如虫行。此皆风热乘虚攻注而然。"肝藏血，而喜条达，发为血之余。该患者因情志抑郁，肝气郁结，又被风寒外袭，致风寒入于血分，血虚不能荣肤，毛窍失养而致毛发脱落。侯氏黑散有疏风散寒，平肝潜阳，补虚养血之功，内外合治，使新发得以生长。

14. 下利（慢性溃疡性结肠炎）（高玉明医案）

张某，男，52岁。腹痛、腹泻，黏液便13

年。延医多方治疗，遍涉抗生素、激素、柳氮磺吡啶、甲硝唑、补脾益肠丸等药，时好时坏，每逢气候变化、饮食不调、情绪波动而症状加重。1周前不慎冷饮后旧恙又作，肠鸣作响，泻下黏液便间夹血丝，日行4～5次，头晕头重，乏力，畏寒。结肠镜检查：肠腔12～14厘米处有充血水肿，出血点、颗粒改变，2处糜烂面，触及出血。报告：慢性溃疡性结肠炎(乙状结肠及降结肠段)。大便常规化验无异常。大便潜血阳性。经用侯氏黑散加蛇舌草、地榆灌肠，合并嚼服乳酸菌素片，27天后大便成形，日行1次，腹痛、肠鸣、头晕、畏寒均消失，改为散剂，再服半年，肠镜检查，恢复正常，1年后追访无复发。[江苏中医，1993(10)：10]

按：(原按)慢性结肠炎，其证多系本虚标实，寒热(湿)夹杂，中阳不运，升降失调，治宜调补脾胃，升阳除湿为务。调补之法，以甘为主，寒温并调。方中既有参、术、茯苓益气健脾，又具防风、桂枝、杭菊、细辛祛风之剂。肠鸣腹泻，胃肠蠕动异常，中医谓之风入肠胃，故投祛风之剂，此风能胜湿之谓也。《医门法律·飧泄》曰："……风邪伤人，必入空窍。而空窍惟肠胃为最"。亦寓东垣升阳益胃之理。菊花常施之疏风清热，清利头目，现代药理研究，菊花对葡萄球菌、链球菌、痢疾杆菌、人型结核杆菌等均有抑制作用。防风对痢疾杆菌和大肠杆菌也有抑制作用。黄芩、干姜寒温并调，当归、川芎活血行血。桔梗，《别录》谓："利五脏肠胃。"《药性论》谓："治下痢，破血，去积气。"煅牡蛎固涩敛阴。明矾收敛止血，涩肠止泻，祛风痰，收湿止痒，有使蛋白质凝固之作用。溃疡性结肠炎既有脾胃气虚，中阳不振，又有湿热留恋肠中，加清热解毒、凉血止血之地榆与蛇舌草肠道给药，直达病所，效力更宏。

15. 风瘾疹(荨麻疹)(高玉明医案)

李某某，男，38岁，农民，初诊于1986年7月17日。患风块疹8年。躯干四肢泛发粉白色风团样扁平疙瘩，奇痒，遇风、遇寒加剧，每晚入寝更重。平素体弱，身倦，胃纳不佳。脉沉缓，苔白。西医诊作"荨麻疹"。曾用扑尔敏、赛庚啶等初时有效，渐之效力不宏，转用中药治疗。治予调和营卫，辛温透表，疏风止痒。侯氏黑散加减：人参5克，白术10克，茯苓10克，干姜(用皮)4克，桂枝10克，细辛3克，当归6克，川芎6克，桔梗3克，防风10克，矾石5克(豆腐皮包吞服)，生牡蛎30克，加蝉衣6克，浮萍草6克。水煎服。另将上方每3剂药渣作一处煎汤再加矾石10克，每晚趁热熏洗。上方5剂后皮疹明显减少，晚上基本不发，共服9剂而痊愈，且饮食增加，精神已振。随访一年未发。[河南中医，1990(4)：13]

按：本案为脾虚受风而致，风盛而痒，脾虚而倦，故用侯氏黑散补脾胃以祛风邪，标本兼治，内服外洗并施，始获良效。

【现代运用】

临床报道尚见于治疗关节炎、高脂血症、中风急性期、眩晕、结肠炎、颈性高血压、重症肌无力等病症。现代药理研究证实，侯氏黑散具有降血压、降血脂的双重作用，并且，其还具有降低脂质过氧化物水平的作用。

风引汤

【方剂组成】

大黄、干姜、龙骨各四两(12克)，桂枝三两(9克)，甘草、牡蛎各二两(6克)，寒水石、滑石、赤石脂、白石脂、紫石英、石膏各六两(18克)

【方药用法】

古代用法：上为粗末，以韦囊盛之。取三指撮，井花水三升，煮三沸，温服一升。

现代用法：将上十二味药物杵为粉末，粗筛之，置于布囊中，取三指撮量，用清晨汲取之水600毫升煎煮，使其略沸腾后温服200毫升。

【方证释义】

风引汤重镇潜阳，泄热息风。方中牡蛎、龙骨、赤石脂、白石脂、紫石英重镇以潜肝阳之亢；石膏、寒水石、滑石咸寒清金伐木，以泻风化之火；大黄苦寒清热泻下通腑，釜底抽薪，使热盛风动得以平息；反佐以干姜、桂枝之辛温，以制诸石之咸寒沉降；甘草和中并调和诸药。诸药配伍清肝热、息肝风、降逆气，并导内热从下而泻。本方是用矿石类药组方的典范。徐大椿《兰台轨范》云："此乃脏腑之热，非草木之品所能散，故以金石重药清其里。"

【主治病证】

大人风引，小儿惊痫瘛疭，日数十发，医所不药者。

【历代名医方论】

《金匮要略》：风引汤，除热瘫痫。据《幼幼新书》，瘫当做癫。大黄、干姜、龙骨各四两，桂枝三两，甘草、牡蛎各二两，寒水石、滑石、赤石脂、白石脂、紫石英、石膏各六两。上十二味，杵，粗筛，以韦囊盛之，取三指撮，井花水三升，煮三沸，温服一升。治大人风引，少小惊痫瘈疯，日数十发，医所不疗，除热方。巢氏云：脚气宜风引汤。

风邪内并，则火热内生。五脏亢盛，逆归于心，故以桂甘龙牡，通阳气安心肾为君。然厥阴风木，与少阳相火同居，火发必风生，风生必挟大势侮其脾土，故脾气不行，聚液成痰，流注四末，因成瘫痪，故用大黄以荡涤风火湿热之邪为臣。随用干姜之止而不行者，以补之为反佐。又取滑石石膏，清金以伐其木，赤白石脂厚土以除其湿，寒水石以助肾水之阴，紫石英以补心神之虚为使，故大人小儿风引惊痫皆主之。巢氏用治脚气。以石性下达，可胜湿热，不使攻心也。

喻嘉言：风者，外司厥阳，内属肝木。上隶手经，下隶足经，中见少阳相火，所以风自内发者，由火热而生也。风生必害中土，土主四肢，土病则四末不用，聚液成痰。瘫痪者，以风火挟痰，注于四肢故也。观《金匮》此方，可见非退火则风不熄，非填窍则风复生，风火一炽，则五神无主，故其用药如是之周到也。又曰：侯氏黑散，专主补虚以熄其风，比方兼主清热火温以除其风。明比以治风之入脏者，游刃有余。何后世以为石药过多，舍之不用，而用脑麝以散其真气，花蛇以增其恶毒，智耶？愚耶？吾不解矣。

徐忠可：河间谓风病多因热甚，良由将息失宜，而心火暴甚，肾水虚衰，不能制之，则阴虚阳实，而热气怫郁，心神昏冒，筋骨不用，而卒倒无知。多因喜怒悲忧恐五志过极，此最确之论。但云全无外风，未免太偏。不知热能生风，风亦能生热。故仲景既云，脉微而数，中风使然，此偏中外风者也。又以寸口脉微而紧，亦为中风，而实皮肤经络风寒递深者也。又以寸口脉迟而缓，亦为中风之脉。然又分别言之曰：营缓则为亡血：亡血，血虚也。谓太气先自病，而外风因之也。卫缓则为中风，谓风强则然，而以渐入内者也。下则出风引汤方，而方名全主于风。以风为阳邪，故热也。则知从亡血来，是热能生风，而外邪又助之也。从中风来，是风能生热以滞津液，而痰涎壅膈也。

"观风引药味，全是和脏腑，通经络，便是治风，不专治风也。"是河间主热之论，仲景早引其端绪。但不专注于热，谓实有阳虚而外邪入之，为猝倒，为偏枯，为筋急瘛疭者也。若诸痿全起于肺热，因而传入五脏，为昏惑瘛疭，瞀闷暴喑，皆属于火。为四肢不收，舌本强，足痿不收，痰涎有声，皆属于土。悉是湿热之病，与中风之虚多风多寒多，皆为中风之理，全不相涉矣。按黑散风引二汤，喻氏以为仲景圣方，而程云来《金匮直解》又云：侯氏黑散，风引汤，防己地黄汤，头风摩散，矾石汤。所主皆非中风历节之证，是宋人校正，附入唐人之方，遂尽删之。又云：仲景方书之祖，复取侯氏方为法耶，亦不过臆度之见尔。

【医案举例】

1. **癫痫**(李寿山医案)

余某,男,16 岁,学生。自 8 岁始有癫痫大发作史,随年龄增长而加重,常 3～5 日大发作 1 次,甚则昼夜发病 1～2 次。体质较弱,发病前有头痛幻视,继则昏倒不省人事,惊叫如羊叫声,抽搐吐沫,目睛上视,牙关噤急,常咬破唇舌,每发 2～3 分钟,渐醒如常人,仅感倦怠无力。平时靠西药苯妥英钠维持,但仍时有发作。诊脉弦大,舌红、苔白薄。证属阳痫,肝风痰火较盛。治以清热息风,豁痰定痫,方用风引汤化裁。药用:桂枝 10 克,大黄 7.5 克,干姜 6 克,生龙骨 25 克,生牡蛎 25 克,生石膏 30 克,寒水石 20 克,紫石英 20 克,滑石粉 15 克,灵磁石 30 克,丹参 25 克,钩藤 30 克,全蝎(研末冲服)5 克,蜈蚣(研末冲服)2 条。水煎服,每日 1 剂。进药 15 剂仅发病 1 次,症状轻微,再服 15 剂未发病。停汤剂续服验方止痫丹,早晚各服 3 克,服药 2 个月未发病,同时逐渐减量而停服苯妥英钠。先后服验方止痫丹约 1 年未发病,停药观察。随访 20 余年,一切正常。(附:验方止痫丹:郁金 15 克,胆南星 15 克,清半夏 15 克,血竭 15 克,乌蛇 15 克,全蝎 15 克,蜈蚣 15 克,朱砂 5 克,明矾 7.5 克,皂角 7.5 克,冰片 3 克,麝香 0.2 克,牛黄 0.2 克。共研细末,成人每服 3 克,早晚各 1 次,儿童酌减)。(史宇广,单书健.当代名医临证精华·癫狂痫专辑.北京:中国古籍出版社,1992:125)

2. **肝风症**(颜德馨医案)

陈某,男,59 岁。初诊:水亏木旺,头晕复发,曾经昏仆,不省人事,苏醒后头额两侧胀痛,右侧肢体痿废,大便干燥,小溲黄赤,面部潮红,舌苔薄黄,脉弦细而数。血压:180/120 毫米汞柱。头为诸阳之会,唯风可到,外风引动内风,急以风引汤加减平肝熄风:石膏(先煎)30 克,寒水石(先煎)30 克,滑石(包煎)15 克,生牡蛎(先煎)30 克,石决明(先煎)15 克,龙骨(先煎)30 克,大黄 4.5 克,生甘草 4.5 克,川牛膝 9 克,川杜仲 9 克。7 剂。二诊:药后血压下降,肢体活动灵活。原方加桂枝 4.5 克。7 剂。药已中鹄,诸症次第减退,健康在望。[颜乾珍.颜德馨教授用经方治疗急难重症举案.国医论坛,1992(3):22]

3. **术后高热抽搐**

牛某,男,63 岁,郑州人,半年前因肝癌术后出现高热抽搐,用西药静脉滴注以及中药治疗,均未能有效控制症状,近因病友介绍前来诊治。刻诊:高热(39.5℃以上),手足抽搐,小眼肌肉挛急,面色不荣,头晕目眩,舌质红,苔薄黄略腻,脉沉。辨为肝热生风证与气血两虚证,治当清肝泄热,补益气血,给予风引汤与芍药甘草汤合方。方取大黄 12 克,干姜 12 克,龙骨 12 克,桂枝 10 克,牡蛎 6 克,寒水石 18 克,滑石 18 克,赤石脂 36 克,紫石英 18 克,石膏 18 克,白芍 12 克,炙甘草 12 克。6 剂。第 1 次煎 35 分钟,第 2 次煎 30 分钟,合并药液。每日 1 剂,分 3 服。二诊:高热减轻,仍有发热(38.2℃以上),以前方 6 剂;三诊:手足抽搐减轻,以前方 6 剂;四诊:肌肉挛急消除,以前方 6 剂;五诊:诸症基本消除,以前方 12 剂。随访 1 年,一切尚好。

用方体会:根据辨高热(39.5℃以上)、手足抽搐为肝热生风,再根据面色不荣、头晕目眩辨为气血虚,以此辨为肝热生风证与气血两虚证。以风引汤清泻肝热,以芍药甘草汤补益气血。方药相互为用,以取其效。

4. **癫痫**

贾某,男,39 岁,郑州人,有多年癫痫病史,近因病症加重前来诊治。刻诊:癫痫每月至少发作 2 次,手足抽搐,发则牙关紧闭,神志昏迷,平时大便干结,4～5 日 1 次,腹部怕凉,口干不欲饮水,面色红赤,舌质红,苔薄黄,脉沉伏。辨为肝热生风证与寒结证,治当清热息风,温阳通结,给予风引汤与大黄附子

汤合方。方取大黄12克,干姜12克,龙骨12克,桂枝10克,牡蛎6克,寒水石18克,滑石18克,赤石脂36克,紫石英18克,石膏18克,附子15克,细辛6克,生甘草6克。6剂。第1次煎35分钟,第2次煎30分钟,合并药液。每日1剂,分3服。二诊:大便较前通畅,以前方6剂。三诊:腹部怕凉减轻,以前方6剂。四诊:大便溏泻,减大黄为10克,以前方6剂。五诊:癫痫发作较前减轻,以前方12剂。六诊:腹部怕冷消除,以前方20剂。七诊:癫痫仅有轻微发作,为了巩固疗效,以前方治疗120余剂,癫痫未发作;之后,以前方变汤剂为散剂,每次10克,每日3次,巩固治疗半年。随访1年,一切尚好。

用方体会:根据面色红赤、舌质红辨为热,再根据大便干结、腹部怕冷辨为寒结,又依口干不欲饮水辨为热夹寒,以此辨为肝热生风证与寒结证;方以风引汤清泻肝热息风,以大黄附子汤温阳散寒通结。方药相互为用,以奏其效。

5. **经行头痛案**

初诊:2006年5月8日。周某,33岁,因两次过期流产前来就诊。末次月经4月30日来潮,伴发两侧颞部及头顶部掣痛一周未愈,寐难,大便日解2次,但成形。平时月经周期25～28天,经量先多渐少,经色紫暗,夹血块,4～5天净。经前小腹胀,腰酸痛,经期小腹连及腰部下坠,带下不多,纳便正常。B超检查发现子宫肌瘤大小约9毫米×8毫米,8毫米×6毫米。丈夫血型"A",患者血型"O",抗A效价1∶8,Rh因子夫妇均属阳性。抗心磷脂抗体IgG、IgM、IgA均在正常范围。生育史:0-0-0-0。舌稍红,苔薄白,脉细。治法:清热熄风镇潜。方剂:风引汤加减。方药:炙大黄6克,干姜5克,龙骨20克,桂枝3克,甘草6克,牡蛎30克,寒水石10克,滑石15克,赤石脂10克,紫石英15克,石膏15克,菊花12克,蔓荆子10克,酸枣仁12克,3剂。二诊:2006年5月11日。进药一剂,头痛即除,大便日解一次,寐佳。舌淡红,苔薄白,脉细。继续对症治疗不孕症。三诊:2006年7月11日。连续随访至今,经行头痛未再发生。

6. **妊娠合并癫痫案**

初诊:2006年12月26日。李某,24岁,妊娠6个月,有癫痫病史已10年,一直在服用丙戊酸钠片,近3个月来病情发作频繁,一周发作2～3次,每次发作持续1分钟,不省人事,昏仆在地,全身抽搐,口出白沫,喉中痰鸣,记忆力逐渐下降,反应迟钝,食欲缺乏,寐欠安,二便正常。生育史:0-0-1-0。舌淡红,苔薄白,脉细。西医诊断:癫痫、中期妊娠。治法:平肝熄风,清化痰热。方剂:风引汤加减。方药:炙大黄5克,干姜3克,龙骨20克,桂枝3克,甘草5克,牡蛎20克,寒水石20克,滑石10克,赤石脂15克,紫石英20克,石膏20克,半夏10克,天竺黄5克,茯苓10克,7剂。2007年1月17日电话随访,由于患者身处僻壤,路途遥远,无人陪诊,更由于病情稳定,癫痫未再发作,故未续诊。

7. **更年期综合征案(潮热出汗)**

初诊:2006年5月11日。郑某,43岁,月经延期1个多月未潮,潮热出汗,一天10多次,严重影响工作,性情急躁,易醒,头顶、颞部及颈部疼痛,头晕,恶心口苦,体倦形瘦,短气无力。末次月经4月18日来潮。舌淡红,苔薄白,脉细。治法:平肝潜阳,养阴止汗。方剂:风引汤加减。方药:干姜3克,龙骨15克,桂枝3克,甘草6克,牡蛎15克,寒水石15克,滑石15克,赤石脂15克,紫石英15克,石膏10克,糯稻根20克,白薇10克,半夏10克,五味子5克,4剂。二诊:2006年5月16日。潮热出汗发作次数减少至每天1～2次,程度也减轻,头、颞、颈痛已除,寐短,一夜仅睡3～4小时,头晕,口苦,舌脉如上。换方:干姜3克,龙骨15克,桂枝3克,甘草6克，牡蛎15克，寒水石15克，滑石15克，赤石脂15克，紫石英15克，石膏10克，糯稻根20克，鳖甲10克，酸枣仁15克，太子参12克，5剂。三诊：2006年6月13日。潮热出汗诸症未再发生。

按：“风引汤”出自《金匮要略·中风历节病脉证并治第五》由“大黄、干姜、龙骨各四两，桂枝三两，甘草、牡蛎各二两，寒水石、滑石、赤石脂、白石脂、紫石英、石膏各六两”12味药物组成。现代临床用其治疗流行性乙型脑炎及其后遗症、流行性脑脊髓膜炎及其后遗症、小儿麻痹症及其后遗症、流行性出血热、脑血管意外疾病（中风病）、情感性精神病、高血压、高脂血症、痫症等病症，取得了较好的效果。

8. **青光眼案**（华哥医案）

首诊：2016年5月28日，杨某某，女，78岁，青光眼病史多年，右眼视力已混浊基本不能视物，近期又患大泡性角膜病变，左眼干涩痛甚，多处求医未效，西医眼科医院经对症处理依赖滴眼液缓解疼痛，经熟人介绍从东北前来求诊。刻下症见：左眼红混浊不能视物，两眼涩痛流泪不止，口干无口苦，口臭甚，大便黏腻难尽，舌红苔黄厚腻兼浊。脉弦大，左关独滑，处以风引汤加减。方药：大黄6克，生龙骨20克，生牡蛎15克，炙甘草6克，干姜10克，桂枝12克，钩藤12克，滑石20克，寒水石20克，赤石脂20克，紫石英20克，生石膏20克，刺蒺藜12克，杭菊10克，三剂。初见此患者时见其左眼混浊且红，初步考虑其厥阴肝经有热，但患者张口即口气熏人，即觉其不仅厥阴有热，而且阳明腑热，阳明热气上熏，浊气不降，阳明为多气多血之经，若阳明热不解，腑气不通，诸热难清，直用风引汤同时兼顾了厥阴及阳明二经，可谓一箭双雕。二诊：2016年6月3日服上方三剂后双目已基本无干涩流泪，视物较前清晰，右眼混浊减轻，守上法加减：大黄6克，生龙骨20克，生牡蛎15克，炙甘草6克，干姜6克，桂枝12克，钩藤15克，滑石20克，寒水石20克，赤石脂20克，紫石英20克，生石膏20克，刺蒺藜12克，杭菊12克，五剂药。三诊：2016年6月10日，现右眼已能见物，无以往漆黑一片，两眼已无流泪无涩痛，脉缓大，嘱减药隔日服一剂。大黄6克，生龙骨20克，生牡蛎20克，炙甘草6克，干姜6克，归尾6克，桂枝12克，滑石20克，寒水石20克，赤石脂20克，紫石英20克，生石膏20克，杭菊12克，刺蒺藜12克，钩藤15克，蝉花6克，五剂药。之后患者症状继续好转，带药回东北调养。

按：此人双目为病，肝开窍于目，而其脉弦大，左关独滑，故此人发病可从厥阴入手考虑，而《审视瑶函》有言：“夫血化为真水，在脏腑而为津液，是以肝胆亏弱目始病，脏腑火盛珠方痛。”由此可知，其眼干涩疼痛而流泪不止为厥阴血分有热、肝阳上亢所致，其弦脉为厥阴病之本位脉，但缘何大？《伤寒论》中有言：“伤寒三日，其脉大”，故知其脉大病已非厥阴一脏，已经涉及阳明，口臭则为其厥阴血热，疏泄不利，热不得泄迫于阳明，阳明腑气不通，浊气上熏故口臭，而阳明腑气不通，热不得泄，反更加重厥阴血分之热，阳明为多气多血之经，阳明热则更耗血伤气，《内经》言“目受血而能视”，今厥阴血热、阳明热伤耗血，目岂能视焉？故治疗急当清解厥阴血分之热而重潜上亢之肝阳，另需通下清解阳明之热，釜底抽薪而存阴方可解“燃目之急”。缘何选“风引汤”而非其他清肝热之方？风引汤出可见于《金匮要略·中风篇》：“大人风引，少小惊痫瘛疭，日数十发，医所不能治者，此汤主之。”从条文看，“惊痫瘛疭，日数十发”实为厥阴风动甚厉，草木之品已经不能克制，需用金石之品重潜方可克制厥阴之风动，而风引汤“大黄、干姜、龙骨、桂枝、甘草、牡蛎、寒水石、滑石、赤石脂、白石脂、紫石英、石膏”组成，从组方看，此方一派重镇潜阳清热之品组成，反佐干姜、甘草仿甘草干姜汤之义以防

伤中阳，此时若单纯用白蒺藜、钩藤、菊花等平肝清肝之品恐病重药轻，难以取效，由此可见辨证之准选方之妙！而二诊取效后减干姜而加强清肝平肝之力。三诊中患者症状已明显好转，右眼竟然能视物，脉缓也说明其厥阴风动之性已得到控制，此时加蝉花以补养肝血，养肝利目以收功。

解说：此证风火交织，上犯空窍之重者。若泛泛平肝熄风，则风熄空窍之火邪何解？有如暴乱已成，抓捕煽风点火者不足以平定暴乱，必须重点镇压！风引汤，重镇之剂也。逐引风火之邪借阳明之通道而出，即驱逐出境之义也！所谓用药如用兵者是也。

【现代运用】

风引汤从肝阳化风立论，提出了重镇潜阳、泄热息风之治法。本方凸显了矿石及贝壳类药在中风病的应用，以及治疗上亢之阳，而反用大黄泻下通腑，反映了扬汤止沸莫如釜底抽薪的治疗方法。本方临证应用可少佐以甘草、山楂、麦芽以防重镇碍胃。临床用于治疗高血压、脑梗死、癫痫、结核性胸膜炎、脑膜炎后遗症等疾病。

防己地黄汤

【方剂组成】

防己三两(9克)，桂枝八两(24克)，防风八两(24克)，甘草三两(9克)，生地黄(60～120克)

【方药用法】

上四味药，以酒200毫升，渍12小时，绞取汁；用生地黄60～120克熬煮，蒸1小时，绞取汁；以铜器将上二种药汁和匀，分二次服。

【方证释义】

方中重用生地黄滋补真阴，凉血养血为君；防己善搜经络风湿，兼可清热为臣；防风、桂枝调和营卫，解肌疏风为佐；甘草调补脾胃，和协诸药为使。配合成方，共奏滋阴凉血，祛风通络之功。

【主治病证】

风入心经，阴虚血热，病如狂状，妄行，独语不休，无寒热，脉浮；或血虚风胜，手足蠕动，瘛疭，舌红少苔，脉虚神倦，阴虚风湿化热，肌肤红斑疼痛，状如游火。现用于风湿关节炎、类风湿关节炎、癔症、癫痫等证属阴虚热伏者。

【历代名医方论】

明·赵以德《金匮玉函经二注》：桂枝、防风、防己、甘草，酒渍其汁，用是轻清，归之于阳，以散其邪；用生地黄之凉血补阴，熟蒸以归五脏，益精养神也，盖药生则散表，熟则补衰，此煎煮法也，又降阴法也。

明·徐彬《金匮要略论注》：此亦风之迸入于心者也。风升必气涌，气涌必滞涎，涎滞则流湿，湿留壅火邪，邪聚于心，故以二防桂甘去其邪。而以生地最多，清心火，凉血热，谓如狂妄行，独语不休，皆心火炽盛之证也，况无寒热，则知病不在表，不在表而脉浮，其为火盛血虚无疑尔。后入地黄饮子，犀角地黄汤等，实祖于此。

清·徐灵胎《医略六书·杂病证治》：生渍取清汁，归之于阳以散邪热，蒸取浓汁汤，归之于阴以养血，此皆治风邪归附于心而为，癫痫惊狂之病，与中风风痹自当另看。

【医案举例】

1. **风湿**(朱良春医案)

顾某，女，43岁。风心已起三载，形体羸瘦，面浮足肿，近年周身关节疼痛，低热缠绵，胸闷不适，心悸不宁，口干口苦，舌质偏红、苔薄黄，脉细微数。心营素虚，脉涩不利，风湿逗留，郁结作痛。予养营通脉、祛风和络为治，防己地黄汤加减。处方：生地黄、忍冬藤各60克，虎杖、桑枝、薏苡仁各30克，桂枝、防风各5克，木防己12克，知母10克，甘草6克。连进5剂，身痛稍缓，低热渐退，仍从原意进退，共服20余剂，身痛遂除，病情趋于稳定。[朱良春．风心病证治初探．湖南中

医学院学报，1985(1)：18-20]

2. **精神分裂症青春型**(丁德正医案)

宋某，女，25岁，1979年3月5日入所。患者发病于1971年5月，少眠，多动，语无伦次，狂躁异常。诊为精神分裂症青春型，经多方治疗，时轻时重，迄今为止未痊愈。近年来，狂象虽减，但痴痴癫癫，秽浊不知，随地便溺。问之多不答，答亦多非所问。胡乱行走，间或妄笑，独语不休。且喜时搔头部，剃光之头皮被抓得血迹斑斑。诊查：患者身肢拘强，面容消瘦惨白，双颊微红，脉洪大无力，舌质红，干而少津。纵观脉证，显属狂久火盛伤阴，阴血不足，风邪入侵，扰及神明。处以防己地黄汤。服10剂，独语妄笑略减，夜能稍眠，胡乱游走，呼之能止。又服20剂，疾瘳约半。又服20剂，神情、言行皆恢复正常，已参加工作。[丁德正．用防己地黄汤治疗精神病的验案与体会．河南中医，1984(5)：31]

3. **癫症**

张某某，男，18岁。家属代诉，半年前与邻里吵闹，遂精神失常。心神不定，常坐室内独语不休，夜不能寐。或信步外游，时喊头痛，多思善虑，忧郁烦躁。曾服导痰、涌吐之类药物无效。诊见舌红少苔，脉浮弦。此为阴血亏虚、心神失养、虚火干扰所致，治用防己地黄汤方：生地90克，防己、防风、桂枝、生甘草各10克。患者服药3剂，心神稍定，夜能入寐，未再出走。又续服7剂后，加生赭石40克，生龙、牡各30克，桃仁15克。服15剂后精神转佳，一如常人，已能参加劳动。7年后随访未复发，并已结婚。

4. **郁证案**(靳立常医案)

庞某某，女，20岁。一年前因受惊恐，继而忧虑不解，复露宿在外，遂致下肢瘫痪不能行走，进而发生阵发性四肢抽搐。经多方治疗，稍能行走，但下肢仍交替性疼痛，行走不便，呈跛行，每日抽搐频繁发作。邀余诊时，见其精神恍惚不安，时而悲哀欲哭，面容呆滞，失眠，四肢抽搐疼痛，舌淡、苔薄白，脉细数无力。询其病程如上。辨证乃心肝血虚，惊恐忧思神乱，复感贼风袭于血脉，筋失濡养使然。治宜养血祛风，平肝退热。拟防己地黄汤合甘麦大枣汤加味。处方：生地120克，防风10克，防己10克，桂枝10克，甘草10克，牛膝12克，珍珠母30克，生龙牡各30克，黄酒1盅，小麦30克，大枣5枚为引，水煎服。上药服五剂，下肢疼除，抽搐大减，基本可以行走，情绪安定，再以上方加龟板12克，鳖甲15克，续断12克，继服三十余剂，诸证悉除。随访五年未复发。(选自《黑龙江中医药》1983年第4期)

5. **狂证案**(靳立常医案)

薛某某，男，16岁。吾诊治时已独语不休月余。症见独语不休，语无伦次，妄动不止，时或拍床惊呼，日夜不能入睡，颈项及上肢强直，口角流涎沫，舌苔厚腻微黄，脉弦滑。该患病之前常在山坡放牛，饥饱不均，有时在野地睡觉，平素性情孤僻。两月前因受人欺负，怨气在内，渐发此病。曾以结核性脑炎入他院治疗月余无效，最后确诊为精神分裂症让其出院。辨证为血虚受风，气郁痰阻。拟防己地黄汤合温胆汤以养血祛风，化痰开窍。处方：生地120克，防风10克，防己10克，桂枝10克，甘草10克，橘红15克，半夏10克，云苓15克，枳实15克，胆星6克，菖蒲12克，竹茹10克，水煎服。二诊：服上方二剂，独语减轻，稍可入睡，狂躁亦轻。却见发热、鼻塞、头痛等感冒之症，仍拟上方，另服银翘丸。三诊：服三剂，感冒除而狂躁加重，大声呼叫，奔走欲外出。处方以上方去胆星加大黄90克。四诊：服两剂，泻下三次，已不狂躁，夜可入睡四小时。拟首方去胆星加珍珠母30克，生龙牡各30克，枣仁15克，青礞石30克，继用十余剂，渐可痊愈。[黑龙江中医药，1983(4)]

6. **癫狂案**(赵守真医案)

刘君肃一，年二旬。其父叔皆大贾，雄于

赀，不幸于1943年次第殂谢，丧停未葬。君因自省休学归，店务蝟集，不谙经营，业大败，折阅不知凡几，以致债台高筑，索债者络绎于门，苦孰甚焉！乃只身走湘潭收旧欠，又兴讼，不得直，愤而归。因之忧郁在心，肝气不展，气血暗耗，神志失常，时而抚掌大笑，时而歌哭无端，妄言错语，似有所见，俄而正性复萌，深为赧然，一日数潮而已。医以为癫也，进加味温胆汤，并吞白金丸，曾吐涎少许，症状未少减。吾以事至零陵，君为故人，顺道往访，渠见吾述家事剌剌不休，状若恒人，顷而大哭，继而高歌。其家人恳为治之，此义不容辞者也。俟其静，用好言慰解，诊脉细数，舌绛无苔，胸中痞闷，夜不安卧，小便黄短，是为志怫郁而不伸，气横逆而不降，心神耗损，肾水亏乏，火气妄凌，痰涎泛溢，有癫之意不若癫之甚，所谓心风证也。治以益血滋阴、安神调气为主。拟《金匮》防己地黄汤加味。处方：生地二两捣汁兑，甘草二钱，防己三钱，桂枝一钱，加香附三钱，首乌、竹沥各五钱，兼吞安神丸四钱，日服二剂。三日后复诊：神志渐清，潮发减少，随进滋阴安神汤（生地、芍药、川芎、党参、白术、茯神、远志、南星、枣仁、甘草、黄连）。服后略觉头胀心闷，微观不宁，审由余热未清，难任参、术之补，故证情微加。乃改弦更张，趋重清心养神，略佐涤痰。早晨服清神汤（黄连、黄芩、柏子仁、远志、菖蒲、枣仁、甘草、姜汁、竹沥）；晚进二阴煎（生地、麦冬、枣仁、元参、茯苓、木通、黄连、甘草、灯芯、竹叶），每日各一剂。如是者四日，遂热不再潮，人事清晰，诊脉细数而有神。余热似尽，而参、术之补，现犹所忌，尚有余焰复燃之虑。处以天王补心丹，以丹易汤（生地、人参改洋参、元参、丹参、茯神、桔梗、远志、天冬、麦冬、枣仁、柏子仁、五味、当归），送服磁朱丸，补心滋血，安神和胃。嗣即精神健好，食纳增进。又调理半月，改用栀麦归脾汤，仍吞服磁朱丸，善后补养，再一月而身健复原。吾临归，彼不胜依依之感。（选自《治验回忆录》）

7. 围绝经期焦虑症

患者张某，女，51岁，彻夜难眠，烦躁不安，惊恐不宁1年。2016年3月5日初诊。患者1年前绝经，之后心情烦躁，内心不安易惊恐，不久发展为彻夜难眠，时有潮热汗出，曾由我市某三甲医院神经内科诊为“围绝经期焦虑症”，给予利维爱（2.5毫克，每日1片）、黛力新片（每日早晨、中午各1片）口服，2月后潮热汗出缓解，而烦躁不安、惊恐不宁、睡眠未见明显缓解，转而中医就诊。证见：入睡困难，虚烦易怒，惴惴不安，多言善惊，手心偏热，腰膝酸软，大便略干，小便微黄，舌红苔少，无明显裂纹，脉浮细偏数。汉密尔顿焦虑量表（HAMA）评分为28分，属中度焦虑。中医诊断：不寐；证型：肾虚肝郁化火，心肾不交。治宜滋阴降火，交通心肾，祛风散邪。予防己地黄汤加减。处方：生地45克，熟地45克，防己10克，防风10克，桂枝10克，煅龙骨（先煎）30克，煅牡蛎（先煎）30克，清半夏9克，夏枯草12克克，薏苡仁30克，珍珠母30克，炙甘草6克。7剂，水煎服。每日1剂，分早晚服用。嘱患者每服药煎好后，临服加绍兴黄酒30毫升兑入混匀服用。二诊，服上方7剂后手抖不明显，每晚可入睡4小时左右，情绪较前放松很多，遇事紧张想发怒时，自诉感觉有一双看不见的手轻轻把她的情绪拉住，发怒情况明显减少，舌脉同前，效不更方，原方加丹参30克克，琥珀粉（冲）2克，继续服用14剂。2016年4月3日三诊：患者自诉睡眠大致正常，情绪好转，腰膝较前有力，舌质淡红苔薄，脉细，HAMA评分9分，焦虑状态基本消失，改用百合地黄汤加减调理善后，3月后随访未见复发，停用黛力新片。

按：患者围绝经期女性，以“入睡困难，虚烦易惊”为主证，伴有“手心偏热、腰膝酸软”，乍看与《伤寒论》黄连阿胶汤之“少阴病，得之二三日，心中烦，不得卧”之阴虚火旺型失眠类似，但舌红苔少而裂纹不明显，火旺程度不典型，且有虚烦易惊、腰膝酸软等症，证属肾虚肝郁化火、心肾不交，方选防己地黄汤为主滋阴降火，交通心肾，祛风散邪。方中生地长于凉血，熟地长于补血，二者合用重用以防前者的偏凉滞脾和后者的滋腻碍胃。合用“半夏夏枯煎”（仿《内经》半夏秫米汤意，江苏名医朱良春经验）交通心肾，加用煅龙骨、煅牡蛎寓意惊者平之。诸药合用，使心肾相交，情志安宁，顽证得除。临床观察发现，焦虑症与失眠之间互有深刻影响，临床治疗焦虑的同时要重视失眠，治疗失眠的同时也要积极改善焦虑症状，此乃“治虑先治寐，寐安虑自缓”。

8. 围绝经期焦虑症

患者王某，女，48岁，精神恍惚、心慌不安伴手指颤抖2年。2015年5月8日初诊。患者既往有桥本病史伴右侧结节性甲状腺肿，2年前曾行甲状腺结节手术，术后常规口服优甲乐片，甲状腺功能定期复查未见异常。术后情绪低落，精神恍惚，心慌不安，常担心甲状腺癌之类病变，坐卧不安同时伴双手指微颤抖，握物不稳。1年前绝经上证无改善，恐惧心理明显，四处求医未见明显疗效，更认为自己有了不治之症，时常上午精神亢奋，下午情绪低落悲伤欲哭。证见：神情恍惚，面色晦暗，心慌易惊，眠差，手颤，时有汗出，腰膝酸软，二便可，舌红苔略黄腻，脉弦滑。查甲状腺触诊不大，心律齐，近期测甲状腺功能大致正常，HAMA评分26分，中度焦虑。中医诊断：脏躁病。证型：阴血不足，虚火妄动，上扰心神。治以滋阴降火，安神定志，祛风散邪，予防己地黄汤加减。处方：防己12克，生地45克，熟地45克，桂枝9克，防风9克，百合30克，丹参30克，煅龙骨30克，煅牡蛎30克，柴胡9克，黄芩9克，清半夏9克，陈皮6克，太子参10克，水红花子10克，浮小麦30克，炙甘草10克。7剂，水煎服。每日1剂，分早晚2次服用。嘱患者每剂药煎好后，临服加绍兴黄酒30毫升兑入混匀服用。5月16日二诊，服上药后患者心情较前舒畅，手指颤抖较前缓解，但握物无力，仍担心有潜在癌症类存在，舌苔较前淡，少苔，脉弦，告知不必过于担心病情，移情易性，原方继用3周。1月后三诊，患者情绪较前开朗，面色晦暗改善，心慌消失，手颤不明显，双手较前有力。HAMA评分6分。改用甘麦大枣汤合百合地黄汤善后，同时予艾叶50克，红花30克每晚浴足以壮肾气。3月后随访情况良好。

按：本案围绝经期女性，以精神恍惚、心慌不安伴手指颤抖握物不稳为主证，天癸竭肝肾不足明显，且平素性格不开朗、敏感，既往有甲状腺病史，虽经治疗稳定而内心忧惧，思则气结，久之郁而化火，现值围绝经期更耗损阴精，肝失疏泄，筋脉失养而见虚风内动之手颤；气有余便是火，精血不能营养五脏，阴阳失去平衡，虚火妄动，上扰心神，而见心悸、悲伤欲哭。综观舌脉四诊，证属阴血不足，虚火妄动，上扰心神。方以防己地黄汤为主，以补肝肾滋阴降火为守，合柴胡桂枝龙骨牡蛎汤以定惊悸为攻，加用浮小麦、大枣以养心安神。全方攻守平衡，自然惊悸去，心神安，手颤自缓。每晚艾叶、红花浴足通阳气，含阳中求阴之意，则阴得阳升而泉源不竭。桥本病与人体免疫系统异常有关，研究表明，免疫系统的异常增加了焦虑症或者产生焦虑样行为的风险，这不仅仅是与疾病导致心理因素改变相关，更重要的是免疫系统的激活引起中枢神经生物化学的变化，因而提高患者免疫功能也可有效减轻或延缓焦虑症的发生与发展。

【现代运用】

防己地黄汤方证，足以反映血虚之甚、邪热之甚、风动之甚、狂妄之甚，但病之本关键在血虚有热，狂为标证，故治用大剂量生地黄汁养血清热以治本，并用少量桂枝等药向外发散风热，实乃内清外散之法。此与百合地黄汤的养阴清热法比较，添加的外散法是其

特色。本方临床用于治疗精神性神经官能症、精神分裂症、更年期综合征、风湿性心肌炎、风湿性关节炎、急性肾炎等疾病。

头风摩散

【方剂组成】

大附子(炮)1枚，盐各等分(30克)

【方药用法】

上为散。沐了，以方寸匕，已摩疢上，令药力行。

【方证释义】

温经散寒，祛风止痛。方中附子味辛大热，可以散经络之风寒；盐味咸微辛，入血分去皮肤之风毒，两药合用共奏散风寒止疼痛之功。

【主治病证】

主治头风，头痛时发时止属寒证者。主偏正头风，头痛无时，每遇风寒则痛甚，亦可用于风中经络之口眼歪斜，脉弦。

【历代名医方论】

清·曹颖甫《金匮发微》：此方之义不可知，只有近人所传偏头痛、目赤用食盐和水涂太阳穴，半日之间，其痛立止，其赤立消，当是此方遗意。加以附子善走，风阳之入脑者，当更易散，此与纳药鼻中同，不关于内脏者也。

清·沈明宗《张仲景金匮要略》：头风应宜别论，原文不便分出，故连注也。盖热风邪入于心，风火相抟，神志躁乱不宁，故如狂状妄行。而心主语，风火炽盛于心，独语不休，经谓心风焦绝，善怒吓是也。风邪入内，表无寒热，但脉浮耳。此少阴时令，感冒风火入心，是为温热病之制，非治中风之方，乃编书者误入。然中风症，非四肢不收，即喝僻半身不遂，何能得其狂状妄行，读者详之。因心经血虚火盛受风，故用生地凉血养血为君，乃取血足风灭之义，甘草以和营卫，防风、防己祛风而使外出也。头风用摩散者，乃寒风入于经络，故用附子味辛大热，摩其患处而散寒，盐能引入血分祛邪故也。

清·陈修园《金匮要略浅注》：此方偏头风之治法也。附子辛热以劫之，盐之咸寒以清之，内服恐助其火，火动而风愈乘其势矣。兹用外摩之法，法捷而无他弊，且躯壳之病，《内经》多用外法，如马膏桑钩及烫法皆是，今人不讲之矣。

刘渡舟《金匮要略诠解》：本方是论头风的外治法。由于气血虚弱，脉络涩滞，风寒之邪袭于头面，经络引急，凝涩不通，故多见偏头作疼，或兼口眼㖞斜等。治以头风摩散。先用温水沐洗患处，再用散药摩其患处。方中附子辛热力雄，以散风寒之热，又能温通血脉，以缓经络拘急；食盐咸寒，渗透络脉，引邪外出。

《张氏医通》：头风摩散治中风喝僻不遂，专取附子以散经络之引急，食盐以治上盛之浮热，《千金》借此治头面一切久伏之毒风也。

【医案举例】

1. 偏头麻木

王某某，男，56岁。中风后偏瘫2年余，经治疗后肢体功能恢复，但左枕侧头皮经常麻木，时有疼痛，曾用补气活血通络方无效，改为头风摩散外用。处方：附子30克，青盐30克，共研极细末。嘱剪短头发，先用热水浴头或毛巾热敷局部，然后置药于手心在患部反复搓摩，5分钟后，局部肌肤有热辣疼痛感，继续搓摩少顷，辣痛消失，仅感局部发热。共用3次，头皮麻木疼痛消失，未再发作。[侯恒太．头风摩散外用治肌肤顽麻疼痛．河南中医，1988(2)：20]

2. 肢体麻木

胡某某，男，53岁。患左侧肢体麻木疼痛，活动不利半年，住院治疗2个月后疼痛及麻木大部分消失，惟左肩胛部、左肘外上方及左股外侧各有约掌大一块肌肉顽麻不堪，遇冷加重，继用前方治疗近1月，顽麻依然如故,乃配合头风摩散外用。处方:炮附子 30 克,青盐 30 克,白芥子 15 克,共研细末。局部分别热敷后以药末反复搓摩,每次约半小时,共用 7 次,顽麻消失,肌肤感觉正常,痊愈出院。[侯恒太.头风摩散外用治肌肤顽麻疼痛.河南中医,1988(2):20]

3. 头顶冷痛

一农妇,因产后受风,头顶疼痛难忍,局部有冷感,病已 6 年,屡治不效。先以针刺百会,大炷艾灸三壮,局部有热感为止(注意防止局部皮肤因灼伤而感染)。过 3 天后用附子 15 克,食盐 15 克,共研为细末,和水为 3 个饼。以敷料固定一个饼在百会穴,2 天换药 1 次,药后头痛若失,再未复发。[乔登元,刘海鹰.《金匮要略》单方运用举隅.山西中医,1992(3):33]

4. 头风(血管性头痛)

周某,女,48 岁。1991 年 7 月 10 日就诊。述于 1984 年 7 月,一日于田间锄草,暴雨突来,发如水洗,衣裳尽湿,到家即觉头部沉重疼痛,尔后便寒战发热,乡医予服九味羌活丸、扑热息痛片,寒热得除,然头痛未愈,且动则额汗自出,遇风其痛益甚,再治不应。经某医院做脑血流图等检查,除见轻度脑供血不足外,未见明显异常,诊为“血管性头痛”,用麦角胺、氟芬那酸等对症治疗,始则似觉小效,后则依然如故。随又广服祛风活血,温阳益气之方;针刺百会、风池、太阳等穴,反觉头痛有增无减,无奈服索米痛片维持。刻诊:其人首裹重巾,面色萎黄,额部汗出如流珠,脉之阳浮而阴弱,舌质略淡而苔薄白稍滑,惟饮食尚可,二便调和。四诊合参,伏思病因,以为盛夏淋雨与新沐中风有相同之处;论其见证则是《素问》与仲景所言之首(头)风无疑。令其先服桂枝汤 3 剂,以和其营卫。后授以头摩散加川芎方,指明穴位,嘱其以法而行,果一次痛减过半,二次去其所裹,三次其病如失。观察至今,时已年余,未见复发。[王照恒.头风摩散治顽固性头痛.四川中医,1993(10):28]

5. 中风头麻

王某某,男,56 岁,工人。中风后偏瘫 2 年余,经治疗后肢体功能部分恢复,但左枕侧头皮经常麻木,时有疼痛,曾在原补气活血通络方的基础上加减调方数次罔效,改为头风摩散外用:附子 30 克,青盐 30 克,共研极细末。嘱剪短头发,先用热水浴头或毛巾热敷局部,然后置药于手心在患部反复搓摩;5 分钟后,局部肌肤有热辣疼痛感,继续搓摩少顷,辣痛消失,仅感局部发热,甚适,共用 3 次,头皮麻木疼痛一直未再发作。[侯恒太.头风摩散外用治肌肤顽麻疼痛.河南中医,1988(2):20]

6. 肢体顽麻

胡某某,男,53 岁,干部。患左侧肢体麻木疼痛,活动不利半年,住院治疗 2 个月后诸痛及麻木大部分消失,惟左肩胛部、左肘外上方及左股外侧各有约掌大一块肌肤顽麻不堪,遇冷加重,继用前方治疗近 1 月,顽麻依然如故,乃配合头风摩散外用:炮附子 30 克,青盐 30 克,白芥子 15 克,共研细末。局部分别热敷后以药末反复搓摩,每次约半小时,共用 7 次,顽麻消失,肌肤感觉正常,痊愈出院。[侯恒太.头风摩散外用治肌肤顽麻疼痛.河南中医,1988(2):20]

【现代运用】

瘀血证、痰热证,慎用本方。本方现常用于治疗头风病、血管神经性疼痛、三叉神经痛、顽固性头痛等。用本方治疗肌肤顽麻疼痛;加白芥子治疗肩部肌肤顽麻不仁;治疗偏头痛、口眼歪斜等疾病均取得良好效果。

续命汤

【方剂组成】

麻黄、桂枝、当归、人参、石膏、干姜、甘草各三两(各 9 克),川芎一两(3 克),杏仁四十枚(15 克)

【方药用法】

上九味，以水一斗，煮取四升，温服一升，当小汗，当薄覆脊，凭几坐，汗出则愈，不汗更服，无所禁，勿当风。

【方证释义】

祛风散寒，益气温阳。方中的麻黄、杏仁、干姜具有开表泄闭、祛风散寒的功效；人参、甘草、桂枝具有益气温阳、扶助正气的功效；川芎、当归调和气血，有助体内正气的恢复；石膏性味甘寒，一可清泻风邪外袭、里气不宣所产生的郁热，二可缓和方中其他几味药的温燥性质。

【主治病证】

卒中风，症见不省人事，口眼歪斜，半身不遂，语言謇涩，亦治风湿痹痛。大青龙汤证咳而多涎唾，或心下痞虚，或头痛、腹痛者。体格黑胖病人，咳逆上气，面目浮肿，但伏不得卧，口干烦渴者。肢体不遂、言语涩滞、茫然不知痛痒或身拘急不能转侧，属表邪兼内虚者。

【历代名医方论】

《医门法律》：痱即痹之别名也，风入而痹其荣卫，即身体不能自收，口不能言，冒昧不知痛处，或拘急不能转侧也。然营卫有虚有实，虚者自内伤得之，实者自外感得之。此方则治外感之痹其荣卫者，故以得小汗为贵。然已变越婢之制，而加芎、归养血，人参益气矣。其内伤而致荣卫之痹者，于补气血药中，略加散风药为制，更可知矣。

《医宗金鉴》：赵良曰，痱病者，荣卫气血不养于内外，故身体不用，机关不利，精神不治，然是证有虚有实，虚者自饮食房劳七情感之。如《内经》所谓内夺而厥则为瘖痱之类是也。实者自风寒暑湿感之。虚者不可以实治，治则愈散于气血。今此方明言中风，痱是属荣卫之实邪也，故用续命汤，乃麻黄汤之变者，加干姜以开血受寒邪，石膏以解肌受风邪，当归和血；人参益气，川芎行血散风也。其并治咳逆上气面浮肿者亦为风寒所致也。

胡希恕《经方传真》：既用麻黄加石膏汤解外之邪，复以参姜归芎补内之虚，故治表不解而中虚血少者。。

尤在泾《金匮要略心典》：痱者，废也，精神不持，筋骨不用，非特邪气之扰，亦真气之衰也，麻黄、桂枝所以散邪，人参、当归所以养正，石膏合杏仁助散邪之力，甘草合于姜为复气之需，乃攻补兼施之法也。

赵以德《金匮玉函经二注》：痱病者，荣卫气血不养于内外。故身体不用，机关不利，精神不治。然是证，有虚有实。虚者，自饮食房劳七情得之。内经谓内夺而厥，则为瘖痱。实者，是风寒暑湿感之。虚以实治，则气血愈散。此方乃治实邪也。故麻黄为君，佐干姜开寒痹，石膏解风痹，当归和血，人参益气，川芎行血散风也。其并治咳逆上气面浮者，亦为风寒所致也。

【医案举例】

1. 多发性硬化案

陈某，女性，39 岁。2008 年 5 月因痛失爱女悲伤欲绝，终日哭泣。2008 年 6 月开始出现视朦，遂至眼科医院住院，诊断为“视神经炎”，治疗后双眼视力恢复同前。7 月患者欲解开心结，往梧州旅游。8 月 6 日在梧州旅游期间再次出现视朦，左下肢乏力，遂于当地医院住院。次日病情急剧加重，出现声音沙哑，四肢无力。查 MR：颈 3～5 脊髓异常密度，诊断为“多发性硬化”。8 月 11 日出现呼吸无力，诊为呼吸肌麻痹，予有创呼吸机辅助通气，当时四肢已完全不能抬离床面。8 月 16 日转我市某三甲医院继续治疗，查脑脊液蛋白电泳，确诊为“多发性硬化”。仍以有创呼吸机辅助通气，并予大剂量激素及丙种球蛋白冲击。10 月 12 日成功脱机后，11 月 1 日转入我院。入院时患者精神萎靡，面色皖白，体温：38℃左右，视物已较前清晰，呼吸稍促，气管切开，痰多，咳痰无力，四肢软瘫，双上肢可稍抬离床面，双下肢仅能床上平移，四肢感觉障碍，颜面、脊柱及双上肢痛性痉挛，以左颈部及左上肢为甚，留置胃管、尿管，舌淡，苔薄白，脉细。中医予生脉针静滴；西医方面予抗感染、化痰，控制脊神经受累后的异常放电，并予营养支持。11月4日黄师查房。认为此为续命汤方证，故处方：麻黄（先煎）15克，北杏15克，白芍60克，川芎9克，当归15克，干姜6克，炙甘草20克，桂枝10克，石膏60克，党参30克，北芪12克。3剂后体温下降至37.5℃左右，麻黄递增至18克。7剂后，患者已无发热，精神好转，血压、心率如常，病能受药也。麻黄增至22克，佐以桂枝15克。因仍有明显痛性痉挛，加全虫10克，川足（蜈蚣）4条。10剂后，痛性痉挛明显改善，双上肢活动较前灵活。麻黄加至25克，去党参，改为高丽参（另炖）30克。患者已无明显肺部感染征象，予停用抗生素，并始予针灸、康复治疗。麻黄继续递增，最大用至30克，而未见心律失常。12月10日，服药40天，患者精神明显好转，痰液减少，请我市某三甲医院神经外科会诊，拔除气管套管，无明显痛性痉挛发作，当时已可床边小坐，双上肢活动灵活，双下肢可抬离床面。12月22日，即服药第52天，患者拔除胃管、尿管，言语清晰，自主进食，无二便失禁，可床边短距离行走，四肢感觉障碍明显减轻。2009年1月15日，可自己步行，基本生活自理，出院。此后患者曾数次独自来我院门诊复诊，肢体活动几如常人。患者自行附近门诊康复锻炼，未再服中药。2009年7月，患者与丈夫争吵后，出现胸闷、心悸不适，当时未见视矇及肢体麻木乏力加重。查心电图：频发室性期前收缩。MR：延髓及颈3脊髓内异常信号影，未排除脊髓炎。对症处理后出院。2010年1月3日，情绪刺激及劳累后，患者再次出现右足第1、2足趾麻木、疼痛。1月4日开始出现双下肢麻木。1月5日出现右下肢乏力，完全不能抬离床面，遂由家属送至广东省中医院留观，予对症处理。考虑存在频发室早，予胺碘酮口服控制心律。治疗后，下肢瘫痪症状未见好转。1月9日转神经专科治疗。1月10日开始出现左下肢乏力，肩颈及四肢肌肉僵硬。1月12日始予激素及丙种球蛋白冲击。1月17日激素减量至60毫克。建议每周减10毫克，减至10毫克维持2周后停药。1月22日，因上次发作服黄师所开中药后病情明显好转，故患者要求再转我院继续治疗。入院时，患者神清，视矇，声嘶，左三叉神经眼支及上颌支感觉减退，四肢肌张力齿轮样升高，双下肢乏力，左下肢肌力Ⅲ级，右下肢肌力0级，肩颈及四肢肌肉僵硬，胸10以下平面感觉减退。躯干平衡障碍，右侧肢体痉挛抽搐。心电图正常，无胸闷、心悸不适。患者停药日久，近期有室性心律失常，故黄师仍处以续命汤，麻黄仅予15克，并嘱注意检测心脏情况。处方如下：麻黄（先煎）15克，北芪120克，桂枝30克，干姜15克，川芎9克，当归24克，党参30克，炙甘草30克，石膏90克。患者服药后每日麻黄加药3克，无胸闷、心悸、汗出，三次复查心电图未见异常。至2月1日麻黄加至33克，并间断加用高丽参。患者自觉躯干平衡障碍及右侧肢体痉挛抽搐明显好转。2月2日，患者肌力尚无明显改善，麻黄加至35克，并加细辛15克，肉桂10克。2月4日患者双下肢肌力开始较前改善，左下肢肌力Ⅳ级，右下肢肌力Ⅰ级，声嘶亦较前好转。2月5日为加强疗效，中药改为一日两剂。病有起色，患者对黄师甚是感激，并悔当日不应过早停服中药，致病情再次加重。2月9日患者仍有肩颈及四肢肌肉僵硬，更加白芍60克，此时患者右下肢肌力恢复至Ⅱ级，扶持下可站立。2月11日因临近春节，予带药出院，嘱门诊复诊。2月15日患者门诊复诊，可扶行，继续服药，2周后，患者已可独立行走。

2. 多发性硬化反复发作案

赵某，女性，42岁。移居美国，1990年突发左眼失明，我市某三甲医院诊断为“多发性

硬化”，激素冲击治疗后失明症状消失。但其后神经系统功能缺损症状反复发作5～6次，每次发作症状不尽相同，曾出现言语障碍、呼吸肌乏力、肢体运动障碍等表现，但每次在激素冲击后，症状均能基本缓解。末次发作于2006年，以小便失禁、双下肢截瘫为主要表现，此次经激素冲击治疗及康复治疗后，仍有明显后遗症状。双下肢萎缩，步履蹒跚，虽扶四足助行器助行，仅能行10余米，平时多坐轮椅代步。回国接受针灸治疗数月，经人介绍，于2009年5月前来请黄师诊治。患者形体纤弱，面色㿠白，舌淡，脉细。处以续命汤加北芪，麻黄用量依例逐渐递增至30克。药后仅间有短暂心悸，余无特殊。2个月后可独立行走，精神畅旺，饮食如常。8月携黄师处方返回美国，继续服药。9月来电感觉良好，美国复诊，当地医生甚为惊讶，皆赞叹中国医学之神妙。唯麻黄一药，遍寻全城药肆均配不到，如之奈何也。2010年8月，患者回国探亲，曾多次来黄师门诊复诊，精神畅旺，可独立行走。

3. 脊髓膜瘤术后案

欧某，男性，54岁。2007年无明显诱因下出现腰痛、双下肢乏力、麻木，右下肢为主。外院予胸椎CT：相当于胸11椎体水平椎管内髓外硬膜下占位，考虑脊髓膜瘤，伴肿瘤水平以下脊髓空洞症，行手术切除。术后因“脊髓瘤术后脊髓萎缩”，在我市多家医院住院，予激素冲击、营养神经、改善微循环及理疗、高压氧等治疗，效果不佳。2008年7月16日，至我院寻求中医治疗，接诊医生处以续命汤（麻黄用15克）。7月18日，适黄师查房，见患者中等身材，形体尚壮实，然手足稍冷，右下肢痿躄，须拄杖而行，右下腹时有疼痛，按之软，大便如常，小便频而不畅，脉沉而细。黄师曰：“宜续命汤”。恰两日前我院接诊医生在场，曰已开续命汤，麻黄15克。黄师解释：“现方温经达营之剂量远未达治疗量”，书以阳和汤加减。众惊问何以用阳和汤？师曰：“阳和汤有续命意也。不过以补肾药易养血药而已”。众恍然大悟。处方：麻黄（先煎）18克，肉桂10克，干姜12克，熟地30克，鹿角胶（烊化）18克，北芪90克，附子30克，炙甘草30克。麻黄用量，每两至三日递增3克，最大用至30克。患者出院后继续门诊，两月后可弃杖而行，药后稍出汗，心律如常。患者坚持门诊治疗，服用中药至今，近1年来已可独自前来复诊，行动如常人。

4. 急性胸、颈段神经根炎案

何某，男性，65岁，2008年4月18日其妻来诉，两月前开始觉肢麻、头倾、乏力，在本院门诊就诊，疑为中风。自往我市某三甲医院，疑为重症肌无力，遂收入院。病情继续发展，咳逆上气，不能自主呼吸，转入ICU，有创呼吸机辅助通气已第45天。头颅CT、MR无明显责任病灶，因病情重，未行新斯的明试验、腰穿及肌电图检查，考虑为：急性胸、颈段神经根炎，累及呼吸肌。主管医生向其妻交代，针对病因，西医对此病无有效疗法，只能对症而已。故其妻要求自己找中医试治，获同意，故经人介绍来恳请黄师往诊。患者神志尚清，痰多，舌尖稍红，脉洪大。故以《古今录验》续命汤，原方加北芪试治。方药：北芪120克，麻黄（先煎）15克，北杏15克，川芎9克，当归24克，干姜6克，高丽参（炖，另兑）15克，肉桂（焗）6克，生石膏90克，甘草15克，4剂。主管医生觉北芪、石膏太重，劝减其量，病家不以为然。黄师曰：此属风痱无疑，但死兆有两端：一者头倾，经云：“头倾视深，精神将夺矣”。一者脉洪大，重病脉大未必是安，《金匮要略·痰饮咳嗽病脉证并治》曰：“久咳数岁，其脉弱者可治，实大数者死”。《金匮要略·肺痿肺痈咳嗽上气病脉证治》曰：“上气，面浮肿，肩息，其脉浮大，不治”。4月22日，鼻饲中药后病情稳定，按原方再进3剂。25日诊脉稍和缓，原方3剂，麻黄增至20克，再加细辛15克，嘱两味必须先煎半小时。28日往诊，白天已不用呼吸机，病者笔谈曰："精神很好，唯入睡后怕窒息，故晚上不敢不用呼吸机"。脉象滑稍缓，微汗出，肤稍冷。《金匮要略》原方后注：服后"汗出则愈"，佳象也。麻黄减为 15 克，4 剂。30 日晨家属来电，昨晚停用呼吸机，一切顺利，病人安睡。5 月 2 日，全停呼吸机已 3 天，情况稳定，舌尖边略红，苔薄白，脉滑，痰多。询之有否胸闷、短气？曰："无"。嘱病人可试坐，上方加五味子 15 克，枳实 20 克，3 剂。5 月 5 日，呼吸机已停用第 6 晚，病人情况良好，自诉有些口干，舌稍红苔薄。主管医生考虑再观察三四天，便可拔除气管插管，并等待普通病房有床位，即转出 ICU 病房。黄师嘱其多坐，以渐适应日后站立行走。拟麦门冬汤加味：麦冬 90 克，五味子 15 克，高丽参 15 克，法夏 24 克，大枣 20 克，炙甘草 24 克，茯苓 24 克，枳实 30 克，北芪 120 克，3 剂，水煎服。想麦门冬汤乃治"大逆上气，咽喉不利"。仲景描述呼吸困难一般用咳逆、气逆、喘满等，可见"大逆"非一般之上气，当是症情严重者。风痱是痿，肺痿也是痿，肺热叶焦也。再者病人今天有口干，诸症已趋稳定，麦门冬汤应合其时，仲景此方用麦冬特重为七升。5 月 6 日，家属来电，今天转神经内科，一切顺利，唯该科主管医生不同意外来中药，故只服了 1 剂。不敢有违医院制度，奈何。5 月 11 日，黄师往探视之，观其眼欠神，似有倦意，询之有否胸闷、呼吸急促等，自诉无不适。不便开药，唯好言以慰之。晚 11 时家属来电，病情急转直下，主管医生要求气管切开再上呼吸机，并谓此病不治，今后只能靠呼吸机维持，家属不同意。5 月 15 日傍晚 5 时，家属来电，病人已转入昏迷状态。患者于 5 月 17 日死亡。

按：此例观之，乃风痱之重症，病情一度好转，又急转直下，显然与续命汤有关，莫非此方果真能续命？

5. 帕金森案

黄某，女性，51 岁。素性格开朗，家庭和睦。5 年前开始出现四肢乏力、僵硬，反复发热，无汗。辗转市内多家三甲医院就诊，考虑"帕金森综合征"可能性大。曾予多巴丝肼抗帕金森治疗，效果不佳。5 年来病情日益加重，逐渐出现饮水呛咳，呼吸费力，持续发热，终年无汗，卧床不起。2009 年 5 月病情加重，高热，痰多，呼吸困难。中山一院收住院，予以气管插管，抗感染治疗，半月后生命体征较前稳定，为寻求中医治疗，经中山一院神经科主任介绍，6 月 11 日转我院治疗。来院时，虽神清，精神萎靡不振，经鼻气管插管，痰多，需反复吸痰，持续高热，无汗，四肢均不能抬离床面。西医治疗上以抗感染及呼吸道管理为主。中医考虑高热，无汗，予大青龙汤加减，处方：麻黄 20 克，桂枝 15 克，北杏 15 克，甘草 15 克，石膏 90 克，生姜 12 克，大枣 12 克。3 剂后发热未解，最高 40℃，考虑病程迁延，属往来寒热，予小柴胡汤，处方：柴胡 15 克，黄芩 25 克，法夏 24 克，党参 30 克，大枣 12 克，生姜 15 克，炙甘草 12 克，石膏 120 克，麻黄 6 克，北杏 15 克。又服 3 剂，仍高热，每日体温 39℃，痰多，无汗。反复与家属沟通，考虑自主神经调节紊乱引起高热，建议转空调房，家属不同意，后因高热不退，转市中医院治疗。市中医院住院期间考虑感染重，痰液引流不畅，予气管切开。住院 1 个月，感染有所控制。家属慕黄师之名要求再转回我院寻求中药治疗。7 月 14 日患者再次入院，此次家属同意入住空调房。入院时神疲，表情呆滞，间歇发热无汗，气管切开，痰多，四肢皆不能抬离床面。身体不能自收持，口不能言，拘急不得转侧。考虑属续命汤证，故拟方药如下：麻黄 18 克，北杏 15 克，肉桂 12 克，川芎 9 克，当归 24 克，党参 30 克，白芍 60 克，炙甘草 30 克，大枣 12 克，干姜 12 克，石膏 60 克。2～3 日麻黄递增 1 次，8 月 4 日麻黄加至 25 克，患者精神状态较前好转，常面带微笑。8 月 6 日患者再次出现高热不退，体温最高 39℃，无汗。又改予大青龙汤：麻黄 28 克，桂枝 12 克，北杏 15 克，甘

草10克，石膏90克，生姜6克，大枣15克。两日后加至麻黄30克，服药13天，仍发热，体温37～38℃，改为：麻黄30克，北杏15克，苇茎60克，薏苡仁30克，桃仁15克，石膏60克，知母15克，青天葵20克，甘草15克。体温渐得以控制。9月1日，考虑患者体温明显下降，仍予续命汤，处方如下：麻黄33克，肉桂15克，川芎9克，当归24克，党参30克，白芍60克，炙甘草30克，大枣15克，干姜15克，石膏60克，北芪90克。3天后加量至35克，患者神清气爽，面带笑容，手心及腋下有微汗，吸痰次数减少，左上肢可抬离床面，双手肌力Ⅲ级以上。

按：本例患者存在两个主要汤证，其一，为续命汤证：乏力，拘急，吞咽障碍和呼吸困难。其二，为大青龙汤证：发热，无汗。因病情重，发热无汗反复出现，故在使用续命汤治疗运动障碍的同时，当发热、无汗为主要矛盾时，改予大青龙汤。

6. 胸腺瘤术后放疗后脊神经受损案

梁某，女性，48岁。廉江人，粤剧名伶梁某好友。2004年因重症肌无力，查为胸腺恶性肿瘤，行胸腺手术，随之放疗，重症肌无力症状改善，但致脊神经受损，下肢行步蹒跚，麻木不仁，全身肌肉常抽动，颈以下无汗。2008年8月因双眼睑下垂、复视，全身乏力，气短，来广州军区广州总医院住院，诊断为“重症肌无力”，用溴吡斯的明后，眼睑下垂、复视改善，但余症亦然。虽出院在家，但举步维艰。2008年10月13日经梁某介绍请吾师往视之，患者面色㿠白，带倦容，语音低微，短气眩晕，头汗涔涔，至颈而还，脉虚数。即处以《金匮要略》所附《古今录验》续命汤加味，处方：北芪120克，麻黄（先煎）12克，北杏15克，白芍60克，川芎9克，当归24克，干姜10克，肉桂6克，高丽参（另炖）15克，炙甘草12克，大枣15克，石膏30克。3剂。嘱服药后覆被静卧，汗出勿当风。15日复诊，精神转佳，行路已能举步，3天来仅腓肠肌跳动一次。以前髀枢以下麻痹刺痛，现转至膝以下矣，气短改善。服药后两三个小时得汗，汗出至双臂，惟仍有眩晕，否则可以下小区花园散步矣。原方麻黄加至（先煎）15克，白芍90克，干姜15克。3剂。18日再诊，情况良好，守方3剂。岂料19日晚来电，突然呕吐频频，往广州军区广州总医院急诊，诊为“重症肌无力危象”，再度入院。此后无再服中药。2010年3月8日，患者再请黄师往诊，谓自2008年10月再进医院后，反复几次住院，双下肢活动更差，至今年春节前又突发重症肌无力危象，经抢救治疗后，主管神经科医生建议她再找中医治疗，再欲食中药云云。现常胸闷不舒，气短乏力，腹胀，双下肢不能抬离床面，只能坐轮椅，双下肢肌肉萎缩，肌肉抽搐，仍以续命汤加北芪120克，麻黄（先煎）18克，每隔3天递增。至3月20日麻黄增至30克，双下肢肌肉抽搐已止，右下肢明显能自主活动，左踝也稍能摆动，胸闷憋气感觉已消失，心率：82次/分。继续服用上方，维持麻黄用量。3月31日诉说下午双脚面、脚踝浮肿。至4月3日双脚仍浮肿，细询所服钾片（补达秀）原粒自大便排出，料是失钾所致。她咨询神经科医生，也告知是失钾，但她恐怕是中药副作用，而停用中药，奈何功败垂成也。

综上所述，《古今录验》续命汤出自《金匮要略》，原文：“治中风痱，身体不能自收持，口不能言，冒昧不知痛处或拘急不得转侧”。组方：麻黄、桂枝、当归、人参、石膏、干姜、甘草各三两，川芎一两，杏仁四十枚。上述多发性硬化案两例，第一例较重，已累及呼吸肌；第二例为典型的多发性硬化，具有时空多发性特点，发作次数多，病程较长。以上两例发病皆与感染有关，免疫机制参与，皆以累及运动系统及后组颅神经为主，伴有感觉障碍，这与续命汤原文中的症状基本相符，有是证用是方，故疗效显著。

帕金森案，除续命汤诸症外，还有一个突

出的临床特点，那就是发热，这是自主神经功能障碍引起的。《伤寒论》："太阳中风，脉浮紧，发热恶寒，身疼痛，不汗出而烦躁者，大青龙汤主之"。在有是证用是方的原则下，以大青龙汤发汗退热，更为恰当。大青龙汤是麻黄汤倍麻黄，加石膏，配以姜枣组成。与续命汤相比，同是麻黄为君，桂枝辅之，只是不含川芎、当归、人参补益之药而已，其力更专。大青龙汤在发汗退热的同时，还是具有温通经隧之能的。无发热时，加上益气活血之品，就是续命汤了。

急性脊神经炎案，主要累及外周神经，是各案中病势最急、病情最重的，发病即累及呼吸肌。该患者病情危重，一度好转，中途停药，前功尽废，终至不治，奈何。

脊髓膜瘤案，为术后，又是肿瘤，阳气已虚，手足冷，小便频，故予阳和汤。黄师指出，阳和汤有续命意也，不过以补肾药易养血药而已。虽是外科名方，亦可用于此病。可见黄师用药，已臻化境。

黄师以其深厚的中医功底，对续命汤深入研究、灵活运用，取其温通宣散、益气活血之力，散血脉中凝滞之邪、治疗神经系统疾病屡获奇效，以上几例验案可见一斑。

【现代运用】

临床常用于治疗类风湿关节炎、中风偏枯、颈椎病、血管神经性水肿、末梢神经炎、雷诺病等病症。现代药理研究表明，续命汤有改善脑部血液供应、降低脂质过氧化的活性，阻止细胞外钙离子内流，以控制、减轻脑水肿，对缺血的脑组织有明显的保护作用。

酸枣仁汤

【方剂组成】

酸枣仁（炒）二升（15 克），甘草一两（3 克），知母二两（6 克），茯苓二两（6 克），川芎二两（6 克）

【方药用法】

古代用法：上五味，以水八升，煮酸枣仁得六升，内诸药，煮取三升，分温三服。

现代用法：水煎，分 3 次温服。

【方证释义】

养血安神，清热除烦。方中重用酸枣仁为君，以其甘酸质润，入心、肝之经，养血补肝，宁心安神。茯苓宁心安神；知母苦寒质润，滋阴润燥，清热除烦，共为臣药。与君药相伍，以助安神除烦之功。佐以川芎之辛散，调肝血而疏肝气，与大量之酸枣仁相伍，辛散与酸收并用，补血与行血结合，具有养血调肝之妙。甘草和中缓急，调和诸药为使。诸药相伍，标本兼治，养中兼清，补中有行，共奏养血安神、清热除烦之效。

本方证皆由肝血不足，阴虚内热而致。肝藏血，血舍魂；心藏神，血养心。肝血不足，则魂不守舍；心失所养，加之阴虚生内热，虚热内扰，故虚烦失眠、心悸不安。血虚无以荣润于上，每多伴见头目眩晕、咽干口燥。舌红，脉弦细乃血虚肝旺之征。治宜养血以安神，清热以除烦。

【主治病证】

肝血不足，虚热内扰证。虚烦失眠，心悸不安，头目眩晕，咽干口燥，舌红，脉弦细。

虚烦虚劳不得眠，酸枣仁汤主之。

【历代名医方论】

喻昌《医门法律》卷 6：虚劳虚烦，为心肾不交之病，肾水不上交心火，心火无制，故烦而不得眠，不独夏月为然矣。方用酸枣仁为君，而兼知母之滋肾为佐，茯苓、甘草调和其间，川芎入血分，而解心火之躁烦也。

徐彬《金匮要略论注》卷 6：虚劳虚矣，兼烦是挟火，不得眠是因火而气亦不顺也，其过当责心。然心火之盛，实由肝气郁而魂不安，则木能生火。故以酸枣仁之人肝安神最多为君；川芎以通肝气之郁为臣；知母凉肺胃之气，甘草泻心气之实，茯苓导气归下焦为佐。虽曰虚烦，实未尝补心也。

罗美《古今名医方论》卷1:《经》曰:肝藏魂,人卧则血归于肝。又曰:肝者,罢极之本。又曰:阳气者,烦劳则张,精绝。故罢极必伤肝,烦劳则精绝,肝伤、精绝则虚劳虚烦不得卧明矣。枣仁酸平,应少阳木化,而治肝极者,宜收宜补,用枣仁至二升,以生心血,养肝血,所谓以酸收之,以酸补之是也。顾肝郁欲散,散以川芎之辛散,使辅枣仁通肝调营,所谓以辛补之。肝急欲缓,缓以甘草之甘缓,防川芎之疏肝泄气,所谓以土葆之。然终恐劳极,则火发于肾,上行至肺,则卫不合而仍不得眠,故以知母崇水,茯苓通阴,将水壮、金清而魂自宁,斯神凝、魂藏而魄且静矣。此治虚劳肝极之神方也。

张璐《张氏医通》卷2:虚烦者,肝虚而火气乘之也,故特取酸枣仁以安肝胆为主,略加川芎以养肝,茯苓、甘草培土以荣木,知母降火以除烦,此平调土木之剂也。

尤怡《金匮要略心典》卷上:人寤则魂寓于目,寐则魂藏于肝。虚劳之人,肝气不荣,则魂不得藏,魂不得藏故不得眠。酸枣仁补肝敛气,宜以为君。而魂既不归,容必有浊痰燥火乘间而袭其舍者,烦之所由作也。故以知母、甘草清热滋燥;茯苓、川芎行气除痰,皆所以求肝之治,而宅其魂也。

王子接《绛雪园古方选注》卷中:虚烦、胃不和、胆液不足,三者之不寐,是皆虚阳混扰中宫,心火炎而神不定也。故用补母泻子之法,以调平之。川芎补胆之用,甘草缓胆之体,补心之母气也;知母清胃热,茯苓泄胃阳,泻心之子气也。独用枣仁至二升者,取酸以入心,大遂其欲而收其缓,则神自凝而寐矣。

张秉成《成方便读》卷2:夫肝藏魂,有相火内寄。烦自心生,心火动则相火随之,于是内火扰乱,则魂无所归。故凡有夜卧魂梦不安之证,无不皆以治肝为主。欲藏其魂,则必先去其邪。方中以知母之清相火,茯苓之渗湿邪,川芎独入肝家,行气走血,流而不滞,带引知、茯搜剔而无余。然后枣仁可敛其耗散之魂,甘草以缓其急悍之性也。虽曰虚劳,观其治法,较之一于呆补者不同也。

曹家达《金匮发微》:酸枣仁汤之治虚烦不寐,予既屡试而亲验之矣。特其所以然,正未易明也。胃不和者寐不安,故用甘草、知母以清胃热。藏血之脏不足,肝阴虚而浊气不能归心,心阳为之不敛,故用酸枣仁以为君。夫少年血气盛,则早眠而晏起;老年血气衰,则晚眠而晨兴。酸枣仁能养肝阴,即所以安神魂而使不外驰也。此其易知者也。惟茯苓、川芎二味,殊难解说。盖虚劳之证,每兼失精、亡血,失精者留湿,亡血者留瘀。湿不甚,故仅用茯苓;瘀不甚,故仅用川芎。此病后调摄之方治也。

金寿山《金匮诠释》:此即阴虚虚劳之证治。阴虚者阳胜,阳盛则生热,故用知母、甘草以清热滋阴;本方用枣仁为主药,因症见虚烦不得眠,阴液不足,心不藏神,肝不藏魂,神魂不藏,则虚烦不寐,故以枣仁敛液藏魂为君;酸枣仁合甘草,甘酸化阴,治其阴亏;枣仁合知母,酸苦泄热,治其虚烦;尤妙在茯苓、川芎二味,因为阴虚则火盛,熬津液而为痰,痰阻于中,胆气不舒,也是造成烦而不寐的原因,茯苓除痰而不燥,川芎能舒肝胆之气。燥痰一化,胆气得舒;阴液既充,烦热亦解。所谓欲化其痰,必清其火;欲清其火,必滋其阴是也。《金匮》这一法,可谓给治阴虚热度出金针。

宗《素问·阴阳应象大论》:"虚则补之"、"损者益之"之治疗原则,当以养血补肝,清热除烦,宁心安神立法。

《素问·六节脏象论》说:肝者,罢极之本,魂之居也……以生血气,其味酸。

《素问·五脏生成篇》曰:肝欲酸。故方中重用酸枣仁,性平味酸,入心、肝二经,养肝血,安心神。

《名医别录》卷1谓:酸枣仁"主烦心不得眠……虚汗烦渴,补中,益肝气",为君药。茯苓甘淡性子，入心脾肾经，“补五劳七伤……开心益智，止健忘”茯苓与酸枣仁相配，以加强宁心安神之效，为臣药。

《素问·脏气法时论》云：肝欲散，急食辛以散之，用辛补之，酸泄之。故用川芎之辛温芳香，主入肝经，以调畅气机，疏达肝气，与酸枣仁相伍，酸收与辛散并用，相反相成，补肝之体。遂肝之用，具有养血调肝安神之妙，正如《本草纲目》卷14所说川芎乃“血中之气药也，肝苦急以辛补之，故血虚者宜之；辛以散之，故气郁者宜之”，用为佐药。知母苦甘性寒，入肺、胃、肾经，《日华子本草》卷7谓其“润心肺，补虚乏，安心止惊悸”，《景岳全书·本草正》卷48称其“去火可以保阴，是即所谓滋阴也。故洁古、东垣皆以为滋阴降火之要药”；同时又可制川芎辛燥之性，亦为佐药。方中甘草之用有三，一者补益中气，合茯苓可使脾能健运，以滋气血生化之源，即《金匮要略》“夫肝之病，……益用甘味之药调之”之义；再者和缓肝急，与酸枣仁酸甘合化，养肝阴，敛浮阳，正合《素问·脏气法时论》“肝苦急，急食甘以缓之”之意；三者甘缓川芎之辛燥，防其疏泄肝气太过，即罗美所言：“缓以甘草之甘缓，防川芎之疏肝泄气，所谓以土葆之”。《古今名医方论》卷1：以为佐使之用。全方配伍，共成养血安神，清热除烦之功。如此可使阴血得补，心神得养，虚热得清，虚烦不眠、心悸之证可愈。

【医案举例】

1. **营血不足**（赖良蒲医案）

何某，女，32岁。症状：1936年仲冬，久患失眠，诸药无效。形容消瘦，神气衰减，心烦不寐，多梦纷纭，神魂不安，忽忽如有所失，头晕目眩，食欲不振，脉象弦细，舌呈绛色，两颧微赤。诊断：素禀阴虚，营血不足，营虚无以养心，血虚无以养肝，心虚神不内守，肝虚魂失依附，更加虚阳上升，热扰清空所致。疗法：议用养心宁神法，以酸枣仁汤增减主之。处方：北野参三钱，朱茯神四钱，炒酸枣仁八钱，知母三钱，川芎一钱，珍珠母八钱，百合花三钱，白芍四钱，夜交藤四钱，粉甘草一钱，水煎。连服13剂，便能酣卧，精神内守，诸症豁然。（赖良蒲．蒲园医案．南昌：江西人民出版社，1965：116）

按：此虚烦不得眠证也。由于营阴素亏，内热躁扰。故方中用酸枣仁之酸苦，以泄胸中郁热；知母之苦寒，以滋肾脏之真阴；茯神之甘平而助宁静；川芎之苦辛而主疏达；珍珠母之潜以安魂；百合花朝开暮合，具昼夜之机宜；夜交藤左右相交，取阴阳之交感；白芍可敛戢肝阳；人参能补益心气；加以甘草协和诸药。俾其水壮金清，而木平火降，神魂不扰，则梦寐安宁。

2. **夜不能寐**（朱良春医案）

张某，女，43岁，干部。夜不能寐已延2个月之久，心慌胆怯，虚烦忧郁，头晕善忘，脉细软数，苔薄白，此心气不和，虚热内扰之候，拟除烦降火，疏郁安神为治。处方：太子参、合欢皮、柏子仁、酸枣仁各16克，夜交藤、秫米各20克，知母12克，川芎、甘草各6克。加减服药共13剂，夜安卧，虚烦宁。［朱良春．太子参配合欢皮功擅调畅心脉、益气和阴．上海中医药杂志，1984(8)：34］

按：太子参配合欢皮，与酸枣仁汤合用，方随证立，疗效自见。

3. **虚劳失眠**（张建荣医案）

程某，女，49岁。2014年2月19日初诊。失眠半年余，伴心慌，心烦，颜面烘热，夜间盗汗，大便正常，血压不高。有时心烦甚至有自杀之欲。月经周期基本正常，经量适中，末次月经2014年2月2日干净。舌质红苔薄，脉沉细数。中医诊为虚劳失眠，证属肝肾阴虚，心血亏耗。治用酸枣仁汤合肾气丸去桂附加味：酸枣仁（碎）30克，五味子10克，知母10克，茯苓10克，茯神10克，川芎8克，白芍15克，当归10克，生地黄20克，山茱萸10克，怀山药10克，牡丹皮10克，泽泻10克，夜交藤15克，焦山楂10克。7剂，水

煎服。2014年2月26日二诊：服上方有效，续用7剂。2014年3月6日三诊：睡眠好，不烦躁，诸症若失。舌淡苔薄，脉和缓。继用上方加巴戟天10克，续服7剂，以和调阴阳，巩固疗效。

4. 眠差

某女，49岁。1982年10月因患湿热病后，出现心烦不安，夜间入睡困难，心中烦热甚，口干咽燥，夜间尤甚，身体消瘦，食欲缺乏，但白昼精神尚可。舌红苔根薄黄乏津，脉弦细而数。此为心肝阴虚之失眠，用滋养心肝阴血之酸枣仁汤加减：酸枣仁（干炒研细，晚上睡前冲服）15克，百合30克，知母12克，甘草15克，北沙参15克，麦冬20克，丹参20克，生谷芽20克。嘱服2～6剂。一周后复诊，病人服上方2剂后，已能入眠，但易惊醒，醒后难入睡；服6剂后，睡眠饮食正常，夜间烦热亦消失，仅大便略干燥，舌脉同上。继将上方加柏子仁20克，再服4剂，以巩固疗效。（《金匮要略指难》）

按：本病例体质阴虚，加之用脑，暗耗心肝之阴，又因患湿热证前医用苦温化湿之藿香正气散加减服两剂后，湿邪虽解，而阴虚内热更甚。肝阴耗而魂不敛，肺阴伤而魄不藏，心阴损而神不宁。故用上方加减，药中病机而收效。

5. 夜半惊恐

某女，40岁。夜间每及11时至翌晨3时即感惊恐不安，如被捕逐之状，难以入睡，移时即安，一如常人，每夜届时而作，已逾旬日，经服朱砂安神丸及西药等不效。诊见面色苍晦，头晕目眩，神疲乏力，纳呆，舌边尖红，少苔，脉沉弦细数无力。此乃肝血不足，胆虚神摇之证。治宜养血柔肝，益胆宁神。以酸枣仁汤出入：酸枣仁12克，白茯苓、知母各10克，川芎、甘草各6克，夜交藤20克，生龙骨、生牡蛎各30克。煎服2剂后心神渐感宁谧，夜寐转佳。效不更方，前方续进3剂，惊恐消失，夜能安卧，头晕目眩亦除而愈。（《河北中医》）

按：夜间11时至翌晨3时，乃少阳胆与厥阴肝之精气输注之时。胆附于肝，一阴一阳，互为表里。肝主藏血，体阴而用阳；胆主决断，为中正之官。肝血不足则胆气虚怯，虚无所定，神无所主，故适其精气输注之时而发病。以酸枣仁汤养肝血、补肝阴，俾肝血充盛，胆气壮旺；辅以龙骨、牡蛎、夜交藤以镇静安神，故惊恐不寐，头晕目眩等症能瘥。

6. 狂症

某女，12岁。因考试不及格被父母责骂后精神失常半年，被迫停学，到处乱跑，哭骂不休，夜不能眠，大小便不避人，服药不效，舌淡苔腻，脉律紊乱。此乃情志内伤，心神紊乱。以酸枣仁汤加味：炒枣仁12克，知母、茯苓各9克，川芎、甘草各6克（茯苓、甘草用朱砂拌）。煎服3剂后症状改善哭闹妄动减少，服10剂后症状控制。原方茯苓改茯神，甘草不再用朱砂拌，服30剂症状全消，能照常上学。

7. 夜游症

某男，11岁。患儿经常夜间不眠，不自主地运动，自语不休，有时睡中突然起床，下地走动。白天除精神疲倦外，无其他异常。近日发作频繁而就诊。舌淡红，脉数。此乃心阴不足，心气有余所致。治宜滋阴养血，宁心安神。方以酸枣仁汤加味：炒枣仁12克，知母9克，茯苓10克，川芎、甘草各6克，鲜猪心一具。泔水煎，每日午后、傍晚各1次。服5剂症减，已能安睡，发作少，时间亦短，舌脉已和。继服5剂，症状控制。随访3个月尚安。[陕西中医，1985(7)：316]

8. 夜间抽风

某男，7岁。患儿半年来经常抽风，近阶段白天亦发，四肢抽动，上肢为重，每次数分钟，不吐白沫，神情疲倦。颈软，口苦，舌淡红，苔黄腻，脉弦细。此为肝胆湿热，扰乱心神。治宜利胆静心。方以酸枣仁汤加味：炒枣仁10克，知母、川芎、茯苓各9克，甘草6

克，人宝（人胆结石醋泡 3 天以上可用）15 克。煎后加藕汁 15 毫升。3 剂后复诊，白天惊平，夜仍有复发。再服 10 剂，晚上亦平。［陕西中医，1985(7)：316］

9. **胸痹（冠心病）**

某男，52 岁。心前区绞痛频发，两次住院，心电图不正常，确诊为冠心病。睡眠不好，只能睡 3～4 小时，梦多心烦，醒后反觉疲劳，头痛，心悸，气短，不能久视，稍劳则胸闷，隐痛。脉沉迟，舌边缘燥，中有裂纹。由操劳过度，脑力过伤，肝肾渐衰，心肝失调，治宜调理心肝：酸枣仁 15 克，茯神 9 克，川芎 4.5 克，知母 4.5 克，炙甘草 3 克，天麻 9 克，桑寄生 9 克，菊花 3 克。五剂药后睡眠好转，头痛减，脉微弦，右盛于左，舌同前。原方加淡苁蓉 12 克，枸杞子 9 克。再诊，睡眠好，心脏亦稳定，未犯心绞痛，脉两寸和缓，两关有力，两尺弱，舌下无苔。原方去知母、天麻、桑寄生、加黄精 12 克，山萸肉 6 克，山药 9 克，五剂，桑椹膏每晚服 15 克。并制丸药，滋养肝肾，强心补脑，以兹巩固。丸剂：人参、白术、菊花、茯苓、茯神、麦冬、广陈皮各 9 克，枸杞子、山药、山萸肉、苁蓉各 15 克，川芎、远志各 6 克，生地、黄精各 30 克。共研为细末，炼蜜为丸，每重 9 克，早晚各服 1 丸，温开水送服。（《蒲辅周医疗经验》）

按：本案之心绞痛系操劳过度，肝肾渐衰，心肝失调，以致气血不畅，心失所养而为。是以方用酸枣仁汤调养心肝，疏达血气，复加桑寄生、肉苁蓉、枸杞等滋补肝肾；待病情向安，继以滋养肝肾，强心补脑之丸剂调理而愈。

10. **自汗**（蒲辅周医案）

某女，48 岁。患者素有头晕，目眩，多汗，一星期前突然昏倒，不省人事，当时血压 80/20 毫米汞柱。经医务所大夫急救，很快即醒，后仍有心慌，气短，头晕，目眩，嗜睡，汗多，以夜间汗出更甚，食欲尚可，二便及月经正常。曾经针灸治疗 2 月余，并服过归脾汤加续断、巴戟天、牡蛎、浮小麦、枸杞子、小茴香等，未见显效。诊脉两尺沉细有力，两关弦数，舌质正常无苔。认为属肝热阴虚，肝阳不潜，兼心血不足，治宜滋阴潜阳，兼养血宁心。酸枣仁汤加味：酸枣仁、白蒺藜、女贞子各 9 克，珍珠母（打）、石决明、龟甲（打）各 12 克，知母、川芎、炙甘草各 3 克，怀山药、牛膝、地骨皮、茯神各 6 克。药后诸症见好，汗出大减，尚有心慌及疲乏感，饮食及二便正常。改为丸剂，以滋阴养血为主而缓治之。柏子仁（炒）、干地黄各 60 克，麦冬 24 克，枸杞子、玄参、地骨皮、炒枣仁各 30 克，当归、石菖蒲、茯神、炙甘草各 18 克，共研细末，炼蜜为丸，每重 9 克，每日早晚各 1 丸。以后渐愈，恢复正常。

11. **胃痛**

某女，38 岁。患胃脘疼痛，连接胸胁，剧痛难忍，并伴有呕时吐黄绿色苦水，脉弦有力。辨证为肝气犯胃，曾用大、小柴胡汤治之无效。考虑到病久即虚，同时患者又伴有失眠症状，故改用酸枣仁汤治之：酸枣仁 30 克，甘草 3 克，知母 6 克，川芎 3 克。先煎酸枣仁，后入诸药，再煎分 2 次服。2 剂。二诊：患者服上药 2 剂后，胃脘胀痛减轻，呕吐黄水减少，亦不再失眠。继用上方，连服八剂后，诸症消失，病告痊愈。（《古方今用》）

按：《金匮要略》云："夫肝之补，补用酸。"本方为治虚劳虚烦不得眠之证，该患者胃痛连及胸胁，并口吐黄绿水，故知为肝胃病变，又因病久必致虚，故用之而获效。

12. **不孕症**

某女，30 岁。平素体虚，头晕失眠，婚后 6 年未孕。月经提前，血量少暗。经前乳房隐痛，胸闷不舒，经后头晕乏力，心悸倦怠，舌质红，苔微黄。曾在医院诊为原发性不孕症。经中西药治疗无效。此为阴虚内热兼气血郁滞之证。治宜滋阴清热，佐以调气和血，方用酸枣仁汤加味：酸枣仁 12 克，川芎 10 克，知母、当归各 15 克，川续断、杜仲各 12 克，枳壳

8克，茯苓18克，甘草5克。煎服20剂自觉症状基本消除，惟经量仍少。仍以前方加减，于每次月经前服3剂，连服3月后，经量正常，并于半年后怀孕。其后足月顺产一男婴。[成都中医学院学报，1986(1)：24]

按：妇人以血为本，冲为血海，任主胞胎，肝主藏血，又主疏泄，平素阴血不足，血海不充，则月经失调，由经前乳房隐痛，胸闷不舒，可知有肝郁不疏之变，治当滋阴养血，调气和血，故用调肝养血之酸枣仁汤加味获效。

【现代运用】

临床报道酸枣仁汤可治疗惊恐、夜游症、眩晕、脏躁、抑郁症、神经衰弱、偏头痛、三叉神经痛、梅尼埃病、盗汗、精神神经系统疾病、更年期综合征、心血管系统疾病、先天性非溶血性黄疸、皮肤科病症、男科病症等，证属肝血不足，虚热扰神者。研究表明本方有镇静催眠、减慢心率、抑制中枢神经系统过度兴奋等作用。

薯蓣丸

【方剂组成】

薯蓣三十分(30克)，当归、桂枝、神曲、干地黄、大豆黄卷各十分(各10克)，甘草二十八分(28克)，人参、阿胶各七分(各7克)，川芎、白芍、白术、麦门冬、防风、杏仁各六分(各6克)，柴胡、桔梗、茯苓各五分(5克)，干姜三分(3克)，白蔹二分(2克)，大枣一百枚(100个)

【方药用法】

蜜丸，每次6～9克，每日1～2次口服。临床应用也可改为汤剂，水煎服，每日2次，各药剂量按汤剂常用量。

【方证释义】

调理脾胃，益气和营。本方薯蓣丸主要用于治疗各种虚劳亏损而易感外邪或兼有外邪之证。方中重用薯蓣(即山药)“补中益气力，长肌肉”(《神农本草经》)，合以八珍汤补益气血，阿胶、麦门冬养血滋阴，柴胡、桂枝、防风、白蔹祛风散邪，杏仁、桔梗疏利气机。诸药相伍，共奏补虚祛风，扶正祛邪之功。如见营血亏损明显，可去桂枝、干姜；风邪不甚，可去桂枝、防风、桔梗。甘草生用则清热解毒，炙用则补中益气。细研方义，本方之甘草当以炙用始为合拍。原方大豆黄卷药源常缺，以扁豆代之，不影响疗效。

【主治病证】

虚劳不足、气血两虚、外兼风邪，症见头晕目眩，神疲乏力，心悸气短，身体瘦弱，不思饮食，健忘失眠，骨节酸痛，风气百疾，舌淡苔白，脉沉细。胃脘痛，痹症，闭经，月经不调。

【历代名医方论】

《金匮要略方论本义》：方中以薯蓣为主，专理脾胃，上损下损至此可以撑持；再以人参、白术、茯苓、干姜、大豆黄卷、大枣、神曲、甘草以除湿益气；以当归、川芎、芍药、地黄、麦冬、阿胶以养血滋阴；以柴胡、桂枝、防风以升邪散热；以杏仁、桔梗、白蔹以下气开郁；惟恐虚而有热之人，滋补之药，上拒不受，故为散其邪热，开其逆郁，而气血平顺，补益得纳，亦至当不易之妙术也。

《医经溯洄集》：于山药，虽独入手太阴经，然其功亦能强阴，且手太阴为足少阴之上原，源既有滋，流岂无益。

《本草正》：山药，能健脾补虚，滋精固肾，治诸虚百损，疗五劳七伤。第其气轻性缓，非堪专任，故补脾肺必主参、术，补肾水必君茱、地，涩带浊须破故同研，固遗泄仗菟丝相济。诸丸固本丸药，亦宜捣末为糊。总之性味柔弱，但可用力佐使。

《药品化义》：山药，温补而不骤，微香而不燥，循循有调肺之功，治肺虚久嗽，何其稳当。因其味甘气香，用之助脾，治脾虚腹泻，怠惰嗜卧，四肢困倦。又取其甘则补阳，以能补中益气，温养肌肉，为肺脾二脏要药。土旺生金，金盛生水，功用相仍，故六味丸中用之治肾虚腰痛，滑精梦遗，虚怯阳痿。但性缓力微，剂宜倍用。

《本草求真》：山药，本属食物，古人用入汤剂，谓其补脾益气除热。然气虽温而却平，为补脾肺之阴，是以能润皮毛、长肌肉，不似黄芪性温能补肺阳，白术枯燥能补脾阳也。且其性涩，能治遗精不禁，味甘兼咸，又能益肾强阴，故六味地黄丸用此以佐地黄。然性虽阴而滞不甚，故能渗湿以止泄泻。生捣敷痈疮，消肿硬，亦是补阴退热之意。至云补阳消肿，补气除滞，理虽可通，语涉牵混，似非正说。至入汤剂以治火虚危症，难图近功，必多用之方愈，以其秉性和缓故耳。入滋阴药中宜生用，入补脾宜炒黄用。

《本草经读》：山药，能补肾填精，精足则阴强、目明、耳聪。凡上品俱是寻常服食之物，非治病之药，故神农另提出久服二字，可见今人每取上品之药，如此物及人参、熟地、葳蕤、阿胶、菟丝子、沙苑蒺藜之类，合为一方，以治大病，误人无算。盖病不速去，元气日伤，伤极则死。凡上品之药，法宜久服，多则终身，少则数年，与五谷之养人相佐，以臻寿考。若大病而需用此药，如五谷为养脾第一品，脾虚之人，强令食谷，即可毕补脾之能事，有是理乎！

《本经疏证》：薯蓣，主伤中补虚羸，即补中益气力也。而《本经》复言之何故，此盖当连下句读，主伤中、补虚羸，除寒热邪气云者，犹云补伤中而致之虚羸，除伤中而受之寒热邪气也。夫虚必有一处为先，他处乃连类及之者。邪之所凑，虽云其气必虚，然亦有阴阳之分，五脏六腑之异；薯蓣所主之虚之邪，须审定其由伤中伤气，方得无误。不然伤血及他伤亦能致虚羸、成寒热，又何别焉。《别录》所主补虚劳羸瘦，充五脏，除烦热，正与《本经》相印，惟下气、止腰痛、强阴三项为特出。至于头面游风、头风、眼眩，唐以来医家不甚用此味，故无从参其底里，然质之仲景治风气百疾，《本经》除寒热邪气，亦可默会其旨矣。

《唐本草》：薯蓣，日干捣细筛为粉，食之大美，且愈疾而补。此有两种：一者白而且佳；一者青黑，味亦不美。蜀道者尤良。

《本草图经》：薯蓣，今处处有之，以北都、四明者为佳。南中有一种生山中，根细如指，极紧实，刮磨入汤煮之，作块不散，味更珍美，云食之尤益人，过于家园种者。又江、湖、闽中出一种根如姜芋之类而皮紫，极有大者，一拔可重斤余，刮去皮，煎煮食之，俱美，但性冷于北地者耳。

《千金方衍义》：大薯蓣丸则于《金匮》薯蓣丸中之相同者一十五味，又以前胡易柴胡，大冬易麦冬。彼治房劳不足风气百疾，故用川芎、防风、茯苓、神曲；此治虚损绝伤，内有干血，故用大黄、附子、干漆、石膏、芩、泽、五味。其力较《金匮》倍，用枣膏者，以和干漆之峻利也。

《医宗金鉴》：虚劳诸不足者，谓五劳诸虚百损也。上条以热伤干血为言，此条以风气百疾立论。热伤其上之血分，则病肺痈；热伤其下之血分，则病干血。风中其外之气分，则病肺痿；风中其内之气分，则病百疾。主之以薯蓣丸，散诸风邪，补诸不足，滋诸枯槁，调诸荣卫，故其药温润共剂，补散同方也。

李杲：仲景八味丸用干山药，以其凉而能补也。亦治皮肤干燥，以此物润之。

黄元御：虚劳之病，率在厥阴风木一经。肝脾阳虚，生气不达，木郁风动，泄而不藏，于是虚劳不足，百病皆生。肺主收敛，薯蓣敛肺而保精，麦冬清金而宁神，桔梗、杏仁，破壅而降逆，以助辛金之收敛。肝主生发，归、胶，滋肝而养血，地、芍，润木而清风，川芎、桂枝，疏郁而升陷，以助乙木之生发。土位在中，是为升降金木之枢，大枣补己土之精，人参补戊土之气，苓、术、甘草，培土而泻湿，神曲、干姜，消滞而温寒，所以理中而运升降之枢也。木位在左，是为克伤中气之贼，柴胡、白蔹泻相火而疏甲木，黄卷、防风，燥湿土而达乙木，所以剪乱而除中州之贼也。

陈修园：此方虚劳内外，皆见不足，不止

上节所谓里急诸不足也。不足者补之，前有建中黄建中等法，又合之桂枝加龙牡等法，似无剩义。然诸方补虚则有余，去风则不足。凡人初患伤风，往往不以为意，久则邪气渐微，亦或自愈，第恐既愈之后，余邪未净。与正气混为一家，或偶有发热、偶有盗汗、偶有咳嗽等证。妇人经产之后，尤易招风。凡此皆为虚劳之根蒂，治者不可着意补虚，又不可着意去风。若补散兼用，亦驳杂而滋弊，惟此丸探其气味化合所以然之妙，故取效如神。

徐彬：虚荣不足证，多有兼风者，正不可着急治风气，故仲景以四君四物，养其气血；麦冬、阿胶、干姜、大枣，补其肺胃；而以桔梗、杏仁，开提肺气；桂枝行阳，防风运脾，神曲开郁，黄卷宣肾，柴胡升少阳之气，白蔹化入荣之风。虽有风气未尝专治之，谓正气运而风气自去也。然以薯蓣名丸者，取其不寒不热，不燥不滑，脾肾兼宜，故多用以为君，则诸药相助以为理耳。

邹润安：薯蓣肉最厚，体滑多涎，黏稠色白，不寒不热，不润不燥，为脾胃之所均喜。故其用为能致胃津于脾，而脾胃以和。薯蓣丸中，薯蓣为君药，且补气之参苓术草干姜大枣用量亦重，而补阴之芎归地芍麦冬阿胶则用量较轻，而祛风之桂枝防风黄卷柴胡白蔹用量更轻。可见其方立意在使补气药辅君药以扶正补中，使血药佐风药以驱邪；再用少许之杏仁桔梗以开肺而主治节，用神曲以启脾。全方补中有消，扶正祛邪，此正仲景处方精义入神之。

【医案举例】

1. 虚劳(神经官能症)

冯某，女，36岁，教师。患心悸、失眠、头晕、目眩数年，耳鸣，潮热盗汗，心神恍惚，多悲善感，智慧记忆锐减，食少纳呆，食不知味，食稍有不适即肠鸣腹泻，有时大便燥结，精神倦怠，月经延期，白带绵绵，且易外感，每感冒后即缠绵难愈。已经不能再坚持工作，病休在家。数年来治疗从未曾间断，经几家医院皆诊断为神经官能症。患者病势日见增重，就诊时面白少华，消瘦憔悴，脉缓而无力，舌淡体胖，舌光无苔。综合以上脉症，颇符合诸虚百损之虚劳证，投以薯蓣丸，治疗3个月之久，共服200丸，诸症如失，健康完全恢复，以后一直很好地工作着。(赵明锐．经方发挥．太原：山西人民出版社，1982：163)

2. 肺结核

宋某某，男，56岁，1984年2月15日初诊。患者1982年秋因感冒出现咳嗽，咯血，县医院诊断为肺结核，用链霉素治疗，病情好转。近2周出现咳血较多，气不足息，食少腹胀，形疲而面暗黑。X线检查显示：两肺上部有3个空洞形成，空洞周围有云雾状阴影，边缘模糊不清。诊断为肺痨，证属脾肺两亏，虚火内炽。治宜培土生金，滋阴降火。药用薯蓣丸去桂枝、川芎、干姜、大枣，加仙鹤草、侧柏叶，煎服15剂后咳嗽咯血消除，余症亦减，原方去仙鹤草、侧柏叶，改汤为丸，10克为1丸，日1服，连服3月，随访2年，病未复发。X线复查，病灶改善。[王玉芝．薯蓣丸在慢性疾病中的应用．河南中医，1988(3)：11]

3. 休息痢

患者李某，男，50岁，1998年3月初诊。患者1年前因患痢疾，自恃身体强壮，仅口服“痢特灵”3日，腹泻及里急后重消失后即停服药。但随后即稍有饮食不慎即出现腹泻，且时好时坏，日渐加重，体质每况愈下，遍服各种药物，也无法根治。某大医院曾考虑为“慢性非特异性溃疡性结肠炎”，给予磺胺类药及激素治疗未效。初诊时患者形销骨立，面色萎黄，神倦乏力，不耐劳作，头晕目眩，腰膝酸冷，尤畏风寒，四肢不温，不思饮食。发作时腹满疼痛，腹中肠鸣而泻，时有里急后重，挟有白色黏液，经化验为白细胞(＋＋)，舌质淡，苔白微腻，给予薯蓣丸大补虚羸，每日2次，每次1丸，服药未及10日，腹泻即止，四肢亦温，饮食渐复，再继服1个月，诸症消失，大便化验未见白细胞，患者体质渐复，饮食如常，虽有不慎饮食及感受风寒，亦无腹痛腹泻发作，肌肉渐见丰满。嘱患者继续服药1～2月，以求巩固疗效。[王志刚，钱真．薯蓣丸临证验案三则．天津中医学院学报，2001，20(1)：38]

4. 心悸

患者刘某，女，43岁，患者自幼体弱多病，半年前因外感风寒而过服寒凉之药，病延20余日，并有心悸之症，经心电图检查，确诊为"室性早搏"，曾服普罗帕酮等各种西药治疗，病情时好时坏，未得根除，稍遇劳累或心情不畅，即出现心悸，如是反复半年有余，心中烦恼异常。初诊时症见心悸不安，睡眠欠安，多梦，严重健忘，消瘦憔悴，易激动，头晕目眩，耳鸣，畏寒肢冷，食少纳呆，稍感寒凉即大便溏薄，易患外感且缠绵难愈。舌淡胖，舌苔滑，脉沉且无力而结，综其脉症，属气血阴阳俱虚，用薯蓣丸治之。服如上法。服药2个月后，体虚渐复，诸症俱消失。[王志刚，钱真．薯蓣丸临证验案三则，天津中医学院学报，2001，20(1)：38]

5. 肝硬化并肝癌

郁某，男，59岁。初诊日期：2010年1月16日。体貌：形体中等，肤色暗黄少华，神情忧愁、紧张。现病史：患者于2009年12月28日确诊为肝硬化、原发性肝癌(Ⅲ期)，其后行介入化疗，于2010年1月6日出院。住院期间出现发热，AFP及肝功能检测较正常参考值明显增高(具体不详)，体重由90千克下降至70千克。刻下症见：体力下降明显，下肢沉重如灌铅；夜寐欠安，大便溏；舌嫩红，脉软、时来一止。予薯蓣丸汤剂加减。处方：怀山药30克，生晒参10克，白术10克，茯苓10克，生甘草5克，当归10克，白芍药10克，川芎5克，生地黄10克，肉桂10克，麦冬20克，阿胶10克，柴胡10克，防风10克，杏仁10克，桔梗5克，六神曲10克，大豆黄卷10克，干姜10克，大枣30克。每日1剂，水煎，早晚分服。二诊(3月20日)：体重渐增至74.8千克，体力及精神好转，寐安，大便成形；舌嫩红、苔少。3月5日再次行介入治疗，总体状况良好。守方续服。复诊(2011年1月2日)：原方加减服用已近1年，患者体力及精神可，体质量增加至80千克，复查肿瘤指标及肝功能各项指标均正常。嘱原方续服。复诊(9月4日)：病情稳定，体力及精神状态良好。予原方加炙鳖甲15克。每剂服2天，停服1天。[薛蓓云，李小荣，黄煌．黄煌经方内科医案(五)——薯蓣丸调治恶性肿瘤案2则．上海中医药杂志，2012，46(5)：29-30]

6. 眩晕反复发作

郭某某，女，1953年11月生，2014年10月17日初诊。患者诉眩晕反复发作数月，伴乏力，腰酸腿软，视物昏花，心悸，自汗，晨起恶心，近期发作频繁来诊，饮食正常，大便不成形，日行2～3次，血压正常。舌边尖红，有齿痕，苔白，脉沉。辨其病机属脾胃虚弱，气血亏虚，清窍失养而致眩晕，处方薯蓣丸改汤剂，去白蔹加黄芪、远志、附子，方药如下：怀山药30克，炙甘草28克，党参10克，茯苓15克，炒白术15克，熟地15克，赤芍药8克，当归10克，桂枝10克，北柴胡6克，防风8克，光杏仁6克，桔梗6克，大豆黄卷10克，焦神曲10克，麦冬15克，阿胶(烊化)8克，淡干姜3克，黄芪15克，炙远志10克，熟附子(先煎)10克，川芎8克，大红枣20克，14剂，水煎服，每日1剂。二诊(2014年10月31日)：述服上方后眩晕、恶心、心悸、汗出等症全消，乏力腰酸症状明显减轻，大便转为日行一次，但仍未成形，给予原方剂量稍作调整，继服14剂。

按：从该患的处方可以看出，基本按照仲景原方的比例配方，尤其重视其中两味主药的用量，怀山药一般用30克，炙甘草常用25～28克，才能取得如此快捷疗效。临床应

用薯蓣丸时，怀山药30克为常用量，当无顾忌，炙甘草用量则常被忽略，从而影响该方的疗效。甘草入药历史悠久，历代医药书籍中均有详细记载，最早记载见于《神农本草经》，并列为上品，称其"主五脏六腑寒热邪气，坚筋骨，长肌肉，倍力，金疮肿，解毒。久服轻身延年"。《本草纲目》载甘草"能安魂定魄，补五劳七伤，一切虚损，惊悸烦闷健忘，通九窍，利血脉，益精养气，壮筋骨"。《伤寒论》中配伍炙甘草的方剂如炙甘草汤、甘草泻心汤、苓桂术甘汤等均用其补益之性。

7. **肝硬化**

汪某某，女，59岁，2014年10月31日初诊。患者乙肝肝硬化5年，常觉乏力，形体消瘦较著，服各种营养品体重不增。前见他人服加减薯蓣丸效佳，遂自行购服，服用20天，体重竟增长了2公斤。述服至十余天时，曾出现脘闷纳呆，按煮丸去渣饮水的方法，并遵原方"空腹酒服"后，胃中即适。目前病情稳定，体质也明显改善。

按：该案除显示薯蓣丸治疗虚劳诸疾的神奇疗效外，还提示我们要注重经方的煎服法。仲景在方后注明"空腹酒服一丸，一百丸为剂。"在服薯蓣丸时，用米酒或黄酒送服以行药势，或可促进药物吸收。一般人用温开水送服效亦佳，能守原方"空腹酒服"更好，脾胃功能弱的人可建议煮丸去渣服。症较重需加量求速效者，在药味上稍作加减改汤剂服用，适应面更广。

8. **肺结核空洞出血**

黄某，男，54岁。农民，1989年6月23日初诊。患肺结核16年，断续服抗结核西药，病时重时轻。2个月前咳嗽加剧，咯痰带血，白睛黄染，尿黄，厌食而住某县医院传染科治疗。诊断为"肺结核空洞出血""急性黄疸型肝炎"。经中西药结合治疗，血止，黄疸消退，纳食稍增。因家贫未能住院继续治疗，于7日前主动出院。刻下症见咳嗽声怯，痰白量多，纳谷不香，便溏溲浊，面唇不华，形体骨立，舌淡暗，边齿印，苔白，脉细涩如丝。肝右肋下触及3厘米，质偏硬。肝功能检查：麝浊10单位，谷丙转氨酶64单位，总蛋白72克/升，白蛋白3.5克/升，球蛋白3.7克/升，HBsAg1∶32。胸片示：TB上中/上中，血沉46毫米/小时。薯蓣丸加百部、黄芩、鳖甲、丹参，嘱常服，并停用抗结核西药。患者于1991年8月7日复诊。自诉服此方3个疗程，临床症状消失，安谷长肌，劳作如昔，今来要求复检。B超示：肝右肋下1厘米，肝胆脾未见异常征。胸片示：空洞消失，原结核病灶钙化。肝功、血沉检查正常。嘱原方续服半年，以资巩固。（国医论坛，1994(1)：20]

按：仲景对薯蓣丸治疗范围的论述仅"虚劳诸不足，风气百疾"九字，医者从"虚劳"一词领悟本方证治的主要病机，从"风气"一词领悟本方论治的针对性，从"诸"、"百"二字领悟本方应用范围的广泛。并根据"以药测证"的方法，结合分析本方药作用，从而拓宽了本方临床应用的思路。

9. **产后腰髋痛**

平某某，女，30岁。患者平素脾虚胃弱，经常纳谷无味，食欲不振，有时一餐只进一两稀饭，故日渐羸瘦，自觉头晕，心慌短气，四肢疲乏无力，睡眠不好。怀孕后食欲更减，虽服胃蛋白酶合剂、干酵母片和中药开胃健脾药，但效果均不显。产后二十天发现腰髋疼痛，日轻夜重，兼有麻木胀疲乏之感，于1981年10月21日来诊，查其腰骶椎无侧弯，腰大肌和臀部环跳穴有明显压痛，但按压时不向下肢放射，走路蹒跚，疼痛剧烈，初步诊为"产后腰髋痛，"性质待查，以薯蓣丸原方剂量配丸一料，结合局部按摩，治疗十天后疼痛大减。服药一个月后，纳差食少，头晕心慌乏力明显好转，继服两个月，饮食大增，自觉体质逐渐强壮，体重增加，腰髋疼痛和其他诸症已消失痊愈。（张仲景药法研究，北京：科学技术文献出版社，1984）

10. **心悸**

陈某,女,45 岁。1989 年 10 月 30 日诊。患病毒性心肌炎 3 年,多次住院中西药治疗,症状时缓时急,终未获愈。面色萎黄,心悸气短,胸闷乏力,头晕目眩,终日嗜睡,稍事活动,诸症加剧,下肢浮肿。舌苔淡白薄腻有齿痕,舌质淡红无华,脉象迟缓无力,时结代。为心功能三级。心率缓慢,55 次/分。心电图:伴室性期前收缩。心功能测定:每分钟搏血量 5.30 升,每搏血量 60 毫升,明显减少。胸片示心脏扩大。属心气(阳)不足、心血匮乏。依法服薯蓣丸 2 个疗程后,临床症状大部分消失,并可从事一般家务劳动,心功能恢复到一级,心率增至 78 次/分,无期前收缩,超声心动图:每分钟搏血量 7.40 升,每搏血量 96 毫升,明显提高。复查胸片,心脏较前缩小。后又间断服药百日,诸症若无。追访 2 年,未复发。[浙江中医杂志,1994(6):257]

【临床运用】

薯蓣丸既可治疗虚劳夹风的头眩、头痛、瘾疹、体痛或麻木等症,又能益卫实表,预防虚劳风气百疾的发生。薯蓣丸临床应用范围较广。近代医家以此治疗肺痨,能明显增强体质,促进空洞愈合;又以本方治疗多种老年性疾病、胃溃疡病、脱肛等,亦有良效。

【现代运用】

临床主要用于治疗慢性疲劳综合征、晚期非小细胞肺癌、慢性荨麻疹、慢性肾炎等病症。

(1)慢性疲劳综合征:本方加减治疗 69 例,疗程 12 周。以治疗后自我感觉良好,工作、生活、学习恢复正常,随访半年内无复发为痊愈标准。结果:痊愈 32 例,显效 21 例,有效 16 例,总有效率 100%。[中医药导报,2009(2)期]

(2)晚期非小细胞肺癌:化疗同时服用加减薯蓣丸免煎颗粒治疗 30 例,疗程 8 周。以改善临床症状,提高患者生存质量,稳定体重以及减毒增效作用为好转指标。结果:好转 6 例,稳定 18 例,恶化 6 例,总有效率 80.0%。[山西中医,2012(3)期]

(3)慢性荨麻疹:薯蓣丸治疗 52 例,疗程 3 个月。以风团及瘙痒完全消失,停药半年以上无复发为治愈标准。结果:治愈 27 例,显效 18 例,无效 7 例,总有效率 86.5%。[湖北中医杂志,2001(11)]

(4)慢性肾炎:本方加黄芪、蝉蜕,制成蜜丸治疗 24 例,疗程 10 个月。以尿蛋白消失为治愈标准。结果:治愈 8 例,显效 12 例,无效 4 例,总有效率 83.3%。[北京中医杂志,1994(1)]

獭肝散

【方剂组成】

獭肝(一具)

【方药用法】

阴干杵末,饮服方寸匕,日三,未愈再服。

【方证释义】

獭肝性温,温阳化阴,可杀瘵虫,而治冷劳。

【主治病证】

《肘后》獭肝散治冷劳,又主鬼疰一门相染。

【历代名医方论】

《张仲景金匮要略》:盖劳无不热,此冷者,即无阳之谓也。要知非伤营卫精血,乃伤肝中阳气,而肝为火之母,肝胆相为表里,为一阳生发之源,夫一阳生则诸脏之阳皆生,若肝胆之阳灭,则诸脏之阳亦灭,此伤肝脏温和生发之气,则心脾肺肾诸脏不温,经云:逆春气则少阳不生。肝气内变之义也。病必心神恍惚,夜卧多惊,不思饮食,食不消化,谓之冷劳,但治病必求其本,而獭为阴兽,其肝应月而增减,乃得天地阴阳进退之正,獭肉皆寒,惟肝性温,故以兽肝之温而补人肝温气之本,是非桂附大热而补心相之标,是欲肝得其温,

则火源渐长，诸阳齐起，冷劳可愈矣。治鬼疰一门相染者，盖鬼即人之魂，而离体则为鬼，是属阴邪，而肝主藏魂，鬼邪侵袭于肝，使人魂不得归室，故为鬼疰，冤业情思不散，尸气相传，同气受邪，连绵不绝，谓一门相染。所以獭肝性温，阴中阳物，独补人肝之阳，阳能胜阴，而肝得其补，舍气充盈，阳长阴消，故亦治也。

《金匮要略浅注》：劳无不热，而独言冷者，阴寒之气与邪为类，故邪挟寒入肝，而搏其魂气，使少阳无权，生生气绝，故无不死。又邪气依正气而为病，药力不易及，故难愈。獭者，阴兽也。其肝独应月而增减，是得太阴之正，肝与肝为类，故以此治冷劳，邪遇正而化也。獭肉皆寒，惟肝性独温，故尤宜冷劳。又主鬼疰一门相染，总属阴邪，须以正阳化之耳。

《金匮要略论注》：劳无不热，而独言冷者，阴寒之气与邪为类，致邪夹寒入肝而搏其魂气，使少阳无权，生生气绝，故无不死。又邪气依正气而为病，药力不易及，故难愈。獭者阴兽也，其肝独应月而增减，是得太阴之正，肝与脾为类，故以此治冷劳，邪遇正而化也。獭肉皆寒，惟肝独温，故尤宜冷劳，又主鬼疰一门相染，总属阴邪，须以正阳化之耳。

《本事方》：葛稚川言鬼疰者，是五尸之一疰。诸鬼邪为害，其变动不一，大约使人寒热淋漓，沉沉默默，不得知其所苦，而无处不恶，累年积月，渐就顿滞，以至于死，传于傍人，乃至灭门。觉知是证者，急治獭肝一具，阴干取末，水服方寸匕，日三服效。未知再服，此方神良。再按长桑君所授越人禁方，各传其徒一人者，至华元化毙狱，其传遂泯，仲景医中之圣，诸禁方讵不尽窥底蕴，然而有其理无其事者，不足尚也。有其事无其理者，不足尚也。即有其理，有其事矣，而用意罕几先之哲，尤不足尚也。如獭肝散非不可以杀虫，而未可以行血逐瘀，所以制缓中补虚大黄䗪虫丸一方，自出手眼。而授陈大夫百劳丸一方，加入人参，只作一服，以取顿快。盖于此时而用力，可图十全其五也。迨至束手无策，而取用獭肝以去其虫，虫去其人可独存乎？然虫亦不可不去也，《金匮》之附《肘后》一方，岂无意哉！

【医案举例】

肺痨

王某，男性，颈长肩耸，面容清瘦，十之八九易得损证。今以咳为主诉，前年曾咯血，不亟加休养，行将进展无已。

北沙参三钱、大麦冬三钱、京玄参三钱、阿胶珠五钱、血燕根三钱、肥知母三钱、大熟地五钱、玄武版一钱、蒸百部三钱、水獭肝(焙吞)二钱。另琼玉膏六两、川贝末三钱和入，早晚各服一匙。

按：前人认为“瘦人多火，易得痨嗽”。阴虚火旺，虚火炼津为痰，使肺失清肃，肺气上逆而为咳，立方滋补肺肾之阴，则虚火自潜；百部、獭肝，能润肺杀虫，扶正抗痨，血燕根即燕窝之含血丝者，能清补肺阴。方从《心悟》月华丸化裁，为此病正治之方。

皂荚丸

【方剂组成】

皂荚(刮去皮，用酥炙)八两(120克)

【方药用法】

上一味，末之，蜜丸梧子大，以枣膏和汤取三丸，日三夜一服。

【方证释义】

皂荚辛咸温有小毒，常用于祛除风痰、除湿毒、杀虫、通经络。

【主治病证】

咳逆上气，时时吐浊，但坐不得眠，皂荚丸主之。

【历代名医方论】

《经方实验录》：师曰《要略》曰：“咳逆上气，时时吐浊，但坐，不得眠，皂荚丸主之。”按射干麻黄汤证但云咳而上气，是不咳之时，其气未必上冲也。若夫本证之咳逆上气，则喘息而不可止矣。病者必背拥叠被六七层，始能垂头稍稍得睡。倘叠被较少，则终夜呛咳，所吐之痰黄浊胶黏。此证予于宣统二年，侍先妣邢太安人病亲见之。先妣平时喜进厚味，又有烟癖，厚味被火气熏灼，因变浊痰，气吸于上，大小便不通。予不得已，自制皂荚丸进之，长女昭华煎枣膏汤，如法昼夜四服。以其不易下咽也，改丸如绿豆大，每服九丸。凡四服，浃晨而大小便通，可以去被安睡矣。后一年，闻吾乡城北朱姓老妇，以此证坐一月而死，可惜也！

曹颖甫：有黄松涛者，住城内广福寺左近，开设玉器店，其母年七旬许，素有痰饮宿疾，数年未发，体甚健。某秋，忽咳嗽大作，浊痰稠黏，痛牵胸胁，夜不能卧，卧则咳吐，胀痛更甚，前所未见。病发三日，乃延余诊，其脉弦数，气急促，大便三日未行，力惫声嘶，喘不能续，证已危险。余乃告其家人曰：此属痰饮重证，势将脱，若不急救，再延片刻，无能为矣。于是急取控涎丹一钱五分，以开水冲元明粉三钱吞送。不久，咳减，气急稍定。至晚大便下，作黑色，能安眠。达旦，诸恙尽失。于是始知控涎丹系十枣汤变其体制，用以备急者也。然考此病本皂荚丸证。《金匮》所谓咳逆上气，时时吐浊，但坐不得眠，皂荚丸主之是也。但此证来势暴厉，病体已不支，恐皂荚丸性缓，尚不足以济急耳。

《长沙药解》：《金匮》皂荚丸，皂荚六两。去皮，酥炙，蜜丸梧子大，枣膏和汤服三丸，日夜四服。治咳逆上气，时时唾浊，但坐不得眠。以肺胃逆升，浊气郁塞，涎沫胶粘，下无泄路，故时时上唾。身卧则气道愈阻，弥增壅闷，故但坐不得眠。皂荚开闭塞而洗痰涎，通气道而降冲逆也。

皂荚辛烈开冲，通关透窍，搜罗痰涎，洗荡瘀浊，化其黏连，胶热之性，失其根据，攀附之援，脏腑莫容，自然外去，虽吐败浊，实非涌吐之物也。其诸主治，开口噤，通喉痹，吐老痰，消恶疮，熏久利脱肛，平妇人吹乳，皆其通关行滞之效也。

《金匮玉函经》：皂荚性能驱浊，其刺又能攻坚，且得直达患处，用意神巧。

《金匮要略释义》：方中皂荚以涤痰去垢，佐以蜜丸枣青兼顾脾胃，使痰除而不过伤正气。

【医案举例】

1. 痰饮宿疾

师曰门人卢扶摇之师曹殿光，芜湖人，年五十所，患痰饮宿疾，病逾十载，扶摇不能治，使来求诊。其证心下坚满，痛引胸胁，时复喘促，咳则连声不已，时时吐浊痰，稠凝非常，剧则不得卧。余谓其喘咳属支饮，与《伤寒论》之心下有水气，《痰饮篇》之咳逆不得卧，证情相类，因投以小青龙汤，不效。更投以射干麻黄汤，合小半夏汤，又不效。而咳逆反甚，心殊焦急。更思以十枣汤攻之，而十枣又为胸胁悬饮之方。思以葶苈大枣降之，而泻肺系为肺胀肺痈而设，皆非的对之剂。纵投之，徒伤元气，于病何补？因念其时吐痰浊，剧则不得卧，与《金匮》所载皂荚丸证，大旨相同。遂以皂荚炙末四两，以赤砂糖代枣和汤，与射干麻黄汤间服之。共八剂，痰除喘平，诸恙尽退。

2. 肺胀

张某某，男，70岁，农民。间断性咳嗽，胸闷二十余年。二年来咳喘呈持续性，每逢冬季加重，多次住院治疗，诊为“慢性支气管炎，肺气肿，肺源性心脏病”。十天前因受凉咳喘加重。胸部憋胀，不能平卧，咯痰白黏胶固，难以咯出，伴心悸，下肢水肿。曾经某医院门诊治疗，诊为“肺心病合并急性感染”，注射青、链霉素，氨茶碱，服双氢克尿塞、安体舒通等，效果不显，要求中医治疗。患者呈半坐位，喘息抬肩，喉中痰鸣，口唇紫绀，颈部青筋暴张。胸呈桶状，四肢不温，下肢水肿，按之陷而不起，舌质紫暗，苔黄腻，

脉弦滑无力。

证属肺胀，缘因痰浊内壅，阻塞气道，气体易入而难出，致肺脏气胀。急宜涤痰逐饮，豁通气道。给皂荚丸每次 1 丸，每日 4 次。用药后次日早晨，痰液变稀，咯出大量稀痰，自觉胸部宽畅，喘咳明显减轻，紫绀亦减。次日拉稀便 2 次，喘息胸憋续减，至晚已能平卧，紫绀消失，喘咳已平，后以健脾养心，固肾纳气之法巩固。

3. 眩晕

祝某，女，50 岁。患者素嗜肥甘，六日前因长途乘车过劳后感头晕目眩，喜静卧，动辄天旋地转，如坐舟车。耳鸣如蝉，恶心脘闷，泛吐黄浊胶黏痰涎，大便七日不解，小便黄少。诊见：面色皖白，频频咳吐胶黏黄痰，静卧不动，舌质淡，苔黄腻，脉滑数。

辨为痰浊中阻之眩晕，投半夏白术天麻汤。服药二剂而不效，余思方证合拍，为何用之不灵，莫非为顽痰作祟而常法难以收功。乃试用下法投以皂荚丸，一剂后，燥屎与痰涎俱下，次日眩晕呕吐诸症大减，连服二剂后诸症者失，乃改用补中益气汤加味调补气血善后而收功。追访一年无复发。

4. 腹痛（胃癌术后）

柳某，女，59 岁。1986 年 5 月因反复胃痛、嗳气吐酸及胃脘部包块在某医院诊为“胃网膜瘤“而施手术。术中发现胃体包块与大网膜、横结肠等邻近组织广泛粘连，无法切除肿块，取活检后关腹。病理检查确诊为“胃体部腺癌。”术后常感脘腹胀满疼痛，呕恶，泛吐黏稠痰涎，大便半月一行，小便黄少，经中西药治疗数月无明显好转。

1987 年 2 月因大便二十余日不行，腹痛腹胀，咳吐痰涎胶黏难咯，全身酸楚就诊我处。查见患者呈恶病质，胃脘部可按及拳头大包块，质硬。左锁骨上及左腋窝淋巴结肿大约核桃大小，腹痛拒按。舌淡苔黄，脉滑数。拟诊为阳明腑实证，投以增液承气汤二剂，服之不效。二诊时，乃以顽痰停滞中脘论治，投以皂荚丸。药用大皂荚一条（去皮炙酥），大枣 30 克加水 500 毫升煎至 300 毫升，入白砂糖 50 克，分四次服。

是夜大便通利，所下者粪少痰多，其后竟大多为胶黏痰涎。二月后腹胀腹痛诸症大减，乃改用八珍汤加大枣 20 克煎汤送服加味皂荚丸（皂荚八条去皮炙酥，昆布 50 克，莪术 50 克，共为末，蜜丸梧子大），日三服，每服三丸。坚持服药半年，追访一年患者尚健在，二便正常，生活可自理，肿大之淋巴结略有缩小。

【现代运用】

现代药理研究表明皂荚主要含有三萜类、本脂素类等多种化学成分，具有抗肿瘤、保护心血管、抑菌、抗炎等药理作用。本方常用于治疗呼吸系统疾病，如肺炎、肺结核、慢性气管炎、支气管哮喘、肺脓疡、慢性鼻炎、顽固性哮喘等属于上述证机等。

泽泻汤

【方剂组成】

泽泻五两（15 克），白术二两（6 克）

【方药用法】

上二味，以水二升，煮取一升，分温再服。

【方证释义】

方中泽泻甘淡，利水渗湿，使水湿从小便而出，为君药。白术甘苦，健脾益气，利水消肿，助脾运化水湿，为臣药。两药相须为用，重在利水，兼健脾以制水，为治脾虚水饮内停之良方。

【主治病证】

心下有支饮，其人苦冒眩，泽泻汤主之。

【历代名医方论】

《金匮悬解》：泽漆汤，人参、甘草，补中而培土，生姜、半夏，降逆而驱浊，紫参、白前，清金而破壅，桂枝、黄芩，疏木而泻火，泽漆决瘀而泻水也。脉法：浮为在表，表有寒邪，故用麻黄。

《长沙药解》:《金匮》泽泻汤,泽泻五两,白术二两。治心下有支饮,其人苦冒眩者。以饮在心下,阻隔阳气下降之路。阳不根阴,升浮旋转,故神气昏冒而眩晕。此缘土湿不能制水,故支饮上泛。泽泻泻其水,白术燥其土也。

泽泻咸寒渗利,走水府而开闭癃,较之二苓淡渗,更为迅速。五苓、八味、茯苓、泽泻、当归、芍药诸方皆用之,取其下达之速,善决水窦,以泻土湿也。

【医案举例】

1. 支饮

管右,住南阳桥花场,九月一日咳吐沫,业经多年,时眩冒,冒则呕吐,大便燥,小溲少,咳则胸满,此为支饮,宜泽泻汤。

泽泻(一两三钱),生白术(六钱)。

佐景按:本案病者管妇年三十余,其夫在上海大场莳花为业。妇素有痰饮病,自少已然。每届冬令必发,剧时头眩,不能平卧。师与本汤,妇服之一剂,即觉小溲畅行,而咳嗽大平。续服五剂,其冬竟得安度。明年春,天转寒,病又发。师仍与本方,泽泻加至二两,白术加至一两,又加苍术以助之,病愈。至其年冬,又发。宿疾之难除根,有如是者!

《伤寒》《金匮》中小方甚多,吾师亦常用之。佐景因笔墨不闲,未暇一一详举。神而明之,存乎其人。

以上自小青龙汤至泽泻汤凡五证,皆治痰饮。小青龙汤以心下有水气为主,射干麻黄汤以喉中水鸡声为主,苓桂五味加姜辛半夏杏仁汤以吐涎沫为主,皂荚丸以胶痰为主,泽泻汤以眩冒为主,此其大较也。

2. 冒眩

朱某某,男,50岁,湖北潜江县人。头目冒眩,终日昏昏沉沉,如在云雾之中。两眼懒睁,双手颤抖,不能握笔写字。迭经中西医治疗,病无起色,颇以为苦。视其舌肥大异常,苔呈白滑而根部略腻,切其脉弦软。疏《金匮》泽泻汤:泽泻24克,白术12克。服第一煎,未见任何反应。患者对其家属说:此方药仅两味,吾早已虑其无效,今果然矣。孰料第二煎后,覆杯未久,顿觉周身与前胸后背漐漐汗出,以手拭汗而黏,自觉头清目爽,身感轻快之至。又服3剂,继出微汗少许,久困之疾从此而愈。

3. 眩晕(梅尼埃综合征)

赵某某,男,57岁,1985年9月28日入院。患者自觉四周及自身在旋转,反复发作已7天,并伴有头重、耳鸣、胸闷、恶心、呕吐,时有水平性眼球震颤。舌质淡红,苔白厚腻,脉弦滑。甘油试验(+),诊为梅尼埃综合征。拟泽泻70克,白术30克。2剂后诸症均消。效不更方,再进3剂巩固出院。后改用散剂:泽泻240克,白术80克,研细末,每服5克,每日2次。随访至今未复发。

4. 头痛

沙某某,女,19岁,知青。患者于1974年下乡,在新郑农村劳动期间,曾多次汗后用冷水洗头,以致头痛绵绵不休,久治不愈,于1976年9月回郑求治。主诉:自幼体弱,食欲欠佳,下乡期间,食欲尚无增进,然通过体力劳动,体力似有增加,仍瘦弱面黄,肢困乏力,舌淡苔白,脉弱无力,头痛如裹。证属脾虚湿遏所致之头痛。素体脾虚,又受外湿,欲用发散之品以止其痛,但湿尚存,加之脾虚不运,湿何能祛,痛焉能止?故法当健脾祛湿,拟泽泻汤加川羌、甘草以治之,症情单纯,不须多味,防其抵牾。处以:泽泻15克,白术15克,川羌9克,甘草3克,3剂,水煎服。

二诊:头痛已减,嘱其再进3剂。病愈。

5. 怔忡(心律失常)

张某某,男,69岁,郑郊农民。1972年11月12日初诊。主诉:十年前患浮肿病后,常有心慌心悸之感,若饮食偶有不适,下肢即轻度浮肿,四肢乏力。西医诊为“心律失常”。观其面色㿠白,舌淡体胖,苔薄白,脉濡缓,有结代,心音低钝,心率80次/分,

律不齐。证属脾虚湿滞，阻遏心阳之怔忡。虑其家庭累赘大，且服药不便，遂处以泽泻汤加味，意在健脾温阳利湿，改散剂缓进，不图速效。处以：泽泻120克，白术120克，桂枝45克，共为细末，日二次，每次开水送下7～9克。

患者服药20天后，证有好转，浮肿全消，心率78次/分，律整，脉力尚可，唯舌质尚淡，食少，说明脾虚尚未完全恢复，故继拟泽泻汤加重白术用量。处以：泽泻90克，白术120克。服法如前，尽剂后心律整，食纳增，无心悸不适。随访数载，一如常人。

6. 喜唾

魏以伦医案：燕某某，女，10岁，学生。1981年7月12日就诊。患者喜唾一年。诊其形神俱佳，苔脉如常，余无所苦。询之，曰：不吐则唾液增多，亦无五味之变。嘱其忍住，须臾则清唾盈口，视之实乃清水。乃易《金匮》泽泻汤为散治之。处方：福泽泻60克，焦白术20克，共研细末，开水冲服，每次10克，日服两次。一料药尽，吐唾减少，但觉口干，恐有渗利燥湿太过之嫌，减量续服，两料药尽，喜唾竟止。

7. 体虚感冒

李某，男，54岁，中学教师。1987年8月18日就诊。自诉多年来经常反复感冒，服用过各种感冒药，只缓解症状，药停后旋即复发。常出现头痛、鼻塞、流涕、恶风、发热等感冒症状，苦不堪言。诊见形体消瘦，气短乏力，饮食量少，舌淡红苔薄白，脉浮数无力。诊断为体虚感冒(营卫不和)。泽泻20克，焦白术15克，牛膝10克，每日1剂，用1500毫升开水泡于保温瓶中频频服尽。10日为1个疗程。上方治疗2个疗程，各种症状消失，随访3年多来未再发生感冒，体质也明显增强。

8. 尿频尿急

戴某某，女，21岁，农民。1977年3月17日诊：尿频尿急，口流清涎，头目眩晕，脉沉涩，舌红少苔，系“忍溺入房”，肾失开阖之权，膀胱气化失司所致。拟泽泻汤加味：泽泻15克，白术10克，淮牛膝5克。水煎分二次温服。3剂痊愈，翌年生一小孩。

9. 耳脓(化脓性耳炎)

蒋某某，男，17岁。双侧耳道流脓三年余，时好时发，感冒后加重，多方医治无效。处方：白术50克，泽泻25克，柴胡10克。1剂后症状明显减轻，续进5剂，痊愈。随访2年，未复发。

【现代运用】

现代药理研究表明泽泻具有利尿、降血脂、降血压、降血糖、抑制动脉粥样硬化、免疫调节、抗炎、抗肿瘤等多种作用，白术具有具有利尿、降血脂、降血压、抗炎等药理作用，泽泻汤具有较强的降脂及抗炎活性，在现代临床中广泛应用于高血压病、高脂血症、眩晕病、脑血管供血不足等疾病的治疗。

麦门冬汤

【方剂组成】

麦门冬七升(42克)，半夏一升(6克)，人参二两(9克)，甘草二两(6克)，粳米三合(3克)，大枣十二枚(3枚)

【方药用法】

上六味，以水一斗二升，煮取六升，温服一升，日三、夜一服。

【方证释义】

方中重用麦冬为君，甘寒清润，既养肺胃之阴，又清肺胃虚热。人参益气生津为臣。佐以甘草、粳米、大枣益气养胃，合人参益胃生津，胃津充足，自能上归于肺，此正“培土生金”之法。肺胃阴虚，虚火上炎，不仅气机逆上，而且进一步灼津为涎，故又佐以半夏降逆下气，化其痰涎，虽属温燥之品，但用量很轻，与大剂麦门冬配伍，则其燥性减而降逆之用存，且能开胃行津以润肺，又使麦门冬滋而不腻，相反相成。甘草并能润肺利咽，调和诸药，兼作使药。

【主治病证】

大逆上气，咽喉不利，止逆下气者，麦门冬汤主之。

【历代名医方论】

《绛雪园古方选注》：麦门冬汤，从胃生津救燥，治虚火上气之方。《金匮》云：火逆上气，咽喉不利，止逆下气。按《内经·脉解篇》云：呕咳上气喘者，阴气在下，阳所在上，诸阳气浮，无所依从，故呕咳上气喘也。《五脏生成篇》云：咳逆上气，厥在胸中，过在手阳明、太阴。是则上气病在肺，下气病在大肠也，明矣。盖金位之下，火气承之，非独肺也，大肠亦然。若徒以寒凉冷燥，止肺经火逆上气，而手阳明之下气未平，仍然胸中膹郁闭塞呻吟，岂非大肠之燥传入于肺，而为息贲有音，上奔而不下也乎？仲景另辟门户，用人参、麦门冬、甘草、粳米、大枣大生胃津，救金之母气，以化两经之燥，独复一味半夏之辛温，利咽止逆，通达三焦，则上气下气皆得宁谧，彻土绸缪，诚为扼要之法。止逆下气，或注曰，止其逆则气下，是申明火逆上气，于理亦通。

《医学衷中参西录》：或问，《金匮》麦门冬汤所主之病，与妇人倒经之病迥别，何以能借用之而有效验？答曰：冲为血海，居少腹之两旁。其脉上隶阳明，下连少阴。少阴肾虚，其气化不能闭藏以收摄冲气，则冲气易于上干。阳明胃虚，其气化不能下行以镇安冲气，则冲气亦易于上干。冲中之气既上干，冲中之血自随之上逆，此倒经所由来也。麦门冬汤，于大补中气以生津液药中，用半夏一味，以降胃安冲，且以山药代粳米，以补肾敛冲，于是冲中之气安其故宅，冲中之血，自不上逆，而循其故道矣。特是经脉所以上行者，固多因冲气之上干，实亦下行之路，有所壅塞。观其每至下行之期，而后上行可知也。故又加芍药、丹参、桃仁以开其下行之路，使至期下行，毫无滞碍。是以其方非为治倒经而设，而略为加减，即以治倒经甚效，愈以叹经方之涵盖无穷也。

《医门法律》：此胃中津液干枯，虚火上炎之证，治本之良法也。夫用降火之药，而火反升；用寒凉之药，而热转炽者，徒知与火热相争，未思及必不可得之数，不惟无益，而反害之。凡肺病有胃气则生，无胃气则死。胃气者，肺之母气也。本草有知母之名者，谓肺借其清凉，知清凉为肺之母也。有贝母之名者，谓肺借其豁痰，实豁痰为肺之母也。然屡施于火逆上气，咽喉不利之证，而屡不应，名不称矣。孰知仲景有此妙法，于麦冬、人参，甘草、粳米、大枣，大补中气，大生津液，此中增入半夏之辛温一味，其利咽下气，非半夏之功，实善用半夏之功，擅古今未有之奇矣。

《血证论》：参米甘枣四味，大建中气，大生津液。胃津上输于肺，肺清而火自平，肺调而气自顺。然未逆未上之火气，此固足以安之。而已逆已上之火气，又不可任其迟留也。故君麦冬以清火，佐半夏以利气。火气降则津液愈生，津液生而火气自降，又并行而不悖也。用治燥痰咳嗽最为对症，以其润利肺胃，故亦治隔食。又有冲气上逆，夹痰血而干肺者，皆能治之。盖冲脉起于胞中，下通肝肾，实则隶于阳明，以输阳明之血下入胞中。阳明之气顺则冲气亦顺，胞中之血与水皆返其宅而不上逆矣。此方与小柴胡合看更明，小柴胡是从胃中引冲气上行，使火不下郁之法。此方是从胃中降冲气下行，使火不上干之法。或去粳米，加蜜更滋润。

【医案举例】

1. 肺痿

李某，女，36岁，已婚，1982年4月8日初诊。患者水肿时起时消两年余，历医十数，用“开鬼门”“洁净府”“去菀陈莝”等法，服五苓散、五皮饮、真武汤、疏凿饮子等利水方药效果不著。经某医院检查化验，诊为“慢性肾炎”，予可的松、环磷酰胺、利尿合剂等治疗，

其水肿仍时起时消。医患悉以为苦，遂商治于我处。查患者一身悉肿，目胞光亮，面白鲜明，两颧红赤，咽喉干燥不利，频频咳吐浊沫，舌体瘦小质红，乏津少苔，脉沉细略数。细揣此案，其病机演变与病证颇与《金匮》之肺痿相似，乃断为“水肿继发肺痿”（虚热型）。拟麦门冬汤加减治之。药用：麦冬30克，太子参20克，法半夏10克，淮山药（代粳米）20克，大枣12克，白芍20克，甘草10克。

二诊：上方服完10剂，小便量日渐增多，肿势已轻，浊沫大减，药已中病，遵岳美中教授“慢性病有方有守”之训，原方续服10剂。

三诊：服药已一月，水肿消尽，浊沫不吐，为巩固疗效，仍以养阴生津，健脾益肺之剂以善其后。随访五年，病未复发。

2. 吐涎不止

王某，女，14岁，学生，1968年6月15日初诊。患脑膜炎，经西医治愈后，经常口吐涎沫不止，吃东西时尤著，且伴有性情急躁，易怒，舌淡红，苔薄白，脉平不数。据《伤寒论》：“大病差后，喜唾，久不了了，当以丸药温之，宜理中丸”之意，给以理中丸治之，效果不显。又据《金匮要略》“上焦有寒，其口多涎”之意，给以苓桂术甘汤治之，仍无效果。

继欲用甘草干姜汤治之，因上述温补无效，遂按虚热肺痿，用麦门冬汤治疗。麦冬21克，党参9克，半夏9克，炙草6克，大枣4枚，粳米9克，水煎，3剂。服3剂后，初见疗效，口吐涎沫有所减少。上方加重半夏、麦冬之用量，最后半夏加至24克，麦冬加至60克，每日1剂，连服20余剂，病愈涎止。

3. 噎嗝

黄某某，女性，36岁，社员。患肺痿之证五年余，经常有咳嗽，喉间有痰阻滞，吐咯不爽，气逆心悸，形体羸瘦。近三月来，吞咽困难，不能进食，饮水至咽即咳呛而出。伴肢体乏力，面色不荣，语言低微，口干咽燥，动则喘咳，小便色黄，大便时干，舌苔薄黄质嫩红，脉象沉而带细数。

曾多方用中西药物治疗不效。余以为患者素体肺胃津伤，津伤则阴虚，阴虚则火旺，火旺必上炎，以致肺胃之气俱逆，于是发生噎膈与喘咳。噎膈之由实为劳嗽不止，耗伤津液，津枯液竭无以滋润咽喉所致。治宜清养肺胃，上逆下气。试投仲景麦门冬汤。处方：麦冬20克，法夏10克，西党15克，甘草3克，粳米50克，大枣5枚。进4剂而病瘥。

4. 咳嗽

崔某，男，28岁。1981年3月5日初诊。患者7年来，每到立春后，清明前无故发生咳嗽，咽痒，持续40余天方告缓解，经中西药治疗罔效。今年立春后呛咳又作，日夜不休，咳甚则面红耳赤，涕泪俱出，背冷潮热，口干口苦，舌红苔黄，脉弦细。

证属阴虚体弱，不能耐受阳气升发所致。予麦门冬汤去半夏主治。处方：西党参18克，炒麦冬12克，炙甘草5克，粳米一把，红枣5枚。服2剂咳大减，余症已除，守原方继进3剂，七年之痼疾竟获痊愈。随访至今，咳嗽未作。

5. 咽痛

唐某，女，45岁，1983年10月16日就诊。患者于1月前因发热、咳嗽、胸痛在某医院住院治疗，诊为“大叶性肺炎”，经西医治疗后，体温正常，胸痛控制。但干咳少痰，咽喉肿痛，饮食难下，声音嘶哑难出，形体渐瘦，近10余天常以静脉补液支持，神疲气短，舌质红少苔，脉细数。

证属燥热伤津，咽喉不利。治宜滋阴润燥，清利咽喉，拟麦门冬汤加减：麦门冬15克，法半夏5克，明党参10克，粳米12克，玄参21克，桔梗8克，蝉蜕5克，甘草3克。服上方3剂，咽喉疼痛减轻，语音增大，继服10剂，痊愈，随访未见复发。

6. **失音**

田某某，女，37岁，教师，1981年10月28日初诊。患者于10月15日因下痢新瘥即讲课，致声音欠扬，曾经某医投胖大海等中药罔效，昨日又连续上课，当晚即症状加重。现患者声音嘶哑，不能出声，咽燥口干，咳声低微，无痰，舌红无苔，脉细数。病属肺燥津伤。治以滋阴润肺，拟麦门冬汤进退：麦冬、粳米各15克，玄参、桔梗各10克，蝉蜕5克，法半夏、甘草各3克，大枣(剖)3枚。2剂。再诊：药后语能出声，但声音仍欠扬。续服原方3剂，讲话声音如常。

7. **胃脘痛**

成某，女，48岁，1984年2月5日初诊。胃脘痛10年，有肺结核病史。症见咳而咯痰不爽，咽喉不利，上腹饱胀，胃脘隐隐作痛，脘部烧灼，纳食不佳，口渴欲得凉润但不多饮，嗳气，大便干结。查面色苍黄，形体消瘦，舌质红，苔光剥，脉虚数。

X线钡餐检查胃窦部有激惹现象，胃窦大小弯呈锯齿状，痉挛性收缩，胃黏膜皱襞粗乱。胃镜检查：胃黏膜红白相间，以白为主，色泽变淡，黏膜变薄，皱襞变细，可透见黏膜下血管。

诊断为萎缩性胃炎。证属胃阴不足，虚火犯肺。治宜养胃生津，润肺清热。方用麦门冬汤：麦门冬20克，党参15克，粳米10克，姜半夏、甘草各5克，大枣10枚。嘱其戒烟酒，调饮食。煎服5剂后，胃脘灼痛减轻，纳食增加。守方加减又服50剂，症状消失，食欲正常，胃镜复查提示胃黏膜组织学改变好转。随访3年，未见复发。

【现代运用】

本方常用于慢性支气管炎、支气管扩张、慢性咽喉炎、矽肺、肺结核等属肺胃阴虚，气火上逆者。亦治胃及十二指肠溃疡、慢性萎缩性胃炎、妊娠呕吐等属胃阴不足、气逆呕吐者。

葶苈大枣泻肺汤

【方剂组成】

葶苈(熬令黄色，捣丸，如弹子大)9克，大枣十二枚(3枚)

【方药用法】

上先以水三升，煮枣取二升，去枣内葶苈，煮取一升，顿服。

【方证释义】

本方主要用于治疗痰涎壅盛证，方用葶苈子泻肺逐水，佐以大枣和中扶正。

【主治病证】

肺痈喘不得卧，葶苈大枣泻肺汤主之。

肺痈胸满胀，一身面目浮肿，鼻塞清涕出，不闻香臭酸辛，咳逆上气，喘鸣迫塞，葶苈大枣泻肺汤主之。方见上，三日一剂，可至三四剂，此先服小青龙汤一剂乃进。小青龙汤方见咳嗽门中。

支饮不得息，葶苈大枣泻肺汤主之。

【历代名医方论】

《绛雪园古方选注》：葶苈泄水下行，与甘相反，妙在大枣甘而泄中气，故用其甘以载引葶苈上行，泻肺用其泄，仍可任葶苈之性下行利水。不过藉枣之甘，逗留于上，而成泄肺之功，犹桔梗藉甘草为舟楫也。

《血证论》：先圣用药，泻必兼补，故无弊。即如此两方，桔梗以开达肺气，凡咽痛、肺痈排脓，皆主用之，而必君以甘草，以土生金，助其开达之势。葶苈苦寒，力能降泄肺中之气，火热壅肺，水饮冲肺，皆能随其实而泻之，而必君以大枣，使邪去而正不伤。得此意者，可知配合之义。

《长沙药解》：饮阻肺津下降之路，肺气壅碍，喘不得息。大枣补脾精而保中气，葶苈泻肺壅而决支饮也。又治肺痈，喘不得卧者。以土湿胃逆，浊气痞塞，腐败瘀蒸，化而为脓。肺气阻格，喘不得卧。大枣补脾精而保中气，葶苈破肺壅而排脓秽也。

《温病条辨》：支饮上壅胸膈，直阻肺气，不令下降，呼息难通，非用急法不可。故以禀金火之气，破癥瘕积聚，通用水道，性急之葶苈，急泻肺中之壅塞；然其性剽悍，药必入胃过脾，恐伤脾胃中和之气，故以守中缓中之大枣，护脾胃而监制之，使不旁伤他脏，一急一缓，一苦一甘，相须成功也。

《千金方衍义》：肺痈已成，吐如米粥，浊垢壅遏清气之道，所以喘不得卧，鼻塞不闻香臭。故用葶苈破水泻肺，大枣护脾通津，乃泻肺而不伤脾之法，保全母气以为向后复长肺叶之根本。然肺胃素虚者，葶苈亦难轻试，不可不慎。

《删补名医方论》：肺痈喘不得卧及水饮攻肺喘急者，方中独用葶苈之苦，先泻肺中之水气，佐大枣恐苦甚伤胃也。

【医案举例】

1. 肺源性心脏病伴肺部感染

胡某，男，69 岁。因患前列腺肥大而小便艰涩不利，经治疗后症状缓解，但咳嗽吐痰加重，痰黏稠稍黄，咳吐不易，伴见心悸气短，纳差腹胀，大便五日未行。既往有咳喘病史 10 余年。查体：急性病容，神志清，面色稍暗，肢体肿胀，呼吸急促，呈桶状胸，心率 112 次/分，两肺满布哮鸣音与细湿性啰音，口唇发绀，舌体胖大，舌质较暗，苔厚腻稍黄，脉弦滑。

证属痰热壅肺，肺失宣降，心血瘀滞。治以清化热痰、泻肺平喘、化瘀安神。处方：葶苈大枣泻肺汤加减。药用葶苈子 30 克，丹参 30 克，云苓皮 30 克，鱼腥草 15 克，炙桑皮 15 克，全瓜蒌 15 克，大枣 10 枚，杏仁 9 克，桃仁 6 克，大黄 5 克。水煎服，每日 1 剂。服药 8 剂，咳止喘平，心悸减轻，纳增痰少，舌苔由黄转薄白。改服香砂六君子汤加减，治疗月余症状消失而痊愈。

2. 渗出性胸膜炎

靖某，女，36 岁。患者因咳喘 10 日余，在当地卫生院治疗无效而来本院就治。现症：低烧，气喘不能平卧，活动后加重，胸肋痛，右肺为甚，吐白色黏痰，纳差，舌质淡红，苔薄稍黄，脉滑数。查体：右肺中下部呼吸音消失，叩诊呈浊音。胸部 X 线透视提示：右胸腔中等量积液，症属“悬饮”。

治以泻肺逐饮、降气平喘。处方：葶苈大枣泻肺汤加减。方药：葶苈子 30 克，云苓皮 30 克，车前子 30 克，丹参 20 克，炙桑皮 15 克，元胡 12 克，郁金 9 克，大枣 6 枚。水煎服，日 1 剂。服药 6 剂后小便量多，咳喘渐止，胸痛减轻。上方加薏苡仁 30 克，党参 15 克，地骨皮 5 克。继服 12 剂，诸症消失，精神饮食转佳，胸透复查，右胸腔积液吸收。用四君子汤加减，继服 1 周后而痊愈出院。

3. 肺气肿

时某，男，63 岁。慢性支气管炎病史 10 年余，感冒发热 7 天。曾在院外用氨苄青霉素、洁霉素、速效伤风胶囊等治疗无效。现咳嗽，气喘加重，呈半卧立位。查体，急性病容，喘促，口唇发绀，痰黏咳吐不利，桶状胸。听诊，心率 116 次/分，律齐，右肺可闻及细湿啰音。舌质稍红，苔薄腻稍黄，脉弦滑。

症属外邪束表，肺气失宣，痰浊壅肺。治以解表逐饮，宣肺平喘。处方：葶苈大枣泻肺汤加减。药用葶苈子 30 克，鱼腥草 30 克，丹参 30 克，双花 30 克，炙桑皮 15 克，炙杷叶 15 克，炙冬花 9 克，杏仁 9 克，大枣 5 枚。水煎服，日一剂，服药 6 剂后诸症减轻，继服 3 剂，病愈出院。

【现代运用】

现代药理研究表明葶苈子具备强心和利尿功效，可促进心肌收缩，增加心脏输出量。在现代临床中，葶苈大枣泻肺汤主要应用于肺源性心脏病、慢性心力衰竭等心肺系统疾病。

桔梗汤

【方剂组成】

桔梗一两(3 克)，甘草二两(6 克)

【方药用法】

上二味，以水三升，煮取一升，去滓，温分再服。

【方证释义】

桔梗辛开苦泄，具有利肺豁痰，清热缓痛等功效，加以甘草清热利咽，养阴解毒。

【主治病证】

少阴病，二三日，咽痛者，可与甘草汤；不差者，与桔梗汤。

咳而胸满，振寒，脉数，咽干不渴，时出浊唾腥臭，久久吐脓如米粥者，为肺痈，桔梗汤主之。

【历代名医方论】

《绛雪园古方选注》：桔梗味苦辛，苦主于降，辛主于散，功专开提足少阴之热邪。佐以甘草，载之于上，则能从肾上入肺中，循喉咙而清利咽嗌。张元素谓其为舟楫之剂者，譬之铁石，入水本沉，以舟载之，则浮于上也。

《长沙方歌括》：述少阴之脉，从心系上挟咽。二三日，乃三阳主气之期，少阴君火外合三阳上循经脉，故咽痛。甘草生用，能清上焦之火而调经脉者。不差，与桔梗汤以开其肺气，不使火气壅遏于会厌狭隘之地也。

《长沙药解》：《伤寒》桔梗汤，桔梗二两，甘草二两。治少阴病，咽痛者。以少阴肾脉，循喉咙而挟舌本，少阴心脉，挟咽而击目系，少阴病则癸水上冲，丁火不降，郁热抟结而生咽痛。桔梗开冲塞而利咽喉，生甘草泻郁热而缓迫急也。通脉四逆汤，方在甘草。治少阴病，下利脉微。咽痛者，去芍药，加桔梗一两，亦此法也。《金匮》以治肺痈，咳而胸满，振寒脉数，咽干不渴，时出浊唾腥臭，久而吐脓如米粥者。以肺气壅塞，湿热淫蒸，浊瘀腐败，化而为脓。桔梗破壅塞而行腐败，生甘草泻郁热而清肺金也。

《本草思辨录》：桔梗实不入肾，仲圣桔梗汤治少阴病咽痛，是肾家邪热循经而上，肺为热壅，以桔梗开提肺气，佐甘草以缓之，自然热散痛止，并非治肾，邹氏之论极是。气为血帅，气利则血亦利，故桔梗汤并主血痹。推之排脓与治肺痈，治结胸，仲圣诸方，无不与本经吻合。即肘后方治肠内瘀血，丹溪治痢疾腹痛，亦只如其分以任之耳。

【医案举例】

1. 咳嗽

薛立斋治一妇人，素血虚，发热咳嗽，服痰火之剂后，吐脓血，面赤脉数，其热甚危，此脓成而气血虚也。用八珍汤补元气，桔梗汤治之而愈。

一妇人感冒风寒，或用发表之剂，反咳嗽喘急，饮食少思，胸膈不利，大便不通，右寸关浮数，欲用疏通之剂。薛曰：此因脾土亏损，不能生肺金，若更利之，复耗津液，必患肺痈矣。不信，仍利之，虚症悉至，后果吐脓。乃朝用补中益气汤，夕用桔梗汤，各数剂，吐脓渐止。又朝仍用前汤，夕用十全大补汤，各五十剂，喜其善调理获愈。

2. 失音咽痛

刘某，女性，16 岁。患者参加学校运动会，田径比赛后，突然声哑，家人和同学急带来诊治。经喉科、儿科诊未发现声带器质性病变，特转中医治疗。望患者面色潮红而暗，舌红苔白，咽部充血，扁桃体稍大，气促发憋，咳嗽阵阵。询问家长曰，患者经常咽干喉痛，扁桃体经常肿大，反复感冒受凉，参加运动会比较紧张劳累，致使风火炎上，脉象浮大滑数。

乃阴虚夹感，风热郁肺，金实不鸣。急投桔梗汤、千金苇茎汤、竹叶石膏汤三方化裁：桔梗 12 克，甘草 10 克，芦根 15 克，冬瓜仁 12 克，桃仁 9 克，杏仁 9 克，淡竹叶 9 克，生石膏 24 克，麦冬 10 克，半夏 3 克，太子参 15 克，牛蒡子 9 克。服 3 剂后，说话恢复正常，诸症消失而愈。

3. 肺痈

闽侯雪峰林某，患咳嗽，胸中隐隐作痛，经过中西医调治，均不见效。后延余往诊，见其吐痰盈盆，滑如米粥，腥臭难闻。按其右寸

脉象滑数，舌质微绛，查其所服中药，多为清痰降火，大同小异而已。余再三考虑，药尚对症，何以并不见效？必系用量太轻。余照《金匮》桔梗汤加味施以重剂。

处方：甘草120克，桔梗60克，法半夏18克，白粉15克，炙紫菀9克。是日下午服药1剂，至夜半已觉胸中痛减，咳稀痰少。次日早晨复诊，患者自谓病已减轻大半。余复按其两寸脉微数，舌中部微现白苔。处方：甘草60克，桔梗30克，白麦粉24克，法半夏18克，炙紫菀9克。连服3剂而愈。

【现代运用】

现代药理研究表明桔梗汤具有较好的清热解毒、润肺止咳祛痰、抗炎、抗菌、抗病毒等功效，在临床上主要用于治疗咽喉炎症和肺部疾病。

人参汤

【方剂组成】

人参三两(9克)，干姜三两(9克)，甘草三两(9克)，白术三两(9克)

【方药用法】

上四味，以水八升，煮取三升，温服一升，日三服。

【方证释义】

人参汤温中散寒，健脾消痞。其功效、组成与《伤寒论》理中丸基本相同，甘草未标明“炙”，盖因心下痞，用生甘草者，以防其壅也、滞也。另外，《伤寒论》方后有药物加减方法，人参汤方后无。《金匮要略》说到本证见于以下论述的成因：胸痹心中痞气，气结在胸，胸满，胁下逆抢心，枳实薤白桂枝汤主之；人参汤亦主之。

【主治病证】

胸痹心中痞气，气结在胸，胸满，胁下逆抢心，枳实薤白桂枝汤主之；人参汤亦主之。

【历代名医方论】

《伤寒明理药方论》：人参味甘温，《内经》曰：“脾欲缓急，食甘以缓之”，缓中益脾，必以甘为主，是以人参为君。白术味甘温，《内经》曰：“脾恶湿甘，胜湿温中”，胜湿必以甘为助，是以白术为臣、甘草味甘平，《内经》曰：“五味所入，甘先入脾”，脾不足者，以甘补之，补中助脾，必先甘剂，是以甘草为佐。干姜味辛热，喜温而恶寒者，胃也畏寒，则中焦不治。《内经》曰：“寒淫所胜，平以辛热散寒、温胃”，必先辛剂，是以干姜为使，脾胃居中病，则邪气上下左右，无病不至，故又有诸加减焉，若脐下筑者，肾气动也，去白术加桂，气壅而不泄，则筑然动。白术味甘，补气去白术则气以散，桂辛热，肾气动者欲作奔豚也，必服辛味以散之，故加桂以散肾气，经曰：“以辛入肾，能泄奔豚气”，故也吐多者去白术加生姜，气上逆者，则吐多。术甘而壅，非气逆者之所宜也，《千金方》曰：“呕家多服生姜，此是呕家圣药”，生姜辛散，是于吐多者加之，下多者还用术，气泄而不收，则下多，术甘壅补，使正气收而不泄也，或曰：“湿胜则濡泄”，术转除湿，是于下多者加之。悸者加茯苓，饮聚则悸。茯苓味甘，渗泄伏水是所宜也湿欲，得水者加术，津液不足则渴，术甘以补津液，腹中痛者加人参，虚则痛，《本草》曰：“热者寒之，寒者热之”，此之谓也。

《金镜内台方议》：经曰：脾欲缓，急食甘以缓之。故用人参为君，补中正气，以甘草为臣辅之也。以白术为佐，正气固中。以干姜为使，温脾散寒。经曰：寒淫所胜，平以辛热，是也。

《医方考》：太阴自利不渴，寒多而呕，腹痛，鸭溏，霍乱，此太阴有真寒也，本方主之。太阴者，脾也。自利渴者为热，不渴者为寒。脾喜温而恶寒，寒多故令呕；寒者，肃杀之气，故令腹痛；鸭溏者，后便如鸭之溏，亦是虚寒所致；霍乱者，邪在中焦，令人上吐下泻，手足挥霍而目了乱也。霍乱有阴阳二证，此则由寒而致故耳。病因于寒，故用干姜之温；邪之所凑，其气必虚，故用人参、白术、甘草之补。

此申上文而出其治。热多欲饮水者，阳邪胜也。寒多不用水者，阴邪胜也。五苓散者，水行则热泄，是亦两解之谓也。理，治也，料理之谓。中，里也，里阴之谓。参术之甘，温里也。甘草甘平，和中也。干姜辛热，散寒也。

《伤寒悬解》：热多欲饮水者，湿盛而阳隔也，五苓利水泄湿，阳气下达，上热自清矣。寒多不用水者，阳虚而中寒也，理中温补中气，阳气内复，中寒自去也。若脐上筑者，肾气动也，去术加桂四两；吐多者，去术加生姜三两；下多者还用术；悸者，加茯苓二两；渴欲得水者，加术，足前成四两半；腹中痛者，加人参，足前成四两半；寒者，加干姜，足前成四两半；腹满者，去术，加附子一枚。服汤后，如食顷，饮热粥一升许，微自温，勿发揭衣被。水盛上湿，木郁风动，则脐上振悸，筑筑不宁，桂枝疏木而达郁。生姜降逆止吐。白术燥土止利。水盛土湿，木郁风动，则心下振悸，茯苓利水而泻湿。土湿火升则渴，白术燥土生津。土虚木贼则腹痛，人参补脾养阳而止痛。干姜温暖脾胃。附子去阴寒而破胀满。热粥以助药力，温覆微取汗、以散外寒。

《长沙药解》：即理中汤。治胸痹心痞，气结在胸，胸满，胁下逆抢心。以中气虚寒，脾陷胃逆，戊土迫于甲木，则胸中痞结，己土逼于乙木，则胁下逆抢。甘草、白术，培土而燥湿，姜、参，温中而扶阳，所以转升降之轴也。理中丸，即人参汤四味作丸。治霍乱吐利，头痛身疼，发热恶寒。以夏月饮食寒冷，水谷未消，感冒风寒，皮毛外闭，宿食内阻，木气不舒，郁而克土，胃气壅遏，水谷莫容，胃逆则呕，脾陷则利。参、术、姜、甘，温补中气，所以拨上下之枢也。腹痛加人参、足前成四两。以阳衰气滞，土木逼迫，加人参补肝脾之阳，以消阴滞也。

治霍乱吐利。若脐下筑者，肾气动也，去术，加桂四两，去术之滞，加桂枝益肝阳而伐肾阴也。吐多者，去术，加生姜三两，去术之壅，加生姜降逆而止呕吐也。腹满者，去术，加附子一枚，去术之闭，加附子开瘀浊而消胀满也。下多者，仍用术，以其固脱陷而止泄也。渴欲得水者，加术、足前成四两半，以其生津液而去湿也。

【医案举例】

冉雪峰医案

武昌宋某，患胸膺痛数年，延余诊治。六脉沉弱，两尺尤甚。余曰：此为虚痛，胸中为阳气所居。经云上焦如雾，然上天之源，在于地下，今下焦虚寒，两尺沉弱而迟，在若有若无之间，生阳不振，不能化水为气，是以上焦失其如雾之常，虚滞作痛。治此病，宜摆脱气病套方，破气之药，固在所禁，顺导之品，亦非所宜。盖导气始服似效，久服愈导愈虚，多服1剂，即多加虚痛。胸膺为阳位，胸痛多属心阳不宣，阴邪上犯，脉弦，气上抢心，胸中痛，仲景用瓜蒌薤白汤泄其痞满，降其喘逆，以治阴邪有余之证。此证六脉沉弱，无阴邪盛之弦脉，胸膺作痛即非气上撞心，胸中痛之剧烈，与寻常膺痛迥别，病在上焦，病源在下焦，治法宜求之中焦。盖执中可以运两头，且得谷者为后天之谷气充，斯先天之精气足，而化源有所资生。拟理中汤加附子，一启下焦生气，加吴茱萸，一振东土颓阳。服10剂后，脉渐敦厚，痛渐止，去吴茱萸，减附子，又服20余剂痊愈，数月不发。

【现代运用】

人参汤或理中丸(汤)是治中焦脾胃虚寒证的基础方，此方与大建中汤比较，偏重补益中气，因方中人参、白术、甘草三味益气药联用；而大建中汤偏重温阳散寒，因方中是蜀椒、干姜二味辛温药联用。人参汤临证应用，若胃寒吐逆较甚者，加吴茱萸、砂仁、半夏等；若脾湿较甚者，加藿香、佩兰等；气滞腹胀满甚者，加木香、枳壳、陈皮等；寒湿阴黄者，加茵陈、茯苓、猪苓等；阳虚便血或崩漏者，以炮姜易干姜，加阿胶、艾叶炭等；痰饮咳嗽，加橘

皮、半夏、茯苓等；阳虚重者，加附子，或桂枝等；若伴心血瘀阻者，加丹参、川芎、红花等。人参汤临床用于治疗慢性胃炎、消化性溃疡、胃扩张、慢性肠炎、慢性结肠炎、冠心病等疾病。

茯苓杏仁甘草汤

【方剂组成】

茯苓三两(9克)，杏仁五十个(8.5克)，甘草一两(3克)

【方药用法】

上三味，以水一斗，煮取五升。温服一升，日三服。不差，更服。

【方证释义】

茯苓作用于中焦，可健脾化痰逐中焦之水，平上冲之气；杏仁作用于上焦，逐胸中之水，降肺之逆气，又可开胸散结；甘草缓中健脾，使水饮去而肺气利。诸药合用，共奏健脾化痰、益气化饮之功。《金匮要略》说到本证见于以下论述的成因：胸痹，胸中气塞，短气，茯苓杏仁甘草汤主之。橘枳姜汤亦主之。

【主治病证】

胸痹，胸中气塞，短气，茯苓杏仁甘草汤主之。橘枳姜汤亦主之。

【历代名医方论】

《金匮要略方论本义》：师又曰：胸痹，胸中气塞，短气，茯苓杏仁甘草汤主之；橘枳姜汤亦主之。则为邪实而正不甚虚，阳微而阴不甚盛主治也。痹则必气塞，气塞则必短气，前言之矣。今开降其气，而诸证自除矣。方以茯苓淡渗健脾为君，其邪必合寒湿相杂也，杏仁降气宽胸，甘草和胃补虚，亦从缓而标本俱治之法也。

《医宗金鉴》：胸痹，胸中急痛，胸痛之重者也；胸中气塞，胸痹之轻者也。胸为气海，一有其隙若阳邪干之则化火，火性气开不病痹也。若阴邪干之则化水，水性气阖，故令胸中气塞短气，不足以息，则为胸痹也。水盛气者，则息促，主以茯苓杏仁甘草汤，以利其水，水利则气顺矣。

《金匮悬解》：胸痹，胸中气塞，短气，是土湿胃逆，浊气痞塞，肺无降路，是以短气。肺气堙塞，则津液凝瘀，而化痰涎。茯苓杏仁甘草汤，杏仁利气而破壅，苓、甘，补土而泻湿也。橘枳生姜汤，橘皮破凝而开郁，枳、姜，泻满而降浊也。

《金匮要略正义》：同是胸痹气塞短气，何又分主两法处治？盖上焦阳痹，清气不行，浊饮上逆，必至气塞短气。然上焦受气于中焦者也，设胃脘痰邪胶结，蒙闭上焦，则胸中亦必至气塞短气。是病机微有虚实上下之分，治法不可无轻重缓急之异。果其上焦不开也，则宜用茯苓、杏仁轻清之品，以宣泄之……此不可无分疆致治也，但一病之中，治亦有先后，先轻而后重，先上焦而后及中下，二方命意，其亦有秩然之次第欤！

《经方例释》：《外治·心腹胀急门》有《广济》茯苓汤，治膨胀，上下肿，心腹坚强，喘息气急，连阴肿，坐不得，仍下赤黑血汁，日夜不停。方中苓、杏并用，即师此方意也。又有郁李仁丸，治心腹胀满，腹中有宿水，连两胁满闷，气急冲心，坐不得方，亦苓、杏并用。此方以治短气为主，虽以茯苓、杏仁并主方名，然苓止三两，当今二钱三分，杏用五十枚，当今三钱强，是以杏为主也。杏仁主短气，茯苓、杏仁合用，亦仲景之一例。苓抑肾，杏开心，心肾利，则短气息矣。

《金匮指归》：茯，伏也；苓，灵也。阳，得阴则伏；阴，得阳则灵。气短半里上，土虚半里下，以茯苓甘淡气轻，通半里上阴气；以甘草极甘，培半里下土气；气满半里上，土虚半里下，以杏仁苦温下气，柔润表里络道之阴。上三味，以水一斗，煮取五升，象阳数，得地天生成，包藏土中，转运表里不息。温服一升，日三服，象一阳得阴阖于午，三阳得阴开于子。

《金匮发微》：胸中气塞，其源有二：一由

水停伤气,一由湿痰阻气。水停伤气,以利水为主,而用茯苓为君,佐杏仁以开肺,甘草以和中,而气自顺。

《圆运动的古中医学·金匮方解篇》:治胸中痹塞短气者。湿凝于肺;气不下行,故痹塞短气。茯苓泄湿,杏仁润肺降气,甘草补中。治湿气用润品;此法不可忽。

【医案举例】

1. 胸痹

王某某,男,68岁。患者因阵发性心前区闷痛1周入院,入院时还伴有心慌,喘气,胸闷,双下肢浮肿,纳差。大小便正常。查舌质淡红苔薄白,脉弦。心电图检查报告:前间壁心肌梗死。中医辨证考虑心脉瘀阻,痰饮阻滞。治拟活血通瘀、宣肺化饮之法。处方:茯苓、全瓜蒌各15克,杏仁、郁金、太子参各12克,甘草、当归、赤芍、川芎、桃仁、薤白各10克。服上方7剂后,患者心前区疼痛缓解,心慌、喘气、胸闷等症状明显好转,心电图复查较前明显改善。随后以茯苓、杏仁、甘草为基础,加党参、郁金、当归、川芎各12克,全瓜蒌、五味子、丹参各10克,桂枝、陈皮各6克,调理月余,康复出院。

2. 咳喘

王某某,女,63岁。1994年9月7日入院。患者原有慢性咳喘及高血压病史10余年。因受凉后引起咳喘复发1个月余,咳嗽,咳吐白色泡沫痰,胸闷气促,动则心慌,精神差。体查:血压20/14千帕(150/105毫米汞柱),心率84次/分,心律不齐,双肺均可闻及湿啰音,肝肋下1厘米,无压痛,舌质淡红、苔白,脉微弦。全胸片报告:左上肺部感染,陈旧性结核。心电图:偶发房早,左室肥大伴劳损。中医辨证属痰湿阻肺,气机不畅,兼有痰湿阻滞心脉之征。治拟宣肺化痰,降气解郁。处方:茯苓、丹参、蒲公英各12克,杏仁、百部、法半夏、陈皮、全瓜蒌、五味子、前胡、郁金各12克,甘草6克。服中药10天后,咳、痰、喘症明显减少,心慌、胸闷等症缓解。继以上法治疗20余天,病情逐渐稳定,心肺体征恢复正常。

3. 成人呼吸窘迫综合征

某男,42岁,因胆囊炎、胆石症住院外科手术。术后次日,突然呼吸窘迫浅促,咯唾痰涎,腹满呕恶,苔黄腻,脉数,延请呼吸科会诊。查:呼吸26次/分,两肺呼吸音粗、两下肺可闻及湿啰音,X线示:两肺纹理增多,边缘模糊;伴肺不张。除控制输液量、加强抗感染外,予宽胸理气,利肺化饮的茯苓杏仁甘草汤合橘枳姜汤出入,药如茯苓12克,杏仁10克,橘皮8克,枳实10克,全瓜蒌15克,制半夏10克,黄连3克,葶苈子12克,生姜2片,2剂药后咯出大量黄黏痰涎,病势顿挫。

4. 中风

陈某某,男,69岁,2006年3月29日初诊。主诉:语言欠利伴右侧肢体活动不利20余天。现病史:20余天前无明显诱因出现语言欠利伴右侧肢体活动不利。当时神清、头晕,无头痛及恶心呕吐等症,自服硝苯地平控释片、阿司匹林、降压避风片等药物治疗,症状未见改善。于外院查头颅CT:脑梗死。遂就诊于我科门诊并收入院治疗。现头晕、头部沉紧感,下颌不自主震颤,语言欠利,右颜面麻木,右侧肢体活动不利伴口干,纳多,夜寐欠安,小便频,大便干,舌暗红苔黄腻,脉弦。既往患高血压40余年,帕金森病3年。2005年1月行胆囊摘除术诊断:①中医:中风,颤震;②西医:脑梗死,帕金森病。治法:入院初期以生理盐水250毫升加脑蛋白水解物20毫升静脉滴注。中药予陈皮15克,清半夏15克,茯苓20克,枳实15克,竹茹5克,川厚朴15克,黄连15克,生黄芪30克,当归20克,地龙15克,桃红各20克,威灵仙30克,赤芍15克,水蛭10克,大黄10克,鸡血藤30克,珍珠母30克,生龙骨、牡蛎各30克。患者经7天治疗后,语言欠利、右颜面麻木、右侧肢体活动不利较前好转,但下颌不自

主震颤病情复旧。4月5日张师查房，谓颤震众医家皆从风、痰、火入手，孰不知先天吸吮动作亦为魄之所属，而肺为魄之处，又肺为水之上源，故应可从肺论治。据其舌脉，湿热之性无疑，因而原方去当归、生芪之温燥，加远志30克、杏仁10克、炙甘草15克以清宣肺气，宁心安神。服药7剂后颤震虽有所消减，但不明显。其舌暗红苔黄腻、脉弦未变，故原方加重茯苓(40克)、杏仁(20克)用量，重在清宣肺气，共7剂。4月17日张师查房，患者诉颤震明显减轻，仅情绪激动时症状明显，继以前法治疗。4月29日患者下颌不自主震颤基本消失，行走如常，饮食、二便正常。继以前法治疗7日，病情基本痊愈。

5. 嗅觉障碍

刘某某，女，72岁，2005年12月22日初诊。主诉：憋喘10余年，近1周加重。现病史：患者于2005年4月无明显诱因憋喘加重，就诊于"天津市胸科医院"，后转诊于"天津市第一医院"，诊为冠心病，予单硝酸异山梨酯、蚓激酶等药物治疗，症状有所缓解。1周前因情绪波动，憋喘症状加重。经朋友介绍来诊收入院治疗。现憋喘不能平卧，动则喘甚，张口抬肩，咳嗽、咳吐大量白色黏痰，伴颈项部僵直感，鼻塞、不闻香臭，纳呆，小便量少，双下肢水肿，大便2日1行、便干，夜寐欠安，舌暗红苔薄黄，脉弦数。既往患冠心病40余年，糖尿病5年，高血压病30年，1999年行阑尾切除术。诊断：①中医：喘证；②西医：冠心病，慢性充血性心力衰竭，2型糖尿病。治法：入院初期以美洛西林钠、硝酸甘油、喘定、速尿等药物静脉点滴。中药予当归15克，生地15克，桃仁、红花各20克，枳壳15克，川牛膝20克，川芎20克，柴胡15克，赤芍15克，桔梗15克，炙甘草10克，元胡15克，五灵脂15克，丹参20克，茯苓20克，陈皮15克。患者经6天治疗后，憋喘症状较前好转，但鼻塞、不闻香臭病情复旧。12月28日张师查房，谓"心肺有病，鼻为之不利也"。有诸内必形诸外，且"肺气通于鼻，肺和则鼻能知香臭矣"，鼻为肺窍，故其鼻塞可从肺论治，方用茯苓杏仁甘草汤合血府逐瘀汤加减。因而原方加杏仁15克、辛夷15克以开宣肺气，通利鼻窍，提壶揭盖。服药7剂后鼻塞有所消减，但未完全改善。其舌暗红苔黄腻、脉弦数变为舌暗苔白，故原方加桂枝20克、薤白15克，以"辛甘发散为阳"重在温通心阳，共14剂。1月10日患者诉鼻塞明显减轻，憋喘症状好转，继以前法治疗。1月17日患者鼻塞消失，呼吸如常，饮食、二便正常。继以前法治疗7日，病情基本痊愈。

【现代运用】

①中医病证：饮阻胸痹证。胸痛，胸闷，以闷为主，短气，或似有水饮逆窜胸中，或呕吐痰涎，质地清稀，舌淡、苔滑，脉沉或滑。②西医疾病：冠心病、肺源性心脏病、风湿性心脏病、肋间神经痛、神经性头痛、支气管炎、支气管哮喘、肺气肿、前列腺炎、膀胱炎等临床表现符合饮阻胸痹证者。

薏苡附子散

【方剂组成】

薏苡仁十五两(45克)，大附子(炮)十枚(80克)

【方药用法】

上二味，杵为散，服方寸匕，日三服。

【方证释义】

薏苡附子散温经止痛，散寒除湿。方中重用炮附子以温经散寒，通心阳，行痹阻，止疼痛；重用薏苡仁，除湿宣痹，导浊阴下行，又能缓解筋脉拘挛。二药合用使阳气振奋通畅，寒湿下行消散，则疼痛缓解。本方药味虽少，但炮附子辛温发散力量雄猛，故可作散剂以温散寒湿。《金匮要略》说到本证见于以下论述的成因：胸痹缓急者，薏苡附子散主之。

【主治病证】

胸痹缓急者，薏苡附子散主之。

阳虚寒湿胸痹证：胸痛时缓时急，急则剧烈疼痛，畏寒，汗出，四肢浮肿或困重，或胸痛彻背，或咳或喘，舌淡而胖，苔白而滑，脉弦或紧。

【历代名医方论】

《医门法律》：发明《金匮》胸痹缓急，用薏苡仁附子散。胸中与太空相似，天日照临之所，而膻中之宗气，又赖以包举一身之气者也。今胸中之阳，痹而不舒，其经脉所过，非缓即急，失其常度，总因阳气不运，故致然也。用薏苡仁以舒其经脉，用附子以复其胸中之阳，则宗气大转，阴浊不留，胸际旷若太空。所谓化日舒长，曾何缓急之有哉？

《金匮要略集注》：故宜用附子以回下焦之真无；用薏苡，以补十焦之生气；用苡为散者，取其行散中下之生阳于上也。薏苡米类，中焦之谷也。脾藏意，故主补脾脏之神。

《金匮玉函经二注》：坂取薏苡逐水为君，附子之辛热为佐，驱除寒结，席卷而下，又为能不胜任而愉快耶。

《金匮要略方论本义》：师又曰：胸痹缓急者，薏苡仁附子散主之。为阴寒之邪在胸停滞，发为上逆，缓急不时者主治也。薏苡仁下气宽胸，附子温中散邪，为盛甚而阳微亦甚者立法也。

《金匮要略心典》：阳气者，精则养神，柔则养筋，阳痹不用，则筋失养而或缓或急，所谓大筋软短，小筋弛长有定也，故以薏苡仁舒筋脉，附子通阳痹。

《长沙药解》：以水土湿寒，浊阴上逆，清气郁阻，胸膈闭塞。证有缓急不同，而总属湿寒，薏苡泻湿而降浊，附子驱寒而破壅也。

《金匮悬解》：胸痹缓急者，水土湿寒，浊阴上逆，肺气郁阻，胸膈闭塞。证有缓急不同，而总属湿寒。薏苡附子散，薏苡泻湿而降浊，附子驱寒而破壅也。

《金匮要略正义》：按缓急是病气之为缓为急。盖湿性濡滞，其气缓；塞性劲切，其气急也。时缓时急，循环无端，缓则百体懈弛，急则四肢拘急，其胸中痹痛之象有如此者，此元阳亏而为寒湿所痹故也。药用薏苡祛湿，附子散寒，阴邪退听，阳运不失其常度矣。

《金匮方歌括》：元犀按：薏苡禀阳明金气，金能制风，肝为风脏而主筋，取治筋之缓急，人之所知也，合附子以大补阳气，其旨甚奥。《经》云：阳气者精则养神，柔则养筋是也。《伤寒论》桂枝加附子汤，与此相表里。

《高注金匮要略》：其诸痹症，或缓或急。此湿寒之气在中焦，以上窥胸阳之往复，而为更迭入寇之象。故主祛湿利水之薏苡者，即上条茯苓甘草杏仁汤之义。配温中行阳之附子者，即上条橘枳生姜汤之义。而进之者也，至杵为散而连服其渣质，则留连胃中，使寒湿既去，而其干温之化，还浮于太虚，则填胸贯络，而痹自愈。此虽似乎单责阴弦之脉，注意在讨贼一边，不知荡平之后，阳微大振，而贺太平者，却正在朝廷也，噫、神矣哉。

【医案举例】

1. 医案

吴某，女，49岁，干部。患冠心病心绞痛已两年，常感胸膺痞闷，憋气，服栝楼薤白半夏汤加丹参、鸡血藤、降香等多剂，证情已趋和缓，但今日突然心胸疼痛，痛连脊背，呻吟不已，口唇青紫，手足冰冷，额汗如珠，家属急来邀诊，舌暗水滑，脉弦迟极沉。询其原因系由洗头劳累受凉所致。此属寒甚而阳衰，痹甚而血阻，若疼痛不解，阳将脱散，生命难保，故急以大剂薏苡附子散合独参汤加味救治：薏苡仁90克，熟附子30克，人参30克，参三七24克。先煎人参、附子，后纳薏苡仁、三七，浓煎频呷。只两剂，疼痛已缓解，厥回肢温，额汗顿止。

2. 胸痹（尚炽昌医案）

曹某，男，50岁，工人。患肋间神经痛10余年，1975年1月4日晚，因连日劳累，觉胸

部胀痛加重，至次晨痛无休止。此后，20余日来，胸部持续胀痛不止。严重时，常令其子女坐压胸部，以致寝食俱废，形体衰疲。伴有呕恶感，口唾清涎，畏寒肢冷等证。经西医检查，超声波提示肝大，X线提示为陈旧性胸膜炎，钡餐显示胃小弯有一龛影，其他无阳性发现。曾用西药解热镇痛剂、血管扩张剂、制酸、解痉、保肝、利胆及中药活血化瘀祛痰法，均无效。疼痛严重时，用杜冷丁能控制三四个小时。

1975年1月28日初诊：形证如上，闻及胃部有振水音，脉细弦，舌淡苔白润多水。属寒湿胸痹，宜温阳利湿。先予薏苡附子散：附子15克，苡仁30克。2剂。

1月30日复诊：诉服药当晚痛减，可安卧三四个小时。两服后，胸痛又减，饮食转佳。即于前方合理中及栝楼半夏汤，3剂。

2月2日三诊：疼痛大减，仅遗胸中隐隐不舒，体力有增，饮食渐趋正常。改拟附子理中合小建中汤3剂，胸痛止。又续服10余剂，钡餐透视龛影消失，胸痛未再复发。[河南中医学院学报，1978(2)：39]

按：胸痛之甚，伴寝食俱废，呕恶，口唾清涎，畏寒肢冷，一派阳虚寒湿内盛之候，故先以大剂量薏苡附子散温阳散寒止痛；待痛减病缓，再合理中及栝楼半夏，以标本兼顾，扶正祛邪并施；俟病几痊愈，以附子理中合小建中扶人身阳气而收功。其治可谓条理方明，进退有序，故获佳效。

3. 肺癌胸背疼痛

陈某，男，50岁，1995年12月12日初诊。胸闷、胸痛、咳嗽阵作8年，时而痰中挟血丝、舌质淡紫，苔薄黄，脉细弦，拟为甲状腺癌，转移性肺癌。X线胸片及胸部CT检查，左中、右下肺各见2厘米×2厘米圆形肿块，经化疗6个疗程后，肿块既无增大，亦未缩小，遂来我院就诊。辨证为正虚邪痹，瘀毒交结，治宜扶正解毒，除痹止痛，在原来治疗的基础上，复入薏苡仁20克，蛇舌草15克，熟附子6克，制川草乌各6克，川椒6克，炮姜炭6克，赤石脂15克，疼痛可缓，肿块缩小。

【现代运用】

薏苡附子散温阳除湿以治本，待心胸阳气振奋，寒湿消散，疼痛自然缓解。附子有温通心阳与除湿散寒的基本功能，经炮制后又有显著止痛作用。本方重用炮制大附子十枚，因病情急重，故须急于温阳散寒止痛。本方临证可根据病情调整附子用量，若阳虚甚者，加桂枝；气虚者，加党参、黄芪；湿邪甚者，加橘皮、半夏、茯苓；痰浊甚者，加栝楼、薤白；心血瘀阻者，加丹参、赤芍、川芎、三七。本方临床用于治疗冠心病心绞痛、心肌梗死、未化脓性心包炎、急慢性胆囊炎、肩周炎、坐骨神经痛等疾病。

乌头赤石脂丸

【方剂组成】

蜀椒一两(3克)，乌头一分(0.8克)，附子(炮)半两(1.5克)，干姜一两(3克)，赤石脂一两(3克)

【方药用法】

上五味，末之，蜜丸如桐子大，先服食一丸，日三服。不知，稍加服。

【方证释义】

方中乌头、椒、姜，一派大辛大热，别无他故，峻逐阴邪而已。此节若以药测证，乃知本方所主，实为阴寒过盛，阳气衰微，沉寒痼冷，阻遏阳气，故可见四肢厥逆，脉见沉紧，胸阳被遏阴寒之气上攻，则“心痛彻背，背痛彻心”，以乌头、附子、干姜、蜀椒诸辛热之品，以回阳逐阴，宣痹逐寒，以赤石脂载药直入血分，以达温经活血，逐瘀止痛之目的。

【主治病证】

心痛彻背，背痛彻心，是绵连痛而不休，则为阴寒邪甚，浸浸乎阳光欲熄，故以乌头赤石脂丸主之。

心痛彻背，背痛彻心，乌头赤石脂丸主之。

【历代名医方论】

《医门法律》：发明《金匮》心痛彻背，背痛彻心，用乌头赤石脂丸。心痛彻背，背痛彻心，乃阴寒之气，厥逆而上干者，横格于胸背经脉之间，牵连痛楚，乱其气血，紊其疆界，此而用气分诸药，则转益其痛，势必危殆。仲景用蜀椒、乌头一派辛辣，以温散其阴邪，然恐胸背既乱之气难安，而即于温药队中，取用干姜之泥，赤石脂之涩，以填塞厥气所横冲之新隧，俾胸之气自行于胸，背之气自行于背，各不相犯，其患乃除，此炼石补天之精义也。今人知有温气、补气、行气、散气诸法矣，亦知有堵塞邪气攻冲之窦，令胸背阴阳二气，并行不悖者哉。

《金匮要略集注》：夫背为阳，心为阳中之太阳，心痛彻背，背痛彻心者，阴极而阳剥矣。故宜乌头赤石脂丸主之。乌头，附子之母也，附子主温下焦之生阳，乌乃太阳之精，用乌头一分导太阳之心气以下合。石主补肾，石脂凝腻如脂，味甘色赤，有若肾脏所生之精血。此盖因极虚少精血，而虚寒之气反上人胸膈以凌心，故用石脂补肾脏之精，上入心化赤以资脉。蜀椒保心气以散阴寒，干姜温中焦以助生气，故用丸以留中。嫔乌头引心气以下交，石脂助精血以上济，是以二药为主方而命名也。

《千金方衍义》：故访《金匮》赤石脂丸而用乌头、干姜力开痹著，佐以桂心、细辛、吴茰其襄温散，而兼芍药、当归、干地黄护持营血，甘草和胃并和药性之寒热。

胸中阳气不布，阴邪袭踞，所以心痛彻背，背痛彻心，故《金匮》取崔氏乌头赤丸，更其名曰赤脂丸，以乌、附、椒、姜之卒烈破阴复阳，石脂之重涩填塞阴邪往来之路也。

《金匮要略方论本义》：再或心痛彻背，或背痛彻心，俱阴寒痞塞于胸，而前后相连作痛，阳微之甚者也，法宜乌头赤石脂丸主之。方用蜀椒、乌头、附子、干姜，一味大热之品，温中开痹；以赤石腊之涩，留滞其药与留滞之邪相争，邪自不胜正而降伏矣。为丸者，一日三服而渐渐稍加，俱从缓为主治也。上师为胸痹心痛短气者立法至详矣。短气虽只有茯苓杏仁甘草汤一方，而凡治胸痹，或开，或补，无非治短气也，学者参酌而用之，无不立效也。

《金匮要略心典》：心背彻痛，阴寒之气，遍满阳位，故前后牵引作痛。沈氏云："邪感心包，气应外俞，则心痛彻背；邪袭背俞，气从内走，则背痛彻心，俞脏相通，内外之气相引。则心痛彻背，背痛彻心，即经所谓寒气客于背俞之脉。其俞注于心，故相引而痛是也。"乌、附、椒、姜同力协济，以振阳气而逐阴邪。取赤石脂者。所以安心气也。

《金匮要略正义》：心痛即彻于背，背痛即彻于心，中间绝无正气存贮，止任阴邪往来冲激，虚寒何等。爰用赤石脂，性涩味甘，禀坚凝之土德，镇守中央，以堵截阴邪往来之道路。而以乌、附、姜、椒，群队辛热之品，以扶阳祛阴，允为阴寒痹痛之主方。

《本经疏证》：(白石脂)在乌头赤石脂丸，心痛与背痛为歧，则亦并之，而复以乌头与附子，气本相属者温其内，即使应于外、通其外，随使应于中，领椒姜以除其沉痼坚牢也。

《金匮要略》：乌头赤石脂丸，联用附子、乌头，治心痛彻背背痛彻心，其义最为微妙。沈明宗曰：邪感心包，气应外俞，则心痛彻背；邪袭背俞，气从内走，则背痛彻心。俞脏相连，内外之气相引，则心痛彻背，背痛彻心，即经所谓寒气客于背俞之脉，其俞注于心，故相引而痛是也。夫脏为俞气之所根，俞为脏气之所驻，谓其连属，则诸俞总在足太阳一经，经脉与脏并不相通也。故治俞者未必能及脏，治脏者未必能及俞，附子、乌头以气相属，

系不相连，而同施立投焉。则可知两物为用，温脏之寒，即能外及俞之痛；治俞之痛，即能内及脏之寒，故方中蜀椒、干姜、赤石脂皆用一两，并附子、乌头二物，亦仅及其数，可见虽用二物，原若只用一味，而其感通呼吸之理，已寓于其间矣。

《高注金匮要略》：夫三焦之化，阳从底生，盖以命门之温热，蒸熟水谷，而化悍气，然后上熏如雾，而贮为胸阳者也。况本症又属下焦之寒逆乎，是非温下以温上不可也。故以乌头之老阳，壮先天之元气；以附子之生阳，发后天之化气；取蜀椒之辛敛者，所以补其阳而封之固之也；取干姜之辛散者，又所以种其根而升之举之也；总交于气重色赤之石中脂髓，以为使者。气重、易致下行，色赤、偏宜阴脏，石中之脂髓，岂非欲其入精血中。而温资始之化源乎，丸非汤散之仅行上中者可比，且先食服之，故知其责在下焦也。弦脉主痛，今心痛彻背，背痛彻心，皆由于肝肾之邪，故知其阴弦在尺中，而非三条之所谓关上脉云云者也。凡胸无痹病，而乍中寒者，亦有心背彻痛之症，并主此丸。

《经方例释》：此桃花汤去米加椒、附、乌，变法为圆也。为治肾寒上攻之专方。一名乌头赤石脂圆。《外台》录此方，乌头、赤石脂、干姜各二分，蜀椒、附子各一分。《范汪方》无附子，有桂心等分。崔氏方有桂心二两，为六味，乌头、附子、赤石脂各三两，椒、姜各二两。《范汪方》无附者，当是与崔氏同，为六味而脱其一耳。本论大建中汤方，姜、椒亦并用，其治心胸中塞痛，亦与此治同。椒本治血痹，或以蛔动言之，浅也。《肘后》治苦呕不息方，干姜茱萸汤加减法，下不止，手足逆冷，加椒百粒，附子一枚炮，是椒、附治肾寒气逆也。《本事方》有椒附丸，止椒、附二味，治肾气上攻之菁痛，与此义合。

《金匮要略浅注补正》：当用乌头以去肝寒，附子以去太阳之寒，而背痛彻心之病愈；用蜀椒以去肺寒，用干姜以去胃寒，而心痛彻背之病愈。上用瓜蒌，取其宣通：此用石脂，取其堵塞，两面夹攻之病，若但注一面，安知圣师之旨。

《金匮发微》：以肾邪之凌心也，故用乌头、附子；以其如虫注也，故用蜀椒（湿痰有虫，蜀椒有杀虫之功而并温化湿痰）；以其寒也，故用干姜；以水邪之上僭也，故用止涩之赤石脂（观桃花汤及赤石脂禹余粮汤，可见止水功用）。方中乌头炮用，附子生用，一以固表阳，一以去肾寒，其中皆有深意。独怪近日药肆，至于不备生附子，有书于方笺者，反以为怪，则庸工之数也。（脉浮者能吐，故无方治，此证脉必沉紧，故别出方治如此）。

《金匮述义》：此阴寒凌盛，阳光欲熄也。心痛彻背，背痛彻心，气血紊乱，绢乱于胸也。此际，用破气行血药，如逐窜马，入赘放豚，如理梦丝，反而大痛，只宜乌附椒姜大辛大热，峻逐阴邪。最妙赤石脂一味，堵塞其攻冲之路，如包围歼敌也，亦《内经》“塞其空窍，为是良工”之理。喻昌、路玉皆作是言，予验已屡矣。

【医案举例】

1. 真心痛(急性下壁心肌梗死)

李济民医案：吕某某，女，62岁，1983年2月15日就诊。间发左胸疼2年。近日天气寒冷，自觉胸闷不适，今晨突发心绞痛不休，急用硝酸甘油片含舌下无效，求余诊治。证见心痛彻背，时有昏厥，汗出肢冷，唇舌青紫，脉细微欲绝，心电图示：急性下壁心肌梗死。证属寒凝痹阻，阳虚欲脱之候。治法：回阳救逆固脱。急用乌头赤石脂丸加减：乌头10克，乌附片30克，干姜10克，川椒8克，赤石脂15克，桂枝15克，红参15克。水煎。

一昼夜急服2剂，心痛大减，汗止肢温，昏厥随之而除。共服5剂，心痛消失，唯有胸闷不适，舌质淡红，苔白，脉象沉细。心电图复查提示：窦性心动过缓；冠状动脉供血不足。危证已去，改用枳实薤白桂枝汤加丹参

20克，栝楼10克，黄芪20克，红花4克，调治1个月而愈。随访一年未见复发。

按：患者心阳素虚，外寒乘虚而入，阴寒凝滞，心脉瘀阻，阳虚欲脱，为内闭外脱之危证，故急用乌头、附子回阳救逆，川椒、干姜温阳散寒，赤石脂固涩敛脱，加桂枝温通心阳，红参扶助真元，使阳回、寒散、痹通而奏效。

2. **胃脘痛**（何任医案）

项某某，女，47岁。胃脘疼痛，每遇寒或冷而发，发则疼痛牵及背部，绵绵不已，甚或吐酸泛漾，大便溏泻，曾温灸中脘而得缓解，脉迟苔白，以丸剂缓进。制川乌9克，川椒9克，制附子9克，干姜12克，赤石脂30克，炒白术15克，党参15克，炙甘草9克，高良姜9克，瓦楞子30克。上药各研细末，和匀蜜丸，每次2克，每日服2次，温开水冲服。

按：本案病机与乌头赤石脂丸证相合，故用之即效，异病同治也。

3. **寒痹(坐骨神经痛)**（刘俊士医案）

张某某，女，43岁，门诊号：16240，1983年3月26日初诊。左大腿疼痛，且向小腿、脚放射，怕冷年余，无外伤史，疼痛与天气变化无关。二便正常，舌正，脉滑。检查：病人俯卧，左大腿后侧、臀大肌均有明显疼痛。病人仰卧，左大腿直腿高举征阳性，高抬50°后左大腿后侧有明显疼痛。西医诊为左大腿坐骨神经痛，中医辨证为寒痹，治以温经活血，乌头赤石脂丸加减。川椒9克，细辛3克，干姜9克，益母草30克，老鹳草15克，牛膝15克，甘草30克，制川草乌各3克，赤石脂30克，川芎9克，当归9克，穿山龙10克。上方6剂后左大腿疼痛大减，原方再服12剂。1983年4月20日三诊，服用12剂后，疼痛已完全消失。6月18日复查，左侧直腿高举征阴性，无疼痛。

按(本案后记)：中医有“寒腿”不能吃猪头肉一说，猪头肉属寒。本例治愈后又因吃猪头肉而复发。又用原方治愈。以后忌吃猪头肉，二年随访，未见复发。

4. **风瘾疹(荨麻疹)**（刘俊士医案）

吴某某，男，57岁，门诊号：43115，1983年6月27日初诊。全身荨麻疹时发时愈已十余年，全身瘙痒难忍，皮疹以上半身多见，怕冷，平时遇冷即全身发作，经多方治疗，虽有时亦能暂时缓解，但疗效总不理想，遇冷就发。舌体有齿痕，两脉滑缓。证属素体阳虚，挟有风邪，拟温阳散寒，乌头赤石脂丸加减。制川草乌各3克，桂枝3克，白芍9克，细辛3克，干姜9克，白芷4克，川椒9克，甘草9克，赤石脂30克，3剂。1983年6月30日二诊，荨麻疹大减，皮肤瘙痒缓解，仍以原方3剂，继续治疗。7月5日三诊，荨麻疹已全部消退，随访二年，基本上未见复发。

按：阴寒内盛，阳气虚弱，不抵风邪，而发风疹。其治不祛寒，而阳难复；不温阳，而风难去，故久久不愈。用乌头赤石脂丸温阳散寒，乃治本之法，故十稔之痼疾，得效于数日之间。

【现代运用】

赵桐《金匮述义》云：“此阴寒凌盛，阳光欲熄也。心痛彻背，背痛彻心，气血紊乱，淆乱于胸也。此际，用破气行血药，如逐窜马，入赘放豚，如理棼丝，反而大痛，只宜乌附椒姜大辛大热，峻逐阴邪。最妙赤石脂一味，堵塞其攻冲之路，如包围歼敌也。亦《内经》‘塞其空窍，为是良工’之理。”乌头赤石脂丸是《伤寒论》《金匮要略》中温阳散寒作用最强的方药，经方惟独本方乌头、附子同用于一方，又配以蜀椒、干姜，其温阳作用可见一斑。此方给后世所谓温阳派、火神派的用药奠定了基础。本方临床用于治疗胃幽门狭窄、慢性胃炎、胃溃疡、冠心病、心绞痛、心肌梗死、坐骨神经痛等疾病。

九痛丸

【方剂组成】

附子(炮)三两(42克)，生狼牙(炙香)一

两(14克)，巴豆(去皮心，熬，研如脂)一两(14克)，人参一两(14克)，干姜一两(14克)，吴茱萸一两(14克)

【方药用法】

上六味，末之，炼蜜丸如桐子大，酒下，强人初服三丸，日三服，弱者二丸。兼治卒中恶，腹胀痛，口不能言。又连年积冷，流主心胸痛，并冷肿上气，落马坠车血疾等，皆主之，忌口如常法。

【方证释义】

九痛丸祛寒解痛，逐痰散结。方中附子、干姜温中阳祛寒散结化饮；吴茱萸解肝郁降逆下气，与附子、干姜共能温通血脉，解除疼痛；巴豆温通腑气，泻冷积、逐痰饮；人参扶正益气固本；狼牙待考，《备急千金要方》作狼毒可供参考。《神农本草经》云："狼毒味辛平，有大毒，主咳逆上气，破积聚饮食，寒热水气，恶疮鼠瘘疽蚀，鬼精蛊毒，杀飞鸟走兽。综合上述，本方具有温阳气、散寒冷、祛痰浊、逐瘀积等作用。因能治疗九种心痛，故方名曰九痛丸。

【主治病证】

九痛丸：治九种心痛。

【历代名医方论】

《法律》：仲景于胸痹证后，附九痛丸，治九种心痛，以其久着之邪，不同暴病，故药则加峻，而汤改为丸，取缓攻不取急荡也。九种心痛，乃久客之剧证，即肾水乘心，脚气攻心之别名也。痛久血瘀，阴邪团结，温散药中，加生狼牙、巴豆、吴茱萸驱之，使从阴窍而出。以其邪据胸中，结成坚垒，非捣其巢，邪终不去耳。

《金匮要略直解》：心痛虽分九种，不外积聚、痰饮、结血、虫注、寒冷而成。附子、巴豆，散寒冷而破坚积；狼牙、茱萸，杀虫注而除痰饮；干姜、人参，理中气而和胃脘，相将治九种之心痛；巴豆除邪杀鬼，故治中恶腹胀痛，口不能言，连年积冷，流注心胸痛，冷气上冲，皆宜于辛热，辛热能行血破血，落马坠车，血凝血积者，故并宜之。

《金匮要略浅注补正》：九痛丸：治九种心痛。一虫、二注、三风、四悸、五食、六饮、七冷、八热、九去来痛是也。而并以一方治之者，岂痛虽有九，其因于积冷结气者多耶。

附子(炮)二两，生野狼牙、巴豆去皮熬研如膏、干姜、吴茱萸、人参各一两。上六味，末之，炼蜜丸如梧子大，酒下，强人初服三丸，日三服，弱者二丸。兼治卒中恶，腹胀，口不能言，又治连年积冷流注，心胸痛，并冷冲二气，落马坠车血疾等，皆主之，忌口如常法。

按：痛虽有九，而心痛不离于寒，故以姜附为主，而降浊去风逐滞补虚次之。

【医案举例】

心肌梗死

患某，男性，74岁，初诊日期：2015年1月26日。主诉：间断胸痛16年，加重4天。患者于1999年因受寒劳累后出现胸痛，就诊于北京急救中心住院治疗，诊断为急性心肌梗死，予输液治疗后(具体药物不详)，症状缓解出院。2002年患者因胸痛反复发作，就诊于北京朝阳医院，诊断为"冠心病，不稳定型心绞痛，陈旧性心肌梗死"，冠脉造影提示冠脉3支病变，予冠脉旁路移植术治疗，术后胸痛程度及发作频率较前明显缓解。同年后，又因心慌，就诊于某医院，诊断为"心律失常、房颤"，曾予口服盐酸胺碘酮片治疗，症状稍有缓解，后未系统治疗。其后，患者定期就诊于我院门诊，接受口服灯盏生脉胶囊、丹蒌片等中成药治疗，但胸痛、心慌仍间断发作，症状未见明显缓解。2015年1月22日下午，患者因劳累、受凉后突发心前区疼痛，疼痛放射至左上臂，自行吸氧，舌下含服速效救心丸，1小时后症状缓解。近4天来，上述症状于饥饿、饱食、受凉后反复加重，今日就诊于本院急诊，考虑急性心肌梗死，予硝酸甘油、丹红注射液等药物静滴治疗，症状未见明显缓解，遂前往我处以求诊治。刻下症：频繁发作心前区疼痛，疼痛剧烈，严重时不能忍受。每次疼痛持续 10～15 分钟，一受寒则诱发，以刺痛为主，偶可放射至左上臂，几乎每天均发作心前区疼痛，今晨 2:00 小便后受寒，即发作疼痛，疼痛持续 20 分钟，动则气喘，胸前区不适，平素全身怕凉，少量白痰，不稠易咳，时有心慌，双下肢轻度水肿，口干，纳眠差，尿频尿急，尿淋沥不尽，夜尿 3 次，大便每日 2 次，成形。舌淡暗，苔白腻，中间部分无苔，脉弦滑。辅助检查：心肌肌钙蛋白 I(cTnI) 16.445 微克/升。心电图提示心房颤动，频发室早，室内传导阻滞，陈旧性下壁心肌梗死，V1～V6T 波低平。西医诊断：急性冠脉综合征，急性非 ST 段抬高性心肌梗死(广泛前壁)，冠脉旁路移植术后，永久性心房颤动；中医诊断：真心痛，证属心阳痹阻、沉寒痼冷、血瘀湿停证。治则：温通心阳，活血利湿。方用九痛丸合桂枝茯苓丸合当归贝母苦参丸：黑顺片(先煎)15 克，党参 13 克，干姜 13 克，制吴茱萸 13 克，桂枝 15 克，茯苓 15 克，桃仁 15 克，白芍 15 克，牡丹皮 15 克，当归 20 克，苦参 20 克，滑石块 10 克，浙贝母 20 克。急煎 1 剂，水煎服，日 1 剂，分 2 次服用。服用 5 剂药后胸痛已愈，全身怕冷明显缓解。遂将黑顺片降至 10 克，制吴茱萸降至 9 克，余药不变。服用 7 剂药后尿频尿急尿淋沥亦明显减轻，cTnI 降至 0.254 微克/升。随访患者 2 个月，病情稳定，未见明显不适。

按：本案患者为老年男性，平素嗜食膏粱厚味，吸烟日久，遂致化运失司，瘀血水湿，诸邪互扰，阻遏阳气，阳气受阻，荣卫相干，阳损阴胜，阴寒蓄结，经脉凝滞，结塞不通，瘀血诸邪，愈发积结，久之以成心阳痹阻、沉寒痼冷、血瘀湿停之证。患者心阳痹阻，阳损阴胜，遂其症可见“平素畏寒，每因受凉而诱发心痛”，符合“心痛，遇寒诱发或加重”的九痛丸方证。患者“心前区疼痛，以刺痛为主，舌淡暗”，此为久病成瘀，瘀血痹阻经脉的表现，符合桂枝茯苓丸证。又患者阳气受损州都之腑，化气失司，津液难出，小便失约，水湿难行湿停生热，故可见“双下肢轻度水肿，尿频尿急，淋沥不尽，夜尿 3 次”，符合当归贝母苦参丸证。综合本案四诊信息，据方证辨证，遂用九痛丸合桂枝茯苓丸合当归贝母苦参丸，3 方叠用，共奏温通心阳、活血利湿之功。

【现代运用】

九痛丸治九种心痛。原文方后指出：兼治突然感受外来秽浊之邪所致的腹胀痛，口不能言；又治陈寒积冷，流注心胸痛；并治冷冲上气，落马、坠车、血疾等。《备急千金要方》第十三卷谓九种心痛是指：“一虫心痛、二注心痛、三风心痛、四悸心痛、五食心痛、六饮心痛、七冷心痛、八热心痛、九去来心痛。”心痛虽分九种，形成原因亦多，但不外寒冷、痰饮、结血、积聚、宿食、虫注等引起心胸胃脘痛证。治宜九痛丸祛寒以解痛，逐痰以散结。九痛丸以热药为主，扶正祛邪并用，可广泛应用于各部位寒凝血瘀等症。九痛丸治疗真心痛，类似于心肌梗死。

赤　丸

【方剂组成】

茯苓四两(12 克)，半夏(洗，一方用桂)四两(12 克)，乌头(炮)二两(6 克)，细辛一两(3 克)

【方药用法】

上为末，纳真朱为色，炼蜜为丸，如麻子大。每服三丸，先食酒饮送下，日二次，夜一次。不知稍之，以知为度。

【方证释义】

方中乌头温通阳气，驱逐寒邪，畅达胃腑而止痛。半夏温中燥湿化饮，降逆止呕，并调达脾胃的升降气机，与乌头相合，以增温阳散寒化饮。茯苓健脾益气，渗湿化饮，与半夏同用，化饮之中使饮邪从小便去。细辛助乌头以温阳散寒，协半夏以通阳化饮，辅茯苓以和

合中气。诸药相合，以奏逐寒散饮，通阳和中之效用。诊断要点：脾胃寒饮遏阳证，脘或腹疼痛，临寒则增，脘腹中有振水声，或便泻，或呕吐清黏水，手足厥逆，舌淡，苔滑而白，脉沉或迟。

【主治病证】

寒气，厥逆，赤丸主之。

【历代名医方论】

《伤寒缵论》：用茯苓、半夏、乌头、细辛、矾、朱，专取相反，激其破阴逐邪之功。

《金匮》：赤丸方止四味，妙在乌头、半夏之反激并用。

《金匮要略广注》：故用乌头走表以通行阳气，然必有水饮内蓄，以致阳气不温于手足，故用半夏、茯苓行饮，细辛散水气以去内寒也。

《金匮要略集注》：寒气逆于上下，则阴阳之气不相顺接，是以厥逆而不知也，宜赤丸主之。乌乃日中之魄，乌头辛热雄烈，能助君火之气，以祛上逆之寒。佐以茯苓，导心气以下降也。细辛辛温香窜，能启发阴中之生阳，以散下逆之寒气。佐以半夏，助阴中阳气以上升。水银乃阴中之真汞，火煅而成朱，有坎离相生之义，故用以为丸，以待上下阴阳之顺接也。

《金匮要略方论本义》：方用茯苓、半夏为君，意在燥土益胃以安逆气也；佐以乌头、细辛，以辛温之性，行实寒之积而欲上冲者；更饮酒以助其温和流行之力，是以温药行气除寒，补胃制逆。于方见胀病之始，凡厥气在下，欲动寒气逆上已见者，俱早用为匡救也，又岂必胀病既成而后求此和平之剂乎！盖此方固为正治，然早服之，收攻未然，反不见曲突徙薪之勋也。

《金匮悬解》：寒气厥逆，寒气在内，手足厥冷也。四肢秉气于脾胃，寒水侮土，四肢失秉，是以厥逆。寒水上凌，心火嘶败，是宜泻寒水而护心君。赤丸，茯苓、乌头，泻水而驱寒湿，半夏、细辛，降浊而下冲气，真朱，保护心君而止瘀痛也。

《徐灵胎医书全集》：此方乌头与半夏同剂，用相反以攻坚积沉寒，非妙达先圣至理，不能领会其奥，与胡洽治膈上积，用十枣汤加甘草倍大戟同一妙义。而《普济方》仅用乌头、半夏二味易白凤仙子，黄丹为衣，服七丸，至谷道见血而止其瞑眩之性。可知盖药之相反相恶，不过两毒相激，原非立能伤人，后人以为相反之性，必不可同用，陋哉！

《高注金匮要略》：赤丸温下焦之阳，其主之也，不亦宜乎。乌头为隔年之老阳，较附子之性颇缓，而为下行旁行之品。且附子侧子，俱其所生，老阳之气坚定。性缓，则不致水火相激，而厥逆愈张。下行旁行，则直达肝肾。附侧为其所生，则又能通脏真之气，而生之长之矣。阴气上逆，寒饮必升，故用茯苓淡渗之，且即从小便而下泻其逆也。半夏降上焦之逆，细辛通经络之阳，故用以为佐焉。真朱，即水银所烧之朱而不杂假者。水银为至阴之类，烧以为朱，则色红性重，取直走下焦而通阳气，故内此以为色焉。酒性温而通经，盖温以愈厥，通经以愈逆，故以之为下药之使耳。

《经方例释》：此与苓甘五味姜辛半夏汤同体，但彼以咳，故用五味，姜；此以厥逆，即用乌头，亦与寒疝乌头煎同义。《外台》将此方去细辛，加人参、附子，名神丹丸，即依《千金》此方加附子也。此方药止四味，而方下云：右六味，各本如此，当是久有脱者，考《千金》，此方有附子二两，射罔如枣大一两，与六味数合。《别录》射罔苦，有大毒，主尸注疲坚，及头中风痹。真朱，近世谓即矾红。然《别录》丹砂下注云：作末者，名真朱。知古以真朱为丹砂，此经当同，为后世朱砂为衣之祖。

《伤寒指归》：纯黑为乌，黑，水色也；头，阳也，象阳数从子水中生，此乌头命名之义也。乌头气味，较附子辛热尤甚，以乌头二两，生子水中元阳；以茯苓四两，淡通阴土之阴，以细辛一两，温通脉络中幽微处水气；以半夏四两，辛半气味，降逆散结，朱，南方火色也。右四味末之，内真朱为色，象阴数偶阳从午还半里也。炼蜜为丸，乌头性急，以蜜缓之，圆转半里阴土之阴，阴气盛于里，故在未食之前，饮酒下三丸，日再，夜一服，再一举而二也，象阳数得阴从子还半表也，如阴土之阴，不还半表逆于里，稍增之，以阴阳相交表里为度，真朱，即朱砂也。

《伤寒发微》：方用炮乌头二两，茯苓四两（茯苓无真者，惟浙苓为野山所产，但不出省，云南产更少），细辛一两，生半夏四两，朱砂为色，取其多，炼蜜成丸，取其不滑肠，无分量者，但取其足用也。

方治重在利水降逆，便可知厥逆由于水寒，即乌头、细辛回阳功用，实亦足以行水而下痰，朱砂含有铁质，足以补血镇心，使水气不得上僭。丸之分量不可知，如麻子大则甚小。每服三丸，日再服夜一服者，欲其缓以留中，使得渐拔病根也。此则用丸之旨也。

【医案举例】

1. **风痰内动**（石季竹医案）

石某某，男，4 岁。患结核性脑膜炎而入院治疗。请石季竹老师中医会诊：患儿昏迷不醒，痰声漉漉，双目斜视，四肢厥冷，时而抽搐。苔白微腻，指纹青黯。乃属痰浊蒙闭心包，肝风内动。宜《金匮》赤丸方损益：制川乌、法半夏、石菖蒲各 6 克，云苓 9 克，细辛 1 克，远志 5 克，生姜汁 5 滴，竹沥 10 滴。2 帖后，吐出小半碗痰涎，神清厥回，肝风遂平。续经中西药治疗 3 月而愈。

按：寒饮内生，饮聚成痰，痰浊上扰，引动肝风，此风内起于寒饮，其辨证眼目为苔白微腻，指纹青黯。若见舌红苔黄，指纹青紫，则为热极生风，断不可用赤丸治之。

2. **胸痹（急性心肌梗塞）**（贺念曾医案）

赵某某，男，63 岁，1984 年 11 月 13 日初诊。是日早餐时，突然胸室暴痛，头汗淋淋，昏倒在地，面苍肢冷，短气不足以息，移时方醒，急送至医院。患者胸痛如揪，脉寸关微弱，尺部小紧而涩，间有结代，唇青，舌淡晦苔薄白，目光晕滞乏神。心电图示：急性心肌梗死（前间壁）。急给输氧，肌注哌替啶 100 毫克，参附注射液 2 支，合服麝香保心丸 2 粒。针膻中、气海、双内关，得气后加大艾壮灸半小时，同时以《金匮要略》赤丸合人参汤化裁急煎与服。处方：乌头 10 克，细辛 10 克，红参 20 克，半夏 15 克，茯苓 15 克，干姜 10 克，川椒 10 克，炙甘草 10 克，两小时服一煎。

下午 4 时，疼减气匀，肢暖色活。上方易乌头为附子 15 克，减红参为 10 克，去干姜，加白芍 12 克。四小时服一煎。夜 12 时，疼除，脉不紧，结代少，仍迟涩弱。

14 日按上方继服 1 剂，早晚两服。药后脉转缓，稍有散象。处方：红参 10 克，麦冬 10 克，五味子 10 克，附子 10 克，细辛 10 克，半夏 15 克，茯苓 15 克，白芍 15 克，炙甘草 6 克，3 剂，日 1 剂。

18 日，脉平缓，神安。继以上方加减出入，调治 3 月，康复出院。

按：辨证有序，治疗得法，疗效非凡，此中医治急症之典范也。

3. **心腹寒痛**（张谷才医案）

周某，男，28 岁。患者白天因天气炎热，口渴饮大量河水，晚餐又食酸腐食物，夜宿露天乘凉，半夜突然出现心腹绞痛，呕吐饮食，四肢厥冷，脉象沉迟，舌淡苔白。寒湿内伤，中焦阳虚，治当温中散寒，降逆化湿。仿仲景理赤丸方意：制乌头（先煎）、甘草各 4 克，细辛 2 克，半夏、苍术各 6 克，太子参、茯苓各 10 克，生姜汁（冲服）5 滴。煎 200 毫升，分两次服。1 剂痛解呕平，再服 1 剂病愈。

按：本案乃贪凉露宿，食凉饮冷而发，其临证表现符合赤丸汤证，故用之不疑，竟一剂而愈。

【现代运用】

赤丸中乌头、半夏配伍应用,属相反药同用于一方,但临床有应用报道,尚未见毒副反应。赤丸用真朱为外色的制作方法,别具一格,对后世丸剂的制作有参考价值。本方临床用于治疗胃或肠痉挛、肠梗阻、关节疾病、末梢神经疾病等。

桔梗白散

【方剂组成】

贝母、桔梗各三分,巴豆(去皮心,熬黑,研如脂)一分

【方药用法】

上三味,为散,内巴豆,更于臼中杵之,以白饮和服,强人半钱,羸者减之。病在膈上必吐,在膈下必利。不利,进热粥一杯;利过不止,进冷粥一杯。

【方证释义】

本方功用攻逐水饮,温下寒实。桔梗和贝母排脓,配伍巴豆以温下。痰实壅塞胸中,或缠束咽喉不得出,气机受阻。加贝母以起到消痰散结、解郁润燥的作用;桔梗则能够泄郁消痰、清利咽喉。巴豆是攻痰积、泻寒毒的峻药。三药共用治痰在胸咽间,气不得息之急证,立可驱而出之,或从上吐,或从下泻,有殊效。

【主治病证】

寒实结胸,无热证者,与三物小陷胸汤,白散亦可服。

咳而胸满,振寒,脉数,咽干不渴,时出浊唾腥臭,久久吐脓如米粥者,为肺痈。

【历代名医方论】

《古方便览》:一男子冬日发喘急,痰迫入咽,肩息欲死,用此方一钱,吐痰涎二三合而愈。又,一妇病小疮,敷药后,忽然遍身发肿,小便不利,心胸烦闷,喘鸣迫促,几欲死,余用此方一钱,吐水数升,再饮而大吐下,疾苦立安,用前方五六日痊愈。

《时氏处方学》:本方治痰实结胸,载明典籍,人所共知,惟其症状未尝言及,以近代应吐之症,当以胸高气实,脉弦滑上促方为确据。又云,无论其肺痈,为胃痈,当胸膈赤肿之际,痰涎脓血、壅滞在内,投本方,以涌吐下达之法,收效良多,所当取用。

【医案举例】

肺痈

患者,男,28 岁。咳嗽胸痛持续四十余日,近日痰有臭气。患者自诉于一个半月前从田间劳作回来,感到怕冷发热,同时伴有咳嗽、四肢疼痛。随即诊治,服用完数剂中药后,患者怕冷、四肢痛痊愈,但咳嗽更加剧烈,夜晚难以入睡,发热不退,精神困倦,以致其卧床不起。患者经过二十余日中药治疗,咳嗽的状况得到缓解,夜晚入睡情况较好,能离床,但其热度有时会波动,胸中仍有隐痛,痰中虽然没有血液,但臭气增加,用药物调理,效果并不明显,因此前来诊治。患者体温37.8℃,咳嗽不是很剧烈,痰色稀黄,痰量中等,稍微带有臭气。患者舌干脉数,舌苔黄腻薄白。患者自诉胸有隐痛,诊为肺痈,方用苇茎汤、葶苈大枣泻肺汤、桔梗汤、泻白散加减、犀角醒消丸等对患者进行治疗,未见显著改善,于是停止诊治。七日后患者来诊,发热 39.2℃,其痰中臭气加重,痰量增多,伴有脓状,患者感到胸闷不畅,神疲乏力,食欲减退,发现病势转为严重,测其病灶化脓可能正在进行,于是方用桔梗白散。药用:巴豆霜 0.18 克,象贝 0.9 克,桔梗 0.9 克,共研,开水送服。叮嘱患者服后泻不已吃冷粥一碗。

下午服药,当晚大便泄泻十多次,服用冷粥一碗后泄泻停止。第二日患者服药后热已退,咳嗽的症状得到减轻,痰里没有臭气,胸中舒畅。检查其体温为 37.3℃。脉平,舌净。偶尔有咳嗽,但是没有臭痰,精神表情良好,方用肃肺化痰剂,去除其余病症,到现在为止壮如常人。

【现代运用】

本方现代常用于肺坏疽初期、急性肺炎初期、白喉初期。

苇茎汤

【方剂组成】

茎苇一升，薏苡仁半升，桃仁（去皮尖、两仁者）五十粒，瓜瓣半升

【方药用法】

㕮咀，以水一斗，先煮苇令得五升，去滓悉纳诸药，煮取二升，分二次服。

【方证释义】

本方功用清肺化痰，逐瘀排脓。苇茎甘寒轻浮、善清肺热，是治肺痈的要药；瓜瓣清热化痰、利湿排脓、清上彻下、肃降肺气，和苇茎配伍能够起到清肺宣塞、涤痰排脓的作用。薏苡仁上可清肺热、排脓，下可利肠胃、渗湿。桃仁则可以起到活血逐瘀、消痈的作用。全方配伍，甘寒清泄滑利，共同起到清热化痰、逐瘀排脓的功效，因此善于治痰热瘀血壅结之肺痈诸症。

【主治病证】

苇茎汤：治咳有微热，烦满，胸中甲错，是为肺痈。

【历代名医方论】

《绛雪园古方选注》：苇，芦之大者；茎，干也。是方也，推作者之意，病在膈上，越之使吐也。盖肺痈由于气血混一，营卫不分，以二味凉其气，二味行其血，分清营卫之气，因势涌越，诚为先着。其瓜瓣当用丝瓜者良。时珍曰：丝瓜经络贯串，房膈联属，能通人脉络脏腑，消肿化痰，治诸血病，与桃仁有相须之理。薏仁下气，苇茎上升，一升一降，激而行其气血，则肉之未败者，不致成脓，痈之已溃者，能令吐出矣。今时用嫩苇根，性寒涤热，冬瓜瓣性急趋下，合之二仁，变成润下方，借以治肺痈，其义颇善。

《温热经纬》：苇茎形如肺管，甘凉清肺，且有节之物生于水中，能不为津液隔者，于津液之阂隔而生患害者，尤能使之通行。薏仁色白味淡，气凉性降，秉秋金之全体，养肺气以清肃，凡湿热之邪客于肺者，非此不为功也。瓜瓣即冬瓜子，去冬瓜子依于飘瓢内，飘易溃烂子能不泡，则其能于腐败之中自全生气，即善于气血凝败之中全人生气，故善治腹内结聚诸痈，而涤脓血浊痰也。桃仁入血分而通气。合而成剂，不仅为肺痈之妙药，竟可瘳肺痹之危疾。

《医学衷中参西录》：《备急千金要方》苇茎汤，释者谓用茎而不用根者，以肺原在上，取其乎天者亲上也。而愚则以为不然。苇之根居于水底，其性凉而善升，患大头瘟者，愚常用之为引经要药，是其上升之力可至脑部，而况于肺乎？且其性凉能清肺，中空能理肺气，而又味甘多液，更善滋养肺阴，则用根实胜于茎明矣。

清·徐彬《金匮要略论注》：此治肺痈之阳剂也。盖咳而有微热，是邪在阳分也，烦满则挟湿矣。至胸中甲错，是内之形体为病，故甲错独见于胸中，乃胸上之气血两病也。故以苇茎之轻浮而甘寒者，解阳分之气热，桃仁泻血分之结热，薏仁下肺中之湿，瓜瓣清结热而吐其败浊所谓在上者越之耳。

清·张璐《千金方衍义》：薏苡下气利水，《本经》治筋急拘挛，不可屈伸，能清脾湿祛肺热，所以虚劳咳嗽、肺痿、肺痈虚火上乘者，皆取以为下引之味；但性专利水，津气受伤者，服之每致燥渴，不若取其根一味捣汁，热饮三合，连饮三五次，不拘痈之已溃未溃，服之最捷。甜瓜瓣专于开痰，《别录》治腹内结聚，破溃脓血，善逐垢腻而不伤伐正气，为肠胃内痈要药。桃仁治瘀血血闭，性专下走，而无上逆之虞。苇茎专通肺胃结气，能使热毒从小便泄去，以其中空善达诸窍，用茎而不用根，本乎天者亲上也。

清·魏念庭《金匮要略方论本义》：肺痈欲成未成之际，图治当早者也。苇小芦大，一

物也。苇茎与芦根同性，清热利水，解渴除烦。佐以故薏苡仁下气宽中，桃仁润肺滑肠，瓜瓣亦润燥清热之品。一服再服，注云当吐如脓，可见为痈虽结而脓未成，所以可治也。此于胸中甲错一证辨之，最为得当。凡治肺痈无外感，因内热熏灼者，以此方为第一义也。

【医案举例】

1. 乳糜尿

患者，男，43岁。1990年12月因为“解米泔样尿伴肾区疼痛三个月余”住院。西医诊断为乳糜尿，患者曾在其他医院进行中西医治疗没有效果，而转入本院。入院后给予诺氟沙星、二乙碳酰氨嗪、静脉滴注氨苄青霉素、呋喃妥因等西药，疗效不明显，因此请求进行中医治疗。

患者体型偏瘦，精神状况欠佳，自感疲倦乏力、咳嗽痰少质稀、口渴欲饮、小便浑浊且白如淋浆、无涩痛。日行十余次，有乳白色凝块、头晕、腰痛膝酸，观其舌象舌质淡红，苔薄黄；脉象为脉沉细滑，患者体温36.6℃，血压105/64毫米汞柱，腹平软，肝脾未触及，肾区叩击痛。治宜清热利浊，益气活血。药用：芦根30克，冬瓜仁20克，薏米仁20克，桃仁15克，黄芪20克，萆薢12克，白术10克，瞿麦15克，怀山药20克，蒲公英15克，牛膝12克，炙甘草10克。共5剂，水煎服。患者服用后病情好转，继服上方10剂，诸症均得到减轻。患者尿日行5～6次，没有乳白凝块。再服上药去掉牛膝，加党参12克，调治半个月，诸症都得到去除，尿常规显示正常，乳糜试验为阴性，后痊愈出院。叮嘱患者以苇茎汤加黄芪12克、蒲公英10克煎汤代茶，长服1个月为适宜，一年后随访，患者病情未复发。

按：乳糜尿病属于中医中“尿浊”“膏淋”等的范畴，苇茎汤中芦根能够清热利尿、生津养阴；冬瓜仁清热化浊。《本草纲目》中说冬瓜仁能够治男子白浊，薏米仁可以健脾利水祛湿，桃仁则活血通利，能够治疗久病挟瘀之症。纵观整个方子，清热利水、益气活血都具备。清热但没有苦寒的弊端，不伤正气，渗利但不伤阴，补益但不涩邪，活血但不峻猛。配伍佐辅适度，祛邪扶正兼顾，标本齐治，药症相符，因此疾病得到迅速痊愈。

2. 便秘

患者，男30岁。1959年10月因为“肠伤寒初愈出院五天，大便秘结两周”入院。西医诊断为便秘，曾予牛黄解毒片、果导片、大黄等中西药进行对症治疗，用药后便通，停药后又复秘。且患者自感换衣服更加艰难，前来诊治。患者症见形体消瘦，鼻咽干燥，大便秘结、干燥如羊屎状，小便短黄，肢倦体重，面色少华，努力持久方下，胸闷腹胀、纳差少食、口干不欲饮、汗少心烦。观其舌质为舌质偏红，苔薄黄稍滑腻，脉象为脉细濡数。治宜清热利湿，滋阴养血，宣肺润肠。药用：芦根30克，桃仁泥15克，薏米仁20克，冬瓜仁15克，泽泻10克，当归10克，知母10克，生首乌12克，生地10克，麦冬10克，蜂蜜15克，枳壳10克。共4剂，水煎服，服用后患者仅感脘腹微胀。继用上方5剂，叮嘱患者每2日1剂，病愈而悦。3个月后患者自诉大便一直通畅，未再复发。

按：此病是由于伤寒初愈、肠道受损、传导失司所导致的。中医认为便秘多是由于凝滞、积热、气滞寒湿、阴阳气血亏虚，使大肠的传导功能失常而引起的。该患者属于湿热未尽、病后体虚正气没有恢复、津血不足、肺有余燥、肃降不利所导致的。治疗方法应当清热利湿、滋阴养血、宣肺润肠。故选投苇茎汤加味方，用桃仁、芦根、冬瓜仁以及麦冬、知母来起到清热宣肺、肃燥润肠通便的作用，用芦根、意米仁、泽泻之品来清热利湿、化浊气；用生地、当归、生首乌、蜂蜜之类滋阴而济养阴血。各药物相互配伍，药症相合，服用便能起到疗效。

【临床运用】

本方现代常用于化脓性支气管炎、病毒

性肺炎、肺脓疡、上颌窦炎、小儿肺炎、小儿迁延性咳嗽。

奔豚汤

【方剂组成】

甘草二两(6克),川芎二两(6克),当归二两(6克),半夏四两(12克),黄芩二两(6克),生葛五两(15克),芍药二两(6克),生姜四两(12克),甘李根白皮一升

【方药用法】

上九味,以水二斗,煮取五升,温服一升,日三、夜一服。

【方证释义】

本方功用养血平肝,清热降逆。方中君药甘李根白皮入肝经,可治疗肝气奔豚病,具有清热泻火、下气降逆的作用;黄芩和生葛根则能够清肝泄热;川芎、当归、芍药能够养血调肝;半夏和生姜能够和胃降逆散结;芍药以及甘草可起到缓急止痛的作用。

【主治病证】

奔豚气上冲胸,腹痛,往来寒热,奔豚汤主之。

【历代名医方论】

《金匮要略方论本义》:遂为立法出治,更明其证云:奔豚气上冲,胸腹痛,往来寒热,奔豚汤主之。言气上冲,气病也。何因胸腹痛、往来寒热乎?此气之所至,即火之所至,禀心令而行也。上下升降,无论邪正之气,未有不由少阳者,少阳为阴阳之道路也。此气升而热,气降而寒,随奔豚之气作患也。奔豚汤以甘草为君,君主之体,藉以坐镇,非专倚也;半夏、生姜之辛散以开之;黄芩、生葛、李根白皮之苦寒以泄之;当归、尊劳、芎䓖引入血分以理之,所以治气聚热凝,伏而不散,为旨已朗然也。

《金匮要略心典》:此奔豚气之发于肝邪者,往来寒热,肝脏有邪,而气通于少阳也。肝欲散,以姜、夏、生葛散之,肝苦急,以甘草缓之,芎、归、芍药理其血;黄芩、李根下其气,桂、苓为奔豚主药而不用者,病不由肾发汗也。

【医案举例】

1. 梅核气

潘某某,女,38岁。于1991年8月27日初诊。长时间以来自感咽喉阻塞,伴有耳鸣、眩晕、嗳气,月经颜色呈暗黑,其舌质淡红,苔根薄微黄,脉细弦。患者曾进行多项检查,除了乳腺小叶增生外没有其他发现。辨证为肝气郁滞、肝气上逆。治疗应当疏肝降逆、甘缓宁神。药用:李根皮15克,半夏10克,葛根15克,黄芩10克,白芍10克,当归6克,川芎6克,小麦30克,甘草6克,红枣3枚。

9月28日复诊:患者服用6剂,咽喉异物感消失,只是偶尔感觉有痰阻在喉间,伴有胸膺胀、心悸、口臭、“口厚”。继用上方去小麦和大枣,防止甘缓生痰,加入瓜蒌仁以宽胸通下。到同年11月9日询问得知,患者上方续服6剂后,除了痰仍旧较多之外,其余各症状都得到缓解。

按:本患者长期伴有咽喉阻塞的感觉,属于“梅核气”的范畴,病机为情志怫郁、肝气上逆。因此可用奔豚汤来起到疏肝降逆的作用。用奔豚汤方中主药李根皮常用量为15克。本例患者药用中去生姜,因嫌其辛热容易激惹肝火,合甘麦大枣汤来起到缓急宁神的作用。

2. 失眠

患者,女,19岁。1988年11月12日初诊。平日学习努力,成绩优异,考试名列前茅,患者性格内向,但又好胜。今年4月间因成绩稍有落后,自感面上无光,因此耿耿于怀,中午无法入睡,在这之后又失眠。患者心悸、思虑较多、容易惊心烦躁、甚至欲哭乃安、健忘、胸次不舒、小便黄、大便干结。两年来月经紊乱,且量少。患者脉象为脉细数,唇舌红,苔黄中微灰。辨证为肝郁化火、气上冲逆。治疗应当

降逆下气，清肝宁神。药用：李根皮15克，半夏10克，葛根15克，黄芩10克，白芍10克，当归6克，川芎6克，北柴胡10克，百合15克，甘草5克。共7剂，以水煎服。

12月3日因在外地，患者来信诉：自服药后，患者自感胸次通畅许多，思虑纷纭得到减轻，睡眠质量好转。继用上方去柴胡，加知母10克、麦冬10克、瓜蒌仁15克。上方服用15剂，睡眠趋于正常，其余症状也得到好转，能够继续学习。仍用奔豚汤为基本方进行加减，续服28剂，睡眠已经基本正常。1989年秋患者如愿升学。

按：本例患者因学习紧张，思虑纷纭，导致情志怫郁，肝郁化火，上扰心神而失眠，因此使用奔豚汤为基本方来调平肝气，加入百合起到清心安神的作用，柴胡来增强疏肝解郁的功效。

3. 胸闷

患者，男，47岁。于2011年4月20日初诊。胸部憋闷反复发作已经两年有余。每次发作患者自感有气从少腹向上冲至心胸，发作的时候胸部憋闷的情况较为严重，痛苦难以忍受，自己在椅背上来回摩擦背部，或者请别人按压捶背，才有所缓解。患者近半年以来病情发作频繁，每周发作2～3次，病情加重，着急生气时尤甚。伴随恶心、纳差、睡眠欠佳、大便干。观其舌象为舌质红、苔薄白，脉象为脉弦细有力。患者患有高脂血症，没有高血压、糖尿病史，没有冠心病等器质性疾病史。患者由于工作压力大，而情志抑郁、肝气郁结，因此郁而化火，引动冲气上逆，进而导致疾病发作，属于中医学上的奔豚气病之肝气奔豚证。方用奔豚汤进行加减治疗，来起到养血平肝、和胃降逆的作用。药用：川楝子15克，桑白皮10克，黄芩12克，半夏15克，当归12克，葛根15克，白芍12克，川芎6克，生姜10克，生甘草12克，生白术10克。7剂，水煎服，每日1剂。患者用药后疗效甚佳，胸部憋闷的症状得到减轻，发作次数得到减少，睡眠质量好转。继用上方，治疗月余后痊愈，随访得知患者未再发作。

按：临床使用奔豚汤的时候，李根白皮为主药，如果没有这个药，可以使用川楝子或者桑白皮进行代替。本患者用此二药代替李根白皮也有很好的效果。方中加入白术的目的是“见肝之病，知肝传脾，当先实脾”，补脾健运，防治肝木克脾，变生他证。

【现代运用】

本方现代常用于治疗消化系统疾病：慢性胃炎、肠炎、顽固性呃逆、慢性肝炎、肠易激综合征等；神经系统疾病：自主神经功能紊乱、抑郁性神经症、胃肠自主神经功能紊乱、失眠症等；心血管系统疾病：冠心病等；小儿疾病：小儿发热、扁桃体炎、惊厥、疝气等；其他疾病：头痛、感冒、肋间神经痛、更年期综合征、急性角膜炎。

乌头桂枝汤

【方剂组成】

乌头五枚(10克)，桂枝(去皮)三两(9克)，芍药三两(9克)，甘草(炙)二两(6克)，生姜(切)三两(9克)，大枣十二枚

【方药用法】

上一味(乌头)，以蜜二升，煎减半，去滓。以桂枝汤五合解之，得一升后，初服二合，不知，即服三合；又不知，复加至五合。其知者，如醉状，得吐者，为中病。

【方证释义】

乌头散寒止痛治里寒；桂枝汤解肌散寒治表寒。同用表里兼治。川乌有毒而量重，用蜜煎乌头是为使药物吸收缓慢，减轻药物的毒性反应及不良反应；据仲景治重证多用单捷小方重投以取捷效的特点，本方中治外寒所用的应是单味桂枝而非桂枝汤。

【主治病证】

寒疝腹中痛，逆冷，手足不仁，若身疼痛，

灸刺诸药不能治，抵当乌头桂枝汤主之。

【历代名医方论】

《金匮要略直解》：寒淫于内，则腹中痛，寒胜于外，则手足逆冷，甚则至于不仁而身疼痛，此内外有寒也。乌头煎，热药也，能散腹中寒痛。桂枝汤，表药也，能解外证身疼痛。二方相合，则能达脏腑而利营卫，和气血而播阴阳。其药势翕翕行于肌肉之间，恍如醉状，如此则外之凝寒以行，得吐则内之冷结将去，故为中病。

《医略六书》：寒邪外束，营血不能统运于经府之间，故身腹疼痛，寒疝厥冷不仁焉。乌头祛风逐冷，治疝除痹；白蜜润燥益虚，缓中止痛；加入桂枝、白芍以调和内外。务使寒邪外解则营气内和，而阳得敷于肢体，何思逆冷不仁，身腹疼痛之不除哉。

《金匮要略广注》：此中外皆寒，故用乌头温中散寒，佐桂枝以行阳走表。

《金匮要略集注》：邪虽在气，又非气药之所宜，故云诸药不能治宜抵当乌头汤主之。所谓抵当者，温养经脉，以抵当气分之邪也，故用大乌头煎以温经，合桂枝汤以散气。按寒疝之病，其病虽在经，其邪尚在气，故所用之药，虽温经，亦行气……（眉批：任脉为病，男子内结七疝，用气药入经以抵当气分之邪，故医所不知也。乌头、当归、生姜，皆行气之药。任脉通，天至，任脉虚，天癸）

《金匮玉函经二注》：寒气非乌头不治，此则全以蜜熬，熬成即膏矣，乃复以桂枝汤解之者，正以桂枝主手足也。况味甘正以扶脾，蜜与桂合，又得建中之意欤。以逆冷不仁身痛，及诸治不效者，似皆中州之备为之也。

《金匮要略方论本义》：方以乌头温中胜寒治内，以桂枝汤升阳驱邪治外。服之不知者，渐加。知者如醉状，阳气得升，必发越而上。仲景言得吐为中病，吐亦发散阴邪之法也使极下极寒之邪得以高越，而吐之时身必微汗出，阳达而阴寒立散矣。所以不用发汗者，正恐内外阴寒，更发汗以亡其阳，必致大误也。所以用桂枝汤治寒邪，明犯《伤寒论》中固卫闭邪之禁，而反立取神效也。盖伤寒病内无寒，却有表郁而生之内热，故不取于固卫闭邪以益其内热。兹内外一味寒邪，内服乌头之辛热，温而且行，外有桂枝之升阳，驱而带补，又岂可与伤寒论，伤寒病不用桂枝同日语乎？

【医案举例】

1. 寒疝

袁素珠，青年农妇，体甚健，经期准。一日，少腹大痛筋脉拘急而未少安，虽按亦不住，服行经调气药不止，迁延 10 余日，病益增剧，迎余治之。其脉沉紧，头身痛，肢厥冷，时有汗出，常常有冷气向阴户冲出，痛处喜热敷。此由阴气积于内，寒气搏结而不散，脏腑虚弱，风冷邪气相击，则腹痛里急，而成纯阴无阳之寒疝。因处以乌头桂枝汤：制乌头 12 克，桂枝 18 克，芍药 12 克，甘草 6 克，大枣 6 枚，生姜 3 片，水煎兑蜜服。连进 2 帖，痛减厥回，汗止人安。换方拟当归四逆加吴茱萸生姜汤以温经通络，清除余寒，病竟愈。

2. 经行身冷

患者某，26 岁，2005 年 12 月 15 日初诊。因原发不孕 3 年、子宫内膜异位症、两侧输卵管不完全性梗阻就诊。月经 12 月 12 日来潮，经量稍多，今经量已减少，伴全身发冷，小腹冷。舌稍红，苔薄白，脉细。治拟温经化湿散寒。乌头桂枝汤合甘姜苓术汤。川乌 6 克，桂枝 6 克，炒白芍 6 克，炙甘草 6 克，生姜 5 片，大枣 6 个，干姜 5 克，茯苓 10 克，炒白术 10 克。4 剂。二诊（12 月 23 日）服药之后身腹冷即除。乌头桂枝汤是《金匮要略》治疗“寒症腹中痛，逆冷，手足不仁，若身疼痛”的方剂，由桂枝汤加乌头而成，桂枝汤和营解肌，乌头温里散寒。此案为经行身冷证，缘由营卫虚，阳气不足，寒湿停留之故，以乌头桂枝汤合治疗“腰中冷，如坐水中，形如水状”的甘姜苓术汤，方证相合，故疗效如响。

3. **原发性坐骨神经痛**

朱良春选《金匮》“乌头桂枝汤”合《伤寒论》“甘草附子汤”合方化裁方名“寒瘀湿痹汤”治疗原发性坐骨神经痛，药用：生川乌10克（均切厚片，粉末弃之，不需先煎），桂枝30克，炒白术30克，生白芍50克，生甘草15克，干姜10克，白酒250克。酒水各半浸泡2小时后，加水同煎60～70分钟（久煎毒减），另处外搽方生马钱子薄片、生草乌片各30克，共煎1小时，取汁400毫升左右后，加食用陈醋100毫升混合，用纱布蘸搽痛处，每日3次，1剂可用5～7天。笔者曾治易姓男，42岁，左下肢痛、酸、重、木，多方求治2年，理疗、外治、针灸、放血并内服中西药多种，时愈时发。患者渔民，又因涉水捕鱼，宿疾复发，左下肢从髌至足背间歇性剧痛，痛沿坐骨神经循行部位，甚或呈反射性剧痛和麻木，下肢不能伸直，行走难，足着凉地如触电难受，舌淡白薄苔，脉沉细。证属寒瘀湿痹，投朱良春“寒瘀湿痹汤”加威灵仙30克（剂量、方药、水酒同煎如上），6剂，嘱每日煎服2剂，配合外揉煎剂（生马钱子、生草乌，剂量、煎法、用法均如上）。内服合外治3天后，诸症消失，嘱购全当归、老鹳草每日各30克水煎服，以善后巩固，随访2年无复发。

4. **变应性亚败血症**

马某，男，7岁。持续高热伴关节肿痛已历经11个月，体温持续在38～39℃。曾按风湿热治疗不效。转诊北京儿童医院，诊为“变应性亚败血症”先后用多种抗生素、激素及中药治疗2个月余，体温最高时达40.7C。刻诊面色萎黄，形体消瘦，神识困顿，关节漫肿，皮色不变，舌质淡胖，舌苔薄白，脉来虚大，重按无力。问及病状，谓发热无汗，口不渴，食少纳呆，二便自调。诊为真寒假热证，拟兴阳温经、祛邪散寒法。处以乌头桂枝汤：制川乌6克，生白芍12克，桂枝6克，生姜3片，红枣4枚，蜂蜜15克。以及乌头汤：麻黄3克，生白芍12克，黄芪12克，制川乌6克，蜂蜜15克。各3剂，令两方交替服用。上药服至两轮时体温开始下降，三轮后体温降至正常。后以温阳补气之法调理善后而愈。

原按：本例虽为发热之证，但其形气色脉与热证相去甚远。且病程中缠绵不变，起伏不大，与真热、大热证之来去迅速、转瞬即变自不相同。是为阴寒内结，逼阳于外之真寒假热证。所选方剂原治寒痛、历节，条文中未收寒热之证。但二方均以乌头为主药，温经回阳、祛邪散寒。又分别配以麻黄、桂枝，使麻、桂借乌头而深入于里去留邪，乌头借麻、桂而使内结之寒一路外出由表而散。如此两解表里，尽散内结之寒邪，使阴阳沟通，外越之阳自能内潜。可见，经方奥旨更当于条文脉证之外求之。

【现代运用】

普通感冒、流行性感冒、肠胃型感冒、支气管炎、慢性肠胃炎、胃及十二指肠溃疡、慢性胆囊炎、肠胃痉挛、慢性非特异性溃疡性结肠炎、慢性盆腔炎、慢性附件炎、风湿性关节炎、类风湿关节炎、强直性脊柱炎等临床表现符合表里俱寒证者。

旋覆花汤

【方剂组成】

旋覆花三两，葱十四茎，新绛少许

【方药用法】

上三味，以水三升，煮取一升，顿服之。

【方证释义】

本方主治肝着之证。肝着因其发病为肝脏气血瘀滞，着而不行所致而得名。其证以胸胁痞闷不舒，甚或胀痛，常喜人按揉或足蹈其胸上为特点。本病初起病在气分，进一步发展则病在血分，久则入络，使络脉瘀滞。治用旋覆花汤下气散结，活血通络。方中葱白通胸中之气，旋覆花降胸中之气，二者相伍，一通一降，斡旋气机。新绛为茜草，走入肝经，活血化瘀，为治肝着之要药。后世所采用的“通络法”治疗“久病入络”之证，都是在本方用法基础上的进一步发展。

【主治病证】

肝着，其人常欲蹈其胸上，先未苦时，但欲饮热，旋覆花汤主之。寸口脉弦而大，弦则为减，大则为芤，减则为寒，芤则为虚，寒虚相搏，此名曰革，妇人则半产漏下，旋覆花汤主之。

【历代名医方论】

《金匮要略浅注补正》：盖肝主血，肝着，即是血黏着而不散也。血生于心，而归于肝，由胸前之膜膈，以下入胞室。今着于胸前膜膈中，故欲人蹈其胸以通之也。故用葱白，以通胸中之气，如胸痹而用薤白之例；用旋覆花以降胸中之气，如胸满噫气而用旋覆花之例也；惟新绛乃茜草所染，用以破血，正是治肝经血着之要药……

《金匮发微》：肝着之病，胸中气机阻塞，以手按其胸，则稍舒，此肝乘肺之证也。胸中阳气不舒，故未病时常引热以自救。旋覆花汤方，用葱十四茎以通阳而和肝；旋覆花三两以助肺；新绛以通络，而肝着愈矣。

《绛雪园古方选注》：旋覆花汤，通剂也，治半产漏下，乃通因通用之法……余因其义，采用新绛和血，青葱管利气，再复理气血之品，配合成方，移治郁结伤中，胸胁疼痛等证，屡有殊功，并识之。

《金匮要略诠解》：旋覆花汤，下气散结，活血通络。方中旋覆花咸温，下气散结，舒肝利肺；葱白通胸中之阳气；新绛现无，可用茜草根、红花代替，有活血化瘀之功。本方能使血络畅行，阳气通利，则瘀血去而肝着可愈。

《金匮要略心典》：胸者肺之位，蹈之欲使气内鼓而出肝邪，以肺犹毫，抑之则气反出也，先未苦时。但欲饮热者欲着之气，得热则行，途既着则亦无益矣。旋覆花咸温下气散结，新绛和其血，葱叶通其阳，结散阳通，气血以和，而肝著愈，肝愈而肺亦和矣。此去男子亡血失精句，而益之日旋覆花汤主之，盖专为妇人立法也，详《本草》旋覆花治结气，去五脏间寒热，通血脉，葱主寒热，除肝邪，绛帛入肝理血，殊与虚寒之旨不合，然而肝以阴脏而舍少阳之气，以生化为事，以流行为用，是以虚不可补；解其郁聚，即所以补；寒不可温，行其血气，即所以温；固不可专补其血以伤其气；亦非必先散结聚，而后温补。

《绛雪园古方选注》：旋覆花汤，通剂也，治半产漏下，乃通因通用法。仲景云：妇人三十六病，千变万端，无不因虚、积冷、结气三者而成。故用旋覆花散结气，通血脉，全用葱之青白，开积冷，安胎气佐以蚕丝补脾气。绛乃红兰花染就。并得乌梅黄柏之监制，则通血脉之中，仍有收摄之妙。余因其义，采用新绛和血，青葱管利气，再复理气血之品，配合成方，移治郁结伤中，胸胁疼痛等证，屡有殊攻，并识之。

《医学举要》：是方仲景治肝著，及半产漏下，孙真人《千金方》亦采之，后世罕用，近时王晋三、叶天士改用青葱管理气，新绛和血、治胁痛等症。开后人治络法门，而我乡不审制方之旨，疑新绛为代红花反议用者之好奇，其实红花与新绛，治分天渊。仲景云：肝著，其人常欲蹈其胸上，未先苦时但欲饮热。盖肝邪必由肺家传来，肝气著而不行，欲还之肺，故常欲蹈其胸上。用旋覆花者散结气以安肺也。其人素有积冷，故先欲饮热全用葱之青白，通阳以开积冷也。新绛虽红蓝花染就，而质本茧丝，功能补脾，且内有乌梅、黄柏以监制之，则取其和血而非破血。所以妇人寒虚相搏，半产漏下，亦用此方。

《金匮要略正义》：无阳则阴强，故脉弦，无阴阳浮，故脉大。既弦且大，气血夹病而合见于寸口，明是心荣肺卫两相膀隔。弦则为减为寒，大则为芤为虚，虚寒相搏，阴阳气阻，如皮革之障蔽而不能流通，何以鼓动气血而灌溉下焦乎，半产漏下势所必致。爰以

旋覆之温通主降者，开上焦之结气，以通调经络为君，佐以青葱之辛通，条达上焦之清阳，且色青气腔，兼可入肝以畅厥阴之气分；新绛绢色赤入心，宣通上焦营血，而质本于丝，气味微酸，兼可调补肝家之络分。宣中有补，通中有摄，为妇科通调经络，开气理血之神方。

《本经疏证》：此犹不以旋覆花去其在内坚韧之阴，葱白通其在内敝疲之阳，以绯帛之新者，和其血络而谁恃战！然则仲景以之治在上之心下硬，晚气不除，在下之半产漏下，何也？盖水能从下行，则气道可畅，而参、甘、大枣，得以施其补中之力，气能下返，则血源遂裕，而葱与新绛，得以遥其通络之功，络通则血泽，气顺则痞除，原无甚深妙义也（新绛）。诸本草昏不载此味，惟《本草拾遗》于虫鱼部下品附有故绯帛。绯帛等味所主大率多疮肿诸患。盖取其出自蚕，故入虫部，而染绯必以红蓝花，故能入血，合而绎之，则通络之物也。新绛之义应不外此，其所以协葱与旋覆花，主妇人半产漏下，则以其本系血肉而染绛为能行络中之血而不伤矣。

《伤寒尚论辨似》：妇人半产漏下，以上虚失提，外虚失裏之所致葱性辛温，而先降后升，为下通肾阳以外达之品。故白通汤之用之者，盖取诸此也。旋覆花用至三两，而且以之名汤，其意有二：夫上虚者必有阴气乘之，旋覆能降逆阴，以为升阳之地者一也；又取并力下趋葱性，以温肾阳者，二也浅红日络，新绛者，新所染之绛色也。以茧丝口吐，其性上行，而红花所染之绛，又从其色而上入心肠之义，明系一小肾气丸。盖以辛热多气之葱茎，代桂附；以收降之旋覆，代地黄、山萸，以上行心膈之新绛，代丹皮。则其先资下降，而徐引上升，以补益其宗气，俾上提外裏者有力，而半产漏下自止矣。

【医案举例】

1. 胆囊术后综合征

杨玲童等运用旋覆花汤加味治疗胆囊术后综合征。选择行胆囊切除患者418例，113例术后出现上腹部或右季肋部疼痛不适，常呈隐痛或钝痛，压迫感，或伴有食欲不振，恶心、腹胀等不适。根据就诊次序随机选取42例，所有患者B超检查未发现结石。方选旋覆花汤加味，旋覆花（包煎）12克，茜草10克，甘草3克，青葱管10克，丹参30克，香橼皮12克，丝瓜络10克。1天1剂，水煎服，共4周，治疗期间忌油腻、辛辣食品。出现黄疸者，加茵陈30克；出现谷丙转氨酶升高，加垂盆草30克；右季肋部疼痛者加延胡索10克、九香虫10克。嗳气者加苏叶10克。结果痊愈21例，有效13例。

2. 咽部异物感

唐某，中年妇女（1995年）。咽喉部梗塞，胸中胀闷，声嘶难出半年，经多方诊为慢性咽喉炎。胸部透视未发现病变，望其咽部并不甚红。但言胸膈部胀闷，咽喉部梗塞如绳带紧束之状，不仅语声难出，连呼吸亦觉困难。与之相对斯须，但见患者连连嗳气，并引伸太息，时时以手捶胸，颇似“肝着”，有“其人常欲蹈其胸上”的特征。究其发病前旬，曾与人争吵，气郁难平；次又感冒发热，旋即形成斯病。可见此病起于气郁伤肝，复兼客邪。治必疏肝达郁，即“木郁达之”之法。遂拟旋覆花汤合四逆散、半夏厚朴汤加减。旋覆花10克，片姜黄10克，柴胡10克，白芍10克，枳实15克，法半夏10克，厚朴10克，苏叶10克，茯苓10克，甘草6克，生姜10克。药进7剂，诸症大减；原方再进7剂，其病乃瘳。（熊继柏．熊继柏医论集．北京：中医古籍出版社，2005：170）

3. 胁痛

刘某某，女，24岁。素来情怀抑郁不舒，患右胁胀痛，胸满有2年之久，迭经医治，屡用逍遥、越鞠疏肝解郁之药而不效。近几日胁痛频发，势如针刺而不移动，以手击其痛处能使疼痛减缓。兼见呕吐痰涎，而又欲热饮，饮后暂时心胸为之宽许。舌质暗，苔薄白，脉细弦。诊为“肝着”之证，投旋覆花汤加味。旋覆花(包煎)10克，茜草12克，青葱管10克，合欢皮12克，柏子仁10克，丝瓜络20克，当归10克，紫降香10克，红花10克。服药3剂，疼痛不发。(陈明，刘燕华，李方等.刘渡舟临证验案精选．北京：学苑出版社，2002:80-81)

4. **胸痛**

患者某，男，24岁，未婚。自诉左胸满闷不适6年，诊断为自主神经功能紊乱，近年来病情逐渐加重，时感左侧胸部痞满、胀痛、刺痛，甚或疼痛彻背，必欲以拳捶之，短则几秒钟，长则十多分钟方得缓解，痛苦之态，莫可言状；前医以胸痹治，投以瓜蒌薤白半夏汤加味，服药后其始尚觉舒畅，尔后直感烦躁，且胸痛之症依然如故。询其病史，乃得知6年前就读于某大学时，早餐常狼吞虎咽而引起阵阵呛咳，随之左胸部痞闷不舒。嗣后，由于遇事多忤，遂使上症加剧。同时伴倦怠，少气懒言，失眠多梦，头晕目眩，颈项不适，两胁胀闷，喜叹息，食谷不馨，喜啜少量热饮，肛门坠胀，便溏溲清。观其面色萎黄，形体消瘦，舌质淡红未见瘀点，舌苔薄白，察其脉弦细无力。忆及《金匮要略》肝着一病正与此吻合，遂处以旋覆花汤加减。旋覆花(布包)30克，茜草根15克，郁金10克，葱10茎，柴胡10克，白术20克，甘草10克。首诊6剂，每日1剂，1次温服。3日后，患者欣然相告诸症好转。二诊：自谓胸痛大减，乃守原方6剂，另处红参12克，另蒸，嘱其分6次空腹服用。三诊：病者胸痛症状彻底解除，乃改用健脾益气、养血疏肝丸药巩固，历时3个月而愈。[余继业．肝着治验一得．湖南中医学院学报，1987(3):31]

【现代运用】

现代广泛用于治疗胸痹、噎嗝、咳嗽、肋间神经痛、偏头痛、臌胀、胃脘痛、面瘫等多种病症。

甘草干姜苓术汤

【方剂组成】

甘草6克，白术6克，干姜12克，茯苓12克

【方药用法】

上四味，以水四升，煮取三升，分温三服，腰中即温。

【方证释义】

肾受寒湿，着而不去，则为肾着。身重，腰中冷，如坐水中，肢体稍见浮肿，都是寒湿着肾而阳气不行的现象。不渴，是上焦无热。小便清长自利，是下焦有寒。饮食如故，为胃中无病。故曰：“病属下焦，身劳汗出，衣里冷湿，久久得之。”本证实际部位不在肾之本脏，而在肾之外腑，以腰下冷痛，腹重如带五千钱为特征。所以它的治法，不用温肾之药，而用甘姜苓术汤健脾利水，温中散湿。本条论述了肾着的成因及证治。原文指出肾着的成因是“身劳汗出。衣里冷湿，久久得之”。因为“身劳汗出”日久必伤阳气，经常“衣里冷湿”便会导致寒湿留着。然而肾着病位在何处呢？根据湿易伤于下的特性，结合肾着以“腰以下冷痛，腹重如带五千钱”为特征，可知病在腰部。因腰为肾之外府，故称“肾着”。寒湿留滞于腰部经络肌肉之中，致阳气痹着不行，故“其人身体重，腰中冷，如坐水中，形如水状”；病在下焦的经络肌肉，没有影响到脏腑的气化功能，津液能上承下达，故口“反不渴”“小便自利”；湿邪未困阻中焦，则以“饮食如故”。但是，病位虽在腰部经络肌肉之间，却与脾肾阳气不行有关，因为阳气未达之处，便是阴寒湿邪留着之所，且本病始于“身劳汗出”。

【主治病证】

肾着之病，其人身体重，腰中冷，如坐水中，形如水状，反不渴，小便自利，饮食如故，病属下焦，身劳汗出，衣里冷湿，久久得之，腰

以下冷痛，腹重如带五千钱，甘姜苓术汤主之。

【历代名医方论】

《金匮要略论注》：肾着者，言粘着不流动也。但卫气出于下焦，肾有着邪，则湿滞卫气，故身体重，腰为肾之府，真气不贯，冷如坐水中。形如水状者，盖肾有邪，则腰间带脉常病，故溶溶如坐水中，其不用之状，微胀如水也，然反不渴，则上焦不病，小便自利，饮食如故，则中焦用命而气化，故总曰病属下焦。湿以下受之，故知其身劳汗出，衣里冷湿，久久得之，必曰因劳者，肾非劳不虚，邪非肾虚不能乘之耳。然虽曰肾着，湿为阴邪，阴邪伤阴，不独肾矣。故概曰腰以下冷痛，腹重如带五千钱，谓统腰腹而为生也。总之，肾着乃湿邪伤阴，肾亦在其中，与冬寒之直中者不同。故药以苓、术、甘扶土渗湿为主，而以干姜一味湿中去冷，谓肾不病，其病止在肾之外府，故治其外之寒湿而自愈也。若用桂附，则反伤肾之阴矣。

《金匮要略广注》：此非内伤虚损，乃外感寒湿，故名肾着。着者，留而不去之谓，言肾为邪气所着也。盖肾为水脏，水性本湿，同气相感，所受皆阴寒湿滞之病，故体重腰冷，如坐水中(带脉为病，亦腰溶溶如坐水中)。《内经》云："寒胜则浮"，故形如水状，而体弱虚肿也，不渴，内无热也，小便利，水泉不藏，肾气不自秘固也。饮食如故，病不在胃也。肾在下，湿性亦趋下，故病在下焦，身劳汗出，言气以成肾着之故，因烦劳而津液外泄，衣里冷湿，汗亦湿类也。腰者，肾之府，腰下深沉也(脾属土，其经入腹)。如带五千钱者，形容腹重之状也。甘草、白术补脾制水，茯苓、干姜渗湿去寒。然《经》云："损其肾者，益其精"，则宜用肾气风之类，而主此方者，以寒湿外着，故主温中渗湿之剂，此形劳与精伤者不同也。

《金匮要略心典》：肾受冷湿，着而不去，则为肾着。身重，腰中冷，如坐水中。腰下冷痛，腹重如带五千钱，皆冷湿着肾，而阳气不化之征也。不渴，上无热也；小便自利，寒在下也；饮食如故，胃无病也；故曰病属下焦，身劳汗出，衣里冷湿，久久得之。盖所谓清湿袭虚，病起于下者也。然其病不在肾之中脏，而在肾之外腑。故其治疗，不在温肾以散寒，而在厚土以胜水。甘、姜、苓、术，卒温甘淡，本非肾药，名肾着者，原其病也。

【医案举例】

1. 肾着

邓鹤芝用本方治愈1例肾着，症见腰部重倦有冷痹感，伴两侧髋关节痛，行动拘急，俯仰困难，四肢倦怠，脉沉迟。辨证为肾虚受寒湿之肾着证，遂用甘姜苓术汤二剂，后又加桂枝尖、杜仲，共服八剂，病愈。谭日强亦介绍用本方治疗1例肾着，患者冯某某，男，54岁。腰部冷痛，如坐水中，饮食少思，大便稀溏，舌苔白滑，脉象濡缓。此寒湿着于腰部肌肉之分，即《金匮》所谓"肾着"之病。治宜温中散寒，健脾燥湿，用甘姜苓术汤：干姜6克，甘草3克，茯苓10克，白术12克，服5剂，并配合温灸理疗。经治，食欲好转，大便成条；仍用原方加党参12克，再服5剂，腰痛亦止。姚传平治宋某某，男，38岁，农民。1978年4月5日就诊。自诉腰及膝关节隐痛半年余。四天前下水粪塘戽肥，当夜即感腰痛加剧并向外透发冷气，转侧利，两下脚重倦难抬而来我院治疗。症见：腰痛欲抓，转侧不能，脉沉迟而弦。辨证：寒湿直中腰府，痹阻经。治宜温经散寒除湿。方以肾着汤加味主之：干姜15克，茯苓15克，白术10克，炙甘草10克，制川乌10克。以清水1500毫升，先煎川乌两沸，再入余药煎至600毫升，分2次温服。服药一剂，次日即能自行走动，冷痛减去大半，继宗前药两剂。三剂后已恢复健康。随访5年，除膝关节时有隐疼外，余无适感觉。

2. 半身出汗

翟海定用本方治疗半身出汗12例，其病史虽各不相同，但病者皆有脾阳不足，寒湿内盛之汗出、身冷、畏寒等症状。结果：治愈9例，好转3例。

3. **寒湿痹证**

夏季南根据肾着的病因、症状以及肾着汤的功效，将其随症加减，治寒湿所致的肌肉或者关节痹痛，获得了良好的效果。姚传平曾治疗1例寒痹证，以两膝关节屈伸则疼痛难忍，不肿，皮色正常，遇热则冷痛减轻，脉沉为主症，辨证为产后体虚，寒湿痹阻经络。留着关节之寒痹，遂用本方加独活、桂枝、桑寄生以温经散寒除湿，并配合艾灸，共服药八剂，艾灸七次，获愈。杨启运等也介绍用本方寒湿流注下肢，经络痹阻，证见腰以下掣痛，痛则股连结下肢，甚则不能转侧，久则可致下肢肌肉萎缩，脉沉紧，苔白腻。则用本方加桑枝、桂枝、灵仙。

4. **治带下**

李笔怡用本方加味治疗1例带下，患者丁某，女，44岁。带下年余，近半月来加重，色白清稀，绵绵不绝，少腹隐痛，头晕乏力，面色苍白，形寒肢冷，腰酸。脉小略滑，舌胖苔白。前医投补肾固督、化痰健脾之主，屡治乏效。此寒湿阻滞胞宫。药用：茯苓、白术各30克，干姜、甘草各10克，苍术20克。4剂后，带下明显减少，腰酸头晕好转。前方加炒党参30克。调治半月而愈。

5. **泄泻**

李笔怡治疗1例慢性腹泻已7年者，辨证为脾肾阳虚，但服健脾补肾药却取效甚微。遂和本方（干姜、炮姜各15克，白术30克，茯苓10克，甘草7克）加炒山药、煨木香、炒党参，共服17剂，即愈。王云光亦报道1例慢性肠炎已2年余的患者，大便时溏时泻，每于劳累或进食生冷及肥甘厚味发作或加重，辨证属脾阳虚，水湿不化，下趋大肠之泄泻，用本方（炮姜9克，土炒白术15克，茯苓12克，炙甘草6克）加党参、肉豆蔻、吴茱萸，服药10剂即大便成形获效。

6. **遗尿**

李晓光等曾治1例遗尿怪证，每逢议论水、想到水、洗手洗脸、过河逢水、室外下雨或闻水声、见小儿撒尿、茶壶倒水等，皆小便不能控制而自行排出，伴腰以下冷痛、如坐水中，少腹重坠等，病已两年，辨为下焦虚寒，寒湿着而不去，故用甘姜苓术汤（云苓20克，炒白术60克，炙甘草20克，干姜15克）先后加制附子、益智仁、乌药，服药6剂即愈。

7. **阳痿**

王海江以肾着汤加味治疗阳痿26例，效果满意。26例中年龄最大58岁，最小23岁，病程时间最长10年，最短2天（11个月内19例，1～2年5例，3～4年1例，10年1例），单纯阳痿11例，阳痿遗精15例。临床表现为头晕目眩，腰酸膝软，小腹易凉，手足善冷，阴部潮湿，大便溏泻，小便频数色白或有手淫史。舌质淡胖或瘦，苔白滑，脉沉细或觉沉紧。方药：茯苓15克，白术10克，干姜10克，甘草6克，肉桂10克，淫羊藿15克。伴遗精选五味子15克，桑螵蛸15克，龙骨20克，牡蛎20克。结果：1例（病史10年）服药21剂不效而自行停药，1例（病史2天）配合针灸治疗，1例在治疗中有反复。其余23例（服药6剂4例，12剂6例，13～18剂9例，19～30剂4例）均获痊愈，半年后随访未复发。

8. **闭塞性静脉炎**

王海江用本方加味[茯苓15克，白术10克，甘草10克，白芍30克，桂枝10克（下肢则改用肉桂10克，并加附子）]治疗闭塞性静脉炎例，皆伴腰酸膝冷，腰腹欠温，手足易凉，小便频数色白，女子白带过多，男子遗精早泄或阳痿，舌质淡，多有齿痕，苔白滑，脉沉细或沉紧等证候，辨属脾肾阳虚，寒湿病证，阻遏脉络者。结果：除3例（病史均在2年以上）平均服27剂病情好转后自行停药外；其余6例均痊愈，半年后随访未复发。

9. **寒湿留滞经络**

李笔怡对1例鹤膝风证属寒湿留滞经络者，予肾着汤加川牛膝治疗，并外用七香散，5剂即好转，上方加鸡血藤，连服10剂即痊愈。并用本方加炒党参、炒山药治愈1例腹泻2个月愈后出现流涎5年的8岁儿童，诊为中焦失宣，脾胃虚弱，气不化津。服药3剂，流涎大减，续剂，涎止而愈。刘东海治一例两目内眦奇痒半年，伴腰部重坠，且发冷痛，膝酸无力，二便如常，证属寒湿之邪，侵蚀肾府，上扰睛窍。故用本方(茯苓12克，干姜12克，甘草6克，白术6克)治疗，服药6剂痒痛减半，继服3剂即愈。兰少敏对1例因常涉水冒雨，坐卧湿地，导致寒凝脉阻舌痛证，用本方(干姜、白术、茯苓各9克，甘草6克)治疗，3剂即愈。

【现代运用】

身劳汗出，衣里冷湿，致患肾着，身重，腰及腰以下冷痛，如坐水中，腹重，口不渴，小便自利，饮食如故。有实验发现，甘姜苓术汤的水在小量时，对家兔离体肠管有轻微兴奋作用，加大剂量后，其兴奋作用也未显著增加。

枳术汤

【方剂组成】

枳实七枚(12克)，白术二两(6克)

【方药用法】

上二味，以水五升，煮取三升。分温三服，腹中耎，即当散也。

【方证释义】

方中枳实破气开结除滞，化饮消痞除满，为君药。白术健脾燥湿化饮，行水开结，为臣药。二药相伍，行气消痞，兼以健脾益气，消补兼施，以消为主。

《医宗金鉴·删补名医方论》云："心下，胃之上脘也。上脘结硬如盘，边旋如杯，谓时大时小，水气所作，非有形食滞也。用枳实以破结气，白术以除水湿，温服三服，则腹软结开而硬消矣。"此方君枳实，是以泻为主也。然一缓一急，一补一泻，其用不同，只此多寡转换之间耳。

本方证属脾不升清，胃不降浊，水湿不化，气滞水停所致。浊气壅滞于中焦，则心下坚满，状如杯盘；浊气凝滞不通，则胃脘痛；脉沉或弦滑为气滞水停之体征。治当行气消痞，化饮散结。

【主治病证】

心下坚，大如盘，边如旋盘，水饮所作，枳术汤主之。枳术汤主治：气滞水停。症见心下坚，大如盘，边如旋盘。

【历代名医方论】

《医宗金鉴》：产后肿分气水血，轻浮胀满气之形，水肿喘嗽小便涩，皮如熟李血之情。气肿枳术汤最效，水肿茯苓导水灵，血肿调中归芍木，茯陈煎冲小调经，归芍珀麝辛桂没，理气调荣瘀血行。产后浮肿，由于败血乘虚流入经络，血化为水，故令浮肿。然有气肿、水肿之别，不可不辨也。若轻虚浮肿，心胸胀满者，原素有水所作，名曰气分也。宜用枳术汤，即枳实、白术煎汤服之。

【医案举例】

1. **痞证(十二指肠憩室)**

患者某女，46岁。反复右上腹胀满发作3年，发作时口服吗丁啉片、香砂养胃丸等治疗，右上腹胀满暂时缓解，但腹胀仍反复发作。纤维胃镜可见十二指肠憩室，肝、胆、脾、肾B超未见异常。就诊时右上腹胀满再发持续1周，尤以食后为甚，伴嗳气，大便秘结，数日一行，面色萎黄，畏寒，舌质淡，苔薄白，脉沉细弦。查体：右中腹有轻压痛，未触及结节、包块。中医诊断为痞证，证属脾胃阳虚，寒凝气滞，治宜温中散寒，健脾行气。方用理中汤合枳术汤加味：党参、枳实各20克，白术12克，干姜10克，厚朴、姜半夏各9克，炙甘草、砂仁各6克，水煎服，每日1剂。3剂后腹胀症状消失，大便通畅，为防止复发嘱其续服原方 2 个月。停药 1 个月后复查胃镜，十二指肠憩室消失，随访 1 年腹胀症状未见复发。

按：患者为十二指肠憩室，症见腹胀肢冷、面色萎黄、大便秘结、脉沉细弦，是谓脾胃虚寒与气滞俱重。故用理中汤温中散寒，枳术汤健脾行气，方中枳实降浊，白术健脾，二药一升一降，使气机调畅。两方合用温中与调理气机相得益彰，效如桴鼓。

2. 腹胀(胆囊切除术后)

患者某男，50 岁。因急性胆囊炎、胆石症住院治疗，入院后腹腔镜下行胆囊摘除术，术后常感腹胀，胸脘痞塞满闷，转侧不安，夜不成眠。考虑患者术后血行瘀滞，阻滞气机，升降不利，导致脘痞不舒，给予枳实 24 克，白术 12 克，加水 300 毫升煎至 100 毫升，小剂量分次口服。服药 3 小时后，患者即感腹胀减轻，胸脘痞塞满闷明显好转，1 天后，临床症状全部消失出院。

按：该患者是由于气滞而导致脾不健运，枳实利气机消痞满，白术补脾运湿，二药合用消补兼施，寓消于补，共奏消滞健脾之效。

3. 内伤发热

患者，女，8 岁。发热 5 天，伴腹痛，4 天未大便，体温 38.9℃，白细胞 1.1×10^9/升，给予输液抗炎治疗 5 天，身热不退，反而升高。查体：体温 38.9℃，腹胀如鼓，压痛，无包块，无汗出，口渴，但不欲饮，舌红，苔黄厚腻，脉细数。考虑患者脾胃虚弱，加之食积和外邪致脾胃气滞升降失调，治宜消食健脾行气兼清里热。药用枳术汤加减，枳实 12 克，白术 7 克，莱菔子 6 克，厚朴、黄芩各 9 克，大黄(后下)3 克。当天晚饭后即行大便，腹痛减，腹胀基本消失，二诊体温 37.8℃，纳呆，伴咳嗽。用上方加减：白术、枳实各 10 克，淮山药 12 克，茯苓 8 克，砂仁、连翘各 5 克，再服 2 剂后热退。

按：患者脾胃虚弱，加之食积和外邪搏结，郁而发热。枳术汤中白术健脾胃、升清阳，枳实行气滞，配合莱菔子、厚朴导积滞，降浊气，加用清内热之药，使气机调畅，痞满得除，内热得清。

4. 便秘

患者，男，72 岁。退休工人，脑出血后 2 年，无肢体运动障碍，既往经常大便秘结，至今历时 3 年，大便数 3～4 天 1 次，大便坚硬干结如羊矢，甚则肛门疼痛，每次排便努挣，共需 1 小时有余，伴口干、头晕、心烦、失眠，舌质红，苔花剥，脉细。经常用开塞露、番泻叶、决明子等疗效不佳。临床用枳实、白术各 24 克，肉苁蓉 25 克，玄参 12 克，首乌 15 克，麦冬、当归各 10 克，熟地 9 克水煎服，服后大便顺畅，每日 1 行，为防复发，现已制成丸药经常口服。

按：老年习惯性便秘大多因气血两虚，肠燥涩滞，传导无力。枳术汤中白术有良好的健脾作用，脾主运化，化生气血，脾健则大便可通，以大量白术为君药，突出健脾益气作用，促使脾健气行，推动有力，肠胃蠕动功能增强；肉苁蓉、玄参、首乌、麦冬、熟地、当归又能生津液起濡润作用，使肠道津液常润，粪质不燥。枳实为臣药，能行气消痞，消除胀满。诸药合用促进排便。

【现代运用】

常用于慢性胃炎、功能性消化不良、习惯性便秘、慢性肝炎、慢性肠炎、慢性胆囊炎、慢性胰腺炎等属气滞水停者。

慢性胃炎：枳术汤治疗慢性胃炎疗效较好，临床常加味使用。若肝胃气滞者合用四逆散，脾虚气滞者合用香砂六君子汤。

功能性消化不良：枳术汤能改善功能性消化不良的上腹痛、上腹饱胀、早饱、烧灼感等症状，肝郁加青皮、佛手，湿盛加厚朴、佩兰，偏热加黄连，偏寒加干姜，食积者加焦三仙。

习惯性便秘：枳术汤加减治疗习惯性便秘临床效果良好。临证可根据患者脾虚及气滞的偏颇调整枳实与白术用量比例，阴血不

足加当归、何首乌、玄参滋阴养血润肠；气虚加党参、黄芪益气健脾助运；阳虚加附子、肉苁蓉温肾助阳；肠燥津枯加麻子仁、杏仁润燥滑肠。

使用注意：脾胃阴虚证慎用本方。

枳术汤能促进胃排空和小肠推进，这可能与该方提高胃动素分泌水平，增加肠组织P物质和血管活性肽表达有关。

硝石矾石散

【方剂组成】

*硝石、矾石(烧)*等分(各等分)

【方药用法】

上二味，为散，以大麦粥汁和服方寸匕，日三服(现代用法：共研细末，每服1～2克，日服3次，以大麦粥汁调和送下)。病随大小便去，小便正黄，大便正黑，是候也。

【方证释义】

方中硝石，俗名火硝、焰硝，气味苦咸寒无毒，性寒能解脏腑之实热，味咸入血分以消坚，又善解血分之热；矾石，亦名绿矾、皂矾，气味酸凉无毒，入血分以胜湿，能去脾中之湿热。硝石矾石散消瘀化湿。方中硝石味苦辛大寒而咸，入血分，可清瘀热，消瘀血，又能兼利湿邪；矾石性酸味寒，入气分可清热燥湿止血。因硝石与矾石有伤胃耗血之弊，故用大麦粥汁调服，取其甘平调中以保养胃气。

【主治病证】

黄家日晡所发热，而反恶寒，此为女劳得之。膀胱急，少腹满，身尽黄，额上黑，足下热，因作黑疸。其腹胀如水状，大便必黑，时溏，此女劳之病，非水也。腹满者难治。硝石矾石散主之。

本方主治女劳疸(黑疸)兼有瘀血湿热之证。女劳疸由房劳伤肾，欲火结聚所致，临床以身黄、额上黑，少腹拘急或满，手足热，日晡所恶寒等症为主要表现。因肾虚所为，又是额头(或目眶)发黑，又名黑疸。如兼见腹胀、大便黑、时溏，此为女劳疸兼挟瘀血湿热之证，可用硝石矾石散祛瘀除湿。本方不唯治女劳疸，张锡纯在《医学衷中参西录》中说："特是《金匮》治内伤黄疸，虽各有主方，而余临证以来，知治女劳疸之硝石矾石散，不但治女劳疸甚效，即用于治各种内伤黄疸，亦皆可随手奏效，惟用其方时，宜随证制宜而善为变通耳。"现多以本方治疗病毒性肝炎、肝硬化腹水等。

【历代名医方论】

《金匮玉函经二注》：肾者，阴之主也，为五脏之根，血尽属之。血虽化于中土，生之于心，藏之于肝，若肾阴病，则中土莫得而化，心莫得而生，肝莫得而藏，营卫莫得而行，其血败矣，将与湿热凝淤于肠胃之间。肾属水，其味咸，其性寒，则治之之药，必用咸寒，补其不足之水，泻其所客之热，荡其肠胃，推陈致新。用硝石为君，《本草》矾石能除固热在骨髓者，骨与肾合，亦必能治肾热可知也。大麦粥汁为使，引入肠胃，下泄郁气。大便属阴，瘀血由是而出，其色黑。小肠属阳，热液从是而利，其色黄也。

《金匮要略直解》《内经》：中满者泄之于内。润下作咸，硝石之苦咸，矾石之酸咸，皆所以泄中满而润下，使其小便黄而大便黑也。然硝石主胃胀闷，涤蓄结；矾石主热在骨髓，而经言劳者温之，是方得无太峻欤？然所服者，方寸匕耳，和以大麦粥汁，正所以宽胃而益脾也。

《医方考》：阳邪传至于胃，热无以越，土色自见而发黄，则日晡所必发热，所以然者，土位旺于日晡故也。今反恶寒，则知其以女劳虚之矣。女劳虚者，责之肾。膀胱者，肾之府；前阴者，肾之窍。肾虚而阳邪袭之，故令膀胱急，小腹满；黑者，北方肾水之色，额上黑者，肾病而色自见也；足下热者，肾脉起于涌泉，肾水一虚，则相火凑之，故足下热也；因作黑疸者，阳邪尽陷于肾，而肾色尽显

于外也；腹胀者，肾脉行于腹里，邪气居之，故令胀如水状，实非水也。若是水病，则大便澄澈而濡泻，今是肾病，故大便必黑而时溏。盖肾主二便，病故黑溏而失其常也。此可以辨其为女劳之病，而非水矣。腹满难治者，腹满与腹胀不同，腹胀是肾脉行于腹，故令胀于外；腹满是脾胃受邪，不通健运，而满于中也。脾胃属土，能克肾水，故曰难治。硝石、帆石，咸寒者也，咸能入肾，寒能胜热，故以二物主之；和以大麦粥汤者，恐二物之损胃也。

《古方选注》：硝石矾石散，剌剂也。女劳黑疸腹满者，死证也。读仲景原文，当急夺下焦之瘀血，庶可斡全生气，舍此别无良法可医。惜乎后医不解病情，惟知清热去湿，隔靴搔痒，日渐困笃，迨至束手而毙。殊不知女劳其精而溺血，若血能流通，则无发黄变黑之证矣。若精竭而血不行，郁遏于膀胱少腹，必然阴虚火发，而涌泉灼热，明是真精耗竭，君相二火并炎，熏蒸于脾则身黄，燎原于肾则额黑，故《金匮》下文云非水也，其殆肾气之所发也欤？治以硝石直趋于下，苦咸入血，散火破瘀，矾石酸寒，佐硝石下趋，清肾与膀胱之热。《别录》云：除锢然在骨髓是也。和以大麦粥汁服者，以方寸匕之药，藉大麦下气之性而助其功用也。

《医学衷中参西录》：硝石矾石方，为治女劳疸之方，实可为治内伤黄疸之总方。其方硝石、帆石等份为散，大麦粥汁和服方寸匕，日三服，病随大小便去，小便正黄色，大便正黑色是也。特是方中矾石，释者皆以白矾当之，不无遗议。考《神农本草经》矾石一名羽涅，《尔雅》又名涅石。徐氏说文释涅字，谓黑土在水中，当系染黑之色。矾石既名为涅石，亦当为染黑色所俺之物。岂非今之皂矾乎？是知皂矾、白矾，古人皆名为矾石。而愚临症体验以来，知以治黄疸，白矾之功效诚不如皂矾。盖黄疸之证，中法谓由脾中蕴蓄湿热，西法谓由胆汁溢于血中。皂矾退热燥湿之力，不让白矾，故能去脾中湿热，而其色绿且青，能兼入胆经，借其酸收之味，以敛胆汁之妄行，且此物化学家原可用硫酸水化铁而成，是知矿中所产之皂矾，亦必多含铁质，尤可借金铁之余气，以镇肝胆之本也。

【医案举例】

1. **黑疸**（张璐医案）

有伶人黑疸，投以硝石矾石散作丸，晨夕各进 5 丸，服至 4 日，少腹攻绞，小便先下瘀水，大便继下溏黑，至 11 日瘀尽，次与桂、苓、归、芍之类，调理半月而安。（《张氏医通》）

按：仲景在本方方后云："病随大小便去，小便正黄，大便正黑，是其候也。"本案所见，正合此候。盖小便正黄，正为瘀热下泄之佳兆；大便正黑，系服药后皂矾所染，非是便血也。

2. **女劳疸（早期肝硬化）**（张谷才医案）

薛姓，男，32 岁。去夏患黄疸性肝炎，经用清热利湿药治疗黄疸消退，病后失调导致肝区胀痛，常服舒肝理气药，疼痛稍轻。至冬再度出现黄疸，仍用中药调治。久服清热利湿退黄诸药，黄疸始终不退，有时虽退亦不尽。今春黄疸加深，经某医院检查，确诊为早期肝硬化。用西药治疗一个时期，症状未见减轻，面色灰滞而黑，巩膜黄染，食少，便溏，有时呈灰黯色，脘腹胀满，肝区胀痛不舒；有时牙龈出血。舌质右边有紫斑，舌苔白腻。此《金匮》之女劳疸。病因湿热内蕴，熏蒸为黄疸，黄疸日久不愈，邪由气分进入血分，血瘀湿滞内郁为病。治当化瘀燥湿。仿硝石矾石散法汤散并进，以希速效。若见腹水则不可治。处方：明矾 3 克，硝石 3 克，研细胶囊装，分 3 次服，大麦粥汤送下。柴胡 6 克，鳖甲（先煎）15 克，白芍 10 克，桃仁 6 克，红花 6 克，白术 12 克，茯苓、牛膝各 10 克，茵陈 12 克。

1 日 1 剂，连服 15 剂，黄疸渐退，面色灰黑渐转灰滞，脘腹胁部胀痛减轻，饮食增多。

瘀湿有消退之机，脾气有来复之象。原方既效，当加减继服，再进20剂，黄疸基本消退，面色灰滞，渐转红润，腹胁胀痛轻微，大便正常，食欲如常。血瘀湿滞，渐化将尽，脾气健运，病情日趋稳定，改用鳖甲煎丸与硝石矾石散常服，以善其后。嘱注意饮食起居，防病反复。［辽宁中医杂志，1980(7)：2］

按：张氏认为，肝炎反复出现黄疸，日久不愈，则面目灰滞黯黑，肝脾肿大。病属湿热内蕴，气滞血瘀，所以用硝石矾石散治疗。但病重者用之多疗效不显，原因本方性燥，破瘀力差，必须在方中配以鳖甲、柴胡、桃仁、白芍、茯苓、牛膝等活血软坚，方获有效。

3. **阴黄**(张锡纯医案)

王某某，年32岁，于秋季得黄疸证。病因：出外行军，夜宿帐中，勤苦兼受寒凉，如此月余，遂得黄疸证。证候：周身黄色甚暗似兼灰色，饮食减少，肢体酸懒无力，大便每日2次，似完谷不化；脉象沉细，左部更沉细欲无。诊断：此脾胃肝胆两伤之病也，为勤苦寒凉过度，以致伤其脾胃，是以饮食减少，完谷不化，伤其肝胆，是以胆汁凝结于胆管之中，不能输肠以化食，转由胆囊渗出，随血流行于周身而发黄。此宜用《金匮》硝石矾石散以化其胆管之凝结，而以健脾胃补肝胆之药煎汤送服。处方：用硝石矾石散所制丸药，每服6克，每日服2次，用后汤药送服。汤药：生箭芪18克，白术(炒)12克，桂枝尖9克，生鸡内金(黄色的，捣)6克，甘草6克。共煎汤1大盅，送服丸药1次，至第二次服丸药时，仍煎此汤药之渣送之。

复诊：将药连服5剂，饮食增加，消化亦颇佳良，体力稍振，周身黄退弱半，脉象亦大有起色。俾仍服丸药每次服4.5克，日2次，所送服之汤药宜略有加减。汤药：生箭芪18克，白术(炒)9克，当归9克，生麦芽9克，生鸡内金(黄色的，捣)6克，甘草6克。共煎汤1大盅，送服丸药1次，至第二次服丸药时，仍煎此汤药之渣送服。

效果：将药连服6剂，周身之黄已退十分之七，身形亦渐强壮，脉象已复其常。俾将丸药减去1次，将汤药中去白术加生怀山药15克，再服数剂以善其后。(《医学衷中参西录》)

按：张氏认为，本方能“化胆管之凝结”“不但治女劳疸甚效，即用以治各种内伤黄疸，亦皆可随手奏效”。但不论何种黄疸，必有瘀血湿阻明显者，方可暂用本方。

4. **臌胀(肝硬化腹水)**(章巨膺医案)

黄根元，男性，57岁，农民。1955年8月15日来我院黄疸专科门诊治疗。主诉：巩膜及皮肤发黄，腹部臌胀不舒，周身浮肿，精神疲乏。病史：胃腹部发胀已有半年，常觉不舒，最近20余日面目发黄，腹部臌胀，周身浮肿，胸闷纳少，容易发怒，大便溏，小便色赤，在浦东乡间诊治，医生诊断为臌胀，认为不治，遂扶伴来沪求医。检查：肝肿大，边缘不明显，脾脏因腹水而不易扪及，腹部臌胀，有移动性浊音，两足有凹陷性水肿，脉濡细，舌苔干白而腻。诊断：肝硬化腹水。处理：硝矾散2.7克，分3次服。

治疗经过：自1955年8月15日起至1956年1月16日止，历时5个月。服药至9月12日时，腹水全退，黄疸亦逐渐减退。此后继续服用，胃纳增加，精神振作，每次单独自浦东来沪，与初诊时判若两人，前后共计门诊20次。［上海中医药杂志，1956(7)：33］

按：身黄、腹胀、便溏、浮肿，与硝石矾石散证相合，投之辄效。

【现代运用】

本方可用于治疗肝硬化腹水、急性传染性肝炎、肝胆结石、脾肿大等属上述证机者。有报道以本方为散剂，并用大枣、金钱草、滑石煎汤送服治疗肝胆结石有较好疗效。

猪膏发煎

【方剂组成】

猪膏半斤，乱发(如鸡子大)三枚

【方药用法】

上药都拌匀，煎之，发消药成。分二次服。病从小便出。

【方证释义】

此治黄疸不湿而燥之法。按《伤寒类要》云：男子、女人黄疸，饮食不消，胃胀热生黄衣，在胃中有燥屎使然，猪膏煎服则愈。盖湿热经久，变为坚燥，譬如盦曲，热久则湿去而干也。《本草》：猪脂利血脉，解风热；乱发消瘀，开关格，利水道，故曰病从小便出。

【主治病证】

诸黄。谷气实，胃气下泄，阴吹而正喧。

由大劳大热交接，交接后入水所致女劳疸，身目皆黄，发热恶寒，小腹满急，小便难。

积聚癥瘕。

【历代名医方论】

《金匮玉函经二注》：阳明不能升发谷气上升，变为浊邪，反泄下利，子宫受抑，气不上通，故从阴户作声而吹出。猪脂补下焦、生血、润腠理；乱发通关格。腠理开，关格通，则中焦各得升降，而气归故道也。

《金匮要略心典》：湿热经久，变为坚燥譬如盦曲，热久则湿去而干也。《本草》："猪脂利血脉，解风热；乱发消瘀，开关格，利水道；故曰病从小便出。"

《金匮要略浅注》：此黄疸血分通治之方也。寒湿入于血分，久而生热，郁蒸气血不利，证显津枯血燥，皮肤黄而暗晦，即为阴黄。当以猪脂润燥，发灰入血和阴，俾脾胃之阴得其和，则气血不滞，而湿热自小便去矣。盖疸皆因湿热郁蒸、相延日久，阴血必耗，不论气血二分，皆宜兼滋其阴，故云诸黄主之。

《金匮悬解》：前阴气吹而正喧鸣，此谷气之实，后窍结塞而不通也。猪膏发煎，猪膏、乱发利水而滑大肠，泄湿而通膀胱也。

【医案举例】

1. **阴吹**（刘天鉴医案）

陈妇，42岁。得一隐疾，不敢告人，在家亦不敢外出，偶有客至，则回避于房中，半年不愈。不得已而就诊于予。问其每天有十余次发作，每发则连续不断吹气四五十次，持续一二分钟，响声很大。按其脉沉细带数，饮食动作皆如常，余无所苦，唯大便干结，三五日方解一次。《金匮》谓："此谷气之实也，以猪膏发煎导之"。遂照方服用，进服1剂，大便连泻数次，斯证顿愈，信古方之不谬也。（《湖南省老中医医案选·第一辑 1980:42-43》）

按：阴吹频频，大便干结，谷气别走前窍也。用猪膏发煎泻下大便则愈。于此乃知方后云"病从小便出"者，传写之误也。

2. **黄疸**（徐彬医案）

予友骆天游，黄疸，腹大如鼓，百药不效，用猪膏4两，发灰4两，1剂而愈。（《金匮要略论注》清光绪乙卯年版）

按：黄疸日久，必湿从燥化，终用猪膏发煎取效。

3. **便秘**（吴炳南医案）

门人吴炳南之妻，每患肠燥，纳谷不多。予授以大半夏汤，服之甚效。间一二日不服，燥结如故。吴私念此胃实肠燥之证，乃自制猪膏发煎服之，1剂而瘥。乃知仲师"谷气之实"四字，早明示人以通治他证之路，不专为阴吹设也。（《金匮发微》）

按：大半夏汤虽有人参补中，白蜜润燥，但君以半夏，仍属温燥有余，润养不足，故虽暂效，不能持久。吴子更以猪膏发煎，专事润养，一剂竟收。名师出高徒耶！

【现代运用】

猪膏发煎为现代运用较少之经方，通过各类验案可以发现此方可治疗各类肠燥闭结所引发之证。现代此证多用麻仁丸、五仁汤等富油方剂治疗。相对此类方剂、猪膏发煎油量大、润下之力更强。加入乱发（血余炭）更有较强破瘀利水的效果，方简而特征明确。尤其可用于缺医少药的欠发达地区。

另外此方加减也可作为栓剂、油剂等新剂型，开拓用药思维。

需要注意的是猪膏油脂丰富而滋腻。于

湿热盛，或肝胆病患者应慎用。

柏叶汤

【方剂组成】

柏叶、干姜各三两(9克)，艾叶三把(3克)[《中医治法与方剂》：侧柏叶(30克)、炮干姜(6克)、艾叶(10克)]

【方药用法】

古代用法：水4杯，取马通2杯，煎一杯服。如无马通，以童便2杯，煎八分服。

现代用法：水煎服。

【方证释义】

方中侧柏叶苦涩，微寒，其气清降，能折其上逆之势以收敛止血。干姜辛热，温中止血；艾叶苦辛温，温经止血，二药合用，能振奋阳气以摄血。马通汁能引血下行以止血。全方寒热并用，阴阳互济，相辅相成，而偏于温中，为治疗虚寒性吐血的代表方剂。全方寒热并用，温中与清降并行，相辅相成，但以温中止血为主。

【主治病证】

吐血不止者，柏叶汤主之。脾阳不足，脾不统血之吐血。症见吐血不止，血色清稀黯淡，面色㿠白或萎黄，舌淡苔白，脉象虚弱无力。

【历代名医方论】

《金匮要略心典》：仁斋《直指》云：血遏热则宣行，故止血多用凉药；然亦有气虚协寒，阴阳不相为守，营气虚散，血亦错行者，此干姜、艾叶之所以用也。而血既上溢，其浮盛之势，又非温药所能御者，故以柏叶抑制使降，马通引之使下，则妄行之血顺而能下，下而能守也。

《金匮要略论注》：此重"不止"是诸寒凉止血药皆不应矣。吐血本由阳虚，不能导血归经；然血亡而阴亏，故以柏叶之最养阴者为君，艾叶走经为臣，而以干姜温胃为佐，马通导火使下为使。愚意无马通，童便亦得。

【医案举例】

宋某，男，45岁。患胃溃疡多年不愈，此次因酗酒而致胃出血，量多，色鲜红，胃脘灼痛，嘈杂嗳气，烦躁不安，急服云南白药，煎服中药泻心汤，胃出血有所控制，但仍有少量出血。胃镜示：溃疡面不大，局部充血，溃疡根底较深。这种溃疡愈合较慢，治疗的过程很长，难度较大，就这样持续已有月余。患者形体见衰，面胖虚浮，气短倦乏，胃脘胀满，常有隐痛，形寒肢冷，舌体胖淡，质色黯淡，脉虚缓而芤。

辨证：吐血日久，败伤中气，阳随阴脱，胃寒失摄。

治法：补气温阳，收敛止血，生肌愈溃。

方药：柏叶汤加味。

组成：侧柏叶30克，干姜15克，艾叶30克，黄芪30克，白术15克，赤石脂20克，汉三七(冲服)6克，血竭(冲服)3克，白及20克，当归18克，陈皮20克，海螵蛸18克。每日1剂，水煎400毫升，分早午晚三次温服。

复诊：服药7剂，胃痛减轻，原柏油样便转黄，形体有温煦感，胃脘少有胀满，有食欲但不敢多食，舌质由黯转红，脉虚缓。继服上方二周，精神振作，饮食如常，形体开始恢复，前后共调治3个月，休养一段后胃镜复查：胃黏膜光滑无痕迹。

【现代运用】

本方为治疗虚寒性吐血之专方。以血色黯淡清稀，舌淡，脉虚弱为辨证要点。现在多用于上消化道出血，咯血，便血，女性月经量多，崩漏下血等临床辨证属中焦虚寒者。

黄土汤

【方剂组成】

甘草、干地黄、白术、附子(炮)、阿胶、黄芩各三两(各9克)，灶心黄土半斤(30克)

【方药用法】

古代用法：上七味，以水八升，煮取三升，分温二服。

现代用法：先将灶心土水煎过滤取汤，再煎余药，阿胶烊化冲服。

【方证释义】

本方证因脾阳不足，统摄无权所致。脾主统血，脾阳不足失去统摄之权，则血从上溢而为吐血、衄血；血从下走则为便血、崩漏。血色暗淡、四肢不温、面色萎黄、舌淡苔白、脉沉细无力等皆为中焦虚寒，阴血不足之象。治宜温阳止血为主，兼以健脾养血。

方中灶心黄土（即伏龙肝），辛温而涩，温中止血，用以为君。白术、附子温阳健脾，助君药以复脾土统血之权，共为臣药。然辛温之术、附易耗血动血，且出血者，阴血每亦亏耗，故以生地、阿胶滋阴养血止血；与苦寒之黄芩合用，又能制约术、附过于温燥之性；而生地、阿胶得术、附则滋而不腻，避免了呆滞碍脾之弊，均为佐药。甘草调药和中为使。诸药合用，共呈寒热并用，标本兼顾，刚柔相济的配伍特点。

本方寒热并用，标本兼顾，刚柔相济。以刚药温阳而寓健脾，一柔药补血而寓止血。故吴瑭称本方为“甘苦合用，刚柔互济法”（《温病条辨》）。

【主治病证】

下血先便后血，此远血者，黄土汤主之。脾阳不足，脾不统血证。大便下血，先便后血，以及吐血、衄血、妇人崩漏，血色暗淡，四肢不温，面色萎黄，舌淡苔白，脉沉细无力。

【历代名医方论】

尤怡《金匮要略心典》：下血先便后血者，由脾虚气寒，失其统御之权，而血为之不守也。脾去肛门远，故曰远血。黄土温燥入脾，合白术、附子以复健行之气，阿胶、生地黄、甘草，以益脱竭之血；而又虑辛温之品，转为血病之厉，故又以黄芩之苦寒，防其太过，所谓有制之师也。《金匮玉函经二注》：欲崇土以求类，莫如黄土，黄者，土之正色，更以火烧之，火乃土之母，其得母燥而不湿，血就温化，则所积者消，所溢者止；阿胶益血，以牛是土畜，亦是取物类；地黄补血，取其象类；甘草、白术养血补胃和平，取其味类；甘草缓附子之热，使不潜上。是方之药，不惟治远血而已，亦可治久吐血，胃虚脉迟细者，增减用之。盖胃之阳不化者，非附子之善走，不能通诸经脉，散血积也；脾之阴不理者，非黄芩之苦，不能坚其阴以固其血之走也；黄芩又制黄土、附子之热，不令其过，故以二药为使。

《金匮要略论注》：以附子温肾之阳，又恐过燥，阿胶、地黄壮阴为佐；白术健脾土之气，土得水气则生物，故以黄芩、甘草清热；而以经火之黄土与脾为类者引之入脾，使脾得暖气，如冬时地中之阳气而为发生之本。

《金匮要略心典》：黄土温燥入脾，合白术、附子以复健行之气；阿胶、生地黄、甘草以益脱竭之阴，又虑辛温之品，转为血病之厉，故又以黄芩之苦寒，防其太过，所谓有制之师也。

《血证论》：方用灶土、草、术健补脾土，以为摄血之本；气陷则阳陷，故用附子以振其阳；血伤则阴虚火动，故用黄芩以清火；而阿胶、熟地又滋其既虚之血。合计此方，乃滋补气血，而兼用清之品以和之，为下血崩中之总方。

【医案举例】

1. **陈孝伯医案**

周某，男，32岁。有胃痛史5年，经检查证实有十二指肠球部溃疡伴胃窦炎，于1975年至1977年连续出血3次，均住院治愈。近1周来，因劳累过度，今晨又出现黑便，于1980年2月20日入院。

刻诊：面色㿠白，神疲乏力，胃脘隐痛，嗳气频作，谷食不馨，喜热饮，得按则舒，四肢发冷，大便发黑如柏油样，舌苔薄，根白腻，脉弦紧。

检查：血压110/80毫米汞柱。腹平软，大便隐血试验强阳性。

中医辨证：此乃脾胃虚寒，不能统血归

经。治宜温阳健脾，益气止血。方用黄土汤加减。

处方：伏龙肝（先煎去滓）30克，炮姜炭3克，白术9克，黄芩炭9克，阿胶（烊化）9克，炒党参9克，云苓9克，白及9克，三七粉（分吞）3克，陈皮6克，炙甘草6克。（编者点评：方中内含有理中汤和四君子汤理中州）

二诊：前投温阳健脾益气止血之剂，大便已转黄色，胃脘痛已减，面色少华，精神尚可，舌苔薄腻，脉濡缓。大便隐血试验转阴性。前方合拍，再宗原方加减。原方去炮姜炭、阿胶，加胃痛散（砂仁、蔻仁、煅瓦楞），每日3次，每次3克吞服。

三诊：前方共进6剂后，胃脘隐痛基本已除，胃纳亦增，精神转佳，复查大便隐血试验连续6次阴性，病情稳定，共住院两周出院。（上海市中医文献馆．仲景方在急难重病中的运用·陈孝伯医案．上海：上海中医学院出版社，1989：70）

2. 张伯臾医案

毛某，男，18岁。胃脘痛已七载，每逢冬春则发作，一周来，胃脘痛夜间较剧，泛酸泛恶，便血色黑，苔白质淡，脉细。脾虚生寒不能摄血，肝虚生热不能藏血，统藏失职，血不归经，下渗大肠则为便血。拟《金匮》黄土汤，刚柔温清，和肝脾以止血。处方：党参12克，炒白术9克，熟附片（先煎）9克，熟地黄12克，炒黄芩9克，阿胶（烊冲）9克，仙鹤草30克，灶心土（包煎）30克。服4剂。大便隐血阴性。（严世芸．张伯臾医案．上海：上海科学技术出版社，2003：75）

3. 何任医案

李某，女，46岁，工人，1971年6月4日初诊。素有溃疡病，胃脘刺痛，近半个月来大便次数多，如柏油，隐血强阳性，四肢不温，面色萎黄，脉细无力，苔白，治拟温健脾土并止血。炙甘草9克，白术12克，伏龙肝30克，干地黄12克，制附子4.5克，炒阿胶12克，黄芩9克，党参9克，白及9克，三七粉（分吞）3克。5剂，药后便次减少，便色转正常。续予调治，隐血转阴。（何任．金匮要略新解．杭州：浙江科学技术出版社，1981：141）

【现代运用】

黄土汤是治中焦脾气虚寒出血的良方，方中灶中黄土，一般药房不具备，用时亦可用赤石脂代替黄土，陈修园《金匮要略浅注》谓："以赤石脂一斤代黄土，取效更捷。"灶中黄土或赤石脂，均须用布包煎。临证脾虚甚者，加人参、黄芪、山药等；便血甚者，加白及、藕节、三七粉，或炮姜、焦艾叶等；若里寒不甚者，可减少附子用量。本方临床多用于治疗上消化道出血，如胃溃疡、十二指肠溃疡；另外，还可治疗慢性细菌性痢疾、血小板减少性紫癜、过敏性紫癜、功能性子宫出血等。

泻心汤

【方剂组成】

大黄二两（6克），黄连、黄芩各一两（3克）

【方药用法】

上以水三升，煮取一升，顿服之。

【方证释义】

以黄连、黄芩苦寒泻心火，清邪热，除邪以安正；尤妙在大黄之苦寒通降以止其血，使血止而不留瘀。唐容川："方名泻心，实则泻胃，胃气下泄，则心火有所消导，而胃中之热气，亦不上壅，斯气顺而血不逆矣"。故为火热旺盛，迫血妄行，而致吐血、衄血之良方。

【主治病证】

邪火内炽，迫血妄行，吐血、衄血；或湿热内蕴而成黄疸，胸痞烦热；或积热上冲而致目赤肿痛，口舌生疮；或外科疮疡，见有心胸烦热，大便干结者。

【历代名医方论】

《医宗金鉴》：心气"不足"二字，当是"有余"二字。若是不足，如何用此方治之，必是传写之讹。心气有余，热盛也，热盛而伤阳络，迫血妄行，为吐、为衄。故以大黄、黄连、黄芩大苦大寒直泻三焦之热，热去而吐衄自止矣。

《金匮要略浅注》：此为吐衄之神方也。妙在以芩、连之苦寒泄心之邪热，即所以补心之不足；尤妙在大黄之通，止其血，而不使其稍停余瘀，致血瘀后酿成咳嗽虚劳之根。

《金匮要略今释》：黄连、黄芩治心气不安，即抑制心脏之过度张缩，且平上半身之充血也。大黄亢进肠蠕动，引起下腹部之充血，以诱导方法，协芩、连平上部充血也。

【医案举例】

1. **刘渡舟医案**

郑某，女，32岁。患病而有上、中、下三部的特点。在上有口腔经常糜烂作痛，而不易愈合；在下有前阴黏膜溃破，既痛且痒；中部则见心下痞满，饮食乏味。问其小便尚可，大便则每日二次犹能成形。切其脉弦而无力，舌苔薄白而润。三部之证由中州发起。辨为脾虚不运，失降失常，气痞于中，而挟有湿𧏾蛊之毒。治宜健脾调中，升清降浊，兼解虫毒之侵蚀。处方：炙甘草12克，黄芩9克，人参9克，干姜9克，黄连6克，半夏10克，大枣7枚。共服10余剂，以上诸症逐渐获愈。

2. **岳美中医案**

宋某某，男性，55岁，1960年12月31日初诊。主诉：便秘数月，每饥时胃脘胀痛，吐酸，得按则痛减，得矢气则快然，唯矢气不多，亦不渴。诊见面部虚浮，脉濡缓。投甘草泻心汤加云苓，三剂后大便稍畅，矢气较多。改投防己黄芪汤加附子4.5克，一剂后大便甚，痛胀均减，面浮亦消，唯偶感烧心，原方加云苓又服二剂，3个月后随访，诸症皆消。甘草泻心汤证本为误下太阳成痞兼呕、烦、下利，仲景已指出“此非结热，但以胃气虚，客气上逆”而成，本例诸症无一与甘草泻心汤相符者，且结硬与雷鸣下利则更属对立；而能断然施之者，是因胃气虚馁，湿满于中，针对实质，异病同治。胃气虚馁，急于求食自安，则饥时痛胀并作；滞填中焦，枢机不利，传化迟缓，食物留于肠胃必久而便为之燥。本方加云苓，缓中补虚，升清降浊，服后矢气转多，大便转畅，已收降浊之效，遂以防己黄芪汤补虚，更加附子通阳，祛邪兼顾扶正，中州既健，传化为常，则诸症愈。设为因胀而疏通，因胀而宽中，因病而行气，必犯虚虚实实之戒，临证者慎之。

3. **赵锡武医案**

郭某，女，36岁。口腔及外阴溃疡半年，在某院诊断为口、眼、生殖器综合征，曾用激素治疗，效果不佳。据其脉证，诊为狐惑病。采用甘草泻心汤加味。方用生甘草30克，党参18克，生姜6克，干姜3克，半夏12克，黄连6克，黄芩9克，大枣(擘)7枚，生地30克。水煎服，12剂。另用生甘草12克，苦参12克，4剂煎水，外洗阴部。

复诊时口腔及外阴溃疡已基本治愈。仍按原方再服14剂，外洗方4剂，患者未再复诊。

4. **胡希恕医案**

史某，男，42岁。反复发作口舌溃疡2年，本次发作已半个月。舌上舌下皆有巨大溃疡，因疼痛不能吃饭及说话，右胁微疼，大便少微溏，苔黄厚，脉弦滑。证为上热下寒，治以辛开苦降，与甘草泻心汤：炙甘草12克，黄芩10克，干姜6克，半夏12克，大枣3枚，黄柏10克，党参10克。上药服2剂，舌疼已好转，进食如常，继调半个月诸症消除。

【现代运用】

主要用于肺炎，细菌性痢疾，疮痈肿毒，肺结核及支气管扩张咯血，胃肠道出血，口腔溃疡等。

茱萸汤

【方剂组成】

吴茱萸(洗)一升(15克)，人参三两(9克)，生姜(切)六两(18克)，大枣(擘)十二枚

【方药用法】

上四味，以水七升，煮取二升，去滓，温服七合，日三服。

【方证释义】

吴茱萸辛热香散，苦降而燥，有小毒，温胃散寒，降逆止呕，故为君药。生姜辛微温发散，祛湿止呕逆，故为臣药。人参甘补微温，补气健脾，恢复脾运，故为佐药。大枣温补甘缓，补益脾胃、调和中气，调和诸药，故为佐使药。全方配伍，温降兼甘补，有温中补虚、降逆止呕之功，故善治肝胃虚寒、浊阴上逆所致的诸多病症。

【主治病证】

食谷欲呕，属阳明也，吴茱萸汤主之。得汤反剧者，属上焦也。

少阴病，吐利，手足逆冷，烦躁欲死者，吴茱萸汤主之。

干呕，头痛者，吴茱萸汤主之。

【历代名医方论】

《医方考》：伤寒食谷欲呕者，属阳明也，此汤主之；得汤反剧者，属上焦，此非所宜也。少阴犯真寒，吐利，手足厥冷，烦躁欲死者，此汤主之。厥阴干呕吐沫，头痛者，亦此汤主之。阳明，胃也。为仓之官，主纳水谷，有寒，故令食谷欲呕，吴茱萸汤温之宜矣。若得汤反剧，便非胃中寒，乃是上焦火，宜用凉剂，而吴茱黄非宜矣。少阴犯真寒者，足少阴肾脏中寒，与传来阳证不同也。肾间阴寒盛，则上格乎阳而为吐。经曰：肾主二便。故肾寒则大便不禁而为利，手足得阳而温，受气于内者也；内有阴寒，故令手足逆而冷。烦躁者，阴盛格阳，阳气内争，故令阳烦而阴躁，斯其为证亦危矣，故欲死。厥阴者，肝也，寒气内格，故干呕吐沫；厥阴与督脉会于巅，故头痛。吴茱萸辛热而味厚，经曰味为阴，味厚为阴中之阴，故走下焦而温少阴、厥阴；佐以生姜，散其寒也；佐以人参、大枣，补中虚也。虽然，张机立是方，以治少阴、阴之寒也固矣，不又曰少阴病吐利烦躁四逆者死乎？厥冷之与四逆，无相违也。临病之工，乌可不慎！

《伤寒论条辨》：食谷欲呕，胃寒也，故曰属阳明。言与恶寒呕逆不同也。茱萸辛温，散寒下气。人参甘温，固气安中。大枣益胃，生姜止呕。四物者，所以为阳明安谷之主治也。

《千金方衍义》：吴茱萸汤在阳明例中治食谷欲呕，在《金匮》方中治呕。而胸满专取茱萸下逆气，人参补正气，大枣安中气，生姜去气，《千金》加半夏开痰气，小麦通肝气，桂心温血气，甘草和胃气也。故用萸、桂通阳，姜、半涤饮，人参、甘草扶胃进食，大枣运行脾津，乃大小半夏汤之发源也。

《伤寒论后条辨》：吴茱萸汤，挟木力以益火势，则王得温而水寒却矣，缘此证全类厥阴，非吴茱萸汤，无以蔽其好也。吴茱萸佐生姜而辛散，则头痛可已。人参佐大枣而温补，则吐沫可。添薪接火，火升而水自降之治也。

《伤寒来苏集》：少阴病吐利，烦躁、四逆者死……呕而无物，胃虚可知矣；吐惟涎沫，胃寒可知矣，头痛者，阳气不足，阴寒得以乘之也。吴茱萸汤温中益气，升阳散寒，呕、痛尽除矣……吴萸温中散寒，则吐利可除；人参安神定志，则烦躁可止；姜、枣调和营卫，则手足自温、头痛自瘳矣。

《伤寒论集注》：少阴病吐利者，神机不能交会于中土，故上吐而下利；土气内虚不能充达于四肢，故手足逆冷；烦躁欲死者，少阴神机挟寒邪而逆于经脉，心脉不能下交于肾则烦，肾脉不能上通于心则躁，上下经脉之气不交故烦躁欲死。吴茱萸汤主之，吴茱萸具木火之性能温中土而使神机内转，姜、枣、参秉辛甘之味，能补精汁而使经脉流通，神机转而吐利除，经脉通而烦躁宁矣。干呕者，阳明胃气虚寒也；吐涎沫者，太阴脾气虚寒也，脾气虚寒不能转输其津液，故涎沫反从脾窍而出。夫津液淖泽，上漏空窍，补益脑髓，今涎沫外溢而头痛者，寒气盛而阳气微也。吴茱萸汤主之，茱萸秉木火之气能温中土，人参益胃，大枣补脾，生姜宣达胃气，则土气温和而呕吐自平矣。

《伤寒论宗印》：此经气之寒而入于中胃也。夫阳明居中土，为万物之所归，而经脉荣卫，胃气之所生也。是以在经之寒邪不解，而归于中胃矣。寒入于中而胃气虚冷，故既吐且利也。四肢皆禀气于胃。胃气寒，故手足逆冷也。寒结于中，则少阴水火之气不得上下以交济，是以烦躁欲死也。宜吴茱萸汤，温补中胃，以散寒邪，则阴阳和而烦躁解矣。干呕、吐涎沫者，足厥阴之脉挟胃，寒邪逆于胃也。头痛者，厥阴之经气上巅，阴寒之气上逆也。吴茱萸能温中而散厥阴之寒邪，佐姜枣之辛甘发散，人参之温补调中。

《汤头歌诀》：吴茱萸汤人参枣，重用生姜温胃好，阳明寒呕少利，厥阴头痛皆能保。吴茱萸(炮)一升，人参三两，生姜六两，枣十二枚。姜、茱、参、枣，补土散寒。茱萸辛热，能入厥阴，治肝气上逆而致呕利腹痛。

《伤寒溯源集》：故用吴茱萸之辛苦温热，以泄其厥气之逆而温中散寒。盖茱萸气辛味辣，性热而臭臊，气味皆厚，为厥阴之专药，然温中解寒，又为三阴并用之药。更以甘和补气之人参，以补吐利虚损之胃气。又宣之以辛散止呕之生姜，和之以甘缓益脾之大枣，为阴经急救之方也

《伤寒大白》：以下皆阴症恶寒之方。厥阴干呕，吐涎沫，恶寒，故以此方主治。痰多，加半夏；气逆，加广皮、藿香、砂仁。

《绛雪园古方选注》：吴茱萸汤，厥阴阳明药也。厥阴为两阴交尽，而一阳生气实寓于中，故仲景治厥阴以护生气为重，生气一亏，则浊阴上干阳明，吐涎沫，食谷欲呕，烦躁欲死，少阴之阳并露矣，故以吴茱萸直入厥阴，招其垂绝之阳，与人参震坤合德，以保生气，仍用姜、枣调其营卫，则参、茱萸之以承宣中下二焦，不治心肺，而涎沫得摄，呕止烦宁。吴茱萸汤，治浊气上升而生膩胀，是亦阴阳反作也。

《伤寒悬解》：土败胃逆，则作呕吐，食谷欲吐者，属阳明也。吴茱萸汤，人参、大枣培土而补中，茱萸、生姜温胃而降逆。若得汤反剧者，则由上焦之痞热，非关中焦之虚寒也。吐利顾冷，烦躁欲死，则中气颓败，微阳离根矣。吴茱萸汤，人参、大枣，培土而补中，吴茱萸、生姜，温胃而回阳也。胃气上逆，浊阴涌泛，则生干呕。胃逆肺阻，清气郁，则化痰涎。胃逆而胆火升炎，津液涌沸，则沫生焉，犹汤沸而沫起也。胃逆而浊阴升，头上气，故痛生焉。是少阳、阳明之病，而见之厥阴者，肝胆同气也。缘肝脾寒陷，故胆胃冲逆如此，宜吴茱萸汤，参、甘，补中而培土，茱、姜，温寒而降逆也。

《长沙药解》：治阳明伤寒，食谷欲呕者。胃气顺降，则纳而不呕，胃气逆升，则呕而不纳。人参、大枣，培土而补中，吴茱萸、生姜，温胃而降逆也。治厥阴病，干呕，吐涎沫，头痛者。以土虚木郁，中气被贼，胃逆不降，浊气上冲，是以头痛干呕。湿气凝瘀，是以常吐涎沫。人参、大枣，培土而补中，茱萸、生姜，降逆而疏木也。治少阴病，吐利，手足厥冷，烦躁欲死者。以寒水侮土，脾陷胃逆，则吐利兼作。中气亏败，四肢失温，则手足厥冷。坎阳离根，散越无归，则烦躁欲死。人参、大枣，培土而补中，茱萸、生姜，降逆而升陷也。《金匮》治呕而胸满者。以中虚胃逆，浊气冲塞，故呕而胸满。人参、大枣，培土而补中，茱萸、生姜，降逆而泻满也

《伤寒说意》：其食谷欲呕者，阳虚而胃逆也。宜吴茱萸汤，人参、大枣，补土而培中，吴萸、生姜，温胃而降逆。若得汤而呕吐反甚者，乃胆胃上逆，而生郁热，当先清其上热也。

《医学举要》：吴茱萸汤治阳明少阴二经虚寒之证，仲景以阳明病不能食者名中寒，食谷欲吐，或干呕，或吐涎沫，是胃气虚寒，不能容物也。头痛者，阳明之脉上于头也。仲景以吐利烦躁四逆为少阴死证，今吐利手

足厥冷，是专指手掌，与四逆之通冷者区别。故虽烦躁欲死，究非死症，并用此汤。吴茱辛热，为通阳泄浊之要药，故以为君。人参、姜、枣补益中气，使土有以制水而水不上侵矣。

《长沙方歌括》:《论》云：食谷欲呕者，属阳明也，吴茱萸汤主之。又云：干呕吐涎沫，头痛者，吴茱萸汤主之。此阳明之正方也。或谓吴茱萸降浊阴之气，为厥阴专药，然温中散寒，又为三阴并用之药。而佐以人参、姜、枣，又为胃阳衰败之神方。昔贤所以有"论方不论药"之训也。

《本经疏证》:于吴茱萸汤重用生姜，可以知生姜能治肝病。于桂枝黄芪五物汤重用生姜，可以知生姜又能治肾病，何者？吴茱萸汤证阳在上而阴在下，"食谷欲呕，吐利干呕，吐涎沫，头痛，呕而胸满"，则阳尽在中不能安于中，且欲上出矣。"手足逆，烦躁欲死"，则仅能扰于中，不得达于外矣，所以致此者，非在下阴邪搏之而何？然据于中而不越于上泄于外，可知其阴自肝而不自肾矣。吴茱萸汤首吴茱萸，是导阳下达，然仅导阳下达，而不剿抚其阴，则阳虽下，阴仍得与之敌，是故参、枣所以抚定其阴，生姜则能使阴邪横散，不与阳为敌者也。然则生姜，非治肝，乃散自肝上引之阴邪耳。桂枝黄芪五物汤证，则为阴外裹而在内之阳不振。身体不仁如风痹状，阴邪也。寸口关上微，阳不振也。惟尺中小紧，方知受邪之所，在下而不在上中。

《伤寒指归》:食谷欲呕者，属阳明也。浊阴逆半里上，非威烈气味，不能冲开，以吴茱萸大辛大温，气味威烈，能冲开半里上浊阴，使之须臾下降。生姜辛温，化气横行，能疏泄土气，温通半里阴液，使之左开。以人参甘寒，大枣味浓汁厚，能固半表上阳气。曰：吴茱萸汤主之。剧，甚也。上焦，指半表上阳气也。得汤反呕甚，是无半里上阴逆不降，有半表上阳气不阖，得辛温气味更逆。曰：得汤反剧者，属上焦也。右四味，四字从之，从八，象阴阳气液转运八方，不可聚一方也。以水七升，象阳数得阴复于七。煮取二升，二，阴数也，象一阳举，二阴耦之。去，温服七合，日三服，象阳数得阴复于七，阴数得阳开于一也。脾土浊阴，上逆半里上，非威烈之气，不能冲开，以吴茱萸大辛大温，气味威烈，冲开逆上浊阴，使之须臾下降。生姜辛温，化气横行，疏泄半里土气，使阴液从子左开。人参、大枣味厚汁浓，固半表阳气，从午右阖，阴阳气液交互中土，则不死。浊阴逆半里上，非威烈气味，不能冲开，以吴茱萸大辛大温，气味威烈，冲半里上浊阴，使之须臾下降。生姜辛温，化气横行，疏泄土气，温通半里阴液，使之左开。以人参甘寒，大枣味浓汁厚，和半表阳气，使之右阖。

《伤寒发微》:所以然者，中阳既虚，则上下隔塞不通，浮阳上扰，因病烦躁。姜附热药，既以中脘隔塞之故不能下达，反以助上隔浮热而增其呕吐，故但宜缓以调之。方中但用温中下气之吴茱萸以降呕逆，余则如人参、姜、枣，皆所以增胃汁而扶脾阳但使中气渐和，津液得通调上下四傍，而呕吐烦躁当止。水气微者，下利将随之而止。设呕吐烦躁止而下利未止，更用四逆、理中以善其后，证乃无不愈矣。此可于言外体会而得之吴茱萸汤，吴茱萸以祛寒而降逆；人参、姜、枣以补虚而和胃，即其病当愈。盖其所以头痛者，起于干呕，气逆而上冲也。其所以吐涎沫者，起于脾胃虚寒，脾虚则生湿，胃寒则易泛也。考吴茱萸辛温，主温中下气，最能散肝脏风寒，故于厥阴寒证为宜也。

《伤寒论诠解》:吴茱萸汤由吴茱萸、人参、生姜、大枣四味药组成。吴茱萸为方中主药，性味辛苦而热，善能暖肝胃而下气降浊；人参、大枣甘温以补益中气，崇土以制木；重用生姜，温胃散寒化饮，以降逆止呕。因此证挟水饮之邪，所以不用甘草之缓恋。

《伤寒挈要》:吴茱萸味苦辛，能入肝胃二经以障寒气之逆；生姜辛温，佐吴萸消饮以止呕吐；人参、大枣甘温，扶虚补中以理脾胃。

《金匮心释》：本节指出寒凝胸膈呕吐的证治。仲景处方吴茱萸汤，以吴茱萸、生姜散寒降逆，人参、大枣补中益气，和胃扶脾，使膈间气机渐舒，或吐出痰涎，则胸满去而吐逆必止。

《金匮要略诠解》：本条是论述胃寒凝聚呕吐的证治，由于胃阳不足，寒饮凝聚，阴浊散漫于胸间，故胸满。胃气上逆，则呕。宜吴茱萸汤，温寒止呕。方中吴茱萸、生姜化浊降逆，温阳散寒；人参、大枣温补中阳。诸药相合，可助阳散寒，温中止呕。

【医案举例】

1. 腹痛

患者，男，50 岁。主诉：腹痛间断发作 3 个月。3 个月来间断发作 4 次腹痛，无明显诱因，受凉后加重，腹痛游走阵发，持续 1～2 日，呈绞痛，屈蹲位可略缓解，腰酸明显，痛止如常人，口苦，大便偏稀，小便尚可。就诊当日腹痛发作，舌质淡，苔白润，脉滑。

处方：予以吴茱萸汤加减：吴茱萸 10 克，生姜 15 克，党参 15 克，槟榔 10 克，姜半夏 15 克，前胡 10 克，枳壳 10 克，桔梗 10 克，鳖甲 10 克，炙甘草 10 克，木香 10 克。

4 剂，每日 1 剂，水煎服。服 1 剂取效，疼痛若失。

二诊：前方吴茱萸改为 15 克，服用数剂巩固效果。

随访 1 年，患者若觉腹部不适，服用前方乃解，未再发作剧烈持续腹痛。

2. 眩晕症

熊某，男，28 岁。其母代诉：儿子夜间 12 点开始眩晕呕吐、清晨时分则出现视物旋转、如坐舟船、动则呕吐。儿子平素喜爱吃热食，忌生冷。当天中午朋友聚餐，喝了 1 瓶可口可乐，致当晚胃部胀痛未能进食，夜间即出现此症状。

处方：吴茱萸 6 克，党参 15 克，白术 10 克，陈皮 10 克，姜半夏 8 克，生姜 15 克，大枣 12 枚，天麻 8 克。

2 剂宜：嘱第 1 剂煎好后徐徐口服，每隔半小时口服。1 剂后症状大减，2 剂后诸症则除。半年后随访，未再复发。

3. 呕吐

患者，男，48 岁。主诉：间断性呕吐伴头痛 2 年，加重 3 天。头痛以巅顶为甚，心烦易怒，重则呕吐食物，轻则呕吐涎沫，常因生气诱发，伴胁肋胀满，舌淡苔白薄，脉沉而弦。

处方：予以吴茱萸汤加减：吴茱萸 9 克，高丽参(另煎冲)3 克，生姜 9 克，半夏 9 克，茯苓 12 克，大枣 4 枚，香附 9 克，柴胡 3 克，白芍 6 克。

3 剂，每日 1 剂，水煎服。服 3 剂后恶心呕吐、胁肋胀满消失，头痛减轻。上方减柴胡、白芍，加川芎 6 克、白芷 9 克。

再服 3 剂后诸症消失而痊愈。戒烟酒，忌生冷饮食。半年后随访病未再发。

4.《续建殊录》

堀氏，卒发干呕，医以小半夏汤，七日不瘥，其声振四邻。先生诊之，心下痞硬，四肢厥冷，乃与吴茱萸汤，三日而愈。

5.《续建殊录》

又浪华贾人岩城氏之仆，初患头痛，次呕而腹痛，手足厥冷，大汗如流、昏冒，气急息迫，不能言语。与吴茱萸肉，诸症顿除。既而困倦甚，乃更以当归四逆加吴茱萸生姜汤，调治数日而瘳。

6. 恶阻(妊娠剧吐)

冯某，女，35 岁。主诉：妊娠 3 个月，剧吐日夜不停 50 余天。见患者行走需人搀扶，形瘦骨立，面色苍白带青，眼窝凹陷，时时泛呕，吐出物为清水痰涎，四肢逆冷，吐而不渴，舌淡苔薄白水滑，脉沉微欲绝。

处方：予吴茱萸汤合小半夏汤加减以暖肝和胃，温中降逆。吴茱萸 15 克(开水冲洗 5 次)，生姜汁 30 克，半夏 30 克，红参 12 克，赭石粉 30 克，大枣 7 个。

水煎服，1 剂。医者嘱药煎成后，每次 1

口，多次分服，以免服后再吐。患者服几次后觉好转，随后即逐渐加量，服后约4个小时呕吐即止。进食米汤半碗已不觉呕，1剂服完，每天能进3碗稀饭。后原方再进3剂，呕吐未发，食欲正常，以糜粥自养，病情逐渐康复。足月后顺产一女婴。

7. 饮停心下(慢性胃炎)

朱某，男，57岁。主诉：以上腹部剑突下痞闷胀满疼痛不适，兼呕吐清水痰涎半个月余来诊，问其心中不嘈杂，不泛酸，吐水清而发凉，有时带有白沫，查其上腹部按之疼痛，局部肌肉稍紧张，诊其脉弦滑，舌质暗，苔白水滑。

处方：用吴茱萸汤合小半夏加茯苓汤。吴萸12克，太子参15克，生姜30克，大枣5个，茯苓30克，旱半夏30克。5剂。西药用兰索拉唑30毫克，12片，每次1片，每日2次。二诊：呕止，痞开，上腹部仍有压痛。上方合小陷胸汤化裁治之。吴茱萸12克，太子参15克，生姜30克，大枣5个，茯苓30克，旱半夏30克，黄连6克，瓜蒌仁15克。5剂，水煎服。服完诸症消失，用兰索拉唑加赛胃安以巩固疗效。

8. 偏头痛

余某，女，74岁。主诉：因阵发性左额部及面颊疼痛，痛时如刀剜鸡啄，不可忍受，痛剧时常伴恶心呕吐，吐出白色稀涎，一日发作3～5次，每次持续1～3分钟。视患者面色皖白，舌质淡苔白而水滑，脉沉缓。

处方：予吴茱萸汤合散偏汤。吴茱萸15克，党参20克，生姜15克，大枣10枚，川芎50克，白芷8克，白芍15克，炒白芥子(研)12克，柴胡5克，郁李仁5克，甘草5克，香附子6克。水煎服，5剂。同时服李可头风散，每次3克，每日2次，早晚淡茶叶水冲服。5天后复诊：患者说："服完5剂，头痛已止，希再巩固治疗继用上方5剂。"计前后共服汤药14剂，头风散1料，头痛痊愈。

9. 肝寒犯胃头痛(血管紧张性头痛)

董某，女，35岁。主诉：阵发性眼花，头痛5年。头痛发作前先感眼前冒金星，随即出现头痛，疼痛以前额痛为主，疼势剧烈，不能忍受，并伴眩晕，剧烈呕吐，吐至胃内无物为止，呕吐止则头痛渐缓解，每次持续约半小时，每年发作2～3次。近半年发作频繁，约半个月发作1次，久治无效。脉弦弱，舌淡苔白，面色皖白，冬天怕冷，平时无病。

处方：方选吴茱萸汤合头风散。红参10克，生姜15克，大枣7个，吴茱萸15克，川芎30克。水煎服，4剂。另加头风散1剂，每次4克，每日2次，开水冲服。

二诊：服药2天眼花及头痛止，后未发作，药已中病，上方再服4剂愈。

10. 眩晕(椎动脉型颈椎病)

周某，男，53岁。主诉：平素颈痛颈强，右前臂发麻，自汗。1周来出现阵发性旋转性眩晕，发作时眼前黑矇，看不清东西，恶心呕吐，头位转动时易发作，右半侧头痛，口中和，舌胖大边有齿痕，质暗苔薄，脉弦。

处方：用吴茱萸汤合当归芍药散、桂枝加葛根汤治之。吴茱萸12克，党参20克，生姜20克，大枣10枚，当归20克，白芍20克，茯苓30克，川苓15克，白术15克，泽泻30克，桂枝15克，炙甘草8克，粉葛40克，黄芪40克，天麻12克。西药用倍他司汀(30片)，每次2片，每日3次；川芎嗪片(30片)，每次2片，每日3次；西比灵(5片)，每次1片，每日3次。

二诊：证减过半，后在原方基础上稍加调整，共三诊，服药18剂而愈。

【现代运用】

1. 表现为脾胃的疾病，如呕吐、慢性胃炎等。

2. 表现为神经性的疾病，眩晕症、血管神经性头痛、偏头痛等。

3. 表现为消化系统的疾病，如治疗慢性浅表性胃炎、胃食管反流、消化性溃疡、功能性消化不良等。

4. 其他疾病，如梅尼埃病、神经官能症、痛经及眩晕等。

桃花汤

【方剂组成】

赤石脂（一半全用，一半末）一斤（48克），干姜一两（3克），粳米一升（35克）

【方药用法】

上三味，以水七升，煮米令熟，去滓，温服七合，内赤石脂末方寸匕，日三服，若一服愈，余勿服。

【方证释义】

赤石脂固涩肠胃，为君药。干姜大辛大热，温中散寒，为臣药。粳米养胃和中，为佐药。合成为温中涩肠剂，对虚寒性下利有效。诸药合用，功效卓越。

【主治病证】

少阴病，下利便脓血者，桃花汤主之。

少阴病，二三日至四五日，腹痛，小便不利，下利不止，便脓血者，桃花汤主之。

【历代名医方论】

《医方考》：少阴病，下利便脓血者，此方主之。盖少阴肾水也，主禁固二便，肾水为火所灼，不能济火，火热克伐大肠，故下利且便脓血。此方用赤石脂，以其性寒而涩，寒可以济热，涩可以固脱。用干姜者，假其热以从治，犹之白通汤加人尿、猪胆，干姜黄芩黄连人参汤用芩、连，彼假其寒，此假其热，均之假以从治尔。《内经》曰："寒者热之，热者寒之，微者逆之，甚者从之；逆者正治，从者反治，从少从多，观其事也。正此之谓。用粳米者，恐石脂性寒损胃，故用粳米以和之。向使少阴有寒，则干姜一两之，岂足以温？而石脂一斤之多，适足以济寒而杀人矣！岂仲景之方乎？

《本草纲目·石部》：张仲景用桃花汤治下利便脓血，取赤石脂之重涩，入下焦血分而固脱；干姜之辛温，暖下焦气分而补虚；粳米之甘温佐石脂、干姜而润肠胃也。

《注解伤寒论》：涩可去脱，赤石脂之涩以固肠胃；辛以散之，干姜之辛以散里寒；米之甘以补正气。

《医方集解》：如此证成氏以为寒，而王肯堂、吴鹤皋皆以为热，窃谓便脓血者，固多属热，然岂无下焦虚寒，肠胃不固，而亦便欣血者乎？若以此为传经热邪，仲景当用寒剂以散其热，而反用石脂固涩之药，使热闭于内而不得泄，非关门养盗，自始伊戚耶？观仲景之治协热利，如甘草泻心、生姜泻心、白头翁等汤，皆用芩、连、黄柏，而治下焦虚寒下利者，用赤石脂禹余粮汤。比类以观，斯可见矣。此证乃因虚以见寒，非大寒者，故不必用热药，唯用甘辛温之剂以镇固之耳。《本草》言石脂性温，能益气、调中、固下，未闻寒能损胃也。

《伤寒论注》：本证与真武不同。彼以四肢沉重疼痛，是为有水气；此便脓血，是为有火气矣。盖不清火，反用温补？盖治下焦水气，与心下水气不同法；下焦便脓血，与心下痛、心中烦，亦应异治也。心为离火，而真水居其中，法当随其势之润下，故用苦寒以泄之；坎为水而真火居其中，法当从其性之炎上，故用苦温以发之。火郁于下，则克庚金；火炎于上，则生戊土。五行之理，将来者进，已往者退。土得其令，则火退位矣：水归其职，腹痛自除、脓血自清、小便自利矣。故制此方，不清火，不利水，一唯培土，又全赖干姜转旋，而石脂、粳米得收平成之绩也。名桃花者，取春和之义，非徒以色言耳……石脂性涩以固脱，色赤以和血，味甘而酸。甘以补元气，酸以收逆气，辛以散邪气，故以为君。半为块而半为散，使浊中清者，归心而入营，浊中浊者，入肠而止利。火曰炎上，又火亢则发，得石脂以涩肠，可以遂其炎上之性矣。炎上作苦，佐干姜之苦温，以从火化，火郁则发之也。火亢则不生土，臣以粳米之甘，使火有

所生，遂成有用之火。土中火用得宜，则水中火体得位，下陷者上达，妄行者归原，火自升而水自降矣。少阴病，腹痛下利，是坎中阳虚。故真武有附子，桃花用干姜，不可以小便不利作热治。真武是引火归原法，桃花是升阳散火法。

《绛雪园古方选注》：桃花汤，非名其色也，肾脏阳虚用之，一若寒谷有阳和之致故名。石脂入手阳明经，干姜、粳米入足阳明经，不及于少阴者，少阴下利便血，是感君火热化太过，闭藏失职，关闸尽撤，缓则亡阴矣。故取石脂一半，同干姜、粳米留恋中宫，载住阳明经气，不使其陷下，再纳石脂末方寸，留药以沾大肠，截其道路，庶几利血无源而自止，其肾脏亦安矣。

《医学衷中参西录》：石脂原为土质，其性微温，故善温养脾胃，为其具有土质，颇有黏涩之力，故又善治肠下脓血。又因其生于两石相并之夹缝，原为山脉行气之处，其质虽黏涩，实兼能流通气血之瘀滞，故方中重用之以为主药。至于一半煎汤一半末服者，因凡治下利之药，丸散优于汤剂，且其性和平，虽重用一斤，犹恐不能胜病，故又用一半筛其细末，纳汤药中服之也。且服其末又善护肠中之膜，不至于脓血凝滞所伤损也。用干姜者，因此证其气血因寒而滞，是以化为脓血，干姜之热既善祛寒，干姜之辛又善开滞也。用粳米者，以其能和脾胃，兼能利小便，亦可治下利不止者之辅佐品也。

《中国医学大辞典》：此治少阴直中寒证之法。少阴经虚寒，至肠内亦虚寒，不能固血而外泄，故以石脂涩之，干姜温之，粳米补之。虚甚者，虽参亦可加入。明其并无热滞，与白头翁及葛根芩连之证截然不同也。

《伤寒发微》：少阴为病，水凝而血败，寒水过多，不及注渗膀胱而为溺，乃溢入回肠而下利，水寒血凝，浸成朽腐，乃便脓血，非温化其寒，而填止其湿，不唯下利不止，而脓血又将加剧。此证先下利而见脓血，与《金匮》先便后血正同，故桃花汤方治，宜与《金匮》黄土汤略相似。方中用赤石脂，与用灶中黄土同，用干姜与用附子同，用粳米与用甘草同。唯下血为湿热伤血而下注，与水寒伤血不同，故彼方有黄芩，而本方无之。下血为鲜血，与腐败而成脓血者又不同，故彼方有养血之阿胶、地黄，而本方无之。此则二证之不可通治者也……盖此证寒湿为第一因，由寒湿浸灌致内脏血络腐败为第二因，由下利而脾精耗损为第三因。方治所以用赤石脂为主药，干姜次之，而粳米又次之也。

《金匮要略方义》：下利便脓血，属热者居多。本方乃温涩之剂，其所治之下利血，当为虚寒之证。方中赤石脂为君药，《本经》言其主泄肠，脓血阴蚀，下血赤白；臣以干姜温中散寒；佐以粳米养胃和中。三药共奏温里固肠，止血和中之效，为下利血及久滑脱，证属虚寒者常用方剂。其临床见症，当有腹痛喜温，按之痛减，下血晦暗，舌淡苔白，脉迟细无力等。

《伤寒论三注》：盖下利至于不止，热势已大衰，而虚寒滋起矣。故非固脱如赤石脂不能愈也。且石性最沉，味涩易滞，不以辛散之味佐之，不能取效。加粳米者，脾与胃先得其养，不特中和已也。然则半全半末者，意仲景为便脓血非细故，欲全力止脱，特用石脂斤许，但全用则气味不出，纯末则又难于下咽，殆亦斟酌其当而为之者欤。

《伤寒尚论辨似》：以赤石脂为君者，其用有三，而固脱不与焉。盖石脂，为石中之髓，能填少阴之空，一也。性温体滑，温以聚气，滑以渗湿，能利气分水而利小便，二也。然后以辛热之干姜温其气，以甘平之粳米补其气，则气理而下利可止，气温而便脓可止，总有化热之便血一症，既以下利不止而泄其热于前，又复分理水道而清其热于后，则便血当不治而自愈矣。名之曰桃花汤，非止以赤石脂之汤色似桃花也，盖月令桃始华，则阳气转而寒已去，为春和景明之象耳。

《经方例释》:[泉案]此温中收湿之主方。石脂善固骨髓。《千金》无比山药丸,用之取其固骨髓也。《外台》引崔氏治伤寒后,赤白、滞下无数。阮氏桃花汤方,赤石脂八两,冷多白滞者加四两,粳米一升,干姜四两,冷多白滞者加四两,较此为善。《千金》以此方去米,用蜜和丸。《和剂》以此方去米,用蒸饼和丸,皆变汤为丸者。《千金》又以此方,合附子理中加归、芍、龙,名大桃花汤。《千金翼》以此方,加椒、艾、乌梅,名椒艾丸。《纲目》引斗门方,治久泻久痢。白石脂、干姜等分,百沸和面为稀糊,米饮下三十丸,即此方之变法。以白易赤,以面易米。此方名桃花者,以赤石脂,与桃花石不分也。陶注《本经》曰:赤石脂出义阳者,状如纯脑,鲜红可爱,是名以桃花石,当赤石脂也。苏恭不知,而妄非之,曰是桃花石。但恭释桃花石,曰桃花石似赤石脂,但脂之不着舌者是也。然则赤石脂、桃花石自是一种,特黏不黏之别耳!时珍云:桃花石,即赤石脂之不黏舌,坚而有花点者,非别一物也,故其气味、功用皆同石脂。张仲景治痢用赤石脂,名桃花汤。《和剂》治冷痢,有桃花丸,皆即此物,此方命名之义如此。

《伤寒指归》:汤名桃花,象桃花,得三春阳气而开。取赤石脂,色之赤,石之重,脂之润,合干姜辛温,粳米中和,入阴土络中,输布三春阳气,温运血液,毋使下为脓瘀。上三味,以水七升,象三阳开于一。一,变而为七。煮米,令熟,去,内赤石脂末方寸,温服七合,日三服,象阳数得阴,复于七,开于子。若一服愈,脓血已,余勿服。桃花汤,输布三春阳气,使血液得温,合阳气转运半表,回还半里也。

《伤寒论浅注补正》:此篇一则曰下利,再则曰下利不止,无后重之文,知是虚利,非实证也。故用米以养中,姜以温中,石脂以填塞中宫。观赤石、禹余粮之填塞止利,便知此方亦是填塞止利矣,利止则脓血随之以止。

【医案举例】

1. **痢疾案**(冉雪峰医案)

湖北王某之内侄,年约二十许。体质素不大健,患痢日久,下便赤白,里急后重,脱肛,一身肌肉消脱。予初诊时,病已造极,方入病室即臭难闻,见病者俯蹲床上,手足共撑,躬背如桥,瘦削不堪,脸上浊模糊,唯见两只黑眼,频频哀号,病象特异。扣之,皮肤炕炽蒸热,脉弱而数,舌上津少,所下如鱼脑、如败酱,无所不有,日百数十行,羁滞近两月,古人谓下痢身热脉数者死,况此子尪羸如此,热毒甚炽,阴液过伤,精华消磨殆尽,恐未可救。

处方:白头翁四钱,杭芍六钱,黄连、苦参各一钱五分,黄芩三钱,广木香一钱,马齿苋四钱,甘草一钱,煎浓汁,日二服,夜一服。

四日略安,前方黄连加为二钱,并加干姜四分,炒半黑。又四日,痢减三之一,平静,勉能安卧,效显著,前方加赤脂四钱,粳米八钱。

守服一星期,痢减三之二,脱肛愈,勉可进食。后以黄芩芍药甘草汤加知母、栝楼根、麦冬、生谷芽等缓调善后,一个月痢愈,两个月恢复健康。

查痢病,仲景轻用白头翁汤,清热升陷;重用桃花汤,排脓血,疗溃伤,生肌(注家释为温涩者误)。上各方不过两方合裁,合两方为一治。痢以黄连为正药,兼用苦参者,黄连清心热,苦参乃清大肠热,补虚不用参、术,举陷无取升麻,均值得注意。干姜合黄连,可以杀虫灭菌,干姜合粳米,可以补虚复脉,白头翁不仅升清举陷,兼善清血解毒。

2. **久痢案**

刘左。诊脉虚数,久痢未已,封固愈矣,法宜堵截阳明,仿仲景桃花汤合六君子意。赤石脂(包)12 克,云茯苓 9 克,新会皮 3 克,冬术 9 克,西砂仁 2 克,炮干姜 2 克,禹余粮 18 克,潞党参 9 克,炒白芍 6 克,陈米(荷叶包)一撮。

3. **冷痢案**

邱某。患痢月余，久治未效，脉现沉缓，便如蛋清，时欲滑出。予认为冷痢，用桃花汤二剂而愈。

4. **痢疾**

常某某，男，34岁。主诉：发热，痢下，腹痛1周。患者1周前出现发热，体温38.5℃，兼有恶寒，认为是感冒，服用退热药，体温暂退而复发热，平时体质虚弱，怕冷，3天后出现痢下脓血，伴有腹痛，食欲不振，夜不能安寐，舌质红，舌苔黄腻。

处方：方选桃花汤合小柴胡汤加减，药用赤石脂（先煎）10克，黄连9克，黄芩9克，生白芍9克，柴胡12克，半夏10克，生姜10克，大枣5枚，广木香（后下）6克，败酱草15克。7剂，每日1剂，水煎服。

二诊：药后痢下脓血大减，腹痛也减轻，发热已退，夜寐不安，上方去柴胡、半夏，加合欢皮20克，炒酸枣仁20克。7剂，每日1剂，水煎服。

三诊：药后腹痛除，痢下愈，睡眠好转，继以上法调理而愈。

5. **小儿腹泻**

夏、秋季节，小儿腹泻为常见病、多发病，用中西药效皆不好。赵公遂拟一方。赤石脂2克，滑石1克，共研细末，米汤水冲服，每日3次。

此系3岁以下小儿量，服2天后腹泻止，效果好。泻止后再用鸡内金2克研细末冲服，每日3次，以助消化。

6. **痢疾**

胡某，男，68岁。主诉：患下利脓血，已一年有余，时好时坏，起初不甚介意。最近以来，每日利七八次，肛门似无约束，入厕稍迟，即便裤里，不得已，只好在痰盂里大便。其脉迟缓无力，舌质淡嫩。

处方：赤石脂（一两研末，一两煎服）二两，炮姜三钱，粳米一大撮，煨肉蔻三钱。服三剂而效，五剂而下利止。又嘱服用四神丸，治月余而病愈。

7. **痢疾（结肠溃疡）**

患者某，女，48岁。主诉：痢疾，时缓时剧，绵延20年。形体消瘦，食欲不振，面色少华，常畏寒；大便时下脓血，便色乌黑，下血前常有多汗、小腹急痛，但无后重感，大便无血时则稀溏而色如果酱，或带白色黏液。近来发生上腹部满胀，每于饥饿时刺痛，得食则减，遇寒则剧，口泛酸水。月经时断时潮，经前小腹刺痛，经色乌黑，脉沉迟细弱，治以桃花汤加味。

赤石脂30克，干姜6克，党参12克，炒粳米15克，当归24克，川芎9克，炒白术12克，炙甘草9克，白芍15克，延胡索12克，红花9克，桂枝12克，蒲黄炭9克。

上十三味，以适量水煎药，汤成去渣取汁温服，每日2次。服药5剂，大便基本成形，下血停止，便色转正常，汗出之症消失，畏寒减轻，精神、食欲、面色均好转，惟稍劳则小便遗出。仍拟原方去红花加炙黄芪12克。

服6剂，诸症悉退，仅大便稍稀，仍以原方去桂枝、蒲黄炭，加山药12克、广木香4克以善其后。

又服药11剂，大便完全恢复正常，食欲转佳，体重增加，形体渐盛，诸症减退，其病告愈。

【临床运用】

1. 表现为胃肠的疾病，如慢性腹泻、菌痢、慢性结肠炎、阿米巴痢疾、消化道出血。

2. 表现为其他疾病，如心肌缺血、脉管炎、功能性子宫出血等。

诃黎勒散

【方剂组成】

诃黎勒十枚（煨）

【方药用法】

上一味为散，粥饮和，顿服。

【方证释义】

本方用诃子苦温酸涩，能敛肺泄气涩肠止泻。

【主治病证】

气利，诃黎勒散主之。

【历代名医方论】

《金匮发微》：气利用止涩之诃黎勒散者，实因久利而气虚下陷，意与近人晨泄用四神丸略同。予昔寓白克路，治乡人陶姓曾用之，所用为诃子散，取其味涩能止，彼以药末味涩，不能下咽，和入粥中强吞之，日进一服，三日而止。诃黎勒，今名诃子，味涩而苦，煨不透则研不细，入咽硬塞。

《金匮玉函二注》：诃黎勒有通有涩，通以下涎液，消宿食，破结气，涩以固肠脱；佐以粥饮引肠胃，更补虚也。

《金匮要略心典》：诃黎勒涩肠而利气，粥饮安中益肠胃，顿服者，补下治下制以急也。

《金匮要略易解》：此方独用一味诃黎勒并收温敛虚滑、消除垢浊的功效，更调以粥饮来益胃补虚以助谷气、化精微，复上升之常，平下泄之变，真可谓善于利用药的专长及其兼长了。

【医案举例】

1.《圣济总录》

治暴嗽诃黎勒含化方，诃黎勒（生）去核一枚，上一味，拍破含之津，次煎槟榔汤一盏投之。

2.《本草图经》

治赤白痢，诸药服遍久不差，转为白脓，用诃黎勒三枚，两枚炮取皮，一枚生取皮，同末之，以沸浆水一两合服之，淡水亦得。若空水痢，加一钱七甘草末；若微有脓血，加二七；若血多，加三七，皆效。

3. 痢疾

何某某，男，38岁。主诉：患痢疾已3天，小腹疼痛，里急后重，频频登厕，排出少量纯白色冻样物，甚则虚坐努责，昼夜不停，肛门如有物塞。苔白滑，脉沉带紧。问及发病前后，未曾畏冷发热，此属气痢。

处方：处《金匮》诃黎勒散：诃子十枚，煨去核，研末用米粥汤一次送服。药后肛门窘迫难忍，大便从肛门急射而出。顷刻，肛门如拔去物塞，顿觉舒适。后以调理脾胃而康复。

4. 肠易激综合征

艾某，女，35岁。主诉：11年前失恋后反复腹泻，间隔时间短者1～2日，最长也不过10日，初起每日3～5次，近3年来增至10余次，大便为稀水样或黏液状，伴脐周疼痛，多以左下腹为著。每当情绪不遂时腹泻即发，泻后腹痛有所缓解，时感头晕头痛，精神抑郁或烦躁不安，经常失眠，只要忆起往事便觉腹部不适，继而少腹部隐痛，日泻下不止。近2年来常矢气频作，粪水夹气而下。经期前后不定，色暗红有凝块、量多，伴少腹、两胁、双乳胀痛。神疲倦怠，面色萎黄、左下腹钝痛，可触及乙状结肠曲。舌红少苔、两侧有隐隐瘀斑，脉弦滑属肝气乘脾。

处方：用四逆散加味柴胡15克，芍药15克，枳实15克，炙甘草10克，当归15克，川芎10克，香附12克。水煎，早晚服1次。另用诃黎勒50克煎药汁保留，灌肠治疗20天后诸症悉除，又巩固治疗10天后停药，随访2年未复发。

【现代运用】

表现为胃肠、肺部咽喉的疾病，如久泻、久痢、脱肛、肺虚喘咳和久嗽等。

薏苡附子败酱散

【方剂组成】

薏苡仁十分（37.5克），附子二分（7.5克），败酱五分（18.8克）

【方药用法】

上三味，杵末，取方寸匕，以水二升，煎减半，顿服，小便当下。

【方证释义】

方中薏苡仁性味甘淡而寒，功能清热利

湿、排脓消肿，故为君药。败酱草辛苦微寒，泄热解毒、散结排脓，尤善用治热毒肠痈，助薏苡仁排脓消脓力强，为臣药。少佐附子辛热以行郁，可温助阳气，为佐药。

【主治病证】

肠痈之为病，其身甲错，腹皮急，按之濡，如肿状，腹无积聚，身无热，脉数，此为腹内有痈脓，薏苡附子败酱散主之。

【历代名医方论】

《金匮要略心典》：甲错，肌皮干起，如鳞甲之交错，由荣滞于中，故血燥于外也。腹皮急，按之濡，气虽外鼓，而病不在皮间也。积聚为肿胀之根，脉数为身热之候。今腹如肿状而中无积聚，身不发热而脉反见数，非肠内有痈，荣郁成热而何？薏苡破毒肿，利肠胃为君；败酱一名苦菜，治暴热火疮，排脓破血为臣；附子则借其辛热，以行郁滞之气尔。

《金匮悬解》：寒邪客于经脉之中则血涩，血涩则不通，不通则卫气归之，不得复反，故痈肿。寒气化为热，热胜则腐肉，肉腐则为脓，是痈成为热，则其先则寒也。寒非得湿则不凝，薏苡附子败酱散，薏苡去湿而消滞，败酱破血而宣壅，附子温寒而散结也。

《金匮要略论注·卷十八》：薏苡寒能除热，兼下气胜湿，利肠胃，破毒肿，故以为君；败酱善排脓破血，利结热毒气，故以为臣；附子导热行结，故为反佐。

主之以薏苡附子败酱散，薏苡下气，则能泄脓，附子微用意在直走肠中，屈曲之处可达，加以败酱之咸寒，以清积热。服后以小便下为度者，小便者，气化也，气通则痈脓结者可开，滞者可行，而大便必泄污秽，脓血肠痈可已矣。顿服者，取其快捷之力也。

《金匮玉函经二注-补注·卷十八》：血积于内，然后错甲于外，经所言也，肠痈何故亦然耶？痈成于内，血泣而不流也，惟不流，气亦滞，遂使腹皮如肿，按之仍濡，虽其患在肠胃间，究非腹有积聚也，外无热而见数脉者，其为痈脓在里可知矣。然大肠与肺相表里，府病而上移于脏，正可虞也。故以保肺而下走者，使不上乘，附子辛散，以逐结，败酱苦寒，以祛毒而排脓，务令脓化为水，仍从水道而出，将血病解而气亦开，抑何神乎？

《绛雪园古方选注·卷下·外科方》：小肠痈，仲景详言腹无积聚，昭然是气结而成，奈诸家以方中附子为据，纷纷注释是小肠寒冷凝结成脓，抑何荒谬若此，余因悬内照之鉴以明之。盖心气抑郁不舒，则气结于小肠之头，阻传导之去路，而为痈肿，即《内经》所谓藏不容邪，则还之于腑也。故仲景重用薏苡开通心气，荣养心境，佐以败酱化脓为水，使以附子一开手太阳小肠之结，一化足太阳膀胱之气，务令所化之毒，仍从水道而出，精微之奥，岂庸浅者所能推测耶？

《金匮要略心典·卷下》：今腹如肿状而中无积聚，身不发热而脉反见数，非肠内有痈，荣郁成热而何？薏苡破毒肿，利肠胃为君，败酱一名苦菜，治暴热火疮，排脓破血为气，附子则假其辛热以行郁滞之气尔。

《医宗金鉴·订正仲景全书金匮要略注·卷二十二》：此为肠内有痈脓也，主之薏苡附子败酱散，流通肠胃消痈肿也。

《金匮悬解·卷十九》：《灵枢》痈疽，寒邪客于经络之中，则血涩，血涩则不通，不通则甲错卫气归之不得复反，故壅肿，寒气化为热，热盛则肉腐，肉腐则为，是脓成为热，而其先则寒也，寒非得湿则不凝，薏苡附子败酱散，薏苡去湿而消滞，败酱破血而宣脓，附子温寒而散结也。

《金匮要略浅注补正·卷八》：痈疽是死血，遇阳气蒸之，则化为脓，故用附子也。脓成则水类，苡仁行水，所以排脓。注言用薏苡开通心气，荣养心境，此真宽泛语也。试问薏苡何以能荣养心境哉。

《金匮发微·卷十八》：要知证虽化热，病原实起于肾寒，血海遇寒而凝，凝则痈，久而化热，血之凝者腐矣，故方治十倍利湿开壅之薏苡，而破血排脓之败酱草半之，略用生附子以解凝而止痛，数不及败酱之半，然后少腹之脓，乃得从小便中出，予直决其为少腹疽。

《金匮要略释义·卷十八》：按此证亦如胸痹之有缓急，身甲错，是急之微，腹皮急，是急之甚也。按之濡是缓之形，如肿状是缓之著，其病为内缓而外急，故亦用薏苡附子，惟肠痈系湿热为患，故君薏苡以清热去湿，薏苡败酱解毒，俾于浊垢秽行而不留，小肠者，水谷杂居，为太阳寒水之府，故佐以少量之附子令人小肠以追寒破结耳。

【医案举例】

1. 慢性阑尾炎

胡某，女，60 岁。主诉：患慢性阑尾炎五六年，右少腹疼痛，每遇饮食不当或受寒、劳累即加重，反复发作，缠绵不愈。呈慢性病容，精神欠佳，形体瘦弱，恶寒喜热，手足冷，右少腹阑尾点压痛明显，舌淡苔白，脉沉弱。患者平素阳虚寒甚，患阑尾炎后，数年来久服寒凉之药，使阳虚衰而寒愈甚，致成沉病痛疾，困于阴寒，治宜温化为方。

处方：熟附子 15 克，薏苡仁 30 克，鲜败酱全草 15 根。水煎服，共服 6 剂，腹痛消失。随访 2 年，概未复发。

2. 右腹痛

患者，女。主诉：右侧小腹疼痛，右脚不能屈伸，扪之灼热，按之痛甚，身无热，舌质红，脉沉涩。肠痈已成。

处方：淡附子 6 克，米仁 30 克，败酱草 30 克，枳壳 3 克，生大黄 9 克，桃仁 9 克，冬瓜仁 24 克。

二诊：泻下多次，腹痛减轻。

处方：败酱草 3 克，淡附子 3 克，生米仁 30 克，归尾 9 克，枳壳 3 克。

三诊：已愈多。皂刺 60 克，禾米一杯。

四诊：将愈。党参 9 克，赤、白芍各 9 克，冬瓜子 15 克，甘草 3 克，半夏 9 克，陈皮 3 克，茯苓 9 克，枳壳 6 克。

3. 鹅掌风

胡老随教学连队在河南商丘曾治一女孩，手掌肿痒流黄水，即所谓鹅掌风的剧证，久治不愈，思与本方，因当时无败酱草，即以生薏苡仁 30 克、附子 6 克为方与之，1 剂知，连服 6 剂即复常，为效之速，实出意料。

4. 肠痈

顾某，38 岁。主诉：患肠痈五六年，时发时止，缠绵难愈。近日右下腹又作疼痛，畏寒纳少，脉沉，苔薄白而润，舌边略有瘀点。

处方：当用薏苡附子败酱散主之。制附子一钱半(4.5 克)，生苡仁五钱(15 克)，败酱草五钱(15 克)，红藤五钱(15 克)，广木香二钱(6 克)，陈皮二钱(6 克)。三剂。服药后右下腹已不觉痛，纳谷如常，畏寒亦除。

二诊：现腰部酸痛，脉沉细，苔薄白边青紫，再以前法加减。

处方：制附子 4.5 克，生苡仁 15 克，败酱草 15 克，红藤 15 克，茯苓 12 克，桂枝 4.5 克，赤芍 9 克，桃仁 9 克，丹皮 9 克，陈皮 6 克。再服五剂痊愈。随访，肠痈未再复发。

5.《橘窗书影》

缘林平学，年六十余。少腹凝结，觉微痛，小便不快通，步行则小腹里急，出苦汗，身无寒热，饮食如故。村医以为寒痢，或以为淋毒，医治数旬无效。余诊之日：肠间有一种累累而凝固之物，然非瘀块，非积聚，按之，似为肠痈，宜先温和，以观其进退，因与归芪建中汤，兼以温墨脐下。阅四五日，脐中忽突出成赤色，是夜脐中喷出白胶一合余，即以薏苡附子败酱散投之，二三日而脓尽，小腹之肿块若失。

6. 慢性盆腔炎

患者，女，42 岁。主诉：患者小腹疼痛半年余，受凉劳累、月经期疼痛明显，时伴尿频、尿急，遇温则疼痛减轻。现患者经少有块，带下量多，色白无味，大便 1 日 2 次，不成形，面色萎黄，舌暗有瘀点，舌苔白，脉沉弦。

处方：方以薏苡附子败酱(散)汤化裁。

薏苡仁20克，附片5克，败酱草15克，丹参20克，土茯苓20克，皂角刺10克，炒白芍30克，白芷10克，桃仁10克，白术15克，车前子10克，炙甘草6克。每日1剂，水煎分服2次。

连续服药10剂后，诸症减轻。后又间断服药月余，症状消失。

7. 溃疡性结肠炎

患者，女，21岁。主诉：腹痛、脓血便反复发作1年。患者平素嗜食辛辣之品，1年前出现上述症状，现症下脓血便，腹痛而里急，大便日行数次，或十数次不等，肛门肿痛，伴头身困重，食少纳呆，心烦易怒，月信前期，舌苔黄腻，脉濡数。

处方：方以薏苡附子败酱（散）汤加减。败酱草20克，炮附子5克，薏苡仁30克，槐花15克，白芷5克，制乳香15克，制没药15克。上方加水600毫升，煮取100毫升，1日1次保留灌肠。

治疗2周，腹痛及脓血便消失，大便日行2～3次，质地稍稀，饮食渐增，舌苔已退，脉趋和缓。上方出入治疗3个月，症状未见反复，复查肠镜乙状结肠及直肠溃疡消失，病痊愈。停药观察，随访3个月病未见复发。

【现代运用】

表现为炎症的疾病，如急性阑尾炎脓肿已成，慢性阑尾炎急性发作，化脓性汗腺炎、慢性甲沟炎、慢性前列腺炎、慢性盆腔炎等。

王不留行散

【方剂组成】

王不留行（八月八日采）十分（37.5克），蒴藋细叶（七月七日采）十分（37.5克），桑东南根白皮（三月三日采）十分（37.5克），甘草十八分（67.5克），川椒（除目及闭口者，去汗）三分（11.3克），黄芩二分（7.5克），干姜二分（7.5克），芍药、厚朴各二分（7.5克）

【方药用法】

上九味，桑根皮以上三味烧灰存性，勿令灰过，各别杵筛，合治之为散，服方寸匕。小疮即粉之，大疮但服之，产后亦可服。如风寒，桑东南根勿取之，前三物皆阴干百日。

【方证释义】

本方中王不留行，祛瘀止血止痛；蒴藋细叶入血分，清热毒，行血消瘀；黄芩清血热，解热毒；白芍养血敛阴，可促进伤口愈合；桑白皮可生肌止血；川椒、干姜助行血瘀，温运血脉；甘草补中，调和诸药。

【主治病证】

金疮等骨外伤疾病。

【历代名医方论】

《金匮要略方论本义》：主之以王不留行散，以王不留行为君，专走血分，止血收痛，而且除风散痹，是收而兼行之药，于血分最宜也；佐以蒴叶，与王不留行性共甘平，入血分清火毒，祛恶气；倍用甘草，以益胃解毒；芍药、黄芩助清血热；川椒、干姜助行血瘀；厚朴行中带破，惟恐血乃凝滞之物，故不禅周详也；桑根白皮性寒，同王不留行、细叶，烧灰存性者，灰能入血分止血也，为金疮血流不止者设也。小疮则合诸药为粉以敷之，大疮则服之，治内以安外也。产后亦可服者，行瘀血也。风寒之日桑根勿取者，恐过于寒也。前三物皆阴干百日，存其阴性，不可日曝及火炙也。此金疮家之圣方，奏效如神者也。

《金匮要略心典》：金疮，金刃所伤而成疮者，经脉斩绝，营卫沮弛，治之者必使经脉复行，营卫相贯而后已，王不留行散，则行气血和阴阳之良剂也。

《绛雪园古方选注》：金刃伤处，封固不密，中于风则仓卒无汁，中于水则出青黄汁，风则发痉，水则湿烂成疮。王不留行疾行脉络之血，灌溉周身，不使其湍激于伤处，桑根皮泄肌肉之风水，蒴叶释名接骨草，渗筋骨之风水，三者皆烧灰，欲其入血，去邪止血也。川椒祛疮口之风，厚朴燥刀痕之湿，黄芩退肌热，赤芍散恶血，干姜和阳，甘草和阴。用以为君者，欲其入血退肿生肌也。风湿去，阴阳和，疮口收，肌肉生，此治金疮之大要。

《金匮方歌括》：按：金刃伤处，封固不密，中于风则疮口无汁，中于水则出青黄汁。风则发疫，水则湿烂成疮。王不留行疾行脉络之血灌溉周身，不使其湍激于伤处，桑根皮泄肌肉之风水，菊叶释名接骨草，渗筋骨之风水，三者皆烧灰，欲其入血去邪止血也，川椒祛疮口之风，厚朴燥刀痕之湿，黄连退肌热，芍药散恶血，干姜和阳，甘草和阴，用以为君者，欲其入血退肿生肌也。风湿去，阴阳和，疮口收，肌肉生，此治金疮之大要。

《本经疏证》：惟《金匮要略》王不留行散，王不留行、菊细叶、桑东南根皆用十分，甘草独用十八分，余皆更少，则其取意正与《本经》吻合矣。甘草所以宜于金创者，盖暴病则心火急疾赴之，当其未合则迫血妄行，及其既合则爽结无所泄，于是自肿而胀，自胀而溃，不异于痈疽，其火势郁结，反有甚于痈疽者。故方中虽已有桑皮之续绝合创，王不留行之贯通血络者，率他药以行经脉贯营卫，又必君之以甘草之甘缓解毒泻火和中。浅视之，则曰：急者制之以缓。其实泄火之功为不少矣。金创血病，血病不多用血药，反以气药为君，则以气固血之帅，血去气随，则阳随阴爽，阴为阳溃而死矣。方下血而用王不留行，则血遂不可止，已成胀而用川椒、干姜，则痛不可忍。不后不先，正当金创肿时而用是方，此仲景深入《本经》，非他人所能及者也。

《金匮指归》：主王不留行散，苦平气味，固气血内荣于里，以甘温气味，外生其肌。王不留行苦平微甘，菊灌细叶苦平，芍药苦平，黄芩苦寒，甘草甘平，桑东南根皮甘寒，椒、干姜辛温，厚朴苦温。上九味，象阳数得阴变于九，合治之为散，服方寸匕，布气血荣里，毋使外泄也。产后去血过度，亦可服之。

《金匮发微》：而终以通利血脉止金创血为要，故以王不留行、菊灌细叶为方中主药，而芍药佐之，又复倍用甘草以和诸药，使得通行表里，此王不留行散之大旨也。

《金匮述义》：此金疮药也。后世玉真散由此方套出，亦效。若七厘散虽妙而价昂，此价廉，施人最宜也。

《圆运动的古中医学·金方解篇》：治金疮者。金疮失血，内寒木燥，脉络滞涩，椒姜温寒，芍芩润燥，桑白皮、厚朴、王不留行活脉络，甘草扶中气也。

《金匮要略诠解》：本条是论金疮的治疗方法。金疮是刀刃等金属器械所伤的伤科疾患，由于刀刃创伤，经脉皮内筋骨断裂，营卫气血不能接续，伤口疼痛，甚至气血溃烂而成疮疡。治以王不留行散，续绝脉，愈伤口，活血行气，化瘀止痛。方中王不留行活血祛瘀，止血定痛为君药；佐以蒴藋细叶行血通经，消瘀化滞；桑根白皮续绝脉而愈伤口。以上三味烧灰存性，取灰能止血之意。姜、椒、厚朴行气破，温通血脉；黄芩、芍药清血热，敛血阴；重用甘草补中生肌，调和诸药，配黄芩清热解毒。本方寒热相合，气血兼顾，既可外敷，亦可内服。内外并用，畅行气血，调和阴阳，生肌长肉。“小疮即粉之”说明肌肤损伤较轻者，外敷即可，无须内服。“大疮但服之”，由于损伤较重，应治内而安外，故需内服，或内外并用。“产后亦可服”，乃取其散瘀止血，行气活络之功。外感风寒者，去桑根白皮，防其引邪内入也。“前三物皆阴干百日”，是指王不留行、蒴藋细叶、桑根白皮，三药不宜曝晒火炙，是存其寒凉之药性之意。

【医案举例】

1. 痛风性关节炎

朱某，男，33岁。主诉：右足前内侧肿胀、疼痛、发热，服止痛药及抗生素治疗，疼痛未完全缓解，近日加重前来诊治。右足第一跖趾关节处肿胀，疼痛固定不移，且局部发热，遇寒加重，皮肤暗红、压痛明显，舌质偏红、苔薄黄，脉沉紧。

处方：方以王不留行散加味。王不留行30克，接骨草30克，桑白皮30克，花椒10克，黄芩6克，干姜6克，厚朴6克，白芍6克，炙甘草12克，当归12克，川芎12克，知母12克。6剂。每日1剂，水煎2次兑匀，分2次服。

二诊：疼痛明显减轻，守方又服6剂后，再据症加减，共服30余剂。复查尿酸、红细胞沉降率均恢复正常。

2. 人工流产不全(胞宫血瘀)

赵某，女，25岁。主诉：患者因人工流产术后阴道出血，量时多时少，色黯、有血块。小腹疼痛拒按，舌苔薄白，舌质紫黯，脉涩。

处方：方用王不留行散加减。王不留行10克，续断10克，桑白皮15克，赤芍15克，黄芩10克，炮姜9克，川厚朴5克，䗪虫5克。水煎服，每日1剂。连服5剂后，排出血块3枚，血止痛除。

3. 引产刮宫不净(胞络瘀阻)

戴某，24岁，女。患者因孕4个月引产后出血1个月不止，又行刮宫术，术后恶露淋沥不净，量少，色黯，小腹隐痛，面色苍白，倦怠乏力，舌苔薄白，舌质边有瘀斑，脉沉涩。

处方：方用王不留行散加减。王不留行10克，续断15克，桑白皮10克，黄芩10克，赤芍10克，炮姜10克，甘草5克，川厚朴5克，䗪虫5克，忍冬藤15克，太子参12克。水煎服，每日1剂。连服9剂后，出血止，后调理冲任收功。

4. 金疮久不愈合

钟某，女，53岁。主诉：半年前因颈椎增生而行手术，有一小伤口至今未愈合。伤口处有渗出物，时流黄水，伤口颜色呈暗红，局部时有疼痛，舌苔无变化，脉细。

处方：以王不留行散加味：王不留行30克，蒴藋细叶30克，桑东南根白皮30克，甘草6克，川椒9克，黄芩6克，干姜6克，厚朴6克，芍药6克，当归12克，丹皮12克，黄芪18克，皂刺10克。5剂，每日1剂，水煎2次合并分3次服。药用10剂后伤口暗红变为嫩红，渗出物消除，局部有轻度发痒。之后又服药16剂，伤口愈合。

5. 慢性盆腔炎

姚某，女，35岁。主诉：少腹疼痛1年余。少腹疼痛拒按，痛处固定不移，手足心热，入夜尤甚，经期延后、夹有血块、色暗、量少，舌暗淡、苔薄，脉沉。处方：方以王不留行散加味。王不留行、蒴藋细叶、桑白皮各30克，花椒9克，甘草、黄芩、干姜、厚朴、白芍各6克，当归、牡丹皮各12克。6剂，每天1剂，水煎2次兑匀，分3次服。

二诊：疼痛基本消除，又服上方6剂。嘱其次月行经前1周左右诊治，每月服12剂，连续用药3月，病症得以解除。随访1年腹痛未再复发。

6. 踝关节损伤

魏某，男，69岁。3年前因走路不慎而损伤踝关节，经CT检查诊断为软组织损伤，几经治疗疼痛仍然不止。踝关节周围软组织胀痛，固定不移，不红不肿，受凉加重，舌红，苔黄，脉无变化。

处方：方用王不留行散加味：王不留行30克，接骨草30克，桑白皮30克，生甘草24克，花椒9克，黄芩6克，干姜6克，厚朴6克，白芍6克，黄芪15克，当归15克。

6剂，1日1剂，水煎2次，合并，分3次服。二诊：胀痛减轻，续服前方20余剂，诸证悉除。

【现代运用】

1. 表现为外伤的疾病，如金刃创伤所致皮肉筋脉损伤、疮疡久不收口，流血不止或肿痛等。

2. 表现为胸胁部分的疾病，如肋间神经痛、肋软骨炎等。

3. 表现为妇科疾病，如产后胎盘滞留、恶露不尽、子宫内膜炎、月经不调、腹痛等。

排脓散

【方剂组成】

枳实十六枚(24 克),芍药六分(22.5 克),桔梗二分(7.5 克)

【方药用法】

上三味,杵为散,取鸡子黄一枚,以药散与鸡黄相等,揉和令相得,饮和服之,日一服。

【方证释义】

本方桔梗苦寒,除热破滞,止胸胁痛,可加速排脓排痰之力,为君药。枳实配芍药可通利血脉,为臣药。桔梗则开气结,为佐使药。加入鸡子黄甘润益正,为排脓化毒之本,故为排脓之主方。

【主治病证】

治内痈,脓从便出方。

【历代名医方论】

《金匮要略方论本义》:排脓汤一方,尤为缓治。盖上部胸喉之间,有欲成疮痈之机,即当急服也。甘草、桔梗即桔梗汤,已见用肺痈病中,加以生姜、大枣以固胃气,正盛而邪火斯易为解散也。疮痈未成者,服之则可开解;已成者,服之则可吐脓血而愈矣。

《绛雪园古方选注》:排,斥也。脓,血肉所化也。前方枳实、赤芍佐以桔梗,直从大肠泄气破血,斥逐其脓。后方甘、桔、姜、枣,仍从上焦开提肺气,调和营卫,俾气行而脓自下。审证用方,学者出自心裁。

《长沙药解》:以疮痈脓硬,必当排而行之,使肿消而脓化。而死肌腐化,全赖中气,甘、枣培补脾精,生姜和中而行气,桔梗消结而化脓也。

《金匮玉函要略辑义》:以上二方,徐注为疮痈概治之方,沈云,此两方,专治壳之内肠胃之痛而设,魏云,排脓散,为疮痈将成未成治理之法也,排脓汤,甘草桔梗,即桔梗汤,盖上部胸喉之间,有欲成疮痈之机,即当急服也,数说未知孰是,程本、《医宗金鉴》,并不载此两方,似有所见矣。

《金匮方歌括》:按:方中取桔梗、生姜之辛,又取大枣、甘草之甘,辛甘发散为阳,令毒从阳化而出,排之之妙也。

《经方例释》:此桔梗汤之正方也。仲景以生姜辛辣,大枣滞气,皆与咽痛不宜,故《伤寒论》少阴病,去此二味为桔梗汤方,犹桂枝去芍药汤,即桂枝甘草汤之正方也。为疡科诸排脓方之祖。腹内痈疽成脓者,皆可用之。近世用甘草排脓者,皆取节。

《伤寒论集注》:此二方当在大黄牡丹汤方后,师列于此而不揭明其主治者,为一切内痛及跌打内伤,散气行血排脓,均可甚的服之也。

《金匮述义》:此溃后阳虚排脓之法也。桔梗理气排脓,枣姜宣发之品,甘草尤能助正解毒化腐生肌也。

《圆运动的古中医学·金匮方解篇》:治脓已成者。此方姜枣补中气,甘草、桔梗排脓。

《金匮要略诠解》:若正气伤的,治以排脓汤,方中甘草调中排脓,清热解毒;桔梗开提肺气,大气自转,郁结可散;生姜、大枣辛甘为阳,调和荣卫,扶正达邪。诸药相配,以奏排脓解毒,调中祛邪之功。如此可知,排脓散治痈脓伤血分:排脓汤治痈脓伤气分。但两方均能调其升降之机,消其久瘀之痛,可以概治痈肿日久而毒不能散的病证。

【医案举例】

1. 脐中流脓

患者,女,45 岁。主诉:脐中出脓,无腹痛的症状。

处方:排脓散。枳实(炒)、白芍、桔梗各等分为细末,每服 3 克,熟鸡子黄一枚混合均匀,米汤送下,每日 2 次。服药 2 日,脓水减少,5 日痊愈,至今未复发。

2. 急性食管炎

杨某，男，37岁。主诉：胸骨后灼热疼痛已3个月，胸骨后灼热疼痛，饮食不畅，胸中气憋，心烦，急躁，口臭，咯吐黏液胶质，起卧不安，大便干结，舌质红，苔薄黄，脉紧。

处方：以排脓散加味。枳实16克，白芍18克，桔梗6克，青葙子18克，蒲公英30克，淡豆豉9克，黄连12克。6剂，每日1剂，水煎2次，分2次服。

二诊：胸后疼痛消失，又以前方12剂，病证悉除。

3. 便秘

陈某，男，72岁。主诉：患慢性萎缩性结肠炎，便秘非灌肠不解，脉弦有力。处方：投以《金匮要略》排脓汤、散合方加味。桔梗50克，枳实、枳壳各15克，甘草15克，赤白芍各30克，生姜5片，红枣10枚，陈皮50克，生大黄10克，肉苁蓉50克。此方连服3剂，即大便通畅无阻(不再需灌肠)。

4.《成绩录》

加贺候之大臣，患脓血便已5年，来浪华就医已达3年。门人与桂枝加术附汤、七宝丸，但未愈。经先生诊之，发现腹满挛急，少腹硬，底部有包块，按之痛。即与排脓散，服后不久，宿疾痊愈。

5.《古方药囊》

18岁男子，鱼铺小伙计。右大腿根部生肿物，痛甚，不能行走，稍有热即身冷。服用排脓散，自然消散，3日愈。

【现代运用】

表现为皮肤的疾病，如痤疮、脓疱型银屑病等。

排脓汤

【方剂组成】

甘草2两，桔梗3两，生姜1两，大枣10枚

【方药用法】

上4味，以水3升，煮取1升，温服5合，日服2次。

【方证释义】

方中生甘草清热解毒；桔梗排脓消痈；生姜、大枣调和营卫，营卫通畅则可促使脓液消散排出。此方偏重清热解毒排脓。

【主治病证】

疮痈，肠痈。

【临床运用】

肺痈，本方合用千金苇茎汤，以增强清热解毒，消肿排脓之效。

内痈或其他化脓症，溃脓之初，酌加双花、连翘、黄芩、鱼腥草、败酱草、芦根等，以增强清热解毒排脓之力。

络伤血溢，咯血，配丹皮、山栀、藕节、白茅根，另服云南白药，以凉血止血。

痰热内盛，烦渴，痰黄稠，酌加陈胆星、鱼腥草、天竺黄，以清热化痰。

津伤明显，口干，舌质红，酌加沙参、五味子、麦冬、石斛，以养阴生津。

气虚不能化脓，气短，自汗，脓出不爽，配加生黄芪，以益气托毒排脓。

痈脓溃泄不畅，脓液量少难出者，配加穿山甲、没药、皂刺，以溃痈排脓。

若热象明显者，方中之生姜不适宜，应去之。酌加黄芩、连翘等，以清热解毒。

【医案举例】

1. 肺痈

一男子，患肺痈，其友人佐佐氏投药，尔后脓自口鼻出，两便皆带脓，或身有微热，时恶寒，身体羸瘦，始知不可药，乃来求治。先生予以排脓汤及伯州散，经日而瘳。

2. 痈

一男子患痈，所谓发背，大如盘。一医疗之，三个月而不愈，因转医，加外治，肿痛引股，小便难，大便不通，腹硬满，短气微喘，舌上无苔，脉弦数。先生视其硬满，予以大黄牡丹皮汤，虽秽物下，硬满减，唯发背自若，喘满

时加，浊唾黏沫如米粥，因予以排脓汤，兼服伯州散，吐黏痰数升，诸愈。

藜芦甘草汤

【方剂组成】

藜芦 3 克，甘草 6 克

【方药用法】

将以上药材洗净，加入适量清水，浸泡 30 分钟。把浸泡后的药材连同水，用中火煎煮 30 分钟。把药液倒入药煲，加适量清水，大火煎沸后转小火再煮 30 分钟。滤出药汁，加入适量白糖，搅拌均匀。将药汁倒入保温瓶中，放入适量冰块，盖好盖子。早晚各饮用一次，每次饮用前要把药汁放温。服用期间应避免食用生冷、油腻、辛辣等刺激性食物。

【方证释义】

藜芦与甘草，属于相反相使配伍，相反者，藜芦泻实涤痰，甘草益气和中；相使者，藜芦使甘草益气祛痰，甘草使藜芦息风涤痰。

【主治病证】

涌吐导痰。主治风痰在膈，手指臂部关节肿胀，且伴有震颤，全身肌肉牵动。对于帕金森病，高血压，高脂血症，儿童抽动症等。临床表现以筋脉挛急，颤动，舌质淡红，苔薄为用方辨治要点。对于硬皮病、肌肉风湿等，临床表现以皮肤僵硬，筋脉拘紧，舌质淡红，苔薄为用方辨治要点。

【临床运用】

藜芦治疗疟疾：取天目藜芦 3 根（1 寸长），插入 1 个鸡蛋内烧熟，去药吃蛋。于发作前 1～2 小时服。忌鱼腥；孕妇及溃疡病患者忌服。

藜芦黄连素治疗骨折：将黑藜芦根须洗净，晒干研粉，加等量黄连素制成含量 10 毫克之片剂内服。成人每次 30 毫克，每日 3 次，用凉开水送服。用药时间依据临床愈合情况而定，一般为 2～4 周。同时，按常规予以复位及固定。结果提示，本药能促进骨折愈合，缩短治愈时间，尤以股骨干骨折最为突出，平均愈合日期为 37 天。但愈合时间的长短与骨折类型及手法复位技术有明显关系。据认为，应用藜芦治疗，需在骨折两端血运良好的条件下才能充分发挥其作用。服药后多数患者脉搏加快，全身和局部有发热感。发现在肝功正常情况下血清碱性磷酸酶均有增高。

大藜芦末半钱，温水调下，以吐为度。治久疟不能饮食，胸中郁郁如吐不能吐者，宜吐则已，名藜芦散。

若风盛者，加钩藤、天麻，以平肝息风；若僵硬者，加全蝎、白附子，以祛风化痰解痉；若气虚者，加黄芪、白术，以健脾益气固表等。

【医案举例】

柴浩然治臂肌不自主抽动案

一男子，30 有余，左手臂肿痛麻木，臂肌不自主抽动，他医多以疏风散寒、行血活络之法而治，诸剂不显效验。柴浩然根据《金匮要略》“病人常以手指臂肿动，此人身体瞤瞤者，藜芦甘草汤主之”之旨，诊断为“风痰阻络”，遂处以藜芦 15 克，甘草 9 克，分 3 次服。患者尽剂畅吐黏液甚多，且肿势渐消，麻木渐减，终告愈。

【现代运用】

（1）缓解咳痰：藜芦甘草汤主要由藜芦和甘草组成，而藜芦味辛、苦，性寒；归肝、肺、胃经，具有涌吐风痰的功效，通常可用于缓解咳痰、喉痹不通的症状。

（2）缓解咽喉肿痛：藜芦甘草汤中的甘草性平、味甘；归心、肺、脾、胃经，属于一种补气药，常用于缓解咽喉肿痛这一不适症状。

（3）缓解脾胃虚寒：脾胃虚寒时，建议在医生的指导下服用藜芦甘草汤，可以起到补脾益气的作用，有助于缓解不适症状。

鸡屎白散

【方剂组成】

鸡屎白

【方药用法】

上为散。

【主治病证】

转筋，四肢拘挛而痛，大便秘，小便不利，脉弦。

【历代名医方论】

《金匮要略》：当为霍乱。霍乱吐利止，而复发热也。伤寒，其脉微涩，本是霍乱，今是伤寒，却四、五日，至阴经上，转入阴必吐利。转筋为病，其人臂脚直，脉上下行，微弦，转筋入腹，鸡屎白散主之。

《金匮悬解》：转筋之为病，其人臂脚硬直，不能屈伸，其脉上下直行，微带弦象，此厥阴肝经之病也。肝主筋，筋脉得湿，则挛缩而翻转也。转筋入腹，则病势剧矣。鸡屎白散，泄其湿邪，筋和而舒矣。鸡屎白散百四十一，鸡屎白。上一味为散，取方寸匕，取水六合和，温服。

【临床运用】

治臌胀、气胀、水胀：公鸡屎一升，研细，炒焦色，地上出火毒再研细，百沸汤三升淋汁，每服一大盏，调木香、槟榔末各一钱，日三服，空腹服，以平为期。

治妒乳及痈肿：鸡屎末服方寸匕，须臾三服愈。

治小儿血淋：鸡屎尖白如粉者，炒研，糊丸绿豆大。每服三五丸，酒下四五次。

治黄疸：鸡屎白、小豆、秫米各二分。捣筛为末，分为三服，黄汁当出，此通治面目黄。

治食诸菜中毒发狂，烦闷，吐下欲死方：取鸡屎烧末，服方寸匕，不解更服。若身体角弓反张，四肢不随，烦乱欲死者，清酒五升，鸡屎白一升，捣筛合和，扬之千遍，大人服一升，日三，少小五合瘥。

治小儿大小便不通方：末鸡屎白服一钱匕。

治小儿噤啼方：取鸡屎白熬末，以乳服之佳。

治唇舌忽生疮方：烧鸡屎白末，以布裹着病上，含之。

治头面风，口齿疼痛不可忍方：鸡屎白烧灰，以绵裹置齿痛上，咬咋之。

鸡屎酒：鸡屎一升（熬令黄），乌豆一升（熬令声绝不焦）。上二味，以清酒三升半，先淋鸡粪；次淋豆取汁，一服一升，温服取汁，病重者凡四五日服之，治产后中风及百病，并男子中一切风。

【医案举例】

1. 肾病综合征(顽固性四肢挛急症)

余某，女，38 岁，2000 年 6 月 4 日初诊，患慢性肾炎 5 年余，先后在市级医院诊断为肾病综合征。近半年来，余某常出现四肢局部肌肉拘挛抽搐，伴发小腹及腰背部疼痛，日趋加剧，昼夜难眠。诊见：除上述症状外，尚有头晕、失眠、心悸、气短、恶心、纳差、小便量少等症，且耳部及下肢水肿，面色苍黄，舌淡胖、边有齿印、苔白厚有津，脉沉弦细，予以鸡屎白散治疗。嘱咐患者取鸡笼内陈年鸡粪（色白者为佳）适量，置瓦上焙黄，研末，每次服用 1 克，每天早、晚各 1 次；生姜、红糖煲水冲服。嘱咐服用西药补钙剂。二诊：患者治病心切，用量加倍，服药 1 天后，晚上微微出汗，抽筋次数减少，小腹痛病减轻。嘱咐减去西药补钙剂，继续服用鸡屎白散。三诊：服药 6 天，肢体拘挛抽筋现象消失，其他症状缓解。半年后随访，其慢性肾炎虽未治愈，但肢体抽筋未发。

2. 小儿疳积(足胫挛急症)

陈某，男，5 岁，2001 年 3 月 10 日初诊。患儿体弱多病。3 岁时某天，患儿突然坐地啼哭，说左脚疼痛，从此经常发作，日趋频繁，持续时间延长，每次均见患儿足趾、小腿肌肉等部位抽筋，开始仅在左侧，后发展为双侧。患儿在多家医院诊治，用过大量钙锌制剂，症状无改善。诊见：患儿头发枯萎无光泽，面色萎黄，形体消瘦，肚腹胀大，纳差，大便频数，舌体偏小、质淡、苔白厚，脉细滑数。30 分钟内，患儿双下肢腓肠肌、踝关节、足趾拘挛抽筋2次，抽筋时患儿呈痛苦状。予以鸡屎白散治疗。嘱咐其家长取鸡笼陈年鸡屎白(经沤已粉化者)适量，置瓦上焙黄，研末，每次服0.3克，每天早晚饭前各服1次，温红糖水冲服，连服1周。另嘱咐患儿停服所有西药。二诊：服用上方后患儿饮食增加，大便每天2次，双下肢抽筋次数明显减少。为巩固疗效，嘱咐患儿其守方1周。服药后患儿症状已完全消失，随访半年无复发。

按：鸡屎白为雉科动物家鸡粪便上的白色部分，其味苦咸，性微寒而无毒，具有利水泄热，祛风解毒，达木舒筋等功用，可用以治疗积聚、黄疸、风痹、破伤风、筋脉挛急等病症。案一中，患者属肾阳虚衰，水寒土湿，肝木不舒而见筋脉挛急。取鸡屎白，意在利水道而泄寒湿，木达而筋舒。况鸡与风水之气相通，治疗筋脉拘挛，主要是取其“怡木从类”之义。案二中，患儿属形体未充，脏腑娇嫩之时，又失于调护，饥饱无度，伤脾害胃，饮食积滞，气血不足，肝木失濡而不条达，所以筋脉挛急频繁发作。取鸡屎白，意在降浊气、燥脾湿、软坚祛积，气血生生不息，肝木津津常润，土疏而木达，故能获药到病除之效。鸡屎白属五谷杂物经脾胃所化生，用陈年粉化者，意在取其得土味雄厚之理。令置瓦上焙黄，再用生姜、红糖煲水或单用红糖水冲服，均取健脾疏肝、达木展筋之力，而去其性寒伤阳之弊。

蜘蛛散

【方剂组成】

蜘蛛(熬焦)14枚，桂枝7克

【方药用法】

上二味，研末为散。每服1克，米饮调下，一日二次。或作蜜丸。

【方证释义】

蜘蛛散一方出自张仲景《金匮要略》，原治阴狐疝气，“阴狐疝气者，偏有大小，时时上下，蜘蛛散主之。”证由阴寒之气凝结厥阴肝脉，今用本方治疗射精困难之症，病机相同，故治法无异。方用大剂量蜘蛛焙焦性温功用疏利，配桂枝、附片、补骨脂，辛温温补之利，引入厥阴肝经以散阴寒之气，共奏辛温通利之功，合以吴茱萸、茴香，以温经散寒，渗以柴胡、川楝子、郁金、乌药、木香、香附、枳壳以疏肝理气，全方共奏辛温通利、疏肝理气之功用，待病情好转，改汤剂为粉末剂，水冲服缓图其功。故此，临证之际，根据古方之性能，结合患者之病机，大胆投用本方，药尽病除，有如鼓应桴之效，方显“异病同治”之法。

【主治病证】

阴狐疝气，偏有小大，时时上下。

【临床运用】

治中风口歪僻，蜘蛛摩其偏急颊车上，候视正即止。亦可向头摩之。(《千金要方》)

治小儿慢脾风，初起寒热如疟，面黄肌瘦，啼声如猫叫。蜘蛛去头足，专用灶火焙研末，每二分，配朱砂一分，共三分，为周岁内一次量，一岁以上者加倍，以白芥子煎汤送服。(《泉州本草》)

治疔毒：蜘蛛(去头)，和红糖捣烂敷患处。和酸饭粒及食盐捣贴亦可。(《新编泉州本草》)

治瘰疬，无问有头无头，大蜘蛛五枚，晒干，细研，以酥油调如面脂，每日两度贴之。

治便毒初起，大黑蜘蛛一枚，研烂，热酒一碗，搅服，不退再服。(《寿域神方》)

治恶疮，蜘蛛晒干，研末，入轻粉，麻油调涂。(《仁斋直指方》)

治鼻息肉：蜘蛛、红糖适量。共捣烂，涂鼻息肉上。(《吉林中草药》)

因本方有毒，后世医家对此方证常用疏肝理气药，如川楝子、元胡、小茴香、香附、乌药之类组方亦有疗效。

蜘蛛散治疗疝气，不论老幼，皆用《金匮》蜘蛛散。以蜘蛛14枚，新瓦上焙干，肉桂15克，共为细末。每次3克，每日服2次。蜘蛛散治疗小儿腹股沟斜疝：药用黑色大蜘蛛(去

头足，焙干)10克，桂枝尖20克。共研细粉、过筛，瓶装密封备用。每次每公斤体重0.25克，早晚各服一次，连服3周。

甘草粉蜜汤

【方剂组成】

甘草二两，粉一两，蜜四两

【方药用法】

上三味，以水三升，先煮甘草，取二升，去滓，纳粉、蜜，搅令匀，煎如薄粥。温服一升，愈即止。

【主治病证】

治蛔虫病。吐涎，腹痛，发作有时，服毒性杀虫药，腹痛不能止者。

【历代名医方论】

《金匮要略辑义》：案：粉，诸注以为铅粉；然古单称粉者，米粉也。而《备急千金要方》诸书，藉以治药毒，并不用铅粉。盖本方非杀虫之剂，乃不过用甘平安胃之品而使蛔安，应验之于患者，始知其妙而已。

《成方便读》：吐涎心痛，皆由虫食上膈，故俱作止有时。所谓蛔饱而静则不痛，蛔饥求食，扰乱胃中则痛而吐涎。毒药不止者，用毒药攻杀之品，而虫不去也。大抵虫之所食，亦有喜恶，故用正治之法而不去者，必用其所喜之味以诱之。甘草、白蜜之甘，而搅以白粉善杀虫者，诱之使食，待甘味既尽，毒性便发，虫患乃除，此医药之变诈也。

《金匮要略今释》：若用粉锡，则不当单称粉。且经文云“毒药不止”，示本方为平剂也。用粉锡杀虫，则仍是毒药矣！若用甘草粉，依桃花汤用赤石脂之例，当云甘草三两，二两锉，一两筛末。今直云甘草二两，粉一两，明非甘草粉也。若谓粉即粉草，将谓水即水银、豆即豆蔻乎？强辞甚矣！惟本方改用粉锡，亦可下蛔，改用草粉，亦可缓急迫，故尾台、雉间各以其试效云尔。

《成都中医学院学报》[1986(11)：18]报道：四川省某县1970年7月发生一起应用甘草粉蜜汤集体驱蛔，因使用铅粉，致使接受该方的74人全部中毒，无一幸免。中毒者在服药时曾觉药有铅臭，数小时后心烦，轻微呕吐，胃中嘈杂不适。2～9天内先后不同程度出现头昏头痛，身软无力，懒言嗜睡，口臭流涎，口腔糜烂，食欲逐渐下降，胸腹胀满，四肢及眼泡浮肿。部分病例在牙龈边缘可见蓝灰色铅线。中毒者初起面色灰白少华，大便秘结；3～5天后部分病人面色发黄，甚至全身发黄；大便由秘结转溏泻，小便深黄量少。舌质：中毒初中期淡红，苔白滑或厚腻；中后期有少数患者出现舌绛少苔，脉象多虚弦、滑数无力或见有濡弱之脉。经用昆布、海藻、金钱草、板蓝根等加减治疗，除1例死亡外，全部治愈。据此，作者认为原方“粉”，应为米粉。

【临床运用】

治吐涎吐虫，心痛发作有时者。

治虫痛之方。吾辈活用于水饮腹痛，得效甚多。则手足身体发肿，此胃气复之佳兆也，不可以浮肿而误用利水剂，经曰自汗，若或不消，与肾气丸可也，大凡一旦肿而愈者，永不再发。

此方不但治蛔虫，亦用于不吐涎而心腹痛甚者，故投乌梅丸、鹧鸪菜汤等剂，反激痛者，与此方弛之，腹痛必止。凡治虫积痛，嫌苦味药，强与则呕哕者，宜此方。(《方函口诀》)

解鸩毒及一切毒药不止烦懑方，即本方；粉，用粱米粉。(《千金要方》)

胡粉炒燥，方寸匕，入肉腥中，空心腹，治寸白蛔虫，大效。(《肘后方》)

加味甘草粉蜜汤治疗蛔虫性腹痛：药用甘草10～15克，蜂蜜30～60克，川椒3～6克，乌梅、苦楝根皮各20～30克，去壳使君子15克，醋炙元胡10～15克，粳米粉30克。水煎纳蜜。成人2次服完，小儿酌减。伴恶心呕吐加灶心土15克，或加山药15克，竹茹6克；胆道蛔虫加木香10克，痛止后即服驱虫药，蛔虫性肠梗阻加莱菔子（捣）30 克，大黄（后下）10 克；感染发热加生或炒山栀、黄连；出现黄疸者加金钱草 30 克，茵陈 15 克，胆草 12 克，生山栀 10 克；伴四肢厥逆，大汗淋漓，黄色苍白者加制附片 6 克，细辛 3 克，米醋 30～50 毫升。

【医案举例】

1. 蛔厥

郭某某，8 岁。因右上腹部阵发性绞痛 3 天，经用中西药物驱虫、止痛无效，其父送我处门诊。见其肢冷，腹痛，呕吐清水，痛时上腹部可摸到不规则包块，痛止时消散，诊为蛔厥证。遂投乌梅丸加减与服，次日其父谓服药后已下蛔虫，但腹痛不止。诊之，肢冷已除，呕吐好转，但腹痛不止而包块已无。说明蛔得驱而腹痛不止，符合《金匮》甘草粉蜜汤之证。遂令买甘草 1 两煎水，加米粉、白蜜调匀，徐徐饮服。服两小时后，腹痛开始缓解，半天后停止。后用此法治愈多例。

2. 妊娠合并胆道蛔虫症

陈某某，27 岁。因右上腹钻顶痛，频繁呕吐，吐蛔 10 余条，收入住院治疗。检查：体温 36.8℃，脉搏 96 次/分，呼吸 22 次/分，血压 90/60 毫米汞柱。呈痛苦病容，面部潮红，呻吟，精神差，眼睑下凹，口唇干燥，腹软，剑突下压痛，宫底脐上二横指，胎心音 140 次/分，无宫缩及出血。诊断为：胆道蛔虫合并感染；轻度脱水；7 月宫内孕。经中西医服镇痛、驱蛔两法治疗 3 天后，疼痛仍不止，阵痛频作，每痛则大汗淋漓，唇干喜饮，舌少津，不大便，尿少黄，神疲脉细，属气阴虚乏之症。用生甘草 15 克，蜂蜜 12 克，粳米粉 10 克，以生甘草煎汤，乘温冲粉、蜜顿服。2 剂后诸症缓解，住院 6 天痊愈出院。足月后顺产 1 男婴。

3. 十二指肠球部溃疡

郭某，男，40 岁。上腹部持续隐痛、烧灼感已年余，多在夜间痛醒，进食后稍减；痛处喜温喜按，伴有泛酸，纳差，便溏，舌淡苔白，脉沉。西医诊断为十二指肠球部溃疡。证属脾胃气虚，治宜益气和胃止痛，用甘草粉蜜汤：炙甘草 30 克，粳米粉 20 克，蜂蜜 6 克，早晚饭前服。3 剂后，疼痛及泛酸均减轻。服 2 月后，钡餐造影示龛影基本消失。

乌头煎

【方剂组成】

乌头（大者。熬，去皮）五枚

【方药用法】

上以水三升，煮取一升，去滓，纳蜜二升，煎令水气尽，取二升。强人服七合，弱人服五合。不愈，明日更服，不可一日再服。

【方证释义】

乌头大热大毒，破积聚寒热，治脐间痛不可俯仰，故用之以治绕脐寒疝痛苦。治下焦之药味不宜多，多则气不专，此沉寒痼冷，故以一味单行，则其力大而厚。甘能解药毒，故内蜜煎，以制乌头之大热大毒。

【主治病证】

腹痛，脉弦而紧，弦则卫气不行，即恶寒，紧则不欲食，邪正不相搏，即为寒疝。寒疝绕脐痛苦，发则白津出，手足厥冷，其脉沉紧者。

【历代名医方论】

《金匮要略》腹痛，脉弦而紧，弦则卫气不行，即恶寒，紧则不欲食，邪正相搏，即为寒疝。寒疝绕脐痛，若发则白汗出，手足厥冷，其脉沉紧者，大乌头煎主之。

【临床运用】

本方加入全蝎、水蛭、地龙、土鳖虫等虫类药物，治疗硬皮病，疗效颇佳。

本方证寒湿痛剧，加桂枝、草乌更助其温通止痛之力；如舌质淡暗，病久夹有瘀血者，酌加乳香、没药等；如痛久肝肾阴虚，关节有畸形，酌加当归、牛膝、枸杞子、熟地等。

乌头汤加味治腰腿痛：基本方为川乌、草乌、麻黄、甘草各 10 克，白芍、当归、牛膝、木瓜、五加皮、黄芪各 15 克，细辛 3 克。暑期发

病者，麻黄、制川乌、制草乌均减为 6 克；舌红有热者，加生地 15 克，黄柏 10 克；便秘、苔黄腻者，加大黄 6 克，枳壳 10 克，云苓 12 克；麻木加鸡血藤 30 克；肾虚加杜仲、桑寄生各 15 克。［湖北中医杂志，1983(2)：44］

黄芪桂枝五物汤合乌头汤化裁治疗坐骨神经痛：药用黄芪 30～60 克，桂枝 10 克，白芍 21 克，制川乌、草乌各 6～12 克（均先煎），五加皮、川断、威灵仙各 15 克，大枣 4 枚。水煎服，每日 1 剂。气虚、血虚、阳虚者分别重用黄芪、当归、白芍、附子；发冷者重用川乌、草乌；拘挛者重用白芍、甘草，加木瓜；湿邪明显加防己、羌活；顽痛不已加全蝎、蜈蚣；局部麻木加鸡血藤。［河南中医，1984(1)：27］

乌头汤加减治疗坐骨神经炎：本方用制川乌（先煎 2 小时）30 克，黄芪、白芍各 15 克，桂枝、川芎、当归、川牛膝、炙甘草各 10 克，麻黄、红花各 6 克，蜈蚣 2 条。每日 1 剂，水煎 2 次服。［中西医结合杂志，1985(1)：32］

乌头汤加味治疗小儿风湿舞蹈病：本病属痹证范畴，多由卫阳不固，风寒湿邪的侵袭所致。常见肢体软弱无力，不自主地抽搐掣动。方药及服法：黄芪 20 克，防风 6 克，桂枝 6 克，麻黄 5 克，鸡血藤 15 克，地龙 10 克，当归 10 克，白芍 10 克，白附片 3 克。或加制川乌、制草乌各 5 克，加水 200 毫升先煎至沸，加白蜜 30 克，再沸半小时，取汁加上药及水 1000 毫升，并煎取 200 毫升，再加水煎取汁 100 毫升，3 次共取汁 350～400 毫升，分 2 次顿服，大龄患儿可分 4 次顿服，每日 2 次。［新中医，1984(6)：30］

乌头汤加味治疗腰脊椎骨质增生：辨证属单纯性寒痹或寒湿型痹证。治以乌头汤合桂枝黄芪五物汤化裁，药用制川乌 16 克，麻黄 10 克，白芍 10 克，黄芪 30 克，大枣 5 枚，生姜 16 克，甘草 10 克，蜂蜜 50 克。久煎温服，每日 1 剂，最多 2 剂。久痛兼瘀者加丹参、赤芍；痛甚者加乳香、没药，必要时加蜈蚣、蕲蛇；血虚者加当归；肝肾不足加山萸肉、杜仲、续断。［光明中医，1989(2)：17］

本方去芍药、乌头，加附子、大枣、生姜。治历节风疼痛，名千金大枣汤。（《千金方》）

乌头、细辛、蜀椒各一两，芍药、甘草、秦艽、附子、桂心各二两，干姜、茯苓、防风、当归各三两，独活四两，大枣十二枚。为细末，水煎，分五次服。治风冷脚痹疼痛，拘挛不可屈伸，名乌头汤。

【医案举例】

1. 寒疝腹痛（胃肠神经官能症）

患者沈某，50 余岁，1973 年 6 月间初诊。有多年宿恙，为阵发性腹痛，因旧病复发，自外地来京住院。1959 年曾在我院做阑尾炎手术，术后并无异常。此次诊为“胃肠神经官能症”。自诉每发皆与寒冷疲劳有关。其症：腹痛频作，痛无定位，惟多在绕脐周围一带，喜温可按，痛甚以至汗大出。查舌质淡，苔薄腻而滑，脉沉弦。诊系寒气内结，阳气不运。寒则凝泣，热则流通。寒者热之，是为正治。曾投理中汤，药力尚轻，若不胜病，非大乌头煎不可，故先小其量以消息之。乌头用 4.5 克，以药房蜜煎不便，盖蜜煎者缓其毒也，权以黑豆、甘草以代之。2 剂后，腹痛未作，汗亦未出，知药症相符，乌头加至 9 克。4 剂后复诊，腹痛已止，只腹部微有不适而已。第见腻苔已化，舌转嫩红，弦脉缓和，知沉寒病冷得乌头大热之品，涣然冰释矣。病者月余痊愈出院。［魏龙骧. 续医案四则. 新医药学杂志，1978(12)：14-16］。

2. 强直性脊柱炎

患者，33 岁，男性。20 岁（1984 年）开始出现腰痛，并逐渐向背部扩散。26 岁被诊断为强直性脊柱炎，予以 NSAIDs 治疗。本次就诊时，自觉腰背部钝痛，安静或同一姿势持续时加重。右膝关节疼痛，畏寒，心胸部有不适感，双侧腹直肌紧张。电温针刺激 30 分钟后，有明显凉感。体瘦、手脚多汗，二便正常，舌暗红、边有齿痕，舌苔偏干呈黄白色，脉弦浮偏大。X 线片所见，双侧骶髂关节强直。先予芍药甘草附子汤、知柏地黄丸、桂芍知母汤均未改善，改用乌头汤(乌头由 2 克/天渐增至 4 克/天)后症状逐渐改善。VAS 评分由 8.0 降至 4.0、ADL 评分由 7.0 降至 4.0、CRP 由 19 毫克/升降至 9 毫克/升。患者背部僵硬、睡眠等症状均明显好转。[引网宏彰.乌头剂治疗强直性脊柱炎·国外医学.中医中药分册，2005，27(4)：224]

【现代运用】

临床多用于阳虚而又阴寒内盛之证，可用于消化系统疾病所致的腹痛，还可用于治疗与痛痹有关的风湿性关节炎、强直性脊柱炎等。

乌头汤

【方剂组成】

麻黄三两(9 克)，黄芪三两(9 克)，芍药三两(9 克)，炙甘草三两(9 克)，川乌(㕮咀，以蜜二升，煎服一升，即出乌头)五枚(9 克)

【方药用法】

上五味，㕮咀四味，以水三升，煮取一升，去滓，内蜜煎中，更煎之，服七合。不知，尽服之。

【方证释义】

本方主治寒湿历节之证。寒湿留着关节，经脉痹阻不通，气血运行不畅，是以关节剧痛，不得屈伸为特征。寒湿之邪，非乌头、麻黄则不能去；而病在关节，则又非如皮毛之邪可一汗而解，故用黄芪之补托，既助乌头温经，又监麻黄过散；因本证为急，其痛为剧，故以芍药甘草汤佐之，以活血通经，缓急止痛；白蜜甘缓，可解乌头之毒也。诸药合用，为温经散寒，除湿止痛之良剂。凡寒湿凝滞，经脉闭阻之痹证、诸痛、脚气等病，皆可运用。

【主治病证】

病历节，不可屈伸，疼痛，乌头汤主之。

乌头汤方，治脚气疼痛，不可屈伸。

乌头汤治寒疝腹中绞痛，贼风入攻五脏，拘急不得转侧，发作有时，使人阴缩，手足厥逆。

【临床运用】

(1)黄振中老中医乌头汤加味治疗腰腿痛经验：乌头汤是治疗病历节不可屈伸疼痛的有效方剂，从药测证，可知乌头汤所主的历节痛为寒湿乘虚内侵所致。盖慢性腰腿痛的发病机理亦多属寒湿深入筋骨导致痹塞不通的病证，两者病虽不同，病因病机却有相似之处，故将乌头汤加味用于腰腿痛能取到异病同治的效果。本方选用大辛大热之乌头以祛寒湿，辛温之麻黄以发越阳气，透邪外出；用黄芪大补元气，芍药、甘草缓急止痛，更加草乌、细辛除寒胜湿，以通经络、利关节而直达病所；当归、木瓜、牛膝补益肝肾，舒筋活络，综观全方则具有扶正祛邪功效，尚无辛温走窜之弊端。

腰腿痛常与气血不足，肝肾亏虚有关，所谓“由气血亏虚则受风寒湿而成此疾”。《类证治裁》指出：“诸痹……良由营卫先虚，腠理不密，风寒湿乘虚内袭，正气为邪所阻，不能宣行，因而留滞，气血凝滞，久而成痹”。故治疗本病当立足于祛邪与扶正并用，方能达到预期效果。临证所见患者体质虽有阴阳偏衰之别，但本方均可通用。单纯阳虚寒湿腰痛者，用此方尚无异议，假如兼有阴虚，或挟有郁热者能否使用本方，可能被人所质疑。然而从临床观察此疾，多因发于寒湿内侵，导致气血凝滞，留而不去为患，这是本病发生的关键，虽有热郁于里，尚属兼证。所以治疗用药，非辛温之品，难以达到驱逐筋骨之寒的目的。

腰腿痛患者的保健卫生是巩固疗效的重要一环。当患者疼痛缓解或临床治愈后，应嘱病去注意气候变化，保暖避寒；并适当地参加健身锻炼，增强局部气血运行，使血脉调和，才能避免或减轻疾病复发。

(2)王付运用乌头汤经验探索：王付教授认为，“病历节”的辨治要点有三方面：

①张仲景以“历节病”之“历”突出病证持续时间较长，一般比较难治，经久不愈；

②张仲景以“历节病”之“节”指出骨节是病变的主要分布区域；

③辨治“历节病”，需要坚持治疗，切不可半途而废引。

历节病变原因很多，以寒邪所伤为多见。寒邪侵袭筋脉关节，凝结经气，阻塞脉络，不通则痛，而临床所见诸关节病如风湿性关节炎、类风湿关节炎等疾病，临床表现多以疼痛为主，往往在受寒后会加重阴寒凝聚，阻遏阳气，阳不化津以致阴寒凝结为瘀，病患常有痛如针刺、酸沉困重之感。由于病痛日久，化虚化瘀，瘀而化热，也可进一步演变为阴寒挟热证。同时由于乌头汤本身大辛大热，药效较为峻猛，治疗需以温通为主，兼以适当配伍滋润、清热、化瘀药，方能确切针对病变证机、导师王付教授认为，依据乌头汤的针对病机和配伍特点，其不仅可以主治历节病，临床还可以其主治证“气虚寒湿骨节痹证”为临床扩大应用，凡强直性脊柱炎、心肌炎、三叉神经痛、坐骨神经痛、颈椎病、腰椎间盘突出、运动神经元病等疾病有局部疼痛难以屈伸并有遇寒或湿加重、困倦乏力、少气嗜卧、舌淡苔薄、脉沉或涩等寒、湿、虚、瘀证机的存在，都可以依此方加减运用，以达到辨治疑难杂病的目的。

(3)林上卿方药分析：方用乌头祛寒胜湿止痛，麻黄发表宣痹，芍药、甘草缓急舒筋，和营安中，黄芪益气固卫，牵制麻黄之过于发散，白蜜甘缓，以解乌头之毒，须三倍于乌头并且久煎，方能稳妥。

诸药合用则使营卫振奋，表里宣通，骨节间寒湿自然无所依附而解散，使得肢体运动自如，疼痛自止。

【医案举例】

1. **痹证(关节炎急性发作)**(王海洲医案)

王某某，女，23岁，农民。1977年10月18日就诊。自诉3天前因挖井下水、又感风邪而致双膝关节冷痛难忍，不能行走，伸屈痛甚，关节肿胀，右膝明显，急赴本院求治，服桂枝芍药知母汤之类2剂后，痛非减轻，反而加重。现症膝部痛如锥刺，局部发凉，不时呼叫，屈伸不利，不能坐、立、行，只能取卧位。检查：血白细胞计数12 000/毫米^3。中性75%，血沉24毫米/小时，舌质淡，苔白，脉沉紧。证属气血亏虚，寒湿阻络。

治宜补气养血，散寒除湿，活络止痛。遵《金匮要略》乌头汤加味：黄芪15克，白芍30克，制乌头12克，麻黄15克，桂枝10克，木瓜30克，防己20克，炙甘草6克，生姜3片、大枣5枚为引。

上方服2剂(一日量)后，膝关节疼痛明显减轻，肿消其半，能坐、站立时许，行走丈余，但夜间仍痛，舌质淡，苔白，脉沉细微迟。寒湿未尽，原方加干姜12克，又服4剂，膝关节痛肿基本消失。为巩固疗效，又以前方加减服5剂，痛止行便。[国医论坛1990(1)：17-18]

2. **寒湿历节**(陈寿永医案)

李某某，男，32岁。1984年11月7日初诊。主诉半月前曾露宿野外。三天前突然畏寒高烧，周身关节疼痛，遇寒则剧，覆被则减，两膝关节肿胀，屈伸不便。舌淡，苔白厚而腻，脉象浮紧。体温40.5℃。化验：白细胞1.2万/立方毫米，中性73%，血沉48毫米/小时。关节肿而不红。

诊为烦劳伤阳，阳气伤于内，寒湿袭于外，拟乌头汤加独活、蕲蛇。处方：制川乌16克，麻黄6克，独活12克，蕲蛇10克，炙黄芪12克，杭白芍12克，甘草12克，蜂蜜90克。先将前7味药加冷水1000毫升浸透，文火煎20分钟，纳蜂蜜再煎10分钟，倒药汁30毫升，候温，一饮而尽，然后覆被取汗。药后半小时，自觉心胸烦热，犹未得汗。嘱其再喝稀粥1小碗，遂致周身汗出溱溱，持续约20分钟，自觉恙情大减。

11月8日，热退痛除，步履如常。嘱出院后以红参10克，三七10克，蕲蛇10克，米

酒2市斤浸泡，文火煎1小时，每饭前喝1小酒杯。追访至今，未见复发。[河南中医 1988(4):23]

3. **腰腿痛(坐骨神经痛)**(陈寿永医案)

方某某，女，22岁。1983年11月13日初诊。腰骶酸胀，牵及左侧股腘疼痛，阴雨天加剧，西医诊断为坐骨神经痛，治已经年，未见好转。追问病史，乃知得之于经期下冷水之后，切脉沉弦而有紧意，拟乌头汤加减。处方：制川乌6克，麻黄3克，白芍20克，生黄芪15克，甘草15克，蜂蜜90克，归尾9克，蕲蛇10克，冷水浸透，文火煎半小时，连煎3汁，混匀，分3次饮服。服药5剂，疼痛减轻，续服20剂后遂愈。至今未复发。[河南中医 1988(4):24]

4. **腹痛(蛔虫性肠梗阻)**(陈寿永医案)

闻某某，女，14岁。1984年9月14日初诊。患者六七天前曾腹痛，呕吐一次，经当地医生用驱虫药治疗，排出蛔虫四五十条，但腹痛未见好转，昨日起更加剧烈，经用阿托品等解痉药罔效，西医诊为肠梗阻，拟用手术疗法。患儿及家长畏惧手术，要求用中药治疗。患者面色萎黄，表情痛苦，呻吟不休，四肢清冷，脐腹疼痛，可触及条索状硬块，脉沉细，舌淡苔白腻。

乃阳虚寒凝，腑气不通所致，治当温阳散寒，理气通便。拟乌头汤去麻黄加炮姜、枳壳试投：制川乌12克，蜂蜜10克，白芍10克，炙甘草10克，炙黄芪12克，炮姜3克，炒枳壳9克，共煎，温饮。

药入未吐，腹痛未再增剧，病有转机。配合灸中脘，针足三里(双)，痛势稍缓。再服二汁。药后1小时，四肢渐温，矢气频传，腹中包块消失，疼痛亦止。后以姜汤送服香砂六君子丸调理而愈。[河南中医 1988(4):23-24]

5. **胁肋痛(肋间神经痛)**(陈寿永医案)

吴某某，男，25岁。1983年9月2日就诊。患者于一个月前，夜卧湿地，遂觉左侧肋下及胸背引痛，当时未加重视。昨晚起，肋痛加剧，又增寒热。深吸气或咳嗽时痛不可忍。诊为肋间神经痛。

中医辨证属寒湿侵犯肝络，投以乌头汤加春柴胡：制川乌12克，麻黄6克，赤白芍各12克，甘草24克，生黄芪12克，春柴胡3克，蜂蜜30克，加冷水泡透后煎半小时，温服。再喝一小杯白酒，覆被而卧。约1小时周身汗出，自觉痛减大半。两小时后饮二汁，热退痛除，仅留少许不适，继以养血舒肝之品调理两周而愈。追访至今，亦未复发。[河南中医 1988(4):23]

6. **偏头痛(三叉神经痛)**(白光辉医案)

田某某，男，21岁，1983年3月31日入院，住院号83/116。患者右侧颜面发作性刺痛2年余，疼时伴局部抽掣，日渐加重。入夜甚痛，不能安寐。近日来一日数发，疼痛难忍，不能正常工作。经西医检查诊断为三叉神经痛，曾每次服用安痛定、止痛片、苯妥英钠，及局部封闭治疗均无效，乃求治于中医。今停用一切西药止痛剂。查舌质淡、苔薄白，脉沉细。处方：制川乌10克，白芍40克，细辛5克，丹参30克，制乳香、制没药、麻黄、甘草各6克，元胡12克。

服3剂，疼痛大减，颜面部稍有麻木感，抽掣消失，大便溏，日行2次。上方加白术15克，连服12剂，疼痛不作，停药半月，痊愈出院，随访1年未复发。[浙江中医杂志 1986(6):281]

7. **牙痛**(白光辉医案)

吴某某，男，59岁。1984年9月17日就诊。素有牙痛病史，今左侧牙龈红肿疼痛已8天，疼时难以忍耐，进食颇受影响，服消炎止痛西药无效。经口腔科诊断后，拟定拔牙根治，患者谢绝，求治于中医。

姑以乌头汤加减辛开苦降，缓急止痛。制川乌(先煎半小时)、白芷各15克，麻黄6克，白芍40克，细辛、大黄、甘草各10克。服药2剂，疼痛减半，夜间已能安眠，进食也无

大碍。患者服药后口中干渴，大便稀，上方制川乌改用10克，大黄改用6克，加元胡15克，又服4剂，痛定肿退。[浙江中医杂志1986(6)：281]

8. **痉证(腓肠肌痉挛)**(王侃医案)

张某某，男，16岁，1987年7月25日初诊。双下肢阵发性抽搐、痉挛、疼痛10余天，加重两天。患者于10余天前游泳中突然双下肢抽搐、痉挛、疼痛，由他人拖扶上岸，此后上症反复发作，日十数次，夜间尤甚，伴有恶寒喜热，头晕身倦，以西医治疗未效，现已影响上学，故前来就治。查：双下肢腓肠肌轻度肿胀，有明显触痛和冰冷感，呈痉挛性，以左侧为重，其他无明显异常。脉沉紧，舌质淡，苔白厚。查：血、尿常规及血沉均无异常。诊断：痉证(腓肠肌痉挛)。拟乌头汤加味治之。

处方：乌头15克，麻黄15克，白芍20克，炙黄芪30克，细辛(后下)10克，伸筋草10克，海风藤10克，白花蛇(研末冲)5克，炙甘草15克，5剂。第1、2煎内服，第3煎药液加白酒50毫升，热敷患处半小时，并注意休息。二诊：腓肠肌抽搐、痉挛、疼痛十去七八，余症亦明显好转，继续服用上方5剂而愈，后改服疏风活络丸2盒以善后。[中医杂志，1994(2)：120]

9. **眩晕**(宋建华医案)

陈某，女，51岁。1980年11月17日初诊。眩晕5年多，神倦懒言，头额及脑后冷痛，泛泛欲呕，腰臀部及下肢有寒冷感，肘膝关节酸楚，纳少，白带量多清稀似水，大便稀不成形，夜尿多，唇甲青紫。血压80/46毫米汞柱。舌淡苔白津润，脉细无力。

此系阳微阴盛，寒湿中阻，清阳不升，浊阴不降之中寒眩晕。处方：麻黄10克，黄芪45克，白芍12克，制川乌、熟附片(与生姜60克、煎法同上)各30克，干姜、法夏各6克，精硫黄(研细分吞)4.5克。1剂。药后1时，频吐稀涎盈碗，觉胸膈快利。仍予原方，2剂，而眩晕止。继进5剂，诸证悉除。随访至1985年9月，未再复发。[辽宁中医杂志，1987(6)：10]

10. **喘咳**(陈寿永医案)

陈某某，男，62岁。1990年11月8日初诊。喘咳遇寒即作20余年，近次发作一个月余，服"百喘朋"等药无效，输10%葡萄糖加氨苄青霉素，喘咳反增剧。前医用定喘汤、射干麻黄汤罔效。刻诊：喘咳胸满，不能平卧，头晕目眩，心慌突突，畏寒肢冷，背寒腰冷，夜尿频多，脉沉细而紧，苔薄而白。

该患者年过花甲，阳气已衰，寒饮内伏(喘咳之根)，复感寒邪，冰霜雪冻，仅止咳平喘治其标必少效，温阳驱寒方可化其寒痰，根本一断，喘咳自平。制川乌6克，炙麻黄、炙甘草各10克，黄芪、白芍各15克，蜂蜜50克，炒白芥子、炒葶苈各12克。共煎，温饮。

服药4剂，自觉身暖，吐痰半盂，心胸朗开，喘咳已平。后以二陈汤(改散)合玉屏风散调理月余。追访至今，小发两次，煎艾水泡脚，饮生姜水拌红糖即止。[四川中医，1996(8)：53]

11. **阳虚外感**(白光辉医案)

赵某某，女，52岁，1983年5月26日诊。患者平素畏寒肢冷，大便溏薄。形体肥胖，面色淡白少华。半月前外出感寒，发热(体温37.6℃)恶寒，鼻流清涕，倦怠乏力，四肢骨节酸痛，伴牙龈肿痛，连及颜面。自服牛黄解毒片、土霉素、APC，虽汗出，恶寒反重，大便稀溏骨节疼痛不减，舌淡苔白，脉细弱。

处方：制川乌、麻黄、细辛各6克，白芍、荆芥各30克，黄芪、桂枝各5克，防风12克，甘草3克。服2剂，身微汗出，畏寒消除，骨节疼痛、牙龈肿痛均大为减轻，续服2剂而愈。[浙江中医杂志，1986(6)：281]

12. **遗尿**(宋建华医案)

庹某，女，14岁。1984年8月14日初诊。素患哮喘，遇寒即发。至7岁时又增夜间遗尿，不能控制，平时手足不温，天气稍有变化，即须重衣厚被，冬秋则畏寒甚，欲就暖。

就诊时，虽值盛夏，仍着衣两件而不觉热。面色无华，发育亦差。唇舌淡白，脉沉迟。曾多处就医，服药数载罔效。此乃寒邪郁肺，下元虚冷，肾虚不能摄水，以致渗泄之证。处方：麻黄7克，黄芪30克，制附片（与生姜30克先煎一小时）30克，赤芍6克，肉桂（研末分吞）3克，甘草6克。2剂。

药后已不畏寒，只着衬衫，余无特殊反应。药已对证，上方加鹿胶（烊化）10克。3剂。药尽剂后诸证顿瘥，仍予3剂善后。随访至1985年12月，不仅遗尿已愈，且哮喘之证亦未再发作。[辽宁中医杂志，1987(6)：10-11]

13. **癃闭**（宋建华医案）

罗某，男，28岁。1982年7月初诊。9年前患病毒性肝炎，经治黄疸消退后出院。3年后发现：肝硬变。辗转六载，经多方治疗效不显。腹水时轻时重，5月中旬曾发生肝性昏迷，至7月3日小便日排出量不足200毫升，各种利尿药用后无效，而转中医治疗。证见：腹大胀满，喘咳烦懑，面色苍黄，怯寒，虽值盛夏，亦须覆被，下肢浮肿冰凉。触诊膀胱充盈，拒按，舌体胖大，淡紫，脉弦缓。

此系肝脉瘀滞，肺气闭束，脾肾阳虚不运，水寒之气不行，水湿内停，瘀血内阻之危急重症。方予甘遂10克，芫花10克，大戟12克，大枣10枚。煎水频服，仍不见尿。证情甚为急重。遂改用：麻黄10克，黄芪45克，附片（先煎1小时）30克，干姜10克，生姜、赤芍各12克，吴茱萸3克，甘草5克。1剂。急煎徐服。2小时后开始排尿。再予1剂，夜再服。24小时内排尿近4000毫升。腹胀得除，证情缓解。随访4个月，小便通利。后于次年10月，再次发生肝昏迷，抢救无效死亡。[辽宁中医杂志1987(6)：11]

14. **阳痿**（宋建华医案）

易某，男，31岁。1985年6月4日初诊。阳痿4年余，面色晦滞，头昏，眠多，疲乏，腰膝酸软，畏寒自汗，频繁滑精，舌质淡胖，边有齿痕，苔白根部厚腻，津润，脉沉迟。追问病史乃知，年少时屡犯手淫，遂致阳强不倒，故常在起床时用铁器、凉水等促其痿软。1981年结婚，婚后不到3月即阳痿不起。更医多人屡治不效。

此乃寒湿之邪浸淫宗筋，深入下焦肝肾，宗筋拘急之证。处方：麻黄12克，黄芪60克，白芍12克，甘草6克，制川乌、熟附片（与生姜60克，先煎两小时，后入诸药）各30克，蜈蚣（不去头足，研末分吞）3条。3剂。

服上药后，滑精，自汗止。腰膝酸软似有好转。余证同上述。效不更方，仍予原方3剂。药后病情明显好转，再7剂则病愈。随访至1986年3月，未再复发。[辽宁中医杂志，1987(6)：10]

15. **脱疽（血栓闭塞性脉管炎）**（华隆虎医案）

黄某某，男，43岁。1986年2月12日诊。右下肢麻木畏冷三年余，半年前无名趾外侧破溃，久久不敛。查：溃趾暗红，溃面燥痒灼痛彻骨，午夜尤甚，脓液清稀。足背肤色滞暗，扪之不温，畏寒喜暖。面容皖白，神疲、心悸心烦，食少纳差，唇淡，舌质淡嫩，苔薄白滑腻，脉沉细涩缓。

辨为脱疽。阳虚血寒，血凝滞气，经脉痹阻，阳气不能温达四末，郁久酿热，伤络腐肉。热盛肉腐是其标，阳虚血寒，血凝滞气，经脉痹阻为本。治当扶阳祛寒，活血通脉，化阴缓急，托毒生肌：方选《金匮》乌头汤加减：黄芪50克，白芍30克，炙甘草、炙川乌、干姜、当归各10克。头煎40分钟，二、三、四煎各15～20分钟，四次煎液混合分四次温服，一日1剂。

连服3剂后，并外用生肌玉红膏间日一换，溃趾燥痒灼痛彻骨锐减，溃面肉色红活，患肢麻木畏冷亦减。原方加桃仁、红花各5克。间日1剂，服法同前。继服5剂后，患肢脚背麻木畏冷及肤色滞暗消逝，患趾红活肤润，溃面脓液转稠。以此方增减橘络、炙山

甲、丝瓜络各5克，熟地30克，鹿胶（烊化兑服）15克，白芥子5克。间日1剂，溃面外用生肌玉红膏间日一换。共服乌头汤加味38剂，历时75日，溃面完全愈合，除肤色略有改变外，余无异常。随访一年，疗效巩固。[四川中医，1990(12)：38]

16. **委中肿痛**（华隆虎医案）

胡某某，男，12岁。1985年6月11日诊。九天前右膝弯肿胀麻木，在附近医院打针服药一周未愈，由其父背来门诊。查：右脚委中漫肿无头，皮色不红，扪之欠温，轻按胀木，重按呼痛继之痛减。面色淡滞，神情痛苦，不能站立，唇色暗滞，舌质淡白，苔白滑薄腻，六脉沉紧缓。委中为太阳经脉所过，本寒而标阳，中见少阴。经云："经脉流行不止，环周不休，寒气入经而稽迟，泣而不行，客于脉外则血少，客于脉中则气不通，故卒然而痛也。"此寒伤血脉，凝血滞气，气血流通被阻，经络痹阻，郁久酿热，蕴结成毒聚于经络所过之处则发委中毒。

治当扶阳散寒，宣痹通脉，化阴托毒。方用《金匮》乌头汤：黄芪50克，白芍30克，麻黄（另包后下）、生甘草、炙川乌各10克。头煎40分钟，二、三煎各20分钟，三次煎液混和后入麻黄煎，10分钟后取其煎液，一日三次温服。1剂后，委中胀痛大减，肿消过半，已能站立。继服原方3剂病愈。随访3月，行动如常。[四川中医1990(12)：38]

17. **脚气重证**（程祖培医案）

梁某，男，15岁。得脚气症，四肢瘫痪，医辈云集，纷无定见，丞备与来迎。患者面色青白，气逆上喘，腿部胫骨疼痛，麻木不仁，脉细小而浮，重按无力。此乃白虎历节重症，金匮以乌头汤主治，余用其方重加麻黄15克，群医哗然。

麻黄发汗夫难不知，未加杏仁，汗源不启，小青龙在治喘所以去麻加杏者，恐麻杏合用发汗动喘耳。今本方君乌头以降麻黄，不用先煎，何至发汗，倘有不虞，余负全责。梁君知余成竹在胸，不复疑惧，果尽1剂，麻木疼痛立减，略能舒动。因照前方连服10余帖，麻木疼痛全失，已能举步于行，惟尚觉脚筋微痛，关节屈伸不利，改用芍药甘草汤，以荣阴养血，方中白芍、甘草均用60克，连服8帖，应手奏效。[《广东中医》1962(1)：37]

【现代运用】

临床扩大应用至辨治强直性脊柱炎、心肌炎、三叉神经痛、风湿性关节炎、坐骨神经痛、颈椎病、腰椎间盘突出、运动神经元病。

桂枝茯苓丸

【方剂组成】

桂枝，茯苓，牡丹（去心），桃仁（去皮尖，熬），芍药

【方药用法】

上五味，末之，炼蜜和丸，如兔屎大，每日食前服一丸。不知，加至三丸。

【方证释义】

方中芍药和营调血，丹皮、桃仁化瘀消癥，茯苓健脾利水，桂枝色赤入血，味辛，散结、化气，不但散气分之结以下气，尤能散血分之结以行瘀，故仲景行瘀方中多用桂枝。瘀积有形，非旦夕可除，用蜜为丸长期服用，并从小剂量开始服起，以图缓攻其癥，亦为祛邪要注意少伤或不伤胎之意，攻邪而不伤正。

本证由瘀阻胞宫所致。仲景原治妇人素有癥块所致的妊娠漏下不止或胎动不安之证。胞宫素有血瘀癥块，阻遏经脉，以致血溢脉外，故有妊娠初期漏下不止，血色紫黑晦暗；瘀血癥块，停留于胞宫，阻滞胞脉，血不养胎，则胎动不安；瘀阻胞宫，血行不畅，不通则痛，故腹痛拒按；瘀阻胞宫，冲任受阻，则致月经不行而经闭；产后恶露不尽，亦为瘀阻而血不归经之候；舌质紫暗或有瘀点，脉沉涩俱为瘀阻胞宫之佐证。瘀阻成癥，病程较长，多属虚实夹杂，尤其是妊娠之身，只宜缓消，不可猛攻，否则易耗伤正气及损伤胎元，故治当活

血化瘀、缓消癥块,使瘀去癥消,血能循经以养胎,胎儿自安,下血自止。

【主治病证】

妇人宿有癥病,经断未及三月,而得漏下不止,胎动在脐上者,为癥痼害。妊娠六月动者,前三月经水利时,胎也。下血者,后断三月衃也。所以血不止者,其癥不去故也,当下其癥,桂枝茯苓丸主之。

【历代名医方论】

徐忠可《金匮要略论注》:药用桂枝茯苓丸者,桂枝芍药一阴一阳,茯苓丹皮一气一血,调其寒温,扶其正气。桃仁以之破恶血,消癥癖,而不兼伤胎血者,所谓有病则病当之也。且癥之初,必因寒,桂能化气而消本寒,癥之成,必挟湿热为窠囊,苓渗湿气,丹清血热,芍药敛肝血而扶脾,使能统血,则养正即所以去邪耳……每服甚少而频,更巧,要知癥不碍胎,其结原微,故以渐磨之。

《金匮要略方义》:本方为化瘀消癥之缓剂。方中以桃仁、丹皮活血化瘀;则等量之白芍,以养血和血,庶可去瘀养血,使瘀血去,新血生;加入桂枝,既可温通血脉以助桃仁之力,又可得白芍以调和气血;佐以茯苓之淡渗利湿,寓有湿祛血止之用。综合全方,乃为化瘀生新、调和气血之剂。制作蜜丸,用法从小量开始,不治渐加,亦有下症而不伤胎之意,更示人对妊娠病证应持慎重之法。如此运用,使症消血止,胎元得安,故本方为妊娠宿症瘀血伤胎之良方益法。

顾志君:桂枝茯苓丸中桂枝善于温阳活血,并可平冲降逆,茯苓利水宁心,苓桂合用可以治疗眩晕及腹部动悸等水气病,桃仁活血润肠,丹皮行气活血,芍药活血解凝止痛,诸药合之可以活血、行水、通滞,尤以祛除盆腔及下肢瘀血为擅长,通过长期的临床发现,许多疾病都与盆腔瘀血相关,临床上各个系统都有运用桂枝茯苓丸的机会,应该积极扩大其治疗的疾病范围,但运用本方必须具备如下瘀血指征才能收到良好效果:①患者一般疼痛部位固定;②出血紫暗或发黑易凝结成块;③头痛、头晕、精神不安、烦躁,甚至发狂;④皮肤干燥,肌肤甲错,或者静脉曲张;⑤脐下左右均有压痛;⑥有外伤史。

【医案举例】

(一)内科

1. 癃闭

用桂枝茯苓丸加味治疗(前列腺增生、前列腺炎等疾病引起的排尿困难):桂枝 10 克,茯苓 10 克,赤芍 15 克,丹皮 15 克,桃仁 10 克,白芥子 10 克,浙贝 20 克,薏苡仁 30 克,怀牛膝 20 克,海藻 15 克。用药日 1 剂,进药 2 小时,小便微通,服药 2 剂,自觉排尿困难好转,少腹坠胀已除,继服 10 剂诸症皆消,后用桂枝茯苓丸以巩固疗效,治疗 3 个月后病情稳定,迄今未发。

2. 眩晕:用桂枝茯苓丸加味

桂枝、茯苓、赤芍、石菖蒲各 15 克,丹皮、桃仁、柴胡各 10 克,细辛 5 克,吴茱萸 6 克,磁石 30 克。每日 1 剂,水煎 2 次,早晚分服。3 剂小效,原方加倍桂枝 30 克,加丹参 20 克,再进 5 剂,诸症悉除,嘱服桂枝茯苓丸 1 个月以善其后。随访 2 年,未再复发。

3. 哮证(哮喘)

选桂枝茯苓丸加味:桂枝、茯苓、丹皮、赤芍、桃仁、杏仁、葶苈子、红花各 10 克,薤白 15 克,麻黄 7 克。每日进 1 剂。水煎 2 次,早晚分服。服药 3 剂后,哮喘大减。又加五味子 10 克,去掉葶苈子继服 10 剂而愈。

4. 腰痛

病人自诉 3 天前抬重物扭伤腰部,疼痛难耐,痛有定处,腰部活动受限,动则痛剧。舌紫暗,脉弦紧。此瘀伤腰府。桂枝、续断、茯苓各 15 克,赤芍、丹皮、五灵脂各 12 克,没药、乳香、延胡各 20 克,牛膝 24 克,桃仁 15 克水煎服,每日 1 剂。服 3 剂后腰痛减轻,续服 12 剂,疼痛明显好转,腰活动自如。

5. **坐骨神经痛**

桂枝20克，茯苓、桃仁、木瓜、独活、杜仲各15克，牛膝、赤芍各30克，延胡25克，地龙12克。水煎服，日1剂。服药6剂后，疼痛缓解，再连服30余剂而愈。

(二)外科

1. **肠痈(慢性阑尾炎)**

一例寒湿型慢性肠痈(乃因寒湿郁滞，与瘀血互结，阻滞经脉)。以桂枝茯苓丸活血散淤，调和气血；加薏苡健脾祛湿排脓；白花蛇舌草清热解毒利湿；木香、枳实行气止痛；路路通味苦疏泄，以加强通经活血之功；穿山甲活血通经，有药归经之效。治疗半月全愈，1年后复查未见复发。

2. **粘连性不完全性肠梗阻**

一例术后肠粘连。大肠为传导之官，六腑以通为用，不通则痛，气滞日久，血行不畅，瘀血内阻，故腹痛经久不愈。用桂枝茯苓丸旨在活血化瘀导滞；加白术、鸡内金健脾消滞；佛手、枳实、青皮行气止痛，气机畅，淤血行，则痛可止。

治疗三个月全愈，2年后复查未再复发。

3. **胸膜粘连**

对以胸痛为主症，乃因反复肺部感染，治疗不彻底而引起的胸膜粘连，用桂枝茯苓丸通阳化瘀；白芥子祛除皮里膜外之痰；瓜子祛痰，润肠通便；太子参、麦冬益气养阴；延胡索乃血中之气药，既走血分，活血化瘀，又走气分行气止痛。诸药合用，共奏行气活血祛痰之效，治1个月半全愈。此外，运用桃核承气汤合桂枝茯苓丸治疗混合痔。

(三)妇科

1. **不孕症**

用桂枝茯苓丸加减治疗胞络瘀阻型不孕症。处方：桂枝、桃仁、丹皮各12克，赤芍、茯苓、败酱草、桑寄生、杜仲、丹参各15克，牛膝、莪术各20克。水煎服，每日1剂。以此方为主加减连服半年后怀孕，生育一子。

2. **治疗附件囊性包块(卵巢囊肿)**

桂枝茯苓丸加减组方：桂枝、牡丹皮、桃仁各15克，茯苓、赤芍各12克，红花、三棱、莪术各10克，若痛甚者，加延胡索12克；热重者，去桂枝加白花蛇舌草、鱼腥草、败酱草各20克，蒲公英15克，郁重者，加香附12克，两胁胀痛者，加柴胡15克；气虚者，加黄芪15克；脾虚者加生薏苡仁18克；输卵管积水严重者，加泽泻、车前子各15克。水煎，每日1剂3煎，饭后温服，10天为1个疗程。治疗附件囊性包块74例，结果：痊愈55例，显效12例，无效7例，有效率为92.71%。

3. **慢性盆腔炎**

用桂枝茯苓丸加味处方：桂枝9克，茯苓15克，桃仁9克，牡丹皮9克，赤芍9克，连翘12克，鱼腥草20克，败酱草20克，薏苡仁30克，延胡索12克。服用6剂，每日1剂。经后复诊诉经行腹痛明显减轻，效不更方，守上方继服3个月，诸症消失，妇科检查及B超示子宫及双侧附件均无异常。停药观察，随访3个月，未再复发。

4. **痛经(月经期小腹疼痛)**

用桂枝茯苓丸治疗痛经76例，结果43例痊愈(症状消失3个月以上)；29例好转(症状消失不满3个月或仍有轻微疼痛)；4例无效(症状无改善)。总有效率94.7%。药物组成：桂枝9克，茯苓、桃仁各12克，丹参、白芍各20克，延胡索、香附、五灵脂各12克，川牛膝6克，甘草9克。恶心，呕吐加代赭石12克；头晕加钩藤9克；面色苍白、出冷汗、血压下降、晕厥加黄芪30克。水煎服，每日1剂。经前3～5日服用，共服6剂。3个月经周期为1个疗程。结果：痊愈33例，占77.74%；好转10例，占21.74%；未愈3例，占6.52%；总有效率93.48%。

5. **子宫肌瘤**

用桂枝茯苓加味，基本方组成：丹参30克，牡丹皮、桃仁、赤芍、川芎各9克，茯苓、海藻、昆布、当归、路路通各 12 克，桂枝 6 克，女贞子、旱莲草各 20 克。治疗子宫肌瘤 65 例。月经量多加蒲黄 10 克、茜草 10 克、炙大黄 3 克；腹痛加川楝子 10 克、延胡索 10 克。上药共研细末制蜜丸，每丸 9 克，每日 2 次，每次 2 丸，月经期停服，连服 3 个月为 1 疗程。

6. 子宫内膜异位症

用加味桂枝茯苓丸：桂枝、茯苓、桃仁、牡丹皮、白芍、三棱、莪术、川楝子各 10 克，延胡索、丹参各 12 克，夏枯草 15 克，山慈菇 6 克；月经量多者经期减三棱、莪术、山慈菇、桃仁，加五灵脂、蒲黄炭、茜草各 10 克，三七粉 6 克，乌贼骨 20 克。共治疗 95 例，显效率 37.9%，有效 45.3%，总有效率为 83.2%。疼痛剧加乳香、没各 9 克，路路痛 12 克；便秘重用生大黄 9～12 克，桃仁 15 克；气虚体弱者加黄芪 9～12 克，党参 9～12 克；子宫腺肌症加夏枯草 15 克，牡蛎 30 克；经不调加当归 9 克，香附 9 克，益母草 12 克，月经期停药。

7. 异位妊娠

40 例：治愈 39 例，无效 1 例。用桂枝茯苓丸加减，加郁金、菖蒲、橘络。

8. 闭经

20 例：停经最短 2 个月，最长 3 年。服 1～3 剂来月经者 8 例，4～6 剂来月经者 7 例，无效 5 例。桂枝茯苓丸加减：桂枝 18 克，赤芍、桃仁、牛膝各 15 克，牡丹皮、红花各 12 克。

9. 下死胎

1 剂后当晚开始宫缩，次日继服 1 剂，死婴娩出，共治疗 6 例均获效。

10. 子宫肥大症

12 例，1 个月为 1 疗程，经期停服，一般服 3 个疗程，最多 6 个疗程。结果 12 例患者均获得满意效果。月经量基本恢复正常，子宫恢复正常大小者 7 例。

由上可知，桂枝茯苓丸在妇产科应用广泛。妇女以血为主，瘀血为妇产科疾病常见之病机。瘀阻胞脉、冲任，使经脉不通；或血不归经，或壅聚成症，导致痛经、崩漏、异位妊娠、恶露不绝、癥瘕等。桂枝茯苓丸活血化瘀方简功著，故临床上泛用于治疗血瘀引起的妇科疾病。

（四）皮肤科

1. 黄褐斑

俗称蝴蝶斑，黄褐斑无论病之久暂皆与血分有关。桂枝入心经，通利血脉，温化水湿，通行头面经脉；茯苓入脾经，补脾益气养血，化浊行饮；赤芍入肝经，柔养肝脏，可行血中之滞；肝藏血，脾统血，心主血脉，丹皮、桃仁活血化瘀，消癥散结，兼清瘀热。

2. 痤疮

多系肺经风热毒邪熏蒸，胃肠积热，热毒蕴聚肌肤，血运不畅，瘀血阻滞而成，可以用桂枝茯苓丸加减治疗。其他以本方加当归、丹参、乳香、没药等治疗乳腺增生 110 例：痛引胸痛与肩臂者加炒柴胡、香附；经行腹痛者加艾叶、延胡索。结果：治愈 31 例，显效 43 例，有效 29 例，无效 7 例，总有效率为 93.64%。本方加白花蛇舌草治疗慢性前列腺炎患者 45 例，结果痊愈 24 例，显效 15 例，有效 3 例，无效 3 例，总有效率为 93.33%。以本方加琥珀、金钱草、石韦、滑石、甘草治疗输尿管下段结石患者 1 例，12 剂后每晨尿中可见结石，共排出大小结石 40 枚，患者诸症除。

【现代运用】

现代研究发现，桂枝茯苓丸在妇产科上可用于治疗子宫肌瘤、盆腔炎、多囊卵巢综合征、子宫内膜异位症、不孕症、痛经、子宫腺肌病、卵巢囊肿、异位妊娠、崩漏、产后发热等。

在男科上可治疗慢性附睾炎、慢性前列腺炎、前列腺增生、精索静脉曲张型不育症、精液不液化症、性功能障碍等。

在心血管科可用于治疗冠心病心绞痛合并高血压病、老年无症状性心肌缺血、下肢深

静脉血栓形成后遗症、主动脉粥样硬化等。

于消化科中治疗肝囊肿、肝硬变、脂肪肝、慢性糜烂性胃炎、急性单纯性阑尾炎、胃食管反流病等。

在神经内科上治疗脑梗死、脑出血、偏头痛、慢性脑血管功能不全(CCVI)等。

在呼吸科可用于治疗慢性阻塞性肺疾病急性加重期、肺源性心脏病、支气管哮喘等。

在肛肠科上治疗混合痔、血栓性外痔、内痔嵌顿术后便秘、缺血性肠病、肛周子宫内膜异位症等。

在皮肤科中可用于治疗黄褐斑、痤疮、慢性光化性皮炎等。在肿瘤科可用于治疗卵巢癌、宫颈癌、肺癌等。

在泌尿科可用于治疗尿潴留、尿结石、紫癜性肾炎、肾功能不全、氮质血症等。

桂枝茯苓丸还可用于治疗更年期综合征、糖尿病视网膜病变、声带小结、甲状腺肿大、高脂蛋白血症、肩周炎、带状疱疹后遗神经病等。

当归生姜羊肉汤

【方剂组成】

当归三两(9克),生姜五两(15克),羊肉一斤

【方药用法】

上三味,以水八升,煮取三升,温服七合,日三服。若寒多者加生姜成一斤;痛多而呕者,加橘皮二两、白术一两;加生姜者,亦加水五升,煮取三升二合,服之。

【方证释义】

本方有温煦气血,缓急止痛的功效:羊肉性温大补,是血肉有情之品,可以峻补气血;当归补血养血;生姜温中散寒,和胃止痛。三药合用,共奏温煦气血,缓急止痛之效。如果寒邪偏重,可以多加生姜,增强温经散寒的功效;痛的症状重而又伴有呕吐,可以适当加橘皮、白术和胃温中,以止呕逆。

【主治病证】

1. 寒疝,腹中痛及胁痛里急者,当归生姜羊肉汤主之。

2. 产后腹中痛,当归生姜羊肉汤主之。并治腹中寒疝,虚劳不足。

【临床运用】

1. 倪海厦临床运用分析。

第一:此方为妇女适应证的部分包含许多妇女有一生无法出汗、月经延后、痛经、不易怀孕、疝气等,许多妇女因为不易出汗而产生水肿,体质属于比较寒性的妇女们,一般来说月经都会延后,月经来潮时出现剧烈疼痛,还有些妇女一劳累,就会出现疝气,这个经方的保健食品在此时,就可以看到它的功效,妇女们在服用后约半小时左右就可以感觉到从少腹开始热,之后一直不易出汗的颈项开始流汗,然后全身开始热,当月的月经就会开始改变,原先延后的就会提前到正常时间,痛经也将会减少,甚至完全不痛,也由于原先寒冷的子宫,因为被加热,所以自然就容易怀孕。也有妇女本身就有疝气,服用这个保健食品后一段时间,疝气的下坠疼痛症状就逐渐消失了。

第二:有贫血的人最需要服用这个保健食品,凡是经过西医做过化疗等治疗后的癌症病患,一般都会出现贫血的现象,此时就是最适合时常服用这个保健食品了,由于其使用大量的羊肉与当归,这二者都是最好的补血用的食品,又有生姜来帮助消化,再加上长时间的熬煮,所以非常容易被病人的肠胃消化,无论病人有多虚弱,都应该可以利用喝的方式,来提振失去的造血功能,对于这些癌症病患绝对有意想不到的效果,此方在经方中的补血力量无出其右,是中医药历史上最强的补血食品,男女都可以服用,没有贫血也可以作为保健食品服用。

第三:可以作为预防被风寒侵袭所得到的感冒,如果你劳累一天,回家时又因为忘记带伞而受到雨淋,当你回到家后如果能够立

刻喝上一碗当归生姜羊肉汤，必然立刻出汗而将皮表所受到的风寒，瞬间排除，所以是最好的预防感冒的中医药的保健食品。

2. 江鸿儒谈当归生姜羊肉汤治疗经验。

(1)产后腹痛

第一次使用是一个护士的产后腹痛。当时痛势剧，伴全身阵发性发抖寒战。发时牙关紧硬、唇色青黑。症情凶险紧急。其公公亦是某单位的西医。还用120送到厦门某大医院急诊；到急诊科见症情急、又是产后一周。遂转产科病房住院。至产科一主任检查后排除产后诸症。又转至普外科检查。恰好有一主任于当天下午值班。经其检查亦排除外科诸症。他亦表示爱莫能助。后他说要不然再去做个生化检查。病人是某大医院的护士，深知西医的诊疗规范，要求回家用中医治疗，也不知还有哪个科还会收治她。于是回家治疗。

我虽知此病是闽南人所谓“月内风”，即产后危重症，实在从未治过。常治产后腹痛都是用当归建中汤。病人回家后我投一日进三剂当归建中汤而症未减。后详细询问其发病前后经过。得知在产房空调太冷，当时半天寒冷至极，产后即开始腹痛。后日以症剧。遂确认产后受寒至“寒极生风之重症”，遂投当归羊肉汤原量。分三次服。第一次服后半小时得矢气、痛立止。三次服尽手足转温。诸症均除。

(2)慢性盆腔炎少腹痛

第二例为一女士，未婚，以反复少腹痛一年半来诊：在市某大医院以慢性盆腔炎治疗。累治未效，时而隐痛，时而胀痛、时而剧痛。舌、脉均正常。大便溏，日一次或二次。腹诊见腹肌软，少腹按之濡。遂诊为寒积少腹。投当归羊肉汤一剂痛除。近投十余剂后大便日一次。至今十余年未复发。

(3)重症子宫内膜异位

第三例为一年三十七岁女人。以剧烈痛经为主诉来诊：病人婚后十年未育，西医诊断：重症子宫内膜异位。力主切除手术。因未生育而拒绝手术，每月痛经几乎都晕厥休克。痛苦万分。舌、脉、症均见寒象。遂投当归羊肉汤连服一个月。第二个月月经来时痛经大减。已可以克服地正常工作上班。这是她说数年来从未有过的情况。后用此方连用半年多。竟然怀孕。次年足月顺产一男婴！

(4)慢性阑尾炎

第四例为一八十岁老女人。病人为好友之母。反复右少腹痛一个多月。当地西医诊断：慢性阑尾炎。因其年老体弱不能手术。遂用抗生素消炎治疗。治疗后症状缓解，过几天又复发。好友遂请为之用中药治疗。诊见麦氏点压痛明显，但少腹正中压痛亦明显。左少腹亦有明显压痛。但不如右侧明显。当地西医认为是阑尾化脓所致。但血象并不高。西医认为长期使用抗生素所以血象不高。细诊舌淡苔薄白少。脉沉细乏力而不数。大便稀溏。遂投当归羊肉汤三剂。服一剂腹痛大减、三剂后痛除。精神转好。大便日一次。于是连续投七剂大便成形，诸证悉除，康如常人。

(5)腹痛恶寒消瘦

第五例为一女大学生。是年暑假回家后腹痛。发热住厦门某大医院。用尽所有先进仪器设备均不能确诊。该女生身高一米七，体重瘦至七十斤。无奈之下来请我用中医试看看。到住院病房见病人七月盛暑却厚被包裹。仍觉恶寒。大便稀溏日二次。腹软喜按。舌苔少，质淡红，脉沉细欲绝虚数。遂投当归羊肉汤三剂。一日分三次服。服完第一次腹痛即止。至三剂服完腹痛除。已可自己下床活动，遂出院回家连续服用调理。后以六君子汤及归脾汤调理一个月而康复如常。

【历代名医方论】

李彣《金匮要略广注》：产后腹痛，乃去血过多，虚寒证也。当归养血，生姜散寒，羊肉补虚。《内经》所谓：“精不足者，补之以味”，

故并治虚劳不足之病。治寒疝者，疝从寒生，三味皆温养气血之药也。

尤在泾《金匮要略心典》：产后腹中痛，与妊娠腹中痛不同，彼为血虚而湿扰于内，此为血虚而寒动于中也。当归、生姜温血散寒，孙思邈云："羊肉止痛利产妇"。

【医案举例】

1. 谢映庐医案

周某某，内人，冬月产后，少腹绞痛，诸医称为儿枕之患。去瘀之药，屡投愈重，乃至手不可触，痛甚则呕，二便紧急，欲解不畅，且更牵引腰胁俱痛，势颇迫急。急延二医相商咸议当用峻攻，庶几通则不痛。

余曰：形羸气馁，何胜攻击？乃临产胎下，寒入阴中，攻触作痛，故亦拒按，与中寒腹痛无异。然表里俱虚，脉象浮大，法当托里散邪，但气短不续，表药即不可用，而腹痛拒按，补剂亦难遽投。

仿仲景寒疝例，与当归生姜羊肉汤，因兼呕吐略加陈皮、葱白，一服微汗而愈。

2. 冬季闭经

冯某某，女，27岁，已婚，务农。1985年11月初。主诉：冬季月经不潮4年。1980年元月下旬，因跌仆堕胎大出血而昏厥，经医院抢救脱险。自1980年，每到冬季则月经不潮，曾多次服中西药治疗罔效。

诊见：面色少华，面目微浮，头晕乏力，浑身酸楚，小腹绵绵作痛持续不断，大便不实，白带量多，舌淡苔白，脉沉紧。证属血虚经寒，治宜补血通经，温经散寒。

方用当归生姜羊肉汤：当归60克，生姜90克，羊肉半斤。

上三味，加水约2500毫升，煎取1000毫升，每次温服250毫升，日服两次。

服药14天，面色已华，无头晕、乏力之感，身酸楚及小腹疼痛见轻，白带量少。又服4天，月经来潮，其余诸症随之而消。嘱其月经净后20天，服此药6天以巩固疗效。

1987年11月来诊，言自1985年12月月经一直正常，且生一男婴已足月。

方取当归生姜羊肉汤，可使血充滞通，月经自潮。药证合拍，故获良效。（刘爱国．当归生姜羊肉汤治愈冬季闭经二例．国医论坛，1989，2：封三）

3. 痛经

袁某，女，25岁，郑州人。有10年痛经病史，近因痛经加重前来诊治。刻诊：痛经剧烈，周期延长，月经量少色淡，经期恶心呕吐，面色萎黄，头晕目眩，手足不温，畏寒怕冷，舌质黯淡，苔薄白，脉沉弱。辨为血虚寒逆证，治当温阳散寒，补血止痛，给予当归生姜羊肉汤与吴茱萸汤合方，当归10克，生姜15克，羊肉50克，吴茱萸24克，红参10克，大枣12枚。6剂，水煎服，每天1剂，每日分3服。二诊：手足不温减轻，以前方6剂。三诊：畏寒怕冷好转，以前方6剂。四诊：月经来潮，未痛经，嘱病人每次月经来临之前1周服药，连续用药4次，诸证悉除。随访1年，一切尚好。

【现代运用】

现代用于治疗内分泌失调、免疫功能低下等以及妇科上的痛经、闭经、慢性盆腔炎、慢性附件炎、子宫内膜炎等。

芎归胶艾汤

【方剂组成】

川芎二两（6克），阿胶二两（6克），甘草二两（6克），艾叶三两（9克），当归三两（9克），芍药四两（12克），干地黄四两（12克）

【方药用法】

上七味，以水五升，清酒三升，合煮，取三升，去滓，内胶令消尽，温服一升，日三服。不差，更作。

【方证释义】

妇人下血的病机变化，不外脏腑功能失常，气血失调，冲任虚损，但三者是互相联系和互相影响的。肝藏血而主疏泄，肾藏精而主生殖。冲、任二脉起于胞宫，冲为血海，任主胞胎。若肝肾不足，冲任虚损，统摄封藏失职，阴血不能内守则崩漏下血、月经过多、产后或流产后下血不绝。冲任虚损系胞无力，胎孕不固，则妊娠下血（胎漏）、胎动不安。冲任之气虚寒，寒凝则血滞血滞胞脉，故妊娠腹痛。肝肾不足，精血亏虚，血虚偏寒，故见腰酸乏力、面色无华，血色淡红质清、舌淡苔薄白、脉细弱等症。综上所述，本方证之出血及胎漏的病机。肝肾不足，冲任虚损，血虚偏寒所致。

【主治病证】

妇人有漏下者，有半产后因续下血都不绝者，有妊娠下血者。假令妊娠腹中痛，为胞阻，胶艾汤主之。

【历代名医方论】

《金匮要略心典》：妇人经水淋沥，及胎产前后下血不止者，皆冲任脉虚，而阴气不能守也。是惟胶艾汤为能补而固之。中有芎、归，能于血中行气，艾叶利阴气，止痛安胎，故亦治妊娠胞阻。胞阻者，胞脉阻滞，血少而气不行也。

《医方集解》：此足太阴、厥阴药，四物以养其血，阿胶以益其阴。艾叶以补其阳，和以甘草，行以酒势，使血能循经养胎，则无漏下之患矣。

吴昆《医方考》卷6：孕妇胎漏不安者，此方主之。漏胎者，怀胎而点滴下血也。此是阴虚不足以济火，气虚不足以固血，故有此证。是方也，阿胶、熟地、当归、川，益血也；黄、甘草、艾叶，固气药也。血以养之，气以固之，止漏安胎之道毕矣。

汪昂《医方集解·经产之》：此足太阴、厥阴药也。四物以养其血，阿胶以益其阴，艾叶以补其阳和以甘草，行以酒势，使血能循经养胎，则无漏下之患矣。

魏念庭《金要略方论本义》卷20：妊娠而下血腹中痛，此胞气阻滞之故也。胞气何以阻？以气虚寒也。气虚寒则血必不足而凝，凝则气愈阻而作痛，气阻血凝则又内生虚热，血之凝者尚凝而余血遂漏不止。甚则伤胎而动，动而竟堕，此胞中气血因虚而寒，因寒而阻，因阳而凝，因阻凝而热，因热而下血，因下血而伤胎坠孕，递及之道也。师主之以胶艾汤。用芎䓖引血中之凝，阿胶、甘草、当归、地黄、芍药五味全补胞血之虚，艾叶温子脏之血。寒证见加干姜，热证见者干姜烧灰存性，温经散寒，开凝通阻，而血反止矣。

尤怡《金匮要略心典》卷下：妇人经水淋沥及胎产前后下血不止者，皆冲任脉虚，而阴气不能守也。是惟胶艾汤为能补而固之。中有营、归，能于血中行气，艾叶利阴气，止痛安胎，故亦治妊娠胞阻。胞阻者，胞脉阻滞，血少而气不行也。

陈元犀《金匮方歌括》卷6：芎䓖、芍、地，补血之药也，然血不自生，生于阳明水谷，故以甘草补之；阿胶滋血海，为胎产百病之要药；艾叶暖子宫，为调经安胎之专品。合之为厥阴、少阴、阳明及冲任兼治之神剂也。后人去甘草、阿胶、艾叶，名为四物汤，则板实而不灵矣。

张秉成《成方便读》卷1：冲为血海，为血脉冲聚之区，任主胞胎，有胎元任载之意，合之督脉皆起下极，同源而异流，与夫带脉之横围于腰者，皆属奇经，而无配偶也。然妇人之病，隶于八脉者为多，故古人有通补奇经之法，为治妇人范围。阿胶补血液以达于肺肝，使左右升降之道路，润泽自如，艾叶暖命门而通于冲任，使奇经上下之循环，赖其温养，甘草协和诸药，通补咸宜，合之四物调理血分之药，亦可为妇人通补奇经之法欤。

【医案举例】

1. **滑胎**《钱伯煊医案》

龚某，28岁。初诊：1959年4月10日，习惯性流产3次，现又妊娠6个月，近2月来，阴道有不规则陈旧性出血，色暗紫，量中等，腰酸，腹痛下坠。纳食、睡眠、二便均正常，舌淡苔黄腻，中光，脉左细软微滑，右弦滑

数。由于肝肾阴虚，肠胃蕴热所致。治以养阴清热。方用胶艾四物汤加味。处方：干地黄12克，当归9克，白芍9克，川芎3克，艾叶3克，生阿胶12克，生甘草3克，黄芩6克，知母9克，藕节12克。4剂。二诊：4月17日，服药后，阴道出血已止3天，腰酸，舌苔薄黄，尖微红，脉细滑数，尺弱，拟再养肝补肾，以固胎元。处方3剂。三诊：4月20日，近日来未见出血，腰酸亦减，夜来少寐，舌苔薄白，脉弦滑，左尺弱，治以补益肝肾，以固胎元。处方：干地黄12克，当归9克，白芍9克，阿胶珠12克，生龟甲15克，续断15克，杜仲9克，山药9克，桑寄生12克，远志6克，4剂。

2. 便血

某男，37岁，1984年7月10日就诊。患者有大便反复下血病史四年，每次均服消炎止痛、止血西药而得以缓解。此次大便下血已3日，再用上药不效。证见面色萎黄，眼睑淡红，头晕乏力，劳累后心悸，夜寐多梦，口微苦，大便秘，有时如羊粪，排便时肛门阵发性灼痛或刀割样疼痛，数分钟即减轻，排便后剧烈疼痛持续数小时，十分痛苦，严重时咳嗽、喷嚏都可引起疼痛，大便时出血鲜红量不多，轻时染红便纸，或附着于粪便表面，重时滴血，舌质稍红、苔薄黄，脉稍数。肛门视诊：见肛门前面有一约0.2厘米×0.9厘米纵形裂口。病属便血(肛裂出血)，由阴血亏虚，肠道热壅所致。治宜补血止血，兼清热通便之法。用胶艾汤加味：阿胶(烊化)、白芍、麦冬各15克，艾叶炭、甘草各6克，熟地20克，川芎3克，当归身12克，生地炭30克，玄参25克，大黄、黄连各10克，1日1剂，水煎服。每晚用沸开水熏洗，红霉素软膏挤入肛门。7月12日二诊：大便转溏，大便时不出血，肛门疼痛减轻。仍予前方去大黄、黄连，加黄芪25克。7月15日三诊：诸证渐平，口不苦，肛门不痛。肛门视诊：肛门裂口愈合，以当归片调理善后。1985年2月追访，肛裂未发。[新中医，1990(9)：44]

3. 血尿

42岁男子，自3个月前出现血尿，尿色如葡萄酒，或如桃色，人民大学医院检查结果，出血来自肾脏，诊为特发性肾出血，因始终不愈而出院。刻诊，仅脐部动悸亢进，颜色偏黑，略有贫血之兆，脉沉小。与芎归胶艾汤，五日后已无肉眼血尿。此后，疲乏后虽出现血尿，但渐渐消失，2个月后体重增加3公斤，身体健康。(《汉方诊疗实际》)

4. 咯血

某女，47岁，农民，1986年11月23日初诊。患咯血证已10年，每因劳累或情绪过激而诱发，西医诊为“支气管扩张”，经治疗后可缓解。此次复发，咯血不止，初为痰中带血，继则血多于痰，混有小血块，每天发作5～6次，经某医院用多种抗菌止血的西药与中药龙胆泻肝汤、十灰散治疗10日，效果欠佳。证见面色苍白，头晕乏力，稍有咳嗽，胸胁胀满疼痛，烦躁，善太息，口干微苦，舌质淡有瘀点、苔薄，脉弦细数。病属血证之咯血，为久病血虚，加肝郁气结，木火刑金所致。治宜补血止血，兼疏肝解郁。方用胶艾汤加味：阿胶(烊化)、当归、柴胡各10克，熟地20克，白芍25克，艾叶炭、川芎、甘草各6克，三七粉9克，香附12克。服药1剂而血止，2剂诸证若失，后以逍遥丸合当归片调理善后，随访至今无复发。[新中医，1990(9)：45]

【现代运用】

先兆流产、习惯性流产、功能性子宫出血、宫外孕、原发性血小板减少性紫癜、慢性前列腺炎、跌伤等。

当归贝母苦参丸

【方剂组成】

当归、贝母、苦参各四两(各12克)

【方药用法】

上三味，末之，炼蜜丸，如小豆大，饮服三

丸，加至十丸。

【方证释义】

妊娠妇女，每因血虚生热，气郁化燥，膀胱津液受损而致小便不利，治用当归贝母苦参丸消燥解郁，活血利气，清热通淋。本方对妊娠肠道燥热津伤之大便难证，亦有良效。

【主治病证】

妊娠，小便难，饮食如故，当归贝母苦参丸主之。

【历代名医方论】

《金匮玉函经二注》：小便难者，膀胱热郁，气结成燥，病在下焦，不在中焦，所以饮食如故。用当归和血润燥。《本草》贝母治热淋，乃治肺金燥郁之剂，肺是肾水之母，水之燥郁，由母气不化也。贝母非治热，郁解则热散，非淡渗利水也，其结通则水行。苦参长于治热，利窍逐水，佐贝母入行膀胱以除热结也。

《金匮要略心典》：小便难而饮食如故，则病不由中焦出，而又无腹满身重等证，则更非水气不行，知其血虚热郁，而津液涩少也。《本草》当归补女子诸不足，苦参入阴利窍除伏热，贝母能疗郁结，兼清水液之源也。

《金匮要略简释》：小便难而饮食照常的用当归、贝母、苦参来治，很难理解，古今注家多望文生训，理论脱离实际。金华沈介业中医师指正"小便难"，当作"大便难"，经他祖父五十年的经验和他自己试用，效验非凡。孕妇患习惯性便闭，有时因便闭而呈轻微燥咳，用当归四份，贝母、苦参各三份，研粉，白蜜为丸，服后大便润下，且能保持一天一次的正常性，其燥咳亦止。

【医案举例】

1. 妊娠小便不通

陈某，女，24 岁。第 2 胎怀孕三个多月，小便不通已 8 天，经治无效。自觉少腹胀坠，尿时更甚，小便点滴不能成流，食欲稍减，口渴微苦，不敢多饮，舌质红，苔薄白微腻，脉左沉细，右中取微现弦滑。辨证：血虚热郁、津液涩少。治法：养血润燥、清热散结。处方：当归贝母苦参汤加减。水煎服，每日 1 剂。

煎服 1 剂小便即通，2 剂小便渐多，诸恙大减。因外感又出现咽痛、微咳，故前方加桔梗、薄荷，服 2 剂。后予沙参、百合、生地、麦冬、当归、白芍、桔梗、黄芩、知母、茯苓、紫菀、天花粉、甘草、川楝子等品以养血安胎、润肺清金而愈。

2. 妊娠小便淋痛

张某，女，26 岁。9 月 6 日初诊。早孕 2 个多月，小便频急，点滴难下，灼热疼痛已半月余，阴部下坠感，口渴喜冷饮，晚上咽喉干痛，常有齿衄，口唇红，大便秘结，4～5 天一行，脉细滑，舌红黄苔，舌面裂纹散布。尿常规：蛋白(＋)，红细胞(＋)，白细胞(＋＋＋)。患者素体阴虚，孕后阴血下注冲任以养胎，则阴血更亏，阴虚血热，津液涩少，膀胱气化不利，兼有湿热下注。治法：清热利湿，养血安胎。处方：当归贝母苦参汤合猪苓汤化裁。2 剂。9 月 23 日，小便正常，大便干结，2～3 日 1 次，余症均除，脉舌如前。

3. 小便不利(赵宁真医案)

樊氏，青年农妇也。……体素不健，疾病时罹，迭来就治，皆数药而安，信甚笃。1944 年夏季湿热，饮食如常，而小便不利，有涩痛感。时余客零未归，求治于李医，认为湿热所致，先服五苓散去桂加滑石不应，易服八正散亦不应，迁延半月，精神饮食减退，肢倦无力，不能再事劳作。闻吾归，邀为之治。切脉细滑，面色惨淡，气促不续，口干微咳，少腹胀痛，大便黄燥，小便不利而疼。此下焦湿热郁滞与上焦肺气不宣，上下失调故尿闭不通。

如仅着重下焦湿热，徒利何益。因师古人上通下利之旨，用宣肺开窍诸品，佐渗利清热药为引导，当可收桴鼓之效。拟用当归贝母苦参丸(改汤)加桔梗、白蔻、鸡苏散等。是以桔、贝、蔻仁开提肺窍，苦参、鸡苏散入膀胱清热利水，当归滋血，以补不足。此与头痛医头者，大相径庭。果 2 剂而小便通利，不咳，

尿黄而多,此湿热下降之联兆。更以猪苓汤加海金砂、瞿麦滋阴利水,除积清热,数剂小便清,饮食进,略为清补即安。(《治验回忆录,1962:75-76)

4. 热淋(急性肾盂肾炎)(吴一纯医案)

周某,男,24岁,1967年11月13日初诊。住院号:108623。患者5天前拔牙复加劳累后出现恶寒发热,腰痛,尿痛,西医诊为急性肾盂肾炎,经肌注青、链霉素治疗后,寒热消退,他症未除,特请吴老诊治。患者素有累疾,体质较弱。

刻下小便艰涩,灼痛黄赤,腰酸胀痛,纳呆食少,乏力倦怠,大便干结,舌质暗红,苔薄黄,脉弦数。尿常规检查:蛋白(+),脓球(+),红血球4～5个/HP。辨证:素体虚弱,湿热结阻,气化不利。治法:清热利湿,散结开郁。处方:当归15克,浙贝母9克,苦参9克。3剂,水煎服,每日1剂。

11月17日复诊:药后诸症显减,二便畅利,舌苔薄黄,脉弦略数。药已中的,原方再进3剂。

12月12日再诊。诸症消失,舌苔薄白,脉弦细。连续检查尿常规未见异常。病告痊愈。[国医论坛,1993(2):15]

5. 咳喘(慢性支气管炎)(朱树宽医案)

张某,女,61岁。1991年11月15日初诊。素有气管炎病史20余年,近因感冒而加重,经住院输液治疗月余,收效不大。现仍咳嗽不已,夜间尤甚,喘促气短,难以平卧,时吐白色黏沫,口干咽燥,大便干结。胸透示:肺纹理增粗紊乱。察形瘦体弱,舌红苔薄,按脉细微弦。

诊为阴虚肺燥,治当滋阴润肺,予加味当归贝母苦参丸:当归、贝母各15克,苦参6克,麦冬24克,沙参12克。服药3剂,大便畅通,喘咳俱减。继服5剂,诸症基本消失。嘱常服六味地黄丸以资巩固。[浙江中医杂志,1993(3):105]

6. 胃脘痛(毕明义医案)

宫某某,女,28岁,1986年7月21日初诊。上腹部疼痛3年。3年前正值午餐之时与人发生口角,当即感心口不适,有痞塞不通之感,同时嗳气,未经任何治疗。又遇生气,当即上腹痛,其痛隐隐,而且烧心,钡餐检查诊为胃炎,经治疗好转,两个月后感上腹疼痛,且多于空腹时疼,有时累及两胁胀痛,痛甚则吐酸水或清水,严重时吐饭,将饭物吐出后则感痛减。食后上腹部胀满不舒,有烧灼感,食辛辣及甜物后烧心尤甚,伴饮食减少。舌质红,苔白厚微黄,唇紫。脉弦细。

诊为肝胃郁热型胃痛,法当清热泻火解郁,给以:当归30克,大贝母10克,苦参10克。6剂,每日1剂以水1500毫升煎至500毫升,分3次服。6剂后胃脘痛止,又继服上方6剂,痛未发,烧心嗳气已除,饮食亦恢复正常。[河南中医,1992(1):17]

7. 妊娠便秘(高永祥医案)

于某某,女,26岁。自然闭经2个月,呕吐便秘半月余,恶心呕吐,日呕吐5～10次不等,吐物黏稠。嗜酸,但不影响进食。大便秘结,五六日不行,勉强入厕偶便出几枚干粪,病者腹中满闷不适。尿少而黄,但无尿道涩痛。舌质红,苔黄略腻,脉濡数。

诊断为妊娠呕吐。其证为痰热阻于中焦,胎气上逆,胃失和降而致呕。予加味温胆汤2剂,呕吐缓解。唯便秘仍在,腹仍不适,舌质红,黄腻苔已通,脉仍细数。此系妊娠呕吐伤及胃阴,又胎气初结,血去养胎,阴血不足而生虚热,虚热耗津,致大便秘而不解。

故用当归贝母苦参丸方,养血清热散结。重用当归40克,苦参15克,贝母10克,日1剂,分2次服。连服4剂,大便得通,舌红转淡,腹满消失。妊娠至6个月,便秘复作,再投此方3剂,至分娩,便秘未再出现。[黑龙江中医药,1991(1):23]

【现代运用】

1. 泌尿系感染、泌尿系结石、良性前列

腺增生症等以小便不利或淋沥涩痛为主诉的疾病可以使用本方。

2. 本方可扩大运用于涕、痰、胃酸、带下、精液、前列腺液、皮肤渗液、局部汗液分泌增多或异常的疾病，以黄稠味重为特征，如鼻窦炎、中耳炎、急慢性支气管炎、消化性溃疡、盆腔炎、阴道炎、精液不液化症、急慢性前列腺炎、痔疮、痢疾、急慢性湿疹、皮炎、脚癣等。

白术散

【方剂组成】

白术四分(29克)，川芎四分(29克)，蜀椒(去汗)三分(22克)，牡蛎二分(15克)

【方药用法】

上四味，杵为散，酒服一钱匕，日三服，夜一服。但苦痛，加芍药；心下毒痛，倍加川芎；心烦吐痛，不能食饮，加细辛一两、半夏大者二十枚。服之后，更以醋浆水服之。若呕，以醋浆水服之复不解者，小麦汁服之；已后渴者，大麦粥服之。病虽愈，服之勿置。

【方证释义】

白术散健脾除湿，温中散寒。方中白术健脾燥湿；川芎疏肝理气；蜀椒温中散寒；牡蛎驱寒湿，固胎气。诸药合用，健脾温中，散寒除湿，兼以调肝气，畅气机，使孕妇气血温和流利，胎得其养。

【主治病证】

妊娠养胎，白术散主之。

【临床运用】

本条论述脾虚寒湿的养胎方法。古人虽有多种养胎方法，但一般都是借防治疾病以收安胎的效果。若孕妇素体健康，则无需服药养胎。唯禀赋薄弱，屡为半产或漏下，或已见胎动不安或漏红者，则需积极治疗，此即所谓养胎或安胎。方中白术健脾除湿，川芎和肝舒气，蜀椒温中散寒，牡蛎收敛固涩，合而用之，共收温中除湿、健脾安胎之功。

【医案举例】

1. 朱丹溪医案

一妇，有胎至三个月左右即堕，其脉左大无力，重取则涩，乃血少也。以其妙年，只补中气，使血自荣。时正初夏，浓煎白术汤，调黄芩末一钱，服之至三四两，得保全而生。(俞震．古今医案按．北京：中国中医药出版社，1998:374)

2. 妊娠恶阻

汤某，女，30岁。1985年9月28日诊。患者妊娠3月余，胸闷膈阻，恶心欲吐，胃脘胀满而痛，不能进食，嗳气吞腐，以致3个月来每天只能进稀粥2两。双下肢冰冷，大便溏薄。苔薄舌质淡，脉沉细而滑。曾多次服疏肝益胃，降逆止呕之中药无效。余诊，辨为胃有寒湿，元阳亏虚。治宜温阳散寒，理气和胃。方宗《金匮》白术散加味：当归10克，白术10克，川芎10克，花椒5克，细辛3克，半夏10克，牡蛎12克，山楂10克，二曲10克。服至2剂，即能进食。连服3剂，胃脘疼痛已平，饮食如常。随访足月顺产一男婴。[何淑英．白术散治妊娠恶阻．四川中医，1987(6):37]

【现代运用】

1. 慢性胃炎，慢性胆囊炎，慢性胰腺炎等。

2. 习惯性流产，妊娠中毒症，慢性盆腔炎，慢性附件炎等。

3. 冠心病、心律不齐等。

竹叶汤

【方剂组成】

竹叶一把(20克)，葛根三两(9克)，防风、桔梗、桂枝、人参、甘草各一两(3克)，附子(炮)一枚(6克)，大枣十五枚，生姜五两(15克)

【方药用法】

上十味，以水一斗，煮取二升半，分温三服，温覆使汗出。颈项强，用大附子一枚，破

之如豆大，煎药扬去沫。呕者加半夏（洗）半升。

【方证释义】

本方所治之证，属阳气不足，复感风邪所致。方中人参、附子温阳益气，竹叶、葛根轻清宣泄；桂枝、桔梗疏风解肌；甘草、生姜、大枣甘缓和中，调和营卫。配合同用，既可扶正，又可散邪。临床应用以恶寒发热、头痛、自汗出、面红、气喘、咽痛、心胸烦热、项背拘急、苔薄白而润、脉沉为辨证要点。

【主治病证】

温阳益气，疏风解表。治产后中风，发热面赤，喘而头痛。用于产后阳虚中风。现常用本方治疗产后发热、体虚外感等。

【历代名医方论】

《金匮要略心典》：此产后表有邪而里适虚之证，若攻其表，则气浮易脱；若补其里，则表多不服。竹叶汤用竹叶、葛根、桂枝、防风、桔梗解外之风热，人参、附子固里之脱，甘草、姜、枣以调阴阳之气而使其平，乃表里兼济之法。

《医宗金鉴》：产后汗多，表虚而中风邪病痉者，主之竹叶汤，发散太阳、阳明两经风邪。用竹叶为君者，以发热、面正赤，有热也；用人参为臣者，以产后而喘，不足也；颈项强急，风邪之甚，故佐附子。

《金匮发微》：竹叶、葛根以清胃热，防风、桔梗以散风而定喘，余则仍从阳旦汤意，去芍药而加人参，所以去芍药加人参者，则以阴虚不任苦泄而急于营养之故。

程云来曰：产后血虚，多汗出喜中风故令病痉，今证中未至背反张而发热面赤头痛，亦风痉之渐，故用竹叶主风痉，防风治内痉，葛根治刚痉，桂枝治柔痉，生姜散风邪，桔梗除风痹，辛以散之之剂也。邪之所凑其气必虚，佐人参以固卫，附子以温经，甘草以和诸药，大枣以助十二经，同诸风剂则发中有补，为产后中风之大剂也。颈项强急痉病也，加附子以散寒，呕者风拥气逆也，加半夏以散逆。（黄竹斋《金匮要略方论集注》）

【医案举例】

1. 产后缺乳

王某，女，26岁，护士，1989年12月6日初诊。患者分娩时失血较多，产后第14日，感冒风寒。自用土霉素、抗伤风胶囊等口服，2日后觉乳汁明显减少。自服“下乳涌泉散”3剂未效，遂邀余往诊。诊见：两乳微胀，泌乳甚少。发热，时有恶寒，汗少而不畅，头痛，咳嗽，舌淡、苔白，脉两寸浮紧，关尺无力。此系新产血虚，外感风寒，壅遏营卫所致，拟扶正解表法，方选《金匮》竹叶汤原方：竹叶、防风、桔梗、桂枝、生姜各10克，葛根30克，党参15克，黑附子、炙甘草各6克，大枣8枚。每日1剂水煎，2次分服。嘱药热饮，服后温敷。服药1剂，全身黄染汗出，乳房时有“虫行感”。仍以上方再进2剂后，觉全身轻松，乳汁充足。[仝宗景.《金匮》竹叶汤新用.湖南中医杂志，1991(11)：41]

2. 妊娠发热

方某，女，26岁，1989年3月8日诊。患者妊娠2个月，发热恶寒3天，体温38℃，伴头痛咳嗽，咽痛口苦，汗出口渴，肢体倦怠，纳少瘦黄，舌尖红，苔薄黄，脉浮弦而数。证乃正气不足，风邪外袭。治宜疏风解表、益气安胎，宗竹叶汤化裁：竹叶10克，葛根15克，防风6克，桔梗6克，桂枝6克，黄芩10克，苏梗10克，桑叶10克，生白芍10克，淡附子6克，太子参15克，生甘草6克，红枣5枚，生姜6克。2剂后热平，头痛恶寒，口苦消失，咳嗽咽痛减轻，纳增，原方迭进3剂，诸症俱除。[金真.竹叶汤妇科临床应用举隅.浙江中医药大学学报，1991，15(4)：19]

3. 产后发热

高某，女，27岁，1988年9月10日诊。分娩5天，发热恶寒头痛2天，体温38.5℃，伴咳嗽咽痛，面赤汗出，体倦懒言，大便正常，小便黄赤，纳谷欠馨，恶露量少，色红，小腹胀痛。舌淡红，苔薄白微黄，脉浮虚而数。化验：血常规正常。证属阳气不固，风邪外淫。治宜温阳益气以固里之脱，祛风散邪以解外之风热，活血祛瘀以通经脉：竹叶 10 克，粉葛根 15 克，桂枝 6 克，防风 6 克，桔梗 6 克，太子参 15 克，淡附子 6 克，生甘草 6 克，生姜 6 克，大枣 5 枚，荷叶 10 克，益母草 10 克。3 剂后，热退，头痛恶寒减，咳嗽咽痛、面赤汗出俱减，纳增，精神好转，腹胀痛亦消失，原方去益母草，再进 3 剂后告愈。[金真．竹叶汤妇科临床应用举隅．浙江中医药大学学报，1991，15(4)：19-20]

4. 急性盆腔炎(带下)

支某，女，25 岁，1990 年 5 月 6 日诊。"人流"后 10 天，脓性带下 5 天。妊娠 50 天行"人流"术，术后 4 日行房事。嗣后带下量多，色黄绿黏稠，秽臭，小腹胀痛，腰酸肢软，发热怕冷，体温 38.5℃，咽干口燥，纳谷不馨，尿黄便秘，小腹压痛，拒按，腹肌紧张，有反跳痛。妇检：外阴(一)、阴道畅，有较多的脓性分泌物，宫颈肥大，充血，两附件压痛。化验：血红蛋白 100 克/升，白细胞 15×10^9/升，中性粒细胞 0.80，单核细胞 0.01，淋巴细胞 0.19，血压 147/10.4 千帕(110/78 毫米汞柱)，脉搏 110 次/分。西医诊断为急性盆腔炎，用过头孢菌素、青霉素、链霉素，症状改善不明显，患者治病心急，邀中医会诊：舌红，苔黄腻，脉滑数。证属热毒蕴结，湿邪阻遏。治宜清热解毒、化湿排脓：竹叶 15 克，粉葛根 15 克，桂枝 6 克，防风 6 克，桔梗 10 克，生甘草 10 克，太子参 15 克，红藤 15 克，败酱草 15 克，生姜 6 克，红枣 5 枚，附子 6 克。药进 3 剂，热退，腹痛减轻，脓性带下显减，效不更方，守原方再进 6 剂而瘥。[金真．竹叶汤妇科临床应用举隅．浙江中医药大学学报，1991，15(4)：20]

5. 肺结核(肺痨)

刘某某，男，55 岁，1987 年 12 月 24 日诊治。患肺结核已 10 余年，以抗结核病药物对症治疗，病情时好时坏，服中药小柴胡汤、百合固金等方亦无明显效果，近日发热加重邀唐师治疗。症见：身体羸弱，面容虚浮，苍白无华，身困乏力，潮热盗汗，严重时衣被俱湿，发热恶寒，入夜尤甚，大便溏薄，小便清长，晨起微咳，舌质淡苔薄黄，边有齿印，脉浮大无力，查体温 38.2℃，胸透示双肺结核。此属久病正虚，卫表不固，风寒内侵，治宜：温阳益气，解表散寒。药用：竹叶、炮附子、生姜各 10 克，葛根、柴胡各 15 克，桂枝、桔梗、防风各 12 克，甘草 6 克，潞党参 15 克，黄芪 30 克，川贝母 20 克，大枣 7 枚。服药 3 剂，汗出大减，体温降至 37.4℃，继服上方 15 剂、临床症状基本消失。体温降至正常范围。[许保华，唐丽．唐祖宣老师运用竹叶汤的经验．中原医刊，1989(3)：36]

6. 风湿性关节炎(痹证)

王某某，男，27 岁，1981 年 12 月 23 日诊治。身体素弱，3 年前因偶受风寒，医用发表之品而致汗出不止，此后经常感冒，1 个月前因气候骤变感寒，遂感身痛项强，肢体关节疼痛尤甚，双手屈伸不利，得热痛减，遇寒加重，在本地卫生院诊为风湿性关节炎，服消炎止痛及激素类药物无效，用解表散寒之中药效亦不显，求治于唐师。症见：形体消瘦，身体羸弱，面色萎黄，表情痛苦，常自汗出，身痛项强，肢体关节疼痛尤甚，得热痛减，遇寒加重，查体温 37.3℃，舌质淡苔薄白，脉沉细数。实验室检查：血白细胞总数 6.7×10^9/升，中性粒细胞 0.70，淋巴细胞 0.29，酸性粒细胞 0.01，红细胞总数 4.5×10^9/升，血沉 37 毫米/小时，血小板 220×10^9/升。此为风寒内侵，血脉凝滞，治宜：祛风解表，温经散寒。方用：炮附子、防风、桂枝、潞参各 15 克，细辛、竹叶各 6 克，葛根 45 克，甘草 12 克，生姜、麻黄各 10 克，大枣 7 枚，黄芪 30 克。服药 1 剂，疼痛大减，身体内有蚁行感，此为风寒欲去，血脉流畅之象，继用同上，共服 10 剂，疼痛消失，余症均减，复查全血、血沉、血小板均在正常范围内，临床治愈。[许保华，唐丽．

唐祖宣老师运用竹叶汤的经验．中原医刊，1989(3):36]

按:本证虽有附子，但实则并无阳虚之证，否则不应先解其表。此当为产后中风，感受寒湿，太阳经腧不利之证。症见发热头痛，面红气喘，恶寒无汗，身疼乏力，四肢欠温，舌淡红苔薄白。

7. **产后感冒**(老中医医案)

邓某，女，40岁。分娩四五日，忽然恶寒发热头痛，其夫以产后不比常人，恐生恶变，急邀余治。患者面赤如霜，大汗淋漓，恶风发热，头痛气喘，语言迟钝，脉象虚浮而弦，舌苔淡白而润，询得口不渴，腹不痛，饮食二便均无变化，已产数胎，皆无病难，向无喘痰，而素体欠强。仔细思量，其发热、恶风头痛，是风邪在表之候；面赤大汗气喘，为虚阳上浮之证；语言迟钝，乃气液两虚，明系产后中风，虚阳上浮之证。幸发病未久，尚可施治，若稍迁延，法难图也。观其脉象虚浮而弦，已伏痉病之机矣。当温阳益气以固其内，搜风散邪以解其外，偏执一面，证必生变。《金匮》云:"产后中风，发热，面正赤，喘而头痛，竹叶汤主之"。师其旨书竹叶汤原方一剂与之。处方：竹叶9克，葛根9克，桂枝5克，防风5克，桔梗5克，西党参9克，附片6克，甘草5克，生姜3片，大枣5枚。1剂。翌日复诊，喘汗俱减，热亦渐退，仍以原方再进1剂。三诊病已痊矣。(刘俊士.古妙方验案精选.北京：人民军医出版社，1992)

按:本案所见与竹叶汤证完全吻合，师仲景之旨，书竹叶汤依法服之即效。

8. **术后发热**(戴慧芬医案)

赵姓妇，45岁。近一年月经紊乱，一月行经数次，量多有块，有时经行淋沥不尽，持续月余。经西医检查确诊为多发性子宫肌瘤而行子宫全切手术，术后第三日感畏寒，发热，体温37.8℃，口服退热西药二日，体温增至38.7℃，全身酸痛，动则有汗，虚烦不眠，上肢酸痛兼有麻胀感。又输液三日，发热持续，余往会诊。症见面色发黄兼青，口唇亦青，头额有汗，舌胖嫩，苔白腻，脉紧。系产后里虚兼湿，复受表邪侵袭，用竹叶汤治之：附子60克，党参20克，淡竹叶10克，葛根10克，防风6克，桔梗10克，桂枝10克，生甘草6克，生姜10克，大枣15克。1剂体温降至37.2℃，2剂而热退汗止，唯身体酸困，疲乏无力，苔腻已减六、七，脉转沉迟。此乃表邪已解，营卫不和，用竹叶汤加减以调和营卫，益气化湿：太子参30克，桂枝10克，杭芍15克，白蔻仁6克，生姜10克，甘草6克，大枣15克，麦芽10克。服药3剂，身痛消失，体力增强，饮食正常，病遂痊愈。[国医论坛1987(4):32]

按:术前月经量多，气血损伤于先。术中更伤气血，正气大亏，风邪乘虚侵入，致以本案，虽非产后，情同产后，依旧是竹叶汤运用范围，服之见效。

9. **小儿热病**(蒲辅周医案)

王某某，男，7岁，1958年12月24日初诊。发热咳嗽已3天。体温高达41℃，夜益甚，气粗无汗，手足发凉，有时妄语，烦躁不安，唇红目赤，微咳嗽，似眼泪汪汪，耳根微凉，舌赤苔黄腻，脉象浮数，分析脉证虽属冬温，有欲出麻疹之候，治宜辛凉宣透之法。处方：生麻黄3克，杏仁6克，生石膏9克，甘草3克，桔梗4.5克，僵蚕6克，前胡6克，莱菔子(炒)6克，香豆豉12克，葱白2寸。水煎服。越2日，前方已服完2剂，麻疹初透，但仍未彻，色暗，目赤，鼻衄，腹痛下利，微有喘咳，舌赤，苔黄，脉数，此肺胃热甚，下迫大肠，治宜清宣解毒。处方：鲜苇根15克，牛蒡子4.5克，黄芩3克，桑皮6克，前胡4.5克，淡竹叶6克，生石膏9克，生甘草3克，银花6克，连翘6克，淡豆豉12克，葱白2寸。连进两剂。病已7日，疹透热退，目赤全退，喘平利止，惟午后尚微热，稍有呛咳，此余热未尽，胃阴未复之象。宜清热生津，以善其后。处方：北沙参6克，麦冬6克，生石膏9克，淡竹叶6

克,甘草3克,枇杷叶9克。服2剂,余热亦清而痊愈。(《蒲辅周医案》第153页)

10. **余热不尽**

平某,女,47岁。其夫代诉,今晚8时,患者突然恶寒不适,旋即高热、呕吐(喷射性),继而神志昏蒙,来院诊治。诊见体温39.9℃,神志不清,两目直视,头汗淋漓,项强,辗转反侧不安,上肢及胸背有大小不等瘀点,压之不褪色,呼吸气粗,脉数,苔厚腻带黄,克、布氏征阳性。诊断为流行性脑脊髓膜炎。入院后按"流脑"常规处理6天,一般症状基本消失。但体温不能降至正常,虽经磺胺类及抗生素治疗,体温始终保持38℃左右,经过讨论,12月15日拟用中药治疗。诊见体温38.3℃,脉来数而无力,舌质稍绛,苔薄腻。唇红,口渴欲饮,有汗,间或泛恶,瘀斑未能全消。自云五心烦热,今晨大便一次,呈颗粒状,精神疲倦。根据症情,属热甚多汗而伤气阴,津液耗损。拟以竹叶石膏汤加味:竹叶15克,生石膏30克,党参9克,半夏6克,生甘草3克,粳米(荷叶包)15克,全瓜蒌9克,元参9克。水煎服。翌日复诊,体温37.8℃,脉来兼数,舌质由绛转红,苔薄中微腻,口虽渴而不干,身热头痛大减,瘀点已消,大便一次质已润。原方瓜蒌、元参改用6克。服药1剂,体温37.2℃,脉来平和,舌苔正常,不呕不渴,精神好转,但食欲未复。后以调补脾胃,数日而愈。[江苏中医,1966(7):33]

11. **小儿夏季热**

胡某,男,3岁。1965年7月24日初诊。母代诉,近1月来,经常发热,日晡时为甚,夜间或上午亦出现高热,口渴欲饮,食欲不振,大便有时溏薄,有时夹稀,小便清长而有时数。体检:体温39.7℃(肛表)。营养发育欠佳,神志清爽,表情钝呆,皮肤干燥欠润,腹软,四肢欠温。口唇、舌质深红,苔微腻淡黄,脉来濡数,诊断为小儿夏季热。处方:生石膏15克,党参6克,麦冬6克,半夏3克,粉甘草2.4克,粳米(荷叶包)9克,麦芽6克,神曲9克,竹叶12片。服1剂后,体温已降(38.3℃),渴饮已减,睡眠较安。原方去半夏,再进2剂。药后,体温继续下降(37.8℃),各种症状均见好转,唯食欲欠佳。原方加鸡内金6克。再进2剂。药后,体温基本正常(37.3℃),余无明显痛苦。拟气阴并补剂调理收功。[江苏中医,1966(7):33]

【现代运用】

现代临床将竹叶石膏汤广泛应用于急性感染性热病恢复期、无名低热、胆道术后呕吐、小儿夏季热、暑热、糖尿病等属于气阴不足,余热不尽或虚热上扰者。现代用治产后缺乳、妊娠发热、产后发热、急性盆腔炎、肺结核、风湿性关节炎等。

竹皮大丸

【方剂组成】

生竹茹二分(15克),石膏二分(15克),桂枝一分(7.5克),甘草七分(18克),白薇一分(7.5克)

【方药用法】

上五味,为末,枣肉和丸,弹子大。以饮服1丸,日三夜二服。

【方证释义】

产妇由于临产气血耗伤,加之哺乳期乳汁消耗,则阴血不足,中气亦虚。盖中虚而为呕为烦,烦呕为主病,故以竹茹除烦止呕为君;中气虚,阳气不足,胃失和降则呕逆,故以桂枝、甘草为臣,辛甘化阳,且重甘微辛,枣肉合丸,着意补中之虚;石膏寒凉,清上焦气分之虚热;白薇苦咸寒,既可清血中虚热,又可除烦。竹茹、石膏、白薇三味,胃中、心中、血中之热皆能清之。诸药相伍,标本兼治,中气得补,虚热得清,则烦呕得除。若虚热重者可加重白薇用量,清除虚热;若虚烦气喘者,加柏子仁。

【主治病证】

妇人产后虚热,心烦不安,恶心呕吐。有

热者，倍白薇；烦喘者，加柏实 7.5 克。本方主治妇人产后烦乱呕逆之证。其病机为气血亏虚，虚热内扰。盖妇人产后，本阴血不足又加哺乳，使气血更虚，因虚生热，而扰胃乱心，发为本证。

妇人乳中虚，烦乱呕逆，安中益气，竹皮大丸主之。

【历代名医方论】

《济阴纲目》：中虚证不可用石膏，烦乱证不可用桂枝，而此方以甘草七分，配众药六分，又以枣肉为丸，仍以一丸饮下，可想见其立方之微，用药之难，审虚实之不易也。仍饮服者，尤虑夫虚虚之祸耳。用是方者，亦当深省。

《金匮要略论注》：病本全由中虚然，而药只用竹茹、桂、甘、石膏、白薇者，盖中虚而至为呕为烦，则胆腑受邪，烦呕为主病，故以竹茹之除烦止呕者为君；胸中阳气不用，故以桂、甘扶阳而化其逆气者为臣；以石膏凉上焦气分之虚热为佐；以白薇去表间之浮热为使。要知烦乱呕逆而无腹痛、下利等证，虽虚无寒可疑也，妙在加桂于凉剂中，尤妙在生甘草独多，意谓散蕴蓄之邪，复清阳之气，中即自安，气即自益，故无一补剂而反注其立场之本意曰安中益气，竹皮大丸神哉。

《金匮要略心典》：妇人乳中虚，烦乱呕逆者，乳子之时，气虚火旺，内乱而上逆也。竹茹、石膏甘寒清里，桂枝、甘草辛甘化气，白薇性寒入阳明，治狂惑邪气，故曰安中益气。

《金匮歌括》：血者，中之所生也；乳者，血之所变也，血虽生于中焦，尤藉厥、少之气传变而为乳。乳中虚者，谓乳子去汁过多而致虚也。中虚无血奉心则烦，心神不安则乱，阳气上升则呕，逆者，呕之甚也。以竹茹降逆止呕，白薇除热退烦，石膏通乳定乱，重用甘草、大枣定安中焦以生津液，血无阳气不运，妙以桂枝一味，运气血奉心通乳。

《金匮发微》：竹茹、石膏以清胆胃之逆，三倍甘草以和中气，减半桂枝、白薇以略扶中阳而清里热，更用枣和丸以扶脾而建中，但令胃热除而谷食增，则生血之源既富，胆胃之上逆自平矣。

【医案举例】

1. 经断前后诸证(更年期综合征)(刘渡舟医案)

王某某，女，50 岁。1994 年 8 月 29 日初诊。近半年来感觉周身不适，心中烦乱，遇事情绪易激动，常常多愁善感，悲恸欲哭。胸闷心悸气短，呕恶不食，头面烘热而燥，口干喜饮，失眠多梦，颜面潮红，但头汗出。月经周期不定，时有时无。某医院诊断为“更年期综合征”，服“更年康”及“维生素”等药物，未见效果。舌苔薄白，脉来滑大，按之则软。刘老辨为妇女 50 岁乳中虚，阳明之气阴不足，虚热内扰之证，治宜养阴益气，清热除烦，为疏《金匮要略》“竹皮大丸”加减。处方：白薇 10 克，生石膏 30 克，玉竹 20 克，丹皮 10 克，竹茹 30 克，炙甘草 10 克，桂枝 6 克，大枣 5 枚。服药 5 剂，自觉周身轻松，烦乱呕逆之症减轻，又续服七剂，其病已去大半，情绪安宁，睡眠转佳，病有向愈之势。守方化裁，共服 20 余剂而病瘳。(刘渡舟医学全集，1998：948-949)

按：本案脉证发于经断前后，经欲断未断，每易伤阴耗气，气阴不足，则因虚而生内热，热扰于中焦，胃气不得下降，故见呕恶不食；上扰于胸位，使心神无主，又加中焦匮乏，不能“受气取汁，变化而赤为血”，则心血不充，神明失养，故可见心中烦乱，失眠多梦以及情绪异常等症。治疗当师仲景“安中益气”为大法，清热降逆，养阴和胃，用竹皮大丸。竹茹、石膏清热、降逆、止呕；桂枝、甘草辛甘化气，温中益心；白薇清在上之虚热；大枣、玉竹滋中州之阴液；丹皮助白薇养阴以凉气血而清虚热。本方寒温并用，化气通阴，服之能使气阴两立，虚热内除，于是随月经欲断所现等证候自愈。

2. **产后呕逆**(何任医案)

华某,女,31岁。1979年7月10日。产后三个月,哺乳,身热(38.5℃)7~8天,偶有寒栗状,头昏乏力,心烦气躁,呕逆不已,但吐不出。脉虚数,舌质红苔薄,以益气安胃为主。处方:淡竹茹9克,生石膏9克,桂枝5克,白薇6克,生甘草12克,制半夏9克,大枣5枚。2剂。药后热除,寒栗解,烦乱平,呕逆止,惟略头昏,复予调治痊愈。[北京中医学院学报,1983(3):19]

按:产后气血亏虚,见烦躁、呕逆、脉虚数,虚热内生也,正合竹皮大丸证机。因呕逆较甚,方中加半夏以增降逆止呕之功。

3. **产后风热**(徐大椿医案)

西濠陆炳若夫人产后感风热,瘀血未尽,医者执产后属虚寒之说,用干姜、熟地治之,且云:必无生理。汗出而身热于炭,唇燥舌紫,仍用前药。余是偶步田间看菜花,近炳若之居,趋迎求诊。余曰:生产血枯火炽,又兼风热,复加以刚燥滋腻之品,益火塞窍,以此死者,我见甚多,非石膏则阳明之盛火不解。遵仲景法,用竹皮、石膏等药。余归而他医至,笑且非之,谓自古无产后用石膏之理。盖生平未见仲景方也。其母素信余,立主服之,1剂而苏。次日炳若复求诊,余曰:更服1剂病已去矣,毋庸易方。如言而愈。医者群以为怪,不知此乃古人定法,惟服姜、桂则必死。(《洄溪医案》)

按:产后风热,又误以热治热,至汗出身热,唇燥舌紫,热入于内也,适投竹皮、石膏清之,二剂而愈,非精究仲景之术者,莫之为也。

4. **脏躁(癔病)**(孙匡时医案)

孙某某,女,40岁,1979年2月23日诊。患者于前年因惊恐、受气,出现精神恍惚,时悲时喜,悲时哭泣不止,喜时大笑不已。同时伴有默默不欲饮食,心烦喜呕,喜居暗处,夜里失眠、多梦。症见面色青,舌质略红、苔薄白,脉弦数。此属肝火灼阴,神明被扰。治以清热疏肝,调和胃气,用竹皮大丸3剂则病愈。至1976年随访,未见复发。[中医杂志,1986(6):13]

按:孙老认为本方治疗脏躁有显效。多由情志抑郁、思虑过度或精神刺激而引起。常用方甘麦大枣汤,则适用于因心阴虚而神不守舍者;竹皮大丸则适用于因肝气横逆,郁而化热,母耗子气,心阴不足者。本方重在清热除烦,调理阴阳,疏肝和胃,从而有安神之功。

5. **不寐**(孙匡时医案)

李某某,女,24岁,1973年5月10日诊。近一个月来夜不能寐,精神欠佳,面色少华,自觉心跳、心慌、心中懊恼、头晕、腰腿疼痛,舌淡苔白,脉沉数无力。患者素体血虚,病前又受精神刺激,良由阴虚火旺,肝横气滞,从而神不守舍,经络郁滞。用竹皮大丸5剂病即减半,再服3剂则病愈。[中医杂志,1986(6):13]

按:失眠其因甚多,治法各异。胃不和用半夏秫米汤,心肾不交用黄连阿胶汤,虚热内扰用酸枣仁汤,都是有效之方。竹皮大丸治疗失眠者,乃因肝失条达,里热内炽,营血暗耗,神不守舍,热扰神明所致。方中取桂枝甘草汤之意,通心阳使神明有主;大枣补气生津;石膏、竹茹、白薇直清里热。

6. **阳痿**(孙匡时医案)

吴某某,男,28岁,1981年6月20日诊。3~4年之前即患阳痿,逐渐加重。前妻因此离婚,续妻也因此要求离婚。先后曾服三肾丸、参茸丸等,毫无起色。现自觉头晕,身热,小溲黄赤,大便燥结,梦多,舌红苔黄,脉弦数有力。此由过用峻补,郁热内蕴,宗筋弛缓,不能作强,用竹皮大丸连服120余剂,1982年春病愈,其爱人已怀孕。[中医杂志,1986(6):13]

按:肾藏精,肝主筋,阳明为宗筋之会,故阳痿与这三经关系密切。壮年一般多气血充实,发病多与精神刺激、思虑过度等因素有关。治疗时用温燥之品补益,往往导致火热

内生。孙老用竹皮大丸，意在清热降火，和肝理胃，因切中病机而获效。

7. **早泄**(黄道富医案)

张某，男，26岁。1983年3月19日初诊。患者新婚早泄，前一年属正常现象。现婚后年余，仍早泄，阴茎虽能勃起，但甫交即泄，头晕乏力，耳鸣咽干，心烦恚躁，干呕不止，身热(38.5℃)已七八天，偶有寒栗状。舌质红、苔薄黄，脉虚数。精液常规检查无异常。此为肝火灼阴，肝胃不和，精室被扰。治宜清热降火，和肝理胃。药用：竹茹10克，生石膏(打碎，先煎)15克，桂枝5克，白薇、生甘草、制半夏各10克，大枣5枚。煎服2剂，热除寒解，烦乱平，干呕止。前方去半夏，继服14剂，早泄病愈。[江苏中医，1990(6)：30]

按：本例婚后年余出现早泄、干呕烦乱等症，为火盛而上逆所致。《素问・阴阳应象大论》曰："壮火之气衰，少火之气壮；壮火食气，气食少火，壮火散气，少火生气。"竹皮大丸并非补益之品，乃由除烦平逆、清热益气之药组成，寓有平壮火即不食气之意。

8. **强中**(黄道富医案)

孙某，男，25岁。1985年8月18日初诊。近月来阴茎强而不萎，精液自流，面红赤，心烦喜呕，咽干唇燥，微喘；小便短赤涩痛。有手淫史。舌质红无苔，脉数。此属肝热灼阴，精室火旺。治拟清热泻火，益气安中。药用：竹茹10克，白薇、生石膏(先煎)各20克，柏子仁10克，桂枝5克，甘草10克，大枣5枚。水煎服用5剂后病愈。随访4年余，已结婚生子，此病未复发。[江苏中医，1990(6)：30-31]

按：本案因欲念时萌，阴虚火动而起，重用白薇滋阴降火，而轻用石膏清热和胃。顺其性为补，反其性为泻。肝气本喜辛散，而恶酸收，故佐以桂枝、甘草之辛甘以散肝郁，以制寒凉。

9. **男子不育**(孙匡时医案)

郭某某，男，26岁，1977年8月10日诊。婚后二年无子，经某医院检查精子成活率为30%～40%。症见身体健壮，性生活正常，惟自觉有时发热、头晕，舌淡红、苔略黄，脉滑数。此为过服温燥峻补之品，造成精室蕴热，精子被灼，致使精子成活率大降。治用竹皮大丸，连服9剂而获麟。[中医杂志，1986(6)：14]

按：《金匮要略》指出："男子脉浮弱而涩，为无子，精气清冷。这是指真阳不足而精冷，精子不耐其寒则亡。相反，精子被热所灼，不耐其热亦可亡。机体阴阳失调，内环境发生改变，最终均导致精子成活率降低而不能生育，前者用温补元阳之法，后者必用清热宣通之剂。竹皮大丸能清郁热、疏通气机，用之恰当，故获佳效。

10. **夏季热**(陈传钗医案)

陈男，4岁。1981年8月12日诊。发热已20余天，持续在38.5℃左右，午后升高，口渴多饮，烦躁便结，面色潮红，舌质红、薄。实验室检查均属正常。证属暑伤气阴。治拟清热养阴，安中益气。竹茹、荷叶各5克，白薇、炙甘草各3克，桂枝1.5克，石膏10克。2剂热退，4剂痊愈。嘱用白扁豆煮服，益气健脾以善后。[浙江中医杂志，1983(8)：369]

按：陈氏认为，本方用于阴虚有热诸证，尤以面色潮红、烘热者有良效。

【现代运用】

本方用治产后中虚内热，胃失和降之证，可见心中烦乱，呕逆不安，食欲不振，神疲乏力，低热留恋，舌红苔少，脉滑数无力。现代临床用于治产褥热、哺乳期发热、更年期综合征、经前烦乱、产后失眠、经后失眠、阳痿、精液不化症、男性不育等。

白头翁汤加甘草阿胶汤

【方剂组成】

白头翁、甘草、阿胶各二两(6克)，秦皮、黄连、柏皮各三两(9克)

【方药用法】

以水七升，煮取二升半，纳胶令消尽，分三次温服。

【方证释义】

清热解毒，凉血止痢，养血滋阴。本方为白头翁汤加甘草、阿胶而成，方中白头翁汤，取其寒以胜热，苦以燥湿，功能清热燥湿止痢；而妇人产后虚极，又见热利下重者，则加阿胶救阴，甘草补中生阳，且以缓连、柏之苦也。本方原为产后下利虚极所设，产后阴血亏虚，虚热内扰，挟热下利，故用本方清热滋阴而止下利。

【主治病证】

清热治痢，益气养血。治产后痢疾，腹痛里急后重，便下脓血，气血不足者。然临床并不拘泥于产后，凡是热邪下利，同时见阴虚明显者皆可使用。

妇人产后下利虚极。

热利下重，大便血，心烦不得眠者。

【历代名医方论】

《金匮要略论注》：虚极不可无补，但非他味参、术所宜，恶其壅而燥也。亦非苓，泽淡渗可治，恐伤液也。唯甘草之甘凉，清中即所以补中；阿胶之质润，去风即所以和血。以此治病即以此为大补，方知凡痢者湿热非苦寒不除，故类聚四味之苦寒不为过。若和血安中，只一味甘草及阿胶而有余。治痢好用参、术者，政由未悉此理耳。

《金匮玉函经二注》：伤寒厥阴证下利重者，白头翁汤，四味尽苦寒以治热，苦以坚肠胃。此产后气血两虚，因加阿胶补气血而止利，甘草缓中通血脉。然下利，血沸也，夫人之血行则利自止，甘草尤为要药。此方岂独治产后哉。

《张氏医通》：白头翁加甘草阿胶汤《金匮》治挟热利下脓血，及产后利不止。白头翁、黄连炒黑、黄柏炒黑、秦皮、甘草炙各钱半，阿胶三钱。上六味，先煮上五味，去滓内胶烊尽，温分三服。

《中医方剂学》：白头翁加甘草阿胶汤(《金匮》)：本方加甘草、阿胶。治产后下利虚极。此外，凡血虚者患热痢或久痢未愈而阴血已伤者，亦可使用。”

《简明方剂辞典》：白头翁加甘草阿胶汤，《金匮要略》治产后下利虚极方。白头翁、甘草、阿胶(烊化)各二两，秦皮、黄连、黄柏各三两。水煎，分三次服。

《古今图书集成医部全录》：白头翁加甘草阿胶汤治产后下痢虚极。白头翁、甘草、阿胶各二两，秦皮、黄连、柏皮各二两。上六味，以水七升，煮取二升半，内胶令消尽，分温三服。

《女科指要》：白头翁加甘草阿胶汤治血痢，脉洪涩数者。白头翁三钱，川黄连钱半，川黄柏钱半，小秦皮钱半，真阿胶三钱，粉甘草钱半。水煎去渣，纳胶消尽温服。产后湿热伤血，络失滋荣，而血不归经，偏渗肠间，故血痢迸迫下重不止焉。白头翁泻血分湿热以除下重，川黄连清心脾湿火以止血痢；黄柏清肾膀之火能快小便，秦皮清肝胆之火兼涩大肠；真阿胶补阴益肺奠安血室，炙甘草益胃缓中专和肠胃也。水煎纳胶，使瘀热顿化，则血室清宁而无妄渗之虞，何血痢下重之不痊哉。

《金匮要略易解》：“虚极”二字，宜活看。因冲任既虚于前，痢疾复虚于后，两虚相值，故谓之极，结合方症深入体会便明。

《成绩录》：一男子患疫八九日，一医下之，黑血数行，下利不止，气力欲脱，渴不能食，昼夜烦躁不得眠。先生诊之，脉微弱，舌上有苔，乃与白头翁加甘草阿胶汤，未几痊愈。

《类聚方广义》：治产后下利，腹痛，荏苒不止，羸瘦不食，心悸，唇舌干燥，便血急迫，或恶露犹未止者，求真云：用本方治此证，得奇效。大塚敬节云：亦治子宫等疾患。又：治痔疾，肛中焮热，疼痛，或便血者。若其便燥结，加大黄。浅男氏云：此方治肠痔下血。

《中国内科医鉴》：痢疾病势进步，或脓血便，身体疲劳，而犹里急后重不止者，与白头翁加甘草阿胶汤。又：本方对于痢疾阴阳合并之证，及产后之痢疾，有特效。

《橘窗书影》：三村亲始妻，产后下利不止，虚羸不足。诊之，脉数无力，舌上无苔而干燥，有血热，便色亦茶褐而带臭气，因与白头翁加甘草阿胶汤，下利逐日减，血热大解。

《中医诊疗要览》：热痢下重，及下利欲饮者，均为白头翁汤之证，如有白头翁汤证，且疲劳过甚者，可用白头翁加甘草阿胶汤。

张璐：古人云，血行则痢自止，此方岂独治产后哉。东洞亦云：虽曰产后，不仅言产后也，当以血证为准，又云：当有急迫证概括之。

《金匮要略辑义》：引《续传信方》，张仲景调气方治赤白痢，无问远近，小腹疠痛不可忍，出入无常，下重疼闷，每发面青，手足俱变者，黄连一两去毛，好胶手许大，碎蜡如弹子大，三味，以水一大升，先煮胶，令散，次下蜡，又煎令散，即下黄连末，搅相和，分为三服，唯须热吃，冷即难吃，神效《玉函经附遗》名调气饮，用三味各三钱，知系后人改定，用附于此，以备参考。

【医案举例】

1. **血痢**（张建荣医案）

李某，女，25岁。1994年8月2日初诊。产后13天，患脓血痢2天，今晨至下午大便6次，下坠，腹轻度痛，痛则欲厕，食欲缺乏，并患产后子宫脱垂。舌淡苔中薄黄，脉滑数。证属产后气血不足夹有湿热。处方白头翁加甘草阿胶汤加味：白头翁18克，黄连6克，黄柏10克，秦皮12克，枳壳10克，当归15克，阿胶（烊化）12克，焦山楂25克，甘草8克。3剂，水煎服。1994年8月5日复诊：服药后诉病情变化不大，患者要求服西药治疗，给吡哌酸、呋喃唑酮、庆大霉素，服用3天。1994年8月9日三诊：病仍未愈。大便日10余次，但无脓血，便稀色黄，肛门下坠，痛不能坐，腹已不痛，子宫脱垂已还纳2天。颜面少华，两眼皮微肿，舌淡苔薄黄，脉细滑数。余当时考虑初诊辨证无误，仍属气血不足，兼有湿热，但气血虚亏为主要矛盾，故调整前方：党参15克，山药15克，茯苓10克，阿胶（烊化）12克，秦皮10克，白头翁12克，赤石脂20克，焦山楂20克，甘草6克。3剂，水煎服，药尽病愈。（张建荣．金匮证治精要．2版．北京：人民卫生出版社，2010：432）

2. **放射性直肠炎**

罗某，女，57岁。1999年8月诊。1997年12月被确诊为宫颈鳞癌Ⅱb期，即行全盆腔放疗4000cGy/20次，后装腔内放疗A期剂量2400cGy/6次。放疗结束后无不适症状，1年后出现腹痛，便脓血，日10余次，口服呋喃唑酮、小檗碱片、环丙沙星等治疗2个月，症状呈进行性加重。且里急后重，肛门灼热，伴神疲，面白无华，口干咽燥。舌光红、苔少，脉细数无力。诊断为放射性直肠炎，热毒下痢，阴血亏虚型。用基本方白头翁、败酱草、薏苡仁各20克，黄柏15克，秦皮12克，黄连、阿胶（烊）、槐花、生地榆各10克，知母9克，炙甘草6克，加白芍10克，罂粟壳3克。保留灌肠，每日1次，5天后腹痛消失，大便日2～3次，纳食增加，精神好转，又隔日1次用药，治疗5次后诸症消失，继用滋阴补气养血之药口服调理，随访1年无复发。［蔡永，古红莉，陈姣红．白头翁加甘草阿胶汤灌肠治疗放射性直肠炎59例．浙江中医杂志，2001(11)：490］

3. **痢疾**

一女，华侨，30岁，海岛农场工作，1974年患利下赤白，每天20多次，诸治痢西药遍用无效，疑为恶性病，先后去广州、北京治疗7个多月，仍然每天脓血便10多次，所喜胃纳始终未败。1974年底由亲戚介绍，其住沪之阿婆持病史前来商治，要求处方试投。余据其下利便脓血，但已历7个多月，故予白头翁加甘草阿胶汤。方用：白头翁12克，川连5克，川柏9克，秦皮12克，炙甘草6克，阿胶12克，7剂。另以苦参子肉五粒，用龙眼肉裹吞，连服3天。药后大便次数渐稀，尽7剂后，每天大便仅三四次，脓血已极少，续服原方7剂，虽每天仍然大便二三次，但已无脓血。之后以归芍六君加味，调理月余恢复正常。[郑敬贤.白头翁加甘草阿胶汤的验证.北京中医杂志，1985(4)：18]

【现代运用】

临床上用于白头翁汤证而有血证，急迫者；白头翁汤证，心烦不得眠，或烦躁者；痔疾肛中热疼痛，或便血者；产后下利腹痛，荏苒不止，羸瘦不食，心悸身热，唇口干燥，便血急迫，或恶露犹不止者。

三物黄芩汤

【方剂组成】

黄芩二两(6克)，苦参二两(6克)，干地黄四两(12克)

【方药用法】

上药㕮咀，用水800毫升，煮取300毫升，去滓，分二次温服。

【方证释义】

清热解毒，养血滋阴。本方用于治疗产后血亏阴虚，风邪入里化热之证，方用黄芩清热，地黄滋阴养血，苦参燥湿祛风，刚柔并用，祛风而不燥，滋阴而不腻。临床应用以产后发热而无表证者为辨证要点。

【主治病证】

产后血亏阴虚，风邪入里化热，四肢烦热，头不痛者。

【历代名医方论】

《张氏医通》：上三味皆纯阴苦寒，伤胃滞血之药，产后虽有烦热，难以轻用，必有质壮气盛，脉证俱实，能食便硬者，始堪任此，用者审之。(黄芩汤《伤寒活人指掌》卷五)

《金匮要略·妇人产后病脉证治》云：治妇人在草蓐，自发露得风，四肢苦烦热，头痛者与小柴胡汤；头不痛但烦者，此汤主之。三物黄芩汤治疗产后虚热，而且将其扩大运用于多种虚热疑难杂症。

《勿误方函口诀》：此方不限于蓐劳(亦包含产后之肺结核、产褥热经久不愈者)，治妇人血证头痛尚有奇效。又干血劳(陈旧性瘀血所致之肺结核)亦用之，但皆以头痛烦热为目的。此证俗称疳劳(女子青年期结核)，女子17～18岁时多患之，必用此方。一老医传云，手掌烦热，有赤纹者，为瘀血之候。干血劳有此候而无其他证候者，为此方所治，只备一证。凡妇人血热不解，诸药不应者，此方治之。”

《类聚方广义》：治骨蒸劳热(肺结核)，久咳，男女诸血证，肢体烦热颇甚，口舌干涸，心气郁塞者。治夏月手掌足心烦热难忍，夜间尤甚而不得眠者。治诸失血之后，身体烦热倦怠严重，手掌足心热更甚，唇舌干燥者。

【医案举例】

1. 五心烦热

董某，女，41岁，农民。1976年5月8日初诊。患者3年来每届春夏之交，即感骨蒸发热，渐至手心、足心及心口灼热，以致心烦不安，神疲乏力，小便色黄灼痛，曾经中西医多次治疗，均未奏效。诊时，虽骨蒸发热，但体温并无变化，舌质红绛，苔薄黄，脉虚数，左寸较为洪盛。证属水亏火盛，阴虚内热，治宜滋阴清热，方用三物黄芩汤。处方：黄芩30克，细生地15克，苦参9克。3剂，隔日1剂，水煎，早、晚空腹服。5月20日二诊：服上方后，五心烦热及蒸热等症已减大半，舌绛及黄苔渐退，脉仍虚数。此虚热基本消退，继宜滋阴壮水，方用六味地黄汤加味。处方：细生地30克，山萸肉、茯苓、粉丹皮各9克，泽泻6克，山药15克，沙参、麦冬各18克，地骨皮24克。5剂，每日1剂，水煎，空腹服。此方服后，病家来人调方云：烦热尽退，诸恙悉除。嘱原方再服5剂，以巩固之。

按：本案五心烦热、骨蒸发热虽系阴虚内热，但因虚热偏盛，故首诊重用黄芩苦寒清

热，其用量较原方明显加大，意在突出清热之功；后用六味地黄汤加味滋阴壮水，首尾衔接，各有侧重而获佳效。

2. **夜半发热**

李某，女，25岁，1993年8月18日初诊。患者5年来，每年3—11月夜半发热，体温高达39.5～42℃，至天明热退无汗，若于发热时稍有汗出，发热即退。发热时全身皮肤出现不规则红斑，消退后皮下有结节，某医院诊为结节性红斑。诊时见舌质淡红，尖部剥脱少苔，脉弦细而数。证属阴虚内热，迫血外泄。治宜滋阴清热，方用三物黄芩汤。处方：生地30克，黄芩15克，苦参12克。4剂，水煎，空腹服。8月24日二诊：服药1剂后夜半发热即停，精神、食眠均佳，但近两天咽喉疼痛。上方合桔梗汤化裁。处方：生地24克，苦参15克，黄芩、桔梗各9克，甘草6克。6剂，水煎，空腹服。9月3日三诊：服上药10天仅有四天夜半发热，咽痛消失。上方合青蒿鳖甲汤化裁。处方：黄芩、青蒿、知母、粉丹皮各9克，苦参15克，生地24克，鳖甲（打碎先煎30分钟）30克。6剂，水煎，空腹服。服完药后，夜半发热消失，3个月后随访未见复发。

按：本案夜半发热，热退无汗，虽系高热，但舌红少脉弦细数，亦属阴虚内热。首用三物黄芩汤滋阴清热即获初效，继合桔梗汤清利咽喉，终合青蒿鳖甲汤养阴透热，5年痼疾，霍然而愈。

3. **红斑性肢痛病**

患者傅某某，女，26岁，已婚，社员，潍县人。因两下肢阵发性灼热疼痛约一个多月，于1971年12月20日来我院就诊。病史：患者于一个多月前，发现两下肢灼热疼痛，有时阵发性剧痛，每当发作时两小腿中段以下和两脚部均呈深红色，皮肤温度增高，脚掌面出冷汗。遇热容易引起发作，患者常喜欢将两足露于被外，寒凉时症状减轻。检查：发育营养中等。两小腿中段以下和两足部均呈深红色，皮肤灼热，两下肢动脉搏动正常。两上肢无异常发现。舌苔白腻微黄，舌质淡红。脉象濡弱。诊断：红斑性肢痛病。治疗经过：此例红斑性肢痛症主要为阴虚内热表现，以养阴、清热、凉血法，给予三物黄芩汤：生地60克，黄芩、苦参各30克，水煎服。患者当夜服药三剂，两下肢灼热疼痛明显减轻。第二天起每日两剂，连服三天后，两下肢症状完全消失而痊愈。1977年4月随访，经治愈后未复发。

4. **灼热足综合征（血热症）**

李某，男，52岁，因双足阵发性红、肿、热、痛2年余，于1990年2月23日入院。病始于1988年1月，自觉两足呈阵发性红、肿、热、痛，喜凉恶热，多在夜间加重，睡眠不佳，发作时，足伸被外或蹬于墙壁，严重时将足浸泡在凉水中灼热痛方缓解，曾多方求治，效果不显。刻诊：双足皮肤潮红，略肿，皮温明显增高，触痛明显，足背动脉、胫后动脉搏动正常，舌紫绛，苔黄腻，脉数。诊断：灼热足综合征。中医属血热证。治宜养阴清热、凉血泻火，投三物黄芩汤主之。处方：生地120克，黄芩60克，苦参30克，水煎服，日1剂。连服5剂，两足灼热疼痛明显减轻，发作时间缩短，守方又进10剂，日间无发作，夜间稍热，但可盖被、安睡，又服原方5剂，症状消失，痊愈出院，随访未复发。

5. **血中热毒**

刘某，男，70岁，2003年11月27日初诊。患者于2002年4月行结肠癌根治术，术后化疗5次。无明显不适，二便正常，但舌红少津，裂纹纵横，脉弦。证属阴虚为主，血中热毒。三物黄芩汤加味：黄芩12克，生地黄30克，苦参10克，玄参12克，紫草15克，败酱草50克，白花蛇舌草40克，牡丹皮12克，槐花12克。每日1剂，水煎服。2006年5月3日第34诊，患者坚持每月服基本方15剂以上，术后已过4年，近日胸片、B超、肝肾功及CEA等复查均未提示异常。自诉下午舌麻，二便正常，舌红，浅裂纹，苔薄黄，脉弦。阴液渐复，热毒仍在，服药既久，适当替换同类药物，既遵《内经》“久而伤气，物化之常也”之训，也有避免耐药之意。三物黄芩汤加味：黄芩12克，生地黄30克，重楼15克，白头翁20克，半枝莲30克，龙葵30克，藤梨根30克。每日1剂，水煎服。2007年2月5日第43诊，近来咽部有异物感，夜间咳嗽，腿困。触诊可及甲状腺肿块。B超显示：双侧甲状腺实质性包块，颈部正中囊性包块。舌红，浅裂纹，苔薄黄，脉弦。证属阴虚热毒，痰阻胸咽，仍以三物黄芩汤加味：黄芩12克，生地黄30克，苦参12克，玄参12克，半夏10克，猫爪草15克，瓜蒌壳15克，款冬花12克，杏仁12克，白英30克，海浮石30克，鳖甲30克。12剂，每日1剂，水煎服。2007年8月6日第48诊，自觉服上方24剂后，颈部包块逐渐缩小，咳嗽止，减款冬花、杏仁。触诊甲状腺基本正常，无明显不适。舌红，苔薄，脉弦。药用黄芩12克，生地黄30克，苦参12克，玄参12克，半夏10克，瓜蒌壳15克，海浮石30克，鳖甲30克善后。

按：本案以三物黄芩汤为主坚持用药4年多，在一定程度上改善了阴虚体质，血中热毒也大减，还消散了甲状腺肿块，起到了预防复发的目的。

【现代运用】

本方以产后发热、四肢烦躁为辨证要点。现代用于治疗产后感染发热、四肢疼痛、湿疹等病症。

半夏厚朴汤

【方剂组成】

半夏一升(12克)，厚朴三两(9克)，茯苓四两(12克)，生姜五两(15克)，苏叶二两(6克)

【方药用法】

上五味，以水七升，煮取四升，分温四服，日三夜一服。

【方证释义】

方中半夏辛温入肺胃，化痰散结，降逆和胃，为君药。厚朴苦辛性温，下气除满，为臣药。二药相合，化痰结，降逆气，痰气并治。茯苓健脾渗湿，湿去则痰无由生；生姜辛温散结，和胃止呕，且制半夏之毒；苏叶芳香行气，理肺疏肝，助厚朴以行气宽胸、宣通郁结之气，共为佐药。诸药合用，共奏行气散结，降逆化痰之功。

【主治病证】

梅核气。咽中如有物阻，咯吐不出，吞咽不下，或咳或呕，舌苔白润或白滑，脉弦缓或弦滑。梅核气多由七情郁结，痰气交阻所致。肝喜条达而恶抑郁，脾胃主运化转输水津，肺司通调水道之职。若情志不遂，肝气郁结，肺胃宣降失常，津液输布失常，聚而成痰，痰气相搏阻于咽喉，则咽中如有“炙脔”，吐之不出，咽之不下；肺胃失于宣降，胸中气机不畅，则见胸胁满闷，或咳或呕；苔白润或白滑，脉弦缓或弦滑，均为气滞痰凝之证。治宜行气散结，降逆化痰。

妇人咽中如有炙脔，半夏厚朴汤主之。

【历代名医方论】

吴谦《医宗金鉴·订正仲景全书金匮要略注》：咽中如有炙脔，谓咽中有痰涎，如同炙肉，咯之不出，咽之不下者，即今之梅核气病也。此病得于七情郁气，凝涎而生。故用半夏、厚朴、生姜，辛以散结，苦以降逆；茯苓佐半夏，以利饮行涎；紫苏芳香，以宣通郁气，俾气舒涎去，病自愈矣。此证男子亦有，不独妇人也。

《赤水玄珠》：张奚亭乃眷，喉中梗梗有肉如炙脔，吞之不下，吐之不出，鼻塞头晕，耳常啾啾不安，汗出如雨，心惊胆怯，不敢出门，稍见风即遍身疼、小腹时疼、小水淋涩而疼。脉两寸皆短，两关滑大，右关尤搏指，此梅核气症也。以半夏四钱，厚朴一钱，紫苏叶一钱五分，茯苓一钱三分，姜三片，水煎，食后服。每

用此汤调理多效。

《金匮要略方论》：半夏厚朴汤功能行气开郁，降逆化痰。主治痰气郁结核气，咽中如有炙脔，咯吐不出，吞咽不下，及胸胁满闷，或湿痰咳嗽，或呕吐等症；近代也用于食管痉挛，癔病，胃神经官能症而见上症者。

《金匮要略方论》：半夏厚朴汤具有行气开郁，降逆化痰之功效。主妇人咽中如有炙脔；喜、怒、悲、思，忧、恐、惊之气结成痰涎，状如破絮，或如梅核，在咽喉之间，咯不出，咽不下，此七气所为也；或中脘痞满，气不舒快，或痰涎壅盛，上气喘急，或因痰饮中结，呕逆恶心。舌苔白润或白滑，脉弦缓或弦滑。

《兰室秘藏》：消胀化积。主中满腹胀，内有积聚，坚硬如石，其形如盘，令人不能坐卧，大小便涩滞，上喘气促，面色萎黄，通身虚肿。

《直指附遗》：翻胃吐痰，胸满肋痛，嘈杂吐涎。

【医案举例】

1. **梅核气**（蒲辅周医案）

杨某某，男，65岁，1965年10月28日初诊。10年来，自觉咽中梗阻，胸闷，经4个月的治疗已缓解。在1963年曾复发1次，近日来又自觉咽间气堵，胸闷不畅，经检查无肿瘤。六脉沉滑，舌正苔黄腻。属痰湿阻滞，胸中气机不利，此谓梅核气。治宜开胸降逆，理气豁痰。处方：苏梗3克，厚朴3克，法半夏6克，陈皮3克，茯苓6克，大腹皮3克，白芥子(炒)3克，炒莱菔子3克，薤白6克，降香1.5克，路路通3克，白通草3克，竹茹3克。10剂。一剂两煎，共取160毫升，分早晚食后温服。11月8日二诊：服上药，自觉咽间阻塞减轻，但偶尔稍阻，食纳无味，晨起痰多色灰，失眠，夜间尿频量多，大便正常，有低热。脉转微滑，舌正苔秽腻。湿痰见消，仍宜降气、和胃、化痰为治。原方去薤白、陈皮，加黄连1.5克、香橼皮3克，白芥子加1.5克。10剂，煎服法同前。11月22日三诊：服药后，咽间梗阻消失，低热已退，食纳、睡眠、二便均正常。不再服药，避免精神刺激，饮食调理为宜。（《蒲辅周医疗经验》）

按：老年男子患梅核气，可见本证不唯女子独有，因证见舌苔黄腻，湿热象重，故蒲老加黄连、竹茹、白通草、白芥子等清化之品，体现出专方专药与辨证论治相结合的特点。

2. **脏躁(癔病)**（丁德正医案）

文某，女，27岁，1978年1月14日诊。数年来，因家事不睦，患者多愁善郁。近年余觉胸脘满闷，气急痰多，叹息不止。几日前，偶谈起邻村某妇被扼死事，患者颇为之痛怜。是夜如神鬼所凭大作。始则神情忿郁而迷惘，自称“扼死妇”，仿其语，泣诉其被害经过，继之，作被扼死状而面青目突，伸颈吐舌，喘促声粗，痰声辘辘，顷刻，憋闷昏绝。以指探喉，吐出痰涎盏许方安。不发则一如常人，惟胸闷气急痰多而已。如是，入暮辄作。曾诊为脏躁，服甘麦大枣汤罔效。诊之，肤胖，面滑多垢，目光呆凝而惶惑，舌质红，苔白浊腻，脉沉滑，诊为气郁痰阻。予半夏厚朴汤加郁金20克，菖蒲、远志各15克，琥珀6克。并做劝解工作。服3剂，如神鬼所凭之发作得止；继服12剂，愁闷痰多等症亦释。后又予六君子汤以巩固之。随访至1990年10月31日，未再发作，精神状况良好。［河南中医，1991(3)：21］

按：丁氏认为，癔病属痰凝气滞者为多，以半夏厚朴汤为基本方进行治疗，治愈100多例，疗效较氯丙嗪等西药为优。

3. **头痛**（庄奕周医案）

吴某某，女，31岁。头痛呕吐三天。门诊为排除颅内占位性病变而收入住院观察。患者怀孕已6个月，平素性情急躁易怒。发病时，头痛欲裂，尔后腹部亦痛，每当腹痛发作时，头痛若失；头痛发作时，腹部随之而痛，此起彼伏，循环而作。头痛时，颜面潮红如霜，呕吐频繁，胸脘满闷。妇科会诊已排除早产之可能。神经科会诊排除颅内占位性病变。血压:130/80 毫米汞柱,其他检查也未见异常,西医诊断为神经性头痛及妊娠六个月。中医诊得脉弦滑,苔腻黄,舌质红,拟为肝郁化火,痰扰清窍,治宜清肝解郁,化痰降逆。处方:半夏 9 克,川朴 9 克,苏梗 6 克,茯苓 12 克,柴胡 4.5 克,竹茹 9 克,勾陈 9 克,甘草 3 克。服首剂,头痛、腹痛等诸急未告再作。同日笔者曾与同仁语及此病用药。同仁认为柴胡有碍胎之嫌,劝我慎用之,承他好意,次日处方仍步前方,仅去柴胡一味,服 1 剂以观其效。复诊时,患者告知,头痛、腹痛、胸胁满闷、呕吐又作,面红状躁,笔者考虑前后两方,仅差柴胡一味,疗效竟殊,可知柴胡可增强本方疏理气机之作用。故仍处首剂之方 1 服,患者服后,诸痛消失,呕吐亦止,故再处原方 3 剂,痊愈而出院。[福建中医药,1987(4):44]

按:气郁痰阻之头痛,属内伤头痛,除了因肝郁生风引起头痛外,还因脾不运湿,痰湿内生上扰清窍而致头痛,《丹溪心法》指出:"头痛多主于痰,痛甚者火多。"故而在治疗内伤头痛除了要疏理气机外,还须注意化痰降逆之应用。用半夏厚朴汤加味,有一定疗效。

4. 眩晕(梅尼埃病)(任亚轩医案)

关某,女,47 岁,工人。1993 年 10 月 3 日诊。主诉:眩晕,呕吐,两耳鸣胀 2 年,加重 1 天。病史:两年前,因恚怒起病,每半年左右发作一次,天旋地转,水米难进,需卧床休息 1～2 天方逐渐好转。昨天因生气前症又作。某医院诊为:梅尼埃病。治疗不效,求为诊治。诊见:闭目卧床,不敢翻身,天旋地转,两耳嗡鸣听不清声音,胸闷胃满,恶心呕吐。大便 2 日未行,小便少。舌质淡苔白,脉弦滑。血压:18/10 千帕。诊断:眩晕。辨证:痰气郁结浊阴上逆。治宜:行气散结,降逆化痰,和胃畅中。予半夏厚朴汤加味。处方:半夏 15 克,茯苓 18 克,陈皮 15 克,白术 15 克,白蔻 9 克,厚朴 20 克,木香 10 克,生牡蛎 40 克,苏叶 12 克,生姜 3 克。水煎服。连续 6 剂,诸症好转,随访一年多未见复发。[北京中医,1995(5):44]

按:古有"无痰不作眩""脾为生痰之源""血气冲和,万病不生,一有怫郁,诸病生焉"的论述。此案因肝气郁结,横逆乘脾犯胃。脾运失职,液聚为痰。痰气郁结。符合半夏厚朴汤证机,又加理气化痰之品,则其效更彰。

5. 胃脘痛

陈某某,女,29 岁。胸胁满闷,脘腹气急作痛,病已多年,每遇冬季即发,呃气频作,时有呕吐,多为痰涎之物,性情较为急躁,脉弦滑,苔白腻,拟为肝郁犯胃,痰气交阻,治宜理气开郁,降逆化痰。处方:苏梗 6 克,川朴 9 克,半夏 9 克,茯苓 12 克,青皮 6 克,乌药 9 克,甘草 3 克,生姜 15 克。连服 3 剂,脘痛锐减,再服 3 剂,诸恙遂平。[福建中医药,1987(4):43]

按:胃脘痛类型颇多,本方只是适用于气郁伤肝,横逆犯胃的胃脘痛,此即《素问》所指出:"木郁之发,民病胃脘当心而痛。"

6. 吐血(陶正燮医案)

孙某某,男,54 岁,商人。患者就诊前三日,因争讼失利,终日悻悻不已,晚间进食,感胃脘不适,渐次觉凉,如针刺痛,辍食而寐,寐而不安,入夜忽吐暗红血液,并夹杂痰涎和食物残渣,量至盈碗。夤夜至某医院治疗,经用卡巴克洛、维生素 K,中药如水牛角、生地、丹皮、赤芍、乌贼骨、参三七等凉血、止血类方药。连进 3 剂,出血量虽未见增,但吐血次数仍较频,断续一两口血液夹痰终未能止。证见:面色苍白,头昏眼花,自觉胸中窒闷,按之不适,频频嗳气,恶心呕吐,血液暗红,夹有少量痰涎,大便色黑而亮。舌质淡红。脉细弦。先父辨为情志失畅,肝气壅遏上逆,克犯胃络,气迫血行,胃失和降,由实致虚。治宜平肝降逆,顺气和胃。选用《金匮要略》方旋覆代赭汤合半夏厚朴汤化裁治之。处方:煅赭石(先煎)25 克,红参(另煎冲服)10 克,法半

夏10克，炮姜炭4.5克，旋覆花（布包）10克，云茯苓10克，紫苏叶6克，陈皮10克，醋香附10克，川厚朴10克，生姜3片，大枣5枚。连进2剂，胸中觉畅，嗳气亦平，血出即止。[河南中医，1985(6)：14]

按：唐容川《血证论》谓："……血之归宿在于血海，其脉丽于阴阳，未有冲气不逆上，而血逆上者也……阳明之气，下行为顺，今乃吐逆，失其下行之令，急调其胃气，使气顺吐止，则血不致奔脱矣！"至此，本案当以降气为先，气顺则血自止。

7. **泄泻**（庄奕周医案）

王某某，男，41岁。夏季天热，过多进食生冷瓜果，午后又贪凉当风，醒来即感腹痛阵阵，肠鸣切痛，旋即下利清水，日达4～5次，脘胀呕恶，背微畏寒，脉弦滑，苔白腻，大便检查：脓细胞（+++），黏液（+），西医诊断为急性胃肠炎，中医参合脉证，拟为寒湿泄泻，治宜散寒化浊。处方：半夏9克，川朴9克，茯苓12克，苏叶、梗各6克，神曲9克，生姜15克，陈皮6克，甘草6克。连服2剂，泄泻遂止。[福建中医药，1987(4)：43]

按：泄泻虽与湿邪关系密切，故有"无湿不成泻"之说，但湿邪常与寒邪或暑热之邪，侵袭机体，损伤脾胃，导致泄泻，总与气滞湿阻有关。故用半夏厚朴汤有效。

8. **咳嗽**（庄奕周医案）

赵某某，男，48岁，渔民。日前气候突变，出海捕鱼归来即觉畏冷发热，头痛体楚，自服红霉素、索米痛片，症状似有减轻，昨起咽痒阵咳，气闷胸满，痰多色白，纳谷不香，脉浮紧，苔白腻，胸透见两侧肺纹理增粗，西医诊断为急性支气管炎。中医辨证，拟为风寒袭肺，痰湿内生，治宜宣肺散寒，止咳化痰。处方：法半夏9克，厚朴9克，苏叶9克，茯苓12克，生姜15克，橘红6克，甘草3克。服2剂，咳止痰少，头痛若失，仅觉胸闷气满，按原方，苏叶易为苏梗6克，再服2剂告安。[福建中医药，1987(4)：43]

按：咳嗽一证，多责于肺，喻嘉言认为："咳者，肺之本病也。"风寒外袭，痰湿内生，肺气壅遏不宣，清肃之令不行，上逆为咳，也可用半夏厚朴汤加味，方中加重苏叶用量即可。

9. **瘿瘤（甲状腺肿）**（何任医案）

俞某某，女，29岁，1977年10月27日就诊。3年前发现颈部有块，触之较硬，纵横在3厘米左右，多痰，音易哑，医院诊为甲状腺肿块，建议手术摘除。胃部有隐痛，近时腹泻，脉长苔白。以疏理为进。处方：苏梗6克，茯苓12克，姜半夏9克，川朴4.5克，沉香曲9克，夏枯草12克，炙甘草9克，苍术4.5克，藏青果6克，保和丸（包煎）12克。5剂。复诊：11月21日。上方续服10剂，音哑已显见好转，胃痛腹泻已愈。颈部肿块缩小为1.5厘米×2.5厘米。效不更方，再进。前方去保和丸，苍术改白术6克。10剂。三诊：1978年2月25日。服药后肿块逐渐缩小，只有1厘米左右。后因工作忙，停药2个月，未能再缩小。[北京中医杂志，1994(1)：3]

按：临床证明，本方合消瘰丸（玄参、贝母、牡蛎）治疗瘿瘤，效果较好。

10. **闭经**（刘殿青医案）

王某某，女，32岁，工人，1979年3月门诊。月经闭止，二个月未至。患者原有慢性肝炎病史，近两年来，身体渐胖，月经也先后不一，近两个月月经未至。平素自觉胸脘闷胀不舒，泛恶少食，口淡无味，时有头眩心悸，肢倦无力，白带增多，苔薄白微腻，脉濡滑（妇检已排除妊娠）。症属痰湿内闭，阻塞脑脉，气机失调，拟方燥湿化痰，行气调经，半夏厚朴汤加减。处方：制半夏10克，川厚朴10克，云茯苓10克，老苏梗10克，苍术10克，制香附10克，陈皮5克，藿木香各10克，玫瑰花5克。服上方5剂后，症状有所好转，胸闷胀满减轻，食欲增加，以上方加益母草15克，月季花5克，又服5剂，月经来潮。经后，嘱用苍术10克，川朴10克，煎汤送服妇科调

经片，巩固两个月，至今月经正常。[江苏中医杂志，1980(6)：32-33]

按：经闭之因，不外血亏、血滞、气阻、痰结。此证乃痰湿内闭，胞脉被阻，气机郁滞，故选半夏厚朴汤化痰湿，宽胸理气，配苍术、陈皮、木香，取苍附导痰汤以加强理气宽中燥湿化痰之功，更佐以藿香、玫瑰花以化湿健脾助运，故诸药合用，收效较速。经至再以苍术、川朴煎汤，送服妇科调经片以巩固两个月，更有肃清余邪，启宫开闭之效。

11. 不孕(输卵管不通)(赵三立医案)

姚某某，26岁。1976年3月11日初诊。婚后6年未孕。自诉婚后不久，正值经期，因与人争吵而昏厥，经行即止。其后常觉头晕目眩，胸胁胀满，咽中有异物感，吐之不出，咽之不下，月经延期，经行腹痛。脉沉弦，苔薄白。某医院诊断为双侧输卵管不通，屡治鲜效。此乃肝气郁滞，痰湿内停，予半夏厚朴汤去生姜，加当归15克，枳壳、香附各10克，柴胡、红花、甘草各6克。以上方为基础，调治3个月，诸症基本消失，月经恢复正常，于同年8月怀孕。[浙江中医杂志，1990(4)：180]

按：妇人杂病多因虚、积冷、结气三因所致，而结气尤为诸恙之本。肝气郁结，痰湿内生，阻滞经脉，气血不行，病及冲任，则月经不按时而至，或闭止，故不孕。多见胸胁胀满，头晕目眩，咽有异物感，吐之不出，咽之不下，经期腹痛，月经不调，婚后久不孕育，脉多沉弦，舌苔薄白等症，治拟顺气散结，可试用半夏厚朴汤。

12. 新生儿呕乳(任亚轩医案)

王某之女，生后25天。1991年4月20日诊。母述：患儿生后三日出现呕乳，间歇发作，时轻时重，有时呕出陈旧性奶块，至今不愈。某院诊为新生儿幽门痉挛证。用解痉、镇静药疗效不佳，求服中药。诊见：患儿形体消瘦，发育不良，精神萎靡，口唇淡白，小便清，大便五日未行，腹胀未能触及肿块。舌质淡苔白滑，指纹淡红，脉细弱。证属脾虚胃寒，运化失健，阴寒上逆。治宜健脾温胃，理中降逆。予半夏厚朴汤加味：半夏(姜制)6克，厚朴6克，苏叶5克，茯苓6克，干姜2克，党参6克，白术6克，砂仁3克，炒甘草3克。2剂，水煎服，每日1剂。每剂煎取药汁60～80毫升，每次温服15～20毫升，日服3～4次。23日复诊：上药服后大便行，腹胀减，呕乳已愈过半。守方续服2剂而愈。[北京中医，1995(5)：44]

按：脾主运化，胃主受纳，传导得宜，方安无恙。此患儿胎元虚弱，寒从中生，痰湿胎垢中阻，阴寒上逆而呕。方中半夏、厚朴、干姜辛开苦降，化瘀散结；苏叶芳香宣通；砂仁、茯苓和胃化湿止呕；参、术、姜、草理中健脾，振奋中阳。诸药合用共奏健脾和胃，理中降逆之功。气化通调，呕乳自止。

13. 梅核气

张某，女，52岁、半年来咽部似有所塞，犹如梅核，如絮如膜。咽不下，咯不出，腹部作胀，有气攻冲，大便秘结，得矢气则舒，苔薄腻，脉沉弦。气机失畅，痰凝气滞，化痰导滞为主，半夏厚朴汤加枳实9克、姜竹茹9克、莱菔子9克、全瓜蒌12克、生甘草1.5克，2剂后咽部阻塞感消失，精神好转。

14. 胃脘痛

谢某，男，21岁，脘痛牵引两胁，胸闷嗳气频频，纳谷乏味，口渗清涎，脉象弦滑，舌苔薄腻。病起肝郁气滞，痰湿内阻，胃失和降，拟半夏厚朴汤损益，姜半夏1钱半、制厚朴6分、云茯苓4钱、苏叶1钱半、大麦芽4钱、炒枳壳1钱半、新会皮1钱半、粉甘草8分。服上方2剂后，脘痛大减，惟负重力屏气后又致胸闷且痛，原方加竹茹3钱，红枣4枚，2剂后愈。

15. 眩晕

徐某，男，46岁，头晕，目眩，耳鸣，作泛呕吐2天，视物旋转，头不能转侧，动则眩晕更甚，不思食，食入作泛呕吐。西医诊断为梅尼埃综合征。中医会诊，除上述症状外，观形体稍胖，闭目怕睁，时有干恶，苔白腻，舌质稍

胖淡，脉弦滑。拟下气消痰，降逆和胃，佐平肝熄风。取半夏厚朴汤加减：制半夏10克，川厚朴10克，云茯苓10克，老苏梗10克，珍珠母（先煎）30克，双钩藤（后入）15克，代赭石（先煎）15克，广皮5克，炒苍术10克，建泽泻10克，5剂。服3剂后，自觉眩晕好转，能进些饮食，5剂毕，行动自如。

16. **胃脘痛、头痛案**（胡希恕医案）

患者，女，40岁，平时情绪低沉，胃胀痛难受，打呃则舒，时有恶心，咽中难受有异物感，睡觉翻身时胃中有振水声，饮食减少，疲乏无力，口中时有甜味，白天口水多，晚上口干，大便稀不成形，舌质淡，苔薄白湿滑，经常头痛，睡眠差。西医诊断：胃炎，神经性头痛，服药无效，辨六经为太阳太阴合病，辨方证为半夏厚朴汤合吴茱萸汤方证，处方：法半夏12克，厚朴10克，茯苓15克，苏叶6克，吴茱萸6克，党参10克，生姜3片，红枣4枚。5剂，水煎服，每日1剂。药后显效，再给7剂，病已去大半。

按：胃中有振水声，饮食减少，疲乏无力，白天口水多，大便稀不成形，舌质淡，苔薄白湿滑，为太阴里虚寒致痰饮内停之证；咽中难受有异物感，胃胀痛难受，打呃则舒，示痰气郁滞，为外邪里饮之半夏厚朴汤方证。头痛、时有恶心，胃中有振水声，为太阴病之吴茱萸汤方证，胡老常以吴茱萸汤治疗因寒饮冲逆所致恶心、呕吐涎沫及头痛者，综合本病为半夏厚朴汤合吴茱萸汤方证，六经及方证辨证准确，效如桴鼓。

17. **咳嗽案**（冯世纶医案）

王某，男，37岁，患者主诉：反复咳嗽近半年。近半年来反复因受凉后易出现咳嗽，咯少量白黏痰，时有少量黄痰，不易咯出，伴咽痒，有时咽痛，经诊断为“慢性咽炎、支气管炎”，经常给予中西药物治疗症状缓解，但反复发作，就诊时见：受凉后咳嗽、咯少量白黏痰，咽痒，轻微咽痛，无鼻塞及流涕，无恶寒及发热，口中和，纳可，二便调，舌质淡苔薄白稍水滑，舌尖红，脉沉。辨六经为太阴太阳阳明合病，辨方证为半夏厚朴汤加桔梗薏苡仁甘草杏仁枇杷叶方证。处方：清半夏15克，厚朴10克，茯苓12克，苏子10克，桔梗10克，薏苡仁18克，杏仁10克，炙甘草6克，炙枇杷叶10克，生姜15克。7剂，水煎服，每日1剂。咳嗽及咯痰均已，且复诊两个月未见复发。

按：反复咳嗽及咯白黏痰，舌质淡苔薄白稍水滑，脉沉为太阴里虚寒挟饮证；受凉诱发及咽痒为痰饮、气机郁滞于喉部所致；有时有黄痰，舌尖红为痰气郁结致郁热内生，故辨六经为外邪里饮的太阳太阴阳明合病，辨方证为半夏厚朴汤加桔梗薏苡仁甘草杏仁杷叶方证。方中半夏、茯苓祛湿化痰，厚朴、苏子降气化痰，生姜解表，加杏仁、炙枇杷叶加强止咳化痰之力，桔梗、炙甘草、薏苡仁清热祛痰、利咽，全方共奏降逆止咳化痰、清热利咽之功。

【现代运用】

若气郁较甚者，可酌加香附、郁金助行气解郁之功；胁肋疼痛者，酌加川楝子、延胡索以疏肝理气止痛；咽痛者，酌加玄参、桔梗以解毒散结，宣肺利咽。该方临床常用于癔病、胃神经官能症、慢性咽炎、慢性支气管炎、食道痉挛等属气滞痰阻者。

甘麦大枣汤

【方剂组成】

甘草三两（9克），小麦一升（15克），大枣十枚

【方药用法】

水煎服。上三味，以水六升，煮取三升，温分三服。

【方证释义】

养心安神，和中缓急。脏躁一证是指五脏功能失调所致。本方所治证系因忧思过度，心阴受损，肝气失和所致。心阴不足，心

失所养，则精神恍惚，睡眠不安，心中烦乱；肝气失和，疏泄失常，则悲伤欲哭，不能自主，或言行妄为。治宜养心安神，和中缓急。方中小麦为君药，养心阴，益心气，安心神，除烦热。甘草补益心气，和中缓急(肝)，为臣药。大枣甘平质润，益气和中，润燥缓急，为佐使药。三药合用，甘润平补，养心调肝，使心气充，阴液足，肝气和，则脏躁诸证自可解除。

若见阵发性身热，脸赤，汗出，可加麦冬以养心止汗；心烦不眠，可加百合、酸枣仁以养肝宁心；呵欠频作属于心肾两虚者，可加山萸肉、党参以补养心肾。痰火内盛之癫狂症不宜使用。

【主治病证】

脏躁。症见精神恍惚，常悲伤欲哭，不能自主，心中烦乱，睡眠不安，甚则言行失常，呵欠频作，舌淡红苔少，脉细微数。

【历代名医方论】

《金匮要略论注》：小麦能和肝阴之客热，而养心液，且有消烦利溲止汗之功，故以为君。甘草泻心火而和胃，故以为臣。大枣调胃，而利其上壅之燥，故以为佐。盖病本于血，心为血主，肝之子也，心火泻而土气和，则胃气下达。肺脏润，肝气调，躁止而病自除也。补脾气者，火为土之母，心得所养，则火能生土也。

《孙氏医案》：表嫂孀居二十年矣。右瘫不能举动，不出门者三年，今则神情恍惚，口乱语，常悲泣。诘其故，答曰：自亦不知为何故也。诊之，两寸脉短涩，以石菖蒲、远志、当归、茯苓、人参、黄芪、白术、大附子、晚蚕沙、陈皮、粉草，服四帖，精神较好于前，但悲泣如旧，夜更泣。予思仲景大枣小麦汤，正与此对。即与服之，两帖而瘳。方用大枣十二枚，小麦一合，大甘草(炙过)三寸，水煎饮之。

《中医杂志》：本方治疗歇斯底里精神发作25例，主要症状为：神态恍惚，无故悲伤，哭泣叫嚷吵闹，躁扰不宁，夜卧不安等。治疗后均获痊愈。

《金匮要略心典》：五志生火，动必关心，脏阴既伤，穷必及肾也。小麦为肝之谷，而善养心气；甘草、大枣甘润生阴，所以滋脏器而止其躁也。

《血证论》：三药乎和，养胃生津化血；津水血液，下达子宫，则脏不燥，而悲伤太息诸证自去。此与麦门冬汤滋胃阴以达胞宫之法相似，亦与妇人乳少催乳之法相似。乳多即是化血之本，知催乳法，则知此汤生津液润燥之法。

王子接《绛雪园古方》：甘草小麦大枣汤，甘草三两，小麦一升，大枣一枚。上三味，以水六升，煮取三升，温分三服。小麦，苦谷也。《经》言心病宜食麦者，以苦补之也。心系急则悲，甘草、大枣甘以缓其急也，缓急则云泻心，然立方之义，苦生甘是生法，而非制法，故仍属补心。

《针灸甲乙经、伤寒论金匮要略、温病条辨精译》：甘草小麦大枣汤，组成：甘草三两，小麦一升，大枣十枚。用法：以上三味药，用水六升，煮取三升，分三次温服。亦可补脾气。妇人咳清痰、吐涎沫，医生误用攻下法，导致心下痞满，治疗应当先治吐涎沫，用小青龙汤治疗。待涎沫症状消失，再治痞满，用泻心汤治疗。

《中华医方精选辞典》：方中小麦养心安神；甘草补脾胃，养心气；大枣补中益气，生津润燥。三药合用，甘润平补，共奏养心神，润脏燥之功。

《马大正中医妇科医论医案集》：甘草小麦大枣汤，这是治疗“妇人脏躁，时悲伤欲哭，象如神灵所作，数欠伸”的方剂。药仅三味，即甘草、大枣和小麦。

《古今图书集成医部全录》：甘草小麦大枣汤金匮，治妇人脏躁，喜悲伤欲哭，象如种灵所作，数欠伸。甘草三两，小麦一升，大枣十枚。右三味，以水六升，煮取三升，温分三服，亦补脾气。一方云，产前产后皆可。

《医宗金鉴》：妇人藏躁，喜悲伤欲哭，象

如神灵所作，数欠伸，甘麦大枣汤主之。按：甘草小麦大枣汤，方义未详，必是讹错。

注：藏，心藏也。心静则神藏。若为七情所伤，则心不得静，而神燥扰不宁也。故喜悲伤欲哭，是神不能主情也。象如神灵所凭，是心不能神明也，即今之失志癫狂病也。数欠伸，呵欠也，呵欠顿闷，肝之病也，母能令子实，故证及也。甘草小麦大枣汤方，甘草三两，小麦一升，大枣十枚。上三味，以水六升，煮取三升，温分三服。亦补脾气。"

《中医大辞典》：甘草小麦大枣汤，《金匮要略》方。又名甘麦大枣汤。甘草三两，小麦一升，大枣十枚。水煎，分三次服，功能养心安神，和中缓急。治妇人脏躁，喜悲伤，欲哭，数欠伸。方中以小麦味甘微寒，养心气而安心神为君；以甘草和中缓急为臣；以大枣补益中气，并润脏燥为佐使。三药合用，甘润滋养，乎躁缓急，为清补兼施之剂。

《中医百家方论荟萃》：本方甘草解毒、解痉、抑胃酸分泌，祛痰，有类肾上腺皮质激素样作用，可引起钠潴留而发生水肿及血压升高；小麦含淀粉、蛋白质、脂肪、钙、磷、铁及乙族维生素，有营养功效，大枣含蛋白质，糖类、多种氨基酸、胡萝卜素、核黄素、抗坏血素、微量钙、磷、铁等化合物，有滋养、镇静、增强肌力和保肝作用。

徐忠可《金匮要略论注·卷二十二》：认为小麦能和肝阴之客热，而养心液，且有消烦利溲止汗之功，故以为君。甘草泻心火而和胃，故以为臣。大枣调胃，而利其上壅之燥，故以为佐。盖病本于血，心为血主，肝之子也，心火泻而土气和，则胃气下达。肺脏润，肝气调，燥止而病自除也。补脾气者，火为土之母，心得所养，则火能生土也。

尤怡(《金匮要略心典·卷下》)：认为脏躁，沈氏所谓子宫血虚受风，化热者是也。血虚脏躁，则内火扰而神不宁，悲伤欲哭，有如神灵，而实为虚病。前《五脏风寒积聚篇》所谓邪哭使魂魄不安者，血气少而属于心也。数欠伸者，经云：肾为欠为嚏，又肾病者，善伸数欠，颜黑。盖五志生火，动必关心，脏阴既伤，穷必及肾也。小麦为肝之谷，而善养心气；甘草、大枣甘润生阴，所以滋脏气而止其燥也。

吴谦(《医宗金鉴·订正仲景全书》)：认为脏，心脏也，心静则神藏。若为七情所伤，则心不得静，而神躁扰不宁也，故喜悲伤欲哭，是神不能主情世：象如神灵所凭，是心不能神明也，即今之失志癫狂病也：呵欠伸，呵欠也，呵欠顿闷，肝之病也。母能令子实，故证及也。

唐容川(《血证论·卷八》)：认为三药平和，养胃生津化血。津水血液，下达子脏，则脏不燥，而悲伤太息诸证自去。此与麦门冬汤滋胃阴以达胞室之法相似，亦与妇人乳少催乳之法相似。乳多即是化血之本，知催乳法，则知此汤生津润燥之法。

《金匮要略译释》：认为妇人脏躁，谓妇人血虚，子脏干燥也。经云：或有忧惨，悲伤多嗔，此皆带下，非有鬼神。今妇人脏躁，悲伤欲哭，象如神灵所作，此病属带下，非有鬼神所凭也。《内经》云：肾为欠，又阳引而上，阴引面下，阴；阳相引，故数欠，数欠伸者，此肾虚阴阳相引也，甘麦大枣汤，交阴阳安魂魄，故主之也。

余公侠：认为《金匮要略》甘麦大枣汤条原文，除"悲伤""数欠伸"两个症状以外，没有举出其他症状。若单凭这两个症状是很难获效的。必须在"象如神灵所作"上领会它的精神实质。脏躁之"脏"，当指"五脏"。甘麦大枣汤中，生甘草能生律液，缓急迫，又能养胃，小麦养心血，除烦热，又舒肝郁；大枣补心健脾，生津润肺。本方治脏躁是有相当疗效的，唯须长期服用。于方中加当归、白芍、茯神，枣仁、龙齿、牡蛎，柏子仁等药，比原方的疗效更显著。

李兴培：认为甘草小麦大枣汤临床应用十分广泛，可用于治发热，布鲁菌病、肿胀、消化系、心血管系、血液系，脑血管系。神经精神系疾病、关节痛，颈椎综合征、月经不调、经前紧张症、更年期综合征、更年期高血压、妊娠头痛、产后发热、出汗，惊悸、失眠、精神病、遗尿、夜啼，小儿癫痫、手足颤抖、小儿汗证等有效。且只要未兼实满，亦无高血压及水肿，甘草可大剂应用，方中甘草用量达 15 克以上是提高疗效的关键。

宋乃光：认为对甘麦大枣汤疗效的评价，大致有三种意见。第一种认为其治脏躁无故悲伤有特效，例如《医宗金鉴》和《金匮要略今释》等。第二种是既肯定甘麦大枣汤治脏燥病有疗效，又强调必须配伍以其他方药。持这种观点者多为近、现代的一些医者。如恽铁樵《汉方新解》认为临床应视具体病情将甘麦大枣汤与柴胡桂枝干姜汤、桂枝茯苓丸、苓桂术甘汤、泻心汤等方合用，才是拔本的方法，施今墨亦以之与百合地黄汤、黄连阿胶鸡子黄汤、柴胡加龙骨牡蛎汤相配治脏躁，与半夏秫米汤、百合知母汤、生铁落饮相配治失眠；黄文东以之与郁金、菖蒲、胆星、铁落、夜交藤相配治疗属于郁证的精神分裂症等；朱小南认为脏躁属于肝病范围，甘麦大枣汤加茯神、远志、柏子仁、酸枣仁、炒百合等效果较好。第三种是认为甘麦大枣汤治脏躁病无效，如周氏搜集 50 例悲伤欲哭病人（经临床诊断属于癔症者占半数以上，其余为抑郁症者），每一例均予甘麦大枣汤煎服，不用其他任何中西药，无一例取得效果。总的来说，本方原方应用者少。加味应用者多；原方使用，有效的少，无效的多。本文调查结果，334 例中只有 30 例使用原方取效者，占 9%，究其原因，约有以下几方面。其一，中医病案记载中历来是成功的个案记载多，失败病案记载少，较多例数的统计分析少。这就为客观评价古方疗效带来了困难。因此，所谓“治脏躁病特效”只是一种模糊的、主观的认识。其二，使用本方大量是加味的情况（占 76%），实际上已失去了甘麦大枣汤的原来面目，夸大了本方的疗效。其三，脏躁的发生，历来认为是营阴不足而致，因此历代都推崇甘润缓急的甘麦大枣汤，且加大其剂量（小麦用至 200 克以上），然而单用见效甚微。近年对脏躁病进行辨证施治，如同氏以甘麦大枣汤分别加入清养胃阴、柔肝养血、调气活血、宁心安神、化痰缓急和中，取得蛮好效果。更有治脏躁不以甘麦大枣汤者，如吴氏以活血化瘀之柴附桃红四物汤为主治 40 例脏躁，疗效 100%；李氏以逍遥散合温胆汤治 50 例脏躁亦取得满意效果；颜氏总结出疏肝调气、清热泻火、益气养血、利湿化痰四法治脏躁，效果很好。这些都说明以往对脏躁的辨证施治重视得不够，因此无论在教科书上或临床上对脏躁一律使用甘麦大枣汤的说法和做法都应该纠正。

雷蕴瑛：认为癔病性黑矇症，似中医的“暴盲”。多由情志因素而致，我们选用《金匮要略》治脏躁症之名方甘麦大枣汤加味治之，疗效较好。方中主以甘草和中缓肝急，辅之小麦、大枣养心气；加柴胡、枳壳、茺蔚子以增疏肝解郁明目之功。另外需配合语言开导。

【医案举例】

1. 严重失眠症

杨某某，48 岁，家庭妇女。心慌，呼吸急促、发喘，发作性颜面发红，发热，有胸部阻塞感，严重时有被窒息样，伴有严重失眠，已断续发作约一年。一年前月经不规则，量时多时少。自此后上述症状依次发生，尤以经期前后更为明显，经医治无效。体形消瘦，颜面潮红，精神高度紧张，呼吸及说话均表现极度不安，急促非常。心律、心率正常，肺部（－），腹部正常。血压 145/95 毫米汞柱。入院诊断：更年期综合征。用苯巴比妥、三溴、卵巢素等无效。后改用中药甘麦大枣汤每日一剂，方药为：甘草 3～6 克，小麦 30 克，大枣 10 枚。有烦躁不安者，则加酸枣仁或茯神。服至三剂后，症状基本消失，能熟睡 6～7 小时，并可自理生活，服至十二剂后，症状全消出院。（《福建中医药》）

2. 癫痫

赵某某，男，4 岁。半年来几乎每日频繁发作沙眼，咀嚼，双手肌肉小抽搐等动作，每次历时几十秒钟，止后如常。诊断为癫痫小发作。用苯妥英钠后无明显好转。症见颈软，精神不振，问答稍迟缓，舌质淡红，苔薄白，脉弦细。经用甘麦大枣汤加味，五剂后，病情基本停止，再以本方合六君子汤调理获愈。(《浙江中医杂志》)

3. 经闭

王某某，女，35 岁。2005 年 3 月 12 日初诊。患者 19 岁结婚，生育二胎，因在 24 岁分娩第二胎时出血过多，自此月经一直未潮 11 年，伴有头晕目眩，胃中嘈杂，神疲肢倦，腰膝酸软，两颧发红，心悸，夜寐多梦，善太息，舌质淡红，苔薄黄，脉弦细。病由产后失血过多，血虚无以灌注冲任之脉，心火亢盛，脾阴不足，拟甘润滋补以益心脾之法。处方：甘草 10 克，小麦 30 克，大枣 15 枚，每日 1 剂，嘱服半个月。二诊：自诉服上方 10 剂后，月经来潮，腰腹略有胀痛，经色正常，四天月经干净，诸症渐向愈。按前方续服 1 个月。随访 2 年月经按期来潮。

4. 经闭

周某某，女，28 岁。2006 年 4 月 15 日初诊。患者 20 岁结婚，2 年后生育一胎。分娩后经潮 2 次，自后 5 年月经未潮，经多方医治罔效。形体消瘦，胃纳不佳，四肢倦怠，夜寐多梦，心悸气短，时有盗汗，口燥咽干，颜面午后潮红，舌红少苔，脉弦细而数。脉证合参，为火盛灼津，脾阴暗耗，肝木失养，水亏精伤之候，拟滋阴润燥之法。处方：甘草 15 克，小麦(浮沉各半)60 克，红枣 20 枚，每日 1 剂。嘱服 20 天。二诊：服上药后，夜能安卧，少梦，盗汗止，食欲大启，精神较前好转，余证皆减，但月经未潮，舌质淡红，苔薄白，脉象较前平和，知心肾初交，津液渐复，仍按前方继进半月。三诊：自诉服至第五天月经来潮，腰不痛，腹不胀，月经量多色正，3 天经净，余证皆除。要求再拟一方以求得育，改拟逍遥散加味以善其后。于 2008 年仲冬生一女孩。

5. 抑郁症

李某，女，27 岁。2001 年 4 月 25 日初诊。患者于 1 年前大学毕业后，求职未遂，继之失恋，情绪逐渐低落，郁郁寡欢，常悲伤哭泣，不愿与人交往，甚至一度有自杀念头，曾去多家医院求治，西医诊断为“抑郁症”，用药效果不佳。患者面色暗黄，神情沮丧，胸闷纳差，睡眠欠佳，时有颞侧头痛，咽部痰黏不爽。舌淡苔薄白，脉弦细。此为七情所伤，气机郁滞，心神惑乱，治当养心安神，解郁除烦。予甘麦大枣汤合越鞠丸加减：淮小麦 100 克，大枣 20 克，甘草 10 克，川芎 10 克，香附 6 克，焦栀子 6 克，神曲 15 克，炒枣仁 15 克。水煎服，5 剂。并做心理开导。二诊：服上方后，情绪渐趋稳定，不再哭泣，夜能入睡，但易惊醒，饮食少，仍感困乏。时值月经来潮，诉胸满胁胀，小腹隐隐作痛，舌苔薄黄，脉弦细微数，治当疏肝解郁、养心除烦。予甘麦大枣汤合丹栀逍遥散加减：淮小麦 100 克，大枣 20 克，甘草 10 克，当归 10 克，白芍 15 克，柴胡 15 克，茯苓 10 克，白术 10 克，薄荷 5 克，丹皮 10 克，焦栀子 6 克，夜交藤 20 克。水煎服，3 剂。三诊：药后，患者独自来诊，精神转佳，语言流畅，间有笑容。诉胸闷胁痛消失，饮食增加，但睡眠仍差，多梦易醒。予甘麦大枣汤合酸枣仁汤加减：淮小麦 100 克，大枣 20 克，甘草 10 克，炒枣仁 20 克，知母 10 克，茯苓 10 克，川芎 10 克，龙骨 15 克。水煎服，7 剂。后其母来诉，患者已愈并开始工作。随访至今，未再复发。

6. 肠易激综合征

患者，男，5 岁，2006 年 3 月 5 日初诊。大便溏结不调伴烦躁多动半年。患儿半年前出现大便秘结不解，并有烦躁，纳少，被诊为“功能性便秘”，运用“开塞露”及“乳果糖”后，大便溏稀且不知自禁，改用中药治疗，疗效均不佳，翻阅病历见治疗若用健脾止泻之剂，补中益气、参苓白术之类则大便秘结不出，而选用增液承气、麻子仁丸则大便溏泻不能自制。刻下：大便日 2～3 次，不知自控，便质稀溏，神躁难以配合四诊，纳少。辅助检查：大便常规，质烂色黄，余均正常。查：患儿阴虚体质，毛发枯黄，面色少华，脉细舌淡少苔。拟诊：肠易激综合征。治疗：甘麦大枣汤加百合 12 克，白术 10 克，白芍 10 克，柴胡 3 克。7 剂。3 月 13 日二诊，药后神志转安，已能顺利配合四诊，大便日 1 次，质稍稀，但仍不能自解。守 3 月 5 日方加石菖蒲 8 克，郁金 5 克。4 月 9 日复诊，药后大便已调并能自行解便，神志也安，但近 5 日未解大便。精神症状复作，并有胆怯，肠鸣音减弱，经多方询问父母自幼多向患儿讲述鬼怪故事，并常呵斥患儿。处方：甘麦大枣汤加桔梗 3 克，枳壳 6 克，肉苁蓉 8 克，玉竹 8 克，钩藤 5 克。4 剂。并嘱家长少吓唬、呵斥患儿，以配合治疗。药后精神好转，但夜汗多，守 4 月 9 日方加山楂 6 克，酸枣仁 8 克。7 剂，巩固疗效，并介绍该病特点，希望改变教育方式配合治疗。12 月 25 日因外感前来就诊，得知其间神志安定，病未再作而痊愈。

体会：本例患儿除开排泄功能障碍外，精神心理既是该病的一个重要表现，也是该病加重的重要因素，因此治疗时除用健脾润肠调畅气机对症治疗外，针对真脏不足，躁扰不宁更是治病求本。真脏不足则心主神明失职，肝主疏泄失常，脾主健运失司，营阴失养，脏腑功能受累。甘麦大枣汤甘阴润“躁”，以滋心养肝助脾，则神定、气畅，疾患自除。

7. 尿道综合征

患者，女，10 岁，2006 年 6 月 18 日初诊。反复尿频尿急 3 年余。3 年前因衣物不洁，出现尿道刺激征就诊，确诊“急性尿道感染”，经住院系统抗菌消炎治疗，症状消失，自行出院。2 个月后出现尿频尿急症状进行性加重，其间多方求治，曾运用西药系统治疗，中药方剂缩泉丸、补中益气汤等，病情未见明显改善。刻下：尿频 2～6 次/小时，尿急不能自禁，屡湿着装，无尿痛，尿频尿急仅见于白天，紧张、休息时症状加剧，夜睡多梦，纳少，汗多，大便不调。查：神乏胆怯，脉细舌淡少苔。辅助检查：细菌培养阴性。尿常规：WBC（+++），RBC（+++）。西医诊断：尿道综合征；中医诊断：淋证（劳淋）。治疗：甘麦大枣汤加黄芪 10 克，党参 8 克，山药 10 克，升麻 3 克，丹参 10 克，鱼腥草 10 克。7 剂，水煎服，日 1 剂。6 月 26 日二诊，尿频尿急明显好转，尿频 1～2 次/小时，余症已稍有转佳，但尿常规无变化，守上方加益智仁 8 克，百合 10 克。药后尿频尿多症状消除，精神健旺，尿常规 WBC（+），RBC（+），守 6 月 26 日方，去鱼腥草加芡实 10 克，并嘱药后复查。8 月 15 日症状消除，尿常规阴性，临床治愈。

体会：本例患儿因正虚邪恋，病程旷日持久，严重影响其正常生活学习，家长及外界环境压力致使其“心病”。主要表现在神怯和疾病随精神状况加剧，其病在少阴，在上则心神不宁精神症状明显，在下则肾失固藏，心肾不交，故尿频尿多。陈念祖在其《金匮要略论注》对甘麦大枣汤的阐述颇为精妙：“麦者，肝之谷也，其色赤，得火色而入心；其气寒，秉水气而入肾，其味甘，具土味而归脾胃。又合甘草大枣之甘，妙能联上下水火之气而交会于中土也。”故能获效。

8. 感染后脾虚综合征

患者，女，4 岁，2005 年 11 月 23 日初诊。夜睡汗多、食欲缺乏、神倦 7 天。患儿于 7 天前因支气管肺炎入院治愈出院，但出现夜睡头项背部汗多，多为冷汗，睡寐则出，醒则止，并有纳少，烦躁。查：眼睑白，面白少华，神倦，脉细，舌淡苔薄白。血常规：Hb90 克/升。拟诊：感染后脾虚综合征。处方：甘麦大枣汤加浮小麦 15 克，酸枣仁 10 克，炙黄芪 10 克，布渣叶 8 克。3 剂。11 月 28 日药后盗汗明显减少，面色、舌脉未见明显改变，守上方加山药 10 克，7 剂。12 月 10 日复诊，药

后汗止、精神转佳，夜睡好，纳好，面色转润，以健脾益气口服液巩固疗效而愈。

体会：该病例感邪愈后以汗症为主症，并伴有神倦纳少等脾虚之症，故可作汗证论治。“汗为心之液”“阳加于阴谓之汗”，因此无论生理汗液还是病理汗症，其产生均与心及阴液和阴阳平衡密切相关。病理的汗多是心液被阳热之气迫而外出，心阴被灼、心阳亦损。因此汗证多伴有心神失养、阳气亏乏的表现。故在小儿汗证中多以甘麦大枣汤为基础加入浮小麦敛汗益气，甘麦大枣汤既补脾益气又滋养心液以固汗源，标本互助相得益彰。因此不论是感染后脾虚综合征还是反复呼吸道感染缓解期，若以该方为基础加味多可取效。

9. 脏躁

患者，女，36 岁，农民，1996 年 12 月 27 日来门诊。患者已生三胎，一向勤劳治家，由于家庭负担过重，终日苦闷不安，开始睡眠不实，渐至失眠。1995 年 7 月，遂精神失常，哭笑无度，以后即高歌跳舞，裸衣脱裤，不避亲疏，由其亲戚代诉未了，其即赤身唱舞。诊其舌红苔少，脉细数，证系思虑过度、心阴受损之脏躁，拟养心安神、甘润滋阴法，处方：小麦 50 克，甘草 30 克，大枣 20 克，百合 15 克，柏子仁 15 克，投药 10 剂，嘱带药回家。1997 年 1 月 17 日二诊：前症大减，一切近似常人，但有时仍喃喃自语，续原方 10 剂，随访至今，未见复发。

按：脏躁，多由忧思过度，心阴受损，脏阴不足，神不守舍而引起的一种神志疾患。《内经》云，“心病者，宜食麦”。本例实乃思虑过度，心血暗耗，神不守舍所致脏躁，故以大剂量小麦之甘平养心缓急，守方守法而收功。

10. 更年期综合征

患者，女，49 岁，银行职员，1995 年 4 月 14 日应诊。患者正产两胎，人流 5 次，已行绝育术。1992 年 7 月起，月经时前时后，量时多时少，潮时心烦不安，头昏心悸、神疲耳鸣、多梦纷纭、彻夜难眠，经当地医院诊为更年期综合征，打针吃药不见好转，经沙市等医院诊治，亦时好时犯。现彻夜失眠，心烦不安，情绪易激动，甚则无故哭泣，多汗口干，大便干结。刻诊：体瘦身小，情绪急躁，舌红少苔，脉细滑，证系脏阴不足，肝肾两亏之更年期综合征，拟养阴安神，滋阴养血，补益肝肾为法，药用：小麦 100 克，大枣 50 克，甘草 50 克，黑芝麻 30 克，制首乌 20 克，山茱萸 20 克，枣仁 5 克，柏子仁 15 克，太子参 20 克，紫石英（先煎）5 克，投药 6 剂而愈。

按：更年期综合征属中医内伤虚证，五志化火而成。本例正产、人流达 7 次之多，复行绝育术，其冲任损伤、肝肾两亏是其本，由于数伤于血，更使肝失濡养而致脏阴不足。但治火不宜清降，而宜甘润滋养。尤在泾《金匮心典》中说，“小麦为肝之谷，而善养心气，甘草、大枣甘润生阴，所以滋脏气而止其燥也。”

11. 顽固性失眠

患者，男，34 岁，农民，1996 年 2 月 7 日来门诊。患者长期失眠达 13 年之久，经当地医院、武汉市等多家医院诊为神经衰弱、自主神经功能紊乱、神经官能症等，西药治疗毫无转机，中西药不知吃了多少，总不见效，经人介绍，余善治疑难杂症，慕名求医，刻诊：头昏、喜自汗、彻底不眠、越睡越烦、白天嗜睡，但易惊醒，舌红少苔，脉细弦数，证系肝肾阴虚之不寐，拟滋养肝肾，养心安神法，药用：小麦 100 克，大枣 100 克，甘草 50 克，远志 15 克，柏子仁 5 克，枣仁 15 克，枸杞子 15 克，投药 7 剂告愈。

按：阳入于阴则寐，阴入于阳则寤，失眠症多因阴阳失调和紊乱，造成气阴两虚，本例脉证符合甘麦大枣汤主治要点，故用之得心应手。

【现代运用】

甘麦大枣汤适用于治疗脏躁、癔症、更年期综合征等属心阴不足、肝气失和者，均宜用之。临床上以悲伤欲哭，精神恍惚，不能自主，烦躁等症为用药要点。

温经汤

【方剂组成】

吴茱萸三两(9克)，当归二两(6克)，芍药二两(6克)，川芎二两(6克)，人参二两(6克)，桂枝二两(6克)，阿胶二两(6克)，牡丹皮(去心)二两(6克)，生姜二两(6克)，甘草二两(6克)，半夏半升(6克)，麦冬(去心)一升(9克)

【方药用法】

古代用法：上十二味，以水一斗，煮取三升，分温三服。

现代用法：水煎服，阿胶烊冲。

【方证释义】

本方证因冲任虚寒，瘀血阻滞所致。冲为血海，任主胞胎，二脉皆起于胞宫，循行于少腹，与经、产关系密切。冲任虚寒，血凝气滞，故少腹里急、腹满、月经不调、甚或久不受孕；若瘀血阻滞，血不循经，加之冲任不固，则月经先期、或一个月再行，甚或崩中漏下；若寒凝血瘀，经脉不畅，则致痛经；瘀血不去，新血不生，不能濡润，故唇口干燥；至于傍晚发热、手心烦热为阴血耗损，虚热内生之象。本方证虽属瘀、寒、虚、热错杂，然以冲任虚寒，瘀血阻滞为主，治当温经散寒，祛瘀养血，兼清虚热之法。方中吴茱萸、桂枝温经散寒，通利血脉，其中吴茱萸功擅散寒止痛，桂枝长于温通血脉，共为君药。当归、川芎活血祛瘀，养血调经；丹皮既助诸药活血散瘀，又能清血分虚热，共为臣药。阿胶甘平，养血止血，滋阴润燥；白芍酸苦微寒，养血敛阴，柔肝止痛；麦冬甘苦微寒，养阴清热。三药合用，养血调肝，滋阴润燥，且清虚热，并制吴茱萸、桂枝之温燥。人参、甘草益气健脾，以资生化之源，阳生阴长，气旺血充；半夏、生姜辛开散结，通降胃气，以助祛瘀调经；其中生姜又温胃气以助生化，且助吴茱萸、桂枝以温经散寒，以上均为佐药。甘草尚能调和诸药，兼为使药。诸药合用，共奏温经散寒、养血祛瘀之功。

【主治病证】

妇人年五十所，病下利数十日不止。暮即发热，少腹里急，腹满，手掌烦热，唇口干燥，何也？师曰：此病属带下，何以故？曾经半产，瘀血在少腹不去。何以知之？其证唇口干燥，故知之，当以温经汤主之。亦主妇人少腹寒，久不受胎，兼取崩中去血，或月水来过多，及至期不来。

【历代名医方论】

《备急千金要方》：治崩中下血，出血一斛，服之即断，或月经来过多，或过期不来。

《古方药囊》记载了温经汤的运用范围：妇人腹胀，手足发热，唇燥或裂者；或因下利数日不止者；或有月经不调，或闭经，或月经量过多者；或因寒证久不妊娠者；寒证头痛，月经不调者，皆宜。

徐彬《金匮要略论注》：药用温经汤者，其证因半产之虚而积冷气结，血乃瘀而不去。故以归、芍、芎调血，吴茱、桂枝以温其血分之气而行其瘀。肺为气主，麦冬、阿胶以补其本。土以统血，参、甘以补其虚，丹皮以去表热。然下利已久，脾气有伤，故以姜、半正脾气。名曰温经汤，治其本也。惟温经，故凡血分虚寒而不停者，皆主之。

《金匮要略心典》：妇人年五十所，天癸已断而病下利，似非因经所致矣。不知少腹旧有积血，欲行而未得遽行，欲止而不能竟止，于是下利窘急，至数十日不止。暮即发热者，血结在阳，阳气至暮，不得入于阴，而反浮于外也。少腹里急腹满者，血积不行，亦阴寒在下也。手掌烦热病在阴，掌亦阴也。唇口干燥，血内瘀者，不外荣也。此为瘀血作利，不必治利，但去其瘀而利自止。吴茱萸、桂枝、丹皮入血散寒而行其瘀，芎、归、芍药、麦冬、阿胶以生新血，人参、甘草、姜夏以正脾气。盖瘀久者荣必衰，下多者脾必伤也。

《金匮要略释义》：温经汤中以吴茱萸、生

姜、桂枝温经暖宫，阿胶、当归、川芎、芍药、丹皮和营祛瘀，麦冬、半夏润燥降逆，甘草、人参补益中气。此为养正祛邪方剂，适用于老年妇女因瘀下利，日久不愈；及妇人腹寒不孕，月经不调等症。

刘渡舟：温经汤的治疗如春天的气候是温和而流畅，它不同于附子汤的治疗如夏日炎炎而以流火灼金为能事。温应作“和”字讲，应是温和经水的方子。

【医案举例】

1. 刘渡舟医案

张某，女，40岁。月经淋沥不止，经中夹血块，色暗而少腹冷痛，兼白带，腰腿发酸，周身无力，面色黄白，手心发热，唇口干燥。舌质淡嫩，苔白而润，脉沉弦无力。此乃肝血不濡，胆气不煦，冲任不固之证。冲任不固，故月经淋沥不止；肝血不足，则唇口干燥；胆气不煦，则少腹冷痛；腰腿发酸、周身无力、面色黄白乃气血不足之象。方用温经汤治疗。遂处方：吴茱萸9克，桂枝9克，当归9克，川芎9克，白芍9克，阿胶9克，丹皮9克，麦冬30克，半夏9克，党参9克，炙甘草9克，生姜9克。

患者六剂过后，月经即止，其他症状好转，惟白带仍多。改方当归芍药散以养血调肝，健脾化湿。遂处方：当归10克，白芍12克，川芎6克，白术20克，茯苓12克，泽泻12克。

运用当归芍药散时，川芎用量宜小，因其为血中气药，味辛走窜。患者服此药三剂后，病愈。

2. 月经量多

李某，女，32岁，已婚。1998年6月23日初诊。自诉行经第7日经水尚未彻底干净即洗冷水澡。浴后经量逐渐增多。次日血量明显增加，以致行走不便，自服云南白药、肌注安络血、黄体酮等均无效。症见月经量多、色暗红、质稀，无血块。妇科检查子宫、附件未见异常。刻诊：素感心烦口渴，心悸怯冷、舌质淡红、苔白、脉沉细弱。辨证属冲任受寒，瘀血阻滞，血不归经。以温经汤加味，处方：桂枝6克，吴萸10克，川芎10克，当归炭15克，白芍10克，丹皮10克，生姜6克，半夏10克，麦冬10克，党参10克，阿胶6克，炙草6克，升麻炭10克，三七参3克，蒲黄炭10克，生地炭10克，熟地炭10克。服1剂后，血量明显减少。3剂尽服，月经停止。随访2个月，月经正常。[王彩清．温经汤在妇科病中的临床应用体会.四川中医，2008，26(6)：82-83]

3. 不孕症

温经汤是助孕方，适用于无排卵、经量少、月经周期紊乱者的不孕症。日本医家大塚敬节与矢数道明经验：适用温经汤的不孕妇女，大多伴有手掌皮肤干燥角化等，摩擦后沙沙地响，容易裂口或有毛刺。笔者经验，温经汤治不孕，3月为一疗程，通常需要1～3疗程。怀孕后可停药。体偏胖者，加麻黄、葛根。

邹女，30岁，2012年3月20日初诊。患者备孕一年多未孕，月经周期欠规则，检测促黄体生成素偏高；无优势卵泡。痛经严重。用防风通圣散无效。背部痤疮很多，体毛重。基础体温偏低。处方：生麻黄5克，吴茱萸5克，党参10克，麦冬15克，姜半夏10克，生甘草5克，桂枝10克，白芍10克，当归10克，川芎10克，丹皮10克，阿胶10克，干姜5克，红枣20克。15剂，每剂服用2天。

5月12日二诊：背部痤疮消失，月经基本正常，体温呈双相。原方15剂续服。后怀孕生一男孩。

4. 卵巢早衰

本方适用于部分卵巢早衰患者。血促性腺激素水平升高和雌激素水平降低，临床症状有潮热多汗、面部潮红、性欲低下等。亦适用于更年期表现为外阴萎缩、阴道干涩，伴皮肤干燥、毛发干枯脱落者。

许女，50岁，2019年12月2日初诊。患者身高160厘米，体重44千克，40岁时停经，一年内体重减轻4千克。脱发乏力，阴道干涩，性交困难。食欲不振，腹泻。睡眠多梦，夜尿6～7次。肤色黄暗干枯，憔悴貌，唇暗、干燥，脉弱，脐跳。

处方：吴茱萸5克，党参10克，麦冬15克，姜半夏10克，炙甘草5克，桂枝10克，白芍10克，当归10克，川芎10克，丹皮10克，干姜5克，红枣20克。15剂。

12月23日：体重增加，面色转润。夜尿2～3次，食欲增加。近两日小腹疼，便后肛门下坠感。上方继服30剂。

2020年3月23日：体重52千克，毛发眉毛长出，阴道干涩、腹泻、纳寐均明显改善。

5. 更年期失眠

本方适用于失眠病程较长、渐进；与情绪关系不密切，无精神刺激诱因；伴有月经不调、消瘦、皮肤干枯者。古人说，这种失眠是血不养心、心血不足所致。其实这种所谓的血，就是与月经相关的荷尔蒙。

蒋女，54岁，2019年10月15日初诊。患者停经2年。因阴道炎服用抗生素后失眠复发，睡眠差，烘热，有咽炎咳嗽，食欲可，有反流，大便干结，脸色黄，眼圈黑，脉弱。处方：吴茱萸5克，党参10克，麦冬15克，姜半夏10克，炙甘草10克，桂枝10克，白芍10克，当归10克，川芎10克，阿胶10克，丹皮10克，干姜5克，红枣30克。20剂。

12月3日二诊：服上方睡眠安稳，无需服用安眠药，阴道炎消失，体重增加。

6. 更年期胃肠不适

本方适用于更年期胃肠病，表现为反复腹泻或反复胃痛等。患者年龄多在50－60岁之间，体重下降，常规治疗无效，排除肿瘤，或为慢性肠炎、褐肠病、萎缩性胃炎等。温经汤有止泻止痛、提振食欲、抑制反流、增加体重等功效。因为方中的吴茱萸、人参、生姜就是吴茱萸汤的组成，是止呕良方。麦门冬、人参、半夏、甘草，是麦门冬汤的组成，能治“大逆上气，咽喉不利”，对食欲不振、呕吐者有效。

刘女，55岁，2020年7月22日初诊。身高155厘米，体重44千克。患者绝经后腹泻4年，严重时每日痛泻5～6次。右腹部胀而肠鸣，下肢发凉，头昏，腰酸乏力，食欲差，夜里手心热，夜中2小时醒1次。体重持续下降。体瘦，脸黄，唇干，脉弱。处方：吴茱萸5克，党参15克，麦冬15克，姜半夏10克，炙甘草10克，肉桂10克，白芍10克，当归10克，川芎10克，丹皮10克，阿胶5克，干姜10克，红枣30克。15剂。

9月2日二诊：服药期间腹泻1次，食欲恢复，体重止跌，睡眠改善。继原方15剂。

7. 漏下不止

周某，女，51岁，河北省滦县人。1960年5月7日初诊。患者已停经3年，于半年前偶见漏下，未予治疗，1个月后，病情加重，经水淋沥不断，经色浅，时见少腹疼痛。经唐山市某医院诊为“功能性子宫出血”，经注射止血针，服用止血药，虽止血数日，但少腹胀满时痛，且停药后复漏下不止。又服中药数十剂，亦罔效。身体日渐消瘦，来京诊治。诊见面色白，五心烦热，午后潮热，口干咽燥，大便秘结。7年前曾小产一次，舌质淡红，苔薄白，脉细涩。证属冲任虚损，瘀血内停。治以温补冲任，养血祛瘀，投以温经汤：吴茱萸9克，当归9克，川芎6克，白芍12克，党参9克，桂枝6克，阿胶（烊化）9克，丹皮6克，半夏6克，生姜6克，炙甘草6克，麦冬9克。服药7剂，漏下及午后潮热减轻，继服上方，随证稍有加减。服药20剂后，漏下忽见加重，夹有黑紫血块，血色深浅不一，腹满时轻时重。病患甚感忧虑。诊其脉象转为沉缓，五心烦热、口干咽燥等症大为减轻，即告病家，脉症均有好转，下血忽见增多，乃为佳兆，系服药之后，体质增强，正气渐充而带血行之故。此瘀血不去，则新血不生，病亦难愈，并嘱继服原方6剂，隔日1剂。药后连续下血

块5日，之后下血渐少，血块已无，腹胀痛基本消失。又服原方5剂，隔日服。药后下血停止，惟尚有便秘，但亦较前好转，以麻仁润肠丸调理2周而愈。追访10年，未见复发。［王明五．等．岳美中验案选录．北京中医，1985(1)：7］

按：本案辨证依据有三：一为病史，即7年前曾小产一次；二为冲任虚损，瘀血内停之脉症，如漏下不止，少腹胀满时痛，面色白，舌质淡红，苔薄白，脉细涩；三为阴血不足，虚热内生表现，如五心烦热，午后潮热，口干咽燥，大便秘结等。证属虚、寒、瘀、热夹杂，但以冲任虚损，瘀血内停为主，故投与温经汤原方以温经散寒、养血祛瘀，兼清虚热。病程中漏下忽见加重，夹有黑紫血块，血色深浅不一，腹满时轻时重。病家甚感忧虑。岳老诊其脉象转为沉缓，五心烦热、口干咽燥等症大为减轻，即告病家，脉症均有好转，下血忽见增多，乃为佳兆，继投之连续下血块5日，之后下血渐少，血块已无，腹胀痛基本消失。本案体现了岳老精于辨证、掌控全局的名医风范。

8. 痛经

夏某，女，37岁。患经期少腹疼痛1年余，曾按“子宫内膜异位症”服用西药治疗未效。刻诊：经事愆期而至，经行量少，色紫黯，夹有瘀块，少腹疼痛，连及腰骶部，日夜作痛，难以成眠，少腹部有冷感，喜温畏寒，每次经净后少腹仍持续胀痛周余。舌质淡黯，苔薄白，脉弦细。证属冲任虚寒，瘀血阻滞。治以温经祛寒，养血祛瘀。方用温经汤加减：当归10克，熟地10克，赤白芍各6克，桂枝10克，吴茱萸4克，川芎10克，干姜6克，法半夏8克，丹皮6克，醋香附10克，乌药10克，丹参10克，益母草10克，月月红5朵。5剂。药后适逢经期，其少腹疼痛明显减轻。后以原方略事加减，于每次月经期服方8剂。其经前3剂，常益以桃、红、延胡；经期5剂或加用艾、椒、生芪、续断，均视证情而加减出入。服至5个月，经期调，经行畅，少腹疼痛基本消失。后以汤作丸1料续服，以巩固疗效。［张荣春．张德超老中医应用经方验案举隅．国医论坛，2005，20(2)：10-11］

按：本案痛经年余，辨证为冲任虚寒，瘀血阻滞。故方用温经汤加减，以温经祛寒，养血活血，祛瘀止痛。前人有谓“气为血之帅，气行则血行。”故又取正气天香散方意，而加用香附、乌药理气调经。如此气得行，瘀血去，则痛经自愈。

9. 前列腺炎

阎某，男，62岁。1964年8月7日初诊。患者会阴部胀痛3月余，伴有排尿困难、尿频尿痛等症。入院经直肠指诊，前列腺充血增大、压痛，诊为“前列腺炎”。中西医治疗月余不效，邀余诊之。诊见：形体消瘦，情绪低沉，脉沉而细，舌淡苔白。自诉：会阴部隐痛不休，痛引少腹，腰酸重。每与热水坐浴，少得舒适。辨此为下焦虚寒，瘀血阻滞。吴茱萸9克，当归12克，生白芍9克，川芎6克，党参15克，桂枝9克，阿胶（烊化）10克，丹皮6克，麦冬9克，半夏6克，生姜9克，炙甘草6克。水煎服。服用5剂，诸痛大减，精神好转，又拟上方与“当归生姜下肉汤”二方各取五剂，此症渐愈。（门纯德．名方广用．重庆：科学技术文献出版社重庆分社，1990）

按：关于前列腺炎的治疗，往往多用、久用甚至误用清热解毒方药和抗生素，易致下焦虚寒，瘀血阻滞。治宜温经散寒、养血祛瘀，温经汤用治可获佳效。温经汤历来奉为妇科之专方，本案提示我们，无论妇科还是男科，只要具备冲任或下焦虚寒，瘀血阻滞证机均可运用，不可印定眼目。

【现代运用】

现代药理研究表明，温经汤作用于下丘脑-垂体-卵巢性腺轴，对内分泌异常具有双向调节作用，并能改善血液流变，降低血黏度，改善末梢血液循环以及子宫及周围组织的生理效应，促进新陈代谢，促进造血，镇痛，等等。可以说，温经汤是“天然的雌激素”，可用于治疗痛经、绝经期疾患、乳腺增生、月经失调、不孕等病症。此外，温经汤还可以治疗功能性子宫出血、不育症、子宫内膜异位症、甲亢、类风湿关节炎、颈椎病、前列腺炎、经期后延、小腹部冷、月经量少色黑等病症。对于痤疮满脸，局部皮肤干燥，疮体平塌、细小、色暗，服清热药加剧，且多伴有月经量少或稀发，或无排卵等症状的患者，温经汤亦适用。

土瓜根散

【方剂组成】

土瓜根（王瓜根）、芍药、桂枝、䗪虫（土鳖虫）各三两（各 9 克）

【方药用法】

上四味，杵为散，酒服方寸匕，日三服。

【方证释义】

妇女月经不能按期而至或经行不畅利，有属虚实之异，如果伴少腹胀满疼痛者，则多与血瘀气滞有关。由于瘀血阻滞胞宫，冲任失调，亦可一个月出现两次月经。然而不管是月经按期不至，还是经水不畅，或是一个月出现两次月经，总由血瘀所致。故当行瘀通经，用土瓜根散主治。对本条总的病机，诸家一致认为是血瘀为患，但对“经水不利”的具体含义，注家则有歧义。有的解作月经不能按期而至，如徐忠可、黄元御等；有的释为经行不畅利，如尤在泾、高学山等；黄树曾则认为经水既不能准时而至且又不爽利。三说各有其理，然而根据本证的病机，并结合临床实际，似以黄树曾之见更为全面。此外，对“经一月再见”亦略有分歧，不少注家均从一月出现两次月经解，惟吴谦认为“再”当作“不”字。二说各有所据，但从训诂学角度看，吴谦之说尚觉依据不足。

方中土瓜根，又名王瓜根，性味苦寒，功能破血消瘀，用作主药；䗪虫咸寒，有毒，也能逐瘀破结，故为辅药；桂枝温通血脉，芍药通痹调营，共为佐使药。四药合用，共奏破瘀行血，调营通经之效。用酒送服上药，取之能协桂枝温行血脉，以助药力。本方还可用于阴颓肿，因其多与血瘀气滞有关，故可异病同治。然“阴颓肿”究为何病，注家多未详指。近世注家约有三种解释，一种注释为“阴器颓肿”，即在男为疝，在女为子宫脱垂，如杨百茀主编的《金匮集释》；一种解为“男子阴器与少腹相连急痛之证”，如何任主编的《金匮要略校注》；一种释作“男妇前阴部位有如卵状的包块”，如杜雨茂等编著的《金匮要略阐释》。根据《本草纲目》鲮鲤条引摘玄方“妇人阴颓，硬如卵状”的记载，以及《汤本求真》所云：“阴颓即鼠蹊阴囊阴唇部之假性肿瘤是，男女俱有之”，似与杜氏之说较为接近。

【主治病证】

带下，经水不利，少腹满痛，经一月再见者，土瓜根散主之。

【历代名医方论】

《金匮玉函经二注》：土瓜根者，能通月水，消瘀血，生津液，津生则化血也；芍药主邪气腹痛，除血痹，开阴寒；桂枝通血脉，引阳气；䗪虫破血积，以消行之，非独血积冲任者有是证，肝藏血，主化生之气，与冲任同病，而脉循阴器，任、督脉亦结阴下，故皆用是汤治之。

《张氏医通》：土瓜根，黄瓜根也，往往以栝楼根代用，考之《本经》，栝楼根性味虽同苦寒，而无散瘀血，通月闭之功，此治虽专，故以桂、䗪弼之，芍药监之，与旋覆花汤之用新绛不殊。

《金匮要略浅注》：土瓜，即王瓜也，主驱热行瘀；佐以䗪虫之蠕动逐血，桂、芍之调和阴阳，为有制之师。

尤在泾《金匮要略心典》：妇人经脉流畅，应期而至，血满则下，血尽复生，如月盈则亏，月晦复出也，惟其不利，则蓄泄失常，似通非

通，欲止不止，经一月而再见矣，少腹满痛，不利之验也。治宜活血祛瘀通经，方用土瓜根散使瘀血去，则月经自调。阴㿗肿，盖指男女前阴部囊性肿物，为瘀血所致者，可用土瓜根散活血祛瘀消肿。

徐忠可《金匮要略论注》：带下，即前所谓此皆带下，非专指赤白带也。盖古人列妇人因经致病，凡三十六种，皆谓之带下病，故此节冠以带下二字，后不复重出耳。不利者，不能如期也。因寒而瘀，故少腹满痛。然既有瘀而不利，则前经行未畅者，不及待后月正期，乃一月而再现也。药主土瓜根散者，土瓜即草部王瓜也，性苦寒，善驱热行瘀，䗪虫兼活血，芍药敛阴中正气，桂枝行经络之滞，而积冷自散，因有瘀滞，故以土瓜为主，必合桂枝，所谓寒因热用也。

吴谦《医宗金鉴》："再"字当是"不"字，若是"再"字，一月两来，与上文不利不合，是传写之讹，此亦前条在下未多，经候不匀之证。带下，胞中病也。胞中有宿瘀，从气分或寒化，则为白带；从血分或热化，则为赤带；从气血寒热错杂之化，则为杂色之带也。若兼经水不利，少腹满痛乃有瘀血故也。其经至期不见，主以土瓜根散者，土瓜能逐瘀血，䗪虫能开血闭，桂枝合芍药舒阳益阴，通和营气，则瘀去血和，经调带止矣。

【医案举例】

1. 张建荣医案

侯某，女，32岁。1998年8月31日初诊。现经后半个月，前阴间断下血3～4天，活动则有下血，量少，血色紫暗。小腹不痛，平时腰酸，白带时多时少，舌尖略红，舌苔微黄腻，脉滑。病史：过去月经周期一直提前3天，量多夹有血块，腹痛，怀疑是"带环"所致，故于上个月去节育环。1998年8月30日咸阳市某医院B超提示：①子宫内膜增厚，宫腔积液；②子宫后位；③余(－)。中医辨证：瘀血致月经不调。处方土瓜根散加减：丹参20克，桂枝10克，䗪虫10克，当归15克，白芍15克，赤芍15克，益母草15克，泽兰15克，茜草15克，甘草6克。4剂，水煎服。1998年9月5日复诊：上药当天取回，上午服第1次，下午前阴出血量增加，如来月经样，夹有血块，持续2～3天，疑为月经来潮，故停服药1天，后继续进药，出血逐渐减少，自觉服药后病情天比一天好。今晨未见出血。舌同前，脉由滑转为沉细滑。原方继进3剂，以穷其根，以善其后。[张建荣．金匮妇人三十六病．北京：人民卫生出版社，2001:284]

按：土瓜根散验案报道较少，据此案观察，用丹参代土瓜根，随证增药，确有效验。

2. 张建荣医案

朱某，女，36岁。2014年11月3日初诊。平时月经即不规则，近半年，前阴常有少量出血，疑为带环日久所致(带环已10余年)。于1周前在某医院取节育环后，因连续3天仍见间断出血，血色紫暗，又再行清宫术，并给止血针，但仍少量出血，断续不止，故延余治疗，方用生化汤加味，6剂，水煎服。2014年11月9日二诊：前阴出血较前减少，但小腹刺痛，连及腰府，怕冷，乏力，舌淡苔薄，脉沉略滑。考虑宫内有瘀血残留，治宜益气活血祛瘀，更方为土瓜根散加减，处方：黄芪20克，党参15克，当归12克，台乌12克，桂枝12克，白芍15克，土鳖虫10克，桃仁10克，丹参15克，茜草15克，地榆炭10克，杜仲10克，续断10克。6剂，水煎服。当晚服药，翌晨起床后，突然前阴流出大块状紫黑血块，患者有些许恐慌，故来门诊问是否停药？余曰：是效验之征，可继续服药。后来出血逐日减少，4剂药尽，已不再出血。患者又来询问是否停服后2剂药？余曰：但服无妨。6剂药尽后，患者特来门诊道谢，病已痊愈。

按：生化汤虽有祛瘀作用，但力不及土瓜根散，后者土鳖虫破血逐瘀见长，加之患者出血已久，必伤及气血，故加黄芪、党参、当归等味以扶正逐瘀，再少佐以止血之品以治标，所以效果满意。

【现代运用】

现代临床使用本方的见症为脉浮紧或弦，左关脉浮，手掌干燥，有红斑，舌下静脉青紫，少腹拘急，胀满疼痛，少腹左右动悸，硬而压痛，腰部压痛等。日本学者将本方扩大应用于睾丸炎、阴囊水肿、象皮病、股癣等。并认为，本方所治瘀血是初期瘀血或轻症瘀血，对复杂的瘀血病症，则无明显疗效，尚需与其他活血化瘀方药合并应用，方可见效。

红蓝花酒

【方剂组成】

红蓝花一两(30 克)

【方药用法】

上一味，以酒一大升，煎减半，顿服一半。未止再服。

【方证释义】

本证为妇人经前，或经期，或经后，或产后，风邪乘虚侵入腹中或胞宫，与气血相互搏结，致气血运行阻滞，瘀阻不通，故见腹中血气刺痛，即痛如针刺。治宜活血祛风止痛，方用红蓝花酒方。本证病机关键是风血相搏，但治疗用血药而不用风药，乃径直活血行瘀，使血行而风去，血脉调和畅通，则腹痛自愈。“治风先治血，血行风自灭”之训，即导源于此方证。

红蓝花酒方治妇人腹痛，风血搏结证。症见腹中血气刺痛。红蓝花即西红花、藏红花，多生长于青藏高原，《本草纲目》云：“红花、黄蓝颂曰：其花红色，叶颇似蓝，故有蓝名。”又云：“红蓝花，即红花也，生汉梁及西域。”红蓝花性味辛温质润，能活血行血，温通经络，祛瘀止痛。李时珍《本草纲目》谓：红花“活血润燥，止痛，散肿，痛经”。用酒煎红蓝花，可助药力，行气血。或用白酒泡红蓝花饮服。

【主治病证】

妇人六十二种风，及腹中血气刺痛，红蓝花酒主之。

【临床运用】

红蓝花酒加减治疗冠心病：药用红花、郁金、丹参、栝蒌。4 周为 1 个疗程，用 2～4 个疗程。本方对轻度、中度慢性冠心病、心绞痛效果良好。[中药大辞典。上海：上海人民出版社，1977：992]

红蓝花酒治疗扁平疣：用红花泡水饮服，均获良效。[广西卫生，1980(1)：43]

红蓝花三两新者佳，以无灰清酒半升，童子小便半大升，煮取一大盏去滓，候稍冷服之，名近效疗血晕绝不识人烦闷方。(《外台秘要》)

红蓝花一两为末，分二服，每服酒二盏，童子便二盏，煮取盏半，候冷分为二服，留滓再并煎，一方无童便。治血晕绝不识人，烦闷，言语错乱，恶血不尽，腹中绞痛，胎死腹中，名红蓝花酒。(《肘后备急方》)

《金匮要略》瘀血证治初探：其中活血化瘀可用红蓝花酒、当归芍药散、王不留行散、旋覆花汤、桂枝茯苓丸等。[湖北中医杂志，1980，(4)：8]

【历代名医方论】

《金匮要略心典》：妇人经尽产后，风邪最易袭入腹中，与血气相搏而作刺痛。红蓝花苦辛温，活血止痛，得酒尤良，不更用风药者，血行而风自去耳。

倪海厦：“妇人六十二种风”，你不要去计较六十二种，你要计较“腹中血气刺痛”，那个刺痛像刀刺进去一样，针刺到身体里面一样，那种痛。那这个红蓝花呢，红蓝花，你不要去找红蓝花，红蓝花就是红花，并不是红花跟蓝花，不是啊，就是红花。那刺痛在子宫里面，在妇科里面刺痛，我们用红花，单味的药，比如你红花两钱，你不要用二两哦，因为两钱，红花很轻啊，两钱已经一大包了，二两那个一大袋，用两钱就好了，一味药，用酒来煮它，

就是用酒来煮它，然后吃，喝下一半，喝下半碗下去，比如说，你用一味药酒一碗来煮成半碗，红花都不要了，你不要吃红花了，吃那个红花酒，先喝一半下去看看，喝完一半的时候，因为红花破血的力量很强，所以说你如果吃完痛去掉了，你就不要吃了，要恰到好处，吃太过的话你会贫血，血会伤到。这是红花。

《金匮方歌括》：治妇人六十二种风。腹中血气刺痛者主之。红蓝花(一两。)上一味。酒一大升。煎减半。顿服一半。未止。再服。歌曰六十二风义未详。腹中刺痛势彷徨。治风先要行其血。一两蓝花酒煮尝。浅注引张隐庵倡山堂类辨甚妙。不再释。

清·周扬俊补注的《金匮玉函经二注·卷之二十二·妇人杂病脉证并治第二十二》说：若风邪与血凝搏，或不输血海，以阻其月事，或不流转经络，以闭其荣卫，或内触脏腑，以违其和。因随取止，遂有不一之病，所以治之，唯有破血通经，用红花酒，则血开气行，而风亦散矣。

【医案举例】

1. **产后腹痛**(陈振智医案)

韩某某，28岁。1981年6月10日就诊。患者产后27天，腹痛当脐左右，窜痛不定，甚则如刺难忍，口渴不喜饮，胃呆纳滞，大便秘结，面色无华。病届半月，经医服药未能奏效。诊其脉沉细弦，舌淡苔腻而润。证属产后血虚，风邪侵入，阻滞经脉。因遵仲师明训，用红花10克，以米酒1碗，煎减半，分2次温服。次日腹痛减半，纳增神振，大便得行，药已中病，效不更方。再予2剂，腹痛痊愈，诸证平息。唯感肢体倦怠，给当归芍药散加减2剂调理，得收全功。经8个月随访，未见复发。[浙江中医杂志，1986(7)：302]

按：腹内窜痛不定，风也；痛甚如刺难忍，瘀也。产后受风，风瘀搏结之证，径用红蓝代酒取效。

2. **产后恶露不尽**(王明宇医案)

汤某某，女，26岁。1982年1月10日诊。初产恶露未尽之时过食生冷而发生腹痛已三个月。某医处以加味四物汤后，恶露止，腹痛亦减。尔后腹痛时作，缠绵不休。昨晚突然腹中刺痛，时而增剧而昏厥，随后排出少量瘀血块，腹痛减轻，手足欠温。

刻诊：腹痛连及腰胯部，月经时来忽止，患者形体肥胖，面部色青，舌质紫黯，脉弦涩有力。此为恶血瘀阻。治以活血通经。处方：红花50克，入酒60克煎，分3次服。1剂后，排出大量暗黑色血块之月经，腹痛减轻。改用红花15克，益母草30克，入酒60克煎。连服3剂而愈。随访一年，未见异常。[四川中医，1986(11)：35]

按：产后恶露未尽，恣食生冷，以致寒凝血瘀，阻于胞宫，不通则痛。治以辛温通瘀，血得温破则散，经水调畅，腹痛顿除。

3. **烘热刺痛**

杜某，女，55岁。

初诊日期：2016年12月26日。主诉：阵发性全身烘热刺痛1年，加重半年。现病史：患者1年前出现阵发性全身不定处刺痛，伴烘热，每日发作十几次，每次持续数秒钟。半年前症状加重，为求诊治，就诊于我处。刻下症：阵发性全身刺痛，伴烘热，以头部两侧及腹部为甚。晨起口苦，咽中发紧，咽痛，无痰。入睡困难，纳可，大便日1行，夜尿3～4次。查体：舌淡红，苔中间薄黄，有裂纹，脉沉细。诊断：身痛红蓝花酒证。治疗：方用红蓝花酒。红花30克，白酒30毫升。10剂，日1剂，水煎服，分早、晚2次饭后半小时温服。患者服用10剂后，全身刺痛好转约40%，每日发作次数减少，上方红花每剂加至50克，煎煮方法同前。继服14剂，患者刺痛痊愈。患者诉药味不苦略酸，有淡淡酒味。

【现代运用】

现代运用本方常用于产后恶露不尽、胎

死腹中、血晕、言语错乱等。

四时加减柴胡饮子

【方剂组成】

柴胡八分，白术八分，大腹槟榔（并皮子用）四枚，陈皮五分，生姜五分，桔梗七分

【方药用法】

冬三月，加柴胡；春三月，加枳实，减白术；夏三月，加生姜三分，枳实五分，甘草三分；秋三月，加陈皮三分，各㕮咀。分为三贴，一贴以水三升，煮取二升，分温三服，如人行四五里进一服。

【方证释义】

此方以脾胃为中心，治疗由于风邪客于三焦而引起的五脏虚热。有行滞气、通精的作用。此方完美地解释了人体以脾胃为轴，循环周流。对于杂病中的中药组合也有指导性。

【主治病证】

退五脏虚热，四时加减柴胡饮子方。

【临床运用】

临床正柴胡饮颗粒在柴胡饮子的基础上变化而来，加入一个赤芍，而减少了一味桔梗，其实就是降低了这个方剂的宣发作用，因为桔梗的宣发作用太强了，加入了一些赤芍，其实就是柔肝，还能补充一定的津液。

正柴胡颗粒治疗的主要症状就是：发热恶寒，无汗，头痛，鼻塞，喷嚏，咽痒咳嗽，四肢酸痛；流感初起、轻度上呼吸道感染见上述症候者。

【现代运用】

现代临床常用四时加减柴胡饮子的加减正柴胡颗粒用来治疗感冒。感冒分很多种，正柴胡饮颗粒的使用针对的是肝气郁结导致的感冒，或者是风寒束表，寒邪内郁而化热的情况。

诃黎勒丸

【方剂组成】

诃黎勒（煨）、陈皮、厚朴各三两

【方药用法】

上三味，末之，炼蜜丸如梧子大，酒饮服二十丸，加至三十丸。

【方证释义】

诃黎勒，味苦、酸、涩，温，能理气而破胸膈结气，其苦酸之味能降浊，利湿，涩能收固，温能行气，临床上用它来治疗很多杂证，如口疮，湿疹，痢疾，失音不语，肺虚咳喘，口涎不收，涕泪不尽，尿频，遗尿，脱肛等。陈皮，味辛，苦，性温，能宣肺化痰，止咳喘，生津和胃气。厚朴，味苦、辛，性温。苦降浊泻气，辛温能宣发肺气，宣通胃肠之气。本方可理肺胃，宽胸通痹，收固阳气，固脱而宣发。

【主治病证】

主治因饮食不节所致之胃脘胀满、嗳气、便秘；或久泻、久痢。苔白腻，脉弦者。

【历代名医方论】

《兰室秘藏》：诃子皮散：御米壳（去蒂萼，蜜炒）、橘皮各五分，干姜（炮）六分，诃子（煨，去核）七分。上为细末，都作一服，水二盏，煎至一盏，和渣空心热服。治脱肛日久，服药未验，复下赤白脓痢，作里急后重，白多赤少，不任其苦。

《本草汇言》：治老人气虚不能收，小水频行，缓放即自遗下；或涕泪频来，或口涎不收。诃黎勒，不用煨制，取肉，时时干嚼化，徐徐含咽。

《金匮要略方论集注》：本方主药诃子酸涩而温，功能敛肺涩肠下气，能治久咳失音，久泻，久痢，脱肛，便血，崩漏，带下，遗精，尿频。其药煨用则能暖胃固肠，煨熟固脾止泻，故诃黎勒丸实为固脾利气，正邪兼顾之剂，小量长服可也。

《金匮要略语译》：治气痢下重，效果

优良。

【医案举例】

患者丁女士，50岁，腹胀、矢气多数年，感腹中气多，伴失眠、烦躁，右膝怕冷，无汗，口不渴，小便不利，有夜尿，大便正常，无腹痛，舌水润，有红包刺点，脉稍数，左关稍太过，左>右。予处长服诃黎勒丸方3剂：诃黎勒45克，陈皮45克，厚朴45克。

服完反馈效果很好，肚子空空不胀了，矢气也少了，失眠予另方治疗。

【现代运用】

现代用于老年体弱证的康复治疗，也用于痢疾、泄泻、脱肛、遗尿、遗精、久咳失音、崩漏、带下症等而见本方证者。

三物备急丸

【方剂组成】

大黄一两，干姜一两，巴豆（去皮心熬，外研如脂）一两

【方药用法】

上药各须精心，先捣大黄、干姜为末，研巴豆内中，合治一千杵，用为散，蜜和丸亦佳，密器中贮之，莫令歇。主心腹诸卒暴百病，若中恶客忤，心腹胀满，卒痛如锥刺，气急口噤，停尸卒死者，以暖水苦酒服大豆许三四丸，或不下，捧头起，灌令下咽，须臾当差，如未差，更与三丸，当腹中鸣，即吐下便差。若口噤，亦须折齿灌之。

【方证释义】

本证由饮食不节，冷食积滞，阻结胃肠，或暴饮暴食之后，又复感寒邪，以致气机不行，甚则气机逆乱所致。此时非用大辛大热之品，不能开结散寒；非用急攻峻下之品，不能祛其积滞。方中巴豆辛热峻下，“开窍宣滞，去脏腑沉寒”（《本草从新》），为君药。干姜辛温，温中兼能散结，助巴豆辛热峻下，攻逐肠胃冷积，为臣药。佐以大黄，荡涤胃肠积滞，推陈致新。大黄苦寒之性，既为巴豆、干姜辛热所制，又能监制巴豆辛热之毒，乃相反相成之伍，《本草纲目》言巴豆得大黄则“泻人反缓”。苦寒泻下与辛热峻下合法，相反相成，三药配用，共成温下峻剂，共奏攻逐寒积之功。

【主治病证】

主心腹诸卒暴百病，若中恶客忤，心腹胀满，卒痛如锥刺，气急口噤，停尸卒死者，以暖水苦酒服大豆许三四丸，或不可下，捧头起灌令下咽，须臾当瘥；如未瘥，更与三丸，当腹中鸣，即吐下便瘥；若口噤，亦须折齿灌之。《金匮要略·杂疗方第二十三》：“见《千金》司空裴秀为散用亦可。先和成汁，乃倾口中，令从齿间得入，至良验。”

【历代名医方论】

《金匮要略》：用此治中恶，当知寒邪卒中者宜之，若用于温暑热邪，速其死矣。是方允为阴结者立，干姜散中焦寒邪，巴豆逐肠胃冷积，大黄通地道，又能解巴豆毒，是有制之师也。然白散治寒结在胸，故用桔梗佐巴豆，用吐下两解法。此则治寒结肠胃，故用大黄佐姜、巴，以直攻其寒。世徒知有温补之法，而不知有温下之法，所以但讲寒虚，不议及寒实也。

《医方集解》：此手足阳明药也。大黄苦寒以下热结，巴豆霜辛热以下寒结，加干姜辛散以宣通之。三药峻厉，非急莫施，故曰备急。

清·柯韵伯《古今名医方论》：大便不通，当分阳结、阴结。阳结有承气、更衣之剂，阴结又制备急之方。《金匮》用此治中恶，当知寒邪卒中者宜之，若用于温暑热邪，速其死矣。是方允为阴结者立，干姜散中州寒邪，巴豆逐肠胃冷积，大黄通地道，又能解巴豆毒，是有制之师也。乃仿仲景白散而加峻者与！白散治寒结在胸，故用桔梗佐巴豆，为吐、下两解法；此寒结肠胃，故用大黄佐姜、巴，以直攻其寒。世徒知有温补法，而不知有温下之治，所以但讲虚寒，不议及寒实也。

王子接《绛雪园古方选注》：备，先具以待用也。急，及也，谓临事之迫也。《金匮》以备急丸救中恶客忤、神昏口噤者，折齿灌之立苏，若临时制药则无及矣。巴豆辛热大毒，生用性急，开通水谷道路之闭塞，荡涤五脏六腑之阴霾，与大黄性味相畏，若同用之，泻人反缓。妙在生大黄与生干姜同捣，监制其直下之性，则功专内通于心，外启胃之神明，协助心神归舍，却有拨乱反正之功。

张建荣《经方观止》：仲景论攻下之法有寒下、温下、润下、逐水、逐瘀等法。大黄附子汤是温下法的代表方，其辨证要点与承气辈有严格区别。另外，《金匮要略》三物备急丸(大黄、干姜、巴豆)温通攻下，治疗冷积便秘，其功效与大黄附子汤相似，可资参考。后世医家在大黄附子汤的启发下创立的温脾汤，用于阴寒内结，阳虚不运的虚实夹杂证，如《千金》温脾汤由大黄、附子、干姜、人参、甘草组成，可兼顾脾虚；《普济本事方》温脾汤由厚朴、干姜、附子、大黄、桂心、甘草组成，可兼顾脾虚气滞。

清·吴昆《医方考》：饮食自倍，冷热不调，腹中急痛欲死者，急以此方主之。脾胃以饮食而养，亦以饮食而伤，故饮食自倍，填塞至阴，上焦不行，下脘不通，则令人腹痛欲死。经曰："升降息则气立孤危"是也。以平药与之，性缓无益于治，故用大黄、巴豆夺门之将军以主之，佐以辛利之干姜，则其性益速而效益捷矣。

清·张璐《张氏医通》：备急丸治寒实结积之峻药。凡伤寒热传胃腑，舌苔黄黑刺裂，唇口赤燥者，误用必死，以巴豆太热伤阴故也。

清·黄竹斋《金匮要略方论集注》：案《本经》述大黄之功能，曰荡涤肠胃，推陈致新，巴豆之功能，曰荡五脏六腑，开通闭塞，盖大黄之性直下，而巴豆兼有横行之势也，故张隐庵云，凡服巴豆即从胸胁大热达于四肢，出于皮毛，然后复从肠胃而出。若中恶客忤、停尸卒死等证，因五脏中邪而致，九窍闭塞不通，安得不须巴豆之辛温以开之，惟欲其令秽浊之邪顺行而下，必当佐以大黄之苦寒，又恐其阴脱，乃用干姜守住其脾，不使倾筩倒箧尽出无余，制方之妙，义精如此，物理小识巴豆同大黄则泻反缓，盖巴豆恶大黄，而仲景备急丸同用之，王好古曰可以通肠，可以止泻，世不知也。

【医案举例】

1. 急性原发性腹膜炎

某女，35 岁，急诊入院。患者于 20 日前因下腹疼痛诊治，诊为双侧急性输卵管炎，给予口服抗生素治疗 1 周，腹痛减轻而自动停药。今次突发下腹部持续性剧烈疼痛，伴恶心呕吐 21 小时急诊入院。检查：体温 39℃，脉搏 120 次/分，呼吸 30 次/分，血压 14/10 千帕；神志清楚，急性疼痛病容，被动体位，心肺正常，腹部膨胀，腹肌紧张，触痛反跳痛阳性，叩诊有移动性浊音，肠鸣音减弱，直肠指检触痛阳性。X 线检查：肠管充气扩张，有少量液平。血常规：血红蛋白 120 克/升，白细胞总数 32.70×10^9/升，中性粒细胞 91%，淋巴细胞 9%。腹水常规：外观淡黄色，无臭味；镜检大量中性粒细胞，革兰染色为阳性球菌。诊断为：急性原发性腹膜炎。给予输液及大剂量抗生素，配服中药清热解毒剂治疗 3 日，病无转机，医者告诉家属剖腹探查而被拒绝，遂邀中医会诊。

诊见：面青气急，蜷缩卧位，语言清晰，口渴欲热饮，大小便不利，腹部胀痛不可近手。舌苔灰而润，脉沉紧。中医诊为腹痛，证属寒实内结，气滞不通，格阳于外。治宜攻逐寒积，通阳止痛。方用三物备急丸，处方：大黄、干姜、巴豆各等份。上药先捣大黄、干姜为细末，研巴豆于内和极匀，温开水送服 4 克。服药 2 小时后连泻 5 次，呈黏液样便，腹部胀痛大减，体温降至 37℃。

二诊：患者已身静气平，能进少量食物，腹平软，触微痛，反跳痛不明显。药已见效，

继服上药 1.5 克以逐余邪，继续配合抗生素治疗。三诊：精神转佳，口渴，饮食增进，腹部触痛及腹部叩浊均消失，肠鸣存在，苔薄白微干，脉细微数。予以益胃汤加半夏 4.5 克，2 剂调理告愈出院。［徐集民，等．三物备急丸治愈急性原发性腹膜炎一例报告．新中医，1992(5)：37］

按：患者缘由双侧输卵管炎未经彻底治愈，引致急性腹膜炎。初用清热解毒治疗无效者，盖因寒邪致病，以寒治寒，犹雪上加霜，寒之更寒，辨治之误也。中医治病必求于本，不能墨守成规，更不能被炎症一词所约束。本例病因病机为寒邪客于腹中，阳气不运，气血被阻致腹暴痛。阴寒内结，格阳于外而致发热；寒邪凝滞，腑气不通，则大小便不利；寒为阴邪，易伤阳气，水不化气，故有腹水而见面青，苔灰而润，脉沉紧。此时非用温下不足以逐寒邪，故用本方以救危亡于顷刻。方中巴豆辛热有毒，温阳逐寒，峻下通便以开闭塞；干姜温中，守而不走，祛里寒而顾脾阳，二药相伍，一走一守，共逐寒邪以复阳位；大黄荡涤肠胃，推陈致新，并能制巴豆辛热之性以防过伤胃阴。三药合用，力猛效捷，可获殊功。

2. 胃肠功能衰竭

某男，12 岁，于 2003 年 9 月 26 日初诊。患者电击伤后，经心肺复苏等抢救治疗，生命体征基本平稳而转入 ICU 病房，16 天后仍处于深昏迷状态，腹部听诊未闻及肠鸣音，遂请中医会诊协助处理脑复苏及消化道问题。证见：神昏目合，口开，舌吐出唇外，上肢软瘫，下肢强直震颤，病后一直未大便，从胃管注入药物、流食亦不化，合并上消化道出血，苔白，脉缓。双瞳孔散大，对光反射不灵敏，但视其目尚有微光。诊断为脱证，元气衰败，胃气亦无，但双目微有神，脉象弱而缓，神气尚存，尚有一线生机，勉为救治。以参附注射液 40 毫升静脉点滴，日 1 次，以救其阳；以三物备急丸通其腑而复其胃，处方：巴豆（去皮）2 个，生大黄 3 克，干姜 3 克，共研细末，加水调汁鼻饲。9 月 27 日二诊：患儿服上药后腹泻 6 次，呈水样，共 1300 毫升，大便潜血试验（一）。肠胃已通，嘱胃管注入小米汤 30 毫升；并给云南白药 1 克，每日 2 次，胃管注入。9 月 29 日患者仍神昏，舌吐，时泛恶，但胃肠可闻及肠鸣音，苔白，脉数。肠胃腑气已通，改用温补脾胃，理气化痰，佐以开窍之法。处方：干姜、红参、茯苓、半夏、石菖蒲、郁金各 5 克，陈皮、白豆蔻各 10 克，3 剂，日 1 剂，水煎服。并用苏合香丸，每次 1 丸，每日 2 次。10 月 3 日三诊：患者昨日大便 1 次，为溏便，但腹部硬满，脐两侧可触及条索状物，脉稍数。考虑为肠内粪便滞留，故前方去红参，加川厚朴、杏仁、枳实、白芍药各 5 克，槟榔 10 克，4 剂，并嘱适量增加鼻饲流质饮食。10 月 7 日四诊，患者于 3 日夜间排成形便 9 次，腹部条索状物已无，神昏偶睁眼，时有叹气样呼吸，口流涎，大便尚通，舌吐，脉数。前方加木香 5 克。10 月 10 日五诊：患者仍神昏，疼痛反应稍知，发热，腹胀，大便秘结而硬，口角流涎，舌吐，脉右弦数，改拟温中通腑之法。先予方一：干姜、生大黄（后下）、芒硝（化入）各 5 克，川厚朴、枳实、莱菔子各 10 克，2 剂，水煎服，日 1 剂。大便通畅后，继服方二：干姜、石菖蒲、郁金、胆南星、川厚朴各 5 克，沉香、生大黄各 3 克，2 剂，水煎服，日 1 剂。10 月 14 日六诊：患者已不发热，前日大便 1 次，球结膜水肿始消，刺激反应稍强，脉弦数。前方二加莱菔子 10 克，白僵蚕、蝉蜕、姜黄各 5 克，远志、杏仁各 3 克，并服十香返生丸，每次 1 丸，每日 2 次。10 月 17 日七诊：患者仍昏迷，压眶有反应，双瞳孔对光反射较前灵敏，可睁开眼睛，球结膜水肿几消，舌回缩，肠鸣音可闻及，可自行排便，四肢仍瘛，脉弦数。前方加减：莱菔子 10 克，生大黄 3 克，杏仁、白僵蚕、蝉蜕、姜黄、干姜、川厚朴、木香、防己、石菖蒲各 5 克。并停参附注射液，改川芎嗪注射液 200 毫克，黄芪注射液 20 毫克，静脉点滴，每日1次。10月21日八诊：患者可睁闭眼睛，张口，舌已收回，肠胃功能已恢复，每日有大便，但仍神昏，四肢瘛，苔白厚，脉弦滑数。前方加天麻5克，钩藤10克，郁金5克，又服10余剂，肠胃功能一直良好，病情稳定，脑功能逐渐恢复，患者已有一定意识。[张秋才，赵平，杨继文，等．三物备急丸治疗胃肠功能衰竭验案1例．河北中医，2006，28(6)：444]

按：①肠胃功能障碍在MODS中极为常见，重者表现为零动力，无肠蠕动，饮食不入，饮食不化，大便不通，属中医学无胃气或胃气将绝之象。《素问・平人气象论》："人绝水谷则死，脉无胃气亦死"。叶桂《临证指南医案》华玉堂按："有胃气则生，无胃气则死"。恢复胃气实为关系患者生死及病情向愈与否之枢机。在本病的治疗原则上，《素问・标本病传论篇》有中满，小大不利，无论是标是本均应首先治之的论述。我们选用温下作用最强的三物备急丸，一举而获效。②三物备急丸亦出自《金匮要略》，治心腹诸卒暴百病，中恶客忤，心腹胀满，卒痛如锥刺，气急口噤，停尸猝死等病，适用于阳气虚衰，肠胃寒结之病，用之立竿见影。其中巴豆逐肠胃冷积，干姜温中散寒，大黄通地道，又能解巴豆毒，诸药合用，组成温下峻利之剂。MODS病情复杂，用三物备急丸只是充作先锋斩关夺隘，一用而已，之后还要根据病情综合调理，一是全身的治理，二是肠胃的继续调理，一如本例胃肠通后，即改温中补气化滞之法以复胃气，温中理气通腑以畅肠气，历尽1月余方收全功。

3. 严重胃肠功能障碍

某男，12岁。于2003年9月10日因触电倒地后意识不清，家属呼120后送我院，当时心音听不到、大动脉搏动消失、呼吸停止、血压测不到，面色紫绀、意识不清，双侧瞳孔散大约5毫米，光反射消失。诊断：电击伤，心跳呼吸骤停。立即给予心肺复苏术，患儿出现室颤，用200秒非同步电击除颤后恢复窦性心律。同时给予气管插管、机械通气、脑复苏等措施，病情稳定，生命体征恢复正常，血氧饱和度正常。但患者一直处于昏迷状态，无胃肠蠕动、无肠鸣音。用肥皂水灌肠2次，促胃肠动力药莫沙必利5毫克，每日3次。大黄30克，煎后分次胃管内注入均未见效。又采取针灸、新斯的明足三里封闭的方法，也未能奏效，腹部听诊胃肠道仍寂静无声。西医诊断为严重胃肠功能障碍，于2003年9月26日请中医诊治。证见：神昏目合，口开舌吐，四肢强直，饮食不化，瞳神散大，苔白水滑，属脱证。元气衰败，胃气也无，但双目微有神，脉虽弱而缓，神气尚存。给予参附注射液40毫升，静脉点滴，每日1次。三物备急丸一剂(巴豆2个去皮，生大黄、干姜各3克)共研细末，加水调至50毫升胃管内注入。患儿第2天出现腹泻6次，水样便1500毫升，便潜血阴性，可闻及微弱肠鸣音。二诊：2003年9月27日中医辨证腑气已通，又用温补脾胃、理气化痰方：干姜、红参、茯苓、半夏、石菖蒲、郁金各5克，陈皮、白豆蔻各10克，每日1剂，共3剂，水煎服。9月29日佐以开窍之法，加苏合香丸1丸，每日1次。三诊：10月3日患儿开始排便排气，为稀便，左下腹可触及条索状粪块。前方加川厚朴、杏仁、枳实、白芍各5克，槟榔10克，每日1剂，共4剂，水煎服。于10月7日患儿腹部出现胃肠蠕动波，左下腹可触及移动性包块，听诊可闻及肠鸣音但较弱，经肛门掏出成形便1500克，即用前方加木香5克。后又用温中理气通腑之法，以畅通肠气，前后近1月，肠蠕动及肠鸣音完全恢复正常，每日鼻饲饮食，二便正常至今。除神志未恢复外，各脏器功能正常。[赵平，张秋才，王蕊．中药三物备急丸治疗严重胃肠功能障碍2例．中国中西医结合杂志，2004，24(12)：1076]

按：三物备急丸出自《金匮要略》，是传统的温下代表方，适用于阳气虚衰，胃肠寒结之证。方中巴豆性热，攻坚破滞，除五脏六腑之

沉寒；生大黄苦寒，推陈布新，荡涤肠胃，又能制巴豆之烈；干姜气浓味厚，可通阴助阳，祛脏腑之痼冷。三药配合，可使水谷之道畅通，而胃气得复。

4. **胃溃疡**

某男，54岁，1996年10月12日诊：因去年冬天不慎落入水中获救后畏寒怕冷，胃脘胀满，完谷不化，多方治疗，效果不显。刻诊：体瘦，神志清楚，自汗纳少，腹胀阵痛，足呈浮肿，大便时秘时利，小便不利，脉沉滑，舌布紫气。B超：肠腔充气；胃镜：胃黏膜溃疡；钡剂透视：食道门通过顺利；血压：13.3/9.33千帕。拟参附汤加味，3剂后，精神转佳，浮肿减轻。前方加川朴，6剂，惟腹胀痛不减，余无不适，前方加沉香，又6剂后，患者腹痛依旧，拒按，手触有条索状感，改投三物备急丸：大黄、巴豆、干姜，研粉，蜜拌小丸，米汤送服，6小时一次。药后患者腹痛加剧，恶心呕吐，大汗淋漓，当晚10时便下血肉样便，至次日凌晨，5次大便，血水脓样混杂，血压下降至12/8千帕，面色苍白，极度疲惫，急拟红参、白术、白芍、白及、姜半夏、甘草、米一撮，并腹部热敷，又次日胀痛呕吐减轻，便次减少，便血转淡，上方生姜改为炮姜。服4剂后，腹痛消失，以补中益气汤调理善后。[章彦生，章其明．三物备急丸治验1例．新疆中医药，1998，16(4)：59]

【现代运用】

现代运用于急性单纯性肠梗阻，证属寒凝食积而体质壮实者，可用本方急治之。服本方后当或吐或泻，务使秽气上下分消，方能邪去正安。如服后泻下不止，可食冷粥以止之。温暑热邪所致的暴急腹痛，以及孕妇、年高体弱者，均不可误用本方。

紫石寒食散

【方剂组成】

紫石英10分(20克)，白石英10分(20克)，赤石脂10分(20克)，钟乳石(研炼)10分(20克)，栝楼根10分(20克)，防风10分(20克)，桔梗10分(20克)，文蛤10分(20克)，鬼臼10分(20克)，太乙余粮10分(烧)(20克)，干姜4分(9克)，附子(炮，去皮)4分(9克)，桂枝(去皮)4分(9克)

【方药用法】

杵为散，酒服方寸匕。

【方证释义】

本方温里逐寒，功用伤寒令愈不复，适用于伤寒久不愈。方中紫石英性温味甘，可温肾助阳。白石英甘温，甘能补益，温能助阳，入肾经，故能温肾壮阳。白石英和紫石英均能镇心定惊，温肺下气，然白石英偏于温肺下气，紫石英偏于镇心定惊，且白石英能温肾助阳，利尿消肿。赤石脂性味甘涩酸温，主收涩之功。钟乳石甘温，归肺、肾、胃经，在方中起温补肾阳之功。此五味药可温补肾阳，收摄阳气。瓜蒌根、防风、桔梗、文蛤、鬼臼主解表化痰，防痰湿盛而影响气机运化，阳气运化失司。太乙余粮主收涩，可收摄阳气。附子、干姜主回阳救逆，补火助阳，干姜降低附子毒性。桂枝去皮可温通经脉，助化阳气，平冲降逆。方中配伍炮附子、桂枝、干姜，更是加重其温热之性以增效；二则取石类重镇之功，重可固涩，能实胃涩肠。以方测证，当知此证必伤寒失治不愈，下焦虚寒，大肠不固者也。

【主治病证】

治伤寒，令愈不复，紫石寒食散，方见《千金翼》。

【历代名医方论】

《千金翼方》：退五脏虚热，四时加减柴胡饮子。治伤寒令愈不复，紫石寒食散方。

五石更生散，治男子五劳七伤、虚羸着床，医不能治，服此无不愈。唯久病者服之。其年少不识事，不可妄服之。明于治理能得药适，可服之。年三十勿服。或肾冷脱肛阴肿，服之尤妙。

《医宗金鉴》：按：方未详，不释。尸厥脉

动而无气，气闭不通，故静而死也，治方：菖蒲屑，内鼻两孔中，吹之，令人以桂屑着舌下。

注：形如不病，人有气而脉动失常，名曰行尸。卒死不知人，无气而脉动如故，名曰尸厥。尸厥乃正气暴然为邪气闭塞不通，故静而似死，用菖蒲内鼻，桂舌下，是通心神启阳气也。又方：剔取左角发方寸，烧末，酒和，灌令入喉，立起。方解：菖蒲吹鼻，桂着舌下，而不愈者，则用此法。是以发乃血之余，血乃心所生，用烧则发其阳，用酒则行气血。用本人者，喜一气相通也。

【现代运用】

紫石英有兴奋中枢神经，促进卵巢分泌的作用。

赤石脂内服能吸着消化道内有毒物质及食物异常发酵的产物等。对发炎的胃肠黏膜有局部保护作用，赤石脂-中药材并对胃肠道出血有止血作用。赤石脂 20、40 克/千克灌胃，可缩短小鼠(毛细管法)凝血时间和大鼠血浆复钙时间，对 ADP 诱导的兔、大鼠血小板聚集和小鼠体内 ADP 诱导的血小板血栓形成均有抑制作用。

赤石脂含有大量硅酸铝，口服能吸附消化道内的毒物，如磷、汞、细菌毒素、异常发酵产物及炎性渗出物，并能覆盖肠黏膜，以减少对胃肠道的刺激，而呈吸附性止泻作用。同时具有止血作用，合剂能使凝血时间和出血时间明显缩短。

文蛤有抗炎作用，祛痰作用。主治皮肤对潮湿氤氲空气过敏症，淋浴后肌肤凸起症，过敏性风团疹，皮肤结核，胃炎等。

救卒死方

【方剂组成】

薤白，另方：雄鸡冠，猪脂，鸡肝，鸡血，鸡子白，大豆，白酒，醋

【方药用法】

薤捣成汁，灌鼻中。

另方：割雄鸡冠，取血，用管将其吹入鼻中。把如鸡子大小的一块猪油，加入一升酽醋煮沸后灌入喉中。把鸡肝和血涂抹在患者脸上，四周围用灰围上，患者立刻就能起死回生。大豆二十七粒，用鸡蛋清加酒调和后，全部吞下。

【方证释义】

本方证中由气机不畅，气阻瘀滞所致，故治疗应通阳行气，开结导滞。方中薤白性辛苦温，功用通阳散结，行气导滞，由鼻灌入后薤白使卒死者打喷嚏，从而通阳行气。另方中，雄鸡冠、猪脂、鸡肝、鸡血、鸡子白、大豆、白酒、醋等物均为阳属性之物，用阳物以胜阴祟，通阳行气。卒死用鸡蛋大的一块猪板油，加醋一升，煮沸后灌入喉中，因猪板油腥臭滑窍而助胃气，醋煮沸则辛烈芳香，灌入喉中可敛正祛邪、开窍醒神。将鸡冠血或者热酒吹入卒死者鼻孔中，使药物下咽，开通卒死者气机。

【主治病证】

救卒死方：薤，捣汁，灌鼻中。雄鸡冠，割取血，管吹内鼻中。猪脂，如鸡子大，苦酒一升，煮沸，灌喉中。鸡肝及血，涂面上，以灰围四旁，立起。大豆二七粒，以鸡子白并酒和，尽以吞之。

【历代名医方论】

《医宗金鉴》：卒然昏死，皆尸厥也。薤白类蒜而小，北人谓之小根菜，南人谓之钓乔是也。其味极辛，捣汁灌鼻，亦通窍取嚏之意也。雄鸡冠血及肝、卵白、猪脂、大豆、酒、醋等物，无非用阳物以胜阴祟也。管吹内鼻中，谓将鸡冠血或合热酒，含在不病人口内，以苇管或笔管插入病人鼻孔中，使气连药吹之，其药自能下咽，气通噤自开也。

【医案举例】

卒死厥证

赵智善因酒后愤争，随即昏仆不语，手足厥冷，前医用牛黄丸不效，用风痰药亦不效，已经一日夜矣。余视之，六脉皆沉弦，而歇至

来去不乱，喉无痰声，手足微冷，口眼端正，牙关半开，呼吸调匀，面无贼色。盖中风则身湿，中气则身冷。此中气也，用皂角末吹鼻，得嚏一声，随叹气一口，手有动意。继用乌药顺气散，加木香、沉香，微煎数沸，缓缓灌下，即嗳气一声而苏。（《素圃医案·卷三·诸中证治效》）

【现代运用】

薤白乙醇浸膏能明显促进肠管炭末输送，有一定抗泻下作用。还有抗血小板凝集，降低血脂、抗动脉粥样硬化、抗氧化及镇痛、抑菌、抗炎等作用。

救卒死而壮热者方

【方剂组成】

矾石半斤

【方药用法】

矾石半斤，以水一斗半，煮消，以渍脚，令没踝。

【方证释义】

本方中单用矾石一味药，其性味酸寒，酸苦涌泄，收摄阳气。厥而身壮热者，阳厥府病也，矾石水浸脚没踝，是因为厥证起于下，用以矾石水可收摄阳气。

【主治病证】

救卒死而壮热者方：矾石半斤，加水一斗半，煮至矾石消化，用其来泡脚，药液需没及踝部。

【历代名医方论】

《医宗金鉴》：厥而身壮热者，阳厥府病也，外以矾水浸脚，盖以厥起于下，而收摄阳气也。集注：程林曰：厥阳独行，故卒死而壮热。岐伯曰：血之与气，并走于上则为大厥，厥则暴死。矾石，收摄药也，以之浸足，而收敛其厥逆之气。

【用药禁忌】

阴虚胃弱，无湿热者忌服，且不宜久服和多服，及泄痢日久，由于脾胃气虚；妇人白沃，由于中气下陷；营血不足以致寒热者，不宜用。

【现代运用】

1. 抗菌作用：体外试验证明明矾对金黄色葡萄球菌、溶血性链球菌、肺炎链球菌、变形杆菌、大肠杆菌、绿脓杆菌、福氏及志贺痢疾杆菌、伤寒杆菌、甲型副伤寒杆菌、白喉杆菌、炭疽杆菌等均有抑制作用；对牛型布氏杆菌、百日咳杆菌及脑膜炎球菌作用次之；高浓度时对人型及牛型结核杆菌也有抑制作用。对变异链球菌、产黑素类杆菌、核酸杆菌、产气荚膜杆菌及其他口腔杂菌等厌氧菌亦有明显抑制作用，对破伤风杆菌和兼性厌氧菌淋球菌则有中度抑制作用；对羊毛状小孢子菌和红色毛癣菌、白色念珠菌都有明显的抑制作用。

2. 抗阴道滴虫作用：明矾在体外有明显抗阴道滴虫作用。

3. 收敛作用：明矾水在体外能使血清立即沉淀，表明有强力凝固蛋白质的作用。临床利用这一收敛作用以止血、止汗和止泻等。

救卒死而闭目者方

【方剂组成】

薤白，皂荚末

【方药用法】

捣薤汁灌耳中，将皂荚末吹入鼻中，立即见效。

【方证释义】

本方中薤白味辛、苦，性温，功用通阳散结，行气导滞，由耳入后通阳行气。皂荚味辛、咸，性温，咸可软坚散结，皂荚末由鼻吹入可祛痰开窍通闭。两药性辛可行气，两者相用可加强本方通阳开窍的功效。

【主治病证】

救猝死而闭目方：骑牛临面，捣薤汁，灌耳中，吹皂角末鼻中，立效。

【现代运用】

薤白乙醇浸膏能明显促进肠管炭末输送，有一定抗泻下作用。还有抗血小板凝集，降低血脂、抗动脉粥样硬化、抗氧化及镇痛、抑菌、抗炎等作用。

皂荚能使猫呼吸道分泌物增加而产生祛痰作用。其活性成分是皂苷，能刺激黏膜而反射性促进呼吸道黏膜分泌物增多。皂荚对大肠杆菌、宋内痢疾杆菌、变形菌、伤寒杆菌、副伤寒杆菌、绿脓杆菌、霍乱弧菌等革兰阴性肠内致病菌有抑制作用；其 1∶3的水浸剂对堇色毛癣菌、星形奴卡菌等皮肤真菌亦有一定的抑制作用。猪牙皂在体外有杀死丝虫幼虫的作用。

救卒死而张口反折者方

【方剂组成】

五毒诸膏散（红砒、白砒、砒霜、水银、红升丹、白降丹、红粉、轻粉、雄黄；生巴豆、生甘遂、生狼毒、生马前子、生川乌、生草乌、生白附子、生附子、生半夏、生南星、生藤黄、生千金子、生天仙子、闹羊花、雪上一枝蒿、洋金花；蟾酥、斑蝥、青娘虫、红娘虫、毒蛇、毒蝎、毒蜈蚣、毒蜘蛛、毒蜂、毒壁虎）

【方药用法】

灸两手、足指（趾）甲后十四壮以后，再服用五毒诸膏散。

【方证释义】

灸两手两足十四壮可温通四肢经脉，通达全身气机，使五毒诸膏散的药效能够畅达全身。其中五毒诸膏散有止痉散结之功。五毒诸膏散中，其药剂组成均为有毒之药，用此方取以毒攻毒之意，以开结散结止痉，缓解病人掌控反折之状。两法相合，卒死者经脉温通，阳气畅达，解痉散结。

【主治病证】

救卒死而张口反折者方：灸手足两爪后，十四壮了，饮以五毒诸膏散。

救卒死而四肢不收，失便者方

【方剂组成】

马屎一升，牛洞稀粪一升，白酒

【方药用法】

马屎一升，加水三斗，煮取二斗外洗；再取牛稀粪一升，用温酒灌口中，灸心下一寸、脐上三寸、脐下四寸，各一百壮。

【方证释义】

本方开窍通阳，回阳救逆。方中牛洞即质地较稀的牛粪煮水洗之可缓解四肢发冷等证。马屎性温，归肝经，调畅全身气机，善于暖肝散结、引火归元、回阳救逆，从而收敛全身之气。故马屎有敛气之功，可收敛四肢与二便。灸心下一寸、脐上三寸、脐下四寸一百壮可促发气机运化，升举阳气，使病人四肢兼收，二便收涩。

【主治病证】

救卒死四肢不收失便者方：马屎一升，加水三斗，煮取二斗，以洗之，又取牛洞（稀粪也）一升，温酒灌口中，灸心下一寸、脐上三寸、脐下四寸，各一百壮差。

【历代名医方论】

《医宗金鉴》：注：尸厥目闭，口张失便，反张，四肢不收，阴厥藏病也。有如是之证者，用骑牛临面之法，正所以厌邪也。薤汁灌耳，皂角吹鼻，皆通其诸窍，而闭塞者可通也。灸手足甲后，以通外阳也。马屎取吐之法，灸中脘、关元，以通内阳之法也。

治尸厥方

【方剂组成】

菖蒲屑，桂屑或左角发方寸

【方药用法】

菖蒲屑，内鼻两孔中吹之，令人以桂屑着舌下。又方：剔取左角发方寸烧末，酒和，灌令入喉，立起。

【方证释义】

尸厥者，阴气逆也。由阳脉卒而下坠，阴脉卒而上升，营卫不通，阴阳离居，真气厥乱，客邪乘机入之。其状如死，像微有息而不恒，脉尚动而形无知也。听其耳内，循循有如啸之声而股间暖者是也。尸厥指的是昏不知人而脉搏尚未停止跳动，说明营气未绝，因为其气息闭塞，如尸体之静而不动，故名之。《说苑》："扁鹊治虢太子尸厥，子明吹耳。"此则以菖蒲末纳鼻中，以通其肺气，同时发挥开窍豁痰、芳香通神、和中辟浊的作用；又用肉桂末纳于舌下，开其心，通其血脉，以取速效。心肺开通，则气血流畅，上焦阳气自能宣发，尸厥可愈。

程氏云：《内经》曰："邪客于手足少阴太阴足阳明之络，此五络皆会于耳中，上络左角，五络皆竭，令人身脉皆动，而形无知也，其状若尸，或曰尸厥。以竹管吹其两耳，鬄其左角之发，方一寸，燔治，饮以美酒一杯，不能饮者灌之，立已（见缪刺论）。"今仲景亦鬄左角之发治者，以左角为阳气之所在，五络皆竭，五络之所绕，故鬄其五络之血余以治之，并用酒灌者，助药力而行气血也。

【主治病证】

尸厥脉动而无气，气闭不通，故静而死也。

【历代名医方论】

《金匮要略直解》：伤寒论曰：尸厥者令人不仁，即气闭不通，静而死之谓也。甲乙经曰：尸厥者死不知人，脉动如故。菖蒲屑内鼻中以通其肺气；桂内舌下以开其心窍。心肺开则上焦之阳自能开发，尸厥之疾可愈。

《巢源·尸厥候》：尸厥者，阴气逆也。此由阳脉卒下坠，阴脉卒上升，阴阳离居，营卫不通，真气厥乱，客邪乘之。其状如死，犹微有息而不恒，脉尚动而形无知也，听其耳内，循循有如啸之声，而股间暖是也，耳内虽无啸声而脉动者，故当以尸治之（下言脉与本经首篇所云略同不具录）。"据此，知尸亦是一种假死，其证候为脉动而无气，耳中如有啸声，股间暖（言股间暖则他处已冷）。扁鹊所治虢太子，正是此病。

《肘后》：尸之病，卒死而脉犹动，听其耳中，循循如啸声。而股间暖是也，耳中虽无啸声而脉动者，故当以尸救之。

见《史记》本传及《说苑》。菖蒲屑吹鼻，桂屑着舌下，皆取其刺激开窍也。

《肘后》：方寸间有"二字"，《外台》作方"寸匕"，案剔，《素问》作"鬄"，依《说文》，当作"髫"，云鬌发也，鬄即俗剃字。

【现代运用】

（1）尸厥、昏沉、卒死、晕闷、昏绝等病症，类似当今休克。其中脱气属于比较轻度休克，或似虚脱；尸则属于比较严重的休克。《史记·扁鹊仓公列传》曾详细描述了扁鹊急救虢太子尸厥的过程："扁鹊乃使弟子子阳厉针砭石，以取外三阳五会，有间，太子苏，乃使子豹为五分之熨，以八减之剂和煮之，以更熨两胁下，太子起坐，更适阴阳，但服汤二旬而故。"这说明在春秋战国时期，古代在急救休克时，已经会运用了导引、砭石、按摩、针灸、吹耳、热熨等方法。到了晋代，葛洪在《肘后方》抢救卒死时，开始强调了保暖的重要，如隔衣熨贴腹部，常用的铜器、瓦器等盛热汤，运用多种多样的保温法，确实收效较好。元代危亦林的《世医得效方》对外伤休克的急救进一步改进，收到加"盐汤或盐水与服，主醒"的良效。

（2）东汉医学家张仲景最先发明了舌下给药，为中医学的护理学事业奠定了基础。张仲景指出"以桂屑着舌下"的治疗方法，是取桂屑辛温芳香走窜之性，开心，通心阳，从而使尸厥得以复苏。《金匮要略·杂疗方》中的桂屑，当是肉桂粉。《别录》云："桂通血脉"；《本草纲目》记载："桂，此即肉桂也"。据现代中医医理研究，肉桂有扩张血管作用，故仲景"以桂屑着舌下"治疗尸厥。

【适应证】

舌下给药适用于心绞痛等。

还魂汤

【方剂组成】

麻黄(去节)三两,一方四两,杏仁(去皮尖)七十个,甘草(炙)一两(《千金》用桂心二两)

又方:韭根一把,乌梅二七个,吴茱萸(炒)半升

【方药用法】

方一:上三味,以水八升,煮取三升,去滓,分令咽之,通治诸感忤。

方二:上三味,以水一斗煮之,以病人栉内中,三沸,栉浮者生,沉者死。煮取三升,去滓分饮之。

【方证释义】

救治因感受外邪而突然昏厥的患者,应该使用还魂汤治疗。(《备急千金要方》中记载,此方主治一切感受外邪而相逆,失去知觉,气息忽然断绝,或者没有脉搏的患者。如果患者牙关紧闭,就将患者的牙齿拔掉,然后将药物灌入口中,再如果药物灌入口中,患者不能下咽的,就分开患者的头发,用手抓住患者的肩膀两侧将药物引入。等到患者能咽下药物后,再灌入一升药液,稍等片刻患者就会好转)(方略)将麻黄、杏仁、甘草这三味药,用水八升,煮取三升药液,去掉药渣,分两次使患者服下,就可以治疗一切外感疾病。

其他治疗方法:取韭根、乌梅、吴茱萸,用一斗水煎煮,取患者用的木梳放到其中,如果木梳浮起来则会痊愈,木梳下沉疾病预后不良,煎煮到还剩下三升的时候,去掉药渣,分两次服用即可。

此方有桂心,即是伤寒麻黄汤,卒死热高者可用,其无热者,不用桂心为是。《医宗金鉴》云:中恶客忤,便闭里实者,仲景用备急丸,便可知无汗表实者,不应该用备急丸通里,应当用还魂汤以通表也。通里者,抑诸阴气也;通表者,扶诸阳气也。味者不知,以麻黄为入太阳发汗之药,抑知不温覆取汗,则为入太阴通阳之药也,阳气通动,魂可还矣。

【主治病证】

救卒死,客忤死(还魂汤)主之方。

【历代名医方论】

《千金方》云:主卒忤鬼击飞尸,诸奄忽气绝,无复觉,或已无脉,口噤拗不开,去齿下汤。汤下口不下者,分病人发左右,捉搶肩引之。药下,复增取一升,须臾立苏。”

【医案举例】

渊雷案

抑诸阴气,谓排出有形的物质也;扶诸阳气,谓鼓动无形之功能也。此盖因呼吸停止而假死,故用麻黄、杏仁。

方典貌云:此方为起死回生的神剂,还魂之名,果然不愧对它。小儿作抽搐而死,到了二三日还不醒的人,间可起之。余通家一幼儿,曾患此症,医人纷集,投惊恐药数方,且针且灸,始尽其治,一不见效,病势已极,皆日不治。等到最后,其脉初诊沉绝,稍久则仿佛时见生机,因谓病家,此子病势已危,以余观之,全是热邪郁闭之极,如果得以发泄,庶几可回春,即作还魂汤与之,令其母抱儿被覆,须臾汗出即醒。盖还魂汤原无发汗之说,今用此被覆,出于余之胸臆,余常在小儿发热昏迷中,使其发汗,十不一误,此症若骤用金、石龙脑、麝香之类,不醒,反引邪深入,祸在反掌之间。喻嘉言曰:“小儿发热昏沉,务择伤寒名家,循经救疗,则百无一失。”确论也。渊雷案:小儿得急性热病,往往发痉挛,此本非脑病,散其热则痉挛自止,时医治发热之病,用豆卷、豆豉等迁延岁月,而坐失发表良机。此证尤多,有持先生所言,深可省而玩味。

【现代运用】

现代医学可以治疗流行性感冒、急慢性

支气管炎，支气管哮喘，肺炎、小儿麻疹内陷等，只要属于风寒表实证的，都可以用它麻黄汤来治疗。

救自缢死方

【方剂组成】

桂枝汤及粥清

又方：韭根一把，乌梅二七个，吴茱萸（炒）半升

《肘后》用乌梅二十枚，吴茱萸半升。《外台》引《肘后》，用乌梅十四颗，水一斗作"劳水一升"。

【方药用法】

救自缢死，旦至暮，虽已冷，必可治；暮至旦，小难也，恐此当言阴气盛故也。然夏时夜短于昼，又热，犹应可治。又云：心下若微温者，一日以上，犹可治之方。

应该徐徐抱解，不得截绳，上下安被卧之。救治的一人以脚踏其两肩，手少挽其发，常弦弦勿纵之；救治的另外一人以手按据胸上，数动之；一人摩捋臂胫，屈伸之。若已僵，但渐渐强屈之，并按其腹。如此一炊顷，气从口出，呼吸眼开，而犹引按莫置，亦勿苦劳之。须臾，可少桂汤及粥清含与之，令濡喉，渐渐能咽，及稍止。若向令两人以管吹其两耳，罙好。此法最善，无不活者。

救治方法：缓慢地将患者从绳子上解下来，切不可急切地切断绳子，将患者放在被子上，再用被子盖好，让一个人的脚踩在患者的双肩处，用手挽起患者的一些头发，紧紧握住不要放松，另外一人用手按在患者的胸口处，连续而有节律地上下按压；另一人按揉患者的手臂、小腿使之屈伸，假如患者的身体已经僵硬，就慢慢地强制屈伸患者的四肢，并按压其腹部。如此这样大概一顿饭的时间，患者有气从口中呼出，呼吸恢复，眼睛也睁开了，此时应该继续按压患者的腹部，不要停止，但也不要让患者有过度疲劳的感觉。稍等片刻之后，可给患者喝少量肉桂汤及米粥来润润喉，患者稍微喝下去一点之后，上面的动作就可以渐渐停止了。如果再有两个人用笔管向患者的两耳中吹气，气吹向耳中，越深越好。这种急救的效果最好，应该没有救不活的。

【方证释义】

今之人工呼吸法，仰卧病人于空气流通之处，枕其背，使胸廓高起，一人跪其顶前，持其肘，伸之向顶，屈之向胸，一人跨跪病人腰际，两掌轻按其胸，视屈肘时，以两拇指重按其心窝，伸肘则急去掌，如是反复行之，则窒息者自苏。亦可闭塞病人鼻孔，救者接其口而极吹之，此以管吹两耳，盖亦通气之意。

丹波氏云：桂汤，诸书无考，盖此单味桂枝煎汤耳。而《洗冤录》引本经之文，后载官桂汤方，未知何本。官桂汤，广陈皮八分，厚朴、半夏各一钱，肉桂、干姜各五分，甘草三分。

渊雷案：前方开气管之闭塞，此方除胃中之黏痰，二者皆足以致假死。柿之浮沉，则无理。徐氏云：韭根有白之功，乌梅有开关之力，吴茱萸能降浊阴，阴降而关开则魂自还，故亦取之。程氏云：方亦可解，而之浮沉则不可解也。

【主治病证】

张仲景首创了急救自缢病人的人工呼吸技术，到晋代有了进一步改进，如葛洪的《肘后方》中，将此技术改进为"塞两鼻孔，以芦管内其口中至咽，令人嘘之。有顷，其中砻砻转，或是通气也"。北周姚僧坦《集验方》又加以改进，将患者"仰卧，以物塞两耳，以两个竹筒内死人鼻中，使两人痛吹之，塞口旁无令气得出，半日所死人即噴噴，勿复吹也"。这种急救技术，在汉唐以后，已被广泛应用，已扩大到其他非自缢死亡的急救范围。

旦至暮，虽已冷，必可治；暮至旦，小难也。恐此当言阴气盛故也。然夏时夜短于

昼，又热，犹应可治。又云：心下若微温者，一日以上，犹可治之。

【历代名医方论】

《医宗金鉴》：旦至暮，阳气有余，阳主生，故虽已冷必可治也。暮至旦，阴气有余，阴主死，故稍难也。自缢之人，必可治者，恐此当有言语忿争，气盛不散，故可治也。甚至说，即使难治；但遇夏时夜短于昼又热，皆阳气有余，犹应可治。又云：心下若微温者，虽一日以上，犹可治之。观此谆谆告切，张仲景仁心，惟恐人畏其繁琐而不治也。此法尝试之，十全八、九，开始知言果不谬。弦弦，犹言紧紧也。揉胸按腹，摩臂胫屈伸之，都引导其气之法也。

《医宗金鉴》云：此法尝试之，十全八九，始知言果不谬。

程氏《医学心悟》云：予尝见自暮至旦，但是犹救活者，不可以轻弃也。顾氏《疡医大全》云：必须心口尚温，大便未下，舌未伸出者，救活。

《巢源》云：用绳物系颈自悬挂致死，称呼它为自缢，若发现的早，虽已死，徐徐捧下，其阴阳经络虽暴壅闭，而脏腑真气，故有未尽，所以犹可救疗，故有得活者，若见其悬挂，便忽遽截断其绳，旧云则不可救。此言气已壅闭，绳忽暴断，其气虽通，而奔迸运闷故，则气不能还，即不得复生。

《千金》云：治自缢死方，凡救自缢死者，极须按定其心，勿截绳，徐徐抱解之，心下尚温者，以氍解覆口鼻，两人吹其两耳。又方：强卧，以物塞两耳，竹筒内口中，使两人痛吹之，塞口旁，无令气得出，半日，死人即，喷即勿吹也。又方：捣皂荚、细辛屑，如胡豆大，吹两鼻中。又方：刺鸡冠血出，滴着口中，即活，男雌女雄。又自缢死，灸四肢大节陷大指，名曰地神，各七壮(案：《千金》共有十一方，录传抄最广者五方)。

《外台》云：《肘后》葛氏疗自缢死，心下尚微温，久犹可活方：徐徐抱解其绳，不得断之，悬其发，令足去地五寸许，塞两鼻孔，以其芦管内其口中至咽，令人嘘之，有顷，其腹中砻砻转，或是通气也，其举手捞人，当益坚捉持，更递嘘之，若活了能语，乃可置，若不得悬发，可中分发，两手牵。

又方：皂荚末，葱叶吹其两鼻孔中，逆出，复内之。

又方：以芦管吹其两耳，极则易人吹，取活乃止，若气通者，以少桂汤稍稍咽之，徐徐乃以少粥清与之。

《管氏五绝治法》云：徐徐放下，将喉气管捻圆，揪发向上揉擦，用口对口接气，粪门用火筒吹之，以半夏皂角搐鼻，以姜汁调苏合香丸灌之，或煎木香细辛汤调灌，亦得。如苏可治，绳小痕深，过时身冷者，不治。

【医案举例】

细野史郎先生，曾给一位喘息病人服用神秘汤(麻黄、杏仁、甘草、石膏、柴胡、厚朴、苏叶、陈皮)，结果引起了严重的呼吸困难，当即请人前去帮助救治，还是用这个方法(见本条所述)，却使病人起死回生，转危为安，其实并没有什么可怕的。

【现代运用】

救自缢死方法虽在急救技术的步骤和方法上略显粗糙，但基本包含了现代心肺复苏术中的四大基本要素。救人必救神，神志不复则成植物状态，或成植物人。仲景“形神并重”的急救理念，对中医急救学产生了深远的影响，时至今日只要病人处于昏迷状态，中医一定综合运用针、灸、药物等方法以开窍醒神，而绝非仅关注体温、心跳、呼吸、血压等生命体征，这对现代急救医学仍有启迪意义。

疗中暍方

【方剂组成】

屈草带，热泥

【方药用法】

凡中暍死，不可使得冷，得冷便死，疗之

方：屈草带，绕暍人脐，使三两人溺其中，令温。亦可用热泥和屈草，亦可扣瓦碗底，按及车缸，以着暍人，取令溺，须得流去，此谓道路穷，卒无汤，当令溺其中，欲使多人溺，取令温。若有汤便可与之，不可泥及车缸，恐此物冷，暍即在夏月，得热泥土，暖车缸，亦可用也。

【方证释义】

中暍是由于夏季暑热之邪闭郁而导致昏仆，属于阴寒之暑证，不可使用冷水或是碰到较冷的物品，否则病情加重。治疗应以补阳为主，佐以解暑，用草绳绕成圆圈，或用热泥土混合在草绳圈上，放在病人的脐部，然后令人小便于其中，取其温暖，犹如热水那样。

【主治病证】

凡中暍死，不可使得冷，得冷便死，疗之方：屈草带，绕暍人脐，使三两人溺其中，令温。亦可用热泥和屈草，亦可扣瓦碗底，按及车缸，以着暍人，取令溺，须得流去，此谓道路穷，卒无汤，当令溺其中，欲使多人溺，取令温。若有汤便可与之，不可泥及车缸，恐此物冷，暍即在夏月，得热泥土，暖车缸，亦可用也。

【历代名医方论】

《金匮要略译释》：夏月中暑昏仆而死，名叫中暍，多因身体虚弱或饮食劳役失节及为果热灼熏，客邪郁闭，关窍窒塞而然，不可以冷水冷物，由体外以作冷敷冷浴，致使客邪不得宣发，蕴积于内，寒热相激，反致下利。屈指溺脐，热泥车缸着脐，皆为温熨之法，因气海关元等穴均在脐下，得热则阳通窍开而愈。

此方，《外台》引《肘后》，而今本《肘后》无之，云：以屈革带绕暍人脐，使三四人尿其中，令温，亦可用热泥和屈草，亦可扣瓦碗底若脱车缸，以著暍人脐上，取令尿不得流去而已，此谓道路穷急无汤，当令人尿其中。仲景云："欲使多人尿，取令温，若有汤，便可与之。"仲景云："不用泥及车缸，恐此物冷，暍即在夏月，得热土泥暖车缸，亦可用也。"《医心方》亦引葛氏方，其文少异，不具录。

此亦中热而衰竭之证，与第二篇太阳中暍首条之证同理，彼不邀死，而此卒死者，或因体禀本弱，或因劳伤嗜酒，故不胜暴热灼烁而卒死也。病属虚寒（参看太阳中暍条），故得冷便死，《医宗金鉴》谓恐其闭热在内，非也。屈草溺脐，盖即温熨之意，气海关元诸穴，皆近在脐下，阴证宜灸者往往取之，可以互证。程氏云：本草，车辖一名车缸，即车轴铁辖头。

《三因方》云：中暑闷倒，急扶在阴凉处，切不可与冷，当以布巾衣物等蘸热汤，熨脐中及气海，续以汤淋布上，令彻脐腹，暖即渐醒。如仓卒无汤处，掬道上热土于脐上，仍拨开作窝子，令人更溺于其中，以代汤。急嚼生姜一大块，冷水送下，如已迷乱闷，嚼大蒜一大瓣，冷水送下，如不能嚼，即用水研灌之，立醒。

叶氏《避暑录话》云：道路城市间，中暑昏仆而死者，此皆虚人劳人，或饥饱失节，或素有疾，一为暑气所中，不得泄，则关窍皆窒，非暑气使然，气闭塞而死也。大蒜一握，道上泥土杂研烂，以新水和之，滤去，划其齿灌之，有顷即苏。

【现代运用】

对中暑兼见昏仆者的抢救，采取第一个断然措施就是开其窍、通其闭。候神志苏醒后，再随证治之。其中，清心开窍药有安宫牛黄丸、至宝丹、紫雪丹、行军散等；温通开窍药有来复丹、苏合香丸；辛辣开窍，用葱捣汁，调水灌服；或用大蒜，捣烂取汁，滴入鼻内，或捣烂和温开水灌下；或鲜韭菜，或鹅不食草或生姜，捣烂取汁，滴入鼻内，用于中暑窍闭，人事不省。或用仁丹 15 克，研细末，放在脐内，外贴纱布，敷料包好。肚脐是人体总窍，此窍一开，诸窍亦开。此外，认为温熨疗法适用于中暑闷倒后的阴证，其法是用温热适度而又柔软的物品，如布蘸温热水，布包热土，布包炒热的盐，热水袋，温熨腹部的气海、关元、神阙等部位。机制基本同灸法。（《中医内科急症证治》）

有些研究伤寒的医家认为有多种暍病，并不是以上提到的感受暑邪的中暑。（见于《外台秘要》和《肘后备急方》的目录中）

救溺死方

【方剂组成】

灶中灰两石余

【方药用法】

取灶中灰两石余，以埋人，从头至足，水出七孔，即活。

落水沧死的急救方：取灶中的灰，两石多，将人从头到脚埋起来，体内的水会从人的七窍中溢出来，患者就可以救活了。以上上吊自杀、落水沧死的急救方法出自张仲景，其方法与众不同，恐怕不是一般人能做到的，也不是单凭本草就可以救治患者的，这种急救方法是救人性命的高明医术。

【方证释义】

溺水死者，非死于水，乃死于窒息也。落水之际，若能自闭口鼻，留少许气勿呼出，则肺泡开张，胸部较轻于下体，自然浮而不沉，水及肩而止，不致口鼻以窒息。然不善水者入水，水及腹即微喘，此因腹部季肋受水之压力，隔膜难于下推故也，若水及胸，胸部亦受压不易开张，于是肺中之气尽被挤出，肺泡不空，上体失其浮力，水遂及口鼻，此时其人张口欲得吸气，水从口鼻涌入，不可复御。

其可救者，自以恢复呼吸为第一义，则人工呼吸法，及上文救缢诸法，凡以恢复其呼吸者，皆可择用；其次则去除胃中之水，水在胃，虽无大害，然能障碍膈膜之功能，则亦足障碍呼吸，故宜去除。今但用灶灰埋人，既非恢复呼吸，亦非去除胃水，但取其温暖干燥，似非救溺切要之法，惟温暖所以保持体温，干燥所以恢复肌表之血循环，溺死者浸压既久，肌表之血循环不利可知，用灶灰以吸收水分，使肌肤干燥，浅层动脉之血循环易于恢复，是亦救溺时之功用也。既知用灶灰之理，则灰宜取草本植物之新烧者，为其温暖细软，富有吸水力也，竹木煤炭及久冷死灰，皆不适用。

【主治病证】

上疗自缢、溺、暍之法，并出自张仲景为之，其意殊绝，殆非常情所及，本草所能关，实救人之大术矣。伤寒家数有暍病，非此遇热之暍。见《外台》《肘后》目录。

【临床发挥】

渊雷案：此本李时珍之说，出《本草纲目》冬灰条，然试于蝇而验者，岂可遽信其施于人而亦验？西人恃动物实验以尝药，所试者皆是哺乳类动物，犹恐未可遽施于人。何则？动物与人，生理病理殊异处甚多。木鳖子人食之无害，犬食之辄死；疟原虫人于人之血循环，其人必病疟，以试验于动物，竟无丝毫影响；马牛羊染脾脱疽菌，鲜能逃死，人染之，但生脓疖而已；同是人矣，美洲热带盛行黄热病，染者辄死，而蒙古人种黑色人种曾无感受性。由是推之，动物实验之结果，施于人体治疗，岂能悉合。况蝇之贱劣易活，其生活状态之远于人类，又非哺乳动物之比，安得以活蝇者即可以活人乎?！又，原文“水出七孔”，亦未安。用此法以救溺人，若有口鼻出水者，其人之生活功能未绝，自然呕水，当非埋灰之力，两耳有耳咽管，通于咽头，与口鼻同时出水，亦或可能，两目则绝不能出水，其苏而出水者，非水，乃苦闷咳呛而泪出耳。今云“水出七孔”，非也。

【现代运用】

仲景在《金匮要略方论》中涉及的急症颇多，有内治急救、外治急救、针灸急救等，而书中记载的多为一些外治法。这些方法随着现代医学急救技术的发展，已经不为现在临床

采用，但其中蕴含的急救思想是极其宝贵的。现代研究表明此法可能是有效的，但成功百分比不会太高，因为现代的方法，疗效也是很低。据李宗浩《实用急救学》记载：27 例复苏成功后，25 例又死亡。配合垂头，以达到控水外出的目的，再用人工呼吸法是更好的方法。